W0255373

HANDBUCH DER INNEREN MEDIZIN

BEGRÜNDET VON

L. MOHR UND R. STAEHELIN

VIERTE AUFLAGE

HERAUSGEGEBEN VON

G. v. BERGMANN† — MÜNCHEN

W. FREY — BERN

H. SCHWIEGK — MARBURG (LAHN)

VIERTER BAND

ERKRANKUNGEN DER ATMUNGSORGANE

ERSTER TEIL

REDIGIERT VON

W. LÖFFLER

ZÜRICH

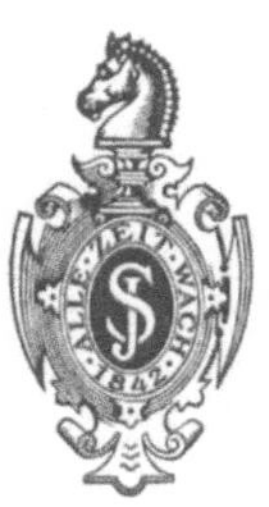

Springer-Verlag Berlin Heidelberg GmbH 1956

ERKRANKUNGEN DER ATMUNGSORGANE

ALLGEMEINER TEIL

BEARBEITET VON

A. BRUNNER · A. BÜHLMANN · F. ESCHER · W. GLOOR-MEYER
H. GRUNZE · E. HANHART · R. HOIGNÉ · G. HOSSLI · F. KOLLER
H. LÖFFLER · W. LÖFFLER · P. H. ROSSIER · G. TÖNDURY
E. WIESMANN · R. WOLFER · A. ZUPPINGER

MIT 264 ZUM TEIL FARBIGEN ABBILDUNGEN

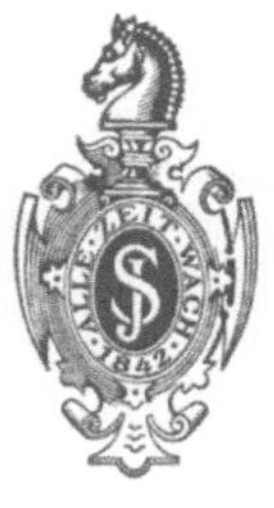

Springer-Verlag Berlin Heidelberg GmbH 1956

Ursprünglich erschienen bei Springer Verlag OHG Berlin Gottigen Heidelberg 1956.
Softcover reprint of the hardcover 4th edition 1956

ISBN 978-3-662-35451-3 ISBN 978-3-662-36279-2 (eBook)
DOI 10.1007/978-3-662-36279-2

Vorwort zur vierten Auflage.

In der dritten Auflage dieses Handbuches, die infolge des Krieges unvollständig blieb, fehlte der Band über die Atmungsorgane. Beim Erscheinen der zweiten Auflage (1930) erlaubte es der Stand der Forschung noch einem einzelnen Kliniker, die Erkrankungen des Respirationsapparate als Gesamtgebiet zur Darstellung zu bringen. Inzwischen haben sich die einzelnen Forschungsrichtungen fächerartig ausgebreitet. Die bedeutenden, zum Teil sprunghaften Fortschritte unserer Kenntnisse auf dem Gebiet der Erkrankungen der Lungen haben eine Umarbeitung des ganzen Gebietes bedingt, die einer Neuformulierung gleichkommt.

Der Andrang neuen Stoffes betrifft alle Gebiete, nicht zuletzt die Hilfswissenschaften; aber auch das sog. „gesicherte Wissen" erhielt, wie immer, im Lichte neuer Erkenntnisse vielfach andere Dignität.

Nicht nur Methoden und Erkenntnisse haben sich geändert, sondern auch das Substrat, der Mensch, gemäß veränderten Lebensbedingungen, Umweltfaktoren, Altersschichtung. Die einschlägigen Forschungs- und Untersuchungsmethoden haben sich derart entwickelt und weitgehend ergänzt, daß heute eine überblickende Darstellung des Ganzen wohl nur noch dem Arbeitsteam möglich ist.

Besonders fruchtbar hat sich die weitgehende Vervollkommnung an sich älterer Methoden wie Lungenfunktionsprüfungen, Bronchoskopie und röntgenologischer Spezialmethoden ausgewirkt. Nicht grundsätzlich neu, haben sie durch methodischen Ausbau und viel allgemeinere Anwendung zum Teil zu überraschenden pathogenetischen, diagnostischen, therapeutischen Erkenntnissen geführt. Vom klinischen Bedürfnis ausgegangen, haben sie neue Auffassungen über den Lungenaufbau entwickelt. Im Segment wurde die Einheit erkannt, die, in bisherigen Betrachtungen vernachlässigt, den klinischen Bedürfnissen und Auffassungen am weitestgehenden entgegenkommt. Nicht nur internmedizinisch wird sie vielen Anforderungen weitgehend gerecht, vom Emphysem, Atelektase, bis weit hinein in alle Stadien der tuberkulösen Entwicklungen in der Lunge; sie hat sich auch vom chirurgischen Standpunkt aus vorzüglich bewährt.

Die Methoden der funktionellen Lungenuntersuchung, seit den dreißiger Jahren systematisch ausgebaut, haben heute in Verbindung mit den Blutgasanalysen an Exaktheit alle anderen Organfunktionsprüfungen überflügelt.

Im ganzen Gebiet macht sich der Wert dieser messenden Betrachtungsweise geltend. Besonders deutlich sind die Rückwirkungen in Fragen der Arbeits-, Sports- und Gutachtenmedizin, besonders aber in der Indikationsstellung für die unvergleichlich kühner und erfolgreicher gewordene Thoraxchirurgie.

Die wohl durchgreifendsten therapeutischen Errungenschaften der letzten zwei Jahrzehnte, Sulfonamide und Antibiotica, ermöglichen grundlegende Eingriffe in den Ablauf zahlreicher die Lunge betreffender Infekte, therapeutische Rückwirkungen, die sich sogar über die Grenzen des behandelten Individuums hinaus auf die Umgebung, ja auf die Allgemeinheit erstrecken können und dadurch sogar das epidemiologische Krankheitsgeschehen zu beeinflussen scheinen.

Die Darstellung sollte nicht nur das sog. „gesicherte Wissen", sondern besonders auch die Problematik der gegenwärtigen Anschauungen zum Ausdruck bringen. Abgrenzung gegenüber den Grenz- und Spezialgebieten ist nicht immer leicht gewesen. Im Gegensatz zu den modernen Methoden haftet der Darstellung der älteren Untersuchungstechniken naturgemäß propädeutischer Charakter an. Wir hielten es aber doch für angezeigt, denselben auch in einem Handbuch einen Abschnitt zu widmen.

Es schien auch wissenswert, je eine gedrängte Darstellung der für die einschlägigen Krankheiten wichtigsten Daten aus der Bakteriologie und aus der Virologie zu geben.

Gruppenmedizinische Gesichtspunkte (Sozial- und Gewerbemedizin) wurden soweit berücksichtigt, als es für ein Handbuch der inneren Medizin opportun erscheint, wobei naturgemäß die Ausführlichkeit eines Handbuches der Gruppenmedizin weder angestrebt werden soll noch auch kann.

Auf weitgehende Berücksichtigung der Literatur wurde von den Verfassern besonderes Gewicht gelegt.

Ihren besonderen Dank möchten Herausgeber und Verlag Herrn Professor Uehlinger abstatten, der seine Erfahrungen selbstlos in den Dienst der Sache gestellt und den Abschluß des Werkes durch Rat und Tat gefördert hat.

Zürich, Ende 1955. **W. Löffler.**

Inhaltsverzeichnis des ersten Teiles.

Allgemeine Symptomatologie der Lungen- und Bronchialerkrankungen.

Allgemeine Therapie.

Allgemeine Untersuchungsmethoden.

Inhaltsverzeichnis des zweiten Teiles.

Inhaltsverzeichnis des dritten Teiles.

Die Pneumokoniosen.

Inhaltsverzeichnis des vierten Teiles.

Anatomische Vorbemerkungen.

Von

Gian Töndury.

Mit 25 Abbildungen.

I. Die Nasenhöhle.

Die paarige Nasenhöhle ist bei der Entwicklung des Gaumens von der Mundhöhle abgetrennt worden. Sie öffnet sich über das Vestibulum nasi durch die Nasenlöcher nach außen und durch die Choanen in das Cavum naso-pharyngicum.

Das *Vestibulum nasi* ist von Haut überzogen, welche als besondere Schutzvorrichtung die starren Fibrissae trägt. Das *Cavum nasi proprium* ist oben schmal und verbreitert sich nach unten. Der Boden ist von vorne nach hinten und von innen nach außen konkav und geht beinahe rechtwinklig in das *Septum nasi* über, welches nach rechts, seltener nach links ausgebogen ist. Die Ausbiegungsstelle, die *Crista septi*, liegt an der Grenze zwischen der Cartilago septi und dem Vomer und ist gegen die untere Muschel gewendet (Abb. 1). Dadurch wird das Wachstum der Concha inferior dextra gehemmt. Die Crista septi steigt nach hinten gegen die mittlere Muschel hoch und kann auch diese in ihrer Entwicklung zurückhalten.

Das *Dach der Nasenhöhle* ist schmal (Abb. 2). Es entspricht vorne dem Boden des Sinus frontalis und dem Os nasale, in der Mitte der Lamina cribrosa ossis ethmoidalis und ist hinten an seinem Übergang in das Corpus ossis sphenoidalis fast rechtwinklig abgeknickt. Es befindet sich in nächster Nähe der Unterfläche des Lobus frontalis cerebri, des Bulbus und Tractus olfactorius, die bei Verletzungen der sehr zarten Lamina cribrosa nicht selten mitbetroffen sind. Bei Frakturen im Bereiche der vorderen Schädelgrube kann sich das Cavum leptomeningicum in die Nasenhöhle öffnen (Ausfließen von Liquor cerebrospinalis aus der Nase und Gefahr der Infektion der Leptomeninx!).

Die Fila olfactoria, die aus der Riechschleimhaut (obere Muschel und entsprechende Teile des Nasenseptum) durch die Lamina cribrosa zum Bulbus olfactorius gelangen, sind von den Scheiden und Räumen der weichen Hirnhaut begleitet. Verletzungen der Riechschleimhaut bringen deshalb die Gefahr einer Infektion der Liquorräume und einer Meningitis mit sich. Deshalb ist größte Vorsicht bei Nasensondierungen geboten!

Am wichtigsten sind die Bildungen an der Seitenwand der Nasenhöhle. Sie wird von den Conchae nasales eingenommen, die die Meatus nasi zwischen sich fassen und die Oberfläche der Nasenhöhle nicht unbeträchtlich vergrößern (Abb. 1, 2).

Die *Concha inferior* erstreckt sich vom Limen nasi bis zu den Choanen. Sie besitzt ein eigenes Skelet mit einem Schleimhautüberzug, in welchem sehr viel kavernöses Gewebe enthalten ist, was ihr leichtes und rasches Anschwellen bei chemischen oder entzündlichen Reizen erklärt. Die *Concha media* ist etwas kürzer, beginnt hinter dem Agger nasi und erreicht nach hinten ebenfalls den

Choanenrand. Die *Concha superior* ist klein, hängt mit der Concha media zusammen und reicht nach hinten in den Recessus sphenoethmoidalis hinein.

Außer den drei Hauptmuscheln kommen beim Menschen meist rudimentäre Nebenmuscheln vor. Eine solche ist die *Bulla ethmoidalis*, die im Meatus nasi medius, oberhalb der Zugangsstelle zu Kiefer- und Stirnhöhle liegt. Der *Processus uncinatus*, der unterhalb und etwas vor der Bulla gefunden wird, ist das Skelet einer Nebenmuschel, die der Concha inferior aufsitzt.

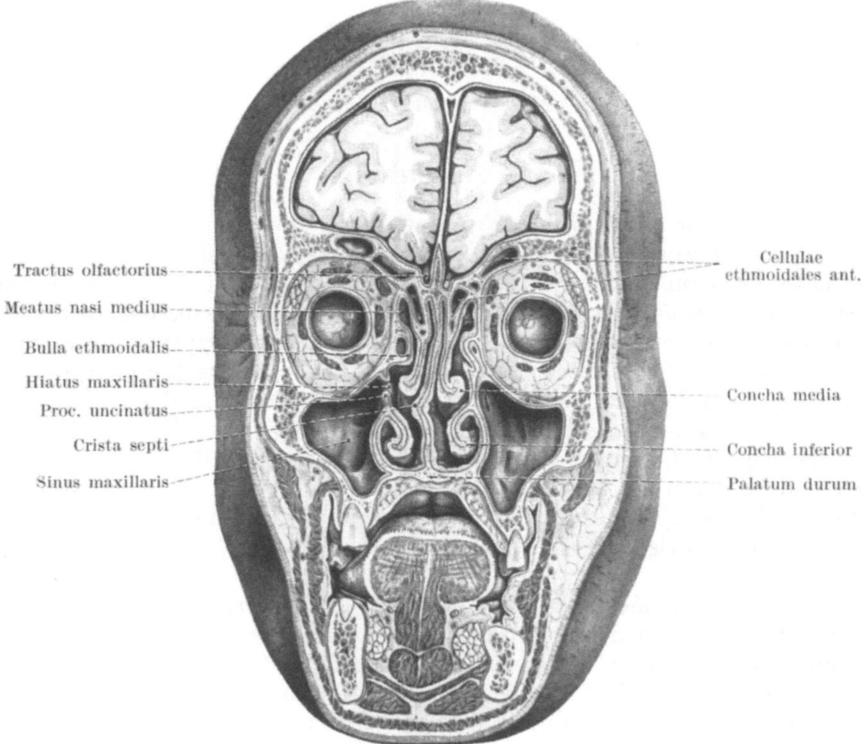

Abb. 1. Frontalschnitt durch den Kopf eines Mannes auf Höhe des Eckzahnes. Cavum oris, Cavum nasi, Sinus paranasales. (Aus TÖNDURY 1949.)

In den *Meatus nasi inferior*, der von der Concha inferior ganz zugedeckt wird, mündet der Ductus naso-lacrimalis. Seine Öffnung liegt so weit vorne, daß sie leicht sondiert werden kann. Die Außenwand des *Meatus nasi medius* steht in Beziehung zum Sinus maxillaris, zu den Cellulae ethmoidales, zur Orbita und zum Saccus lacrimalis (Abb. 1). Im mittleren Teil sind zwei längliche Vorsprünge zu sehen, die schräg nach hinten unten laufen. Es handelt sich dabei um den bereits erwähnten Processus uncinatus und die Bulla ethmoidalis. Der Processus uncinatus überdeckt teilweise den *Hiatus semilunaris*, in welchem die Öffnungen der Sinus maxillaris und frontalis und der Cellulae ethmoidales anteriores zu finden sind. Die Bulla ethmoidalis überragt nicht selten die Ausmündung des Sinus maxillaris. Da die Lichtung des Hiatus semilunaris eng ist, können bereits leichte Schwellungen der Nasenschleimhaut zu seinem vollständigen Verschluß führen.

Im Bereiche des *Meatus nasi superior*, der sich in den Recessus sphenoethmoidalis verlängert, findet man die Mündungsöffnung des Sinus sphenoidalis und der Cellulae ethmoidales posteriores.

II. Sinus paranasales.

Bereits vor der Geburt beginnt die Schleimhaut der Nasenhöhle gegen die angrenzenden Schädelknochen vorzuwachsen und diese auszuhöhlen. In dieser Weise entstehen die lufthaltigen und von respiratorischem Epithel ausgekleideten *Sinus paranasales*, welche zeitlebens die Verbindung zur Nasenhöhle

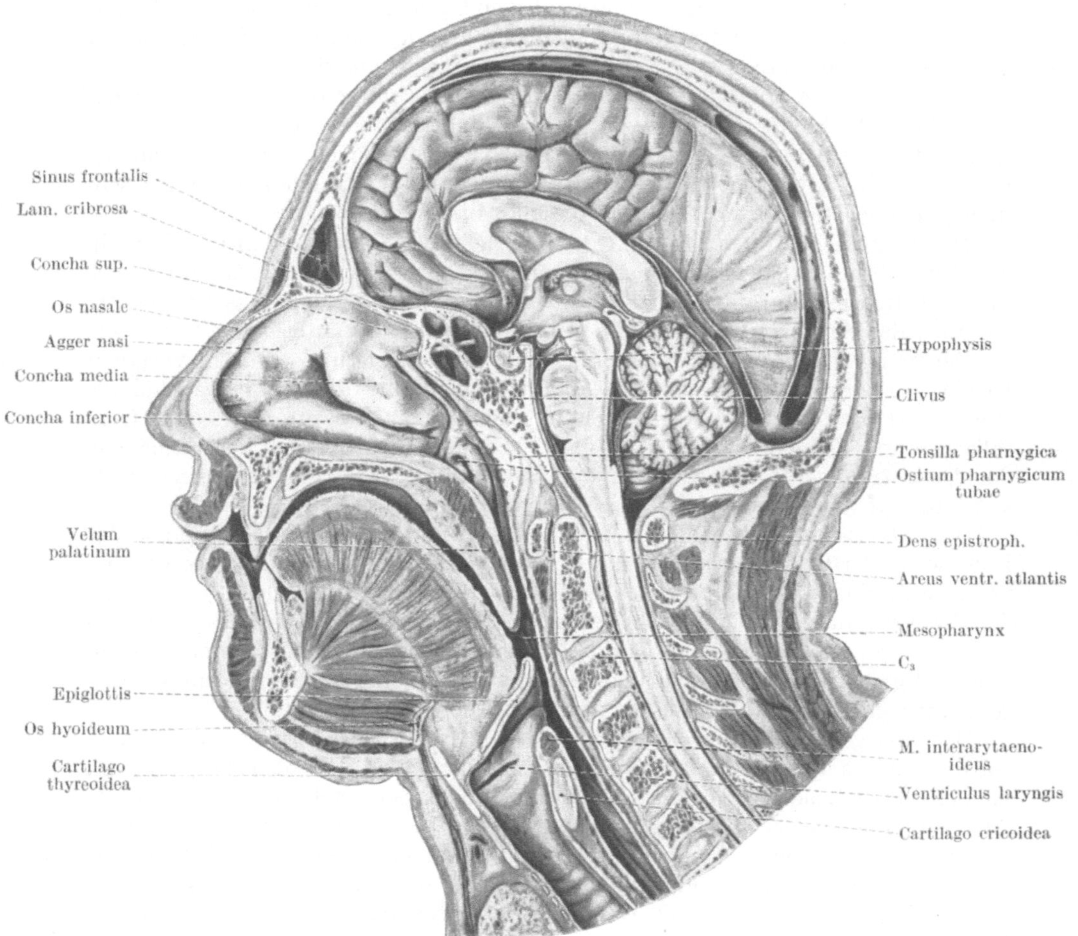

Abb. 2. Sagittalschnitt durch den Kopf eines erwachsenen Mannes. (Aus Töndury 1949.)

beibehalten. Die Sinus paranasales umgeben die Nasenhöhle seitlich, oben und hinten und stehen gleichzeitig in Verbindung zur Orbita und ihrem Inhalt (Abb. 1, 2).

Der *Sinus maxillaris* höhlt das Corpus maxillae vollkommen aus und erreicht seine endgültige Größe erst nach dem Durchbruch des permanenten Gebisses. Er hat die Form einer Pyramide mit Basis gegen die Nasenhöhle und Spitze am Processus zygomaticus und grenzt oben an die Orbita, innen an die Nasenhöhle, hinten an die Fossa pterygopalatina und infratemporalis und unten an den Processus alveolaris maxillae (Abb. 1).

Die *Vorderwand* reicht vom Alveolarfortsatz bis an den Boden der Orbita, ihre Grenzen variieren mit der Größe des Sinus. Bei mittelgroßem Sinus bildet die untere Grenze eine Rinne, die dem Alveolarfortsatz folgt und auf Höhe von M_1 ihre tiefste Stelle erreicht. Besonders wichtig sind ihre Beziehungen zu den Zahnwurzeln, die im Alveolarfortsatz der Maxilla stecken und gelegentlich nur durch eine dünne Knochenlamelle vom Schleimhautüberzug des Sinus getrennt sind. Dies erklärt das leichte Übergreifen von Wurzelhautentzündungen auf den Knochen und die Schleimhaut des Sinus.

Die *obere Wand* ist sehr dünn und wird vom Canalis infraorbitalis durchlaufen, in welchem der Nervus infraorbitalis in Begleitung der gleichnamigen Blutgefäße enthalten ist (Mitbeteiligung des Nerven bei einer Sinusitis!).

Die *Innenwand* trägt das Ostium maxillare, das unter dem Dach des Sinus liegt (Abb. 1). In der *Hinterwand*, die vom Tuber maxillae gebildet wird, verlaufen die Nervi alveolares superiores meist in halboffenen, nur von Schleimhaut bedeckten Rinnen. Schmerzhafte Zahnneuralgien können daher als sehr unangenehme Nebenerscheinungen eine Sinusitis begleiten.

Das Ostium maxillare liegt unter dem Dach des Sinus, so daß denkbar ungünstige Abflußverhältnisse für angesammeltes Sekret bestehen. Es öffnet sich in das Infundibulum, das die Form einer langgestreckten engen Spalte hat, in die auch der Sinus frontalis und die Cellulae ethmoidales anteriores ausmünden.

Der *Sinus frontalis* ist wie der Sinus maxillaris paarig und von sehr variabler Größe. Er kann auf das Orbitaldach übergreifen und dieses ganz aushöhlen. Wichtig ist die Nachbarschaft des Sinus sagittalis superior und des Lobus frontalis cerebri. Die Knochenlamelle, die den Schleimhautüberzug des Sinus von der Dura trennt, ist immer dünn und begünstigt das Übergreifen einer Entzündung auf die intrakranialen Organe (Stirnlappenabscesse!).

Die *Cellulae ethmoidales* liegen in der Seitenwand der Nasenhöhle und in der Innenwand der Orbita, verdrängen den Knochen bis auf die hauchdünne Lamina papyracea, sind durch feine Knochenbälkchen getrennt und bilden gesamthaft den Labyrinthus nasi. Am wichtigsten sind ihre topographischen Beziehungen zur Fossa cranii anterior und zum Sinus maxillaris. Indirekt kommen sie in Berührung mit der Hirnbasis, und zwar ist die Berührungsfläche um so ausgedehnter, je kleiner die Sinus frontalis und sphenoidalis sind.

Der paarige *Sinus sphenoidalis* liegt im Keilbeinkörper hinter der Nasenhöhle, vor dem Clivus und über dem Cavum naso-pharyngicum. Er hat wie die anderen Sinus sehr variable Größe und kann unter Umständen nach allen Seiten Fortsätze besitzen. Große Sinus können sich gegen den Canalis opticus ausdehnen, die Wurzel des kleinen Keilbeinflügels aushöhlen und den Fasciculus opticus umgeben. Topographisch sind die Nachbarschaft des Sinus cavernosus und der Arteria carotis interna und die Beziehung zur Hypophyse von praktischer Bedeutung. Diese liegt in der Aushöhlung der Sella turcica und ist oft nur durch eine hauchdünne Lamelle vom Sinus getrennt (Abb. 2).

Von den Blutgefäßen der Nasenhöhle sind die *Venen* von besonderem Interesse. Die *Venae nasales posteriores* münden durch Vermittlung der Venae sphenopalatinae in den Plexus venosus pterygoideus int., die *Venae nasales superiores* in die Venae ethmoidales und durch ihre Vermittlung in die Vena ophthalmica. Damit wird eine Verbindung zum Sinus cavernosus und indirekt zu den ausgedehnten Venengeflechten des Gesichtes hergestellt, was für das Verständnis von Propagationen von Entzündungen sehr wichtig ist.

Die Lymphgefäße bilden ein sehr dichtes oberflächliches Netz, das sich nach vorne mit demjenigen der Nasenflügelhaut, nach hinten mit demjenigen der Rachenwand und der dorsalen Seite des Velum palatinum verbindet. Die Lymphgefäße der Riechschleimhaut haben Verbindungen mit dem Cavum leptomeningicum. Die Vasa efferentia gehen zum kleineren Teil nach vorne in die

Lymphknoten der Parotisloge, zum größeren Teil nach hinten, und zwar aus dem Gebiete der oberen Muscheln und der entsprechenden Teile der Nasenscheidewand in die Lymphonodi retropharyngici, aus dem Gebiete der unteren Muscheln und der sich anschließenden Teile des Nasenhöhlenbodens direkt in die Lymphonodi cervicales profundi.

III. Pharynx.

Der Pharynx erstreckt sich von der Schädelbasis bis zum 6. oder 7. Halswirbelkörper und liegt als unpaares Rohr in symmetrischer Lage vor der Wirbelsäule, hinter Nasen- und Mundhöhle und Larynx, unter dem Clivus und im Raum zwischen den beiden Rami mandibulae und den Musculi pterygoidei interni. Er ist von der Nasen- bzw. Mundhöhle aus zugänglich und läßt eine *Pars cephalica* und eine *Pars cervicis* unterscheiden. Nach seinen Beziehungen zur Nachbarschaft unterscheidet man: Die *Pars nasalis* (Cavum nasopharyngicum), in die sich die Nasenhöhlen öffnen, die *Pars oralis,* die durch den Isthmus faucium mit dem Cavum oris in Verbindung steht, und die *Pars laryngica,* die in den Aditus ad laryngem und Oesophagus übergeht.

Der Pharynx ist durch die Fascia pharyngo-basilaris an der Schädelbasis fixiert, die sich seitlich an die pharyngealen Enden der Tuba pharyngo-tympanica anlegt. Diese wölbt die Fascie und die Schleimhaut nach innen vor und führt zur Entstehung der engen Recessus laterales Rosenmülleri. Die Seitenwand des Pharynx ist in einer Linie vom hinteren Rand der Lamina medialis des Processus pterygoideus bis hinunter zum hinteren Rand des Schild- und Ringknorpels angewachsen.

Die Fascia pharyngo-basilaris setzt sich nach unten in die Tunica submucosa fort, nach innen schließt sich die Tunica mucosa, nach außen das System der Pharynxconstrictoren an.

Unter den Pharynxmuskeln unterscheidet man außer den Constrictoren, die ein System sich dachziegelartig überlagernder Muskeln bilden, die Levatoren (Musculi stylopharyngici). Die drei Constrictoren, die nach ihrem Ursprung als Cephalo-, Hyo- und Thyreopharyngicus bezeichnet werden, setzen gemeinsam in der Raphe pharyngica an und erreichen nur in der Mittellinie die Schädelbasis.

Die *Pars nasalis pharyngis (Epipharynx)* öffnet sich durch die beiden Choanen in die Nasenhöhlen, reicht nach unten bis zum Gaumensegel und kann durch Hochheben und Anspannen des Velum palatinum gegen die Pars oralis abgeschlossen werden. Sie bildet dann einen in sich geschlossenen, nur gegen das Cavum nasi proprium offenen Hohlraum. Im Dach des Cavum naso-pharyngicum liegt die *Tonsilla pharyngica,* die in individuell verschiedener Ausprägung in seine Lichtung vorspringt. Die Vorderwand wird von den Choanen eingenommen, die hintere Wand lehnt sich an die Halswirbelsäule an und wird durch das lockere, prävertebrale Bindegewebe vom Arcus ventralis atlantis und vom Corpus epistrophei getrennt (Abb. 2).

Die Seitenwand trägt das *Ostium pharyngicum tubae,* welches etwa 1 cm über dem Velum palatinum und 1 cm hinter der unteren Nasenmuschel zu suchen ist. Es hat die Form eines Dreiecks mit nach oben gerichteter Spitze und nach unten gerichteter Basis, und wird von einer stark prominenten Schleimhautfalte umgeben, die dem Ende des Tubenknorpels entspricht (Torus tubarius). In der Schleimhaut in der Umgebung der Tubenmündung ist in reichem Maße lymphoides Gewebe eingelagert, das sich an der Bildung des lymphatischen Rachenringes beteiligt.

Das Ostium pharyngicum tubae ist so gerichtet, daß eine Sonde, die durch den unteren Nasengang eingeführt wird, direkt in die Tubenlichtung hineindringt.

Die *Pars oralis pharyngis (Mesopharynx)* legt sich mit ihrer Hinterwand dem 2. und 3. Halswirbelkörper an und öffnet sich durch den Isthmus faucium in das Cavum oris. Der Isthmus faucium wird oben vom Gaumensegel, seitlich von den beiden Gaumenbögen begrenzt, die sich durch Kontraktion der in ihnen eingelagerten Musculi palato-glossus und palato-pharyngicus bis zur Berührung einander nähern und damit den Verschluß des Isthmus faucium bewirken.

Die *Pars laryngica pharyngis (Hypopharynx)* entspricht dem 3.—6. Halswirbelkörper und zeichnet sich durch ihre Beziehungen zum Aditus ad laryngem aus. Ihre beiden Seitenwände senken sich jederseits vom Aditus laryngis ein und bilden den *Recessus piriformis,* welcher seitlich an der Epiglottis und an den Plicae ary-epiglotticae vorbeiführt und den eigentlichen Schlingweg bildet. Die Schleimhaut ist hier durch sehr lockeres Bindegewebe mit der Unterlage verbunden. Entzündliche Vorgänge oder mechanische Reizung können an dieser Stelle leicht zu starker Anschwellung der Schleimhaut führen, die den Kehlkopfeingang verengern, eventuell sogar verschließen kann, ein Zustand, der irrtümlicherweise als Glottisödem bezeichnet wird.

Von besonderer Bedeutung sind die Bindegewebsbeziehungen der hinteren und seitlichen Pharynxwand. Sie wird von der Fascia peripharyngica überzogen, die stellenweise festgefügt, stellenweise nur ganz locker gebaut ist und den Pharynx von den Nachbarorganen trennt. Über die prävertebrale Halsmuskulatur breitet sich die Fascia colli profunda aus. Zwischen den beiden Fascien liegt das von einem lockeren Gleitgewebe erfüllte *Spatium retroviscerale colli,* das sich von der Schädelbasis bis in das hintere Mediastinum erstreckt und durch eine sagittale Scheidewand seitlich abgeschlossen ist. Im Spatium retroviscerale s. retropharyngicum findet man kleine Arterien, Venen und die Lymphonodi retropharyngici, die die Lymphe aus der Pharynxwand und den tiefen Teilen der Nasenhöhle aufnehmen und sie den Lymphonodi cervicales profundi zuleiten.

Eiteransammlungen bei retropharyngealen Abscessen, die von Lymphknoten, den Tonsillen oder von den Halswirbeln ihren Ausgang nehmen, können in das Mediastinum absinken und eine Mediastinitis verursachen.

IV. Larynx und Trachea.

Der *Larynx* liegt als symmetrisches, unpaares Organ in Halsmitte vor dem Pharynx, über der Trachea und hinter dem Zungenbein, mit welchem er durch die Membrana thyreo-hyoidea verbunden ist.

Skeletotopisch ändert sich die Lage des Kehlkopfes im Verlaufe des Lebens nicht unbeträchtlich. Ähnlich wie andere Organe macht der Larynx einen Descensus durch; sein oberer Rand steht beim Kinde um 1—$1^1/_2$ Wirbel höher als beim Erwachsenen, bei welchem der obere Rand des Schildknorpels C_5, der untere Rand des Ringknorpels der Mitte oder dem oberen Rand von C_7 entspricht; bei der Frau liegt er um einen halben Wirbel höher als beim Mann (Abb. 2).

Der Larynx wird in seiner Lage durch die Trachea festgehalten, in welche er sich caudalwärts fortsetzt. Von oben her fixieren ihn die unteren Pharynxconstrictoren, die vom Ring- und Schildknorpel entspringen, an den Pharynx, die Membrana thyreohyoidea und die Musculi thyreo-hyoidei an das Zungenbein.

Die Vorderkante des Larynx ist die am oberflächlichsten gelegene Partie und deshalb operativ leicht zugänglich. Die beiden Seitenflächen werden von den unteren Zungenbeinmuskeln überlagert, die in die Fascia colli media eingeschlossen sind. Seitlich liegen die beiden Carotiden und die Arteriae thyreoideasuperiores, die in der Mitte oder im Bereiche des unteren Randes des Schildknorpels die Arteria laryngica media abgeben, welche mit einem kleinen Ast die Membrana crico-thyreoidea durchbohrt. Diese wird seitlich vom Musculus crico-thyreoideus, dem einzigen äußeren Kehlkopfmuskel, überlagert.

Die oberflächliche Lage des Kehlkopfes erleichtert den operativen Zugang. Die Durchtrennung des Ligamentum crico-thyreoideum medium eröffnet das Cavum laryngis inferius, durch die Membrana thyreo-hyoidea gelangt man in den Aditus ad laryngem.

Die Hinterränder des Larynx werden von den Laminae laterales des Schildknorpels gebildet, welche sich nach oben in die langen, nach unten in die kurzen Hörner fortsetzen und in Beziehung zur Arteria carotis communis stehen.

Die Hinterwand des Larynx ist gleichzeitig die Vorderwand der Pars laryngica pharyngis und wird von Pharynxschleimhaut überzogen, die durch sehr lockeres, leicht schwellbares Bindegewebe mit der Unterlage verbunden ist (Glottisödem, vgl. S. 6).

In der Hinterwand findet sich der *Aditus ad laryngem*, welcher vorne von der Epiglottis, seitlich von den Plicae ary-epiglotticae und den Stellknorpeln, die sich in der Incisura interarytaenoidea vereinigen, begrenzt wird. Der Kehlkopfeingang ist schräg von vorne oben nach hinten unten gerichtet.

Durch Entfernung der Schleimhaut können der Musculus inter-arytaenoideus und an der Hinterfläche des Ringknorpels die Musculi crico-arytaenoidei posteriores, in den *Sinus piriformes* der Nervus laryngicus superior und die ihn begleitenden Vasa laryngica superiora leicht freigelegt werden.

Der *Nervus laryngicus superior* ist der sensible Nerv der Kehlkopfschleimhaut und anastomosiert mit dem *Nervus laryngicus inferior*, welcher als Ast des Nervus recurrens vagi im Oesophago-Trachealwinkel den Kehlkopf erreicht und die inneren Kehlkopfmuskeln innerviert. Auch die gemeinsam mit den Nerven verlaufenden Arterien besitzen gute Anastomosen.

Das *Cavum laryngis* zerfällt in 3 Stockwerke (Abb. 3). Das *Cavum superius s. vestibulum laryngis* reicht von den Plicae ary-epiglotticae bis zu den Plicae ventriculares und enthält in seiner Vorderwand den unteren Teil der Epiglottis. Seine Hinterwand umschließt die beiden Stellknorpel und ändert ihre Form mit den Stellungsänderungen der Aryknorpel.

Das *Cavum laryngis intermedium* ist niedrig und wird nach oben von den Plicae ventriculares, nach unten von den Plicae vocales abgeschlossen. Zwischen beiden öffnet sich der Ventriculus laryngis, der als flacher drüsenreicher Spaltraum mit seinem Sekret die Stimmbänder berieselt. Als *Glottis* bezeichnet man die unmittelbare Nachbarschaft der *Rima glottidis*, die vorne von den Stimmbändern (Pars intermembranacea), hinten von den Stellknorpeln (Pars intercartilaginea) begrenzt wird (Abb. 4). Die Plicae vocales sind von geschichtetem Plattenepithel überzogen, heben sich durch ihre grauweiße Farbe von der rötlichen Umgebung ab und sind die einzige Stelle, die drüsenfrei ist. Das Labium vocale umfaßt die ganze Breite des mit Schleimhaut bedeckten Ligamentum vocale und den Musculus vocalis.

Das *Cavum laryngis inferius* ist der Raum zwischen den Plicae vocales und dem 1. Trachealknorpel.

Die *Trachea* schließt sich auf Höhe des 6.—7. Halswirbels an den Ringknorpel an und teilt sich vor dem 4. Brustwirbel in die beiden Bronchen. Sie ist 10—15 cm lang und kann sich dank ihrer hochgradigen Elastizität um 2 bis 3 cm verlängern. Nach ihren Lagebeziehungen unterscheidet man eine Pars cervicalis und eine Pars thoracica.

Die *Pars cervicalis tracheae* reicht bis zum 1. Brustwirbel, liegt dorsal dem Oesophagus auf, wird von den Seitenlappen der Schilddrüse und den Nervi recurrentes flankiert und im Bereiche des 2.—3. Trachealringes vom Isthmus der Schilddrüse überlagert. Der obere, supraglanduläre Teil liegt, entsprechend der Krümmung der Wirbelsäule, nahe der Oberfläche und ist leicht zugänglich, während sich die Pars infraglandularis in die Tiefe senkt, so daß sie auf Höhe der Incisura jugularis sterni in etwa 4 cm Tiefe liegt und von lockerem Bindegewebe überlagert wird, in welchem die große Vena und gelegentlich eine A. thyreoidea ima verlaufen. Bei Kindern kann sie noch vom Thymus bedeckt sein.

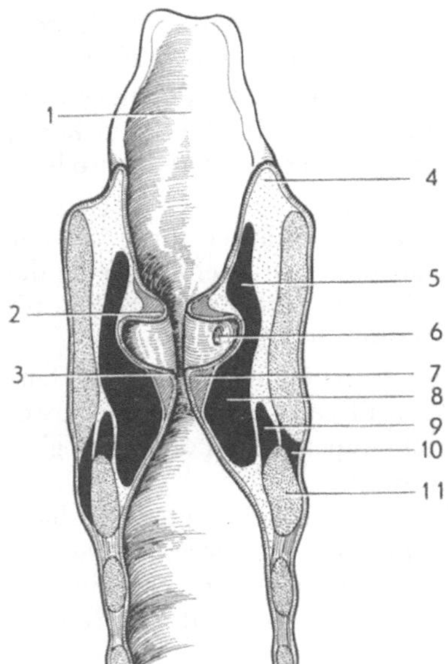

Abb. 3. Frontalschnitt durch den Larynx. Ansicht auf die Vorderfläche. (Aus Töndury 1949.) *1* Epiglottis; *2* Plica ventricularis; *3* Plica vocalis; *4* Plica ary-epiglottica; *5* M. thyreo-arytaenoideus ext.; *6* Ventriculus laryngis; *7* Lig. vocale; *8* M. vocalis; *9* M. crico-arytaenoideus lat.; *10* M. crico-thyreoideus; *11* Cartilago cricoidea.

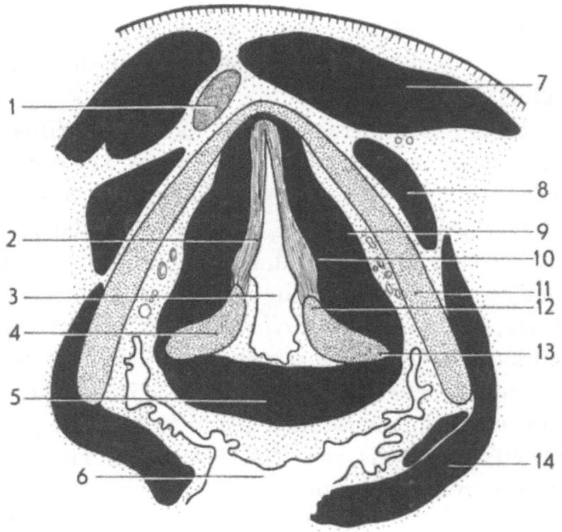

Abb. 4. Querschnitt durch den Larynx auf Höhe der Rima glottidis. (Aus Töndury 1949.) *1* Proc. pyramidalis gland. thyreoideae; *2* Lig. vocale; *3* Rima glottidis; *4* Cartilago arytaenoidea; *5* M. interarytaenoideus; *6* Oesophagus; *7* M. sterno-hyoideus; *8* M. thyreo-hyoideus; *9* M. thyreo-arytaenoideus ext.; *10* M. vocalis; *11* Cartilago thyreoidea; *12* Proc. vocalis und *13* Proc. muscularis cartil. arytaenoideae; *14* Constrictor pharyngis inf.

Der Nervus recurrens steigt links in einer Rinne zwischen Oesophagus und Trachea, rechts seitlich von der Trachea gegen den Oesophago-Trachealwinkel hoch und entläßt zahlreiche Äste zur Trachea.

Die *Pars thoracica tracheae* erstreckt sich vom oberen Rand des 1. bis zum 4. oder oberen Rand des 5. Brustwirbels, wo sie sich teilt und durch Bindegewebe nach hinten fixiert ist. Die bereits im Halsabschnitt angedeutete Rechtsverlagerung ist im Brustbereich ausgesprochener und erreicht ihr Maximum an der Stelle, wo der Arcus aortae im Winkel zwischen Trachea und Bronchus sinister liegt.

Ventral wird die Pars thoracica vom Truncus brachiocephalicus (A. anonyma) gekreuzt, welcher zuerst über ihre Vorder-, dann an ihrer rechten Seitenwand hochzieht. An ihrer linken Seitenfläche findet sich die A. carotis communis sinistra und hinter ihr der Nervus recurrens sinister. Rechts ist die nahe Beziehung zum Nervus vagus charakteristisch, welcher nach Abgabe des Nervus recurrens medialwärts verläuft, sich der Seitenwand der Trachea anlegt und dann dorsal vom Bronchus dexter den Oesophagus erreicht. Der Oesophagus behält auch im Brustbereich seine typische Lage zur Trachea bei und weicht nur auf Höhe der Bifurkation etwas nach rechts aus. Über die Beziehungen zu den Lymphknoten vgl. S. 31.

Vor dem 4., seltener 5. Brustwirbel teilt sich die Trachea in den Bronchus dexter et sinister. Von den beiden Bronchen ist der rechte weiter als der linke und setzt die Verlaufsrichtung der Trachea nach rechts fort. Der Bronchus sinister ist doppelt so lang und bildet mit der Trachea einen deutlichen Winkel.

V. Lungen.

1. Makroskopische Anatomie der Lungen.

Die beiden Lungen ragen vom Mediastinum her in die luftdicht abgeschlossenen Pleurahöhlen hinein und füllen das Cavum pleurae bis auf einen capillären Spaltraum vollkommen aus. Sie werden allseitig von der *Pleura visceralis s. pulmonalis* überzogen, die auch in die Tiefe der *Fissurae interlobares* eindringt und mit dem Lungenparenchym fest, aber nicht unlösbar verwachsen ist. Der Serosaüberzug verleiht den Lungen eine glatte, spiegelnd-feuchte Oberfläche und geht am *Lungenhilus* und im *Ligamentum pulmonale* in die *Pleura parietalis* über. So entsteht eine Art Gekröse, *Mesopneumonium*, welches im cranialen Teil Bronchen, Blut-, Lymphgefäße und Nerven enthält und die einzige Verbindung der Lungen zum Mediastinum darstellt.

Unter normalen Verhältnissen passen sich die Lungen genau dem zur Verfügung stehenden Raum an. Ihre Grenzen stimmen aber nicht mit den Pleuragrenzen überein, indem die Pleura parietalis im Bereiche ihrer vorderen und hinteren Umschlagsränder Komplementärräume bildet, die im Exspirium leer sind, sich im Inspirium entfalten und den medialen bzw. unteren Rand der sich blähenden Lungen aufnehmen.

Form und *Lage* der Lungen sind von der Form des Brustkorbes, vom Verhalten der Mediastinalorgane und von der Wölbung des Zwerchfells abhängig. Jede Vergrößerung des Brustkorbes geht mit einer entsprechenden Ausdehnung der Lungen einher. Die Lungen folgen jeder Bewegung der Brustwand, ihre respiratorischen Volumenschwankungen sind aber nicht gleichmäßig, im Bereiche des Hilus, paravertebral und an der Spitze am geringsten, an den Randpartien und an der Oberfläche am größten. Diesen Besonderheiten entspricht auch die innere Gliederung des Lungenparenchyms in Lobuli, die dort am deutlichsten ist, wo die stärksten Verschiebungen während der Atmung erfolgen.

Die Lungen sind gelappte Organe. Rechts bestehen gewöhnlich 3, links 2 Lappen. Die *Fissurae interlobares*, denen auch die Pleura visceralis in die Tiefe folgt, dringen bei guter Abgrenzung der Lappen bis auf den Lungenhilus vor. Ein *Lungenlappen kann somit als eine selbständige, broncho-vasculäre Einheit eines Lungenflügels angesehen werden.*

Lappengröße und -zahl sind variabel. Am konstantesten ist die obere Abgrenzung und damit die Größe des Unterlappens. Rechts schwankt die Größe des Mittellappens nicht unbeträchtlich. Durch Ausbildung zusätzlicher Lappenspalten kann auch die Lappenzahl variieren.

Die *Fissurae interlobares* sind variabel. Die Lungenlappen können in der Tiefe der Fissur verwachsen sein. An solchen Stellen findet man meistens ein Septum mit eingelagerter Vene; bei fehlendem Septum geht das Lungenparenchym kontinuierlich von Lappen zu Lappen über, so daß auch Bronchi und Gefäße von einem Lappen zum anderen übertreten können. Die Spalte zwischen Ober- und Mittellappen ist nur selten durchgehend, am häufigsten fehlt sie im Bereiche des vorderen Lungenrandes und in Hilusnähe. Ober- und Unterlappen hängen in etwa 50% dorsomedial vom Hilus zusammen, links findet man außerdem ventral und caudal vom Hilus eine solche Verwachsungsfläche.

Beide Lungen können dreilappig sein. Von praktischem Interesse sind zusätzliche Fissuren im Bereiche des rechten Unterlappens. Eine solche grenzt den *Lobus cardiacus s. venae cavae caudalis* ab (Abb. 5). Dieser wird im Bereiche der Impressio cardiaca pulmonis dextri gefunden, besitzt aber sehr variable Form und Größe und erhält einen besonderen Ast des Stammbronchus. Die Trennung gegenüber dem Unterlappen kann alle möglichen Grade aufweisen, von einem einfachen Einschnitt bis zur vollständigen Isolation. Die akzessorische Fissur erscheint auf dem Röntgenbild als feine Linie, die schräg von oben nach unten innen verläuft und einen Lungenparenchymprozeß vortäuschen kann.

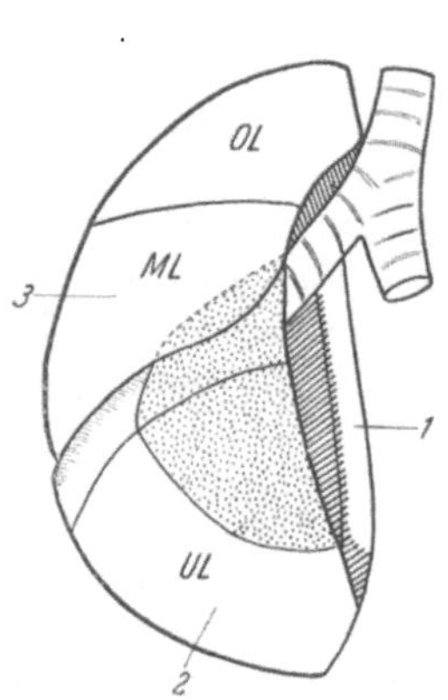

Abb. 5. Lobus cardiacus (punktiert). (Aus Schinz, Baensch u. a. 1952.) *1* Facies mediastinalis; *2* Facies diaphragmatica; *3* Facies anterior pulmonis dextri.

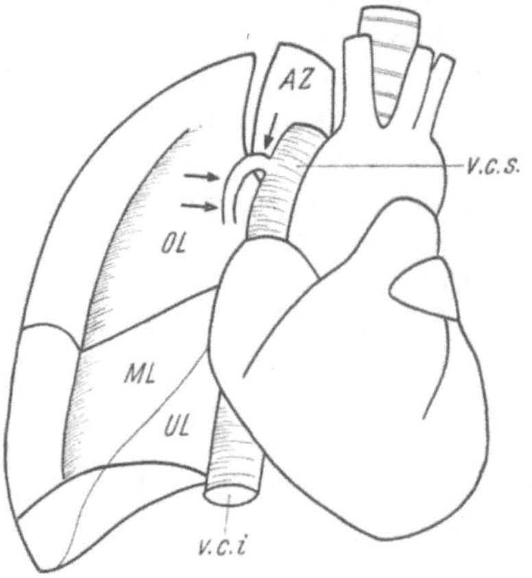

Abb. 6. Lobus venae azygos (*AZ*). Ansicht von vorne. Pfeile: V. azygos (Aus Schinz, Baensch u. a. 1952.)

Der *linke Oberlappen* kann durch eine zusätzliche Fissur in eine obere und eine untere Hälfte getrennt sein. Die untere Hälfte, die eine sehr variable Ausdehnung besitzt, entspricht dann etwa dem Mittellappen rechts. Auch am *rechten Oberlappen* findet man überzählige Spalten, die ihn in einen ventralen und einen dorsalen Abschnitt unterteilen; diese können ihrerseits wiederum in einen caudalen und einen kranialen Teil zerfallen, eine Gliederung, die sich weitgehend an die Verteilung der Äste des Oberlappenbronchus hält. Das gleiche gilt für den *Mittellappen*, der in einen ventralen und einen dorso-lateralen Teillappen zerlegt sein kann.

Auf ganz anderer Basis beruht die Ausbildung eines *Lobus venae azygos* (Abb. 6). Die Vena azygos mündet, unter normalen Verhältnissen von der Wirbelsäule herkommend, über den rechten Bronchus hinweg in die Vena cava superior s. cranialis. Abnormerweise kann sie in einer Pleurafalte verlaufen, die sich mehr oder weniger tief in den rechten Oberlappen hineinsenkt und denselben in 2 Abschnitte teilt, die je nach der Lage der Pleurafalte verschieden groß sind. Die zusätzliche Incisur ist im Röntgenbild als eine haarfeine Linie zu sehen, welche schräg von rechts oben nach unten medial verläuft.

a) Bau des Lungenlappens.

Löst man die Pleura visceralis ab, dann werden von lockerem Bindegewebe erfüllte Septen und durch Herauszupfen des Bindegewebes verschieden tief einschneidende Spalten sichtbar, die den Lappen in kleinere Abschnitte unterteilen. Am deutlichsten ist dies an der mediastinalen Fläche der Ober- und des

Mittellappens zu sehen, wo 4—5 Spalten präpariert werden können, die in radiärer Richtung vom Hilus aus gegen den vorderen Lungenrand verlaufen (Abb. 7). In der Tiefe dieser Spalten liegen Venen, die sich zur Vena pulmonalis superior vereinigen.

Durch diese Einschnitte wird die mediastinale Lappenfläche unvollkommen in einzelne Unterabschnitte zerlegt, deren Spitze gegen den Hilus, deren Basis gegen die Oberfläche gerichtet ist. BACKMANN (1937) spricht von *Sublobi* und nennt die verschieden tief einschneidenden Bindegewebssepten *Septa intersublobaria* und die in der Tiefe dieser Fissuren verlaufenden Venen *Venae intersublobares.*

Im Bereiche der Unterlappen findet man im allgemeinen nur an der Ansatzstelle des Ligamentum pulmonale ein solches Septum mit eingelagerter Vene.

Die Präparation der Venae intersublobares zeigt, daß sie Äste aus beiden benachbarten Sublobi, also aus den Versorgungsgebieten von 2 Arterien aufnehmen.

Unter einem Sublobus versteht man also einen Abschnitt des Lungenlappens, der durch ein Bindegewebsseptum mit eingelagerter Vene unvollständig von den Nachbarabschnitten getrennt und von einem eigenen Bronchus versorgt wird. Dort, wo solche Sublobi abgrenzbar sind, entsprechen sie wohl dem vom Kliniker aufgestellten Begriff des bronchopulmonalen Segmentes.

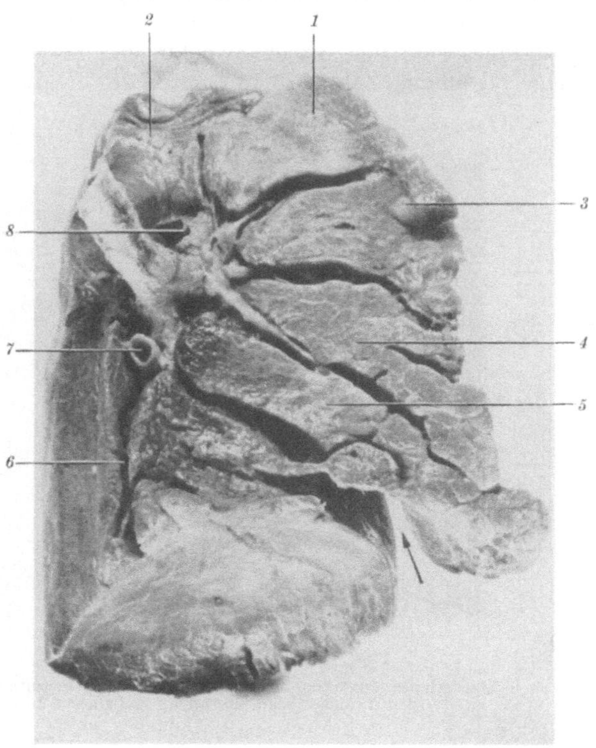

Abb. 7. Incisurae intersublobares an der mediastinalen Fläche der linken Lunge eines 12jährigen Knaben. Beachte die in den Inzisuren sichtbaren Venae intersublobares s. intersegmentales. Die Zahlen *1*—*5* bezeichnen die durch die Incisuren abgegrenzten Oberlappensegmente (vgl. Tabelle 1, 2). Pfeil in der Incisura interlobaris. *6* Ansatzstelle des Lig. pulmonale mit in der Tiefe eingelagerter Vene; *7* Vena pulmonalis inf.; *8* Vena pulmonalis sup.

Septa intersublobaria existieren nur an der mediastinalen Fläche der Ober- und des Mittellappens. Im Bereiche der costalen, diaphragmalen und an den Berührungsflächen in den Fissurae interlobares sind nur *Septa interlobularia* präparierbar. Diese grenzen die Lungenlobuli voneinander ab.

Unter einem Lobulus versteht man kleinste Abschnitte des Lungenparenchyms, die, ähnlich wie Drüsenläppchen, von lockerem Bindegewebe voneinander abgegrenzt werden. Die Septa interlobularia schneiden sehr verschieden tief ein, so daß die Lobuli in der Tiefe immer zusammenhängen. Diese sind zudem im Bereiche der verschiedenen Lungenflächen sehr verschieden groß (vgl. S. 24 ff).

Sublobi bzw. Segmente und Lobuli sind Abschnitte eines Lungenlappens, die ohne weitere Hilfsmittel von außen darstellbar sind; für die Untersuchung ihrer inneren Gliederung benützten wir die Injektionsmethode mit nachfolgender Maceration des Lungenparenchyms.

b) Segmentanatomie der Lungenlappen[1].

Der Begriff des broncho-pulmonalen Segmentes wurde vom Kliniker geprägt. Klinische Beobachtungen zeigen nämlich, daß Lungenerkrankungen, die auf bronchogenem Wege entstanden sind, bei ihrer intrapulmonalen Ausbreitung streng auf die peripheren Verästelungsgebiete der befallenen Bronchialäste lokalisiert bleiben. Durch Teilfüllungen des Bronchialbaumes mit Kontrastmitteln sind dann dem Röntgenologen sehr eindrückliche Bilder von der Verästelungsweise der Bronchen gelungen, die zeigen, daß jeder Lappenbronchus eine bestimmte Zahl primärer Äste entläßt, die sich in umschriebenen Bezirken

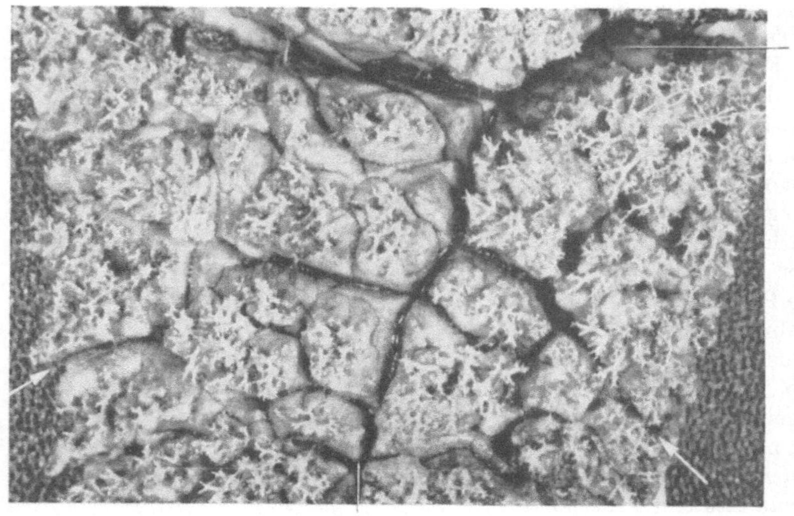

Abb. 8. Macerationspräparat der rechten Schweinelunge. *1* Incisura interlobaris; *2* Incisur zwischen der ventralen und medialen Segmentgruppe. Pfeile gegen Intersegmentalgrenzen gerichtet.

des Lappenparenchyms ausbreiten und nach Art von Endarterien keine Anastomosen untereinander besitzen. Areale, die von einem solchen primären Ast des Bronchus lobaris ventiliert werden, bezeichnet man als broncho-pulmonale Segmente und die die Segmente versorgenden Äste des Bronchus lobaris als Bronchi segmentales.

Mit der Prägung des Segmentbegriffes wurde die Vorstellung verbunden, daß es sich um gut definier- und abgrenzbare Lappenareale handle, die nicht nur eigene Ventilation, sondern auch eigene Gefäßversorgung besitzen. Aus diesem Grunde wurde auch von broncho-vasculären Segmenten gesprochen.

Die Unterteilung eines Lungenlappens in einzelne broncho-pulmonale Segmente ist in klinisch-diagnostischer Hinsicht sicher gerechtfertigt und ermöglicht eine exakte Lokalisation intrapulmonaler Krankheitsprozesse. Bronchiektasien, Abscedierungen, Cysten, gutartige, periphere Tumoren, pneumonische Prozesse, gewisse Fälle von Tuberkulose und namentlich auch Atelektasen lassen sich deutlich gegen die gesunde und normal strukturierte Lappenumgebung abgrenzen. Das pathologisch veränderte Versorgungsgebiet irgend eines bronchialen Verzweigungsabschnittes tritt im Röntgenbild klar hervor, so daß durch eine bronchographische Identifikation des dabei befallenen Bronchialastes die intrapulmonale Lokalisation des Krankheitsherdes fixiert werden kann.

[1] Nach gemeinsamen Untersuchungen mit P. Winkler und G. Picco.

Diese zunächst vom rein klinisch-pathologischen Standpunkt aus erfolgte Analyse der Lungengliederung ist aber, sobald sie auch morphologisch-anatomisch erfaßt werden soll, eher problematisch. Dies beruht einerseits auf untersuchungstechnischen Schwierigkeiten, dann aber auf der Tatsache, daß die Verzweigungsart des Bronchialbaumes sehr zahlreiche individuelle Variationen zeigt, die jedesmal auch das belüftungsfunktionelle Kammerungssystem des Lungenparenchyms entsprechend umgestalten. Weiterhin sind die Verzweigungsbilder der Lungenarterien und -venen noch in weit stärkerem Maße als der Bronchialbaum einem ungemein reichen Variationenspiel unterworfen. Man kann fast sagen, daß es kaum zwei menschliche Lungen gibt, welche nicht in bezug auf Belüftung und gefäßanatomische Eigentümlichkeiten voneinander abweichen würden.

Um einen besseren Einblick in den segmentalen Aufbau der Lungenlappen beim Menschen zu gewinnen, haben wir uns der 3fachen Injektionsmethode von Bronchialbaum, Arterien und Venen bedient und sind dabei folgendermaßen vorgegangen: Die frischen Lungen wurden zuerst gründlich gespült, darauf von der Trachea aus gebläht bis zur Erhaltung der normalen Form. In diesem Zustand wurden zuerst die Arterien mit in Aceton gelöstem, rot gefärbtem Plexiglas gefüllt. Dank der raschen Erstarrung der Füllmasse wird die Lungenform fixiert und es können anschließend ohne Schwierigkeiten Venen und Bronchialbaum gefüllt werden. Nach Lufttrocknung werden die Präparate in erhitzter Kalilauge maceriert.

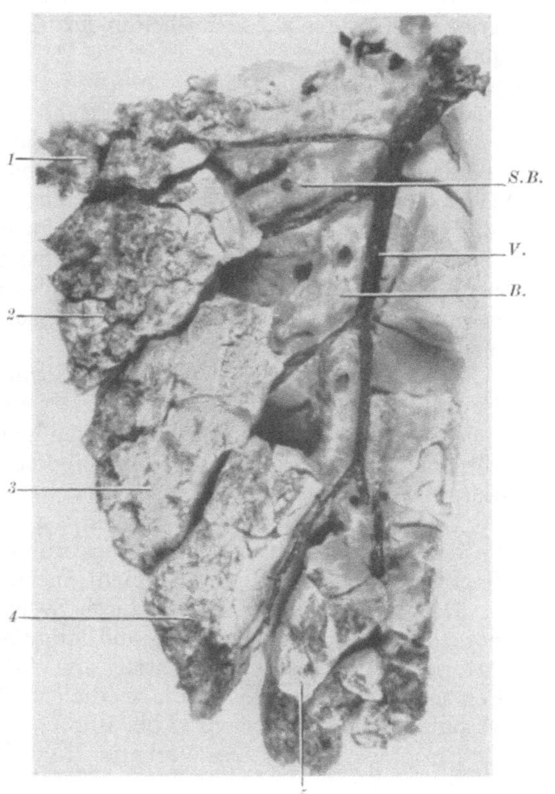

Abb. 9. Macerationspräparat des rechten Unterlappens einer Schweinelunge. *1—4* ventrale Segmente; *5* basales Segment; *V* Vena pulmonalis mit Intersegmentalvenen; *B* Bronchus lobaris inferior; *S.B* Segmentbronchus.

In der geschilderten Weise haben wir außer menschlichen auch Lungen des Hausschweines (*Sus scropha*) untersucht. In der Meinung, einen Beitrag für ein besseres Verständnis der Verhältnisse beim Menschen zu vermitteln, wollen wir zuerst in aller Kürze unsere Befunde an den Schweinelungen beschreiben.

Die Schweinelunge ist ein ausgesprochen bindegewebsreiches Organ, das schon bei makroskopischer Präparation einen viel besseren Einblick in die Gliederung des Parenchyms gestattet als die menschliche Lunge. Die rechte Lunge ist vier-, die linke Lunge im allgemeinen zweilappig.

Die Pleura visceralis überzieht wie ein durchsichtiger Schleier die einzelnen Lobi und läßt sich sehr leicht ablösen. Durch Herauszupfen der locker gebauten Bindegewebssepten wird die Unterteilung der Lappen in einzelne Areale verschiedener Größe sichtbar. Auf Abb. 8 ist ein Ausschnitt eines solchen Präparates abgebildet. Oben im Bild ist die tief einschneidende Fissur zwischen Ober- und Unterlappen zu sehen. Durch eine senkrecht dazu verlaufende, weniger tiefe Spalte wird der Unterlappen in einen breiteren lateralen und einen schmäleren medialen Bezirk zerlegt; diese werden durch weniger tiefe Fissuren in eine Reihe aufeinanderfolgender Segmente gegliedert. Eine solche Intersegmentalspalte ist auf Abb. 8 durch einen Pfeil markiert. Die gut gegeneinander abgrenzbaren Segmente bestehen ihrerseits aus kleineren, wiederum gut gesonderten Subsegmenten und diese aus Lobuli. Zahl und Größe der Subsegmente schwankt mit der Größe der Segmente, die nach caudal deutlich abnimmt. Dies gilt auch für die Lobuli, die, wie Schnittbilder zeigen, durch Septen bis in die Nähe der Zutrittstelle des Bronchus scharf voneinander getrennt sind.

Bei dieser klaren Situation ist auch die Untersuchung der Gefäßverteilung erleichtert. Ohne auf Einzelheiten einzugehen, beschreiben wir im folgenden nur das Grundsätzliche.

Die beiden Oberlappen umfassen 2 Segmente, die weitgehend selbständig und nur in einer relativ schmalen Fläche direkt miteinander verbunden sind. Der rechte Mittellappen baut sich ebenfalls aus 2 Segmenten auf, während der Lobus cardiacus nicht weiter unterteilbar ist und einem einzelnen Segment entspricht. Die beiden Unterlappen bestehen je aus 10 Segmenten, die nach ihrer Lage in eine ventrale (2—4 Segmente), eine dorso-laterale (4 Segmente), eine mediale (2 Segmente) und eine basale (1 Segment) Gruppe zusammengefaßt werden können. Die Segmente stoßen breitflächig aneinander, werden aber durch locker gebaute, bindegewebige, leicht lösbare Septen getrennt, in welchen immer eine Vene verläuft (Abb. 9).

Die Segmente werden von einem Segmentbronchus, einem primären Ast des Lappenbronchus aus versorgt. In bezug auf ihre Gefäßversorgung unterscheiden sich aber Ober- und Unterlappensegmente grundsätzlich. Als Beispiel beschreiben wir das apikale Segment des Oberlappens und stellen es den Verhältnissen im Bereiche des Unterlappens gegenüber.

Das apikale Oberlappensegment ist zungenförmig, abgeplattet und läuft kranial spitz aus. Caudal hängt es durch Vermittlung eines intersegmentalen Septums mit dem basalen Segment zusammen.

Der Segmentbronchus, der durch Zweiteilung aus dem Lappenbronchus hervorgeht, gibt dorsale, ventrale und laterale Äste ab und zieht in Begleitung der Arterie gegen die Segmentspitze. Die Arterie verläuft an seiner dorsalen, die Segmentvene hält sich an die mediale Seite des Bronchus und mündet in die V. pulmonalis superior ein (Abb. 10).

Ein ganz gleichartiges Verhalten findet sich in den basalen und den Mittellappensegmenten rechts.

Nach diesen Befunden müssen die *Segmente der Oberlappen und des Mittellappens der Schweinelunge als selbständige broncho-vasculäre Baueinheiten eines Lappens angesehen werden*, die sowohl eigene Ventilation als auch Blutversorgung und einen geschlossenen Bindegewebsmantel besitzen.

Ganz anders liegen die Verhältnisse in den beiden Unterlappen (Abb. 11). Der Bronchus verläuft zusammen mit Arterie und Vene gegen die Lappenspitze. Die Vene liegt medial, die Arterie lateral vom Bronchus. Die Arterien behalten auch in den Segmenten ihre Beziehung zu den Bronchen bei, während sich die Venen in die Intersegmentalsepten verlagern, also unabhängig vom Bronchus und seinen Ästen verlaufen. Sie nehmen Äste aus dem dazugehörigen, kranial gelegenen, aber auch aus dem caudal folgenden Segment auf. Sie verzweigen sich, soweit sie in den Grenzflächen der Segmente verlaufen, monopodial und nehmen nach Art einer Pfahlwurzel kleine Seitenäste auf, die rechtwinklig in den Stamm einmünden. Meistens vereinigen sich 2 Intersegmentalvenen zu einem größeren gemeinsamen Stamm, der dann in die zentrale Sammelvene einmündet.

Durch diese in caudaler Richtung vor sich gehende Verschiebung der Venen (Abb. 9) verlieren aber die Segmente ihre Selbständigkeit. Sie sind nicht mehr broncho-vasculäre, sondern nurmehr *broncho-arterielle Einheiten* eines Lappens. Da die Venen häufig nicht nur das dazugehörige Segment drainieren, sondern auch Äste aus dem benachbarten, caudalen Segment aufnehmen und zudem zu größeren Stämmen zusammentreten, werden 2—3 Segmente zu einer Gruppe mit gemeinsamem Blutabfluß zusammengefaßt.

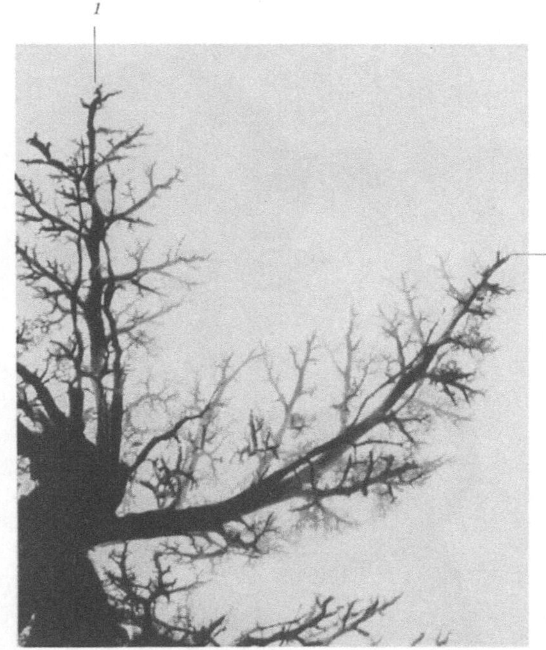

Abb. 10. Ausgußpräparat der beiden Oberlappensegmente einer Schweinelunge. *1* apikales, *2* basales Segment. Beachte die baumartige Verzweigungsform der Bronchi segmentales, die von einer Arteria und einer Vena segmentalis begleitet werden.

Aus dem ganzen Sachverhalt schließen wir, daß die Lungensegmente ursprünglich kleinere selbständige Baueinheiten eines Lappens sind, mit eigener Ventilation und Blutversorgung. Durch Verlagerung der Venen in die Intersegmentalsepten verlieren sie ihre Selbständigkeit und werden enger in den Lappen eingebaut, so daß sie inspiratorisch gedehnt und erweitert werden können. Damit wird der Blutabfluß aus den Capillaren begünstigt.

Betrachten wir nunmehr die Verhältnisse beim Menschen, dann haben wir als ersten wichtigen Unterschied gegenüber der Schweinelunge zu betonen, daß die Segmente mit Ausnahme derjenigen der Oberlappen an der mediastinalen Fläche (Abb. 7) schlecht oder nicht abgrenzbar sind. Auch auf Schnitten durch ganze Lappen gelingt es nicht, Intersegmentalgrenzen zu finden. *Nach dem Verhalten der Blutgefäße sind die Segmente der menschlichen Lunge ausschließlich broncho-arterielle Baueinheiten. Sämtliche Venen liegen intersegmental und bilden damit gleichzeitig die einzige Grenze zwischen benachbarten Segmenten* (Abb 12).

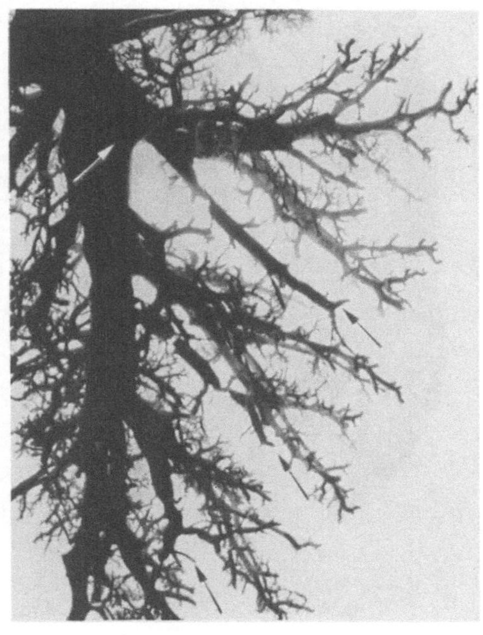

Abb. 11. Ausgußpräparat des linken Unterlappens einer Schweinelunge. Beachte die Verschiebung der Venen als Venae intersegmentales (Pfeile!) in die Intersegmentalgrenzen. Stamm des Bronchus inferior, der in Begleitung der Unterlappenarterie und -vene verläuft (weißer Pfeil).

Unsere Untersuchungen über die *Verästelungsweise des Bronchialbaumes* haben in Bestätigung derjenigen anderer Autoren gezeigt, daß diese variabel ist. In etwa 75% der untersuchten Lungen konnte aber ein typisches Bild gefunden

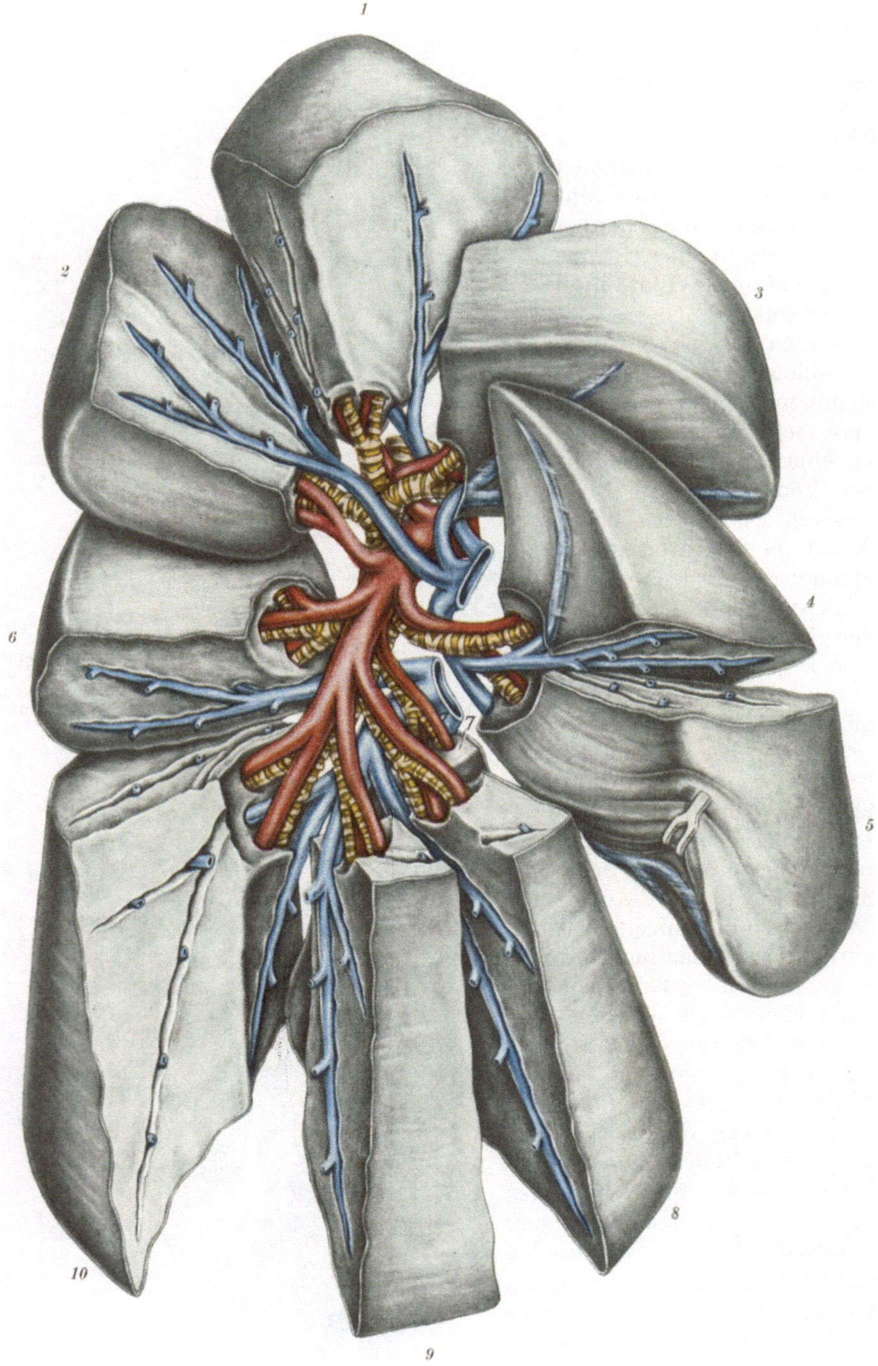

Abb. 12. Segmente der rechten Lunge des Menschen, auseinandergelöst. Nach einem Ausgußpräparat, von P. WINKLER gezeichnet. Beachte die Vv. intersegmentales (blau), ihre randständige Lage. Venenäste aus Nachbarsegment abgeschnitten. Numerierung *1—10* entspricht den Segmentnummern (vgl. Tabelle 1, 2 S. 18). A. pulmonalis mit ihren segmentalen Ästen (rot), die zusammen mit den Bronchi segmentales (gelb) an der hiluswärts gerichteten Segmentspitze in das Segment eindringen.

werden. Nach der von JACKSON und HUBER 1949 eingeführten und international angenommenen Nomenklatur und Numerierung werden rechts 10, links 9 *Bronchi segmentales* gezählt (Tabellen 1 und 2). Sie sind primäre Äste der Bronchi lobares und versorgen die nach ihnen bezeichneten Segmente (Abb. 13).

Der wenig variable *Bronchus lobaris superior sinister* teilt sich nach kurzem Verlauf (1,5 cm) in einen Ramus superior, der 3 Äste entläßt, nämlich den Bronchus apicalis (*1*), den Bronchus posterior (axillaris) (*2*) und den Bronchus anterior (ventralis, pectoralis) (*3*), die die gleichnamigen Oberlappensegmente ventilieren, und einen Ramus inferior mit einem Bronchus lingularis superior (*4*) und einem Bronchus lingularis inferior (*5*), die zu den beiden Lingulasegmenten gehören.

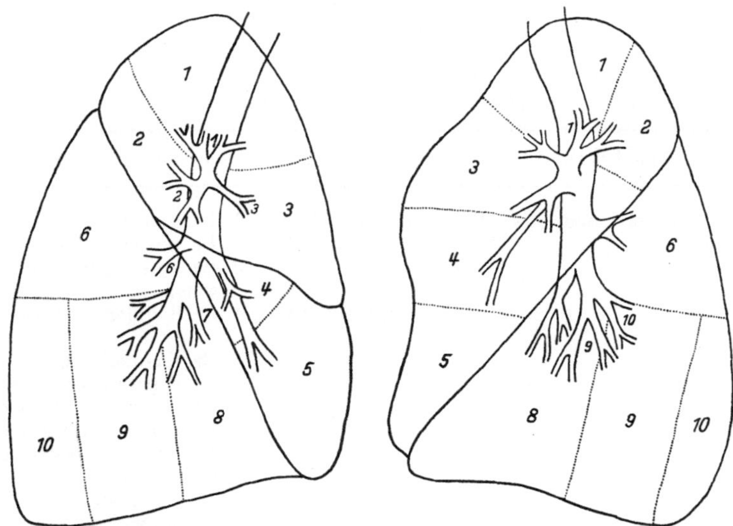

Abb. 13. Schema der beiden Lungen (Ansicht von der Seite) mit eingetragenen Segmentgrenzen und Verästelungsweise des Bronchialbaumes. Numerierung entspricht der internationalen Nomenklatur nach JACKSON und HUBER 1949, vgl. Tabellen 1, 2 S. 18).

Der Ramus inferior entspricht seiner Lage nach etwa dem rechten Mittellappenbronchus. Sein Versorgungsgebiet ist nicht selten durch einen Einschnitt vom Oberlappen getrennt.

Der *Bronchus superior dexter* teilt sich in 3 Äste, die als Bronchus apicalis (*1*) das apikale, als Bronchus posterior (*2*) das hintere und als Bronchus anterior (*3*) das vordere Segment des Oberlappens versorgen. Von diesen Segmentbronchen zeigt der Bronchus anterior am häufigsten Variationen.

Der *Bronchus medius* entläßt einen Bronchus lateralis (*4*) und den gegen das Zwerchfell verlaufenden Bronchus anterior (*5*), die die beiden Segmente des Mittellappens versorgen und wie der Lobus medius selbst eine sehr große Variabilität besitzen.

Der *Bronchus inferior dexter* gibt nacheinander 5 Äste ab, und zwar kurz nach Abgang des Mittellappenbronchus den Bronchus superior (*6*) für das apikale Unterlappensegment. Der Bronchus medialis oder infracardiacus (*7*), der dem Bronchus cardiacus der Schweinelunge entspricht, ventiliert das kleine, versteckt liegende, mediale Segment, das im Falle des Bestehens einer zusätzlichen Fissur als Lobus cardiacus mehr oder weniger selbständig ist. Es folgt der Bronchus ventralis (anterior) basalis (*8*). Die beiden Bronchi lateralis basalis (*9*) und posterior basalis (*10*) gehen aus der dichotomischen Aufteilung des Stammes

Tabelle 1. *Bronchialverzweigungen der rechten Lunge.*

Bronchus principalis	Bronchus lobaris	Bronchus segmentalis (sublobaris)
Br. dexter	Br. lobi superioris	1. Br. apicalis
		2. Br. posterior
		3. Br. anterior (ventralis, pectoralis)
	Br. lobi medii	4. Br. lateralis
		5. Br. anterior
	Br. lobi inferioris	6. Br. superior (lateralis)
		7. Br. medialis (infracardiacus)
		8. Br. anterior (ventralis, basalis)
		{ 9. Br. lateralis basalis (lateroventralis)
		{ 10. Br. posterior basalis (medioposterior)

Tabelle 2. *Bronchialverzweigungen der linken Lunge.*

Bronchus principalis	Bronchus lobaris		Bronchus segmentalis (sublobaris)
Br. sinister	Br. lobi superioris	R. superior (cranialis)	1, Br. apicalis
			2. Br. posterior (axillaris)
			3. Br. anterior (ventralis pectoralis)
		R. inferior (caudalis, lingularis)	4. Br. lingularis superior
			5. Br. lingularis inferior
	Br. lobi inferioris		6. Br. superior (dorsalis)
		R. ventro medialis	{ 7. Br. medialis (infracardiacus)
			{ 8. Br. ventralis (anterior) basalis
			{ 9. Br. lateralis basalis (lateroventralis)
			{ 10. Br. posterior basalis (medioposterior)

hervor. Diese Segmentbronchen *8, 9* und *10* versorgen die 3 basalen Segmente des Unterlappens, die gemeinsam die nicht unterteilbare Facies diaphragmatica bilden und infolge der engen Venenbeziehungen als eine unlösbare Segmentgruppe anzusehen sind (Abb. 12).

Der *Bronchus inferior sinister* unterscheidet sich vom Bronchus inferior dexter einzig durch das Fehlen eines Bronchus medialis (*7*). Auf dem Röntgenbild sind *rechts* 4 große, gegen das Zwerchfell verlaufende Bronchi zu sehen, während *links* nur deren 3 existieren, von denen der ventrale meist höher abgeht als rechts und sich bald in 2 Äste teilt. Auch links entstammen die beiden Bronchen (*9*) und (*10*) aus der dichotomischen Teilung des distalen Endes des Bronchus lobaris inferior sinister.

Die *Segmentarterien* halten sich normalerweise weitgehend an die vom Bronchialbaum diktierten Segmentgrenzen, nur gelegentlich treten einzelne Äste von einem Segment in das andere über. Sie sind direkte Äste der Arteriae lobares und verlaufen mit den Segmentbronchen. Auffallend häufig sind Variationen ihrer Ursprungsweise. Ein eigentlicher Arterienstamm kann fehlen, so daß die Subsegmentarterien direkt aus der Lappenarterie entspringen. Man spricht in diesem Fall vom Strauchtypus der Arterienverästelung. Der Baumtypus liegt dann vor, wenn sämtliche Arterien eines Lappens aus einem gemeinsamen Stamm entspringen. Zwischen diesen beiden Extremtypen kommen alle möglichen Übergangsformen vor.

Die *Segmentvenen* verlaufen *ohne Ausnahme* intersegmental, liegen also zwischen dem Versorgungsgebiet von 2 Bronchien und den sie begleitenden Arterien (Abb. 12). Im einzelnen haben wir an unseren Präparaten folgendes gefunden:

Die *Vv. pulmonales superiores* nehmen auf der linken Seite das Blut aus dem Oberlappen, rechts dasjenige aus Ober- und Mittellappen auf. Man unterscheidet

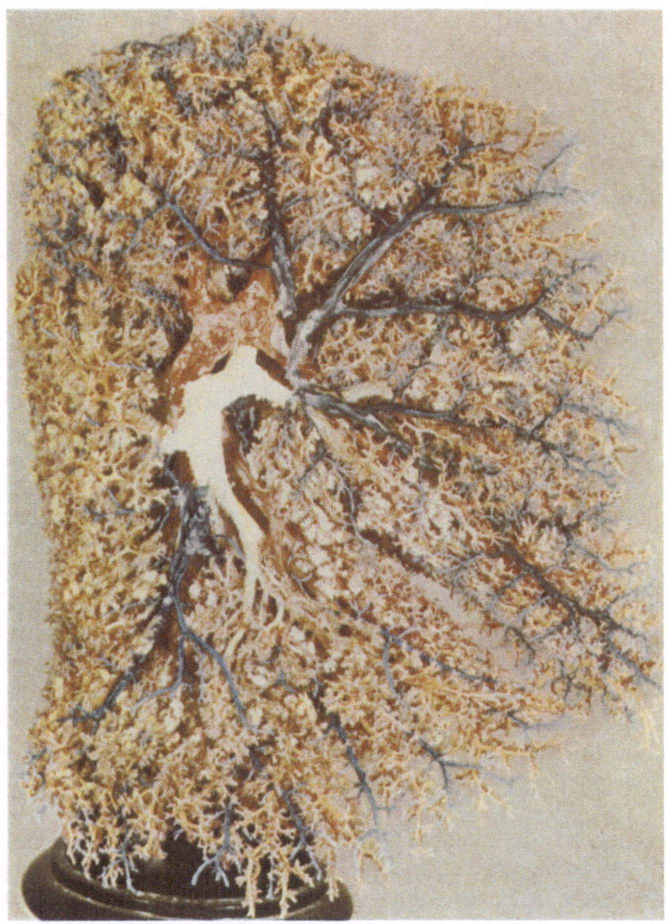

Abb. 14. Ausgußpräparat der linken Lunge des Menschen, mediastinale Ansicht, vgl. dazu Text und Abb. 7. Beachte die oberflächlichen Venen des Oberlappens und die in der Tiefe der Ansatzstelle des Lig. pulmonale verlaufende Sammelvene, die das Blut aus den basalen Unterlappensegmenten aufnimmt. Vergleiche dazu auch Abb. 12.

oberflächliche und *tiefe* Venen, die sich gegenseitig vertreten können und besonders in der Art ihrer Vereinigung zu größeren Stämmen stark variieren.

Die *oberflächlichen* Venen sind auf Abb. 7 und 14 zu sehen. Sie verlaufen an der mediastinalen Fläche der Lunge und liegen mehr oder weniger tief in den auf S. 11 beschriebenen intersublobären Septen. Am weitesten kranial findet man die Vene zwischen dem apikalen und dem dorsalen Segment des Oberlappens. Sie wird von Boyden und Scannel als Vena apicalis bezeichnet. Eine zweite oberflächliche Vene befindet sich zwischen dem apikalen und dem ventralen, eine dritte Vene zwischen dem ventralen und dem oberen lingularen

Segment. Rechts kommt eine solche Vene nur dann vor, wenn Ober- und Mittellappen miteinander verwachsen sind. Sie nimmt dann Blut aus beiden Lappen auf. Die vierte oberflächliche Vene markiert die Grenze zwischen den beiden Lingularsegmenten; rechts ist sie in einem Septum an der mediastinalen Fläche des Mittellappens eingeschlossen, das diese Fläche in einen oberen und einen unteren Abschnitt teilt. Eine fünfte Vene fanden wir an der unteren Fläche der Lingula bzw. des Mittellappens. Auf Abb. 14 ist im übrigen sehr schön zu sehen, wie diese Venen zum Teil ganz beträchtliche Äste aus beiden Nachbarsegmenten aufnehmen und sich unter vorausgehender Bildung von 2 Stämmen zur Vena pulmonalis superior vereinigen.

Im Bereiche des Unterlappens ist nur an der Ansatzstelle des Ligamentum pulmonale eine oberflächliche Intersegmentalvene zu finden, die Äste aus den basalen Teilen des Unterlappens aufnimmt und als Ramus inferior in die Vena pulmonalis inferior einmündet.

Der *Ramus superior* wird von einer Vene gebildet, die horizontal an der caudalen Grenze des apikalen Segmentes verläuft. Herrnheisser und Kubat sprechen von der Vena apico-horizontalis. Sie nimmt Blut aus dem apikalen Segment und den Randgebieten der Nachbarsegmente auf.

Die *tiefen* Venen sind nicht so gut zu sehen wie die oberflächlichen. Sie sind um so stärker entwickelt, je schwächer die oberflächlichen sind, und umgekehrt. Man könnte somit einen oberflächlichen und einen tiefen Venentypus unterscheiden.

Zusammenfassend ist zu bemerken, daß die Venen zwar immer intersegmental verlaufen, in der Regel aber die Segmentgrenzen überschreiten (Abb. 12). Venenversorgungsgebiete, die sich genau an die Segmentgrenzflächen halten, bilden die Ausnahme. Dies trifft eigentlich nur für die Lappenincisuren und für gelegentlich vorkommende zusätzliche Spalten zu, z. B. für die Grenzfläche zwischen den beiden Segmenten der Lingula und die Grenzflächen der übrigen Oberlappensegmente, sowie diejenigen zwischen apikalen und basalen Segmentgruppen der Unterlappen. An diesen Stellen respektieren die Intersegmentalvenen die Segmentgrenzen weitgehend. Alle übrigen Venen zeigen aber eine starke Verschiebung ihrer Versorgungsgebiete gegenüber den Lungensegmenten. Eine gewisse Segmentzugehörigkeit äußert sich höchstens darin, daß sie aus dem ihnen zugeordneten Segment etwas größere Gebiete drainieren als aus dem benachbarten.

Eine anatomische und schonende chirurgische Auseinanderlösung von zu einer Gruppe zusammengefaßten Segmenten stößt infolge des beschriebenen Verhaltens der Venen auf bedeutende Schwierigkeiten. Durch die Unterbindung einer „quasi Segmentvene" ist notgedrungen auch eine zum mindesten funktionelle Beeinträchtigung der Nachbarsegmente zu erwarten (Winkler 1952).

Aus den dargelegten Verhältnissen ergibt sich also, daß nur einzelne Segmente der menschlichen Lunge, wie die beiden der Lingula oder die Segmente des Oberlappens und das apikale Unterlappensegment als mehr oder weniger abgrenzbare Einheiten aufgefaßt werden dürfen. Alle anderen Segmente sind zu *Segmentgruppen* zusammengefaßt und besitzen als solche gemeinsame venöse Abflußwege. Die Gliederung der Lungenlappen in Segmente und die weitere Aufteilung der Segmente in Subsegmente und Lobuli läßt sich nur vom Bronchialbaum aus verstehen und aufrecht erhalten. Sie findet ihre Erklärung im fetalen Anlageplan der Lunge, in welchem der aussprossende Bronchialbaum das beherrschende und führende Element darstellt.

Auf Abb. 15 ist der Ausguß der rechten Lunge in der Ansicht von vorne wiedergegeben. Gefäße und Bronchialbaum wurden bis in die feinsten Äste gefüllt.

Nach erfolgter Maceration haben wir durch Herausbrechen der feinen Verzweigungen der Bronchen und Gefäße einzelne Segmente freigelegt. Das verschiedene Verhalten der Venen und Arterien ist sehr gut zu sehen. Außerdem bemerkt man auch die kleineren Abschnitte der Segmente, die sog. Subsegmente, in welchen sich die Topographie der Segmente wiederholt. Abb. 16, die die beiden Segmente des Mittellappens reproduziert, ist nach den Befunden der Ausgußpräparate

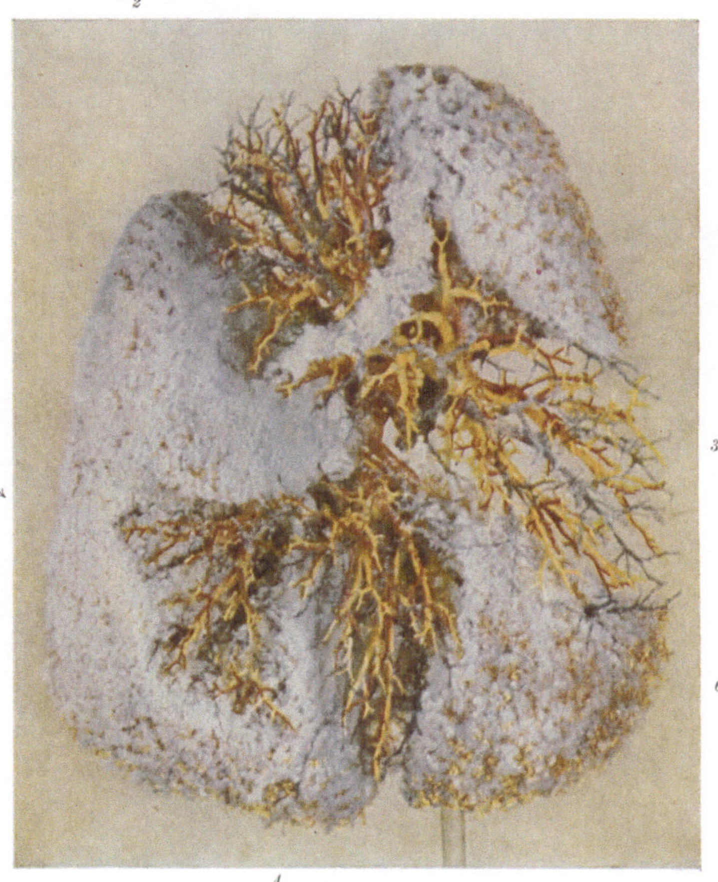

Abb. 15. Ausgußpräparat der rechten Lunge des Menschen. Ansicht von der Seite. Durch Abtragung der feinen Gefäß- und Bronchialäste wurden freigelegt das posteriore (*2*) und das anteriore (*3*) Oberlappen-, desgleichen das laterale Mittellappensegment (*4*). Angedeutete Grenze zwischen apikalem (*6*) und basalen Unterlappensegmenten (Pfeil).

gezeichnet worden. Das Übergreifen der zwischen den beiden Segmenten verlaufenden Vene des lateralen Segmentes auf das mediale Segment ist besonders hervorgehoben worden.

In diesem Zusammenhang muß noch darauf hingewiesen werden, daß Kalbfleisch, Reinhardt und Sturm den Segmentbegriff in anderem Sinne verwenden. Sie verstehen darunter Parenchymbezirke, die sich in ihrer Abgrenzung nicht an die Lappengrenzen halten, sondern sie horizontal überschreiten. Nach Kalbfleisch stimmen sie nicht mit der Bronchialverzweigung überein, sondern unterscheiden sich durch ihre besondere, gewissen Rückenmarkssegmenten entsprechende nervöse Versorgung. Demnach würde es sich um metamer-nervale Segmente handeln.

Nach Untersuchungen von Weber 1951, der die primären Äste des Bronchialbaumes füllte und die so behandelten Lungen auf dem Schnitt untersuchte,

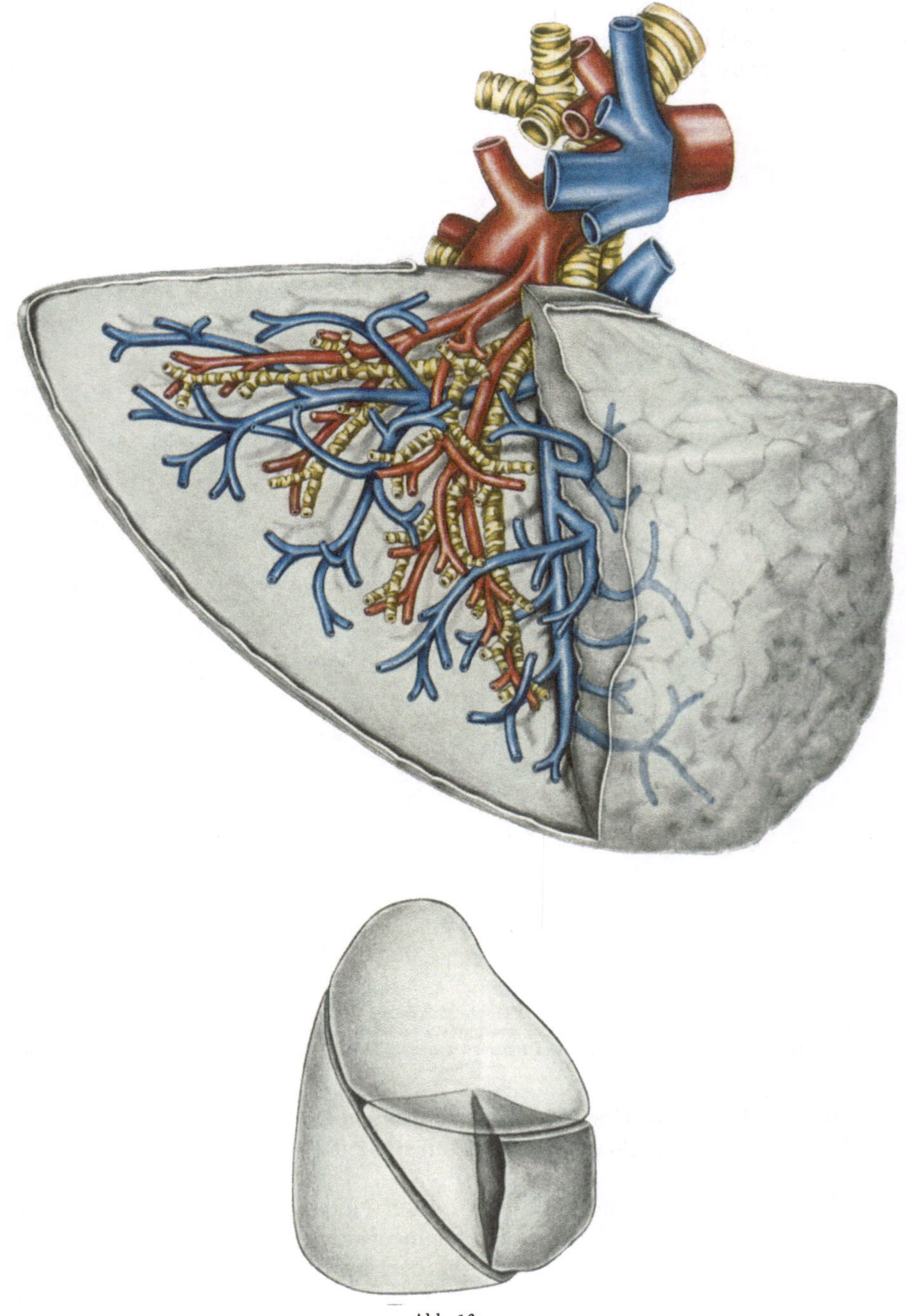

Abb. 16 a.

stimmen die von ihm gefundenen broncho-pulmonalen Segmente mit den Beschreibungen und Abbildungen von Kalbfleisch überein. Weber schließt daraus, daß die von ihm gefundenen broncho-pulmonalen mit den metamernervalen Segmenten von Kalbfleisch identisch sind.

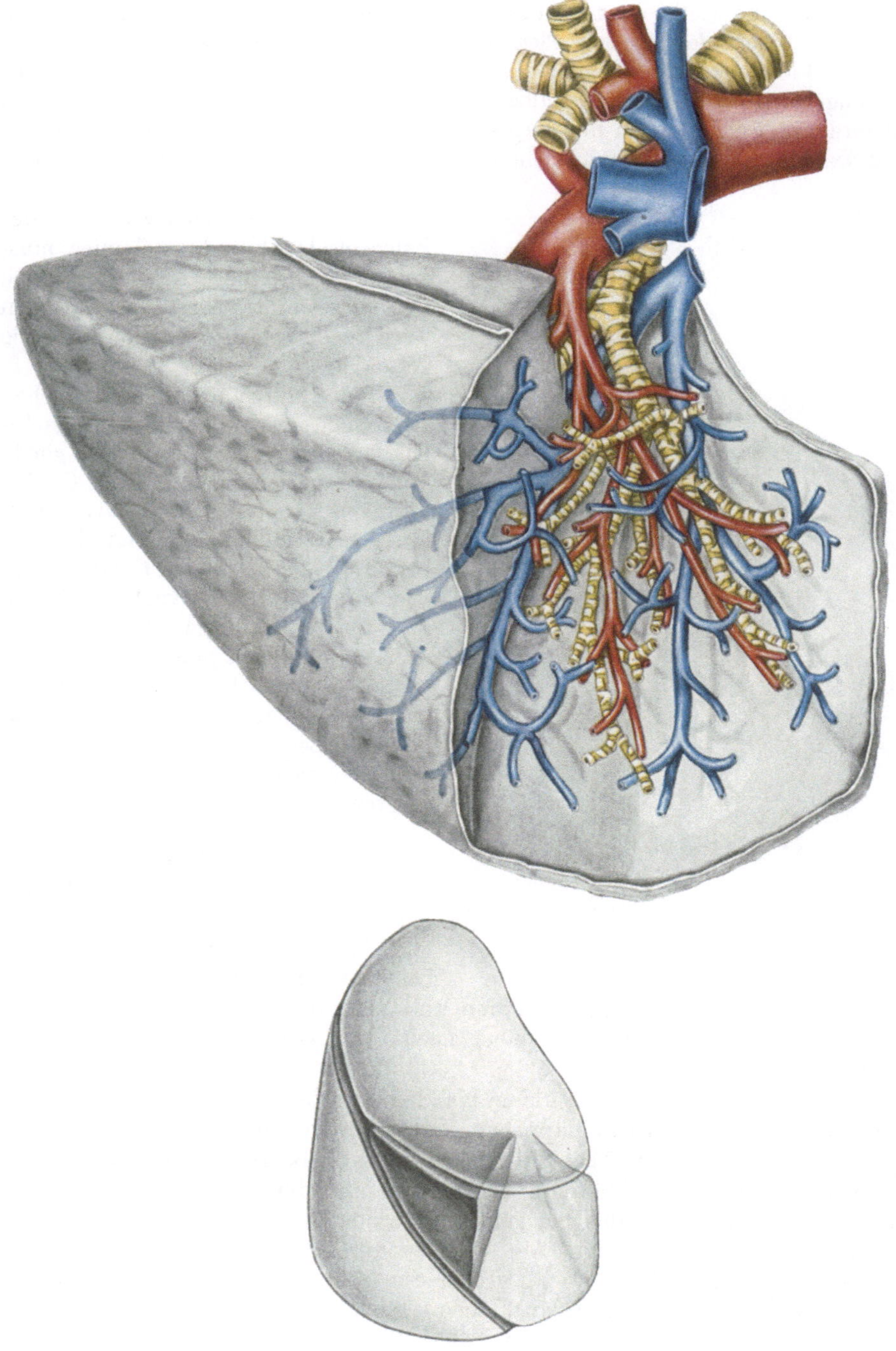

Abb. 16 b.

Abb. 16 a u. b. Mittellappensegmente nach Ausgußpräparat, von P. Winkler gezeichnet. a laterales, b mediales Segment mit Orientierungsskizze. Beachte die periphere, intersegmentale Lage der Venen, die auch Äste aus dem benachbarten Segment aufnehmen.

Untersuchungen über die nervöse Versorgung der Lungen haben *keine* Anhaltspunkte für das Bestehen einer metameren Innervation ergeben. Nach den heutigen Kenntnissen dringt der N. vagus zusammen mit Ästen des Truncus sympathicus und vielleicht auch des N. phrenicus aus dem Mediastinum in den Hilus und bildet den großen Plexus pulmonalis dorsalis und den bedeutend kleineren Plexus pulmonalis ventralis. Von beiden Geflechten werden zahlreiche Äste abgegeben, die kleinere Geflechte bilden und die Bronchen und Arterien und ihre Verzweigungen in das Lappenparenchym begleiten. In der Bronchialwand werden 2 Geflechte beschrieben: ein äußeres in der Adventitia mit markhaltigen und ein inneres mit marklosen Fasern, die sich zwischen der Knorpelschicht und der Tunica muscularis ausbreiten. Kleine Ganglien mit meist multipolaren Nervenzellen werden im peribronchialen Gewebe gefunden.

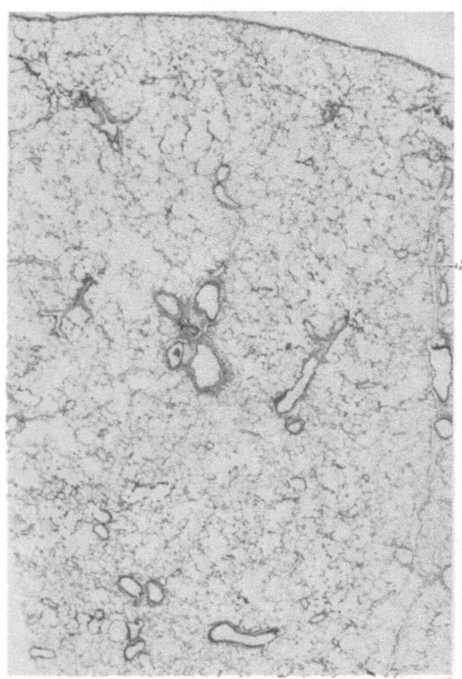

Abb. 17. Schnitt durch einen Lobulus der mediastinalen Fläche des rechten Oberlappens. *S* Septum interlobulare.

Vagus- und Sympathicusäste gehen schließlich in ein gemeinsames zartes Endnetz über, das die gesamte glatte Muskulatur der Bronchen, der Gefäße und des septalen und alveolären Muskelnetzes unter seinen Einfluß bringt. Nach STÖHR jr. (1951) stehen auch die Drüsen, Alveolarepithelien und Lungencapillaren mit dem Terminalreticulum in plasmatischem Zusammenhang. Die nervöse Versorgung der Lunge unterscheidet sich in keiner Weise von derjenigen anderer, vom vegetativen Nervensystem versorgten Organe.

c) Lobuli.

Die Untersuchung der einzelnen Segmente hat ergeben, daß sie aus einer bestimmten Anzahl Subsegmente bestehen, die von primären Ästen des Segmentbronchus aus ventiliert werden und verschieden groß sind. Die Subsegmente bestehen ihrerseits aus einer nach ihrer Größe variablen Zahl von Lobuli.

Als Lobuli bezeichneten wir kleine bis kleinste Abschnitte des Lungenparenchyms, die, ähnlich wie Drüsenläppchen, von lockerem Bindegewebe voneinander abgegrenzt werden (vgl. S. 11). Sie reichen mit ihrer Basis bis an die Oberfläche, wo sie am besten nach Ablösung der Pleura und Herauszupfen des lockeren Bindegewebes der Septen sichtbar gemacht werden können. Dabei zeigt es sich, daß sie verschieden groß sind. Am scharfen unteren Lungenrand sind sie am kleinsten, etwa 0,5 cm breit, wenig größer am medialen Rand und im Bereiche der Lungenspitze. An der costalen Fläche erreichen sie eine mittlere Breite von 1 cm. An der Außenseite des Unterlappens und in Hilusnähe fehlt jede sichtbare Läppchengliederung; sie fehlt auch an großen Partien der den Interlobulärspalten zugewendeten Flächen, sowie am dorsalen Teil der unteren Fläche des Mittellappens und an den entsprechenden Arealen des Unterlappens. An der medialen Fläche sind besonders große Lobuli von bis zu 3 cm Seitenlänge zu finden.

Die Untersuchung auf dem Schnitt (Abb. 17) zeigt, daß die Septa interlobularia sehr verschieden tief einschneiden und nur ganz selten bis an den Läppchenbronchus heranreichen. Die Lobuli hängen also in der Tiefe immer zusammen. Von der Existenz von 2 Reihen, Innen- und Außenläppchen, wie dies Felix angibt, ist nichts zu finden, was ohne weiteres verständlich ist, wenn man berücksichtigt, daß Felix den Begriff des Lobulus nicht vom Oberflächenbild, sondern

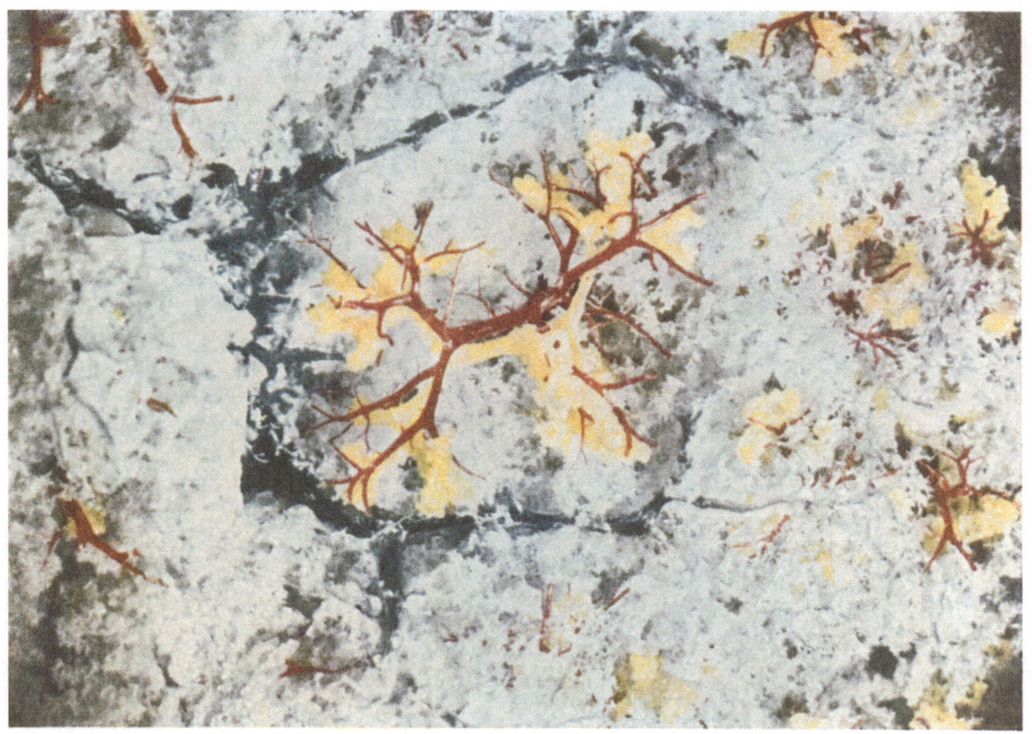

Abb. 18. Ausgußpräparat eines Lobulus. Teilmaceration. Beachte die zentrale Lage der aus der Fläche herausragenden Äste der Arteria und des Bronchus lobularis und die randständige Vena interlobularis (blau).

vom Verhalten des Bronchialbaumes nach Teilfüllungen mit Metall und nachfolgender Maceration des Parenchyms aus abgeleitet hat. Dies erklärt auch die Ansicht, daß es sich bei den Lobuli um gleichwertige Bauelemente handle, die von einem Bronchus lobularis von 1,5—3 mm Lichtungsweite versorgt werden. Tatsächlich sind aber die Lobuli an verschiedenen Abschnitten der Lunge von unterschiedlicher Größe, also auch nicht gleichwertige Bauelemente des Lungenlappens. Große Lobuli werden von Bronchi, kleine von Bronchuli, ganz kleine unter Umständen sogar von Bronchuli terminales oder alveolares versorgt (v. Hayek).

Die Bronchialäste treten an der dem Hilus zugewendeten Seite an die Lobuli heran und verlaufen zusammen mit Ästen der A. pulmonalis und A. bronchialis. Auf Schnitten oder an macerierten Präparaten findet man diese im Zentrum des Läppchens (Abb. 18). Bronchus lobularis und Arterie liegen bis zum Übergang in die Bronchuli in lockerem Bindegewebe und bewahren damit ihre Unabhängigkeit dem Lungengewebe gegenüber. Bronchuli und kleinere Arterien hingegen sind mit dem Lungenparenchym stärker verwachsen.

Das Blut fließt aus den Läppchen gegen die an ihrer Peripherie gelegenen Venen ab, die als *Venae interlobulares* zu bezeichnen sind. Sie erhalten Blut von benachbarten Lobuli, verhalten sich also wie Intersegmentalvenen im großen. Erst die großen Venen gelangen in Hilusnähe in engere topographische Beziehung zu den Bronchi.

Die Septa interlobularia bestehen aus lockerem Bindegewebe, das eine gewisse Verschieblichkeit der Läppchen gegeneinander gewährleistet. Das Lungenparenchym grenzt sich gegen das lockere Septumgewebe durch eine von den Alveolarsepten gebildete Grenzmembran ab. Septen existieren nur im Bereiche des sog. Lappenmantels, das im Innern, zwischen den größeren Ästen des Bronchialbaumes und den Arterien gelegene Parenchym ist nicht unterteilt.

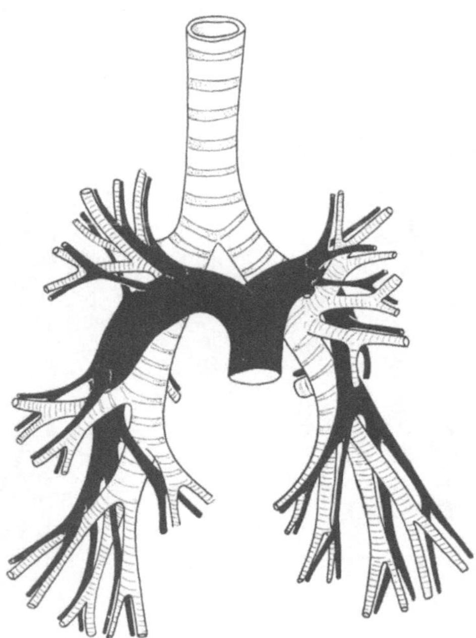

Abb. 19. Schema des Verlaufes der A. pulmonalis (schwarz) und ihrer Beziehungen zum Bronchialbaum. (Nach v. HAYEK 1953.)

d) Von den Blutgefäßen der Lunge.

Das Verhalten der Blutgefäße in Segmenten, Subsegmenten und Lobuli wurde bereits oben eingehend geschildert. In diesem Abschnitt sollen noch einige Angaben über ihre Einbauart in das Lungengewebe und ihre Beziehungen zum System der A. bronchialis beschrieben werden.

Wie aus Abb. 19 hervorgeht, verlaufen die beiden Hauptäste der A. pulmonalis communis, einen Bogen bildend und die Bronchen kreuzend, gegen die Lungenbasis. Von der Fissura interlobaris aus freigelegt, liegen sie lateral vom Bronchus inferior.

Die Arteriae segmentales hingegen ziehen im ganzen radiär gegen die Segmentbasen und sind so in die Stützstrukturen des Lungenparenchyms eingebaut, daß Zugkräfte auf die Gefäßwand übertragen werden. Sie werden deshalb z. B. von v. HAYEK als zugfeste Stützelemente angesehen, die, unter Druck gefüllt, auch biegungsfest sind und das Lungenparenchym wie elastisch biegsame Stäbe spreizen. Erst die kleinen Arterien, die von Lymphgefäßen umgeben sind, sind unabhängig von der Umgebung und können sich kontrahieren, ohne das umgebende Gewebe zu beeinflussen.

Die *Venen* sammeln sich im allgemeinen in 2 Stämmen, die *Vena pulmonalis superior* und *inferior*, die getrennt in den linken Vorhof einmünden.

Wie Untersuchungen meines Schülers J. NICK 1954 gezeigt haben, sind diese Verhältnisse variabel. Unter 29 Präparaten fand er nur 15 mit jederseits zwei einmündenden Venen; die übrigen 14 Fälle zeigten Variationen in Zahl und Länge der Pulmonalvenenstämme. Dabei zeichneten sich die *Venae pulmonales dextrae* nicht nur durch eine stärkere Variabilität ihrer Zahl, sondern auch durch andere Beziehungen zum Perikard und zur Vorhofwand aus als die Venae pulmonales sinistrae (Abb. 20). 21mal mündeten sie ohne Zwischenschaltung einer intra-

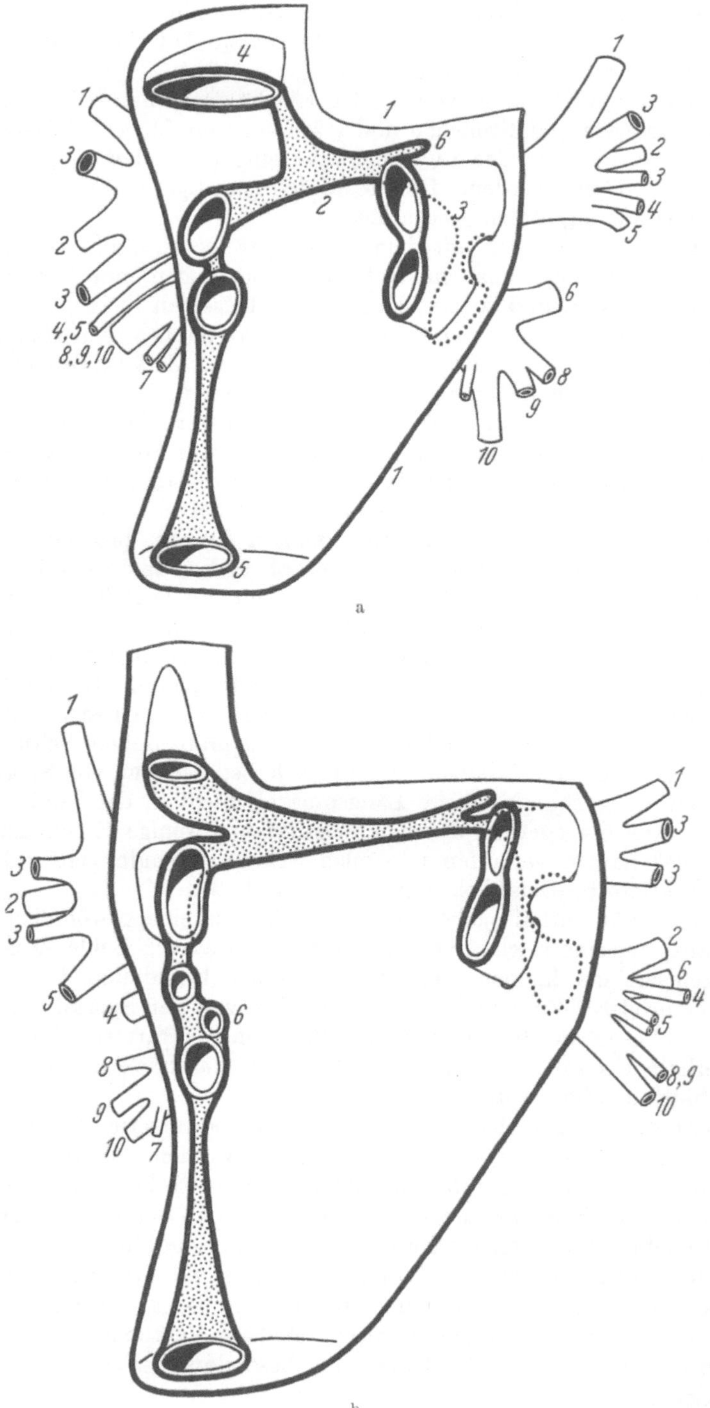

Abb. 20a u. b. Einmündung der Venae pulmonales in den linken Vorhof nach J. NICK 1954. a Normalfall mit 2 Venen auf jeder Seite; b Variante mit 4 Pulmonalvenen rechts. Zahlen im Bereiche der Venen außerhalb des Herzbeutels bezeichnen die Zugehörigkeit der einzelnen Venenäste zu Segmenten. *1* Konturen des Herzbeutels; *2* Perikardumschlagfalte; *3* dasselbe dorsal der Lungenvenen; *4* V. cava cranialis s. superior; *5* V. cava caudalis s. inferior.

perikardialen Wegstrecke direkt in den linken Vorhof ein. Die *Venae pulmonales sinistrae* hingegen besaßen einen intraperikardialen Anteil von 0,97—1,75 cm Länge und damit auch einen Epikardüberzug.

Alle Venen verlaufen radiär von der Oberfläche gegen den Hilus (Abb. 7, 14), überkreuzen Arterien und Bronchen und legen sich nur für kurze Strecken denselben an. Sie sind so in das Lungengewebe eingebaut, daß sie inspiratorisch gedehnt und erweitert werden. Damit werden günstige Bedingungen für den Blutabfluß aus den Capillaren geschaffen.

Kleine Venen hängen fest mit dem Lungengewebe zusammen, während die größeren Äste, von den Venae interlobulares angefangen, nur locker mit den Lobuli verbunden sind und so unabhängig von denselben bleiben.

Arteriae und Venae pulmonales dienen als Vasa publica dem Gasaustausch, während die Arteriae bronchiales als Vasa privata die Gefäß-, Bronchialwände, Lymphknoten, Pleura und andere Strukturen versorgen.

Die *Arteriae bronchiales* sind Äste der Aorta descendens, die Arteria bronchialis dextra kann der 4. Intercostalarterie entstammen. Im Hilus geben sie einige Äste an die Pleura ab und versorgen diese an ihrer mediastinalen Fläche. Weitere Ästchen zur Pleura verlaufen in den Fissurae interlobares.

Von besonderer Bedeutung sind Anastomosen der Aa. bronchiales mit der A. pulmonalis. v. HAYEK fand solche subpleural, und zwar im Bereiche der Fissurae interlobares und der Facies mediastinalis, und in Begleitung der Bronchi lobulares. Sie stellen Kurzschlüsse zwischen Körper- und Lungenkreislauf dar und besitzen einen besonderen Bau, der den regulatorischen Anforderungen, die den anastomosierenden Ästen gestellt werden, genügen muß. In den Aa. bronchiales ist der Blutdruck weitgehend konstant und höher als in den Ästen der A. pulmonalis, in welchen er zudem starken respiratorischen Schwankungen unterworfen ist. Die Rami broncho-pulmonales haben den Bau von Sperrarterien und enthalten als solche eine dicke Längsmuskelschicht in der Tunica interna. Die Tunica media hingegen ist dünn und besitzt nur wenige Ringmuskelfasern. Die Längsmuskelfasern verlaufen in steilen Schraubenwindungen und können durch Kontraktion die Gefäßlichtung ganz verschließen.

Nach LAPP 1951 enthält jeder Bronchus lobularis eine gewöhnlich gebaute A. bronchialis und eine solche von Sperrarteriencharakter. Beide Arterien versorgen gemeinsam mit kleinen Zweigen die Bronchialwand und die Adventitia benachbarter größerer Pulmonalarterienäste. Nur von der Sperrarterie werden Anastomosen abgegeben, die ebenfalls den Bau von Sperrarterien haben. LAPP zählte innerhalb eines Lobulus 5—7 Anastomosen, durch welche dem Lobulus arterielles Blut zugeführt wird.

Unter pathologischen Verhältnissen zeigen diese Sperrarterien Veränderungen, die von LAPP als Anpassungserscheinungen gedeutet werden. So fand er in Fällen von *Hypertonie* im kleinen Kreislauf krankhaft verstärkte Drosselvorrichtungen, die als zweckmäßige Sperrmechanismen verhindern, daß das unter Aortendruck stehende Bronchialisblut den erschwerten Lungenkreislauf noch mehr belaste. Bei Mitralstenose mit chronischer Lungenstauung ist die Längsmanschette der A. bronchialis hiluswärts verlängert und im Bereiche der Bronchi lobulares und der Rami anastomotici stark hypertrophiert. Ähnliche Veränderungen fand LAPP beim chronisch-substantiellen Emphysem und besonders in Fällen sog. primärer Pulmonalsklerose.

Bei angeborenen Pulmonalstenosen hingegen dienen die Aa. bronchiales in einem Teil der Fälle als Kollateralwege für eine zusätzliche Versorgung der Lunge mit Mischblut aus der Aorta. Die Aa. bronchiales sind auf ein Mehrfaches erweitert, ihre Wände gedehnt, die Längsmuskelpolster in den Rami broncho-pulmonales nurmehr angedeutet, also hypotrophisch. Diese Veränderungen fehlten in Fällen mit extrapulmonalen Querverbindungen.

Nicht alle Sperrarterien stellen Anastomosen zwischen Bronchial- und Pulmonalarterien dar. Auch von Ästen der A. bronchialis abgegebene Vasa vasorum oder Zweige zur Wand des Bronchus können den Charakter von Sperrarterien haben und Anastomosen mit Venen des Plexus bronchialis besitzen (Abb. 21).

SPANNER und v. HAYEK berichten auch über die Existenz von *arteriovenösen Anastomosen*, und zwar unter der Pleura und an der Bronchialwand. Bei den subpleuralen Anastomosen handelt es sich um direkte Verbindungen von Ästen der V. pulmonalis mit Pleuraästen der A. bronchialis. Nach v. HAYEK stammen diese dünnwandigen Gefäße aus Sperrarterien, die aus Verzweigungen der A. bronchialis oder aus Ästen der A. pulmonalis, die in die Pleura übertreten, hervorgehen und sich direkt in Venen fortsetzen (Abbildung 21).

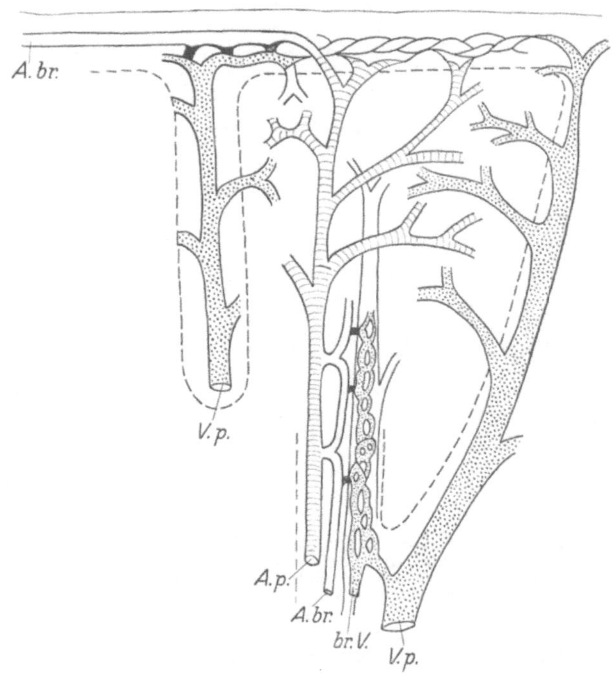

Abb. 21. Schema des Läppchenkreislaufes. (Aus v. HAYEK 1953.) Arteriovenöse Anastomosen schwarz. *A.p.* A. pulmonalis; *A.br.* A. bronchialis; *V.p.* Vena pulmonalis; *br.V.* bronchiales Venennetz.

Im Bereiche der Bronchi handelt es sich um die bereits erwähnten Ästchen der Sperrarterien, die in Venen des peribronchialen Venennetzes einmünden. Diese anastomosierenden Gefäße sind dünnwandig, werden entweder noch außerhalb oder dann schon in der Bronchialwand abgegeben und besitzen eine Weite von etwa 20 μ.

Je nach dem Abschnitt der Sperrarterie, der offen steht, fließt arterielles Blut aus der A. bronchialis oder venöses Blut aus der A. pulmonalis unter Umgehung eines Capillarnetzes in die V. pulmonalis. v. HAYEK schätzt aus der Weite und der Gesamtzahl dieser Anastomosen, daß bis zu $^1/_5$ der Gesamtblutmenge durch den Lungenkreislauf strömen kann, ohne die Möglichkeit des Gasaustausches zu besitzen.

e) Lymphgefäßsystem der Lunge.

Die Lungen besitzen ein sehr gut entwickeltes, für die Abwehrleistung überaus wichtiges Lymphgefäßnetz, das an verschiedenen Stellen mit blind endigenden, sehr dünnwandigen Gefäßen beginnt.

MILLER unterscheidet ein oberflächliches, in der Pleura gelegenes, und ein tiefes Netz, das Bronchi und Äste der A. und V. pulmonalis begleitet. Beide Netze sollen in der Pleura und im Lungenhilus ausgiebig untereinander in Verbindung stehen.

Die Lymphgefäße liegen im lockeren interstitiellen Bindegewebe und stehen durch die Anordnung des elastischen Fasergerüstes der Lunge unter subatmosphärischem Druck, der von besonderer Bedeutung für den Flüssigkeitsstrom ist (v. HAYEK). Sie fehlen in den Septa interalveolaria, so daß die Lymphe den Weg durch die Grenzmembran der Lobuli finden muß, um in die Lymphgefäße überzutreten. Nirgends besteht eine Kommunikation mit den Gewebespalten oder mit der Pleurahöhle.

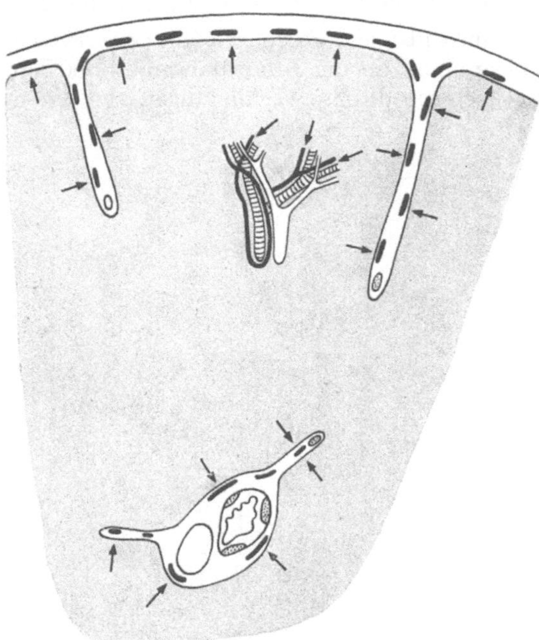

Abb. 22. Schema des Lymphabflusses (Pfeile) aus einem Lobulus in die periarteriellen Lymphgefäße und die verschiedenen perilobulären Lymphgefäße (subpleurale, interlobuläre, peribronchiale, tiefe periarterielle Lymphgefäße). (Aus v. HAYEK 1953.)

Nach der Richtung ihres Abflusses benützt die Lymphe verschiedene Wege, die in Abbildung 22 dargestellt sind:

Die subpleuralen, d. h. oberflächlichen Lymphgefäße liegen direkt der Grenzmembran der an die Oberfläche stoßenden Lobuli an, sind weit und stehen untereinander in einem „endlosen weitmaschigen Netzwerk" in Verbindung, so daß nirgends blinde Enden zu sehen sind. Sie nehmen die Lymphe aus den interalveolären Septen der oberflächlichen Schichten der Lobuli auf.

Die Lymphgefäßnetze in den Septa interalveolaria hängen mit dem subpleuralen Netz zusammen. In sie gelangt die Lymphe aus dem septumnahen Gewebe, während die Lymphe aus den zentralen Teilen der Läppchen in periarterielle, blind endigende Lymphgefäße übertritt, die weit peripher am Übergang der Arterien in die Arteriolen beginnen. Weiter zentral teilen sie sich, der Arterie folgend, in zwei oder mehrere Äste. Peribronchiale Lymphgefäße fand v. HAYEK erst am Übergang der Bronchuli in kleine Bronchi.

Da Septa interlobularia in der Tiefe des Lungenparenchyms fehlen, fließt die Lymphe Gefäßen zu, die sich in Begleitung von Arterien und Bronchien ausbreiten.

Größere Bronchi besitzen 2 Reihen von Lymphgefäßen, ein äußeres, peribronchiales und ein inneres, bronchiales Netz, das zusammen mit einem Venengeflecht zwischen Faserhaut und Muscularis liegt. Beide Netze anastomosieren. In kleineren Bronchi ist nur ein Lymphgefäßnetz nachweisbar, das bis zu den größeren Bronchuli reicht.

f) Lymphknoten des Lungenhilus und der Thoraxwand.

Über die Verteilung der Lymphknoten orientiert Abb. 23. Sie nehmen die Lymphe aus der Pleura und den tiefen Partien des Lungengewebes auf und besitzen deswegen ganz besondere Bedeutung.

Als *Lymphonodi pulmonales* bezeichnet man Lymphknoten, die noch innerhalb des Lungengewebes, aber bereits in Nähe der Bronchi lobares liegen. Die *Lymphonodi broncho-pulmonales* findet man an den Abgangsstellen der Bronchi lobares, während die *Lymphonodi broncho-tracheales* 2 Gruppen bilden, von welchen die Lymphonodi broncho-tracheales inf. oder bifurcationis den Teilungswinkel der Trachea füllen. Die Lymphonodi broncho-tracheales superiores liegen im Angulus tracheo-bronchialis und verbinden sich mit den Lymphonodi tracheales. Links findet man einen von den übrigen Lymphknoten abgedrängten Lymphonodus in enger Beziehung zum Lig. Botalli, N. recurrens und zum Vagusast, der zum Plexus pulmonalis ant. verläuft. Die jederseits, der Trachea entlang angeordneten

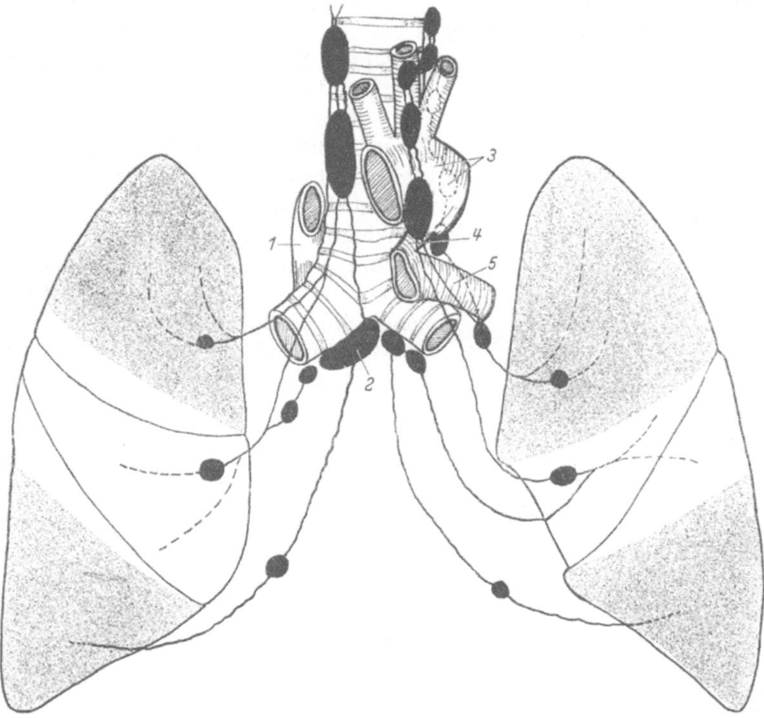

Abb. 23. Verteilung der Lymphknoten des Lungenhilus und ihre Beziehungen zu den verschiedenen Lungenterritorien. (Nach ROUVIÈRE 1932.) *1* Vena azygos; *2* Lymphonodi bifurcationis; *3* Arcus aortae, mit dahintergelegenen Lymphonodi tracheales sin.; *4* Lig. Botalli mit Lymphknoten; *5* Arteria pulmonalis sinistra. Weitere Erklärungen im Text.

Lymphonodi tracheales bilden eine zusammenhängende Kette, die rechts in enger Beziehung zum N. vagus, links zum N. recurrens steht.

Die Lymphe fließt aus den Lymphonodi tracheo-bronchiales und tracheales in die Trunci broncho-mediastinales dexter und sinister und weiter in den Venenwinkel, meist nach vorhergehender Vereinigung mit dem Ductus lymphaceus dexter bzw. Ductus thoracicus. Daneben existieren Verbindungen mit den Lymphonodi supraclaviculares (laterale Gruppe), ausnahmsweise mit Lymphonodi mediastinales anteriores und posteriores und mit der medialen Gruppe der supraclaviculären Lymphknoten (BARTELS).

In bezug auf die Zugehörigkeit der im Hilus gelegenen Lymphknoten zu bestimmten Abschnitten der Lungen betrachtet ENGEL die Lymphonodi bronchotracheales sup. dextri als die regionären Lymphknoten für die oberen $^2/_3$ des rechten Oberlappens. Die Lymphe aus den basalen Teilen fließt in dorso-lateral gelegene und diejenige des Mittellappens zu Lymphknoten nahe der Abgangsstelle des Bronchus medius. Als regionäre Lymphknoten für den dorso-lateralen Teil des rechten Unterlappens bezeichnet ENGEL dorso-lateral im Hilus gelegene, für den medialen und ventro-medialen Teil die Lymphonodi bifurcationis. Der linke Unterlappen verhält sich gleich wie der rechte. Die regionären Lymphknoten des linken Oberlappens (Apex) liegen in der Nähe des Ligamentum Botalli, diejenigen der übrigen Teile im Teilungswinkel und in der Bifurkation.

Franke hat auch Lymphwege von den Unterlappen zu Lymphknoten im Lig. pulmonale und von dort durch das Diaphragma zu retroperitonaealen Lymphknoten beschrieben.

Die *Lymphonodi mammarii interni s. retrosternales* liegen an der Innenseite des Sternum, medial und lateral von der A. mammaria interna bis herab zur 7. Rippe. Sie nehmen außer Lymphgefäßen aus den tiefen Teilen der Brustwand und der Brustdrüse solche aus den tiefen Bauchwandschichten oberhalb des Nabels und rechts auch aus der Facies diaphragmatica hepatis auf. Die Vasa efferentia vereinigen sich zu einem gemeinsamen Stamm, der in den Angulus venosus dexter bzw. links in den Ductus thoracicus einmündet. Auch Verbindungen zu den supraclaviculären Lymphknoten sind beschrieben worden (Metastasen abdominaler Carcinome in der linken Fossa supraclavicularis!)

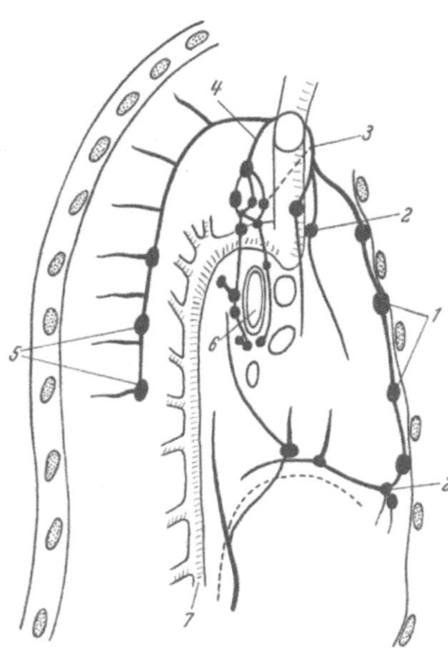

Abb. 24. Lymphknoten der Brustwand. (Nach v. Hayek.) *1* Lymphonodi retrosternales; *2* Lymphonodi mediastinales anteriores; *3* Truncus bronchomediastinalis anterior und *4* posterior; *5* Lymphonodi intercostales; *6* Bronchus dexter; *7* Vena azygos.

Die *Lymphknoten des vorderen Mediastinum* reichen vom Zwerchfell bis hinauf zur oberen Thoraxapertur. Die untersten liegen links von der Vena cava inferior s. caudalis zwischen Perikard und Zwerchfell, die obersten auf Höhe des Thymus im Winkel, der von den beiden Venae anonymae s. brachiocephalicae gebildet wird.

Lymphonodi intercostales interni findet man an der Innenseite der Zwischenrippenräume in Nähe der Capitula costarum. Sie verbinden sich unten mit der Cisterna chyli, oben mit dem Ductus thoracicus bzw. Truncus broncho-mediastinalis dexter.

Im *hinteren Mediastinum* ordnen sich die Lymphknoten seitlich des Oesophagus und der Aorta an und treten mit dem Ductus thoracicus in Verbindung. Die untersten liegen dem Zwerchfell dicht auf und können als eigene Gruppe betrachtet werden.

Diese kurze Schilderung des Lymphabflusses aus der Brustwand und den Brusteingeweiden kann nicht abgeschlossen werden, ohne auf die *Lymphonodi supraclaviculares* speziell hinzuweisen. Diese stellen eine Verbindung her zwischen den verschiedenen Lymphgefäßsystemen nicht nur der inneren, sondern auch der äußeren Anteile der Brustwand, der Brust- und der Baucheingeweide.

2. Bemerkungen zum Feinbau der Lunge.

Baulich und funktionell unterscheidet man an der Lunge 2 Komponenten, nämlich den Bronchialbaum, als geschlossenes, rein leitendes Rohrsystem und den Atemraum, der dem Gasaustausch dient.

Am *Bronchialbaum* sind auf Grund ihrer histologischen Struktur 2 Abschnitte auseinanderzuhalten, nämlich die *Bronchen*, die in der Wand Knorpeleinlagerungen besitzen und vom Lungengewebe weitgehend unabhängig sind, und die *Bronchuli*, die in die Alveolarkomponente überleiten, knorpelfrei und organisch in das Lungengewebe eingebaut sind.

An den Bronchen unterscheidet man verschiedene Wandschichten, die teils einzeln, teils gemeinsam besonderen Funktionen zu genügen haben, und durch Verschiebeschichten gegeneinander und gegen die Grundmembran des Lungengewebes getrennt sind.

Die *Tunica mucosa* besitzt ein Epithel mit Flimmer- und Becherzellen, das durch eine fest gefügte Basalhaut vom subepithelialen Bindegewebe getrennt wird, in welchem zahlreiche, dicke, in der Längsrichtung verlaufende elastische Fasern enthalten sind. Damit ist die Tunica mucosa zusammen mit der tiefer liegenden *Tunica fibro-cartilaginea* Trägerin der Längsspannung, dient im übrigen der Anfeuchtung, Erwärmung und Reinigung der Luft. Die dem Schleimhautepithel entstammenden seromukösen Drüsen, die in Bronchen mittleren Kalibers besonders zahlreich sind, liegen in der Tiefe in Lücken zwischen den Knorpelspangen.

Die *Tunica muscularis*, die in den großen Bronchen, wie in der Trachea, zusammen mit der Faser-Knorpelschicht eine Einheit bildet, ist in den mittleren und kleinen Ästen selbständig und reguliert die Lichtung. Die Muskelfasern, ursprünglich zirkulär angeordnet, nehmen peripherwärts einen spiraligen Verlauf an und sind so in der Lage, die Lichtung des Bronchus bei gleichzeitiger Verkürzung seiner Länge enger zu stellen. In den kleinen Bronchen findet man zwischen ihnen und der Faser-Knorpelschicht ein dichtes Venennetz.

Die *Tunica fibro-cartilaginea* besteht aus kompliziert gestalteten Knorpelspangen, die in den größeren Bronchen einen hyalinen Kern und eine elastische Rinde besitzen, in den kleinen Ästen rein elastisch sind. Das Knorpelskelet hält die Lichtung der Bronchen offen und reicht bis in die kleinsten Äste von etwa 1 mm Durchmesser. Die bindegewebige Komponente enthält kollagene und elastische Fasern und geht ohne scharfe Grenze in das peribronchiale Gewebe über, das die Bronchialwand gegenüber dem Lungengewebe trennt und Nerven und Gefäße trägt.

Der Bronchialbaum endet mit den *Bronchuli*, die weder Drüsen, noch Knorpel besitzen und fest mit dem Lungengewebe verwachsen sind. Das Epithel wird in ihnen niedrig, schließlich kubisch, die Muskulatur hat spiraligen Verlauf und ist von einer zahlreiche elastische Fasern führenden Tunica fibrosa unterlagert, in welcher ein Plexus venosus eingelagert ist.

Die rein leitende Komponente des Bronchialbaumes endet mit den *Bronchuli terminales* (0,5—0,15 mm Durchmesser), die sich in die *Bronchuli alveolares* oder *respiratorii* gabeln. Diese besitzen in ihrer Wand einzelne seitliche Ausbuchtungen, die in ihrem Bau Alveolen entsprechen und damit bereits dem Gasaustausch dienen.

Die Bronchuli alveolares teilen sich in Bronchuli alveolares II. Ordnung und diese in solche III. Ordnung. Aus den letzteren gehen die Ductus alveolares hervor, die keine geschlossene Wand mehr besitzen, sondern dicht besetzt sind von Alveolen und durch abermalige Aufteilungen in Sacculi alveolares überleiten, die das Ende des Alveolarbaumes darstellen (Abb. 25).

Die Pathologen (Aschoff) haben den Begriff des *Acinus* aufgestellt und verstehen darunter kleinste Baueinheiten des Alveolarbaumes, die isoliert erkranken können. Leider wird aber dieser Begriff von verschiedenen Autoren verschieden verwendet. Loeschcke, Braus u. a. bezeichnen als Acinus alles, was an einem

Bronchulus terminalis hängt, während andere Autoren wie HUSTEN unter Acinus die Verzweigungen eines Bronchulus alveolaris I. Ordnung, LAGUESSE diejenigen eines Bronchulus alveolaris III. Ordnung verstehen. MILLER betrachtet die Verzweigungen eines Bronchulus terminalis als Lobulus. v. HAYEK bezeichnet als Acinus das Verzweigungsgebiet eines Bronchulus alveolaris II. Ordnung. In seinem Bereiche hängen die Alveolarepithelien kontinuierlich zusammen. Solange keine Einigung über diesen Begriff erzielt wird, ist es besser denselben fallen zu lassen und sich darüber klar zu sein, daß Acinus und Lobulus keine identischen Begriffe sind.

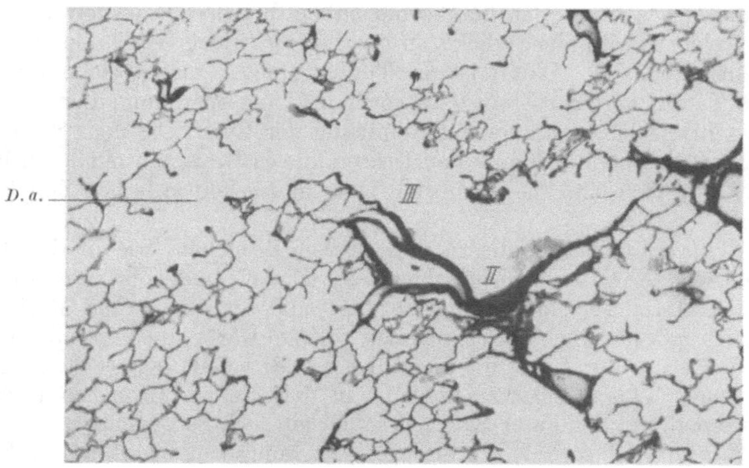

Abb. 25. Bronchulus alveolaris II. Ordnung (*II*) mit dichotomischer Teilung und Übergang in Bronchulus alveolaris III. Ordnung (*III*) und weiter in Ductus alveolaris (*D. a.*).

Feinbau der Alveolen.

Am Übergang der Bronchuli in die Alveolarkomponente kommt es zu einer grundlegenden Änderung des Feinbaues. Die Bronchuli alveolares besitzen nur dort, wo ihre Wand geschlossen ist, einen Überzug von kubischen oder platten Zellen, die zu einem Epithel vereinigt sind. Die Alveolen sind Träger der Capillaren und können als die funktionellen Einheiten für den Gasaustausch angesehen werden. Ihre Leistungsfähigkeit ist um so besser, je größer ihre Zahl (150 bis 1800 Mill.), je weiter ihre Lichtung (0,15—0,6 mm Durchmesser), je dichter und länger ihr Capillarnetz und je dünner die Membran ist, die als Schranke zwischen Alveolarluft und Blut eingeschaltet ist.

In bezug auf das Verhalten dieser Grenzmembran bestehen zwei verschiedene Meinungen. Autoren wie POLICARD, SEEMANN und CLARA nehmen an, daß die Capillaren nackt seien, während MILLER die Ansicht vertritt, daß sie von einem geschlossenen Epithelbelag vom Alveolarlumen getrennt sind. BARGMANN und v. HAYEK nehmen eine Zwischenstellung ein und glauben, daß das Epithel zumindesten sehr plastisch sei, so daß die Capillaren unter bestimmten Bedingungen einen geschlossenen Cytoplasmaüberzug besitzen, während sie unter anderen Umständen direkt an die Alveolarlichtung grenzen.

Nach neuesten elektronenmikroskopischen Untersuchungen von LOW 1953 beruhen die Schwierigkeiten bei der Entscheidung der Frage — geschlossenes Epithel oder nackte Capillaren? — auf der schweren Darstellbarkeit sehr dünner, cytoplasmatischer Membranen mit den gewöhnlichen optischen Mitteln. Aus diesem Grunde hat sich Low des Elektronenmikroskopes bedient und die Alveolen verschiedener Tiere und des Menschen untersucht. Er konnte in allen Fällen einen epithelialen Belag nachweisen und belegt die Befunde mit sehr schönen und eindrücklichen Bildern.

Nach der Darstellung von Low werden die Capillarwände beim Kaninchen, Meerschweinchen, Hund und Mensch von einer etwa 0,2 μ dicken cytoplasmatischen Schicht überzogen. Diese stellt feinste Ausläufer von Zellen dar, die in den Capillarbuchten liegen und wohl den Nischenzellen entsprechen. Am Kernrand verschmälert sich das Cytoplasma plötzlich zu einem ganz fein ausgezogenen Fortsatz, der die Capillarwand überzieht und von einer strukturlosen Basalmembran unterlagert ist. In kollabierten Lungen ist dieses Bild ganz besonders schön zu sehen. Auch die Capillarwand besitzt ein Basalhäutchen. Nach diesen Untersuchungen besteht die Blut-Luft-Barriere aus folgenden Schichten: Alveolarepithel, Basalmembran, Basalhäutchen der Capillaren und Capillarendothel.

Die Frage — Alveolarepithel oder nackte Capillaren? — scheint in dem Sinne entschieden zu sein, daß eine kontinuierliche epitheliale Lage an der Oberfläche der Alveolen existiert.

Die auf KÖLLIKER zurückgehende Beschreibung der Existenz eines Alveolarepithels, bestehend aus Nischenzellen und kernlosen Platten muß aber aufgegeben werden. Wie v. HAYEK an den Originalpräparaten von KÖLLIKER nachweisen konnte, sind die durch Versilberung darstellbaren Grenzlinien nichts anderes als Grenzen von Capillarendothelzellen.

Die Befunde von Low stehen auch in bester Übereinstimmung mit den Vorstellungen über den Differenzierungsvorgang der Alveolarwände. Benachbarte Alveolen werden von einem Septum interalveolare getrennt, das bei Feten auf jeder Seite eine in sich geschlossene Epithellage besitzt. Die Umgestaltung beginnt, unabhängig von der Atmung, bereits bei Feten von 30—40 cm Länge, indem Capillaren des embryonalen Bindegewebes der Alveolarsepten in das Epithel eindringen und die Epithelzellen verdrängen. Ihre kernhaltigen Teile liegen dann in Buchten zwischen den Capillaren, während die kernlosen Teile des Cytoplasma wie ein feiner Film über die Capillaren hinweggezogen werden (v. HAYEK).

Einen ähnlichen Vorgang haben wir (TÖNDURY 1944, HITZIG 1949) bei der Untersuchung der Differenzierung der Zotten der Schweineplacenta verfolgen können. Die Zotten dienen an bestimmten Stellen ausschließlich der Atmung. Hier dringen, etwa von der 7. Fetalwoche an, Capillaren in das Epithel ein und verdrängen die Zellen bis auf eine ganz dünne cytoplasmatische Schicht, die sie vom stark abgeplatteten Uterusepithel trennt.

Nach experimentellen Untersuchungen von FAURÉ-FRÉMIET und v. HAYEK muß man annehmen, daß das Alveolarepithel sehr plastisch ist. Es ist bei der Maus z. B. bei experimentell erzeugtem Ödem und katarrhalischer Pneumonie als geschlossener Überzug vorhanden, während unter Adrenalinwirkung oder bei großer Atemnot nur abgekugelte Zellen zu sehen waren, die in den Capillarnischen lagen. Die Capillarwand ragte ohne Zwischenschaltung eines cytoplasmatischen Belages, nur bedeckt von der Basalmembran in die Alveolarlichtung hinein.

Das *Capillarnetz* der Alveolen ist sehr dicht und immer zwei benachbarten Alveolen gemeinsam. Die Capillaren haben einen geschlängelten Verlauf, der bei Dehnung der Alveolen ausgeglichen wird. Die Capillarlichtung ist eben noch für einen Erythrocyten durchgängig; dies erklärt, daß größere Elemente, etwa Tumorzellen in den Lungencapillaren zurückgehalten werden.

Bei der Atmung erweitern und verengern sich die Alveolen, eine Formveränderlichkeit, die auf dem Bestehen eines äußerst dehnbaren, gummielastischen

Netzwerkes beruht, das die Alveolen korbförmig umspinnt. Die elastischen Fasern sind vielfach verästelt und haften an den verdickten Eingangsringen der Alveolen, die von dicken elastischen Fasern gebildet werden, und welche als Tangentialfasern von Ring zu Ring ziehen.

Auf Längsschnitten durch einen Ductus alveolaris (Abb. 25) sind in den verdickten Alveolarringen gelegentlich Muskelfasern zu sehen, die peripherwärts seltener werden und den Eingangsringen der Alveolen der Sacculi alveolares immer fehlen. Sie werden von BARGMANN als Teil des die Bronchulenmuskulatur fortsetzenden Muskelnetzes angesehen und für die Regulierung der Weite der Eingangsringe und des Spannungszustandes des elastischen Fasernetzes der Alveolen verantwortlich gemacht. Untersuchungen von BEHRENS 1950 haben gezeigt, daß diese Muskulatur sehr unterschiedlich entwickelt ist. BEHRENS untersuchte Schnittserien von 15 verschiedenen Lungen und aus verschiedenen Regionen und fand nur in einem einzigen Fall gut sichtbare Muskelfasern in den Eingangsringen der Alveolen. Auch in diesem Präparat handelte es sich nicht um eine allgemeine, diffus ausgebildete Muskulatur, es fand sich vielmehr ein Wechsel von Stellen mit ausgebildeten und solchen ohne oder nur mit sehr wenigen Muskelfasern. Diese Befunde weisen jedenfalls darauf hin, daß die von BALTISBERGER an der Lunge eines einzigen Individuums beschriebenen Befunde nicht verallgemeinert werden können.

In den Epithelzellen besitzen die Alveolen auch einen aktiven Abwehrapparat gegen eingedrungene Fremdkörper. Sie sind reaktionsbereite Elemente, die eingeatmeten Staub, Ruß, Bacillen u. a. m. phagocytieren. Man findet deshalb im Cytoplasma der Alveolarzellen häufig Einschlüsse. Stark beladene Zellen können sich von der Alveolarwand ablösen und gelangen in die Alveolen und mit dem Sputum als Staubzellen nach außen. Bei Herzinsuffizienz mit Lungenstauung kommen kleine Capillarblutungen vor. Die Alveolarphagocyten phagocytieren dann Bruchstücke von Erythrocyten und werden als sog. Herzfehlerzellen im Sputum gefunden.

Aus dieser Reaktionsbereitschaft der Alveolarzellen hat POLICARD den Rückschluß gezogen, daß es sich bei diesen Zellen gar nicht um Epithel-, sondern um Zellen mesenchymaler Herkunft handle. Die gesamte Zellauskleidung der Alveole wird deshalb von POLICARD als mesenchymaler Schutzapparat angesehen.

3. Pleura pulmonalis.

Die *Pleura pulmonalis* überzieht als eine Art Organkapsel die ganze Lunge. Sie dringt in die Incisurae interlobares ein und hängt am Lungenhilus und im Lig. pulmonale mit der Pleura parietalis zusammen. Die geschlossene Epitheldecke, die von einem Flüssigkeitsfilm überzogen ist, verleiht der Lungenoberfläche einen feuchten, spiegelnden Glanz.

Baulich besteht die Pleura pulmonalis aus verschiedenen Schichten. Das einschichtige geschlossene *Epithel* oder *Mesothel* besteht aus flachkernigen Zellen, die ihre Gestalt mit dem Formwechsel der Lunge ändern und je nach dem Spannungszustand des Lungengewebes platt bis zylindrisch sind. Nach BARGMANN besitzen sie wie die Zellen des Peritonealepithels einen Bürstensaum, der bei Reizzuständen besonders deutlich wird. Funktionell wird ihnen Ausscheidungs- und in beschränktem Maße auch Resorptionsvermögen zugeschrieben, eine Fähigkeit, die bei Entzündungen sehr intensiv sein kann. Die Reaktionsbereitschaft Schädigungen gegenüber ist eine sehr erhebliche. Bei Verletzungen treten rasch zahlreiche Mitosen auf, die den Verschluß des Defektes ermöglichen und damit Verklebungen mit der Pleura parietalis verhindern. Bei Entzündungen können die Deckzellen mobilisiert werden (POLICARD). Sie schwellen auf ein Mehrfaches ihres Volumens an, heben sich von der Unterlage ab und lösen sich schließlich vollkommen los. Infolge dieser Transformationsfähigkeit bezeichnet POLICARD die Mesothelzellen als Reservezellen des reticulo-endothelialen Systems.

Das Mesothel wird von argyrophilen Fibrillen unterlagert, denen sich zarte elastische und kollagene Fasern anschließen.

Die *Hauptschicht* der Pleura ist ein Stratum fibro-elasticum und besteht aus einem elastischen Netzwerk und einer darunter liegenden Lage von kollagenen Fasern, die parallele und sich recht- oder spitzwinkelig überkreuzende Bündel bilden. Dieses System der Pleurafasern ist der inspiratorischen Verformung angepaßt und bestimmt die Dehnungsgrenze der Lunge. Es bildet zudem eine unpassierbare Barriere für Prozesse, die von der Pleuraoberfläche kommen, und ein Hindernis für die mit anthrakotischem Pigment beladenen Histiocyten, Quarz u. a. m. aus dem Inneren.

In einer dritten, subpleuralen Schicht, die die Pleura mit der Grenzmembran der Lungenläppchen verbindet, sind zahlreiche Venen, Lymphgefäße, aber auch Arterien und von diesen gespiesene Capillaren enthalten, weshalb man sie als *Gefäßschicht* der Pleura bezeichnet hat. Die Blutgefäße liegen in einem lockeren Bindegewebe, das zahlreiche, mit anthrakotischem Pigment beladene Histiocyten einschließen kann. Die Lymphgefäße liegen der Grenzmembran des Lungenparenchyms dicht an.

Die Arterien der Pleura können sowohl von der A. pulmonalis, als auch von der A. bronchialis aus injiziert werden. Direkte Äste der A. bronchialis sind nur an der mediastinalen Fläche und in den Incisuren vorhanden, während die Pleura an der costalen Fläche keine eigenen Arterien, also auch keine eigene, unabhängige Zirkulation besitzt. Es gibt daher keine nur pleurale Reaktion, immer ist die Lunge mitbeteiligt. Alles, was gemeinhin als pleurale Reaktion beschrieben wird, ist in Tat und Wahrheit eine Reaktion der Lunge. «La plèvre n'est qu'une frontière inactive, les troubles qui s'y passent naissent à l'intérieur du poumon» (POLICARD 1942).

Literatur.

ASCHOFF, L.: Über den Lungenacinus. Frankf. Z. Path. **48**, 449 (1935).

BACKMANN, G.: Lungenvenen der Wirbeltiere. Lunds Univ. Årsskr., N. F. **33** (1937). — BALTISBERGER, W.: Glatte Muskulatur der menschlichen Lunge. Z. Anat. **61**, 249 (1921). — BARGMANN, W.: Lehrbuch der Histologie und mikroskopischen Anatomie des Menschen, Bd. 2. Stuttgart: Georg Thieme 1951. — BARTELS, P.: Das Lymphgefäßsystem. In BARDELEBENS Handbuch der Anatomie, Bd. III/4. Jena: Gustav Fischer 1909. — BEHRENS, W.: Anatomischer Beitrag zur Frage der Atelektase. Schweiz. med. Wschr. **1950 I**, 69. — BLECHSCHMIDT, E.: Konstruktionsplan der Neugeborenenlunge. Z. Anat. **105**, 1 (1935). — BOYDEN, E., and J. HARTMANN: Bronchopulmonary segments of the upper lobe. Amer. J. Anat. **79**, 321 (1946). — BOYDEN, E., and J. SCANNEL: Bronchovascular pattern of right upper lobes. Amer. J. Anat. **82**, 27 (1948). — BRAUS, H.: Anatomie des Menschen, Bd. 2. Berlin: Springer 1924.

CLARA, M.: Zur Histologie des Bronchialepithels. Z. mikrosk.-anat. Forsch. **41**, 321 (1937).

ENGEL, ST.: Die Lunge des Kindes. Stuttgart: Georg Thieme 1950.

FAURÉ-FRÉMIET, M. D.: Action de chimiques sur la cellule epithéliale pulmonaire. C. r. Soc. Biol. Paris **170**, 1344 (1920). — FELIX, W.: Topographische Anatomie des Brustkorbes, der Lunge und der Pleura. In SAUERBRUCHS Chirurgie der Brustorgane, Bd. I. Berlin: Springer 1928. — FRANKE, K.: Lymphgefäße der Lunge. Dtsch. Z. Chir. **119**, 107, 124 (1912).

GROSSE-BROCKHOFF, F.: Hämodynamik der Lungenkreislaufstörungen. Verh. Ges. Kreislaufforsch. **1951**.

HAYEK, H. v.: Die menschliche Lunge. Heidelberg: Springer 1953. — HERRNHEISER, G., u. A. KUBAT: Systematische Anatomie der Lungengefäße. Z. Anat. **105**, 570 (1936). — HITZIG, H.: Über die Entwicklung der Schweineplacenta. Acta anat. (Basel) **7**, 33 (1949). — HUSTEN, K.: Der Lungenacinus. Beitr. path. Anat. **68**, 496 (1921).

Jackson, C. L., and J. E. Huber: Correlated applied anatomy of the bronchial tree and lungs with a system of nomenclature. Dis. Chest **9**, 319 (1943).

Kalbfleisch u. Herklotz: Lungensegmente. Z. inn. Med. **1**, 25 (1946).

Laguesse, E., et A. Hardeville: Présentation d'un acinus pulmonaire. C. r. Congr. franç. Méd. Lille 1899. — Lapp, H.: Über das Verhalten der Bronchialarterien und ihrer Anastomosen mit der A. pulmonalis unter pathologischen Kreislaufbedingungen, insbesondere bei den einzelnen Formen der angeborenen Herzfehler. Verh. Ges. Kreislaufforsch. **1951**. — Libell, F., u. O. Löfgren: Verlauf der Lungengefäße besonders des Lobulus des Menschen und bei einigen Säugetieren. Lunds Univ. Årsskr., N. F. **36** (1940). — Loeschcke, H.: Morphologie des Acinus. Beitr. path. Anat. **68**, 213 (1921). — Low, F. E.: The Pulmonary alveolar epithelium of laboratory mammals and man. Anat. Rec. **117**, 241 (1953).

Miller, W. S.: The lung. Springfield, Illinois 1947.

Nick, J.: Zur Einmündung der Lungenvenen in den linken Vorhof. Thoraxchirurgie **1**, 387 (1954).

Policard, A.: Le poumon. Paris: Masson & Cie. 1939. — Policard, A., et P. Galy: La plèvre. Mecanismes normaux et pathologiques. Paris: Masson & Cie. 1942. — Les bronches. Paris: Masson & Cie. 1945.

Reinhardt, E.: Die Topik der lobären Pneumonie als Beweis ihrer Entstehung im Zentralnervensystem. Verh. dtsch. path. Ges. **1936**, 222. — Rouvière, H.: Anatomie des lymphatiques de l'homme. Paris: Masson & Cie. 1932.

Schinz, H. R., W. E. Bänsch u. a.: Lehrbuch der Röntgendiagnostik, Bd. III/1. Stuttgart: Georg Thieme 1952. — Seemann, K.: Histologie der Lungenalveole. Jena 1931. — Spanner, R.: Die Drosselklappe der veno-venösen Anastomose und ihre Bedeutung für den Abkürzungskreislauf im porto-cavalen System des Vogels. Zugleich ein Beitrag zur Kenntnis der epitheloiden Zellen. Z. Anat. **109**, 443 (1939). — Stöhr jr., Ph.: Lehrbuch der Histologie. Heidelberg: Springer 1951. — Sturm, A.: Lunge und vegetatives Nervensystem. Med. Welt **20**, 969, 1030 (1951). — Swigart, R. H., and J. K. Dennis: Electron microscopic observati ons of pulmonary alveoli. Anat. Rec. **118**, 1 (1954).

Töndury, G.: Zum Feinbau des Chorionepithels der Schweineplacenta. Rev. suisse Zool. **51**, 369 (1944). — Angewandte und topographische Anatomie. Zürich: Fretz u. Wasmuth 1949. — Töndury, G., u. G. Picco: Zur Anatomie der Schweinelunge. Acta anat. (Basel) **16**, 436 (1952).

Weber, H. W.: Untersuchungen über die Bedeutung der Lungensegmente. Frankf. Z. Path. **62**, 499 (1951). — Die Bedeutung der Verzweigungsgebiete von Bronchien I. Ordnung für die Ausbreitung von Krankheitsherden in der Lunge. Frankf. Z. Path. **62**, 523 (1951). — Winkler, P.: Der Gefäßverlauf in den Lungensegmenten. Schweiz. med. Wschr. **1952 II**, 1341.

Pathophysiologie der Atmung.

Von

P. H. Rossier und **A. Bühlmann.**

Mit 29 Abbildungen.

A. Physiologische Einführung[1].

Die Hauptaufgabe der Atmung besteht darin, den Bedürfnissen des Organismus an Sauerstoff zu genügen und die Ausscheidung der beim Stoffwechsel entstehenden Kohlensäure zu garantieren. Folgende Etappen können bei der Atmung unterschieden werden:

1. die *äußere Atmung,* worunter man den Gaswechsel in der Lunge als Austauschorgan zwischen innerem und äußerem Milieu versteht.
2. der *Transport der Atemgase* durch das Blut, welches die beiden großen Austauschorgane Lungencapillare und Gewebscapillare verbindet.
3. die *innere Atmung,* worunter man den Gasaustausch am Ort des Verbrauchs, den Geweben versteht.

Kontrolle und Koordination zwischen diesen 3 Etappen werden durch nervöse und humorale Mechanismen gesteuert.

In diesem Kapitel soll lediglich die äußere Atmung, die Transportmechanismen sowie auch die Regulation der Atmung und des Transportes besprochen werden, während der Gewebsstoffwechsel, d. h. die innere Atmung als nicht mehr im engeren Sinn zur „Atmung" gehörig, nicht berücksichtigt werden wird.

I. Die äußere Atmung.

1. Die Mechanik der Atmung.

Im Normalzustand ist jede Volumenänderung der Lunge eng mit Formveränderungen des Thorax verknüpft. Durch die Wirbelsäule, die mit ihrer geringen Beweglichkeit den Fixpunkt jeder Atembewegung darstellt, ist jedoch keine gleichmäßige Volumenänderung in allen Lungenteilen möglich. So kann eine Vergrößerung des Tiefendurchmessers nur durch Heben der Rippen und des Sternums bewerkstelligt werden, was sich primär vor allem in einer Volumenzunahme der vorderen Lungenpartien auswirkt. Die Ausdehnung im senkrechten Durchmesser ist in den basalen Lungenpartien (Zwerchfell) deutlicher als in den eng von Rippen umschlossenen oberen Partien. Die Veränderungen des Querdurchmessers wirken sich am gleichmäßigsten auf die Lunge aus, obschon auch hier die basalen Lungenteile beweglicher als die kranialen sind.

---

[1] In dieser Einführung, sowie auch im ganzen Kapitel soll hauptsächlich die Physiologie und die Pathophysiologie der Atmung als Gasaustauschproblem behandelt werden, wogegen wir die Mechanik der Atmung (Lungenelastizität, Pleuradruck, bronchiale Widerstände usw.) nur kurz streifen, da diese von B. Noelpp und I. Noelpp-Eschenhagen im Kapitel über Asthma in extenso besprochen wird.

Die ganze Problematik der Thoraxbewegungen auf die verschiedenen Lungendurchmesser wurde von Keith (1908) eingehend studiert.

Für die Bewegungen der Rippen stellt die 1. Rippe mit dem Manubrium sterni eine funktionelle Einheit dar. Bei der normalen Inspiration bewegt sich das Manubrium sterni, dank seiner Fixation an der 1. Rippe, nach vorn und oben, indem es sich gleichzeitig in seinem Gelenk mit dem Sternum (Artic. manubriosternale) ein wenig beugt. Die 2., 3., 4., 5. und 6. Rippe drehen sich bei der Inspiration um eine dem Rippenhals entsprechende Achse und kommen dadurch horizontaler zu liegen, womit die sternalen Rippenteile und das Sternum nach vorn und oben bewegt werden, so daß eine Vergrößerung des Tiefendurchmessers gewährleistet wird. Diese Bewegung der Rippen kommt hauptsächlich durch die Mm. intercostales externi zustande, die durch die relative Fixierung der 1. Rippe die unteren Rippen zu heben vermögen.

Die 7., 8., 9. und 10. Rippe drehen sich um eine durch die Tuberositas costae und die Mitte des Sternums gehende virtuelle Achse nach außen, und tragen somit zu der Bewegung des Sternums nach vorn und oben bei, wodurch ebenfalls eine Vergrößerung des Tiefendurchmessers der Lunge in ihren basalen Partien bewirkt wird.

Die 11. und 12. Rippe spielen für die Inspiration keine wesentliche Rolle, als Insertionspunkte der Abdominalmuskeln (Antagonisten des Zwerchfells) gehören sie vielmehr dem System der Exspiration als der Inspiration an.

Das Zwerchfell ist der wesentlichste Teil des ganzen Skelet-Muskelsystems der Inspiration. Es ist allein für ungefähr 60% des gesamten Inspirationsvolumens verantwortlich, übt jedoch vor allem auf die Unterlappen seine Wirkung aus. So sieht man, daß das Zwerchfell insbesondere in den dorsalen Partien, d. h. den von den Unterlappen bedeckten Teilen, seine größte Beweglichkeit entfaltet.

Erwähnenswert ist, daß die verschieden gerichteten Inspirationssysteme nur dank der Teilung der Lunge in Lappen, die sich gegenseitig und aneinander verschieben, ihre volle Wirkung entfalten können.

Betrachtet man die Lunge in situ, so fällt auf, daß alle bis jetzt beschriebenen Mechanismen nicht allein zur gleichmäßigen Entfaltung der Lungen führen würden, beständen nicht noch komplexere Anordnungen, die einer ersten Überlegung entgehen. Tatsächlich werden beträchtliche Teile der Lunge, vor allem die den Fixpunkten der Thoraxbewegung am nahesten gelegenen, wie die rechts und links der Wirbelsäule und dem Angulus costae befindlichen, sowie auch die mediastinalen Regionen der Lunge nur indirekt durch die inspiratorische Verschiebung der benachbarten Lungenpartien durchlüftet. Die anatomische Struktur der Lunge ist so gestaltet, daß eine Mitbewegung von primär schlecht ventilierten Zonen durch andere gut ventilierte garantiert ist. Es bestehen in der Tat 3 funktionelle Zonen: ein zentraler Kern mit den großen Bronchien und den Lymphknoten mit geringer Ausdehnungsfähigkeit, eine periphere Zone, die fast nur aus Lungenlobulae mit maximaler Ausdehnungsmöglichkeit besteht und eine Zwischenschicht, einesteils rigid durch die radiär ausstrahlenden Bindegewebssepten, die Bronchien und die Gefäße und zugleich mit einer gewissen Elastizität dank der dazwischen gelegenen Lungenläppchen. Bei der Inspiration bewegt sich der zentrale Kern nach seitlich, vorn und unten, und diese Bewegung überträgt sich durch die Spannungssysteme auf die primär unvollständig durchlüfteten Zonen. Die Spannungssysteme, Bronchien und Gefäße, die vom Hilus radiär ausstrahlen, lassen die Lunge erst zu einer funktionellen Einheit werden. Intra vitam lassen die Bewegungen der Bronchien, die gleicherweise als Spannungssysteme angesprochen werden können, wenn es auch falsch wäre ihnen allein diese Funktion zuzusprechen, die Bedeutung dieses Mechanismus deutlich erkennen.

In diesem Zusammenhang ist es verständlich, daß eine normale respiratorische Lungenentfaltung intakte Reibflächen, d. h. eine intakte Pleura parietalis und visceralis, fordert. Adhärenzen, Verwachsungen und Schwarten beeinträchtigen die funktionelle Einheit der Lunge, was sich durch eine ungleichmäßige Ventilation manifestieren kann (Verteilungs-, Partialinsuffizienz).

Nur die normale Inspiration wird von den Mm. intercostales externi und dem Zwerchfell allein bewerkstelligt. Bei der forcierten Inspiration, wie wir sie bei zahlreichen Krankheiten kennen, treten akzessorische Inspirationsmuskeln wie M. pectoralis major, M. serratus lateralis, M. latissimus dorsi, Mm. scaleni und M. sternocleidomastoideus in Kraft.

Die Exspiration ist vor allem eine passive Bewegung, die an die pulmonale und thorakale Elastizität gebunden ist. Nur bei der forcierten Exspiration wirken die Mm. abdominales, die Mm. lumbales und die Mm. intercostales interni aktiv mit. Aber auch bei dieser wie bei der normalen Exspiration sind die dabei auftretenden Kräfte ungleich viel schwächer als bei der Inspiration. Die Abdominalmuskeln wirken auf die unteren Rippen und das Sternum und verringern somit den transversalen und Tiefendurchmesser der Lunge, während gleichzeitig das Zwerchfell durch den erhöhten abdominellen Druck nach oben bewegt wird und den senkrechten Durchmesser verkleinert. Der Anteil der Mm. intercostales interni an der Exspiration ist noch nicht völlig abgeklärt. Dank ihrer Ansätze an den Rippen sind sie theoretisch imstande, die Intercostalräume zu verkleinern und die Exspirationsbewegungen zu fördern (ROUD), aber ob sie wirklich an der aktiven Exspiration teilnehmen, ist noch nicht einwandfrei bewiesen.

2. Die Lungenvolumina.

1846 wurde die Spirometrie als Untersuchungsmethode von HUTCHINSON in die Physiologie und die Medizin eingeführt, der zugleich die Vitalkapazität und ihre Unterteilungen zum erstenmal definierte. Aber noch früher, nämlich 1800 wurde von DAVY der Begriff der Residualluft eingeführt. Er schlug zu ihrer Bestimmung die noch heute gebrauchte Wasserstoffmethode vor.

Einzelheiten siehe Kapitel über Spirometrie und Abb. 10.

3. Die Alveolarluft.

Erst mit der Einführung einer genauen Methode zur Bestimmung der Zusammensetzung der Alveolarluft durch HALDANE und PRIESTLEY (1905) konnten die grundlegenden Kenntnisse der Physiologie und Pathophysiologie der Lunge gewonnen werden. Bis zu jenem Zeitpunkt hatte man die Gasspannungen in der Alveolarluft stets berechnet, allerdings unter der Voraussetzung eines konstanten Totraumes (BOHR, KROGH u. a.). Anatomischen Anschauungen gemäß hatte man die Alveolarluft als diejenige Menge Gas definiert, die sich in den Alveolen befindet. Heute dagegen verstehen wir unter der Alveolarluft jene Gasschicht, die mit den Alveolarcapillaren in Kontakt und somit im Austausch steht, und wir sprechen deswegen von einer „idealen Alveolarluft“. Diese ausschließlich funktionelle und abstrakte Definition gestattet Begriffe, wie z. B. die alveoläre Ventilation, den physiologischen Totraum usw. einwandfrei zu definieren und zu bestimmen. Anatomische und funktionelle Definition der Alveolarluft decken sich zwar oft. Trotzdem, besonders bei Arbeit und in vielen pathologischen Fällen, kann ein Unterschied zwischen funktionell und anatomisch definierter Alveolarluft auftreten, so daß eine Identifizierung beider Begriffe zu prinzipiellen Schwierigkeiten führt (s. Kapitel über den Totraum).

Physiologischerweise bleibt im Ruhezustand die Zusammensetzung der Alveolarluft während des respiratorischen Cyclus praktisch konstant (HALDANE). Bei ausgesprochener Bradypnoe und oft bei Arbeit schwankt dagegen auch beim Normalen ihre Zusammensetzung im Atemcyclus (MATTHES und persönliche Beobachtung). Die verschiedenen Untersuchungstechniken der Alveolarluft (direkte Bestimmung nach HALDANE und PRIESTLEY, indirekte Methode mittels der Berechnung aus der Kohlensäurespannung im arteriellen Blut nach ENGHOFF, ROSSIER usw.) geben meistens konkordante Resultate, zumindest unter Grundumsatzbedingungen.

Folgende Werte können als mittlere Normalwerte betrachtet werden:

Kohlensäurespannung	40 ± 2 mm Hg
Sauerstoffspannung	98 ± 2 mm Hg

4. Die Lungenventilation.

a) Inspirationsluft. Die Inspirationsluft, welche wir als die bei der Inspiration in der Trachea befindliche Luft (Trachealluft, 37° Wasserdampf gesättigt, atmosphärischer Druck) bezeichnen, hat eine sehr konstante Zusammensetzung.

In % trocken			in mm Hg (Barometerstand 760 mm)			
O_2	CO_2	N_2	O_2	CO_2	N_2	H_2O
20,93	0,03	79,04	149,2	0,2	563,6	47,0

b) Exspirationsluft. Im Gegensatz zur Inspirationsluft zeigt die Exspirationsluft selbst im Normalzustand keine konstante Zusammensetzung, da sie unter anderem eine Funktion des respiratorischen Quotienten und der spezifischen Ventilation (s. unten) ist. Bei normaler spezifischer Ventilation und einem respiratorischen Quotienten von 0,80 finden wir folgende Werte:

In % trocken			in mm Hg (Barometerstand 760 mm)			
O_2	CO_2	N_2	O_2	CO_2	N_2	H_2O
16,27	3,93	79,8	116,0	28,0	569,0	47,0

Beim Vergleich der Zusammensetzung der Inspirations- und Exspirationsluft fällt neben einer Abnahme des Sauerstoffgehaltes und einem Anstieg des Kohlensäuregehaltes ein wichtiges Phänomen auf: die Zunahme des Stickstoffgehaltes in der Exspirationsluft, worauf im Abschnitt über den respiratorischen Quotienten speziell eingegangen wird.

c) Respiratorischer Quotient. (Literatur in DAUTREBANDE 1930.) Der respiratorische Quotient, so wie man ihn z. B. durch gleichzeitige Sauerstoff- und Kohlensäureanalyse im arteriellen und venösen Mischblut (Herzkatheter) bestimmen kann, stellt den Mittelwert aller respiratorischen Quotienten der verschiedenen Organe und Gewebe des Organismus dar. Wäre die Lungenventilation und Zirkulation in den verschiedenen Bezirken des Organs gleichmäßig verteilt, dann würde man in jeder einzelnen Alveole denselben respiratorischen Quotienten finden, der demjenigen des Blutes entsprechen würde. Da aber selbst im gesunden Organismus das Verhältnis Ventilation/Perfusion nicht in allen Alveolargebieten der Lunge gleich ist, wird der respiratorische Quotient in den verschiedenen Alveolen in unzählige Teilquotienten aufgeteilt, je nach dem Verhältnis Ventilation/Perfusion der einzelnen Alveole. Erst in der Exspirationsluft vereinigen sich diese Teilquotienten, um wieder einen mittleren Wert zu erreichen, der demjenigen des Gesamtorganismus entspricht.

Es ist darauf hinzuweisen, daß der durch Analyse der Ein- und Ausatmungsluft bestimmte respiratorische Quotient einer Korrektur bedarf. Da die Sauerstoffaufnahme des Organismus meistens größer als seine Kohlensäureproduktion ist ($RQ < 1$), findet man, wie oben besprochen, in der Ausatmungsluft einen höheren Prozentsatz an Stickstoff als in der Inspirationsluft. In Tat und Wahrheit ist also die Sauerstoffaufnahme größer, als man sie bei der einfachen Analyse der Exspirationsluft findet. Diese Korrektur ist notwendig, denn sie verändert meistens bereits die 2. Dezimale des Quotienten. Bestimmt man allerdings den respiratorischen Quotienten in einem geschlossenen Spirometersystem, in welchem man Sauerstoffverbrauch und Kohlensäureproduktion messen kann, so entspricht der gefundene respiratorische Quotient demjenigen, der durch die Gasanalyse im arteriellen und venösen Mischblut bestimmt würde.

Um die Stoffwechselbedeutung der verschiedenen Nahrungsmittel kennenzulernen, genügt es nicht, den respiratorischen Quotienten gasanalytisch oder spirometrisch zu bestimmen. Dieser Wert muß korrigiert werden, um den Anteil der Proteine im Stoffwechsel festzulegen. Dafür muß die Stickstoffausscheidung durch den Urin berücksichtigt werden. Immerhin spielt diese Korrektur keine große Rolle, solange der respiratorische Quotient ungefähr bei 0,80 bleibt.

Es ist eigentlich nicht leicht, einen dem mittleren Gewebsstoffwechsel entsprechenden respiratorischen Quotienten zu bestimmen, denn hierfür ist ein absoluter steady state während des ganzen Untersuchungsganges notwendig. Das arterielle Blut muß von Beginn bis zum Ende der Untersuchung die gleiche Zusammensetzung haben. Die Nichtberücksichtigung dieser klaren Bedingung hat oft zu schweren Interpretationsfehlern geführt. Da die Kohlensäureausscheidung während einer Stoffwechseluntersuchung bedeutend empfindlicher als die Sauerstoffaufnahme ist, betreffen die Fehler meist die Kohlensäure. Shaw (1926) berechnete bei der Katze den Einfluß kleiner Kohlensäurespannungsänderungen im arteriellen Blut auf das Ergebnis des respiratorischen Quotienten. Überträgt man die Resultate dieses Autors auf den Menschen, so würde eine Spannungsänderung der Kohlensäure von 1 mm Hg in der Alveolarluft oder im arteriellen Blut eine Vermehrung oder Verminderung der Kohlensäureausscheidung von 100 cm^3 je Minute bewirken, was einen ganz beträchtlichen Einfluß auf die Bestimmung des respiratorischen Quotienten hätte.

Wenn wir im Laufe einer spirometrischen Untersuchung fortwährend den respiratorischen Quotienten registrieren, beobachten wir oft am Anfang des Versuches eine meistens psychogen bedingte Hyperventilation mit vermehrter Kohlensäureausscheidung und abnorm hohem respiratorischem Quotienten. Allmählich beruhigt sich die Atmung und nach der Hyperventilationsphase tritt eine kompensatorische Hypoventilationsphase mit stark erniedrigtem respiratorischem Quotienten auf. Wenn die Untersuchung lang genug dauert, geht die Atmung zur Norm zurück und der respiratorische Quotient stabilisiert sich um einen, dem untersuchten Patienten entsprechenden mittleren Wert. Wenn man dagegen einen solchen Versuch nach kurzer Zeit abbrechen würde, wäre der Wert des respiratorischen Quotienten ohne irgendeine Beziehung zu der wahren Stoffwechsellage des Patienten.

Den gleichen Fehlerquellen begegnet man bei gewissen physiologischen und pathologischen Zuständen: Atmungstetanie, Coma diabeticum, Einatmung von mit Kohlensäure angereicherter Luft, Arbeit vor Erreichen eines steady state, erschöpfende Arbeit usw., so daß der Bestimmung des respiratorischen Quotienten unter diesen Bedingungen stoffwechselmäßig gar keine Bedeutung zukommt.

Nur wenn man sich alle diese Tatsachen vor Augen hält, kann man den Wert experimentell bestimmter respiratorischer Quotienten beurteilen. Während es bei Stoffwechseluntersuchungen absolut notwendig ist, daß der Organismus sich im steady state befindet, sind diese Anforderungen an die Untersuchungsbedingungen weniger strikt, falls man sich nur ein Bild über die Gasspannungen in der Alveolarluft (Alveolarformeln) machen will. Abnorm tiefe oder hohe Werte des respiratorischen Quotienten zeigen jedoch meistens, daß die Untersuchungsbedingungen ungenügend waren.

d) Minutenvolumen. (Literatur in Jansen, Knipping und Stromberger 1932). Im Normalzustand existiert zwischen Minutenvolumen und Sauerstoffverbrauch eine relativ fixe Beziehung; diese wurde von Brauer und Knipping Atemäquivalent genannt:

$$\text{Atemäquivalent} = \frac{\text{Minutenvolumen in cm}^3}{\text{Soll-Sauerstoffverbrauch in cm}^3/\text{min} \times 10}.$$

Das Minutenvolumen dieser Autoren ist ein rein experimenteller Wert, der nicht auf Körperverhältnisse (37°, Wasserdampf gesättigt) korrigiert ist. Normalerweise variiert das Atemäquivalent von 1,8—3,0 mit einem Mittelwert von 2,4. Rossier und Méan schlugen dagegen den Begriff der spezifischen Ventilation vor:

$$\text{spezifische Ventilation} = \frac{\text{Minutenvolumen cm}^3\,(37^0, \text{H}_2\text{O gesättigt, exp. Barometerstand})}{\text{effektiver Sauerstoffverbrauch in cm}^3/\text{min}\ (0^0,\ 760\ \text{mm Hg})}.$$

Beim Normalen findet man Werte zwischen 23 und 33 mit einem Mittelwert von 28, d. h. für die Aufnahme von 1 cm^3 Sauerstoff werden 28 cm^3 Luft ein- und ausgeatmet. Diesem Wert kommt insofern Bedeutung zu, als er hauptsächlich eine Funktion des Verhältnisses zwischen alveolärer Ventilation und Totraumventilation ist. Diese beiden Begriffe stellen zwei eng umschriebene Fraktionen des Minutenvolumens dar, sie sollen im folgenden eingehend besprochen werden.

5. Alveoläre Ventilation und Totraum.

Auf die Problematik, die mit dem Totraum verbunden ist, wurde erstmals 1882 von Zuntz hingewiesen. Der Begriff Totraum, der auch schädlicher Raum, volumen inefficax (Enghoff), genannt wurde, hat im Laufe der Jahre zu zahlreichen Kontroversen geführt.

Wie bei der Definition der Alveolarluft (s. Abschnitt über Alveolarluft) muß auch beim Totraum streng zwischen anatomischen und funktionellen Begriffen unterschieden werden, obwohl auch hier zweifelsohne zwischen beiden Größen eine Beziehung besteht.

Der anatomische Totraum, d. h. Trachea, Bronchien, Bronchiolen, und alle anderen Teile der Atemwege, die nicht direkt am Gasaustausch teilnehmen, wurden wiederholt gemessen (Zuntz 1882, Loewy 1894, Rohrer 1915). Die gefundenen Werte schwanken, wie es die Resultate von ROHRER zeigen, mit dem Entfaltungsgrad der Lunge:

Kollaps	150 cm^3
Totale Exspiration	180 cm^3
Mittlere Exspiration	220 cm^3
Mittlere Inspiration	230 cm^3
Totale Inspiration	260 cm^3

Der physiologische Totraum wurde experimentell erstmals von HALDANE und PRIESTLEY gemessen, indem sie mit ihrer Methode die Zusammensetzung der Alveolarluft bestimmten und die gefundenen Werte in die von BOHR (1891) angegebene Formel einsetzten:

$$TR = V \frac{a-e}{a-i}$$

TR = Totraum;
V = Inspirationsvolumen;
a—e—i = Konzentration eines Gases, z. B. CO_2 in der Alveolarluft, Exspirationsluft und Inspirationsluft.

HALDANE und PRIESTLEY fanden bei ihren zwei ersten Untersuchungen Werte von 142 und 189 cm^3, d. h. Zahlen, die im Bereich der Größe des anatomischen Totraumes liegen. Später beobachteten DOUGLAS und HALDANE (1912), daß der physiologische Totraum während einer willkürlichen Hyperventilation und bei der Arbeit nicht konstant, sondern ein mit dem Volumen der Ventilation eng verbundener Wert ist. Diese experimentellen Resultate wurden von Y. HENDERSON und Mitarbeitern (1915) bestätigt. HALDANE ist zum Schluß gekommen, daß der Totraum ein rein funktioneller Begriff ist. Im Laufe der Jahre 1910—1911 hat SIEBECK die Wasserstoffmethode zur Bestimmung des Totraumes eingeführt, die später von KROGH und LINDHARD (1913), von MUNDT und Mitarbeitern (1940) gebraucht und verbessert wurde. Die mit Fremdgas arbeitende Methode hat konstante Resultate geliefert und diejenigen, welche sie angewendet haben, sind im Gegensatz zu HALDANE, HENDERSON u. a. zur Überzeugung gekommen, daß der Totraum praktisch konstant ist, sei es in Ruhe oder bei Arbeit.

Mit Hilfe von Techniken, die enge Beziehungen zu der Wasserstoffmethode haben (Sauerstoff oder Stickstoffclearance) wurden die Hauptschlußfolgerungen von KROGH, MUNDT usw. durch die Arbeiten FOWLERs (1948) und Publikationen von BATEMAN (1952) bestätigt. BIRATH (1944) verwendete eine Methode, die auf dem sog. „mixing“ von Wasserstoff in der Lunge beruht. Er konnte als erster zeigen, daß eine ungleichmäßige Ventilation der verschiedenen Lungenpartien eine scheinbare Vergrößerung des Totraumes bewirkt. Diese Theorie wurde später durch die amerikanische Schule von RILEY und COURNAND weiter entwickelt.

Es fällt auf, daß die Arbeiten mit der Wasserstoffmethode zum Teil im direkten Widerspruch zu den Resultaten von HALDANE und Mitarbeitern und HENDERSON und Mitarbeitern stehen.

Die Methode von HALDANE wurde von LILJESTRAND (1918), von KRZYWANEK beim Hund (1922) später durch MEAKINS und Mitarbeiter (1925), durch DAUTREBANDE und Mitarbeiter (1928), HECKSCHER (1930), MONCRIEFF (1931), HURTADO und Mitarbeiter (1933—1935) und KALTREIDER und Mitarbeiter (1938) verwendet. Sie wurde von AITKEN und Mitarbeiter (1928) verbessert, die auch eindeutig zeigten, daß der funktionelle Totraum bei Arbeit zunimmt, jedoch nicht in dem Ausmaß, wie HALDANE es angenommen hatte. 1937 greift GROSSE-BROCKHOFF und Mitarbeiter die Methode HALDANEs wieder auf. Er verbesserte sie, indem er ähnlich wie AITKEN eine ganze Serie Alveolarluftproben im Laufe einer Exspiration entnimmt, ferner bestimmte er mit einer graphischen Integrationsmethode die mittlere alveoläre Kohlensäurespannung. GROSSE-BROCKHOFF und seine Mitarbeiter insistieren auch erstmals auf dem entscheidenden Unterschied zwischen den Resultaten, die mit Fremdgasmethoden oder der HALDANEschen Technik gewonnen wurden. Tatsächlich ist es mit der Methode von SIEBECK-KROGH nur möglich, einen dem anatomischen Totraum verwandten Wert zu bestimmen, während man mit der Atmungsgasanalyse eine funktionelle Größe bestimmt, die vom anatomischen Totraum weitgehend unabhängig ist. GROSSE-BROCKHOFF findet im Gegensatz zu DOUGLAS und HALDANE und AITKEN und Mitarbeiter bei seinen Untersuchungen keine Vergrößerung des Totraumes während Arbeit. Kürzlich konnten PAPPENHEIMER und Mitarbeiter (1952) mit ihrer sehr exakten Technik beweisen, daß trotz verschiedener Atemvolumina der funktionelle Totraum konstant bleibt, solange sich die alveoläre Kohlensäurespannung nicht ändert. Endlich zeigte DU BOIS (1952) mit seinen Mitarbeitern durch fortlaufende Registrierung des Kohlensäuregehaltes der Ausatmungsluft, daß in Ruhe die Endportion der Ausatmungsluft einen konstanten Gehalt an Kohlensäure aufweist, während bei Arbeit der Kohlensäuregehalt bei verlängertem Exspirium weiter ansteigt. Diese Arbeiten von DU BOIS bestätigen die Meinung KROGHs, der immer wieder die Ansicht vertreten hat, daß die HALDANEsche Technik nur in Ruhe exakte Resultate zu liefern vermag, während die mangelnde Konstanz der Kohlensäureausscheidung während der Exspiration bei Arbeit jede genaue Messung des Totraumes verunmöglicht.

Da alle die Versuche der Bestimmung des funktionellen Totraumes in Ruhe und während Arbeit mit der Technik der Atemgase an der Unmöglichkeit scheiterten, die Alveolarluft genau und zuverlässig zu analysieren, nehmen ENGHOFF (1938), ROSSIER und MÉAN (1942), ROSSIER und BLICKENSDORFER (1946), RILEY und Mitarbeiter (1946) zur Gasanalyse im arteriellen Blut Zuflucht. Die direkte oder indirekte Bestimmung der arteriellen Kohlensäurespannung erlaubt in der überwiegenden Mehrzahl der Fälle auf die alveoläre Kohlensäurespannung rückzuschließen (s. unten). Die von ENGHOFF und ROSSIER eingeführte Methode erlaubte dem Problem der Totraumbestimmung auf eine neue Art und Weise zu begegnen. Durch sie wurde dem Problem eine experimentelle Basis geschaffen, welche die Fehler der mit Recht kritisierten anderen Methoden vermeidet. Von der amerikanischen Schule von RILEY und aus unserem Laboratorium wurden eine ganze Reihe von Arbeiten veröffentlicht, die mit dieser Methode normale und pathologische Fälle hinsichtlich Totraum untersuchten. Kürzlich haben ROSSIER, BÜHLMANN und MÜLLER (1953) eine zusammenfassende Arbeit über den Totraum herausgegeben. Sie zeigten, daß die alveoläre Ventilation im funktionellen Sinne des Wortes einer Clearance gleichkommt, um einen Ausdruck zu gebrauchen, der in der renalen Physiologie klassisch geworden ist.

Um dem Begriff des funktionellen Totraumes näher zu kommen, betrachten wir mit Vorteil das Schema Abb. 1. In Wirklichkeit geht die Alveolarluft gemäß Schema A kontinuierlich in die Außenluft über, indem die Sauerstoff- und die Kohlensäurespannungen progressiv zu- bzw. abnehmen. Diese Verhältnisse können wegen ihrer Kompliziertheit im einzelnen quantitativ nicht genau erfaßt werden. Wir müssen deshalb eine Abstraktion vornehmen, und so tun, als ob die Atemgase derart verteilt wären, daß ein Teil der Lunge nur mit Alveolarluft (gemäß Definition im Gasgleichgewicht mit den Capillaren) und der andere Teil nur mit Außenluft gefüllt wäre (Schema B). An der Basis der beiden Säulen des Schemas herrscht dieselbe Gaskonzentration, und die Gesamtheit der Schraffur (Fläche $\times$ Intensität) ist dieselbe in beiden Säulen.

Dieses Schema, das unser rechnerisches Vorgehen erläutert, erklärt auch den Sprachgebrauch: wir sprechen von „Räumen“, die wir volumenmäßig berechnen, während in Wirklichkeit entsprechend dem Schema A gar keine scharfe Trennung zwischen „Alveolarraum" und „Totraum" besteht. Man kann unter diesem Gesichtswinkel die alveoläre Ventilation als diejenige Menge Gas mit der Zusammensetzung der Alveolarluft bezeichnen, welche die gesamte je Zeiteinheit durch die Atmung ausgeschiedene Kohlensäure enthält. Der funktionelle Totraum seinerseits stellt bei der Inspiration jene Luftmenge mit alveolärer Zusammensetzung dar, die mit den Lungencapillaren in Kontakt bleibt, während bei der Exspiration dieser „Raum" jenem Volumen gleichkommt, das die Lunge mit der Zusammensetzung der Inspirationsluft verläßt.

Wenn man diese Definition annimmt, so ist es klar, daß man nur unter ganz bestimmten Voraussetzungen mit der Wasserstoffmethode, der Technik HALDANES und ihrer Variationen und derjenigen von ENGHOFF-ROSSIER identische Resultate erwarten kann. Wenn das Gasgemisch, welches die Alveolen füllt, eine konstante und gleichmäßige Zusammensetzung während des ganzen Atemcyclus hat, wenn die Atemwege am Ende der Exspiration mit Alveolarluft und am Ende der Inspiration mit Frischluft gefüllt sind, würden die Resultate der verschiedenen Techniken zur Bestimmung des Totraumes praktisch gleiche Zahlen liefern. Wenn hingegen, wie z. B. bei Arbeit die Peripherie jeder einzelnen Alveole reicher an Kohlensäure und ärmer an Sauerstoff als ihre Mitte ist, kommt ein Teil des Alveolarvolumens dem Totraum gleich. Jene Methoden, die zur Bestimmung des funktionellen Totraumes ein Fremdgas verwenden, können diese Heterogenität der Alveolarluft im Gegensatz zu der von ENGHOFF-ROSSIER beschriebenen Methode nicht aufdecken. Die ganze Problematik des Totraumes beruht somit auf der Definitionsfrage der Alveolarluft. Betrachtet man diese als jene Gasmenge, die mit dem Blut zum Austausch kommt, eine ausschließlich dynamische und abstrakte Anschauung, so ist auch der physiologische Totraum eine sehr variable Größe, die mit dem anatomischen Totraum direkt nichts mehr zu tun hat, wenn auch zwischen beiden gewisse Beziehungen bestehen.

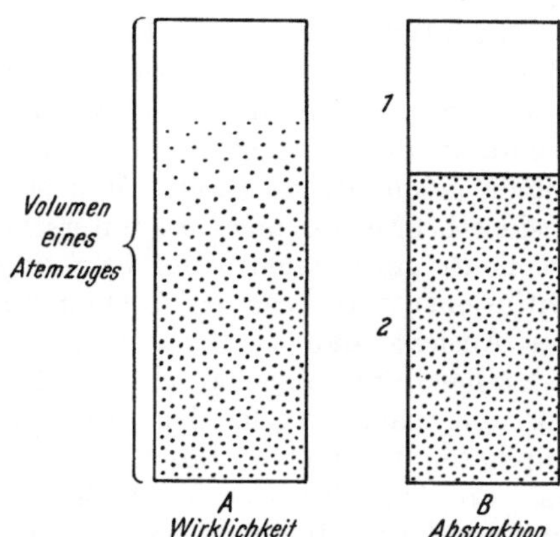

Abb. 1. Schematische Darstellung des Begriffes „Funktioneller Totraum". (Erklärung s. Text.)

Auf diese Art und Weise definiert, hängt die Größe des funktionellen Totraumes von folgenden Faktoren ab:

1. dem anatomischen Totraum, wie es die Experimente mit zusätzlich vorgeschaltetem Totraum zeigen;

2. der Intensität des Gasaustausches in den Alveolen, deren Volumen bei Steigerung des Gasaustausches teilweise dem funktionellen Totraum angehören. Dieses Phänomen erklärt die manchmal beträchtliche Zunahme des funktionellen Totraumes während Arbeit;

3. der Kohlensäure- und Sauerstoffspannung an der Austauschfläche;

4. der funktionellen Residualluft;

5. den Verhältnissen in bezug Ventilation/Perfusion in den verschiedenen Alveolen („dead space effect" der amerikanischen Schule von RILEY und COURNAND).

Im Zusammenhang mit der Besprechung des Totraumes muß auf eine weitere Größe aufmerksam gemacht werden: der prozentualen Ausnützung der Inspirationsluft. Dieser Wert stellt den prozentualen Teil der alveolären Ventilation an der Gesamtventilation, d. h. dem Minutenvolumen dar. Es gibt einen Anhaltspunkt über den Wirkungsgrad der Atmung. Enghoff spricht von „Inefficaxquotient", indem er den Anteil der Totraumventilation an der Gesamtventilation betrachtet. Riley und Cournand verwenden im gleichen Bestreben den Quotienten „Dead space/Tidal air". Der Wirkungsgrad der Atmung, das Verhältnis alveoläre Ventilation zu Gesamtventilation beträgt im Mittel nach unserer Erfahrung 65%, was den Werten folgender Autoren entspricht: Haldane 70%, Birath 66%, Fowler 74%, Enghoff 66%, Riley 80% usw. Jedoch ist erwähnenswert, daß auch beim Normalen der Wirkungsgrad ziemlich stark schwankt.

6. Diffusion der Atemgase.

Nachdem Krogh und Barcroft die Sekretionstheorie von Haldane und Bohr widerlegt und wichtige Argumente zugunsten der Diffusionstheorie gebracht haben, nimmt man klassischerweise an, daß die Atemgase, die alveoläre Membran durch einen einfachen Diffusionsprozeß, der den physikalischen Gesetzen gehorcht, passieren. Man stößt jedoch bei der Beweisführung der Diffusionstheorie auf nicht zu unterschätzende Schwierigkeiten, und das Problem ist heute noch nicht ganz befriedigend gelöst. Noch vor kurzem wurde die Diffusionstheorie von A. Müller und Mitarbeiter in Zweifel gezogen. Er ist der Ansicht, daß die Gesamtheit aller sich beim Gasaustausch abspielenden Vorgänge durch physikalische Gesetze nicht allein erklärt werden können. Seiner Meinung nach spricht der rasche Ausgleich der Gase zwischen Alveole und Capillaren für einen „Beschleunigungsfaktor". In diesem Kapitel soll jedoch das Problem des Gasaustausches durch die alveolo-capilläre Membran entsprechend der Meinung der meisten Physiologen besprochen werden.

Im physiologischen Zustand besteht zwischen Alveolarluft und Gasspannung des venösen Lungenblutes eine Spannungsdifferenz von 5 mm Hg für die Kohlensäure und ungefähr 60 mm Hg für den Sauerstoff. Unter diesen Umständen scheinen die Voraussetzungen für die Diffusion des Sauerstoffes günstiger als für die der Kohlensäure. Da jedoch der Absorptionskoeffizient, d. h. die Löslichkeit der Kohlensäure rund 21mal größer als die des Sauerstoffes ist, trifft dies nicht zu. Die Diffusion eines Gases im flüssigen Milieu ist ferner noch eine Funktion des Molekulargewichtes, und zwar ist sie umgekehrt proportional zur Quadratwurzel des Molekulargewichtes.

Verschiedene Autoren haben den Versuch gemacht, das Problem des Gasaustausches zwischen Alveolen und Blut mit rein physikalischen Überlegungen zu lösen.

Zur Bestimmung des Gasvolumens V, das eine Membran in der Zeit T durchwandert, schlugen Exner und Stephan (1875—1879) folgende Formel vor:

$$V = \frac{\alpha \times (P\text{-}p) \times K \times T \times O}{760 \times d}.$$

K eine für das betreffende Gas und die betreffende Flüssigkeit spezifische Konstante bei gegebener Temperatur; O Oberfläche der Membran; P und p Spannung an beiden Seiten der Membran; d Dicke der Membran; α Bunsenscher Absorptionskoeffizient des Gases in der Flüssigkeit.

Als Einheiten hatte Stephan: 1 cm² als Oberfläche; 1 cm als Dicke und 24 Std als Zeit vorgeschlagen.

Er fand als Wert $K = 1{,}38$ für die Kohlensäure bei 16°.

1897 bestätigte Hüfner die Zahlen Exners und stellte fest, daß K umgekehrt proportional zur Quadratwurzel des spezifischen Gewichtes (m) des Gases sei.

1906 führten Loewy und Zuntz eine neue Konstante, den Diffusionsfaktor „c" ein:

$$c = K\sqrt{m}.$$

Im weiteren schlugen sie vor, die Einheiten STEPHANS zu ändern und an deren Stelle Minuten als Zeiteinheit und Millimeter als Membrandicke anzunehmen. Sie gaben die folgende Formel an:

$$V = \frac{\alpha \times c \times T \times O \times (P - p)}{d \times 760 \times \sqrt{m}}.$$

Es ist jedoch vorteilhafter statt des spezifischen Gewichtes „m" des Gases, sein Molekulargewicht „MG" in die Formel einzusetzen.

Die Anwendung dieser Formel stößt in der Biologie jedoch auf zahlreiche Schwierigkeiten. Einmal ist es nicht leicht, den Wert α zu bestimmen, HÜFNER hatte in der Lunge den gleichen Wert wie für das wäßrige Milieu angenommen, jedoch handelt es sich dabei um eine nicht sicher fundierte Hypothese. Im weiteren ist weder die genaue Diffusionsoberfläche O noch die Membrandicke d bekannt. Selbstverständlich ist auch „c" für ein so komplexes Milieu wie die Lunge ein sehr unsicherer Wert.

Trotz aller dieser Schwierigkeiten versuchten HÜFNER, ZUNTZ und LOEWY das Problem zu lösen, ihre Resultate haben allerdings nur sehr relativen Wert.

BOHR (1909) versuchte die Frage der Diffusion rein experimentell zu untersuchen. Er nennt „n" den effektiven Diffusionskoeffizienten, in welchem alle jene Elemente enthalten sind, die die experimentelle Biologie nicht hatte quantitativ bestimmen können:

$$n = \frac{\alpha \times c}{d \times \sqrt{m}} \text{ und er zeigt, daß } n \times O = \frac{M}{(P - p')},$$

wobei P Gasdruck in den Alveolen in mm Hg; p' mittlerer Druck im Capillarblut; M je Minute diffundierte Gasmenge; O Capillaroberfläche einer Alveole, sofern man nur eine einzelne betrachtet, Lungenoberfläche, sofern man die Lunge in ihrer Gesamtheit betrachtet. In letzterem Fall wird für den Sauerstoff $n \times O = Do_2$.

Do_2 wird somit die Menge Sauerstoff, die bei einer Spannungsdifferenz von 1 mm in der lebenden Lunge je Minute aus der Alveolarluft ins Blut übergeht.

Um den Wert $P - p'$, d. h. die mittlere Spannungsdifferenz zwischen Alveolen und Capillaren zu bestimmen, muß man die Sauerstoffspannung P in den Alveolen, als auch die mittlere Spannung im Capillarblut (p') kennen. Für diese letztere Größe benötigt man einerseits die Gasspannung im venösen Mischblut, das in die Capillare fließt, als auch die Gasspannung des arterialisierten Blutes am Ausgang der Capillaren, sowie die dem Blut entsprechende Sauerstoffdissoziationskurve. Untersucht man die Diffusion anderer Gase als die des Sauerstoffs, so sind die entsprechenden Gasspannungen und Dissoziationskurven maßgebend.

Für die Bestimmung des Wertes p' schlug BOHR eine von ihm entwickelte graphische Integrationsmethode vor. Auf der Ordinate trägt er den Wert $\frac{1}{P-p}$ für verschiedene Werte von p während der Capillarpassage auf, auf der Abszisse den entsprechenden Sauerstoffgehalt, mit Berücksichtigung der Dissoziationskurve.

Planimetrisch mißt er die Oberfläche $a\,c\,d\,b$, und bestimmt ein neues Rechteck gleicher Fläche $A\,C\,D\,B$. Der Schnittpunkt der Geraden $A—B$ mit der Kurve $a—b$, stellt den mittleren capillären Sauerstoffdruck dar. Indem die mittlere Spannungsdifferenz zwischen Alveole und Capillarblut so bestimmt ist, kann man ohne weitere Schwierigkeiten den dieser Druckdifferenz entsprechenden Sauerstofftransport je Zeiteinheit berechnen.

Diese Methode BOHRS wurde später von LILIENTHAL (1946) modifiziert und verwendet.

Man sieht somit, daß der Wert Do_2, Koeffizient der Sauerstoffdiffusion in der Lunge, ein sehr komplexer Wert ist und von verschiedenen Faktoren abhängt: $\alpha—c—d$ und MG, sowie auch der gesamten aktiven Lungenoberfläche. Unter diesen Umständen hat der Diffusionskoeffizient der Physiologen nichts mehr mit dem der Physiker zu tun. Insbesondere ist darauf hinzuweisen, daß in der Formel der Physiologen die Dicke „d" zugleich die Dicke der Alveolar- und Capillarmembran, der Plasmasäule und der Erythrocytenmembran als auch die Zeit des Kontaktes zwischen Blut und Alveolarluft ist. Dieser Faktor hat somit zugleich eine räumliche als auch eine zeitliche Komponente.

BARCROFT zeigte, daß eine Unsicherheit der BOHRschen Integrationsmethode darin besteht, daß es z. B. genügt, daß die Spannungsdifferenz im Moment, wo das Blut die Alveolarcapillare verläßt, von 2 auf 0,2 mm Hg ändert, damit sich die mittlere Spannungsdifferenz ($P—p'$) verdoppelt. Diese Kritik ist besonders bei den hohen Sauerstoffsättigungsgraden gültig. Dagegen gilt dieser Einwand nicht mehr, sobald die alveoläre Sauerstoffspannung auf tiefe Werte sinkt, da dann Spannungsänderungen eine deutliche Veränderung der Sauerstoffsättigung des Blutes bewirken. Auch BARCROFT studierte, hauptsächlich mit theoretischen Überlegungen, den Einfluß kleiner werdender alveolärer Sauerstoffspannungen auf den Sauerstoffgradienten zwischen Alveole und Capillarausgang. Er ging dabei von der Hypothese aus, daß die arteriovenöse Sauerstoffsättigungsdifferenz, der Sauerstoffverbrauch und der Diffusionskoeffizient bei verschiedenen Sauerstoffspannungen in der Lunge konstant bleiben.

Er konnte mit seinen Überlegungen zeigen, daß im Gegensatz zum physiologischen Zustand ein beinahe vollständiger Ausgleich zwischen alveolärer und capillärer Sauerstoffspannung bei tiefen Sauerstoffspannungen nicht mehr möglich ist, gleichsam als ob die Capillaren zu wenig lang oder die Kontaktzeit zu kurz wäre. Eine starke Verminderung der alveolären Sauerstoffspannung läßt somit eine rein funktionelle „Diffusionsstörung“ zutage treten, die die wahre Bedeutung des Faktors „d“ der Gleichungen EXNERs und STEPHANs und BOHRs erkennen läßt. Ein mangelnder Ausgleich zwischen P und p bei niedriger alveolärer Sauerstoffspannung stellt somit ohne jede anatomische Schädigung der Alveolärmembran ein durchaus natürliches Phänomen dar. Ist dieser Ausgleich jedoch nicht einmal bei normalen Spannungsverhältnissen möglich, so handelt es sich um eine pathologische Veränderung der sog. Alveolarmembran.

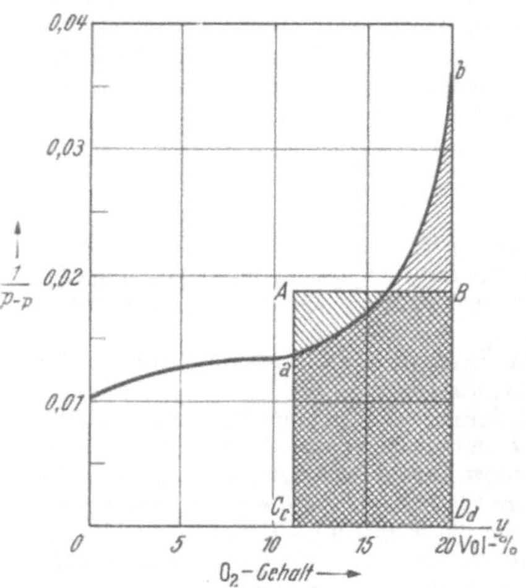

Abb. 2. Integrationsmethode nach BOHR für die Bestimmung des mittleren O_2-Spannungsgradienten zwischen Alveolarluft und Capillarblut. (Willkürliches Beispiel.)

Diese Konzeptionen BARCROFTs sind eigentlich die Grundlage der Methode LILIENTHALs und seiner Mitarbeiter, die später von RILEY, COURNAND und Mitarbeiter weiter entwickelt wurde. Wir werden später anläßlich der Besprechung der Untersuchungsmethode zur Feststellung der Diffusionsstörungen näher darauf eingehen.

Wie oben erwähnt, besteht somit in physiologischem Zustand ein nahezu vollkommener Spannungsausgleich im Moment, wo das Blut die Capillare verläßt. Die Differenz der Spannungen beträgt am Capillarausgang nur ungefähr 0,2 mm Hg. Genau genommen handelt es sich um eine asymptotische Funktion, so daß ein absoluter Ausgleich unmöglich ist. Die mittlere Druckdifferenz, d. h. der Wert $P-p'$, schwankt zwischen 12—20 mm Hg für Sauerstoff und 1—1,5 mm Hg für die Kohlensäure. Unter diesen Voraussetzungen hat der Diffusionskoeffizient für den Sauerstoff einen Normalwert zwischen 15 und 20. Jedoch ist zu bemerken, daß selbst im Normalfall große Schwankungen entsprechend Größe, Gewicht und Alter möglich sind, sofern man nicht eine einheitliche Vergleichsbasis, wie z. B. die Körperoberfläche annimmt. Bei Arbeit nimmt der Diffusionskoeffizient des Sauerstoffs beträchtlich, nach Angaben LILIENTHALs um das 6—7fache zu. Der Diffusionskoeffizient für die Kohlensäure beträgt in Ruhe bereits 150—250, doch sind auch schon größere Werte beschrieben worden.

7. Capillarblut und arterielles Blut.

Zwischen Alveolarluft und dem Blut in den peripheren Arterien besteht eine Sauerstoffspannungsdifferenz, die nach RILEY und Mitarbeiter 9 mm Hg (3 bis 13 mm Hg bei 8 Normalfällen) und 8 mm Hg (3—11 mm Hg) nach WIESINGER beträgt. Beide verwendeten bei ihren Untersuchungen die sog. Alveolarluftformel, mit der aus der arteriellen Kohlensäurespannung, dem respiratorischen Quotienten und dem atmosphärischen Druck die alveoläre Sauerstoffspannung berechnet wird (s. Methodik). Die Ursache dieser Spannungsdifferenz, die auch zwischen Alveolarcapillaren und peripherem arteriellem Blut besteht, wie man dies mit dem Herzkatheter nachweisen kann, wurde in zahlreichen Arbeiten untersucht. Sehr wahrscheinlich war HALDANE (Respiration S. 137) der erste, der darauf aufmerksam machte, daß bereits beim Normalen gewisse Ungleichmäßigkeiten der Ventilation verschiedener Lungenpartien vorhanden sind, die den alveolo-arteriellen Gradienten erweitern. Diese Theorie wurde später von verschiedenen Autoren aufgenommen, z. B. von BERGGREN (1942), RILEY und Mitarbeiter (1949); siehe auch Arbeiten von NIELSON, SONNE und Mitarbeitern. Daneben spielt eine sekundäre Beimischung von venösem Blut aus dem nutritiven Kreislauf der Lunge und den Vv. Thebesii zum arterialisierten Capillarblut bei der Entstehung des Gradienten eine Rolle. Schon beim Normalen ist die Beimischung venösen Blutes aus dem nutritiven Kreislauf und schlecht arterialisierten Blutes aus Alveolargebieten mit mangelhafter Durchlüftung zu Blut aus Lungengebieten mit normalem Ventilation-Perfusionsverhältnis nicht zu unterschätzen. Berechnet man den Spannungsabfall als venöse Zumischung, so beträgt dieser ungefähr 4% des Herzminutenvolumens (1,7—6,2%, RILEY und Mitarbeiter, nach BARTELS 1953, 2—3%). In pathologischen Fällen kann diese Zumischung ganz wesentlich höher sein, nach Angaben RILEYs kann sie bis zu 54% betragen. Dieses Phänomen des venösen Zuflusses ist insbesondere bei Fällen mit großem alveolo-arteriellem Spannungsgradienten zu berücksichtigen. In jedem dieser Fälle muß untersucht werden, ob nicht eine Diffusionsstörung vorliegt, wobei das Capillarblut mit der Alveolarluft nicht mehr vollständig zum Ausgleich gekommen ist, oder ob ein pathologisch vergrößerter venöser Zufluß besteht. Allerdings besteht in Fällen von Diffusionsstörungen bereits zwischen Alveolarluft und Capillarblut diese Spannungsdifferenz, und nicht erst zwischen Capillarblut und peripherem Arterienblut. Wie später besprochen werden soll, kann man die Differenzierung dieser beiden Ursachen durch Untersuchungen mit zwei verschiedenen Oxydationsstufen vornehmen (LILIENTHAL und Mitarbeiter 1946, RILEY und Mitarbeiter 1951, OPITZ 1952), oder mit der indirekten Methode durch Bestimmung des Gradienten in Ruhe und bei Arbeit (BÜHLMANN 1953). FILLEY und Mitarbeiter (1954) geben als Normalwerte (auf 800 m Höhe bestimmt) für Ruhe einen alveolo-arteriellen Spannungsgradienten von 9,7 und bei mittlerer Arbeit (100—150 Watt) einen solchen von 19,6 mm Hg an. In Übereinstimmung mit unserer eigenen Erfahrung weisen sie auch darauf hin, daß die Bestimmung des Gradienten bei Arbeit bedeutend zuverlässiger ist als in Ruhe.

8. Die Spannungsgradienten.

Zwischen Inspirations-, Exspirations- und Alveolarluft, venösem Mischblut Capillarblut und arteriellem Blut bestehen wichtige Spannungsgradienten, deren Kenntnis die Präzisierung einer großen Zahl von Lungenfunktionsstörungen erlaubt. Diese Spannungsgradienten wurden insbesondere von LILIENTHAL und Mitarbeitern und RILEY und Mitarbeitern studiert. Im Normalfall trifft man z. B. folgende Verhältnisse an:

Sofern man den Sauerstoffverbrauch je Minute und die Sauerstoffspannung der Inspirations- und Exspirationsluft kennt, kann man das Minutenvolumen berechnen. Aus den gleichen Faktoren zusammen mit der alveolären

Sauerstoffspannung kann man mit der BOHRschen Formel das Verhältnis Totraum/Atemvolumen oder bei Kenntnis des letzteren den Totraum quantitativ bestimmen. Aus dem Sauerstoffverbrauch je Minute und dem Wert $P - p'$ der BOHRschen Gleichung kann der Diffusionskoeffizient für Sauerstoff ermittelt werden. Mit der Sauerstoffspannung am Capillarenausgang und in der Arterie ist der venöse Zufluß in Prozent des Herzminutenvolumens bestimmt. Schließlich kann man mit der Sauerstoffdissoziationskurve und den Spannungen im arteriellen und venösen Mischblut zusammen mit dem Sauerstoffverbrauch je Minute das Herzminutenvolumen berechnen.

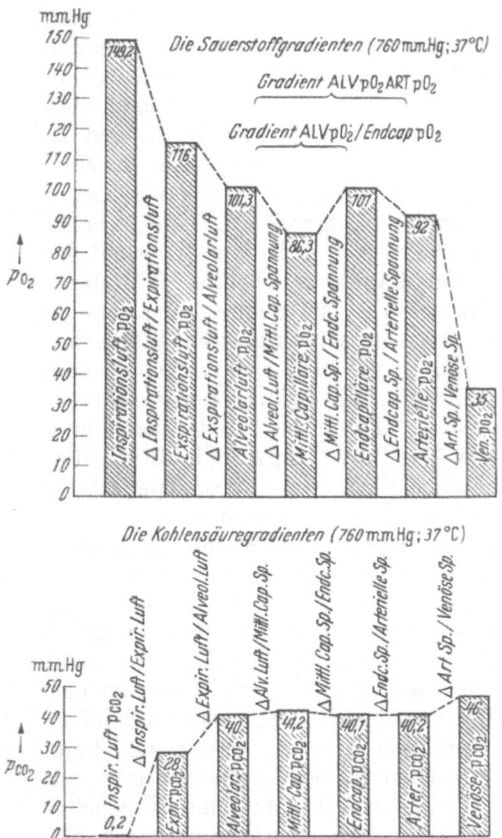

Abb. 3. Die Spannungsgradienten.

Die Bestimmung der verschiedenen Spannungen und Gradienten gestattet mit einigen zusätzlichen Werten einen Gesamtüberblick über Lungen- und Herzfunktion zu gewinnen. Allerdings ist es dabei unerläßlich, Herzkatheterismus mit Lungenfunktionsuntersuchungen bei zwei verschiedenen Oxydationsstufen zu verbinden (s. Kapitel über Untersuchungstechnik). Diese Untersuchungen sind mit technischen Schwierigkeiten verbunden, die, wenn auch nicht zu unterschätzen, überwindbar sind. Zum Schluß muß darauf aufmerksam gemacht werden, daß gewisse Gradientbestimmungen auf Hypothesen beruhen, deren Richtigkeit noch nicht restlos abgeklärt wurde.

II. Transport der Atemgase durch das Blut.

1. Die Löslichkeit der Atemgase.

Gase sind im Plasma löslich, jedoch nicht im gleichen Maße wie im wäßrigen Milieu. Die Löslichkeit der Kohlensäure z. B. ist im Plasma durch die Anwesenheit von Proteinen und Salzen wesentlich geringer als im Wasser. Ist dagegen der Lipoidgehalt des Plasmas wie in ausgesprochenen Fällen von Lipämie erhöht, so kann die Löslichkeit der Kohlensäure im Plasma größer als im Wasser sein. Diese Tatsache kann in ausgesprochen pathologischen Fällen, die mit der HASSELBALCH-HENDERSON-Formel (s. unten) errechneten Resultate für die gelöste Kohlensäure verfälschen und ist darum stets zu berücksichtigen.

Die Löslichkeit im Blut, Plasma oder Serum wurde wiederholt bestimmt. BOHR (1905) fand im Plasma gegenüber Wasser eine Löslichkeit von 97,5% für Sauerstoff. Er nahm das gleiche für Kohlensäure an, und ermittelte eine Löslichkeit von 0,541. 1929 bestimmten VAN SLYKE und Mitarbeiter die Löslichkeit der Kohlensäure im Plasma mit 0,51 bei 38° C. SENDROY und Mitarbeiter fanden 1934 eine Sauerstofflöslichkeit von 0,0209. Auf den folgenden Seiten sollen die letzten Zahlen auf 37° C korrigiert verwendet werden.

Bei der Bestimmung der physikalisch im Plasma gelösten Blutgase fällt auf, daß es sich um sehr geringe Quantitäten handelt:

	Plasma des venösen Mischblutes	Arterielles Plasma
Sauerstoffspannung in mm Hg .	35	92
freier Sauerstoff in Vol.-% . . .	0,10	0,26
Kohlensäurespannung in mm Hg	46	40
freie Kohlensäure in Vol.-% . .	3,1	2,7

Die total transportierten Mengen an Sauerstoff und Kohlensäure sind hingegen erheblich größer:

	Venöses Mischblut	Arterielles Blut
Sauerstoff in Vol.-%	13,8	19,0
Kohlensäure in Vol.-%	55,0	50,0

Das Studium der verschiedenen im Blut vorhandenen Transportmechanismen kann diese bedeutende Fixation erklären.

2. Der Transport der Kohlensäure.

Der Transport der Kohlensäure im Blut ist eng mit dem Problem des Säurebasengleichgewichtes verbunden. Aus diesem Grunde sollen hier die Grundlagen desselben kurz besprochen werden (Literatur bei DAUTREBANDE, L. J. HENDERSON, PETERS und VAN SLYKE, DAVENPORT).

Wasser ist stets zu einem Teil in H^+- und OH^+-Ionen dissoziiert.

$$H_2O \rightleftarrows H^+ \times OH^- .$$

Diese Dissoziation ist reversibel. Die Geschwindigkeit V' des Zerfalles in Ionen ist nach dem Massenwirkungsgesetz proportional der aktiven Masse der reagierenden Wassermoleküle:

$$V' = K_1 (H_2O) .$$

Umgekehrt ist die Geschwindigkeit V'' der Wasserbildung dem Produkt der aktiven Massen der reagierenden Ionen proportional:

$$V'' = K_2 (H^+) \times (OH^-) .$$

Und wenn das Gleichgewicht erreicht ist:

$$K_1 (H_2O) = K_2 (H^+) \times (OH^-) .$$

$$\frac{K_1}{K_2} = \frac{(H^+) \times (OH^-)}{H_2O} ,$$

$$\frac{K_1}{K_2} = K .$$

Da das Quantum nicht dissoziierten Wassers im Vergleich zu den Ionen ungleich viel größer ist, darf man (H_2O) als eine Konstante betrachten, und man ist berechtigt, die Gleichung folgendermaßen zu schreiben:

$$K_{H_2O} = (H^+) \times (OH^-) ,$$

d. h. das Produkt der Wasserstoff- und Hydroxylionenkonzentration ist im Wasser stets konstant. Der Wert dieser Konstanten ist lediglich eine Funktion der Temperatur, sie wurde sehr genau bestimmt und beträgt bei 37° C: $3{,}2 \times 10^{-14}$.

Eine hohe Konzentration von H^+-Ionen ist gleichbedeutend mit einer starken Säure, eine niedrige mit einer starken Lauge. Da die obige Gleichung ein Produkt von H^+ und OH^--Ionen darstellt, kann man sowohl Säure als auch Base als Variante der H^+-Ionen allein ausdrücken.

Neutralität (22°)	$H^+ = 1 \times 10^{-7}$
	$OH^- = 1 \times 10^{-7}$
starke Säure	$H^+ = 1 \times 10^{-1}$
	$OH^- = 1 \times 10^{-13}$
starke Base	$H^+ = 1 \times 10^{-13}$
	$OH^- = 1 \times 10^{-1}$

Die Schreibweise als Wasserstoffionenkonzentration (c_H) ist kompliziert und umständlich, darum schlug Sørenson vor, sie durch den Begriff des p_H zu ersetzen. Das p_H ist der negative Logarithmus der c_H:

$$p_H = -\log c_H$$

Die starken Säuren oder Basen sind theoretisch vollständig ionisiert. Im Organismus, im biologischen Milieu hat man es jedoch fast nur mit schwachen Säuren oder Basen zu tun, die nur teilweise dissoziiert sind.

Da die Dissoziations- der Entionisierungsgeschwindigkeit gleich ist, ist das Massenwirkungsgesetz ebenso für die schwachen Säuren oder Basen gültig, und man kann ganz allgemein schreiben:

$$K = \frac{(H^+) \times (S^-)}{(SH)} \text{ und } (H^+) = K \times \frac{(SH)}{(S^-)} .$$

wobei (H^+) Wasserstoffionenkonzentration; (S^-) Konzentration des Anions; (SH) Konzentration der nicht dissoziierten Säure.

Falls man die Dissoziationskonstante und die Normalität einer Lösung kennt, kann man somit leicht die H^+-Ionenkonzentration berechnen.

Befindet sich ein Salz einer schwachen Säure in der entsprechenden Säure in Lösung, so kann man in erster Annäherung annehmen, daß sozusagen alle Anionen vom Salz stammen, welches theoretisch somit im Gegensatz zur Säure vollständig dissoziiert ist. Gleicherweise können wir annehmen, daß die nicht dissoziierte Säure die Gesamtheit der in Lösung befindlichen Säure darstellt. Unter diesen Umständen wird wiederum:

$$K = \frac{(H^+) \times (S^-)}{(SH)} ,$$

wobei (SH) Konzentration der Säure; (S^-) Konzentration des Salzes; K Dissoziationskonstante der entsprechenden Säure.

Allerdings ist das Salz offenbar nie vollständig dissoziiert, und es ist daher nötig einen der „Aktivität" des Salzes entsprechenden Korrekturfaktor α einzuführen:

$$(H^+) = K \frac{(\text{Säure})}{\alpha \times (\text{Salz})} \text{ und als Funktion des } p_H ,$$

$$p_H = pK' + \log \frac{\alpha \times (\text{Salz})}{(\text{Säure})} .$$

Mit dem Aktivitätskoeffizienten α eines Salzes und der Dissoziationskonstanten K einer Säure kann man somit das p_H jeder Lösung berechnen.

Diese besprochenen Lösungen von Salzen schwacher Säuren in ihrer Säure bezeichnet man als Pufferlösungen, da das p_H bei Belastung relativ konstant bleibt.

Folgendes Beispiel möge dies darlegen: Bei Zusatz von Salzsäure zu einer Pufferlösung aus Natriumacetat in Essigsäurelösung bildet sich sofort Kochsalz und Essigsäure. Die starke Säure bildet somit ein neutrales Salz und eine schwache Säure, so daß sich trotz Zusatz einer starken Konzentration von H^+-Ionen das p_H nur wenig ändert. Ist jedoch der Zusatz von Salzsäure sehr groß, so daß alle Na^+-Ionen des Natriumacetates sich mit Cl-Ionen der Salzsäure verbunden haben, so wird das p_H im Moment der Erschöpfung des Puffervermögens abrupt fallen.

Im allgemeinen erstreckt sich das Puffervermögen einer solchen Lösung über 2 p_H-Einheiten.

Im Plasma fällt dem Puffersystem Bicarbonat-Kohlensäure die größte Bedeutung zu:

$$p_H = pK' + \log \frac{(\text{Bicarbonat})}{(\text{Kohlensäure})},$$

oder

$$p_H = pK' + \log \frac{(\text{Gesamt } CO_2\text{Vol.-\%}) - (0{,}1316 \times \alpha \times pCO_2)}{0{,}1316 \times \alpha \times pCO_2}$$

wobei: $0{,}1316 = 100/760$;
α = Löslichkeit der Kohlensäure im Plasma (0,521 bei 37°);
pCO_2 = Spannung der Kohlensäure in mm Hg;
pK' = Konstante: 6,1 (37°).

Diese Gleichung ist unter dem Namen HASSELBALCH-HENDERSONsche Gleichung bekannt.

Der Faktor pK' ist, wie oben erläutert, eine Funktion des Aktivitätskoeffizienten des Bicarbonats und der Dissoziationskonstanten der Kohlensäure und des Wassers. Er wurde wiederholt experimentell bestimmt und im Plasma mit 6,1 bei 37° ermittelt (Literatur bei ROSSIER und MÉAN, 1940).

Umgekehrt kann man mit der HASSELBALCH-HENDERSONschen Gleichung, so man das p_H kennt, die Kohlensäurespannung des Blutes berechnen:

$$pCO_2 = \frac{\text{Gesamt } CO_2 \text{ Vol.-\%}}{0{,}1316 \times \alpha \times (10^{p_H - pK'} + 1)}.$$

Wie später dargelegt werden wird, spielt diese Gleichung bei der Untersuchung der Lungenfunktion eine ausschlaggebende Rolle.

Wenn wir Plasma mit steigenden Spannungen von Kohlensäure im Tonometer bei 37° ins Gleichgewicht bringen und dann den Gehalt an Kohlensäure bestimmen, der sich in den verschiedenen Plasmaproben fixiert hat, so erhalten wir auf diese Weise eine Kohlensäuredissoziationskurve des Plasmas. Ist die Kohlensäurespannung gleich Null, so enthält das normale Plasma noch erhebliche Mengen von Kohlensäure, die an Basen gebunden ist. Untersuchen wir an Stelle des getrennten Plasmas das Vollblut oder das „wahre Plasma“, d. h. Plasma, das durch Zentrifugieren nach Equilibration des Vollblutes mit verschiedenen Gasgemischen gewonnen wurde (CHRISTIANSEN, DOUGLAS, HALDANE 1914), so sehen wir, daß die Dissoziationskurve durch den Nullpunkt des Koordinatensystems verläuft. Mit anderen Worten, das Vollblut enthält keine freie oder gebundene Kohlensäure mehr, wenn der Druck dieses Gases in der gasförmigen Phase 0 ist.

Anstatt die Dissoziationskurve zu studieren, können wir das Puffervermögen des Plasmas oder Mischungen von Plasma und Erythrocyten in steigenden Konzentrationen direkt messen. Dabei werden wir feststellen können, daß das Puffervermögen solcher Suspensionen vorwiegend eine Funktion des Hämoglobingehaltes ist. Das Puffervermögen des normalen Blutes ist 5mal größer als das des Plasmas allein (VAN SLYKE).

Im Blut bestehen 2 Phasen: das Plasma und die Erythrocyten, die voneinander durch eine semipermeable Membran getrennt sind. Das Plasma enthält nur relativ wenig Proteine, im Durchschnitt 7%, ist dagegen reich an Elektrolyten, insbesondere Natrium. Im Gegensatz zum Plasma enthalten die

Erythrocyten große Mengen von Proteinen in der Form von Hämoglobin und Oxyhämoglobin, an welches teilweise Elektrolyte insbesondere Kalium gebunden ist. Diese Membran spielt eine große Rolle bei der Erhaltung des Ionengleichgewichtes. Sie ist nämlich für Gase, Wasser und Anionen gut durchlässig, schlecht hingegen für Kationen.

Enthält das Blut bei alkalischem p_H wenig Kohlensäure, so findet sich neben den Proteinen besonders Natriumchlorid. Führen wir dem Blut Kohlensäure zu, so können wir unter diesen Voraussetzungen konstatieren, daß das Chlor mit der Kohlensäure ausgetauscht wird, d. h. es bildet sich Natriumbicarbonat und freies Chlor. Die Chlorionen werden die Erythrocytenmembran durchwandern und sich dort mit dem Kalium verbinden, das aus dem Oxyhämoglobin durch die Verschiebung des p_H nach der sauren Seite frei geworden

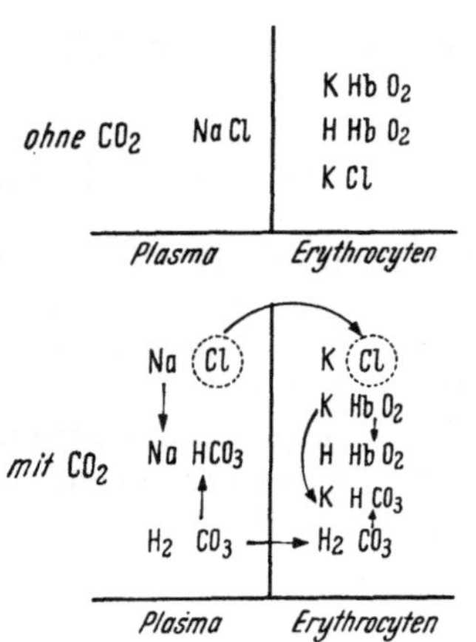

Abb. 4. Der Ionenaustausch zwischen Erythrocyten und Plasma.

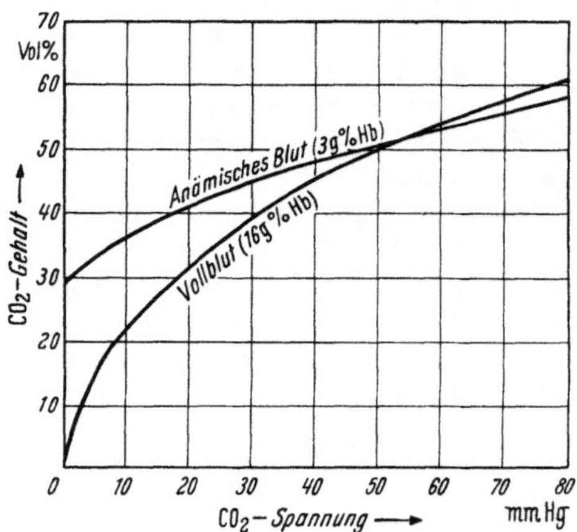

Abb. 5. Der Verlauf der CO_2-Dissoziationskurve im anämischen Blut.

ist (HAMBURGER). Daneben wird sich frei gewordenes Kalium allerdings auch in den Erythrocyten mit der ebenfalls dorthin gewanderten Kohlensäure verbinden (Kaliumbicarbonat). (Abb. 4.)

Diese Wanderung der Anionen, hauptsächlich des Chlors, durch die semipermeable Membran, die Befreiung des Kaliums aus dem Oxyhämoglobin infolge der Verminderung des p_H in den Erythrocyten, erklärt teilweise das hohe Puffervermögen der Mischungen von Plasma mit Erythrocyten. Diese Mechanismen spielen besonders eine Rolle, wenn wir es mit Oxyhämoglobin zu tun haben; mit reduziertem Hämoglobin treten dagegen andere Phänomene auf.

Eine Verminderung des Hämoglobins (Anämien) wird somit nicht nur das Puffervermögen des Blutes und den Sauerstofftransport benachteiligen, sondern ebenfalls zu Störungen des Kohlensäuretransportes führen. Die Kohlensäuredissoziationskurve wird in diesen Fällen nicht mehr durch den Nullpunkt gehen (ROSSIER, MERCIER und GLATZ 1932). (Abb. 5.)

Anstatt rein qualitative Überlegungen anzustellen, können wir diese Phänomene auch quantitativ studieren. Es stehen hierfür generell 2 Wege offen: 1. die klassische Methode, häufiger benutzt, jedoch relativ komplizierter (HENDERSON, VAN SLYKE u. a.), indem man mit dem isoelektrischen Punkt und dem DONNANschen Gleichgewicht rechnet oder 2. die einfachere, welche die gesamten Vorgänge mit dem Massenwirkungsgesetz erklärt (s. z. B. JOHLIN).

Tatsächlich gibt die Dissoziationskonstante des Oxyhämoglobins, genauer ausgedrückt derjenigen Säuregruppe des Hämoglobins, deren Ionisation sich mit der Oxydation ändert, eine befriedigende Erklärung für den gesamten Ablauf der Reaktionen und zeigt, warum das Oxyhämoglobin stets imstande ist, der Kohlensäure die entsprechend nötigen Basen zu liefern. Die Dissoziationskonstante des Oxyhämoglobins, welches eine schwache Säure darstellt, beträgt $2{,}4 \times 10^{-7}$ oder logarithmisch geschrieben 6,62. Man kann somit analog den Verhältnissen bei schwachen Säuren schreiben:

$$p_H = 6{,}62 + \log \frac{(HbO_2) \times (H^+)}{(HHbO_2)}.$$

Diese Gleichung zeigt, daß die Ionisation des Oxyhämoglobins eine Funktion des Säuregrades der Lösung ist. Wenn wir den Ionisationsgrad des Oxyhämoglobins in Beziehung zum p_H bringen, finden wir z. B.:

p_H 6,62 50% des Oxyhämoglobins ionisiert
7,1 75% des Oxyhämoglobins ionisiert
7,3 82,5% des Oxyhämoglobins ionisiert.

Nimmt das Blut Kohlensäure auf, so sinkt das p_H, so daß das Oxyhämoglobin sich entionisiert. Dadurch werden Basen frei und bilden Bicarbonat, Kochsalz und Kaliumchlorid. Dank dieser Entionisierung stehen somit stets genügend Basen für die Bicarbonatbildung zur Verfügung.

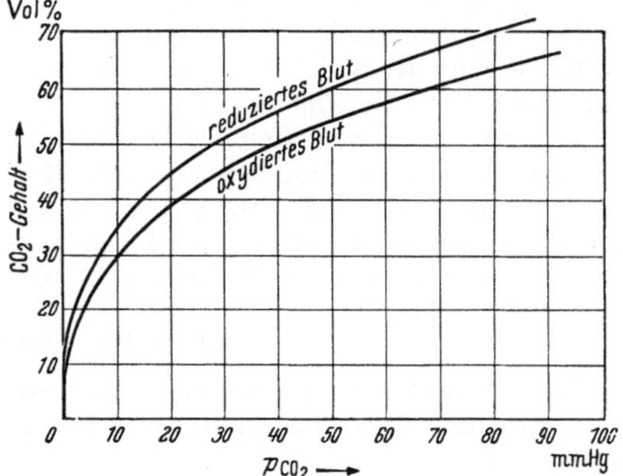

Abb. 6. Der Verlauf der CO_2-Dissoziationskurve im oxydierten und reduzierten Blut.

Bei der weiteren Untersuchung fällt auf, daß die Kohlensäuredissoziationskurve des reduzierten Blutes deutlich über der des oxydierten Blutes verläuft, jedoch praktisch gleiches Gefälle besitzt. (Abb. 6.)

Dieses Phänomen wurde schon 1914 durch Christiansen, Douglas und Haldane beschrieben und findet seine Erklärung zum Teil in der Verschiedenheit der Dissoziationskonstante des reduzierten und des oxydierten Hämoglobins. Das reduzierte Hämoglobin ist eine schwächere Säure, seine Dissoziationskonstante beträgt $6{,}6 \times 10^{-9}$ oder logarithmisch geschrieben 8,18. Bei einem p_H von 7,12 jedoch (normales p_H der Erythrocyten) sind 8,7% des reduzierten Hämoglobins dissoziiert, während beim gleichen p_H das oxydierte Hämoglobin zu 76% dissoziiert ist. Wir müssen somit annehmen, daß bei der Reduktion des Hämoglobins immer 67,3% der Basen frei werden, was den Unterschied der Lage der beiden Dissoziationskurven erklärt. Schon früher wurde vermutet, daß auch eine direkte Bindung der Kohlensäure an das Hämoglobin stattfindet, was dann von Margaria u. a. experimentell bewiesen wurde. Der mengenmäßige Anteil der an das Hämoglobin gebundenen Kohlensäure beträgt im arteriellen Blut etwa 2 Vol.-%, im venösen Blut etwa 3 Vol.-%, was aber noch nichts über den prozentualen Anteil am Gasaustausch im Gewebe und in den Lungen aussagt, der bedeutend größer ist.

Die Kohlensäure bindet sich nicht wie der Sauerstoff, an das Eisen des Hämoglobins, sondern an eine Aminogruppe unter Bildung eines labilen Komplexes, dem Carbohämoglobin. Dennoch besteht eine Relation zwischen dem Oxydationsgrad und dem Kohlensäurebindungsvermögen des Hämoglobins. Die Dissoziationskonstante des Carbohämoglobins beträgt logarithmisch geschrieben

5,19 für das reduzierte und 5,60 für das oxydierte Hämoglobin. Im Blut findet sich die Kohlensäure aber hauptsächlich als $H^+HCO_3^-$ und als Bicarbonat. Die Umwandlung der flüchtigen Kohlensäure in $H^+HCO_3^-$ wird durch ein Ferment die Carboanhydrase, die sich in den Erythrocyten befindet, und durch Fluorid, Kaliumcyanid, Sulfonamide und andere Stoffe gehemmt wird, beschleunigt.

3. Der Transport des Sauerstoffes.

(Literatur bei HÜFNER, HALDANE, BARCROFT, HENDERSON, PETERS und VAN SLYKE, JOHLIN, LEMBERG und LEGGE.)

Ein Mol, d. h. 32 g Sauerstoff verbinden sich mit 16700 g Hämoglobin. Da 1 Mol bei 0^0 und 760 mm Hg ein Volumen von 22,4 Liter einnimmt, verbindet sich theoretisch 1 g Hämoglobin mit 1,34 cm^3 Sauerstoff (HÜFNER 1894). Trotzdem man die Richtigkeit dieser Berechnung oft angezweifelt hat, kann man diese Zahlen zur Bestimmung des Hämoglobingehaltes aus der Sauerstoffkapazität verwenden. Lange Zeit war man der Meinung, daß 1 Molekül Sauerstoff sich mit 1 Molekül Hämoglobin verbindet und somit das Molekulargewicht des Hämoglobins 16700 beträgt. Durch neuere Untersuchungen mit der Ultrazentrifuge wurde hingegen das Molekulargewicht mit etwa 68000 ermittelt, so daß man annehmen muß, daß sich 1 Molekül Hämoglobin mit 4 Molekülen Sauerstoff verbindet.

$$4\,O_2 + Hb \rightleftarrows Hb\,(O_2)_4\,.$$

Um Konfusionen zu vermeiden, muß aber darauf hingewiesen werden, daß viele Arbeiten über das Säurebasengleichgewicht noch die alte Konzeption verwenden

$$O_2 + Hb \rightleftarrows Hb\,O_2\,.$$

Wenn man Lösungen von Hämoglobin mit steigender Sauerstoffspannung zusammenbringt, findet man, daß sich der Sauerstoff nach ganz bestimmten Gesetzen an dieses Pigment bindet. Man erhält unter diesen Umständen eine Dissoziationskurve, die eine charakteristische S-Form aufweist (BARCROFT, HENDERSON und Mitarbeiter usw.). Lange Zeit hatte man angenommen, daß die Dissoziationskurve des reinen Hämoglobins hyperbolisch sei, im Gegensatz zur S-förmigen Kurve, die im Vollblut beobachtet wird. Neuere Arbeiten haben jedoch gezeigt, daß die hyperbolische Kurve tatsächlich nur im denaturierten Hämoglobin beobachtet wird, während im reinen Hämoglobin die Kurve S-förmig ist. Der Mechanismus des Zustandekommens dieser charakteristischen Form wurde von mehreren Autoren studiert. Heute erscheint die Theorie ADAIRs am wahrscheinlichsten; nach ihm verbindet sich das Hämoglobin stufenweise mit dem Sauerstoff. Diese Theorie hat eine Bestätigung damit gefunden, daß die Dissoziationskonstanten von 4 Zwischenstufen gefunden wurden, die jede für sich einer Oxydationsstufe entspricht:

$$\begin{array}{lll} K_1: Hb & + O_2 & Hb\,O_2 \\ K_2: Hb\,O_2 & + O_2 & Hb\,(O_2)_2 \\ K_3: Hb\,(O_2)_2 & + O_2 & Hb\,(O_2)_3 \\ K_4: Hb\,(O_2)_3 & + O_2 & Hb\,(O_2)_4 \end{array}$$

Die 4 Oxydationsstufen, die gleichzeitig im Verlaufe der Oxydation des Hämoglobins auftreten, geben eine befriedigende Erklärung der S-Form der Kurve. Wäre die Oxydation des Hämoglobins nur eine einfache Verbindung $Hb_4 + (O_2)_4 = Hb_4(O_2)_4$ würde man eine hyperbolische Kurve beobachten und nicht eine komplexe Kurve, wie man sie experimentell findet.

Die Dissoziationskurve zeigt, daß eine Spannung von 80 mm Hg Sauerstoff genügt, damit die Sättigung des Blutes mit Sauerstoff hohe Werte aufweist, während sie bei Spannungen unter 80 mm Hg rasch abnimmt. Sie ist somit in idealer Weise an die physiologischen Bedürfnisse angepaßt.

Die Dissoziationskurve des Hämoglobins besitzt hingegen noch weitere Eigenschaften. BOHR, HASSELBALCH und KROGH (1904) zeigten, daß sich die Dissoziationskurve mit steigender Kohlensäurespannung nach rechts verschiebt, mit sinkender hingegen nach links (BOHR-Effekt). Dieses Phänomen ist jedoch nicht spezifisch an die Kohlensäure gebunden, sondern ganz allgemein eine Folge der p_H-Verschiebung unter dem Einfluß der wechselnden Kohlensäurespannung (BARCROFT 1914). Durch diese Eigenschaft der Hämoglobindissoziationskurve wird die Sauerstoffabgabe in den Gewebscapillaren (Ansäuerung durch Kohlen-

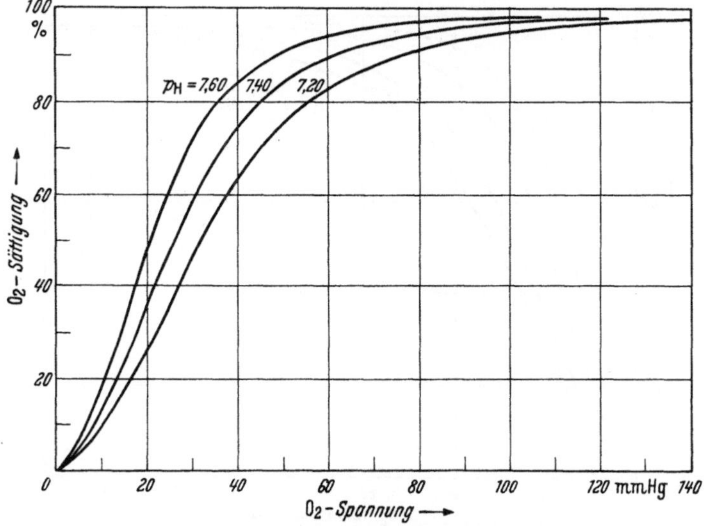

Abb. 7. Einfluß des p_H auf die O_2-Dissoziationskurve (Handbook of Respiratory Data in Aviation Medicine).

säureaufnahme aus dem Gewebsstoffwechsel) und die Sauerstoffaufnahme in den Alveolarcapillaren (Verschiebung des p_H auf die alkalische Seite durch Kohlensäureabgabe) erleichtert. BARCROFT zeigte auch, daß die Konstante K der Gleichung von HILL-BARCROFT $K = \frac{(\text{Hb O}_2)}{(\text{Hb}) \times (\text{O}_2)}$ sich unter dem Einfluß des p_H ändert. Er benützte diese Tatsache zur indirekten Bestimmung des p_H im Blut. (Abb. 7.)

Nicht nur die p_H-Veränderungen, sondern auch die Temperatur beeinflußt die Lage der Sauerstoffdissoziationskurve (BARCROFT und KING 1909, BROWN und HILL 1923). So verschiebt sich bei höheren Temperaturen die ganze Kurve nach rechts, bei tieferen nach links. Dieses Phänomen spielt eine nicht zu vernachlässigende Rolle bei fieberhaften Zuständen. Es erklärt teilweise die erniedrigte Sauerstoffsättigung im arteriellen Blut febriler Kranker (ROSSIER und MÉAN 1936). (Abb. 8.)

Während die Kohlensäuredissoziationskurve mathematisch definiert ist und als logarithmische Gerade dargestellt werden kann, stößt man in dieser Hinsicht bei der Sauerstoffdissoziationskurve auf Schwierigkeiten. Die Formel von HÜFNER (1903) ist unbrauchbar, besser ist die von HILL, die bei Sauerstoffsättigungen zwischen 10 und 90% befriedigende Werte gibt. Am exaktesten entsprechen die Gleichungen ADAIRs (1925) und PAULINs (1935) dem Verlauf der Hämoglobindissoziationskurve.

Im Kapitel über das Säure-Basengleichgewicht haben wir die verschiedenen Dissoziationskonstanten des Hämoglobins und des Oxyhämoglobins besprochen, und die Bedeutung des Hämoglobins als Puffersubstanz, sowie die Fähigkeit dieses Pigmentes, sich mit der Kohlensäure zu verbinden, behandelt. Wir verweisen daher auf dieses Kapitel.

Die besprochenen Mechanismen des Sauerstoff- und Kohlensäuretransportes können zu einer Synthese zusammengefaßt werden, so daß die Änderungen, denen das Blut in den Alveolar- und Gewebscapillaren unterworfen ist, in seiner Gesamtheit erfaßt werden können, ohne allerdings in diesem Zusammenhang die Fragen der Gasdiffusion zu berühren, die wir bereits oben besprochen haben.

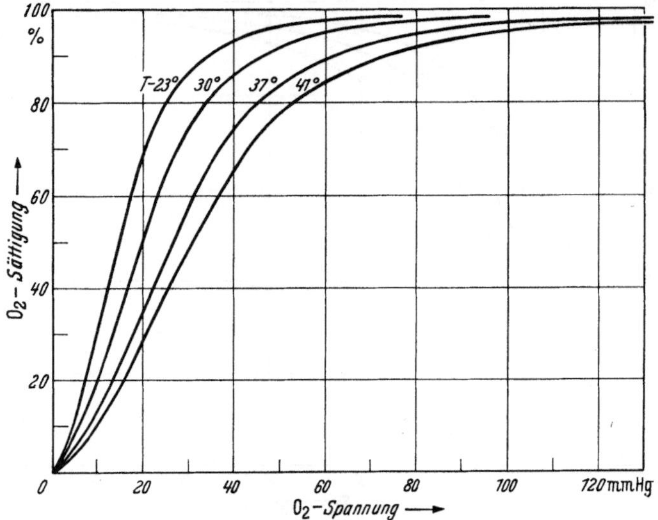

Abb. 8. Einfluß der Temperatur auf die O_2-Dissoziationskurve (Handbook of Respiratory Data in Aviation Medicine).

Im physiologischen Zustand weist das Blut (normale Sauerstoff- und Kohlensäuredissoziationskurve pK′ = 6,15, Kohlensäurelöslichkeit 0,504 bei 37°) im linken Herzen und in den Arterien folgende Daten bezüglich der hier betrachteten Faktoren auf:

O_2-Kapazität:	19 Vol.-%	O_2-Gehalt:	18,25 Vol.-%
O_2-Spannung:	92 mm Hg	O_2-Sättigung:	96%
CO_2-Spannung:	40 mm Hg	CO_2-Gehalt:	50,0 Vol.-%

p_H: 7,40
RQ bei Grundumsatzbedingungen: 0,80.

Bei vollständiger Reduktion des Blutes in den Gewebscapillaren werden 18,25 Vol.-% Sauerstoff abgegeben und 14,6 Vol-% Kohlensäure aufgenommen. Würde die Kohlensäuredissoziationskurve anläßlich der Reduktion des Hämoglobins nicht beeinflußt, so würde die Kohlensäurespannung ganz beträchtlich, nämlich von 40 auf 85 mm Hg ansteigen. Eine p_H-Änderung von 7,40 auf einen Wert von 7,17 wäre die Folge. In Anbetracht der veränderten Lage der Kohlensäuredissoziationskurve im reduzierten Blut, wären jedoch die Schwankungen bei dieser vollständigen Reduktion geringer, die Kohlensäurespannung würde nur bis auf 61 mm Hg steigen, das p_H nur bis auf 7,325 fallen.

Im allgemeinen wird jedoch das Blut bei der Gewebspassage nie vollständig reduziert, im physiologischen Zustand weist das venöse Mischblut immer noch eine Sauerstoffsättigung von ungefähr 70% auf. Im Normalfall gibt das Vollblut somit etwa 5 Vol.-% Sauerstoff bei der Gewebspassage ab, was bei einem respiratorischen Quotienten von 0,80 einer Kohlensäureaufnahme von 4 Vol.-% entspricht. Wie die Kohlensäuredissoziationskurve des Vollblutes bei einer Sauerstoffsättigung von 70% zeigt, entspricht ein Kohlensäuregehalt von 54 Vol.-% einer Kohlensäurespannung von 43,3 mm Hg und einem p_H von 7,38. Die Verschiebung der Kohlensäuredissoziationskurve spielt somit bei der Erhaltung des physiologischen p_H eine ausschlaggebende Rolle.

Die Sauerstoffspannung sinkt bei der Gewebspassage von 92 mm auf etwa 35 mm Hg. Diese Spannungsdifferenz ist jedoch nicht allein für die Sauerstoffabgabe maßgebend, sondern in gleicher Weise die Verschiebung der Dissoziationskurve. Wie oben bereits erwähnt, verschiebt sich diese Kurve des Sauerstoffs bei Ansäuerung nach rechts, so daß bei gleichbleibender Spannung Sauerstoff abgegeben wird.

Die Verschiebungen der Dissoziationskurven bei der Reduktion des Blutes tragen somit ganz besonders dazu bei, daß das Blut bei kleinen p_H- und Spannungsdifferenzen größere Mengen Sauerstoff abzugeben bzw. Kohlensäure aufzunehmen vermag.

Genau der umgekehrte Vorgang spielt sich in den Alveolarcapillaren ab, wo durch die Kohlensäureabgabe eine geringe Alkalisierung des Blutes die Sauerstoffaufnahme erleichtert und die Oxydation zugleich die Kohlensäureabgabe fördert.

Man sieht somit, daß eine getrennte Betrachtung des Sauerstoffs- und Kohlensäuretransportes unmöglich ist; es handelt sich dabei um ein und dasselbe Phänomen unter zwei verschiedenen Aspekten. Der physiko-chemische Zustand des Blutes ist die Resultante ungezählter Teilfaktoren, so daß die Änderung eines einzelnen zugleich die Gesamtheit aller anderen betreffen.

4. Einteilung der Störungen im Säure-Basengleichgewicht.

Im Rahmen dieses Kapitels soll lediglich eine Einteilung der verschiedenen Störungen des Säure-Basengleichgewichtes besprochen werden, soweit es für das Verständnis der verschiedenen Typen von Lungeninsuffizienz nötig ist. Andere Regulationsmechanismen als die durch die Lunge, wie z. B. durch die Niere, den Magen, den Darm, das Gewebe usw. sollen nur kurz behandelt werden (Literatur in ROBERTSON, ROSSIER, DAUTREBANDE, PETERS und VAN SLYKE, DAVENPORT usw.).

Die Gleichung von HASSELBALCH-HENDERSON zeigt, daß das p_H eine Funktion der freien und der an die im Blut vorhandenen Basen gebundenen Kohlensäure ist. Diese Beziehung spiegelt auch die Gleichgewichte zwischen allen übrigen Puffersystemen (Phosphate, Proteinpuffer usw.) wieder:

$$p_H = pK' + \log \frac{(\text{gebundenes } CO_2)}{(\text{freies } CO_2)},$$

$$\text{approximativ: } p_H = 6{,}1 + \log \frac{60}{3}.$$

Ändern sich in der Gleichung von HASSELBALCH-HENDERSON der Zähler und der Nenner, d. h. die Werte für gebundene und freie Kohlensäure im gleichen Sinn, so daß der Quotient der gleiche bleibt, bleibt das p_H gleich. Man nennt in diesem Falle die Störung „kompensiert“. Ändert sich hingegen auch der Quotient, und somit das p_H, nennt man die Störung definitionsgemäß „dekompensiert“.

Eine primäre Änderung des Zählers, d. h. der gebundenen Kohlensäure, nennt man entsprechend der p_H-Veränderung „fixe" Alkalose bzw. Acidose. Umgekehrt nennt man eine primäre Änderung des Nenners, d. h. der freien Kohlensäure, eine „flüchtige" Alkalose bzw. Acidose. Im angloamerikanischen Sprachgebrauch findet man die Ausdrücke „metabolic" für fixe und „respiratory" für flüchtige Alkalose bzw. Acidose. Diese Benennung kann zu Verwechslungen führen, denn nicht immer sind Veränderungen des Gehaltes an gebundener Kohlensäure durch Stoffwechselstörungen im engeren Sinn bedingt; und gewisse Änderungen, die den Nenner, d. h. den Gehalt an freier Kohlensäure betreffen,

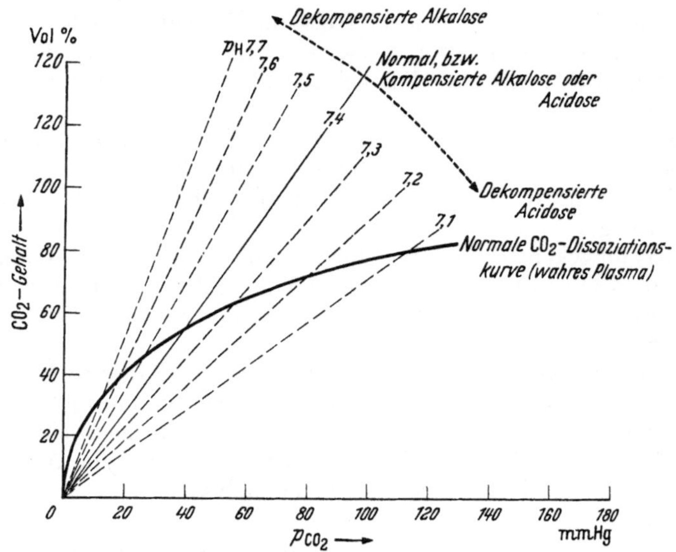

Abb. 9. Schematische Darstellung der Störungen des Säure-Basengleichgewichtes.

können unter Umständen metabolisch bedingt sein, wobei die Stoffwechselstörung, z. B. über eine Änderung der Reizbarkeit des Atemzentrums, die Respiration beeinflusst. So kann die zu präzise Benennung der Angloamerikaner zu einer „contradictio in re" führen, während die rein deskriptive Nomenklatur weiter und anpassungsfähiger ist. Trotzdem werden im folgenden stets beide Ausdrucksarten verwendet.

Grundsätzlich kann man 4 verschiedene Störungen des Säure-Basengleichgewichtes unterscheiden:

1. Die *fixe Acidose* ist durch eine primäre Verminderung der gebundenen Kohlensäure (Zähler der Gleichung) charakterisiert. Sie kann entsprechend der Reaktion der freien Kohlensäure dekompensiert oder kompensiert sein. Hierzu gehören unter anderem die diabetische und die renale Acidose.

2. Die *fixe Alkalose*, die durch eine primäre Erhöhung der gebundenen Kohlensäure zustande kommt, wie z. B. bei Medikation mit Bicarbonat oder in gewissen Fällen von Hypokaliämie. Sie kann wie alle anderen Störungen je nach dem Verhalten des p_H kompensiert oder dekompensiert sein.

3. Die *flüchtige oder respiratorische Acidose* spielt in der gesamten Pathophysiologie der Atmung die bedeutendste Rolle. Man findet sie überall dort, wo freie Kohlensäure (Nenner der Gleichung) retiniert wird: Emphysem, Schlafmittelvergiftungen usw.

4. Die *flüchtige oder respiratorische Alkalose* spielt bei Störungen der Lungenfunktion ebenfalls eine große Rolle. Eine Verminderung der freien Kohlensäure findet sich bei Hyperventilation, sei sie durch Regulationsstörung (Atmungstetanie) oder durch die Lunge selbst (z. B. Verteilungs- oder Partialinsuffizienz) bedingt.

Selbstverständlich finden sich diese Störungen selten in reiner Form vor, denn dauernd trachtet der Organismus danach, diese Störungen zu bekämpfen, sei es eine sofortige Verteidigung durch die Atmung, eine verzögerte durch die Nieren oder die spät einsetzende Verteidigung durch Stoffwechselveränderungen in den Geweben.

In der Abb. 9 sind die hauptsächlichsten Störungen des Säure-Basengleichgewichtes schematisch dargestellt.

Für ein genaueres Studium des Säure-Basengleichgewichtes verweisen wir auf die Literaturangaben.

5. Die Cyanose.

Der Ausdruck „Cyanose" wurde 1801 durch Baumes geschaffen. Unter ihr versteht man eine bläuliche Verfärbung der Haut und der Schleimhäute, sie ist eines der wichtigsten Zeichen einer Störung des Lungen- oder Gewebsgasstoffwechsels. Die Bedeutung der Cyanose sowie auch ihre Farbe (blau-rot, rot, grau, bleich) ist von Fall zu Fall verschieden. Es kann sich entweder um eine generalisierte oder um eine lokale Erscheinung handeln (Nägel, Lippen usw.). In manchen Fällen betrifft die Cyanose nur umschriebene Bezirke, wie man das insbesondere bei Kälteeinwirkung sieht.

Der Mechanismus des Zustandekommens der Cyanose wurde viel diskutiert. De Sénac (1749) führte sie auf eine Mischung von venösem und arteriellem Blut durch die Wand der Herzohren und der Ventrikel zurück. 1761 sah Morgagni die Ursache der Cyanose in einer Stenose der A. pulmonalis mit einer Stase des Kreislaufes. Louis (1823) verteidigte diese Theorie, während Bouillaud (1831) die Konzeption de Sénacs befürwortete. Erst 1859 lenkte Claude-Bernard die Aufmerksamkeit auf die Blutgase und wies damit auf eine Richtung, die das Problem der Cyanose lösen sollte. Diesem Weg folgte die Schule von Haldane sowie Stadie (1919) und vor allem Lundsgaard und van Slyke (1923). Diesen Autoren ist es gelungen, eine befriedigende Erklärung des Zustandekommens der Cyanose zu geben. Später wurde das Phänomen in einigen zusammenfassenden Arbeiten behandelt, unter denen vor allem das der Cyanose gewidmete Kapitel im Handbuch der normalen und pathologischen Physiologie von Dautrebande (1934) zu erwähnen ist.

Lundsgaard zeigte, daß die Cyanose durch einen abnorm hohen Gehalt von reduziertem Hämoglobin in den Hautcapillaren bedingt ist. Sie tritt auf, wenn das Capillarblut mehr als 5 g-% reduziertes Hämoglobin enthält. In der Haut müssen in funktioneller Hinsicht zwei verschiedene Capillarnetze unterschieden werden: die Endcapillaren der Hautpapillen und das darunterliegende subpapilläre Capillarnetz. Die Füllung dieser beiden Capillargebiete ist jeweils verschieden. Als anatomisches Substrat der Cyanose spielen die subpapillären Capillarnetze die Hauptrolle (Wollheim). Wenn man statt des Gehaltes an reduziertem Hämoglobin den Begriff der Sauerstoffentsättigung verwendet, so findet man im Capillarblut Sättigungsdefizite von 6—7 Vol.-% Sauerstoff mit einem kritischen Wert von 6,5 Vol.-%. Um die Untersättigung zu berechnen schlug Lundsgaard folgende Formel vor: $\frac{A+V}{2}$, wobei A das Sauerstoffdefizit im arteriellen Teil der Capillare und V das im venösen Teil der Capillare darstellt. Diese Formel stellt allerdings nur eine Annäherung dar, wie es übrigens LUNDSGAARD und VAN SLYKE auch betonen. Theoretisch wäre es möglich, die mittlere capilläre Sauerstoffsättigung mit der BOHRschen Integrationsmethode oder einer ihrer Modifikationen zu bestimmen, sofern das Sauerstoffdefizit am Capillarausgang bekannt ist. Jedoch genügt die Approximation LUNDSGAARDs für eine klinische Bestimmung vollauf, um so mehr als das venöse Mischblut nur im rechten Herzen als genau definiert betrachtet werden kann.

Die Formel von LUNDSGAARD zeigt noch weitere, allerdings bereits durch eine klinische Untersuchung erkennbare Phänomene. Sie bestätigt z. B., daß bei einer Anämie nie eine Cyanose vorkommen kann. Ist die Sauerstoffkapazität des Blutes auf 10 Vol.-% vermindert (entsprechend einem Hämoglobin von 50%), kann das Kriterium der Cyanose, eine mittlere Untersättigung von 6—7 Vol.-%, niemals erreicht werden, wenn auch das Blut in den Capillaren bei normaler arterieller Sauerstoffsättigung vollständig reduziert würde. Umgekehrt kann man bei Patienten mit einer Polyglobulie häufig eine Cyanose konstatieren, ohne daß eine Lungenfunktionsstörung vorliegen würde.

Wenn auch ein abnorm hoher Gehalt an reduziertem Hämoglobin in den Hautcapillaren ein Hauptelement beim Zustandekommen der Cyanose darstellt, so gibt es doch auch andere Faktoren, die eine der Cyanose entsprechende oder ähnlich aussehende Hautverfärbung hervorrufen oder die Intensität der Cyanose beeinflussen können. Diese Faktoren können die Haut betreffen: Dicke der Haut, physiologische Veränderungen des Pigmentgehaltes (Sonnenbrand, Rassenunterschiede) oder pathologische Veränderungen wie Ikterus, Morbus Addison, Hämochromatose, Argyrie; oder sie können das Gefäßsystem betreffen: Zahl der Capillaren, Blutfüllung usw., schließlich spielt die Farbe des Plasmas eine Rolle (GOLDSCHMIDT und LIGHT 1925). Im weiteren kann das Puffervermögen des Blutes und das p_H von Bedeutung sein, indem die Verschiebung der Sauerstoffdissoziationskurve einen gewissen Einfluß auf die Reduktion des Hämoglobins während der Capillarpassage hat, wie dies DAUTREBANDE bei seinen Studien über den Einfluß der Alkalose auf die Dissoziationskurve nachwies. Als besondere Ursache der Cyanose sind endlich noch die Veränderungen der Sauerstoffaffinität des Hämoglobins zu nennen, wie dies z. B. bei Sulfhämoglobinämien in Folge von Phenacetinabusus beobachtet wird (MAIER, BÜHLMANN und HOTZ 1951).

Bei der klinischen Charakterisierung der Cyanose spielt ferner noch der Gehalt an freier Kohlensäure im Gewebe eine Rolle, indem eine Zunahme sehr wahrscheinlich eine Dilatation der Venolen hervorrufen kann (MÉAN 1935). Man beobachtet dies insbesondere bei Emphysematikern und Patienten mit Pulmonalsklerose, die dann eine blaurote Hautfarbe aufweisen. Beim Absinken des Kohlensäuregehaltes dagegen kann man eine Tonusverminderung der Arteriolen und Capillaren konstatieren (Hyperventilation), so daß als Begleiterscheinungen eines zirkulatorischen Kollapses eine fahle, blaugraue Hautverfärbung zustande kommt (DALE und EVANS 1922). Diese bleiche Cyanose bei Zirkulationsstörungen hat eine sehr viel schlechtere Prognose im Gegensatz zur rotblauen, wo Zirkulation und Gefäßtonus intakt sind.

Entsprechend LUNDSGAARD kann man die Cyanosen in zwei große Gruppen einteilen:

a) Die Cyanose, die durch erhöhte periphere Ausschöpfung des Sauerstoffgehaltes bedingt ist, wie man sie bei Herzinsuffizienzen, bei peripherer Stase, bei Kälteeinwirkung usw. beobachten kann. Ist z. B. das arterielle Blut zu 95% mit Sauerstoff gesättigt, was bei einer normalen Kapazität (20,0 Vol.-%)

19,0 Vol.-% aufgenommenem Sauerstoff entspricht, so wird dem Blut in diesen Fällen bei der Gewebspassage so viel Sauerstoff entzogen, daß die Sättigung im venösen Blut statt 70% = 14,0 Vol.-% nur 30% = 6 Vol.-% Sauerstoff beträgt. Der Gehalt an reduziertem Hämoglobin liegt dann mit 13,0 Vol.-% über dem kritischen Wert von 6,5 Vol.-%, bei dem die bläuliche Verfärbung des Gewebes eintritt.

b) Die Cyanose, die durch eine primäre arterielle Sauerstoffuntersättigung bei Lungeninsuffizienz bedingt ist. In diesen Fällen enthält z. B. das arterielle Blut bei einer Sättigung von 70% nur 14,0 statt 19,0 Vol.-% Sauerstoff. Bei einem normalen Sauerstoffverbrauch des Gewebes anläßlich der Capillarpassage von 5,0 Vol.-% enthält das die Capillare verlassende Blut nur noch 9,0 Vol.-% (Sättigung 45%). Die nach LUNDSGAARD berechnete mittlere Untersättigung in den Capillaren beträgt dann 8,5 Vol.-% und liegt damit ebenfalls über dem von ihm angegebenen kritischen Wert. Diesen Typ der Cyanose bei arterieller Untersättigung findet man bei Aufenthalt in großen Höhen, bei manifesten Lungeninsuffizienzen, bei rechts-links shunt im Herzen, aber auch bei Fieber (ROSSIER und MÉAN).

Dies sind die beiden großen Gruppen von Störungen, die zu einer Cyanose führen können, zudem existieren zahlreiche Übergangs- und Kombinationsformen. Eine gleichzeitige Analyse des arteriellen und venösen Blutes, eventuell kombiniert mit dem Sauerstoffversuch (s. weiter unten) kann in den meisten Fällen die wichtigsten Faktoren des Cyanosemechanismus aufdecken.

Es ist das große Verdienst LUNDSGAARDs, die Problematik der Cyanose geklärt zu haben. Ohne die anderen Faktoren mit geringerer Bedeutung zu vergessen, hat er mit der Bestimmung des Gehaltes an reduziertem Hämoglobin im Capillarblut den wesentlichsten Punkt beim Zustandekommen der Cyanose beschrieben. Seine Einteilung hat zweifelsohne die größte praktische Bedeutung. Hingegen darf man nicht vergessen, daß es sich bei seiner Methode nur um eine Annäherung handelt, die nur in eindrücklichen Fällen ihre volle Bedeutung beibehält.

III. Die Regulation der Atmung.

Bei der Regulation der Atmung müssen zwei grundsätzlich verschiedene Mechanismen unterschieden werden (s. Literatur bei HESS, FLEISCH, GESELL, HEYMANS, SCHMIDT, COMROE, WYSS, GRAY, GRODINS u. a.):

1. Die Mechanismen, die hauptsächlich auf nervösem Weg den Rhythmus der Atmung bestimmen.

2. Die Mechanismen, die zugleich auf nervösem und humoralem Weg die Atmung, im engeren Sinne die alveoläre Ventilation, den Bedürfnissen des Stoffwechsels anpassen.

Die Rhythmizität der Atmung wird vor allem durch die Atemzentren im verlängerten Mark (s. Arbeiten von MARKWALD 1887, LUMSDEN 1923, PITTS, MAGOUN und RANSON 1939, HESS 1938) als auch durch die propriozeptiven Reflexe der Lunge (HERING-BREUER 1886) gewährleistet. Man unterscheidet 3 Atemzentren:

1. Das inspiratorische Zentrum im ventralen Teil der Formatio reticularis der Medulla oblongata. Eine Reizung desselben bewirkt eine heftige und koordinierte Inspiration mit Beteiligung der thorakalen Muskeln und des Zwerchfells; eine dauernde Reizung hat eine anhaltende maximale Inspirationsstellung zur Folge.

2. Das exspiratorische Zentrum ist im dorsalen Teil der Formatio reticularis, der Medulla oblongata jedoch etwas weiter kranial als das inspiratorische gelegen. Eine Reizung bewirkt eine aktive Exspiration.

Diese anatomischen Lokalisationen wurden an der Katze bestimmt, jedoch gilt sehr wahrscheinlich das gleiche für den Menschen.

3. Das *pneumotaxische Zentrum* in der oberen Hälfte der Pons cerebri ungefähr auf der Höhe des Colliculum inferior. Dieses Zentrum steht einerseits mit den thermorezeptiven Zentren des Hypothalamus, andererseits mit dem inspiratorischen Zentrum in engem Zusammenhang.

Bei einer Reizung des Inspirationszentrums wird zugleich auch das pneumotaxische Zentrum stimuliert, welches seinerseits reflexartig das exspiratorische Zentrum aktiviert, wodurch das Inspirationszentrum gehemmt wird und somit eine Exspiration der Inspiration folgt. Die descendierenden motorischen Bahnen des Exspirations- und Inspirationszentrums stehen mit den nervösen Zentren des N. phrenicus (C3—C5), den Kernen der Intercostalnerven, der Abdominalmuskelnerven (Rückenmark) in Verbindung.

Die Atemzentren können autonom die Rhythmizität der Atmung gewährleisten, wie dies Untersuchungen mit durchtrennten afferenten Bahnen bewiesen haben. Im physiologischen Zustand stehen sie jedoch unter der dauernden Einwirkung zahlreicher Faktoren, welche dauernd ihre Aktivität beeinflussen. Einmal sind dies die Impulse des Cortex cerebri (gewollte Hyperpnoe, gewollte Apnoe, psychische Erregungen usw.), dann die des Hypothalamus (Temperaturzentrum, Fieber). Die größte Rolle spielen jedoch die Impulse der propriozeptiven Reflexe, die Hering und Breuer erstmals 1886 beschrieben, und die nach ihnen benannt sind. Dieser Hering-Breuersche Reflex wurde später von zahlreichen Autoren näher untersucht, siehe z. B. die Arbeiten von Hess, Fleisch u. a. Er wird durch die speziellen Pressoreceptoren im Lungenparenchym ausgelöst und durch die Lungenfasern des N. vagus in das Stammhirn übertragen. So wird die Reizung dieser Receptoren bei der Inspiration auf das exspiratorische Atemzentrum übertragen, welches seinerseits das inspiratorische Zentrum mit zunehmender eigener Reizung hemmt, wodurch die Inspirationsbewegung zum Stehen kommt. Umgekehrt wird vor allem bei forcierter Exspiration das Inspirationszentrum gereizt, durch diese Reizung wird gleichzeitig das Exspirationszentrum gehemmt und eine Inspirationsbewegung ausgelöst.

Dieser „kinetischen Atmungsregulation" nach Hering und Breuer hat Hess die *„tonische Atmungssteuerung"* gegenübergestellt, wo die reflektorisch bedingten Zwerchfelltonusvariationen eine entscheidende Rolle spielen. Hess hat nämlich die Wichtigkeit der Tonusveränderungen des Zwerchfells beim Wechselspiel zwischen Inspiration und Exspiration experimentell bewiesen. Die Exspirationsbewegungen lösen eine Zunahme des Zwerchfelltonus aus, die zum Stillstand der Ausatmung führt; bei der Inspiration dagegen tritt eine progressive Tonusverminderung dieses Muskels auf, welche eine Bremsung der Einatmung bedingt. Diese Reaktionen sind vom Vagus abhängig und stellen eine reflektorisch vom Lungenvolumen gesteuerte Tonisierung des Zwerchfells dar. Diese Theorien von Hering-Breuer und von Hess bedeuten eigentlich keineswegs Alternativen, sie können ohne weiteres nebeneinander bestehen (Bucher).

Bei künstlicher Ausschaltung des Hering-Breuerschen Reflexes durch Unterbrechung des Vagus auf beiden Seiten wird die Atmung langsamer, aber tiefer, so daß die alveoläre Ventilation konstant bleibt. Durchtrennt man zugleich den Hirnstamm oberhalb der Pons cerebri, wodurch die medullären Zentren vom pneumotaxischen getrennt werden, dann sind die Atembewegungen aufs schwerste gestört (Markwald). Man beobachtet eine Folge von tonisch verlängerten Inspirationsbewegungen, von LUMSDEN „Apneusis" genannt, die mehrere Sekunden dauern. Bei alleiniger Durchtrennung des Hirnstamms ohne Unterbrechung der beiden Nn. vagi, treten diese Inspirationskrämpfe nicht auf (STELLA) und die Atembewegungen behalten ihren normalen Rhythmus bei (PITTS und Mitarbeiter). Man muß somit annehmen, daß das Inspirationszentrum durch zwei Mechanismen unter der Kontrolle des Exspirationszentrums steht; einmal durch die Vagusimpulse der Pressoreceptoren der Lunge und zweitens durch die Impulse des pneumotaxischen Zentrums aus der Pons cerebri. Die Reize dieses letzteren bewirken, daß die „Apneusis" oder inspiratorischen Krämpfe sich in die rhythmischen Bewegungen des Normalzustandes umwandeln.

Schematisch dargestellt ist das Spiel der Mechanismen, die eine rhythmische Atmung gewährleisten das Folgende: die autonomen Impulse des Inspirationszentrums führen zu den von MARKWALD und LUMSDEN (Apneusis) beschriebenen Krämpfen. Unter physiologischen Zuständen wird diese für sich allein unsinnige Aktivität des Inspirationszentrums durch zwei voneinander unabhängige Hemmungsmechanismen in eine sinnvolle Rhythmizität der Atmung umgewandelt. Der erste dieser beiden Hemmechanismen geht vom pneumotaxischen Zentrum in der Pons cerebri aus, welches, durch die Impulse des Inspirationszentrums gereizt, seinerseits das Exspirationszentrum aktiviert, das seinerseits das Inspirationszentrum hemmt. Hierdurch wird an eine Inspirationsbewegung eine Exspirationsbewegung angeschlossen. Im physiologischen Ruhezustand beschränkt sich das Exspirationszentrum darauf, lediglich das Inspirationszentrum zu hemmen, denn die Exspiration ist in diesem Falle nur eine passive, an die Elastizität des Thorax und der Lunge gebundene Bewegung. Nur in pathologischen Fällen und auch während der Arbeit stimuliert das Exspirationszentrum aktiv die entsprechenden Muskelsysteme (Abdominalmuskeln, Mm. intercostales interni u. a.). Der zweite Hemmechanismus des Inspirationszentrums ist der HERING-BREUERsche Reflex, der über den Vagus das Exspirationszentrum reizt, wodurch wiederum das Inspirationszentrum gehemmt wird. Wie die Arbeiten von MARKWALD, STELLA und PITTS und Mitarbeitern aber zeigten, genügt einer der beiden Hemmechanismen, um eine rhythmische Atmung aufrechtzuerhalten.

Wie zu Beginn dieses Kapitels erwähnt, muß man einerseits die Regulation der Atmungsrhythmik, andererseits die Regulation der Ventilation unterscheiden. Wie eng aber diese beiden Regulationsvorrichtungen gekoppelt sind, zeigt das Experiment der beidseitigen Vagotomie. In diesem Falle wird die Atmung sehr viel langsamer, aber zugleich auch tiefer, so daß stets die gleiche alveoläre Ventilation aufrechterhalten bleibt.

Die Regulation des Minutenvolumens, d. h. in erster Linie der alveolären Ventilation, wird durch ein eigenes, von dem der Atmungsrhythmik völlig verschiedenes Receptorensystem bewerkstelligt, jedoch bedient sie sich derselben Atemzentren und der gleichen efferenten Bahnen.

Bei der Hyperventilation ist die Aktivität des Inspirationszentrums gesteigert, was zu einer größeren Expansion des Thorax und der Lungen, zugleich zu einer Erhöhung der Kreislaufgeschwindigkeit führt, während gleicherweise die Exspiration mit zunehmender Hyperventilation zu einem aktiven Prozeß der Exspirationsmuskulatur wird.

Zu einer Hyperventilation kommt es hauptsächlich unter folgenden 4 Bedingungen: 1. Hypoxämie, 2. Kohlensäureatmung (respiratorische Acidose), 3. fixe oder metabolische Acidose, 4. Arbeit. Die Intensität der Hyperventilation (s. Schema nach GRAY) ist wie auch die Veränderungen im arteriellen Blut von Fall zu Fall verschieden.

Folgendes Schema zeigt, daß es nicht möglich ist, die Hyperventilation nur auf einen Faktor des arteriellen Blutes zurückzuführen, wie es zahlreiche Autoren ursprünglich angenommen hatten. Rosenthal (1880) war der Meinung, daß die Größe der Ventilation eine Folge der Sauerstoffspannung des arteriellen Blutes sei, Haldane und Priestley (1905) nahmen als auslösenden Faktor die Kohlensäure, Winterstein (1911) des p_H an usw.

Schema nach Gray.

Zustand	maximale Ventilation	Veränderungen im arteriellen Blut		
	Liter/min	pO_2	pCO_2	p_H
Sauerstoffmangelatmung	12	∨	∨	∧
Kohlensäureatmung	70	∧	∧	∨
Fixe Acidose	35	∧	∨	∨
Leichte Arbeit	50	○	○	○
Schwere Arbeit	120	○	∨	∨

∧ erhöht; ∨ erniedrigt; ○ keine Veränderung.

Diese unistischen Theorien wurden später in Anbetracht der neuen Untersuchungsergebnisse durch komplexere Erklärungsversuche abgelöst (Hasselbalch 1912, Nielsen 1936 u. a.). Diese sprachen dem p_H und der arteriellen Kohlensäurespannung die Hauptrolle zu, nahmen jedoch an, daß die Reizschwelle der Atemzentren diesen beiden Faktoren gegenüber noch von anderen Umständen abhängt (arterielle Sauerstoffspannung, Muskelarbeit usw.). Auch diese Theorien konnten experimentell nie eindeutig bestätigt werden. Winterstein (1921), später Gesell (1925), entwickelten andere Theorien, wonach das p_H der Zellen der Atemzentren für die Regulation maßgebend sei, dieses Gewebs-p_H aber nicht unbedingt in direkter Abhängigkeit des arteriellen p_H stehe. Jedoch wurden nie irgendwelche einwandfreien Beweise für diese Theorien erbracht.

Ein Erklärungsversuch neuesten Datums stammt von Gray (1946). Er nimmt für die Regulation der Ventilationsgröße wieder die 3 Faktoren: arterielle Sauerstoff- und Kohlensäurespannung und p_H an. Jedoch bestimmen diese Faktoren nicht die Ventilation als solche, sondern in unabhängiger Weise, jedoch additiv die Funktion *VR*, d. h. den Quotienten

$$VR = \frac{\text{Alveoläre Ventilation. Istwert}}{\text{Alveoläre Ventilation. Sollwert}}.$$

Er schlägt folgende empirische Formel vor, die eine Synthese der Ventilationsregulation darstellt:

$$VR = 0{,}22\,H^+ + 0{,}262\,pCO_2 + \frac{105}{10^{0{,}038 \times pO_2}} - 18,$$

wobei $H^+ = cH$, ausgedrückt in Billionen Mol pro Liter.

Grodins erweiterte die Theorie Grays (multiple factor theory) für die Arbeit, denn seiner Meinung nach können die Veränderungen des p_H und der arteriellen Sauerstoff- und Kohlensäurespannung nicht allein die Ventilationssteigerung bei Arbeit erklären. Jedoch sind weder Ursprungsort der Reize durch Muskelarbeit, noch ihre Übertragung auf die nervösen Zentren bekannt.

Die von Grodins ausgebaute Theorie von Gray gibt eine einigermaßen zufriedenstellende Erklärung der verschiedenen Mechanismen der Ventilationsregulation. Allerdings ist diese Theorie in erster Linie auf den Normalzustand zugeschnitten, in pathologischen Fällen wie z. B. Schlafmittelvergiftungen, chronische Hypercapnie usw. unterliegen die verschiedenen Regulationsmechanismen gewissen Veränderungen. So muß in diesen Fällen z. B. eine Änderung der Reizbarkeit der Atemzentren und ein Adaptationsmechanismus zum pathologischen Zustand in Betracht gezogen werden.

Bei der Regulation der Ventilation spielen verschiedene Systeme von Receptoren eine Rolle, deren Zusammenwirken sehr komplexer Natur ist. Einerseits wirken 2 Gruppen von Chemoreceptoren, andererseits die Thermoreceptoren bei der Anpassung der Atmung an die verschiedenen Einflüsse.

Die eine Gruppe von Chemoreceptoren ist im Zentralnervensystem, nämlich in den Atemzentren in der Medulla oblongata lokalisiert. Sie reagieren in erster Linie auf die p_H und Kohlensäurespannungsänderungen des Capillarblutes, die im großen ganzen den p_H und Kohlensäurespannungsänderungen des arteriellen Blutes zumindest im physiologischen Zustand konform sind. Eine Erhöhung der Kohlensäurespannung oder eine Verschiebung des p_H nach der sauren Seite bewirkt eine Hyperventilation, die zum Ziel hat, durch Ausscheidung der freien Kohlensäure die normalen Verhältnisse wieder herzustellen. Umgekehrt hat eine Kohlensäurespannungserniedrigung und eine Erhöhung des p_H (diese Phänomene sind meist gekoppelt) eine Hypoventilation mit Retention von freier Kohlensäure zur Folge. Jedoch sind diese zentralen Chemoreceptoren, nicht wie man lange angenommen hatte, auf die Veränderungen der Sauerstoffspannung empfindlich. Es scheint sogar, daß sie durch die Verminderung der Sauerstoffspannungen gehemmt werden.

Im Gegensatz zu den zentralen Chemoreceptoren sind die peripheren, Glomus caroticum und Glomus aorticum, in erster Linie auf die Sauerstoffspannung empfindlich. Diese beiden Receptoren, die durch den N. glossopharyngeus (Glomus caroticum) und den N. vagus (Glomus aorticum) innerviert werden, reagieren in der Tat nur in beschränktem Maße auf Änderungen des p_H und der Kohlensäurespannung. Im Normalzustand, d. h. solange die arterielle Sauerstoffspannung noch mehr als 80 mm Hg beträgt, spielen diese beiden Receptoren bei der Regulation keine Rolle. Erst bei deutlicher Untersättigung, d. h. bei Sauerstoffspannungen unter 80 mm Hg, bewirken sie durch nervöse Beeinflussung der Atemzentren eine Hyperventilation zur Kompensation der Sauerstoffuntersättigung. Diese beiden Organe sind auch auf andere Reize wie z. B. Lobelin und Coramin empfindlich.

Das Zusammenspiel der Chemoreceptoren peripher oder zentral erklärt jedoch nicht die Atemregulation während Arbeit, denn lediglich während größerer Belastungen tritt durch Retention von Milchsäure aus den Muskeln eine fixe Acidose auf, die durch Beeinflussung der Chemoreceptoren eine gewisse Ventilationssteigerung erklären könnte. Bei leichter Arbeit sind hingegen Sauerstoff- und Kohlensäurespannung sowie auch p_H im arteriellen Blut absolut normal. Und es scheint, wie weiter oben bereits erwähnt, daß noch weitere in der Peripherie, z. B. in den Muskeln oder Gelenken gelegene Chemoreceptoren vorhanden sind (GRODINS), deren Existenz bis heute noch nicht eindeutig nachgewiesen worden ist.

Bei den Thermoreceptoren können ebenfalls 2 Gruppen, die zentral gelegenen und die peripher gelegenen, unterschieden werden. Erstere befinden sich im Hypothalamus, letztere (peripher insbesondere) in der Haut. Die zentralen Receptoren reagieren hauptsächlich auf die Änderungen der Bluttemperatur, die peripheren dagegen auf die Außentemperatur. Sie spielen insbesondere bei Tieren (Hund), die eine Thermoregulation durch die Atmung besitzen, eine große Rolle, während ihnen beim Menschen geringere Bedeutung zukommt. Immerhin tritt ihre Regulationswirkung auch beim Menschen z. B. im Fieber (Hypothalamus) oder bei großer Kälteeinwirkung auf die Haut (Hautreceptoren) in Erscheinung.

Schließlich existiert eine Regulation von seiten des arteriellen Blutdruckes. Wie gewisse Experimente zeigen, vermag ein erhöhter Druck die Atmung zu hemmen, während sie durch eine Druckverminderung aktiviert wird.

Im Normalzustand und in Ruhe steht die Ventilation in erster Linie unter dem Einfluß der capillären Kohlensäurespannung und des p_H in den Atemzentren. Kohlensäurespannung und p_H sind dabei grosso modo gleich wie im peripheren arteriellen Blut. Die spezifische Ventilation, auch Atemäquivalent genannt, ist unter diesen Umständen normal. Ändert sich der Stoffwechsel des Organismus unter anderen äußeren Bedingungen wie z. B. bei Arbeit, so versucht die Atmung ihren funktionell optimalen Charakter beizubehalten. Unter Bedingungen, wo jedoch die Atmung eine Verteidigung gegen pathologische exogene (große Höhe — Kohlensäureatmung — Hyperthermie) oder endogene (fixe Alkalose oder fixe Acidose — Fieber — usw.) Einflüsse darstellt, kann die spezifische Ventilation abnormale Werte annehmen (Gray 1950, Rossier und Wiesinger 1948). Die Atmung wird unter diesen Umständen in erster Linie dazu dienen, die Bedrohung der Integrität des Stoffwechsels auszuschalten und erst in zweiter Linie der normalen Sauerstoffaufnahme und Kohlensäureausscheidung genügen. Schließlich ist darauf hinzuweisen, daß die Reizschwelle der zentralen und peripheren Receptoren, sowie auch der Regulationszentren selbst, sich in pathologischen Zuständen beträchtlich verändern kann. So kann man z. B. in gewissen Fällen von Emphysem mit beträchtlicher Erhöhung der Kohlensäurespannung im arteriellen Blut konstatieren, daß die Regulation der Atmung sozusagen allein durch die Sauerstoffspannung gewährleistet wird. In diesen Fällen kann sich reine Sauerstoffatmung katastrophal auswirken, weil dadurch die wichtigste Stimulationsquelle unterdrückt wird, eine Verminderung der alveolären Ventilation mit gefährlich hoher Retention von Kohlensäure wird die Folge sein. Dieses Beispiel zeigt, daß vom Normalzustand völlig verschiedene Regulationsmechanismen in der Pathophysiologie der Atmung eine Rolle spielen.

B. Untersuchungsmethoden.

I. Ventilationswerte.

1. Allgemeines zur Spirometrie und zu den Apparaturen.

Seit der Erfindung des Spirometers durch Hutchinson 1846 hat sich die Spirometrie als klinische Untersuchungsmethode sehr weit entwickelt; dabei ist das Prinzip des Spirometers, die Gasglocke im Wasserbad, trotz zahlreicher Modifikationen immer gleich geblieben. Heute unterscheiden wir hauptsächlich 2 Methoden: Die Spirometrie mit einem offenen und die mit einem geschlossenen System. Bei ersterem wird nur die Ausatmungsluft in der Spirometerglocke gesammelt, während der Patient Zimmerluft oder ein anderes beliebiges Gasgemisch einatmet. Bei dieser offenen Anordnung muß das Spirometer für länger dauernde Versuche ein großes Volumen haben. Von einer offenen Anordnung kann man auch dann sprechen, wenn der Patient aus dem Spirometer einatmet und die Exspirationsluft woanders hingeleitet wird. Das Wesentliche ist, daß In- und Exspirationsluft durch einen Klappenmechanismus getrennt werden müssen, wobei die Konstruktion von resistenzarmen Klappen ein besonderes Problem darstellt. Die offene Methode wird besonders für spezielle Untersuchungen wie Arbeitsversuche und Bestimmung der Residualluft angewandt. Ein wesentlicher Nachteil des notwendig großen Volumens liegt in den Fehlermöglichkeiten durch Temperaturänderungen während des Versuches und in der unvermeidlich groben Registrierung der Atemkurve bei großem Durchmesser der Spirometerglocke.

Zu den offenen Methoden gehört auch das Sammeln der Exspirationsluft in einem Douglas-Sack, der sich für bestimmte Versuche sehr gut bewährt und den Vorteil hat, daß der Patient beweglich bleibt, weil der Sack auf dem Rücken befestigt werden kann. Beim Arbeiten mit einem DOUGLAS-Sack muß man daran denken, daß Gummi, wenn auch in einem beschränkten Maße, für Gase durchlässig ist, was zu erheblichen Fehlern führt, wenn die Gasanalyse nicht sofort nach dem Versuch durchgeführt wird. Nach ENGHOFF ist synthetisches Material dem Gummi vorzuziehen, weil die Gasdiffusion geringer ist. Um das Ventilationsvolumen zu messen, muß der DOUGLAS-Sack noch in ein Spirometer oder eine Gasuhr entleert werden. Auch Gasuhren werden für die Messung der Ventilation in einer offenen Anordnung verwendet, z. B. die registrierende Gasuhr von REIN. Hinsichtlich Meßgenauigkeit sind die Gasuhren dem Spirometer meistens unterlegen, weil die Eichung in ziemlich engen Grenzen von der Luftgeschwindigkeit abhängig ist.

Der Patient wird an das Spirometer bzw. den DOUGLAS-Sack oder die Gasuhr mit einem Mundstück oder einer Atemmaske angeschlossen. Das Mundstück hat den Vorteil, daß es ohne Schwierigkeiten sterilisiert werden kann und eine dichte Verbindung garantiert. Doch ist der Patient gezwungen, durch den Mund zu atmen, was für den Ruhezustand nicht physiologisch ist, und die Nase muß durch eine Klemme verschlossen werden. Die Atemmaske, die von vielen Patienten vorgezogen wird, erlaubt eine freie Mund- und Nasenatmung, ist aber gelegentlich schwierig dicht an den Kopf anzupassen. Zudem darf man beim Arbeiten mit einer Atemmaske nicht vergessen, daß man einen zusätzlichen schädlichen Raum hat, der bei Verwendung eines geschlossenen Systems nur vermieden wird, wenn die Luft durch eine Pumpe zum Zirkulieren gebracht wird, wie bei den Geräten von BENEDIKT und KNIPPING.

Eine spezielle Anordnung für ein geschlossenes Spirometersystem wurde von DONALD und CHRISTIE angegeben. Bei dieser Methode atmet der Patient aus einem etwa 80 Liter fassenden Sack, der in einer starren Kammer von etwa 100 Liter Inhalt liegt. Die Exspirationsluft wird in die Kammer geleitet, so daß sie sich schließlich um den die Inspirationsluft enthaltenden Sack sammelt. Das Spirometer registriert dann wie üblich jeden Atemzug, aber Ein- und Ausatmungsluft bleiben voneinander getrennt. Wird die Kohlensäure durch Lauge absorbiert, so zeigt das Spirometer den Sauerstoffverbrauch durch die Volumenverminderung. Wird die Kohlensäure nicht absorbiert, so entspricht die Volumenveränderung dem respiratorischen Quotienten, d. h. das Volumen bleibt konstant bei einem RQ von 1. Ähnliche Spirometeranordnungen wurden früher schon von TUSSER, MANNSFELD und SCHROEDER beschrieben. Bei den sog. Teilstromverfahren wird durch entsprechende Anordnung nur ein Teil der Ventilation mit einem Spirometer gemessen. Die Proportionalität des gemessenen Teilvolumens zum gesamten Ventilationsvolumen ist abhängig von der Größe der in den Hauptkreislauf eingeschalteten Düsen. Ähnlich wie bei den Gasuhren liegt bei dem Teilstromverfahren in der unter verschiedenen Versuchsbedingungen wechselnden Luftgeschwindigkeit eine gewisse Fehlerquelle. ENGHOFF hat einen Apparat konstruiert, der nicht nur hinsichtlich volumetrischer Messung, sondern auch prozentualer Gaszusammensetzung im abgezweigten Kreislauf eine befriedigende Übereinstimmung mit dem Hauptkreislauf zeigt. ANTHONY und auch SCHROEDER entwickelten eine Methode für die gleichzeitige Registrierung des Pneumotacho- und Spirogrammes. ANTHONY fand dabei hinsichtlich Volumenmessung eine gute Übereinstimmung. Die Registrierung des Atemvolumens und des Gaswechsels mit Hilfe anderer als volumetrischer Prinzipien ist zwar technisch sehr interessant, aber nur für bestimmte Fragestellungen, nicht aber für den Routinebetrieb in der Klinik brauchbar, so z. B. die Atemvolumenmessung mit dem Hitzdraht nach LEHMANN und die fortlaufende Gasanalyse mit der Ranarexapparatur nach BANSI.

In der Klinik hat sich für Lungenfunktionsprüfungen weitaus am besten das geschlossene Spirometersystem bewährt, wie es ursprünglich BENEDIKT angegeben hatte, und das inzwischen zahlreiche Modifikationen erfuhr.

2. Die Spirometrie mit einem geschlossenen System.

Die Spirometrie mit einem geschlossenen System hat unter anderem den Vorteil der direkten Registrierung von In- und Exspiration. Das Spirogramm zeigt die Atemfrequenz, die Gleichmäßigkeit der Atmung, und aus der Form der Atemzacke bei schnellaufendem Kymographion läßt sich einiges über die Luftgeschwindigkeit während In- und Exspiration aussagen. Neben dem Atemminutenvolumen wird aus der Verminderung des Spirometervolumens die Sauerstoffaufnahme des Patienten gemessen. Die ausgeschiedene Kohlensäure muß absorbiert werden, womit auch die Möglichkeit besteht, die Kohlensäureproduktion zu bestimmen. Diese Spirometrie hat im Verlaufe der vergangenen 30 Jahre zahlreiche Verbesserungen erhalten, von denen im folgenden die Rede sein soll. Wird beim geschlossenen System die Luft nicht mittels einer Pumpe zum Zirkulieren gebracht, so muß, wie bei der offenen Methode durch eine direkt vor dem Mund plazierte Ventilsteuerung jede Rückatmung von Exspirationsluft verhindert werden. Derartige konstruktiv einfache und im Gesamtvolumen kleine Spirometer (KROGH und FLEISCH) bewähren sich für die Bestimmung des Grundumsatzes, sind aber für Lungenfunktionsuntersuchungen nicht brauchbar. Spirometer, die hinsichtlich Ventilation, Atemfrequenz, Sauerstoffaufnahme und Kohlensäureabsorption unter verschiedenen Bedingungen einen großen Spielraum gewährleisten sollen, müssen eine Reihe von Anforderungen erfüllen. Die Luft im geschlossenen System muß dann auf jeden Fall durch eine Pumpe, entweder einen Kompressor oder einen Ventilator befördert werden. Der Kompressor ist etwas störanfälliger als der Ventilator, bewältigt aber größere Druckdifferenzen, wie sie z. B. bei der Kohlensäureabsorption in Waschflaschen unvermeidlich sind. Auf jeden Fall sollte das durch den Kompressor oder Ventilator geförderte Luftvolumen das 2—3fache des Minutenvolumens des Patienten betragen, damit auch während der Phase der größten Luftgeschwindigkeit bei der Inspiration keine Luft aus dem Exspirationsschlauch rückgeatmet wird. Bei Arbeitsversuchen mit höheren Belastungen sollte die Förderleistung der Pumpe 200—250 Liter je Minute sein. Bei dem gekoppelten Doppelspirometer nach Fleisch kommt man mit der Hälfte der Pumpenleistung aus, weil in der Glocke Exspirations- und Inspirationsluft getrennt bleiben. Eine zweite Forderung an ein modernes Spirometer liegt darin, daß die durch den Patienten zu bewegenden Massen, vor allem Glocken und Gegengewicht möglichst klein sein sollen. Heute ist es möglich, aus ganz dünnem Stahlblech mit einem Antikorrodalüberzug Glocken von 10 Liter Inhalt zu bauen, die nicht mehr als 150—200 g wiegen, was mit dem als Gegengewicht dienenden Schreiber 300—400 g zu bewegende Masse ausmacht. Derartige leichte Anordnungen machen eine Auftriebskompensation in den meisten Fällen überflüssig. Ein gutes Spirometer reagiert schon auf einen leichten Hauch in den Inspirationsschlauch aus mehreren Zentimetern Entfernung. Die zu- und abführenden Schläuche müssen, um eine resistenzarme Atmung zu gewährleisten, genügend weit sein, d. h. mindestens einen Durchmesser von 4 cm haben. Faltenschläuche erhöhen durch Wirbelbildung den Widerstand und sind deshalb eher ungeeignet. Ist das Gesamtvolumen der Apparatur klein, z. B. 10—20 Liter, so sind die Fehler durch Temperaturänderungen während des Versuches im Vergleich zu der Volumenänderung durch Atmung und Sauerstoffverbrauch relativ gering. Doch steigt die Temperatur bei kleinem Volumen schneller an, so daß wie bei Apparaten mit großem Gesamtvolumen durch Kühlung für die Temperaturkonstanz gesorgt werden muß. Auf jeden Fall ist es empfehlenswert, ein Thermometer in die Glocke oder in den Abgang des Inspirationsschlauches einzubauen. Die vom Patienten ausgeschiedene Kohlensäure wird entweder trocken durch Natriumkalk oder feucht durch 47%ige Kalilauge absorbiert. Nur im letzteren Fall ist durch Rücktitrierung mit Salzsäure eine exakte Mengenbestimmung möglich. Es muß immer eine vollständige Kohlensäureabsorption erstrebt werden. Diese ist abhängig von der Größe der Berührungsfläche zwischen kohlensäurehaltiger Luft und Lauge und auch vom Fördervolumen der Pumpe. Bei der trockenen Absorption mit Natriumkalk kommt es nicht nur auf die Größe des Absorptionsgefäßes, sondern auch auf die Form der Granula an, die die Kontaktfläche maßgebend beeinflußt. Bei trockener Absorption wird die Luft im Absorptionsgefäß getrocknet, was manchmal unangenehm empfunden wird, weshalb diese Spirometer noch eine besondere Einrichtung für die Befeuchtung der Inspirationsluft haben. Bei Absorption in Waschflaschen kann der Absorptionseffekt durch eine günstige Formgebung der Flaschen und Anordnung der Sinterfilter (Knipping), die den Luftstrom in feinste Bläschen aufteilen, erhöht werden. Wegen der größeren physikalischen Löslichkeit bei tiefen Temperaturen sollen die Flaschen in einem Wasserbad gekühlt werden, was auch die Temperaturkonstanz im ganzen Spirometersystem verbessert.

Soll der Patient ein Luftgemisch mit 20,9 Vol.-% Sauerstoff atmen, und nur dann kann man von physiologischen Untersuchungsbedingungen sprechen, so muß der anfängliche Sauerstoffgehalt, der durch den Sauerstoffverbrauch des Patienten dauernd und bei kleinem Spirometervolumen sehr schnell vermindert wird, stabilisiert werden. Deshalb sind heute alle modernen Kreislaufspirometer mit einem Sauerstoffstabilisator ausgerüstet. Die ersten klinisch brauchbaren Systeme beruhen auf der Konstanzerhaltung des Anfangsvolumens. Eine vollständige Kohlensäureabsorption und Temperaturkonstanz vorausgesetzt, wird das Spirometervolumen nur durch die Sauerstoffaufnahme des Patienten im Sinne einer Verminderung verändert. Wird nun das Anfangsvolumen durch Nachfüllen von möglichst reinem Sauerstoff gleichgehalten, so bleibt damit auch die anfängliche Konzentration erhalten. Für automatische Apparaturen ist die Konstanthaltung am Inspirationspunkt die technisch einfachere Lösung. In diesem Fall bleibt die obere Linie der Atemkurve horizontal. Wird die Atmung während des Versuches vertieft, so sinken die Exspirationspunkte, was das gewohnte Bild des Spirogramms bei Vertiefung der Atmung etwas entstellt. Umgekehrt ist es bei der Volumenstabilisierung auf den Exspirationspunkten. Hier bleibt immer die untere Linie der Atemlinie horizontal. Eine dritte technische Möglichkeit besteht darin, daß entsprechend dem nachgefüllten Sauerstoff eine gleiche Menge Spirometerluft aus dem System entfernt wird. Dann steigt die Atemkurve wie ohne Stabilisierung an, der Sauerstoffverbrauch wird wie üblich aus dem Anstieg der Kurve gemessen, und alle Änderungen des Atemtyps werden im Spirogramm nicht durch die Stabilisierung deformiert. Bei den ersten Systemen mit horizontaler Atemkurve muß der Sauerstoffverbrauch noch separat gemessen werden, indem man ihn entweder aus der Nachfüllbombe erst durch eine registrierende Gasuhr in den Kreislauf leitet, wie z. B. beim System WIESINGER und SIGRIST (1948), oder der Sauerstoff gelangt aus einer zweiten Spirometerglocke — moderne Spirometer sind meistens als Doppelspirometer konstruiert — in den Kreislauf. Die Volumenabnahme in der zweiten Glocke entspricht dann der Sauerstoffaufnahme des Patienten. Da der Sauerstoff in diesem Falle nicht ganz trocken ist, ergibt sich eine Korrektur für den Wasserdampfgehalt von etwa 2%, was nicht der Fall ist, wenn der Sauerstoff direkt aus der Bombe in den Kreislauf gelangt. Allen diesen Systemen der Sauerstoffstabilisierung ist der Nachteil gemeinsam, daß bei einer Volumenänderung aus anderen Gründen als Sauerstoffverbrauch z. B., Verschiebung der Atemmittellage zur ex- oder inspiratorischen Seite, je nachdem zu wenig oder zu viel Sauerstoff nachgefüllt wird. Im Endeffekt muß man doch immer mit einer gewissen Variation der Konzentration rechnen, die um so kleiner ist, je größer das Gesamtvolumen des Systems ist. Arbeitet man mit kleinem Spirometervolumen, z. B. 10 Liter, so muß man daran denken, daß unabhängig vom Sauerstoffverbrauch des Patienten die Konzentration im Kreislauf nach einigen Minuten infolge der Mischung mit der an Sauerstoff ärmeren Lungenluft etwas tiefer ist, als zu Beginn des Versuches, was auch für das gekoppelte Doppelspirometer von FLEISCH gilt.

Einen Gipfel der apparatemäßigen Entwicklung stellt der in neuester Zeit von FLEISCH (1954) angegebene Métabograph dar. Dieses Spirometer erfüllt alle erwähnten technischen Anforderungen für den Ruhe- und Arbeitsversuch und bietet nicht nur eine fortlaufende Messung und Registrierung der Sauerstoffaufnahme, sondern auch der ausgeschiedenen Kohlensäure und des respiratorischen Quotienten.

3. Was bietet die Spirometrie?

Das Spirogramm zeigt uns direkt die Atemfrequenz, das Atemvolumen, die Sauerstoffaufnahme, und wenn wir unter Grundumsatzbedingungen arbeiten, damit auch den Grundumsatz. Die Kohlensäureausscheidung kann durch Rücktitration der Lauge in den Absorptionsflaschen genau bestimmt werden und ergibt mit dem Sauerstoffverbrauch den respiratorischen Quotienten. Die auf 1 min berechneten Zahlen sind für den Ruheversuch Mittelwerte eines mindestens 10 min dauernden Versuches. Um vergleichbare Werte für die Gasvolumina zu erhalten, sind Druck- und Temperaturkorrekturen notwendig. Die Sauerstoffaufnahme wird auf 0° Celsius und 760 mm Hg reduziert und das Minutenvolumen auf „Lungenverhältnisse", d.h. 37°, Wasserdampfsättigung bei 37° und atmosphärischem Druck korrigiert, was bei üblichen Zimmertemperaturen eine Zunahme um etwa 10% ausmacht.

Die Spirometrie gibt uns aber nicht nur Auskunft über die Ventilation und den Gaswechsel, sondern erlaubt auch die Bestimmung der Atemreserven, nämlich der Vitalkapazität und des Atemgrenzwertes. Für die Messung der Vitalkapazität lassen wir den liegenden und stehenden Patienten wiederholt möglichst tief ein- und ausatmen, und wir berücksichtigen den größten Wert, der ebenfalls auf „Lungenverhältnisse" korrigiert wird. Zum Unterschied zu den Gaswechsel- und Ventilationswerten sind wir bei der Bestimmung der Atemreserven auf die Mitarbeit des Patienten angewiesen. Mehr noch als für die Vitalkapazität gilt das für den Atemgrenzwert, wie er von HERMANNSEN eingeführt wurde. Bei dieser Bestimmung wird der stehende Patient aufgefordert, möglichst tief und schnell ein- und auszuatmen. Hier spielt im Gegensatz zur Vitalkapazität das zeitliche Moment eine ausschlaggebende Rolle. Es ist nicht nötig, ja sogar unvorteilhaft, den Patienten längere Zeit maximal ventilieren zu lassen, sondern es genügen 5—10 Atemzüge, die dann hinsichtlich Frequenz und Volumen auf 1 min umgerechnet werden. Auch der Atemgrenzwert wird mehrmals und mit verschiedenen Frequenzen bestimmt, und man verwendet das beste Resultat. Neuere englische Arbeiten von O. SILVIA, BERNSTEIN und MENDEL weisen in bezug auf den Atemgrenzwert erneut darauf hin, daß, um Fehler zu vermeiden, das Spirometer hinsichtlich Trägheit der zu bewegenden Massen, Weite der Schläuche sowie Pumpenleistung große Anforderungen erfüllen muß. Zudem muß dafür gesorgt sein, daß das Wasser nicht zum Schwingen kommt oder sich die Glocken ausbuchten. Die Autoren schlagen zudem vor, den Atemgrenzwert immer mit der gleichen Frequenz, z. B. 30 je Minute, zu bestimmen. Wir halten es für besser, den Patienten die Frequenz selber wählen zu lassen, sind uns aber bewußt, daß ein Patient auch bei kleiner Vitalkapazität mit einer ungewöhnlich großen Frequenz noch einen relativ hohen Atemgrenzwert erreichen kann, der in diesem Fall aber nur eine gute Atemreserve vortäuscht, weil derartig große Frequenzen bei körperlicher Belastung gar nicht ausgenützt werden können.

Für die Bestimmung der Atemreserven nach TIFFENEAU bzw. der „timed capacity" nach GAENSLER genügt ein einfaches Spirometer mit geringer Resistenz. Der Patient wird aufgefordert, nach einer tiefen Inspiration möglichst schnell, gewissermaßen explosionsartig zu exspirieren. Die Menge des so exspirierten Volumens wird auf dem schnell laufenden Kymographion in $^1/_{10}$ sec unterteilt gemessen. Wie beim Atemgrenzwert spielt auch hier das zeitliche Moment eine ausschlaggebende Rolle. Es ist einmal von Bedeutung, wieviel während der ersten $^1/_{10}$ sec exspiriert werden kann und nach welcher Zeit die ganze Vitalkapazität ausgeatmet ist. $^2/_3$ der Vitalkapazität sollten in 1 sec exspiriert werden können, was bei vermehrten Widerständen in den Atemwegen nicht der Fall ist. Wie der später zu besprechende Pneumometerstoß nach Hadorn ist der Tiffeneau-Test der Bestimmung des Atemgrenzwertes gleichzusetzen, stellt aber hinsichtlich Apparaturen kleinere Anforderungen.

4. Theoretische Sollwerte.

Für die Beurteilung der Lungenfunktion und speziell der Atemreserven eines Patienten ist die Kenntnis der theoretischen Sollwerte von großer Bedeutung. Ausschlaggebend ist die Berechnung der theoretischen Vitalkapazität, da sich die Sollwerte für den Atemgrenzwert durch Multiplikation der Vitalkapazität mit einem empirischen Faktor ergeben. Die Literatur über die beste Berechnung der theoretischen Vitalkapazität ist ziemlich umfangreich. Es ist eigentlich naheliegend, daß man beim Vergleich des Ist- mit dem Sollwert letzteren nicht aus dem Brustumfang oder der Thoraxform berechnen darf, denn diese können ja bei Lungenkranken erhebliche Deformitäten erleiden. Aus diesem Grunde sollen hier nur die Berechnungsmethoden behandelt werden, die von der Körpergröße, dem Gewicht, der Oberfläche, dem Geschlecht und dem Alter ausgehen. Wir können 5 Gruppen von Berechnungsmöglichkeiten unterscheiden. Die erste geht nur von der Körpergröße aus und berücksichtigt eventuell das Geschlecht, die zweite geht lediglich vom Gewicht aus, nach der dritten Möglichkeit berechnet man den Sollwert für die Vitalkapazität aus Größe und Gewicht, oder man geht von der aus Größe und Gewicht bestimmten Körperoberfläche aus. Anthony berechnete die Vitalkapazität aus dem Grundumsatz, für dessen Bestimmung nach Harris und Benedikt Größe, Alter, Gewicht und Geschlecht berücksichtigt werden. Cournand schließlich berechnet den Sollwert für die Vitalkapazität nur aus Größe und Alter mit einem für Männer und Frauen verschiedenen Faktor (Tabelle 1).

Tabelle 1. *Die Berechnung der Sollwerte der*

An Hand von 4 Beispielen werden die zum Teil erheblichen Unterschiede dargestellt. A = Alter

	Nach Größe (L in cm)	Nach Gewicht (G in kg)	Nach Größe und Gewicht (L in cm; G in kg)
	a: Gross ♂ = L — 80 × 50 ♀ = L — 96 × 50 b: West ♂ = 25 × L ♀ = 20 × L c: Hewlett-Jackson 50 × L — 4400 d: Piolti 47,66 × L — 4146	e: Myers ♂ = 21,2 × G + 1168 ♀ = 17,6 × G + 900 f: Piolti 22 × G + 2410	g: Ludwig ♂ = 40 × L + 30 × G — 4400 ♀ = 40 × L + 10 × G — 3800 h: Hewlett-Jackson 31,4 × L + 27 × G — 3000
I: ♂ A = 59 Jahre L = 173 cm G = 74 kg	a: 4650 b: 4320 c: 4240 d: 4100	e: 2740 f: 4040	g: 4740 h: 4440
II: ♂ A = 22 Jahre L = 180 cm G = 67 kg	a: 5000 b: 4500 c: 4600 d: 4334	e: 2590 f: 3880	g: 4810 h: 4460
III: ♀ A = 63 Jahre L = 160 cm G = 73 kg	a: 3200 b: 3200 c: 3600 d: 3474	e: 2180 f: 4020	g: 3330 h: 3990
IV: ♀ A = 47 Jahre L = 160 cm G = 65 kg	a: 3200 b: 3200 c: 3600 d: 3474	e: 2040 f: 3840	g: 3250 h: 3775

Die Gegenüberstellung der mit den verschiedenen angegebenen Formeln berechneten Sollwerte für die Vitalkapazität zeigt an Hand von 4 Beispielen mit Gewichts- und Altersvariationen erhebliche Unterschiede. Wird nur die Körpergröße berücksichtigt, so ergeben sich je nach Formel unterschiedliche und für ältere Patienten sicher zu hohe Werte. Ganz ungeeignet scheint als Grundlage das Gewicht allein, die Berechnung auf dieser Basis ergibt bei Übergewichtigen viel zu hohe Zahlen. Auch Größe und Gewicht sowie die Oberfläche geben keinen guten Index. Die so berechneten Sollwerte liegen ebenfalls meistens zu hoch. Bei unseren Beispielen trifft der Sollwert nur für den Fall II, einen jugendlichen, großen und untergewichtigen Patienten zu. Dazu ist zu bemerken, daß LUDWIG seine Formel auch nur für jugendliche Patienten bestimmt hat. Die beste Übereinstimmung untereinander und mit den Istwerten zeigen die Berechnung von ANTHONY und die Werte nach der Formel von COURNAND, die für „Lungenverhältnisse" gelten. Der Vorteil der amerikanischen Formel liegt vor allem darin, daß das Gewicht nicht, dafür das Alter um so stärker berücksichtigt wird. Geht man vom Grundumsatz aus, wie ANTHONY, so ist bei erheblichen Gewichtsabweichungen das Sollgewicht für die Berechnung des Grundumsatzes einzusetzen. Alle erwähnten Formeln gelten in erster Linie für Erwachsene. Bei Kindern ist nach PÜSCHEL der Grundumsatz in der Größenordnung von 800—900 Calorien mit 1,2, bei höheren Werten mit 1,8 zu multiplizieren, um den Sollwert für die Vitalkapazität zu erhalten. Mit der Formel von COURNAND erhält man auch bei Patienten von über 60 Jahren noch brauchbare Sollwerte. Bei den anderen Berechnungsarten muß man daran denken, daß die Vitalkapazität in höherem Alter physiologischerweise abnimmt. Nach BOWEN bereits nach dem 50., nach WILSON erst nach dem 70. Lebensjahr. ARNETT wies darauf hin, daß wiederholte Bestimmungen beim gleichen Patienten nicht immer dieselbe Vitalkapazität ergeben, und er schränkte dementsprechend den Wert einer einzigen Bestimmung ein. MILLS fand bei wiederholten Bestimmungen bei gesunden Versuchspersonen Abweichungen von 50—200 cm³. APPERLY konnte andererseits nachweisen, daß scheinbare tägliche und jahreszeitliche Schwankungen der Vitalkapazität nach Druck- und Temperaturkorrekturen der Volumina nicht mehr vorhanden sind. Abgesehen von der Körperhaltung, die Vitalkapazität ist im Liegen etwa 10—15% kleiner als im Stehen, spielt auch die Magenfüllung eine Rolle. Erhält der Magen z. B. durch eine Sonde

Vitalkapazität nach den verschiedenen Autoren.
in Jahren; L = Körperlänge in Zentimetern; G = Körpergewicht in Kilogramm.

Nach Körperoberfläche (OF in m²)	Nach Grundumsatz (GU in Cal./24 h)	Nach Alter und Größe (A in Jahren; L in cm)
i: WEST ♂ = 2500 × OF ♀ = 2000 × OF k: HEWLETT-JACKSON 2900 × OF — 1000 l: PIOLTI 2660 × OF — 797	m: ANTHONY ♂ = GU × 2,3 ♀ = GU × 2,1	n: COURNAND ♂ = [27,63 — (0,112 × A)] × L ♀ = [21,78 — (0,101 × A)] × L
I ♂ i: 4700 k: 4450 l: 4200	m: 3570	n: 3640
II ♂ i: 4650 k: 4390 l: 4150	m: 4000	n: 4805
III ♀ i: 3520 k: 4100 l: 3880	m: 2850	n: 2470
IV ♀ i: 3360 k: 3880 l: 3675	m: 2840	n: 2725

mehr als 1 Liter Flüssigkeit, so nimmt die Vitalkapazität meßbar ab. Für die Praxis kann aus all dem Gesagten der Schluß gezogen werden, daß beim Vergleich der gefundenen Vitalkapazität mit den theoretischen Sollwerten einige Kritik am Platze ist, und daß von einer pathologischen Verminderung erst bei einer Differenz von mindestens 30% gesprochen werden sollte. Erst bei wiederholten Bestimmungen am gleichen Patienten, z. B. im Verlaufe therapeutischer Maßnahmen, haben schon kleinere Differenzen eine Bedeutung.

Den Sollwert für den Atemgrenzwert berechnet man am einfachsten durch Multiplikation der theoretischen Vitalkapazität mit 40. Dieses Vorgehen hat sich bei uns bewährt, wenn auch die so erhaltenen Zahlen für Frauen und ältere Patienten etwas zu hoch und für jugendliche sportliche Patienten etwas zu tief liegen. Die amerikanische Formel für die Berechnung des Soll-Atemgrenzwertes nach Baldwin, Cournand und Richards

$$\text{Männer } 86{,}5 - (0{,}522 \times \text{Alter}) \times \text{Oberfläche } (\text{m}^2)$$
$$\text{Frauen } 71{,}3 - (0{,}474 \times \text{Alter}) \times \text{Oberfläche } (\text{m}^2)$$

ergibt etwas kleinere Werte. Sie hat den Nachteil, daß in der Oberfläche, mit der multipliziert wird, wieder das Gewicht enthalten ist.

Der Sollwert für die Sauerstoffaufnahme ergibt sich durch Dividieren des Soll-Grundumsatzes mit 7. Da beim Gesunden zwischen Sauerstoffaufnahme und Atemminutenvolumen eine wenig variierende Beziehung besteht, so läßt sich aus der gemessenen Sauerstoffaufnahme

Tabelle 2. *Die Vitalkapazität und ihre Unterabteilungen in Prozent der Totalkapazität nach Angaben der verschiedenen Autoren.*

Autoren und Methode	Zahl der Versuchspersonen	Position des Untersuchten	Vitalkapazität	Komplementärluft	Reserveluft	Residualluft	Funktionelle Residualluft (Ruhekapazität)	Mittelkapazität
Bohr (1907) offenes System mit H_2	9 ♂ 1 ♀	stehend	77	—	26—42	23	—	58
Lundsgaard (1922)	18 ♂ 8 ♀	stehend	75	38	37	25	—	62
Anthony (1930) geschlossenes System mit O_2 und H_2	9 ♂	liegend	76	48	16	24	40	—
Hurtado (1933) geschlossenes System mit O_2	10 ♂	sitzend liegend	75 77	— —	— —	25 23	50 39	— —
Hurtado (1933) geschlossenes System mit O_2	50 ♂	liegend	78	—	—	22	38	—
Hurtado (1934) geschlossenes System mit O_2	50 ♀	liegend	72	—	—	28	45	—
Aslett (1939) geschlossenes System mit H_2	38 ♂	sitzend	73	—	—	27	53	—
Birath (1944) geschlossenes System mit H_2	16 ♂ 19 ♀	liegend liegend	77,3 74,5	— —	— —	22,7 25,5	48,4 46,3	— —
Rossier (1953) geschlossenes System mit O_2 und He	10 ♂	liegend sitzend Arbeit sitzend 50 W. Arbeit sitzend 100 W. Arbeit sitzend 150 W.	72,1 76,7 77 77 77	— — — — —	14,7 25,3 — — —	27,9 23,3 23 23 23	42,6 48,6 49,0 49,2 43,0	51—55 60—62 68,3 77,0 82,4

Der Anteil der Residualluft an der Totalkapazität wechselt etwas mit dem Alter. Im 2.—3. Lebensjahrzehnt findet man oft Werte unter 25%, im 5.—6. Lebensjahrzehnt müssen auch Zahlen bis zu 32% noch als normal bezeichnet werden.

der Sollwert für das Minutenvolumen durch Multiplikation mit dem 10fachen Atemäquivalent, für das ANTHONY 2,9 und KNIPPING 2,4 angibt, berechnen. Wir verwenden statt Atemäquivalent den Ausdruck spezifische Ventilation, weil unsere Minutenvolumina konsequent auf „Lungenverhältnisse" korrigiert sind. Die spezifische Ventilation beträgt im Mittel 28. Der auf 0° und 760 mm Hg korrigierte Sauerstoffverbrauch multipliziert mit 28 ergibt somit einen Sollwert für das Minutenvolumen in der gleichen Größenordnung wie bei ANTHONY.

Über die Beziehungen der Vitalkapazität zur Totalkapazität gibt die Tabelle 2 mit den Werten der verschiedenen Autoren Auskunft. Für diese Zusammenstellung der prozentualen Anteile sind alle Lungenvolumina auf Lungenverhältnisse korrigiert. Auf dem Schema nach HUTCHINSON ist auch die gebräuchliche Nomenklatur eingetragen. Während die Begriffe

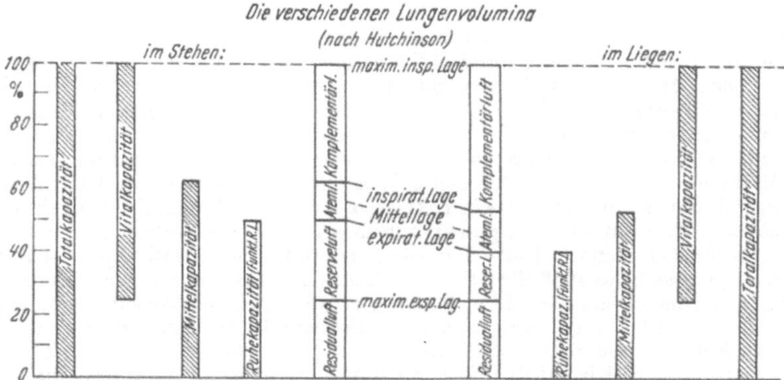

Abb. 10. Die verschiedenen Lungenvolumina. Die Totalkapazität und ihre Unterabteilungen mit den gebräuchlichen Bezeichnungen.

Total- und Vitalkapazität, Komplementärluft, Reserveluft sowie Atemluft und Residualluft klar sind, werden für das Volumen nach einer normalen Exspiration, also Reserveluft + Residualluft verschiedene Bezeichnungen wie Ruhelage, Ruhekapazität, equilibrium capacity und funktionelle Residualluft gebraucht. Im älteren deutschen Schrifttum findet man meistens Ruhekapazität. Diese Bezeichnung hat den Nachteil, daß man unwillkürlich an einen Ruheversuch denkt, während es natürlich auch bei gesteigerter Ventilation während Arbeit eine „Ruhekapazität" gibt. Wir ziehen deshalb die Bezeichnung *funktionelle Residualluft* vor, wie man sie auch im angelsächsischen Schrifttum findet.

5. Bestimmung der Totalkapazität und Residualluft.

Die gebräuchlichen Methoden für die Bestimmung der Residualluft beruhen alle auf dem sog. Mischverfahren. Das Prinzip besteht darin, daß der Patient ein Fremdgas oder auch Sauerstoff mit genau bekannter Konzentration atmet, während er an ein offenes oder Kreislaufspirometersystem mit bekanntem Volumen angeschlossen ist. Aus der Abnahme der Konzentration des Fremdgases bzw. des Sauerstoffes im Spirometer kann das Lungenvolumen oder genauer die funktionelle Residualluft berechnet werden (Detail weiter unten).

Die in der Literatur angegebenen Methoden und Modifikationen sind sehr zahlreich. Vergleichende Untersuchungen ergeben im allgemeinen eine gute Übereinstimmung. So verglich ANTHONY eine Sauerstoff- und Wasserstoffmischmethode mit Verwendung eines geschlossenen Spirometersystems, WILMON die Sauerstoff- und Heliummethode mit einer plethysmographischen Einrichtung und GILSON die Ergebnisse eines Helium- und Sauerstoffverfahrens. SENDROY fand übereinstimmende Resultate mit der Sauerstoff-, Stickstoff- und Wasserstoffmethode. Historisch interessant ist, daß die Mischung mit Sauerstoff und Wasserstoff bereits zu Beginn des letzten Jahrhunderts gebraucht wurde und daß die erste Bestimmung des Lungenvolumens mit Wasserstoff von DAVY 1800 durchgeführt wurde. Auch andere Fremdgase als Wasserstoff und Helium wie z. B. Butan (NOYONS) wurden zeitweise für die Bestimmung der Residualluft angewandt, haben sich aber nicht in die Klinik eingebürgert. Über das oxymetrische Verfahren nach MATTHES s. im Abschnitt über Apnoeversuche.

Heute gebräuchlich und in der Klinik routinemäßig durchführbar sind die Mischverfahren mit Wasserstoff, Sauerstoff, Stickstoff und Helium unter Verwendung eines offenen oder geschlossenen Spirometersystems. Für die Residualluftbestimmung mit einem geschlossenen

System muß die Umwälzpumpe wie allgemein üblich im Hauptschluß geschaltet sein. Spirometersysteme mit der Pumpe im Nebenschluß wie z. B. das nach Fleisch sind für diesen Zweck ungeeignet, weil die Gasdurchmischung auf der Exspirationsseite nicht gleichmäßig ist, sondern in den Schläuchen und Rohrleitungen je nach Lage zur Abzweigung des Pumpenkreislaufes variiert. Die Konzentration des Gases wird am Ende des Versuches durch eine oder besser während des Versuches durch zahlreiche Analysen und am bequemsten durch eine automatische Apparatur bestimmt. Knipping hat eine Meßkammer angegeben, mit der die Wasserstoffkonzentration laufend gemessen werden kann. Beim Wasserstoffmischverfahren im geschlossenen Spirometersystem nach Birath wird die Wasserstoffkonzentration durch zahlreiche Analysen bestimmt was sehr genau ist, aber auch einen großen Aufwand erfordert. McMichael beschrieb 1939 eine Wasserstoff- und Heliummischmethode mit kontinuierlicher elektrischer Messung der Fremdgaskonzentration. Eine spezielle Heliummethode mit kontinuierlicher Analyse wurde auch von Meneely angegeben. Die Bestimmung der Residualluft durch Elimination des Stickstoffs während Sauerstoffatmung bei offener Methode mit Verwendung eines großvolumigen Tissot-Spirometers wird von Cournand seit 1941 gebraucht. Er hat auch Korrekturen für die Stickstoffauswaschung des Blutes mit Hilfe einer Körpergröße und Gewicht enthaltenen Formel angegeben. Mit dem von Lilly 1950 angegebenen Nitrogenmeter, das mit einer Latenz von nur 0,02 sec arbeitet, wurde die Methode von Cournand verbessert. Wolf untersuchte 1950 mit dieser Anordnung die „Stickstoffclearance" und kam zu einer etwas anderen Berechnung der Korrektur für die Blutauswaschung als Cournand. Speziell mit dieser, die Genauigkeit der Residualluftbestimmung beeinträchtigenden Blut- und Gewebeauswaschung beschäftigte sich Specht 1952. Boothby entwickelte 1948 die Stickstoffelimination aus den Lungen während Sauerstoffatmung zu einem eigentlichen Lungenfunktionstest. Auch die Arbeiten von Bateman 1950 weisen in diese Richtung. In diesem Zusammenhang ist auf eine Arbeit von Rohland (1940) hinzuweisen, der die Stickstoffelimination im geschlossenen System kritisch untersuchte und feststellte, daß lediglich infolge eines respiratorischen Quotienten unter 1 eine dauernde Konzentrationsänderung der Lungengase stattfindet. Diese Fehlerquelle sei aber zu vernachlässigen, wenn das Verhältnis von Spirometervolumen zu Lungenvolumen in der Größenordnung von 3:1 oder darüber liege.

Wird die Residualluft mittels Mischung mit einem indifferenten Fremdgas bestimmt, so genügt eine einzige Analyse der Alveolar- oder Spirometerluft nach vollständiger Durchmischung. Die wiederholte oder kontinuierliche Analyse der Alveolarluft hat dann den Sinn, die Durchmischung selbst zeitlich zu verfolgen. Arbeitet man hingegen mit Sauerstoff-Stickstoffgemischen, so muß der Sauerstoff- bzw. Stickstoffgehalt der Alveolarluft zu Beginn des Versuches bekannt sein. Entweder bestimmt man ihn durch eine Alveolarluftanalyse, was die ganze Prozedur etwas umständlicher macht, oder man setzt den Gehalt mit 14% Sauerstoff bzw. 81% Stickstoff als bekannt voraus, was in pathologischen Fällen zu gewissen Fehlern führen kann, die zwar nicht für wissenschaftliche Untersuchungen, aber für praktische klinische Anforderungen zu vernachlässigen sind. Arbeitet man bei der Sauerstoff-Stickstoff-Mischmethode mit einem geschlossenen Spirometersystem, so sinkt die Sauerstoff- bzw. steigt die Stickstoffkonzentration im Spirometer nicht nur entsprechend der Durchmischung mit der stickstoffreichen Alveolarluft, sondern auch infolge des Sauerstoffverbrauches des Patienten an. Dieser Sauerstoffverbrauch muß also gemessen und für die Berechnung der Residualluft berücksichtigt werden. Das Verfahren vereinfacht sich erheblich, wenn die Sauerstoffaufnahme mittels eines automatischen Stabilisators kompensiert wird. In diesem Fall bleibt das Spirometervolumen konstant und die Berechnung der funktionellen Residualluft (Ruhekapazität) gestaltet sich sehr einfach:

$$\text{Funktionelle Residualluft} = \frac{\text{Spirometervolumen}\,(a-b)}{b-c}.$$

a Anfangskonzentration; b Endkonzentration des Sauerstoffs im Spirometer; c Sauerstoffkonzentration der Alveolarluft vor Beginn der Mischung.

Am Ende des Versuches bestimmt man die Vitalkapazität und erhält die Residualluft durch Substraktion der Reserveluft von der funktionellen Residualluft.

Als einfache Anordnung für die Bestimmung der Residualluft, Totalkapazität und Mischzeit ohne direkte Gasanalyse der Alveolarluft und des Spirometergemisches hat sich folgende Anordnung bewährt: Ein Kreislaufspirometer mit kleinem unbeweglichem Volumen (Schläuche und Pumpe) von 6000 cm³ wird gut mit atmosphärischer Luft gespült. Dann werden 4000 cm³ möglichst reiner Sauerstoff zugegeben, damit steigt die Sauerstoffkonzentration im System auf 52—53%. Der liegende, Zimmerluft atmende Patient wird nun aufgefordert, nach einer gewöhnlichen Exspiration zusätzlich in das Spirometer zu exspirieren. Diese Luft, die in ihrer Zusammensetzung weitgehend der Alveolarluft entspricht, wird mengenmäßig mit dem Spirometer gemessen. Entsprechend dem Volumen und der Zusammensetzung sinkt die

Sauerstoffkonzentration im System ab, was mit einem im Nebenschluß geschalteten elektrischen Meßgerät z. B. mit einem Diaferometer als Galvanometerausschlag in Millimeter gemessen wird. Diese Prozedur wird mehrmals wiederholt bis etwa 2000—3000 cm³ Alveolarluft in das Spirometer exspiriert worden sind. Dann wird das System wieder gut mit Luft gespült und wiederum mit 4000 cm³ Sauerstoff angereichert. Das Meßgerät zeigt an, ob wieder die gleiche Anfangskonzentration erreicht ist. Dann wird der Patient nach einer normalen Exspiration in den Kreislauf eingeschaltet. Sein Sauerstoffverbrauch wird dauernd automatisch nachgefüllt, so daß das Spirometervolumen konstant bleibt. Die mit Diaferometer gemessene Sauerstoffkonzentration im Spirometer beginnt nach einer gewissen Latenz, erst schnell und dann langsamer zu sinken. Der Galvanometerstand wird von 30 sec zu 30 sec auf Millimeterpapier eingetragen. Nach Beendigung der Durchmischung z. B. nach 2—3 min, sinkt die Konzentration nur noch langsam und vor allem, wie aus der Mischkurve auf dem Millimeterpapier hervorgeht, während mehreren Minuten linear ab, was ungefähr der Stickstoffauswaschung des Blutes entspricht. Auf der Mischkurve

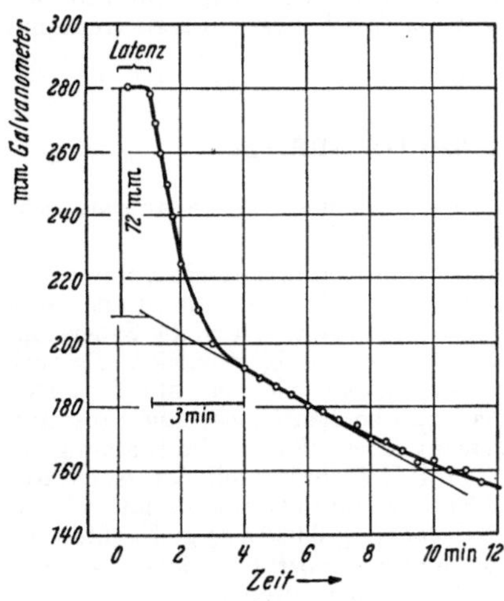

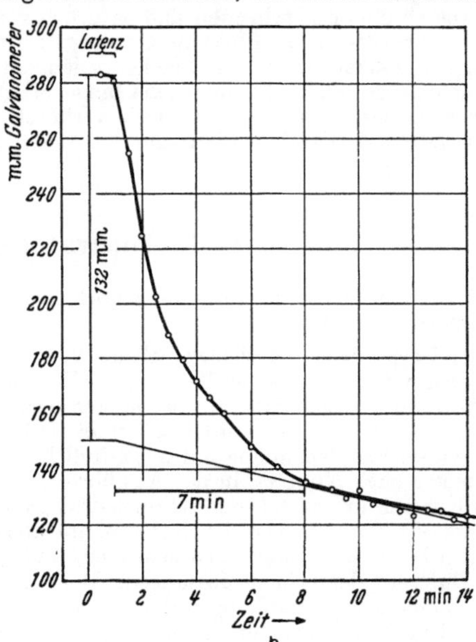

Abb. 11a u. b. Mischkurven bei der Bestimmung der funktionellen Residualluft mit Approximation der Blutauswaschung. Der während einigen Minuten lineare Abfall der Kurve wird gegen die Koordinate verlängert, die sich so ergebene Verminderung der Konzentration des Fremdgases bzw. des O_2 wird für die Berechnung der funktionellen Residualluft eingesetzt. a Normale Mischkurve bei normaler funktioneller Residualluft; b verlängerte Mischzeit bei vergrößerter funktioneller Residualluft.

wird nun dieser lineare Abfall zur Koordinate verlängert und der Galvanometerstand in Millimeter unter Berücksichtigung der Latenzzeit des Diaferometers abgelesen (s. Abb. 11). Die Differenz des Ausschlages in Millimeter zum Ausgangswert wird nun mit der Eichkurve verglichen und ergibt so direkt die funktionelle Residualluft, deren Volumen noch auf Lungenverhältnisse korrigiert werden muß. Auf diese Weise ist man von einer direkten Gasanalyse unabhängig und macht für jeden Patienten eine Eichkurve mit seiner Alveolarluft, was allerdings etwas zeitraubend ist. Für Routineuntersuchungen genügt eine kollektive Eichkurve mit normaler Alveolarluft bzw. mit den Mittelwerten einer größeren Anzahl von Patienten, sofern man immer mit dem gleichen Spirometervolumen arbeitet und sich auf die Konstanz der Empfindlichkeit der elektrischen Meßapparatur verlassen kann. Da man bei dieser Anordnung statt mit 100% Sauerstoff nur mit 52% arbeitet, ist der Auswascheffekt auf das Blut nicht so groß, der übrigens durch die Verlängerung des linearen Abfalles zur Koordinate approximativ berücksichtigt wird. Der für den Sauerstoffverbrauch des Patienten nachgefüllte Sauerstoff ist nicht ganz rein; Verunreinigungen unter 0,5% spielen aber praktisch keine Rolle. Der Nachteil der Methode liegt darin, daß Fehler in der Sauerstoffnachfüllung bei sehr unregelmäßiger Atmung und Änderung der Atemmittellage während des Versuches zu erheblichen Fehlbestimmungen führen können. Dieser Nachteil wird vermieden, wenn man bei im übrigen ganz gleichem Verfahren das Spirometer statt mit Sauerstoff mit Helium anreichert. Weil die Wärmeleitfähigkeit des Heliums bedeutend größer als die des Sauerstoffs ist, genügt eine Anfangskonzentration des Heliums von 5—10%. Zudem kann die Empfindlichkeit der elektrischen Meßapparatur so reduziert werden, daß eventuelle Schwankungen der Sauerstoffkonzentration nicht mehr stören. Legt man auf den Verlauf der Mischkurve und auf die zeitlichen Verhältnisse keinen besonderen Wert, so kann man das ganze Verfahren abkürzen, indem man den Patienten auffordert, forciert zu atmen (Gad, Rigoni, Lamplier). In Verbindung mit der Bronchospirometrie sind die meisten der erwähnten Anordnungen auch für die Bestimmung der Residualluft beider Lungen getrennt brauchbar (Gaensler).

Hurtado veröffentlichte in den Jahren 1933—1935 mehrere grundlegende Arbeiten über die Lungenvolumina, die mit der Sauerstoff-Mischmethode im geschlossenen System nach Christie bestimmt wurden. Wie Christie machte er eine Klassifikation und gab Normalwerte an (s. Abb. 10 und Tabelle 2). Er stellte überdies fest, daß bei einer Zunahme der Residualluft über 35% mit einer Belüftungsinsuffizienz der Alveolen zu rechnen ist, und daß bei Werten über 45% meistens auch eine Hypoxämie besteht. Außerdem untersuchte er, wie später auch McMichael den Einfluß der Körperhaltung auf die Lungenvolumina.

Die absoluten Mischzeiten sind natürlich von der Natur des verwendeten Gases abhängig. Bei Sauerstoff-Stickstoffmischung beträgt sie normalerweise 2—3 min und kann in pathologischen Fällen auf das 4—5fache verlängert sein. Besonders bei Bronchusstenosen und Bronchialspasmen findet man eine lange Mischzeit. Bei gesteigerter Ventilation mit Vergrößerung des Atemvolumens ist sie verkürzt. Entsprechend der schnelleren Diffusion des Wasserstoffs und Heliums betragen bei diesen Methoden die Mischzeiten normalerweise nur $1^1/_2$—$2^1/_2$ min.

6. Spezielle Apparaturen für die Gasanalyse.

In diesem Zusammenhang sollen noch die Geräte für die kontinuierliche und automatische Gasanalyse erwähnt werden.

a) Unspezifische Methoden. Weite Verbreitung haben die Geräte gefunden, mit denen ein Gasgemisch mittels der Messung der Wärmeleitfähigkeit über einem Hitzdraht analysiert wird, obwohl es sich dabei nicht um eine spezifische Messung handelt. Wenn die Sauerstoffkonzentration gemessen werden soll, muß die Kohlensäure vorher absorbiert werden. Da auch die Wasserdampfspannung einen Einfluß hat, muß diese konstant bleiben. Mit dem Diaferometer nach Noyons, in der Ausführung der Firma Kipp können gleichzeitig Sauerstoff und Kohlensäure mittels der Wärmeleitfähigkeit gemessen werden. Für die Bestimmung des Sauerstoffs wird vorher die Kohlensäure absorbiert. Im Kohlensäureteil der Apparatur werden beide Gase zusammen gemessen, und die Kohlensäurekonzentration ergibt sich aus der Differenz der beiden Messungen. Die Genauigkeit beträgt $\pm$ 0,03%. Der Nachteil ist, daß Temperaturschwankungen des Gasgemisches große Fehler hervorrufen können, weshalb eine sehr gute Temperaturstabilisierung notwendig ist. Diese Apparaturen haben eine gewisse Latenzzeit von etwa 20—60 sec.

Auch die refraktometrischen Methoden, z. B. das Interferometer von Zeiss, die die Interferenzphänomene von Gasmischungen ausnützen, sind als unspezifisch zu bezeichnen. Für Sauerstoff und Stickstoffmessungen muß ebenfalls die Kohlensäure vorher absorbiert werden. Auch diese Apparaturen sind sehr temperaturempfindlich. Das Interferenzspektrum wird mittels eines Okulars beobachtet, eine fortlaufende Registrierung ist nicht möglich.

Andere unspezifische Methoden, wie die Einwirkung von Gasen auf Schallgeschwindigkeit und Schallabsorption, haben als klinische Geräte wenig Verbreitung gefunden.

b) Spezifische Methoden. Von allen Atemgasen ist lediglich der Sauerstoff paramagnetisch, so daß mit entsprechenden Apparaturen (Rein, Pauling) direkt die Sauerstoffspannung über einen größeren Bereich mit etwa 1% Genauigkeit gemessen werden kann. Die Latenzzeit dieser Apparaturen beträgt etwa 6 sec.

Polyatomare Gase, also z. B. Kohlensäure, Kohlenmonoxyd, Stickoxydul und flüchtige organische Substanzen können mit großer Genauigkeit mittels der Infrarotabsorption quantitativ analysiert werden, indem sich das Gas entsprechend der Absorption erwärmt, was durch ein entsprechendes Aggregat gemessen wird. Die Infrarot-Kohlensäureanalyse findet auch für industrielle Zwecke Anwendung. Die Wärmeabsorption von Kohlensäure kann sehr schnell mit einem Kondensator gemessen werden, wobei die Gasausdehnung die Kapazität des Kondensators ändert. Fowler hat einen „rapid infrared analyzer" angegeben, der mit einer Latenzzeit von 0,1 sec arbeitet, so daß damit die Kohlensäure-Konzentrationsänderung während einer Exspiration gemessen werden kann.

Mit dem „Nitrogenmeter" von Lilly ist eine Messung des Stickstoffs in 0,02 sec möglich. Das zu analysierende Luftgemisch passiert ein elektrisches Feld und sendet Licht aus. Durch entsprechende Filter wird die Region von 310—480 mμ (orange), in dem sich ein breites Stickstoff-Spektralband befindet, ausgewählt und mit einer Photozelle gemessen. Die Banden für Sauerstoff und Wasserdampf finden sich in einem anderen Bereich im Grün bzw. Blau und werden durch die Filter ausgeschaltet. Die Genauigkeit beträgt etwa $\pm$ 2%.

Mit der Massenspektroskopie kann jedes Gas mit einer Geschwindigkeit und Genauigkeit gemessen werden, die von keiner der erwähnten Methoden erreicht wird. Das Gasgemisch wird bei sehr niedrigem Druck (0,001 mm Hg) ionisiert, die Ionen in einem elektrischen Feld beschleunigt und dann in einem magnetischen Feld abgelenkt. Die Größe der Ablenkung ist bei konstantem magnetischem Feld von der Masse der Ionen abhängig, und zwar mit zunehmender Masse geringer, auf diese Weise ergibt sich ein Massenspektrum. Durch Ändern eines der Felder werden die Ionen des zu analysierenden Gases auf einen Ionensammler gerichtet, der die Ladung des ausgelösten Stromes mißt. Werden verschiedene Kollektoren in der entsprechenden Position zum Massenspektrum angebracht, so ist eine gleichzeitige Messung verschiedener Gase möglich. Leider gibt es für klinische Zwecke noch keine brauchbaren Geräte.

Allen Verfahren gemeinsam ist, daß vom Hauptluftstrom im Spirometer in den zu- oder abführenden Schläuchen oder bei Alveolarluftanalysen direkt vom Mund ein Teilstrom abgeleitet wird. Dabei muß durch die Konstruktion der Ableitung dafür gesorgt werden, daß die Gaszusammensetzung des Teilstromes der des Hauptstromes entspricht.

II. Zusätzliche spirometrische Methoden.

1. Bestimmung des spirographischen Sauerstoffdefizites nach UHLENBRUCK-KNIPPING.

Von der Beobachtung UHLENBRUCKS ausgehend, daß hypoxämische Patienten beim Atmen sauerstoffreicher Luft vorübergehend mehr Sauerstoff aufnehmen als bei Luftatmung, entwickelten KNIPPING, BRAUER und ZAEPER mit Mitarbeitern den spirometrischen Sauerstoffversuch zur Bestimmung des Sauerstoffdefizites. Die Schule KNIPPING vertrat wiederholt die Meinung, daß die Feststellung eines spirographischen Sauerstoffdefizites die direkte Untersuchung der arteriellen Sauerstoffsättigung überflüssig mache und daß schon Sauerstoffdefizite von 10 cm³ (VORWERK) eine pathologische Bedeutung hatten, obwohl auch der Gesunde ein derartig kleines Defizit haben müßte, weil bei Luftatmung das Blut nicht zu 100% gesättigt wird. Da derartige Sauerstoffdefizite, d. h. spirometrisch gemessene Mehraufnahme von Sauerstoff bei Sauerstoffatmung, in Ruhe und bei Belastung verschiedene Ursachen haben können, nämlich arterielle Sauerstoffuntersättigung, periphere Hypoxämie infolge Kreislaufinsuffizienz und schließlich auch Zunahme des Sauerstoffverbrauches wegen einer Stoffwechselsteigerung bei Änderungen der Versuchsbedingungen, entspannen sich seit Jahren heftige Diskussionen. Die angewandte Methodik wurde vielerseits kritisch untersucht, und vor allem BJERKNESS zweifelte den Wert der Methode stark an. WIESINGER und NAGER stellten für den Ruheversuch fest, daß bei gleichzeitiger Untersuchung keine regelmäßige Korrelation zwischen spirographischem Sauerstoffdefizit und arterieller Sauerstoffsättigung besteht. Diese Feststellung kann man auch bei der Durchsicht der von KNIPPING und später auch der von LANDEN (1952) publizierten Tabellen machen. Die Interpretation des spirographischen Sauerstoffdefizites hat im Laufe der Zeit auch seitens KNIPPING und seiner Schule einige Wandlungen erfahren. Während anfänglich das Sauerstoffdefizit vor allem bei extrem großen Werten mit mehreren Litern auf eine Kreislaufinsuffizienz mit Aufsättigung des Depotblutes und eventuell der Gewebsflüssigkeit bezogen wurde, gilt es heute als ein sicheres Zeichen einer respiratorischen Insuffizienz. Auch KNIPPING und seine Schüler sind davon abgekommen, ein spirographisches Defizit direkt und quantitativ auf eine arterielle Untersättigung zu beziehen. Nach ihnen gibt das spirographische Defizit gewissermaßen die Summe der respiratorischen Insuffizienz und die arterielle Sauerstoffsättigung nur einen momentanen Querschnitt. In diesem Sinne darf die Situation heute als geklärt gelten (JÉQUIER-DOGE und WIESINGER), daß ein spirographisches Sauerstoffdefizit besonders unter Arbeitsbedingungen auf eine respiratorische Insuffizienz im weitesten Sinne hinweist, daß aber die sichere Bestimmung der arteriellen Sauerstoffsättigung selber nur mittels der Blutgasanalyse möglich ist. Bestehen bleiben die Einwände betreffend der methodischen Schwierigkeiten zur Bestimmung des spirographischen Sauerstoffdefizites. Das Spirometer zeigt ja nur eine Verminderung des Volumens an, die aber auch andere Gründe als eine vermehrte Sauerstoffaufnahme durch die Lungen während Sauerstoffatmung haben kann, wie z. B. Änderungen der Atemmittellage besonders unter Arbeitsbedingungen und Temperaturänderungen im Spirometersystem — eine Abnahme von 1° C wie sie beim Umschalten auf eine andere Glocke oder beim Nachfüllen aus der Sauerstoffbombe durchaus trotz guter Temperaturregulierung möglich ist, bedeutet bei einem Gesamtvolumen von 20 Litern eine Abnahme von 73 cm³, die als zusätzliche Sauerstoffaufnahme des Patienten gemessen wird. — Auch geringe Druckvariationen können die Atemmittellage merklich ändern. Nach FLEISCH wird bereits bei einem Überdruck von 15 mm Wasser die funktionelle Residualluft um 160 cm³ vergrößert, was ebenfalls als zusätzliche Sauerstoffaufnahme gemessen würde. Schließlich ist auch eine wirkliche Steigerung des Stoffwechsels bei höherem Sauerstoffpartialdruck möglich. Andererseits wies Hermannsen darauf hin, daß Herzpatienten auch bei Luftatmung wechselnde Sauerstoffaufnahme zeigen können. Er fand übrigens nur bei sehr schwerer Lungenstauung ein spirographisches Sauerstoffdefizit. Wer Erfahrung mit der Auswertung von Spirogrammen hat, weiß wie schwierig oft die Bestimmung der Sauerstoffaufnahme aus dem ansteigenden Spirogramm, besonders aus kurzen Kurvenstücken ist. Ein Defizit von 40 cm³ bedeutet bei einer Ruheatmung mit einer Sauerstoffaufnahme von 200 cm³ min nur 20% Abweichung, bei Arbeit mit gesteigertem Sauerstoffverbrauch entsprechend weniger. Diese methodischen Schwierigkeiten sind es schließlich, die nicht nur uns Anlaß gaben, den Wert der Bestimmung des spirographischen Sauerstoffdefizites als Lungenfunktionsprüfung einzuschränken.

2. Kohlensäurebelastungsversuch.

Goiffon hat 1931 einen Kohlensäurebelastungsversuch angegeben. Der Patient wird an ein 7 Liter fassendes Kreislaufspirometer angeschlossen, in dem die Kohlensäure nicht absorbiert wird. Mit der Kohlensäureanreicherung wird die Atmung allmählich bis an die Grenze des Erträglichen gesteigert. Der Effekt der Kohlensäure kann durch Verwenden eines sauerstoffarmen Luftgemisches, z. B. 8%, forciert werden. Die Vitalkapazität bei Kohlensäureatmung wird als „reflektorische Vitalkapazität" bezeichnet, sie beträgt beim Gesunden 80—85% der in üblicher Weise bestimmten Vitalkapazität. Das Atemminutenvolumen bei Kohlensäureanreicherung gilt als Maß für die dem Patienten mögliche Ventilationssteigerung. Der Kreislauf wird nach dem Autor bei dieser Methode zum Unterschied zum Arbeitsversuch nicht belastet. Diese künstliche Kohlensäuredyspnoe hat als Lungenfunktionsprüfung keine große Verbreitung gefunden. Das Verfahren ist aber gelegentlich nützlich, wenn man den Eindruck hat, daß ein Patient bei der Bestimmung des Atemgrenzwertes aggraviert. Mit Kohlensäureatmung erreicht man nach Heine etwa 60% des in üblicher Weise bestimmten Atemgrenzwertes.

3. Adrenalinversuch.

Bronchialspasmen spielen in der Pathophysiologie der Atmung nicht nur beim Asthma, sondern auch bei den verschiedenen Bronchitisformen und bei der Silikose eine wichtige Rolle. Mit dem Adrenalinversuch lassen sich auch in klinischen inapperzepten Fällen Spasmen nachweisen, zudem ist eine gewisse quantitative Abschätzung möglich. Bei der von Rossier und Méan (1936) eingeführten Methode werden die Vitalkapazität und der Atemgrenzwert vor und 15 min nach einer Injektion von 1 mg Adrenalin vermischt mit Novocain bestimmt und miteinander verglichen. Beim Vorliegen von Bronchialspasmen wird die Vitalkapazität und vor allem der Atemgrenzwert in signifikanter Weise größer. Die Methode ist, wenn man Patienten mit Hypertonie und stenokardischen Beschwerden ausschließt, ungefährlich. Die Literatur über broncholytisch aktive Pharmaka ist sehr umfangreich geworden und kann hier nicht besprochen werden. Heute werden verschiedene Modifikationen angewandt. Statt Adrenalin können auch andere Spasmolytica injiziert oder inhaliert werden. Statt des Atemgrenzwertes kann man auch die Wirkung des Spasmolyticums, z. B. Inhalation von Aleudrin (Wyss), auf den Pneumometerstoß untersuchen. Möglicherweise hat das inhalierte Aleudrin mehr einen abschwellenden Effekt auf die Bronchialschleimhaut und wirkt weniger auf die Bronchialmuskulatur, weshalb man nach Wyss auch oft einen positiven Aleudrintest bei Lungenstauung findet. Ausgedehnte vergleichende Untersuchungen zwischen injiziertem Adrenalin und inhaliertem Aleudrin liegen noch nicht vor. Da Bronchialspasmen oft zu einer ungleichmäßigen Ventilation der verschiedenen Lungenpartien und damit zu einer verschlechterten Gasdurchmischung führen, bewirken Spasmolytica auch eine Verbesserung oder sogar Normalisierung der bei spastischen Zuständen oft stark verlängerten Mischzeiten, wie sie bei der Bestimmung der „mixing time" und der Residualluft gefunden werden.

4. Bronchospirometrie.

Für bestimmte, vorwiegend lungenchirurgische Fälle ist es von Vorteil, die beiden Lungen getrennt zu untersuchen, was seit der Einführung der Bronchospirometrie durch Jakobaeus, Björkman und Frenckner (1933) möglich geworden ist. Um die Ventilation beider Lungen getrennt 2 Spirometern zuzuführen, ist die Einführung eines Katheters in die Luftwege nötig, wobei die beiden Hauptbronchien gegeneinander abgedichtet werden müssen.

Anfänglich arbeitete man mit einem doppelläufigen Metalltubus, dessen eine Mündung in den linken Hauptbronchus vorgeschoben wurde, während die Mündung des rechten Tubus in der Trachea blieb. Oberhalb beider Öffnungen wurde der Bronchus bzw. die Trachea durch eine von außen aufblasbare Gummimanschette abgedichtet. Heute verwendet man meistens die halbsteifen Gummikatheter nach CARLENS, ZAVOD oder GEBAUER, die unter laryngoskopischer Kontrolle eingeführt und nach röntgenologischer Kontrolle des Sitzes mit je einer Manschette oberhalb der Tubusöffnung gegen einander abgedichtet werden. Jeder dieser Katheter hat seine Vor- und Nachteile. Das weiteste Lumen besitzt der von GEBAUER. NORRIS benützt einen einläufigen Katheter, der in den linken Hauptbronchus eingeführt und abgedichtet wird. Die Luft aus der rechten Lunge strömt an ihm vorbei und wird in einer Maske aufgefangen, durch die der Katheter aus dem linken Hauptbronchus geführt wird. Bei dieser Anordnung ist die Stenosierung der Luftwege am geringsten. Eine mehr oder weniger schwere Stenosierung der Atemwege und damit Behinderung der Atmung ist aber allen Methoden gemeinsam, wie auch die Schwierigkeiten der Abdichtung der beiden Hauptbronchien gegeneinander und die Gefahr der Verstopfung der Tubi durch Sekrete. Die Prozedur als solche und die Notwendigkeit der ausgedehnten Anästhesierung der oberen Luftwege sowie die Applikation von Atropin zwecks Verminderung der Bronchialsekretion bedeuten nichts weniger als physiologische Untersuchungsbedingungen. Der Wert der Bronchospirometrie liegt auch weniger in der Feststellung von absoluten Zahlen für die Sauerstoffaufnahme, das Minutenvolumen und die Vitalkapazität, als vielmehr im Vergleich der beiden Lungen gegeneinander. FRENCKNER und BJÖRKMAN wiesen bereits 1937 darauf hin, daß der respiratorische Quotient der beiden Lungen verschieden sein kann. Von den respiratorischen Funktionen, Minutenvolumen und Sauerstoffaufnahme, sowie Totalkapazität und Vitalkapazität betreffen 54% die rechte und 46% die linke Lunge. Während der Bronchospirometrie kann die Ventilation einer Lunge blockiert und auf diese Weise die Anpassungsfähigkeit der anderen Lunge studiert werden (TULOU 1943, MERIGOT 1944). Dieser „Bronchusblockadetest" ist vor größeren Lungenresektionen indiziert, wenn der Verdacht besteht, daß die andere Lunge funktionell nicht vollwertig ist. Gegenindikationen für die Durchführung einer Bronchospirometrie sind eitrige Entzündung der oberen Luftwege und eine noch nicht mehr als 10 Tage zurückliegende Hämoptoe.

III. Nicht-spirometrische Methoden.

1. Pneumotachographie.

Bei der Pneumotachographie atmet der Patient durch ein Rohr, in dem mit Vorteil der Luftstrom durch Röhrchen laminar geformt wird (FLEISCH). Zwei Ableitstutzen stehen mit einem Manometer in Verbindung. Entsprechend der Distanz dieser Ableitungen entsteht bei der Atmung eine Druckdifferenz, die der Luftgeschwindigkeit proportional ist. Wird der

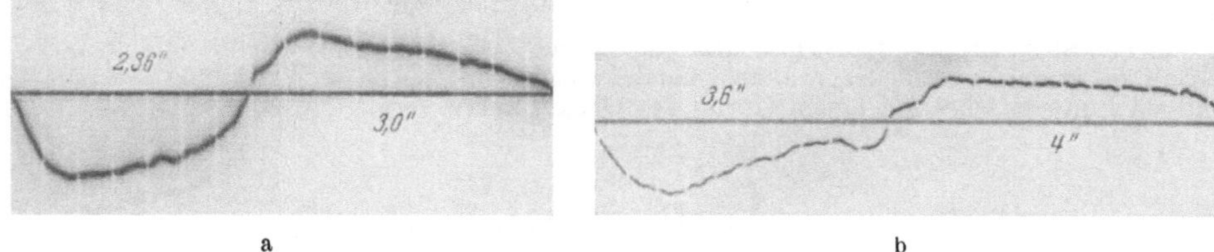

Abb. 12a u. b. Pneumotachographiekurven. Die Kurven sind in $^1/_3$ sec unterteilt; a normale Kurve; b Asthma bronchiale, Exspirium deutlich verlängert bei verminderter Luftgeschwindigkeit.

Manometerausschlag zeitlich gedehnt registriert, so werden die Änderungen der Luftgeschwindigkeit während der Ex- und Inspiration aufgezeichnet. Bei normaler Atmung entstehen typische Bilder, die mit denen bei Patienten gewonnenen verglichen werden, was Rückschlüsse auf pathologische Verhältnisse, die die Luftströmung beeinflussen können, erlaubt. Wird der Patient nach einer tiefen Inspiration aufgefordert, mit maximaler Kraft durch das Rohr zu exspirieren, so gestattet der größte Geschwindigkeitsanstieg, der sog. Pneumometerwert nach HADORN auf Liter pro Sekunde umgerechnet, ähnlich wie der Atemgrenzwert und der TIFFENEAU-Test einen Rückschluß auf die dynamischen Atemreserven. Der Pneumometerwert ist weniger von individuellen Faktoren wie Größe und Gewicht usw. abhängig als der Atemgrenzwert, er beträgt beim Erwachsenen 5—8 Liter pro Sekunde.

2. Apnoezeit.

Die Bestimmung der Apnoezeit hat gegenüber den bisher erwähnten Möglichkeiten der Prüfung der Lungenfunktion stark an Bedeutung verloren. Denn man ist hierbei noch mehr als bei der Bestimmung der Vitalkapazität, des Atemgrenzwertes, des Pneumometerwertes usw. auf die Mitarbeit und den guten Willen des Patienten, also weitgehend auf subjektive Faktoren angewiesen. Unseres Erachtens hat die Bestimmung der Apnoezeit mehr psychologischen Wert als eine Bedeutung für die Lungenfunktionsprüfung. Während der Apnoe kommt es im Blut zu einer Sauerstoffuntersättigung und Kohlensäureanreicherung, mit p_H-Verschiebung zur sauren Seite. Die zunehmende Acidose ist maßgebend für das subjektiv unangenehme Empfinden, das zur Unterbrechung der Apnoe zwingt. Durch vorgängige Hyperventilation mit Erzeugen einer flüchtigen Alkalose läßt sich die Apnoezeit erheblich verlängern. Wird die während der Apnoe entstehende Sauerstoffuntersättigung photoelektrisch am Gewebe verfolgt, so ergeben sich einige Untersuchungsmöglichkeiten. So hat MATTHES eine Methode für die Bestimmung der Residualluft angegeben, die darauf beruht, daß bei konstanter Apnoezeit die gemessene Sauerstoffuntersättigung mit verschiedener Lungenfüllung variiert. Üblicherweise werden die Apnoezeiten in maximaler Inspirations- und maximaler Exspirationsstellung bestimmt. Die Zeiten variieren sehr stark zwischen 20 und 120 sec, sie werden sehr kurz bei erhöhtem Sauerstoffverbrauch, bzw. gesteigerter Kohlensäureproduktion während und nach körperlicher Arbeit. Literatur über Apnoe s. SIMONELLI, CASSINI, GIORGI, HERRLINGER, KARPOVICH, BINET und STRUMZA u. a.

3. Thorax- und Zwerchfellbeweglichkeit.

Die Thoraxbeweglichkeit wird allgemein durch Messung des Brustumfanges in der Axillarlinie und in der unteren Sternallinie bei den extremen Atemstellungen bestimmt. Bei der Durchleuchtung läßt sich die maximale Zwerchfellbeweglichkeit beurteilen und direkt messen, wenn man die extremen Stellungen markiert. Da sich bei der Inspiration der Thorax nicht nur ausdehnt, sondern auch hebt, so wird damit der Zwerchfellansatz nach oben verschoben. Diese Verschiebung kann man approximativ bestimmen, indem man den Finger ungefähr in der Höhe des Zwerchfellansatzes seitlich auf einen Intercostalraum setzt und die Verschiebung bei maximaler In- und Exspiration auf dem Schirm markiert. Diese Strecke muß der Verschiebung der Zwerchfellkuppe zugezählt werden.

4. Thorakographie, Plethysmographie, Alveolar- und Trachealdruck, Verwendung von radioaktiven Gasen.

Spezielle Methoden wie die *Thorakographie*, die Bestimmung des Pleura-, des Alveolar- und des Trachealdruckes sowie die Plethysmographie werden für bestimmte Fragestellungen angewandt, haben aber nicht die Bedeutung einer klinischen Lungenfunktionsprüfung, weshalb wir nicht näher darauf eingehen wollen.

In neuester Zeit hat KNIPPING eine Isotopenmethode für die Bestimmung der Luftverteilung in den verschiedenen Lungenpartien angegeben, wobei die Verteilung des radioaktiven Luftgemisches mit einem Gürtel aus Geigerzählern verfolgt wird.

IV. Blutwerte.

1. Allgemeines zur Arterienpunktion.

Das arterielle Blut, das die Lungen verläßt und in den großen Kreislauf gelangt, ist gewissermaßen das erste Erfolgsorgan der Lungenatmung. Die Untersuchung der arteriellen Blutgase ist deshalb für die Beurteilung der Lungenfunktion von größter Bedeutung. Man gewinnt arterielles Blut durch Punktion einer peripheren Arterie (HÜRTER 1912, STADIE 1919). Am besten eignet sich die Arteria brachialis in der Ellenbeuge und die Arteria femoralis in der Schenkelbeuge. Der Streit, ob die Arterienpunktion als diagnostischer Eingriff dem Patienten zumutbar ist, gilt heute kaum noch als aktuell, seitdem in vielen Lungenfunktionslaboratorien Arterien punktiert werden und nachdem auch Arteriogramme für den Röntgenologen und Chirurgen zu einer selbstverständlichen Technik geworden sind. Mit dünnen, sehr gut geschliffenen Nadeln ist eine Arterienpunktion ohne besondere Schmerzen durchführbar, so daß sich eine Lokalanästhesie erübrigt. Mit anschließender digitaler Kompression lassen sich Blutungen und Hämatome weitgehend vermeiden. Schwerere Komplikationen wie etwa Verschlüsse durch Thrombosierung haben wir bei rund 10000 Arterienpunktionen in den letzten 25 Jahren nie gesehen. Für bestimmte Fragestellungen ist die mehrmalige Aspiration von arteriellem Blut erwünscht, wofür Verweilkanülen mit Mandrin entwickelt wurden. Das Einlegen derartiger Kanülen in die Arteria brachialis ist bei kräftigen und gut palpablen Gefäßen nicht schwierig.

Zur Vermeidung der Blutgerinnung wird Heparin oder neutrales Kaliumoxalat mit einem Zusatz von Natrium fluorid zur Hemmung der Autoxydation verwendet, und zwar in einer Konzentration von 2‰ bzw. $1^1/_2$‰. Verwendet man Pulver statt einer Lösung, so erübrigt sich eine Korrektur für die Verdünnung. Die Aspiration des Blutes muß unter Luftabschluß erfolgen. Sehr präzis gearbeitete Spritzen und Nadelansätze ermöglichen eine luftfreie Aspiration ohne besondere Maßnahmen. Doch lassen sich auch gewöhnliche Spritzen mit sterilem flüssigem Paraffin innen und festem Paraffin außen an den Kontaktstellen von Glas und Metall sowie beim Nadelansatz befriedigend präparieren. Die Entnahme von 20 cm³ Blut genügt, alle hier interessierenden Bestimmungen im Doppel auszuführen.

2. Sauerstoffgehalt und -sättigung, Sauerstoffspannung.

Die Sauerstoffkapazität des Blutes wird heute meistens mit der manometrischen Apparatur nach VAN SLYKE oder mit einer der vielen Verbesserungen der volumetrischen Methode nach HALDANE gemessen. Beiden Methoden gemeinsam ist, daß das Blut nach Sättigung mit Luft bei Zimmertemperatur mittels einer Saponin-Ferricyanidlösung hämolysiert und das Oxyhämoglobin in Methämoglobin umgewandelt wird. Dabei wird entsprechend dem vorhandenen Oxyhämoglobin Sauerstoff frei, dessen Volumen bzw. Druck gemessen wird. Bei der volumetrischen Methode von HALDANE wird die beim Schütteln der Blutprobe zwecks voller Sättigung frei werdende Kohlensäure durch einen Puffer, z. B. Natriumborat + Natronlauge, absorbiert. Die Volumenzunahme in der Burette des Apparates nach der Hämolysierung entspricht dann direkt dem aus dem Oxyhämoglobin freigesetzten Sauerstoff. Dagegen wird beim Schütteln des Blutes im Vakuum mit dem VAN SLYKE-Apparat neben der Kohlensäure nicht nur der chemisch gebundene, sondern auch der physikalisch gelöste Sauerstoff freigesetzt. Zuerst wird dann die Kohlensäure mit Natronlauge und anschließend der Sauerstoff mit Natriumhydrosulfit oder einer ähnlichen Lösung wieder absorbiert. Die an der Quecksilbersäule abgelesene Druckdifferenz multipliziert mit einem temperaturvariablen Faktor ergibt dann den gesamten Sauerstoffgehalt der Blutprobe, von dem der physikalisch gelöste Sauerstoff subtrahiert werden muß, um die Sauerstoffkapazität in Vol.-% zu erhalten. Die Korrektur für den gelösten Sauerstoff ist einfach, wenn der Patient vorher atmosphärische Luft geatmet hat, sie wird groß und ungenau, wenn der Patient vor der Blutentnahme Sauerstoff geatmet hat. Die Meßgenauigkeit ist für beide Methoden sehr hoch, mit der für die VAN SLYKE-Apparatur soeben erwähnten Einschränkung. Die Normalzahlen für die Sauerstoffkapazität des Blutes sind 19,5—21,5 Vol.-%. Da 1 g Hämoglobin 1,34 cm³ Sauerstoff bindet (HÜFNER), so hat man mit der Sauerstoffkapazität mit der großen Genauigkeit der gasanalytischen Methoden auch das aktive Hämoglobin bestimmt.

Nun interessiert bei der Lungenfunktionsprüfung nicht nur die Sauerstoffkapazität, sondern vielmehr die Sauerstoffsättigung des arteriellen Blutes. Es muß der effektive Sauerstoffgehalt des Blutes mit dem Gehalt nach vollständiger Sättigung, also der Kapazität verglichen werden. Um die Sauerstoffsättigung zu bestimmen, sind deshalb mit dem VAN SLYKE-Apparat 2 Analysen notwendig. Hier liegt nun der eindeutige Vorteil, der HALDANE-Apparatur, vor allem mit den heute üblichen Verbesserungen von DOUGLAS, COURTICE und WIESINGER, mit der man Sättigung und Kapazität in der gleichen Blutprobe unmittelbar nacheinander bestimmen kann. 1 oder besser 2 cm³ Blut werden in das Schüttelgefäß unter die Pufferlösung unterschichtet. Nach Temperaturausgleich — die ganze Apparatur steht zwecks der für alle volumetrischen Methoden so wichtigen Temperaturkonstanz im Wasserbad — wird das Gefäß mit einem Motor geschüttelt. Das Blut nimmt dann entsprechend seiner Sauerstoffsättigung bis zur vollen Sättigung noch mehr oder weniger Sauerstoff auf, was als Volumenabnahme an einer fein-kalibrierten Meßburette abgelesen wird. Da das Blutplasma entsprechend der in der Luft höheren Sauerstoffspannung und der im Vergleich zum Körper niedrigeren Zimmertemperatur noch zusätzlich Sauerstoff und Stickstoff physikalisch löst, muß diese erste Volumenveränderung noch in Abhängigkeit von der Wasserbadtemperatur für diese zusätzliche Gaslösung korrigiert werden. Die Korrektur ist allerdings sehr klein und beträgt für 100 cm³ Blut zwischen 0,45 und 0,65 cm³. Ist das Blut vollständig mit Sauerstoff gesättigt, was sich an der Volumenkonstanz zeigt, so erfolgt die Austreibung des gesamten an das Hämoglobin gebundenen Sauerstoffs durch Hämolysierung und Methämoglobinbildung wie oben beschrieben. Die Schüttelgefäße haben einen schräg angebrachten

Seitenarm, in den man schon vor Beginn etwa 0,4—0,5 cm³ Saponin-Ferricyanidlösung bringt. Das Gefäß muß dann nicht mehr geöffnet, sondern nur noch gekippt werden. Alle Volumenwerte werden auf 0° C und 760 mm Hg reduziert. Die Sauerstoffsättigung in Prozent ergibt sich dann aus dem Verhältnis von effektivem Sauerstoffgehalt zur Sauerstoffkapazität, und beträgt normalerweise in Höhen bis 2000 m über dem Meer 95—97%. (Neuere Literatur über Methodik s. de Chastonay und Bartels.)

Für gewisse Probleme der Lungenfunktion ist die Kenntnis des im Blut bzw. Plasma physikalisch gelösten Sauerstoffs wichtig. Eine grobe Abschätzung ist durch den Vergleich der Sauerstoffsättigung mit Standard-Dissoziationskurven möglich. Die direkten Bestimmungen sind methodisch nicht einfach und werden heute nur in wenigen spezialisierten Laboratorien ausgeführt. Eine ältere Technik für die Bestimmung der Sauerstoffspannung im Blut ist das Mikrotonometer von Krogh. Diese Methode wurde von Scholander und auch von Riley und Mitarbeitern wieder aufgenommen und verfeinert. Das Prinzip besteht darin, daß eine kleine Luftblase in einer Glasspritze mit einer angesetzten, sehr genau kalibrierten Capillare mit dem Blut in Kontakt gebracht wird. Da dieses mengenmäßig überwiegt, nimmt die Luftblase die Gasspannungen des Blutes an, und zwar im gleichen Ausmaß wie im Organismus, wenn der Spannungsausgleich bei Körpertemperatur, z. B. in einem Wasserbad bei 37° erfolgt. Dann bringt man die Luftblase in die Capillare, wo durch Zusetzen von Natriumhydrosulfit und dann Natronlauge eine fraktionierte Absorption von Sauerstoff und Kohlensäure erfolgt, was die Luftblase jedesmal entsprechend den absorbierten Gasmengen verkleinert. Die Methode erfordert eine sehr große manuelle Geschicklichkeit, in den Händen ihrer Autoren ergibt sie für die Sauerstoffspannung gute Resultate.

Von den Methoden, welche sich auf die direkte Messung des im Plasma gelösten Sauerstoffs stützen, wurde die *Polarographie* (Heyrovský 1924, Vitek 1933) in die Lungenfunktionsprüfung eingeführt, weil man mit ihr in kleinen Flüssigkeitsmengen relativ genau messen kann (Baumberger 1938, Beecher und Mitarbeiter 1942, Berggren 1942, Heemstra 1948). Man arbeitet mit der tropfenden Hg-Elektrode und findet beim Anlegen einer Spannung bei welcher der Sauerstoff reduziert wird, vollkommene Proportionalität zwischen dem fließenden Strom und dem gelösten Sauerstoff und somit auch der Sauerstoffspannung. Wiesinger (1948, 1950) hat eine Methode und Apparatur entwickelt, mit der eine Messung der Sauerstoffspannung im ungesättigten Blut bei Körpertemperatur auf etwa ± 2 mm Hg genau möglich ist. Diese Methode erfordert eine Trennung von Zellen und Plasma, die bei Körpertemperatur zu erfolgen hat, um Verschiebungen von Sauerstoff zwischen Erythrocyten und Plasma zu vermeiden. Die Autoxydation des Blutes wird durch Zusatz von $1^1/_2$‰ Natriumfluorid und Verkürzung der Zeit unter Verwendung einer hochtourigen, elektrisch gebremsten Zentrifuge auf ein Minimum reduziert. Beim Auftreten von Hämolyse kann die Plasma-Eichkruve nicht mehr direkt verwendet werden, sondern es muß eine Korrektureichung mit dem hämoglobinhaltigen Plasma durchgeführt werden. Da jede Tropfcapillare ihre eigene Charakteristik besitzt, muß für jede eine Eichkurve hergestellt werden, was leicht gelingt, da die Kurve eine Gerade und deshalb durch 2 Punkte gegeben ist. Sättigung von Plasma mit Luft sowie vollständige Reduktion durch Natriumsulfit ergeben zwei rasch bestimmbare Punkte. Zur Sicherheit kann man noch einen dazwischenliegenden Punkt ermitteln, indem man Plasma mit etwa 10% sauerstoffhaltigem Gasgemisch durchperlt. Einzelheiten über die Methode sind in der Arbeit von Wiesinger nachzulesen.

Bartels hat eine polarographische Apparatur entwickelt, mit der die Messung der Sauerstoffspannung im Vollblut möglich ist, was natürlich eine Vereinfachung bedeutet, doch muß für jedes Blut eine Eichkurve gemacht werden. Der Normalwert für die Sauerstoffspannung im arteriellen Blut beträgt bei den bei uns üblichen atmosphärischen Druck von 700 bis 730 mm Hg 85—95 mm Hg und ist damit 5—10 mm niedriger als die mittlere Sauerstoffspannung in den Alveolen.

Theoretisch bietet die Messung der Sauerstoffspannung einen Vorteil gegenüber der Bestimmung der Sauerstoffsättigung, weil entsprechend dem flachen Verlauf der Sauerstoffdissoziationskurve im oberen Bereich kleinere Schwankungen der Sauerstoffspannung als Folge einer Lungenfunktionsstörung noch praktisch keine Änderung der Sauerstoffsättigung zur Folge haben. Der Nachteil liegt in der Kompliziertheit aller heute zur Verfügung stehenden Methoden.

3. Kohlensäuregehalt und -spannung.

Der Kohlensäuregehalt des Blutes und des Plasmas wird weitaus am genauesten mit der manometrischen Apparatur von van Slyke (Literatur in Peters und van Slyke) bestimmt. Wird mit Plasma gearbeitet, so muß das Blut unter Luftabschluß zentrifugiert werden. Das Blut bzw. Plasma wird selbstverständlich auch anaerob in die Schüttelkammer des Apparates eingefüllt. Die Kohlensäure wird im Vakuum durch Schütteln mit Milchsäure ausgetrieben und dann wieder durch Natronlauge absorbiert. Die Druckdifferenz zwischen der Messung vor und nach der Absorption multipliziert mit einem temperaturabhängigen Faktor ergibt direkt die Kohlensäure in Vol.-%. Im arteriellen Plasma finden sich normalerweise 54 bis 57 Vol.-% Kohlensäure, im Vollblut entsprechend der Erythrocytenzahl weniger. Dieser so gewonnene Wert entspricht, anaerobes Arbeiten vorausgesetzt, dem effektiven Kohlensäuregehalt des Blutes, nicht etwa der sog. Alkalireserve. Dies ist der Kohlensäuregehalt des Plasmas nach Ausgleich mit einer Kohlensäurespannung von 40 mm Hg, wie sie normalerweise in den Alveolen besteht, nicht aber immer bei pathologischen Zuständen, wie sie ja gerade von der Lungenfunktionsprüfung erfaßt werden sollen.

Es sei noch erwähnt, daß KING eine Methode für die Bestimmung des Sauerstoff- und Kohlensäuregehaltes in der gleichen Blutprobe mittels der manometrischen VAN SLYKE-Apparatur entwickelt hat.

Die Kohlensäurespannung des Blutes, die für die Lungenfunktion von großer Bedeutung ist, kann mit dem Mikrotonometer nach KROGH bzw. den Verbesserungen von SCHOLANDER und RILEY und Mitarbeitern, wie bereits für die Sauerstoffspannung erwähnt, bestimmt werden, doch handelt es sich dabei um eine komplizierte Prozedur, die zudem an Genauigkeit zu wünschen übrig läßt. Nach FILLEY und Mitarbeiter (1954) beträgt der mittlere Fehler dieser direkten Methode für die Sauerstoffspannung 0,3 mm Hg, für die Kohlensäurespannung aber 2,2 mm Hg. Wir ziehen deshalb folgendes Verfahren für die Bestimmung der Kohlensäurespannung vor: Da es sich im Blut um ein Bicarbonat-Puffersystem mit bekannter Dissoziation zwischen gebundener und freier Kohlensäure handelt, so läßt sich die Spannung mit großer Genauigkeit berechnen, wenn der Kohlensäuregehalt und das p_H bekannt sind. Mit der Formel von HASSELBALCH-HENDERSON kann die Kohlensäurespannung aus dem Kohlensäuregehalt in Vol.-% direkt in mm Hg berechnet werden (Formel s. S. 55). Aus der Formel geht hervor, daß pK', die Dissoziationskonstante für das Resultat von maßgeblicher Bedeutung ist. Zahlreiche Untersuchungen haben gezeigt, daß pK' nicht ganz konstant ist, sondern etwas mit der Temperatur variiert (WIESINGER und Mitarbeiter 1949, PIRCHER 1954).

Tabelle 3.

Die Temperaturabhängigkeit der Konstante pK'.

25° C pK'	30° C pK'	37° C pK'	42° C pK'
6,15	6,12	6,10	6,07

Diese indirekte Bestimmung der Kohlensäurespannung ist, eine zuverlässige p_H-Messung vorausgesetzt, sehr genau. Das Resultat wird bei einer Fehlmessung des p_H von 0,01 um 0,75 und bei einer Fehlmessung der Gesamtkohlensäure von 0,5 Vol.-% um 0,25 mm Hg verfälscht. Die Löslichkeit der Kohlensäure im Plasma variiert, wie schon in der Einführung besprochen, etwas mit dem Lipoidgehalt des Blutes, woraus sich gewisse Fehler bei der Berechnung der Kohlensäurespannung ergeben können, die aber nur bei ausgesprochener Lipämie von praktischer Bedeutung sind. Die arterielle Kohlensäurespannung beträgt normalerweise 40 mm Hg und schwankt nur sehr wenig um etwa $\pm$ 1 mm.

Es soll noch eine weitere Möglichkeit für die Bestimmung der Kohlensäurespannung erwähnt werden, weil sie theoretisch interessant ist, wenn sie auch keine praktische Bedeutung hat. Wie im Abschnitt II/2 ausgeführt, geht die Kohlensäure-Dissoziationskurve des „wahren Plasmas" durch den Nullpunkt des Koordinationssystems, während die Kurve des separierten Plasmas viel flacher verläuft und die des „wahren Plasmas" kreuzt. Macht man mit dem wahren Plasma und dem durch luftfreie Zentrifugation gewonnenen Plasma (separiertes Plasma) je eine Dissoziationskurve, so schneiden sich diese an dem Punkt, welcher der in vivo herrschenden Kohlensäurespannung entspricht, dabei muß für die Kurve des „wahren Plasma" die arterielle Sauerstoffsättigung des Patienten berücksichtigt werden.

4. p_H-Messung.

Für die Messung der Wasserstoffionenkonzentration von Körperflüssigkeiten sind 3 Methoden in Gebrauch: 1. die colorimetrischen Methoden; 2. die gasometrische Methode; 3. die elektrometrischen Methoden.

Da das Blut-p_H physiologischerweise nur um wenige hundertstel Einheiten schwankt und auch in pathologischen Fällen selten um mehr als $^2/_{10}$ E vom Normalwert abweicht, sind die colorimetrischen Methoden für diesen Zweck unbrauchbar. Die gasometrische Technik beruht auf der Tatsache, daß das p_H des Blutes durch das Verhältnis Gesamtkohlensäure zu freier Kohlensäure, gemäß der Formel von HASSELBALCH-HENDERSON (s. S. 55) charakterisiert wird. Man kann danach durch Bestimmung der Gesamtkohlensäure mit dem Apparat von VAN SLYKE und der Messung der freien Kohlensäure, z. B. mit einem Mikrotonometer oder auch der Bestimmung der alveolären Kohlensäurespannung das p_H berechnen. Letztere Bestimmungen sind aber schwierig und geben keine genügend genauen Werte. Die freie Kohlensäure mit 2,7 Vol.-% einfach als konstant einzusetzen, ist natürlich nicht angängig. Die freie Kohlensäure, mit anderen Worten die Kohlensäurespannung, hängt natürlich von der Lungenfunktion ab und kann erheblich variieren. Das umgekehrte Verfahren aus dem p_H und dem Gesamtkohlensäuregehalt, die freie Kohlensäure zu berechnen, gibt dagegen, wie schon ausgeführt, gute Resultate, weil die Bestimmung der Gesamtkohlensäure und die Messung des p_H heute mit sehr großer Exaktheit möglich sind. So kommen also für die genaue Messung des Blut-p_H nur die elektrometrischen Methoden in Frage. Bei diesen wird aus einer Meßelektrode und einer Bezugselektrode mit bekanntem Potential eine Elektrodenkette hergestellt. In der Meßelektrode, z. B. einer Wasserstoffelektrode, entsteht zwischen dem Wasserstoff und der zu messenden Lösung eine Potentialdifferenz, die vom p_H-Wert der Lösung abhängt. Natürlich müssen die leitenden Verbindungen der Elektrodenkette so beschaffen sein, daß keine zusätzliche Potentialdifferenz auftritt. Die Spannung (Potentialdifferenz), die dann nur vom p_H der Meßlösung abhängt, muß stromlos gemessen werden, was mit einem Elektrometer oder besser mit einem Elektronenröhrenverstärker in einer Potentiometerschaltung möglich ist.

Die ersten zuverlässigen Messungen des Blut-p_H wurden mit der von Michaelis angegebenen U-förmigen Wasserstoffelektrode gemacht, und auch wir arbeiteten anfänglich mit dieser Anordnung (Literatur s. Rossier). Eine verbesserte Form dieser Elektrode ist die von Lecomte du Noüy angegebene Wasserstoffdrehelektrode, bei der ein platinierter Glaszapfen über einer auf der zu messenden Lösung schwimmenden Wasserstoffblase rotiert. Als Bezugselektrode wird ebenfalls eine Kalomelelektrode verwendet.

Andere Methoden benützen die Chinhidron-Antimon-Wolfram- und Molybdänelektroden, die sich aber für Blutmessungen nicht durchsetzen konnten. Anders ist es mit der Glaselektrode, die heute als das bestgeeignete Instrument für die Messung des p_H in physiologischen Lösungen bezeichnet werden kann, obwohl die Theorie der Funktionsweise der Glaselektrode noch nicht ganz geklärt ist, wenn auch die Nernstsche Formel für Konzentrationsketten anwendbar ist. Der Vorteil der Glaselektrode liegt in der leichten Reinigung, in der Einfachheit der Manipulation und in der Unempfindlichkeit gegenüber Eiweiß und Sauerstoff. Außerdem bleibt der Kohlensäuregehalt der Plasmaprobe konstant im Gegensatz zur Wasserstoffelektrode, wo Kohlensäure an den Wasserstoff abgegeben wird und die Probe deshalb bis zum vollständigen Ausgleich mehrfach erneuert werden muß. Die Elektrode kann so dimensioniert und konstruiert werden, daß die luftfreie Füllung, eine Voraussetzung für die exakte Messung des Blut-p_H, einfach ist und daß kleine Mengen von Plasma bzw. Vollblut genügen. Mit niederohmigen Glaselektroden ist eine direkte Messung möglich. Steht aber ein zuverlässiger Verstärker zur Verfügung, dann sind hochohmige Elektroden vorzuziehen, weil diese eher eine stromlose Messung garantieren. Eine charakteristische Eigenschaft der Glaselektroden ist ihre Asymmetrie, worunter zu verstehen ist, daß auch ein Potential gemessen wird, wenn sich auf beiden Seiten der Glasmembran die gleiche Pufferlösung befindet. Diese Asymmetrie ist durch Zufälligkeiten bei der Herstellung der Capillaren, wie ungleichmäßige Dicke, verschiedene Krümmungsradien u. a. bedingt. Die verschiedene, zum Teil durch diese Asymmetrie bedingte „Steilheit" der Glaselektroden kann zu gewissen Meßfehlern führen, wenn das p_H des Bezugspuffers vom Blut-p_H stark abweicht. Deshalb sind theoretisch Phosphatpuffer mit einem p_H um 7, also in der Nähe des Blutes als Bezugspuffer vorzuziehen, weil dann diese Fehlermöglichkeit keine größere Rolle mehr spielt. Andererseits sind Phosphatpuffer titrimetrisch nicht so exakt wie z. B. der Acetatpuffer herzustellen und zudem sind sie nicht so stabil wie letzterer. Wir ziehen deshalb als Bezugspuffer den Standardacetatpuffer mit einem p_H von 4,62 vor, der von Zeit zu Zeit mit der Wasserstoffdrehelektrode kontrolliert wird, und wir wählen unter mehreren Glaselektroden diejenige aus, die beim Messen einer Blutprobe oder eines Phosphatpuffers im Vergleich zur Messung mit der Wasserstoffdrehelektrode die beste Übereinstimmung ergibt.

Heute werden für die p_H-Messung Verstärkerpotentiometer, die elektrisch durch Schaltung gegen ein Weston-Element geeicht werden, so konstruiert, daß die Potentiometerskala direkt das p_H entweder mit einem direkt anzeigenden Galvanometer oder mit einem Galvanometer als Nullinstrument angibt. Die Temperatur ist für die p_H-Messung von doppelter Bedeutung. Einmal ist die elektromotorische Kraft, d. h. die Größe der Potentialdifferenz zwischen Wasserstoff und Blut von der Temperatur abhängig, was bei modernen Geräten durch Einstellung eines variablen zusätzlichen Widerstandes berücksichtigt wird, so daß sich eine mathematische Korrektur erübrigt. Dann ändert sich aber auch die Reaktion des Blutes selber mit der Temperatur. Aus diesem Grunde sollte die Messung bei Körpertemperatur (37°) erfolgen, indem sich die ganze Meßkette in einem gut regulierten Thermostat befindet. Mathematische Korrekturen für die Temperaturabhängigkeit des Blut-p_H sind nicht ganz zuverlässig. Mit der von uns seit Jahren verwendeten Anordnung ist eine Meßgenauigkeit von $\pm$ 0,005 p_H-E möglich. Dabei ist die Manipulation sehr einfach und die ganze Messung dauert höchstens 2—3 min. Die Elektrode wird auf die einfachste Weise mittels Durchblasen von destilliertem körperwarmem Wasser gereinigt, so daß beliebig viel Messungen hintereinander ausgeführt werden können. Wie aus der umfangreichen Literatur ersichtlich ist, sind mit den fortlaufenden Verbesserungen der Methodik die Angaben über die physiologische Variation des Blut-p_H immer kleiner geworden. Für das arterielle Blut beträgt die normale Schwankung 7,40 $\pm$ 0,02 p_H. Die Variationen im venösen Blut sind bedeutend größer. Die Glaselektrode ist als Mikroelektrode auch für die Messung von kleinsten Volumina, z. B. 0,05 cm^3, und als nadelförmige Elektrode für die Messung im strömenden Blut brauchbar. Natürlich ist die Genauigkeit dabei etwas geringer. Details über Methoden und Literatur der p_H-Messung s. auch KORDATZKI.

5. Photoelektrische Oxymetrie.

Neben den direkten gasanalytischen Methoden für die Bestimmung des Sauerstoffgehaltes des Blutes gewinnt heute die photoelektrische Messung der Sauerstoffsättigung immer mehr an Bedeutung, weshalb hier die Methoden etwas ausführlicher besprochen werden sollen. KRAMER konnte nachweisen, daß das LAMBERT-BEERsche Gesetz nicht nur für Hämoglobinlösungen, sondern auch für Vollblut gilt. MATTHES hat die Methode zuerst als Einfarbenmethode auf den Menschen übertragen und festgestellt, daß auch bei der Messung am Gewebe eine lineare Beziehung zwischen dem Logarithmus der durchgelassenen Lichtmenge und der Oxyhämoglobinkonzentration besteht. Neuere Untersuchungen von WOOD zeigen aber, daß im Bereiche der hohen Sauerstoffsättigung zwischen 90 und 100% erhebliche Unterschiede und Variationen möglich sind und somit keine sichere logarithmische Linearität mehr vorhanden ist. COMROE und WALKER fanden beim Vergleich einer rein photoelektrischen Messung mit der direkten Blutgasanalyse mit dem Oxymeter im Mittel 1—1,5% niedrigere Werte für die Sauerstoffsättigung. Nach der Beziehung

$$Y = \frac{Er}{Eu} \times \frac{100 \times e_u}{e_{2r} - e_r} - \frac{100 \times e_{2r}}{e_{2r} - e_r}$$

Y Sauerstoffsättigung in Prozent; Er und Eu Extinktion in Rot bzw. Ultrarot oder Grün; e_r und e_u Extinktionskoeffizienten des Oxyhämoglobins in Rot und Ultrarot; e_{2r} Extinktionskoeffizienten des reduzierten Hämoglobins in Rot.

wäre eine direkte Eichung möglich, wenn das durchleuchtete Gewebe nur aus Blut bestehen würde. Da aber die Haut, das Pigment usw. zusätzlich Licht absorbieren sind Er und Eu nicht mehr nur von der Oxyhämoglobin- und Gesamthämoglobinkonzentration abhängig, sondern werden auch durch Gewebefaktoren beeinflußt. Da diese sich während eines Versuches jedoch nicht wesentlich ändern, ist eine empirische Eichung möglich. Trotzdem hat man sich in Amerika bemüht, das dort verbreitete MILLIKAN-Oxymeter rein elektrisch zu eichen, indem man durch entsprechende Filterwahl die reine Gewebsabsorption zu bestimmen versucht und dann eine von 5 Galvanometerskalen, die der Gewebeabsorption von 5 standardisierten Ohrläppchen angepaßt sind, wählt. Vergleichende Untersuchungen mit arteriellen Blutgasanalysen ergaben, daß in 95% der Fälle der Oxymeterwert nicht um mehr als 8 Sättigungsprozente abwich, die Genauigkeit ist also nicht sehr groß. Prinzipiell die gleichen Eichschwierigkeiten stellen sich auch für die Reflexionsmethode, wie sie von BRINKMAN eingeführt wurde. Das Bestreben ist auch hier, den Faktor der reinen Gewebsabsorption, z. B. durch Anämisierung mit Adrenalin-Iontophorese zu bestimmen, so daß der Wert der Rot-Extinktion, wie er dann nach Hyperämisierung festgestellt wird, so korrigiert werden kann, daß er der Oxyhämoglobinkonzentration entspricht. Man kann sagen, daß bis heute noch keine zuverlässig rein elektrische Eichmethode für die photoelektrische Oxymetrie am Gewebe existiert und es bleibt zweifelhaft, ob eine solche überhaupt möglich ist. Deshalb kommt der experimentellen Eichung besondere Bedeutung zu. Der Punkt der 100%igen Sauerstoffsättigung läßt sich am einfachsten durch Sauerstoffatmung bestimmen, wenn ein vasculärer Kurzschluß ausgeschlossen werden kann. Einen zweiten Punkt auf der Eichkurve, zwischen denen der Oxymeterausschlag logarithmisch verläuft, kann man bestimmen, indem man den Patienten ein sauerstoffarmes Luftgemisch atmen läßt und die Sauerstoffsättigung approximativ durch Vergleich mit einer Standard-Dissoziationskurve berechnet oder besser, indem man die Sättigung direkt im arteriellen Blut bestimmt. Es wurde auch vorgeschlagen, den „Nullpunkt" auf dem Wege einer vollständigen Entsättigung des Blutes im Meßgebiet durch Blutsperre zu bestimmen (Atlasoxymeter). MATTHES konnte aber nachweisen, daß unter diesen Bedingungen keine Homogenität des Blutes zu erreichen ist, und er bezeichnet diese Nullpunktbestimmung als unbrauchbar. Auch wir konnten wiederholt feststellen, daß die Venen einer mit der Blutdruckmanschette über den systolischen Druck gestauten Extremität gegen alle Erwartungen ein mit Sauerstoff hochgesättigtes Blut enthalten können. Die beste Eichmethode bleibt also die Kontrolle des Oxymeters mit der direkten arteriellen Blutgasanalyse.

Der Wert der Oxymetrie liegt aber weniger in der exakten Messung der Sauerstoffsättigung als vielmehr in der fortlaufenden Registrierung derselben. Für die Lungenfunktionsprüfung ist nun aber festzustellen, inwieweit die Oxymetrie am Gewebe der arteriellen Sauerstoffsättigung gleichzusetzen ist. Die Capillardilatation mittels eines heißen Bades, Histaminiontophorese und andere medikamentöse Beeinflussung kann die Durchblutung im Meßgebiet derart steigern, daß sich das Capillarblut in seiner Zusammensetzung dem arteriellen Blut annähert. Nach MATTHES entspricht die oxymetrische Messung am Gewebe der arteriellen Sauerstoffsättigung, wenn das Gerät sofort den Effekt bei Sauerstoffatmung anzeigt und umgekehrt auch sofort die Erniedrigung der alveolären Sauerstoffspannung beim Atmen eines sauerstoffarmen Gasgemisches registriert. Das Oxymeter muß mit anderen Worten auf Änderungen der alveolären Sauerstoffspannung mit einer Schnelligkeit entsprechend der Kreislaufgeschwindigkeit reagieren. MATTHES fand in dieser Beziehung mit seiner Durchleuchtungsmethode einen deutlichen Unterschied zwischen dem Ohrläppchen und dem Finger, indem ersteres vor allem bei Arbeitsversuchen mit den dabei auftretenden Kreislaufregulationen eher eine dem arteriellen Blut entsprechende Messung erlaubt als der Finger. Das gilt aber nur für die Durchleuchtungsmethode, die natürlich immer Arterie, Capillare und Vene erfaßt. Beim Reflektionsprinzip (BRINKMAN und BÜHLMANN) ist auch an anderen zwecks Capillardilatation vorbereiteten Körperstellen z. B. Stirn und volare Fläche des Daumenendgliedes eine arterielle oxymetrische Messung möglich. Diese Feststellung wird durch Versuche von PENNEY unterstützt, der die Sauerstoffsättigung am Ohrläppchen mit der polarographisch an der Haut der Extremitäten bestimmten Sauerstoffspannung verglich, während die Exploranden Gasgemische mit verschieden hohen Sauerstoffkonzentrationen atmeten. Die auf diese Weise erhaltenen Werte entsprachen, auf einem Koordinatensystem eingetragen, der Standard-Sauerstoffdissoziationskurve.

Ein weiterer wichtiger Faktor für die klinische Anwendung der Oxymetrie ist die Kompensation von Durchblutungsänderungen. Eine Zunahme der Hämoglobinmenge und bei den Durchleuchtungsmethoden auch eine Volumenzunahme bedeuten eine vermehrte Absorption in Rot, ohne daß dies einer prozentualen Änderung der Sauerstoffsättigung entspricht. Die Messung der Absorption in einem anderen Spektralbereich als Rot, z. B. im Grün oder Ultrarot, wo die Absorption für Oxyhämoglobin und reduziertes Hämoglobin ungefähr gleich ist, gibt einen Anhaltspunkt für die Änderung der Durchblutung bzw. der Blutmenge. Bei der Durchleuchtung des Gewebes ist die Grün-Absorption so groß, daß Grünfilter für die Kompensation nicht brauchbar sind. Ist dies wie beim MILLIKAN-Oxymeter trotzdem der Fall, so ist das nach WOOD darauf zurückzuführen, daß die verwendeten Grünfilter auch für Ultrarot durchlässig sind.

MATTHES registriert separat mit 2 Photozellen die Absorption in Rot und Ultrarot. Eine Änderung der letzteren weist dann eindeutig auf einen Wechsel der Blutmenge im durchleuchteten Gewebe hin, und eine parallele Verschiebung der Rot-Kurve bedeutet dann nicht eine Änderung der Sauerstoffsättigung. Beim MILLIKAN-Gerät sind die Rot und Grün messenden Photozellen so gegeneinander geschaltet, daß eine Änderung der Grün-Absorption elektrisch kompensiert wird und der Galvanometerausschlag auf diese Weise nur Änderungen der Sauerstoffsättigung wiedergeben soll. KRAMER verwendet rotierende Scheiben mit Rot- und Grünfiltern, so daß das Gewebe abwechselnd mit Rot und Grün durchleuchtet wird. Auf diese Weise ist nur eine Photozelle nötig und mit dem Galvanometer wird die Differenz einer Änderung zwischen Rot- und Grün-Absorption angezeigt.

Beim neuesten Oxymeter der Atlaswerke wird auf eine automatische Kompensation verzichtet und nur von Zeit zu Zeit durch eine Ultrarotmessung kontrolliert, ob sich der Blutgehalt des durchleuchteten Ohrläppchens geändert hat.

Bei der Messung der reflektierten Lichtmenge spielen Durchblutungsänderungen eine geringere Rolle, weil es keine Schichtdicke gibt, welche die gesamte Absorption beeinflußt. Der von BRINKMAN entwickelte Zyklop wird mit einem Band auf die histaminisierte Stirnhaut aufgesetzt und die Rotabsorption wird im reflektierten Licht gemessen. Von Zeit zu Zeit wird ein Grünfilter eingeschaltet und mit der Grünabsorption, die im allgemeinen nicht wesentlich variiert, die Rotabsorption korrigiert. Die Eichung erfolgt durch arterielle Blutgasanalyse, wobei die Sauerstoffsättigung mit einem ebenfalls auf dem Reflektionsprinzip beruhenden Apparat in der Cuvette bestimmt wird. Gegen diese photometrische Eichung ist lediglich einzuwenden, daß, wie oben ausgeführt, im Bereiche der hohen Sauerstoffsättigung keine sehr exakte oxymetrische Messung möglich ist. Der Zyklop hat sich für die Messung der Sauerstoffsättigung am ruhenden Patienten, z. B. während der Narkose, sehr gut bewährt. Für Arbeitsversuche ist er weniger geeignet, weil Bewegungen des Kopfes und der Stirnhaut zu schweren Störungen führen.

Allen bisher erwähnten Methoden ist gemeinsam, daß die absolute Lichtmenge gemessen wird, indem der Photozellenstrom direkt oder über einen Verstärker das Galvanometer betätigt. Eine andere Möglichkeit besteht darin, nicht die absolute Lichtmenge, sondern das Verhältnis der Extinktion in 2 Wellenlängen $Y = \frac{Er}{Eu}$, das also direkt proportional der

Sauerstoffsättigung ist, zu messen. Eine derartige Oxymeteranordnung wurde bei uns in Zusammenarbeit mit dem Physiker SIGRIST entwickelt. Mittels eines Flimmerspiegels wird Licht zweier Wellenlängen, Rot und Grün, mit einer Flimmerfrequenz von 525 je Sekunde auf die Meßstelle projiziert. Das Verhältnis von Rot zu Grün wird durch Abblenden des Grünfilters willkürlich bestimmt, womit der Zeiger des Registriergerätes auf eine Ausgangslage plaziert wird. Das vom Meßgebiet reflektierte Licht ist ebenfalls aus Rot und Grün zusammengesetzt. Diese Zusammensetzung ist weitgehend vom Verhältnis Oxyhämoglobin zu Gesamthämoglobin abhängig. Entspricht das Verhältnis Rot zu Grün im reflektierten Licht dem auf die Meßstelle projizierten, so ändert sich nichts, weil in der Photozelle ein dem mittleren Wert des reflektierten Lichtes entsprechender um Null schwankender Strom entsteht, der nicht verstärkt wird. Ändert während des Versuches die Sauerstoffsättigung, so ändert damit auch das Verhältnis von Rot zu Grün im reflektierten Licht. Auf diese Weise entsteht, je nach Überwiegen des Rot oder des Grün, ein mit der Flimmerfrequenz pulsierender Strom mit positivem oder negativem Vorzeichen. Dieser sich von Null entfernende Wechselstrom passiert ein Widerstands-Kapazität-Aggregat, wird verstärkt, dann gleichgerichtet und betätigt über einen Endverstärker das Anzeigegerät und einen im Strahlengang eingeschalteten Drehspulspiegel, der die Mischung von Rot zu Grün durch Verzerrung des Lichtbündels verändert, bis die Zusammensetzung des projizierten wieder dem reflektierten Licht entspricht und damit der Photozellenstrom wieder um einen konstanten mittleren Wert schwankt. Bei dieser Anordnung geht also nur das Verhältnis von Rot zu Grün in die Messung ein und das Anzeigegerät wird nur betätigt, wenn sich dieses Verhältnis im reflektierten Licht ändert. Schwankungen der Lichtintensität, der Empfindlichkeit der Photozelle, wie auch Änderungen der Durchblutung stören die Messung in einer bedeutend kleineren Größenordnung als bei den anderen Methoden. Dieses Gerät, das den Ausgangsstrom des Endverstärkers zur Regulierung des Lichtes, d. h. für eine automatische Nullkompensation verwendet, hat unter anderem den Vorteil, daß der abgelesene Meßwert in weiten Grenzen unabhängig vom Verstärkungsgrad ist und daß direkt mit einem Schreiber auf einem Kymographion parallel zur Spirometerkurve die Sauerstoffsättigung registriert werden kann. Es ist möglich, die Empfindlichkeit so zu regulieren, daß der ganze Zeigerausschlag von 12 cm für kleine Unterschiede der Sauerstoffsättigung, z. B. von 70—100%, ausgenützt werden kann. Eine zuverlässige Eichung ist, wie bei den anderen Methoden, nur durch den Vergleich mit der direkten arteriellen Blutgasanalyse möglich.

Über die vielseitigen Anwendungsmöglichkeiten der Oxymetrie verweisen wir insbesondere auf die Monographien von MATTHES und ZIJLSTRA, in denen auch die Literatur zusammengefaßt ist.

V. Die alveoläre Gaszusammensetzung.

Der Gehalt der Alveolarluft an Sauerstoff und Kohlensäure wird am einfachsten mit der Methode von HALDANE-PRIESTLEY bestimmt, dabei sind 2 Varianten möglich. Bei der ersten exspiriert der Patient nach einer normalen Exspiration zusätzlich in ein etwa 1 m langes Rohr. Am Ende der zusätzlichen Exspiration wird aus dem dem Mund naheliegenden Teil des Rohres die sich in diesem Moment dort befindende Alveolarluft direkt in den HALDANE-Gasanalysenapparat eingesogen und auf Kohlensäure- und Sauerstoffkonzentration untersucht. Bei der zweiten Variante, der sog. „endinspiratorischen Methode“, erfolgt die Exspiration in das Rohr erst nach einer Inspiration, bei diesem Vorgehen ist die Sauerstoffspannung etwa 2 mm Hg höher und die Kohlensäurespannung etwa 2 mm Hg tiefer als bei der „endexspiratorischen Methode“. Die Konzentration in Prozent multipliziert mit dem atmosphärischen Druck, von dem 47 mm Hg als Wasserdampfspannung bei 37° abgezogen werden, ergibt die alveoläre Sauerstoff- bzw. Kohlensäurespannung. Für präzise und fortlaufende Messungen sind verfeinerte automatische Apparaturen angegeben worden. Bei der Methode von BENZINGER und BRAUCH steuert die Atmung selbst einen Ventilmechanismus, mit dessen Hilfe die letzten Portionen der Exspirationsluft gesammelt werden. Das so gesammelte Luftgemisch, das der Alveolarluft entspricht, kann statt mit dem HALDANE-Apparat auch mit den bei der Residualluftbestimmung erwähnten automatischen Apparaturen analysiert werden (LOESCHCKE, OPITZ und SCHOEDEL). Die Normalwerte betragen für Sauerstoff 14,1—15,3% = 95 bis 98 mm Hg und für Kohlensäure 5,9—6,1% = 38—42 mm Hg. Über die indirekte Bestimmung der alveolären Sauerstoffspannung s. weiter unten.

VI. Tonometrie und Dissoziationskurven.

Mit den bisher erwähnten Methoden für die Blutgasanalyse und für die Bestimmung der Luftgase ist es auch möglich, Dissoziationskurven für Sauerstoff und Kohlensäure herzustellen. Hierfür wird das durch Antikoagulantien ungerinnbar gemachte Blut in einem Tonometer mit beliebigen Gasgemischen zum Druckausgleich gebracht. Für physiologische Untersuchungen muß dieser Druckausgleich bei 37° erfolgen. Das Gasgemisch im Tonometergefäß wird nach dem Ausgleich hinsichtlich Sauerstoff und Kohlensäure untersucht, und das Blut wird nach luftfreier Entnahme ebenfalls auf seine Blutgase analysiert. Die auf ein Koordinatensystem eingetragenen Punkte stellen die Dissoziationskurve für Sauerstoff bzw. Kohlensäure in Abhängigkeit von der Spannung, Temperatur und der gegenseitigen Beeinflussung zwischen Sauerstoff, Kohlensäure und p_H dar.

VII. Die Synthese der spirometrischen und blutgasanalytischen Werte.

Die durch Spirometrie und Gasanalyse des arteriellen Blutes erhaltenen Werte lassen sich sinnvoll kombinieren und gewähren einen Einblick in die „alveolären Funktionen". Unter Benützung des Clearancebegriffes kann die alveoläre Ventilation, nämlich der Teil der Gesamtventilation, welcher in den Alveolen zum Gasaustausch kommt, berechnet werden. Die Kohlensäureclearance ist gleichbedeutend mit der alveolären Ventilation und beträgt:

$$\underset{(\text{cm}^3/\text{min})}{\text{Alv. Ventilation}} = \frac{CO_2\text{-Ausscheidung cm}^3/\text{min} \times 100}{CO_2\text{-Gehalt der Alveolarluft in \%} - CO_2\text{-Gehalt der Inspirationsluft in \%}}$$

oder auf den Druck bezogen (Rossier und Méan 1942, 1946).

$$\underset{(\text{cm}^3/\text{min})}{\text{Alveoläre Ventilation}} = \frac{CO_2\text{-Ausscheidung cm}^3/\text{min} \times 760 \text{ mm Hg}}{\text{alveoläre } pCO_2 - pCO_2 \text{ der Inspirationsluft in mm Hg}}.$$

Da der Kohlensäuregehalt in der Luft sehr klein ist, so genügt im Nenner die alveoläre Kohlensäure. Da mit Ausnahme von größeren vasculären Kurzschlüssen die arterielle Kohlensäurespannung gleich der alveolären ist, so kann in den Nenner die arterielle Kohlensäurespannung eingesetzt werden. Die oben angegebene Formel muß noch etwas korrigiert werden, wenn wir die alveoläre Ventilation für Lungenverhältnisse angeben wollen, weil die spirometrisch gemessene Kohlensäureausscheidung auf 0° und 760 mm Hg reduziert wird, es handelt sich also um die Temperaturkorrektur von 0° auf 37°:

$$CO_2\,(37^0\ 760 \text{ mm Hg}) = \frac{(273+37)}{273} \times 760 \times CO_2\,(0^0\ 760 \text{ mm Hg}).$$

Mit dieser Korrektur lautet die Formel für die Berechnung der alveolären Ventilation:

$$\underset{(37^0,\,B)}{\text{Alveoläre Ventilation}}\ (\text{cm}^3/\text{min}) = \frac{CO_2 \text{ cm}^3/\text{min } (0^0\ 760 \text{ mm Hg}) \times 863}{\text{arterielle } pCO_2}$$

(B = atmosphärischer Druck).

Die Totraumventilation ergibt sich durch Subtraktion der alveolären Ventilation von der Gesamtventilation. Dividieren wir die Totraumventilation durch die Atemfrequenz, so erhalten wir den funktionellen Totraum.

Unter alveolärer Sauerstoffausnützung verstehen wir die Menge Sauerstoff in Kubikzentimeter, die je Liter alveolärer Ventilation aufgenommen wird:

$$\text{Alveoläre } O_2\text{-Ausnützung} = \frac{O_2\text{-Aufnahme cm}^3/\text{min } (0^0\ 760 \text{ mm Hg})}{\text{alveoläre Ventilation (Liter/min)}}.$$

Normalerweise beträgt sie 55—58, sie ist erhöht bei alveolärer Hypoventilation und vermindert bei alveolärer Hyperventilation.

Mittels der arteriellen Kohlensäurespannung und des respiratorischen Quotienten kann auch die sog. mittlere oder ideale alveoläre Sauerstoffspannung berechnet werden. Die vereinfachte von Rossier 1942 und 1946 benützte Formel lautet:

$$pO_2 \text{ alv. (mm Hg)} = \frac{20{,}93 \times (B-47)}{100} - \frac{pCO_2}{RQ}$$

(B = atmosphärischer Druck).

Riley und Mitarbeiter (1946) arbeiteten anfangs mit der gleichen Formel und führten später noch eine zusätzliche Korrektur für den respiratorischen Quotienten ein. Die Formel lautet dann:

$$pO_2 \text{ alv.} = (\text{mm Hg})\ \frac{20{,}93 \times (B-47)}{100} - \frac{pCO_2}{RQ} + \frac{pCO_2 \times 20{,}93 \times (1-RQ)}{RQ \times 100}.$$

Diese Formel entspricht ganz der schon 1937 von BENZINGER angegebenen, später von FENN 1946 verwendeten Formel, der die mittlere alveoläre Sauerstoffspannung mittels der direkt in der Alveolarluft bestimmten Kohlensäurespannung auf diese Weise berechnete. Die zusätzliche Korrektur beträgt bei einem respiratorischen Quotienten von 0,82—1,8 mm Hg, also im allgemeinen nicht mehr als 2%. Ist der respiratorische Quotient 1, wie z. B. während der Arbeit, so vereinfacht sich die Formel erheblich, indem von der Sauerstoffspannung der Inspirationsluft lediglich die alveoläre bzw. arterielle Kohlensäurespannung subtrahiert werden muß. Da unter physiologischen Bedingungen zwischen Minutenvolumen und Sauerstoffaufnahme (spezifische Ventilation) sowie Minutenvolumen und alveoläre Ventilation eine relativ konstante Beziehung besteht, so läßt sich auch der Sollwert für den funktionellen Totraum bei einer normalen alveolären Kohlensäurespannung von 40 mm Hg in Abhängigkeit vom Sauerstoffverbrauch und zur Atemfrequenz mit einer empirischen Formel berechnen.

$$\text{Funktioneller Totraum cm}^3 = \frac{O_2\text{-Aufnahme cm}^3/\text{min } (0^0\ 760 \text{ mm Hg}) \times 10{,}25}{\text{Atemfrequenz}}.$$

Wie in der Einleitung erwähnt, hat die funktionelle Residualluft eine wesentliche Bedeutung für die Größe des funktionellen Totraumes, was sich ebenfalls mittels einer empirischen Formel darstellen läßt:

$$\text{Funktioneller Totraum cm}^3 = \frac{\text{funkt. Residualluft cm}^3 \times pCO_2}{2000} + \frac{\text{Minutenvolumen cm}^3}{4 \times \text{Atemfrequenz}}.$$

Diese Berechnung des Sollwertes für den funktionellen Totraum ist auch für den Arbeitsversuch anwendbar. Da die funktionelle Residualluft und damit z. B. die Lungenblähung beim Emphysem, die auch zu einer Vergrößerung des anatomischen Totraumes führt, berücksichtigt wird, so gibt der Vergleich mit dem gefundenen funktionellen Totraum ein Maß für den „dead space effect" bei ungleichmäßiger Lungendurchlüftung und Ventilation von ungenügend oder nicht mehr durchbluteten Bezirken.

Auf diese Weise ermöglicht die Synthese von Blutgasanalyse und Spirometrie eine befriedigende Untersuchung der Physiologie und Pathophysiologie der Atmung unter Verwendung von physiologisch streng definierten Begriffen (ROSSIER 1942, 1946; RILEY und Mitarbeiter 1946).

VIII. Zusätzliche Untersuchungsmethoden.

1. Sauerstoffversuch.

Nicht zu verwechseln mit dem rein spirometrischen Sauerstoffversuch nach UHLENBRUCK-KNIPPING ist der von ROSSIER und MÉAN 1936 eingeführte Sauerstoffversuch. Bei diesem wird die arterielle Sauerstoffsättigung unter Luft- und Sauerstoffatmung verglichen. Besteht bei Luftatmung eine arterielle Sauerstoffuntersättigung, so läßt sich auf diese Weise differenzieren, ob diese Folge einer allgemeinen oder teilweisen alveolären Hypoventilation oder aber eines vasculären Kurzschlusses ist. Bei einer ungenügenden alveolären Ventilation verläßt das Blut entsprechend der mehr oder weniger erniedrigten alveolären Sauerstoffspannung die Lunge mit Sauerstoff ungesättigt. Das ist auch der Fall, wenn nur ein Teil der Alveolen schlecht ventiliert wird, weil entsprechend dem Verlauf der Sauerstoffdissoziationskurve das Mischblut aus normal oder sogar hyperventilierten und hypoventilierten Bezirken untersättigt sein muß. Während Sauerstoffatmung steigt auch bei ungenügender alveolärer Ventilation die alveoläre Sauerstoffspannung an, selbst in Bezirken, die schlecht ventiliert werden, solange sie überhaupt noch mit der Atemluft in Verbindung stehen, und das Blut verläßt dann die Lunge zu 100% mit Sauerstoff gesättigt. Anders ist es, wenn ein Lungenteil gänzlich von der Ventilation ausgeschlossen, aber noch durchblutet ist. In diesem Teil steigt die alveoläre Sauerstoffspannung bei Sauerstoffatmung nicht an und das Blut dieser Bezirke bleibt untersättigt, so daß das periphere arterielle Blut ebenfalls mehr oder weniger untersättigt ist. Genau das gleiche ist der Fall bei einem nicht pulmonalen, sondern intrakardialen Kurzschluß mit einem von rechts nach links gerichteten Shunt. Für die praktische Durchführung des Sauerstoffversuches ist es wichtig, während mindestens 10 min eine hohe Sauerstoffkonzentration atmen zu lassen, weil es bei schlechter Luftdurchmischung oft lange gehen kann bis auch die alveoläre Sauerstoffspannung in den letzten schlecht durchlüfteten Alveolen genügend erhöht ist.

Statt einer zweiten arteriellen Blutentnahme kann man sich auch der oxymetrischen Kontrolle der Sauerstoffsättigung bedienen. Ein deutlicher Anstieg weist dann auf eine arterielle Sauerstoffuntersättigung infolge alveolärer Hypoventilation hin, ein fehlender oder geringer Anstieg beweist einen vasculären Kurzschluß. Wie schon im Abschnitt über die

Oxymetrie ausgeführt, ist aber eine exakte Eichung dieser Apparaturen ohne gleichzeitige arterielle Blutgasanalyse problematisch, so daß wir bei lediglich oxymetrischer Kontrolle der Sauerstoffsättigung nie ganz genau wissen, ob bei einem allfälligen Anstieg wirklich 100% erreicht werden, was immer der Fall ist, wenn kein vasculärer Kurzschluß vorliegt. Andererseits hat die Oxymetrie beim Sauerstoffversuch den Vorteil, etwas über die Mischung auszusagen, denn bei verschlechterter Durchmischung ist der Anstieg entsprechend verzögert, und so haben wir mit dieser Methode ein Pendant zur Bestimmung der Mischzeiten wie bei der Messung der Residualluft.

2. Methoden zum Studium der Diffusionsstörungen.

Zur Erfassung von Diffusionsstörungen in den Alveolen stehen drei grundsätzlich verschiedene Untersuchungsmethoden zur Verfügung:

1. Die Kohlenmonoxydmethode von KROGH (1915);
2. die von der amerikanischen Schule (LILIENTHAL und Mitarbeiter, RILEY und Mitarbeiter) entwickelte Methode;
3. die indirekte Erfassung von Diffusionsstörungen durch fortlaufende oxymetrische Registrierung bei Arbeit und in Ruhe, mit simultaner Bestimmung der Kohlensäurespannung im arteriellen Blut, wie dies 1951—1953 von BALDWIN, WRIGHT und uns entwickelt und beschrieben wurde.

In diesem Kapitel sollen lediglich die verschiedenen Methoden besprochen werden, während prinzipielle Fragen der Diffusionsstörungen im Kapitel über die Physiologie des Gasaustausches sowie im Abschnitt D (Diffusionsstörungen und Pneumonose) behandelt werden.

a) Die Kohlenmonoxydmethode. Die Kohlenmonoxydmethode wurde von Bohr vorgeschlagen. Bei seinen Überlegungen stützte er sich auf die Arbeiten von GRÉHANT und HALDANE. Eingeführt wurde sie jedoch erst von MARIE KROGH 1915. Seither ist sie von vielen Autoren verwendet, und vor kurzem wiederum von KETY (1950) empfohlen worden.

Diese Untersuchungsmethode basiert auf der Tatsache, daß sozusagen alles im Blut befindliche Kohlenmonoxyd an das Hämoglobin gebunden ist und die im Plasma vorhandene Kohlenmonoxydspannung praktisch Null ist und vernachlässigt werden kann. Es ist somit möglich, die je Zeiteinheit durch die Alveolarmembran diffundierte Kohlenmonoxydmenge zu berechnen, vorausgesetzt, daß man die alveoläre Kohlenmonoxydspannung zu Beginn und am Ende des Versuches und die Dauer desselben bestimmt. Zur Berechnung dient folgende Formel:

$$D_{\mathrm{CO}} = \frac{\log \mathrm{CO}' - \log \mathrm{CO}''}{t \times \log e} \times \frac{V}{B - 47},$$

wobei: D_{CO} = Kohlenmonoxyddiffusion je Minute und je Millimeter Spannung;
CO′ = CO-Konzentration in den Alveolen zu Beginn des Versuches;
CO″ = alveoläre Kohlenmonoxydkonzentration am Ende des Versuches;
t = Dauer des Versuches in $^1/_{100}$ min;
V = Volumen der Alveolarluft;
B = Barometerdruck.

Die Umrechnung der Diffusion für Sauerstoff aus dem ermittelten Wert für die Diffusion von Kohlenmonoxyd geschieht folgendermaßen:

$$D_{\mathrm{O}_2} = D_{\mathrm{CO}} \times \frac{\alpha_{\mathrm{O}_2} \times \sqrt{MG_{\mathrm{CO}}}}{\alpha_{\mathrm{CO}} \times \sqrt{MG_{\mathrm{O}_2}}} = 1{,}23\, D_{\mathrm{CO}},$$

wobei α BUNSENscher Absorptionskoeffizient für das betreffende Gas; *MG* Molekulargewicht des betreffenden Gases ist.

Bei der Bestimmung des Diffusionskoeffizienten für Kohlenmonoxyd nach der Methode von MARIE KROGH sitzt die Versuchsperson. Am Ende einer tiefen Exspiration wird sie an ein geschlossenes Spirometersystem angeschlossen, das ungefähr 5 Liter Luft und 50 cm³ Kohlenmonoxyd enthält. Sie inspiriert das größtmögliche Volumen dieses Gasgemisches und exspiriert sofort wieder ungefähr die Hälfte ihrer Vitalkapazität. Die letzte Portion dieser ersten Ausatmungsluft wird analysiert, sie stellt den Wert CO′ (alveoläre Kohlenmonoxydspannung zu Beginn des Versuches) dar. Nach einer Apnoe von etwa 6 sec exspiriert die Versuchsperson vollkommen, wobei wieder die letzte Portion analysiert wird und den Wert CO″ (alveoläre Kohlenmonoxydspannung am Ende des Versuches) ergibt. Die Zeit der Apnoe wird als Dauer des Versuches genau gemessen. Vorgängig dieser Untersuchung wird die Residualluft bestimmt. Aus Residualluft und Inspirationsvolumen während der Apnoe weniger dem Totraum kann somit das zum Austausch gelangende Alveolarluftvolumen berechnet werden. Für die Werte des Totraumes setzte MARIE KROGH in ihren Berechnungen Zahlen zwischen 100 und 160 cm^3 je nach Konstitution der Versuchsperson ein. Es sind somit alle Werte bekannt, um nach obiger Formel die Diffusion von Kohlenmonoxyd und indirekt auch Sauerstoff zu berechnen. Diese gleiche Methode ist auch bei Arbeit anwendbar.

Die Methode MARIE KROGHS fand überall großes Interesse, jedoch weist sie einige nicht zu unterschätzende Fehler auf. In der Tat kann man nicht annehmen, daß nach einer einzigen tiefen Inspiration eine homogene Gasmischung in der Lunge vorhanden sei. Untersuchungen über „mixing“ (Stickstoff-, Wasserstoff-, Helium-Clearancekurven) zeigen, daß bei normalen Verhältnissen frühestens nach 2—3 min, bei pathologischen Fällen zum Teil wesentlich später eine Homogenität erreicht ist. Außerdem scheint es gewagt, die erste Kohlenmonoxydkonzentration CO′ entsprechend der alveolären anzunehmen. Sehr wahrscheinlich werden die erhaltenen Werte wegen Beimischung aus den Atemwegen viel zu hoch liegen. MARIE KROGH nahm ferner an, daß der Totraum ein relativ fixer Wert zwischen 100 und 160 cm^3 sei. Diese Konzeption verfälscht die Bestimmung des Alveolarluftvolumens. Wenn diese Autorin dennoch mit anderen Methoden vergleichbare Werte für D_{O_2} erhalten hat, so ist dies wohl darauf zurückzuführen, daß die Fehler ihrer Methode sich gegenseitig in einem gewissen Maße aufheben. Man kann daher nicht mit M. KROGH einig gehen, wenn sie behauptet, daß ihre Methode eine Genauigkeit von 3—4% besitze. Unseres Erachtens ist diese Methode mit solchen Fehlern behaftet, daß ihre Anwendung in der Klinik keine befriedigenden Resultate zu liefern vermag.

GILSON hat die Kohlenmonoxydmethode wieder aufgenommen und weiter entwickelt, indem er sie mit der Bestimmung der Residualluft kombiniert. Die Abnahme der Helium- und Kohlenmonoxydkonzentration in der Ausatmungsluft wird simultan mit elektrischen Meßapparaturen fortlaufend registriert. Mit dieser Kombination wird also das „mixing“ berücksichtigt, womit ein wesentlicher Unsicherheitsfaktor der ursprünglichen Methode von MARIE KROGH dahinfällt. Andererseits ist bei dem Verfahren von GILSON das Herzminutenvolumen von Bedeutung, da eine Zunahme der Lungendurchblutung natürlich die Kohlenmonoxydaufnahme je Zeiteinheit vergrößert. Für die Bestimmung des Diffusionskoeffizienten muß deshalb das Herzminutenvolumen berücksichtigt werden. Zur Zeit sind noch keine Befunde bekannt, die mit dieser Methode gewonnen wurden.

Die meisten Bestimmungen des Sauerstoffdiffusionskoeffizienten in der Lunge, denen man in der Literatur begegnet, wurden mit der Kohlenmonoxydmethode von MARIE KROGH ausgeführt. Nach Angaben der Autorin schwankt er zwischen 27 und 42 bei Männern, zwischen 28 und 30 bei Frauen und zwischen 20 und 27 bei Kindern. Während Arbeit ist er erhöht, und zwar bis 37 bei Leistungen von 700 mkg/min und sogar bis 56 bei 1000 mkg/min. BARCROFT fand bei seinen Untersuchungen, daß Personen mit erhöhtem D_{O_2} (Mittelwert von 5 Normalpersonen 25,3—46,8) eine bessere Höhlenakklimatisation besitzen als solche mit niedrigem D_{O_2}. Nach Untersuchungen von HARROP scheint es nicht, daß eine Höhenakklimatisation einer Erhöhung von D^{O_2} gleichkommt, er findet bis auf eine Ausnahme in der Höhe die gleichen Werte wie in der Ebene.

b) Methode von LILIENTHAL und Mitarbeiter und RILEY und Mitarbeiter. Die Methode von LILIENTHAL und RILEY ist auf eine bereits von BARCROFT gemachte Feststellung zurückzuführen. Nach dieser ist bei normalen alveolären Sauerstoffspannungen der Ausgleich zwischen Alveolarluft und Lungencapillarblut sozusagen vollständig; dies ist hingegen nicht mehr der Fall, wenn die alveoläre Sauerstoffspannung auf pathologische Werte erniedrigt ist. Es besteht dann eine deutliche Druckdifferenz, gleichsam als ob die Capillare für den Ausgleich zu kurz oder die Kontaktzeit zu knapp ist.

Wie bereits in den physiologischen Einführungen erwähnt, setzt sich der alveolo-arterielle Gradient aus 2 Faktoren zusammen:

1. Dem alveolo-endcapillären Gradienten, der im Normalfall ungefähr 1 mm beträgt;

2. dem endcapillaro-arteriellen Gradienten, der vom venösen Zufluß abhängig ist und im Normalfall etwa 3—8 mm ausmacht.

Beim Studium der Diffusionsstörungen interessiert vor allem der Sauerstoffgradient zwischen Alveole und Lungenendcapillare. Bei normaler oder annähernd normaler alveolärer Sauerstoffspannung ist das Auftreten eines deutlich erhöhten Gradienten gleichbedeutend mit Diffusionsstörung. Bei der Bestimmung des alveolo-endcapillären Gradienten ist es unerläßlich, diesen von dem capillaro-arteriellen Gradienten zu differenzieren, der vom venösen Zufluß abhängig ist. Diese Differenzierung bedeutet den delikatesten Punkt der Methode von LILIENTHAL und von RILEY.

Die Analyse der Sauerstoffdissoziationskurve zeigt nun, daß bei einer hohen Sauerstoffspannung der venöse Zufluß einen deutlichen Einfluß auf die arterielle Sauerstoffspannung ausübt, wenn dagegen die Sauerstoffspannung so erniedrigt ist, daß man sich auf dem steilen Teil der Dissoziationskurve befindet, ist der venöse Zufluß ohne wesentlichen Einfluß auf die Sauerstoffspannung des Blutes. Indem man das Verhalten des arteriellen Blutes bei

2 verschiedenen Oxydationsstufen untersucht, ergibt sich unter diesen Umständen die Möglichkeit, den Einfluß des venösen Zuflusses von demjenigen der Diffusionsstörung zu trennen.

Wenn man bei 2 verschiedenen *Oxydationsstufen*, die einer arteriellen Sättigung von 96% bzw. 82% entsprechen, folgende Werte experimentell bestimmt:

1. Mittlere alveoläre Sauerstoffspannung (Berechnung aus arterieller Kohlensäurespannung mit „Alveolarformel");
2. arterielle Sauerstoffspannung (volumetrisch nach Krogh-Scholander, Riley oder polarographisch nach Wiesinger, Bartels);
3. Sauerstoffspannung des venösen Mischblutes (Herzkatheter);
4. Sauerstoffdissoziationskurve entsprechend dem p_H der Versuchsperson;
5. Sauerstoffverbrauch je Minute;

so kann man mit der Bohrschen Integrationsmethode oder einer ihrer Modifikationen (Lilienthal und Mitarbeiter) durch sukzessive Approximation den mittleren alveolo-capillären Gradienten ermitteln. Desgleichen kann auch der Sauerstoffdiffusionskoeffizient, der alveolo-endcapilläre Spannungsgradient sowie alle weiteren davon abhängigen Werte (venöser Zufluß, capillaro-arterieller Gradient usw.) bestimmt werden. Diese Berechnungen sind allerdings nur unter der Voraussetzung, daß der mittlere alveolo-capilläre Gradient und der venöse Zufluß bei den 2 Oxydationsstufen konstant bleibt, möglich.

Zur Erleichterung der Berechnungen haben Riley und Mitarbeiter eine ganze Reihe von Tabellen ausgearbeitet, aus denen man die verschiedenen abgeleiteten Werte ablesen kann und somit die sukzessive Approximation, die diese Methode verlangt, erleichtert wird.

Die Methode zur Bestimmung des Diffusionskoeffizienten nach Riley und Lilienthal ist zweifellos von größtem Interesse, Sie ist allerdings technisch sehr komplex und nicht leicht zu handhaben und wurde daher bis heute nur von den Autoren verwendet. Man darf aber nicht vergessen, daß sie auf 2 Postulaten basiert, deren Richtigkeit bis heute noch nicht mit Sicherheit bewiesen ist.

Donald, Riley und Mitarbeiter haben die praktische Bedeutung dieser Untersuchungsmethode gezeigt, sie waren imstande, die Wichtigkeit der Diffusionsstörung bei einer größeren Anzahl von Patienten zu beweisen. Diese Autoren versuchten ebenfalls das Vorhandensein von Diffusionsstörungen mit morphologisch-histologischen Untersuchungen zu vergleichen, wenn dies auch in einigen Fällen theoretisch möglich ist, so kann man doch nicht oft genug auf den prinzipiellen Unterschied zwischen der Membran der Histologen und der der Pathophysiologen, die unter ihr zugleich eine morphologische als auch funktionelle Einheit verstehen, hinweisen.

Kety kritisierte 1950 in einer sehr gründlichen Arbeit die Methode Lilienthals. Er griff dabei die seinerzeit bereits von Barcroft gegebenen Argumente auf, indem er vor allem die Bestimmung des mittleren alveolo-capillären Spannungsgradienten mit der Bohrschen Integrationsmethode angriff. Jedoch scheint es, daß es Riley und Mitarbeiter später gelungen ist, die prinzipiellen Fehler dieser Bestimmungsweise zu vermeiden.

Auf einen weiteren unsicheren Faktor dieser Methode wurde von Filley und Mitarbeiter 1954 hingewiesen. Die Senkung der alveolären Sauerstoffspannung im Hypoxämieversuch ist nicht ohne Folgen auf den Lungenkreislauf, da die alveolären Gasspannungen den Tonus der Lungenarteriolen beeinflussen, wie es v. Euler und Liljestrand 1946 gezeigt haben, worüber sich näheres im Abschnitt über Beziehungen zwischen Lungenfunktion und Lungenkreislauf findet. Auch bei eigenen Untersuchungen konnten wir die Feststellung machen, daß der Druck im Lungenkreislauf während des Hypoxämieversuches ansteigt und daß das Herzminutenvolumen in vielen Fällen leicht aber deutlich zunimmt. Filley und Mitarbeiter haben deshalb wieder die Kohlenmonoxydmethode aufgegriffen und so abgeändert, daß die wichtigsten Einwände gegen die Anwendung des ursprünglichen Verfahrens von Marie Krogh in der Klinik dahinfallen. Mit seiner Methode fand Filley Werte für DCO in Ruhe von 10—28 und bei Arbeit von 23—55, was mit dem Umrechnungsfaktor 1,23 multipliziert ähnliche Werte für DO_2 ergibt, wie sie Lilienthal und Mitarbeiter angegeben hatten.

Als Normalwert des Sauerstoffdiffusionskoeffizienten nennen Lilienthal und Mitarbeiter (1946) Zahlen zwischen 12 und 36, mit einem Mittel von 21. Donald und Mitarbeiter (1951) sind der Ansicht, daß physiologischerweise der Diffusionskoeffizient größer als 15 ist.

c) Eigene Methodik. Diese beiden Methoden (Krogh, Lilienthal und Riley) sind nicht nur an einige Voraussetzungen gebunden, die in pathologischen Fällen nicht unbedingt zutreffen müssen, sondern sind zudem noch technisch schwierig durchzuführen. Doch hat die Bestimmung der verschiedenen Gradienten und der Diffusionskonstanten bewiesen, daß es Diffusionsstörungen gibt, was bereits einen wesentlichen Fortschritt bedeutete.

Als Tatsache kann heute gelten, daß bei einer Diffusionsstörung der alveolo-endcapilläre und damit auch der alveolo-arterielle Spannungsgradient für Sauerstoff vergrößert ist und daß sich die Störung bei Arbeit in vermehrtem Maße auswirkt. Von diesen Voraussetzungen ausgehend, haben wir eine einfache Methodik entwickelt, mit der zwar die Diffusion nicht quantitativ gemessen, wohl aber die Störung eindeutig sichtbar gemacht werden kann. Bei Luftatmung wird in Ruhe und anschließend bei Arbeit eine oder mehrere arterielle Blutentnahmen gemacht und die Sauerstoffsättigung, die Sauerstoffspannung und Kohlensäurespannung bestimmt. Mit letzterer wird die alveoläre Sauerstoffspannung nach der Alveolarformel berechnet, was bei Arbeit ohne Analyse der Exspirationsluft bzw. Bestimmung des RQ gut möglich ist, weil dieser ohne großen Fehler mit 1 als bekannt eingesetzt werden kann. Nimmt der alveolo-arterielle Sauerstoffspannungsgradient bei Arbeit stark zu, so daß es zu einer Sauerstoffuntersättigung kommt, so liegt eine Diffusionsstörung entweder als Folge einer erschwerten Membranpassage oder einer verkürzten Kontaktzeit vor. Eine sichere Differenzierung beider Möglichkeiten ist ebenso wie bei den anderen Methoden unmöglich. Die Prozedur wird vereinfacht, wenn man die Sauerstoffsättigung oxymetrisch laufend kontrolliert und die arterielle Blutentnahme zeitlich entsprechend vornimmt. Das Charakteristische der Diffusionsstörung ist ja, daß sie schon bei leichter Belastung bzw. Zunahme des Sauerstoffverbrauches zu einem Abfall der Sauerstoffsättigung führt, während die arterielle Kohlensäurespannung wegen der bei leichter Belastung noch möglichen Hyperventilation auf sehr tiefe Werte absinkt und dementsprechend die alveoläre Sauerstoffspannung über den Normalwert ansteigt. Dieses Verfahren kann nicht angewendet werden im Falle von intrakardialen oder pulmonalen Kurzschlußverbindungen mit Rechts-Links-Shunt.

3. Arbeitsversuch.

Allgemeines. Einen sehr wertvollen Einblick in die Anpassungsfunktionen von Atmung und Kreislauf bietet der Belastungsversuch, weshalb er für die Lungenfunktionsprüfung immer mehr an Bedeutung gewinnt. Es ist ja naheliegend, daß bei vielen Patienten in Ruhe noch normale Befunde erhoben werden können und die respiratorische Insuffizienz erst bei Belastung auftritt (latente Insuffizienz).

Während der Ruheversuch klar definiert ist (liegender Patient unter Grundumsatzbedingungen), so gilt das nicht für den Arbeitsversuch. Um wie für den Ruheversuch vergleichbare Resultate zu erhalten, muß auch der Belastungsversuch standardisiert werden. Wir können z. B. den Patienten bis zur Erschöpfung belasten, wobei uns interessiert, bei welcher Belastungsgröße und nach welcher Zeit die Erschöpfung eintritt, oder wir wollen untersuchen, wie hoch der Patient belastet werden kann, ohne daß es zu Insuffizienzerscheinungen kommt, in diesem Falle würde es sich nicht um eine erschöpfende Arbeit, sondern um eine Belastung handeln, die vom Patienten im „steady state", d. h. mit voller Anpassung von Atmung und Kreislauf während längerer Zeit bewältigt wird. Im steady state entsprechen Sauerstoffaufnahme und Kohlensäureabgabe der geleisteten Arbeit, die Ventilation entspricht dem Gaswechsel und der Gaswechsel wie auch das Herzminutenvolumen und die Pulsfrequenz bleiben konstant, so lange die Arbeit die gleiche bleibt. Über diese grundsätzlichen Dinge muß man sich im klaren sein, wenn man einen Arbeitsversuch durchführen will. Handelt es sich darum, beim Patienten die Grenze der Anpassungsfähigkeit festzustellen, und das dürfte im klinischen Lungenfunktionslaboratorium meistens der Fall sein, so ist es von Vorteil, einen oder mehrere Arbeitsversuche im steady state durchzuführen, wobei der Patient eine Arbeit zu verrichten hat, die kein besonderes Training erfordert. Das ist z. B. der Fall beim Kurbel- und Fahrradergometer, die es erlauben, eine begrenzte Muskelgruppe dosierbar zu belasten. Sind die respiratorischen Funktionen eingeschränkt, was bei den meisten Patienten, die zu einer Lungenfunktionsprüfung kommen, der Fall sein dürfte, so wird es in der Regel möglich sein, die Belastung dieser begrenzten Muskelgruppe am Kurbel- oder Fahrradergometer so zu steigern, daß es zu Insuffizienzerscheinungen kommt. Anders ist es natürlich, wenn die Muskulatur zu schwach ist; dann kann es passieren, daß wir gar nicht die Grenze der respiratorischen Anpassungsfähigkeiten erreichen, weil die Atem- und auch Kreislaufreserven die der beanspruchten Muskulatur überwiegen. Ähnlich liegen die Verhältnisse bei gesunden und gut trainierten Versuchspersonen z. B. bei sportärztlichen Untersuchungen, wo es oft nicht möglich ist, durch Belastung einer begrenzten Muskelgruppe die Grenze der respiratorischen Anpassung zu erreichen, weil die betroffene Muskulatur vorher ermüdet. Für derartige Untersuchungen muß eine Arbeitsform gewählt werden, die möglichst viel Muskulatur beansprucht, damit der Arbeitsstoffwechsel und damit der Sauerstoffverbrauch überhaupt in einem Maße gesteigert werden können, daß die Anpassungsgrenze erreicht wird. Für derartige Zwecke ist das laufende Band, mit dem Laufgeschwindigkeit und Neigungswinkel verändert werden können, vorzuziehen, weil damit fast die ganze Muskulatur in Tätigkeit gesetzt wird.

Für klinische Zwecke genügt jedoch das Fahrradergometer und es ist sogar vorzuziehen, weil, wie schon erwähnt, die Arbeit genau gemessen werden kann und der Trainingszustand als weiterer unbekannter Faktor nur eine untergeordnete Rolle spielt. Für das Kurbel- und

Fahrradergometer bleibt die Frage der Drehfrequenz zu diskutieren. Beim Fahrradergometer zeigen sich unter Belastungen zwischen 50—150 Watt, was für die Mehrzahl der Patienten genügt, mit Tretfrequenzen von 30—60 je Minute keine wesentlichen Unterschiede für die Sauerstoffaufnahme. Bei höheren Belastungen sind natürlich höhere Frequenzen vorzuziehen, damit der Pedaldruck nicht zu groß wird. Aus Gründen der Vergleichbarkeit der Resultate verschiedener Patienten ist es aber vorzuziehen, wenn man immer mit der gleichen Frequenz arbeitet. Für die genaue Messung der geleisteten Arbeit haben sich die Bremssysteme, bei denen die Arbeit mechanisch vernichtet wird, am besten bewährt, weil die Verluste im Gegensatz zur Messung der Wattzahl mittels eines vom Patienten angetriebenen Generators sehr klein und vor allem bei verschiedenen Belastungen konstant bleiben. Fleisch hat einen sehr einfachen „Ergostat“ konstruiert, dessen Bremsprinzip dem Verfahren entspricht, wie es heute für die Messung der Leistung von Automotoren angewandt wird. Dieser Apparat kompensiert auf die einfachste Weise die beim Bremsen entstehende Wärme, die die Reibung verändert, was ohne Kompensation eine Verfälschung der Messung der geleisteten Dreharbeit bedeuten würde. Mit diesem Apparat ist eine exakte Messung der Arbeit von 30 bis 450 Watt mit 3 Frequenzen 30, 60 und 90 /min möglich.

Spiroergometrie. Alle die bereits erwähnten methodischen Verfeinerungen der Spirometrie, wie Sauerstoffstabilisierung, resistenzarme Atmung durch Verwendung von leichten Glocken und weiten Schläuchen, vollständige Kohlensäureabsorption, Temperaturkonstanz und sehr gut ventilierte Masken gewinnen ihre volle Bedeutung erst, wenn es gilt, die Atmung nicht nur unter Ruhebedingungen, sondern auch bei Arbeit unter möglichst physiologischen Umständen zu untersuchen. Bei körperlicher Belastung nehmen Minutenvolumen, Sauerstoffverbrauch und Kohlensäureausscheidung um ein Vielfaches zu. Gesunde Erwachsene können z. B. auf dem Fahrradergometer während längerer Zeit, d. h. 10—20 min im steady state eine Arbeit von 150—200 Watt bewältigen. Dabei beträgt die Sauerstoffaufnahme und entsprechend die Kohlensäureausscheidung 1800—2200 cm^3/min. Diese Kohlensäuremenge vollständig zu absorbieren, ist nicht ganz einfach. Eine sichere Methode besteht darin, 2 Waschflaschen hintereinander zu schalten, was aber nur bei Verwendung einer leistungsfähigen Pumpe möglich ist. Eine Anreicherung der Kohlensäurekonzentration auf mehr als 0,6% führt bereits zu einer Steigerung des Minutenvolumens. Wir stellten bei Arbeitsversuchen im steady state bis zu 200 Watt eine zur Belastung lineare Zunahme des Minutenvolumens und des Sauerstoffverbrauchs fest. Diese Befunde entsprechen nicht den von Knipping, Bolt, Landen mitgeteilten Ergebnissen, die bei Belastungen von 150—200 Watt im Vergleich zur Sauerstoffaufnahme größere Minutenvolumen fanden. Wir führen diesen nicht unwesentlichen Unterschied auf eine bei hohen Belastungen ungenügende Kohlensäureabsorption zurück. Spirometrische Untersuchungen von Petry bestätigen unsere Resultate. Astrand untersuchte mit einer offenen Methode (Douglas-Sack) bei jugendlichen, sportlich sehr gut trainierten Männern Sauerstoffaufnahme und Minutenvolumina auf dem laufenden Band bis Belastungen von etwa 400 Watt und fand ebenfalls eine lineare Beziehung zwischen Sauerstoffaufnahme und Minutenvolumen. Weiter muß man bei Arbeitsversuchen immer daran denken, daß zu Beginn der Arbeit die funktionelle Residualluft meistens entweder auf die in- oder exspiratorische Seite verschoben wird. Damit entsteht eine erhebliche Fehlerquelle für die Bestimmung des Sauerstoffverbrauches. Verwendet man Sauerstoffstabilisatoren, die das Volumen konstant halten, so wird im Moment der Änderung der Atemmittellage zu viel oder zu wenig Sauerstoff nachgeliefert, was bei kleinem Gesamtvolumen zu einer merklichen Erhöhung bzw. Verminderung der Sauerstoffkonzentration führt. In der Folge wird dann ein an Sauerstoff zu reiches oder zu armes Luftgemisch konstant gehalten. Dieser Nachteil der automatischen Sauerstoffstabilisierung läßt sich vermeiden, wenn man den Nachfüllmechanismus zu Beginn der Arbeit für einige Atemzüge unterbricht, bis sich die neue Atemmittellage eingestellt hat, oder man beginnt mit der spirographischen Registrierung der Atmung überhaupt erst, nachdem sich der Patient im steady state befindet. Dann verliert man aber die Kontrolle über die Anpassungsmechanismen. Eine andere Möglichkeit besteht darin, zu Beginn und am Ende der Arbeit die Vitalkapazität zu bestimmen, dann läßt sich mit den eventuellen Änderungen der Reserveluft die vermeintliche Sauerstoffaufnahme approximativ korrigieren.

Was bietet nun die Spiroergometrie?

Das Spirogramm während der Arbeit und bei verschiedenen Belastungsstufen gibt uns Auskunft über die Steigerung der Sauerstoffaufnahme, der Ventilation, der Atemfrequenz und der Kohlensäureausscheidung. Dabei ist zu beachten, ob die Sauerstoffaufnahme der geleisteten Arbeit entspricht, mit anderen Worten ob der Nutzeffekt, der calorienmäßige Vergleich zwischen Arbeit und Sauerstoffaufnahme normal ist. Dann ist es wichtig, zu wissen, mit welchem Aufwand an Ventilation der notwendige Sauerstoff aufgenommen wird. Das Atemäquivalent bzw. die spezifische Ventilation sind bei normaler Lungenfunktion etwa gleich wie in Ruhe, bei gut Trainierten eher etwas kleiner. Da das Sauerstoffaufnahmevermögen schließlich von der Herzleistung, d. h. von der Lungendurchblutung abhängig ist, kann die maximale Sauerstoffaufnahme als Index für die Steigerung des Herzminutenvolumens benutzt werden. Die Angaben für die obere Grenze, bei welcher eine Herzinsuffizienz ausgeschlossen werden kann, schwanken für Erwachsene zwischen 1100 und 1500 cm³ Sauerstoff je Minute. Ist ein Patient in der Lage, bei Belastung mehr als 1500 cm³ Sauerstoff je Minute aufzunehmen, bedeutet das eine derartige Steigerung der Lungendurchblutung, daß eine

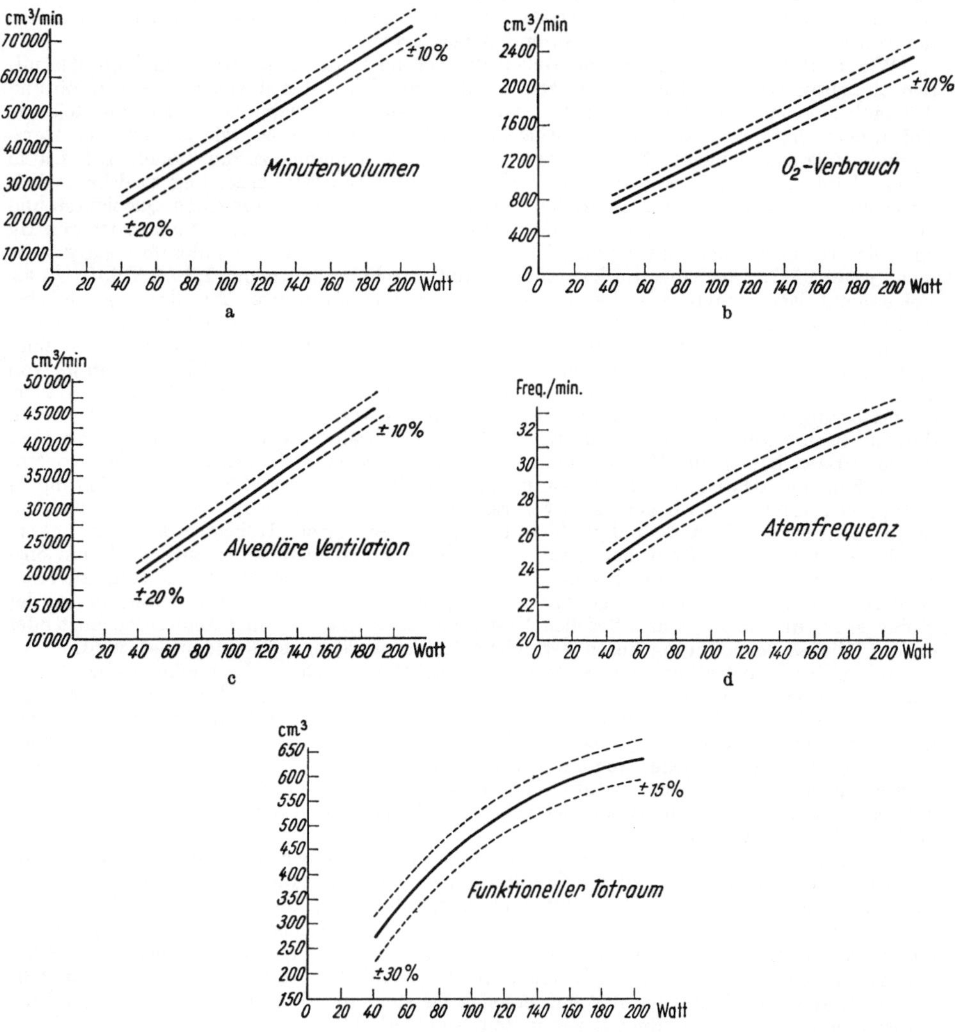

Abb. 13a—e. Normalwerte für den Arbeitsversuch von 40—200 Watt mit dem physiologischen Streubereich. a Minutenvolumen; b O_2-Verbrauch; c alveoläre Ventilation; d Atemfrequenz; e funktioneller Totraum.

Herzinsuffizienz unwahrscheinlich ist. Dabei ist aber immer zu bedenken, daß über eine vermehrte Blutausschöpfung mit Absinken des Sauerstoffgehaltes des venösen Mischblutes in den Lungen eine relativ große Sauerstoffaufnahme bei kleinen Herzminutenvolumen möglich ist.

Einen Anhaltspunkt für die Objektivierung angegebener Dyspnoebeschwerden gibt der Vergleich des Atemminutenvolumens mit dem in Ruhe festgestellten Atemgrenzwert. Normalerweise kann der Atemgrenzwert während der Arbeit im steady state zu etwa $^2/_3$ benutzt werden, ohne daß der Patient subjektiv Dyspnoe empfindet. Bei pathologischer Einschränkung des Atemgrenzwertes kommt es deshalb schon bei kleinen Belastungen zu Dyspnoebeschwerden. Beim Vorliegen von Bronchialspasmen kann das Atemminutenvolumen während Arbeit größer werden als der in Ruhe bestimmte Atemgrenzwert, was Jéquier-Doge mit einer spasmolytisch wirksamen Adrenalinausschüttung erklärt. Dieser Befund weist darauf hin, daß die Lungenfunktion bei Belastung in diesen Fällen besser als in Ruhe sein kann. Allgemein ist bei der Arbeit die Belüftung der Alveolen besser und gleichmäßiger als in Ruhe, worauf speziell Engelhard hinweist. Das trifft insbesondere beim Emphysematiker mit vergrößerter funktioneller Residualluft zu, weil sich bei gesteigerter Atmung das Verhältnis Atemvolumen zu mittlerem Lungenvolumen ändert. So kann eine in Ruhe feststellbare arterielle Sauerstoffuntersättigung als Folge einer unterschiedlichen Ventilation der verschiedenen Lungenpartien während Arbeit verschwinden.

Wie im Ruheversuch ist auch bei Arbeit die Synthese von spirometrischen Befunden mit den blutgasanalytischen Untersuchungen für die Berechnung der alveolären Ventilation und des funktionellen Totraumes möglich. Dabei zeigt sich, daß beim Gesunden die Relation Totraumventilation zu alveolärer Ventilation gleich wie in Ruhe ist, wie ja auch das Atemäquivalent konstant bleibt. Da auch das Verhältnis Atemvolumen zu funktionellem Totraum gleich bleibt, nimmt letzterer absolut zu. Die alveoläre Sauerstoffspannung wird bei Arbeit etwas größer im Zusammenhang mit den Veränderungen des respiratorischen Quotienten und der Gradient zwischen alveolärer und arterieller Sauerstoffspannung nimmt um einige mm Hg zu. Die arterielle Sauerstoffsättigung ist auch bei Arbeit normal, sie sinkt im steady state nicht unter 95%. Die Sauerstoffkapazität nimmt durchschnittlich um 1,5—2 Vol.-% zu als Folge einer Erythrocytenausschwemmung. Die Kohlensäurewerte und das p_H sind bei leichter Arbeit (50—100 Watt) praktisch die gleichen wie in Ruhe, bei höheren Belastungen nehmen Gesamtkohlensäure und p_H leicht ab, aber nicht in einem Maße, daß man von einer eigentlichen Acidose sprechen könnte. Bei Belastungen mit mehr als 200 Watt ist ein p_H von 7,30 und ein Kohlensäuregehalt von 40 Vol.-% noch als normal zu bezeichnen. Die Sauerstoffsättigung steigt während der Erholung meistens etwas über den Ausgangswert an. In diesem Zusammenhang soll noch die Kontrolle des Milchsäurespiegels bei Belastung erwähnt werden. Barr hat bereits 1923 bei Fahrradergometerversuchen die Milchsäure, den Kohlensäuregehalt und das p_H im Blut bestimmt und eine Zunahme der Milchsäure bis 117 mg-% festgestellt. Nach seinen Ergebnissen verdrängen 10 mg Milchsäure 1,5—2,6 Vol.-% Kohlensäure. Da auch der Gesunde und gut Trainierte bei Arbeit je nach Höhe der Belastung höhere Milchsäurewerte als in Ruhe hat, kann diese Bestimmung nicht als eigentliche Funktionsprüfung der Lungen verwendet werden. Ob es infolge der Milchsäureanhäufung zu einer Acidose kommt, ist allerdings von der Lungentätigkeit abhängig, aber nur die Bestimmung der Kohlensäure und des p_H im arteriellen Blut zeigt, ob tatsächlich eine Acidose vorliegt oder ob die Milchsäureanhäufung durch vermehrte Kohlensäureabgabe kompensiert wird.

Wie unter Ruhebedingungen ist auch beim Arbeitsversuch die Feststellung eines spirographischen Sauerstoffdefizites möglich, worauf besonders die Schule Knippings Wert legt. Die angewandten Methoden sind die gleichen wie die bereits für den Ruheversuch beschriebenen, desgleichen die Fehlermöglichkeiten, da bei Arbeit Änderungen der Atemmittellage noch häufiger und ausgesprochener sind als in Ruhe. Wichtig ist, daß ein spirographisches Sauerstoffdefizit bei Arbeit nach Landen und Mitarbeiter immer auf eine Lungeninsuffizienz hinweist, die ventilatorisch bedingt ist oder auch Folge einer Lungenstauung bei kardialer Linksinsuffizienz sein kann.

Außer den bisher genannten Kriterien wird man bei Arbeitsversuchen natürlich immer die Anpassungszeit bei Beginn und die Erholungsphase nach Beendigung der Arbeit beachten sowie die Pulsfrequenz und den Blutdruck kontrollieren. Allgemein gilt die Regel, daß Ventilation und Sauerstoffaufnahme die der Arbeit entsprechende Größe nach spätestens 3 min erreicht haben sollen, bei größerer Belastung geht die Anpassung oft etwas schneller. Die Abnahme der spirometrischen Werte nach Arbeitsende benötigt beim Gesunden ebenfalls 2—3 min, auch der Blutdruck normalisiert sich meistens innerhalb dieser Zeit, während die Pulsfrequenz oft noch während längerer Zeit leicht erhöht bleibt.

4. Ergometrie und Oxymetrie.

Der Belastungsversuch gewinnt für die Objektivierung einer latenten pulmonalen oder auch kardialen Insuffizienz wie auch für die Gutachtertätigkeit bei der Beurteilung der Arbeitsfähigkeit immer mehr an Bedeutung. Deshalb besteht heute das Bestreben, die ganze Prozedur des Arbeitsversuches zu vereinfachen. Da das Schwergewicht auf Versuchen mit verschiedenen Belastungsstufen zum Abtasten der oberen Grenze der Anpassungsfähigkeit liegt, wird die oben angegebene spirometrische Technik zu umständlich. Mehrere Arbeitsversuche mit verschiedenen Belastungen hintereinander unter Berücksichtigung aller notwendigen spirometrischen Finessen sowie mehrmalige Blutentnahmen bedeuten nicht nur für den Patienten sondern auch für das Laboratorium eine Belastung, die sich, von Sonderfällen abgesehen, nicht lohnt. Die photoelektrische Oxymetrie erlaubt nun die Durchführung eines oder mehrerer Arbeitsversuche in sehr einfacher Weise.

Über die Methodik der unblutigen Oxymetrie und den Voraussetzungen, unter denen die Messung am Gewebe die arterielle Sauerstoffsättigung anzeigt, verweisen wir auf den Abschnitt „Analyse des arteriellen Blutes“. Wie dort schon ausgeführt, liegt der Wert der Oxymetrie in der fortlaufenden Registrierung allfälliger Änderungen und weniger in der absoluten Exaktheit der Messung selber, wofür die direkte Blutgasanalyse überlegen bleiben wird, wie es auch MATTHES immer wieder betont. MATTHES war wahrscheinlich auch der erste, der Arbeitsversuche mit photoelektrischer Kontrolle der Sauerstoffsättigung, allerdings im Rahmen von Kreislaufuntersuchungen und nicht für eigentliche Lungenfunktionsprüfungen durchgeführt hat. Er stellte bereits fest, daß beim Gesunden die auf diese Weise gemessene Sauerstoffsättigung während eines Arbeitsversuches im steady state nicht wesentlich variiert. Entspricht die oxymetrische Messung der arteriellen Sauerstoffsättigung, dann weist ein Abfall während der Arbeit auf eine Insuffizienz hin, deren Ursache in der Lunge gesucht werden muß. Entweder handelt es sich um eine rein ventilatorische Insuffizienz in dem Sinne, daß die Atmung nicht entsprechend dem Sauerstoffverbrauch gesteigert werden kann, weshalb die alveoläre Sauerstoffspannung absinkt, was keine normale Arterialisation mehr erlaubt, oder es besteht bei normaler alveolärer Sauerstoffspannung eine Erschwerung der Sauerstoffpassage aus den Alveolen in das Blut, z. B. als Folge einer echten Diffusionsstörung bei Veränderungen der Membran oder als Folge einer zu kurzen Kontaktzeit zwischen Blut und Alveolargasen bei eingeschränkter capillärer Strombahn. Kennt man die Atemreserven des Patienten, dann ist damit ein gewisser Hinweis für die Genese einer Untersättigung bei Arbeit gegeben, denn bei guten Atemreserven ist eine rein ventilatorische Insuffizienz bei entsprechender Berücksichtigung der Belastungsgröße und des notwendigen Minutenvolumens unwahrscheinlich. Besteht hingegen der Verdacht, daß der oxymetrisch gemessene Abfall der Sauerstoffsättigung Folge einer vermehrten Sauerstoffausschöpfung bei verlangsamter Zirkulation im Meßgebiet ist, was bei entsprechender Oxymetermethode nicht der Fall sein sollte, so hilft nur die arterielle Blutgasanalyse weiter. Ist die direkt bestimmte arterielle Sauerstoffsättigung höher als der Oxymeterwert, so ist die Ursache des Abfalles nicht in der Lunge, sondern in einer vermehrten peripheren Ausschöpfung zu suchen.

Von diesen Voraussetzungen ausgehend, haben wir in den letzten Jahren einen einfachen und praktisch gut durchführbaren Arbeitsversuch entwickelt. Die Lungenfunktion des Patienten wird vorerst unter Ruhebedingung wie oben beschrieben untersucht. Ist dies nicht der Fall, so werden wenigstens Vitalkapazität und Atemgrenzwert bestimmt. Nachdem die linke Hand durch ein mindestens 4 min dauerndes heißes Bad hyperämisiert ist, setzt sich der Patient auf das Fahrradergometer und die volare Fläche des linken Daumens wird an das Oxymeter angeschlossen. Zeigt dieses während 2—3 min einen konstanten Wert, so wird der Patient aufgefordert, möglichst kräftig zu treten, wobei wir es ihm — von Sonderfällen abgesehen — selbst überlassen, einzuschätzen, was ihm möglich ist. Kommt es nach 3 bis 4 min oxymetrisch zu keinem Abfall der Sauerstoffsättigung, so wird der Patient aufgefordert, noch mehr zu arbeiten, soweit es ihm aus muskulären Gründen überhaupt möglich ist. Fällt die Sauerstoffsättigung ab, so wird nach 1—2 min die Arbeit wieder reduziert, um zu kontrollieren, ob sie bei der etwas kleineren Belastung wieder ansteigt, was bei einer rein ventilatorischen Insuffizienz immer der Fall ist. Dann wird die Arbeit wieder gesteigert, um zu sehen, ob sich der Abfall der Sauerstoffsättigung reproduzieren läßt. Nun kann man auch Sauerstoff geben und den Effekt beobachten, denn bei einer Sauerstoffuntersättigung wegen ungenügender Ventilation während der Arbeit steigt die Sauerstoffsättigung wie im Ruheversuch, nur viel schneller auf 100% an. Es genügt bei jeder Belastungsstufe 4—5 min zu bleiben, so daß der ganze Arbeitsversuch mit z. B. 3 verschiedenen Stufen und einer anschließenden Erholungszeit von 5 min, während der ebenfalls die oxymetrische Messung läuft und auch die Pulsfrequenz kontrolliert werden kann, nicht länger als 15—20 min dauert. Wir haben hiermit das Prinzip dieses oxymetrisch kontrollierten Arbeitsversuches mit stufenweiser Belastung angegeben. Natürlich handelt es sich nicht um ein starres Schema. Für besondere Fragestellungen wird man anders vorgehen, z. B. länger als 4—5 min arbeiten lassen, sauerstoffarme oder -angereicherte Luft geben usw. Es handelt sich einfach darum, festzustellen, bei welcher Belastungsstufe noch eine normale arterielle Sauerstoffsättigung möglich ist.

Es ist aber zu betonen, daß dieser vereinfachte Arbeitsversuch für Routineuntersuchungen wertvolle Dienste leistet und den Ansprüchen des Patienten weitgehend gerecht wird, aber feinere Untersuchungen, die einen detaillierten Einblick in die physiologischen und pathophysiologischen Vorgänge der Atmung bei körperlicher Belastung geben sollen, nicht ersetzt. Derartige Untersuchungen sind nur mittels Spirometrie und arterieller Blutgasanalyse, mit der auch die Kohlensäurewerte und das p_H bestimmt werden können, möglich. Besonders bei Verdacht auf Diffusionsstörungen ist die Kombination der direkten arteriellen Blutgasanalyse mit der Oxymetrie besonders wertvoll, um die Ursache des oxymetrisch gemessenen Abfalles der Sauerstoffsättigung genauer zu differenzieren, wie speziell im Abschnitt über

Diffusionsstörungen noch ausgeführt wird. Da mehrmalige Arterienpunktionen während der Arbeit nicht nur für den Patienten unangenehm, sondern auch schwierig sind, verwenden wir für diesen Zweck Verweilkanülen, die schon vor Arbeitsbeginn in die Arteria brachialis eingelegt werden, was bei Männern mit kräftigen, gut palpablen Arterien kein Problem darstellt. Ändert während der Arbeit die oxymetrisch gemessene Sauerstoffsättigung, so wird eine Blutprobe entnommen. Die Höhe der arteriellen Kohlensäurespannung, die auch unter Arbeitsbedingungen der alveolären Kohlensäurespannung gleichgesetzt werden kann, gibt uns Auskunft, ob der Abfall der Sauerstoffsättigung Folge einer ungenügenden alveolären Ventilation oder z. B. eine Diffusionsstörung ist.

C. Die Klassifikation der Lungeninsuffizienz.

I. Deutsche Schule.

1932 schlug Brauer in einem Referat über respiratorische Insuffizienzen vor der Deutschen Gesellschaft für Innere Medizin eine Einteilung der verschiedenen Lungenfunktionsstörungen vor, die gleichzeitig Spirometrie und Blutgasanalysen berücksichtigt. Diese Einteilung, die im folgenden „Brauers Klassifikation“ genannt werden soll, ist einer näheren Betrachtung wert. Bei ihrer Besprechung halten wir uns eng an die Originalarbeit unter Verwendung der gleichen Benennungen. Brauer unterscheidet 6 Hauptgruppen von Lungenfunktionsstörungen:

1. Gruppe: Die zentral bedingte respiratorische Insuffizienz. Sie beruht auf einer primären Schädigung der Atemzentren. Man beobachtet sie einerseits bei Schlafmittel- oder Morphinvergiftungen, andererseits bei moribunden Kreislaufkranken. Sie ist durch ein tiefes Atemäquivalent charakterisiert, im arteriellen Blut ist die Sättigung vermindert, der Kohlensäuregehalt erhöht. Der Atemrhythmus ist meist mitbetroffen. Die Sauerstofftherapie hat eine gute Wirkung.

2. Gruppe: Die respiratorische Insuffizienz durch Behinderung der Atmung. Sie kommt bei Patienten mit starrem Thorax, bei Emphysematikern, Stenosen der oberen Luftwege, schweren Graden von Lungenstauung vor. Man sieht sie ebenfalls bei tuberkulös-cirrhotischen Lungenveränderungen, ausgedehnten Verschwartungen, oder infolge zu langer Kollapstherapie.

Der Atemgrenzwert ist fast immer dem Atemäquivalent nahe. Die Atemreserven sind vermindert. Das arterielle Blut ist untersättigt, der Kohlensäuregehalt erhöht. In fortgeschrittenen Fällen ist der Uhlenbruck-Versuch (spirometrisches Sauerstoffdefizit) positiv. Sauerstoffatmung bessert den Zustand.

Diese Gruppe entspricht der primären Insuffizienz der Gesamtfunktion nach Knipping, Lewis und Moncrieff.

3. Gruppe: Die Störung der Luft- und Blutverteilung in der Lunge. Diese Störung kann Folge verschiedener Umstände sein:

a) Das Verhältnis Atemvolumen zu funktioneller Residualluft ist vermindert (z. B. Emphysem). Die Residualluft ist vergrößert, das Atemäquivalent wenig erhöht. Nur in schweren Fällen ist die arterielle Sauerstoffsättigung vermindert.

b) Das Verhältnis Atemvolumen zu Totraum ist vermindert (z. B. Bronchiektasien). Die Arterialisation des Blutes ist in diesen Fällen normal; die spirometrische Untersuchung ergibt nur eine geringe Erhöhung des Atemäquivalents.

c) Ungleichmäßige Durchlüftung verschiedener Lungenbezirke (Kyphoskoliose, Apoplexie). Das Atemäquivalent ist beinahe normal, nur manchmal ist das Blut untersättigt, der Kohlensäuregehalt ist stets normal.

d) Ungleichmäßige Blutverteilung im kleinen Kreislauf, z. B. bei Narkose. Man findet lediglich eine Untersättigung des arteriellen Blutes.

e) Mediastinalflattern, Pendelluft, wie es z. B. bei offenem Pneumothorax vorkommt. Das Atemäquivalent ist stark erhöht. Im arteriellen Blut ist der Sauerstoffgehalt vermindert, der Kohlensäuregehalt infolge unvollständigen Austausches der Lungenluft mit der Außenluft erhöht.

4. Gruppe: Der vollständige Ausschluß von normal bzw. reduziert durchbluteten Lungenbezirken von der Ventilation: partielle Ventilationssperre (Kurzschluß). Diese Störung findet sich unter anderem bei Bronchialverschlüssen und Pneumonien. Im arteriellen Blut ist die Sättigung infolge sekundärer Zumischung von venösem Blut zum normal arterialisierten vermindert. Das Atemäquivalent ist erhöht, der Kohlensäuregehalt im arteriellen Blut vermindert. Die Sauerstoffatmung bleibt in diesen Fällen ohne Erfolg.

5. Gruppe: Die respiratorische Insuffizienz bei niedriger Sauerstoffspannung. Sie tritt normalerweise bei Aufenthalt in großer Höhe auf und ist durch eine starke Erhöhung des Atemäquivalents, eine arterielle Untersättigung bei vermindertem Kohlensäuregehalt charakterisiert.

6. Gruppe: Die Pneumonose. Man beobachtet sie bei schweren Grippefällen mit Cyanose, leichten experimentellen Gasvergiftungen, Stauungslunge, Numalnarkosen, Äthernarkosen, Emphysem. Diese Fälle zeichnen sich durch eine Erhöhung des Atemäquivalents und einer Verminderung der arteriellen Sauerstoffsättigung bei normalem Kohlensäuregehalt aus. Sauerstoffatmung ist erfolgreich.

Ganz offenbar versucht diese Klassifikation eine Synthese der klinischen und pathophysiologischen Gegebenheiten: sie berücksichtigt auch bereits früher von englischen Autoren beschriebene Insuffizienztypen: den Kurzschluß (BARCROFT) und die Verteilungsinsuffizienz (HALDANE) und fügt ein neues Syndrom, die Pneumonose, hinzu. Diese Einteilung basiert, wie bereits erwähnt, auf spirometrischen und Blutgasuntersuchungen, ein Vorgehen, das später von den meisten deutschen Autoren verlassen wurde. Aber trotz vieler Qualitäten wurde diese Klassifikation später verlassen. In gewissem Sinne ist sie zu weit entwickelt und gleichzeitig zu schematisch, sie berücksichtigt zu sehr die klinischen Syndrome und zu wenig die pathophysiologischen Tatsachen. Ferner ist diese Klassifikation in erster Linie beschreibend, denn BRAUER und seiner Schule ist es nicht gelungen, die Synthese zwischen Spirometrie und Blutwerten durchzuführen, und damit einen tieferen Einblick in die alveoläre Funktion zu gewinnen. Den Gasspannungen wurde zu wenig Achtung geschenkt, obschon deren Bedeutung bereits vor mehr als 50 Jahren von PAUL BERT dargelegt worden war. Unter diesen Umständen bedeutet die Klassifikation BRAUERs nur einen Versuch, die verschiedenen Typen der Lungeninsuffizienz einzuteilen. Die Grundlage dieser Klassifikation mußte durch die nachkommenden Generationen neu bearbeitet werden. Dies erfolgte gleichzeitig und unabhängig voneinander durch die amerikanische Schule von COURNAND und RILEY und durch die schweizerische Schule von ROSSIER. Die Klassifikation dieser beiden Schulen ist in ihren großen Zügen gleich, wenn auch teilweise verschiedene Benennungen verwendet werden.

II. Amerikanische Schule.

Im folgenden soll nun die von COURNAND, BALDWIN und RILEY vorgeschlagene, kurz „amerikanische Klassifikation“ genannt, besprochen werden.

1941, d. h. zu einer Zeit, wo die Synthese zwischen Spirometrie und arteriellem Blut noch nicht gemacht war, schlugen COURNAND und RICHARDS eine neue Klassifikation der Lungenfunktionsstörungen vor. Sie stellt die Basis dar, auf welcher die heutige Konzeption der amerikanischen Schule beruht. Die Klassifikation von Cournand und Richards wurde später von Baldwin und Mitarbeitern und Riley und Mitarbeitern präzisiert. In den Jahren zwischen 1949 und 1952 veröffentlichten Riley und Cournand, später Donald, Renzetti, Riley und Cournand Arbeiten, die sich mit den Grundproblemen der Physiologie und Pathophysiologie der Atmung befaßten. Diese Autoren studierten insbesondere die Diffusionsstörungen und haben, wie bereits im Kapitel über Untersuchungsmethoden ausführlich berichtet wurde, eine Untersuchungsmethode zur Erfassung der Diffusion in der alveolo-capillären Membran ausgearbeitet. Vor allem in diesen Arbeiten finden wir die heutigen Konzeptionen der amerikanischen Schule betreffend Lungenfunktionsstörungen.

Die amerikanische Klassifikation basierte zu Beginn auf relativ einfachen Untersuchungsmethoden, sie benötigte jedoch zur Erfassung der verschiedenen Insuffizienztypen nach und nach immer kompliziertere Untersuchungsanordnungen. Ihre Autoren mußten zur Erklärung ihrer Anschauungen graphische Methoden anwenden, im weiteren nahmen sie zur besseren Darstellung zu einer Menge Symbole Zuflucht, die — bereits seit längerer Zeit von den amerikanischen Physiologen angenommen — zusehends auch von europäischen Forschern verwendet werden. Diese Nomogramme und Symbole machen die Lektüre amerikanischer Arbeiten für Nichtspezialisten oft recht schwierig. Aus diesem Grunde sollen hier die von den amerikanischen Forschern vorgeschlagenen Symbole nicht verwendet werden, wenn ihre Handhabung unzweifelhaft auch große Vorteile bietet.

Die oben zitierten amerikanischen Autoren unterscheiden bei der Atmung zwei grundsätzlich zu trennende Funktionen: die Ventilation, die die Atemgase an den Ort des Austausches heranführt, und die alveolo-respiratorische Atmungsfunktion, welche den Gasaustausch zwischen Alveolarluft und Alveolarcapillare reguliert. Diese letztere umfaßt wieder zwei Funktionsgruppen: die Verteilung der Inspirationsluft in den Alveolen und die Diffusion durch die Alveolarmembran.

Entsprechend den beiden großen Lungenfunktionsgruppen, kann man zwei Gruppen von Lungenfunktionsinsuffizienzen unterscheiden: die ventilatorische Insuffizienz und die alveolo-respiratorische Insuffizienz. Die erste kann Folge einer Verminderung der Ausdehnungsfähigkeit oder Retraktibilität der Lunge infolge anatomischer oder funktioneller Veränderungen („restrictive form“) oder aber Folge eines stenosierenden Mechanismus in den Bronchien („obstructive form“) sein. Die alveolo-respiratorische Insuffizienz andererseits kann entweder auf einer Verteilungsstörung der Inspirationsluft in der Lunge (distribution insufficiency) oder Diffusionsstörung (diffusion insufficiency) beruhen. Eine ventilatorische Insuffizienz äußert sich in erster Linie in Dyspnoe, eine alveolo-respiratorische Insuffizienz dagegen in erster Linie in einer arteriellen Sauerstoffuntersättigung. Man findet somit auch hier die Basis der von uns vorgeschlagenen Klassifikation (s. unten): die latente und die manifeste Insuffizienz.

Die ventilatorische Insuffizienz ist meist Folge einer anatomischen Veränderung des Lungenparenchyms („restrictive form“). Sie kommt vor bei Pulmonalfibrose, Silikose, Boeck, fibröse Tuberkulose, Kyphoskoliose usw. Die Total- und die Vitalkapazität sowie auch die Residualluft sind vermindert, desgleichen der Atemgrenzwert. Die Mischzeit ist normal oder verkürzt. Der Sauerstoffverbrauch in Ruhe und bei Arbeit ist normal, nach Arbeit ist keine abnorme Sauerstoffschuld festzustellen. Die Blutgasspannungen sind normal, ebenso die Sauerstoffsättigung des arteriellen Blutes.

Die ventilatorische Insuffizienz durch Stenose („obstructive form") charakterisiert sich unter anderem durch ein typisches Spirogramm, mit einer verlängerten Exspiration, in manchen Fällen fällt ein Test mit einem bronchodilatatorischen Pharmakon positiv aus. Man beobachtet diese Art ventilatorischer Insuffizienz oft bei sekundärem Emphysem infolge spastischer Veränderung der Bronchien. In diesen Fällen kann man eine Vergrößerung der Total- und Vitalkapazität und der Residualluft finden, das Verhältnis Residualluft zu Totalkapazität kann stark vergrößert sein. Der Atemgrenzwert ist vermindert, während die Mischzeit infolge schlechter intrapulmonaler Verteilung deutlich verlängert ist. Sehr oft besteht auch schon während der Ruhe eine Hyperventilation. Der Sauerstoffverbrauch in Ruhe und bei Arbeit ist normal. Die arterielle Sauerstoffsättigung, die Kohlensäurespannung und der Kohlensäuregehalt sowie auch das p_H befinden sich noch im Normalbereich. Obschon die Verteilung der Inspirationsluft nicht zu einer homogenen Gaszusammensetzung der Lunge führt, wird diese Störung durch die Hyperventilation meist ausgeglichen.

Bei der alveolo-respiratorischen Insuffizienz infolge Verteilungsstörung ist die Harmonie zwischen Ventilation und Perfusion gestört. Die Residualluft ist stets vermehrt, zumindesten im Verhältnis zur Totalkapazität. Der Atemgrenzwert ist stark eingeschränkt, während die Mischzeit ganz bedeutend verlängert ist. Die arterielle Sauerstoffsättigung ist meist infolge zu großen venösen Zuflusses vermindert. Diese Störung, die von uns Partialinsuffizienz genannt wird, ist sehr häufig, insbesondere beobachtet man sie bei Emphysematikern.

In dieser Gruppe der alveolo-respiratorischen Insuffizienz unterscheidet die amerikanische Schule zwei Typen, einen ersten mit normaler, einen zweiten mit erhöhter arterieller Kohlensäurespannung. Sie beschreibt jedoch nicht das Syndrom der alveolären Hypoventilation, oder betrachtet dieses zumindesten nicht als eigene Klasse, wie dies Rossier und Méan (1942) getan haben. Früher haben Scott (1920), Dautrebande (1925), Knipping (1931—1932) und Rossier (1932) u. a. auf ähnliche Störungen aufmerksam gemacht, bevor die alveoläre Ventilation definiert und bestimmt worden war, welche allein den Mechanismus dieser Störung erklären kann.

Erst kürzlich (1951—1952) ist es der amerikanischen Schule gelungen, auch die zweite Gruppe der alveolo-respiratorischen Insuffizienz zu definieren und experimentell zu beweisen. Es handelt sich dabei um Diffusionsstörungen (diffusion insufficiency). Die Problematik dieser Störung wurde bereits ausführlich besprochen. An dieser Stelle soll lediglich darauf hingewiesen werden, daß nicht nur Brauer und seine Schule (1918—1932), sondern auch Cournand und Richards (1941) sowie Wright und Mitarbeiter (1947) von der Möglichkeit einer solchen Störung gesprochen haben, ohne im damaligen Zeitpunkt in der Lage gewesen zu sein, die Diffusionsstörung experimentell beweisen zu können. Das auffällige und charakteristische dieser Störung ist, daß die alveoläre Ventilation normal oder vergrößert, damit die alveoläre Sauerstoffspannung ebenfalls normal oder erhöht ist und auch die Atemreserven normal sind, sofern nicht die Kombination mit einer ventilatorischen Insuffizienz vorliegt. Die arterielle Sauerstoffspannung ist in Ruhe bei leichten Fällen noch normal, in schweren Fällen jedoch vermindert. Bei körperlicher Anstrengung, und zwar schon bei kleinen Belastungen, tritt das Hauptsymptom der Diffusionsstörung, d. h. verminderte arterielle Sauerstoffsättigung bei normaler oder meist erniedrigter alveolärer und arterieller Kohlensäurespannung, besonders stark hervor. Die genaue Untersuchung der Spannungsgradienten zeigt eine Verminderung des Diffusionskoeffizienten für den Sauerstoff, der sehr tiefe Werte, z. B. 4 statt 15, erreichen kann. Der mittlere alveolo-capilläre Sauerstoffgradient und der alveolo-endcapilläre Gradient sind oft schon in Ruhe erhöht.

Dies ist die Klassifikation der Lungenfunktionsstörungen der amerikanischen Schule. Sie wurde eingehend besprochen, da sie nicht nur in Amerika, sondern auch in Europa Anklang gefunden hat.

Unsere eigene Klassifikation, die anschließend im Detail besprochen wird, wurde gleichzeitig und unabhängig von der amerikanischen zu einem Zeitpunkt, wo jeder Gedankenaustausch unmöglich war, geschaffen. Nach Beendigung des Krieges konnten wir feststellen, daß praktisch die gleichen Störungen, wenn auch unter verschiedenen Namen, beschrieben worden waren. Diese beiden Klassifikationen unterscheiden sich jedoch in einigen Punkten. Um diese sowie auch die Analogien zwischen beiden Klassifikationen darzulegen, sollen beide in folgender Übersicht zusammengefaßt werden:

Schweizerische Klassifikation	Mechanismus	Amerikanische Klassifikation
Hyperventilationssyndrom	Globale alveoläre Hyperventilation	
Latente Insuffizienz		*Ventilatory Insufficiency*
a) sensu stricto	Verminderung des aktiven Parenchyms	a) restrictive form
b) Stenosesyndrom	Stenose oder Spasmen der Luftwege	b) obstructive form
Manifeste Insuffizienz		*Alveolo-respiratory Insufficiency*
a) Partialinsuffizienz	Ungleichmäßigkeit der Ventilation	a) distribution insufficiency
b) Kurzschluß	Zirkulatorischer Kurzschluß	
c) Globalinsuffizienz	Alveoläre Hypoventilation	
d) Diffusionsstörung („Pneumonose")	Störung in der alveolären Membran (im weitesten Sinn)	b) diffusion insufficiency

Dieses Schema zeigt die Analogien und die Verschiedenheiten der beiden Klassifikationen. In vielen Fällen kann man sowohl die eine wie auch die andere bei der Besprechung ein und derselben Störung verwenden. Der Vorteil der schweizerischen Klassifikation liegt nach unserer Meinung darin, daß der Mechanismus der Dysfunktion nicht expressis verbis präzisiert wird. Sie ist aus diesem Grunde geschmeidiger und anpassungsfähiger an die Klinik, die selten reine Insuffizienzformen zeigt. Die Komplexität der Atemstörung kommt in einer zu straffen Klassifikation oft ungenügend zum Ausdruck. Daneben berücksichtigt die schweizerische Klassifikation die „Globalinsuffizienz", die durch die amerikasche Klassifikation nicht oder unseres Erachtens zu wenig genau definiert wird.

III. Schweizerische Schule.

Für unsere Klassifikation ist es charakteristisch, daß wir vom arteriellen Blut als dem „Erfolgsorgan" der Lungenfunktion ausgehen. Es spiegelt sich darin die ganz andere Entwicklung der Lungenfunktionsprüfung unseres Kreises im Vergleich etwa zur deutschen Schule von KNIPPING. Wir begannen mit dem Studium des Säure-Basengleichgewichtes im Blut, mußten uns deshalb zwangsläufig auch mit dem Sauerstoffgehalt beschäftigen und kamen damit schließlich zum Gaswechsel in den Lungen, wie er mit der Spirometrie erfaßt wird.

Schließlich gelang die Synthese der Blutgasanalyse mit den spirometrischen Werten für die Berechnung der alveolären Funktionen und des funktionellen Totraumes, die eine Differenzierung verschiedener Typen von patho-physiologischen Zustandsbildern erlaubt.

Wir sind zu folgender Einteilung gekommen:

1. Latente Insuffizienz.
2. Manifeste Insuffizienz.
   a) Alveoläre Hypoventilation = Globalinsuffizienz.
   b) Partialinsuffizienz.
   c) Vasculärer Kurzschluß.
   d) Diffusionsstörung oder Pneumonose.
3. Besondere Syndrome.
   a) Spastisches Syndrom.
   b) Hyperventilationssyndrom.
   c) Totraumhyperventilationssyndrom.
   d) Totraumhypoventilationssyndrom.
4. Pseudoinsuffizienz (Verschiebung der Sauerstoffdissoziationskurve).
   a) Fieber.
   b) Sulfhämoglobinämie usw.

D. Die Lungeninsuffizienz und ihre Unterformen.

Die häufigsten und praktisch wichtigsten Formen lassen sich in zwei Haupttypen, nämlich die latente und manifeste Insuffizienz unterteilen.

1. Latente Insuffizienz.

Unter *latenter Insuffizienz* verstehen wir jede sicher nachweisbare Verminderung der Atemreserven, entweder der Vitalkapazität oder des Atemgrenzwertes und beider zusammen. Dabei kann die Atmung selber ganz normal sein, und das Blut wird in Ruhe in der Lunge immer vollständig „arterialisiert“. Für die Feststellung der latenten Insuffizienz genügt mit anderen Worten die einfache spirometrische Untersuchung mit Bestimmung der Vitalkapazität und des Atemgrenzwertes oder einer entsprechenden Größe, wie z. B. der Pneumometerwert. Die latente Insuffizienz macht sich bei den betroffenen Patienten erst bei vermehrter Beanspruchung der Atemreserven, z. B. bei körperlicher Arbeit, mehr oder weniger ausgesprochen als Anstrengungsdyspnoe bemerkbar.

2. Manifeste Insuffizienz.

Die *manifeste Insuffizienz* ist im Gegensatz zur latenten durch eine unvollständige Arterialisation des Blutes charakterisiert. Dabei kann lediglich die Sauerstoffsättigung oder auch Sauerstoffsättigung und Kohlensäurespannung betroffen sein.

a) Jede **ungenügende alveoläre Ventilation** ganz gleich welcher Genese führt zu einer Erhöhung der alveolären Kohlensäure- und Erniedrigung der alveolären Sauerstoffspannung. Nach einer gewissen Zeit stellt sich bei jeder alveolären Hypoventilation ein neues Gleichgewicht ein, das wir als *Globalinsuffizienz* bezeichnen. Im arteriellen Blut findet man dann eine Sauerstoffuntersättigung und eine Erhöhung des Kohlensäuregehaltes und der Kohlensäurespannung verschiedenen Grades, je nach Einschränkung der alveolären Ventilation. Dabei kann die mit der Spirometrie gemessene Gesamtventilation vermindert, normal oder sogar erhöht sein. Daß es sich um ein neues Gleichgewicht handelt, beweist das oft normale p_H, das zeigt, daß die bei Beginn der alveolären Hypoventilation durch Erhöhung der Kohlensäurespannung entstehende flüchtige Acidose infolge einer Vermehrung der Basen und damit des Puffervermögens kompensiert wird. Dank der Erhöhung des Ausnützungsgrades der alveolären Gase ist es dem Organismus möglich, trotz verminderter alveolärer Ventilation ebensoviel Sauerstoff aufzunehmen und Kohlensäure abzugeben wie im Normalzustand. Unter diesen Umständen sind die Sauerstoffuntersättigung des arteriellen Blutes und die flüchtige, meistens kompensierte Acidose gleichzeitig der Beweis einer Ventilationsstörung sowie ein Hinweis auf einen Verteidigungs- und Kompensationsmechanismus (4. Regulationsmechanismus der Atmung). Mit dieser Verschiebung der Gasspannungen im Blut und in den Geweben, die zudem oft mit einer Polyglobulie begleitet wird, ist der Organismus imstande, die schwerwiegenden Folgen der alveolären Hypoventilation zu mildern. Das neu entstandene Gleichgewicht ist trotzdem pathologisch, weil die Anpassungsfähigkeit des Organismus stark eingeschränkt ist, aber es ist meistens ziemlich stabil.

Läßt man einen Patienten mit einer Globalinsuffizienz Sauerstoff atmen, so steigt die Sauerstoffsättigung im arteriellen Blut auf 100%. In vielen Fällen wird dann aber die Gesamtventilation, wohl als Folge verminderter Stimulation der Atemzentren, herabgesetzt, so daß die Kohlensäurespannung noch höher ansteigt und eine flüchtige Acidose entsteht (Rübsam 1942, Cherniack 1953 u. a.) (Beispiel 1).

Beispiel 1. *Globalinsuffizienz.*

M. Karl, 52 Jahre, Asthma bronchiale, Emphysem.

	Sollwerte	Luft-Atmung	O_2-Atmung
Arterielles Blut			
O_2-Kapazität, Vol.-%	19,5—20,5	21,9	22,0
O_2-Sättigung, %	95—97	81,7	100
pO_2, mm Hg	85—95	52	
CO_2, Vol.-%	54—57	80,3	82,9
p_H	7,38—7,41	7,30	7,28
pCO_2, mm Hg	40,0	71,0	76,5
Alveoläre pO_2, mm Hg (Zürich)	92—98	61	580
Spirometrie			
O_2-Aufnahme, cm^3/min	215	300	350
CO_2-Abgabe, cm^3/min		265	280
Respiratorischer Quotient	0,82	0,88	0,80
Atemfrequenz, min		15,3	15,3
Minutenvolumen, cm^3/min		7500	6210
Spezifische Ventilation	23—33	25	18
Totalkapazität, cm^3	5000	4000	
Vitalkapazität, cm^3	3600	1550	
Funktionelle Residualluft, cm^3	2150	2900	
Residualluft, cm^3	1400	2450	
Atemgrenzwert, Liter/min	144	21	
Mischzeit, min	2—3	5	
Alveoläre Ventilation, cm^3/min	5730	3220	3160
In Prozent der Gesamtventilation	60—70	43	51
O_2-Ausnützung	55—58	93	111
Funktioneller Totraum, cm^3	200	280	200
Totraumventilation, cm^3/min	2670	4280	3050

b) Bei der häufigeren **Partialinsuffizienz** finden wir im arteriellen Blut eine Sauerstoffuntersättigung bei normalen oder sogar verminderten Kohlensäurewerten, die Störung betrifft also nur den Sauerstoff und damit lediglich einen Teil des Gasaustausches, weshalb wir diese Bezeichnung gewählt haben. Die spirometrisch festgestellte Gesamtventilation ist meistens gesteigert. Wenn man die alveoläre Ventilation und die alveoläre Sauerstoffspannung in der oben erwähnten Weise berechnet, so erhält man normale oder sogar erhöhte Werte,

Beispiel 2. *Globalinsuffizienz, zusätzlich ungleichmäßige Luftverteilung im Sinne der Partialinsuffizienz, diese bessert sich bei leichter Arbeit.*

B. Gallus, 55 Jahre, Emphysem.

	Sollwerte	Ruhe	Arbeit 30—40 Watt
Arterielles Blut			
O_2-Kapazität, Vol.-%	19,5—20,5	18,6	18,6
O_2-Sättigung, %	95—97	77,6	93,0
pO_2, mm Hg	85—95	48	80
CO_2, Vol.-%	54—57	74,8	64,4
p_H	7,38—7,41	7,35	7,28
pCO_2, mm Hg	40,0	59,3	59,4
Alveoläre pO_2, mm Hg (Zürich)	92—98	75	84
Spirometrie			
O_2-Aufnahme, cm³/min	175	275	
CO_2-Abgabe, cm³/min		235	
Respiratorischer Quotient	0,82	0,85	
Atemfrequenz/min		24,9	
Minutenvolumen, cm³/min	7700	8810	
Spezifische Ventilation	23—33	32	
Totalkapazität, cm³	4930	4070	
Vitalkapazität, cm³	3510	2260	
Funktionelle Residualluft, cm³	2370	2740	
Residualluft, cm³	1380	1810	
Atemgrenzwert, Liter/min	142	24	
Mischzeit, min	2—3	5	
Alveoläre Ventilation, cm³/min	5090	3420	
In Prozent der Gesamtventilation	60—70	39	
O_2-Ausnützung	55—58	80	
Funktioneller Totraum, cm³	115	215	
Totraumventilation, cm³/min	2610	5390	

die die Sauerstoffuntersättigung des arteriellen Blutes nicht erklären. Wenn wir uns aber erinnern, daß wir mit der arteriellen oder alveolären Kohlensäurespannung nur den Mittelwert der alveolären Ventilation und Sauerstoffspannung berechnen, so liegt die Erklärung der Partialinsuffizienz in einer ungleichmäßigen Ventilation der verschiedenen Lungenabschnitte. Der Unterschied der Dissoziationskurven, nämlich die Sigmoidform für die Sauerstoffsättigung und die hyperbolische Kurve für die Kohlensäurebindung sind der Grund dafür, daß das Mischblut aus der ganzen Lunge eine Sauerstoffuntersättigung und eine normale oder sogar erniedrigte Kohlensäurespannung aufweisen muß, wenn die einen Lungenpartien hypo- und die Mehrzahl aber hyperventiliert werden. HALDANE, JANSEN, KNIPPING und STROMBERGER, SONNE, ANTHONY, MATTHES u. a. m. haben bereits auf diesen Mechanismus hingewiesen. Es genügt die Hypoventilation eines relativ kleinen Alveolenbezirkes, dessen zuführende Bronchien oder

Bronchiolen z. B. durch Schleim teilweise verstopft sind. Das Blut aus diesem Bezirk ist dann untersättigt und hat eine erhöhte Kohlensäurespannung. Das Blut der anderen normal- oder hyperventilierten Bezirke zeigt erniedrigte Kohlensäurewerte, während die Sauerstoffsättigung auch bei Hyperventilation nicht mehr als 98—99% betragen kann. Das Mischblut aller Bezirke zusammen muß immer mehr oder weniger untersättigt sein, während die Kohlensäurespannung zwischen dem stark erniedrigten Wert der hyperventilierten und dem

Beispiel 3. *Partialinsuffizienz.*

T. Daniel, 57 Jahre, Silikose I, chronisch-spastische Bronchitis.

	Sollwerte	Luft-Atmung	O_2-Atmung
Arterielles Blut			
O_2-Kapazität, Vol.-%	19,5—20,5	19,9	19,8
O_2-Sättigung, %	95—97	91,7	100
pO_2, mm Hg	85—95	65	
CO_2, Vol.-%	54—57	51,2	52,0
p_H	7,38—7,41	7,45	7,43
pCO_2, mm Hg	40,0	32,6	34,6
Alveoläre pO_2, mm Hg (Zürich)	92—98	103	630
Spirometrie			
O_2-Aufnahme, cm³/min	185	260	
CO_2-Abgabe, cm³/min		215	
Respiratorischer Quotient	0,82	0,82	
Atemfrequenz/min		19,4	
Minutenvolumen, cm³/min	7280	9240	
Spezifische Ventilation	23—33	35	
			nach 1 mg Adrenalin
Totalkapazität, cm³	4750	5280	
Vitalkapazität, cm³	3420	3300	4400
Funktionelle Residualluft, cm³	2050	2745	
Residualluft, cm³	1330	1980	
Atemgrenzwert, Liter/min	137	94	156
Mischzeit, min	2—3	6	
Alveoläre Ventilation, cm³/min	4360	5700	
In Prozent der Gesamtventilation	60—70	62	
O_2-Ausnützung	55—58	47	
Funktioneller Totraum, cm³	135	180	
Totraumventilation, cm³/min	2920	3540	

erhöhten der hypoventilierten Bezirke liegen muß. Da die hyperventilierten Bezirke quantitativ überwiegen, im anderen Falle würde ja eine Globalinsuffizienz entstehen, muß schließlich die Kohlensäurespannung des Mischblutes erniedrigt, eventuell normal sein. Die Differenz zwischen mittlerer alveolärer und arterieller Sauerstoffspannung ist vergrößert. Diese sich aus dem Nebeneinander von hyper- und hypoventilierten Bezirken erklärende Partialinsuffizienz ist nichts anderes als die Verteilungsinsuffizienz der amerikanischen Autoren (Cournand, Riley und Fowler). In allen Fällen ungleichmäßiger Ventilation ist auch die Gasdurchmischung verschlechtert, was sich bei der Bestimmung der Mischzeiten in einer deutlichen Verlängerung der gemessenen Werte zeigt, wenn auch andererseits eine verlängerte Mischzeit nicht in allen Fällen mit einer Partialinsuffizienz gleichgesetzt werden darf.

Patienten mit einer Partialinsuffizienz zeigen während körperlicher Arbeit keine Verschlechterung der Arterialisation des Blutes in der Lunge, sondern oft sogar eine Verbesserung, eventuell Normalisierung, weil einige Faktoren, die zu einer unterschiedlichen Ventilation führen, z. B. Bronchialspasmen, während körperlicher Arbeit mit gesamthaft stark gesteigerter Atmung verschwinden können (JÉQUIER-DOGE). Lassen wir einen Patienten mit einer Partialinsuffizienz Sauerstoff atmen, so steigt die Sauerstoffsättigung wie bei der Globalinsuffizienz auf 100%, denn auch in den hypoventilierten Bezirken nimmt unter Sauerstoffatmung die alveoläre Sauerstoffspannung zu, solange diese Bezirke überhaupt noch ventiliert werden. Da liegt der prinzipielle und praktisch wichtige Unterschied zum vasculären Kurzschluß.

c) Beim **intrapulmonalen vasculären Kurzschluß** ist ein Teil der Alveolen von der Ventilation ganz ausgeschlossen, das Blut des Bezirkes kommt gar nicht zum Gasaustausch. Die Verhältnisse sind ganz gleich wie beim vasculären Kurzschluß, z. B. im Herzen mit einem Shunt von rechts nach links. Das arterielle Blut besteht dann aus Mischblut und die Gasanalyse zeigt wie bei der Partialinsuffizienz eine Sauerstoffuntersättigung mit normalen oder erniedrigten Kohlensäurewerten, da bei einer Mischblutcyanose meistens hyperventiliert wird (DAUTREBANDE). Zum Unterschied zur Partialinsuffizienz hat aber die Sauerstoffatmung gar keinen oder nur einen geringen Einfluß auf die arterielle Sauerstoffuntersättigung.

Mit dem Sauerstoffversuch nach ROSSIER ist man also in der Lage, eine arterielle Sauerstoffuntersättigung als Ausdruck einer Global- oder Partialinsuffizienz vom vasculären Kurzschluß zu unterscheiden. Ein intrapulmonaler vasculärer Kurzschluß ist vor allem bei einer kollabierten Lunge, beim vollständigen Pneumothorax, bei einer Atelektase und auch bei der Pneumonie

Beispiel 4. *Vasculärer Kurzschluß, zusätzlich Partialinsuffizienz.*

K. Adolf, 57 Jahre, Bronchuscarcinom mit Atelektase.

	Sollwerte	Luft-Atmung	O_2-Atmung
Arterielles Blut			
O_2-Kapazität, Vol.-%	19,5—20,5	14,2	14,1
O_2-Sättigung, %	95—97	90,9	97,0
pO_2, mm Hg	85—95	62	90
CO_2, Vol.-%	54—57	54,1	53,7
p_H	7,38—7,41	7,41	7,43
pCO_2, mm Hg	40,0	37,2	35,7
Alveoläre pO_2, mm Hg (Zürich)	92—98	94	625
Spirometrie			
O_2-Aufnahme, cm³/min	235	300	265
CO_2-Abgabe, cm³/min		230	210
Respiratorischer Quotient	0,82	0,77	0,80
Atemfrequenz/min		15,4	15,1
Minutenvolumen, cm³/min	8400	7900	8780
Spezifische Ventilation	23—33	26	33
Totalkapazität, cm³	5080	3600	
Vitalkapazität, cm³	3660	2600	
Funktionelle Residualluft, cm³	2190	1900	
Residualluft, cm³	1420	1000	
Atemgrenzwert, Liter/min	146	75	
Mischzeit, min	2—3	4	
Alveoläre Ventilation, cm³/min	4970	5290	5080
In Prozent der Gesamtventilation	60—70	67	58
O_2-Ausnützung	55—58	57	52
Funktioneller Totraum, cm³	200	170	240
Totraumventilation, cm³/min	3430	2610	3700

zu erwarten. Nach unseren Erfahrungen ist er aber viel seltener, als es der Häufigkeit dieser Lungenveränderung entsprechen würde. Wir finden das Syndrom des Kurzschlusses immer bei einer frischen Atelektase und bei frisch kollabierten Lungen wie auch bei der Pneumonie. Bei länger bestehendem Pneumothorax und bei älteren Atelektasen ist er eher selten, was für die Pneumothoraxtherapie wichtig ist. Dieses Phänomen läßt sich nur damit erklären, daß nicht mehr ventilierte Lungenbezirke nach einiger Zeit auch praktisch nicht mehr durchblutet werden. Da die alveoläre Sauerstoff- und Kohlensäurespannung direkt die Arteriolen im Sinne einer Anpassung von Durchblutung und Ventilation beeinflußt, gewinnt diese Erklärung einige Wahrscheinlichkeit. Der vasculäre Kurzschluß ist oft mit einer Partialinsuffizienz kombiniert.

d) Sehr wahrscheinlich war es Douglas (1914), der zum erstenmal gewisse Lungenfunktionsstörungen mit einer **Diffusionsstörung** der Alveolarmembran in Zusammenhang brachte. Er nahm an, daß ein Cheyne-Stokesscher Atemtypus eventuell die Folge einer solchen Störung sein könnte. Tendeloo und Hoffmann ihrerseits dachten daran, daß das Emphysem mit einer solchen Funktionsstörung verbunden sein könnte. Es war jedoch erst Brauer, der den Begriff „Pneumonose" schuf; er verstand darunter eine Diffusionsstörung, bedingt durch eine pathologische Veränderung der Alveolarmembran. Er führte die Cyanose, die manchmal zu Beginn von Grippeerkrankungen beobachtet wird, wie dies insbesondere anläßlich der Pandemie 1918 der Fall war, auf eine solche Störung zurück, ohne daß jedoch die klinische Untersuchung eine Veränderung des Respirationssystems zeigte. Doch ist zu sagen, daß die Konzeption Brauers ausschließlich klinisch war und nicht auf irgendeiner Lungenfunktionsuntersuchung beruhte.

1922 versuchte Schjerning der Pneumonose eine experimentelle Grundlage zu geben. Er ließ Hunde toxische Gase einatmen und untersuchte bei diesen die arteriellen Blutgase. Er konnte jedoch nur bei 2 Hunden mit Chlorgasvergiftung eine Verminderung der Sauerstoffsättigung festellen und das Bild der Pneumonose beobachten. Die histologische Untersuchung der Lungen dieser Tiere ergab nämlich keine schwereren pathologischen Veränderungen wie Ödem, Pneumonie usw. Allerdings sind diese Untersuchungen Schjernings nicht sehr überzeugend, denn das Studium der Originalarbeit zeigt, daß der Autor bei der Bestimmung des arteriellen Sauerstoffgehaltes Schwierigkeiten hatte. Außerdem sind es nur Untersuchungen an 2 Hunden, mit denen die These Brauers bewiesen werden sollte, und der Autor unterstreicht diese Tatsache selbst, indem er sagt: „Mit dem Vorbehalt also, daß es etwas wenig Versuche sind, muß ich aus diesen Versuchen schließen, daß in der Lunge Veränderungen auftreten können, die nicht mikroskopisch sichtbar sind und die doch den Sauerstoffdurchtritt durch die Lungen stören. Die Analogie zur Grippefrühcyanose ist also offensichtlich."

1932 kam Brauer in einem Referat über die „respiratorische Insuffizienz" erneut auf die Frage der Pneumonose zu sprechen, ohne jedoch neue Argumente für ihr Bestehen anzuführen. Er begnügte sich, die Arbeiten Schjernings zu zitieren und schloß seinen Vortrag mit den Worten: „Ganz offenbar gibt es eine Pneumonose". Im gleichen Jahr veröffentlichten Jansen, Knipping und Stromberger eine Arbeit über Untersuchungen der Lungenfunktion, insbesondere der Pneumonose, welche sie wie folgt definieren: „Unter Pneumonose verstehen wir eine Herabsetzung der Sauerstoffdurchlässigkeit der am Gasaustausch beteiligten Gewebsschichten." Für den Nachweis einer solchen Störung fordern sie 2 Kriterien: eine Unterarterialisierung des die Lunge durchströmenden Blutes und den Nachweis, daß diese Unterarterialisierung auf eine

Diffusionsstörung durch die Austauschschichten für die Gase in der Lunge zurückzuführen ist.

JANSEN und Mitarbeiter heben insbesondere die Schwierigkeit der Bestimmung der einzelnen Faktoren (alveoläre und arterielle Sauerstoffspannung) hervor, die man bei einer quantitativen Erfassung der Diffusionsstörung kennen muß. Sie sagen wörtlich: „Der Nachweis der Pneumonose muß immer auf negativem Weg versucht werden: Ausschluß aller denkbaren anatomischen und funktionellen Ursachen, im weitesten Sinn, die eine Unterarterialisation des Blutes bewirken können.“ Sie weisen darauf hin, daß die häufigste Ursache einer arteriellen Untersättigung eine mangelhafte Durchmischung der Atemgase in der Lunge ist, später als Partial- oder Verteilungsinsuffizienz bezeichnet. JANSEN und Mitarbeiter insistieren ferner auf der Spannungsdifferenz, die zwischen dem die Lungencapillaren verlassenden und dem arteriellen Blut besteht. Sie schließen ihre Arbeit mit den Worten: „Wir haben in den vorausgehenden Erörterungen ausgeführt, daß die Pneumonose nicht direkt und streng beweisbar ist, da es nicht möglich ist, die Sauerstoffspannung der Austauschluft in den einzelnen Alveolen und des Blutes in den zugehörigen Capillaren zu messen und eine indirekte Beweisführung immer noch die Möglichkeit noch nicht bekannter oder nicht richtig eingeschätzter Faktoren offenläßt.“

1935 beschreibt KNIPPING in einer zusammenfassenden Arbeit über die Pneumonose die verschiedenen Erscheinungsformen und Ursachen von Diffusionsstörungen: Grippecyanose, Stauungspneumonose, Diffusionsstörungen bei krankhaften Ablagerungen und Speicherungen in der Lunge (Amyloid, Fettstoffe), diabetische Acidose, Emphysem usw. Aber auch in dieser Arbeit kommen keine neuen Elemente zur Sprache, die zu einer experimentellen Klärung der Probleme hätten beitragen können.

In den Jahren 1935—1950 wurden einige wichtige Untersuchungsmethoden beschrieben, die ein genaueres Studium des Gastransportes durch die Alveolarmembran gestatten. COURNAND führte den durch FORSSMANN entwickelten Herzkatheterismus in die klinische Untersuchung ein, der ihm gestattete, das venöse Mischblut vor der Arterialisation zu untersuchen. ROSSIER und Mitarbeiter (1942—1946) und RILEY und Mitarbeiter (1946) veröffentlichten ihre sog. „Alveolarformeln“, mittels welcher die alveoläre Sauerstoffspannung aus der arteriellen Kohlensäurespannung berechnet werden kann. RILEY und Mitarbeiter verbesserten ferner die KROGHsche Methode zur Bestimmung der Sauerstoffspannung im Blut, BERGGREN, WIESINGER, BARTELS (1950) führten zu diesem Zwecke die polarographische Bestimmung ein. Schließlich beschrieben LILIENTHAL und Mitarbeiter (1946) und RILEY und Mitarbeiter (1951) eine Methode zur Bestimmung des Sauerstofftransportes durch die Alveolarmembran, über welche bereits in der methodischen Einführung gesprochen wurde, und welche anscheinend befriedigende Resultate, zumindesten in den Händen ihrer Autoren, zu geben vermag.

Neben diesen erwähnten Arbeiten war bereits früher von physiologischer Seite das Problem der Diffusion und ihrer Störungen angegangen worden. Es sei in diesem Zusammenhang an die Arbeiten MARIE KROGHs u. a. erinnert. Diese sind aber, wie bereits in den methodischen Einführungen erwähnt, mit gewissen Fehlern behaftet, so daß sie für den klinischen Gebrauch nur begrenzten Wert hatten.

Schließlich müssen die Arbeiten aus der Schule von MATTHES erwähnt werden, der die Sauerstoffsättigung des Blutes oxymetrisch bestimmt. Diese Untersuchungen wurden von uns wieder aufgenommen.

Aus dem Gesagten geht hervor, daß zumindestens unter Ruhebedingungen die sichere Feststellung einer Diffusionsstörung aus methodischen Gründen ein schwieriges Problem ist. Dazu kommt noch ein zweiter Faktor, daß nämlich die gleichen Befunde entsprechend einer Diffusionsstörung ohne anatomische Änderung der Alveolarmembranen zu erheben sind, wenn die Kontaktzeit zwischen Blut und Alveolargasen zu kurz wird, was immer der Fall ist, wenn die capilläre Strombahn und damit die Capillaroberfläche erheblich eingeschränkt ist, was zu einer Beschleunigung des Blutstromes in den noch durchgängigen Capillaren führt, denn

Beispiel 5. *Diffusionsstörung.*

M. Christian, 46 Jahre, Pulmonalsclerose.

	Sollwerte	Ruhe	Arbeit 80—90 Watt
Arterielles Blut			
O_2Kapazität, Vol.-%	19,5—20,5	19,7	21,2
O_2-Sättigung, %	95—97	92,3	81,3
pO_2, mm Hg	85—95	67	45
CO_2, Vol.-%	54—57	51,2	41,7
p_H	7,38—7,41	7,44	7,44
pCO_2, mm Hg	40,0	33,3	27,1
Alveoläre pO_2, mm Hg (Zürich)	92—98	103	114
Spirometrie			
O_2-Aufnahme, cm³/min	235	275	
CO_2-Abgabe, cm³/min		225	
Respiratorischer Quotient	0,82	0,82	
Atemfrequenz/min		15,3	
Minutenvolumen, cm³/min	7750	11410	
Spezifische Ventilation	23—33	41	
Vitalkapazität, cm³	4000	4900	
Atemgrenzwert, Liter/min	160	200	
Alveoläre Ventilation, cm³/min	4900	5830	
In Prozent der Gesamtventilation	60—70	51	
O_2-Ausnützung	55—58	47	
Funktioneller Totraum, cm³	185	365	
Totraumventilation, cm³/min	2850	5580	

die Kontaktzeit verhält sich umgekehrt proportional zur Strömungsgeschwindigkeit. Dann genügt die Zeit nicht mehr für die Sauerstoffaufnahme, wohl aber für die Kohlensäureabgabe, und das Blut verläßt die Lunge unvollständig mit Sauerstoff gesättigt. Eine derartige Funktionsstörung besteht in typischer Weise bei der Pulmonalsklerose, bei multiplen Embolien und auch bei diffusen Lungenfibrosen. Diese Patienten haben schon in Ruhe eine beträchtliche Hyperventilation, das arterielle Blut ist mehr oder weniger untersättigt und die Kohlensäurewerte liegen wegen der Hyperventilation deutlich unter der Norm. Der alveolo-arterielle Sauerstoffspannungsgradient ist stark vergrößert und beträgt in Ruhe statt 5—7 mm Hg oft mehr als 30 mm Hg. Derartig große Spannungsdifferenzen sind für eine Partialinsuffizienz ganz ungewöhnlich und lassen eine Diffusionsstörung mit einiger Wahrscheinlichkeit vermuten. Eine Bestätigung dieser Vermutung ist durch den Belastungsversuch möglich. Ist die Sauerstoffuntersättigung Folge einer Verteilungsinsuffizienz, so steigt die Sauerstoffsättigung bei Arbeit an, weil in den meisten Fällen bei arbeitsbedingter Ventilationssteigerung die Luftdurchmischung besser wird. Handelt es sich hingegen um eine Diffusionsstörung insbesondere infolge einer verkürzten Kontaktzeit, z. B.

bei der Pulmonalsklerose, so fällt die Sauerstoffsättigung bei Arbeit weiter ab, weil die alveolo-arterielle Sauerstoffspannungsdifferenz weiter zunimmt, obwohl die Patienten enorm hyperventilieren und ihre Kohlensäurespannung auf ungewöhnlich tiefe Werte senken. Natürlich handelt es sich auch bei den Diffusionsstörungen um eine quantitative Frage, besonders dann, wenn man sie wie wir in der Mehrzahl der Fälle auf eine verkürzte Kontaktzeit bei eingeschränkter capillärer Strombahn zurückführt. In den schweren Fällen ist die Störung bereits in Ruhe manifest, nämlich dann wenn mehr als $^2/_3$ der capillären Strombahn ausgefallen ist, und das Verhalten der arteriellen Gasspannungen bei körperlicher Arbeit bestätigt, daß es sich um eine Diffusionsstörung handelt. In leichteren Fällen wird man in Ruhe noch normale Befunde feststellen können, und die Diffusionsstörung wird erst während des Arbeitsversuches bei einer bestimmten Belastungsstufe manifest. Schließlich kann auch beim Lungen- und Kreislaufgesunden die Arbeit und damit der Gaswechsel so gesteigert werden, daß es zur Symptomatologie der Diffusionsstörung kommt, weil die Ventilationsreserven meistens größer sind als die „Diffusionskapazität", die man als die größtmögliche Sauerstoffaufnahme je Zeiteinheit bei normalen arteriellen Sauerstoff- und Kohlensäurespannungen definieren kann (s. auch Abschnitt über Beziehungen zwischen Lungenfunktion und Lungenkreislauf).

3. Besondere Syndrome.

a) Praktisch von großer Bedeutung ist das **spastische Syndrom** (Bronchitis, Silikose), das sich bei der Lungenfunktionsprüfung immer in einer starken Verminderung der Atemreserven, ganz besonders des Atemgrenzwertes und des

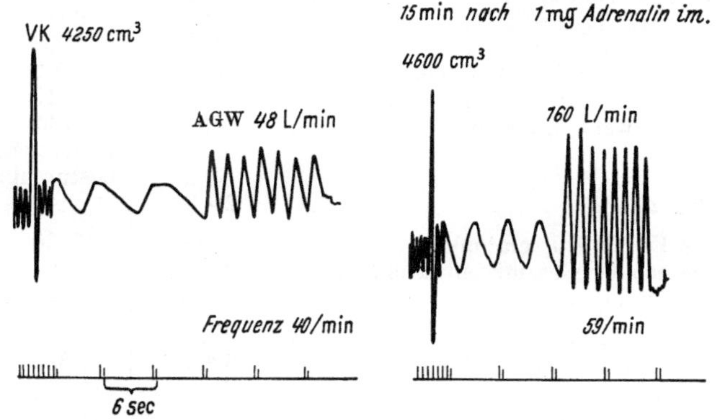

Abb. 14. Vitalkapazität und Atemgrenzwert vor und 15 min nach Injektion von 1 mg Adrenalin bei chronischer spastischer Bronchitis.

Pneumometerwertes zeigt, die nach Applikation eines Broncholyticums in signifikanter Weise zunehmen, oft sogar den theoretischen Sollwert erreichen. Die detaillierte Untersuchung zeigt beim Vorhandensein von Bronchialspasmen verschiedene Veränderungen. In der Mehrzahl der Fälle besteht eine schlechte Luftdurchmischung in den Lungen. Die Mischzeiten sind erheblich verlängert und oft besteht das oben beschriebene Bild der Partialinsuffizienz. Natürlich kann es bei ausgedehnten Bronchialspasmen auch zu einer absolut ungenügenden alveolären Ventilation und damit zum Bild der Globalinsuffizienz kommen. Von besonderer Bedeutung ist, daß Bronchialspasmen bei starker körperlicher Arbeit verschwinden können, daß also die Lungenfunktion bei Arbeit besser als in Ruhe sein kann (Jéquier-Doge). Bei eher leichterer Arbeit machen sich aber die Spasmen manchmal in vermehrter Dyspnoe bemerkbar.

b) Das Syndrom der **globalen oder allgemeinen Hyperventilation** ist durch eine Hyperventilation aller Alveolen charakterisiert, ohne daß ein erhöhtes Sauerstoffbedürfnis des Organismus (Arbeit usw.) oder eine Diffusionsstörung vorliegt. Man kann 2 Typen der alveolären Hyperventilation unterscheiden. Im ersten Fall stellt sie einen Verteidigungsmechanismus des Organismus, z. B. gegen eine Acidose dar, wie man dies insbesondere bei der renalen oder diabetischen Acidose beobachten kann oder auch bei massiver Ammoniumchloridmedikation (Literatur

Beispiel 6. *Allgemeines Hyperventilationssyndrom.*

K. Wilhelm, 43 Jahre, Atemneurose.

	Sollwerte	Ruhe
Arterielles Blut		
O_2-Kapazität, Vol.-%	19,5—20,5	21,0
O_2-Sättigung, %	95—97	97,9
pO_2, mm Hg	85—95	98
CO_2, Vol.-%	54—57	41,0
p_H	7,38—7,41	7,52
pCO_2, mm Hg	40,0	22,3
Alveoläre pO_2, mm Hg (Zürich)	92—98	121
Spirometrie		
O_2-Aufnahme, cm^3/min	263	440
CO_2-Abgabe, cm^3/min		395
Respiratorischer Quotient	0,82	0,90
Atemfrequenz/min		32
Minutenvolumen, cm^3/min	12320	24630
Spezifische Ventilation	23—33	56
Totalkapazität, cm^3	5720	6110
Vitalkapazität, cm^3	4100	4800
Funktionelle Residualluft, cm^3	2630	2040
Residualluft, cm^3	1600	1310
Atemgrenzwert, Liter/min	165	(66) nicht sicher bestimmbar
Mischzeit, min	2—3	3
Alveoläre Ventilation, cm^3/min	8500	15300
In Prozent der Gesamtventilation	60—70	62
O_2-Ausnützung	55—58	29
Funktioneller Totraum, cm^3	140	290
Totraumventilation, cm^3/min	3800	9330

s. Rossier und Wiesinger). Da es sich bei diesen Zuständen nicht um eine eigentliche Lungeninsuffizienz handelt, wollen wir hier nicht näher darauf eingehen. Die Hyperventilation bei endo- und exogenen Acidosezuständen wird später noch besprochen werden. Der zweite Typ der alveolären Hyperventilation betrifft hingegen die Lungenfunktion, da es sich um eine Störung der Erregbarkeit im Sinne einer Übererregbarkeit des Atemzentrums handelt. Im Blut findet man eine flüchtige, in den meisten Fällen dekompensierte Alkalose mit Erniedrigung der arteriellen Kohlensäurespannung und Verminderung der Gesamtkohlensäure. Das bestbekannte Beispiel dieses Typs ist die Hyperventilationstetanie, die Folge nervöser Störungen oder durch Läsionen des Atemzentrums (Sonnenstich, Durchblutungsstörungen usw.) bedingt sein kann. Eng verwandt mit der Hyperventilationstetanie ist das Effortsyndrom, das erstmals im letzten Jahrhundert von Da Costa beschrieben wurde (Literatur bei Meili 1948). Eine durch Übererregbarkeit des Atemzentrums bedingte alveoläre Hyperventilation kann man jedoch auch in physiologischen Zuständen beobachten, so z. B. während der

Schwangerschaft (HASSELBALCH 1912, ROSSIER und HOTZ 1953). Die Ventilationssteigerung bei Verabreichung von Natriumsalicylat (WALTER 1877) gehört ebenfalls zum allgemeinen Hyperventilationssyndrom, weil es sich ebenfalls um eine echte Hyperventilation mit flüchtiger Alkalose als Folge eines medikamentösen Reizes auf das Atemzentrum und nicht etwa um eine fixe Acidose, wie man es zeitweise angenommen hatte, handelt (ROSSIER und BÜHLMANN 1950). Das allgemeine Hyperventilationssyndrom infolge einer Übererregbarkeit des Atemzentrums stellt mit der Erniedrigung der Kohlensäurewerte im arteriellen Blut und der verminderten alveolären Sauerstoffausnützung genau das Gegenteil der Globalinsuffizienz dar.

c) Das **Totraumhyperventilationssyndrom** kann man häufig beobachten. Man findet bei der spirometrischen Untersuchung eine Vergrößerung des Minutenvolumens und eine erhöhte spezifische Ventilation. Die detaillierte Untersuchung dieser Fälle zeigt, daß die alveoläre Ventilation normal, während die Totraumventilation deutlich gesteigert ist. Der Anteil der alveolären Ventilation an der Gesamtventilation kann auf tiefe Werte, z. B. 30% anstatt normalerweise 60—70%, erniedrigt sein. Dieses Syndrom trifft man besonders bei der chronisch-spastischen Bronchitis, beim Emphysem und bei der Silikose, es ist der Ausdruck einer unökonomischen Atmung, denn ein großer Teil der inspirierten Luftmenge erreicht nicht die Alveolen. Die Ursache des Totraumhyperventilationssyndroms liegt vor allem in einer ungleichmäßigen Ventilation der verschiedenen Lungenpartien, was, wie BIRATH gezeigt hat, zu einer „scheinbaren" Vergrößerung des Totraumes führt. Dabei handelt es sich um den „dead space effect" der amerikanischen Autoren. Nicht zu unterschätzen ist bei diesen Zuständen auch die Rolle der funktionellen Residualluft, denn eine Zunahme derselben führt auch zu einer Vergrößerung des anatomischen Totraumes, der wieder den funktionellen Totraum maßgeblich beeinflußt. Dieses Syndrom versetzt uns mitten in die Problematik des Totraumes, deren Lösung von der Definition dieser funktionellen Größe abhängt (s. physiologische Einführung).

d) Die moderne Lungenchirurgie hat mit der Entfernung einer ganzen Lunge und damit des halben Bronchialbaumes das Gegenstück der Totraumhyperventilation, nämlich die **Totraumhypoventilation** geschaffen. Die operative Verkleinerung des anatomischen Totraumes nach einer Pneumonektomie zeigt sich auch in einer Verminderung des funktionellen Totraumes, besonders dann, wenn die kompensatorische Blähung der verbleibenden Lunge durch eine Deckplastik vermindert wird. Atmet der Patient mit gleicher Frequenz und Atemtiefe entsprechend dem gleichen Sauerstoffverbrauch wie vor der Operation, und in den ersten Monaten nach der Operation ist das der Fall, so muß der funktionelle Totraum und die Totraumventilation weniger als 30% eines Atemzuges bzw. der Gesamtventilation betragen. Mit anderen Worten, die alveoläre Ventilation ist in diesen Fällen immer gesteigert, und wir finden im Blut eine Verminderung der Kohlensäurespannung, also eine flüchtige Alkalose, die aber durch Verminderung der Gesamtkohlensäure (Bicarbonat) vollständig kompensiert ist, so daß das p_H nicht oder nur ganz minimal nach der alkalischen Seite abweicht. Die Pneumonektomie mit Deckplastik führt also — abgesehen von der selbstverständlichen Verkleinerung der Atemreserven — zu einer erheblichen Änderung der Lungenfunktion.

4. Pseudoinsuffizienz.

Als Pseudoinsuffizienz bezeichnen wir echte Cyanosezustände mit arterieller Hypoxämie ohne Störung der Lungenfunktion. Die Sauerstoffuntersättigung ist nicht Folge einer alveolären Ventilationsstörung, sondern einer Änderung des

Blutes selber, nämlich der Sauerstoffdissoziation. Die Sauerstoffdissoziationskurve wird ja nicht nur durch Kohlensäure und p_H, sondern auch durch die Temperatur beeinflußt. Bei normaler Körpertemperatur von 37° beträgt die Sauerstoffsättigung bei der üblichen, in den Alveolen herrschenden Sauerstoffspannung von 92—98 mm Hg 95—97%.

a) Bei **höheren Temperaturen** sinkt die Affinität des Hämoglobins zum Sauerstoff, so daß bei normaler Sauerstoffspannung in den Alveolen keine normale Sättigung mehr möglich ist, das trifft bei jedem Fieberzustand mit Temperaturen über 39° C zu und ist besonders deutlich bei der echten und bei der Impfmalaria, bei Sepsis und Pyelitiden (Rossier und Mean 1936). Das Gegenbeispiel für die Pseudoinsuffizienz bei hohem Fieber ist die Abkühlung und Erfrierung, wobei die Sauerstoffaffinität des Hämoglobins so zunimmt, daß der Sauerstoff im Gewebe trotz der dort herrschenden niedrigen Sauerstoffspannung nicht mehr in normalem Ausmaß abgegeben wird.

b) Eine zweite Form der Pseudoinsuffizienz, ebenfalls als Folge einer Verschiebung der Sauerstoffdissoziationskurve, haben wir bei der chronischen Phenacetinvergiftung mit **Sulfhämoglobinbildung** beschrieben (Maier, Bühlmann und Hotz 1951). In der Mehrzahl der Fälle von schweren Sulfhämoglobinämien bei chronischem Mißbrauch von phenacetinhaltigen Analgetica fanden wir im peripheren arteriellen Blut eine leichte Sauerstoffuntersättigung, ohne daß die Lungenfunktionsprüfung eine Störung und damit eine Erklärung für diese Sauerstoffuntersättigung aufgedeckt hätte. Die Tomometrie des Blutes dieser Patienten zeigte dann eine etwas nach rechts verschobene Sauerstoffdissoziationskurve. Moser und Krause haben 1950 im Blut sulfonamidgeschädigter Patienten entsprechende Befunde erhoben. Diese Befunde sprechen dafür, daß die klinisch in Erscheinung tretende Cyanose dieser Patienten nicht nur durch das pathologische Hämoglobinderivat selber, sondern auch durch eine leichte Sauerstoffuntersättigung bedingt ist. Die Rückbildung dieses Phänomens nach Absetzen des Medikamentes benötigt mehrere Wochen bis Monate, und die Normalisierung der Sauerstoffsättigung geht einigermaßen mit der Abnahme des Sulfhämoglobins parallel. Bei künstlich erzeugter Methämoglobinämie konnten wir keine Änderung der Sauerstoffdissoziation feststellen.

Im Vorangegangenen wurden die reinen Insuffizienzformen beschrieben, doch sind sie eher selten, viel häufiger sind die Kombinationen. Vor allem finden wir bei der Partialinsuffizienz und bei der Globalinsuffizienz fast immer eine Vergrößerung des funktionellen Totraumes und eine unökonomische Totraumhyperventilation. Das spastische Syndrom ist oft mit einer Partial-, manchmal, und besonders bei schwerem Asthma immer mit einer Globalinsuffizienz kombiniert.

5. Klassifikation der verschiedenen Insuffizienzformen beim Arbeitsversuch.

Die für den Ruheversuch geltende Klassifikation läßt sich sinngemäß auch auf den Belastungsversuch anwenden, sofern man, wie allgemein üblich, die Verhältnisse im steady state betrachtet, bei kurzfristigen Höchstleistungen ergeben sich natürlich neue Probleme. Während die Bedingungen für den Ruheversuch klar definiert sind, kommt es beim Arbeitsversuch auf die Größe der Belastung an, bei welcher die Untersuchung durchgeführt wird. Es interessiert einmal, bei welcher Belastungsgröße es zu einer Insuffizienz kommt und dann welcher Art die Insuffizienz ist. Wenn wir von einer verminderten Anpassungsfähigkeit an körperliche Arbeit sprechen, dann ist das immer so aufzufassen, daß es zu Insuffizienzerscheinungen kommt bei einer Belastungsgröße, die von dem Patienten unter Berücksichtigung von Geschlecht, Alter, Größe und Training in normaler Weise bewältigt werden sollte.

Wenn wir die unvollständige Arterialisation des Blutes als Zeichen einer Insuffizienz bewerten, so können wir bei Arbeitsversuchen 2 Hauptgruppen unterscheiden.

a) Das Blut wird wie in Ruhe vollständig arterialisiert, dabei ventiliert der Patient entsprechend der Sauerstoffaufnahme. Die Atmung ist also auch bei Arbeit ökonomisch, die spezifische Ventilation beträgt 28, die Totraumventilation etwa $^1/_3$ der Gesamtventilation, oder aber das Blut wird zwar vollständig arterialisiert, doch mit einer über die Sauerstoffmehraufnahme gesteigerten Ventilation, also mit einer unökonomischen Atmung.

b) Die im Ruheversuch unvollständige Arterialisation wird beim Arbeitsversuch besser. Dieser Befund ist relativ häufig und typisch für die Partialinsuffizienz, weil die Durchlüftung der verschiedenen Lungenpartien bei gesteigerter Atmung gleichmäßiger ist, so daß auch die in Ruhe hypoventilierten Alveolarbezirke besser oder sogar normal ventiliert werden. Dieser Befund der Besserung der Lungenfunktion bei Arbeit ist natürlich von großer Bedeutung. Wir finden sie oft bei der Bronchitis und bei der Silikose.

c) Die Arterialisation verschlechtert sich bei Belastung. Keine Schwierigkeiten für das Verständnis bietet die Verschlechterung beim Arbeitsversuch, wenn die Ventilation quantitativ ungenügend wird und damit die alveoläre Sauerstoffspannung abfällt und die Kohlensäurespannung ansteigt. Der Zustand entspricht der Globalinsuffizienz in Ruhe, nur kommt es bei Arbeit nicht zu einem Gleichgewicht, die Arbeit muß oft nach einigen Minuten abgebrochen werden. Diese Verhältnisse gelten natürlich auch für den Lungengesunden, wenn die Belastungsgröße seine Atemreserven übersteigt. Das Pathologische beim Patienten liegt darin, daß diese Grenze schon bei geringeren Belastungen erreicht wird. Ist die Einschränkung der Atemreserven durch fixierte pathologische Veränderungen im Thorax und in der Lunge bedingt, so läßt sich aus der Größe des Atemgrenzwertes ungefähr abschätzen, bei welcher Belastung es zu einer Insuffizienz kommt. Anders ist es bei Patienten, bei denen der Atemgrenzwert vorwiegend durch Bronchialspasmen vermindert ist. Bei diesen Patienten kommt es während des Arbeitsversuches oft zu einer Lösung der Spasmen, damit zu einer Besserung der Atemreserven und die Belastungsfähigkeit ist höher, als es der verminderte Atemgrenzwert vermuten läßt.

In diesem Zusammenhang sei darauf hingewiesen, daß der wenig Trainierte die Arbeit nach einigen Minuten spontan abbricht oder reduziert, wenn er nicht mehr in der Lage ist, durch eine genügende Ventilation die vollständige Arterialisation des Blutes zu gewährleisten. Anders ist es bei sehr gut trainierten Sportlern, die Höchstleistungen, z. B. Mittelstreckenlauf oder Schwimmen, während mehrerer Minuten ohne vollständige Arterialisation vollbringen können. Für den Sportler bedeutet die relativ eingeschränkte Ventilation bei Höchstleistungen gewissermaßen einen Sparmechanismus für seine Kräfte. Wie bei der Globalinsuffizienz in Ruhe ist ja quantitativ ein voller Gasaustausch trotz ungenügender Ventilation möglich nur auf einem anderen Niveau der Sauerstoff- und Kohlensäuredissoziationskurve, in der Gewöhnung an dieses andere Niveau ist ein wichtiger Trainingsfaktor zu sehen.

d) Verschlechterung der Arterialisation infolge Diffusionsstörung.

Selten, aber funktionell sehr interessant sind die Diffusionsstörungen bei Arbeit. Sie sind durch eine Vergrößerung des alveolo-arteriellen Sauerstoffspannungsgradienten charakterisiert, die zu einer Sauerstoffuntersättigung bei erniedrigter Kohlensäurespannung führt. Es ist natürlich eine quantitative Frage, ob die Sauerstoffsättigung bereits in Ruhe erniedrigt oder noch normal ist, auf jeden Fall sinkt sie bei der Arbeit deutlich ab und meistens schon bei kleinen Belastungen. Für eine Diffusionsstörung kommen, wie schon weiter oben ausgeführt, zwei Ursachen in Frage, zuerst die verkürzte Kontaktzeit bei eingeschränkter capillärer Strombahn, z. B. bei der Pulmonalsklerose und auch nach einer Pneumektomie. Schon bei geringer Belastung kommt es zu einem Abfall der Sättigung, der Gradient nimmt stark zu und kann mehr als 60 mm Hg betragen. Die Patienten hyperventilieren meistens sehr stark, sie haben ja genügende Atemreserven für kleine Belastungen und die Kohlensäurespannung sinkt auf sehr niedrige Werte, z. B. 25 und weniger mm Hg. Die Pulmonalsklerose ist das beste Beispiel für eine schwere Beeinträchtigung der Lungenfunktion als Folge eines veränderten Lungenkreislaufes, obwohl die Lungenfunktion im engeren Sinne, nämlich die Belüftung der Alveolen gar nicht beeinträchtigt ist.

Als zweite Ursache einer Diffusionsstörung im Arbeitsversuch kommen „Membranveränderungen" in Betracht. Als Beispiel sei die Mitralstenose mit bei Arbeit zunehmender Lungenstauung erwähnt. In Ruhe ist bei diesen Patienten oft noch keine Störung der Lungenfunktion festzustellen. Nimmt die Stauung bei Arbeit zu, so kann es passieren, daß der Diffusionsweg für den Sauerstoff von der Alveole zum Hämoglobin zu groß wird, so daß ebenfalls eine Zunahme des alveolo-arteriellen Sauerstoffspannungsgradienten resultiert. Die Sauerstoffsättigung sinkt dann beim Arbeitsversuch ab, während die Kohlensäurespannung normal bleibt oder sogar wegen der meist deutlichen Hyperventilation erniedrigt wird. Die bei Arbeit zunehmende Lungenstauung führt aber auch durch Verlegung einzelner Bronchiolen zu einer ventilatorischen Störung im Sinne der Partialinsuffizienz, und wenn sich Alveolen anschoppen, so kommt es zum vasculären Kurszchluß. Der Abfall der arteriellen Sauerstoffsättigung während Arbeit ist also bei diesen Zuständen — Mitralstenose, -insuffizienz, kardiale Linksinsuffizienz — komplexer Natur (BÜHLMANN, SCHAUB und LUCHSINGER 1954). Auf diesen Grundlagen beruht auch die rein spirometrische Technik, wie sie von LANDEN zu Differenzierung der Linksinsuffizienz entwickelt wurde. Das Auftreten eines spirographischen Sauerstoffdefizites bei stufenweise gesteigerter Belastung und die Abnahme der Vitalkapazität werden als Zeichen einer zunehmenden Lungenstauung gewertet. Bei Lungenfibrosen und bei Morbus Boeck, bei denen theoretisch eine Diffusionsstörung erwartet werden kann, sind meistens auch die Atemreserven mehr oder weniger deutlich eingeschränkt, so daß es bei der Belastung auch zu einer ventilatorischen Insuffizienz kommt, die sich in einem Ansteigen der Kohlensäurespannung zeigt, so daß Kombinationsformen von Diffusionsstörung und ventilatorischer Insuffizienz vorkommen (WRIGHT 1951). Wir halten es für durchaus möglich, daß die Ursache der Störung bei den Lungenfibrosen gar nicht in einer „Membranveränderung", sondern ähnlich wie bei der Pulmonalsklerose in einer reduzierten Kontaktzeit bei eingeschränkter Capillaroberfläche liegt (ROSSIER, BÜHLMANN und LUCHSINGER 1954).

Aus dieser Klassifizierung der verschiedenen Insuffizienzmöglichkeiten beim Arbeitsversuch geht hervor, daß für praktische Bedürfnisse die arterielle Blutgasanalyse bzw. die oxymetrische Kontrolle der Sauerstoffsättigung bei stufenweise gesteigerter Belastung meistens genügt. Mit der arteriellen Sauerstoffsättigung und Sauerstoffspannung sowie der Kohlensäurespannung lassen sich alle Insuffizienzformen feststellen und differenzieren und vor allem auch eine eventuelle Besserung der bei bestimmten Patienten im Ruheversuch unvollständigen Sauerstoffsättigung und damit der Lungenfunktion im Arbeitsversuch beweisen. Die Spirometrie kann das Bild lediglich vervollständigen, und die Hypo- und Hyperventilation sowie die Atemökonomie quantitativ feststellen, worauf die arterielle Kohlensäurespannung nur hinweist. Die alveoläre Sauerstoffspannung (mittlere Alveolarluft) und damit der für Diffusionsstörungen so wichtige Spannungsgradient läßt sich im Arbeitsversuch auch ohne Spirometrie aus der arteriellen Kohlensäurespannung berechnen, weil der RQ beim Arbeitsversuch mit 1 als bekannt eingesetzt werden kann, ohne daß man dabei einen großen Fehler begeht. Die gegenseitigen Beziehungen zwischen Lungenventilation und Lungendurchblutung sowie die Bedeutung dieser Einteilung der verschiedenen Insuffizienzformen für den Lungenkreislauf und das Herz werden im folgenden Kapitel, insbesondere im Abschnitt E, XI besprochen.

E. Die Klinik der Lungeninsuffizienz.

I. Das Emphysem.

Von großer praktischer Bedeutung als Ursache von Atemstörungen ist das Emphysem, da ein Hauptkontingent aller Kranken, die wegen Dyspnoebeschwerden in einem Lungenfunktionslaboratorium untersucht werden, mehr oder weniger ausgesprochene Zeichen dieser Affektion aufweisen. Von einem praktisch funktionellen Standpunkt aus unterscheiden wir mehrere Unterformen des Emphysems. Das echte substantielle Emphysem, das anatomisch durch einen progressiven Schwund der elastischen Kräfte der Lunge gekennzeichnet ist, wird besonders bei älteren Patienten beobachtet. Nur ausnahmsweise konnten wir diese Emphysemform auch bei jüngeren Patienten untersuchen. Das Fehlen von Bronchialspasmen, d. h. ein negativer Adrenalinversuch, ist oft ein wichtiges Merkmal für die Differenzierung des substantiellen Emphysems von den anderen Formen der Lungenblähung.

Die viel häufigere Emphysemform ist die Lungenblähung bei vermehrten Atemwiderständen, vor allem beim Asthma bronchiale, bei der chronisch-spastischen Bronchitis und bei gewissen Formen der Herzinsuffizienz. Der positive Ausfall des Adrenalinversuches bzw. eines entsprechenden Testes zeigt die Wichtigkeit von Bronchialspasmen als auslösenden Faktor oder als Begleitsymptom dieser Emphysemform. Selbstverständlich ist es mit diesen bronchodilatatorischen Mitteln nicht möglich, die verschiedenen Mechanismen des vermehrten Bronchialwiderstandes wie echte Spasmen der Bronchialmuskulatur, Schwellung der Schleimhäute als Folge vasomotorischer oder sekretorischer Störungen zu unterscheiden. Wenn deshalb in diesem Zusammenhang von Bronchialspasmen gesprochen wird, so sind darunter immer alle Mechanismen zu verstehen, die zu einer Erhöhung des Bronchialwiderstandes führen und durch Adrenalin und ähnliche Substanzen beeinflußt werden können.

Selbstverständlich ist in vielen Fällen keine scharfe Trennung zwischen substantiellem Emphysem und Lungenblähung bei vermehrtem Bronchialwiderstand möglich. Ein Schwund des elastischen Lungengewebes und ein Konfluieren der Alveolen bis zur Bildung von Bullae kann beiden Formen gemeinsam sein. Trotzdem ist eine Unterscheidung durchaus berechtigt, da der Entstehungsmechanismus der Lungenveränderungen, der Verlauf der Krankheit und die Therapie verschieden sind.

Bei der Häufigkeit des Emphysems im weitesten Sinne des Wortes ist es nicht verwunderlich, daß die Literatur über die Funktionsstörungen sehr umfangreich geworden ist. Wir wollen hier den ganzen Fragenkomplex des Dehnungsemphysems als mechanisches Problem, wie es kürzlich von WYSS und auch von DAYMAN erneut studiert wurde, nicht berühren, und wir verweisen dafür auf das Kapitel über die Pathophysiologie des Asthma von B. und I. NOELP. Wir beschränken unsere Ausführungen auf die Ventilations- und Gasaustauschprobleme.

Die Mehrzahl der Forscher wie DAUTREBANDE, MEAKINS, DAVIS, BALDWIN, COURNAND, RICHARDS, WEST und WILSON mit ihren Mitarbeitern (neuere amerikanische Literatur siehe SEGAL und Mitarbeiter) haben sich wie wir mit den ventilatorischen Störungen des Emphysems beschäftigt. BIRATH und BATEMAN untersuchten das Emphysem unter dem Gesichtspunkt der Luftdurchmischung. Die Befunde aller dieser Autoren stimmen im wesentlichen überein und entsprechen auch unseren Erfahrungen.

Allen Emphysemformen gemeinsam ist die Blähung der Alveolen und damit die Zunahme des Luftvolumens der einzelnen Alveole, was einer Vergrößerung des Weges vom Bronchus zur Alveolarwand als Ort des Gasaustausches gleichkommt. Aus diesem Grunde sind auch bestimmte Merkmale allen Emphysemformen gemeinsam, wie z. B. die Verschlechterung der Luftdurchmischung bei vergrößerter funktioneller Residualluft, Zunahme der Residualluft und des funktionellen Totraumes sowie unökonomische Totraumhyperventilation. Die Total- und Vitalkapazität können im Anfangsstadium normal sein oder sogar über dem theoretischen Sollwert liegen, dagegen ist der Atemgrenzwert oder auch der Pneumometerwert immer mehr oder weniger stark eingeschränkt und der TIFFENEAU-Test entsprechend pathologisch. In diesem Sinne ist beim Emphysem immer eine latente Insuffizienz nachweisbar, und die Belastungsfähigkeit für körperliche Arbeit ist je nach Einschränkung der Atemreserven reduziert. Bei zahlreichen Emphysematikern ist die Luftdurchmischung im Ruhezustand so schlecht und ungleichmäßig, daß es zum Syndrom der Partialinsuffizienz kommt. In den schweren Fällen ist oft eine absolut ungenügende alveoläre Ventilation, eine Globalinsuffizienz feststellbar. In diesen Fällen beträgt der Atemgrenzwert meistens weniger als 30 Liter. Oft genügt schon eine geringe körperliche Arbeit, daß die Sauerstoffsättigung im arteriellen Blut weiter absinkt und die Kohlensäurespannung höher ansteigt, so daß es zu einer flüchtigen dekompensierten Acidose kommt. Diese Patienten sind oft gar nicht in der Lage, eine Arbeit im steady state zu bewältigen. Auch bei diesen schweren Zuständen besteht oft noch eine ungleichmäßige Ventilation der verschiedenen Lungenabschnitte wie bei der Partialinsuffizienz. Dann kann man während leichter Arbeit bzw. in der Erholungsphase eine Besserung, wenn auch keine Normalisierung der arteriellen Sauerstoffsättigung beobachten, während die Kohlensäurespannung immer stark erhöht und konstant bleibt Beispiel 2 (S. 109).

Etwas komplizierter werden die Verhältnisse, wenn neben dem Emphysem noch eine Sklerose der Arteria pulmonalis bzw. ihrer Äste vorliegt. Beim substantiellen Emphysem gehen ja mit den Alveolarsepten auch die Capillaren zugrunde, so daß schließlich die Gesamtcapillaroberfläche mehr oder weniger stark reduziert ist. Die Kontaktzeit zwischen Blut und Alveolargasen wird dann zu kurz, so daß hinsichtlich Sauerstoff kein normaler Spannungsausgleich mehr möglich ist. In diesen Fällen besteht neben der ventilatorischen Störung mit der charakteristischen alveolären Hypoventilation noch eine Diffusionsstörung, die durch spezielle Methoden bewiesen werden kann. Auf die Beziehungen des Emphysems zum Lungenkreislauf wird noch in einem besonderen Kapitel eingegangen.

Die Entwicklung der Funktionsstörungen beim Emphysem kann man wie folgt zusammenfassen:

Allen Stadien gemeinsam: 1. Funktionelle Residualluft und Residualluft vergrößert (absolut oder relativ), 2. mixing time verlängert, 3. funktioneller Totraum vergrößert.

1. Stadium: 1. Atemreserven praktisch intakt.
   2. Alveoläre Ventilation normal.
   3. Thorax beweglich.
   4. Arterielles Blut normal.
   5. Relativ gute Anpassung an körperliche Arbeit.
   6. Adrenalinversuch positiv beim Vorliegen von Bronchialspasmen.

2. Stadium: 1. Verminderung der Atemreserven, latente Insuffizienz.
   2. Alveoläre Ventilation normal.
   3. Evtl. Vergrößerung des venösen Zuflusses infolge ungleichmäßiger Durchlüftung, Partialinsuffizienz, arterielle Sauerstoffsättigung erniedrigt.
   4. Totraumhyperventilation (dead space effect).
   5. Thorax beweglich.
   6. Besserung der Arterialisation im Arbeitsversuch.

3. Stadium: gleich wie 2, aber stärkere Einschränkung der Atemreserven und damit der Arbeitskapazität.

4. Stadium: 1. Starke Einschränkung der Atemreserven, Atemgrenzwert unter 30 Liter.
   2. Alveoläre Hypoventilation, Globalinsuffizienz.
   3. Thorax unbeweglich.
   4. Im Arbeitsversuch meistens kein steady state, starke Einschränkung der Arbeitskapazität.

5. Stadium: wie 3 und 4, aber zusätzlich Diffusionsstörung infolge Verminderung der Gesamtcapillaroberfläche um mehr als $^2/_3$.

II. Asthmakrankheit.

1. Chronisch-spastische Bronchitis.

Bei diesen Patienten besteht eine ausgesprochene Lungenblähung, und die Lungenfunktionsbefunde zeigen die gleiche Mannigfaltigkeit wie beim Emphysem. Besonders eindeutig ist jeweils die Besserung oder sogar Normalisierung der

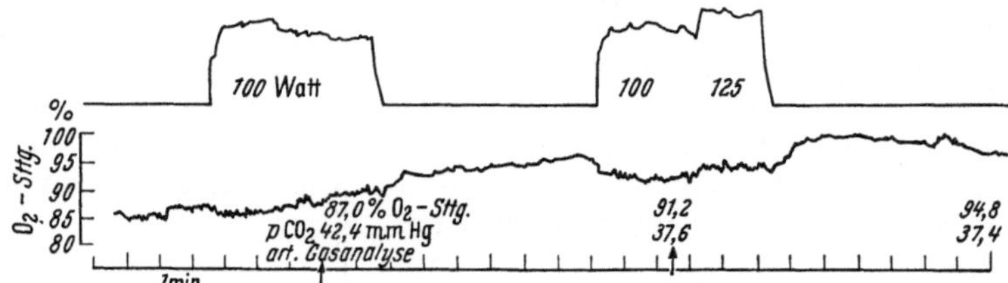

Abb. 15. Arbeitsversuch mit oxymetrischer Kontrolle der O_2-Sättigung bei einer Partialinsuffizienz wegen chronischer spastischer Bronchitis. Deutlicher Anstieg der Sättigung während Arbeit und Erholung. Bei den Pfeilen arterielle Blutentnahmen (obere Kurve Arbeit in Watt, untere Kurve O_2-Sättigung).

dynamischen Atemreserven nach Applikation von Adrenalin, Aleudrin usw. Mit diesen Mitteln lassen sich gelegentlich Bronchialspasmen in klinisch inappercepten Fällen nachweisen, so daß die Atembeschwerden dieser Patienten mit einer Bronchitis spastica inappercepta ihre Erklärung finden (Rossier). Besonders häufig finden wir bei der chronisch-spastischen Bronchitis das Syndrom der Partialinsuffizienz. Im Arbeitsversuch ist dann meistens eine Besserung der Arterialisation festzustellen, weil mit der Ventilationssteigerung insbesondere mit der Vertiefung der Atmung die Luftdurchmischung besser wird.

Im Gegensatz zum Arbeitsversuch bessert sich die Partialinsuffizienz meistens nicht im Ruhezustand nach Applikation eines Bronchodilatators, wie aus der

Tabelle 11 im Abschnitt XIII hervorgeht. Nach intramusculärer Einspritzung von Adrenalin wird lediglich der Sauerstoffverbrauch und die Ventilation etwas gesteigert, die Arterialisation wird nicht immer besser (Bühlmann und Wegmann). Über die Wirkung des Aleudrin spray auf die Atmung siehe insbesondere die Arbeiten von Wyss und die Monographie über Ärosologie von Dautrebande.

2. Asthma bronchiale.

Die Lungenfunktionsbefunde beim Asthma bronchiale sind je nach der Schwere und Dauer der Erkrankung verschieden. In leichten Fällen findet man lediglich eine Einschränkung der dynamischen Atemreserven und eine etwas

Tabelle 4. *Die Lungenfunktion bei Asthma bronchiale, unterteilt in 3 Grade.* (Mittelwerte von je 10 Patienten.)

	art.					alv. pO_2	MV	Alv. Vent.	TR	VK	AGW
	O_2 Sättigung %	pO_2 mm Hg	CO_2 Vol.-%	pH	pCO_2 mm Hg	mm Hg	%	%	%	%	%
Normalwerte .	95—97	85—95	54—57	7,40	40,0	90—98	100	60—70	100	100	100
Leicht	96	85	56,2	7,40	40,0	93	105	59	130	100	61
Mittelschwer .	90	60	55,8	7,42	38,0	94	155	46	190	75	39
Schwer	87	57	68,4	7,37	52,0	78	125	38	165	50	23

Die Normalwerte für die alveoläre und arterielle Sauerstoffspannung gelten für Zürich mit einem mittleren atmosphärischen Druck 720 mm Hg.

Abkürzungen. MV = Atemminutenvolumen in Prozent des Sollwertes; TR = funktioneller Totraum in Prozent des Sollwertes; VK = Vitalkapazität in Prozent des Sollwertes; AGW = Atemgrenzwert in Prozent des Sollwertes; alv. Vent. = alveoläre Ventilation in Prozent der Gesamtventilation.

unökonomische Atmung bei Vergrößerung des funktionellen Totraumes und eine Totraumhyperventilation. Bei den schweren Fällen sind diese Befunde noch deutlicher, zudem ist dann meistens eine Partialinsuffizienz nachweisbar. In schwereren Fällen und vor allem bei älteren Patienten besteht eine Globalinsuffizienz. Besonders typisch für das Asthma ist die Tachypnoe und damit zusammenhängend die Unökonomie der Atmung. Diese Befunde sind während des eigentlichen Anfalles am ausgesprochensten.

III. Stenoseatmung.

Die Stenosierung der oberen Luftwege läßt sich durch Einschalten von Widerständen in ein Mundstück experimentell leicht nachahmen, weshalb hierüber auch zahlreiche Untersuchungen vorliegen. Nach Fleisch lassen sich die Änderungen der Atmung auf im N. phrenicus verlaufende, die Atemphasen verstärkende und verlängernde Widerstandsreflexe und auf im Vagus verlaufende Volumenreflexe zurückführen (Literatur s. Bucher). Bei exspiratorisch wirksamen Stenosen, die klinisch die größere Bedeutung haben, wird die Atemmittellage inspiratorisch verschoben und die funktionelle Residualluft nimmt deutlich zu. Spirometrisch ist bei Vorschalten einer Stenose eine Zunahme der Reserveluft feststellbar. Die Untersuchungen von Fleisch und Mitarbeitern haben bewiesen, daß diese Volumenänderungen auf reflektorische Mechanismen zurückzuführen sind, unsere eigenen Erfahrungen mit Narkoseversuchen bestätigen diese Resultate (BÜHLMANN 1948). Eine Zunahme der funktionellen

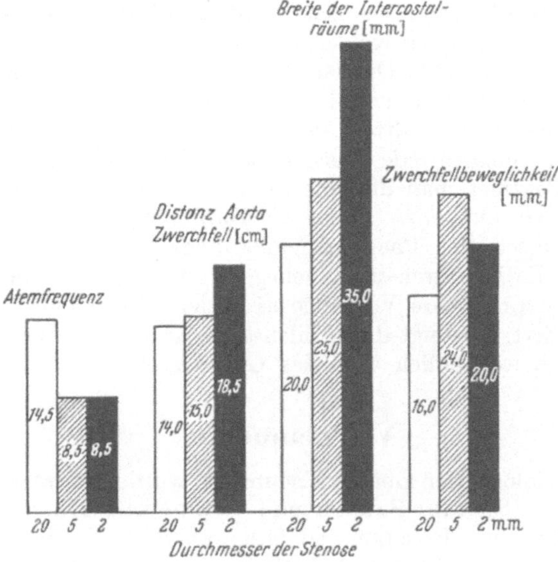

Abb. 16. **Einfluß einer künstlichen Stenose auf Atemfrequenz, Distanz zwischen Aortenknopf und Zwerchfellkuppe, Weite der Intercostalräume und respiratorische Verschiebungen des Zwerchfells.**

Residualluft bedeutet eine Verschlechterung der Luftdurchmischung und eine Vergrößerung des funktionellen Totraumes. Bei schweren Stenosen, im Exper-

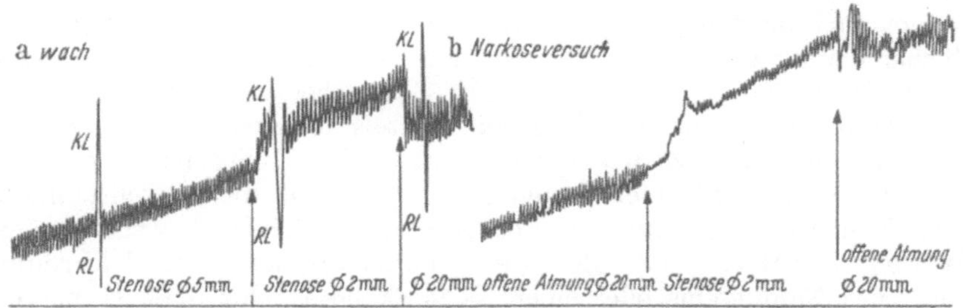

Abb. 17. **Spirogramm bei Einschalten einer künstlichen Stenose. Die inspiratorische Verschiebung der Atemmittellage ist auch im Narkoseversuch nachweisbar.**

ment z. B. mit einem Durchmesser von 2 mm, ko mmt es schließlich zu eine ungenügenden alveolären Ventilation und zum Bilde der Globalinsuffizienz

Bei lediglich inspiratorisch wirksamen Stenosen, wie sie bei Ventilmechanismen in der Trachea auftreten können, ist die funktionelle Residualluft vermindert.

IV. Atelektase.

Bei einer frischen Atelektase, wenn die nicht mehr ventilierten Bezirke noch durchblutet werden, was im Anfangsstadium meistens der Fall ist, kommt es zum Syndrom des vasculären Kurzschlusses (BARCROFT, DAUTREBANDE, ROSSIER). Beispiel (4 S. 111). Auffälligerweise ist aber der vasculäre Kurzschluß bei Atelektasen viel seltener, als man es nach den Röntgenbefunden erwarten würde.

Man muß also annehmen, daß atelektatische Bezirke nach einiger Zeit weitgehend aus dem kleinen Kreislauf ausgeschlossen werden. v. Euler konnte im Tierversuch zeigen, daß die alveoläre Sauerstoff- und Kohlensäurespannung den Tonus der Arteriolen und Venolen beeinflussen, und zwar nimmt der Tonus der Arteriolen mit steigender Kohlensäure- und sinkender Sauerstoffspannung zu. Atwell, Beand, Doyle, Dressler, Fowler, Gorlin, Stroud und Cournand mit ihren Mitarbeitern konnten beweisen, daß diese Beziehungen auch beim Menschen bestehen. Mittels des Herzkatheterismus und der Bronchospirometrie ist es möglich, die Durchblutung beider Lungenhälften getrennt zu bestimmen. Beatmet man die eine Seite mit Stickstoff oder blockiert man die Ventilation einer Lunge, so nimmt die Durchblutung derselben deutlich ab, was sich auch durch die Pneumoangiokardiographie röntgenologisch zeigen läßt (Scarinci). Es ist durchaus naheliegend anzunehmen, daß sich auch bei der Atelektase entsprechende Vorgänge abspielen. Wird ein Teil der Alveolen nicht mehr ventiliert, so steigt die Kohlensäurespannung an und die Sauerstoffspannung sinkt ab, schließlich wird das Gasgemisch resorbiert.

V. Pneumonie.

Die Pathophysiologie der lobären Pneumonie wurde von zahlreichen Autoren unter anderem von Stadie, Barach und Woodwell, Meakins und Davies, Dautrebande, Brauer, Rossier und Mercier studiert. Wegen dem Nebeneinander verschiedener Faktoren sind die Funktionsstörungen dieser Affektion sehr komplex. Unter diesen Faktoren ist insbesondere das Fieber mit dem Einfluß auf die Blutgase und die physico-chemischen Konstanten (z. B. das pk′ der Formel von Hasselbalch-Henderson) zu nennen. Zur Zeit ist es noch nicht möglich, alle experimentellen Befunde entsprechend der jeweiligen Temperaturerhöhung richtig zu korrigieren. Die einzelnen Befunde variieren zudem von Patient zu Patient und sind außerdem abhängig vom Stadium der Krankheit. Sicher kommt es in den frühen Stadien der lobären Pneumonie zu einem vasculären Kurzschluß, wie es schon 1919 Gross bei seinen Untersuchungen über die Permeabilität der Lungengefäße mittels intravasculärer Injektionen post mortem gezeigt hat. Zum Vollbild des vasculären Kurzschlusses gehört die Hyperventilation der gesunden Lungenabschnitte und die Erniedrigung der arteriellen Kohlensäurespannung, was natürlich nur möglich ist, wenn genügend Atemreserven vorhanden sind. Bei älteren Patienten, sowie bei gleichzeitigem Bestehen eines Emphysems oder einer Kyphoskoliose, fehlt diese Hyperventilation, und es kann sogar zu einer Retention von Kohlensäure, d. h. zum Bilde der Globalinsuffizienz kommen. Das gleiche ist auch der Fall, wenn mehrere Lungenlappen betroffen sind. Im weiteren Verlaufe der Pneumonie nimmt die Durchblutung der befallenen Lungenteile ab, so daß — ähnlich wie bei der Atelektase — der vasculäre Kurzschluß verschwindet.

In schweren Fällen kann man eine generalisierte Verlangsamung des Kreislaufes mit Acidose und Polyglobulie feststellen (Rossier 1936), wie sie von Dautrebande bei der schweren Herzinsuffizienz beschrieben wurde.

Das Studium der Pathophysiologie der Atmung bei der Pneumonie zeigt, daß die arterielle Sauerstoffuntersättigung nicht nur Folge der Lungenaffektion ist. Das Fieber führt zu einer Rechtsverschiebung der Sauerstoffdissoziationskurve, so daß die Untersättigung auch Folge einer verminderten Affinität des Hämoglobins zum Sauerstoff ist.

Seit Einführung der Antibiotica in die Therapie der Pneumonien, hat man weniger Gelegenheit, die Lungenfunktion bei dieser Affektion zu untersuchen.

Die einzelnen Stadien lassen sich nicht mehr genau abgrenzen und kommen oft gar nicht mehr zur vollen Ausbildung. Aber auch heute sind die Funktionsstörungen letzten Endes abhängig von der Ausdehnung des Prozesses, von den Atemreserven, vom Grade der Temperaturerhöhung sowie vom Zustand des Herzens und des peripheren Kreislaufes.

VI. Die Funktionsstörung bei der Lungentuberkulose.

Die Lungentuberkulose kann zu den verschiedenartigsten Funktionsstörungen führen. Praktisch sind alle Bilder der respiratorischen Insuffizienz bekannt und auch beschrieben worden. Die Befunde der käsigen Pneumonie entsprechen denen der lobären Pneumonie. Bei der Miliartuberkulose kann man — wie auch bei der diffusen Form des Morbus Boeck — eine Diffusionsstörung beobachten. Eine lokalisierte fibröse Tuberkulose führt gelegentlich zu einem vasculären Kurzschluß. Die ausgedehnte fibröse Tuberkulose hat eine Verminderung der Atemreserven zur Folge, und nicht selten liegt bei derartigen Veränderungen eine Partialinsuffizienz vor, insbesondere dann, wenn wegen Pleuraschwarten keine normale Entfaltung der verschiedenen Lungenpartien mehr möglich ist. Bei älteren Patienten kann sich dann das Bild der Globalinsuffizienz entwickeln. Die Bronchustuberkulose zieht nicht selten eine Atelektase mit den entsprechenden funktionellen Veränderungen nach sich.

Von besonderem Interesse bei der Lungentuberkulose ist die Lungenfunktion nach therapeutischen Maßnahmen. Der Ausfall dieser Untersuchungen beeinflußt den Chirurgen oft bei der Indikationsstellung für die Kollapstherapie bzw. bei thoraxchirurgischen Eingriffen, weshalb wir hier speziell auf die Änderungen der Lungenfunktion bei den verschiedenen Eingriffen eingehen wollen.

1. Pneumothorax.

Die häufigste und oft auch erste chirurgische Intervention bei einer kavernösen Tuberkulose ist der Pneumothorax, der zu einer deutlichen Einschränkung der Atemreserven führt. Doch betragen Vitalkapazität und Atemgrenzwert in den meisten Fällen mehr als die Hälfte des Sollwertes. Das Minutenvolumen ist etwas gesteigert und das Atemäquivalent bzw. die spezifische Ventilation vergrößert (Knipping, Lewis, Moncrieff, Dumarest). Die Atmung ist also etwas unökonomisch, und die alveoläre Ventilation beträgt meistens weniger als 60% der Gesamtventilation. Die Veränderung der Ventilationsverhältnisse infolge der teilweise kollabierten, teilweise nur komprimierten Lunge vergrößert die Luftmenge, die nicht mehr am Gasaustausch teilnimmt, so daß die Bestimmung des funktionellen Totraumes meistens beträchtlich vergrößerte Werte ergibt (Birath, Rossier). Der immer mehr oder weniger unvollständige Kollaps beim Pneumothorax wirkt sich also auf die Lungenfunktion nicht nur quantitativ in einer Verminderung der Atemreserven, sondern auch qualitativ in einer Verschlechterung der Luftdurchmischung aus. Im arteriellen Blut fanden wir damit übereinstimmend in 30—40% der Fälle eine leichte bis deutliche Sauerstoffuntersättigung als Zeichen einer Partialinsuffizienz. Ähnliche Befunde wurden von Petzold und Olmes de Carrasco beschrieben, die die Kontrolle der arteriellen Sauerstoffsättigung für die Dosierung des Pneumothorax empfehlen. Le Blanc, Dautrebande, Meakins, Davis, Rist u. a. zeigten, daß der Pneumothorax nur ausnahmsweise zu einem vasculären Kurzschluß führt, was auch mit unserer Erfahrung übereinstimmt. Diese Tatsache ist so zu deuten, daß die kollabierten Lungenpartien aus dem kleinen Kreislauf funktionell ausgeschaltet sind. Björkman konnte durch bronchospirometrische Untersuchungen zeigen, daß die Pneumothoraxlunge nur noch zu etwa 30% am Gasaustausch und an der Gesamtventilation beteiligt ist. Manchmal bietet die Bronchospirometrie überraschende Befunde, indem eine Diskrepanz zwischen Ventilation und Sauerstoffaufnahme festzustellen ist. Bei einem jahrelang bestehenden Pneumothorax muß man damit rechnen, daß die entsprechende Lunge wohl noch ventiliert wird, aber nur noch sehr wenig oder gar keinen Sauerstoff mehr aufnimmt. Als Ursache für diese Erscheinung muß man eine Fibrosierung und Capillarverödung annehmen.

Bei Anlegen eines doppelseitigen Pneumothorax wird die funktionelle Residualluft erheblich vermindert, so daß entsprechende Änderungen der Atemmechanik und der Ventilationswerte eintreten können (Rist, Cournand, Chambaud). Diese Patienten atmen sehr flach und frequent. Wenn der Pneumothorax eine starke Verschiebung des Mediastinums zur Folge hat, so kann der zusätzliche Pneumothorax auf der anderen Lungenseite zu einer gewissen Besserung der Lungenfunktion, ja sogar zu einer Vergrößerung der Vitalkapazität führen (Agnello). Zusammenfassend können wir sagen, daß der Pneumothorax funktionell gesehen, meistens eine erhebliche Beeinträchtigung bedeutet. Hinsichtlich Luftdurchmischung, Atemökonomie und Arterialisation des Blutes liegen die Verhältnisse beim Pneumothorax mit Ausnahme der Zwerchfelllähmung ungünstiger als bei den anderen chirurgischen Behandlungsmöglichkeiten der Tuberkulose.

Beim Anlegen eines Pneumothorax spielt immer die Überlegung eine gewisse Rolle, daß es sich um einen reversiblen Zustand handelt. Wernli-Haessig hat bei einer Nachkontrolle von 263 ehemaligen Pneumothoraxträgern festgestellt, daß es nur in 40% geringfügige, in 60% aber grobe Pleuraveränderungen und Komplikationen gab, so daß in einem erheblichen Prozentsatz mit einer dauernden Einschränkung der Lungenfunktion auch nach Eingehen des Pneumothorax gerechnet werden muß. Ähnliche Feststellungen machten auch Bucher und Gloor mittelst der Bronchospirometrie. Sie fanden nur bei komplikationslos verlaufenem Pneumothorax auf der behandelten Seite eine normale Funktion hinsichtlich Ventilation und Sauerstoffaufnahme nach Eingehen des Pneumothorax. Im Falle von Komplikationen wie Verziehung, Adhärenzen, Schwartenbildung usw. war die Funktion immer mehr oder weniger beeinträchtigt.

In diesem Zusammenhang muß noch auf den Einfluß der Dekortikation auf die Lungenfunktion eingegangen werden. Es ist klar, daß hierüber die Bronchospirometrie am ehesten Aufschluß geben kann (Falk). Bucher und Gloor mußten in dieser Beziehung eher enttäuschende Befunde erheben. Wenn es auch meistens gelingt, die Lunge wieder zur Entfaltung zu bringen, so ist das nicht gleichbedeutend mit einer guten Funktion. Oft wird diese Lunge noch ventiliert, nimmt aber nur noch wenig oder gar nicht mehr am Gasaustausch teil. Ist dies der Fall, so führt die Dekortikation zu einer Verschlechterung der Atemökonomie. Das funktionelle Ergebnis der Dekortikation ist natürlich weitgehend abhängig von der Dauer des Kollapses (Carrol, Clement, Himmelstein und Cournand). Gemäß diesen Autoren müssen 4 Jahre als obere Grenze betrachtet werden. Nach dieser Frist ist von der Dekortikation in funktioneller Hinsicht kein gutes Ergebnis mehr zu erwarten.

2. Phrenicuslähmung.

Ganz ähnlich wie beim Pneumothorax liegen die Verhältnisse bei der Zwerchfellähmung. Die Atemreserven sind etwa im gleichen Maße eingeschränkt (Ramondin, Scartascini, Naegeli, Schulte-Tigges, Beitz, Decker, Michaud,

ROSSIER). HEINE und HELL weisen darauf hin, daß die Zwerchfellähmung, insbesondere bei älteren Leuten wegen der bei diesen überwiegenden Zwerchfellatmung ungünstig wirkt. Die Atmung ist, wie beim Pneumothorax gesteigert und sehr unökonomisch. In 40—50% der Fälle fanden wir zudem eine arterielle Sauerstoffuntersättigung. Auch LAMBERT, BERRY, COURNAND und RICHARDS haben diesbezüglich ähnliche Befunde erhoben. Sie haben zudem eine Abnahme der Totalkapazität und eine relative Zunahme der Residualluft beschrieben. Bronchospirometrische Untersuchungen zeigen, daß die Ventilation auf der Seite der Lähmung weniger als $^1/_2$ und die Sauerstoffaufnahme weniger als $^1/_3$ der gesunden Seite betragen kann. Vom funktionellen Standpunkt aus sollte mit einer definitiven Zwerchfellähmung größte Zurückhaltung geübt werden. PETZOLD, der ebenfalls häufig eine Lungeninsuffizienz feststellen mußte, befürwortet deshalb die Phrenicusquetschung als temporäre Lähmung.

3. Thorakoplastik.

Die Thorakoplastik als definitive Kollapstherapie sieht funktionell eher besser aus, als man es im ersten Moment erwarten würde, wenn man die Resultate mit denen des Pneumothorax und der Zwerchfellähmung vergleicht. Die Abnahme der Totalkapazität (McINTOSH, BIRATH), wie auch die Einschränkung der Vitalkapazität und des Atemgrenzwertes sind natürlich abhängig von der Anzahl der resezierten Rippen. GAUBATZ fand eine Verminderung des Atemgrenzwertes um 15% bei der Spitzenplastik, um 30% bei der oberen Teilplastik und um 40% bei der Totalplastik. Ähnliche Zahlen wurden von BEITZ, VANECKOVA, SEYNONA und KALTREIDER angegeben. GRAHAM und BLUHM stellten eine Verminderung der Vitalkapazität zwischen 20 und 40% fest. KALTREIDER untersuchte die arterielle Sauerstoffsättigung und fand im Mittel eine Sättigung von 90%. PETZOLD, DECKER, MICHAUD und ROSSIER wiesen darauf hin, daß man nach einer Plastik weniger häufig eine Sauerstoffuntersättigung findet als bei einer Phrenicuslähmung. Durch bronchospirometrische Untersuchungen konnte BJÖRKMAN zeigen, daß die Lunge der Plastikseite gelegentlich nur noch in einem geringen Umfang an der Ventilation und am Gasaustausch teilnimmt. Zudem ist die Atmung dieser Lunge oft unökonomisch. Damit übereinstimmend fand BIRATH mit der Wasserstoffmethode bei der Thorakoplastik bei verminderter Totalkapazität eine relative Zunahme der Residualluft und eine Vergrößerung des funktionellen Totraumes. Auch er weist darauf hin, daß diese Befunde hinsichtlich Luftdurchmischung, Atemökonomie und Totraum bei der Thorakoplastik besser ausfallen als beim Pneumothorax. Wie aus der Tabelle 5 hervorgeht, entspricht das auch unserer Erfahrung. Wir haben für diese Tabelle nur die Patienten mit einer 9 Rippen- und Totalplastik berücksichtigt, was die stärkere prozentuale Einschränkung der Atemreserven erklärt. Trotzdem war bei diesen Patienten nur in 25—30% der Fälle eine ungenügende Arterialisation festzustellen. Nach diesen Befunden ist es also durchaus möglich, daß die Lungenfunktion nach einer Thorakoplastik, die einen vorbestehenden Pneumothorax ersetzt, besser ist als vorher. BOLT und RING verglichen die funktionellen Resultate zwischen MAURER-Plastik und klassischer Plastik, und kamen zum Schluß, daß letztere vom funktionellen Standpunkt aus vorzuziehen sei.

4. Segmentresektion und Lobektomie.

Hinsichtlich Lungenfunktion haben wir keine wesentlichen Unterschiede zwischen diesen beiden Eingriffen gesehen, wenn auch zu erwarten ist, daß bei der Segmentresektion mehr funktionelles Gewebe erhalten bleibt als bei der

Lobektomie (OVERHOLT, WALKER und ETSTEN). LILIENTHAL beschrieb bereits 1926 eine leichte Verminderung der Vitalkapazität nach Lobektomie. LINDSKOG stellte bei der Bestimmung der Totalkapazität und der Residualluft keine wesentlichen Änderungen fest. Wie aus unserer Tabelle hervorgeht, ist das funktionelle Resultat im Mittel etwa gleich, wie nach einer ausgedehnten Thorakoplastik. Nur selten fanden wir nach der Lobektomie eine leichte Sauerstoffuntersättigung im arteriellen Blut.

Häufig wird ja eine Lobektomie bei Bronchiektasen durchgeführt. Bei dieser Erkrankung sind im allgemeinen mit der Lungenfunktionsprüfung die gleichen Befunde zu erheben wie bei der chronischen Bronchitis, also Vergrößerung der funktionellen Residualluft und des funktionellen Totraumes, ungleichmäßige Belüftung der verschiedenen Lungenpartien, damit zusammenhängend eine mehr oder weniger deutliche Sauerstoffuntersättigung, sowie Einschränkung der Atemreserven, insbesondere des Atemgrenzwertes. In diesen Fällen ist nach der Lobektomie meistens eine Besserung der Lungenfunktion festzustellen, worauf auch schon FURMAN, BLAKE und STAHLMAN hingewiesen haben.

5. Pneumonektomie.

Nach einer Pneumonektomie sind die Lungenvolumina und die Atemreserven noch etwas stärker eingeschränkt als bei den vorher besprochenen Eingriffen. Von besonderer Bedeutung nach einer Pneumonektomie ist die Überblähung der verbleibenden Lunge, die die Ventilation und die Luftdurchmischung ungünstig beeinflussen, was in der Tabelle 5 in einer Vergrößerung des funktionellen Totraumes deutlich zum Ausdruck kommt. Damit in Zusammenhang steht die relative Zunahme der Residualluft, wie sie von DENOLIN, DE COSTER, DUMONT und CANTINIEAUX-DUWAERTS und auch BIRATH gefunden wurde. Die Atmung ist also nach einer Pneumonektomie ziemlich unökonomisch, was bei den reduzierten Atemreserven einige Bedeutung hat. Die Arterialisation ist aber fast immer vollständig, nur gelegentlich ist eine leichte Sauerstoffuntersättigung feststellbar (ROSSIER und BÜHLMANN). Mit der Entfernung eines ganzen Lungenflügels wird ja auch die Capillaroberfläche stark reduziert, und es stellt sich die Frage, ob dies einen Einfluß auf die Lungenfunktion im Sinne einer Diffusionsstörung als Folge einer verkürzten Kontaktzeit hat. Nach den bisher vorliegenden Erfahrungen ist dies nicht der Fall. Die verbleibende Lunge genügt, um unter Ruhebedingungen einen normalen Gasaustausch zu ermöglichen (COURNAND, RILEY, HIMMELSTEIN u. AUSTRIAN). Erst bei Arbeit kommt es zu einer entsprechenden Funktionsstörung, wobei natürlich zu berücksichtigen ist, daß nach einer Pneumonektomie auch die Atemreserven stark eingeschränkt sind. GROSSE-BROCKHOFF konnte mittels des Herzkatheterismus zeigen, daß der Druck im kleinen Kreislauf nach einer Pneumonektomie nicht erhöht ist und erst bei körperlicher Arbeit etwas ansteigt. Das stimmt mit den Angaben der schon zitierten amerikanischen Autoren überein, die bei Kontrolluntersuchungen nach jahrelang zurückliegender Pneumonektomie keine Rechtshypertrophie des Herzens festgestellt haben. Bei diesen Kontrolluntersuchungen fanden sie eine leichte Zunahme der Total- und Vitalkapazität und des Atemgrenzwertes. Unsere, in der Tabelle 5 angegebenen Befunde wurden 2—4 Wochen nach dem Eingriff erhoben, es ist also damit zu rechnen, daß hinsichtlich Vitalkapazität und Atemgrenzwert mit der Zeit eine leichte Besserung möglich ist. Die Zunahme der Vitalkapazität beträgt aber selten mehr als 10%.

Die Lungenfunktionsprüfung nach einer Pneumonektomie ändert sich in charakteristischer Weise, wenn die unerwünschte Überblähung der Lunge, die gelegentlich zu einer Verschiebung des Mediastinums führt, durch eine Deckplastik eingeschränkt wird. Bei dieser Kombination — Pneumonektomie und Plastik — ist eine auffällige Ökonomisierung der Atmung festzustellen (ROSSIER und BÜHLMANN). Die Ventilation ist nicht mehr gesteigert und der funktionelle Totraum praktisch normal. Diese Befunde sind auch zu erheben, wenn eine Pneumonektomie bei einer vorbestehenden Plastik ausgeführt wird. Bei diesem Zustand werden auch die Beziehungen zwischen funktioneller Residualluft und funktionellem Totraum deutlich. Beträgt die funktionelle Residualluft weniger als 1000 cm³, was bei Frauen nach diesem Eingriff relativ häufig ist, so wird

Tabelle 5.
Die Lungenfunktion bei der Kollapstherapie der Tuberkulose und bei thoraxchirurgischen Eingriffen. (Mittelwerte von je 30 Patienten.)

	Arterielles Blut	MV %	Alv. Vent. %	TR %	VK %	AGW %
Normalwerte		100	60—70	100	100	100
Einseitiger Pneumothorax	in 30—40% der Fälle arterielle O_2-Untersättigung	121	56	135	64	55
Einseitige Zwerchfellähmung	in 40—50% der Fälle arterielle O_2-Untersättigung	125	54	160	62	53
Thorakoplastik (9 Rippen-Totalplastik)	in 25—30% der Fälle arterielle O_2-Untersättigung	114	59	123	60	45
Lobektomie	nur ausnahmsweise arterielle O_2-Untersättigung	116	58	120	59	46
Pneumonektomie		116	53	140	46	37
Pneumonektomie mit Deckplastik		95	74	90	42	34

Abkürzungen s. Tabelle 4, S. 124.

der funktionelle Totraum sehr klein und beträgt oft weniger als 100 cm³ bzw. nur 70—80% des Sollwertes. Oft ist in diesen Fällen auch die alveoläre und arterielle Kohlensäurespannung leicht erniedrigt. Wir haben 1950 diese interessanten Befunde erstmals beschrieben. Unsere damaligen Fälle betrafen fast ausschließlich Frauen, bei denen wegen einer Bronchustuberkulose mit Totalatelektase eine Pneumonektomie mit Deckplastik durchgeführt wurde. Deshalb war der Effekt dieser Kombination auf die Größe des funktionellen Totraumes damals besonders deutlich. Das jetzige Material umfaßt etwa gleichviel Männer wie Frauen, so daß die Abnahme des funktionellen Totraumes bei der Berechnung der Mittelwerte weniger massiv ist. Trotzdem ist der Unterschied im Vergleich zum Zustand nach Pneumonektomie immer noch sehr deutlich.

Wie bereits erwähnt, fanden wir nach einer Thorakoplastik in fast $^1/_3$ der Fälle, nach einer Lobektomie nur selten eine arterielle Sauerstoffuntersättigung. Nach einer Pneumonektomie und auch nach der Kombination mit einer Plastik ist die Arterialisation fast immer vollständig. Diese Feststellungen stimmen mit den Befunden von MAURATH gut überein, der bei einem bedeutend größeren Material ebenfalls nach Lobektomie und Pneumonektomie seltener eine Sauerstoffuntersättigung fand als nach einer Thorakoplastik. Bei den in der Literatur angegebenen Befunden wie auch bei unserer Tabelle handelt es sich meistens um Frühergebnisse. Bei älteren Patienten, die ihre Plastik schon vor 20 und mehr Jahren erhalten haben, mußten wir häufig eine Globalinsuffizienz sowie damit zusammenhängend eine pulmonale Hypertonie feststellen. Entsprechende Untersuchungen bei älteren pneumonektomierten Patienten existieren noch nicht, da es sich um einen Eingriff handelt, der erst seit etwa 10 Jahren in größerem Umfang durchgeführt wird.

VII. Silikose.

Die große Bedeutung der Lungenfunktionsprüfung bei der Silikose geht aus der sehr umfangreichen Literatur hervor. Wir verweisen insbesondere auf die Arbeiten von HURTADO, FRAY, MCCANN, BRUCE, STRUB, CHRISTENSEN, RIELSEN, BAY, REICHMANN, BÖHME, GAUBATZ, ZORN, ROSSIER, WIESINGER, BUCHER, BÜHLMANN. Die Lungenfunktion ist bei dieser Krankheit von größtem praktischem Interesse, weil es sich um eine versicherte Berufskrankheit handelt. Im allgemeinen ist man sich darüber einig, daß im Einzelfall röntgenologischer Befund und Funktionszusatnd nicht parallel gehen müssen und daß, wenn nicht die Silikose als solche, sondern die durch sie hervorgerufene Invalidität versichert ist, sich die Höhe der Entschädigung nach der funktionellen Einschränkung zu richten hat. Weiter ist man sich darüber klar geworden, daß viel weniger die silikotischen Knötchen und die durch diese verursachte Einschränkung der respiratorischen Oberfläche, als die Komplikationen wie Schwielenbildungen, Verschwartungen, Verziehungen und vor allem das Emphysem und die Bronchitis den größten Einfluß auf die Lungenfunktion ausüben. Ungeachtet der großen individuellen Unterschiede besteht doch bei der statistischen Bearbeitung einer größeren Anzahl von Befunden — unser Material umfaßt 350 Fälle — eine gewisse Parallelität zwischen röntgenologischem Stadium der Silikose und Einschränkung der Lungenfunktion.

Tabelle 6. *Die Lungenfunktion bei der Silikose in Abhängigkeit vom röntgenologischen Stadium.* (Mittelwerte von 300 Patienten.)

	MV %	Alv. Vent. %	TR %	VK %	AGW %
Normalwerte	100	60—70	100	100	100
Silikose I	131	57	136	94	91
Silikose II	154	51	169	92	73
Silikose III	162	48	200	84	56

Abkürzungen s. Tabelle 4, S. 124.

So betrachtet besteht eine deutliche Abhängigkeit vom Stadium im Sinne einer zunehmenden Verminderung der Atemreserven, einer Steigerung des Minutenvolumens als Zeichen einer unökonomischen Atmung sowie eine Vergrößerung des funktionellen Totraumes als Ausdruck eines Emphysems. Wenn wir die einzelnen Stadien unter dem Gesichtspunkt des Bestehens einer Insuffizienz betrachten und diese in eine latente Form, also lediglich Verminderung der Atemreserven und in eine manifeste Form, mit ungenügender Arterialisation unterscheiden, so ergibt sich folgendes Bild.

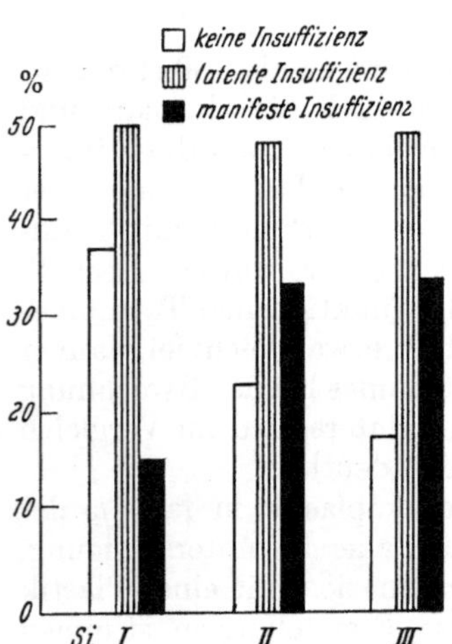

Abb. 18. Die prozentuale Verteilung der latenten und manifesten Insuffizienz bei den 3 röntgenologischen Stadien der Silikose.

Hieraus geht hervor, daß der Anteil der manifesten Insuffizienz bei den schweren Formen größer ist, daß aber auch bei der Silikose im Stadium III noch in etwa 18% der Fälle gar keine Einschränkung der Lungenfunktion gefunden wird, was bei der Berechnung der Mittelwerte, wie in der Tabelle 6 gar nicht zum Ausdruck kommt.

Von besonderer Bedeutung ist bei der Silikose die chronische Bronchitis, die oft von Spasmen begleitet wird. Unseres Erachtens ist vor allem diese chronische spastische Bronchitis für die großen individuellen Unterschiede, dann auch für das wechselnde subjektive Befinden der Patienten verantwortlich. Mit dem Adrenalinversuch oder einem entsprechenden Test mit Spasmolytica haben wir die Möglichkeit, die Bronchialspasmen auch in klinisch inapperzepten Fällen nachzuweisen, wie auch ihren quantitativen Einfluß auf die Lungenfunktion einigermaßen abzuschätzen. Bei unseren schweizerischen Silikosepatienten fanden wir nach Berufsgruppen unterteilt bei den Sandstrahlern in 75%, bei den Steinhauern und Steinbrucharbeitern in 70%, bei den Gießern,

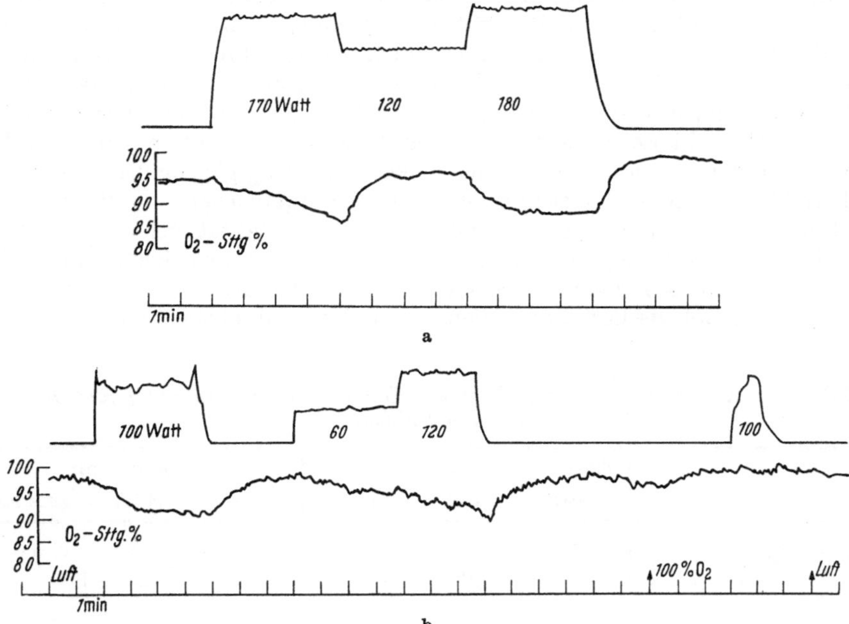

Abb. 19 a u. b. Arbeitsversuch mit oxymetrischer Kontrolle der O_2-Sättigung bei Silikose. a Silikose I mit leichter Einschränkung der Atemreserven. Abfall der Sättigung bei 170—190 Watt, Wiederanstieg der Sättigung bei Verminderung der Arbeit auf 120 Watt. b Silikose III mit schwerer Einschränkung der Atemreserven. Abfall der Sättigung bereits bei 100 Watt, 60 Watt werden ohne deutlichen Abfall bewältigt. Bei O_2-Atmung fällt die Sättigung auch bei 100 Watt nicht ab.

Gußputzern und Kernmachern in 65% und bei den Mineuren in 50% einen positiven Adrenalintest. Es muß natürlich darauf hingewiesen werden, daß diese Prozentzahlen nur relativen Wert haben, denn sie betreffen eine Auswahl von Silikosepatienten, nämlich die, die wegen Atembeschwerden untersucht wurden. Die Häufigkeit der Bronchitis bei der Gesamtheit aller Silikosepatienten dürfte deshalb bedeutend geringer sein. LENT hat bei Kohlenbergarbeitern im Ruhrgebiet während der Arbeit im Stollen in 40—50% auskultatorisch eine Bronchitis und einen positiven Aleudrintest nachweisen können. Sofort nach der Ausfahrt, also nach Entfernung aus dem Staub, war dieser Prozentsatz bedeutend geringer.

Die Lungenfunktionsprüfung bei körperlicher Belastung ergänzt die Untersuchung und ist insbesondere für die Bestimmung der Arbeitsfähigkeit wertvoll. Wir verwenden zu diesem Zweck seit Jahren die oxymetrische Kontrolle der Sauerstoffsättigung bei stufenweiser Belastung auf dem Fahrradergometer. Wie bereits bei der Klassifikation der Insuffizienzen im Arbeitsversuch ausgeführt, sind verschiedene Reaktionen möglich. Entweder bleibt die Sauerstoffsättigung, immer natürlich unter Berücksichtigung der dem Patienten hinsichtlich

Alter und Trainungszustand zumutbaren Belastung, normal oder die Sauerstoffsättigung fällt als Zeichen einer Insuffizienz ab und schließlich kann sich eine im Ruheversuch verminderte Sättigung im Belastungsversuch bessern.

Für die Beurteilung der Lungenfunktion bei der Silikose ist natürlich auch das Alter des Patienten von Bedeutung. Entsprechend den verschieden langen Expositionszeiten und bei den verschiedenen Berufsgruppen werden sich auch einige Unterschiede im Funktionszustand ergeben. Bei einem Steinhauer z. B. kommt es erst nach 30 und mehr Jahren zu einer eindeutig diagnostizierbaren Silikose. Diese Patienten sind dann aber auch bereits in einem Alter, in dem ohnehin leichte Störungen, z. B. infolge eines Emphysems, gehäuft auftreten.

In der Schweiz wird im allgemeinen ein Silikotiker für weitere Staubarbeit untauglich erklärt. Ausschlaggebend für die Entfernung aus dem Staubmilieu ist abgesehen von Erkrankungen wie Tuberkulose, Asthma und Herzleiden, ob überhaupt eine Silikose vorliegt, und nicht in welchem Stadium sich diese befindet. Außerdem ist es für die Untauglichkeitserklärung gleichgültig, ob bereits eine Invalidität besteht. Es ist nun interessant zu untersuchen, wie die Prognose hinsichtlich Weiterentwicklung der Silikose und Invalidität bei diesen Silikotikern ist. Bei 46 Patienten, die nach der Entfernung aus dem Staubmilieu während mindestens 4 Jahren mehrmals untersucht wurden, stellten wir hinsichtlich röntgenologischer Progredienz und Lungenfunktion folgendes Verhalten fest:

Tabelle 7. *Röntgenologische Progredienz und Lungenfunktion nach Entfernung aus dem Staubmilieu.*

	Silikose röntgenologisch progredient			Silikose stationär		
	besser	gleich	schlechter	besser	gleich	schlechter
Lungenfunktion	1	8	9	10	7	11
Total		18			28	

Aus dieser Zusammenstellung (LUCHSINGER und BÜHLMANN) geht hervor, daß die Silikose in mehr als der Hälfte der Fälle stationär blieb, wovon in 10 Fällen die Lungenfunktion nach einigen Jahren besser wurde und in 7 Fällen etwa gleich blieb. Auch bei den 18 progredienten Fällen wurde die Lungenfunktion nur bei der Hälfte deutlich schlechter. Wenn sich diese Beobachtung auch nur auf eine kleine Anzahl Fälle stützt (die Untauglichkeitserklärung wurde erst vor einigen Jahren eingeführt), so ist doch hinsichtlich Prognose ein gewisser Optimismus berechtigt, zum mindesten, wenn man einen Silikotiker in den Anfangsstadien vor weiterer Quarzexposition schützt.

Zusammenfassend können wir sagen, daß die Lungenfunktionsstörungen bei der Silikose in erster Linie durch die Komplikationen, insbesondere durch die Bronchitis und das Emphysem bedingt sind. Es handelt sich besonders in den Anfangsstadien fast immer um eine rein ventilatorische Insuffizienz. Da die Silikose auch zu einer Fibrosierung und Verödung von Lungencapillaren und zu einem Schwund von Lungenparenchym führt, ist auch das Auftreten einer Diffusionsstörung möglich. Dies trifft hauptsächlich für die fortgeschrittenen und alle Lungenfelder ziemlich gleichmäßig betreffenden Silikosen zu, so daß sich eine gewisse Häufung bei der Silikose III ergibt, während sich die ventilatorischen Störungen, die weniger die Folge der silikotischen Veränderungen selbst sondern der Komplikationen insbesondere der Bronchitis und des Emphysems sind, etwas gleichmäßiger auf alle Stadien verteilen. In der Abb. 18 haben wir die Insuffizienz bei der Silikose nur in latent und manifest unterschieden, ohne die Insuffizienzform näher zu differenzieren. In den Anfangsstadien überwiegt die Partialinsuffizienz, in den fortgeschrittenen Fällen nimmt die Globalinsuffizienz sowie die Diffusionsstörung an Häufigkeit zu. Wie noch im Abschnitt XI besonders besprochen wird, führt die Globalinsuffizienz immer zu einer pulmonalen Hypertonie, und auch die Diffusionsstörung als Folge einer eingeschränkten capillären Strombahn geht immer mit einer Druckerhöhung im Lungenkreislauf einher. Das Cor pulmonale als Folge der Silikose und ihrer Komplikationen kann in allen röntgenologischen Stadien beobachtet werden. Im Stadium I und II fanden wir in etwa 10%, im Stadium III in 25% eine sichere Rechtsüberlastung des Herzens. In den Anfangsstadien war die Ursache der pulmonalen Hypertonie in der Mehrzahl der Fälle eine Globalinsuffizienz, bei den fortgeschrittenen Fällen, insbesondere bei Beteiligung aller Lungenfelder, ergab die Lungenfunktionsprüfung meistens eine Diffusionsstörung zum Teil kombiniert mit einer Globalinsuffizienz (BÜHLMANN und LUCHSINGER 1954).

Gegenüber der Silikose sind die anderen Pneumokoniosen, wenn auch nicht ätiologisch uninteressant, so doch praktisch von untergeordneter Bedeutung. Für die Lungenfunktion ist es wichtig, daß Asbest, Beryllium und Aluminium in der Form des Carborund zu Lungenfibrosen führen, bei denen man im Unterschied zur Silikose häufig eine Diffusionsstörung feststellen kann. Insbesondere die Berylliose ist in neuerer Zeit von amerikanischen Autoren bearbeitet worden.

VIII. Lungenfibrosen.

Über Lungenfunktionsstörungen bei Lungenfibrosen verschiedener Ätiologie liegen aus den letzten Jahren mehrere Arbeiten vor. Besonders die amerikanischen Forscher haben derartige Lungenveränderungen mit der speziellen Fragestellung untersucht, ob die Fibrose zu einer Diffusionsstörung führt. BALDWIN, COURNAND und RICHARDS jr. (1949) untersuchten 39 Fälle von Lungenfibrosen. Bei der Mehrzahl der Patienten, bei denen als Ursache der Fibrose Erkrankungen wie Silikose, Bronchiektasen, Tuberkulose bekannt waren, ließen sich lediglich ventilatorische Störungen ähnlich wie beim Emphysem nachweisen. Diffusionsstörungen fanden sich bei Fibrosen, die durch Asbestose, carcinomatöse Infiltrationen, Inhalationsschäden und Sklerodermie bedingt waren. WRIGHT und FILLEY fanden unter 9 Lungenfibrosen lediglich bei einer Berylliose eine sichere Diffusionsstörung. Der alveolo-arterielle Sauerstoffspannungsgradient betrug in Ruhe 37 und bei leichter Arbeit 64 mm Hg. Mit der gleichen Technik, nämlich dem Vergleich des Spannungsgradienten zwischen Ruhe und Arbeit fanden sie bei der Silikose und der Tuberkulose meistens eine Besserung im Arbeitsversuch. Wir (ROSSIER, BÜHLMANN und LUCHSINGER) haben ebenfalls bei einer Anzahl von Lungenfibrosen Befunde mitgeteilt, die sich am besten mit einer Diffusionsstörung erklären lassen. Dabei ist es mit den heute zur Verfügung stehenden Methoden grundsätzlich nicht möglich, zu entscheiden, ob die Diffusionsstörung bei einer Lungenfibrose Folge der geschädigten Membran oder einer verkürzten Kontaktzeit zwischen Blut- und Alveolargasen ist. Denn es ist durchaus möglich, daß Lungenfibrosen auch zu einem Verlust an Lungencapillaren führen können, so daß die Capillaroberfläche eingeschränkt ist. In diesem Falle müßte man, wie bei der Pulmonalsklerose, worunter wir die Obliteration der kleinsten Gefäße und Capillaren verstehen, eine Drucksteigerung im rechten Ventrikel und in der Arteria pulmonalis finden (s. Abschnitt Pulmonalsklerose). HARVEY, FERRER und COURNAND haben entsprechende Befunde mitgeteilt und gezeigt, daß Lungenfibrosen zu einem Cor pulmonale führen können. Auch wir haben in allen Fällen einer bereits im Ruhestand nachweisbaren Diffusionsstörung, sei sie nun Folge einer diffusen Lungenfibrose verschiedenster Ätiologie oder einer Pulmonalsklerose, regelmäßig eine weitgehend fixierte pulmonale Hypertonie gefunden (s. auch Abschnitte X und XI).

Tabelle 8. *Die Lungenfunktion bei Lungenfibrosen und bei der diffusen Form des Morbus Boeck.*

	Arterielle										
	O_2-Sättigung %	pO_2 mm Hg	CO_2 Vol.-%	pH	pCO_2 mm Hg	Alv. pO_2 mm Hg	MV %	Alv. Vent. %	TR %	VK %	AGW %
Normalwerte	95—97	85—95	54—57	7,40	40,0	92—98	100	60—70	100	100	100
Sch. Ernst, 65 Jahre Aluminiumstaubfibrose und Tuberkulose											
Ruhe	81,3	50	57,6	7,38	43,3	93	158	40	250	77	47
Arbeit 40 Watt	75,7	43	40,5	7,33	33,5	107					
S. Heinrich, 55 Jahre Unklare Fibrose											
Ruhe	92,1	68	50,8	7,38	37,8	97	110	64	100	132	110
Arbeit 100 Watt	85,5	56	31,6	7,33	27,4	114					
A. Edwin, 47 Jahre Lungencarcinose											
Ruhe	87,2	55	51,8	7,44	33,6	99	127	56	135	66	48
W. Ruth, 32 Jahre Unklare Fibrose											
Ruhe	88,7	60	58,0	7,38	43,0	89	140	50	150	22	23
Morbus Boeck, diffuse Lungenform											
F. Josef, 39 Jahre											
Ruhe	94,9	88	60,3	7,41	41,9	96	142	50	180	40	86
Arbeit 80 Watt	76,1	44	51,7	7,38	38,5	103					
B. Franz, 26 Jahre											
Ruhe	96,7	88	57,4	7,40	40,4	92	123	60	120	90	100
Arbeit 150 Watt	88,2	64	50,0	7,33	41,4	101					

Abkürzungen s. Tabelle 4, S. 124.

In der Tabelle 8 sind einige Lungenfibrosen verschiedener Ätiologie mit Diffusionsstörungen dargestellt. Die Hauptsymptome sind Hyperventilation in Ruhe, unvollständige arterielle Sauerstoffsättigung bereits in Ruhe, Abfall der Sauerstoffsättigung bei Arbeit infolge einer Zunahme des alveolo-arteriellen Sauerstoffspannungsgradienten.

IX. Morbus Boeck.

Was für die Lungenfibrosen gesagt wurde, gilt auch für den Morbus Boeck. Bei der Mehrzahl der Patienten findet man lediglich leichte ventilatorische Störungen. Dressler (1942) und Leitner (1946) haben beim M. Boeck eine arterielle Sauerstoffuntersättigung beschrieben, ohne jedoch zu unterscheiden, ob diese ungenügende Sättigung Folge einer ventilatorischen Insuffizienz oder einer Diffusionsstörung sei. Die amerikanischen Autoren Coates, Comroe jr., Williams, McClement, Cournand mit ihren Mitarbeitern haben mit der Methode von

Lilienthal und Riley bei fortgeschrittenen Fällen der diffusen Form des Morbus Boeck Diffusionsstörungen nachweisen können. Von McClement und Mitarbeiter wurde auch der Einfluß der Cortisontherapie auf diese Funktionsstörungen beim Morbus Boeck untersucht. Dabei konnten sie keine überzeugende Besserung feststellen. In der Tabelle 8 geben wir 2 Fälle wieder, bei denen in Ruhe keine deutliche Funktionsstörung, mit dem Arbeitsversuch aber eine Diffusionsstörung nachgewiesen werden konnte.

X. Pulmonalsklerose.

Die reinste Symptomatologie der Diffusionsstörung finden wir bei der Sklerose der A. pulmonalis, genauer bei der Sklerose der Äste, nämlich dann, wenn ein Großteil der Capillaren zugrunde gegangen bzw. nicht mehr durchgängig sind.

Tabelle 9. *Die Lungenfunktion bei eingeschränkter Capillaroberfläche (Pulmonalsklerose).*

	Arterielle					Alv. pO_2	MV	Alv. Vent.	TR	VK	AGW
	O_2-Sättigung %	pO_2 mm Hg	CO_2 Vol.-%	pH	pCO_2 mm Hg	mm Hg	%	%	%	%	%
Normalwerte	95—97	85—95	54—57	7,40	40,0	92—98	100	60—70	100	100	100
M. Christian, 46 Jahre											
Ruhe	92,3	67	51,2	7,44	33,3	103	147	51	195	122	125
Arbeit 80 Watt	81,3	48	41,7	7,44	27,5	114	—	—			
M. Hermann, 61 Jahre											
Ruhe	88,7	58	48,4	7,39	35,1	97	130	52	170	140	102
Arbeit 90 Watt	82,1	50	36,8	7,36	28,5	112	—	—			
L. Hermann, 28 Jahre											
Ruhe	85,1	53	50,6	7,41	35,1	100	180	39	310	53	70
B. Max, 53 Jahre											
Ruhe	88,6	59	40,8	7,38	30,3	104	197	42	300	86	63

Abkürzungen s. Tabelle 4, S. 124.

Die Sklerose lediglich des Hauptastes der A. pulmonalis hat für die Lungenfunktion keine besondere Bedeutung. Ist hingegen ein Großteil der Capillaren nicht mehr durchgängig, was z. B. auch nach multiplen Embolien, arteriitisch-thrombotischen Verschlüssen usw. der Fall sein kann, so wird damit die Capillaroberfläche eingeschränkt, der Gesamtquerdurchmesser aller Capillaren verkleinert und die Kontaktzeit zwischen Blut- und Alveolargasen verkürzt, weil die mittlere Stromgeschwindigkeit des Blutes in den noch durchgängigen Capillaren vergrößert ist. Unseres Erachtens liegt im letzteren der entscheidende Faktor für die Funktionsstörung und nicht etwa in einer Wandveränderung der noch durchgängigen Capillaren. Da beim Gesunden die normale Kontaktzeit von 0,7 sec (Roughton) während Arbeit auf die Hälfte reduziert werden kann, ohne daß es zu einem unvollständigen Gasaustausch zwischen Blut und Alveolen kommt, so muß man annehmen, daß bei der Pulmonalsklerose mehr als $^1/_2$, etwa $^2/_3$ der Capillaren nicht mehr durchgängig sein müssen, wenn es schon im Ruhezustand zu einer Störung kommt, wie bei den in der Tabelle 9 angeführten Beispielen. Diese Patienten zeigen schon in Ruhe meistens eine ausgesprochene Hyperventilation mit Erniedrigung der alveolären und arteriellen Kohlensäurespannung. Trotz der infolge Hyperventilation erhöhten alveolären Sauerstoffspannung ist die arterielle Sauerstoffspannung vermindert und das arterielle

Blut mehr oder weniger unvollständig mit Sauerstoff gesättigt. Schon bei leichter körperlicher Belastung z. B. mit 60—80 Watt sinkt die Sauerstoffsättigung weiter ab, obwohl die Patienten, bei denen die Atemreserven meistens gut erhalten sind, enorm hyperventilieren. Infolge dieser Hyperventilation sinken die alveoläre und arterielle Kohlensäurespannung auf ungewöhnlich tiefe Werte. Die Pulmonalsklerose ist das beste Beispiel einer pathologischen Veränderung im kleinen Kreislauf, die zu einer schweren Störung der Lungenfunktion führt, obwohl die Ventilation der Alveolen gar nicht beeinträchtigt ist, wie z. B. beim Emphysem. Diese funktionellen Befunde entsprechen ganz den subjektiven Beschwerden der Patienten. Sie klagen über eine auffallende Dyspnoe schon

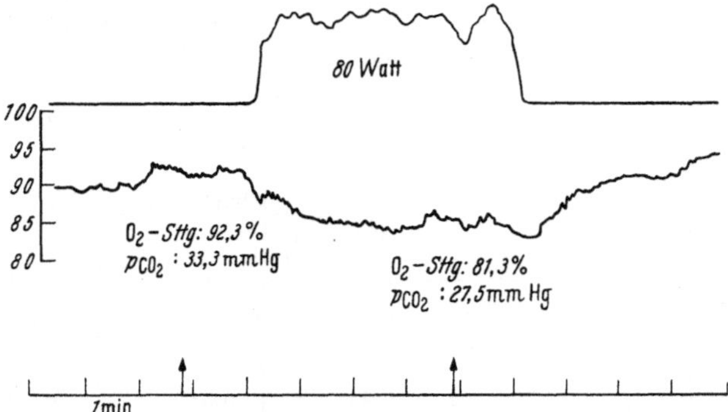

Abb. 20. Arbeitsversuch mit oxymetrischer Kontrolle der O_2-Sättigung bei einer Pulmonalsklerose. Deutlicher Abfall der Sättigung schon bei 80 Watt trotz deutlicher Hyperventilation. Bei den Pfeilen arterielle Blutentnahmen. Die Erniedrigung der arteriellen pCO_2 weist auf die enorme Hyperventilation hin.

bei kleinen körperlichen Anstrengungen und haben in der Höhe, wohin sie gelegentlich geschickt werden, wenn man ihre Beschwerden mit einem Asthma verwechselt, eher noch mehr Atemnot als im Tiefland.

Komplizierter wird die Interpretation der experimentellen Befunde und auch die Symptomatologie, wenn sich die Pulmonalsklerose mit einem schweren substantiellen Emphysem kombiniert oder in diesem Sinne als sekundär aufgefaßt werden kann. ROSSIER hat schon früher darauf hingewiesen, daß man gelegentlich bei Emphysematikern Lungenfunktionsbefunde erheben kann, die nicht allein mit der Lungenblähung und einer lediglich ventilatorischen Störung zu erklären sind. Handelt es sich nämlich nicht nur um eine Blähung der Alveolen, sondern konfluieren diese, so verschwinden mit den Alveolarsepten auch die darin enthaltenen Capillaren, so daß die Anzahl der Capillaren und damit die Capillaroberfläche stark eingeschränkt ist. Bei diesen Patienten besteht dann eine Kombination von ventilatorischer Insuffizienz und Diffusionsstörung. Da die Atemreserven sehr stark eingeschränkt sind, ist eine Hyperventilation, wie bei der reinen Pulmonalsklerose nicht möglich. Im Gegenteil, es besteht eine ungenügende alveoläre Ventilation, d. h. eine Globalinsuffizienz nach unserer Klassifikation. Ein deutlich vergrößerter Gradient zwischen alveolärer und arterieller Sauerstoffspannung weist darauf hin, daß die arterielle Sauerstoffuntersättigung nicht nur Folge einer ungenügenden Ventilation ist, sondern daß zusätzlich noch eine Diffusionsstörung vorliegt. Doch wird diese durch den vergrößerten Gradienten nicht bewiesen (s. Abschnitt über Diffusionsstörung), weil auch eine ungleichmäßige Ventilation, wie sie ja gerade beim Emphysem häufig ist, den Gradienten beeinflußt. Der Beweis für die zusätzliche Diffusionsstörung muß also durch besondere Techniken erbracht werden. Die einfachste Methode, nämlich der Arbeitsversuch, läßt sich bei diesen Patienten nicht immer durchführen, weil die Atemreserven zu stark eingeschränkt sind und auch bei geringster Belastung kein steady state mehr erreicht wird. Diese Patienten machen dementsprechend einen schwer kranken Eindruck und sind zu einer körperlichen Passivität verurteilt. Ob beim Emphysem noch eine Pulmonalsklerose vorliegt, läßt sich indirekt mit dem Herzkatheterismus untersuchen, weil in diesen Fällen der Druck im kleinen Kreislauf im Gegensatz zur reinen Globalinsuffizienz durch eine Normalisierung der alveolären Gasspannungen mittels künstlicher Hyperventilation nicht ganz normalisiert wird (Bühlmann, Schaub und Rossier 1954, s. Tabelle 10).

XI. Lungenfunktion und Herzinsuffizienz.

Beziehungen zwischen Lungenkreislauf und Lungenfunktion.

Das Problem der Dyspnoe bei der Herzinsuffizienz hat heute erneut an Interesse gewonnen. Von Julich wird auf Grund von experimentellen Untersuchungen über die Erregbarkeit des Atemzentrums eine Übererregbarkeit desselben in den Vordergrund gestellt. Wyss untersuchte spirometrisch das Minutenvolumen, die Totalkapazität mit ihren Unterabteilungen, den Pneumometerwert sowie die Luftströmungen mit der Pneumotachographie. Die mit diesen Techniken erhobenen Befunde wie Verminderung der Total- und Vitalkapazität, Vergrößerung der Residualluft, Zunahme des Pneumometerwertes nach Aleudrininhalation sowie die Pneumotachographiekurven stimmen mit denen beim Asthma bronchiale weitgehend überein. Wyss formuliert etwa so, daß sich ein Patient mit einer Herzinsuffizienz insbesondere mit einer Linksinsuffizienz und Stauung im kleinen Kreislauf wie ein Asthmatiker verhalte. Die Befunde werden mit der Lungenstauung, der Stauungsbronchitis bzw. der Schwellung der Bronchialschleimhaut erklärt. Landen geht von der Überlegung aus, daß die Herzinsuffizienz, d. h. auch wieder insbesondere die Linksinsuffizienz, bei körperlicher Belastung deutlich wird und dann mittels eines entsprechend modifizierten spirometrischen Arbeitsversuches untersucht und gewissermaßen quantitativ abgeschätzt werden kann. Seine Kriterien sind dabei folgende: Kann eine Lungeninsuffizienz im spirometrischen Ruheversuch ausgeschlossen werden, was nach ihm der Fall ist, wenn die Spirometrie normale Werte ergibt und kein spirometrisches Sauerstoffdefizit vorliegt, so sprechen bei körperlicher Belastung mit stufenweiser Steigerung eine verlängerte Anlaufzeit hinsichtlich Sauerstoffaufnahme und eine Abnahme der Vitalkapazität und des Atemgrenzwertes für eine Linksinsuffizienz des Herzens. Tritt während der Arbeit auch ein spirographisches Sauerstoffdefizit auf, so ist dies bereits als Zeichen einer sekundären Lungeninsuffizienz infolge zunehmender Lungenstauung mit „Vollaufen der Alveolen“ zu bewerten.

Bei diesen Methoden handelt es sich um Tests für die Diagnose und eventuell Abschätzung einer Herzinsuffizienz. Will man einen tieferen Einblick in die komplizierten Zusammenhänge zwischen Herzinsuffizienz und Lungenfunktion, d. h. in die gegenseitigen Beziehungen zwischen Lungenkreislauf und Lungenfunktion gewinnen, so muß man an das Problem mit allen zur Verfügung stehenden Methoden wie Blutgasanalyse, Spirometrie, Arbeitsversuch und Herzkatheterismus herangehen, wie es vor allem die schwedischen und amerikanischen Autoren getan haben. Der Verzicht auf eine dieser wesentlichen Untersuchungsmethoden zwingt immer zu einer gefährlichen Extrapolation. Aus dem Folgenden soll es deutlich werden, daß auch heute noch die Unterscheidung in *Asthma bronchiale* und *Asthma cardiale* zu vollem Recht besteht. Bei echtem und schwerem Asthma bronchiale z. B. im Anfall besteht eine primär ventilatorische Insuffizienz, die Alveolen werden hypoventiliert, weshalb die arterielle Kohlensäurespannung erhöht ist. Beim Dyspnoeanfall der kardialen Linksinsuffizienz z. B. während des Lungenödems bei der Mitralstenose wird hyperventiliert, und die Kohlensäurespannung ist dementsprechend erniedrigt. Natürlich verwischen sich diese

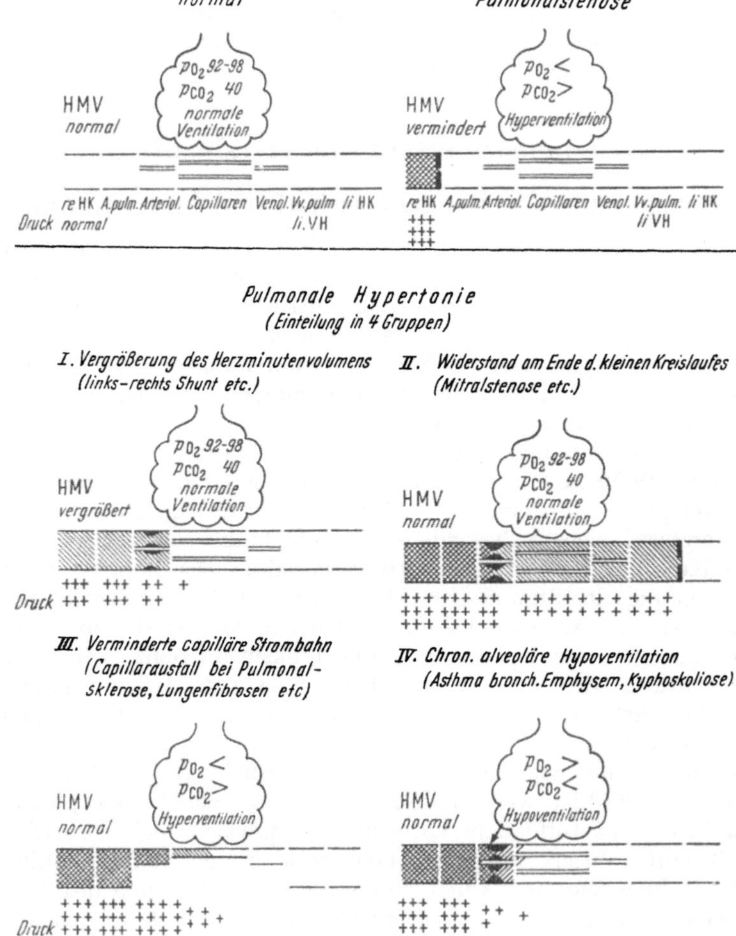

Abb. 21. Schematische Darstellung der Beziehungen zwischen Ventilation der Alveolen und Druck im Lungenkreislauf.

Unterschiede beim älteren Patienten, der an einer dekompensierten Hypertonie leidet, eine chronische Stauungsbronchitis und zudem ein Emphysem hat.

Bei den Arbeiten von Wyss und Landen kommt der Lungenstauung eine zentrale Bedeutung zu. Die Lungenstauung ist aber ohne Erhöhung des Druckes im kleinen Kreislauf nicht denkbar, weshalb wir für das Studium der Beziehungen zwischen Lungenfunktion und Lungenkreislauf von der pulmonalen Hypertonie ausgehen wollen. Wenn man die Ursachen, die zur Drucksteigerung führen können, untersucht, so lassen sich pathogenetisch 4 Gruppen unterscheiden. In der Abb. 21 wird versucht, diese 4 Gruppen und die Beziehungen zur Lungenfunktion zu schematisieren, was natürlich nicht ohne eine gewisse Vereinfachung möglich ist.

Die Pulmonalstenose, isoliert oder in Verbindung mit weiteren kardialen Mißbildungen, führt lediglich zu einer Drucksteigerung im rechten Ventrikel nicht aber in der Arteria pulmonalis, weshalb wir sie außerhalb dieser Einteilung besprechen. Bei der isolierten Pulmonalstenose ist die Ventilation je nach Schwere der Stenose erheblich gesteigert, die arterielle Sauerstoffsättigung normal und die Kohlensäurespannung je nach dem Grad der Hyperventilation erniedrigt. Besonders charakteristisch sind die Befunde beim Arbeitsversuch. Das Herzminutenvolumen kann nur wenig gesteigert werden, wohl aber die Ventilation, die unter dem Einfluß der Gewebshypoxie — bei ungenügender Vergrößerung des Herzminutenvolumens muß die periphere Sauerstoffausnützung zunehmen — sehr groß werden kann. Im arteriellen Blut findet man unter diesen Umständen eine normale bzw. hohe Sauerstoffsättigung und eine stark erniedrigte Kohlensäurespannung. Das Atemäquivalent bzw. die spezifische Ventilation werden sehr groß, die alveoläre Sauerstoffausnützung klein. Prinzipiell die gleichen Verhältnisse findet man bei der Pulmonalstenose, die mit anderen Mißbildungen, die zu einem Rechts-Links-Shunt führen, kombiniert ist, z. B. bei der Tetralogie und Trilogie von Fallot, nur besteht dann entsprechend der venösen Zumischung eine mehr oder weniger starke arterielle Hypoxämie.

1. Gruppe. Alle angeborenen Vitien mit einem Links-Rechts-Shunt wie Ductus *Botalli*, Vorhof- und Ventrikelseptumdefekt, aber auch arteriovenöse Kurzschlußverbindungen im großen und kleinen Kreislauf (arteriovenöse Aneurysmen und Morbus Paget) und gelegentlich die Hyperthyreose führen schon im Ruhezustand zu einer Vergrößerung des Herzminutenvolumens, was eine mehr oder weniger deutliche Druckerhöhung im rechten Ventrikel und in der A. pulmonalis zur Folge hat. Gegen die Capillaren fällt der Druck deutlich ab. Bei diesen Kranken findet man röntgenologisch meistens eine „Lungenstauung“. Dabei handelt es sich aber nicht um eine wirkliche Stauung vor einem Hindernis, sondern um eine aktiv gesteigerte Durchblutung. Die Lungenfunktion zeigt in diesen Fällen in Ruhe keine schweren Veränderungen. Die Arterialisation des Blutes in der Lunge ist meist vollständig, die Atmung nicht gesteigert und ökonomisch. Bei körperlicher Arbeit ist in der Mehrzahl der Fälle eine gute Anpassung an leichte bis mittlere Belastung z. B. 60—120 Watt auf dem Fahrradergometer festzustellen. Besteht neben den Links-Rechts-Shunt noch zusätzlich ein Rechts-Links-Shunt, wie z. B. beim Eisenmengerkomplex und bei arteriovenösen Aneurysmen im kleinen Kreislauf, so entsteht eine Mischblutcyanose. Die meist deutliche arterielle Sauerstoffuntersättigung führt zu einer zusätzlichen Stimulierung der Atmung, die entsprechend gesteigert ist. Die Befunde sind also die des vasculären Kurzschlusses. Durch chirurgische Beseitigung der Shuntverbindungen (Ductus *Botalli* und arteriovenöse Aneurysmen) ist eine Normalisierung des Herzminutenvolumens und damit auch des Druckes im kleinen Kreislauf möglich.

Die Druckerhöhung steht aber nicht in einer direkten Korrelation zur Größe des Herzminutenvolumens. Durch eine Engerstellung der Arteriolen wird in diesen Fällen die gesteigerte Lungendurchblutung, die wegen dem vergrößerten Volumenangebot auch eine zusätzliche Belastung des linken Ventrikels bedeutet, gedrosselt. Diese Engerstellung der Arteriolen, die man analog zu den Verhältnissen bei der noch zu besprechenden 2. Gruppe (Mitralstenose usw.) als Schutzmechanismus bezeichnen kann, hat einen zusätzlichen Druckanstieg im rechten Ventrikel und in der Arteria pulmonalis zur Folge. Der dauernd erhöhte Arteriolentonus führt schließlich zu histologisch nachweisbaren Intima- und Mediaveränderungen, die man als sekundäre Pulmonalsklerose bezeichnen kann. Wichtig ist, daß diese Gefäßveränderungen die pulmonale Hypertonie fixieren, die Anpassungsmöglichkeiten des Herzens hinsichtlich Vergrößerung des Herzminutenvolumens bei Arbeit reduzieren und dann auch zu einem Verlust an durchgängigen Capillaren führen, was wiederum eine Diffusionsstörung zur Folge hat. Dieser Mechanismus erklärt auch, warum es z. B. beim Ductus *Botalli* mit der Zeit zu einer shunt Umkehr kommt, nämlich dann, wenn der Druck in der Arteria pulmonalis den Aortendruck erreicht. In diesen Fällen findet man in der Arteria femoralis eine tiefere Sauerstoffsättigung als in der rechten Arteria brachialis, deren Blut entsprechend des vom Ductus *Botalli* proximal gelegenen Abganges der Arteria subclavia keine venöse Zumischung enthält. In diesen Fällen ist die Unterbindung des Ductus *Bo'alli* kontraindiziert.

Der Zeitpunkt des Eintrittes, bzw. die Entwicklungsdauer dieser sekundären Gefäßveränderungen an den Arteriolen und Capillaren steht in einer gewissen Abhängigkeit von der Größe des ursprünglichen shuntes. Beim *Eisenmenger*-Komplex sowie bei hochliegenden und großen Ventrikelseptumdefekten sind diese Gefäßveränderungen schon sehr früh, meistens schon im Kindesalter nachweisbar, so daß man dann beim Erwachsenen keine vergrößerte eher eine verminderte Lungendurchblutung findet. Beim einfachen Ventrikelseptumdefekt und beim Ductus *Botalli* dauert die Entwicklung dieser Gefäßveränderungen viel länger, so daß sie erst im 3.—4. Lebensjahrzehnt hämodynamisch wirksam werden, weshalb man diese angeborenen Herzfehler auch zu den „spätcyanotischen" zählt. Der einfache Vorhofseptumdefekt führt oft zu keinem nennenswerten shunt, und man findet in diesen Fällen auch im höheren Alter noch keine Gefäßveränderungen im Sinne der sekundären Pulmonalsklerose. Diese Unterschiede sind natürlich für die Prognose der verschiedenen angeborenen Herzfehler von großer Bedeutung.

Wie beim Ductus *Botalli* angedeutet, kann die simultane Untersuchung der arteriellen Blutgase an der oberen und unteren Extremität wertvolle Hilfe für die Diagnostik bieten. Der Ductus *Botalli* mit shunt Umkehr, die Transpostion der Gefäße mit Ductus *Botalli* sowie die Isthmusstenose der Aorta mit Ductus *Botalli* können bereits aus der Differenz der Sauerstoffsättigung zwischen rechtem Arm und Bein diagnostiziert werden. Beim hochliegenden Ventrikelseptumdefekt, beim Eisenmenger-Komplex und beim *Fallot* gibt das Maß der venösen Zumischung zum arteriellen Blut, also die Schwere der arteriellen Hypoxämie, einen Anhaltspunkt über den Grad der Dextroposition der Aorta.

2. Gruppe. Bei der Mitralstenose, der Mitralinsuffizienz und der Linksinsuffizienz handelt es sich um einen Stauungshochdruck infolge eines erhöhten Widerstandes am Ende der Strombahn des kleinen Kreislaufes. Die gleichen Symptome findet man auch bei der Kompression der Venae pulmonales und bei Tumoren im linken Vorhof. Der Druck ist nicht nur im rechten Ventrikel und in der Arteria pulmonalis, sondern auch in den Capillaren erhöht. Durch sekundäre reflektorische Mechanismen kommt es in vielen Fällen über eine Engerstellung der Arteriolen zu einem zusätzlichen Druckanstieg im rechten Ventrikel, so daß man zwischen Ventrikel und Capillaren einen Druckabfall feststellen kann. Die Lungenfunktion ist unter Ruhebedingungen oft nicht wesentlich verändert. Ob es zu einer Störung kommt, ist abhängig von der Schwere der Lungenstauung, die nicht proportional zur Drucksteigerung im kleinen Kreislauf sein muß. Meistens ist das Blut in Ruhe in normaler Weise mit Sauerstoff gesättigt, gelegentlich besteht eine leichte Hyperventilation mit Erniedrigung der arteriellen Kohlensäurespannung. Die Lungenstauung zeigt sich, wenn auch nicht immer sehr deutlich, in einer leichten Einschränkung der Total- und Vitalkapazität. Die Residualluft kann vermindert (Jansen, Knipping und Stromberger), bei älteren Patienten und in chronischen Fällen aber auch vergrößert sein (Wyss).

Die durch die Lungenstauung hervorgerufene Lungenstarre beeinträchtigt den Atemgrenzwert. Charakteristisch für diese Zustände ist aber die schlechte Anpassungsfähigkeit an körperliche Arbeit. Besonders bei der Mitralstenose,

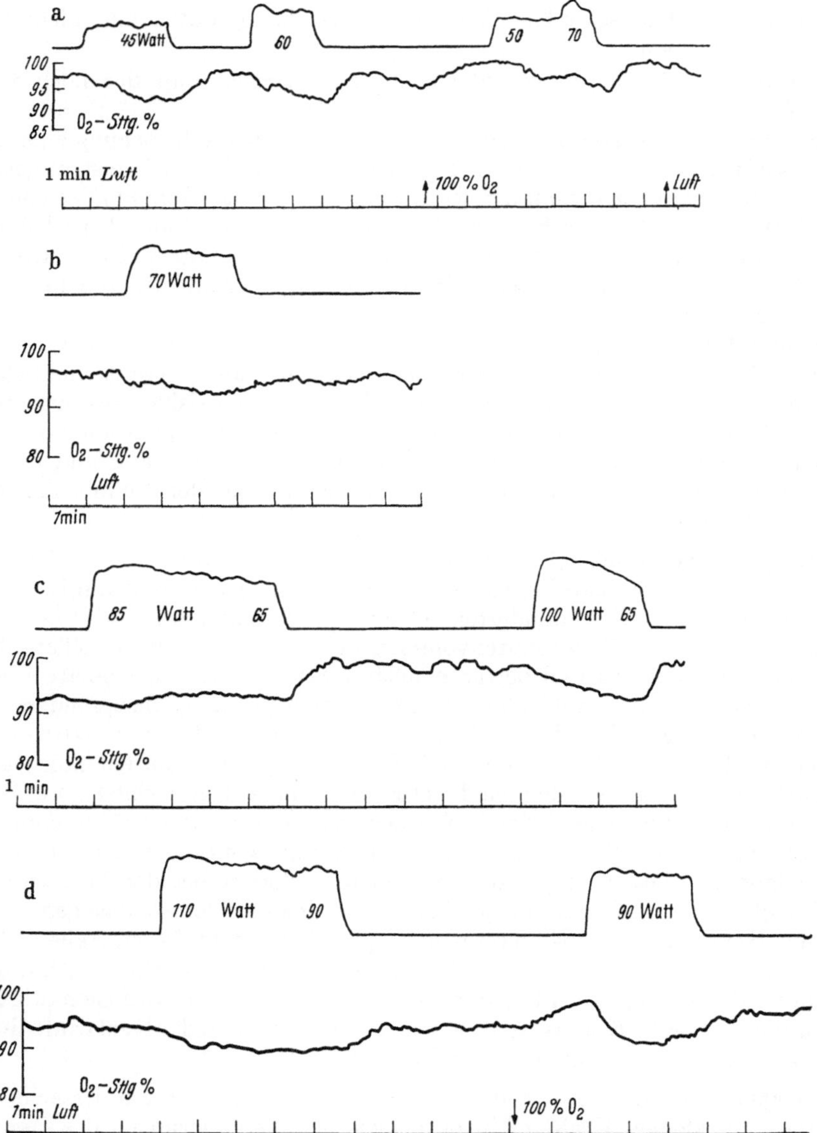

Abb. 22 a—d. Arbeitsversuch mit oxymetrischer Kontrolle der O_2-Sättigung bei Mitralstenose. a Vor der Operation. Deutlicher Abfall der Sättigung bereits bei 45 Watt, auch bei O_2-Atmung Abfall der Sättigung bei 70 Watt; b 2 Monate nach der Commissurotomie werden 70 Watt ohne Abfall der Sättigung bewältigt. c 4 Monate nach der Operation werden 70—80 Watt ohne deutliche Untersättigung bewältigt; d 6 Monate nach der Operation leichter Abfall der Sättigung bei 100 Watt auch während O_2-Atmung.

wo die hämodynamischen Verhältnisse am einfachsten sind, gibt der Arbeitsversuch eindeutige Befunde. Bei Belastung steigt der Druck weiter an, und die Lungenstauung nimmt so zu, daß der Gasaustausch nicht mehr in normaler Weise funktioniert. Die Alveolenmembranen schwellen an, einzelne Alveolen und vielleicht auch Bronchiolen füllen sich mit Transsudat. Schon bei leichter

Belastung sinkt die arterielle Sauerstoffsättigung trotz erheblich gesteigerter Ventilation ab. Dieser Abfall beruht auf 3 Faktoren:

1. Ungleichmäßige Ventilation (Partialinsuffizienz) wegen Schwellung der Schleimhäute in Bronchien und Bronchiolen.

2. Vasculärer Kurzschluß in den mit Transsudat gefüllten und nicht mehr ventilierten Alveolen.

3. Diffusionsstörung infolge Ödems der Alveolarmembran der noch ventilierten Alveolen.

Mit der operativen Erweiterung der Stenose ist in dieser Beziehung eine deutliche Besserung möglich, wenn nicht nur der Druck im kleinen Kreislauf gesenkt und die Lungenstauung vermindert wird, sondern auch das Herzminutenvolumen bei Arbeit genügend vergrößert werden kann. Natürlich muß berücksichtigt werden, daß die hämodynamische Umstellung vieler Monate bedarf. Kontrolliert man die Befunde in regelmäßigen Abständen, so kann man die Besserung gut verfolgen.

Weniger frappant ist die Besserung nach der Kommissurotomie bei den Patienten, bei denen infolge der chronischen Lungenstauung bereits eine Schädigung der Capillaren im Sinne einer sekundären Pulmonalsklerose aufgetreten ist. In diesen Fällen findet man auch Monate nach der Operation noch eine deutlich reduzierte Anpassungsfähigkeit an körperliche Belastung und die Befunde einer Diffusionsstörung, wie sie im Abschnitt bei der Pulmonalsklerose bereits besprochen wurde.

3. Gruppe. Die Drucksteigerung im kleinen Kreislauf kann auch Folge einer Einschränkung der Capillaroberfläche sein. Die reduzierte Strombahn ist gleichbedeutend mit einem verminderten Gesamtquerdurchmesser der Capillaren, so daß bei normalem Herzminutenvolumen der Druck bis zum Capillaranfang stark erhöht ist, weil bei reduzierter capillärer Strombahn der capilläre Widerstand vergrößert sein muß. Die Lungenfunktionsprüfung, insbesondere der Arbeitsversuch, ergibt bei diesen Zuständen, die wir als Pulmonalsklerose bezeichnen, die typischen Befunde der Diffusionsstörung, wie sie im entsprechenden Abschnitt beschrieben worden sind. Der wesentliche Unterschied zum Stauungshochdruck entsprechend der 2. Gruppe liegt darin, daß bei ersterem der Blutstrom in den Capillaren bis zur Stase verlangsamt, bei der Pulmonalsklerose hingegen beschleunigt ist, mit anderen Worten bei der Mitralstenose usw. besteht eine Lungenstauung, bei der Pulmonalsklerose dagegen nicht. Das beim Herzkatheterismus gewonnene Capillarblut ist in diesen Fällen höher mit Sauerstoff gesättigt als das periphere Arterienblut. Dies erklärt sich damit, daß durch die retrograde Blutaspiration die Ursache der Diffusionsstörung, nämlich die verkürzte Kontaktzeit zwischen Capillarblut und Alveolarluft durch Vervielfachung der Kontaktzeit beseitigt wird.

4. Gruppe. Bei den bisher besprochenen 3 Gruppen lag die Ursache der Hypertonie im kleinen Kreislauf in pathologischen Veränderungen des Herzens und der Gefäße. Die Lungenfunktion wird sekundär beeinflußt. Umgekehrt ist es bei der 4. Gruppe. v. Euler konnte im Tierversuch zeigen, daß durch eine Änderung der Gaskonzentration in der Alveolarluft der Tonus der Arteriolen und damit die Lungendurchblutung beeinflußt wird. Aus neueren, besonders amerikanischen Arbeiten geht hervor, daß dies auch für den Menschen zutrifft. Mit steigender Kohlensäure- oder sinkender Sauerstoffspannung steigt der Druck im rechten Ventrikel an (Atwell, Beand, Doyle, Dressler, Fowler, Ferrer, Gorlin, McCann, Stroud). Untersuchungen von Harvey und Mitarbeiter 1951, Bühlmann und Mitarbeiter 1953 u. a. zeigen, daß diese im akuten Experiment erhobenen Befunde auch für die chronische Lungeninsuffizienz zutreffen. Bei einer chronischen alveolären Hypoventilation mit Erniedrigung der alveolären Sauerstoff- und Erhöhung der Kohlensäurespannung, z. B. beim Emphysem, beim Asthma, bei chronischer Bronchitis und Bronchiektasen, bei der Silikose aber auch bei der Kyphoskoliose fanden wir regelmäßig eine leichte bis deutliche Hypertonie im kleinen Kreislauf, diese kann als weiteres Charakteristikum der Globalinsuffizienz aufgefaßt werden. Diese führt also zu einer Hypertonie im kleinen Kreislauf und damit zu einer Rechtsüberlastung und schließlich zu einem Cor pulmonale. Daß das Emphysem zu einem Cor pulmonale führen kann, ist ja an sich nichts Neues, aber erst die Kombination des Herzkatheterismus mit der detaillierten Lungenfunktionsprüfung ist in der Lage, diese Zusammenhänge zu erklären. Typischerweise schwankt der Capillardruck bei den Emphysemkranken und Asthmatikern mit der Atmung ziemlich

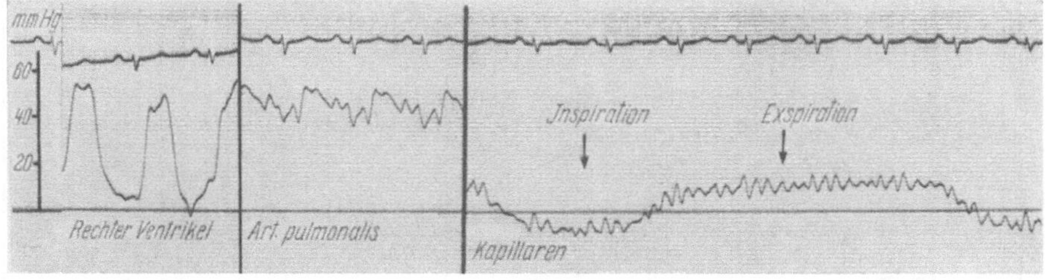

Abb. 23. Herzkatheterdruckkurve bei einer Globalinsuffizienz infolge Emphysem. Deutlicher Druckabfall zwischen A. pulmonalis und Capillaren. Der Capillardruck schwankt mit der Respiration und ist während der Exspiration etwas erhöht.

stark. Die Druckdifferenz zwischen Inspiration und Exspiration kann 15—20 mm Hg betragen. Berücksichtigt man nur die höchsten Druckwerte während der Exspiration, so sieht man, daß diese Werte trotzdem noch deutlich unter dem jeweiligen Ventrikeldruck liegen. Das spricht unseres Erachtens gegen die Annahme, daß die Drucksteigerung im rechten Ventrikel beim Emphysem z. B. lediglich Folge des erhöhten Alveolardruckes während der Exspiration ist und somit auf eine mechanische Capillar- kompression zurückgeführt werden kann (Rodbard). Der deutliche Druckabfall in den Capillaren weist vielmehr darauf hin, daß die Hypertonie bei diesen Zuständen durch eine Engerstellung der Arteriolen verursacht wird. Diese Ansicht wird durch die Erfahrung gestützt, daß wir bei Emphysematikern ohne Globalinsuffizienz keine Hypertonie im kleinen Kreislauf gefunden haben. Wird — wie bei der Partialinsuffizienz — nur ein Teil der Lunge hypoventiliert, so betrifft die Drucksteigerung ebenfalls nur diesen Lungenabschnitt. In den hyperventilierten Teilen kommt es nicht zu einer Engerstellung der Arteriolen, so daß der Gesamtdruck nicht oder nur sehr wenig erhöht ist. Aus diesem Grund kann man z. B. beim Emphysem aus der Gegenüberstellung der Druckwerte im kleinen Kreislauf mit der arteriellen Sauerstoffsättigung, die auch bei der Partialinsuffizienz vermindert ist, keine regelmäßige Beziehung feststellen. Man findet dann immer wieder Fälle, bei denen trotz erheblicher Hypoxämie keine pulmonale Hypertonie besteht, nämlich bei den Patienten, deren Hypoxämie Folge einer Partial-, nicht aber ein Globalinsuffizienz ist.

Ist hingegen die aus der arteriellen Kohlensäurespannung mit der Alveolarluftformel berechnete mittlere alveoläre Sauerstoffspannung erniedrigt, was beim Atmen von atmosphärischer Luft in normalen Höhen nur der Fall sein kann, wenn eben die Kohlensäurespannung erhöht ist, so ergibt sich eine regelmäßige

Beziehung zwischen Mitteldruck in der Arteria pulmonalis und alveolärer Sauerstoffspannung (s. Abb. 24).

Wird beim Lungengesunden durch Atmenlassen eines sauerstoffarmen Luftgemisches die alveoläre Sauerstoffspannung gesenkt, so ist die Drucksteigerung geringer, weil unter diesen Versuchsbedingungen die Kohlensäurespannung durch Hyperventilation gesenkt wird. Wenn man bei einer Globalinsuffizienz durch Sauerstoffatmung die alveoläre Sauerstoffspannung massiv erhöht, so kommt es zu einem deutlichen Druckabfall. Auch bei künstlicher Hyperventilation, mit der auch eine Senkung der Kohlensäurespannung möglich ist, z. B. mittels eines Respirators oder einer eisernen Lunge, wird der Druck eindeutig gesenkt. Ist es auf diese Weise möglich die alveolären Gasspannungen zu normalisieren, so

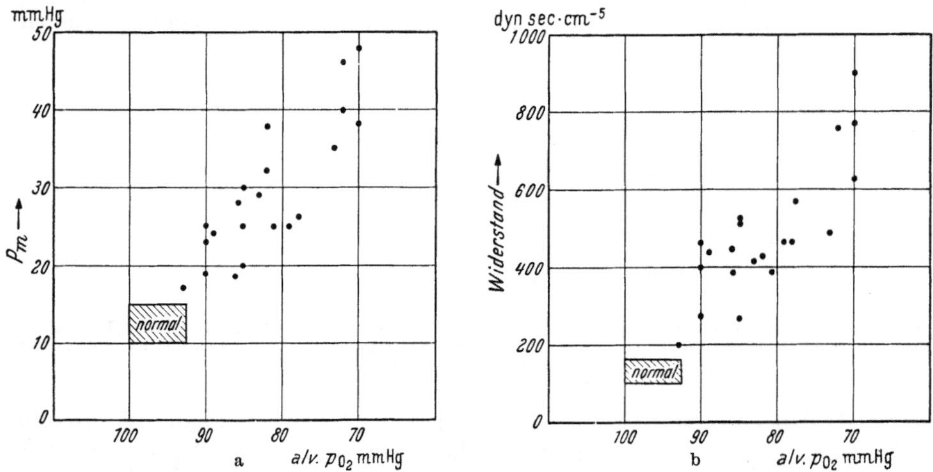

Abb. 24 a u. b. Die Beziehung zwischen alveolärer pO_2 und Mitteldruck in der A. pulmonalis (a) und Gesamtwiderstand im Lungenkreislauf bei der Globalinsuffizienz (21 Fälle) (b).

erreicht man bei der reinen Globalinsuffizienz auch eine Normalisierung des Druckes (BÜHLMANN und Mitarbeiter 1954).

Abgesehen von den angeborenen und erworbenen Herzfehlern (Gruppe 1 und 2) kann die pulmonale Hypertonie immer auf eine eingeschränkte capilläre Strombahn (Gruppe 3) oder auf eine alveoläre Hypoventilation (Gruppe 4) zurückgeführt werden. Seit diese Beziehungen bekannt sind, scheint uns die Formulierung berechtigt, daß man mit der Feststellung einer Diffusionsstörung (Gruppe 3) auch über das Vorliegen einer fixierten pulmonalen Hypertonie und durch die Feststellung einer Globalinsuffizienz (Gruppe 4) über das Bestehen einer reversiblen pulmonalen Hypertonie orientiert ist, wobei der Globalinsuffizienz wegen ihrer Häufigkeit hinsichtlich der Ätiologie des chronischen Cor pulmonale die größere Bedeutung zukommt. Der Herzkatheterismus wird uns in diesen Fällen die pulmonale Hypertonie bestätigen, er gibt uns aber mit der Möglichkeit der Bestimmung des Herzminutenvolumens sowie mit dem diastolischen Druck im rechten Ventrikel und dem Vorhofsdruck wertvolle Hinweise für den Kompensationszustand des Herzens.

In beiden Fällen (Gruppe 3 und 4) haben wir es mit einer Rechtsüberlastung des Herzens und in chronischen Fällen mit einem Cor pulmonale zu tun, das seinerseits zu einer primären kardialen Rechtsinsuffizienz führen kann. Doch bestehen einige wichtige Unterschiede. Wie bereits erwähnt, ist die Drucksteigerung bei der Globalinsuffizienz reversibel, weil es sich um eine funktionelle

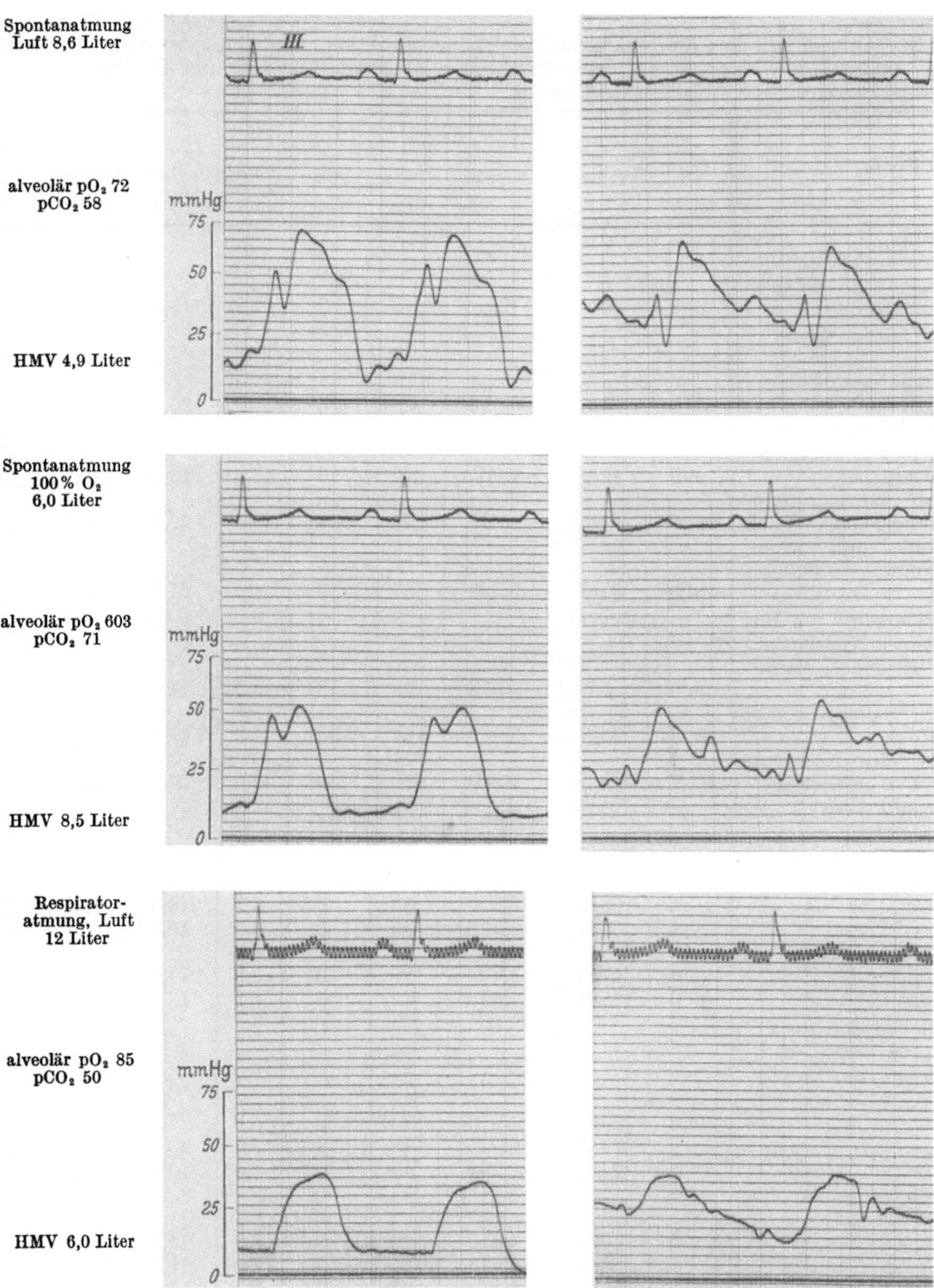

Abb. 25. Der Einfluß der O_2-Atmung sowie der künstlich gesteigerten Ventilation mit einem Respirator auf die alveolären Gasspannungen, die Druckwerte und das Herzminutenvolumen bei einer Globalinsuffizienz infolge schweren Emphysems.

Engerstellung der Arteriolen als Folge von pathologischen alveolären Gasspannungen handelt, werden die alveolären Gasspannungen gebessert oder sogar normalisiert, so kommt es zu einem Druckabfall, was therapeutisch und prognostisch von großer Bedeutung ist. Das Herzminutenvolumen ist bei der Globalinsuffizienz

Tabelle 10. *Lungenfunktion*

Die Beziehungen zwischen Lungenkreislauf und Lungenfunktion. Einteilung der pulmo-minutenvolumens; 2. Widerstand am Ende des kleinen Kreislaufes; 3. Erhöhter Capillar-alveolärer Hypoventilation = Globalinsuffizienz).

Normal	Druck in mm Hg							
	VH um 0	Ventr. 20—25/0	A. pulm. 20—25/8	PAm. 15	PCm 6—8	HMV Liter 4—6	O_2-Kap. Vol.-% 19,5—20,5	O_2-Sät-tig. % 95—97
Vera S., 22 Jahre, Pulmonalstenose u. Vorhofsseptumdefekt (Trilogie v. Fallot)	2—8	80/0	18/2	8	3	2,9	19,6	85,9
1. Gruppe: Vergrößerung des HMV								
Anna S., 26 Jahre, offener Ductus Botalli	um 0	35/0	35/15	24	6	13—15	20,2	94,6
Rosa H., 44 Jahre, Ventrikelseptumdefekt u. Pulmonalklappeninsuffizienz . . .	um 0	45/0	45/0	20	6	13,0	13,6	95,2
Ida Sch., 47 Jahre, arteriovenöses Lungenaneurysma	um 0	40/0	40/15	26	—	9,5	22,5	69,5
Eugen D., 40 Jahre, hochliegender Ventrikelsystemdefekt	um 0	55/0	55/25	37	8	4,0	24,5	84,0
2. Gruppe: Widerstand am Ende des kleinen Kreislaufes								
Marie St., 46 Jahre, Mitralstenose	um 0	55/0	55/18	28	18	4,0	14,4	95,8
Rachele T., 27 Jahre, komb. Mitralvitium	0—8	90/0	90/50	64	30	2,9	17,1	96,6
Anna K., 44 Jahre, Kompression der Vv. pulmonales .	4—6	70/0	70/40	50	30	3,8	16,7	97,5
3. Gruppe: Eingeschränkte capilläre Strombahn								
Herrmann, M., 62 Jahre, primäre Pulmonalsklerose								
Luft	2—4	60/0	60/20	38	5	4,9	18,0	88,7
O_2	2—4	55/0	55/15	35	5	3,5	18,5	100
Emil G., 63 Jahre, Silikose III								
Luft	um 0	45/0	45/20	27	6	3,6	19,6	93,8
O_2	um 0	45/0	45/15	25	6	4,3	18,1	100
4. Gruppe: Globalinsuffizienz								
Joseph E., 61 Jahre, asthmoide Bronchitis, Emphysem								
Luft	um 0	35/0	35/15	25	9	5,2	21,8	91,1
O_2		25/0	25/15	18	8	7,6	20,3	100
Respirator		25/0	25/14	17	10	7,1	19,9	93,4
Marie F., 66 Jahre, Kyphoskoliose								
Luft	um 0	40/5	40/20	26	8	6,2	14,7	90,4
O_2		35/5	35/15	24	9	10,0	14,7	100
Respirator		35/5	35/10	20	9	7,4	14,3	94,3
Rolf G., 40 Jahre, Asthma bronchiale, Bronchiektasen								
Luft	6—8	60/0	60/25	42	10	7,3	28,0	76,8
O_2		50/0	50/20	34	10	9,2	27,4	100
Respirator		40/0	40/15	25	8	7,2	26,8	93,7
Jakob M., 59 Jahre, Silikose II Bronchitis Emphysem								
Luft	um 0	50/0	50/20	25	6	3,9	20,6	90,3
O_2		35/0	35/15	23	4	6,0	19,1	100
Respirator		30/0	30/15	19	5	3,8	19,8	95,5

Abkürzungen. VH rechter Vorhof; HMV Herzminutenvolumen Liter/min; im übrigen wie

und Lungenkreislauf.

nalen Hypertonie in pathogenetisch 4 verschiedene Gruppen. (1. Vergrößerung des Herz-
widerstand bei eingeschränkter capillärer Strombahn; 4. Drucksteigerung bei chronischer

Lungenfunktion									Bemerkungen
pO_2 mm Hg 85—95	CO_2-Vol.-% 54—57	pH 7,40	pCO_2 mm Hg 40,0	alv. pO_2 mm Hg 92—98	MV % 100	alv. Vent.-% 60—70	VK % 100	AGW % 100	
53	48,3	7,39	35,0	100	154	47	100	100	sehr schlechte Anpassung an körperliche Arbeit, dabei Zunahme des Rechts-Links shuntes
75	55,4	7,41	37,8	94	90	73	125	110	relativ gute Anpassung an körperliche Arbeit
80	52,1	7,39	37,8	96	180	40	90	60	
38	51,9	7,34	41,5	92	120	52	66	46	Mischblutcyanose wegen Rechts-Linksshunt schlechte Anpassung an körperliche Arbeit
50	51,8	7,41	36,4	98	137	49	84	100	relativ gute Anpassung an körperliche Arbeit
84	52,4	7,42	35,7	100	139	51	95	64	sehr schlechte Anpassung an körperliche Arbeit, ungenügende Vergrößerung des HMV u. Zunahme der Lungenstauung
88	54,8	7,39	39,7	96	137	47	78	80	
97	52,0	7,43	34,6	101	132	55	50	50	
56	48,4	7,39	35,1	99	130	53	140	100	Diffusionsstörung, sehr schlechte Anpassung an körperliche Arbeit, fixierte pulmonale Hypertonie
—	42,4	7,38	31,5	643	—	—	—	—	
73	48,7	7,37	37,0	97	180	38	80	35	
—	51,6	7,34	41,8	625	—	—	—	—	
66	60,4	7,37	45,9	81	98	52	70	42	rein ventilatorische Störung, Anpassung an körperliche Arbeit wegen eingeschränkter Atemreserven vermindert
—	63,0	7,32	53,4	603	—				
77	60,5	7,41	42,0	93	—				
63	67,3	7,38	50,0	82	130	38	49	40	reversible pulmonale Hypertonie
—	75,0	7,35	59,4	607	—				
73	64,0	7,43	44,0	94	—				
45	68,6	7,34	55,9	74	82	58	56	35	reversible pulmonale Hypertonie, zusätzlich leichte Diffusionsstörung
—	68,8	7,30	60,7	624	—				
75	61,7	7,41	42,8	92	—				
62	63,4	7,38	47,1	85	130	52	58	26	reversible pulmonale Hypertonie zusätzlich leichte Diffusionsstörung
—	64,0	7,32	54,2	621	—				
80	57,4	7,43	38,2	103	—				

Tabelle 4, S. 124. PAm = Mitteldruck in der A. pulm. PCm = Mitteldruck in den Capillaren.

normal eventuell sogar etwas über der Norm und kann vor allem bei körperlicher Arbeit vergrößert werden. Das Beispiel 2 (S. 109) zeigt, daß die alveolären Gasspannungen insbesondere die Kohlensäurespannung bei leichter Arbeit gleich bleiben; damit zusammenhängend bleibt auch der Druck konstant. Anders ist es bei der pulmonalen Hypertonie infolge einer eingeschränkten capillären Strombahn. In diesen Fällen ist die Ursache der Drucksteigerung anatomisch fixiert, das Herzminutenvolumen ist bei diesen Patienten in Ruhe meistens schon etwas unter der Norm und kann vor allem bei Arbeit nicht ohne weitere Druckerhöhung vergrößert werden. Der Zunahme der Diffusionsstörung bei Arbeit (Abfall der arteriellen Sauerstoffsättigung) geht bei diesen Zuständen eine Druckerhöhung parallel. Dieses unterschiedliche Verhalten ist nicht nur von diagnostischer, sondern auch von prognostischer Bedeutung, denn die pulmonale Hypertonie bei

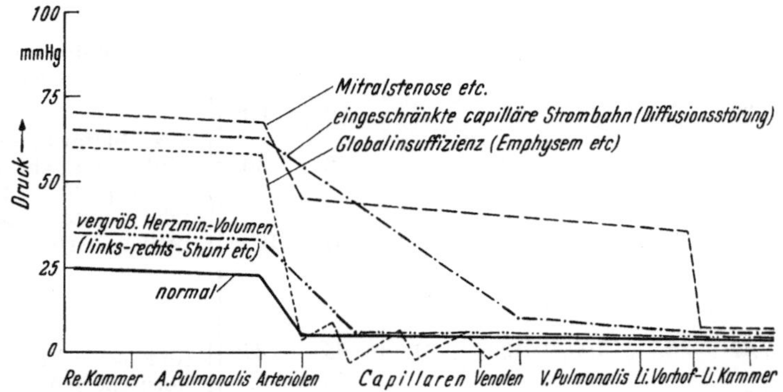

Abb. 26. Der Ort des Druckabfalles bei den 4 Gruppen der Hypertonie im kleinen Kreislauf.

eingeschränkter capillärer Strombahn kann therapeutisch nicht wirksam angegangen werden.

Während es sich bei der Globalinsuffizienz um einen in Ruhe und bei leichter Arbeit hinsichtlich arterieller Blutgase und Druck im Lungenkreislauf ziemlich konstanten Zustand handelt und die Lungenfunktionsprüfung in Ruhe bereits genügenden Aufschluß gibt, trifft das nicht für die Diffusionsstörung zu. Die capilläre Strombahn kann z. B. für den Ruhezustand gerade noch genügen, so daß man normale Blutgase wie auch normale Druckwerte findet, während es bei Arbeit zu einem Abfall der Sauerstoffsättigung und zu einem Druckanstieg kommt. Derartige in Ruhe latente Diffusionsstörungen können also nur mit dem Arbeitsversuch diagnostiziert werden. Da diese Patienten nicht dauernd in einem Ruhezustand leben, kommt es bei ihnen mit der Zeit ebenfalls zu einem Cor pulmonale mit entsprechenden elektrokardiographischen Veränderungen, so daß hier z. B. der Vergleich des EKGs mit den Ergebnissen der Lungenfunktion und des Herzkatheterismus in Ruhe im Gegensatz zur Globalinsuffizienz eine Diskrepanz ergibt, nicht aber wenn man die Befunde bei Arbeit berücksichtigt.

Mit dem angegebenen Schema (Abb. 21 und 26) wurde versucht, die verschiedenen Formen der pulmonalen Hypertonie pathogenetisch klar zu unterscheiden, doch sind natürlich Kombinationen möglich. Insbesondere kommt es, wie schon ausgeführt, bei bestimmten angeborenen Herzfehlern sowie bei der Mitralstenose oft zu einer sekundären Pulmonalsklerose, die wiederum zu einer Diffusionsstörung führt. Auch beim Emphysem, das in erster Linie durch ventilatorische Störungen und in schweren Fällen durch die Globalinsuffizienz charakterisiert ist, muß mit dieser Komplikation gerechnet werden.

XII. Acidose- und Alkalosezustände.

Die Atmung spielt für die Regulation des Säure-Basengleichgewichtes eine wichtige Rolle; deshalb sind bei Störungen desselben immer Änderungen der Lungenfunktion zu erwarten. Da es sich hierbei um einen Anpassungsmechanismus handelt, darf man streng genommen nicht von einer Lungeninsuffizienz sprechen. Trotzdem sollen diese Störungen hier besprochen werden, weil sie den Patienten subjektiv und auch klinisch oft als Atemstörung imponieren und ein wichtiges Symptom der zugrunde liegenden Krankheit sind. Für Details verweisen wir auf die Einführung, insbesondere auf den Abschnitt A II, wo auch die Literatur kurz besprochen ist.

Beispiel 7. *Renale Acidose. R. Eugen, 40 Jahre, interstitielle Nephritis, Anämie. RN 90 mg%, Harnstoff 150 mg%.*

	Sollwerte	
Arterielles Blut		
O_2-Kapazität, Vol.-%	19,5—20,5	10,4
O_2-Sättigung, %	95—97	96,8
pO_2, mm Hg	85—95	100
CO_2, Vol.-%	54—57	33,3
p_H	7,38—7,41	7,23
pCO_2, mm Hg	40,0	33,5
Alveoläre pO_2, mm Hg (Zürich)	92—96	107
Spirometrie		
O_2-Aufnahme, cm^3/min	235	215
CO_2-Abgabe, cm^3/min		215
Respiratorischer Quotient	0,82	1,0
Atemfrequenz/min		13,7
Minutenvolumen, cm^3/min	5930	9920
Spezifische Ventilation	23—33	46,8
Totalkapazität, cm^3	5800	6550
Vitalkapazität, cm^3	4170	4750
Funktionelle Residualluft, cm^3	2500	2890
Residualluft, cm^3	1620	1800
Atemgrenzwert, Liter/min	167	150
Mischzeit, min	2—3	4
Alveoläre Ventilation, cm^3/min	4690	5590
In Prozent der Gesamtventilation	60—70	56
O_2 Ausnützung	55—58	38
Funktioneller Totraum, cm^3	160	315
Totraumventilation, cm^3/min	1240	4330

Weitaus am häufigsten ist eine Acidose renal durch Retention harnpflichtiger Substanzen bedingt. Hinsichtlich Lungenfunktion besteht zwischen einer urämischen oder ketonischen Acidose im Coma diabeticum kein prinzipieller Unterschied. In beiden Fällen versucht der Organismus die Acidose durch Hyperventilation zu kompensieren. Bei der chronischen Urämie besteht eine gewisse Parallelität zwischen Schwere der Acidose und Erhöhung der Reststickstoff- und Harnstoffkonzentration im Blut. Es muß jedoch betont werden, daß die Acidose nicht nur durch Retention von sauren harnpflichtigen Substanzen bei verminderter Glomerulusfiltration zustande kommt. Von wesentlicher Bedeutung ist die Funktion der Tubuli, wo der für die Regulation des Säure-Basengleichgewichtes so wichtige Elektrolytenaustausch und die Ansäuerung des Urins erfolgt. Deshalb findet man die schwersten Acidosezustände bei beeinträchtigter Funktion der Tubuli. Als Beispiel für eine chronische Acidose bei der Urämie wählen wir die chronische interstitielle Nephritis, wie sie SPÜHLER und ZOLLINGER beschrieben haben.

Genau die entgegengesetzten Befunde ergibt die Lungenfunktionsprüfung bei einer stoffwechselbedingten Alkalose. In diesen Fällen findet man eine Einschränkung der Ventilation und im Blut eine Erhöhung der Kohlensäurewerte, sowie eine Verschiebung des p_H zur alkalischen Seite. Besonders eindrücklich sind die Befunde beim *Morbus Cushing* und gelegentlich bei der Anorexia mentalis. Interessant ist, daß beide Alkalosezustände mit einer Hypokaliämie einhergehen. Beim *Morbus Addison* findet man hingegen eine leichte Acidose und eine Hyperkaliämie.

XIII. Medikamentöse Beeinflussung der Atmung.

1. Schlafmittelvergiftung.

Schlafmittel, insbesondere Barbiturate, aber auch Morphin beeinflussen das Atemzentrum sedativ. Bei Vergiftungen findet man dementsprechend eine Hypoventilation (Knipping, Rossier, Landen u. a.). In schweren Fällen kommt es zur Globalinsuffizienz mit Erniedrigung der Sauerstoffsättigung und Erhöhung der Kohlensäurespannung im arteriellen Blut. Da es sich um akute Zustände handelt, kommt es zu einer dekompensierten respiratorischen Acidose. Im Gegensatz zur chronischen Globalinsuffizienz z. B. beim Emphysem wird die Erhöhung der Kohlensäurespannung nicht kompensiert. Da die Ursache in einer verminderten Erregbarkeit des Atemzentrums liegt, ist es nicht richtig, bei diesen Zuständen lediglich Sauerstoff zu geben. Man muß zusätzlich das Atemzentrum stimulieren und in schweren Fällen künstlich beatmen.

2. Durch Medikamente bedingte Hyperventilation.

a) Adrenalin und ähnliche Stoffe haben eine komplexe Wirkung auf Atmung und Kreislauf. Über die Wirkung auf die Bronchialmuskulatur und über die Möglichkeit mit dem Adrenalinversuch Bronchialspasmen nachweisen zu können, wurde bereits im Abschnitt über Untersuchungsmethoden berichtet. Untersucht man die Lungenfunktion bei Lungengesunden und bei Patienten mit Bronchialspasmen vor und nach Applikation von Adrenalin, so sieht man eine deutliche Steigerung des Grundumsatzes und eine Zunahme der Ventilation. Entsprechend der Hyperventilation wird die Kohlensäurespannung etwas erniedrigt. Die Befunde bei Patienten mit Bronchialspasmen (Bühlmann und Wegmann) zeigen aber, daß die Atmung bei diesen Patienten nicht ökonomischer wird und daß trotz Steigerung der Ventilation die Atmung ungleichmäßig und das Blut mit Sauerstoff ungenügend gesättigt bleibt. Abgesehen von Einzelfällen und von der Besserung der Atemreserven hat nach diesen Untersuchungen das intramuskulär injizierte Adrenalin bei Patienten mit chronischen Bronchialspasmen keine deutliche Besserung der Lungenfunktion zur Folge.

b) Es ist seit langem bekannt, daß die Salicylsäure neben anderen Nebenwirkungen auch zu einer Hyperventilation führt. Diese „Salicylsäuredyspnoe" wurde immer wieder mit einer Verschiebung des Säure-Basengleichgewichtes im Blut in Zusammenhang gebracht. Die eine Gruppe der Autoren spricht von einer Acidose (Walter 1877, Zunz 1932, Manchester 1946 und Peters 1947). Für die andere Gruppe handelt es sich um eine Alkalose (Veil und Graubner 1926, Gebert 1930, Odin 1932, Andersen 1941, Merle 1949 und Farber, Yiengst und Shock 1949). Die auseinandergehenden Auffassungen erklären sich zum Teil damit, daß die meisten Autoren nicht alle zur Verfügung stehenden Untersuchungsmethoden anwendeten und sich meistens auf die Bestimmung der Alkalireserve beschränkten. Kombiniert man die blutgasanalytischen Untersuchungen mit der Spirometrie und der Bestimmung der Gesamtbasen oder Elektrolyte in Blut und Urin (ROSSIER und BÜHLMANN), so findet man regelmäßig eine Erhöhung des Grundumsatzes, eine massive Steigerung der Ventilation und im arteriellen Blut eine deutliche Erniedrigung der Kohlensäurewerte, sowie eine

Tabelle 11. *Wirkung des Adrenalins auf die Lungenfunktion bei Patienten mit Bronchialspasmen.* (Mittelwerte von 25 Patienten.)

	Arterielle					Alv. pO_2	MV	O_2-Aufnahme	Alv. Vent.	TR	VK	AGW
	O_2-Sättigung %	pO_2 mm Hg	CO_2 Vol.-%	p_H	pCO_2 mm Hg	mm Hg	%	%	%	%	%	%
Normalwerte.	95—97	85—95	54—57	7,40	40,0	92—98	100	100	60—70	100	100	100
Vor i.m. Injektion von 1 mg Adrenalin .	93,4	71	56,4	7,39	40,9	94	140	100	48	180	90	68
Nach Injektion	93,5	72	50,9	7,39	36,9	99	147	120	48	200	100	95

Abkürzungen s. Tabelle 4, S. 124.

Verschiebung des p_H zur alkalischen Seite. Nach diesen Befunden handelt es sich um eine leicht dekompensierte flüchtige Alkalose, wofür auch die leichte Alkalisierung des Urins spricht. Interessanterweise ergaben die Untersuchungen mit Salicylamid keine derartigen Veränderungen, da das Salicylamid bei diesen Versuchen im enteiweißten Plasma nicht als Salicylsäure nachweisbar war, muß

Tabelle 12. *Wirkung der Salicylsäure auf die Lungenfunktion.* (Mittelwerte von 5 Patienten.)

	Arterielle					Alv. pO_2	MV	O_2-Aufnahme	Alv. Vent.	TR
	O_2-Sättigung %	pO_2 mm Hg	CO_2 Vol.-%	p_H	pCO_2 mm Hg	mm Hg	%	%	%	%
Normalwerte	95—97	85—95	54—57	7,40	40,0	92—98	100	100	60—70	100
Vor Salicylaufnahme .	96,6	90	57,8	7,40	41,1	95	90	100	73	85
Während der Aufnahme von 8—10 g Natrium salicylat. täglich . .	96,6	92	49,5	7,43	32,7	101	126	133	60	140

Abkürzungen s. Tabelle 4, S. 124.

man annehmen, daß dieses Salicylsäurederivat vollständig an Eiweiß gebunden wird und deshalb nicht die gleichen Wirkungen auf die Atmung ausübt. In Übereinstimmung mit FARBER und Mitarbeiter stellen wir uns den Mechanismus der Salicylsäuredyspnoe folgendermaßen vor: Die Salicylsäure, und zwar die nicht an Eiweiß gebundene Fraktion, reizt das Atemzentrum in gleicher Weise wie die Cochlearis- und Vestibulariskerne. Dieser zentrale Reiz, man kann von einem „Ohrensausen" des Atemzentrums sprechen, bewirkt eine Steigerung der Ventilation, die zu einer Erniedrigung der alveolären und damit arteriellen Kohlensäurespannung führt. Die auf diese Weise entstehende respiratorische Alkalose wird durch eine vermehrte Ausscheidung von Basen und damit eine Verminderung der Gesamtkohlensäure mehr oder weniger kompensiert. Das gilt für hohe, aber noch therapeutisch gebräuchliche Dosen von Salicylsäure bzw. Salicylaten.

3. Medikamentöse Acidose und Alkalose.

Durch Zuführung großer Mengen von alkalisch reagierenden Salzen, z. B. Natriumbicarbonat, kann eine Alkalose oder durch sauer reagierende Salze, z. B. Ammoniumchlorid, eine Acidose erzeugt werden, was seit langem bekannt ist. Es handelt sich dabei einfach um eine direkte Vermehrung von alkalischen bzw. sauren Valenzen. Interessanter sind die Substanzen, die über eine Änderung der Elektrolytausscheidung zu einer Verschiebung des Säure-Basengleichgewichtes führen; dazu gehören die Ionenaustauscher z. B. Carboresin, das zu einer vermehrten Natriumausscheidung führt und das Sulfonamidderivat „Diamox", das durch Hemmung des Fermentes Carboanhydrase schon in kleinen Dosen eine vermehrte Bicarbonatausscheidung im Urin zur Folge hat. Diese Substanzen

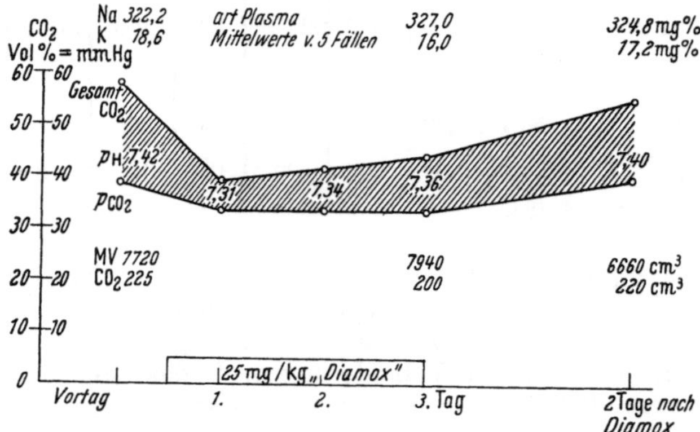

Abb. 27. Hemmung der Carboanhydrase durch das Sulfonamidderivat „Diamox". Im arteriellen Blut: Natrium, Kalium, CO_2-Gehalt und -Spannung sowie p_H. Spirometrie: CO_2-Ausscheidung und Minutenvolumen. (Mittelwerte von 5 Patienten.)

haben als quecksilberfreie Diuretica in den letzten Jahren an Bedeutung gewonnen, sie führen zu einer deutlichen Acidose. Der Carboanhydrasehemmstoff „Diamox" hat eine speziell kaliumdiuretische Wirkung, indem in den Nierentubuli der Austausch zwischen H^+- und K^+-Ionen blockiert wird und mit dem Bicarbonat vermehrt Kalium und somit auch ein alkalischer Urin ausgeschieden wird.

XIV. Lungenfunktion und Schwangerschaft.

Eine Zunahme der Atmung und eine Änderung der Alveolar- und Blutgase bei der Gravidität sind seit langem bekannt, aber verschieden gedeutet worden. ZUNTZ stellte 1908 spirometrisch erstmals eine cyclusabhängige Ventilationssteigerung und 1910 eine Zunahme der Lungenventilation während der Gravidität fest und sprach bereits von einer spezifischen Schwangerschaftsreaktion. HASSELBALCH untersuchte die alveoläre Kohlensäurespannung und schloß aus der Erniedrigung derselben während der Gravidität auf eine erhöhte Erregbarkeit des Atemzentrums. Er stellte zudem eine Abnahme der Residualluft und eine Zunahme der Vitalkapazität während der Gravidität fest. LEIMDÖRFER, NORAK und PORGES hielten die erniedrigte alveoläre Kohlensäurespannung für das Zeichen einer Schwangerschaftsacidose. Zu ähnlichen Schlußfolgerungen kamen ROTHER und BOKELMANN sowie GAMMELTOFT, LOESER, SIEDENTOPF und EISNER, wie auch LASCH, der das p_H des venösen Blutes mit der Wasserstoffelektrode bestimmte. Diese Autoren lehnten eine Schwangerschaftsacidose ab und hielten eine respiratorische Alkalose für wahrscheinlicher. Zum selben

Schluß gelangten BERENDT, BERBERICH und EUFINGER (1930), die auf die Ähnlichkeit der Befunde bei der Gravidität mit denen bei der Tetanie hinwiesen. Neuere Untersuchungen stammen von NICE mit Mitarbeitern, AUSTIN und CULLEN, MÉAN und UMBRICHT. LOESCHCKE und Mitarbeiter haben eine Reihe von Arbeiten über dieses Problem veröffentlicht. Sie kamen zum Schluß, daß während der Gravidität eine Schwellenerniedrigung des Atemzentrums bei meist gleicher Erregbarkeit vorliege. In den neuesten amerikanischen Arbeiten (GAENSLER, BADGER, PATTON, ABELMANN, FRANK, CUGELL) werden die Veränderungen der Atmung insbesondere unter Berücksichtigung der Verschiebung der Atemmittellage — Zwerchfellhochstand und Verminderung der Residualluft usw. —, beschrieben. Auch diese Autoren stellten ausnahmslos eine bereits in den ersten Monaten nachweisbare Steigerung der Ventilation mit Erniedrigung der alveolären Kohlensäurespannung fest.

Tabelle 13. *Die Lungenfunktion während der Schwangerschaft.* (Mittelwerte von 28 Frauen.)

	Arterielle					Alv. pO_2	MV	O_2-Aufnahme	Alv. Vent.	TR	VK	AGW
	O_2-Sättigung %	pO_2 mm Hg	CO_2 Vol.-%	pH	pCO_2 mm Hg	mm Hg	%	%	%	%	%	%
Normalwerte .	95—97	85—95	54—57	7,40	40,0	92—98	100	100	60—70	100	100	100
Schwangerschaft	98	90	48,9	7,42	33,2	103	120	120	61	100	100	80

Abkürzungen s. Tabelle 4, S. 124.

Auf Grund detaillierter blutgasanalytischer und spirometrischer sowie blut- und urinchemischer Untersuchungen kamen wir (ROSSIER und HOTZ 1953) zum Schluß, daß es sich bei den Änderungen des Säure-Basengleichgewichtes während der Gravidität um eine mehr oder weniger dekompensierte flüchtige Alkalose infolge Hyperventilation handelt. Die Ursache dürfte in hormonalen Faktoren zu suchen sein. Wenn man berücksichtigt, daß die Hyperventilation der Mutter zu einer Erhöhung der arteriellen Sauerstoffspannung und Erniedrigung der Kohlensäurespannung führt und damit auch die Blutgase in der V. umbilicalis des Fetalkreislaufes in dieser Richtung beeinflußt werden, so kann man von einem sinnvollen Anpassungsmechanismus sprechen.

XV. Effort-Syndrom.

Eine besonders bei jugendlichen Männern nicht so seltene Störung der Lungenfunktion ist das Effort-Syndrom; auch hierbei handelt es sich um ein Hyperventilationssyndrom (MEILI 1948). Als akute Störung ist in diesem Sinne die Hyperventilationstetanie bekannt. Bei vielen Patienten findet man aber, ohne daß es je zu einem eigentlichen Anfall gekommen wäre, lediglich eine Dauerhyperventilation mit entsprechenden Änderungen der Blutgase. Die Ursache der Ventilationssteigerung liegt zentral in einer gesteigerten Erregbarkeit des Atemzentrums als Ausdruck einer allgemeinen vegetativen Dystonie. Dabei gibt es fließende Übergänge bis zur Atemneurose. Im Gegensatz zur vorher besprochenen Gravidität ist beim Effort-Syndrom die Atemmittellage inspiratorisch verschoben und die funktionelle Residualluft erheblich vergrößert. Der Durchleuchtungsbefund mit Zwerchfelltiefstand und Querstellung der Rippen entspricht dem des Emphysems, doch ist die Zwerchfellbeweglichkeit nicht eingeschränkt, die Patienten sind in der Lage voll zu exspirieren. Die Lungenblähung beim Effort-Syndrom beeinflußt natürlich die Luftdurchmischung, zudem ist die Atmung meistens flach und frequent. Demzufolge ist die Atmung im Gegensatz zur Gravidität sehr unökonomisch. Die Gegenüberstellung mit den Befunden bei der Gravidität ist interessant, handelt es sich doch in beiden Fällen um eine Hyperventilationssyndrom. Bei der Gravidität ist die Hyperventilation sinnvoll, und der Organismus erreicht sie auf sehr ökonomische Weise. Beim Effort-Syndrom ist die Hyperventilation Ausdruck einer pathologischen Störung, und der Patient leistet sich den Luxus einer sehr unökonomischen Atmung.

Tabelle 14. *Die Lungenfunktion beim Effort-Syndrom.*
(Mittelwerte von 40 Patienten.)

	Arterielle					Alv. pO_2	MV	Alv. Vent.	TR	VK	AGW
	O_2-Sättigung %	pO_2 mm Hg	CO_2 Vol.-%	pH	pCO_2 mm Hg	mm Hg	%	%	%	%	%
Normalwerte . .	95—97	85—95	54—57	7,40	40,0	92—98	100	60—70	100	100	100
Effort-Syndrom .	97,5	96	54,4	7,42	37,1	105	190	40	200	100	95

Abkürzungen s. Tabelle 4, S. 124.

XVI. Thoraxdeformitäten.

Thoraxdeformitäten wie Kyphoskoliose, Trichterbrust und Hühnerbrust vermindern in erster Linie das Lungenvolumen und die Atemreserven. Je nach Schwere sind Total- und Vitalkapazität sowie der Atemgrenzwert eingeschränkt. Diese Befunde einer latenten Insuffizienz nach unserer Klassifikation sind regelmäßig zu erheben. Entsprechend den eingeschränkten Atemreserven ist die Anpassungsfähigkeit an körperliche Arbeit reduziert. Im Ruhezustand ist jedoch die Ventilation meistens genügend und die Arterialisation des Blutes vollständig. In Abhängigkeit zur Deformität ist die Ventilation beider Lungen nicht immer gleichmäßig. STEINMANN hat bronchospirometrisch festgestellt, daß die auf der Seite der Wirbelsäulenkonvexität liegende Lunge besser ventiliert wird und auch mehr Sauerstoff aufnimmt. So sind die Befunde bei jüngeren Patienten. Später kommt es bei der Kyphoskoliose meistens zur Dekompensation. Eine Bronchitis oder auch nur die normalen regressiven Altersveränderungen des Lungenparenchyms, ein leichter Verlust an Elastizität genügen, um die latente Insuffizienz manifest werden zu lassen. Die Ventilation wird in Ruhe quantitativ ungenügend und es entwickelt sich das Bild der Globalinsuffizienz, chronische alveoläre Hypoventilation, Hypoxämie und Hyperkapnie. Ist die Globalinsuffizienz schon beim Emphysem selten reversibel, so trifft das noch weniger für die Kyphoskoliose zu. Wie schon im Abschnitt XI. besprochen, führt die Globalinsuffizienz immer zu einer Drucksteigerung im kleinen Kreislauf und damit zur Rechtsüberlastung des Herzens und schließlich zum Cor pulmonale. Die Polyglobulie, die man in diesem Stadium meistens findet (COBET), ist lediglich eine Folge der chronischen respiratorischen Insuffizienz und verstärkt den Eindruck der Cyanose. Mit der kombinierten Untersuchung der Lungenfunktion und des Herzkatherismus konnten wir zeigen, daß es auch bei der Kyphoskoliose wie beim Emphysem nicht mechanische Gründe wie Thoraxkompression, erhöhter Alveolardruck usw., sondern die Globalinsuffizienz ist, die zur pulmonalen Hypertonie führt. Solange die alveoläre Ventilation und damit die Arterialisation des Blutes noch normal ist, bleibt auch der Druck im kleinen Kreislauf normal, sei auch die Skeletdeformation noch so schwer. Das „Kyphoskoliose-herz" ist also ein Cor pulmonale und nicht spezifisch für die Wirbelsäulen-deformität (SCHAUB und Mitarbeiter 1954).

Da heute die Kyphoskoliose und auch die Trichterbrust bei jugendlichen Patienten chirurgisch angegangen werden kann, besteht die Aussicht auf eine Besserung der Prognose. Unsere bisherigen Erfahrungen erstrecken sich erst über eine kurze Beobachtungszeit.

XVII. Anämie.

Die Anämie vermindert die Transportkapazität des Blutes für den Sauerstoff. Damit wird in erster Linie der Kreislauf belastet. Um im Gewebe bei einer verminderten Sauerstoffkapazität gleichviel Sauerstoff abzugeben, muß die periphere Ausschöpfung gesteigert werden, was aber nur über eine ungewöhn-

Beispiel. 8. *Anämie.*

W. Eugen, 51 Jahre, akute Blutungsanämie bei Oesophagusvaricen, 3,1 g-% Hämoglobin.

	Sollwerte	Arterielles Blut	Venöses Blut
Arterielles Blut			
O_2-Kapazität, Vol.-%	19,5—20,5	4,1	4,4
O_2-Sättigung, %	95—97	98,0	23,0
pO_2, mm Hg	85—95	93	12
CO_2, Vol.-%	54—57	45,0	47,6
p_H	7,38—7,41	7,50	7,44
pCO_2, mm Hg	40,0	25,7	31,0
alveoläre pO_2 mm Hg (Zürich)	92—98	105	

liche Entsättigung des venösen Blutes möglich ist. Tatsächlich konnten wir bei schweren und akuten Anämien sehr niedrige venöse Sauerstoffsättigungen bis gegen Null beobachten. Das bedeutet aber, daß die Sauerstoffspannung des Gewebes stark erniedrigt sein muß.

Der Organismus begegnet dieser vermehrten Ausschöpfung mit einer Vergrößerung des Herzminutenvolumens. Die Verminderung des Hämoglobins bedeutet aber auch eine reduzierte Pufferkapazität des Blutes, so daß bei Anämien auch Änderungen des Säure-Basengleichgewichtes zu erwarten sind. Diese Verhältnisse wurden insbesondere von EVANS, ODAIRA, BENETT, ENDRES, JOHNSTON, NEUSCHLOSZ, APPERLY, AUBERTIN u. a. untersucht. In diesem Zusammenhang interessierte natürlich immer der Verlauf der Dissoziationskurven (BARR, LITARCZEK, RICHARDS, BANSI, CERUTI, APFELBAUM u. a.). HENDERSON stellte bei schwerer perniziöser Anämie eine leichte Rechtsverschiebung der Sauerstoffdissoziationskurve fest und betrachtete das Phänomen als einen Kompensationsmechanismus mit dem Sinne, die Sauerstoffspannung des Gewebes nicht so tief absinken zu lassen. ROSSIER fand bei schweren Anämien, daß die Kohlensäuredissoziationskurve nicht mehr durch den Nullpunkt geht (Abb. 5). OGATA, GESELL, BRÜNER beschäftigten sich mehr allgemein mit dem Einfluß der Anämie auf Atmung und Kreislauf sowie deren Regulationen.

Bei mittelschweren und schweren Anämien findet man fast regelmäßig eine Hyperventilation mit Erniedrigung der alveolären und arteriellen Kohlensäurespannung sowie eine Verminderung der Gesamtkohlensäure in Richtung einer flüchtigen Alkalose. Wenn man berücksichtigt, daß bei einer Anämie der Hämatokrit verkleinert ist, so würde ein normaler prozentualer Kohlensäuregehalt des Plasmas eine Zunahme des Kohlensäuregehaltes im Vollblut bedeuten. Man kann deshalb die Hyperventilation mit Verminderung der Kohlensäurewerte auch als eine Anpassung der Kohlensäuretransportkapazität an die des Sauerstoffs bezeichnen.

Bei Acidosezuständen, z. B. bei chronischer Urämie, die ja auch zu einer Anämie führt, erschwert die verminderte Pufferkapazität des Blutes die Kompensation der Acidose.

XVIII. Künstliche Atmung und Sauerstofftherapie.

1. Narkose.

Die modernen Narkosemethoden mit Lähmung der Atemmuskulatur haben dazu geführt, daß sich die Anästhesisten mit Fragen der Lungenfunktion beschäftigen müssen. Bei der Spinalanästhesie wird nur die Rippenatmung aus-

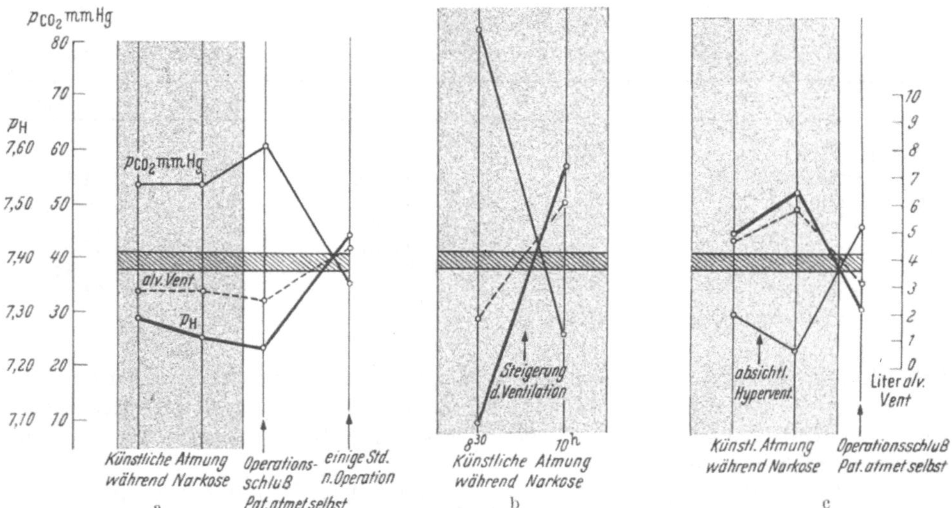

Abb. 28 a—c. Die Blutgase während der Narkose mit künstlicher Atmung. a Leichte flüchtige Acidose wegen Hypoventilation; b schwere flüchtige Acidose wegen Hypoventilation, nach Steigerung der Ventilation Alkalose; c flüchtige Alkalose wegen Hyperventilation. (Schraffur = Narkose.)

geschaltet, die Zwerchfellatmung genügt für die Ventilation und für eine vollständige Arterialisation des Blutes in der Lunge (Latterell, Luny). Wird die gesamte Atemmuskulatur durch Stoffe mit Curarewirkung blockiert, so muß künstlich ventiliert werden. Das Ausmaß der Ventilation bleibt meistens dem Fingerspitzengefühl des Narkotiseurs überlassen. Unter diesen Umständen wird in der Regel hypoventiliert, so daß durch Kohlensäureretention eine flüchtige Acidose entsteht (Decker, Beecher, Murphy, Bühlmann, Hotz).

Um diese Acidose zu vermeiden, befürworten Watrous, Davis, Andersen eine leichte Hyperventilation, die jedoch ebenfalls nur schwer zu dosieren ist. Eine massive Hyperventilation mit schwerer flüchtiger Alkalose ist eher noch gefährlicher als eine leichte Acidose, denn die Alkalose mit niedrigen Kohlensäurewerten führt zu einer Erweiterung der Arteriolen im großen Kreislauf und bringt die Gefahr des Kreislaufkollapses mit sich. Die Erweiterung der peripheren Gefäße läßt das Gewebe cyanotisch erscheinen und der unerfahrene Narkotiseur vermutet dann eine Hypoxämie, steigert die Ventilation noch mehr und provoziert den Kollaps. Die Ventilation sollte also so dosiert werden, daß die Blutgase normal bleiben. Dieses Ziel läßt sich erreichen, wenn man die Blutgase dauernd kontrolliert. Die einfachste und häufig angewandte Methode besteht darin, die Sauerstoffsättigung während der Narkose fortlaufend mit einem Oxymeter zu kontrollieren. Die künstliche Ventilation der Sauerstoffsättigung anzupassen, hat aber nur dann einen Sinn, wenn mit Luft ventiliert wird. Erhält der Patient ein mit Sauerstoff angereichertes Narkosegemisch, so bleibt die Sauerstoffsättigung natürlich auch 100%ig, wenn zu wenig ventiliert wird, so daß die Gefahr der Acidose nicht beseitigt ist. Das sinnvollste wäre, die künstliche Ventilation der arteriellen Kohlensäurespannung anzupassen, doch ist das technisch nicht möglich. Es genügt aber auch die fortlaufende Kontrolle des Kohlensäuregehaltes der Exspirationsluft, was durch Einschalten eines Indicator- oder elektrischen Meßgerätes z. B. des Carbovisor von BRINKMAN in den Trachealtubus möglich ist. Wird dann die Ventilation so reguliert, daß der Kohlensäuregehalt der Exspirationsluft zwischen 4—5% bleibt, so kann man mit Sicherheit eine gefährliche Acidose oder Alkalose vermeiden. Technisch komplizierter ist die laufende Kontrolle des Blut-p_H. SARNOFF hat einen entsprechenden Apparat entwickelt, bei dem das p_H direkt die künstliche Ventilation steuert. Die Elektrode hat in dieser Weise die Funktion eines künstlichen Atemzentrums, dessen Impulse über einen Verstärker den Nn. phrenici zugeleitet werden.

2. Künstliche Atmung.

Mit den Ausführungen über Narkose ist bereits das Wesentliche über die künstliche Atmung bei den verschiedenen Atemstillständen gesagt, denn auch hier ist das Hauptproblem, die Ventilation richtig zu dosieren (ENGHOFF, HOHNDAHL, RISHOLM). GRULE jr., ELDRIDGE und FORD schlagen deshalb die spirometrische Kontrolle vor, was bei Systemen mit Kompression und Dekompression des Thorax (eiserne Lunge) oder rhythmischer elektrischer Reizung des Zwerchfells (Elektrolunge) ohne Schwierigkeiten möglich ist.

Nun kommt es aber nicht nur darauf an, eine quantitativ genügende Ventilation zu gewährleisten, sondern diese sollte auch möglichst gleichmäßig alle Lungenpartien betreffen, damit es nicht zu einer Partialinsuffizienz kommt. Besonders die Apparaturen, mit denen die Atmung lediglich durch rhythmische Kompression und Dekompression der unteren Thoraxpartien aufrechterhalten wird, haben den Nachteil der ungleichmäßigen Ventilation. Eine bessere Luftverteilung in allen Lungenpartien erreicht man durch Überdruckatmung, wenn die Lunge während der Inspiration aufgeblasen wird. Diese Systeme haben aber wieder den Nachteil, daß die funktionelle Residualluft vergrößert wird und daß die Erhöhung des inthrathorakalen Druckes den Kreislauf ungünstig beeinflußt. ENGSTRÖM hat einen Apparat entwickelt, bei dem das Aufblasen der Lungen mittels Überdruck und Thoraxkompression oder Unterdruck für die Exspiration kombiniert sind. Der Überdruck dauert nicht wie üblich während der ganzen Inspirationsphase, sondern nur kurzfristig zu Beginn, so daß der intrathorakale Druck nicht dauernd erhöht ist. Durch die Unterstützung der Exspiration mit einem die unteren Thorax- und oberen Bauchpartien rhythmisch komprimierten Gürtel wird eine Zunahme der funktionellen Residualluft verhindert. Auf einer an der Exspirationsseite im halb offenen System angeschlossenen Gasuhr ist jederzeit das Ventilationsvolumen ablesbar. Mit dieser Kombination ist eine sehr gleichmäßige Ventilation und damit eine vollständige Arterialisation des Blutes möglich. Die Vervollkommnung der Apparate für die künstliche Ventilation hat zu der Situation geführt, daß es z. B. bei Schlafmittelvergiftungen und bei Schädeltraumen mit zentraler Atemlähmung ohne weiteres möglich ist, die Lungenatmung während Tagen und Wochen aufrechtzuerhalten, ohne daß es gelingt, den Patienten wieder zum Bewußtsein zu bringen. Bei zentralen Atemlähmungen wie auch bei der Poliomyelitis werden diese Geräte mit Vorteil

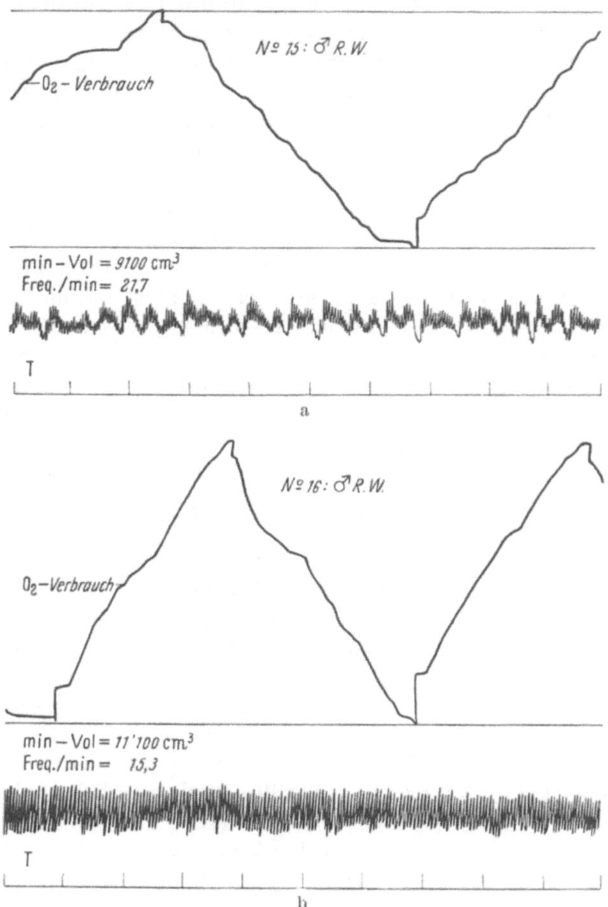

Abb. 29a u. b. Spirogramm vor und während der Beatmung mit der „Elektrolunge" (Patient mit Partialinsuffizienz bei Emphysem). a Sehr ungleichmäßige Ventilation während der Spontanatmung; b Gleichmäßige und gesteigerte Ventilation bei Stimulierung des Zwerchfells mit der Elektrolunge; O_2-Verbrauch mit registrierender Gasuhr gemessen; der Zeiger wechselt die Richtung nach jedem Liter nachgefülltem O_2. T = 1 min.

an eine Trachealkanüle angeschlossen. Dabei ist es von größter Wichtigkeit, daß die Luftwege durch häufiges Absaugen frei gehalten werden. Der beste Atmungsapparat nützt nichts, wenn die Atemwege verstopft sind. Eine ungenügende Ventilation oder eine wegen Verlegung der Atemwege nicht mehr voll wirksame Ventilation führt sehr schnell zu einer Kohlensäureretention. Derartig krisenhafte Situationen zeigen sich meistens in einem deutlichen Blutdruckanstieg im großen Kreislauf, weil die Kohlensäure sehr gefäßaktiv ist (MÉAN u. a.).

Kurz sollen noch die Systeme erwähnt werden, die eine ungenügende Ventilation verbessern sollen. Dabei handelt es sich hauptsächlich um die Beeinflussung der Atmung beim Emphysem. Das Ziel ist immer die funktionelle Residualluft zu verkleinern und damit die Luftdurchmischung zu verbessern. Dieses Ziel läßt sich durch eine mit der Exspiration synchrone Kompression der unteren Thorax- und oberen Bauchpartien erreichen. In die gleiche Richtung gehen die Versuche, die Atmung des Emphysematikers durch Anlegen eines Pneumoperitonaeum, das das Zwerchfell hochdrängt, zu bessern (GAENSLER). Eine andere Möglichkeit besteht darin, die Atemwege des Patienten während der Exspiration an ein Unterdrucksystem anzuschließen (CHERNIACK). Einen ähnlichen Effekt erreicht man mit einer nur inspiratorisch wirksamen künstlichen Stenose, wie sie schon früher von HOCHREIN zur Behandlung des Cor pulmonale empfohlen wurde. Auch die Apparate mit elektrischer Reizung der Atemmuskulatur werden als therapeutisches Verfahren für die Behandlung des Emphysems empfohlen. Nach eigenen Erfahrungen (KÄLIN) ist es möglich, die Ventilation z. B. mit der Elektrolunge so zu steigern, daß im Falle einer manifesten Insuffizienz die Arterialisation des Blutes besser oder sogar normal wird. Aber auch nach zahlreichen Sitzungen während Monaten bessert sich die Spontanatmung dieser Patienten meistens nicht.

3. Sauerstofftherapie.

Im Zusammenhang mit der künstlichen Ventilation muß noch die Sauerstofftherapie besprochen werden. Eine arterielle Sauerstoffuntersättigung als Folge einer allgemeinen alveolären Hypoventilation (Globalinsuffizienz) oder

Tabelle 15. *Lungeninsuffienzen und Sauerstofftherapie.*

O_2-Sättigung %, CO_2-Spannung mm Hg				O_2-Sättigung %, CO_2 Spannung mm Hg			
Globalinsuffizienz				Pneumonie, Fieber + vasculärer Kurzschluß			
E. A.	Luft	91,1	45,8	F. G.	Luft	93,0	34,0
	O_2	100,0	54,4		O_2	96,0	35,0
R. W.	Luft	91,0	45,4	D. N.	Luft	83,0	38,5
	O_2	100,0	59,7		O_2	91,0	38,5
F. M.	Luft	90,4	50,1	R. L.	Luft	92,0	40,5
	O_2	100,0	59,4		O_2	96,0	38,0
I. M.	Luft	82,7	57,5	A. B.	Luft	85,0	34,5
	O_2	100,0	70,5		O_2	88,5	35,0
M. J.	Luft	90,3	47,1	K. R.	Luft	91,0	38,5
	O_2	100,0	54,2		O_2	93,5	37,5
Diffusionsstörung				Partialinsuffizienz			
M. B.	Luft	88,7	35,1	M. S.	Luft	93,6	35,0
	O_2	100,0	31,5		O_2	100,0	33,8
B. J.	Luft	88,7	35,5	R. G.	Luft	89,5	41,0
	O_2	100,0	42,9		O_2	100,0	40,4
M. H.	Luft	81,3	27,8	S. K.	Luft	84,5	41,3
	O_2	100,0	29,7		O_2	100,0	39,5
M. J.	Luft	89,5	44,0	W. D.	Luft	91,5	42,3
	O_2	100,0	39,1		O_2	100,0	42,5
S. H.	Luft	87,6	35,1	W. L.	Luft	91,3	41,1
	O_2	100,0	35,9		O_2	100,0	41,8

einer ungleichmäßigen Ventilation (Partialinsuffizienz) und in den meisten Fällen auch als Folge einer Diffusionsstörung kann durch Sauerstoffatmung zum Verschwinden gebracht werden. Da aber bei einer chronischen alveolären Hypoventilation mit Erhöhung der Kohlensäurespannung, der Sauerstoff die Regulation der Atmung übernimmt (DONALD, CHRISTIE, JULISCH, ROSSIER), so wird bei diesen Zuständen die Ventilation unter Sauerstoffatmung noch mehr eingeschränkt, so daß es zu einer respiratorischen Acidose kommt (Rossier, Rübsam, Schwartz, Newman, Cherniack). In diesen Fällen hat nur die Kombination der Sauerstofftherapie mit mechanischer oder elektrischer Stimulierung der Atmung, eventuell auch die gleichzeitige Applikation eines das Atemzentrum erregenden Mittels einen Sinn. Anders ist es bei Hypoxämiezuständen, infolge pathologischer aber reversibler Hämoglobinoxydationen, wie z. B. durch Kohlenmonoxyd- und Stickoxydulinhalation oder Nitritvergiftungen und bei akuten Lungenveränderungen, die die Sauerstoffdiffusion erschweren, wie das Lungenödem und Giftgase. Bei diesen, meist akuten Zuständen ist die Sauerstofftherapie immer dringend indiziert und kann lebensrettend wirken.

Die vorstehende Tabelle gibt eine Übersicht der Sauerstoffwirkung auf die arteriellen Blutgase bei den verschiedenen Insuffizienzformen. Aus der Gegenüberstellung von je 5 Fällen zeigt sich deutlich, daß der Sauerstoff nur bei der Globalinsuffizienz eine sedative Wirkung hat und über eine Einschränkung der Ventilation zu einer Kohlensäureretention führt.

F. Schlußbemerkungen.

Die Untersuchungsmethoden der Lungenfunktion, wie wir sie auf den vorangehenden Seiten ausgeführt haben, gestattet einen Überblick über die Physiologie und Pathophysiologie der Atmung. Dieser Einblick kann vor allem durch die gleichzeitige Verwendung der beiden wichtigsten Untersuchungsmöglichkeiten, der Spirometrie und der arteriellen Blutgasanalyse gewonnen werden. Die Entwicklung der letzten Jahre zeigt jedoch, daß es je länger desto weniger möglich ist, die ventilatorische Funktion der Lunge von der Lungenzirkulation zu trennen, so daß es scheint, daß der Herzkatheterismus nach Forssmann, der in die Klinik durch Cournand eingeführt wurde, einen bedeutenden Platz in der Lungenfunktionsuntersuchung einnehmen wird. Auf diese Weise wird eine Synthese zwischen Ventilation, Diffusion der Atemgase in der Lunge und ihr Transport durch das Blut, sowie der Lungenzirkulation verwirklicht. Die einzelnen Funktionen sind so eng miteinander verbunden, so daß man hoffen kann, durch quantitative, mathematische oder nomographische Analyse einen tiefen Einblick in die Gesamtheit der Atemfunktion zu gewinnen. Die Pathophysiologen folgen somit einem Weg, der vor mehr als 25 Jahren von L. J. Henderson vorgezeichnet wurde, welcher eine physiko-chemische Interpretation aller Phänomene des Gastransportes durch das Blut zu realisieren versuchte. Diese Anschauungsweise wurde von späteren Autoren auch auf die alveoläre Ventilation, den funktionellen Totraum, die Gasdiffusion usw. angewandt. Wenn dies möglich war, so jedoch nur dank der großen Vorläufer, die die solide Basis schufen, auf welcher die heutige Generation vertrauensvoll aufbauen konnte. Bei diesen Worten denken wir vor allem an Paul Bert, Haldane und Barcroft, an Bohr und Krogh, sowie van Slyke, L. J. Henderson als auch W. R. Hess. Dieser Meister, um nur die größten unter ihnen zu nennen, gedenken wir in Anerkennung, wenn wir heute von einer Pathophysiologie der Atmung sprechen.

Literatur.

Physiologie der Atmung im allgemeinen (Monographien).

BARCROFT, J.: The respiratory function of the blood. Cambridge: Univ. Press 1928. — BEST, C. H., and N. B. TAYLOR: The physiological basis of medical practice. Baltimore: The Williams and Wilkins Cp. 1945. — BLADERGROEN, W.: Physikalische Chemie in Medizin und Biologie. Basel: Wepf 1949.

COMROE, J. H.: Methods in medical research, Bd. 2. Chicago: The year book publisher 1950.

DAUTREBANDE, L.: Les échanges respiratoires. Paris: Presse universit. de France 1930. — Respiration. In: Traité de physiologie normale et pathol. Paris: Masson & Cie 1934.

EDLBACHER, S., u. F. LEUTHARDT: Lehrbuch der physiologischen Chemie. Berlin: W. de Gruyter 1952.

GLASSER, O.: Medical physics, Bd. 1, 1944, Bd. 2, 1950. Chicago: The year book publishers 1950.

HALDANE, J. S.: Respiration. New-Haven: Yale Univ. Press 1927. — HENDERSON, L. J.: Blood. A study in general physiology Yale Univ. Press 1928. — HESS, W. R.: Das Zwischenhirn und die Regulation von Kreislauf und Atmung. Leipzig: Georg Thieme 1938. — HÖBER, R.: Lehrbuch der Physiologie des Menschen. Berlin: Springer 1934.

JOHLIN, J. M.: Introduction to physical biochemistry. New York: P. B. Holber 1949.

KNIPPING, H. W., u. P. RONA: Praktikum der physiologischen Chemie. Teil 3: Stoffwechsel und Energiewechsel. Berlin: Springer 1928.

MACLEOD, J. J. R.: Physiology in modern medicine. London: H. Kimpton 1935.

PETERS, J. P., and D. D. VAN SLYKE: Quantitative clinical chemistry, Bd. I. Interpretations. London: Baillière, Tindall and Cox 1931.

REIN, H.: Einführung in die Physiologie des Menschen. Berlin: Springer 1921. — ROBERTSON, T. B.: Principles of biochemistry. London: Baillière, Tindall and Cox 1924.

TENDELOO, N. PH.: Studien über die Entstehung und den Verlauf der Lungenkrankheiten. München: J. F. Bergmann 1931.

Mechanik der Atmung (Monographien).

BARIÉTY, M., J. PAILLAS et M. LÉVY: La trachée et les bronches. Paris: Masson & Cie. 1951.

FISCHER, F. K.: Konstruktiver Lungenbau. In: SCHINZ, BAENSCH, FRIEDL, UEHLINGER, Lehrbuch der Röntgendiagnostik. Stuttgart: Georg Thieme 1951.

HAYEK, H. v.: Die menschliche Lunge. Wien: Springer 1953.

KEITH, A.: The mechanism of respiration in man. Further advances in physiology. London: Arnold 1909.

MACKLIN, C. C.: The musculature of the bronchi and lungs-physiologic. Phys. Rev. **9**, 1—60 (1929). — MILLER, W. S.: The lung. Springfield: Thomas 1937. — MÜLLER, F.: Les dispositifs interstitiels de tension dans le poumon. Paris: Masson & Cie.

PARODI, F.: La mécanique pulmonaire. Paris: Masson & Cie. 1933. — POLICARD, A.: Le poumon. Paris: Masson & Cie. 1938. — Précis d'histologie physiologique. Paris: Doin 1944. — POLICARD, A., et P. GALY: Le bronches. Paris: Masson & Cie. 1945. — La plévre. Paris: Masson & Cie. 1942.

ROUD, A.: Mécanisme des articulations et des muscles de l'homme. Lausanne: F. Rouge 1913.

Mechanik der Atmung (einzelne Arbeiten).

D'ANGELO, F.: Studio roentgenchimografico in soggetti normale sulle modificazioni della statica e della dinamica toraco-polmonare in rapportto alle varie posizioni di decubito. Ann. Ist. Forlanini **3**, 30—48 (1939). — ANTHONY, A. J., u. M. BROGLIE: Grundsätzliches über die Registrierung der Zwerchfellbewegungen. Klin. Wschr. **1939**, 1126—1127.

BALTISBERGER, W.: Über die glatte Muskulatur der menschlichen Lunge. Z. Anat. **61**, 249 (1921). — BELLUSSI, G., e N. DE DOMINICIS: Contributo alla conoscenza della meccanica respiratoria in rapporto a differenti posizioni del corpo e alla costituzione morfologica. Fisiol. e Med. **8**, 539—568 (1937). — BIGGER, I. A., and B. COX: The relative effect of the contraction of the diaphragm on the bronchi of the upper and lower lobes. Arch. Surg. **23**, 1041 bis 1045 (1931). — DU BOIS, A. B., and B. B. ROSS: A new method for studying mechanics of breathing using cathode ray oscillograph. Proc. Soc. Exper. Biol. a. Med. **78**, 546—549 (1951). — BRONKHORST, W., u. C. DIJKSTRA: Das neuromuskuläre System der Lunge. Beitr. Klin. Tbk. **94**, 6/7 (1940).

Cardin, A.: Il muscolo diafragma e le sue componenti cinestesiche. Arch. Sci. biol. **25**, 51—88 (1939). — Chini, V.: Contributo allo studio della del forma respiro. III. Influenza del vago e azione della muscolatura liscia broncopolmonare sulla forma del respiro. Riforma med. **1**, 247—255 (1929).

Engel, S.: The structure of the bronchiolar wall relative to its function. Ann. paediatr. (Basel) **153**, 263—274 (1939). — Engelhardt, A.: Über den Antagonismus von Zwerchfellkontraktion und Rippenhebung. Z. Biol. **105**, 170 (1952).

Fenn, W. O.: Mechanics of respiration. Amer. J. Med. **10**, 77—90 (1951). — Fernandes, R.: Anschauungen über Lungenmechanik. Rev. brasil. Tbc. **5**, 205—222 (1936).

Gaensler, E. A.: Anatomy and physics of respiration. Science (Lancaster, Pa.) **114**, 2965 (1951). — Gehlen, H. v.: Der Acinus der menschlichen Lunge als elastisch-muskulöses System. Gegenbaurs Jb. **85**, 186—215 (1940).

Heckmann, K.: Das Krankheitsbild der Bronchialinsuffizienz. Ein Beitrag zum aktiven Verhalten der Lungen bei der Atmung. Fortschr. Röntgenstr. **74**, 23—39 (1951). — Heinbecker, P.: A method for demonstration of calibre changes in the bronchi in normal respiration. J. Clin. Invest. **4**, 459 (1927).

Jansen, J.: Beitrag zur Kenntnis der Zwerchfellinnervation. Z. Anat. **96**, 624—657 (1931).

Kahn, A. J.: Studies on intercostal nerve physiology. Proc. Soc. Exper. Biol. a. Med. **44**, 514—517 (1940). — Killian, H.: Beobachtungen über den Zwerchfelltonus. Arch. klin. Chir. **189**, 594—596 (1937). — Lungenentfaltung, Lungenzug und die Unterdruckförderung des Kreislaufs. Dtsch. Z. Chir. **253**, 621—631 (1940). — Killian, H., u. K. Kuhlmann: Der Regulierungsmechanismus der Lungenentfaltung und Atemoberfläche. I. Mitt. Arch. klin. Chir. **190**, 615—643 (1937). — Klisiecki, A., u. M. Niedbal: Die statisch-elastischen Kräfte des Brustkorbes und ihre Bedeutung für die Atembewegungen. Acta Biol. exper. (Warszawa) **12**, 271—276 (1938).

Lent, W., u. P. Nober: Die Weitung des Brustkorbes bei Zwerchfellbewegungen in den respiratorischen Endlagen. Z. exper. Med. **107**, 668—672 (1940). — Luisada, A.: Über Lungendynamik. Erg. inn. Med. **47**, 92—184 (1934). — Zur Frage einer Eigencontractilität der Lungen. Z. Biol. **95**, 434—436 (1934).

Magnenat, P.: Étude neurohistologique du poumon. Acta anat. (Basel) **13**, 1/2 (1951). — Miller, W. S.: The musculature of the finer divisions of the bronchial tree and its relation to certain pathological conditions. Amer. Rev. Tbc. **5**, 689 (1921). — Mills, J. N.: Intraabdominal pressures during quiet breathing. J. of Physiol. **112**, 201—203 (1951). — Möllendorff, W. v.: Anatomische Beiträge zum Verständnis der Lungenarbeit. Jkurse ärztl. Fortbildg **32**, 1 (1941). — Beiträge zum Verständnis der Lungenkonstruktion. Z. Anat. **11**, 224 bis 245 (1941).

Neergaard, K. v.: Neue Auffassung über einen Grundbegriff der Atemmechanik. Die Retraktionskraft der Lunge, abhängig von der Oberflächenspannung in den Alveolen. Z. exper. Med. **66**, 373 (1929). — Nicholson, H. C., and T. H. Robert: An attempt to detect reflex changes in bronchial calibre synchronous with respiration. Amer. J. Physiol. **128**, 276—280 (1940).

Orsós, F.: Die Gerüstsysteme der Lunge und deren physiologische und pathologische Bedeutung. Beitr. Klin. Tbk. **87**, 568—609 (1936). — Otis, A. B., W. O. Fenn and H. Rahn: Mechanics of breathing in man. J. Appl. Physiol. **2**, 11 (1950).

Palmieri, G. G.: Beitrag zur Kenntnis der Zwerchfellmechanik auf röntgenologischer Grundlage. Sitzgsber. physik.-med. Ges. Erlangen **71**, 263—284 (1940). — Partearroyo, F. R., J. Minana y F. B. Rodriguez: Die Radiodynamographie, eine neue Methode zum Studium der Thorax-Lungenbewegungen. Rev. españ. Tbc. **5**, 360—374 (1934). — Polgar, F.: Studies on respiratory mechanics. Amer. J. Roentgenol. **61**, 637—657 (1949).

Rodrigues, A., et R. Carvalho: La roentgenkymographie dans l'étude de la cinématique respiratoire. Arch. méd. chir. Appar. respirat. **14**, 24—33 (1939).

Schläpfer, K.: Weiterer Beitrag zur Frage der motorischen Innervation des Zwerchfelles. Arch. klin. Chir. **164**, Payr-Festschrift 233—239 (1931). — Schoen, R.: Tonusprobleme der Atmung. Klin. Wschr. **1936 II**, 1341—1345. — Schriever, H.: Zur Frage einer Eigenkontraktilität der Lungen. Z. Biol. **93**, 566—569 (1933). — Sekiya, M.: Studies on child's respiratory movement through roentgenkymography, especially on diaphragmatic movement. 1. Röntgenkymogramm as well as its basal experiments. Orient. J. Dis. Infants **28**, 1 (1940). — 2. Experiments on normal respiration of healthy children. Orient, J. Dis. Infants **28**, 1 (1940). — Sonne, C.: On the movements in the lungs during the respiration. Survey of problems and description of apparatus. Acta med. scand. (Stockh.) **105**, 313—328 (1940). — Strauss, L. H.: Beitrag zur motorischen Innervation des Zwerchfells beim Menschen und bei Tieren. Z. exper. Med. **86**, 244—257 (1932).

Torelli, G.: Studio roentgenchimografico dei movimenti costali nei soggetti normali. Ann. Ist. Forlanini **3**, 11—20 (1939).

Versteegh, C., and C. Dijkstra: Anatomical and experimental investigations about the muscular system of the mammalian lung. Proc. Kon. Ned. Akad. v. Wetensch. **45**, 876 bis 883 (1942).

Wick, H.: Zwerchfellspannung und Bronchialweite. Arch. exper. Path. u. Pharmakol. **215**, 1—2 (1952). — Woods, A.C., jun., D. F. Proctor, J. P. Isaacs and B. Noland: Studies in the respiratory air flow. III. The mechanics of respiration in the dog as reflected by changes in intraperitoneal pressure. Bull. Hopkins Hosp. 88, 291—303 (1951). — Wyss, O. A. M.: Die tonische Innervation des Zwerchfells. Pflügers Arch. **244**, 712—735 (1941). — Prinzipielle Betrachtungen über die Funktionsweise der Bronchialmuskulatur. Schweiz. med. Wschr. **1952**, 988—990. — La motilité de la paroi bronchique. Bronches **11**, 2—7 (1952).

Alveolarluft — Totraum usw. im physiologischen Zustand.

Aitken, R. S., and A. E. Clark-Kennedy: The concentration of CO_2 in successive portions of an expired breath. J. of Physiol. **64**, 17 (1927). — On the fluctuation in the composition of the alveolar air during the respiratory cycle in muscular exercise. J. of Physiol. **65**, 389—411 (1928). — Allen, C. M. van: Collateral respiration. Its demonstration, its nature and its function. I. Existance of collateral connections between pulmonary lobules. J. scient. Med. **15**, 11—25 (1931).

Bateman, J. B.: Factors influencing composition of alveolar air in normal persons, Proc. Staff Meet., Mayo Clin. **20**, 214 (1945). — Studies of lung volume and intrapulmonary mixing. Nitrogen clearance curves: Apparant respiratory dead space and its significance. J. Appl. Physiol. **3**, 3 (1950). — Binet, L.: Recherches sur les coefficients respiratoires chez l'enfant normal. Bull. méd. **36**, 1077 (1922). — Birath, G.: Lung volume and ventilation efficiency. Acta med. scand. (Stockh.) Suppl. **154** (1944). — Blickenstorfer, E.: Totraum und Totraumhyperventilation. Schweiz. Z. Tbk. **4**, Suppl. 1 (1947). — Bohr, Ch.: Über die Lungenatmung. Skand. Arch. Physiol. (Berl. u. Lpz.) **2**, 236 (1891); — Blutgase und respiratorischer Gaswechsel. In Handbuch der Physiologie des Menschen. 1905. — DuBois, A. B., A. G. Britt and W. O. Fenn: Alveolar CO_2 during the respiratory cycle. J. Appl. Physiol. **4**, 7, (1952). — DuBois, A. B., R. C. Fowler, A. Soffer and W. O. Fenn: Alveolar CO_2 measured by expiration into the rapid infrared gas analyzer. J. Appl. Physiol. **4**, 7 (1952). — Boothby, W. M.: Effects of high altitudes on composition of alveolar air: Introductory remarks, Proc. Staff Meet. Mayo Clin. **20**, 209 (1945). — Brebion, G., et H. Magne: L'espace mort et le volume total de l'appareil respiratoire. Ann. de Physiol. **13**, 65 (1937). — Brinkman, R., u. M. N. J. Dirken: Vergleiche zur Sauerstoffspannung der Alveolarluft mit der des arteriellen Blutes. Acta neerl. Physiol. **10**, 228—239 (1940).

Campbell, J. M. A., C. G. Douglas and E. G. Hobson: The sensitiveness of the respiratory center to carbonic acid and the dead space during hyperpnoea. J. of Physiol. **48**, 303 (1914). — Carpenter, T. M.: The constancy of the atmosphere with respect to carbon dioxide and oxygen content. J. Amer. Chem. Soc. **59**, 358—360 (1937). — Carpenter, T. M., and R. C. Lee: Respiratory quotient, alveolar air and dead space before and after the ingestion of glucose and fructose. Amer. J. Physiol. **97**, 509—510 (1931). — The influence of glucose and of fructose on the effective dead space in human respiration. Amer. J. Physiol. **104**, 10 (1933).

Dautrebande, L., et E. Delcourt-Bernard: Sur la notion d'espace nuisible „physiologique" d'un système respiratoire. Ann. de Physiol. **4**, 975—983 (1928). — Davy, H.: Researches, chemical and philosophical chiefly concerning nitrous oxide, or dephlogisticated nitrous air, and its respiration. London 1800. — Dirken, M. N. J.: Über die ungleichmäßige Zusammensetzung der Alveolarluft. Arch. exper. Path. u. Pharmakol. **187**, 462—471 (1937). Donald, K. W.: The definition and assessment of respiratory function. Brit. Med. J. **1953**, 415. — Douglas, C. G., and J. S. Haldane: The capacity of the air passages under varying physiological conditions. J. of Physiol. **6**, 235 (1912). — Dreser, H.: Die Bewegung der Atemluft in den Alveolargängen der Lungen. Z. exper. Med. **26**, 3—6, 223 (1922).

Enghoff, H.: Zur Frage des schädlichen Raumes bei der Atmung. Skand. Arch. Physiol. (Berl. u. Lpz.) **9** (1931). — Volumen inefficax. Bemerkungen zur Frage des schädlichen Raumes. Uppsala Läk. för. Förh., N. F. **44**, 191—218 (1938).

Fitzgerald, O., and J. M. O'Connor: The relation between respiratory quotient and alveolar CO_2-tension. J. of Physiol. **91**, 59—65 (1937). — Fleisch, A., u. F. Lehner: Die respiratorische Mittellage. Helvet. physiol. Acta **7**, 410—426 (1949). — Fowler, W. S.: Lung function studies. II. The respiratory dead space. Amer. J. Physiol. **154**, 405—416 (1948). — Non-uniformity of lung ventilation. Amer. J. Physiol. **155**, 437 (1948). — Respiratory dead space. In methods in medical research. Bd. 2. Chicago: The year book publishers inc. 1950.

GALDSTON, M., and S. A. HORWITZ: Study of the exchange of O_2 and CO_2 in the supraglottic portion of the respiratory dead space. Amer. J. Physiol. **155**, 420 (1948). — GAVAZZENI, M., u. L. COTTI: Über das Verhalten des Atemäquivalents bei schwerer Arbeit. Beitr. Klin. Tbk. **84**, 429 (1933). — GIORGIO, M. A. DI: Sulla compositione dell'aria alveolare, al termine dell'apnea volontaria effettuata in correnti d'aria a varia temperatura. Boll. Soc. ital. Biol. sper. **14**, 42—44 (1939). — GRÉHANT, N.: Du renouvellement de l'air dans les poumons de l'homme. C. r. Acad. Sci. (Paris) **55**, 278 (1862). — Recherches physiques sur la respiration de l'homme. J. Anat. Physiol. (Fr.) **1**, 523 (1864). — GROSSE-BROCKHOFF, F., and W. SCHOEDEL: Der effektive schädliche Raum. Pflügers Arch. **238**, 501 (1937). — GROSSE-BROCKHOFF, F., u. R. H. WATSON: Kurzfristige Schwankungen des minutlichen Sauerstoffverbrauches und des respiratorischen Quotienten unter Grundumsatzbedingungen. Pflügers Arch. **237**, 167—177 (1936).

HAGGARD, H. E., and L. A. GREENBERG: The respiratory quotient as a guide to mealtime intervals. Amer. J. Physiol. **109**, 46 (1934). — HAGGARD, H. W., and L. A. GREENBERG: The respiratory quotient as an index of meal intervals. Amer. J. Physiol. **101**, 48 (1932). — HATCH, T., K. M. COOK and P. E. PALM: Respiratory dead space. J. Appl. Physiol. **5**, 341 (1953). — HECKSCHER, H.: Untersuchungen über das Sauerstoffdefizit und die Kohlensäurespannung in der Alveolarluft. Pflügers Arch. **226**, 431 (1930). — HECKSCHER, H., H. FADDERSBÖLL u. E. MOGENSEN: Untersuchungen betreffend die Konstanz der alveolären Ventilation, die Schwankungen des alveolären Kohlensäureprozentes und des alveolären Sauerstoffdefizites bei willkürlichen Variationen der Frequenz und Tiefe der Respiration. Pflügers Arch. **226**, 418—430 (1930). — HENDERSON, J., F. P. CHILLINGWORTH and J. L. WHITNEY: The respiratory dead space. Amer. J. Physiol. **38**, 1 (1915). — HENDERSON, G., u. H. W. HAGGARD: Über die Bestimmung des schädlichen Raumes der Atmungswege mit Hilfe von Ätherdämpfen. HOPPE SEYLERS Z. **130**, 126 (1923). — HITCHCOCK, E. A., and R. W. STACY: Some factors which affect composition of alveolar air. Amer. J. Physiol. **155**, 443 (1948). — HUIZINGA, E.: Über die Physiologie des Bronchialbaumes. Pflügers Arch. **238**, 767 (1937). — HURTADO, A., and C. BOLLER: Studies of total pulmonary capacity and its subdivisions; normal, absolute and relative values. J. Clin. Invest. **12**, 793 (1933).

IRVING, L., J. K. W. FERGUSON and F. B. PLEWES: The source of CO_2 expired and the site of its retention. J. of Physiol. **69**, 113—123 (1930).

JONGBLOED, J.: Der „kritische" Sauerstoffdruck in Einatmungs- und Alveolarluft. Acta aerophysiol. **1**, H. 3, 45—48 (1934).

KALTREIDER, N. L., W. W. FRAY and H. V. Z. HYDE: The effect of age on the total pulmonary capacity and its subdivisions. Amer. Rev. Tbc. **37**, 662 (1938). — KILLIAN, H., u. K. KUHLMANN: Der Regulierungsmechanismus der Lungenentfaltung und Atemoberfläche. I. Mitt. Arch. klin. Chir. **190**, 615—643 (1937). — KNIPPING, H. W., and A. MONCRIEFF: The ventilatory equivalent for oxygen. Quart. J. Med. **1**, 17 (1932). — KROGH, A., and J. LINDHARD: The volume of the dead space in breathing. J. of Physiol. **47**, 30 (1913). — On the average compositive of the alveolar air and its variations during the respiratory cycle. J. of Physiol. **47**, 431 (1914). — The volume of the dead space in breathing and the mixing of gases in the lung of man. J. of Physiol. **51**, 59 (1917). — KRZYWANEK, FR. W., u. D. v. DESEO: Über die Abhängigkeit des toten Raumes von der Atemgröße. Pflügers Arch. **214**, 767 (1926). — KRZYWANEK, FR. W., u. M. STREUBER: Über die Gewinnung der Alveolarluft und die Größe des schädlichen Raumes beim Hunde. Pflügers Arch. **194**, 477 (1922). — Beitrag zur Größe des toten Raumes in den Atmungswegen. Pflügers Arch. **197**, 624 (1922)

LILJESTRAND, G.: Untersuchungen über die Atmungsarbeit. Skand. Arch. Physiol. (Berl. u. Lpz.) **35**, 199 (1918). — Chemismus des Lungengaswechsels. In Handbuch der normalen und pathologischen Physiologie **2**, 1 (1925). — LILJESTRAND, G., and N. STRENSTRÖM: A note on the respiratory dead space when breathing through the nose. Skand. Arch. Physiol. (Berl. u. Lpz.) **46**, 93 (1924). — LINDSKOG, G. E., and H. H. BRADSHAW: Collateral respiration. The chemical composition and volume of the collaterally respired gases. Amer. J. Physiol. **108**, 581—592 (1934). — LOEWY, A.: Über die Bestimmung der Größe des schädlichen Luftraumes im Thorax und der alveolaren Sauerstoffspannung. Pflügers Arch. **58**, 416 (1894). — LYON, D. M., D. M. DUNLOP and C. P. STEWART: Respiratory quotient in obese subjects. Biochemic. J. **26**, 1107—1117 (1932).

MARGARIA, R., e T. LO MONACO CROCE: Influenza della introduzione di uno spazio morto respiratrio sulla resistenza alla depressione barometrica. Riv. Med. aeronaut. **3**, 95 (1940). — MARTIN, C. J., F. CLINE jr., and H. MARSHALL: Lobar alveolar gas concentrations: effect of body position. J. Clin. Invest. **32**, 617 (1953). — MATTHES, K.: Über die Beziehung der Atmung zur Sauerstoffsättigung des Arterienblutes. Verh. dtsch. Ges. Kreislaufforsch. **117**, 122, 160—161 (1935). — Über ungleichmäßige Zusammensetzung der Alveolarluft. Bemerkungen zur gleichnamigen Arbeit von M. N. J. DIRKEN, Arch. exper. Path. u. Pharmakol. **189**, 22—24 (1938). — Untersuchungen über die Ventilation der Lungen. Verh. dtsch. Ges. Kreislaufforsch. **107**, 112 (1940). — LO MONACO CROCE, T.: Influenza della introduzione di uno spazio morto artificiale sullá respirazione, specialmente sulla tensione dei gas negli alveoli. Riv. Med. aeronaut. **2**, 291—305 (1939). — Influenza della introduzione di uno spazio morto artificiale sulla respiratione, specialmente sulla tensione dei gas negli alveoli inspirando aria con O_2 al 14% (= altezza fittizia di 3000 m) ed aria con O_2 al 10,5% (5000 m). Riv. Med. aeronaut. **3**, 275—293 (1940). — Influenza della introduzione di un spazio morto artificiale sulla respirazione, spezialmente sulla tensione dei gas negli alveoli, con iperventilazione provocata di lavoro muscolare. Riv. Med. aeronaut. **4**, 93—108 (1941). — MONCRIEFF, A.: Tests for respiratory efficiency: The so-called dead space. Lancet **1933 I**, 956—961. — MOND, R.: Respiratorischer Quotient und Atmungsregulation. Pflügers Arch. **251**, 255—261 (1949). — MUNDT, E., W. SCHOEDEL u. H. SCHWARZ: Über die Gleichmäßigkeit der Lungenbelüftung. Pflügers Arch. **244**, 99—106 (1940). — Über den effektiven schädlichen Raum der Atmung. Pflügers Arch. **244**, 107—119 (1940). —

NIELSEN, E., u. C. SONNE: Die Zusammensetzung der Alveolarluft. Z. exper. Med. **85**, 46 (1932).

PAPPENHEIMER, H. R., A. P. FISHMAN and L. M. BORRERO: New experimental methods for determination of effective alveolar gas composition and respiratory dead space, in the anesthetized dog and in man. J. Appl. Physiol. **4**, 855—867 (1952).

RICHARDSON, H. B.: The respiratory quotient. Physiologic. Rev. **9**, 61—125 (1929). — RILEY, R. L., and A. COURNAND: „Ideal" alveolar air and the analysis of ventilation-perfusion relationships in the lungs. J. Appl. Physiol. **1**, 825—847 (1949). — ROHRER, F.: Der Strömungswiderstand in den menschlichen Atemwegen und der Einfluß der unregelmäßigen Verzweigung des Bronchialsystems auf den Atmungsverlauf in verschiedenen Lungenbezirken. Pflügers Arch. **162**, 225 (1915). — ROSSIER, P. H., et E. BLICKENSTORFER: Espace mort et hyperventilation. Helvet. Med. Acta **13**, 328 (1946). — ROSSIER, P. H., H. BUCHER u. K. WIESINGER: Studien über die Patho-Physiologie der Atmung bei der Silikose. Die Lungenfunktion in Ruhe bei der Silikose. Vjahr. naturforsch. Ges. Zürich **92**, 3/4 (1947). ROSSIER, P. H., u. A. BÜHLMANN: Studien über die Patho-Physiologie der Atmung bei der Silikose. Die Lungenfunktion im Arbeitsversuch. Vjahr. naturforsch. Ges. Zürich **95**, 2, 3 (1950). — ROSSIER, P. H., A. BÜHLMANN u. H. R. MÜLLER: Espace mort respiratoire et clearance alvéolaire. Schweiz. med. Wschr. **1953**, 577. — ROSSIER, P. H., et H. MÉAN: L'Insuffisance pulmonaire. Schweiz. med. Wschr. **1943**, 327.

SEGALL, W.: Untersuchungen zur Frage der Totraumatmung. Beitr. Klin. Tbk. **84**, 559—568 (1934). — SHOCK, N. W.: Age changes and sex differences in alveolar CO_2 tension. Amer. J. Physiol. **133**, 610—616 (1941). — SIEBECK, R.: Die Dyspnoe durch Stenose der Luftwege. II. Die Einstellung der Mittellage der Lunge. Dtsch. Arch. klin. Med. **97**, 219 (1909). — Über die Beeinflussung der Atemmechanik durch krankhafte Zustände des Respirations- und Kreislaufapparates. Dtsch. Arch. klin. Med. **100**, 204 (1910). — Über den Gasaustausch zwischen der Außenluft und den Alveolen. Z. Biol. **55**, 267 (1910). — Über den Gasaustausch zwischen der Außenluft und den Alveolen. II. Mitt. Skand. Arch. Physiol. (Berl. u. Lpz.) **25**, 81 (1911). — Über den Gasaustausch zwischen der Außenluft und den Alveolen. III. Mitt. Die Lungenventilation beim Emphysem. Dtsch. Arch. klin. Med. **102**, 390 (1911).

TALENTI, C.: Ventilazione polmonare e composizione dell'aria alveolare respirando miscele a vario contenuto di ossigeno e di anitride carbonica. Boll. Soc. ital. Biol. sper. **15**, 1137—1139 (1940). — TANNER, K.: Über die Abhängigkeit des toten Raumes von der Atmung beim Kaninchen. Arch. internat. Pharmacodynamie **81**, 328 (1950). — TANNER, K., u. K. BUCHER: Über die Größe des toten Raumes beim Kaninchen. Experientia (Basel) **4**, 318 (1948).

ZUNTZ, N.: Physiologie der Blutgase und des respiratorischen Gaswechsels. In HERMANNS Handbuch der Physiologie, Bd. 4, S. 4. 1882.

Diffusion der Atemgase.

BARCROFT, J.: The respiratory function of the blood. Part 1: Lessons from high altitudes. Cambridge: University Press 1925. — BOHR, C.: Über die spezifische Tätigkeit der Lungen bei der respiratorischen Gasaufnahme und ihr Verhalten zu der durch die Alveolarwand stattfindenden Gasdiffusion. Skand. Arch. Physiol. (Berl. u. Lpz.) **22** (1909).

DOUGLAS, C. G. O.: Die Regulation der Atmung beim Menschen. Erg. Physiol. **14**, 338 (1914).

FOFFANI, G.: Sul tempo per l'equilibrio gassoso fra aria alveolare e sangue in relatione ai metodi respiratori per la misura della portata circulatoria. Atti Ist. Veneto Sci. ecc. **97**, 675—686 (1938).

GERTZ, K. H., u. H. H. LÖSCHKE: Diffusion von Gasen in untersättigten Lösungen. Tagg Dtsch. Physiol. Ges. 27.—29. Aug. 1951. — GREENE, C. W., and C. H. GREENE: Does the partial pressure of O_2 in arterial blood during progressive anoxemia support the secretory theory? Amer. J. Physiol. **59**, **442** (1922).

HENDERSON, L. J., and C. D. MURRAY: Blood as a physico-chemical system. III. Deductions concerning the capillary exchange. J. of Biol. Chem. **65** (1925).

JOST, W.: Ein physiologisches Diffusionsproblem. Z. Naturforsch. **4** (1949).

KETY, S. S.: Gas-blood diffusion. In methods in medical research, Bd. 2 Chicago: The year book publishers 1950. — KISZELY, G., u. E. SIMÔ: Die Rolle der Alveolarwand der Lunge im Gasstoffwechsel. Magy. orv. Arch. **41**, 325—328 (1940). — KRAMER, K., u. H. SARRE: Untersuchungen über die Arterialisierung des Blutes. V. Mitt. Möglichkeiten der Beeinflussung des Gasaustausches zwischen Alveolen und Blut. Z. Biol. **97**, 329 (1936). — KREUZER, F.: Über die Diffusion von Sauerstoff in Serumeiweißlösungen verschiedener Konzentration. Helvet. physiol. Acta **8**, 4 (1950). — Über die Diffusion des Sauerstoffes im Blut. Helvet. physiol. Acta **9**, 4 (1951). — Über die Diffusion des Sauerstoffs durch Erythrocytensuspensionen verschiedener Konzentration in Ringerlösung. Helvet. physiol. Acta **9**, 2 (1951). — Modellversuche zum Problem der Sauerstoffdiffusion in den Lungen. Helvet. physiol. Acta **9** (1953). — KROETZ, C.: Physiologische und pathologische Schwankungen der Sauerstoffdurchlässigkeit der Lungen. Verh. dtsch. Ges. inn. Med. **43**, 105 (1931). — KROGH, MARIE: The diffusion of gases through the lungs of man. J. of Physiol. **49** (1915).

LASZT, L.: Modellversuche mit Hämoglobinlösungen zur Frage des Gasaustausches in den Lungen. Helvet. physiol. Acta **3** (1945). — LILIENTHAL, J. L., R. L. RILEY, D. D. PROEMMEL and R. E. FRANKE: An experimental analysis in man of the oxygen pressure gradient from alveolar air to arterial blood during rest and exercise at sea level and at altitude. Amer. J. Physiol. **147**, 199 (1946). — LOEWY u. ZUNTZ: In MICHAELIS, Handbuch der Sauerstofftherapie. Berlin 1906. — LONGMUIR, I. C., and F. J. W. ROUGHTON: The diffusion coefficients of carbon monoxide and nitrogen in hemoglobin solution. J. of Physiol. **118** (1952). — LUCKNER, H.: Über die Austauschgeschwindigkeit der Atemgase im Blut. Tagg Dtsch. Physiol. Ges. 29. Sept. bis 1. Okt. 1948.

MATTHES, K.: Untersuchungen über den Gasaustausch in der menschlichen Lunge. I. Mitt. O_2-Gehalt und O_2-Spannung im Arterienblut und im venösen Mischblut des Menschen. Arch. exper. Path. u. Pharmakol. **181**, 630 (1936). — Untersuchungen über den Gasaustausch in der menschlichen Lunge. II. Mitt. Der Ausgleich der Sauerstoffspannung zwischen Alveolen und Blut. Arch. exper. Path. u. Pharmakol. **181**, 640 (1936). — MATTHES, K., J. G. QUERALTO u. X. MALIKOSIS: Untersuchungen über den Gasaustausch in der menschlichen Lunge. V. Mitt. Über das Verhalten der arteriellen Sauerstoffsättigung bei hohen alveolaren Sauerstoffspannungen. Arch. exper. Path. u. Pharmakol. **185** (1937). — MÜLLER, A.: Bemerkungen zum Gasaustausch in den Lungen. Helvet. physiol. Acta **3**, 2 (1945). — MURRAY, C. D., and W. O. P. MORGAN: Oxygen exchange, blood and the circulation. A coordinated treatment of the factors involved in oxygen supply on the basis of the diffusion theory. J. of Biol. Chem. **65** (1925).

NICOLAI, L.: Zur Frage des Gasaustausches zwischen Blut und Geweben. Tagg Dtsch. Physiol. Ges. **26**.—29. Mai 1931. — NICOLSON, P., and J. F. W. ROUGHTON: A theoretical study of the influence of diffusion and chemical reaction velocity on the rate of exchange of carbon monoxide and oxygen between the red blood corpuscle and the surrounding fluid. Proc. Roy. Soc. **138** (1951).

PLAUT, A.: Atmungsepithel und Atmung. Dtsch. Arch. klin. Med. **140**, 129 (1922).

RADSMA, W.: Is delay in passing of the blood through the lungs an obstacle to the determination of the CO_2 tension of the mixed venous blood? Acta neerld. Physiol. etc. **2**, 88 (1932). — RILEY, R. L.: Pulmonary gaz exchange. Amer. J. Med. **10**, 210 (1951). — RILEY, R. L., and A. COURNAND: Analysis of factors affecting partial pressures of oxygen and carbon dioxide in gas and blood of lungs. I. Theory. J. Appl. Physiol. **4**, 47—101 (1951). — RILEY, R. L., A. COURNAND and K. W. DONALD: Analysis of factors affecting partial pressures of oxygen and carbon dioxyde in gas and blood of lungs. II. Methods. J. Appl. Physiol. **4**, 2 (1951). — RILEY, R. L., J. L. LILIENTHAL, D. D. PROEMMEL and R. E. FRANKE: On the determination of the physiologically effective pressures of oxygen and carbon dioxide in alveolar air. Amer. J. Physiol. **147**, 191 (1946). — ROUGHTON, F. J. W.: The average time spent by the blood in the human lung capillary and its relation to the rates of CO uptake and elimination in man. Amer. J. of Physiol. **143** (1945).

SARRE, H.: Untersuchungen über die Arterialisierung des Blutes. IV. Mitt. Theorie der Sauerstoffspannungsausgleiche zwischen Alveolen und Blut und die Diffusionskonstante. Z. Biol. **96**, 352—363 (1935). — SONNE, C.: Der respiratorische Luftaustausch in den Lungen. Z. exper. Med. **94**, 13—34 (1934).

VOGEL, H.: Die Geschwindigkeit des Blutes in den Lungencapillaren. Helvet. physiol. Acta **5**, 2 (1947).

WIESINGER, K.: Zum Membranproblem der Lunge. Verh. schweiz. naturforsch. Ges. **178** (1948).

Spannungsgradienten.

BANDOW, F., J. BIRKNER u. H. BOHNENKAMP: Neue Versuche mit den Fremdgasmethoden zur Bestimmung der arteriovenösen Sauerstoffdifferenz. Verh. dtsch. Ges. Kreislaufforsch. **1933**, 232—237. — BARCROFT, J., and M. NAGAHASHI: The direct measurement of the partial pressure of oxygen in human blood. J. of Physiol. **55**, 339 (1921). — BARTELS, H., u. G. RODEWALD: Der arterielle Sauerstoffdruck, die alveolär-arterielle Sauerstoffdruckdifferenz und weitere atmungsphysiologische Daten gesunder Männer. Pflügers Arch. **256**, 2 (1952). — BERGGREN, S. M.: The oxygen deficit of arterial blood caused by non-ventilating parts of the lung. Acta physiol. scand. (Stockh.) **4**, Suppl. 9 (1942). — LE BLANC, E.: Respiratorischer Gasaustausch und Lungendurchblutung unter normalen und krankhaften Zuständen der Atmungsorgane. Untersuchungen an arteriellem und venösem Blut von Mensch und Tier. Beitr. Klin. Tbk. **50**, 21 (1922). — BOCK, A. V., D. BILL, H. T. EDWARDS, L. J. HENDERSON and J. H. TALBOTT: On the partial pressures of oxygen and carbon dioxide in arterial blood and alveolar air. J. of Physiol. **68**, 277—291 (1929).

FERRIS, M. G., H. A. KRIETE and B. C. KRIETE: Alveolar-arterial oxygen difference a comparison of two methods. J. Appl. Physiol. **3**, 9 (1951).

HAMILTON, W. F., M. C. SPRADLIN and H. G. SAAM jr.: The CO_2 of the mixed venous blood of man. J. of Physiol. **70**, 244—252 (1930).

ISRAELS, M. C. G., and F. W. LAMB: The determination of the carbon dioxide content of the mixed venous blood. Pt. II. Carbon dioxide equilibria between mixed venous blood and rebreathed airs. J. of Physiol. **67**, 315—324 (1929).

KRAMER, K., u. H. SARRE: Untersuchungen über die Arterialisierung des Blutes. II. Mitt. Über den Sauerstoffspannungsausgleich zwischen Alveolen und Blut. Z. Biol. **96**, 89—100 (1935). — Untersuchungen über die Arterialisierung des Blutes. III. Mitt. Der Gasaustausch in der Lunge während der Atempause. Z. Biol. **96**, 101—114 (1935).

LENNOX, W. G., and E. LEONHARDT: The oxygen and carbon dioxide content of blood from the internal jugular and other veins. Arch. Int. Med. **46**, 630—636 (1930). — LILIENTHAL, J. L., R. L. RILEY, D. D. PROEMMEL and R. E. FRANK: An experimental analysis in man of the oxygen pressure gradient from alveolar air to the arterial blood during rest and exercise at sea level and at altitude. Amer. J. Physiol. **147**, 199 (1946).

MATTHES, K.: Untersuchungen über den Gasaustausch in der menschlichen Lunge. I. Mitt. Sauerstoffgehalt und Sauerstoffspannung im Arterienblut und im venösen Mischblut des Menschen. Arch. exper. Path. u. Pharmakol. **181**, 630—639 (1936). — Untersuchungen über den Gasaustausch in der menschlichen Lunge. II. Mitt. Der Ausgleich der Sauerstoffspannung zwischen Alveolen und Blut. Arch. exper. Path. u. Pharmakol. **181**, 640 (1936). —

PETERS, J. P., H. A. BULGER and A. J. EISENMAN: The differences between arterial and venous blood. J. of Biol. Chem. **67**, 165 (1926).

RILEY, R. L., and A. COURNAND: Analysis of factors affecting partial pressures of oxygen and carbon dioxide in gas and blood of lungs. Theory. J. Appl. Physiol. **4**, 2 (1951). — „Ideal" alveolar air and the analysis of ventilation-perfusion relationship in the lungs. J. Appl. Physiol. **1**, 12 (1949).

WILLIAMS, M. H.: Alveolar-arterial oxygen pressure gradient in normal dogs. Amer. J. Physiol. **173**, 1 (1953).

O_2-Transport.

ADAIR, G.: Thermodynamical proof of the reciprocal relationship of O_2 and CO_2 in blood. J. of Physiol. **58**, 2/3, IV (1923). — ADAIR, G. S.: On the relation of K in Hill's equation to the carbonic acid pressure in the blood. J. of Physiol. **55**, 1/2, XVI (1921). — The hemoglobin system. I. Classification of reaction. J. of Biol. Chem. **63**, 493 (1925). — ADOLPHE, E. F., and R. M. FERNY: The O_2 dissociation of haemoglobin and the effect of electrolytes upon it. J. of Biol. Chem. **47**, 547 (1921).

BARCROFT, J.: The respiration function of the blood. Cambridge: Univ. Press 1914. — BARCROFT, J., and M. M. CAMIS: The dissociation curve of blood. J. of Physiol. **39**, 118 (1909). — BARCROFT, J., and W. O. R. KING: The effect of temperature on the dissociation curve of blood. J. of Physiol. **39**, 374 (1909/10). — BARCROFT, J., and ORBELI: The influence of lactic acid upon the dissociation curve of blood. J. of Physiol. **41**, 363 (1910). — BARCROFT, J., and E. P. POULTON: The effect of carbonic acid on the dissociation curve of blood. J. of Physiol. **46**, 4 (1913). — BARCROFT, J., and FF. ROBERTS: The dissociation curve of hemoglobin. J. of Physiol. **39**, 143 (1909). — BOCK, A. V., H. FIELD and G. S. ADAIR: The O_2 and CO_2 dissociation curve of human blood. J. of Biol. Chem. **59**, 353 (1924). — BOHR, C., K. HASSELBALCH u. A. KROGH: Über einen in biologischer Beziehung wichtigen Einfluß, den die Kohlensäurespannung des Blutes auf dessen Sauerstoffbindung übt. Skand. Arch. Physiol. (Berl. u. Lpz.) **16**, 402 (1904). — Rapport entre variations de CO_2 et la courbe de O_2.

Skand. Arch. Physiol. (Berl. u. Lpz.) **16**, 402 (1904). — BRINKMAN, R., A. J. H. WILDSCHUT and A. WITTERMANS: On the occurence of two kinds of hemoglobin in normal human blood. J. of Physiol. **80**, 377—387 (1934). — BROWN, W. E. L., and A. V. HILL: The physical chemistry of hemoglobin in blood. Arch. néerl. Physiol. **7**, 174 (1922). — The oxygen dissociation curve of blood and its thermodynamical basis. Proc. Roy. Soc. Lond. **94**, 297 (1923). — The oxygen-dissociation curve of blood and its thermodynamical basis. Proc. Roy. Soc. Lond. **94** (1923).

DAM, L. VAN: A method for determining the amount of oxygen dissolved in 1 ccm of water. J. of Exper. Biol. **12**, 80—85 (1935). — DOISY, E., A. P. BRIGGS et K. S. CHONKA: The apparent acid dissociation constants of oxyhemoglobin and reduced hemoglobin. J. of Biol. Chem. **50**, No 2, XLVIII (1922). — DOUST, L., J. HOENIG and R. A. SCHNEIDER: Gas exchange and transportation. Nature (Lond.) **169**, 4309 (1952). —

FERRY, R. M., and A. M. PAPPENHEIMER jr.: Studies in the chemistry of hemoglobin. IV. The equilibrium between oxygen and the hemoglobin of sheep in whole blood. Amer. J. Physiol. **90**, 344 (1929). — FLORKIN, M., L. LEFEBVRE et I. LAURENT: Sur un nouveau exemple de variation de position de la courbe de dissociation avec le pouvoir oxyphorique dans un sang à hémoglobine dissoute (Chironomus) et sur une raison d'être de l'hématie. Acta biol. belge **1**, 305—307 (1941). — FORBES, W. H.: The equilibrium between oxygen and hemoglobin. II. The oxygen dissociation curves of dilute solutions of horse hemoglobin. J. of Physiol. **71**, 261—267 (1931). — FORBES, W. H., and F. J. W. ROUGHTON: The equilibrium between oxygen and hemoglobin. I. The oxygen dissociation curve of dilute blood solutions. J. Physiol. **71**, 229—256 (1931). — FRASER, F. R., G. GRAHAM and R. HILTON: A comparison of blood curves constructed with arterial and with venous blood. J. of Physiol. **59**, 221 (1924).

GESELL, R.: The significance of the dual function of hemoglobin in relation to the mechanism of the chemical regulation of the respiration. Amer. J. Physiol. **63**, 393 (1923).

HAGGARD, H. W.: Thermal effects accompanying alteration of the O_2 et CO_2 content of blood. Amer. J. Physiol. **59**, 454 (1922). — HERMANN, H., B. HUDOFFSKY, H. NETTER u. L. TRAVIA: Über den spezifischen Einfluß der Kohlensäure auf die Sauerstoffbindungskurve des Hämoglobins. Pflügers Arch. **242**, 311—327 (1939). — HEROLD, W.: Beitrag zum Problem der O_2-Sättigungskurven des Blutes. Vorl. Mitt. Z. physik. Chem. A. **168**, 227—231 (1934). — HILL, A. V.: The combinations of hemoglobin with O_2 and CO_2 and the effects of acid and CO_2. Biochemic. J. **15**, 577 (1921). — The acid nature of oxyhemoglobin. Biochemic. J. **17**, 544 (1923). — The interaction of O_2, acid and CO_2 in blood. J. of Biol. Chem. **51**, 359 (1922). — HILL, R., and H. P. WOLVEKAMP: The oxygen dissociation curve of hemoglobin in dilute solution. Proc. Roy. Soc. Lond. B. **120**, 484—495 (1936). — HOCHREIN, M.: The effect of lactic and carbonic acids on the affinity of hemoglobin for oxygen. Amer. J. Physiol. **90**, 391, 392 (1929).

IWATA, T.: The influence of pH on the oxygen combining ability of red blood corpuscules. (Studies on the factors which affect the oxygen capacity of hemoglobin.) I. Acta Scholae med. Kioto **17**, 56—62 (1934). — On the velocity of heat damage sustained by hemoglobin on its oxygen capacity. (Studies on the factors which affect the oxygen capacity of haemoglobin III.) Acta Scholae med. Kioto **17**, 81—87 (1934).

KATO, T.: The effect of alkalis on the rate of oxidation and reduction of blood. Biochemic. J. **9**, 393 (1915). — KLODT, W.: Einfluß der Ascorbinsäure auf die Sauerstoffdissoziation des Blutes und den chemischen Verlauf der vitalen Oxydationsprocesse. Klin. Wschr. **1936 II**, 1637—1639. — KÔNE, H.: On the influence of salts upon the dissociation curve of hemoglobin. Jap. J. med. Sci., Trans. III Biophysics **2**, 1—24 (1931). — KREUZER, F.: Über die Gültigkeit des FICKschen Gesetzes bei der Diffusion des Sauerstoffs in dünne Schichten hochkonzentrierter Hämoglobinlösung. Helvet. physiol. Acta **7** (1949). — KREUZER, F., u. A. BETTICHER: Eine Apparatur hoher Empfindlichkeit und Stabilität zur Messung der Oxydationszeiten des Hämoglobins. Helvet. physiol. Acta **9**, 3 (1951).

LAMBERTSEN, C. J., P. L. BUNCE, D. L. DRABKIN and U. F. SCHMIDT: Relationship of oxygen tension to hemoglobin oxygen saturation in the arterial blood of normal men. J. Appl. Physiol. **4**, 873—885 (1952). — LEMBERG, R., and J. W. LEGGE: Hematin compounds and bile pigments. New York: Interscience publishers 1949. — LITARCZEK, G., H. AUBERT et I. COSMULESCO: Des facteurs qui peuvent influencer l'affinité de l'hémoglobine pour l'oxygène, exprimée par la constante I/k. Le pH plasmatique. C. r. Soc. Biol. (Paris) **106**, 740 bis 742 (1931). — Les facteurs qui peuvent influencer l'affinité de l'hémoglobine pour l'oxygène, exprimée par la constante de dissociation I/k. Les facteurs intraglobulaires. C. r. Soc. Biol. (Paris) **106**, 973—975 (1931). — LOONEY, J. M., and E. M. JELLINEK: The oxygen and carbon dioxide content of the arterial and venous blood of normal subjects. Amer. J. Physiol. **118**, 225—231 (1937). — LUNDSGAARD, C., and F. MÖLLER: Investigations on the O_2 content of cutaneous blood (so-called capillary blood). J. of Exper. Med. **36**, 559 (1922).

MANUEL, G., u. P. LAMBOSSY: Etude sur la fixation de l'oxygène par une solution d'hémoglobine. Helvet. physiol. Acta 3, 3 (1945). — MATHISON: The influence of acid upon the reduction of blood. J. of Physiol. 43, 347 (1911). — MCCARTHY, E. F.: Oxygen dissociation curves and osmotic pressures of hemoglobins of different species. J. of Physiol. 86, 77—82 (1936). — MOSSE, M., D. E. CASSELS and M. HOLDER: The position of the dissociation curve of the blood in cyanotic congenital heart disease. J. Clin. Invest. 29, 8 (1950). — The position of the oxygen dissociation curve of the blood in normal children and adults. J. Clin. Invest. 29, 8 (1950). — MÜLLER, A.: Über den Sauerstofftransport durch dünne Schichten von Wasser und Hämoglobinlösung. Helvet. physiol. Acta 6, 1 (1948).

NAGAOKA, H.: Relations between oxygen-capacity of hemoglobin and its molecular state. J. of Biochem. 21, 355—365 (1935). — NAHAS, G. G., E. H. MORGAN and E. H. WOOD: Oxygen dissociation curve of arterial blood in men breathing high concentrations of oxygen. J. Appl. Physiol. 5, 169—179 (1952).

OINUMA: The relative rate of oxidation and reduction of blood. J. of Physiol. 43, 364 (1911).

ROSSIER, P. H., et H. MÉAN: L'influence de la fièvre sur les échanges respiratoires et les gaz du sang. Helvet. med. Acta 3, 666—670 (1936). — ROUGHTON, F. J. W., and J. C. KENDREW: Haemoglobin. London: Batterworthes scientific publications 1949.

SASAKI, T.: Nebenniere und Sauerstoffdissoziationskurve des Blutes. I. Mitt. Über den Einfluß der Nebennierenexstirpation auf die Sauerstoffdissoziationskurve des Kaninchenblutes. Fol. endocrin. jap. 6, dtsch. 27 (1930). — Nebenniere und Sauerstoffdissoziationskurve des Blutes. II. Mitt. Über den Einfluß der Nebennierenrinde auf die Sauerstoffdissoziationskurve des Kaninchenblutes und die Wechselbeziehung zwischen Nebennierenrinde und Schilddrüse, Nebennierenrinde und Insulin. Fol. endocrin. jap. 6, dtsch. 28 (1930). — SENDROY jr., J., R. T. DILLON and D. D. v. SLYKE: Studies of gas and electrolyte equilibria in blood. XIX. The solubility and physical state of uncombined oxygen in blood. J. of Biol. Chem. 105, 597—632 (1934). — SIDWELL jr., A. E., R. H. MUNCH, E. S. GUZMAN BARRON and T. R. HOGNESS: The salt effect on the hemoglobin-oxygen equilibrium. J. of Biol. Chem. 123, 335—350 (1938). — SLYKE, D. D. v., A. H. HASTINGS, M. HEIDELBERGER and J. M. NEILL: Studies of gas and electrolyte equilibria in the blood. III. The alkali binding and buffer values of oxyhemoglobin and reduced hemoglobin. J. of Biol. Chem. 54, 481 (1922). STADIE, W. C., and H. O'BRIEN: The carbamate equilibrium. II. The equilibrium of oxyhemoglobin and reduced hemoglobin. J. of Biol. Chem. 117, 439—470 (1937). — STADIE, W. C., and K. A. MARTIN: The thermodynamic relations of the O_2- and base combining properties of blood. J. of Biol. Chem. 60, 191 (1924). — STADIE, W. C., and E. C. ROSS: Studies on the oxygen- and base-combining properties of the blood. II. A rapid method for the preparation of crystalline isoelectric hemoglobin by electrodialysis of red cells. J. of Biol. Chem. 68, 229 (1926).

WOOD, E. H.: Blood gas transport. Annual Rev. Physiol. 14 (1952).

YANG EN FU: Oxygen physically dissolved in blood cell suspensions and hemoglobin solution. Proc. Soc. Exper. Biol. a. Med. 30, 437—439 (1933).

Cyanose.

BARCROFT, J., H. DRYERRE, J. C. MEAKINS, T. R. PARSONS and W. PARSONS: On the hydrogen-ion concentration and some other properties of the blood from two cases of autotoxic enterogenous cyanosis. Quart. J. Med. 19, 257 (1926). — BAUMES: Fondements de la science méthodique des maladies. Montpellier 1801. — BRANDENBURG, R. O., and H. L. SMITH: Sulfhemoglobinemia. Study of 62 clinical cases. Amer. Heart J. 42, 4 (1951).

CAMPBELL, J. M. A., G. H. HUNT and E. P. POULTON: An examination of the blood gases and respiration in disease, with reference to the cause of breathlessness and cyanosis. J. of Path. 26, 234 (1923). — COMROE, jr., J. H., and S. Y. BOTELHO: Unreliability of cyanosis in recognition of arterial anoxemia, Amer. J. Med. Sci. 214, 1—6 (1947).

DALE, H. H., and C. J. EVANS: Effects on the circulation of changes in the carbon dioxide content of the blood. J. of Physiol. 56, 125 (1922). — DAUTREBANDE, L.: Cyanose. In Traité de physiologie normale et pathologique. Bd. V, S. 270—283. Paris: Masson & Cie. 1934.

GOLDSCHMIDT, S., and A. B. LIGHT: A cyanosis, unrelated to oxygen unsaturation, produced by increased peripheral venous pressure. Amer. J. Physiol. 73, 173 (1925).

KÖHLER, R.: Cyanose und Dyspnoe. Z. ärztl. Fortbildg 3—4 (1950).

LUNDSGAARD, C.: Studies on cyanosis. I. Primary causes of cyanosis. J. of Exper. Med. 30, 259 (1919). — Studies on cyanosis. II. Secondary causes of cyanosis. J. of Exper. Med. 30, 259 (1919). — Studies on cyanosis. Acta med. scand. (Stockh.) 53, 712 (1921). — LUNDSGAARD, C., and E. MOELLER: Investigations on the oxygen content of cutaneous blood and so-called capillary blood. J. of Exper. Med. **36**, 559 (1922). — LUNDSGAARD, C., and D. D. v. SLYKE: The quantitative influences of certain factors involved in the production of cyanosis. Proc. nat. Acad. Sci. **8**, 280 (1922). — Cyanosis. Medicine (Baltimore) **2**, 1 (1923). — Cyanosis. Williams and Wilkins 1923.

MAIER, C., A. BÜHLMANN und M. HOTZ: Die O_2-Dissoziationskurve bei Sulf- und Methämoglobinämien. Z. exper. Med. **118**, 105 (1951).

STADIE, W. C.: The oxygen of the arterial and venous blood in pneumonia and its relation to cyanosis. J. of Exper. Med. **30**, 215 (1919).

UHLENBRUCK, P., u. A. MERBECK: Über die Erregbarkeit des Atemzentrums bei extremer Cyanose. Z. klin. Med. **114**, 256 (1930). — WOLLHEIM, E.: Zur funktionellen Bedeutung der Cyanose. Z. Med. Klin. **108**, 248 (1928).

Säure-Basengleichgewicht (Monographien).

AUSTIN, J. H., and G. E. CULLEN: Hydrogen-ion concentration of the blood in health and disease. Baltimore: Baillière, Tindall and Cox 1926.

DAUTREBANDE, L.: L'acidose. Nancy: Humblot 1925. — DAVENPORT, H. W.: The ABC of acid-base chemistry. The University of Chicago Press 1950.

GOLLWITZER-MEIER, KL.: Die Regulierung der Wasserstoffionenkonzentration. In Handbuch der normalen und pathologischen Physiologie, Bd. XVI/1, 1072.

HENDERSON, L. H.: La sang, système physico-chimique. Presses Univers. de France 1931. — HUYBRECHTS, M.: Le p_H et sa mesure. Paris: Masson & Cie. 1947.

JÖRGENSEN, H.: Théorie, mesure et applikations du p_H. Paris: Dunod 1938.

LABBÉ, M., et F. NEPVEUX: Acidose et alcalose. Paris: Masson & Cie. 1928. — LOEB, J.: Les proteines. Paris: Alcan 1924.

MICHAELIS, L.: Die Wasserstoffionenkonzentration. Berlin: Springer 1914. — Oxidation-reduction potentials. Philadelphia and London: J. B. Lippincott 1930. — MISLOWITZER, E.: Die Bestimmung der Wasserstoffionenkonzentration von Flüssigkeiten. Berlin: Springer 1928.

PETERS, L. P., and D. D. VAN SLYKE: Quantitative clinical chemistry. Vol. 1. Interpretations. London: Bailliére, Tindall and Cox 1931.

ROSSIER, P. H.: Études sur l'équilibre acide-base. Liège: Vaillant-Carmanne 1932.

SLYKE, D. D. VAN: Factors affecting the distribution of electrolytes, water and gases in the animal body. Philadelphia and London: J. B. Lippincott 1926.

WARBURG, E. J.: Carbonic acid compound and hydrogen ion activities in blood and salt solution. Cambridge: University Press 1922.

Säure-Basengleichgewicht (einzelne Arbeiten).

ABDERHALDEN, R.: Das „p_H". Begriff und Bestimmung. Med. Klin. **1940 I**, 513—514. — Die Aufrechterhaltung einer konstanten Wasserstoffionenkonzentration im Blut. Med. Klin. **1940 II**, 1276—1277. — ALBRIGHT, F., W. BAUER and J. C. AUB: Studies of calcium and phosphorus metabolism. VIII. The influence of the thyroid gland and the parathyroid hormone upon the total acid-base metabolism. J. Clin. Invest. **10**, 187—219 (1931). — AMARAL, Do, M. ESTANISLAU and N. TARTUCE: Alkalireserve des Blutserums. Ann. Fac. Med. Sao Paolo **12**, 199—206 (1936). — ATZLER, E., u. G. LEHMANN: Untersuchungen über die Pufferungspotenz des Warmblütergewebes. Pflügers Arch. **197**, 206 (1922).

BARCROFT, J., A. V. BOCK, A. v. HILL, F. R. PARSONS and R. SHOJI: On the hydrogen ion concentration and some related properties of normal human blood. J. of Physiol. **56**, 157 (1922). — BERG, M., A. MAYNE and W. F. PETERSEN: Variability of blood p_H and its association with meteorological factors. Amer. J. Physiol. **130**, 9—21 (1940). — BERKOWITSCH, E. M.: Zur Charakteristik der CO_2-Kapazität des arteriellen und des gemischten Venenblutes. Fiziol. Ž. **27**, 190—195 (1939). — BIGWOOD, E. J.: L'équilibre acide-base du sang à l'état normal et chez le malade. Ann. Méd. **17**, 89 (1925). — BRASSFIELD, CH. R., and V. G. BEHRMANN: A correlation of the p_H of arterial blood and urine as affected by changes in pulmonary ventilation. Amer. J. Physiol. **132**, 272—280 (1941). — BRINKMAN, R., and R. MARGARIA: The influence of hemoglobin on the hydration and dehydration velocities of CO_2. J. of Physiol. **72**, 6—7 (1931). — BROWNE, J. S. L., and A. M. VINEBERG: The interdependence of gastric secretion and the CO_2 content of the blood. J. of Physiol. **75**, 345 bis 365 (1932). — BRUNTON, CH. E., and M. C. G. ISRAELS: Interrelations of respiration and gastric secretion. J. of Physiol. **70**, 184—194 (1930). — BURGER, W.: Über den Chloraustausch zwischen den roten Blutkörperchen und der umgebenden Lösung. III. Mitt. Der Einfluß der H-Ionenkonzentration auf den Austausch. Arch. exper. Path. u. Pharmakol. **106**, No 1/2, 102 (1925).

CAMPBELL, J. M. H., and E. P. POULTON: The relation of oxyhemoglobin to the CO_2 of the blood. J. of Physiol. **54**, 152 (1920). — CAPE, J., and E. L. SEVRINGHAUS: The rate of change of alkali reserve after ingestion of salts of organic compounds. I. Normal variations in acid-base balance under basal conditions. J. of Biol. Chem. **103**, 257—260 (1933). CHABANIER, H., C. LOBO-ONELL et E. LELU: Influence de l'addition in vitro de NaCl et de CO_3NaH au sang total sur la répartition du Cl et du CO_2 entre plasma et globules et sur le p_H globulaire et plasmatique. C. r. Soc. Biol. (Paris) **113**, 1052—1054 (1933). — CHATRON, M.: Réserve alcaline et rapport chloré. C. r. Soc. Biol. (Paris) **114**, 1003—1005 (1933). — CHOISY, R., S. DJIVANOFF et CERESOLE: Les rapports entre la glycémie et la réserve alcaline. Schweiz. med. Wschr. **1930**, 900—902. — DE CILLA: Einfluß der Niere auf die Regulation des Säure-Basengleichgewichtes in organischen Flüssigkeiten. Boll. Soc. ital. Biol. sper. **15**, 1071 (1940). — COLLINGWOOD, B. J.: The method of transport of oxidised carbon from tissue to the blood. J. of Physiol. **59**, No 1, XXII (1924). — CSAPO, J., u. E. KERPEL-FRONIUS: Beiträge zur Physiologie des Säure-Basenhaushaltes und der Osmoregulation. Pflügers Arch. **231**, 662—665 (1933). — CULLEN, G. E., and I. P. EARLE: Studies of the acid-base condition of blood. II. Physiological changes in acid-base condition throughout the day. J. of Biol. Chem. **83**, 545—559 (1929). — CULLEN, G. E., H. R. KEELER and H. W. ROBINSON: The pK' of the HENDERSON-HASSELBALCH equation for hydrion concentration of serum. J. of Biol. Chem. **66**, No 1, 301 (1925).

DALY, A. C., and D. B. DILL: Carbamino-compounds and carbon dioxide transport. J. of Biol. Chem. **109**, XXV—XXVI (1935). — DAUTREBANDE, L., and H. W. DAVIES: A study of the chlorine interchange between corpuscles and plasma. J. of Physiol. **57**, 36 (1922). — DEAN, R. B., R. R. NOONAN, L. HAEGE and W. O. FENN: Permeability of erythrocytes to radioactive potassium. J. Gen. Physiol. **24**, 353—365 (1941). — DILL, D. B., W. H. FORBES and L. J. HENDERSON: Errors in calculated p_H in hemoglobin solutions with little available base. J. of Biol. Chem. **109**, XXVII (1935). — DIRKEN, M. N. J., and H. W. MOOK: The carriage of carbon dioxide by blood. J. of Physiol. **70**, 373—384 (1930). — The rate of gas exchange between blood cells and serum. J. of Physiol. **73**, 349—360 (1931). — DODDS, E. C., and J. MCINTOSH: Variations in the CO_2 content of the blood constituents in relation to meals. J. of Physiol. **57**, No 3/4, 139 (1923). — DOISY, E. A., and E. P. EATON: The relation of the migration of ions between cells and plasma to the transport of CO_2. J. of Biol. Chem. **47**, 377 (1921). — DOISY, E. A., E. P. EATON and K. S. CHOUKE: Buffer systems of blood serum. J. of Biol. Chem. **53**, 61 (1922). — DOISY, E. A., A. P. BRIGGS, E. P. EATON and W. H. CHAMBERS: Evaluation of buffers of the blood. J. of Biol. Chem. **54**, 305 (1922). — DORELLO, F., e P. ROWINSKI: Dosaggio dell'anidride carbonica nell'aria con l'elettrodo a vetro. Boll. Soc. ital. Biol. sper. 8, 321—323 (1933). — DRASTICH, L.: Nomogramm und Säure-Basengleichgewicht. Biol. Listy **18**, 213—216 (1933). — Le nomogramme au service de la balance acido-basique. C. r. Soc. Biol. (Paris) **117**, 151—154 (1934).

EARLE, I. P., and G. E. CULLEN: Studies of the acid-base condition of blood. Normal variation in p_H and carbon dioxide content of blood sera. J. of Biol. Chem. **83**, 539—544 (1929). — EISENMAN, A. J.: The effect of temperature on the carbon dioxide absorption curve of human blood. J. of Biol. Chem. **99**, 359—381 (1933). — ESSEN, H., F. KAUDERS und O. PORGES: Die Beziehungen der CO_2-Spannung der Alveolarluft zu den Chloriden des Blutserums. Arch. inn. Med. **5**, 499 (1923).

FERGUSON, J. H., and D. DU BOIS: Observations on the p_H of clotting and citrated blood. J. Labor. Clin. Med. **21**, 663—669 (1936). — FERGUSON, J. K. W., and F. J. W. ROUGHTON: The direct chemical estimation of carbamino compounds of CO_2 with hemoglobin. J. of Physiol. **83**, 68—96 (1934). — The chemical relationships and physiological importance of carbamino compounds of CO_2 with hemoglobin. J. of Physiol. **83**, 87—102 (1934).

GEIGER, A.: La distribuzione degli idrogenioni fra eritrociti e plasma. Arch. Sci. biol. **9**, 447 (1927). — GIUZIO, I.: Von der Alkalireserve beim gesunden Kind. Arch. Pediatria **7**, 585—662 (1935). — GOEBEL, F.: Der Blutzuckerspiegel und das Basensäuregleichgewicht. Polskie Arch. Med. wewn. **9**, 848—857 (1931). — GOEBEL, F., et ST. Z. BARTOSIEWICZ: Les glandes à sécrétion interne et l'équilibre acide-basique. J. Physiol. et Path. gén. **37**, 1281 bis 1289 (1940). — GOLLWITZER-MEIER, KL.: Die Regulierung des Säure-Basengleichgewichts. Klin. Wschr. **1926**, 757. — GOTO, R.: Über die Beziehung zwischen der CO_2-Spannung und der Cl-Aktivität im Blut. Mitt. med. Akad. Kioto **26**, 867—870 (1939). — GOYENA, J. R.: Säure-Basengleichgewicht und Magensekretion im normalen Zustand. An. Inst. Modelo Clin. med. **11**, 350—365 (1930). — GYÖRGY, P., FR. KAPPES und FR. KRUSE: Das Säure-Basengleichgesicht im Blut mit besonderer Berücksichtigung des Kindesalters. I. H-Ionenkonzentration und CO_2-Gehalt. Z. Kinderheilk. **41**, 700 (1926).

HAGGARD, H. W., and Y. HENDERSON: Hemato-respiratory functions. VII. The reversible alteration of the $H_2CO_3/NaHCO_3$ equilibrium in the blood and plasma under variations of CO_2 tension and their mechanism. J. of Biol. Chem. **45**, 189 (1920). — HAHN, L., and G. HEVESSY: Rate of penetration of ions into erythrocytes. Acta physiol. scand. (Stockh.) **3**,

193—223 (1942). — Hald, P. M., and A. J. Eisenman: The distribution of bases between cells and serum of normal human blood. J. of Biol. Chem. 118, 275 (1937). — Haldane, J. B. S.: Experiments on the regulation of the blood alcalinity. J. of Physiol. 55, 265 (1921). — Hasselbalch, K. A., u. C. Lundsgaard: Blutreaktion und Lungenventilation. Skand. Arch. Physiol. (Berl. u. Lpz.) 27, 13 (1912). — Hastings, A. B., and Ch. W. Eisele: Diurnal variations in the acid-base balance. Proc. Soc. Exper. Biol. a. Med. 43, 308—312 (1940). — Hastings, A. B., J. Sendroy jr., J. F. McIntosh and D. D. v. Slyke: Studies of gas and electrolyte equilibria in blood. XIII. The distribution of chloride and bicarbonate in the blood of normal and pathological human subjects. J. of Biol. Chem. 79, 193—209 (1928). — Henderson, L. J.: Sur l'application de la méthode nomographique à l'étude des phénomènes respiratoires dans le sang. Acad. Sci. 180, 2066 (1925). — Henderson, L. J., A. V. Bock, D. B. Dill and H. T. Edwards: Blood as a physico-chemical system. IX. The carbon dioxide dissociation curve of oxygenated human blood. J. of Biol. Chem. 87, 181 bis 196 (1930). — Henderson, L. J., and C. D. Murray: Blood as a physico-chemical system. III. Deductions concerning the capillary exchange. J. of Biol. Chem. 65, 407 (1925). — Henkel, H.-G.: Über den Mineralstoffwechsel des Menschen. Einfluß von organischen Säuren auf den Säure-Basenhaushalt. Diss. Jena 1938. — Henriques, O. M.: Die Bindungsweise des Kohlendioxyds im Blut. II. Vorl. Mitt.: Der experimentelle Nachweis schnellreagierenden, gebundenen CO_2 im Hämoglobin. Biochem. Z. 200, 5—9 (1928). — Über die Zustandsformen des Kohlendioxyds im Blut. Biochem. Z. 243, 241—255 (1931). — Über den Nachweis von komplexgebundenem CO_2 (Carbhämoglobin) im Blut. Biochem. Z. 260, 58—71 (1933). — Hill, A. V.: The buffering of blood. A summary. Brit. Med. J. 1922, No 3192, 340. — Hithenberger, K., u. F. Tuchfeld: Der CO_2-Gehalt des arteriellen Blutes. Z. klin. Med. 116, 603—608 (1931). — Hochrein, M., D. B. Dill u. L. J. Henderson: Das physikalisch-chemische System des Blutes in seiner Beziehung zu Atmung und Kreislauf. Arch. exper. Path. u. Pharmakol. 143, 129—146 (1929).

Itoo, T.: Über den Einfluß der Gallensäure auf die Wasserstoffionenkonzentration des Blutes. Arb.med. Univ. Okayama 2, 572—578 (1931). — Iwata, T.: On the exchange of bicarbonate ions and chlorine ions between the blood serum and the red corpuscles at different CO_2-tensions. Acta Scholae med. Kioto 17, 88—92 (1934).

Jacobs, M. H., and A. K. Parpart: Is the erythrocyte permeable to hydrogen ions? Biol. Bull. 62, 63—76 (1932). — Joffe, J., H. Poulton, R. Poulton and E. P. Poulton: The CO_2 dissociation curves of human oxygenated and reduced blood and human plasma. J. of Physiol. 53, LXVI (1920).

Kaplanski, S., u. N. Tolkatschewskaia: Über die Wirkung der Säuren und Alkalien auf den Mineralstoffgehalt der Gewebe und des Blutes. II. Mitt. Z. exper. Med. 69, 748 bis 757 (1930). — Kato, S.: Hemoglobin in the hydrogen ion equilibrium in the blood. J. of Biophysics. 2, 1 (1927). — On the CO_2 contained by serum and corpuscles of the blood and the acid property of oxy-hemoglobin. J. of Biochem. 8, 167 (1927). — Katz, L. M., and M. G. Banus: Observations on the role of tissues in maintaining the acid-base equilibrium of the blood. Amer. J. Physiol. 81, 628 (1927). — Kauders, F., u. O. Porges: Über die Beziehung der CO_2-Spannung der Alveolarluft zur Pathologie der Magensaftsekretion. Arch. int. Med. 5, 279 (1923). — Kauko, Y., u. J. Carlberg: Zur Kenntnis der ersten Dissoziationskonstante der Kohlensäure. Z. physik. Chem. A 173, 141—149 (1935). — Kestner, D., u. O. Schlüns: Verdauung, Blutreaktion, Atmung. Z. Biol. 77, 111 (1922). — Klerks, J. V.: The reaction of the blood in natives and Europeans in the tropics. Acta neerl d. Physiol. etc. 3, 12—14 (1933). — Kornberg, H. L., and H. A. Krebs: Carbon dioxide exchanges between tissues and body fluids. Brit. Med. Bull. 8, 2—3 (1952). — Kugelmass, I.: Blood buffer values in mineral deficiency. Amer. J. Digest. Dis. 2, 730—732 (1936). — Kurschakow, N. A.: Über einige biochemische Verschiebungen im arteriellen und venösen Blute in der Periode der Magensekretion. Acta med. scand. (Stockh.) 78, 1—23 (1932).

Laemmer, M.: Le bilan acido-basique. Presse méd. 1934 II, 1090—1092. — Landau, A., G. Glass et St. Kaminer: La répartition du chlore dans le sang; ses relations avec l'équilibre acido-basique. C. r. Soc. Biol. (Paris) 101, 594—596 (1929). — Landau, A., G. Glass et St. Kaminer: Recherches sur la répartition du chlore dans le sang et sur la dépendence de ce phénomène de l'état de l'équilibre acido-basique. Arch. des Mal. Appar. digest. 20, 546—581 (1930). — Landau, A., et J. Glass: Les rapports entre la fonction sécrétoire de l'estomac et les équilibres chloré et acido-basique de l'organisme. I. L'influence de l'excitation et de l'inhibition de la fonction sécrétoire de l'estomac sur l'équilibre chloré et acidobasique de l'organisme. Arch. des Mal. Appar. digest. 20, 907—935 (1930). — Lecomte du Noüy, P.: Recherches sur les équilibres ioniques du sérum. Relations entre la concentration des sels et l'équilibre du système albumine-globuline. C. r. Soc. Biol. (Paris) 106, 85—87 (1931). — Leuthardt, Fr.: Alkalireserve des Blutes. Med. Welt 1935 II, 1383—1387. — Liu, S.: Über die Regulation der Wasserstoffionenkonzentration im Blute. VIII. Mitt. Studien über die Wirkung von Säure, Basen und anderen toxischen Stoffen auf das Säure-

Basengleichgewicht des Blutes. Z. exper. Med. **61**, 794—807 (1928.) — LIU, S. H., and A. B. HASTINGS: Acid-base paths in human subjects. Proc. Soc. Exper. Biol. a. Med. **28**, 781 bis 782 (1931). — LIU, S., u. R. KRÜGER: Über die Regulation der Wasserstoffionenkonzentration im Blute. V. Mitt. Weitere Untersuchungen über die nervöse Regulierung der Wasserstoffionenkonzentration im Blute. Z. exper. Med. **61**, 775—779 (1928). — Über die Regulation der Wasserstoffionenkonzentration im Blute. VII. Mitt. Beiträge zur Frage der respiratorischen Regulierung der Wasserstoffionenkonzentration im Blute. Z. exper. Med. **61**, 787 bis 793 (1928). — LOISELEUR, J.: Relation entre la réserve alcaline, le rapport Clg/Clp et le p_H plasmatique. C. r. Soc. Biol. (Paris) **115**, 619—620 (1934).

MACLAGAN, N. F.: The influence of the acid base equilibrium on gastric secretion. J. of Physiol. **83**, 16—17 (1934). — MARGARIA, R.: The effect of CO_2 on vapour pressure of blood and of hemoglobin solutions. J. of Physiol. **72**, 7—9 (1931). — On the state of CO_2 in blood and hemoglobin solutions, with an appendix on some osmotic properties of glycine in solution. J. of Physiol. **73**, 311—330 (1931). — L'evoluzione dell'anidride carbonica nell'organismo. Boll. Soc. ital. Biol. sper. **7**, 425—457 (1932). — MARGARIA, R., and A. A. GREEN: The first dissociation constant, pK', of carbonic acid in hemoglobin solutions and its relation to the existence of a combination of hemoglobin with carbon dioxide. J. of Biol. Chem. **102**, 611 bis 634 (1933). — MARGARIA, R., P. ROWINSKI e S. GOLDBERGER: Sulla combinazione dell'anidride carbonica con l'emoglobina. Verh. 14. internat. Kongr. Physiol. **172** (1932). — Sulla stato del CO_2 in soluzioni contenenti emiglobina. Arch. di Sci. biol. **18**, 378—384 (1933). — McCLURE, G. C.: An accessory regulation of acid-base equilibrium and pulmonary ventilation by virtue of the lactic acid changes in the liver. Amer. J. Physiol. **99**, 365—374 (1932). — MEANS, J. H., A. V. BOCK and M. N. WOODWELL: Studies of the acid-base equilibrium in disease from the point of view of blood gases. J. of Exper. Med. **33**, 201 (1921). — MEIER, K.: Ionenaustausch zwischen Blutkörperchen und Serum. Z. exper. Med. **29**, 322 (1922). — MELDRUM, N. U., and F. J. W. ROUGHTON: The state of carbon dioxide in blood. J. of Physiol. **80**, 143—170 (1933). — MELLANBY, J., and C. C, WOOD: The influence of CO_2 on the interchange of ions between the corpuscles and the serum of blood. J. of Physiol. **57**, 113 (1923). — MORRIS, N., and ST. GRAHAM: The theoretical carbon dioxide dissociation curve in acid-base disturbance of childhood. Brit. J. Exper. Path. **11**, 322—328 (1930). — MUNTWYLER, E., E. R. ROSE and V. C. MYERS: The distribution of chloride and bicarbonate between plasma and cells in the blood of various pathological subjects. J. of Biol. Chem. **92**, XC—XCI (1931). — MURRAY, C. D., and A. B. HASTINGS: The maintenance of CO_2 equilibrium in the body, with special reference to the influence of respiration and kidney function on CO_2, H^+, HCO_3 and CO_2 concentrations in plasma. J. of Biol. Chem. **65**, 265 (1925).

NAKAMURA, T.: Studien über die Pufferwirkung des Blutserums. Mitt. med. Akad. Kioto. **29**, 82—98 (1940). — NATELSON, S., and J. H. BARBOUR: Equation and monograms for approximation of alcali requirements in acidosis. In-vivo-titration with Na HCO_3 of blood of patients in acidosis. Procedure for estimation of p_H of venous and fingertip blood with the p_H meter. Amer. J. Clin. Path. **22**, 5 (1952). — NIKCOLAJEW, N. M.: Sur la valeur de l'hémogramme comme indicateur des variations de l'équilibre acido-basique. Sang **11**, 271 bis 281 (1937).

OGILVIE, R. F.: The alcali reserve and fat-content of the blood. Edinburgh med. J. **41**, 448—451 (1934). — ORÁHOWATS, D. P.: Beitrag zur Frage der Regulierung der H^+-Ionenkonzentration im Blute. Die Rolle der Milz bei der Regulierung. Jb. Univ. Sofia, Med. Fak. **10**, 75—108 (1931).

PALMER, W. W., and D. D. v. SLYKE: The relationship between alkali retention and alkali reserve in normal and pathological individuals. J. of Biol. Chem. **32**, 449 (1917). — PARSONS, F. R., and W. PARSONS: The relation of carbon dioxide on acidified blood. J. of Physiol. **56**, 1 (1922). — PEARSE, H. E.: The permeability of human blood cells to CO_2 and ammonium hydroxid in solutions of the same p_H. Arch. Int. Med. **35**, 347 (1925). — PETERS, J. P.: Studies of the carbon dioxide absorption curve of the human blood. III. A further discussion of the form of the absorption curve plotted logarithmically with a convenient type of interpolation chart. J. of Biol. Chem. **56**, 745 (1923). — PETERS, J. P., and D. P. BARR: The carbon dioxide dissociation curve and the arterial and venous carbon dioxide tension of human blood in health and disease. Proc. Soc. Exper. Biol. a. Med. 18, 5 (1920). — PETERS, J. P., D. P. BARR and F. D. RULE: I. The carbon dioxide absorption curve and carbon dioxide tension of the blood of normal resting individuals. J. of Biol. Chem. **45**, 489 (1921). — PETERS, J. P., H. A. BULGER and A. J. EISENMAN: Studies on the CO_2 absorption of the human blood. IV. The relation of the Hb content of blood to the form of the CO_2 absorption curve. J. of Biol. Chem. **58**, 747 (1924). V. The construction of the CO_2 absorption curve from one observed point. J. of Biol. Chem. **58**, 769 (1924). VI. The relationship of the CO_2 of the blood to that of plasma. J. of Biol. Chem. **58**, 773 (1924).— PETERS, J. P., H. A. BULGER, A. J. EISENMAN and C. LEE: Total acid-base equilibrium of plasma in health and disease. I. The concentration of acids and base in normal plasma. J. of Biol. Chem. **67**, 141 (1926). — Pitts, R. F.: Modern concepts of acid-base regulation. Arch. int. Med. **89**, 864—876 (1952). — Potop, I.: Étude de l'influence des variations de la réserve alcaline et du p_H in vivo sur la teneur du sérum en phosphore acido-soluble et en phosphore minéral (orthophosphates). Arch. roum. Path. exper. **10**, 99—109 (1937). — Povoleri, F.: Acidità gastrica e riserva alcalina. J. Clin. Med. **17**, 211—227 (1936).

Reimann, P. S., and H. A. Reimann: Blood bicarbonate levels following administration sodium bicarbonate. J. of Biol. Chem. **46**, 493 (1921). — Roos, J., and C. Romijn: The changes of the oxygen-and carbon dioxyde dissociation curves in the blood during the first time after birth. Arch. néerl d. Physiol. **25**, 219—224 (1941). — Rossier, P. H.: Recherches sur le contenu du sang en bicarbonate après équilibration avec une atmosphère exempte d'acide carbonique. Schweiz. med. Wschr. **1934**, 1178. — Rossier, P. H., et H. Méan: A propos de la constante pK' de la formule de Henderson-Hasselbalch. Rev. méd. Suisse rom. **60**, 633—642 (1940). — Rossier, P. H., et P. Mercier: Sécrétion gastique et équilibre acide-base du sang. Verh. Schweiz. Naturforsch. Ges. **1929**, 202—205. — Sécrétion gastrique et équilibre acide-base. Schweiz. med. Wschr. **60**, 267 (1930). — Rossier, P. H., P. Mercier et G. Glatz: Remarques sur la courbe de dissociation de l'acide carbonique du sang. Courbes expérimentales et courbes calculées. Anémie et courbe de dissociation. Acta Soc. helvet. Sci. natur. **1933**, 415. — Roughton, F. J. W.: The role of carbamino compounds of hemoglobin on the respiratory transport of CO_2 by the blood. J. of Physiol. **109**, 12 (1949). — Rowinski, P.: La curva di assorbimento per il CO_2 della carbossiemoglobina. Boll. Soc. ital. Biol. sper. 8, 14—15 (1933).

Saito, K.: The gaseous content of arterial, cutaneous and venous blood in the normal state, acidosis and alkalosis. (Blood gas studies performed with a new micro blood gas apparatus. II.) J. of Biochem. **25**, 89—94 (1937). — Sasano, K. T.: A serological study emphasizing the hydrogen-ion concentration of the blood. In conjunction with the red-cell sedimentation test, leucocytic index and complement-fixation test. Amer. Rev. Tbc. **32**, 458—474 (1935). — Schartz, A., et F. Schmid: Variations de la réserve alcaline et du chlore globulaire en fonction de la ventilation pulmonaire. C. r. Soc. Biol. (Paris) **99**, 856—858 (1928). — Schulutko, I. B.: Pufferverschiebung im Harn als Zeichen der Acidose. Wien. klin. Wschr. **1932**, 493—495. — Seekles, L.: Der Zustand der Minerale im Blutserum. I. Mitt. Die Ultrafiltrierbarkeit des Calciums, Magnesiums und anorganischen Phosphats im Rinderblutserum in Abhängigkeit von der Wasserstoffionenkonzentration. Arch. néerl d. Physiol. **21**, 526—537 (1936). — Shaw, L. A.: The comparative capacity of the blood and of the tissue to absorb carbonic acid. Amer. J. Physiol. **79**, 91 (1926/27). — Shock, N. W., and A. B. Hastings: Studies of the acid-base balance of the blood. III. Variations in the acid-base balance of blood in normal individuals. J. of Biol. Chem. **104**, 585—600 (1934). — Studies of the acid-base balance of the blood. IV. Characterization and interpretation of displacement of the acid-base balance. J. of Biol. Chem. **112**, 239—262 (1935). — Slyke, D. D. van: The carbon dioxide carriers of the blood. Physiologic. Rev. **1**, 14—175 (1921). — Studies of acidosis. XVII. The normal and abnormal variations in the acid-base balance of the blood. J. of Biol. Chem. **48**, 153 (1921). — On the measurement of buffer values and on the relationship of buffer value to the dissociation constant of the buffer and the concentration and reaction of the buffer solution. J. of Biol. Chem. **52**, 2 (1922). — The relation of carbon dioxide and oxygen. Trans. Assoc. Amer. Physicians **39**, 57 (1924). — Certain aspects of the physical chemistry of the blood. Cold Spring Harbor Symp. Quant. Biol. **1**, 184—189 (1933). — L'équilibre acide-base et la formule d'Henderson. Bull. Soc. Chim. biol. (Paris) **17**, 1184—1186 (1935). — Slyke, D. D. van, A. Baird, Hastings and J. M. Neill: Studies of gas and electrolyte equilibria in blood. IV. The effect of oxygenation and reduction on the bicarbonate content and buffer value of blood. J. of Biol. Chem. **54**, 2 (1922). — Slyke, D. D. van, A. H. Baird, M. Heidelberger and J. M. Neill: Studies of gas and electrolyte-equilibria in blood. III. The alcali-binding and buffer values of oxyhemoglobin and reduced hemoglobin. J. of Biol. Chem. **54**, 2 (1922). — Slyke, D. D. van, R. T. Dillon and A. Hiller: Crystallization of a compound of hemoglobin and carbon dioxide. Proc. Nat. Acad. Sci. USA. **19**, 828—829 (1933). — Slyke, D. D. van, R. T. Dillon and R. Margaria: Studies of gas and electrolyte equilibria in blood. XVIII. Solubility and physical state of atmospheric nitrogen in blood cells and plasma. J. Biol. Chem. **105**, 571—596 (1934). — Slyke, D. D. van, A. B. Hastings, A. Hiller and J. Sendroy jr.: Studies of gas and electrolyte equilibria in blood. XIV. The amounts of alkali bound by serum albumin and globulin. J. of Biol. Chem. **79**, 769—780 (1928). — Slyke, D. D. van, A. B. Hastings, C. D. Murray and J. Sendroy jr.: Studies of gas and electrolyte equilibria in blood. VIII. The distribution of hydrogen, chloride and bicarbonate ions in oxygenated and reduced blood. J. of Biol. Chem. **65**, 701 (1925). — Slyke, D. D. van, A. B. Hastings and J. M. Neill: Studies of gas and electrolyte equilibria in the blood. IV. The effect of oxygenation and reduction on the bicarbonate content and buffer value of blood. J. of Biol. Chem. **54**, 507 (1922). —

Slyke, D. D. van, and J. A. Hawkins: Studies of gas and electrolyte equilibria in blood. XVI. The evolution of carbon dioxide from blood and buffer solutions. J. of Biol. Chem. **87**, 265—279 (1930). — Slyke, D. D. van, and J. Sendroy jr.: Studies of gas and electrolyte equilibria in blood. XI. The solubility of hydrogen at 38° in blood serum and cells. J. of Biol. Chem. **78**, 801—805 (1928). — Slyke, D. D. van, and J. Sendroy jr.: Studies of gas and electrolyte equilibria in blood. XV. Line charts for graphic calculation by the Henderson-Hasselbalch equation, and for calculating plasma carbon dioxide content from whole blood content. J. of Biol. Chem. **79**, 781—789 (1928). — Slyke, D. D. van, and J. Sendroy jr.: Studies of gas and electrolyte equilibria in blood. XVII. The effect of oxygenation and reduction on the carbon dioxide absorption curve and the p_H of whole blood. J. of Biol. Chem. **102**, 505—519 (1933). — Slyke, D. D. van, J. Sendroy, A. B. Hastings and J. M. Neill: Studies of gas and electrolyte equilibria in blood. X. The solubility of carbon dioxide at 38° in water, salt solution, serum and blood cells. J. of Biol. Chem. **78**, 765 (1928). — Slyke, D. D. van, H. Wu and F. C. McLean: Studies of gas and elctrolyte equilibria in the blood. V. Factors controlling the electrolyte and water distribution in the blood. J. of Biol. Chem. **56**, 3, 765 (1923). — Factors controlling the electrolyte and water distribution in the blood. Proc. Soc. Exper.Biol. a. Med. **20**, 218 (1923). — Smith, F., and R. W. Evans: Effect of the p_H of the blood on haemolysis. Brit. Med. J. **1943 I**, 279—282. — Smith, L. W., H. J. Means and M. N. Woodwell: Studies of the distribution of CO_2 between cells and plasma. J. of Biol. Chem. **45**, 245 (1921).—Stadie, W. C., J. H. Austin and H. W. Robinson: The effect of the temperature on the acid-base-protein equilibrium and its influence on the CO_2 absorption curve of the whole blood, true and separated serum. J. of Biol. Chem. **66**, 901 (1925). Stadie, W. C., and H. O'Brien: The kinetics of carbon dioxide reactions in buffer systems and blood. J. of Biol. Chem. **88**, 100 (1933). — The carbamate-carbon dioxide equilibrium of amino-acids, hemoglobin and serum and its significance in the carbon dioxide transport of the blood. J. of Biol. Chem. **87**, 109 (1935). — Straub, H., K. Gollwitzer-Meier u. E. Schlagintweit: Blutgasanalysen. X. Mitt. Die Kohlensäurebindungskurve des Blutes und ihre Jahresschwankungen. Z. exper. Med. **32**, 229 (1923).

Talbert, G. A., A. Squires and F. Kilgard: Changes in CO_2 combining power of blood as affected by profuse sweating. Amer. J. Physiol. **90**, 511—512 (1929). — Tangl, H.: Die Steigerung des CO_2-Gehaltes des Blutes bei der Verdauung. Magy. orv. Arch. **26**, 412 (1925). — Tecce, S.: Influenza delle sostance simpatico e parasimpatico-mimetiche sull'equilibrio acido-basico. Fol. med. (Napoli) **17**, 933—960 (1931).

Venulet, F., F. Goebel et R. Tislowitz: Influence de l'ammoniaque sur l'équilibre acido-alcalin. Verh. 3. internat. Kongr. vergl. Path. **2**, 525—527 (1936).

Watanabe, J.: Über den engen Zusammenhang zwischen der Wasserstoffionenkonzentration des Speichels und der Alkalireserve des Blutes beim Menschen. Mitt. med. Ges. Tokyo **54**, 886—895, dtsch. 886—887 (1940). — Weismann-Netter, R.: Equilibre acide-base et menstruation. C. r. Soc. Biol. (Paris) **92**, 339 (1925). — Wilbrandt, W.: Zur Permeationskinetik rasch eindringender Substanzen an Erythrocyten. Pflügers Arch. **245**, 1—21 (1941). Untersuchungen über langsamen Anionenaustausch durch die Erythrocytenmembran. Pflügers Arch. **246**, 291—306 (1942). — Winocur, P., u. T. Satriano: p_H und Alkalireserve beim Kind und beim Erwachsenen. Ihre normalen Schwankungen. 1. Teil. Arch. argent. Pediatr. **5**, 140—146 (1934).

Atemregulation (Monographien).

Bucher, K.: Reflektorische Beeinflußbarkeit der Lungenatmung. Wien: Springer 1952.

Gray, J. S.: Pulmonary ventilation and its physiological regulation. Springfield: C. C. Thomas 1950.

Hess, W. R.: Die Regulierung der Atmung. Leipzig: Georg Thieme 1931. — Das Zwischenhirn und die Regulation von Kreislauf und Atmung. Leipzig: Georg Thieme 1938. — Heymans, C.: Le sinus carotidien et les autres zones vasosensibles réflexogènes. Leur rôle en physiologie, en pharmacologie et en pathologie. Monogr. Rev. belge Sci. méd. 1929. — Heymans, C., J. J. Bouckaert et P. Regniers: Le sinus carotidien et la zone homologue cardio-aortique. Paris: Doin 1933.

Krogh, A.: The comparative physiology of respiratory mechanisms. Philadelphia: Univ. Penn. Press. 1941.

Pitts, R. F.: Organization of the neutral mechanisms responsible for rhythmic respiration, in Howells Textbook of Physiology. 15. Aufl., Philadelphia: W. B. Saunders Company 1946.

Rosenthal, J.: Atembewegungen und Innervation derselben. In L. Hermanns Handbuch der Physiologie. Leipzig 1880.

Schmidt, C. F.: The reflex regulation of respiration, In Macleod's Physiology in Modern Medicine, 9. Aufl. St. Louis: C. V. Mosby Comp. 1941.

Atmungsregulation (einzelne Arbeiten).

Anthony, A. J.: Über die Regulation willkürlicher Atembewegungen. Verh. dtsch. Ges. inn. Med. **1939**, 390—393. — Die Regulierung der Lungenlüftung und der Atembewegungen. Dtsch. med. Wschr. **1939 II**, 1572—1576. — Asmussen, E., H. Christensen and M. Nielsen: Humoral or nervous control of respiration during muscular work? Acta physiol. scand. (Stockh.) **6**, 160 (1943). — Asmussen, E., M. Nielsen and G. Wieth-Pedersen: Cortical or reflex control of respiration during muscular work. Acta physiol. scand. (Stockh.) **6**, 168 (1943).

Bass, E., u. K. Herr: Untersuchungen über die Erregbarkeit des Atemzentrums im Schlaf (gemessen an der Alveolarspannung der CO_2). Z. Biol. **75**, 279 (1922). — Bayer, G.: Regulation der Atmung. In Handbuch der normalen und pathologischen Physiologie, Bd. II, S. 231. 1925. — Benzinger, Th.: Die Regulierung der Ventilationsgröße. Luftfahrtmed. **4**, 42—50 (1939). — Neuere Anschauungen über die Regulierung der Ventilationsgröße Klin. Wschr. **1940 I**, 457—460, 489—491. — Bernhardt, H.: Über die Erregbarkeit des Atemzentrums beim Menschen und deren Chemismus. Biochem. Z. **136**, 78 (1923). — Bernthal, T.: Chemo-reflex control of vascular reactions through the carotid body. Amer. J. Physiol. **121**, 1 (1938). — The anatomical and functional organization of the respiratory center. Amer. Rev. Physiol. **6**, 155 (1944). — Binet, L.: La tête isolée. Le système „coeur-crosse aortique", zone réflexogène intervenant dans la régulation de la respiration. Presse méd. **1928 I**, 723—726. — Bjurstedt, H., u. U. S. v. Euler: Über die reflektorische Beeinflussung der Atmung durch den endo inusalen und endoaortalen Druck. Acta physiol. scand. (Stockh.) **4**, 23—33 (1942). — Blutdrucksteigerung durch hypoxische Erregung der Chemorezeptoren beim Hund. Acta physiol. scand. (Stockh.) **4**, 175—177 (1942). — Bjurstedt, H., u. C. M. Hesser: Die Einwirkung von Blutdrucksänderung im Carotissinus auf die Atmung bei der Katze. Acta physiol. scand (Stockh.) **4**, 5—12 (1942). — Bogen, E.: The dual control of respiration. Amer. J. Physiol. **85**, 352 (1928). — Bouckaert, J. J., u. R. Pannier: Über den Mechanismus der reflektorischen Atemerregung durch Hypoxämie. Arch. internat. Pharmacodynamie **67**, 343—351 (1942). — Buytendijk, F. J. J.: Sur la relation entre la réaction du sang et la respiration. Arch. neerl d. Physiol. **13**, 582—585 (1928).

Collip, J. B.: The action of the HCO_3 ion and of morphine on the respiratory center, J. of Physiol. **54**, 58 (1920). — Comroe, J. H., and C. F. Schmidt: Reflexes from the limbs as a factor in the hyperpnea of muscular exercise, Amer. J. Physiol. **138**, 537 (1943). — The hypernea of muscular exercise, Physiologic. Rev. **24**, 319 (1944). — Cordier, D., et C. Heymans: Le centre respiratoire. Paris: Hermann 1935.

Davies, H. W., G. R. Brow and C. A. L. Binger: The respiratory response to CO_2. J. of Exper. Med. **41**, 37 (1925). — Delucchi, J. R.: Effects on total ventilation by obstructing blood vessels and by muscular effort. J. Aviation Med. **14**, 23 (1943). — Dill, D. B., and N. Zamcheck: Respiratory adjustments to oxygen-lack in the presence of carbon dioxide. Amer. J. Physiol. **129**, 47—52 (1940). — Dressler, G.: Quantitative Untersuchungen über die CO_2-Wirkung am normalen und morphinisierten Atemzentrum. Arch. exper. Path. u. Pharmakol. **160**, 238—254 (1931).

Endres, G.: Atmungsregulation und Blutreaktion im Schlaf. Biochem. Z. **142**, 53 (1923). — Erregbarkeitszustand des Atemzentrums und Blutreaktion. Pflügers Arch. **203**, 80 (1924). — Euler, U. S. v.: Die Chemorezeptoren im Sinus caroticus und ihre Bedeutung für die Atmung. Nord. Med. **1940** 1389. — Euler, U. S. v., and G. Liljestrand: Arterial blood pressure and respiratory reflexes from the carotid sinus region. Skand. Arch. Physiol. (Berl. u. Lpz.) **77**, 191—202 (1937). — The effect of carotid sinus denervation on respiration during rest. Acta physiol. scand. (Stockh.) **1**, 93—104 (1940). — Influence of oxygen inhalation on the chemoreceptor activity of the sinus region. Acta physiol. scand. (Stockh.) **4**, 34—44 (1942). — The regulation of respiration during muscular work. Acta physiol. scand. (Stockh.) **12**, 268 (1946). — Euler, U. S. v., G. Liljestrand and Y. Zotterman: Action of lobeline on the carotid sinus region. Uppsala Läk.för. Förh., N. F. **45**, 373 bis 382 (1939).

Fleisch, A.: Die Wasserstoffionenkonzentration als peripher regulatorisches Agens der Blutversorgung. Z. allg. Physiol. **19**, 269 (1921). — Propriozeptive Atmungsreflexe. Pflügers Arch. **219**, 706 (1928). — Über die Eigenschaften der propriozeptiven Atmungsreflexe. Pflügers Arch. **223**, 509 (1929). — Bahnung und Hemmung der propriozeptiven Atmungsreflexe. Pflügers Arch. **223**, 509 (1929). — Erregbarkeitsänderung des Atmungszentrums durch Schlaf. Pflügers Arch. **221**, 378—385 (1929). — Atmungsregulierung durch afferente Impulse in den vorderen Wurzeln. Physiol. Tagg 29. Sept. bis 1. Okt. 1948.

Gay, H.: A comparison of the effects of acid-base changes upon respiratory movements and the response of muscle to direct, indirect and reflex stimulation. Amer. J. Physiol. **98**, 60—65 (1931). — Georg, J., and L. M. Sonne: The relation of the oxygen tension of the inspiratory air to the chemoreceptor response during work. Acta physiol. scand. (Stockh.)

16, 1 (1948). — GEPPERT, J., u. N. ZUNTZ: Über die Regulation der Atmung. Pflügers Arch. 42, 189 (1888). — GESELL, R.: On the chemical regulation of respiration. I. The regulation of respiration with special reference to the metabolism of the respiratory center and the coordination of the dual function of hemoglobin. Amer. J. Physiol. 66, 5 (1923). — CO_2 and the HCO_3 ion as specific respiratory stimulants. Proc. Soc. Exper. Biol. a. Med. 20, 345 (1923). — The chemical regulation of respiration. Physiologic. Rev. 5, 551 (1925). — Further observations on respiratory control. Amer. J. Physiol. 85, 373—374 (1928). — The regulation of respiration. A summary of recent experiments. Lancet 1928 II, 589—593. — GESELL, R., E. BLAIR and R. T. TROTTER: On the relation of blood volume to tissue nutrition. I. The effects of hemorrhage on the circulatory and respiratory response to changes in the percentage of O_2 and CO_2 in respired air. Amer. J. Physiol. 61, 399 (1922). — GESELL, R., and D. A. McGINTY: The regulation of respiration. XIII. Effects of changes in O_2 content of artificially administered gaseous mixtures on expired carbon dioxide and oxygen as studied with a continous electrometric method. Amer. J. Physiol. 83, 323 (1927). — GESELL, R., and A. B. HERTZMANN: The regulation of respiration. III. A continous method of recording changes in acidity applied to the circulation blood and other body fluids. Amer. J. Physiol. 78, 206 (1926). — The regulation of respiration. IV. Tissue acidity, blood acidity, and pulmonary ventilation. Amer. J. Physiol. 78, 610 (1926). — GESELL, R., H. KRUEGER, G. GORHAM and TH. BERNTHAL: The regulation of respiration. A study of the correlation of numerous factors of respiratory control during intravenous injection of sodium cyanide and recovery. Amer. J. Physiol. 94, 339—364 (1930). — The regulation of the respiration. A study of the correlation of numerous factors of respiratory control following intravenous injection of sodium bicarbonate. Amer. J. Physiol. 94, 387—401 (1930). — The regulation of the respiration. A study of the correlation of numerous factors of respiratory control, following administration of hydrochloric acid, of carbon dioxide and the simultaneous administration of carbon dioxide and sodium bicarbonate. Amer. J. Physiol. 94, 402—426 (1930). — The regulation of respiration. A study of the correlation of numerous factors in respiratory control produced by intravenous injection of ammonium chloride, methylene blue, strychnine and sodium sulphide. Amer. J. Physiol. 94, 427—447 (1930). — GESELL, R., and C. MOYER: Costal and abdominal respiratory movements in relation to nervous control of breathing. Proc. Soc. Exper. Biol. a. Med. 31, 1089—1092 (1934). — GOLLWITZER-MEIER, KL.: Die chemische Atmungsregulation bei alkalischer Blutreaktion. Biochem. Z. 151, 424 (1924). — Über das periodische Atmen. Dtsch. med. Wschr. 1925, 980. — GOLLWITZER-MEIER, KL., u. E. LERCHE: Reflektorischer und zentraler Anteil der Kohlensäurewirkung auf die Atmung. Pflügers Arch. 244, 145—156 (1940). — GOLLWITZER-MEIER, KL., u. O. PINOTTI: Über die Nachdauer (Hysteresis) der Erregung des Atemzentrums bei der Kohlensäureatmung. Pflügers Arch. 249, 3—16 (1947). — GRANDPIERRE, R., et C. FRANK: Notions actuelles sur l'organisation et le fonctionnement des centres nerveux respiratoires. Méd. Aeronautique 5 (1950). — Notions actuelles sur l'organisation et le fonctionnement des centres nerveux respiratoires. Rev. méd. (Nancy) 77, 1—15 (1952). — GRAY, J. S.: The derivation and certain uses of an equation relating alveolar composition to altitude, AAF School of aviation medicine. Research Report No 131, 12. April 1943. — Reference curves for alveolar composition and arterial O_2 saturation at various altitudes, AAF School of Aviation Medicine. Research Report No 290, 15. July 1944. — The calculation of equivalent altitudes, AAF School of Aviation Medicine, Research Report No 291, 19. July 1944. — Concerning the use of CO_2 to counteract anoxia, AAF School of Aviation Medicine, Research Report No 310, 26. August 1944. — The multiple factor theory of respiratory regulation, AAF School of Aviation Medicine, Research Project No 386. Report No 1. The isolation and quantification of the independent effects of H ion, CO_2, and O_2 on respiratory ventilation, 7 May 1945. Report No 2. Uncompensated metabolic disturbances of acid-base balance, 14. December 1945. Report No 3. Changes in sensitivity to CO_2 in prolonged acapnia and hypercapnia, 21 November 1945. Report No 4. The effects on respiration of combined metabolic acidosis and acute anoxia, 12 January 1946. — The multiple factor theory of respiration regulation. II. Uncompensated metabol. disturbances of acid-base balance. Aviat. Med. R. Field, Texas 14. Dez. 1945. III. Changes in sensitivity to CO_2 in prolonged acapnia and hypercapnia. Aviat. Med. R. Field, Texas, 21. Nov. 1945. — The multiple factor theory of the control of respiratory ventilation. Science (Lancaster, Pa.) 103, 739 (1946). — GRODINS, F. S.: Analysis of factors concerned in regulation of breathing in exercise. Physiologic. Rev. 30, 2 (1950).

HALDANE, J. S.: Some recent advances in the physiology of respiration, renal secretion and circulation. Brit. Med. J. 1921, 409. — HALDANE, J. S., and J. G. PRIESTLEY: The regulation of lung ventilation, J. of Physiol. 32, 225 (1905). — HARRISON, T. R., W. G. HARRISON, J. A. CALHOUN and T. P. MARSH: Congestive heart failure. XVII. The mechanism of dyspnea on exertion. Arch. Int. Med. 50, 690 (1932). — HASSELBALCH, K. A.: Neutralitätsregulation und Reizbarkeit des Atemzentrums in ihren Wirkungen auf die Kohlensäurespannung des Blutes. Biochem. Z. 46, 403 (1912). — HENDERSON, L., J. A. V. BOCK, H. FIELD and J. L. STODDARD: Blood as a physicochemical system. II. J. of Biol. Chem. **59**, 379 (1924). HENDERSON, Y.: Reasons for believing that respiratory X is not cH. J. of Biol. Chem. **50**, 2, III (1922). — HENDERSON, Y., H. W. HAGGARD and R. C. COHURN: The acapnia theory, now. J. Amer. med. Assoc. **77**, 424 (1921). — HESS, W. R.: Kritik der HERING-BREUERschen Lehre von der Selbsteuerung der Atmung. Pflügers Arch. **226**, 198—211 (1930). — Die Rolle des Vagus in der Selbststeuerung der Atmung. Pflügers Arch. **237**, 24 (1936). — La coordination des mécanismes régulateurs du système respiratoire. J. Physiol. et Path. gén. **37**, 1233—1238 (1940). — Weitere Beobachtungen über den tonischen Vaguseinfluß bei verschiedenen konstanten Lungenvolumen. Pflügers Arch. **244**, 360—364 (1941). — HESS, W. R., u. O. A. M. WYSS: Die Analyse der physikalischen Atmungsregulierung an Hand der Aktionsstrombilder des Phrenicus. Pflügers Arch. **237**, 761 (1936). — HERTZMANN, A. B., and R. GESELL: The regulation of respiration. VII. Tissue acidity, blood acidity and the coordination of the dual function of hemoglobin during suspended ventilation. Amer. J. of Physiol. **80**, 416 (1927). — HEYMANS, C.: Über reflektorische Einflüsse auf das Atemzentrum. Verh. dtsch. Ges. Kreislaufforsch. **92**, 105 (1928). — Sur le rôle physiolog. et pharmacolog. des chémo-récepteurs de la zone cardio-aortique et des sinus carotidiens dans la régulation réflexe de l'activité du centre respiratoire. Schweiz. med. Wschr. **1941 I**, 285—287. — HEYMANS, C., and J. J. BOUCKAERT: Sinus caroticus and respiratory reflexes. I. Cerebral blood flow and respiration. Adrenaline apnea. J. of Physiol. **69**, 254—266 (1930). — HEYMANS, C., J. JACOB and G. LILJESTRAND: Regulation of respiration during muscular work, as studied on the perfused isolated head. Acta physiol. scand. (Stockh.) **14**, 86—101 (1947).

JULICH, H.: Die Veränderung der Erregbarkeit des Atemzentrums durch erregbarkeitssenkende Arzneimittel, mit einem Beitrag zur Methodik der Erregbarkeitsbestimmung. Z. exper. Med. **117** (1951). — Die Erregbarkeit des Atemzentrums bei Herzkranken und Emphysematikern. Klin. Wschr. **1952**, 27/28.

KELLER, A. D.: Nervous control of the respiration. II. Types of periodic breathing observed as a result of placing lesions in the brain-stem. Amer. J. Physiol. **96**, 59—65 (1931). KRAMER, K.: Zur Theorie der Atemregulierung im Sauerstoffmangel. Pflügers Arch. **244**, 592—602 (1941). — KRAMER, K., u. O. GAUER: Über die Regelung der Atmung bei Muskelarbeit. Pflügers Arch. **244**, 659 (1941). — Zur Frage der Entstehung eines atmungserregenden Stoffes während der Muskelarbeit. Klin. Wschr. **1941 I**, 309—310.

LOESCHCKE, H.: Über Reiz und Erregbarkeit der zentralen Atmungsregulation. Klin. Wschr. **1949**, 761—766. — LOESCHCKE, H., K. LOOSE u. W. SCHOEDEL: Blutdruck und Atmungsregulation. Pflügers Arch. **245**, 210—223 (1941). — LUMSDEN, TH.: Observations on the respiratory centers in the cat. J. of Physiol. **57**, 153 (1923). — Observations on the respiratory centers. J. of Physiol. **57**, 54 (1923). — The regulation of the respiration. Part. I. J. of Physiol. **58**, 81 (1923). — The regulation of respiration. Part II. Normal type. J. of Physiol. **58**, 111 (1923). — Effects of bulbar anaemia on respiratory movements. J. of Physiol. **59**, 58 (1925).

MACLEOD, J. J. R., and S. N. PAGE: The relationship between nervous and hormone control of the respiratory center. Amer. J. Physiol. **60**, 134 (1922). — MARCKWALD, M.: Die Athembewegungen und deren Innervation beim Kaninchen. Z. Biol. **23**, 149 (1887). — Die Bedeutung des Mittelhirns für die Athmung. Z. Biol. **26**, 259 (1890). — MARGARIA, R.: L'eccitabilita del centro respiratorio alle variazioni della pressione parziale dell' O_2 e del CO_2. Schweiz. med. Wschr. **1941**, 289. — L'eccitabilita del centro respiratoria alla variazioni della pressione parziale dell' O_2 e del CO_2. Ist. Lombardo Rend., III. s. **75**, 89—96 (1942). — MARK, R. E., u. H. NEUMANN: Einfluß der Blutdruckzügler auf die Atmungs- und Pulsveränderungen des Menschen bei Lagewechsel. II. Mitt. Z. exper. Med. **80**, 164—189 (1931). MARRI, R., et W. HAUSS: Sinus carotidien et réflexes respiratoires. Influences de l'hypoxémie, de l'hypercapnie, de la saignée, de l'hyperthermie, de l'ésérine, de la morphine, du véronal et de l'évipan sur les réflexes respiratoires déclenchés par les variations de la pression sanguine au niveau du sinus carotidien. Arch. internat. Pharmacodynamie **63**, 449—463 (1939). — MARSHALL, C., and L. F. NIMS: Blood pH in vivo: Effects of acids, salts, dextrose and adrenaline Yale J. Biol. a. Med. **10**, 561 (1938). — MASHIMA, T.: Studies on the vaso-motor nerves of the lung of toads. Jap. med. World **1**, 5 (1921). — MATHIEU, P., et R. ETIENNE: De la ventilation pulmonaire apparente. C. r. Soc. Biol. (Paris) **93**, 768 (1925). — MATUO, K.: Zur Frage über die Beziehung zwischen Carotisdrüse und Blutdruck. Fukuoka Acta med. **33**, 5 (1940). — MCGINTY, D. A.: The regulation of respiration. XXXIV. The carbon dioxide content of the intact brain of the frog in relation to changes of oxidation. Amer. J. Physiol. **93**, 528 - 535 (1930). — MCGINTY, D. A., and R. GESELL: The regulation of respiration. XVI. The effects of intravenous injection of sodium cyanide on gaseous exchange and acid metabolism. Amer. J. Physiol. **83**, 358 (1927). — MECK, W.: Vagus apnea. Amer. J. Physiol. **67**, 309 (1924). — MEGIBOW, R. S., L. M. KATZ and M. FEINSTEIN: Kinetics of respiration in experimental pulmonary embolism. Arch. Int. Med. **71**, 536 (1943). — MEIER, R., u. R. MÜLLER: Die CO_2-Atmung als Test für veränderte Erregbarkeit des Atemzentrums.

Schweiz. med. Wschr. **1940**, 694—697. — MEISSNER, R.: Über atmungserregende Heilmittel. Z. exper. Med. **31**, 159 (1923). — MELLANBY, J.: The absence of relation between the amplitude of respiratory movements and the reaction of the blood. J. of Physiol. **56**, No 5, XXXVIII (1922). — MILLER, A. T.: Acclimatization to carbon dioxide. Amer. J. Physiol. **129**, 524 (1940). — MÖLLENDORF, W. v.: Die örtliche Regulierung der Atmung und ihre gestaltliche Grundlagen. Freiburg i. Br.: Hans Ferdinand Schulz 1942. — MOYER, C. A., and H. K. BEECHER: Effects of barbiturate anesthesia upon integration of respiratory control mechanisms, J. Clin. Invest. **21**, 429 (1942).

NIELSEN, M.: Die Respirationsarbeit bei Körperruhe und bei Muskelarbeit. Skand. Arch. Physiol. (Berl. u. Lpz.) **74**, 299 (1936).

OBERHOLZER, R. J. H.: Contrôle nerveux de la respiration. Praxis (Bern) **41**, 481—483 (1952). — OPITZ, E.: Entthronung der Kohlensäure? Betrachtung über Atemregulation. Klin. Wschr. **1941 II**, 1161—1166. — OTIS, A. B.: Application of Gray's theory of respiratory control to the hyperpnea produced by massive movements of the limbs. J. Appl. Physiol. **1**, 743—751 (1949).

PETITPIERRE, C.: Étude oscillographique des réflexes proprioceptifes de la respiration. Helvet. physiol. et pharmac. Acta **2**, 53, (1944). — PITTS, R. F., H. W. MAGOUN and S. W. RANSON: Localization of the medullary respiratory centers in the cat. Amer. J. Physiol. **126**, 673 (1939).

RECHT, G.: Atmungsreflex und Atmungsbradykardie beim Carotissinusdruck. Wien. Arch. inn. Med. **23**, 197—212 (1933). — RIJLANT, P.: La respiration réflexe. C. r. Soc. Biol. (Paris) **124**, 582 (1937). — Les modifications réflexes de la respiration centrale. C. r. Soc. Biol. (Paris) **124**, 586 (1937). — L'inhibition transitoire de l'activité inspiratoire. C. r. Soc. Biol. (Paris) **134**, 125 (1940). — Contribution à l'étude du contrôle réflexe de la respiration. Bull. Acad. Méd. Belg. **6**, 58—107 (1942). — Le centre respiratoire. Schweiz. med. Wschr. **1952**, 987—988. — RITZEL, G.: Über die vagale Atmungssteuerung des Menschen. Schweiz. Z. Tbk. **7**, 4 (1950).

SAMAAN, A., and G. STELLA: The response of the chemical receptors of the carotid sinus to the tension of CO_2 in the arterial blood in the cat. J. of. Physiol. **85**, 309—319 (1935). — SCHMIDT, C. F.: The functions of the carotid and aortic bodies. J. Labor. a. Clin. Med. **26**, 223—231 (1940). — SCHMIDT, C. F., and J. H. COMROE: Functions of the carotid and aortic bodies. Physiologic. Rev. **20**, 115—157 (1940). — SCHNEIDER, E. C., and R. W. CLARKE: Studies on muscular exercise under low barometric pressure. 1. The consumption of O_2 and the O_2 debt. Amer. J. Physiol. **74**, 334 (1925). — SCHWIEGK, H.: Der Lungenentlastungsreflex. Pflügers Arch. **236**, 206—219 (1935). — SCOTT, F. H.: On the relative parts played by nervous and chemical factors in regulation of respiration. J. of Physiol. **37**, 301 (1908). — SCOTT, F. H., C. C. GARELT and R. KENNEDY: The regulation of respiration. Amer. J. Physiol. **59**, 471 (1922). — SEEVERS, M. H.: Narcotic properties of carbon dioxyde, N. Y. State J. Med. **44**, 597 (1944). — SOLEY, M. H., and N. W. SHOCK: The rate of respiratory adjustment to postural changes. Amer. J. Physiol. **130**, 771—776 (1940). — SOMER, E. DE: Recherches sur les excitants primaires et secondaires de la respiration. J. Physiol. et Path. gén. **21**, 320 (1923). — Die Atmungsreflexe. Vlaamsch geneesk. Tijdschr. **5**, 301 (1924). — Au sujet de l'excitant de la respiration. Action de l'acide carbonique, de l'acide chlorhydrique et de la soude. J. of Physiol. **24**, 1 (1926). — STELLA, G.: Of the mechanism of production and the physiological significance of „Apneusis". J. of Physiol. **93**, 10 (1938). — The dependence of the activity of the „Apneutic Centre" of the carbon dioxyde of the arterial blood. J. of Physiol. **93**, 263 (1938). — STRAUB, H.: Störungen der physikalisch-chemischen Atmungsregulation. Erg. inn. Med. **25**, 1 (1924). — Die Atmungsregulation und ihre Störungen. Münch. med. Wschr. **1926**, 1185.

UHLENBRUCK, P., u. A. MERBECK: Über die Erregbarkeit des Atemzentrums bei extremer Cyanose. Z. klin. Med. **114**, 256—258 (1930).

VERZÁR, F.: Die Regulation des Lungenvolumens. Pflügers Arch. **232**, 322 (1933). — Schweiz. med. Wschr. **1946**, 932. — Die Vergrößerung der Lungenvolumina bei erhöhtem Sauerstoffbedarf, als dritte Form der Atmungsregulation. Schweiz. med. Jb. 81, 92 (1934).

WETERINGS, P. A. A.: The inhibitory effect of the oxygen pressure in blood on respiration through the intermediary of chemo-receptors. Acta med. scand. (Stockh.) **130**, 232 (1948). — WINTERSTEIN, H.: Die Regulierung der Atmung durch das Blut, Pflügers Arch. **138**, 167 (1911). — Die Reaktionstheorie der Atmungsregulation. Pflügers Arch. **187**, 293 (1921). — Atmungsregulation und Reaktionsregulation. Naturwissenschaften **11**, 28, 625 u. 29, 645 (1923). — Bewirkt Atropin eine Ausschaltung der zentripetalen Vagusfasern der Lunge? Z. exper. Med. **62**, 264—268 (1928). — Die Reaktionstheorie der Atmungsregulation im Lichte neuer Untersuchungen. Klin. Wschr. **1928**, 241. — Kohlensäure und Atmungsregulation. Pflügers Arch. **222**, 411, 414 (1929). — Atmung ohne Chemorezeptoren und Reaktionstheorie. Physiol. Tagg 29. Sept. bis 1. Okt. 1948. — Die Atmung ohne Chromorezeptoren. Arch. internat. Pharmacodynamic **83**, 80—90 (1950). — WYSS, O.: Reizphysiologische

Analyse des afferenten Lungenvagus. Pflügers Arch. **242**, 215—233 (1939). — Wyss, O. A. M.: La régulation de l'activité respiratoire motrice. Schweiz. med. Wschr. **1943**, 961.

Zaeper, G.: Über die Atmungsregulation und Gasstoffwechsel. Versuch einer Theorie über die quantitative Regulation der Atmung. Klin. Wschr. **1938**, 14. Fragen der Wechselbeziehungen zwischen Atmung und Kreislauf. I. Zur Theorie der CO_2-gesteuerten Regulation der Atmung. Klin. Wschr. **1940**, 801. II. Über eine neue Theorie der quantitativen Regulation der Atmung. Klin. Wschr. **1940**, 850. III. Zur quantitativen Regulation des Kreislaufes. Klin. Wschr. **1940**, 969. IV. Über die funktionelle Verbundenheit von Atmung und Kreislauf. Klin. Wschr. **1940**, 1097. V. Stoffwechsel als Atmungs-Kreislauf-Regulator. Klin. Wschr. **1940**, 1121.

Monographien zur Technik.

Anthony, A. J.: Funktionsprüfung der Atmung. Leipzig: Johann Ambrosius Barth 1937. — Arnaud, J., P. Tulou et R. Mérigot: L'exploration de la fonction respiratoire. Paris: Masson & Cie. 1947.

Birath, G.: Lung volume and ventilation efficiency. Suppl. medica scand. **1944**. — Björkman, S.: Bronchospirometrie. Stockholm: Aktiebolaget Fahlcrantz 1934.

Comroe jr. J., H.: Methods in medical research, Bd. 2. Chicago: The Year Book Publishers, Inc. 1950.

Fleisch, A.: Nouvelles méthodes d'étude des échanges gazeux et de la fonction pulmonaire. Basel: Benno Schwabe u. Co. 1954.

Haldane, J. S.: Methods of air analysis. London: Griffin & Co. 1920. — Henderson, L. J.: Blut. Seine Pathologie und Physiologie. Dresden u. Leipzig: Theodor Steinkopff 1932. — Heyrovsky, J.: Polarographie. Wien: Springer 1941. — Huybrechts, M.: Le p_H et sa mesure, les potentials d'oxydoréduction, le rH. Paris: Masson & Cie. 1946.

Knipping, H. W., u. P. Rona: Praktikum der physiologischen Chemie. Bd. III. Berlin: Springer 1928. — Kolthoff, I. M., and J. J. Lingane: Polarography. New York: Interscience 1941. — Kordatzki, W.: Taschenbuch der praktischen pH-Messung. München: Rudolph Müller & Steinicke 1938.

Matthes, K.: Kreislaufuntersuchungen am Menschen mit fortlaufend registrierenden Methoden. Stuttgart: Georg Thieme 1951. — Michaelis, L.: Oxydations- und Reduktionspotentiale. Berlin: Springer 1933.— Mislowitzer, E.: Die Bestimmung der Wasserstoffionenkonzentration von Flüssigkeiten. Berlin: Springer 1928.

Noüy, Lecomte du: Méthodes physiques en biologie et médicine. Paris: Baillière & Fils 1933.

Peters, J. P., and D. D. van Slyke: Quantitative clinical chemistry, Bd. II, Methods. London: Baillière, Tindall & Cox 1932.

Wiesinger, K.: Die polarographische Messung der Sauerstoffspannung des Blutes. Suppl. Helvet. physiol. Acta (1950).

Spirometrie, Grundumsatzbestimmungen usw. (einzelne Arbeiten).

Adriani, J., and E. A. Rovenstine: Experimental studies on CO_2 absorbers for anesthesia. Anesthesiology **2**, 1 (1941). — Alexander, R. S.: The use of basal respiratory minute volume as an index of impaired pulmonary function. Amer. Rev. Tbc. **65**, 505—509 (1952). — Anthony, A. I.: Zur Methode der Spirometrie. Beitr. Klin. Tbk. **67**, 711 (1927). — Methodisches zur Registrierung der Atmung. Arch. exper. Path. u. Pharmakol. **169**, 498—502 (1933). — Anthony A. I. u. Hansen: Eine einfache Methode für bilaterale Thorakographie. Beitr. Klin. Tbk. **72**, 217 (1929). — Azerad, E.: Le métabolisme basal . Principales causes d'erreurs des mesures et leurs conséquences. Semaine Hôp. **1952**, 28.

Barger, A. C., G. S. Richardson and E. M. Landis: Geiger-Müller counter system for tracer studies of gas exchanges in man, Federation Proc. **7**, 5 (1948). — Benedict, F.: Le métabolisme basal chez l'homme d'après les dernières recherches. Ann. Méd. **3535**, 81 bis 107 (1934). — Berke, R. D., S. J. Presley, J. R. Necheles, J. R. Scala, A. Wolf and M. Samter: Practical value and limitations of respiratory function tests. Acta radiol. (Stockh.) Suppl **86**, 80 (1951). — Berksohn, J., and W. M. Boothby: Studies of the energy of metabolism of normal individuals. A comparison of the estimation of basal metabolism from a linear formule and „surface area". Amer. J. Physiol. **116**, 485—494 (1936). — Beyne, J.: L'étude graphique du débit respiratoire au moyen du masque de Pech. Presse méd. **1923**, 698. — Beyne, J., et L. Gougerot: Une méthode de transmission électrique et d'enregistrement à distance de la pression artérielle et du débit respiratoire. C. r. Soc. Biol. (Paris) **131**, 770—774 (1939). — Bjerknes, W.: Kritische Untersuchungen über Funktionsprüfung in Luft und in Sauerstoff. Beitr. Klin. Tbk. **93**, 454—471 (1939). — Brauer, L., u. W. Brauer: Einführung in die Spirometrie und die Ergometrie. Beitr. Klin. Tbk. **94**, 504 (1940). — Brebion, G., et H. Magne: L'espace mort et le volume total de l'appareil respiratoire. Ann. de Physiol. **13**, 65—92 (1937). — Bühler, F.: Über den Atmungstyp bei Grundumsatzbestimmungen. Münch. med. Wschr. **1937**, 65.

CARTER, V., and J. MURRAY: Device for automatic measurement of oxygen consumption in closed circuit type of metabolism apparatus. Proc. Soc. Exper. Biol. a. Med. **29**, 123—124 (1931). — COMROE, J. H.: Interpretation of commonly used pulmonary function tests. Amer. J. med. **10**, 356—374 (1951).

DAUTREBANDE, L.: Masque respiratoire à usages multiples. Echanges respiratoires, oxygénothérapie, aviation, carbothérapie, anesthésie. Presse med. **1935 II**, 2025—2029. — DAUTREBANDE, L., and H. W. DAVIES: Variations in respiratory exchange with masks of different types. Edinburgh Med. J. **29**, 127 (1922). — DAUTREBANDE, L., et E. DELCOURT-BERNARD: Sur un nouveau masque destiné à l'étude des échanges respiratoires en circuit ouvert. Amer. J. Physiol. **90**, 324—325 (1929). — DAUTREBANDE, L., et E. DELCOURT-BERNARD: Sur un nouveau masque destiné à l'étude des échanges respiratoires en circuit ouvert. Ann. de Physiol. **5**, 401—433 (1929). — DELAUNEX, A.: Nouveau dispositif (abaque) pour le calcul rapide du métabolisme basal recherché par la méthode de Benedict. Paris méd. **1931 II**, 363—366. — DENOLIN, A., et A. DE COSTER: Les méthodes d'investigation de la fonction pulmonaire et leu s applications. Acta tbc. belg. **4**, 245—292 (1952). — DIRKEN, M. N. J., u. J. K. KRAAN: Über die Funktionsprüfung der Lungen. Klin. Wschr. **1937 I**, 634—636. — DÖBELN, W. v.: A respiration valve with insignificant dead space. Acta physiol. scand. (Stockh.) **18**, 34—35 (1949). — DONALD, K. W., and R. V. CHRISTIE: New method of clinical spirometry. Clin. Sci. 8, 21 (1949). — DRASTICH, L.: Physiologie des Atmens in der Maske. Biol. Listy **23**, 93—99 (1938).

EBINA, T.: Versuche über die Funktionsprüfung der Lunge. Tohoku J. Exper. Med. **19**, 337—354 (1932). — ECKMAN, M., and A. L. BARACH: Horizontal respiratory graph by automatic feed of O_2 into a basal metabolism apparatus. Proc. Soc. Exper. Biol. a. Med. **36**, 138 (1937). — ENGHOFF, E., u. H. ENGHOFF: Zur Technik der Gaswechselbestimmungen. Kgl. Sv. Vetenskapsakad. Hdl. **4**, 1 (1953). — ENGHOFF, H.: Halbmaske für respirationsphysiologische Untersuchungen. Skand. Arch. Physiol. (Berl. u. Lpz.) **82**, 167—177 (1939).

FARBER, S. M., and S. SILVERMAN jr.: Pulmonary function tests and their significance. Oral Surg., Med. a. Path. **5**, 4 (1952). — FILL, W.: Vorläufige Mitteilung über eine Versuchsanordnung zur Messung des Gasstoffwechsels während langer Zeiträume. Zool. Anz. **136**, 170—176 (1941). — FLEISCH, A.: Le double spiromètre couplé. Helvet. med. Acta **17**, 593 bis 598 (1950). — Le métabolisme basal standard et sa détermination au moyen du „Metabocalculator". Helvet. med. Acta **18**, 23—44 (1951).

GADDUM, J. H.: A method for recording the respiration. J. of Physiol. **99**, 257—264 (1941). — GEORG, J.: Apparatus and methods for the estimation of pulmonary function. Scand. J. clin. a. Labor. Invest. **1**, 239—244 (1949). — Kliniske Lungefunktionsundersøgelser. Kopenhagen: Munksgaad 1952. — GLASER, V.: Eine Apparatur zur elektro-optischen Registrierung der Atembewegungen. Elektro-Pneumograph. Klin. Wschr. **1939 II**, 1156 bis 1157. — GRAY, J. S., D. R. BARNUM, H. W. MATHESON and S. N. SPIES: Ventilatory function tests. I. Voluntary ventilation capacity. J. Clin. Invest. **29**, 677—681 (1950). — GREENE, J. A., and H. C. COGGESHALL: Clinical studies of respiration. II. Influence of determination of basal metabolism on respiratory movements in man, and effects of these alterations on calculated basal metabolic rate. Arch. Int. Med. **52**, 226—238 (1933). — GUCKELBERGER, M.: Die praktische Verwendung der Vitalkapazitätbestimmung in der sportärztlichen Praxis. Schweiz. med. Wschr. **1943**, 1495—1497.

HABS, H.: Ein Nomogramm zur Auswertung von Gasstoffwechselversuchen. Z. inn. Med. **5**, 180—183 (1950). — HAGEDORN, H. C.: An apparatus for the graphic recording of O_2 consumption and CO_2 output, especially for clinical work. Biochemic. J. **18**, 1301 (1924). HARDING, A. E. B.: The basal metabolic rate: Measurement of production of carbon dioxyde. Lancet **1940 I**, 17—20. — HERXHEIMER, H.: Simultaneous recording of spirogram and thoracogram. J. of Physiol. **108**, 39—40 (1949). — HIRDES, H. H.: Het clinische Longfunctieonderzoek. Utrecht: Lumax 1951. — HOFER, H.: Der Einfluß der Gasmaskenatmung auf den Kreislauf des Menschen. (Unter besonderer Berücksichtigung des EKG). Cardiologia (Basel) **4**, 331—360 (1940).

JENKINS, R. L.: Basal metabolism standards. A statistical comparison of their prediction values. J. Nutrit. **4**, 305—321 (1931). — JORDI, A.: Eine Vorrichtung (Totalisator) zur Bestimmung der eingeatmeten Luftmenge am KNIPPINGschen Stoffwechselapparat. Arbeitsphysiologie **6**, 296 (1933).

KERN, B.: Eine Grundumsatz-Rechentafel. Münch. med. Wschr. **1940 I**, 377—378. — KINDER, W.: Auswertung der Stoffwechselmessungen mit dem Laboratoriumsinterferometer von Zeiss. Klin. Wschr. **1939 II**, 1623—1625. — KNIPPING, H. W.: Beitrag zur Technik der Gasstoffwechseluntersuchung. Münch. med. Wschr. **1924**, 1539. — Ergebnisse der Gasstoffwechseluntersuchungen für die Klinik. Klin. Wschr. **1928**, 49—52. — KOFRÀNY, E., u. H. F. MICHAELIS: Ein tragbarer Apparat zur Bestimmung des Gasstoffwechsels. Arbeitsphysiologie **11**, 148—150 (1940). — KROGH, A.: Respirationsapparat für die klinische Bestimmung des

Energieumsatzes beim Menschen. Wien. klin. Wschr. **1922**, 290. — Determination of standard (basal) metabolism of patients by recording apparatus. Boston Med. J. **189**, 313 (1923).

LAMBOLEZ, R.: Les procédés physiques d'exploration de la fonction pulmonaire. Biologie méd. **16**, 135 (1926). — LANDEN, C.: Die kombinierte Lungen-Herz- und Kreislauffunktionsprüfung mit dem Spirographen. Münch. med. Wschr. **1942 II**, 662—664 (1942). — LANIEZ, G.: Des corrections de la surface corporelle chez l'obèse et le maigre dans la détermination du métabolisme de base. C. r. Soc. Biol. Paris **114**, 119—121 (1933). — LARMI, T.: On the measurement of pulmonary function. Duodecim (Helsinki) **68**, 270 (1952). — LEHMANN, G., u. H. VENNEWALD: Eine einfache Vorrichtung zur Messung der geatmeten Luftmenge. Arbeitsphysiologie **9**, 233—237 (1936). — LIBERMAN, V. B., R. P. OLNJANSKAYA, A. D. SLONIM and V. N. GUSKOVA: The effect of lung ventilation on the gas-exchange in the quiescent state. Arch. biol. Nauk **55**, 32—43 (1939). — LIBERSON, W.: Un nomogramme pour le calcul rapide de l'oxygène et du quotient respiratoire dans la détermination du métabolisme. C. r. Soc. Biol. (Paris) **111**, 696—698 (1932). — LORENTZ, H. F.: Zur Prüfung der Atmungsleistung. Arch. f. Hyg. **104**, 378—385 (1930).

MACIAS, F. I.: Ein neuer Apparat für den Grundumsatz mit atmosphärischer Luft. Bol. Inst. Clin. quir. Univ. Buenos Aires **12**, 137—144 (1936). — MATHESON, H. W., and J. S. GRAY: Ventilatory function tests. III. Resting ventilation metabolism and derived measures. J. Clin. Invest. **29**, 688—692 (1950). — MATHESON, H. W., S. N. SPIESS, J. S. GRAY and D. R. BARNUM: Ventilatory function tests. II. Factors effecting the volontary ventilation capacity. J. Clin. Invest. **29**, 682—687 (1950). — MATTHES, H.-U.: Die Bedeutung des Atemwiderstandes für die Messung des respiratorischen Stoffwechsels. Arbeitsphysiologie **11**, 117—128 (1940). — MAYSELS, L.: Apparatur für das Studium des Gaswechsels beim Menschen. Med. Ž. Akad. Nauk USSR, **7**, 1431—1435 (1938). — MELLI, G.: La determinazione des ricambio respiratorio. Clin. med. ital. **61**, 459—470 (1930). — MONCRIEFF, A.: Tests for respiratory efficiency. With special reference to the mercury tube. Lancet **1932 II**, 665—668. — MÜLLER, E. A., u. A. MÜLLER: Ein verbesserter Spirograph. Arbeitsphysiolgie **12**, 120—123 (1942).

NIEDERWIESER, V.: Die Praxis der Grundumsatzbestimmungen. Wien: Springer 1932. — NOUVION, H.: Etablissement d'un spiromètre de volume réduit d'après l'étude de la circulation des fluides dans la bouteille de Pescher. Biologie méd. **18**, 272—287 (1928).

ORNSTEIN, G. G., D. MEYERS and I. ECKMAN: A test for the measurement of pulmonary function. Quart. Bull. Sea View Hosp. **12**, 47—60 (1951).

PATTON, W. E.: A respiration recorder. J. of Physiol. **108**, 57—59 (1949). — PERRILL, C. V., and K. K. JONES: Use of air in basal metabolism. Proc. Soc. Exper. Biol. a. Med. **36**, 444 (1937). — PIERCE, H. F.: A metabolism chamber automatically maintains a constant partial pressure of oxygen. J. Labor. a. Clin. Med. **21**, 317—322 (1935). — PÜSCHEL, E.: Über die Spirometrie und ihre Ergebnisse im Kindesalter. Erg. inn. Med. **61**, 786—864 (1942).

READ, H.: Der Einfluß der Mundatmung und der Spirographie auf die Lungenventilation. Beitr. Klin. Tbk. **76**, 121 (1930). — REICHERT, P.: Oxygen Utilization as an index of respiratory efficiency. A clinical device for its determination. J. Aviation Med. **7**, 63—69 (1936). — REICHERT, P., and H. ROTH: The ventilograph: An improved ventilometer and its applications. J. Labor. a. Clin. Med. **25**, 1091—1096 (1940). — REIN, H., u. A. HAMPEL: Eine registrierende Gasuhr. Z. Biol. **96**, 35—39 (1935). — ROSENBLUETH, A.: Du fonctionnement du masque manométrique de Pech. Critiques des formules de BEYNE et IZQUIERDO. J. Physiol. et Path. gén. **27**, 746—751 (1929). — ROSSIER, P. H., u. K. WIESINGER: Stabilisator für die Sauerstoffspannung im geschlossenen Spirometersystem. Schweiz. Z. Tbk. **6**, 17 bis 28 (1948).

SCHADOW, H.: Ein vereinfachter Respirationsapparat für gleichzeitige O_2- und CO_2-Bestimmung. Klin. Wschr. **1931 I**, 783—785. — SCHROEDER, C.: Zur Kritik der Spirometrie. Pflügers Arch. **231**, 483 bis 488 (1933). — SCHROEDER, W.: Die Atmung des gesunden Menschen unter körperlich erschöpfender Arbeit. Untersuchungen mit einem neuen Spirograph. Diss. Frankfurt a.M. 1939. — SCOTT, C.C., and H. M. WORTH: An apparatus for continuous recording of the volume of expired air. J. Labor. a. Clin. Med. **32**, 1496—1499 (1947). — SCOZ, G.: Über die biologischen und funktionellen Methoden zur Arbeitsfähigkeitsbestimmung entlassungsfähiger Kranker im Instituto Sanatoriale Principi di Piemonte in Neapel. Z. Tbk. **90**, 4 (1943). — SEHESTEDT, H.: Zur Frage der Eignung des KNIPPINGschen Apparates zur Gasstoffwechseluntersuchung. Z. exper. Med. **71**, 298 (1930). — SEIDSCHNUR, S., A. GRIGORJEW, N. KOSJAKOW u. M. MOSCHKOWSKY: Untersuchungen der Wirkung einer 24 Std ununterbrochen dauernden Atmung durch eine Gasmaske. Voenno-san. Delo **5**, 28—31 (1936). — SEILER, K.-E.: Die Verwendbarkeit und Zuverlässigkeit der Spirometrie in der Sportmedizin. Dtsch. Mil-arzt **3**, 531—538 (1938). — SINGH, B. N.: A modification of Dixon's constant pressure respirometer. Current, Sci. **4**, 656—657 (1936). — STANNARD, J. N., and E. M. RUSS: Estimation of critical dead space in respiratory protective devices. J. Appl. Physiol. **1**, 326 (1948). — STEFANESCU, C. S.: Der Grundumsatz und das vegetative Nervensystem. Wien. med. Wschr. **1941 II**, 631—633.

TALBOT, F. B., E. B. WILSON and J. WORCESTER: Standards of basal metabolism of girls (new data) and their use in clinical practice. J. of Pediatr. **7**, 655—661 (1935).

WIESINGER, K., P. H. ROSSIER u. W. SIGRIST: Stabilisator für die Sauerstoffspannung im geschlossenen Spirometersystem. Helvet. physiol. Acta **6**, 45—46 (1948).

YOKOYAMA, M.: Analyse der Atemkurven. Okayama-Igakkai-Zasshi **51**, 1136—1176 (1939).

ZAEPER, G.: Zur Methodik der funktionellen Analyse von Atmung und Kreislauf. Beitr. Klin. Tbk. **90**, 115 (1937). — ZAEPER, G., u. W. WOLF: Über die Auswertung spirographischer Ruhe- und Arbeitskurven. Beitr. Klin. Tbk. **94**, 520 (1940).

Atmungsgasanalyse.

ANTHONY, A. J.: Zur Technik der Gasanalyse. Z. Biol. **90**, 633—636 (1930). — Untersuchungen über das Verhalten der Gase in der Lunge. Dtsch. Arch. klin. Med. **168**, 231—238 (1930). — Zur Technik der Gasanalyse mit dem ZEISSschen Laboratoriumsinterferometer. Z. exper. Med. **106**, 561—570 (1939). — ARMITAGE, G. H., and W. M. ARNOTT: Respiratory quotient determination by air sampling in man. Proc. Physiol. Soc. **112** (1950). — ARMITAGE, G. H., W. MELVILLE, A. and A. C. PINCOCK: Apparatus for the fractional sampling of a single expiration. J. of Physiol. **108**, 27—28 (1949). — ASCHOFF, J., E. MUNDT, W. SCHOEDEL u. H. SCHWARZ: Fortlaufende Bestimmung der Konzentration von eingeatmetem Wasserstoff in der Ausatmungsluft mit Hilfe von Hitzdrahtdüsen. Pflügers Arch. **244**, 1 (1940).

BANSI, H. W.: Fortlaufende Gasanalysen mittels eines auf physikalischen Prinzipien beruhenden Apparates. Ein Beitrag zur Vereinfachung der Grundumsatzbestimmung. Dtsch. med. Wschr. **1933 I**, 729—730. — BARCROFT, H.: Safety device for the Haldane gas analysis apparatus. J. of Physiol. **84**, 23—24 (1935). — BAUMANN, H., u. S. LAUTER: Ein neues Ventil zur mechanischen Gewinnung von Alveolarluft. Arch. exper. Path. u. Pharmakol. **132**, 253 (1928). — BECKER-FREYSENG, H., U. LUFT u. E. OPITZ: Eichung der MATTHESschen Sauerstoffuhr mit Alveolarluft. Luftfahrtmed. **3**, 309—313 (1939). — BEHRMANN. V. G., and F. W. HARTMAN: Rapid CO_2 determination with the Pauling O_2 analyzer. Federat. Proc. **10**, 12 (1951). — BENZINGER, Th., u. F. BRAUCH: Fortlaufende Registrierung der Zusammensetzung der Alveolarluft mit dem Gaswechselschreiber von H. REIN. Klin. Wschr. **1934 II**, 1852—1854. — BIRATH, G.: Simultaneous samples of alveolar air from each lung and parts therof. A preliminary report of a method using bronchial catheterization. Amer. Rev. Tbc. **55**, 444—448 (1947). — BOCK, A. V., and H. FIELD: The CO_2 equilibrium in alveolar air and arterial blood. J. of Biol. Chem. **62**, 269 (1924). — BRUCE, W. F.: The analysis of small volumes of gas by means of the usual microanalytical apparatus. Mikrochem., N. F. **12**, 261—265 (1935).

CARPENTER, T. M., and F. L. FOX: Absence of stratification and rapidity of mixing CO_2 in air samples. J. of Biol. Chem. **73**, 379 (1927). — CHRISTIE, R. V., and A. L. LOOMIS: The pressure of aqueous vapour in the alveolar air. J. Physiol. **77**, 35—48 (1932). — CORDERO, N.: Modification of the Haldane-Henderson apparatus for the analysis of respiratory gases. Chin. J. Physiol. **10**, 373—376 (1936). — COTTON, F. S.: Studies in respiration. I. A simple method for the investigation of fractional samples of expired air. Austral. J. Exper. Biol. a. Med. Sci. **17**, 425—432 (1939). — II. On the occurence of an apparently paradoxical rise in the oxygen percentage of increasingly deeper samples of alveolar air. Austral. J. Exper. Biol. a. Med. Sci. **17**, 433—440 (1939).

DAUTREBANDE, L.: L'air alvéolaire obtenu par la méthode Haldane-Priestley. C. r. Soc. Biol. (Paris) **94**, 129 (1926). — DIEKERSMANN, A.: Zur Technik der Atemgasanalyse. Ein neues interferometrisches Verfahren zur exakten Analyse beliebiger Sauerstoff-Stickstoffgemische. Z. exper. Med. **107**, 736—748 (1940). — DILL, D. B., L. M. HURXTHAL, C. VAN CAULAERT, A. FÖLLING and A. V. BOCK: The carbon dioxide equilibrium in alveolar air and arterial blood. Resting subjects. J. of Biol. Chem. **74**, 303 (1927). — DIRKEN, M. N. J.: Détermination de tension alvéolaire. Arch. néerdl. Physiol. **9**, 428 (1924). — DUBLIN, W. B.: Analysis of mixture of helium, oxygen and nitrogen by means of determination of velocity of sound. Proc. Staff. Meet. Mayo Clin. **15**, 412 (1940).

FAULCONER, A., and R. W. RIDLEY: Continuous quantitative analysis of mixtures of oxygen, nitrous oxide and ether with and without nitrogen. I. The acoustic gas analyzer for mixtures of first 3 gases. II. The acoustic gas analyzer and the Beckman 02 analyzer for the mixtures of the 4 gases. Anesthesiology **11**, 265—278 (1950). — FERRIS, B. G. jr., H. A. KRIETE and B. C. KRIETE: Alveolar-arterial oxygen difference, a comparison of two methods.

J. Appl. Physiol. 3, 519 (1951). — FLETCHER, M., A. HEMINGWAY, R. L. VASCO and A. O. C. NIER: Alveolar ventilation studies using the mass spectometer. Proc. Soc. Exper. Biol. a. Med. 74, 13—16 (1950). — FORSSANDER, C. A.: Vacuum sampling tube for respiratory gases. J. Labor. a. Clin. Med. 34, 881—882 (1949). — A suction tube of the collection of respiratory gases under divers conditions. L. Labor a. Clin. Med. 35, 324—327 (1950). — FORSSANDER, C. A., and C. WHITE: Mixing of alveolar air with dead space air during expiration. J. Appl. Physiol. 2, 110—115 (1949). — FOWLER, R. C.: Rapid infrared analyzer for CO_2 and other gases. Amer. J. Physiol. 155, 436 (1948). Rapid infrared gas analyzer, Rev. Sci. Instruments 20, 175—178 (1949).

GAGGE, A. P.: An improved method for the continuous measurement of the rate of oxygen consumption for human subjects. Science (Lancaster, Pa.) 551—552 (1941). — GALDSTON, M., and A. C. WOLLACK: Oxygen and carbon dioxyde tensions of alveolar air and arterial blood in healthy young adults at rest and after exercise. Amer. J. of Physiol. 151, 276—281 (1947). — GIORGI, G.: Metodi per la determinazione della tensione alveolare del CO_2. Modificazioni al apparecchio di Fridericia. Fisiol. e Med. 1, 617—632 (1930). — GOIFFON, R.: Appareil simple pour le prélèvement du CO_2 alvéolaire. C. r. Soc. Biol. (Paris) 99, 377 (1928). — GROSSE-BROCKHOFF, F., u. W. SCHOEDEL: Eine Apparatur zur Untersuchung der Veränderungen der alveolaren Exspirationsluft in der Ausatmungszeit. Pflügers Arch. 238, 204 (1937).

HALDANE, J. S.: Methods of air-analysis. London: Griffin and Co. 1920. — HILL, A. V.: An electrical method (Katharometer) for measuring the CO_2 in respired gases. J. of Physiol. 56, 3/4, XX (1922). — HOFFMANN, H., u. H. BAUMANN: Über die Fehlerquellen bei der automatischen Gewinnung von Alveolarluft. Arch. exper. Path. u. Pharmakol. 161, 467—477 (1931). — HOLLO, J., u. S. WEISS: Eine einfache Methode zur Bestimmung der alveolaren CO_2-Spannung. Z. klin. Med. 97, 131 (1923). — HUNTER, J. A., R. W. STACY and F. A. HITCHCOCK: Mass spectrometer for continuous gas analysis. Rev. Sci. Instruments 20, 333 bis 336 (1949).

KHRENOV, I. I.: On the technique of sampling of alveolar air. Fiziol. Ž. 28, 404—405 (1940). — KNIPPING, H. W.: Über die Bestimmung der CO_2 in der Alveolarluft. Hoppe-Seylers Z. 1, 141 (1924). — Beitrag zur gasanalytischen Technik in der Medizin. Z. exper. Med. 53, 1 (1926). — Zur Analyse der venösen Alveolarluft. Beitr. Klin. Tbk. 89, 95 (1937).

LAMBIE, C. G., and M. J. MORRISSEY: Automatic method for collection of alveolar air. J. Physiol. 107, 14—23 (1948). — LEE, D. H. K.: A simplified arrangement for the Haldane gas analysis apparatus. J. of Physiol. 85, 38—39 (1935). — LEMAIRE, R.: La composition de l'air alvéolaire et son dosage en clinique. Anesth. et Analg. 5, 326—330 (1939). — LEMORT, A.: Modifications à la technique de Haldane-Priestley pour l'obtention de l'air alvéolaire. C. r. Soc. Biol. (Paris) 102, 594—595 (1929). — LEUSDEN, P. F.: Verbesserte Apparatur und Methode für die Kohlensäurebestimmung der Luft. Z. Hyg. 112, 606—612 (1931). — LOESCHCKE, H. H., u. U. GERECKE: Eichung der REINschen Gaswechselschreiber bei Benutzung von Gemischen, die technisch Stickstoff enthalten. Pflügers Arch. 245, 353—360 (1941). — LOESCHCKE H. H., E. OPITZ u. W. SCHOEDEL: Eine Methode zur fortlaufenden automatischen Registrierung des alveolaren Sauerstoff- u. Kohlensäuregehaltes. Pflügers Arch. 243, 126—132 (1939). — LUBIN, G., and J. G. M. BULLOWA: A thermal conductivity recorder for oxygen and carbon dioxide for clinical atmosphere control. Proc. Soc. Exper. Biol. a. Med. 27, 568—569 (1930).

MAIN, R. J.: Alterations of alveolar CO_2 in man accompanying postural change. Amer. J. Physiol. 118, 435—440 (1937). — MANSFELD, G.: Neuer Apparat zur graphischen Registrierung vom CO_2-Verbrauch und CO_2-Ausscheidung. Klin. Wschr. 1933 I, 668—671. — MARSCHAK, M.: Ein Beitrag zur Methodik der automatischen Gewinnung der Alveolarluftproben beim Menschen. Z. exper. Med. 72, 32—43 (1930). — MEYER, F.: Zur Messung der Gasdruckgefälle im Organismus. I. Mitt. Methodik der Mikrogasanalyse zur Bestimmung der Gasspannungen in der Alveolarluft, dem Blut und den Geweben des Menschen. Arch. exper. Path. u. Pharmakol. 177, 693—713 (1935). — MOBITZ, W.: Ventil zur Gewinnung von Alveolarluft. Klin. Wschr. 1927, 209. — MORRISON, P. R.: An automatic apparatus for the determination of oxygen consumption. J. of Biol. Chem. 169, 667—679 (1947).

NEUHAUS, G.: Methodisches zur Gewinnung von Alveolarluft beim Patienten, insbesondere beim Asthmatiker. Z. exper. Med. 119, 14 (1952). — NIELSEN, E., and C. SONNE: Apparatus for fractional analysis of single expiration. Acta med. scand. (Stockh.) 50, Suppl., 33 (1932). — NIER, A. O. C.: Mass spectrometer for isotope and gas analysis. Rev. Sci. Instruments 18, 398 (1947). — NOYONS, A. K.: Methode physique pour la détermination du CO_2 dans l'air respiratoire. Arch. néerld. Physiol. 7, 488 (1922).

OKUYAMA, M.: On improved „Roken“ gas analysis apparatus. Rep. Inst. Sci. Labor Kurasiki, 20, 1—9 (1933). — OLIVIER, H.-R., et J. BRETEY: Présentation d'une valve respiratoire pour obtenir l'air alvéolaire en vue de la mesure du débit cardiaque. C. r. Soc. Biol. (Paris) 105, 280—282 (1930).

PAULING, L., R. E. WOOD and J. H. STURTEVANT: Oxygen-meter. Science (Lancaster, Pa.) 103, 338 (1946). — PFUND, A. H., and W. G. FASTIE: Selective infrared gas analyzers. J. Optic. Soc. Amer. 37, 762 (1947).

RAHN, H. und Mitarb.: Method for continuous analysis of alveolar air. J. Aviat. Mad. 17, 173—179 (1946). — REGELSBERGER: Apparat zur selbsttätigen fortlaufenden Messung der alveolären Kohlensäure. Z. exper. Med. 61, 747—756 (1928). — REIN, H.: Gaswechselschreiber. Arch. exper. Path. u. Pharmakol. 171, 363 (1933). — Zur Sauerstoffbestimmung auf physikalischem Wege. Luftfahrtmed. 4, 18—22 (1939). — ROELSEN, E.: Fractional analysis of alveolar air after inspiration of hydrogen as method for determination of distribution of inspired air in lungs. Acta med. scand. (Stockh.) 95, 452 (1938). — Composition of alveolar air investigated by fractional sampling. Acta med. scand. 98, 141 (1939). — The composition of the alveolar air investigated by fractional sampling. Comparative investigation on normal persons and patients with bronchial asthma and pulmonary emphysema. Acta med. scand. (Stockh.) 98, 141—171 (1939). — Composition of alveolar air investigated by fractional sampling. Acta med. Scand. 98, 194 (1939). — RIGONI, M., e CICOGNANI: Nuovi metodi per la determinazione dei gas alveolari e della portata circolatoria. II. La portata circolatoria calcolata sui valori del ricambio di CO_2. Diagn. e Tech. Labor. 7, 801—808 (1936). Nuovo metodo per la determinazione dei gas alveolari. Boll. Soc. ital. Biol. sper. 11, 437—439 (1936). — RILEY, R. L., and A. COURNAND: „Ideal" alveolar air and the analysis of ventilation perfusion relationships in the lungs. J. Appl. Physiol. 1, 825—847 (1949). — RILEY, R. L. u. Mitarb.: On determination of physiologically effective pressures of oxygen and carbon dioxide in alveolar air. Amer. J. Physiol. 147, 191—198 (1946). — ROSENCRANS, C. Z.: The determination of CO_2 in the atmosphere of a closed system. Science (Lancaster, Pa.) 2, 483—484 (1934). — ROTH, P.: The value of acetone determination in expired air in correlation with alveolar CO_2 tension. Practical methods, technic and apparatus. J. Labor. a. Clin. Med. 11, 275 (1925). — RYDIN, H.: Methodische Untersuchungen über die alveolare Gasspannung. Biochem. Z. 200, 379—400 (1928).

SARTORIUS, F., u. J. DERKS: Über Einrichtung und Arbeitsweise einer neuen Apparatur zur Messung der Luftkohlensäure mittels der elektrischen Leitfähigkeit. Arch. f. Hyg. 110, 322—328 (1933). — SCHALL, L.: Untersuchungen über die Methodik der Messung der CO_2 in den Lungenalveolen. Z. exper. Med. 14, 322 (1921). — SCHOLANDER, P. F.: Analyzer for accurate estimation of respiratory gases in one half cubic centimeter samples. J. of Biol. Chem. 167, 235—250 (1947). — SCHROEDER, W.: Alveolarluft. Erg. Physiol. 39 (1937). — SHEPHERD, M.: An improved apparatus and method for the analysis of gas mixtures by combustion and absorption. J. Res. 6, 121—167 (1931). — SMITH, R. G., and P. HEINBECKER: A method of obtaining alveolar air from normal dogs and a comparison of the carbon dioxide tensions of alveolar air and arterial blood. Amer. J. of Physiol. 84, 271 (1928). — SNYDER, J. C.: A note on the use of the Haldane apparatus for the analysis of gases containing ether vapor. J. of Biol. Chem. 122, 21—25 (1937). — STACY, R. W., J. A. HUNTER and F. A. HITCHCOCK: Mass spectrometer for rapid, continuous analysis of respiratory gases, Federat. Proc. 7, 120 (1948). — STÄUBLI, C. R.: Bestimmung der Kohlensäurespannung in der Alveolarluft. Diss. Bern 1946. — STILES, W., and W. LEACH: On the use of the katharometer for the measurement of respiration. Ann. of Bot. 45, 461—488 (1931). — SWIFT, R. W.: New details of technic in air analysis. J. Labor a. Clin. Med. 18, 731—739 (1933).

THIEMANN, F.: Die fractionierte Alveolarluftanalyse. Verh. dtsch. Ges. inn. Med. 1933, 249—253. — TRENDELENBURG, W.: Zur Methodik der Gewinnung von Alveolarluft. Z. exper. Med. 14, 311 (1921).

VOLLMAR, A. G.: Beitrag zur Gasanalyse. Die quantitative Bestimmung von Kohlensäure und Sauerstoff in der Luft bzw. Expirationsluft. Z. exper. Med. 78, 93—133 (1931).

WETZEL, R.: Das Laboratoriums-Interferometer als Stoffwechselmeßapparat. Zeiss-Nachr. III. F. 1939, 140—152. — WILSON, P. W.: Colorimetric method for determination of CO_2 in gas mixtures. Science (Lancaster, Pa.) 2, 462—463 (1933). — WINKLER, L. W.: Die Genauigkeit des Halbmikro-Schnellverfahrens zur Bestimmung des Kohlendioxydgehaltes der Luft. Z. anal. Chem. 92, 245—247 (1933).

ZAEPER, G.: Beitrag zur Gasanalyse. Z. exper. Med. 98, 32—36 (1936).

Vitalkapazität.

ALLEN, E. V., and M. HOCHREIN: Venous pressure and vital capacity. Ann. Int. Med. 3, 1077—1083 (1930). — AMAR, J.: Importance et signification de la capacité vitale. C. r. Acad. Sc. (Paris) 192, 1490—1491 (1931). — ANTHONY, A. J.: Lungenvolumen und Thoraxgröße. Beitr. Klin. Tbk. 91, 222—226 (1938). — APPERLY, F. L.: Variations in pulmonary vital capacity in health: Daily, saisonal and at moderate altitudes. Proc. Soc. Exper. Biol. a. Med. 40, 294—298 (1939). — ARNETT, J. H.: Vital capacity of the lungs: changes occurring in health and disease. J. Clin. Invest. **14**, 563—549 (1935). — Vital capacity of the lungs in middle age: Results of periodic examinations of men of sedentary occupation. Arch. Int. Med. **67**, 1129—1131 (1941). — Arnett, J. H., and K. Kornblum: Vital capacity. An inquiry into its values as a diagnostic procedure. Ann. Clin. med. **3**, 255 (1924). — Asmussen. E., E. H. Christensen u. T. Sjöstrand: Über die Abhängigkeit der Lungenvolumen von der Blutverteilung. Skand. Arch. Physiol. (Berl. u. Lpz.) **82**, 193—200 (1939).

Bergan, F.: The relative function of the lungs in supine, left and right lateral position. J. Oslo City Hosp. **2**, 10 (1952). — Binet ,L.: Remarque physiologique sur la capacité respiratoire vitale. Bull. Soc. méd. Hôp. (Paris) **13**, 579 (1942). — Bohr, Chr.: Die funktionellen Änderungen in der Mittellage und Vitalkapazität der Lungen. Dtsch. Arch. klin. Med. **88**, 385. — Bowen, D. B.: The relation of age and obesity to vital capacity. Arch. Int. Med. **31**, 579 (1923). — Brautlecht, H. G.: Die Beeinflussung der Vitalkapazität der Lunge durch Behinderung des venösen Abflusses aus den Extremitäten. Diss. Hamburg 1939. — Budelmann, G.: Über den Einfluß des Aderlasses auf die Vitalkapazität der Lunge beim gesunden Menschen. Klin. Wschr. **1937 I**, 704—705. — Die Beeinflussung der Vitalkapazität der Lunge durch Wickelung der Extremitäten. Klin. Wschr. **1937 II**, 1711—1712.

Campbell, G. S., and R. B. Harvey: Postural changes in vital capacity with differential cuff pressures at the bases of the extremities. Amer. J. Physiol. **152**, 671—673 (1948). — Christie, C. D., and A. G. Beans: The estimation of normal vital capacity with special reference to the effect of posture. Arch. Int. Med. **30**, 34 (1922).—Cordero, N., and M. Ocampo: Vital capacity studies among Filipinos. Vital capacity standards for men from 15 to 30 years of age. J. Med. Sci. **44**, 325—337 (1931).

Dayton, E. J., and M. G. Wilson: The standard for comparing the vital capacity of subjects of different size and a chart for practical use. J. Labor a. Clin. Med. **24**, 543—546 (1939). — Dissmann, E.: Zur Frage von Eigenrhythmus und Grundrhythmus in den Tagesschwankungen der Vitalkapazität. Acta med. scand. (Stockh.) **137**, 6 (1950). — Dow, P.: The venous return as a factor affecting the vital capacity. Amer. J. Physiol. **127**, 793—795 (1939).

Edwards, D. G., and M. G. Wilson: An analysis of some of the factors of variability in the vital capacity measurements of children. Arch. Int. Med. **30**, 638 (1922).

Grochmal, St.: La mesure de la capacité vitale réflexe avec le spiromètre de Krogh. C. r. Soc. Biol. Paris **120**, 491—492 (1945). — Groos, H.: Vitalkapazität und Körpergröße. Diss. Hamburg 1940. — Günther, H.: Ein konstitutioneller Index der vitalen Lungenkapazität. Endocrinology (Springfield, Ill.) **16**, 426—431 (1936). — Vitale Lungenkapazität und Körpermaße. Z. menschl. Vererbgs- u. Konstit.lehre **20**, 9—26 (1936). — Gutmann, S.: Die Vitalkapazität. Rev. méd. lat.-amer. **19**, 34—52 (1933).

Hamilton, W. F., and A. B. Morgan: Mechanism of the postural reduction in vital capacity in relation to orthopnea and storage of blood in the lungs. Amer. J. Physiol. **99**. 526—533 (1932). — Härting, F.: Über Messung der Vitalkapazität. Dtsch. Mil.arzt 139—142 (1941). — Hewlett, A. W., and N. R. Jackson: The vital capacity in a group of college students. Arch. Int. Med. **29**, 515 (1922).

Iglauer, A., and M. D. Altschule: Effect of exertion on vital capacity of normal subjects. Proc. Soc. Exper. Biol. a. Med. **39**, 512—514 (1938).

Jackson, C. M., and H. D. Lees: The correlations between vital capacity and various physical measurements in one hundred healthy male university students. Amer. J. Physiol. **87**, 654—666 (1929). — Jonsell, S., u. T. Sjöstrand: Herzgröße und Vitalkapazität bei Schwankungen der Blutverteilung. Acta physiol. scand. (Stockh.) **3**, 49—53 (1941).

Kern, B.: Messung der Vitalkapazität ohne Spirometer. Münch. med. Wschr. **1941 II**, 1089—1090. — Kisch, F.: Über die Vitalkapazität der Lunge und die respiratorischen Zwerchfellexkursionen bei extrem Fettleibigen. Z. klin. Med. **130**, 429—438 (1936). — Knobel, H.: Die Beeinflussung der Vitalkapazität der Lunge durch Wickelung der Extremitäten. Diss. Hamburg 1939. — Kohler, J.: Über Messungen von Lungenvolumen, Atemform und respiratorischem Stoffwechsel in verschiedenen Körperlagen. Diss. Zürich 1943. — Kramer, K., u. H. Sarre: Die Veränderungen der respiratorischen Mittellage im Bad und ihre Folgen für Atmung und Kreislauf. Klin. Wschr. **1936 I**, 473—476. — Krishman, B. T., and C. Vareed: The vital capacity of 103 male medical students in south India. Indian J. med. Res. **19**, 1165—1183 (1932).

Levy, B.: Die Vitalkapazität im höheren Lebensalter. Zbl. inn. Med. **1933** 417—420. — Ludwig, H.: Der Sollwert der Vitalkapazität. Verh. schweiz. naturforsch. Ges. **1941**, 202 bis 203. — Die Soll-Kapazität und ihre Berechnung. Z. klin. Med. **140**, 455—475 (1942).

Marinucci, R. K.: Capacita respiratoria e statura seduta. Pediatria (Napoli) **32**, 832 (1924). — Meyer, P.: Über den Einfluß des Aderlasses auf die Vitalkapazität der Lunge beim gesunden Menschen. Diss. Hamburg 1938. — Mills, J. N.: Variability of the vital capacity of the normal human subject. J. of Physiol. **110**, 76—82 (1949). — The influence of abdominal distension upon the vital capacity. J. of Physiol. **110**, 83—86 (1949). — Über die Beeinflussung der Vitalkapazität durch Maßnahmen, welche das Blutvolumen der Lunge ändern. J. of Physiol. **110**, 207—216 (1949). — MUMFORD, A. A., and M. YOUNG: The interrelationships of the physical measurements and the vital capacity. Biometrika (Lond.) **15**, 109 (1923). MYERS, J. A.: Studies on the respiratory organs in health and disease. VII. A method for quickly obtaining the percentage of an individual theoretical normal vital capacity of the lungs. Amer. Rev. Tbc. **7**, 161 (1923). — MYERS, J. A., and L. H. CADY: Studies on the respiratory organs in health and disease. XIII. The effects of senility on the vital capacity of the lungs. Amer. Rev. Tbc. **9**, 57 (1924). — MYERS, J. A., and L. R. M. A. MAEDER: Studies on the respiratory organs in health and disease. XIV. The vital capacity of the lungs of 419 firemen. Arch. Int. Med. **35**, 184 (1925).

PEABODY, F. W., and C. C. STURGIS: Clinical studies of the respiration. VII. The effects of general weakness and fatigue on the vital capacity of the lungs. Arch. Int. Med. **28**, 501 (1921). — PÜSCHEL, E.: Lungenvolumina gesunder Kinder. II. Mitt. Ihre Beziehung zu den Werten des Sollgrundumsatzes. Mschr. Kinderheilk. **65**, 105—108 (1936).

OLGUIN, V. V.: Die Vitalkapazität und das physische Training. Ref. méd. lat.-amer. **26**, 1007—1021 (1941). — OSHER, W. J.: Changes of vital capacity with the assumption of the supine position. Amer. J. Physiol. **161**, 352—357 (1950).

DU PASQUIER: L'exploration fonctionnelle de la respiration par la méthode d'hyperpnée provoquée en espace clos. Press méd. **1935 I**, 716—718.

RAHN, H., W. O. FENN and A. B. OTIS: Daily variations of vital capacity, residual air and expiratory reserve including a study of the residual air method. J. Appl. Physiol. **1**, 725—736 (1949). — RAHN, H., and D. HAMMOND: Vital capacity at reduced barometric pressure. J. Appl. Physiol. **4**, 715—724 (1952). — RESCH, M.: Neue Untersuchungen zur Berechnung der Vitalkapazität an 100 Männern und 100 Frauen. Dtsch. Arch. klin. Med. **182**, 39—46 (1938). — ROGERS, W. L.: The correlation of vital capacity with stem high. Arch. Int. Med. **31**, 342 (1923). — ROHRWASSER, G.: Die Beziehungen von Körpermaßen, Proportionen bzw. Indices auf die Vitalkapazität. Z. menschl. Vererbgs- u. Konstit.lehre **19**, 484—521 (1935).

SCALORI, G.: La capacità vitale polmonare nella insufficienza nasa le respiratoria. Valsalva **8**, 169—194 (1932). — Le capacità vitale polmonare nei suoi rapporti con la costituzione morfologica. Ricerche in un gruppo di giovani toscani. Endocrinologia (Bologna) **10**, 499—546 (1935). — Il calcolo delle capacità vitale polmonare in rapporto al valore somatico. Endocrinologia (Bologna) **13**, 374—381 (1938). — SCHLESINGER, E.: Die Entwicklung der Körperkraft bei der herangewachsenen Jugend. Ihre Vitalkapazität und Druckkraft. Z. Kinderheilk. **56**, 550—577 (1934). — SHEPARD, W. P., and J. A. MYERS: The respiratory organs in health and in disease. XVI. A comparison of vital capacity standards in three thousand five hundred and thirty four male university students. Arch. Int. Med. **35**, 337 (1925). — STARCK, U.: Untersuchungen über den Einfluß verschiedener Körperhaltungen auf die Vitalkapazität der Lunge. Diss. Hamburg 1938. — STEWART, C. A.: The vital capacity of the lungs of children in health and disease. Amer. J. Dis. Childr. **24**, 451 (1922). — STEWART, C., and V. B. SHEETS: The vital capacity of the lungs of children. Amer. J. Dis. Childr. **24**, No 1, 83 (1922). — SWAN, M. J.: The use of the Dreyer method of vital capacity determination in the examination of patients. Ann. clin. Med. **4**, 260 (1925).

TROINA, F.: Ricerche sulla capacità vitale polmonare. Giorn. Med. Mil. **80**, 823—848 (1932). — TURNER, A. H.: Vital capacity in college women. I. Standards for normal vital capacity in college women. Arch. Int. Med. **46**, 930—937 (1930).

WEST, H. F.: Clinical studies on respirations: VI. Comparison of various standards for normal vital capacity of lungs. Arch. Int. Med. **25**, 306 (1920). — WILSON, D. C.: Vital capacity determination in persons with normal heart and lungs above forty years of age. Proc. Soc. Exper. Biol. a. Med. **20**, 186 (1922). — WILSON, W. H.: The influence of posture on the volume of the reserve air. J. of Physiol. **64**, 54 (1927).

Totalkapazität, Residualluft und Mixing.

ANTHONY, A. J.: Untersuchungen über Lungenvolumina und Lungenventilation. Dtsch. Arch. klin. Med. **167**, 129—176 (1930). — Die Bestimmung der Residualluft. Beitr. Klin. Tbk. **83**, 502—510 (1933). — Lungenvolumen und Thoraxgröße. Beitr. Klin. Tbk. **91**, 222 (1938). — Methodisches und Grundsätzliches über die Gesamtkapazität der Lunge. Beitr. Klin. Tbk. **95**, 192—207 (1940). — ARNOTT, W. M., D. G. RICHARDS and A. G. W. WHITFIELD: A convenient method of measuring residual air. J. of Physiol. **113**, 29—31 (1951). — ASCHOFF, J., E. MUNDT, W. SCHOEDEL u. H. SCHWARZ: Fortlaufende Bestimmung der Konzentration von eingeatmetem Wasserstoff in der Ausatmungsluft mit Hilfe von Hitzdrahtdüsen. Pflügers Arch. **244**, 87—98 (1940).

Bass, E.: Zur Methodik der Residualluftbestimmung. Z. exper. Med. **46**, 46 (1925). — Bateman, J. B.: Studies of lung capacities and intrapulmonary mixing. Normal lung capacity. J. Appl. Physiol. **3**, 133—142 (1950). — Studies of lung volumes and intrapulmonary mixing. Nitrogen clearance curve: apparent respiratory dead space and its significance. J. Appl. Physiol. **3**, 143—160 (1950). — Bateman, J. B., W. M. Boothby and F. Helmholtz jr.: Studies of lung volumes and intrapulmonary mixing, note on open-circuit methods, including use of a new pivotes type gasometer for lung clearence studies. J. Clin. Invest. **28**, 679 (1949). — Behnke, A. R., and T. L. Wilmon: Gaseous nitrogen and helium elimination from the body during rest and exercise. Amer. J. Physiol. **131**, 619—626 (1941). — Birath, G.: Etude sur le volume et la ventilation des poumons. Epreuve fonctionnelle. Revue de la Tbc. **10**, 11—12 (1946). — Björklund, O., and H. Dahlström: On the accuracy of determinations of the functional residual air. Scand. J. Clin. Labor. Invest. **4**, 4 (1952). — Briscoe, W. A.: Further studies on the intrapulmonary mixing of helium in normal and emphysematous subjects. Clin. Sci. **11**, 1 (1952).

Christie, V. R.: The lung volume and its subdivisions. I. Method of measurements. J. Clin. Invest. **11**, 1099—1118 (1932). — Cournand, A., E. de F. Baldwin, R. C. Darling and D. W. Richards jr.: Studies on intrapulmonary mixture of gases. 4. The significance of the pulmonary empting rate and a simplified open circuit measurement of residual air. J. Clin. Invest. **20**, 681—689 (1941).

Dumarest, F.: Les variations de volume du poumon à l'état pathologique et à l'état normal. Arch. méd.-chir. Appar. respirat. **2**, 161—173 (1936).

Fowler, W. S.: Intrapulmonary distribution of insp.red gas. Physiologic. Rev. **32**, 1—20 (1952). — Fowler, W. S., E. R. Cornish jr. and S. S. Kety: Lung function studies. VIII. Analysis of alveolar ventilation by pulmonary N_2 clearance curves. J. Clin. Invest. **31**, 1 (1952).

Gilson, J. C., and P. Hugh-Jones: The measurement of the total lung volume and breathing capacity. Clin. Sci. **7**, 185—216 (1949). — Goor, H. van: Über das Verhältnis von Residualluft und Vitalkapazität beim Menschen. Acta neerld. Physiol. etc. **5**, 100—101 (1935).

Herrald, F. C. C., and J. McMichael: Determination of lung volume. Proc. Roy. Soc. Lond. **126**, 491 (1939). — Hurtado, A., and C. Boller: Studies of the total pulmonary capacity and its subdivisions. I. Normal, absolute and relative values. J. Clin. Invest. **12**, 793—806 (1933). — Hurtado, A., and W. W. Fray: Studies of total pulmonary capacity and its subdivisions. II. Correlations with physical and radiological measurements. J. Clin. Invest. **12**, 807—823 (1933). — Hurtado, A., W. W. Fray, L. Nolan, Kaltreider and W. D. W. Brods: Studies of total pulmonary capacity and its subdivisions. V. Normal values in female subjects. J. Clin. Invest. **13**, 169—191 (1934). — Hurtado, A., N. L. Kaltreider and W. S. McCann: Studies of total pulmonary capacity and its subdivisions. IX. Relationship to the oxygen satuiation and carbon dioxide content of the arterial blood. J. Clin. Invest. **14**, 94—105 (1935). — Hurtado, A., N. L. Kaltreider, W. W. Fray, W. D. Brooks and W. S. McCann: Studies of the total pulmonary capacity and its subdivisions. Observations on cases of pulmonary fibrosis. J. Clin. Invest. **14**, 81—94 (1935).

Lamplier, E. H.: Determination of residual volume and residual volume/total capacity ratio by single breath technics. J. Appl. Physiol. **5**, 361 (1953). — Ledig, P. G., and R. S. Lyman: An adaptation of the thermal conductivity method to the analysis of respiratory gases. J. Clin. Invest. **4**, 495 (1927). — Lilly, J. C.: Studies on mixing of gases within respiratory system with new type nitrogen meter. Federat. Proc. **5**, 64 (1946).— Mixing of gases within respiratory system with a new type nitrogen meter. Amer. J. Physiol. **161**, 342—351 (1950). — Lundsgaard, C., and K. Schierbeck: Untersuchungen über das Volumen der Lungen. I. Verhalten bei Normalen. Hosp.tid. **65**, 59 (1922). — II. Verhältnis zwischen den Brustmassen und dem Lungenvolumen beim Normalen. Hosp.tid. **65**, 173 (1922). — Studies on the mixture of air in the lungs with various gases. Amer. J. Physiol. **64**, 210 (1923). — Studies on the mixture of air in the lungs with various gases. II. The quantitative influence of ceitain factors in producing a full mixture of hydrogen with air in the lungs. Amer. J. Physiol. **64**, 231 (1923).

Mansfeld, G., u. I. Scheff-Pfeiffer: Eine Methode zur Bestimmung der Minimalluft der Lunge. Biochem. Z. **234**, 274—277 (1931). — McMichael, J.: A rapid method of determining lung capacity. Clin. Sci. **4**, 167—173 (1939). — McMichael, J., and J. P. McGibbon: Postural changes in the lung volume. Clin. Sci. **4**, 175—183 (1939). — Meakins, J. C., and R. V. Christie: Lung volumen and its vaiiations. Ann. Int. Med. **3**, 423—429 (1929). — Meneely, G. R., and N. L. Kaltreider: Use of helium for determination of pulmonary capacity. Proc. Soc. Exper. Biol. a. Med. **46**, 266 (1941). — The volume of the lung determined by helium dilution. Description of the method and comparison with other procedures J. Clin. Invest. **28**, 129—139 (1949). — Mosse, M., F. W. Schlutz and D. E. Cassels: The lung volume and its subdivisions in normal boys 10—17 years of age. J. Clin. Invest. **31**, 380 (1952).

NOYONS, A. K. M.: Méthode d'enregistrement continu de la teneur en CO_2 et en O_2 des gaz respiratoires au moyen du diaféromètre thermique, servant à l'étude du métabolisme des tissus des animaux et de l'homme. Ann. de Physiol. **13**, 909—935 (1937). — NOYONS, A. K. M.: Über die Bestimmung der Reserveluft und der Residualluft aus der Verbrennungswärme eines Zusatzgases. Acta neerld. Physiol. etc. **5**, 24—25 (1935).

RIGONI, M.: Aria residua ed altre parti del volume polmonare nelle alterazioni del circolo sanguino. Bull. Sci. med. **4**, 216—224 (1936). — ROBERTSON, J. S., W. E. SIRI and H. B. JONES: Lung ventilation patterns determined by analysis of nitrogen elimination rates, use of the mass spectrometer as a continuous gas analyzer. J. Clin. Invest. **29**, 5 (1950). — ROELSEN, E.: Fractional analysis of alveolar air after inspiration of hydrogen as a method for the determination of the distribution of inspired air in the lungs. Examinations of normal persons and of patients suffering from bronchial asthma and pulmonary emphysema. Acta med. scand. (Stockh.) **95**, 452—482 (1938). — ROHLAND, R.: Zur Bestimmung der Residualluft mit der Stickstoffmethode. Z. exper. Med. **106**, 500—509 (1939).

SENDROY, jr., J. A. HILLER and D. D. VAN SLYKE: Determination of lung volume by respiration of oxygen without forced breathing. J. of Exper. Med. **55**, 361—375 (1932). — SLYKE, D. D. VAN, and C. A. L. BINGER: The determination of lung volume without forced breathing. Proc. Soc. Exper. Biol. a. Med. **18**, 141 (1921).

WHITEFIELD, A. G. W., J. A. H. WATERHOUSE and W. M. ARNOTT: The total lung volume and its subdivisions. A study of physiological norms. I. Basis data. Brit. J. Soc. Med. **4**, 1—25 (1950). — WILMON, T. L., and A. R. BEHNKE: Residual lung volume determinations by the methods of helium substitution and volume expansion. Amer. J. Physiol. **153**, 138 bis 142 (1948). — WOLFE, W. A., and L. D. CARLSON: Studies of pulmonary capacity and mixing with the nitrogen meter. J. Clin. Invest. **29**, 1568—1575 (1950).

Atemgrenzwert und verwandte Untersuchungsmethoden.

BALDWIN, B. T.: Breathing capacity according to height and age of American bornboys and girls of school age. Amer. J. Physic. Anthrop. **12**, 257—267 (1928). — BERNSTEIN, L., and D. MENDEL: The accuracy of spirographic recording at high respiratory rates. Thorax (Lond.) **6**, 297—309 (1951). — BERNSTEIN, L., H.-L. D'SILVA and D. MENDEL: The effect of the rate of breathing on the maximum breathing capacity determined with a new spirometer. Thorax (Lond.) **7**, 255—262 (1952). — BÖHME, A.: Untersuchungen über Atemgrenzwert. Beitr. Klin. Tbk. **91**, 237—244 (1938).

CARRIEN, M. F.: Quelques mesures du débit respiratoire maximum au moyen du masque manométrique de Pech. Presse méd. **1921**, 616.

D'SILVA H.-L, and D. MENDEL: The maximum breathing capacity test. Thorax (Lond.) **5**, 325—332 (1950).

GAENSLER, E. A.: Laboratory and other basic research analysis of the ventilatory defect by timed capacity measurements. 47 annual Meeting of the nat. TBC Assoc. USA. 1951. — An instrument for dynamic vital capacity measurements. Science (Lancaster, Pa.) **114**, 444—446 (1951).

HADORN, W.: Über die Bestimmung des Exspirationsstoßes. Z. klin. Med. **140**, 266 (1942). HEINE, F., W. BENESCH u. C. W. HERTZ: Untersuchung zur Methodik der Atemgrenzwertbestimmung. Z. Tbk. **102**, 273—290 (1953). — HERMANNSEN, J.: Untersuchungen über die maximale Ventilationsgröße (Atemgrenzwert). Z. exper. Med. **90**, 130—137 (1933).

LANDEN, H. C.: Der Atemgrenzwert als Maßstab respiratorischer Leistungsfähigkeit. Beitr. Klin. Tbk. **102**, 6—12 (1949).

MILLS, J. N.: The nature of the limitation of maximal inspiratory and expiratory efforts. J. of Physiol. **111**, 376—381 (1950). — MÜLLER, E. A., u. H. BASTERT: Atemgrenzwerte und Atemwiderstand. Arbeitsphysiologie **14**, 1—8 (1949).

PECH, J. L.: La notion de débit respiratoire maximum, mesure pratique de ce débit au moyen du masque manométrique. Presse méd. **1921**, 93. — SCOZ, G.: La determinazione della riserva funzionale respiratoria (ventilazione polmonare a ripsos e ventilazione polmonare massiva). Estratto da Minerva Media, Anno XXXIII, Bd. II, Nr 43, 1942. — STURGIS C. C., F. W. PEABODY, F. G. HALL and F. FREMONT-SMITH: Clinical studies on the respiration. VIII. The relation of dyspnea to the maximum minute volume of the pulmonary ventilation. Arch. Int. Med. **24**, IV, 2, 236 (1922).

TIFFENEAU, R., et P. DRUTEL: L'épreuve du cycle respiratoire maximum pour l'étude spirographique de la ventilation pulmonaire. Presse méd. **1952**, 641—643.

Apnoeversuch.

BINET, L., et M. V. STRUMZA: Gaz du sang et déclenchement des mouvements respiratoires après apnée anoxique. C. r. Soc. Biol. (Paris) **143**, 45—46 (1949). — La pression endothoracique au cours de l'apnée prolongée. C. r. Soc. Biol. (Paris) **144**, 8—9 (1950).

CARPOVICH, P. V.: Breath holding as a test of physical endurance. Amer. J. Physiol. **149**, 720—723 (1947). — CASSINI, U.: Il contenuto di CO_2 nell'aria alveolare e la riserva alcalina del sangué venoso nell'apnea volontaria. Arch. di Fisiol. Suppl. **24**, 643 (1926). — CASTELLOTTI, F.: Studio clinico sulla capacità funzionale respiratoria nella tubercolosi polmonare. Apnea volontaria e capacità vitale: Loro rapporti. Giorn. Clin. med. **5**, 321 (1924). — CUPPINI, R.: Apnea volontaria e sistema nervoso vegetativo. Fisiol. e. Med. **12**, 449—462 (1941).

DOETSCH, H.: Über das Atemanhaltevermögen als Herzfunktionsprüfung. Z. Kreislaufforsch. **32**, 114—118 (1940). — DUBOIS, A. B.: Alveolar CO_2 and O_2 during breath holding, expiration, and inspiration. J. Appl. Physiol. **5**, 1—12 (1952).

FABRE, R., et V. AMPHOUX: La durée de l'apnée volontaire dans des conditions diverses. C. r. Soc. Biol. (Paris) **118**, 141—144 (1935). — FELDT, R. H., and D. E. W. WENSTRAND: The breath-holding test: An analysis of results in two hundred subjects. Arch. Int. Med. **67**, 1157—1161 (1941).

GALAMINI, A., e R. SOARDO: Ricerche sperimentali sull'apnea volontaria. I sulla durata dell'apnea volontaria in rapporto con la quantità di aria inspirata. Arch. di Fisiol. **22**, 445 (1925). — GIORGI, G.: La curva dell tensione alveolare del CO_2 nell'apnea volontaria. Fisiol. e Med. **1**, 213—234 (1930). — L'indice alveolare carbonico dell'apnea volontaria. Fisiol. e Med. **2**, 62—70 (1931). — Effetti di inalazione di O_2 e di iperventilazione polmonare sulla „curva della tensione alveolare del CO_2 nell'apnea volontaria". Fisiol. e Med. **2**, 417—441 (1931).

HERRLINGER, R.: Der Verlauf der Apnoekurve nach sehr langer Hyperventilation. Pflügers Arch. **244**, 749—756 (1941). — Der willkürliche Atemstillstand als Funktionsprüfung. Z. exper. Med. **109**, 357—362 (1941). — HEYMANS, C., u. J. JACOB: Observations expérimentales sur l'apnée acapnique chez le chien. Experientia (Basel) **3**, 374—375 (1947). — Activités respiratoires de la surventilation artificielle et de l'apnée acapnique. Arch. internat. Pharmacodynamie **75**, 382—391 (1948). — HOEN, E., u. K. APPEL: Der Einfluß der Überventilation auf die willkürliche Apnoe. Sitzgsber. Heidelberg. Akad. Wiss., Math.-naturwiss. Kl. **6**, 1—20 (1938). — HUNDHAUSEN: Die willkürliche Atempause als Funktionsprüfung. Klin. Wschr. **1935 I**, 62—63.

KOUNÉVITSCH, V. G., V. S. VOROBJEVA et M. SABOUROVA: Influence des aéroions sur l'échange gazeux et l'apnée volontaire chez l'homme. Trudy Inst. Izuc. Mozga Bechterev 8, 27—33, franz. 84—86 (1939).

MANCA, S.: La curva della tensione alveolare del CO_2, l'indice alveolare carbonico dell' apnea volontaria e la capacità vitale nell'enfisema polmonare e nell'asma bronchiale. Arch. Farmacol. sper. **53**, 141—156, 157—165 (1931). — MARTINI, V., e L. CALCAGNO: Ricerche sull' apnea acetilcolina. Biochemica e Ter. sper. **27**, 385—395 (1940). — MARTINO, G.: Contributo alla conoscenza dei fattori che regolano la durata dell'apnea volontaria. Arch. di Fisiol. **32**, 437—450 (1933). — MARULLI, A.: Contributo allo studio dell'apnea volontaria quale metodo d'indagine del meccanismo respiratorio negli aviatori. Verh. 5. internat. Kongr. Luftf. **2**, 1592—1599 (1931).

OTIS, A. B., H. RAHN and W. O. FENN: Alveolar gas changes during breath holding. Amer. J. Physiol. **152**, 674—686 (1948).

PERIOT et MOUTTE: Le gaz respiratoire à la fin de l'apnée volontaire. C. r. Soc. Biol. (Paris) **93**, 116 (1925). —

RODBARD, S.: The effect of oxygen, altitude and exercise on breath-holding time. Amer. J. Physiol. **150**, 142—148 (1947).

SARRE, H., u. H. WACHTER: Untersuchungen über die Arterialisierung des Blutes. VI. Mitt. Berechnung der Sauerstoffabnahme im arteriellen Blut während der Atempause im Vergleich mit dem Experiment. Z. Biol. **98**, 221—231 (1937). — SIMONELLI, G., e G. FERRI: Problemi di fisiologie applicata alla difesa chimica; l'apnea volontaria. Arch. di Fisiol. **36**, 205—255 (1936). — STUDER, P.: Die ex- und inspiratorischen Apnoezeiten. Diss. Zürich 1946.

TRABUCCHI, E.: Apnea de stronzio. Boll. Soc. ital. Biol. sper. **6**, 53—56 (1931).

WHITEHEAD, R. W., J. N. SPENCER, T. M. PARRY and W. B. DRAPER: Studies on diffusion respiration. IV. The O_2 and CO_2 content and the H-ion concentration of arterial and venous abdominal blood of dogs during diffusion respiration. Anesthesiology **10**, 54—60 (1949).

Adrenalinversuch und verwandte Untersuchungsmethoden.

ALLES, G. A., and M. PRINZMETAL: The comparative physiological actions of dl-phenylisopropylamine. II. Bronchial effect. J. Pharmacol. a. Exper. Ther. **48**, 161—174 (1933). — ALTSCHULE, M. D., and A. IGLAUER: The effect of benzedrine (β-phenyl-isopropylamine sulphate) and paredrine (p-hydroxyd-a-methylphenylethylamine hydrobromide) on the circulation, metabolism and respiration in normal man. J. Clin. Invest. **19**, 497—502 (1940).

Asher, L., and Sh. Hohkabe: Über die Wirkung von Adrenalin auf den respiratorischen Stoffwechsel des normalen und ovariumlosen Weibchens. Arch. di Sci. Biol. **12**, 8 (1928).

Barlow, O. W., and J. F. Frye: The antiasthmatic efficiency of epinephrine, ephedrine and atropine. Their comparative effects on a series of experimental attacks in a subject with a complex type of asthma. Arch. Int. Med. **45**, 538—545 (1930). — Benelli, R.: Studio farmacologico della muscolatura bronchaile. 3. L'azione degli estratti di midollare surrenale e di ipofisi posteriore sulla muscolatura bronchiale. Rass. Neur. veget. **2**, 110—118 (1940). – Bennati, D., J. Gautrelet et E. Herzfeld: Adrenaline, réserve alcaline et apnée. C. r. Acad. Sci. (Paris) **191**, 71—72 (1930). — Billewicz-Stankiewicz, J.: L'influence de l'adrénaline sur le centre respiratoire. C. r. Soc. Biol. (Paris) **120**, 483—486 (1935). — Binet, L., et M. Burstein: Étude du pouvoir broncho-constricteur des dérivés de la choline. C. r. Soc. Biol. (Paris) **129**, 294—296 (1938). — Recherches sur la motricité des bronches. Déductions pratiques. Presse méd. **1939**, 217—219. — Binet, L., et M. V. Strumza: L'éphédrine et ses dérivés dans le traitement de la dyspnée. Presse méd. **1940**, 55—57. — Bjure, A., and J. Svensson: The effect of adrenaline on healthy persons. Uppsala Läk.för. För. **26**, 5/6, 36 (1921). Bonarrigo, N.: Action de quelques substances pharmacodynamiques sur la musculature bronchique. Bronches **2**, 248 (1952). — Boothby, W. M., and J. Vidlicka: The calorigenic action of adrenaline at rest and at work. Amer. J. Physiol. **68**, 1, 141 (1924). — Bouckaert, J.: Contribution à l'étude de l'influence de l'adrénaline sur la respiration. Arch. néerld. Physiol. **7**, 285 (1922). — Brems, A.: Beitrag zur Kenntnis der subkutanen Adrenalinreaktion bei der essentiellen Hypertonie und bei Asthma bronchiale. Acta med. scand. (Stockh.) **64**, 546 (1926). — Bridbe, E. M., and H. R. Noltie: The action of adrenaline on the respiratory quotient. J. of Physiol. **85**, 334—342 (1935). — Bru, P.: Action de l'adrénaline sur les échanges respiratoires et azotés en 24 heures. Importance de la voie d'administration. C. r. Soc. Biol. (Paris) **86**, 1068 (1922). — Bühlmann, A., u. T. Wegmann: Bronchialspasmen und Adrenalinversuch. Beitr. Klin. Tbk. **105**, 189 (1951).

Cahane, M., et I. Oresteanu: Influence de l'adrénaline sur l'équilibre acido-basique et le calcium ionique. C. r. Soc. Biol. (Paris) **103**, 447—448 (1930). — Charlie, E., et E. Philippot: Modifications pharmacologiques du volume pulmonaire chez l'homme sain. Arch. internat. Pharmacodynamie **78**, 559—581 (1949). — Cotui, Ch., C. L. Burstein and A. M. Weight: The effect of sympathectomy on the sensitivity to adrenaline of the bronchioles. J. Pharmacol. a. Exper. Ther. **58**, 33—41 (1936). — Czike, A. v.: Lungenvolumenuntersuchungen unter Einwirkung von Atropin, Adrenalin und Strophantin. Z. exper. Med. **74**, 20 (1930).

Dautrebande, L.: Aérosols médicamenteux. 3. Possibilités de traitement des états asthmatiformes par aérosols de substances dites bronchodilatatrices. Arch. internat. Pharmacodynamie **66**, 379—396 (1941). — Dautrebande, L., E. Philippot, R. Charlier, E. Dumoulin et F. Nogarède: Aérosols médicamenteux. 4. Espace nuisible et espace utile de la respiration. Influence sur le degré d'efficacité de la respiration chez l'homme de médicaments pneumodilatateurs (phényl-méthylaminopropane ou pervitine, ether benzylique de la benzylethylamine ou 202, adrénaline, isopropyladrénaline ou aleudrine, novocaine, cocaine, atropine, histamine, nitrite sodique) et des médicaments pneumoconstricteurs (Choline, pilocarpine, percaine, F 933, caféine). Arch. internat. Pharmacodynamie **68**, 117—210 (1942). — Dixon, W. E., and J. C. Hoyle: Studies in the pulmonary circulation. III. The action of histamine. J. of Physiol. **70**, 1—17 (1930). — Duzar, J.: Adrenalintetanie. Mschr. Kinderheilk. **34**, 387 (1926). — Duzar, J., u. W. Nensch: Adrenalintetanie. Jb. Kinderheilk. **114** (III. F. **64**), H. 3/4, 142 (1926).

Eichler, O., u. H. Mügge: Zur Histaminwirkung auf die Bronchien. Arch. exper. Path. u. Pharmakol. **158**, 116 (1930). — Epstein, D.: The action of histamine on the respiratory tract. J. of Physiol. **76**, 347—367 (1932). — Ettinger, G. H., and G. E. Hall: Synergy of adrenaline and acetylcholine on the pulmonary blood-vessels in the rabbit. Quart. J. Exper. Physiol. **25**, 259—265 (1935). — Euler, U. v., u. G. Liljestrand: Die Wirkung von Adrenalin, Sympathol, Tyramin, Ephetonin und Histamin auf Gaswechsel und Kreislauf beim Menschen. Skand. Arch. Physiol. (Berl. u. Lpz.) **55**, 1—25 (1929).

Farago, P.: Die CO_2-Einatmung in der Behandlung des Bronchialasthmas. Z. exper. Med. **91**, 114—119 (1933). — Fleisch, A.: Beeinflussung der propriozeptiven Atmungsreflexe durch Adrenalin und Atropin. Pflügers Arch. **224**, 390—402 (1930). — Foggie, P.: The action of adrenaline, acetylcholine and histamine on the lungs of the rat. Quart. J. Exper. Physiol. **26**, 225—233 (1937). — Frank, R.: Vergleichende Untersuchungen über die Wirkung des Suprarenins und einiger suprareninverwandter Präparate auf den experimentell erzeugten Bronchialkrampf von Meerschweinchen und Katze. Dresden: Risse-Verlag 1934.

Gautrelet, J., D. Bennati, E. Herzfeld et L. Vallagnose: Influence de l'adrénaline sur les variations immédiates de la réserve alcaline. Rôle de l'apnée. Action comparative de l'aldéhyde formique et de l'acétylcholine. Bull. Soc. Chim. biol. (Paris) **12**, 1100—1145 (1930). — Giaja, J., et X. Chahovitch: Le quotient métabolique et l'adrénaline. C. r. Soc.

Biol. (Paris) 93, 1330 (1925). — GIORDANO, C., e M. PENNACCHIETTI: Il metabolismo basale nell'ipertensione e le sue modificazioni in seguito all'iniezione di adrenalina e di ergotamina. Giorn. Accad. Med. Torino 94, 232—240 (1931). — GOTTSEGEN, G.: Vitalkapazität und Herzinsuffizienz. II. Mitt.: Über Adrenalin- und Strophantineffekte. Cardiologia (Basel) 19, 174 (1951). — GOYENA, J. R., e A. DAGNINO: Wirkung der intravenösen Injektion von neutralem Atropinsulfat auf den Grundumsatz. An. Inst. Modelo Clin. méd. (B. Air 13, 256—261 (1932). — GRANDPIERRE, R., C. FRANCK, R. LEMAIRE et P. BOUVEROT: Mécanisme des modifications de l'action vasomotrice de l'adrénaline sous l'influence de l'anoxémie hypocapnique. C. r. Soc. Biol. (Paris) 143, 434—436 (1949). — GREPPI, E., e A. PARINO: Sull' importanza della pletora sanguigna e dell-acidosi della reazine all'adrenalina. Fisiol. e. Med. 2, 801—835 (1931). — Blut-Plethora, Acidosis und Diurese bei der Adrenalinreaktion. (Beobachtungen am Menschen). Z. exper. Med. 80, 141—149 (1931). — GRIFFITH jr., F. R., and L. E. HUMMEL: Action of adrenaline on the metabolism of peripheral tissues. Proc. Soc. Exper. Biol. a. Med. 27, 1033—1035 (1930).

HANDOVSKY, H.: Über die Wirkung des N-methyl, diaethylamino ethyl-ephedrine auf Blutdruck und Bronchialwiderstand im Vergleich mit den entsprechenden Wirkungen des Ephedrins. Arch. internat. Pharmacodynamie 51, 301—334 (1935). — HAYEK, H. v.: Über die Verengung der Bronchi und der Bronchioli durch ihre Muskulatur. Wien. klin. Wschr. 1941 I, 114—116. — HEBB, C.: The suppression by ergotoxine of bronchoconstriction produced by acetylcholine and by stimulation of the stellate ganglion in the guinea-pig. J. of Physiol. 96, 29—31 (1939). — HERXHEIMER, H., u. R. KOST: Die Wirkung von Ephetonin auf die Atmung Gesunder unter Grundumsatzverhältnissen und CO_2-Einwirkung. Arch. exper. Path. u. Pharmakol. 165, 111—113 (1932). — HERXHEIMER, H., and R. H. D. SHORT: Isopropylnoradrenaline inhalation and mucous membranes. Brit. J. Pharmacol. 4, 311—312 (1949). — HEYMANS, J. F., et C. HEYMANS: Recherches physiologiques et pharmacodynamiques sur la tête isolée du chien. II. Sur l'influence respiratoire et pneumogastrique de l'adrénaline, de l'atropnie, de la pituitrine, de la nicotine et des digitaliques. Arch. internat. Pharmacodynamie 32, 9 (1926). — HEYMER, A.: Eine Methode der Lungenfunktionsprüfung durch Histamin. Münch. med. Wschr. 1936 I, 638—641. — HOUSSAY, B. A.: Actions bronchomotrices centrales et périphériques. Rev. sudamer. Med. et Chir. 5, 257—272 (1934). — HOUSSAY, B. A., et O. ORIAS: Action de l'acétylcholine sur les bronches. C. r. Soc. Biol. (Paris) 117, 61—62 (1934).

JAEGER, WD.: Étude pharmacodynamique de l'adrénalone. Action vaso-constrictive et respiratoire; effets sécrétoires. C. r. Soc. Biol. (Paris) 85, 432 (1921).

KENNEDY, M. C. S., and J. P. P. STOCK: The branchodilator action of khellin. Thorax. (Lond.) 7, 1 (1952). — KIESE, M.: Pharmakologische Untersuchungen an der glatten Muskulatur der Lunge (insbesondere mit einigen ephedrinartigen Substanzen). Arch. exper. Path. u. Pharmakol. 178, 342—366 (1935). — KLEIN, F., u. R. WEISS: Die Wirkung des Adrenalins auf den respiratorischen Stoffwechsel. Endokrinologie 1, 264—271 (1929). — KLEIN, O., u. W. NONNEBRUCH: Über Funktionsprüfung der Lunge durch Histamin. Z. klin. Med. 125, 29—41 (1933). — KOEHLER, A. E., F. BISCHOFF and E. HILL: Metabolic effects of prolonged administration of epinephrine. J. of Biol. Chem. 92, 51—52 (1931). — KOSAKA, T.: On the apnea due to several central causes, especially on that produced by adrenaline. J. of Orient Med. 12, engl. 23 (1930). — KUNO, Y.: On the effect of adrenaline on the respiratory center. J. of Physiol. 60, 148 (1925).

LABBÉ, M., et M. RUBINSTEIN: L'action exercée par l'adrénaline sur les échanges respiratoires. C. r. Soc. Biol. (Paris) 112, 637 —639 (1933). — LAGEDER, K.: Untersuchungen über den Einfluß inhalierten Adrenalins auf die Lungenventilation beim Asthma bronchiale und über dessen Allgemeinwirkung. Beitr. Klin. Tbk. 83, 605—818 (1933). — LEYS, D.: The influence of adrenaline on carbohydrate metabolism. J. of Physiol. 71, 275—279 (1931). — LILIJESTRAND, G.: Acetylcholine and respiration. Acta physiol. scand. (Stockh.) 24, 255 bis 246 (1951). — LÖHR, H.: Untersuchungen zur Physiologie und Pharmakologie der Lunge. Z. exper. Med. 39, 67 (1924). — LUNDHOLM, L., and E. MOHME: Effects of adrenaline and ergotamine on the oxygen consumption. Acta physiol. scand. (Stockh.) 16, 367—388 (1949).

MACHT, D. I., and GIU-CHING TING: A study of antispasmodic drugs on the bronchus. J. Pharmacol. a. Exper. Ther. 18, 373 (1921). — MARINE, D., and C. H. LENHART: The influence of glands with internal secretions on the respiratory exchange. I. Effect of the subcutaneous injection of adrenaline on normal and thyreoidectomized rabbits. Amer. J. Physiol. 54, 248. — MARRI, R., et W. HAUSS: Au sujet de l'influence de l'adrénaline sur la respiration. Arch. internat. Pharmacodynamie 63, 469—480 (1939). — MATSUMOTO, H.: Das Diäthylaminoäthylephedrin (Isolan) im Vergleich mit dem Ephedrin hinsichtlich seiner Wirkung auf die Atmung, die Bronchialmuskulatur und deren Krämpfe sowie seiner Giftigkeit. Fol. pharmakol., jap. 27, 349—364 (1939). — M'DCWALL, R. J. S.: The effects of adrenaline on respiration. Quart. J. Exper. Physiol. 18, 325—332 (1928). — MELKA, J.: Kann Adrenalin bei der Bestimmung von Blutgasen als störender Faktor wirken? Pflügers Arch.

231, 685—688 (1933). — MIYAKE, T.: Studien über den Tonus der Gefäße und der Bronchialmuskeln. I. Mitt. Der Einfluß verschiedener Substanzen auf die Streifenpräparate der Gefäße im großen und kleinen Kreislauf und des Bronchialmuskels. Fol. endocrin. jap. **6**, 29—30 (1930). II. Mitt. Über den Einfluß verschiedener Substanzen auf die Streifenpräparate der Gefäße im großen und kleinen Kreislauf und des Bronchialmuskels. Fol. endocrin. jap. **6**, 38—39 (1930). III. Mitt. Wirkung einiger Substanzen auf die isoliert durchströmte Kaninchenlunge. Fol. endocrin. jap. **6**, 48—50 (1930). — MOERLOOSE, J. DE: Influence de l'adrénaline et de l'éphédrine sur les échanges respiratoires du chien non anesthésié. Arch. internat. Pharmacodynamie **67**, 1—13 (1942). — MÜLLER, E. A., H. SALOMON u. G. ZUELZER: Die Wirkung von Histamin auf Herz und Lungen. Arch. exper. Path. u. Pharmakol. **164**, 441—448 (1932).

NAKATSUGAWA, N.: Über den Einfluß verschiedener Hormone auf die Wasserstoffionenkonzentration des Blutplasmas. III. Mitt. Über den Einfluß der Nebenniere. (Adrenalin und Nebennierenrinde). Fol. endocrin. jap. **9**, 24—25 (1933). — NICE, L. B., and A. J. NEILL: The action of adrenaline on respiration. Amer. J. Physiol. **73**, 661 (1925).

ORESTANO, G.: Azioni dei farmaci simpatico e parasympaticomimetici sugli scambi gassosi. III. Azione associata della adrenaline e del pilocarpine. Bol. Soc. ital. Biol. sper. **8**, 1145—1146 (1933).

PAK, C., and TSE KING: The action of ephedrine and pseudo-ephedrine upon bronchial muscle. Chin. J. Physiol. **4**, 141—147 (1930). — PEDDEN, J. R., M. L. TAINTER and W. M. CAMERON: Comparative actions of sympathomimetic compounds: Bronchodilator actions in experimental bronchial spasm of parasympathetic origin. J. Pharmacol. a. Exper. Ther. **55**, 242—256 (1935). — PERUCHE, F. DE P.: Le mécanisme de l'action de l'adrénaline dans l'asthme et dans le coryza spasmodique. C. r. Soc. Biol. (Paris) **97**, 1062 (1927).

RICHMOND, G. H.: Action of caffeine and aminophylline as respiratory stimulans in man. J. appl. Physiol. **2**, 16—23 (1949). — ROBERTS, F.: The effect of adrenaline upon respiration. J. of Physiol. **55**, 346 (1921). — Cheyne-Stockes respiration. I. Production by adrenaline. J. of Physiol. **56**, 101 (1922). — ROSSIER, P. H.: L'épreuve à l'adrénaline, un test de fonction bronchique. Rev. méd. Suisse rom. **69**, 686 (1949). — ROSSIER, P. H., et H. MÉAN: L'action de l'adrénaline sur la fonction pulmonaire. Acta Soc. Helvet. Sci. Natur **1936**, 356. — Bronchialspasmen und Adrenalinversuch. Praxis (Bern) **1944**, 893.

SAMTER, M.: Asthma bronchiale und Histaminempfindlichkeit. Z. exper. Med. **89**, 24—35 (1933). — SCHILF, E.: Einfluß von Acetylcholin, Adrenalin, Histamin und Thymianextrakt auf die Bronchialschleimhautsekretion; zugleich ein Beitrag zur Messung der Bronchialschleimhautsekretion. Arch. exper. Path. u. Pharmakol. **166**, 22—25 (1932). — SCHLÖSSER, J.: Über eine Atmungsfunktionsprüfung mittels Histaminbelastung. Z. Tbk. **78**, 225 (1937). — SCOZ, G., e. G. DE MICHELE: Azione dell'adrenalina, efetonia e sympatol sulla ventilazione polmonale massima volontaria nei malati di tubercolosi. Boll. Soc. ital. Biol. sper. **18**, 1/2 (1943). — Azione del calcio e dell'atropina sulla respiratione. Clin. fisiol. della r. univ. di Napoli **1**, 5 (1944). — Azione dell'atropina sulla respirazione. Biol. speriment. italia **19**, 4—6 (1949). — STUCKI, H.: Die Bedeutung des Aleudrintestes in der Diagnose des Asthma bronchiale. Diss. Bern 1950. — SIMON, K., u. R. HOPPE: Untersuchungen über eine pharmakologische Beeinflussung der Lungengröße beim Menschen. Beitr. Klin. Tbk. **107**, 227—234 (1952). — STEIGER, P., u. W. HADORN: Zur Physiologie und Pharmakologie der Bronchialmuskulatur. Helvet. med. Acta **13**, 543—558 (1946). — STELLER, G.: Die Beeinflußbarkeit des Gaswechsels durch Suprarenin, Bellafolin und Gynergen bei älteren Knaben. Arch. Kinderheilk. **91**, 202—219 (1930). — SWANSON, E. E.: The action of ephedrine, pseudoephedrine and epinephrine on the bronchioles. J. Pharmacol. a. Exper. Ther. **36**, 541—568 (1929). — SWANSON, E. E., and R. K. WEBSTER: The action of ephedrine, pseudoephedrine and epinephrine on the bronchiolar muscle of the isolated lung. J. Pharmacol. a. Exper. Ther. **38**, 327—342 (1930).

TANG, C.: Einfluß des Histamins auf die arterielle Sauerstoffbindungskurve und auf den arteriellen Sauerstoffdruck. Arch. exper. Path. u. Pharmakol. **168**, 274—286 (1932). — THIEL, K., u. W. QUEDNAU: Pneumotachographische Studien. Der Einfluß von Medikamenten auf die Asthmakurve. Dtsch. Arch. klin. Med. **167**, 196—207 (1930). — THORNTON, J. W.: Reactions of isolated bronchi. Quart. J. Exper. Physiol. **21**, 305—314 (1932). — TIEFENSEE, K.: Pharmakologische Studien an der Bronchialmuskulatur. I. Mitt. Methodik. Arch. exper. Path. u. Pharmakol. **139**, 129—138 (1929). — II. Mitt. Über die Bedeutung der Blutbeschaffenheit für den Tonus der Bronchialmuskeln und ihr Ansprechen auf Gifte. Arch. exper. Path. u. Pharmakol. **139**, 139—153 (1929).

VALLAGNOSE, L., E. HERZFELD and J. GAUTRELET: La réserve alcaline après injection d'adrénaline. Amer. J. Physiol. **90**, 543—544 (1929). — VERZÀR, F.: Untersuchungen über die Funktion der glatten Muskulatur der Lunge. Helvet. med. Acta **7**, Suppl. 5, 58—67 (1940). — VILLARET, M., L. JUSTIN-BESANCON: Recherches sur le muscle bronchique isolé. Action des poisons du sympathique et du parasympathique. C. r. Soc. Biol. Paris **100**,

806—808 (1929). — Voloskov, A.: Influence de l'atropine sur la réserve alcaline et les cathions (calcium, potassium) du sang. Bull. Biol. et Med. exp. URSS 8, 457—460 (1939).

Warnant, H.: Recherches pharmacologiques sur les muscles bronchiques du poumon normal et sensibilisé. C. r. Soc. Biol. (Paris) 101, 491—492 (1929). — Weiss, St., u. v. Magassy: Beitrag zur endotrachealen Anwendung und Wirkungsweise des Adrenalins. Z. exper. Med. 58, 608 (1927). — Wichels, P., u. H. Lauber: Über das Adrenalinlungenödem. Klinische Beobachtungen und experimentelle Studien. Z. klin. Med. 119, 42—49 (1931). — Wrigth, S.: Action of adrenaline and related substances on respiration. J. of Physiol. 69, 493—499 (1930). — Wyss, F., u. H. Stucki: Die Bedeutung des Aleudrintestes in der Diagnose des Asthma bronchiale. Helvet. med. Acta 16, 138, 146 (1949).

Arterienpunktion.

Hürter: Untersuchungen vom arteriellen menschlichen Blut. Dtsch. Arch. klin. Med. 188, 1 (1912).

Maurath, J., u. P. Uhlbach: Zur Frage der Gefährlichkeit einer Arterienpunktion. Beitr. Klin. Tbk. 106, 143—146 (1952).

Stadie, W.C.: The oxygen of the arterial and venous blood in pneumonia and its relations to cyanosis. J. of Exper. Med. 30, 215 (1919).

Valentin, H., u. H. Venrath: Beitrag zur Arterienpunktion in der Lungen- und Herzklinik. Beitr. Klin. Tbk. 101, 430 (1948).

p_H-Bestimmung im Blut.

Ball, G. H.: Determination of p_H of living tissue by the glass electrode. Proc. Soc. Exper. Biol. a. Med. 32, 702—704 (1935). — A stable capillary glass electrode for measuring the p_H of living tissue. J. Labor. a. Clin. Med. 25, 992—995 (1940). — Baumann, J.: Studien über die gebräuchlichsten Methoden zum Nachweis von Störungen des Säure-Basenhaushaltes. II. Mitt. Elektrometrische p_H-Bestimmung im Blut, in anderen Körperflüssigkeiten und im Gewebe. Z. exper. Med. 73, 213—236 (1930). — Behrmann, V. G., and M. Fay: A glass electrode vessel for the determination of blood p_H. Science (Lancaster, Pa.) 2, 187 bis 188 (1939). — Bennett, M. A.: Cullen's colorimetric method for determination of the p_H of blood plasma. Proc. Soc. Exper. Biol. a. Med. 23, 115 (1925). — Comparison of the p_H of serum and plasma. Proc. Soc. Exper. Biol. a. Med. 23, 11 (1925). — A note on Cullen's colorimetric method for determination of the p_H of the blood plasma. J. of Biol. Chem. 69, 697 (1926). — Bigwood, E. J., F. Liégeois, R. Reding et A. Slosse: De la variation du p_H du plasma sanguin avec la température. C. r. Soc. Biol. (Paris) 97, 1187 (1927). — Bladergroen, W.: Über den p_H des Blutes. Chem. Weekbl. 1933, 526—532. — du Bois, D.: A glass electrode for testing the p_H of blood. Science (Lancaster, Pa.) 2, 441—443 (1932). — Brujewicz, S. W., u. N. P. Karpova: Abhängigkeit des p_H von der Temperatur in Pufferlösungen. Biochem. Z. 251, 60—69 (1932).

Chanoz, M. G. F., et Perrottet: A propos des électrodes au calomel. C. r. Soc. Biol. (Paris) 118, 245—247 (1935). — Cullen, G. E., H. R. Keeler and H. W. Robinson: The pK' of the Henderson-Hasselbach equation for hydrion concentration of the serum. J. of Biol. Chem. 66, 301 (1925). — Cullen, G. E., and H. W. Robinson: The normal variations in plasma of the hydrogen ion concentration. J. of Biol. Chem. 57, 533 (1923).

Dallemagne, M. J.: Betrachtungen über die p_H-Bestimmungen mittels der Glaselektrode. Biochem. Z. 291, 159—173 (1937). — Danielson, I. S., H. I. Chu and A. B. Hastings: The pK' of carbonic acid in concentrated protein solutions and muscle. J. of Biol. Chem. 131, 243 (1939). — Dautrebande, L., et J. van der Eeckhoudt: La conservation des échantillons de sang pour la détermination du p_H. C. r. Soc. Biol. (Paris) 100, 1062—1064 (1929). — Dickinson, S., R. E. Harvard and B. S. Platt: The measurement of the hydrogen ion concentration of blood by the glass electrode. J. of Physiol. 78, 28—30 (1933). — Dill, D. B., C. Daly and W. H. Forbes: The pK' of serum and red cells. J. of Biol. Chem. 117, 569 (1937). — Dole, M.: The theory of the glass electrode. J. Amer. Chem. Soc. 53, 4260 bis 4280 (1931). — The theory of the glass electrode. II. The glass as a water electrode. J. Amer. Chem. Soc. 54, 3095—3105 (1932). — The relation between the glass electrode theory of B. Nicolsky and that of my own. Acta physicochim. 10, 707—710 (1939).

Eldahl, A.: Messung der Wasserstoffionenkonzentration im Gesamtblut mit der Glaselektrode. Nord. Med. 1939, 2935—2938. — Die Wasserstoffionenkonzentration im Blut bei Gesunden verschiedenen Alters und bei Kranken mit Krebs und Hypertonie. Nord. Med. 1939, 2938—2940. — Errera, J., R. Reding et A. Slosse: Comparaison entre les méthodes colorimetrique et électrométrique de la mesure du p_H sanguin. Le p_H du sang et du plasma. C. r. Soc. Biol. (Paris) 103, 24—26 (1930). — Comparaison entre les méthodes colorimétrique et électrométrique de mesure du p_H sanguin. Le p_H du sang total et du plasma. Bull. Soc. Chim. biol. (Paris) **12**, 470—481 (1930). — ETIENNE, G., et M. VERAIN: Nos recherches sur le p_H du sang. Sa technique et quelques applications cliniques. Rev. belge Sci. méd. **3**, 449—458 (1931).

FOSBINDER, R. J., and J. W. SCHOONOVER: A comparison of the colorimetric and electrometric methods for the determination of the p_H of serum or plasma. Biochemic. J. **24**, 1805 bis 1810 (1930).

GESELL, R., and A. B. HERTZMAN: Continuous recording changes in hydrogen ion concentration of circulating blood: the relation to respiration. Proc. Soc. Exper. Biol. a. Med. **22**, 298 (1925). — GLAUBIGER, A.: The standardization of p_H measurements with a precision glass electrode at various temperatures. J. Labor. a. Clin. Med. **26**, 892—900 (1941). — GOLLWITZER-MEIER, K., u. W. STEINHAUSEN: Über die Bestimmung der Wasserstoffionenkonzentration im strömenden Blut. Klin. Wschr. **1928 II**, 2426—2428. — GREEN, A. A.: The preparation of acetate and phosphate buffer solutions of known p_H and ionic strength. J. Amer. Chem. Soc. **55**, 2331—2336 (1933). — GROSS, P., and O. HALPERN: On the theory of glass electrodes. J. Chem. Physics **2**, 136—140 (1934).

HAMPSON, A. C., and M. MAIZELS: The difference of p_H between plasma and red cells. J. of Physiol. **64**, 2 (1927). — HANKE, M. E.: The determination of the p_H of blood serum with the quinhydrone electrode. Proc. Soc. Exper. Biol. a. Med. **27**, 972—973 (1930). — HANKE, M. E., and M. JOHNSON: An interpretation of the drift in potential in the quinhydrone p_H method on blood or blood serum. J. of Biol. Chem. **109**, XL—XLI (1935). — HARRIS, I., E. L. RUBIN and W. J. SHUTT: Modifications in the use of the glass electrode for the determination of the p_H of venous blood. J. of Physiol. **81**, 147—152 (1934). HARRISON, G. B.: The application of a new type of triode valve to the determination of hydrogen-ion concentration with glass electrodes. J. Chem. Soc. (Lond.) **1930**, 1528—1534. — HASSELBALCH, K. A.: Die Berechnung der Wasserstoffzahl des Blutes aus der freien und gebundenen Kohlensäure und die Sauerstoffbindung des Blutes als Funktion der Wasserstoffzahl. Biochem. Z. **78**, 113 (1916). — HASTINGS, A. B., and J. SENDROY: Studies of acidosis. XX. The colorimetric determination of blood p_H at body temperature without buffer standards. J. of Biol. Chem. **61**, 695 (1924). — HASTINGS, A. B., J. SENDROY jr. and D. D. VAN SLYKE: Studies of gas and electrolyte equilibria in blood. XII. The value of pK' in the Henderson-Hasselbalch equation for blood serum. J. of Biol. Chem. **79**, 183—192 (1928). — HAUGAARD, G.: The mechanism of the glass electrode. J. of Physiol. Chem. **45**, 148 —157 (1941). — HAVARD, R. E., and P. T. KERRIDGE: An immediate acid change in shed blood. Biochemic. J. **23**, 600—607 (1929). — HUYBRECHTS, M.: Le p_H et sa mesure. Paris: Masson & Cie. 1930.

KAUKO, Y., u. L. KNAPPSBERG: Die Glaselektrode für p_H-Messungen in kleinen Lösungsmengen. Z. Elektrochem. **44**, 261—263 (1938). — Über die Antimonelektrode. Z. Elektrochem. **45**, 760—769 (1939). — KING, C. E., and E. W. BENZ: A method for measuring and recording continuously the p_H of the circulating blood. Science (Lancaster, Pa.) **2**, 409—410 (1940). — KOLTHOFF, J. M., and T. KAMEDA: The measurement of the hydrogen-ion concentration in unbuffered solutions. II. Application. J. Amer. Chem. Soc. **53**, 821—824 (1931). — The measurement of the hydrogen-ion concentration in unbuffered solutions. III. The colorimetric method. J. Amer. Chem. Soc. **53**, 825—832 (1931). — KRATZ, L.: Neuere Arbeiten über Glaselektroden. Kolloid-Z. **86**, 51—54 (1939). — Über Aufbau und Potential von Glaselektrodenketten, Vorzeichen, Normierung und direkte Verwendbarkeit von p_H-Skalen. Z. Elektrochem. **46**, 253—259 (1940). — Über die Ursache des asymmetrischen Potentials von Glaselektroden. Glastechn. Ber. **20**, 15—17 (1942). — Eine Rechenscheibe zur Auswertung von potentiometrischen Untersuchungen, insbesondere von p_H-Messungen mit Jenaer Glaselektroden. Z. Elektrochem. **48**, 132—134 (1942).

LAUG, E. P.: Studies on the glass electrode. J. Amer. Chem. Soc. **56**, 1034—1036 (1934). — LAUG, E. P., and D. C. WILSON: The determination of the p_H of serum with the quinhydrone electrode. J. of Biol. Chem. **87**, XXVII—XXVIII (1930). — LECOMTE DU NOÜY, P.: Perfectionnements à l'électrode d'hydrogène pour la mesure de la concentration en ions hydrogène des solutions. C. r. Acad. Sci. (Paris) **195**, 1265—1267 (1932). — The p_H of serum inactivated by heat. Nature (Lond.) **2**, 628—629 (1934). — LECOMTE DU NOÜY, P., et V. HAMON: Sur la mesure du p_H plasma sanguin. Étude expérimentale de l'électrode rotative inclinée. Bull. Soc. Chim. biol. (Paris) **16**, 177—193 (1934). — LEHMANN, G.: Die Wasserstoffionenmessung. Eine erste Einführung., 2. umgearb. Aufl. Leipzig: Johann Ambrosius Barth 1942. — LOISELEUR, J.: Technique de mesure du p_H plasmatique par l'électrode à hydrogène. Bull. Soc. Chim. biol. (Paris) **16**, 612—617 (1934). — Emploi pratique de l'électrode de verre pour la mesure du p_H. Ann. Inst. Pasteur **68**, 373—380 (1942).

MCCLENDON: A simplified system of buffers and indicators with or without glass electrodes. J. Labor. Clin. Med. **26**, 568—575 (1940). — MISLOWITZER, E.: Die Bestimmung der

Wasserstoffionenkonzentration von Flüssigkeiten. Berlin: Springer 1928. — Morton, C.: The automatic control and recording of hydrogen-ion concentration by means of the glass electrode. J. Chem. Soc. (Lond.) **1932**, 2469—2475. — Müller, O. H., and W. F. Nickel: The p_H of systemic blood in normal and hypertensive dogs, determination by means of a syringe type glass electrode. Proc. Soc. Exper. Biol. a. Med. **43**, 89—92 (1940). — Müller, O. H., and E. C. Person jr.: Syringe type glass electrode for the measurement of blood p_H. J. Labor. a. Clin. Med. **26**, 884—887 (1941). — Myers, V. C., and E. Muntwyler: Colorimetric estimation of hydrogen ion concentration. Proc. Soc. Exper. Biol. a. Med. **24**, 789 (1927). — Myers, V. C. E., Muntwyler, D. Binns and W. H. Danielson: The colorimetric estimation of the hydrogen ion concentration of blood. J. of Biol. Chem. **102**, 19—28 (1933).

Nims, L. F., and C. Marshall: Blood-p_H in vivo. 1. Changes due to respiration. Yale J. Biol. a. Med. **10**, 445—448 (1938). — Nomura, K.: Some notes on the calomel electrode. J. of Biochem. **18**, 301—309 (1933).

Parson, T. R., and E. P. Poulton: The hydrogen ion concentration of the blood in certain pathological conditions, as determined by the hydrogen electrode and the indirect methods of Barcroft and Hasselbalch. Biochemic. J. **17**, 341 (1923). — Peters, J. P., H. A. Bulger and A. J. Eisenman: Studies of the carbondioxide absorption curve of human blood. I. The apparent variations of the pK' in the Henderson-Hasselbalch equation. J. Biol. Chem. **55**, 687 (1923). — Platt, B. S., and S. Dickinson: The technique of glass electrode measurements. Biochemic. J. **27**, 1069—1077 (1933).

Riehm, H.: Bestimmung des Potentials zwischen der 0,1 molaren und der gesättigten Kalomelelektrode bei 5^0—50^0. Z. physik. Chem. A **160**, 1—7 (1932). — Robertson, G. R.: Hydrogen-ion determination with low-resistance glass electrodes. Industr. Engin. Chem. Analyt. Ed. **3**, 5—7 (1931). — Robinson, H. W., J. W. Price and G. E. Cullen: Studies on the acid-base condition of blood. III. The pK' of human and dog sera. J. of Biol. Chem. **100**, LXXXII—LXXXIII (1933). IV. The corrections of the colorimetric p_H method for plasma and serum. J. of Biol. Chem. **100**, LXXXIII—LXXXIV (1933). — Studies of the acid-base condition of blood. III. The value of pK' in der Henderson-Hasselbalch equation for human and dog sera. J. of Biol. Chem. **106**, 7 (1934). — Rosenthal, T. B.: The effect of the temperature on the p_H of blood and plasma in vitro. J. of Biol. Chem. **25**, 173 (1948). — Rossier, P. H., et P. Mercier: Études sur l'équilibre acide-base du sang. Arch. internat. Méd. **6**, 389 (1931).

Sabinia, L.: Über das Potential der Kalomelelektrode. Izv. biol. Inst. perm. Univ. **7**, 333—336, dtsch. 336 (1931). — Schwabe, K.: Die Glaselektrode für p_H-Messungen. Z. Elektrochem. **41**, 681—694 (1935). — Die Glaselektrode zur p_H-Kontrolle. Z. Elektrochem. **43**, 152—155 (1937). — Vergleichende p_H-Messungen mit der Wasserstoff- und der Glaselektrode. Z. Elektrochem. **43**, 874—879 (1937). — Seekles, L.: Über die Messung des p_H im Blute und in anderen biologischen Flüssigkeiten mit Hilfe der Glaselektrode. Biochem. Z. **288**, 402—408 (1936). — Sendroy jr., J., T. Shedlovsky and D. Belcher: The validity of determinations of the p_H of whole blood at thirty-eight degrees with the glass electrode. J. of Biol. Chem. **115**, 529—542 (1936). — Shol, A. T.: The determination of p_H and carbon dioxide on a single small sample of blood plasma or serum. J. Biol. Chem. **83**, 759—763 (1929). Shore, A.: Note on the preparation of buffer solutions for the determination of p_H. Biochemic. J. **31**, 219—222 (1937). — Skotnicky, J.: Über die Temperaturabhängigkeit der Wasserstoffionenkonzentration im Blute und anderen Puffern. Z. physik. Chem. A **191**, 180—191 (1942). — Slyke, D. D. van, J. Sendroy jr., A. B. Hastings and J. M. Neill: Studies of gas and electrolyte equilibria in blood. X. The solubility of carbon dioxide at 38^0 in water, salt solution, serum and blood cells. J. of Biol. Chem. **78**, 765—799 (1928). — Ssokolof, S. J., u. A. H. Passynsky: Über Glaselektroden. Z. physik. Chem. **160**, 366—377 (1932). Stadie, W. S., H. O'Brien and E. P. Laug: Determination of the p_H of serum at 38^0 with the glass electron tube potentiometer. J. of Biol. Chem. **91**, 243—269 (1931).

Taylor, H.: The hydrogen-ion concentration of blood corpuscles. J. of Physiol. **63**, 343 (1927). — Taylor, I. R., and J. H. Birnie: A micro vessel for glass electrode determinations of hydrogen-ion activity of biological fluids. Science (Lancaster, Pa.) **2**, 172—174 (1933).

Vellinger, E., et J. Roche: Remarques sur la mesure du p_H du sang total et du plasma à l'aide de l'électrode à quinhydrone. Bull. Soc. Chim. biol. (Paris) **7**, 1004 (1925). — Vérain, M., et J. Chaumette: Le p_H en biologie. 2. édit. revue. Paris: Masson & Cie. 1930.

Wengel, E., u. N. Schrodt: Über den Einfluß der Temperatur auf die Spannung von Glaselektrodeketten für die p_H-Messung. Naturwissenschaften **1942**, 567—568.

Yoshimura, H.: Effects of anticoagulants on the p_H of the blood. Studies on the blood p_H estimated by the glass electrode method. II. J. of Biochem. **22**, 279—295 (1935). — Does the p_H of the blood change during clotting? Studies on the blood p_H estimated by the glass electrode method. J. of Biochem. **22**, 297—302 (1935). — A new micro-glass electrode and the p_H of arterial, venous and capillary blood. J. of Biochem. **23**, 335—350 (1936).

Kohlensäurebestimmung im Blut (Gehalt und Spannung).

ADOLPH, E. F.: The liberation of CO_2 from carbonate by blood and serum. J. of Physiol. **54**, XXXIV (1920). — AMARAL, Do, M. ESTANISLAU, O. A. GERMEK and J. KIEFFER: Technik der Bestimmung der Alkalireserve im Blutplasma. Ann. Fac. Med. Sao Paolo **11**, 87—100 (1935). — ANREP, G. V., M. S. AYADI and M. TALAAT: A method for determination of carbon dioxide applicable to blood and tissues. J. of Physiol. **86**, 153—161 (1936). — AUSTIN, J. H.: A note on the estimation of carbon dioxyde in the serum in the presence of ether by van Slyke method. J. of Biol. Chem. **61**, 345 (1924). — AUSTIN, J. H., G. E. CULLEN, A. B. HASTINGS, E. C. MCLEAN, J. P. PETERS and D. D. VAN SLYKE: Studies of gas and electrolyte equilibria in blood. I. Technique for collection and analysis of blood and for its saturation with gasmixtures of know composition. J. of Biol. Chem. **54**, 121 (1922).

BARCROFT, J.: Some forms of apparatus for the equilibration of blood. J. of Physiol. **80**, 388—393 (1934). — BAUMANN, J.: Studien über die gebräuchlichsten Methoden zum Nachweis für Störungen des Säure-Basenhaushaltes. I. Mitt. Gasometrische Methoden der Blutuntersuchung. Z. exper. Med. **73**, 180—212 (1930). — BAZETT, H. C.: A modified Haldane gas-analyser for use with small volumes of gas. Amer. J. Physiol. **86**, 556—564 (1928).— BECK, A.: Verbesserte Methode zur Bestimmung der CO_2- und O_2-Spannung in kleinen Flüssigkeitsmengen. Biochem. Z. **241**, 218—221 (1931). — BERGH, F.: Bestimmung des Kohlendioxyds im Plasma als Ausdruck der Alkalireserve des Organismus. Ugeskr. Laeg. **1940**, 545—548.

CAMPBELL, J. A.: Micro-analysis of gases. Nature (Lond.) **2**, 240 (1932). — CAMPBELL, J. M. H., and E. P. POULTON: Arterial CO_2-tension. J. Physiol. **54**, XLIX (1920).

ELLINGER, F.: Eine einfache titrimetrische Methode zur Bestimmung der Alkalireserve im Serum. Biochem. Z. **238**, 80—94 (1931). — Eine einfache titrimetrische Methode zur Bestimmung der Alkalireserve im Serum. Klin. Wschr. **1931 II**, 2036—2038.

FERGUSON, J. K. W.: Method to measure tension of carbon dioxide in small amounts of blood. J. of Biol. Chem. **95**, 301—310 (1932). — FRADKIN, W. Z., and J. SIEGEL: A rapid method for the simultaneous determination of carbon dioxide capacity and urea nitrogen content of blood. J. Labor. a. Clin. Med. **18**, 949—954 (1933).

GOLDSCHMIDT, S., and A. B. LIGHT: A method of obtaining from veins blood similar to arterial blood in gaseous content. J. of Biol. Chem. **63**, No 1, 38 (1925). — GREPPI, E.: La determinazione quantitative dell'emoglobina mediante il metodo gasometrico van Slyke. Nota prev. Boll. Soc. med.-chir. Pavia **36**, 465 (1924). — GUEST, G. M.: A pipette for the handling of whole blood samples, for use with the van Slyke gasometric apparatus. J. of Biol. Chem. **94**, 507—509 (1931).

HAEBISCH, H.: Eine unblutige Methode zur Bestimmung der CO_2-Konzentration des venösen Mischblutes. Pflügers Arch. **251**, 785—787 (1949). — HAL, I.: Eine einfache Methode für die Bestimmung der Alkalireserve des Blutes mit dem MOOKschen Mikroapparat. Nederl. Tijdschr. Geneesk. **1936**, 139—141. — HALDANE, J. S.: A new apparatus for accurate blood gas analysis. J. of Path. **23**, 443 (1919—1920). — HALL, F. G.: A method for the determination of dissolved CO_2. J. of Biol. Chem. **55**, 751 (1923). — HARROP jr., G. A.: The oxygen and carbon dioxide content of arterial and of venous blood in normal individuals and in patients with anemia and heart disease. J. of Exper. Med. **30**, 241 (1919). — HASTINGS, A. B., and N. W. SHOCK: Studies of the acid-base balance of the blood. II. A nomogramm for calculation of acid-base data for blood. J. of Biol. Chem. **104**, 575—584 (1934).

KIRK, E., G. SORENSEN, M. TRIER and E. WARBURG: On the indirect determination of the total base content of the serum. Theoretical considerations and determinations of constants, besides some experiences with the method as compared to determination after van Slyke, Hiller and Berthelsen. Acta med. scand. (Stockh.) **109**, 321—335 (1941). — KIYOHARA, S.: An improved method for the micro-determination of blood carbon dioxide combining capacity. Bull. nav. med. Assoc. **29**, 41—42 (1940).

LEUTHARDT, F.: Über die Bestimmung der Reaktion, der Titrationskurve und der Kohlensäurebindungskurve von Geweben. Biochem. Z. **306**, 399—421 (1940). — LOONEY, J. M., and H. M. CHILDS: A comparison of the methods for the collection of blood to be used in the determination of gases. J. of Biol. Chem. **104**, 53—58 (1934).

MACKAY, I. S. F.: The indirect determination of the gas tension in the mixed venous blood. J. of Physiol. **96**, 9—20 (1939). — MEAKINS, J., and H. W. DAVIES: Observations on the gases in human arterial and venous blood. J. of Path. **23**, 451 (1919/20). — MELDOLESI, G., e M. PONS: La determinazione del contenuto in gas O_2 et CO_2 del sangue (arterioso et venoso) e suo valore per lo studio della funzionalità circolatoria. Bull. Accad. med. Roma **56**, 208—214 (1930). — MILROY, T. H., The colloidal alcali reserve of the blood. J. of Physiol. **57**, 253 (1923). — MOOK, H. W., Ein einfacher Mikroapparat für die Bestimmung der Alkalireserve. Nederl. Tijdschr. Geneesk. **1930 I**, 1338—1345. — Ergänzung zu der Arbeit: Ein einfacher Mikroapparat zur Bestimmung der Alkalireserve. Biochem. Z. **242**, 348 (1931). — Ein einfacher Apparat zur Bestimmung der Alkalireserve. Nederl. Tijdschr. Geneesk. **1931 II**,

4048. — Müller, J.: Vergleichende Untersuchungen über die Alkalireserve mit der Methode von Ellinger und van Slyke. Klin. Wschr. **1931 II**, 2038—2040. — Murray, C. D., and H. Taylor: A method for determination of the O_2 et CO_2 tensions in mixed venous blood. J. of Physiol. **59**, 6, LXVII (1925).

Oesting, R. B.: A modified van Slyke method for the determination of dissolved oxygen and total carbon dioxide in water. Physiologic. Zool. **7**, 542—549 (1934).

Radsma, W.: On determination of the CO_2 tension of the oxygenated mixed venous blood. Acta neerld. Physiol. etc. **3**, 18—21 (1933). — Rappaport, F., and K. Köck-Molnar: An improvement in the van Slyke method for blood gas analysis. J. of Biol. Chem. **104**, 29—31 (1934). — Rossier, R. H., et H. Méan: A propos de la constante pK' de la formule de Henderson-Hasselbalch. Rev. méd. Suisse rom. **60**, 633—642 (1940). — Rossier, P. H., et P. Mercier: Études sur l'équilibre acide-base du sang. Ire étude. Les méthodes d'investigations, Arch. Int. Med. **6**, 389—409 (1931). — Rossier, P. H., Mercier, P., et G. Glatz: La précision des déterminations indirectes de la tension du CO_2 libre du plasma. Verh. schweiz. Naturforsch. Ges. **1932**, 427—428.

Saito, K.: A modification of the Harlington and van Slyke extraction chamber. (Blood gas studies performed with a new micro blood gas apparatus. I.) J. of Biochem. **25**, 79—87 (1937). — Schwarz, H.: Die Mikrogasanalyse und ihre Anwendung. Wien u. Leipzig: Emil Haim & Co. 1935. — Shaw, J. A.: Method for the determination of free and combined CO_2. J. industr. a. Eng. Chem. **13**, 1151 (1921). — Shock, N. W., and A. B. Hastings: Studies of the acid-base balance of the blood. I. A microtechnique for the determination of the acid-base balance of the blood. J. of Biol. Chem. **104**, 565—573 (1934). — Singer, R. B., and A. B. Hastings: Improved clinical method for estimation of disturbances of acid-base balance of human blood. Medicine (Baltimore) **27**, 223—242 (1948). — Singh, B. N., and P. B. Mathur: A constant-volume apparatus for gas analysis. Biochemic. J. **30**, 321—322 (1936). — Slyke, D. D. van: Studies of acidosis. XI. The determination of carbon dioxide in carbonates. J. of Biol. Chem. **36**, 2 (1918). — Studies of acidosis. XVIII. Determination of the bicarbonate concentration of the blood and the plasma. J. of Biol. Chem. **52**, 2 (1922). — Determination of the bicarbonate of the blood and plasma. J. of Biol. Chem. **50**, 2, XVI (1922). — Determination of solubilities of gases in liquids with use of the van Slyke-Neill manometric apparatus for saturation and analysis. J. of Biol. Chem. **130**, 545 (1939). — Slyke, D. D. van, and M. E. Hanke: Manometric analysis of gas mixtures. IV. Hydrogen and oxygen by combustion. J. of Biol. Chem. **95**, 569—585 (1932). — Manometric analysis of gas mixtures. V. Hydrogen by absorption with Paal's picrate-palladium solution. J. of Biol. Chem. **95**, 587—597 (1932). — Slyke, D. D. van, and J. M. Neill: Determination of gases in blood and other solutions by vacuum extraction and manometric measurement. J. of Biol. Chem. **61**, 523 (1924). — Slyke, D. D. van, and J. Sendroy jr.: Line charts for graphic calculations by Henderson-Hasselbalch equation, and for calculating plasma CO_2 content from whole blood content. J. of Biol. Chem. **79**, 781 (1928). — Manometric gas analysis of gas mixtures. I. The determination, by simple absorption of carbon dioxide, oxygen and nitrogen in mixtures of these gases. J. of Biol. Chem. **95**, 509—529 (1932). — Slyke, D. D. van, J. Sendroy jr. and S. H. Liu: Manometric analysis of gas mixtures. II. Carbon dioxide by the isolation method. J. of Biol. Chem. **95**, 531—546 (1932). — Manometric analysis of gas mixtures. III. Manometric determination of carbon dioxide tension and p_H of blood. J. of Biol. Chem. **95**, 547—568 (1932). — Slyke, D. D. van, and W. C. Stadie: The determination of the gases of the blood. J. of Biol. Chem. **49**, 1 (1921).

Wiesinger, K., P. H. Rossier, E. Saboz u. G. Sampaolo: Der Einfluß von Temperatur und p_H auf die Konstante pK' der Hasselbalch-Henderson-Gleichung. Helvet. physiol. Acta **7**, 28 (1948). — Wüst, J.: Genaue Formeln für Mikrospirometrie und Blutgasapparate mit Differentialmanometern. Z. Biol. **92**, 128—143 (193). — Neue Eichmethoden für Mikrospirometrie und Blutgasapparate. Z. Biol. **92**, 144—162 (1931).

Sauerstoffkapazität und Sättigung des Blutes.

Abeloos, M., J. Barcroft, N. Cordero, T. R. Harrison and J. Sendroy: The measurement of the oxygen capacity of hemoglobin. J. of Physiol. **66**, 262—266 (1928). — Almasy, F., u. A. Krupski: Über die Bestimmung der Sauerstoffkapazität des Blutes im Hochgebirge. Biochem. Z. **279**, 433—435 (1935).

Barcroft, J., and Roberts: Improvements in the technique of blood gas analysis. Biochemic. J. **39**, 429 (1916).

Chastonay, de J.-L.: De la capacité en oxygène du sang et de sa mesure. Schweiz. Z. Tbk. **7**, 117—128 (1950).

Dahlström, H., u. H. Wahlund: A suitable adsorbent for oxygen in gas analysis. Scand. J. Clin. a. Labor. Invest. **1**, 86 (1949). — Dor, M., et L. Domont: La teneur du sang en hémoglobine chez l'adulte normal. Sang **14**, 1—11 (1940).

ELLIOT, A. T.: Theoretical considerations concerning the union of oxygen and carbon monoxide with hemoglobin. J. of Biol. Chem. **105**, 3 (1934).

GALLERANI, G.: Determinazione quantitativa simultanea della ossiemoglobina e della emoglobina nel sangue e la varia capacità di saturazione per l'ossigeno delle emoglobina. Osservazioni. Boll. Accad. pugl. Sci. **5**, 106—116 (1930). — GOLDSTEIN, F., J. H. GIBBON, F. F. ALLBRITTEN and J. W. STAYMAN: The combined manometric determination of oxygen and carbon dioxide in blood in the presence of low concentrations of ethyl-ether. J. of Biol. Chem. **182**, 815—820 (1950). — GRAYBIEL, A., J. L. LILIENTHAL and R. L. RILEY: Report of case of idiopathic congenital (and probably familial) methemoglobinemia. Bull. Hopkins Hosp. **76**, 155—162 (1945).

HILLER, A., J. PLAZIN and D. D. VAN SLYKE: Substitutes for saponin in determination of O_2 and CO_2 of blood. J. of Biol. Chem. **176**, 1431—1437 (1948).

JENKINS, C. E., and C. S. D. DON: Comparative test of the estimation of hemoglobin by the flicker hemoglobinometer and the oxygen capacity method. Brit. J. Exper. Path. **12**, 212—217 (1931). — JOHNSON, M., and M. E. HANKE: The iron content and oxygen capacity of blood. J. of Biol. Chem. **114**, 157—170 (1936).

KANNE, F., and J. M. O'CONNOR: The influence of the reaction of blood plasma on O_2 consumption in relation to the law of isodynamic equivalence. J. of Physiol. **91**, 48 (1937). — KATO, T.: A method of bringing a small quantity of blood in equilibrium with a given gas microaerotonometer. J. of Physiol. **50**, 37 (1915). — KEYS, A.: The oxygen saturation of the venous blood in normal human subjects. Amer. J. Physiol. **124**, 13—21 (1938). —KING, E. J.: Determination of hemoglobine standard compared with iron and gasometric estimations. Lancet **1947 II**, 789—792. — Determination of hemoglobin: IV. Comparison of methods for determining iron content and O_2 capacity of blood, Lancet **1948 I**, 478. — V. Precision of colorimetric methods. Lancet **1948 II**, 563—566. — KING, E. J., and M. GILCHRIST: Determination of hemoglobin. 1. Determination by a cyanhaematin method. Lancet **1947 II**, 201—205. — KRAMER, K., u. H. SARRE: Untersuchungen über die Arterialisierung des Blutes. I. Mitt. Die Sauerstoffsättigung des Arterienblutes und ihre Beziehungen zur Atemmechanik in Narkose. Z. Biol. **96**, 76—88 (1935).

LUNDSGAARD, C., and E. MÖLLER: On the determination of the total oxygen-combining power of the blood in the v. Slyke-apparatus. J. of Biol. Chem. **52**, 377 (1922).

MACELA, I., F. BÖHM u. G. BARDOS: Zur Methodik der Sauerstoffbestimmung im Blut. Bratislav. lek. Listy **10**, 609—612 (1930). — MASATAKA, O.: Die Sauerstoffkapazität des menschlichen Blutes und ihre Beziehung zum Hämoglobingehalt nach den colorimetrischen und spektrophotometrischen Methoden. Z. exper. Med. **53**, 82 (1926). — MATTHES, K.: Über die Beziehung der Atmung zur Sauerstoffsättigung des Arterienblutes. Verh. dtsch. Ges. Kreislaufforsch. **1935**, 117—122, 160—161. — MEAKINS, J., and H. W. DAVIES: Observations on the gases in human arterial and venous blood. J. of Path. **23**, 451 (1920). —

PETERS, J. P., and D. D. VAN SLYKE: Quantitative Clinical Chemistry Vol. II. Baltimore: Williams & Wilkins Company 1932.

RAY, G. B., C. I. THOMAS and J. E. STRONG: The oxygenation of concentrated normal bloods. J. Clin. Invest. **12**, 1051—1062 (1933). — ROUGHTON, F. J. W., R. C. DARLING and W. S. ROOT: Factors affecting determination of O_2 capacity, content and pressure in human arterial blood. Amer. J. Physiol. **142**, 708—720 (1944).

SCHOLANDER, P. F., S. C. FLEMISTER and L. IRVING: Microgasometric estimation of blood gases: Combined CO_2 and O_2. J. of Biol. Chem. **169**, 173—181 (1947).— SENDROY jr., J.: Manometric determination by the oxygen capacity method. J. of Biol. Chem. **91**, 307—323 (1931). — STAMMERS, A. D.: Oxygen content, capacity and percentage saturation in arterial blood at Johannesburg (altitude 5750 feet). J. of Physiol. **78**, 21 (1923). — STREEF, G. M., and W. RADSMA: Sauerstoffsättigung und Sauerstoffkapazität des venösen Blutes. Geneesk. Tijdschr. Nederl.-Indië **73**, 74—81 (1933).

YAMAKITA, M.: The effect of anticoagulants on the observed values of the O_2 capacity of blood estimated by the ferricyanide method. Tohoku J. of Exper. Med. **3**, 5/6, 305 (1922). YIENGST, R. M. J.: A new hemolytic agent for the manometric determination of the oxygen content of blood. Science (Lancaster, Pa.) **112**, 205 (1950).

Sauerstoffspannung im Blut.

BARCROFT, J., and M. NAGAHASHI: Direct measurement of partial pressure of oxygen in human blood. J. of Physiol. **55**, 339—345 (1921). — BARTELS, H.: Die Bestimmung des physikalisch gelösten O_2 in biologischen Flüssigkeiten mit der Quecksilbertropfelektrode. Pflügers Arch. **252**, 264—277 (1950). — Potentiometrische Bestimmung des Sauerstoffdruckes im Vollblut mit der Quecksilbertropfelektrode. Pflügers Arch. **254**, 2 (1951). — BARTELS, H., W. BURGER, W. ESCHWEILER u. D. LAUÉ: Das „Haemoxytensiometer". Ein Apparat zur routinemäßigen Bestimmung des Sauerstoffdruckes im Vollblut. Pflügers Arch. **254**, 2 (1951).

BARTELS, H., u. D. LAUÉ: Die praktische Durchführung der potentiometrischen Messung des Sauerstoffdruckes im Vollblut. Pflügers Arch. **254**, 2 (1951). — BARTELS, H, D. LAUÉ u. RODEWALD: Neue Messungen der alveolär-arteriellen Sauerstoffdruckdifferenz am Menschen. Tagg Dtsch. Physiol. Ges. Mainz, 27.—29. Aug. 1951. — BAUMBERGER, J. P., and R. B. GOODFRIEND: Determination of arterial oxygen tension by equilibration through intact skin. Federat. Proc. **10**, 10 (1951). — BEECHER, H. K. u. Mitarb.: Determination of O_2 content of small quantities of body fluids by polarographic analysis. J. of Biol. Chem. **146**, 197—206 (1942).

CAMPBELL, J. A., and H. J. TAYLOR: A modification of Krogh's micro-method of gas analysis. J. of Physiol. **84**, 219—222 (1935). — COMROE jr., J. H., and R. D. DRIPPS: Oxygen tension of arterial blood and alveolar air in normal human subjects. Amer. J. Physiol. **142**, 700—707 (1944).

DAM, L. v.: Eine neue Mikromethode zur Bestimmung des im Wasser gelösten Sauerstoffs. Chem. Weekbl. **1933**, 364—365. — DAVIES, P. W., and F. BRINK jr.: Microelectrodes for measuring local O_2 tension in tissues. Rev. Sci. Instruments **13**, 524—533 (1942). — DIRKEN, M. N. J., u. J. K. KRAAN: Über ein Mikrotonometer. Biochem. Z. **290**, 269—271 (1937). — DIRSCHERL, W., u. H. U. BERGMEYER: Fortlaufende polarographische Sauerstoffbestimmung in chloridhaltigen Lösungen und ihre Anwendung zur Messung der Gewebsatmung. Biochem. Z. **321**, 68—82 (1950). — DRENCKHAHN, F. O.: Polarimetrische Messung des Sauerstoffdruckes (pO_2) im nativen Blut mit der Platinelektrode. Tagg Dtsch. Physiol. Ges. Mainz. 27.—29. Sept. 1951.

HEYROVSKY, J.: The fundamental laws of polarography. Analyst (Lond.) **72**, 229 (1947)· HICK, F. K.: Partial pressure of oxygen in arterial blood of patients: Description of aerotonometer method. Proc. Soc. Exper. Biol. a. Med. **33**, 582—587 (1936).

IRVING, L., and E. C. BLACK: A convenient type of tonometer for the equilibration of blood. J. of Biol. Chem. **118**, 337—340 (1937).

KOLTHOFF, I. M., and C. S. MILLER: The reduction of oxygen at the dropping mercury electrode. J. Amer. Chem. Soc. **63**, 1013—1017 (1941). — KROGH, A.: Some new methods for tonometric determination of gas-tensions in fluids. Skand. Arch. Physiol. (Berl. u. Lpz.) **20**, 259—278 (1908). — On micro-analysis of gases. Skand. Arch. Physiol. (Berl. u. Lpz.) **20**, 279—288 (1908).

LAMPE, R.: Über die Bestimmung der venösen Sauerstoff- und Kohlensäurespannung. Z. exper. Med. **101**, 251 (1937). — LAUÉ, D.: Ein neues Tonometer zur raschen Aequilibrierung im Blut mit verschiedenen Gasdrücken. Pflügers Arch. **254**, 2 (1951). — LINGANE, J. J., and H. A. LAITINEN: Cell and dropping electrode for polarographic analysis. Industr. Engin. Chem. (Anal. Ed.) **11**, 504—505 (1939).

MARTINI, E.: Ein neuer Apparat zur genauen und schnellen Gasanalyse. Z. Biochem. **247**, 86—88 (1932). — MASON, M. F.: A note on the manometric estimation of oxygen in small samples of blood. J. of Physiol. **94**, 550—552 (1939). — MEYER, F.: Die Messung des Sauerstoffdruckes im Gewebe von Kreislaufkranken. Verh. dtsch. Ges. inn. Med. **1933**, 194—197. MOOK, H. W.: Eine Mikromethode für die Bestimmung von Sauerstoff und Kohlensäure im Blut. Biochem. Z. **242**, 338—347 (1931). — MÜLLER, O. H.: Polarographic method of analysis (J. Chem. Educ.). Easton, Pa.: Mack Printing Company 1941. — Characterization of capillaries used for dropping mercury electrodes in polarographic studies. J. Amer. Chem. Soc. **66**, 1019—1023 (1944). — Polarographic study with a microelectrode. J. Amer. Chem. Soc. **69**, 2992—2997 (1947).

PENNEYS, R.: Oxygen tension of tissues by the polarographic method. IV. Skin oxygen tension and arterial oxygen saturation, relationship to oxyhemoglobin dissociation curve. J. Clin. Invest. **31**, 204 (1952). — PENNEYS, R., and H. MONTGOMERY: Oxygen tension of tissues by the polarographic method. V. The rate of movement of oxygen from the peripheral artery to the skin. J. Clin. Invest. **31**, 1042 (1952). — PETERING, H. G., and F. DANIELS: Determination of dissolved O_2 by means of the dropping mercury electrode. J. Amer. Chem. Soc. **60**, 2796—2802 (1938). — POULTON, E. P., W. R. SPURRELL and E. C. WARNER: A method of measuring directly the total and partial pressures of the gases in blood. J. of Physiol. **61**, 232 (1926).

REDFIELD, A. C., A. V. BOCK and J. C. MEAKINS: The measurement of the tension of O_2 and CO_2 in the blood of the pulmonary artery in man. J. of Physiol. **57**, 76 (1922). — RILEY, R. L., D. D. PROEMMEL and R. E. FRANKE: Direct method for determination of O_2 and CO_2 tensions in blood. J. of Biol. Chem. **161**, 621—633 (1945). — RILEY, R. L. u. Mitarb.: On determination of physiologically effective pressures of O_2 and CO_2 in alveolar air. Amer. J. Physiol. **147**, 191—198 (1946). — ROOS, A., and H. BLACK: Direct determination of partial and total tensions of respiratory gases in blood. Amer. J. Physiol. **160**, 163—176 (1950).

SCHOLANDER, P. F.: A modified manometric blood gas apparatus. Skand. Arch. Physiol. (Berl. u. Lpz.) **78**, 145—148 (1938). — SCHOLANDER, P. F., and H. J. EVANS: Microanalysis of fractions of a cubic millimeter of gas. J. of Biol. Chem. **169**, 551—560 (1947). — SCHOLANDER, P. F., S. C. FLEMISTER and L. IRVING: Microgasometric estimation of the blood gases. V. Combined carbon dioxide and oxygen. J. of Biol. Chem. **169**, 173—181 (1947). — SCHOLANDER, P. F., and L. IRVING: Micro blood gas analysis in fractions of a cubic millimeter of blood. J. of Biol. Chem. **169**, 561—569 (1947). — SLYKE, D. D. VAN: Determination of solubilities of gases in liquids with use of the van Slyke-Neill manometric apparatus. J. of Biol. Chem. **130**, 545—554 (1939).

WIESINGER, K.: Zur polarographischen Bestimmung der Sauerstoffspannung im ungesättigten Blut. Helvet. physiol. Acta **6**, 13—14 (1948). — Die polarographische Messung der Sauerstoffspannung im ungesättigten Blut. Helvet. physiol. Acta **6**, 34—35 (1948). — Zur polarographischen Bestimmung der Sauerstoffspannung im Blut. Helvet. physiol. Acta **6**, 71—72 (1948). — Die polarographische Messung der Sauerstoffspannung im Blut und ihre klinische Anwendung zur Beurteilung der Lungenfunktion. Bull. Schweiz. Akad. Med. Wiss. 1951.

Oxymetrie.

ALEXANDER, R. F., and N. N. REYDMAN: A simple test of pulmonary function employing the oximeter. J. Thorac. Surg. **25**, 95 (1953).

BRINKMAN, R., W. S. COST, R. K. KOOPMANS and W. G. ZYLSTRA: Continuous observation on the percentage oxygen saturation of capillary blood in patients. Arch. chir. neerl. **1**, 3 (1949). — BRINKMAN, R., and W. G. ZYLSTRA: Determination and continuous registration of the percentage oxygen saturation in clinical conditions. Arch. chir. neerl. **1**, 177—183 (1949). — BÜHLMANN, A.: Ein neuartiges Oxymeter für die Messung der O_2-Sättigung des Blutes im Gewebe und in der Cuvette. Helvet. physiol. Acta **9**, 3 (1951).

COMROE, J. H.. and P. WALKER: Normal human arterial oxygen saturation determined by equilibration with 100 per cent O_2 in vivo and by the oximeter. Amer. J. Physiol. **152**, 365—371 (1948).

DOUGLAS, J. C., and O. G. EDHOLM: Studies of pulmonary function with use of oximeter. Proc. Amer. Physiol. Soc. **1948**, September. — Measurement of saturation time and saturation tension with Millikan oximeter in subjects with a normal pulmonary function. J. Appl. Physiol. **2**, 307—316 (1949).

GODFREY, L., H. POND and F. C. WOOD: Millikan oximeter in recognition and treatment of anoxemia in clinical medicine. Amer. J. Med. Sci. **216**, 605—618 (1948). — GOLDIE, E. A. G.: Device for continuous indication of oxygen saturation of circulating blood in man. J. Sci. Instruments **19**, 23—25 (1942). — GROOM, D. u. Mitarb.: Application of oximeter for whole blood to diagnostic cardiac catheterization. Proc. Staff Meet. Mayo Clin. **23**, 601—609 (1948). — GUEX, P.: Observation relative au dosage photométrique de l'hémoglobine dans le sang. Schweiz. med. Wschr. **1947**, 1332—1333. — GULLICKSON, G. u. Mitarb.: Oxygenation studies in congenital pulmonary stenosis: Application of recording oximetry in evaluation of cardio-respiratory function. Amer. Heart J. **35**, 940—947 (1948).

HALL, F. G.: A spectroscopic method for the determination of oxygen saturation in whole blood. J. of Biol. Chem. **130**, 573—577 (1939). — HARNED, H.: The conversion of Millikan and Wood type oximeters into direct writing recording instruments for the use in surgery. Studies of pulmonary function and in teaching respiratory physiology. J. Labor. a. Clin. Med. **40**, 457 (1952). — HARTMAN, F. W., and R. D. MCCLURE: Further anesthesia studies with a photo-electric oxyhemoglobinograph. Ann. Surg. **112**, 791—793 (1940). — HARTMAN, F. W., V. G. BEHRMANN and F. W. CHAPMAN: Photo-electric oxyhemograph: Continuous method for measuring oxygen saturation of blood. Amer. J. Clin. Path. **187**, 1—13 (1948). — HARTMANN, H., u. A. v. MURALT: Eine lichtelektrische Feinmeßmethode zur Bestimmung von Sauerstoff- und Kohlenoxydhämoglobin. 14. Tagg Dtsch. Physiol. Ges. 31. Aug. bis 2. Sept. 1936. — HARTRIDGE, H., and F. J. W. ROUGHTON: Photographic methods of estimating the percentage saturation of hemoglobin with various gases. I. The ratio of oxyhemoglobin to carboxyhemoglobin. J. of Physiol. **64**, 405 (1928). — HAVEMANN, R.: Die Bestimmung von Hämoglobin mit dem lichtelektrischen Colorimeter. Klin. Wschr. **1940 I**, 503—505. — HEMINGWAY, A., and C. B. TAYLOR: Laboratory tests of oximeter with automatic compensation for vasomotor changes. J. Labor. a. Clin. Med. **29**, 987—991 (1944). — HICKAM, J. B., and R. FRAYSER: Spectrometric determination of blood O_2. J. of Biol. Chem. **180**, 457—465 (1949). — Spectrophotometric oxygen determination on whole blood samples. Apparent increase in oxyhemoglobin under high oxygen tension. J. Appl. Physiol. **5**, 125—133 (1952).

ISSEKUTZ jr., B. v.: Bestimmung des Blutsauerstoffs mittels lichtelektrischen Colorimeters. Arch. exper. Path. u. Pharmakol. **197**, 332—337 (1941). — ISSEKUTZ, jr., B. v., G. HETENYI and J. FEUER: New method for measuring the arteriol-venous oxygen difference by means of photoelectrical colorimeter. J. of Physiol. **108**, 9—11 (1949).

JONXIS, J. H. P.: The determination of oxygen saturation in small amounts of blood, by means of the Pulfrich step photometer. Acta med. scand. (Stockh.) **94**, 467—471 (1938). Eine einfache colorimetrische Methode zur Bestimmung der Sauerstoffsättigung des Blutes. Nederl. Tijdschr. Geneesk. **1939**, 876—880.

KARR, W. G., and J. H. CLARC: Comparison of various hemoglobin methods as performed in hospital and physicians laboratories. Amer. J. Clin. Path. **11**, 127—147 (1941). — KIESE, M.: Empfindliche photometrische Verfahren zur Bestimmung von Hämoglobin. Arch. exper. Path. u. Pharmakol. **204**, 190—202 (1947). — KRAMER, K.: Bestimmung des Sauerstoffgehaltes und der Hämoglobinkonzentration in Hämoglobinlösungen und hämolysiertem Blut auf lichtelektrischem Wege. Z. Biol. **95**, 126—134 (1934). — Ein Verfahren zur fortlaufenden Messung des Sauerstoffgehaltes im strömenden Blute an uneröffneten Gefäßen. Z. Biol. **96**, 71—75 (1935). — KRAMER, K., u. H. SARRE: Fortlaufende Messung der Sauerstoffsättigung des Blutes an uneröffneten Gefäßen. 13. Tagg Dtsch. Physiol. Ges. Göttingen 20.—23. Sept. 1934.

LOB, M.: Contrôle oxymétrique du déficit oxygène. Schweiz. med. Wschr. **80**, 612—618 (1950). — LOVETT, J. W. DOUST, J. HOENIG and R. A. SCHNEIDER: Effect of critical flicker frequencies on oximetrically determinated arterial blood oxygen-saturation levels. Nature (Lond.) **169** (1952).

MATTHES, K.: Untersuchungen über die Sauerstoffsättigung des menschlichen Arterienblutes. Arch. exper. Path. u. Pharmakol. **179**, 698—711 (1935). — Demonstration einer Methode zur fortlaufenden Registrierung der Sauerstoffsättigung des arteriellen Blutes beim Menschen. 14. Tagg Dtsch. Physiol. Ges. 31. Aug. bis 2. Sept. 1936. — Untersuchungen über die Sauerstoffsättigung des arteriellen Blutes beim Menschen. 14. Tagg Dtsch. Physiol. Ges. Gießen 31. Aug. bis 2. Sept. 1936. — MATTHES, K., u. F. GROSS: Untersuchungen über die Absorption von rotem und ultrarotem Licht durch kohlenoxydgesättigtes, sauerstoffgesättigtes und reduziertes Blut. Arch. exper. Path. u. Pharmakol. **191**, 369—380 (1939). — Fortlaufende Registrierung von Kohlenoxydhämoglobin im strömenden Blute. Arch. exper. Path. u. Pharmakol. **191**, 391—406 (1939). — Zur Methode der fortlaufenden Registrierung der Farbe des menschlichen Blutes. Arch. exper. Path. u. Pharmakol. **191**, 523—528 (1939). MULINOS, M. G., and I. SHULMAN: Vasoconstriction in the hand from a deep inspiration. Amer. J. Physiol. **125**, 310—322 (1939).

PENNEYS, R., and C. B. THOMAS: Oximeter control of arterial oxygen saturation in anoxemia studies. Bull. Hopkins Hosp. **82**, 470—478 (1948). — PROVENZALE, L., e G. DI MARIA: L'indagine della funzionalità resp.: studio comparativo tra il metodo spirogr. secondo Knipping-Scoz e i dati dell'ossimetria arteriosa. Lotta Tbc. **22**, 341—343 (1952).

SANFORD, A. H., and C. SHEARD: The determination of hemoglobin with the photoelectrometer. J. Labor. a. Clin. Med. **15**, 483—489 (1930). — SCHUBERT, G.: Untersuchung des Blutsauerstoffgehaltes und der Durchblutung des Auges auf lichtelektrischem Wege. I. Mitt. Graefes Arch. u. Arch. Augenheilk. **135**, 558—560 (1936). — SHEARD, C., and A. H. SANFORD: A photo-electric hemoglobinometer. Clinical applications of the principles of photo-electric photometry to the measurement of hemoglobin. J. Labor. a. Clin. Med. **14**, 558—574 (1929). — SMART, W. A. M.: A simple type of photoelectric hemoglobinometer. J. of Physiol. **71**, X—XI (1931).

WATKINS jr. E., and K. S. GULLIXSON: Rapid measurement of the oxygen saturation of whole blood samples with the Millikan-Oximeter. Proc. Soc. Exper. Biol. a. Med. **72**, 180—184 (1949). — WERZ, R. v., u. R. REITER: Eine einfache, unblutige Methode zur Bestimmung der Sauersättigung des Blutes. Luftfahrtmed. **5**, 32—39 (1940). — WOOD, E. H.: Oximetry. In O. GLASSER Medical Physics, Bd. 2. Chicago: Year Book Publishers, Inc., 1950. — WOOD, E. H., and J. E. GERACI: Photoelectric determination of arterial oxygen saturation in man. J. Labor. a. Clin. Med., in press. 34 (1949). — WOOD, E. H. u. Mitarb.: General and special technics in cardiac catheterization. Proc. Staff Meet. Mayo Clin. **23**, 494—500 (1948).

Pneumotachographie und verwandte Methoden.

BRETSCHGER, H. J.: Die Geschwindigkeitskurve der menschlichen Atemluft (Pneumotachogramm). Pflügers Arch. **210**, 143 (1925).

FLEISCH, A.: Pneumotachograph. Arch. Physiol. **209**, 713 (1925). — Vergleichende Untersuchungen mit dem Pneumotachograph. Arch. Physiol. **227**, 322 (1931).

HADORN, W.: Über die Bestimmung des Exspirationsstoßes (maximale Ausatmungsstromstärke). Eine klinische Methode. Ein neues Pneumometer. Z. klin. Med. **140**, 266—290 (1942). — Ein neues Pneumometer zur Bestimmung des Exspirationsstoßes (maximale Ausatmungsstromstärke). Schweiz. med. Wschr. **1942**, I, 964—950.

JEKER, K.: Die Bestimmung des Strömungswiderstandes im Bronchialsystem des Menschen. Diss. Bern 1953.

KAYE, R., J. L. WHITTENBERGER and L. SILVERMAN: Respiratory air flow patterns in children. Amer. J. Dis. Childr. 77, 625—641 (1949).

LILLY, J. C., V. LEGALLAIS and R. CHERRY: Variable capacitor for measurement of pressure and mechanical displacements. J. Appl. Physiol. 18, 613 (1947).

MORROW, P. E., and R. E. WOSTEEN: Pneumotachographic studies in man and dog incorporating a portable wireless transducer. J. Appl. Physiol. 5, 348—360 (1953).

PROCTOR, D. F., and J. B. HARDY: Studies of respiratory air flow: Significance of the normal pneumotachogram. Bull. Hopkins Hosp. 86, 253—280 (1949). — PROCTOR, D. F., J. B. HARDY and R. MCLEAN: Studies of respiratory air flow. II. Observations on patients with pulmonary disease. Bull. Hopkins Hosp. 87, 225—289 (1950). — PROCTOR, D. F., J. B. HARDY, R. MEAN and M. LINDERMANN: Studies of respiratory air flow. I. Significance of the normal pneumotachogramm. Bull. Hopkins 85, 253—280 (1949).

RAO, M. N.: Objective appraisal of silicosis: Physiological approach to the problem. Thesis, Harvard School of Public Health 1945.

SCHNEYER, K.: Pneumotachographische Registrierung bei Stenoseatmung. Z. klin. Med. 114, 579—599 (1930). — SILVERMAN, L., R. C. LEE and C. K. DRINKER: New method for studying lung function. Clin. Invest. 23, 907 (1944).

TITSO, M.: Vergleichende Untersuchungen über die Geschwindigkeitskurve der menschlichen Atmung bei Ruhe und Körperarbeit. Arbeitsphysiologie 9, 16—26 (1935).

Arbeitsversuch.

AITKEN, R. S., and A. E. CLARK-KENNEDY: On fluctuation in composition of alveolar air during respiratory cycle in muscular exercise. J. of Physiol. 65, 389 (1928). — ALLERÖDER, H., u. H. LANDEN: Das Verhalten der Komplementärluft, der Reserveluft und der Sauerstoffaufnahme im Arbeitsversuch. Z. exper. Med. 108, 406—410 (1940). — ALLERS, R., u. J. BIERER: Über ein- und beidhändige Arbeit am Ergographen. Arbeitsphysiologie 8, 490 bis 501 (1935). — ANDRÉ, M., N. FRENAY et A. ROCOUR: Étude des variations de l'acide carbonique alvéolaire dans l'effort musculaire au cours de l'entrainement. C. r. Soc. Biol. (Paris) 112, 695—697 (1933). — ASMUSSEN, E., E. H. CHRISTENSEN u. M. NIELSEN: Arbeitsphysiologie. VI. Pulsfrequenz und Körperstellung. VII. Die Effektivität der Blutdruckregulation in verschiedenen Körperstellungen. VIII. Über die Kreislaufinsuffizienz in stehender Stellung bei normalem arteriellen Druck und herabgesetztem Minutenvolumen. IX. Die Bedeutung der Körperstellung für die Pulsfrequenz bei Arbeit. Skand. Arch. Physiol. (Berl. u. Lpz.) 81, Suppl. 15, 137 (1939). — ASMUSSEN, E., W. v. DÖBELN and M. NIELSEN: Blood lactate and oxygen debt after exhaustive work at different oxygen tensions. Acta physiol. scand. (Stockh.) 15, 57—62 (1948).

BARR, D. P.: The acid-base equilibrium of the blood following vigorous muscular exercise. Proc. Soc. Exper. Biol. a. Med. 19, 179 (1922). — Studies in the physiology of muscular exercise. IV. Blood reaction and breathing. J. of Biol. Chem. 56, 171 (1923). — BARR, D. P., and H. E. HIMWICH: Studies on the physiology of muscular exercise. II. Comparison of arterial and venous blood following vigorous exercise. J. of Biol. Chem. 55, 525 (1923). — Studies in the physiology of muscular exercise. III. Development and duration of changes in acid-base equilibrium. J. of Biol. Chem. 55, 539 (1923). — BARR, D. P., H. E. HIMWICH and R. P. GREEN: Studies on the physiology of muscular exercise. I. Changes in acid-base equilibrium following short periods of vigorous muscular exercise. J. of Biol. Chem. 55, 495 (1923). — BASSET, A., et J. JOLIET: Mesure de la pression intrapulmonaire au cours de l'effort. C. r. Soc. Biol. (Paris) 143, 482—485 (1949). — BENEDICT, F. G., R. C. LEE and F. STRIECK: The influence of breathing oxygen-rich atmospheres on human respiratory exchange during severe muscular work and recovery from work. Arbeitsphysiologie 8, 226—303 (1934). — BERG, E.: Individual differences in respiratory gas exchange during recovery of moderate exercise. Amer. J. Physiol. 149, 597—610 (1947). — BERG, W. E.: Metabolic recovery rates from exercise after alteration of alkaline reserve. Amer. J. Physiol. 152, 465—469 (1948). BOCK, A. V., D. R. DILL, L. M. HURXTHAL, J. S. LAWRENCE, T. C. COOLIDGE, M. E. DAILEY and L. J. HENDERSON: Blood as a physicochemical system. V. The composition and respiratory exchanges of normal human blood during work. J. of Biol. Chem. 73, 749 (1927). — BÖHME, A.: Der Einfluß körperlicher Arbeit auf das Minutenvolumen der Atmung bei Gesunden und Silikosekranken. Arch. Gewerbepath. 9, 22—42 (1938). — BOJE, O.: Der CO_2-Gehalt des arteriellen Blutes während Muskelarbeit beim Menschen. Skand. Arch. Physiol. (Berl. u. Lpz.) 71, 61—72 (1934). — BORGARD, W.: Beitrag zur Funktionsprüfung von Herz und Kreislauf. Klin. Wschr. 1938 I, 3. — BORGARD, W., G. MATTHIESSEN u. G. ZAEPER: Einwirkungen des Trainings auf Atmung und Kreislauf. Klin. Wschr. 1937 II, 385. — BRAHME, L.: A newly energodynamometer and its clnical use. Acta med. scand. (Stockh.) 89, 268—282 (1936). — BRUCE, R. A., I. R. PEARSON, F. M. LOVEJOY jr., P. N. G. YU and

G. B. BROTHERS: Variability of respiratory and circulatory performance during standardized exercise. J. Clin. Invest. **28**, 1431—1438 (1949). — BRUMAN, F., u. F. JENNY: Der Einfluß der Ernährung auf den Stoffumsatz bei der Arbeit. IV. Mitt. Der Einfluß des Calciums auf den Stoffumsatz bei der Ruhe und bei der Arbeit. Dtsch. Arch. klin. Med. **177**, 527—543 (1935). — BÜHLMANN, A.: Oxymetrie, Arbeitsversuche und Bestimmung der Arbeitsfähigkeit. Schweiz. med. Wschr. **81**, 374 (1951).

CANZANELLI, A., and M. KOZODOY: The respiratory quotient of exercise in pancreatic diabetes. Amer. J. Physiol. **103**, 298—302 (1933). — CARPENTER, T. M.: Energy metabolism. Ann. Rev. Physiol. **3**, 131—150 (1941). — CARPENTER, T. M., and E. L. FOX: An apparatus for continuous short period measurements of human respiratory exchange during rest and muscular work. Arb.physiol. **4**, 527—531 (1939). — CHRISTENSEN, E. H.: Beiträge zur Physiologie schwerer körperlicher Arbeit. VI. Mitt. Der Stoffwechsel und die respiratorischen Funktionen bei schwerer körperlicher Arbeit. Arbeitsphysiologie **5**, 463—478 (1932). — Beiträge zur Physiologie schwerer körperlicher Arbeit. III. Gasanalytische Methoden zur Bestimmung des Herzminutenvolumens in Ruhe und während körperlicher Arbeit. Arbeitsphysiologie **4**, 175 (1936). — CHRISTENSEN, H., u. O. HANSEN: Arbeitsphysiologie. I. Zur Methodik der respiratorischen Quotient-Bestimmungen in der Ruhe und bei Arbeit. II. Untersuchungen über die Verbrennungsvorgänge bei lang dauernder schwerer Muskelarbeit. III. Arbeitsfähigkeit und Ernährung. IV. Hypoglycämie, Arbeitsfähigkeit und Ermüdung. V. Respiratorischer Quotient und O_2-Aufnahme. Skand. Arch. Physiol. (Berl. u. Lpz.) **81**, Suppl. **15**, 137 (1939). — CHRISTENSEN, E. H., u. P. HÖGBERG: Steady state, O_2 deficit and O_2 debt at severe work. Arbeitsphysiologie **14**, 251—254 (1950).

DAVIES, J. E., and N. BREWER: Effect of physical training on blood volume, hemoglobin, alcali reserve and osmotic resistance of erythrocytes. Proc. Soc. Exper. Biol. a. Med. **32**, 1276—1277 (1935). — Effect of physical training on blood volume, hemoglobin, alkali reserve and osmotic resistance of erythrocytes. Amer. J. Physiol. **113**, 586—591 (1935). — DENNIG, H., J. H. TALBOTT, H. T. EDWARDS and D. B. DILL: Effect of acidosis and alkalosis upon capacity for work. J. Clin. Invest. **9**, 601—613 (1931). — DENOLIN, H.: L'exploration de la fonction cardio pulmonaire an cours de l'effort. Acta clin. belg. **7**, 229—261 (1952). — DILL, D. B., J. S. LAWRENCE, L. M. HURXTHAL and A. V. BOCK: The carbon dioxide equilibrium in alveolar air and arterial blood. III. Exercising subjects. J. of Biol. Chem. **74**, 313 (1927).

EBERLING, G., u. K. LINXWEILER: Der Trainingsfaktor im Spirogramm. Arbeitsphysiologie **11**, 1—5 (1940). — EBERT, R. V., and E. A. STEAD jr.: Demonstration that in normal man no reserves of blood are mobilized by exercise, epinephrine and hemorrhage. Amer. J. Med. Sci. **201**, 655—664 (1941). — EDWARDS, H. T., M. HOCHREIN, D. B. DILL u. L. J. HENDERSON: Das physikalisch-chemische System des Blutes in seiner Beziehung zu Atmung und Kreislauf. III. Mitt. Über die Ionenverteilung in Ruhe und Arbeit. Arch. exper. Path. u. Pharmakol. **143**, 161—169 (1929). — EPPINGER, H., F. KISCH u. H. SCHWARZ: Der Einfluß körperlicher Arbeit auf die Sauerstoffsättigung und auf die aktuelle Reaktion des Arterienblutes bei Kreislaufkranken. Klin. Wschr. **1926**, 1316. — ESKILDSEN, P.: The lactic content of blood during muscular work. Acta med. scand. (Stockh.) **127**, 171—178 (1947).

FARFEL, W. S., W. B. LIEBERMAN, P. A. NEKRASSOW, N. S. SAWTSCHENKO u. A. D. SLONIM: Änderungen des Gaswechsels als Zeichen der Ermüdung bei lang dauernder körperlicher Arbeit. I. Mitt. Änderungen des Gaswechsels bei Bewegung und beim Stehen mit Belastung. Fiziol. Ž. **21**, 215—227 (1936). — II. Mitt. Änderungen des Gaswechsels beim Heben von Metallstangen und beim Feilen von Metall. Fiziol. Ž. **21**, 229—240 (1936). — FREY, U., u. G. CONDRAU: Sportärztliche Untersuchungen an ehemaligen Radrennfahrern. Schweiz. Wschr. **82**, 4 (1952).

GEMMILL, C. L.: The respiratory quotient of the recovery period following strenuous muscular exercise. Amer. J. Physiol. **97**, 521—522 (1931). — GESELL, R., T. BERNTHAL, G. GORHAM and H. KRUEGER: Simultaneous observations on expired oxygen and carbon dioxide, blood acidity, blood flow, blood pressure, carbon dioxide capacity and lactic acid content of the blood with relation to pulmonary ventilation. Amer. J. Physiol. **85**, 374 (1928). — GOLLWITZER-MEIER, K., u. E. SIMONSON: Zur pathologischen Physiologie des respiratorischen Stoffwechsels. IV. Mitt. Über den Arbeitsumsatz beim Basedow. Z. exper. Med. **75**, 317—329 (1931). — GRANATI, A., e G. PERETTI: Glicemia e massimo possibile consumo di ossigeno all'inizio ed alla fine del lavoro, negli operai delle minere di carbone. Boll. Soc. ital. Biol. sper. **15**, 1083—1085 (1940). — GRODINS, S. F.: Analysis of factors concerned in regulation of breathing in exercise. Physiologic. Rev. **30**, 220—239 (1950). — GRODINS, F. S., and D. P. MORGAN: Regulation of breathing during electrically-induced muscular work in anesthetized dogs following transection of spinal cord. Amer. J. Physiol. **163**, 64—73 (1950). — GROSSE-BROCKHOFF, F., H. REIN u. W. SCHOEDEL: Die Blutversorgung des arbeitenden Muskels im O_2-Mangel. Pflügers Arch. **245**, 584—592 (1942). — Über Zusammenhänge zwischen Muskeldurchblutung, O_2-Mangel, CO_2-Spannung im Blute und Leistungsfähigkeit des Muskels. Pflügers Arch. **245**, 593—603 (1942).

Häbisch, H.: Über die Arbeitsatmung und die Beurteilung des Kreislaufes aus der Arbeitsatmung. Zbl. inn. Med. **1939**, 97—107. — Häbisch, H., u. G. Zaeper: Zur Bestimmung der Gasspannungen des venösen Mischblutes bei körperlicher Arbeit. Z. klin. Med. **136**, 673—682 (1939). — Häfeli, G.: Untersuchungen über die Abhängigkeit der Muskelermüdung von dem Sauerstoffgehalt der Einatmungsluft. Z. Biol. **100**, 15—22 (1940). — Hahn, A., H. Niemer u. E. Meisner: Über die Hemmung der Milchsäurebildung durch Sauerstoff. 5. Mitt. Z. Biol. **100**, 358—360 (1940). — Haldane, J. B. S., and J. H. Quastel: The changes in alveolar CO_2 pressure after violent exercise. J. of Physiol. **59**, 138 (1924). — Hansen, O., u. A. Krogh: An arrangement for determining gas exchange and respiratory quotient during severe work. Skand. Arch. Physiol. (Berl. u. Lpz.) **71**, 221—228 (1935). — Hastings, A. B., and A. H. Steinhaus: A new chart for the interpretation of acid-base changes and its application to exercise. Amer. J. Physiol. **96**, 538—540 (1931). — Hellebrandt, F. A., S. J. Houtz and A. M. Krikorian: Influence of bimanuel exercise on unilateral work capacity. J. Appl. Physiol. **2**, 446—452 (1950). — Henry, F. M., and J. R. Fitzhenry: Oxygen metabolism of moderate exercise with some observations on the effects to tobacco smoking. J. Appl. Physiol. **2**, 464—468 (1950). — Hermannsen, J.: Die ergometrische Methode als Funktionsprüfung für Herz und Lunge. Beitr. Klin. Tbk. **92**, 395 (1939). — Hill, A. V., C. N. H. Long and H. Lepton: Muscular exercise, lactic acid and the supply and utilisation of oxygen. Proc. Roy. Soc. Ser. B. Biol. Sci. **96**, 438 (1924); **97**, 84 (1925). — Himwich, H. E., and D. P. Barr: Studies in the physiology of muscular exercise. V. Oxygen relationship in the arterial blood. J. of Biol. Chem. **57**, 363 (1923). — Himwich, H. E., and R. O. Loebel: The O_2 saturation of hemoglobin in the arterial blood of exercising patients. J. Clin. Invest. **5**, 113 (1927). — Hochrein, M. J., J. H. Talbott, D. B. Dill u. L. J. Henderson: Das physikalisch-chemische System des Blutes in seiner Beziehung zu Atmung und Kreislauf. II. Mitt. Die Bestimmung der Blutzirkulation in Ruhe und Arbeit. Arch. exper. Path. u. Pharmakol. **143**, 147—160 (1929). — Holzer, E., u. M. Kalinka: Über ein einfaches Fahrradergometer und dessen Eichung. Arbeitsphysiologie 8, 778—782 (1935). — Hugh-Jones, P.: The effect of seat position on the efficiency of bicycle pedalling. J. of Physiol. **106**, 186—193 (1947).

Jacobaeus, H. C., G. Nylin u. B. Almberg: Recherches sur l'influence d'une diminution expérimentale de la mobilité du thorax sur la dette d'oxygène après travail gradué. Acta med. scand. (Stockh.) **86**, 455—458 (1935). — Jasiński, B.: Die klinische Bedeutung von Fahrradergometerversuchen zur Beurteilung der verminderten Leistungsfähigkeit, nebst Bemerkung zu dem Verhalten der Milchsäure im Blute während und nach der Arbeit bei verschiedenen Erkrankungen. Helvet. med. Acta **14**, 117 (1947); **15**, 152 (1948). — Jéquier-Doge, E.: L'ergomètre de la clinique médicale de Lausanne. Rev. méd. Suisse rom. **60**, 78 (1940). — Les examens fonctionnels du coeur par l'ergomètre. Helvet. med. Acta **8**, 816, 822 (1941). — Spirométrie an repos et à l'effort chez les sportifs. Ärztl. Mh. **11** (1946).

Knipping, H. W.: Respiratorischer Gaswechsel, Blutreaktion und Blutphosphorsäurespiegel bei geistiger Arbeit. Z. Biol. **77**, 165 (1922). — Beitrag zur klinischen Funktionsprüfung von Atmung und Kreislauf. Beitr. Klin. Tbk. **92**, 144 (1939). — Knipping, H. W., u. G. Matthiessen: Beitrag zur Entstehung einiger Formen von Arbeitsinsuffizienz auf dem Gebiete der Atmung, des Herzens und des Nervensystems. Beitr. Klin. Tbk. **94**, 1—25 (1939). Knipping, H. W., H. Paschen u. W. Steinmeyer: Untersuchungen über die Arbeitsatmung. Zbl. inn. Med. **1938**, 881—887. — Kohlrausch, W., u. H. Weber: Gaswechseluntersuchungen zur Frage der Dauerleistungsfähigkeit Jugendlicher. II. Mitt. Arbeitsphysiologie **11**, 35—42 (1940). — Kraut, H., u. A. Szakàll: Zur Technik der Stoffwechselbilanzen bei Arbeitsversuchen. Arbeitsphysiologie **11**, 408—428 (1941).

Landen, H. C.: Modifikation der Herz- und Lungenfunktionsprüfung mit Spirograph und Ergometer zum Zwecke eines Untersuchungsverfahrens in einem Versuchsgang. Beitr. Klin. Tbk. **108**, 406 (1953). — Landen, H. C., u. H. Alleröder: Untersuchungen über den Gasaustausch und die Lungenvolumina bei Gesunden und Kranken unter Belastung mit dosierter und gemessener Arbeit. Beitr. Klin. Tbk. **96**, 108—119 (1941). — Laug, E. P.: Observations on lactic acid, total CO_2 and p_H of venous blood during recovery from severe exercise. Amer. J. Physiol. **107**, 687—692 (1934). — Laug, E. P., J. A. Nave and N. D. Person: Effect of sprint running on the p_H of venous blood. Proc. Soc. Exper. Biol. a. Med. **29**, 1283—1284 (1932). — Liebermeister, G.: Zur normalen und pathologischen Physiologie der Atmungsorgane. III. Mitt. Über die Wirkung starker Überanstrengung auf die Atmungsmechanik. Dtsch. med. Wschr. **1922**, 1547. — Lilienthal jr., J. L., R. L. Riley, D. D. Proemmel and R. E. Franke: Experimental analysis in man of oxygen pressure gradient from alveolar air to arterial blood during rest and exercise at sea level and at altitude. Amer. J. Physiol. **147**, 199 (1946). — Lundin, G., and G. Ström: The concentration of blood lactic acid in man during muscular work in relation to the partial pressure of oxygen of the inspired air. Acta physiol. scand. (Stockh.) **13**, 253—266 (1947). — Lundsgaard, C., et E. Möller: Investigations on the immediate effect of heavy exercise (stair running) on some phases of circulation and respiration in normal individuals. I. O_2 and CO_2 content of blood drawn from the cubital vein before and after exercise. J. of Biol. Chem. 55, 315 (1923).

MARGARIA, R., e C. TELENTI: Variazioni del p_H del sangue in seguito a lavoro muscolare di vario tipo. Arch. di Fisiol. **32**, 165—175 (1933). — MARTINETTI, R., e F. NOGARÈDE: Modificazioni del CO_2 e dell' O_2 alveolare della velocità dell'aria inspirata durante l'allenamento a un dato sforza muscolare. Arch. Fisiopat. ecc. **4**, 181—190 (1936). — MATTHES, K., M. BÖHME u. K. TIETZE: Untersuchungen über den Gasaustausch in der menschlichen Lunge. IV. Mitt. Der Gasaustausch in der Lunge bei körperlicher Arbeit. Arch. exper. Path. u. Pharmakol. **181**, 666—673 (1936). — MATTHES, K., u. W. HAUSS: Untersuchungen über Gasaustausch in der menschlichen Lunge. III. Mitt. Kreislauf und Atmung bei körperlicher Arbeit. Arch. exper. Path. u. Pharmakol. **186**, 655 (1936). — MICHAELIS, H., u. E. A. MÜLLER: Über die Höchstgeschwindigkeit der Sauerstoffaufnahme des Körpers. Arbeitsphysiologie **11**, 462—471 (1941). — MONTGOMERY, G. E. u. Mitarb.: Continuous observations of arterial O_2 saturation at rest and during exercise in congenital heart disease. Amer. Heart J. **36**, 668 (1948). — MORGAN, D. P., and F. S. GRODINS: Regulation of breathing during electrically-induced muscular work in the intact anaesthesized dog. Amer. J. Physiol. **162**, 54—63 (1950). — MORIN, G.: Physiologie du travail humain. Paris: Masson & Cie. 1946. — MOTLEY, H. L., and J. F. TOMASHEFSKI: Studies of residual air volume at rest and during treadmill exercise. Federat. Proc. **10**, 94 (1951).

NIELSEN, M.: Die Respirationsarbeit bei Körperruhe und bei Muskelarbeit. Skand. Arch. Physiol. (Berl. u. Lpz.) **74**, 299—316 (1936).

OLMES DE CARRASCO, H.: Über den Verlauf der Sauerstoffaufnahme unter Arbeit und die kreislaufmäßigen und anderen Faktoren, welche die Grenze der maximalen Sauerstoffaufnahme bedingen. Klin. Wschr. **1936 I**, 114—117. — ORNSTEIN, G. G., D. MEYERS and I. ECKMAN: A correlation of the step test in measurement of pulmonary functions. Quart. Bull. Sea View Hosp. **13**, 189 (1952).

PARADE, G. W.: Alkalireserve und Leistung. VI. Mitt. Die Bedeutung des Nebennierenrindenhormons für die körperliche Leistungsfähigkeit. Z. klin. Med. **137**, 25—28 (1939). — PARADE, G. W., u. H. OTTO: Alkalireserve und Leistung. I. Mitt. Ist die Höhe der Alkalireserve des Blutes maßgebend für die körperliche Leistung? Z. klin. Med. **137**, 7—9 (1939). — PARSONS, T. R., W. PARSONS and J. BARCROFT: Reaction changes in the blood during muscular work. J. Physiol. **53**, 110 (1920), — PERETTI, G., u. A. GRANATI: Änderungen des R.Q. und der Ausnutzung der Hauptnahrungsmittel bei der Muskelarbeit, untersucht an Kohlenbergwerkarbeitern während des ganzen Arbeitstages. Boll. Soc. ital. Biol. sper. **15**, 1116 bis 1119 (1940). — PETERS, J. P., and D. D. VAN SLYKE: Quotient respiratoire durant exercice physique. Proc. Roy. Soc. **96**, 438 (1924); **97**, 84 (1924). — PETERS, F., u. G. ZAEPER: Über die Sauerstoffspannung des venösen Mischblutes in Ruhe und bei Muskelarbeit und ihre Bedeutung für die Beurteilung der Kreislauffunktion. I. Mitt. Z. klin. Med. **131**, 383—391 (1937). — PETRY, H.: Kritische Bewertungen der spirometrischen Lungen- und Kreislaufuntersuchungen. Med. Wissensch. Beitr. **2**, 19 (1953).

RAHN, H., and A. B. OTIS: Continuous analysis of alveolar gas composition during work, hyperpnea, hypercapnia and anoxia. J. Appl. Physiol. **1**, 717—724 (1949). — RATH, H.: Dynamometrische und ergographische Untersuchungen bei normalen Frauen. Arch. Physiol. **104**, 48—73 (1939). — ROSSIER, P. H., u. A. BÜHLMANN: Studien über die Pathophysiologie der Atmung bei Silikose. Die Lungenfunktion im Arbeitsversuch. Vjschr. naturforsch. Ges. Zürich **95** (1950). — ROTHKOPF, H., u. K. LINXWEILER: Über Zusatzgutachten zur Beurteilung von Lunge, Herz und Kreislauf mit Hilfe von Spirographie und Ergometrie. Beitr. Klin. Tbk. **94**, 309—325 (1940). — RUMPF, K.: Über die Beziehung zwischen Luftgehalt der Lungen und Gaswechsel bei körperlicher Arbeit. Z. exper. Med. **100**, 615—620 (1937).

SCHNEIDER, F. C.: A study of responses to work on a bicycle ergometer. Amer. J. Physiol. **97**, 353—364 (1931). — SCHNEIDER, F. C., and P. V. KARPOVICH: Physiology of muscular activity. Philadelphia: W. B. Saunders Company 1948. — SCHNEIDER, K.: Blutgase und Kreislauf bei Arbeit unter der Gasmaske. Arbeitsphysiologie **11**, 10—24 (1940). — SELTZER, C. C.: Body build and oxygen metabolism at rest and during exercise. Amer. J. Physiol. **129**, 1—13 (1940). — SILFVERSIÖLD, B. P.: A new ergograph. Acta med. scand. (Stockh.) **135**, 60—62 (1949). — SUSKIND, M., R. A. BRUCE, M. E. MCDOWELL, P. N. G. YU and F. W. LOVEJOY: Normal variations in end-tidal air and arterial blood carbon dioxide and oxygen tensions during moderate exercise. J. Appl. Physiol. **3**, 5 (1950). — SUZUKI, K.: Oxygen consumption during and after exercise and its relation to the degree of fatigue as measured by the method of electric flickers. Tohoku, J. of Exper. Med. **52**, 9—16 (1950). — SZWEJKOWSKA, G.: Untersuchungen über den Gasaustausch beim Menschen während der Arbeit. III. Versuch der Bestimmung der Dauer der Anfangsperiode der Arbeit. Acta biol. sper. **9**, 158—166 (1935).

TUTTLE, W.: Effect of physical training on capacity to do work as measured by the bicycle ergometer. J. Appl. Physiol. **2**, 393—398 (1950).

VEN, C. D.: Influence d'un travail corporel, de courte durée sur les échanges gazeux et la fréquence du pouls. Arch. neerld. Physiol. 8, 20 (1923). — VLADIMIROV, G., G. DMITRIEV u. A. URINSON: Der Einfluß dosierter Muskelarbeit auf das Gas- und Elektrolytengleichgewicht im Blut. Fiziol. Ž. **16**, 583—592 (1933). — VORWERK, W.: Die Lungen- und Kreislauffunktion bei Belastung als Maß zur Beurteilung der Arbeitsfähigkeit Lungenkranker. Beitr. Klin. Tbk. **92**, 116 (1939).

WASSILEWSKI, W. M.: Dissoziation der Kohlensäure des Blutes im Ruhezustand und bei der Arbeit. Fiziol. Ž. **18**, 134—141 (1935). — WEBER, H.: Gaswechseluntersuchungen zur Frage der Dauerleistungsfähigkeit Jugendlicher. Arbeitsphysiologie **11**, 25—34 (1940). — WEINSTEIN, R.: Schwankungen der Alkalireserve beim Sport. čas. lék. česk. **2**, 1137—1142 (1931). — WEZLER, K., R. THAUER u. K. GREVEN: Kreislauf und Gaswechsel während der Arbeit. Zugleich ein Beitrag zur vegetativen Struktur des Individuums. Z. exper. Med. **107**, 751—784 (1940). — WIEPKING, W.: Die Untersuchung des Sauerstoffverbrauchs bei körperlicher Arbeit als Maßstab der kardialen und pulmonalen Leistungsbegrenzung. Z. exper. Med. **97**, 423—432 (1935).

ZAEPER, G.: Über die Bestimmung der Kreislaufleistung als Maß für die Beurteilung der sportlichen Leistungsfähigkeit. Klin. Wschr. **1937**, 1705. — Über die neue Theorie der quantitativen Atmungsregulation und ihre Bedeutung für die Arbeitsphysiologie und Klinik. Arch. Kreislaufforsch. **7**, 90—115 (1940). — ZAEPER, G., W. KLOSTERKÖTTER u. W. KÜNZER: Die Bestimmung der Sauerstoffschuld bei Körperarbeit. Z. exper. Med. **110**, 226—251 (1942).

Bronchospirometrie.

AUERSWALD, W., E. STRAHBERGER, u. M. WENZL: Der Bronchusblockadetest. Langenbecks Arch. u. Dtsch. Z. Chir. **272** (1952).

BEZANÇON, F., P. BRAUN, S. GUILLAUMIN et M. CACHIN: La division des airs. Examen fonctionnel des poumons séparés. Bull. Acad. Méd. Paris **115**, 12—23 (1936). — L'examen fonctionnel des poumons séparés par le cathétérisme des bronches. Presse méd. **1936**, 713 bis 715. — BJÖRKMAN, S.: Bronchospirometrie. Eine klinische Methode, die Funktion der menschlichen Lungen getrennt und gleichzeitig zu untersuchen. Stockholm: Aktiebolag Fahlcrantz' Boktryckeri 1934. — Bronchospirometrie. Acta med. scand. (Stockh.) Suppl. **56** (1934). — BJÖRKMAN, S., and E. CARLENS: Bronchospirometric examination during exercise. Acta Oto-laryng. Suppl. **95**. — The lung function during rest and exercise in lung disease. A bronchospirometric study. Acta med. Scand. (Stockh.) **1951**, 259.

CHURCHILL, E. D., and A. AGASSIZ: A method for separating the air breathed by the right and le lungs, together with effect of pulmonary circulatory changes on this divided breathing. Amer. J. Physiol. **76**, 6 (1926).

FRENCKNER, P.: La bronchospirometrie et ses applications cliniques. Revue de la Tbc. **3**, 34—37 (1937). — FRENCKNER, P., and S. BJÖRKMAN: Bronchospirometry and its clinical application, with a short account of bronchial catheterization. Proc. Roy. Soc. Med. **30**, 477 bis 492 (1937).

GAENSLER, E. A.: Bronchospirometry. 1. Review of the literature. J. Labor. a. Clin. Med. **39**, 917 (1951). — GAENSLER, E. A., and D. W. CUGELL: Bronchospirometry. V. Differential residual volume determination. J. Labor. a. Clin. Med. **40**, 558 (1952). — GAENSLER, E. A., and T. R. WATSON jr.: Bronchospirometry. III. Complications, contraindications, technics and interpretation. J. Labor. a. Clin. Med. **40**, 223—251 (1952). — GEBAUER, P. W.: Catheter for bronchospirometry. J. Thorac. Surg. **8**, 674 (1939).

HIRDES, J.: Die Bronchospirometrie. Schweiz. Z. Tbk. **8**, 392—417 (1951).

JACOBAEUS, H. C.: Ergebnisse der Bronchospirometrie. Schweiz. med. Wschr. 1936 **II**, 865—874. — JACOBAEUS, H. C., and C. BRUCE: A bronchospirometric study on the ability of the human lungs to substitute for one another lung. Acta med. scand. (Stockh.) **105**, 193—210 (1940). — JACOBAEUS, H. C., P. FRENCKNER and S. BJÖRKMAN: Some attemps at determining the volume and function of each lung separately. Acta med. scand. **79**, 174 bis 215 (1932). — JACOBY, O.: Eine einfache bronchospirometrische Lungenfunktionsprobe. Ugeskr. Laeg. **1951**, 1365—1391.

LÖHR, B.: Residualluftbestimmung einzelner Lungenhälften. Klin. Wschr. **1953**, 760.

MATHIEU, P., et L. CORNIL: Sur les modifications bilatérales immédiates de la ventilation pulmonaire consécutives à la phrénicectomie expérimentale. C. r. Soc. Biol. (Paris) **93**, 773 bis 774 (1925). — MATHIEU, P., et H. HERMANN: Part respective des deux poumons dans la ventilations pulmonaire chez le chien. C. r. Acad. Sci. (Paris) **178**, 1630 (1924). — Recherches sur la fonction pulmonaire par l'emploi d'un diviseur d'air trachéal. 1. mémoire: Cloisonnement expérimental de la trachée. J. Physiol. Path. gén. **23**, 39 (1925). — Recherches sur la fonction pulmonaire par l'emploi d'un diviseur d'air trachéal. II. mémoire. L'anhématose unilatérale pure chez le chien narcosé. La réalisation pratique et le comportement de l'animal. J. Physiol. et Path. gén. **23**, 539—548 (1925).

NORRIS, C. M., J. LONG and M. J. OPPENHEIMER: Bronchospirography. J. Thorac. Surg. **17**, 357 (1948).

STEINMANN, E. P.: Die Funktionsprüfung der einzelnen Lunge bei der Kyphoskoliose. Z. Orthop. **80**, 2 (1951). — STEINMANN, E. P.: Zur Zechnik der Bronchospirometrie. Pract. otol. etc. (Basel) **12**, 266—277 (1950).

VENRATH, H., F. ROTTHOFF, H. VALENTIN u. W. BOLT: Bronchospirographische Untersuchungen bei Durchblutungsstörungen im kleinen Kreislauf. Beitr. Klin. Tbk. **107**, 291 bis 294 (1952).

ZAVOD, W. A.: Bronchospirography: Description of catheter and technique of intubation. J. Thorac. Surg. **10**, 27 (1940).

Pathophysiologie der Atmung (Monographien).

BIRATH, G.: Lung volume and ventilation efficiency. Acta med. scand. (Stockh.) Suppl. 154 (1944).

DAUTREBANDE, L.: Les échanges respiratoires. Paris: Les Presses Universitaires 1930.— L'aérosologie. Paris: Baillière & Fils 1951.

GEORG, J.: Kliniske Lungefunktionsundersogelser. Kopenhagen: Munksgaard 1952. — GROSSE-BROCKHOFF, F.: Pathologische Physiologie. Berlin: Springer 1950.

HIRDES, J. J.: Het clinische Longfunctieonderzoek. Utrecht: Lumax 1951.

KREHL, L.: Entstehung, Erkennung und Behandlung innerer Krankheiten. Leipzig: Vogel 1930.

LIERE, E. J. VAN: Anoxia, its effect on the body. Chicago: University of Chicago Press 1942.

MEAKINS, J. C., and H. W. DAVIES: Respiratory function in disease. London: Oliver and Boyd 1923.

PETERS, J. P., and D. D. VAN SLYKE: Quantitative clinical chemistry, Bd. I. Interpretations. London: Baillière, Tindall a. Cox 1931.

STORSTEIN, O.: The effect of pure oxygen breathing on the circulation in anoxemia. Acta med. scand. (Stockh.) Suppl. **269** (1952).

Lungeninsuffizienz, Klassifikation.

ANTHONY, A. J.: Funktionsprüfung der Atmung. Leipzig: Johann Ambrosius Barth 1937. — AUSTRIAN, R., J. H. MCCLEMENT, A. D. RENZETTI, K. W. DONALD, R. L. RILEY and A. COURNAND: Clinical and physiologic features of some types of pulmonary diseases with impairment of alveolar-capillary diffusion. The syndrome of "alveolar-capillary block". Amer. J. Med. **11**, 667—685 (1951).

BALDWIN, E., A. COURNAND and D. W. RICHARDS: Pulmonary insufficiency. I. Physiological classification, clinical methods of analysis, standard values in normal subjects. Medicine (Baltimore) **27**, 243—277 (1948). II. A study of thirty-nine cases of pulmonary fibrosis. Medicine (Baltimore) **28**, 1—25 (1949). III. A study of 122 cases of chronic pulmonary emphysema. Medicine (Baltimore) **28**, 201—237 (1949). — BALDWIN, E. DE F., K. A. HARDEN, D. G. GREENE, A. COURNAND and D. W. RICHARDS: Pulmonary insufficiency. IV. A study of 16 cases of large pulmonary cysts or bullae. Medicine (Baltimore) **29**, 169—193 (1950). — BERGGREN, S. M.: O_2 deficit of arterial blood caused by nonventilating parts of the lung. Acta physiol. scand. (Stockh.) **4**, Suppl. **1** (1942).. — BIRATH, G.: On the effect of oxygen-want and the conditions for its occurrence in chronic affections of the lungs. Acta med. scand. (Stockh.) **120**, 4 (1945). — BLOOMER, W. E.: Application of tests of respiratory physiology for clinical evaluation of pulmonary pathology. Yale J. Biol. a. Med. **20**, 135 bis 166 (1947). — BOLT, W., H. W. KNIPPING, H. VALENTIN u. H. VENRATH: Respiratorische Ruhe- und Arbeitsinsuffizienz. Die Gruppierung der verschiedenen Formen und die Abgrenzung von der kardialen Insuffizienz unter besonderer Berücksichtigung der Lungentuberkulose. Beitr. Klin. Tbk. **108**, 394 (1953). — BRAUER, L.: Die respiratorische Insuffizienz. Verh. dtsch. Ges. inn. Med. **44**, 120—150 (1932). — Über Ateminsuffizienz. Arch. argent. Enfern. Apar. respirat. **3**, 405—425 (1935). — BRIEGER, E.: Ergebnisse der pathologischen Physiologie der Atmung. Beitr. Klin. Tbk. **65**, 327 (1927). — BRILLE, D.: La dyspnée d'effort et son mécanisme physio-pathologique. J. franç. Med. et Chir. thorac. **4**, 4 (1950). — BRUNS, O.: Die Lungenfunktion, ihre Insuffizienz und deren Folgen. Med. Klin. **1932 II**, 1227 bis 1229. — BÜHLER, A.: Orthopnoe. Praxis (Bern) **1952**, 115—116.

CARA, M.: Bases physiques pour un essai d'évaluation des taux d'incapacités respiratoires. Arch. Mal. profess. **6** (1950). — COMROE, J. H., and W. S. FOWLER: Lung function studies. Amer. J. Med. **10**, 4 (1951). — COMROE, J. H. u. a.: Standardization of definitions and symbols in respiratory physiology. Federat. Proc. **9**, 602—605 (1950). — COURNAND, A., and

D. W. RICHARDS: Pulmonary insufficiency. I. Discussion of a physiological classification and presentation of clinical tests. Amer. Rev. Tbc. **44**, 123 (1941).

DIJKSTRA, C.: The demonstration of a disordered lung function by means of a blood-gas analysis. Proc. Kon. Ned. Akad. v. Wetensch. **45**, 506—513 (1942). — DONALD, I., and J. LORD: Augmented respiration. Lancet **1953**, 3. — DONALD, K. W.: The definition and assessment of respiratory function. Brit. Med. J. **1953**, No 4807, 415 u. No 4808, 473. — DONALD, K. W., A. D. RENZETTI, R. L. RILEY and A. COURNAND: Analysis of factors affecting concentrations of oxygen and carbon dioxide in gas and blood of lungs. III. Results. J. Appl. Physiol. **4**, 497—525 (1952). — DONNO, L., G. SCALFI, BRACCO e P. C. CURTI: Il danno funzionale in pneumonologia. Rec. Progr. Med. **12**, 1 (1952).

FRASER, F. R., J. P. ROSS and N. B. DREYER: The reaction of the blood in relation of dyspnea. Quart. J. Med. **15**, 195 (1922).

GALDSTON, M., B. BENJAMIN and M. HUSEWITZ: Alveolar air and arterial blood gas tension studies in normal and chronic lung disease patients. Federat. Proc. **10**, 47 (1951). — GARVEN, H. S. D.: Dyspnea. A lecture in applied physiology. Chim. Med. J. **57**, 449—463 (1940). — GREIFENSTEIN, F. E., R. M. KING, S. S. LATCH and J. H. COMROE: Pulmonary function studies in healthy men and women 50 years and older. J. Appl. Physiol. **4**, 641—648 (1952).

HECKSCHER, H., u. V. KENT: Über das O_2-Defizit und die CO_2-Spannung in der Alveolarluft. Pflügers Arch. **224**, 240 (1930). — HEMPEL, J.: Untersuchungen über Tonus und Bewegung des Zwerchfells bei experimentellen Atmungsstörungen. Arch. exper. Path. u. Pharmakol. **168**, 359—378 (1932).

JANSEN, K., H. W. KNIPPING u. K. STROMBERGER: Klinische Untersuchungen über Atmung und Blutgase. Beitr. Klin. Tbk. **80**, 304—373 (1932). — JULICH, H.: Über die Dyspnoe bei Herzkrankheiten und Emphysematikern und einige Fragen des Gastransportes. Z. exper. Med. **121**, 131 (1953).

KNIPPING, H. W.: Die Pneumonose. Erg. inn. Med. **48**, 249 (1935). — Über respiratorische Insuffizienz. Beitr. Klin. Tbk. **89**, 469 (1937). — Über das sog. arterielle Sättigungsdefizit und die Auswertung der spirographischen Lungenfunktionsprüfung bei Herz- und Lungenkranken. Beitr. Klin. Tbk. **97**, 176 (1941). — KNIPPING, H. W., W. LEWIS u. A. MONCRIEFF: Über die Dyspnoe. Beitr. Klin. Tbk. **79**, 1 (1931). — KORNFELD, F.: Über Blutgase und Blutreaktion bei dyspnoischen Zuständen. Z. exper. Med. **38**, 289 (1923).

LIEBERMEISTER, G.: Zur normalen und pathologischen Physiologie der Atmungsorgane. Frankf. Z. Path. **28**, 253 (1922). — LUKAS, D. S., and F. PLUM: Pulmonary function in patients convalescing from acute poliomyelitis with respiratory paralysis. Amer. J. Physiol. **12**, 388—396 (1952).

MACCAGNO, A. L.: Schema di classificazione delle insufficienze respiratorie relevate con metodo di Knipping-Scoz. Lotta contro la tubercolosi 1949. — MATTHES, K.: Über den Einfluß der Atmung auf die Sauerstoffsättigung des Arterienblutes. Arch. exper. Path. u. Pharmakol. **176**, 683—696 (1934). — MEANS, J. H.: Dyspnea. Medicine (Baltimore) **3**, 309 (1924).

OPITZ, E.: Über die Sauerstoffaufnahme in der Lunge. Beitr. Klin. Tbk. **110**, 3 (1953). — ORNSTEIN, G. G. u. Mitarb.: Pulmonary function tests: Discussion of ventilatory tests; description of methods for measuring diffusion of oxygen and carbon dioxide in lungs. Yale J. Biol. a. Med. **53**, 306—332 (1946).

PETZOLD, G.: Über das arterielle Sauerstoffdefizit, seine Entstehung, seine Auswirkung und die Möglichkeit seiner Auffüllung. Beitr. Klin. Tbk. **92**, 183 (1939). — Die klinische Bedeutung der arteriellen Sauerstoffuntersättigung. Beitr. Klin. Tbk. **95**, 135 (1940).

RAUWERDA, P. E.: Unequal ventilation of different parts of the lung. Groningen: University 1946 (available through the author, 178 Oostersingel, Groningen, The Netherlands). RILEY, R. L., and A. COURNAND: „Ideal" alveolar air and the analysis of ventilation-perfusion relationships in the lungs. J. Appl. Physiol. **1**, 825—847 (1949). — Analysis of factors affecting partial pressures of oxygen and carbon dioxide in gas and blood of lungs. I. Theory. J. Appl. Physiol. **4**, 77—100 (1951). — RILEY, R. L., A. COURNAND and K. W. DONALD: Analysis of factors affecting partial pressures of oxygen and carbon dioxide in gas and blood of lungs. II. Methods. J. Appl. Physiol. **4**, 102—120 (1951). — ROBINSON, S.: Experimental studies of physical fitness in relation to age. Arbeitsphysiologie **10**, 251 (1938). — ROSSIER, P. H.: L'insuffisance pulmonaire. Rev. med. Suisse rom. **52**, 666—682 (1932). — L'emphysème. In Études sur l'équilibre acide-base. Liège Vaillant-Carmanne 1932. — Zur Pathophysiologie der Atmung. Beitr. Klin. Tbk. **110**, 13 (1953). — ROSSIER, P. H., et H. MÉAN: L'insuffisance pulmonaire, ses diverses formes. Schweiz. med. Wschr. **73**, 327—332 (1943). — L'insuffisance pulmonaire globale. Helvet. med. Acta **10**, 117—118 (1943). — ROSSIER, P. H., u. K. WIESINGER: Pathophysiologische Differenzierung durch den Sauerstoffversuch. Beitr. Klin. Tbk. **101**, 407—423 (1948). — Fonction pulmonaire et physiopathologie. Revue de la Tbc. **12**, 461—482 (1948). — L'insuffisance pulmonaire globale, sa pathologie et son traitement. J. Internat. Chir. Thor. **1**, 35—62 (1949). — RÜHL, A.: Über Störungen von Atmung und Gasaustausch bei Hypokapnie. Dtsch. med. Wschr. **1937 I**, 465—466.

SARNOFF, S. J., J. L. WHITTENBERGER and J. H. AFFELDT: Hypoventilation syndrome in bulbar poliomyelitis. J. Amer. Med. Assoc. **47** (1951). — SCHMIDT, C. F., and J. H. COMROE jr.: Respiration. Ann. Rev. Physiol. **3**, 151—184 (1941). — SONNE, C.: Modern views of the mechanism of the lung function and its significiance to physiology and clinical med. Acta med. scand. (Stockh.) **90**, 315—341 (1936). — STAEHELIN, R.: Die Atmungsinsuffizienz und ihre Behandlung. Schweiz. med. Wschr. **1935 II**, 1133—1138. — STONE, D. J., A. SCHWARTZ, W. NEWMAN, J. A. FELTMAN and F. J. JOVELOCK: Precipitation by pulmonary infection of acute anoxia, cardiac failure and respiratory acidosis in chronic pulmonary disease. Amer. J. Med. **14**, 14 (1953).

WALKER and FROTHINGHAM: A comparison in various diseases of the carbon dioxide tension in the alveolar air with the amount of carbon dioxide in the venous blood. Arch. Int. Med. **18**, 304 (1916). — WARRING jr., F. C.: Ventilatory function: Experience with simple practical procedure for its evaluation in patients with pulmonary tuberculosis. Amer. Rev. Tbc. **51**, 432—454 (1945). — WELTZ, G. A.: Brustkorbveränderungen als Folgen der Atmungsfunktion. Fortschr. Röntgenstr. **53**, 296—306 (1936). — WIESINGER, K.: Pathophysiologie der Atmung. Schweiz. Z. Tbk. (Separatum fasc.) **1**, 1948. — Auf welche Fragen des Praktikers gibt die Lungenfunktion Auskunft? Schweiz. Z. Tbk. **4**, 1950.

ZAEPER, G. und W. WOLF: Über die Erkennung und quantitative Beurteilung pulmonaler Funktionsstörungen. Beitr. Klin. Tbc. **92**, 487 (1939).

Hypoxämie, Anoxämie und Atmung in der Höhe.

ADLERSBERG, D., u. J. GLASS: Veränderungen der Chlor- und Wasserverteilung im Blute in sauerstoffarmer Luft. Arch. exper. Path. u. Pharmakol. **165**, 383—400 (1932). — ANDERSEN, L. L., M. L. WILLCOX, J. SILLIMAN and S. G. BLOUNT jr.: The pulmonary physiology of normal individuals living at an altitude of 1 mile. J. Clin. Invest. **32**, 490 (1953). — ANTHONY, A. J.: Eine einfache Versuchsanordnung zur Beatmung mit sauerstoffarmen Luftgemischen. Pflügers Arch. **236**, 435—439 (1935). — Die Berechnung der alveolaren Sauerstoffspannung bei Atmung sauerstoffarmer Luftgemische und bei Luftdruckverminderung. Beitr. Klin. Tbk. **87**, 693—697 (1936). — ARMSTRONG, H. G.: Anoxia in aviation. J. Aviation Med. **9**, 84—91 (1938). — ASMUSSEN, E., and H. CHIODI: The effect of hypoxemia on ventilation and circulation in man. Amer. J. Physiol. **132**, 426—436 (1941). — ASMUSSEN, E., and F. C. CONSOLAZIO: The circulation in rest and work on Mount Evans (4300 m). Amer. J. Physiol. **132**, 555—563 (1941). — ASMUSSEN, E., and N. VINTHER-PAULSEN: On the circulatory adaptations to arterial hypoxaemia. Acta physiol. scand. (Stockh.) **19**, 115—124 (1949).

BARCROFT, J.: Presidential address (abridged) on anoxaemia. Lancet **1920 I**, 485. — The respiratory function of the blood. Part I. Lessons from high altitudes. Cambridge: University Press 1925. — BARRON-GUZMANN, E. S., G. A. HARROP jr., W. A. PERLZWEIG and H. F. PIERCE: The acid-base equilibrium in dogs under reduced oxygen tension. J. of Biol. Chem. **25**, 87 (1930). — BECKER-FREYSENG, H., H. H. LOESCHCKE, U. LUFT u. E. OPITZ: Die arterielle Sauerstoffsättigung im Zeitreserveversuch. Luftfahrtmed. **4**, 31—41 (1939). — BECKLAKE, M. R., and H. J. GOLDMAN: The clinica luses of pulmonary functions tests. S.Afric. Med. J. **16**, 19 (1953). — BENZINGER, TH.: Das Verhalten der Alveolarluft bei abnehmendem Sauerstoffgehalt der Einatmungsluft und bei Zusatz von Kohlensäure. Luftfahrtmed. **1**, 326 (1927). — BENZINGER, TH., H. DÖRING u. W. HORNBERGER: Wissenschaftliche Grundlagen der Prüfung auf Höhenfestigkeit mittels Atmung definierter Gasgemische. Luftfahrtmed. **6**, 234—253 (1924). — BENZINGER, TH., R. KAMINSKI, u. E. OPITZ: Latente Höhenanpassung der Atmung im Hochgebirge und ihr Wirksamwerden unter zusätzlichem Sauerstoffmangel. Luftfahrtmed. **4**, 225—228 (1940). — BERGERET, P., P. GIORDAN et M. V. STRUMZA: Travail musculaire à l'altitude et inhalation d'O_2. Trav. hum. **5**, 129 (1937). — BEYNE, J.: Quelques recherches sur la relation qui unit le débit respiratoire maximum et la pression atmosphérique, J. Physiol. et Path. gén. **21**, 30 (1923). — BEYNE, J., et P. BERGERET: La protection contre l'anoxèmie et l'acapnie au cours de la dépression atmosphérique. Ann. de Physiol. **11**, 1173—1184 (1935). — BEYNE, J., et G. BOY: Variations de la réserve alcaline sous l'influence de la dépression atmosphérique. C. r. Soc. Biol. (Paris) **135**, 261—263 (1941). BLOOD, F. R., and F. E. D'AMOUR: Efficiency of various types of artificial respiration at high altitudes. Amer. J. Physiol. **156**, 52—61 (1949). — BONNARDEL, R., et W. LIBERSON: Recherches sur la physiologie de l'homme aux hautes altitudes. Trav. hum. **1**, 432—444 (1933). — BOUCKAERT, J. J., K. S. GRIMSON, C. HEYMANS et A. SAMAAN: Sur le mécanisme de l'influence de l'hypoxémie sur la respiration et la circulation. Arch. internat. Pharmacodynamie **65**, 63—100 (1941). — BOUTWELL, J. H., C. J. FARMER and A. C. IVY: Studies on acid base balance before and during repeated exposure to altitude or to hypoxia and hyperventilation. J. Appl. Physiol. 2, 381—387 (1950). — BRILLE, D., C. HATZFELD, M. G. LEHMANN: Fonction respiratoire et suppurations bronchiques. J. franç. Méd. et Chir. thorac. 6, 556 (1952). — BRUCER, M., G. L. HERMAN and H. G. SWAN: Interrelationship of the cardio-respiratory events in anoxia. Amer. J. Physiol. 160, 138—148 (1950). — BÜHLMANN, A., und J. R. HOFSTETTER: Arbeitsversuche in mittleren Höhen. Helvet. physiol. Acta 9, 222—226 (1951).

CAMPBELL, J. A.: Prolonged alterations of oxygen pressure in the inspired air with special reference to tissue oxygen tension, carbon dioxide tension and hemoglobin. J. of Physiol. 62, 211 (1927). — CANNAVÀ, A.: Ricerche farmacologiche sull'Etna. Riserva alcalina ed azione del cloralio nel clima di altezza. Arch. internat. Pharmacodynamie 60, 285—300 (1938). — CAPEK, D.: Sauerstoffmangel und Geistesarbeit. Čas. lék. česk. 1941, 713—721. CORDIER, D.: Résistance à l'asphyxie progressive par manque d'oxygène et équilibre acide-base. Ann. de Physiol. 13, 93—110 ((1937). — CORDIER, D., et J. FRANCAIS: Modifications de la fonction respiratoire du sang asphyxique. I. Mém. Étude des variations de la courbe de saturation en oxygène du sang asphyxique. Ann. de Physiol. 14, 773—787 (1938). — II. Mém. Rôle de l'acidose et de la polyglobulie dans les variations de la courbe de saturation du sang asphyxique en oxygène. 14, 788—798 (1938). — CORDIER, D., R. MAGNE et A. MAYER: Sur le métabolisme au cours de l'asphyxie par manque d'oxygène. Ann. Physiol. 6, 615—633 (1930). CORDIER, M., et A. MAYER: Variations de l'équilibre acide base au cours des asphyxies. Ann. Physiol. 7, 641—643 (1931).

DELIUS, L., E. OPITZ u. W. SCHOEDEL: Über Höhenanpassung am Monte Rosa. 1. Ruheversuch. Luftfahrtmed. 6, 213—224 (1942). — Über Höhenanpassung am Monte Rosa. 2. Arbeitsversuch. Luftfahrtmed. 6, 225—233 (1942). — DILL, D. B., H. T. EDWARDS, A. FOLLING, S. A. OBERG, A. M. PAPPENHEIMER jr. and J. H. TALBOT: Adaptations of the organism to changes in oxygen pressure. J. of Physiol. 71, 47—63 (1931). — DILL, D. B., H. T. EDWARDS, S. ROBINSON, H. G. ARMSTRONG and J. W. HEIM: Pulmonary gaseous exchanges at low barometric pressure and in air mixed with nitrogen. J. Aviation Med. 10, 3—11 (1939). — DIRKENS, M. N. J., and H. HEEMSTRA: The alveolar-arterial difference in oxygen-tension. Arch. néerl. Physiol. 28, 501—509 (1948). — DOYLE, J. T., J. S. WILSON and J. V. WARREN: The pulmonary vascular responses to short-term hypoxia in human subjects. Circulation (New York) 5, 2 (1952).

FEGLER, J.: Untersuchungen über den Einfluß verdünnter Luft mit kompensiertem Sauerstoffpartialdruck auf das Volumen des toten Raumes der Atmungswege. Polski Przegl. Med. lotn. 7, 1—15 (1938). — FEGLER, J., u. T. MODZELEWSKYÄ: Der Einfluß des toten Raumes auf die Atmung in verdünnter Luft bei ausgeglichener Sauerstoffpartialspannung. Polski Przegl. Med. lotn. 6, 209—216 (1938). — FENN, W. O., H. RAHN, A. B. OTIS and L. E. CHADWICK: Voluntary pressure breathing at high altitudes. J. Appl. Physiol. 1, 752 bis 772 (1949). — Physiological observations on hyperventilation at altitude with intermittent pressure breathing by the pneumolator. J. Appl. Physiol. 1, 773—789 (1949). — FISCHER-WASELS, B., u. W. BÜNGELER: Die Sauerstoffaufnahme des Organismus bei Atmung verschiedener Gasgemische. Frankf. Z. Path. 39, 288—313 (1930). — FISHMAN, jr. A. P., J. MCCLEMENT, A. HIMMELSTEIN and A. COURNAND: Effects of acute anoxia on the circulation and respiration in patients with chronic pulmonary disease studied during the "staedy steate." J. Clin. Invest. 31, 770 (1952). — FLEISCH, A.: Die Atmungsmechanik bei vermindertem Luftdruck. Pflügers Arch. 214, 595 (1926). — Das Sauerstoffdefizit des arteriellen Blutes bei vermindertem Luftdruck. Pflügers Arch. 218, 690 (1928). — FORD, M. L., C. L. PETERSLIGE, A. F. YOUNG and C. J. WIGGERS: Effect of acute anoxia on the economy of effort index in man. Proc. Soc. Exper. Biol. a. Med. 45, 353—355 (1940). — FORRER, A., e S. GOLDBERGER: Sulla massima quantità di O_2 assorbibile in alta montagna e in pianura.. Acta aerophysiol. 1, 3—8 (1934). — FRANK, E.: O_2-Schuld bei Sauerstoffmangelatmung. Physiol. Tagg 29. Sept. bis 1. Okt. 1948. — FRITZ, G.: Die Wirkung des verminderten Luftdruckes auf das Säuren-Basen-Gleichgewicht des Blutes und auf den Alkaligehalt. Magy. irv. 27, 384 (1926). Beiträge zur Physiologie des Höhenklimas. I. Mitt. Wirkung des verminderten Luftdruckes auf p_H und CO_2-Bindungsvermögen des Blutes. Biochem. Z. 170, 236 (1926).

GESELL, R., C. BRASSFIELD, H. KRUEGER, H. C. NICHOLSON and M. PELECOVICH: Effects of low oxygen pressure on respiratory phenomena. Proc. Soc. Exper. Biol. a. Med. 27, 849 bis 850 (1930). — GESELL, R., and C. MOYER: A comparison of the effects of anoxaemia and carbon dioxide saturation on costal and abdominal breathing. Quart. J. Exper. Physiol. 24, 331—336 (1935). — GIAJA, J.: La dépression barométrique et les oxydations de l'organisme homéotherme. Bull. Acad. Sci. Math.-natur., Acad. roy. Serbe, Ser. B 5, 219—240 (1939). — GOLDBERG, A. P., M. W. LEPSKAJA u. M. S. MICHLIN: Zur Physiologie und Pathologie der Ermüdung. IV. Mitt. Zusammenhang zwischen Arbeitsleistung, Arbeitsintensität und Trainierungsgrad des Organismus und den Veränderungen des Stoffwechsels. Z. exper. Med. 74, 338—349 (1930). — GOLLWITZER-MEIER, KL.: Einfluß verschiedener Formen von Sauerstoffmangel auf die Zirkulationsgröße. Verh. dtsch. Ges. inn. Med. 39, 157 (1927). — Zur

Frage der Sauerstoffschuld des Warmblüterherzens. Pflügers Arch. **242**, 691—699 (1939). — Über die Acidose des Herzmuskels unter Sauerstoffmangel. Luftfahrtmed. **6**, 296—302 (1942). Über die Nachdauer der Atmungsveränderungen des Sauerstoffmangels. Pflügers Arch. **249**, 17—31 (1947). — Gremels, H., and E. H. Starling: On the influence of hydrogen ion concentration and anoxaemia upon the heart volume. J. of Physiol. **61**, 297 (1926). — Grenier: Adaptation physiologique de l'aviateur, en particulier étude de l'équilibre acido-basique. Assoc. Franc. Avancement Sci. **1935**, 493—495. — Grosse-Brockhoff, F., H. Rein u. W. Schoedel: Über die Empfindlichkeitsänderung der Kreislaufregulationszentren im O_2-Mangel. Pflügers Arch. **245**, 440—454 (1041)

Haldane, J. S.: Acclimatization to high altitudes. Brit. Med. J. **1924 II**, 885. — Hartmann, D.: Zum Vergleich der Wirkung von Unterdruck und Sauerstoffreduktion am Menschen. 1. Mitt. Allgemeinverhalten und Atmungsuntersuchungen. Luftfahrtmed. **3**, 116—124 (1939). — Hartmann, H., G. Hepp u. U. C. Luft: Physiologische Beobachtungen am Nanga Parbat 1937/38. Luftfahrtmed. **6**, 1—44 (1941). — Helmholz, H. F., J. B. Bateman and W. M. Boothby: Effects of altitude anoxia on respiratory processes. J. Aviation Med. **15**, 366—380 (1944). — Henderson, Y., and E. M. Radloff: Two stages in the effects of decreasing oxygen. Amer. J. Physiol. **101**, 54 (1932). — The chemical control of breathing, as shown in the acid base balance of the blood, under progressive decrease of oxygen. Amer. J. Physiol. **101**, 647—661 (1932). — Henderson, Y., E. M. Radloff and L. A. Greenberg: Anoxemia, asphyxia and acidosis. Amer. J. Physiol. **105**, 49 (1933). — Henry, J., J. Goodman, J. Meehan and R. Frankel: Capillary permeability in relation to acute anoxia and to venous oxygen saturation. J. Clin. Invest. **26**, 1119—1129 (1947). — Herbst, R. v., u. K.-H. Mangold: Das Verhalten von Kreislauf und Atmung bei O_2-Mangel. Arbeitsphysiologie **9**, 166 (1937). — Houston, C. S., and R. L. Riley: Respiratory and circulatory changes during acclimatization to high altitude. Amer. J. Physiol. **149**, 565—588 (1947).

Ishikawa, T.: Über die Veränderungen der Blutgase beim Sauerstoffmangel im acidotischen sowie im alkalotischen Zustand. Tohoku J. Exper. Med. **36**, 375—410 (1939).

Jongbloed, J.: The composition of the alveolar air in man at altitudes up to 14000 m: partly without oxygen supply. The mechanical effect of very low atmospheric pressure. Verh. 5. Internat. Kongr. Luftf. 2, S. 1418—1450 (1930. — Jongbloed, J., u. A. J. H. Wildschut: Kohlensäure- oder Sauerstoffzusatz bei Höhenatmung. Luftfahrtmed. **3**, 8—11 (1938).

Karavanov, A., et L. B. Block: Influence de la pression atmosphérique basse sur le p_H du sang et modifications de cet indice après la transfusion du sang. Eksper. Med. **1**, 43—49 (1939). — Keys, A., F. G. Hall and E. S. Guzman Barron: The position of the oxygen dissociation curve of human blood at high altitude. Amer. J. Physiol. **115**, 292—307 (1936). — Kline, R. F.: Increased tolerance to severe anoxia on carbon dioxide administration. Amer. J. Physiol. **151**, 538—546 (1947). — Knipping, H. W.: Über die Funktionsprüfung von Atmung und Kreislauf bei der Fliegereignungsuntersuchung. Luftfahrtmed. **1**, 26—38 (1936). — Knipping, H. W., A. Koch und G. Matthiessen: Klinische und chemische Untersuchungen über die Anoxämie. Beitr. Klin. Tbk. **84**, 447 (1933). — Koch, E.: Die Bindungsfähigkeit des Blutes für O_2 und CO_2 im Unterdruck. Luftfahrtmed. **2**, 185—187 (1938). — Koehler, A. E., F. Behneman, O. E. Benell and A. S. Loevenhart: The cause of death from anoxemia. Amer. J. Physiol. **74**, 590 (1925). — Koehler, A. E., E. H. Brunquist and A. S. Loevenhart: The production of acidosis by anoxemia. J. of Biol. Chem. **9**, 55 (1923). — The production of acidosis by anoxemia. J. of Biol. Chem. **64**, 313 (1925). — Kreienberg, W.: Der Kohlehydratstoffwechsel bei Sauerstoffmangel. 2. Mitt. Arteriovenöse Zucker- und Sauerstoffdifferenz. Pflügers Arch. **246**, 171—180 (1942).

Langley, L. L., L. F. Nims and R. W. Clarke: Role of CO_2 in the stress reaction to hypoxia. Amer. J. Physiol. **161**, 331—335 (1950). — Laquer, F.: Über den Milchsäuregehalt des Blutes im Höhenklima. II. Mitt. Einfluß der Muskelarbeit. Pflügers Arch. **203**, 35 (1924). Lian, C., Baraige, Danhier et J. Desclaux: Le coefficient de ventilation pulmonaire d'effort. (Epreuve fonctionnelle d'altitude respiratoire à l'effort.) Presse méd. **1940 II**, 993—994. — Loeschke, H. H.: Plötzlicher Tod durch Sauerstoffmangel. Dtsch. Z. gerichtl. Med. **39**, 480—486 (1949). — Loewy, A., u. Wittkower: Weitere Untersuchungen zur Physiologie des Höhenklimas. Pflügers Arch. **233**, 622—644 (1933). — Luft, U. C.: Die Höhenanpassung. Erg. Physiol. **44**, 256—314 (1941). — Luft, U. C., H. G. Clamann and H. F. Adler: Alveolar gases in rapid decompression to high altitudes. J. Appl. Physiol. **2**, 37—48 (1949).

Margaria, R., e T.-Lo Monaco Croce: Influenza della introduzione di uno spazio morto respiratorio sulla resistenza alla depressione barometrica. Riv. Med. aeronaut. **3**, 95—105 (1940). — Margaria, R., e C. Talenti: Modificazioni dei caratteri del respiro in seguito a respirazione di miscele a bassa concentrazione di O_2. Acta aerophysiol. **1**, 14—25 (1933). — Marguth, F.: Über die Beeinflussung der peripheren Motorik durch Anoxaemie. Z. Biol. **103**, 259—265 (1950). — Maria, G. di: Untersuchungen über die Atemfunktion bei Atmung von niederen O_2-Drucken unter Arbeitsbelastung als dynamischen Funktionstest der Respiration. Lotta Tbc. **22**, 18 (1952). — MATHIEU, L.: Troubles de conduction intraventriculaire et affections pulmonaires chroniques (spécialement emphysème bronchique.) Semaine Hop. **1953**, 1005. — MATTHES, K., u. R. FALK: Über den Einfluß von Sauerstoffmangel auf den peripheren Kreislauf. Verh. dtsch. Kreislaufforsch. **109**, 112 (1941). — MATTHES, K., u. X. MALIKIOSIS: Über das Verhalten von Kreislauf und Atmung im Unterdruck. Luftfahrtmed. **1**, 259—271 (1937). — MAURATH, J., u. P. HAUER: Säure-Basengleichgewicht und Atmungsregulation bei chronischer Hypoxämie. Klin. Wschr. **1952**, 315—319. — MCCLEMENT, J. H., A. D. RENZETTI, A. HIMMELSTEIN and A. COURNAND: Cardiopulmonary function in the pulmonary form of Boeck's sarcoid, it modification by cortisone therapy. Amer. Rev. Tbc. **67**, 154 (1953). — MERTENS, W.: Tierversuche über Sauerstoffmangel und Erstickung. 1. Mitt. Beobachtungen an Kreislauf und Atmung bei Sauerstoffmangel. Arch. Kreislaufforsch. **2**, 192—209 (1938). — MILLER, R. A., B. ST. HEAGAN and C. B. TAYLOR: The oxygen content of arterial blood in dogs breathing air at low barometric pressures. Amer. J. Physiol. **150**, 1—6 (1947). — MÜLLER, E. A.: Arbeitsmaximum und Erholung unter Sauerstoffmangel. Luftfahrtmed. Abh. **3**, 48—52 (1940). — MÜLLER, F.: Die Wirkung des Hochgebirges auf den Menschen. Dtsch. med. Wschr. **1926**, Nr 37, 1541. — MÜLLER, F., G. CRONHEIM u. M. MÜLLER-MUNK: Die unter dem Einfluß des Höhenklimas auftretende Sauerstoffzehrung. Biochem. Z. **234**, 302—306 (1931). — MYERSON, A., J. LOMAN, H. T. EDWARDS and D. B. DILL: The composition of blood in the artery, in the internal jugular vein and in the femoral vein, during oxygen want. Amer. J. Physiol. **98**, 373—377 (1931).

NICLOUX, M.: Considérations générales sur l'intoxication oxycarbonique et la quantité minima d'O_2 nécessaire dans le sang pour assurer la vie; leur intérêt thérapeutique. C. r. Soc. Biol. (Paris) **89**, 1331 (1923).

OCHWADT, B.: Über die Bicarbonatausscheidung und das Kohlensäuresystem im Harn während akuter Hypoxie. Pflügers Arch. **249**, 452—469 (1947). — OGATA, H.: Studies in anoxemia. II. The influence of acute anoxyc anoxemia caused by reducing the alveolar surface on respiration. J. Biophysics. **1**, 83 (1924). — D'OLIVEIRA, E., V. JULIO u. L. ROSSIGNOLI: Die Kohlensäure der Alveolarluft, ihre Veränderung bei Flügen in 2400, 3300 und 4300 m Höhe. Rev. méd. lat.-amer. **24**, 266—269 (1939). — OPITZ, E.: Über akute Hypoxie. Erg. Physiol. **44**, 315—424 (1941). — OPITZ, E., u. O. TILMANN: Atmung und Blutgas im Unterdruck. Luftfahrtmed. **2** (1938). — OTIS, A. B., H. RAHN and L. E. CHADWICK: Effects of adding CO_2 to inspired oxygen on tolerance to high altitudes. Proc. Soc. Exper. Biol. a. Med. **70**, 487—490 (1949).

PRIKLADOVIZKIJ, S., u. C. GURVIC: Sauerstoffgeräte in der Hochaviation. Voennosan. Delo **2/3**, 47—57 (1936).

RAHN, H., and A. B. OTIS: Alveolar air during simulated flights to high altitudes. Amer. J. Physiol. **150**, 202—221 (1947). — Survival differences breathing air and oxygen at equivalent altitudes. Proc. Soc. Exper. Biol. a. Med. **70**, 185—186 (1949). — Man's respiratory response during and after acclimatization to high altitude. Amer. J. Physiol. **157**, 445—462 (1949). — REBENSBURG, H.: Tierversuche über Sauerstoffmangel und Erstickung. 2. Mitt Beobachtungen an Kreislauf und Atmung bei Erstickung. Arch. Kreislaufforsch. **5**, 123—134 (1939). — RICHARDS, D. G. B., A. G. W. WHITFIELD, W. M. ARNOTT and J. A. H. WATERHOUSE: The lung volume in hyperkinetic states. Brit. Heart. J. **15**, 83 (1953). — RILEY, R. L., and C. S. HOUSTON: Composition of alveolar air and volume of pulmonary ventilation during long exposure to high altitude. J. Appl. Physiol. **3**, 526 (1951). — RODBARD, S.: Studies on the recurrence of decompression sickness on reascent to high altitudes. Amer. J. Physiol. **150**, 133—141 (1947). — ROTHSCHUH, K. E.: Zur Frage eines „Sparstoffwechsels" bei kurzdauerndem O_2-Mangel. Pflügers Arch. **249**, 175—190 (1947). — RÜHL, A., H. RUCKERT u. S. THADDEA: Über die Wirkung niedrigen Luftdruckes auf die arterielle Kohlensäurespannung. Z. exper. Med. **98**, 133—150 (1936).

SAMALSSON, S.: The danger of using morphine in cor pulmonale. Cardiologia (Basel) **21**, 817 (1952). — SCHNEIDER, E. C.: The respiratory exchange and alveolar air changes in man at high altitudes. Amer. J. Physiol. **65**, 107 (1923). — The vital capacity of the lungs at low barometric pressure. Amer. J. Physiol. **100**, 426—432 (1932). — Respiration at high altitudes. Yale J. Biol. a. Med. **4**, (1932). — SCHNEIDER, E. C., and D. TRUESDELL: The circulatory response of man to a sudden and extreme anoxemia. Amer. J. Physiol. **65**, 379 (1923). — The circulatory responses of man to anoxemia. Amer. J. Physiol. **71**, 90 (1924). — SCHNEIDER, E. C., D. TRUESDELL and R. W. CLARK: Respiratory changes during and after a period of anoxemia. Amer. J. Physiol. **71**, 714 (1925). — SCHNEIDER, E., D. TRUESDELL and R. W. CLARKE: The influence of CO_2 on man during exposure to reduced barometric pressure. Amer. J. Physiol. **78**, 393 (1926). — SCHÖNENBERG, H.: Die Wasserstoffionenkonzentration des normalen und entzündlich veränderten Liquor cerebrospinalis. Z. exper. Med. **120**, 96 (1952). — SCHUBERT, G.: Zur Statik der Atemorgane in verdünnter Luft. Verh. 5. Kongr. Luftf. 2, S. 1413—1417. 1931. — SCHUBERT, W.: Vergleichende Untersuchungen über die Atmung bei Sauerstoffmangel. Diss. Hamburg 1937. — Singer, W.: Über den Schuldsauerstoff bei Höhenanoxämie. Z. exper. Med. **78**, 712—727 (1931). — Somervell, T. H.: Note on the composition of alveolar air at extreme heights. J. of Physiol. **60**, 282 (1925). — Soula, C.: A propos des recherches récentes sur les variations de l'équilibre àcide-base au cours des asphyxies. Ann. de Physiol. **7**, 637—640 (1931). — Specht, H., L. Marshall and B. Hoffmaster: Effect of altitude on respiratory flow patterns. Amer. J. Physiol. **157**, 265—277 (1949). — Spitz, A.: Über das Verhalten des Rest-Kohlenstoffes im Blut bei O_2-Atmung und Anoxämie. Z. exper. Med. **465** (1933). — Stacy, R. W., and D. O. Demunbrun: Role of adrenaline in respiratory response to hypoxemia. Amer. J. Physiol. **161**, 51—55 (1950). — Starkow, P. M., and M. A. Ukolova: Oxygen tension in alveolar air after inhalation of pure nitrous oxide. Bull. Biol. e Med. Exper. URSS. **7**, 57—60 (1939). — Strughold, H.: Die Zeitreserve nach Unterbrechung der Sauerstoffatmung in großen Höhen. Luftfahrtmed. **5**, 66—75 (1940).

Verzàr, F.: Die Änderung der Vitalkapazität im Hochgebirge. Schweiz. med. Wschr. **1933** I, 17—20. — Höhenklimaforschung des physiologischen Institutes Basel. Basel: Benno Schwabe 1945. — Vladimirov, G., I. Deduline, N. Kondriavtzev, V. Opel u. Z. Rayko: Einfluß der Gewöhnung an Bergklimas auf das Säurebasengleichgewicht im menschlichen Blut. Exper. Med. **1937**, Nr 2, 55—65.

Westcott, R. N., N. O. Fowler, H. C. Scott, V. D. Hauenstein and J. McGuire: Anoxia and human pulmonary vascular resistance. J. Clin. Invest. **30**, 9 (1951). — Winterstein, H.: Über die Wirkung mittlerer Höhen (1800 m) auf Blut und Atmung. Tagg Dtsch. Physiol. Ges. 27.—29. Aug. 1951. — Wittkower, E.: Über die Basen-Säureverhältnisse bei Luftverdünnung. Pflügers Arch. **233**, 607—621 (1933).

Yosizumi, S.: Experimental research in anoxemia. Jap. J. med. Sci. Trans. III Biophysics **2**, 66—67 (1931).

Emphysem.

Alexander, R. F.: Influence of the diaphragm upon portal blood flow and venous return. Amer. J. Physiol. **167**, 738 (1951). — Andrews, A. H.: Manual of oxygen therapy techniques; Including carbon dioxide, helium and water vapor. Chicago: The Year Book Publishers 1943. — *Asthma Research Council:* Physical exercises for asthma, eighth edition. London: Kings College 1949. — Austrian, R., J. H. McClement, A. D. Renzetti jr., K. W. Donald, R. L. Riley and A. Cournand: Clinical and physiological features of some types of pulmonary diseases with impairment of alveolar-capillary diffusion. The syndrome of alveolar-capillary block. Amer. J. Med. **11**, 667 (1951).

Baldwin, E. de F., A. Cournand and D. W. Richards jr.: Pulmonary insufficiency. III. A study of 22 cases of chronic pulmonary emphysema. Medicine (Baltimore) **28**, 201 (1949). — Baldwin, E. de F., K. A. Harden, D. G. Greene, A. Cournand and D. W. Richards jr.: Pulmonary insufficiency. IV. A study of 16 cases of large pulmonary air cysts or bullae. Medicine (Baltimore) **29**, 169 (1950). — Banyai, A.: Pneumoperitoneum treatment. St. Louis: C. V. Mosby 1946. — Barach, A. L.: Physiological methods in diagnosis and treatment of asthma and emphysema. Ann. Int. Med. **12**, 454 (1938). — Physiological therapy in respiratory diseases, 2. Aufl. Philadelphia: J. B. Lippincott Co. 1948. — Treatment of anoxia in clinical medicine. Bull. New York Acad. Med. **26**, 370 (1950). — Barach, A. L., H. A. Bickerman and G. Beck: Advances in the treatment of non-tuberculous pulmonary diseases. Bull. New York: Acad. Med. **28**, 353 (1952). — Barach, A. L., J. Martin and M. Eckman: Positive pressure respiration and its application to the treatment of acute pulmonary edema. Ann. int. Med. **22**, 754 (1938). — Barach, A. L., and N. Molomut: An oxygen mask metered for positive pressure. Ann. Int. Med. **17**, 830 (1942). — Barach, A. L., and P. Swenson: Effect of breathing gases under positive pressure on lumens of small and medium-sized bronchi. Arch. Int. Med. **63**, 946 (1939). — Beck, G. J., A. C. Eastlake and A. L. Barach: Venous pressure as a guide to pneumoperitoneum therapy in pulmonary emphysema. Dis. Chest. **12**, 130 (1952). — Beitzke, H.: Zur Mechanik des Gaswechsels beim Lungenemphysem. Dtsch. Arch. klin. Med. **146**, 1/2, 91 (1925). — Bjurstedt, A. G. H.: Interaction of centrogenic and chemoreflex control of breathing during oxygen deficiency at rest. Acta physiol. scand. (Stockh.) **12**, 1 (1946). — Boothby, W. M., C. W. Mayo and W. R. Lovelace jr.: One hundred per cent oxygen; indications for its use and methods of administration. J. Amer. Med. Assoc. **113**, 477 (1939). — Borden, C. W. R. H. Wilson, R. V. Ebert and H. S. Wells: Pulmonary hypertension in chronic pulmonary emphysema. Amer. J. Med. **8**, 6 (1950). — Bühlmann, A., C. Maier, M. Hegglin u. R. Kälin: Zur Pathogenese der arteriellen pulmonalen Hypertonie mit besonderer Berücksichtigung des Cor pulmonale beim Emphysem. Cardiologia (Basel) **24**, 96 (1954).

Callaway, J. J., and V. A. McKusick: Carbon dioxide intoxication in emphysema; emergency treatment by artificial pneumoperitoneum. New England J. Med. **245**, 9 (1951). —

Campbell, J. M. H., and E. P. Poulton: Oxygen and carbon dioxide therapy. New York and London: Oxford university Press 1934. — Carter, M. G., E. A. Gaensler and A. Kyllonen: Pneumoperitoneum in the treatment of pulmonary emphysema. New England J. Med. **243**, 549 (1950). — Comroe jr., J. H., E. R. Bahnson and E. O. Coates jr.: Mental changes occurring in chronically anoxemic patients during oxygen therapy. J. Amer. Med. Assoc. **143**, 1044 (1950). — Comroe jr., J. H., R. D. Dripps, P. R. Dumke and M. Deming: Oxygen toxicity: The effect of inhalation of high concentrations of oxygen for twenty-four hours on normal men at sea level and at simulated altitude of 18,000 feet. J. Amer. Med. Assoc. **128**, 710 (1945). — Cournand, A.: Some aspects of the pulmonary circulation in normal man and in chronic cardiopulmonary diseases. Circulation (New York) **2**, 641 (1950). — Cournand, A., D. W. Richards jr. and R. C. Darling: Graphic tracings of respiration in study of pulmonary disease. Amer. Rev. Tbc. **40**, 487 (1939). — Crenshav, G. L., and D. F. Rowley: Surgical management of pulmonary emphysema. J. Thorac. Surg. **24**, 398 (1952). — Creyx: Quelques éléments de la mécanique respiratoire chez les emphysemateux. C. r. Soc. Biol. (Paris) **38**, 549.

Darling, R. C., A. Cournand, J. S. Mansfield and D. W. Richards jr.: Studies on intrapulmonary mixture of gases: nitrogen elimination from blood and body tissues during high oxygen breathing. J. Clin. Invest. **19**, 591 (1940). — Dautrebande, L.: L'équilibre acide-base chez les emphysémateux. Ses variations au cours de la décompensation cardiaque. C. r. Soc. Biol. (Paris) **93**, 1025 (1925). — Dayman, H.: Mechanics of airflow in health and in emphysema. J. Clin. Invest. **30**, 1175 (1951). — Dexter, L., B. M. Lewis, F. W. Haynes, R. Gorlin and E. J. Houssay: Chronic cor pulmonale without hypoxia. Bull. New England M. Cen. **14**, 69 (1952). — Dresdale, D. T., M. Schultz and R. J. Michtom: Primary pulmonary hypertension. I. Clinical and hemodynamic study. Amer. J. Med. **11**, 686 (1951).

Ferrer, M. I., R. M. Harvey, R. T. Cathcart, C. A. Webster, D. W. Richards jr. and A. Cournand: Some effects of digoxin upon the heart and circulation in man; digoxin in chronic cor pulmonale. Circulation (New York) **1**, 161 (1950). — Fleischner, F. G.: Pathogenesis of chronic substantial (hypertrophic) emphysema. Amer. Rev. Tbc. **62**, 45 (1950). — Fowler, N. O., R. N. Westcott, V. D. Hauenstein, R. C. Scott and J. McGuire: Observations on autonomic participation in pulmonary arteriolar resistance in man. J. Clin. Invest. **29**, 1387 (1950). — Furman, R. H., T. M. Blaker and M. T. Stahlman: Circulatory consequences of pneumoperitoneum in pulmonary emphysema. Amer. J. Med. **14** (1953).

Gaensler, E. A.: Air velocity index; numerical expression of functionally effective portion of ventilation. Amer. Rev. Tbc. **62**, No 1A, 17 (1950). — Analysis of the ventilatory defect by timed capacity measurements. Amer. Rev. Tbc. **64**, 256 (1951). — Gaensler, E. A., and M. G. Carter: Ventilation measurements in pulmonary emphysema treated with pneumoperitoneum. J. Labor. a. Clin. Med. **35**, 945 (1950). — Gordon, B., H. L. Motley, P. A. Theodos, L. P. Lang and J. F. Tomashefski: Considerations of the clinical and physiological factors in the treatment of chronic pulmonary conditions. Dis. Chest **19**, 271 (1951). — Gross, D.: Investigations concerning vital capacity. Amer. Heart J. **25**, 335 (1943).

Hamman, L.: Spontaneous mediastinal emphysema. Bull. Hopkins Hosp. **64**, 1 (1939). Harvey, R. M., M. I. Ferrer, D. W. Richards jr. and A. Cournand: Influence of chronic pulmonary disease on the heart and circulation. Amer. J. Med. **10**, 719 (1951). — Hellems, H. K., F. W. Haynes and L. Dexter: Pulmonary "capillary" pressure in man. J. Appl. Physiol. **2**, 24 (1949). — Herms, J.: Röntgenbild und Luftgehalt der Lungen beim Emphysem. Beitr. Klin. Tbk. **77**, 251 (1931). — Herschfus, J. A., E. Bresnick and M. S. Segal: Pulmonary function studies in bronchial asthma. I. In the control state. II. After treatment. Amer. J. Med. **14**, 23 (1953). — Herxheimer, H. G. J.: Management of bronchial asthma. London and Ontario: Butterworth & Co. 1952. — Hickam, J. B., and W. H. Cargill: Effect of exercise on cardiac output and pulmonary arterial pressure in normal persons and in patients with cardiovascular disease and pulmonary emphysema. J. clin. Invest. **27**, 10 (1948). — Hirakawa, K.: Researches in the elasticity and plasticity of the internal organs.

Hurtado, A., N. L. Kaltreider, W. W. Fray, W. D. W. Brooks and W. S. McCann: Studies of total pulmonary capacity and its subdivisions. VI. Observations on cases of obstructive pulmonary emphysema. J. clin. Invest. **13**, 1027 (1934).

Johnson, J. B., M. I. Ferrer, J. R. West and A. Cournand: The relation between electrocardiographic evidence of right ventricular hypertrophy and pulmonary arterial pressure in patients with chronic pulmonary disease. Circulation (New York) **1**, 536 (1950). Julich, H.: Die venöse Blutbeimischung zum arterialisierten Blut im Lungenkreislauf bei Herzkrankheiten und Emphysematikern. Verh. dtsch. Ges. Kreislaufforsch. **18** (1952). — Die Erregbarkeit des Atemzentrums bei Herzkranken und Emphysematikern. Klin. Wschr. **1952**, 638—642.

Kaltreider, N. L., and W. S. McCann: Respiratory response during exercise in pulmonary fibrosis and emphysema. J. Clin. Invest. **16**, 23 (1937). — Kory, R. C., D. C. Roehm, G. R. Meneely and R. A. Goodwin jr.: I. Pulmonary function and circulatory dynamics in artificial pneumoperitoneum. Dis. Chest **1953**. — II. Studies on patients with pneumoperitoneum as a therapeutic measure in pulmonary emphysema. Dis. Chest **1953**. — KOUNTZ, W. B., and H. L. ALEXANDER: Non-obstructive emphysema. J. Amer. Med. Assoc. **100**, 551 (1933). — Emphysema. Medicine **13**, 351 (1934).

LEE, R. C., and L. SILVERMAN: An apparatus for measuring airflow during inspiration. Rev. Sci. Instruments **14**, 174 (1943). — LIPPELT, H.: Einfluß der Stenosenatmung auf Lungenventilation und Lungenvolumina beim Gesunden. Beitr. Klin. Tbk. **81**, 520 (1932). — LIVINGSTONE, J. L.: Physical exercises for asthma. London: Research Council, Kings College 1937. — LUKAS, D. S.: Pulmonary function in a group of young patients with bronchial asthma. J. Allergy **22**, 411 (1951). — LUNDSGAARD, C., u. K. SCHIERBECK: Untersuchungen über die Volumina der Lungen. IV. Die Verhältnisse bei Patienten mit Lungenemphysem. Acta med. scand. (Stockh.) **58**, 541.

MACKLIN, M. T., and C. C. MACKLIN: Malignant interstitial emphysema of the lungs and mediastinum as an important occult complication in many respiratory diseases and other conditions. An interpretation of the clinical literature in the light of laboratory experiment. Medicine (Baltimore) **23**, 281 (1944). — MALONEY jr., J. V.: Therapeutics of pressure breathing. Bull. New England M. Center **12**, 116 (1950). — MALONEY jr., J. V., A. B. OTIS, W. O. FENN and J. L. WHITTENBERGER: Effect of positive pressure breathing on air flow resistance of the tracheobronchial tree (abstract). J. Clin. Invest. **29**, 832 (1950). — MALONEY jr., J. V., and J. L. WHITTENBERGER: Clinical implications of pressures used in the body respiratory. Amer. J. Med. Sci. **221**, 425 (1951). — MATHESON, H. W., S. N. SPIES, J. S. GRAY and D. R. BARNUM: Ventilatory function tests. II. Factors affecting the voluntary ventilation capacity. J. Clin. Invest. **29**, 682 (1950). — MAY, E.: Physical therapy in medical diseases of the chest. Phys. Therapy Rev. **32**, 121 (1952). — MAYER, E., and J. RAPPAPORT: Pulmonary emphysema. J. of Mt. Sinai Hosp. **12**, 505 (1945). — MOTLEY, H. L., and J. F. TOMASHEFSKI: Effect of high and low oxygen levels and intermittent positive pressure breathing on oxygen transport in the lungs in pulmonary fibrosis and emphysema. J. Appl. Physiol. **3**, 189 (1950). — Treatment of chronic pulmonary diseases wit hintermittent possitives pressure breathing. I. Evaluation by objective physiological measurements. A. M. A. Arch. Industr. Hyg. **5**, 1 (1952). — MOUSSEY, J. P. D., L. W. RITZMANN, N. J. SELVERSTONE, W. A. BRISCOE and G. A. MCLEMORE: Circulatory changes in severe pulmonary emphysema. Brit. Heart J. **14** (1952).

NEERGAARD, K. v.: Über klinische Fragen der Atemmechanik. b) Über das Wesen der Retraktionskraft der Lunge und ihre klinische Messung beim Emphysem. Schweiz. med. Wschr. **1930 I**, 463—466.

PATTERSON, J. L., A. HEYMAN and T. W. DUKE: Cerebral circulation and metabolism in chronic pulmonary emphysema. Amer. J. Med. **12**, 4 (1952). — PETERS, G. A., L. E. PRICKMAN, G. A. KOELSCHE and H. M. CARRYER: Smoking and asthma. Proc. Staff. Meet. Mayo Clin. **27**, 329 (1952). — PIAGGIO-BLANCO, R. A., R. O. PIAGGIO-BLANCO and R. A. CAIMI: Mejorías sintomáticas del enfisema por el neumoperitoneo. Arch. Urug. Med. etc. **10**, 273 (1937). — PRINZMETAL, M.: The relation of inspiratory distension of the lungs to emphysema. J. Allergy **5**, 493—504 (1934). — PRINZMETAL, M., and W. B. KOUNTZ: Intrapleural pressure in health and disease and its influence on body function. Medicine (Baltimore) **14**, 457 (1935). — PROCTOR, D. F., J. B. HARDY and R. MCLEAN: Studies of respiratory air flow. II. Observations on patients with pulmonary disease. Bull. Hopkins Hosp. **87**, 255 (1950).

RACKEMANN, F. M.: The use of drugs in asthma. J. Amer. Med. Assoc. **114**, 1998 (1940). — REICH, L.: Der Einfluß des Pneumoperitoneums auf das Lungen-Emphysem. Wien. Arch. inn. Med. 8, 245 (1924). — REICHERT, P., and H. ROTH: The ventilograph: An improved recording ventilometer andits application. J. Labor. a. Clin. Med. **25**, 1091 (1940). — ROSSIER, P. H.: Contribution à l'étude de la physiopathologie de l'emphysème. Rev. méd. Suisse rom. 72, 671. (1952).

SARNOFF, S. J., E. HARDENBERG and J. L. WHITTENBERGER: Electrophrenic respiration. Science (Lancaster, Pa.) **108**, 482 (1948). — SCOTT, R. W.: Observations on the pathologic physiology of chronic pulmonary emphysema. Arch. Int. Med. **26**, 544 (1920). — SCOTT, R. W., and C. F. GARVIN: Cor pulmonale: observations in fifty autopsy cases. Amer. Heart J. **22**, 56 (1941). — SEGAL, M. S.: The management of the patient with severe bronchial asthma. Springfield, Ill.: Charles C. Thomas 1950. — SEGAL, M. S., M. J. DULFANO and J. A. HERSCHFUS: Recent advances in the physiology and treatment of bronchial asthma. Quart. Rev. Allergy **6**, 399 (1953). — SEGAL, M. S., and M. J. DULFANO: Chronic pulmonary emphysema. New York: Fr. Grune and Stratton 1953. — SEGAL, M. S., and J. A. HERSCHFUS: ACTH and cortisone in the management of the hypersensitivities, with particular reference to bronchial asthma. Ann. Allergy 8, 786 (1950). — Oxygen therapy. Description of a new face tent. Bull. New England M. Center **13**, 244 (1951). — Intravenous ACTH therapy in the treatment of bronchial asthma. Dis. Chest. **20**, 575 (1951). — SEGAL, M. S., J. A. HERSCHFUS and E. Bresnick: Bronchial asthma — a review of the literature. Ann. Allergy 9, 782 (1951). — Silverman, L., R. C. Lee and C. K. Drinker: A new method for studying breathing, with observations upon normal and abnormal subjects. J. Clin. Invest. 23, 907 (1944). — Smart, R. H., C. K. Davenport and G. W. Pearson: Intermittent positive pressure breathing in emphysema and chronic lung diseases. J. Amer. Med. Assoc. 150, 1385 (1952). — Spain, D. M., and B. J. Handler: Chronic cor pulmonale. Sixty cases studied at necropsy. Arch. Int. Med. 77, 37 (1946). — Stead, W. W., D. L. Fry and R. V. Ebert: The elastic properties of the lung in normal men and in patients with chronic pulmonary emphysema. J. Labor. a. Clin. Med. 40, 674 (1952). — Steinmann, B., u. M. Schmid: Über die sogenannte chronische Emphysembronchitis. Schweiz. med. Wschr. 1953, 5. — Sussman, M. L., M. F. Steinberg and A. Grishman: Contrast visualization of the heart and great vessels in emphysema. Amer. J. Roentgenol. 47, 368 (1942).

Thomas jr., M. H.: Emphysema: Rebreathing, basal metabolic rate determinations, vital capacity. Ann. Int. Med. 10, 596—604 (1936).

Weiss, S., and H. L. Blumgart: Studies on the velocity of blood flow. VIII. The velocity of blood flow and its relation to other aspects of the circulation in patients with pulmonary emphysema. J. Clin. Invest. 4, 555 (1927). — West, J. R., E. de F. Baldwin, A. Cournand and D. W. Richards jr.: Physiopathologic aspects of chronic pulmonary emphysema. Amer. J. Med. 10, 481 (1951). — Westcott, R. N., N. O. Fowler, R. C. Scott, V. D. Hauenstein and J. McGuire: Anoxia and human pulmonary vascular resistance. J. Clin. Invest. 30, 957 (1951). — Whitfield, A. G. W.: Emphysema. Brit. Med. J. 1952, 1227—1232. — Whitfield, A. G. W., O. R. Smith, D. G. B. Richards, J. A. H. Waterhouse and W. M. Arnott: The correlation between the radiological apparences and the clinical and spirometric state in emphysema. Quart. J. Med. N. 20, 247—260 (1951). — Whittenberger, J. L.: Lung volume and air flow characteristics in asthma in treatment of asthma, Edited by H. A. Abramson. Baltimore: Williams & Wilkins 1951. — Wilson, R. H., C. W. Borden, and R. V. Ebert: Adaptation to anoxia in chronic pulmonary emphysema. Arch. Int. Med. 88 (1951). — Wright, G. W., R. Place and F. Princi: The physiological effects of pneumoperitoneum upon the respiratory apparatus. Amer. Rev. Tbc. 60, 706 (1949).

Zimmermann, H.: A study of the pulmonary circulation. Dis. Chest 20, 46 (1951).

Asthma, Bronchitis (s. auch Emphysem).

Bates, D. V.: Impairement of respiratory function in bronchial asthma. Clin. Sci. 11, 203—207 (1951). — Berger, W.: Die quantitative Beurteilung asthmatischer und verwandter Zustände. Diss. Bern 1952. — Brown, J. J. G.: A note on asthma: its pathology and treatment. Edinburgh Med. J. 28, 54 (1922).

Cantonnet, P., et L. Lebéc: Des variations de l'équilibre vago-sympathique chez les asthmatiques. C. r. Soc. Biol. (Paris) 98, 1295—1297 (1928).

Frank, H. R.: Über den Wirkungsmechanismus der Adrenalin-Hypophysenhinterlappenextrakt-Kombination beim Asthma bronchiale. Arzneimittel-Forsch. 2 (1952).

Gaensler, E. A.: Ventilatory tests in bronchial asthma. J. Allergy 21, 3 (1950). — Gillespie, R. D.: Psychological factors in asthma. Brit. Med. J. 1936, 1285—1289.

Herms, J., u. I. Rüttgers: Lungenvolumina, Ventilation und Arbeitsstoffwechsel beim Lungenemphysem. Beitr. Klin. Tbk. 78, 724 (1931). — Herschfus, J. A., E. Bresnick and M. S. Segal: Pulmonary function studies in bronchial asthma. Amer. J. Med. 14, 23, 34 (1953).

Kerppola, W.: Über Blutdruckverhältnisse und Adrenalinreaktionen bei Asthma bronchiale, Migräne und Magenkrankheiten sowie auch bei Tabes dorsalis. Acta Scc. Medic. fenn. Duodecim B 13, 2, 1—59, 1931. — Koro, I.: The influence of acidosis and alkalosis upon allergic changes of the lung. Trans. jap. path. Soc. 30, 393—395 (1940).

Lamson, R. W., and E. M. Butt: Fatal asthma, a clinical and pathologic consideration of 187 cases. J. Amer. Med. Assoc. 1937, May 29. — Lewis, W. H.: Einige Beobachtungen über die Lungenventilation bei Asthma bronchiale. Z. exper. Med. 82, 71 (1932).

Neergaard, K. v., u. K. Wirz: Die Messung der Strömungswiderstände in den Atemwegen des Menschen, insbesondere bei Asthma und Emphysem. Z. klin. Med. 105, 51 (1927). Noelpp, B.: Beitrag zum Asthmaproblem. Arch. Allergy a. Appl. Imm. 3 (1952). — Noelpp, B., u. I. Noelpp-Eschenhagen: Das experimentelle Asthma bronchiale des Meerschweinchens. 1 Mitt. Internat. Arch. Allergy a. Appl. Imm. 2, 4 (1951). 2. Mitt. Internat. Arch. of Allergy a. Appl. Imm. 2, 4 (1951). 3. Mitt. Internat. Arch. of Allergy a. Appl. Imm. 3, 2 (1952). — 4. Mitt. Internat. Arch. of Allergy a. Appl. Imm. 3, 3 (1952).

Rittmann, R.: Pharmakologische Untersuchung an der menschlichen Bronchialmuskulatur. Ein Beitrag zur Frage der Wirksamkeit der operativen Sympathicusausschaltung beim Asthma bronchiale. Wien. med. Wschr. 1924, 2057. — Riva, G., u. R. Probst: Der Tod an Asthma bronchiale. Schweiz. med. Wschr. 1950, 1325. — Rossier, P. H.: Pathophysiologie de l'asthme. I. Congr. Internat. d'Allergie, Zürich 1951.

Schiller, I. W., H. D. Beale, W. Franklin, F. C. Lowell and M. H. Halperin: The potential danger of oxygen therapy in severe bronchial asthma. J. of Allergy **22**, 5 (1951). — Sonne, C.: Untersuchungen über die relative Weite der Bronchiolen bei der verschiedenen Luftfüllung der Lungen. Beitrag zur Kenntnis der Pathogenese des Bronchialasthmas. Acta med. scand. (Stockh.) **58**, 313 (1923). — Storm van Leeuwen, W., u. P. L. Arsen: Über die Atmung der Asthmathiker während leichter Arbeit. Z. exper. Med. **65**, 320 (1929). — Storm v. Leeuwen, W., u. J. van Niekerk: Die Atmung bei Asthma und beim funktionellen Emphysem. Münch. med. Wschr. **1933 I**, 681—685. — Stuhl, L., P. Maurice, L. Scebat, P. Y. Hatt et J. P. Sebillotte: La circulation artérielle pulmonaire chez les asthmatiques sous l'angle de l'angiocardiographie. Semaine Hôp. **1952**, 84—87.

Wegelin, C.: Zur pathologischen Anatomie des Asthma bronchiale. Schweiz. med. Wschr. **1944**, 5—8. — Wissler, H.: Die chronische Bronchitis des Kindes. Schweiz. med. Wschr. **1952**, 413—415. — Wyss, E.: Grundlagen der Asthmabehandlung. Praxis (Bern) **1952**, 477.

Yamauchi, Sh.: Klinische Betrachtungen der antiasthmatischen Wirkung des Adrenalons. Okayama-Iggakai-Zasshi **45**, 857—873 (1933).

Stenoseatmung.

Anthony, A. J.: Zur Frage der Stenoseatmung. Beitr. Klin. Tbk. **70** (1928). — Anthony, A. J., u. W. Lent: Untersuchungen über die Wirkung erhöhter Atemwiderstände. 1. Mitt. Zur Frage der Einwirkung erhöhter Atemwiderstände auf den Gasstoffwechsel. Z. exper. Med. **109**, 624—637 (1941).

Bass, E.: Die nervöse Atmungsregulation beim Asthma bronchiale. I. Mitt. Das Verhalten der respiratorischen Mittellage bei Stenoseatmung. Z. exper. Med. **51**, 158 (1926). — Binet, L., et M. Burstein: Bronchospasme et bronchorelachement obtenus en partant de la voie aérienne. Paris méd. **1940**, 32. — Bolt, W., H. Valentin u. H. Venrath: Beitrag zur Stenosenbeurteilung in der Lungenklinik. Beitr. Klin. Tbk. **104** (1951). — Branca, G.: La velocità die circolo nella respirazione a bocca aperta e nella respirazione attraverso ad una resistenza die entità fisiologica. Arch. di Fisiol. **49**, 125—135 (1950). — Bucher, K.: Reflektorische Beeinflußbarkeit der Lungenatmung. Wien: Springer 1952. — Bühlmann, A.: Experimentelle Untersuchungen über Stenoseatmung. Schweiz. Z. Tbk. **6**, 89 (1949).

Fleisch, A.: Propriozeptive Atmungsreflexe. Pflügers Arch. **219**, 706 (1928). — Beeinflussung der propriozeptiven Atmungsreflexe durch Adrenalin und Atropin. Pflügers Arch. **224**, 390 (1930). — Neuere Ergebnisse über Mechanik und propriozeptive Steuerung der Atmungsbewegung. Erg. Physiol. **36**, 249 (1934).

Gavazzeni, M., u. L. Cotti: Der Einfluß der Stenoseatmung auf die Lungenventilation bei schwerer Arbeit. Beitr. Klin. Tbk. **84**, 433 (1933). — Giorgi, A. M. di, G. Ferraloro, D. Sediari e G. Torrini: Studi nell'uomo, sugli effetti delle resistenze respiratorie. Arch. di Fisiol. **42**, 134—169 (1942). — Giulio, L.: Aumento del consumo di O_2 provocato nell'uomo dalle resistence espiratorie. Arch. di Fisiol. **50**, 391—406 (1951). — Greene, J. A.: Clinical studies of respiration. III. Influence on the expiratory position of the chest in man of an inspired air which is low in oxygen and high in carbon dioxide and of resistance to inspiration and to expiration. Arch. Int. Med. **52**, 447—453 (1933).

Hanzlid, P. J.: Demonstration of bronchial constriction and compression from physical and other causes. Amer. J. Physiol. **72**, 558 (1925). — Hill, L.: The effect in the lungs of breathing through a narrow orifice. J. of Physiol. **87**, 45—46 (1936). — Effects of partial obstruction of the airways of the lungs and the influence of sources of heat. J. of Hyg. **36**, 602—608 (1936).

Klein, F., u. R. Weiss: Die Wirkung des Adrenalins auf den respiratorischen Stoffwechsel. Endokrinologie **1**, 264 (1928).

Lechtenbörger, H., H. Valentin u. H. Venrath: Beitrag zur Beurteilung von Bronchialstenosen in der Klinik der Bronchialtumoren. Z. exper. Med. **117**, 638 (1951). — Lent, W.: Untersuchungen über die Wirkung erhöhter Atemwiderstände. 2. Mitt. Die Lungenvolumina und die Lungenventilation. Z. exper. Med. **109**, 638—649 (1941). — Lippelt, H.: Einfluß der Stenoseatmung auf Lungenventilation und Lungenvolumina beim Gesunden. Beitr. Klin. Tbk. **81**, 520 (1932). — Lublin, A.: Gaswechselwerte bei dosierter Behinderung der Atmung. I. Mitt. Untersuchungen bei herzgesunden Menschen. Arch. exper. Path. u. Pharmakol. **182**, 427—436 (1936). — II. Mitt. Untersuchungen bei dyspnoischen Menschen. Arch. exper. Path. u. Pharmakol. **182**, 437—443 (1936).

Neergaard, K. v.: Über klinische Fragen der Atemmechanik. a) Klinische Messungen pathologisch veränderter Strömungswiderstände in den Atemwegen. Schweiz. med. Wschr.

1930 I, 429—433. — NIEKERK, J. VAN, u. J. W. G. TER BRAAK: Die Anpassung des Atmungsvorganges an Widerstandsänderungen in den Atmungswegen. Pflügers Arch. **236**, 44—51 (1935).

ROSSELL, H., u. L. M. PETRILLO: Bronchospasmus durch Natrium. Rev. Soc. argent. Biol. **10**, Suppl. 482—489 (1934). — ROSSIER, P. H., K. WIESINGER u. A. BÜHLMANN: Fonction pulmonaire et sténose des voies respiratoires. Helvet. med. Acta, **14**, 404—406 (1947).

SIMONELLI, G.: Sulla resistenza al flusso di aria di apparecchi usati per ricerchi di fisiologia respiratoria. Boll. Soc. ital. Biol. sper. **6**, 546—548 (1931).

TIITSO, M.: Über die nervöse Atmungsregulation. I. Mitt. Der Einfluß der Stenose auf die menschliche Atmung. Acta et Comment. Univ. Tartu A **27**, 1—20 (1934). — II. Mitt. Die Atemfrequenz des Menschen bei abnormen Lungenfüllungen. Acta et Comment. Univ. Tartu A. **27**, 1—11 (1934).

VOYDEVILLE, F.: Retentissement des insuffisances mécaniques nasales sur la ventilation pulmonaire. Nancy: G. Thomas 1951. — VUILLEUMIER, P.: Über eine Methode zur Messung des intraalveolären Druckes und der Strömungswiderstände in den Atemwegen des Menschen. Z. klin. Med. **143**, 698 (1944).

Atelektase.

ANDRUS, W. D. W.: Observations on the cardiorespiratory physiology following the collapse of one lung by bronchial ligation. Arch. Surg. **10**, 506 (1925). — ANTHONY, A. J., u. HEINE: Spirographische Untersuchungen bei Lungenkollaps. Beitr. Klin. Tbk. **71**, 362 bis 369 (1929).

CORYLLOS, P. K., and G. L. BIRNBAUM: The circulation in the compressed, atelectatic and pneumonic lung. Arch. Surg. **19**, 1346—1424 (1929). — Alveolar gas exchanges and atelectasis. The mechanism of gas absorption in bronchial obstruction. Arch. Surg. **21**, 1214—1281 (1930).

DALE, W. A., and H. RAHN: Rate of gas absorption during atelectasis. Amer. J. Physiol. **170**, 3 (1952). — DRASTICH, L., W. E. ADAMS, A. B. HASTINGS and C. L. COMPORE: The effect of exercise on the acid-base balance and O_2 of the blood following atelectasis and pneumectomy. J. Thorac. Surg. **3**, 341—351 (1934).

MATSUSHIGE, T.: Experimentelle Untersuchungen über Einfluß bei Ausschaltung der einseitigen Lunge aus der Respiration durch die Bronchialligatur auf Blutgase. Mitt. med. Akad. Kioto **20**, 833—943 (1937). — MOORE, R. L., and H. W. COCHRAN: The effects of closed pneumothorax, partial occlusion of one primary bronchus, phrenicectomy and the respiration of nitrogen by one lung on pulmonary expansion and the minute volume of blood flowing through the lungs. J. Thorac. Surg. **2**, 468—502 (1933).

Pneumonie.

ATCHLEY, D. W., and E. M. BENEDICT: Serum electrolyte studies in normal and pathological conditions: Pneumonia, renal edema, cardiac edema, uremia and diabetic acidosis. J. Clin. Invest. **9**, 265—294 (1930).

BARACH, A. L., J. H. MEANS and M. N. WOODWELL: The hydrogen ion concentration and bicarbonate level of the blood in pneumonia. J. of Biol. Chem. **50**, 413 (1922). — BUCKMAN, T. E., F. D. ADAMS, M. SMITH and H. T. EDWARDS: Chemical studies of the blood in pneumonia. I. A method of constructing an alignement diagram to represent changes in the gaseous composition of the blood and changes in the electrolyte concentration of the plasma. Boston Med. J. **193**, 997 (1925).

CUTHBERTSON, D. P.: Certain biochemical aspects of lobar pneumonia. Glasgow Med. J. **115**, 64—67 (1931).

GREPPI, E.: Premesse teoriche allo studio chimico-fisico della polmonite franca. Boll. Ist. sieroter. milan. **9**, 642—650 (1930). — GREPPI, E., e N. GIAMPICCOLI: L'equilibrio acidobasico nel decorso della polmonite franca. (Il corteo chimico-fisico della crise.) Atti Soc. lombarda Sci med. e biol. **19**, 22—23 (1930). — GREPPI, E., e N. GREPPI GIAMPICCOLI: L'equilibrio acidi-basi e il regime idricoproteico del sangue nel decorso della polmonite franca: il quadro chimico-fisico della crisi. Boll. Ist. sieroter. milan. **9**, 651—668 (1930). — GROSS, L.: Preliminary report on the reconstruction of the circulation of the liver, placenta and lung in health and disease. Canad. Med. Assoc. J. **9**, 632 (1919).

HASTINGS, A. B., S. M. NEILL, H. J. MORGAN and BINGER: Blood reaction and blood gases in pneumonia. J. Clin. Invest. **1**, 25 (1924). — HASTINGS, A. B., S. M. NEILL, H. J. MORGAN and A. L. BINGER: The acid-base balance in pneumonia. Proc. Soc. Exper. Biol. a. Med. **21**, 66 (1923). — HENDERSON, Y.: Applications of the physiology of respiration to resuscitation from asphyxia and drowning and to the prevention and treatment of secondary pneumonia. Yale J. Biol. a. Med. **4**, 429—436 (1932).

Killian, J. A.: Chemical blood changes in pneumonia. J. of Biol. Chem. **50**, 2, XXXVII (1922).

Leake, C. D., J. L. Vickers and Th. K. Brown: Observations on blood reaction in experimental pneumonia. J. of Exper. Med. **39**, 393 (1924). — Leegaard, F.: The respiration and the respiratory gas exchange in experimental pneumonia. Acta med. scand. (Stockh.) **67**, 401 (1927). — The respiration type in rabbits under normal conditions and in experimental pneumonia. Acta med. scand. (Stockh.) **74**, 191—208 (1930).

Rossier, P. H., u. P. Mercier: Contribution à l'étude de la physio-pathologie de la pneumonie. Schweiz. med. Wschr. **65**, 136 (1935). — Le ralentissement circulaire dans les pneumonies. Helvet. med. Acta **3**, 177, 179 (1936).

Stadie, W.: Oxygen of arterial and venous blood in pneumonia and its relation to cyanosis. J. of Exper. Med. **30**, 215 (1919).

Tuberkulose einschließlich Kollapstherapie und Thoraxchirurgie.

Allgemein.

Anthony, A. J., u. H. L. Kowitz: Der Grundumsatz der Lungentuberkulose. Beitr. Klin. Tbk. **68**, 18 (1928). — Asano, Y.: Experimentelle Untersuchung des Einflusses der Thorakotomie auf die Blutreaktion. Arch. jap. chir. **12**, 1263 (1935).

Balanescu, I. V., S. Oeriu u. V. Vartic: Die Wasserstoffionenkonzentration bei Lungentuberkulose. Z. Tbk. **76**, 23—26 (1936). — Bluhm, I. L.: L'épreuve du travail, méthode clinique pour déterminer la fonction des poumons. Son étude chez les tuberculeux et particulièrement dans la collapsothérapie. Acta med. scand. (Stockh.) Suppl. **65**, 209 (1935). — Bolt, W., u. H. Rink: Selektive Angiographie der Lungengefäße bei Lungentuberkulose. Schweiz. Z. Tbk. 8, 5 (1951). — Brieger, E. v.: Die Bedeutung der Gaswechseluntersuchung für einige Fragen der Pathologie und Therapie der Lungentuberkulose. Beitr. Klin. Tbk. **403**, 63 (1926).

Chester, C. A.: The vital capacity of the lungs of children having masked juvenile tuberculosis. Amer. Rev. Tbc. **13**, 278—283 (1926). — Chiucini, G.: Modificazioni della pressione arteriosa dopo iperpnea ed apnea volontaria in individui sani e affetti da T.B.C. polmonare. Boll. Acad. lancis Roma **8**, 216—228 (1935). — Cobet, R., u. G. Apitz: Kreislauf und Atmung bei Lungentuberkulösen. VII. Die Blutgase bei Kranken mit Lungentuberkulose. Z. klin. Med. **126**, 361 (1934). — Cobet, R., u. G. von der Weth: Kreislauf und Atmung bei Lungentuberkulose. Z. klin. Med. **126** (1934). — Kreislauf und Atmung bei Lungentuberkulose. VIII. Über den Einfluß der Sauerstoffatmung auf den Kreislauf bei Kranken mit Lungeninsuffizienz. Z. klin. Med. **126**, 709 (1934).

Dautrebande, L.: Les variations de l'équilibre acide-base dans la tuberculose pulmonaire. C. r. Soc. Biol. (Paris) **93**, 1028 (1925). — Dautrebande, L., et H. W. Davies: La courbe de dissociation de l'acide carbonique dans la tuberculose pulmonaire. C. r. Soc. Biol. (Paris) **88**, 647 (1923). — Dreyer, G., and L. S. T. Burrell: The vital capacity constants applied to the study of pulmonary tuberculosis. The importance of these constants as a guide to classification and as a means ascertaining the results of treatment. Lancet **1920**, 1212—1216.

Gaubatz, E.: Über Funktionsprüfungen vor und nach operativer Kollapstherapie. Beitr. Klin. Tbk. **88**, 730 (1936). — Gaubatz, L.: Über Funktionsprüfung vor und nach operativer Kollapstherapie. Beitr. Klin. Tbk. **90**, 201 (1938). — Giuffrè, T.: Il metabolismo basale negli ammalati tuberculose pulmonare cornica trattati con le alcoolizzazioni dei nervi intercostali secondoil metodo Leotta. Riv. med. soc. Tbc. **12**, 377—387 (1935).

Hachen, D. S.: The alkali reserve in pulmonary tuberculosis. Arch. Int. Med. **29**, 705 (1921). — Henius, K.: Die Bestimmung des Sauerstoffdefizits im arteriellen Blut als Hilfsmittel bei der Indikationsstellung zur Kollapstherapie und anderen Formen chirurgischer Behandlung von Lungenkrankheiten. Dtsch. Z. Chir. **222**, 134—135 (1930).

Jéquier-Doge, Ed.: La valeur des épreuves d'effort pour l'examen fonctionnel des tuberculeux pulmonaires. J. Med. Leysin **7** (1943).

Knipping, H. W.: Arterielle Sättigungsdefizite bei Störungen im Bereich von Larynx, Trachea und Bronchien. Zbl. Tbkforsch. **56**, 324 (1943). — Knipping, H. W.: Atmung, Kreislauf und neuromuskulärer Apparat bei der Lungentuberkulose, zugleich Beitrag zur Frage der Arbeitsfähigkeit im Verlaufe chronischer Infektionskrankheiten. Beitr. Klin. Tbk. 88, 736 (1936).

Lopez, M., e A. Domenici: Sui rapporti fra la circolazione art. bronchiale e la circulazione funzionale del polmonale. Rilievi comparat, fra polmoni, normali, enfisematosi e affetti da Tbc cronica ulcero escavativa. Minerva med. (Torino) **1952**, 1.

Maurath, J.: Das funktionelle Ergebnis und Ziel chirurgischer Eingriffe an dén Lungen. Langenbecks Arch. u. Dtsch. Z. Chir. **273** (1953). — Funktionelle Untersuchungen in der Lungenchirurgie. Dtsch. med. Wschr. **1953**, 1288. — Maurath, J., u. P. Uhlbach: Einfluß des offenen Drainagebronchus auf Spirogramm und Blutgasanalysen bei der Kavernentamponade nach MAURER. Beitr. Klin. Tbk. **106** (1951). — MCCLEMENT, J. H., A. D. RENZETTI, D. CARROL, A. HIMMELSTEIN and A. COURNAND: Cardiopulmonary function in hematogenous pulmonary tuberculosis in patients receiving streptomycin therapy. Amer. Rev. Tbc. **64**, 6 (1951). — MYERS, J. A.: Studies on the respiratory organs in health and disease. VI. The significance of the vital capacity test in pulmonary tuberculosis, bronchial asthma, pneumonia and in acute infection outside the respiratory tract. Arch. Int. Med. **30**, 648—667 (1922). — Studies on the respiratory organs in health and disease. VII. A correlation of symptoms, vital capacity readings and X-ray findings in 619 cases examined for pulmonary tuberculosis. Amer. Rev. Tbc. **6**, 702—706 (1922). — MYERS, J. A., and C. H. NICE: Studies on the respiratory organs in health and in disease. XVIII. The vital capacity of the lungs in chronic fibrous pleurisy, healed empyema and pulmonary tuberculosis both clinical and non-clinical. Arch. Int. Med. **35**, 557 (1925).

NAEGELI, TH.: Der Bedeutung der Atemfunktionsprüfung bei der chirurgischen Behandlung der Lungentuberkulose. J. internat. Chir. **2**, 449—450 (1937). — Die Bedeutung der Atemfunktionsprüfung bei der chirurgischen Behandlung der Lungentuberkulose. Z. Tbk. **79**, 161—164 (1938).

PETZOLD, G.: Ergebnisse der Lungenfunktionsprüfung auf dem Gebiet der Kollapstherapie. Beitr. Klin. Tbk. **91**, 548—558 (1938).

RICHARDS jr., D. W., A. COURNAND and N. A. BYRAN: Applicability of rebreathing method for determining mixed venous CO_2 in cases of chronic pulmonary disease. J. Clin. Invest. **14**, 173—180 (1935). — RINK, H.: Zur Funktionsanalyse des kleinen Kreislaufs bei Lungentuberkulose. Tuberkulosearzt **6**, 526—533 (1952). — ROSSIER, P. H., et H. MÉAN: La fonction respiratoire dans la tuberculose pulmonaire. Schweiz. med. Wschr. **1940**, 1170. — ROTHKOPF, H.: Über die Funktionsverhältnisse von Lunge und Kreislauf bei kavernöser Lungentuberkulose. Beitr. Klin. Tbk. **93**, 11 (1939). — RÜTTGERS, I.: Untersuchungen über die Arbeitsökonomie bei Lungentuberkulösen. Beitr. Klin. Tbk. **78**, 197 (1931).

SALUS u. ADLER: Gasstoffwechseluntersuchungen bei Tuberkulösen mit besonderer Berücksichtigung der spezifisch-dynamischen Eiweißwirkung. Beitr. Klin. Tbk. **70**, 733 (1928). — SAMUELSSON, S.: Chronic cor pulmonale in pulmonary tuberculosis. Acta med. scand. (Stockh). **142**, 5 (1952). — SCHMIDT, F.: Die Wasserstoffionenkonzentration im Blute bei experimenteller Meerschweinchentuberkulose. Z. Immun.forsch. **46**, 386—398 (1926). — SCOZ, G., e A. L. MACCAGNO: La misura del consumo di ossigeno e della ventilazione inaria, a rispono e sotto sforza, come prova della funzione repiratoria nei tuberculotici. Minerva med. (Torino) **1949**, 16. — SUGURO, S.: Experimental studies on thoracotomy. On the effects of thoracotomy upon the blood gases. Arch. jap. chir. **10**, 512—525, engl. 512—513 (1933).

TOBIESSEN: Spirometrische Untersuchungen an Schwindsüchtigen. Skand. Arch. Physiol. **25**, 209.

VENECKOVA, O., u. J. SEJNOHA: Änderungen der Kapazität der Lunge bei chirurgischer Behandlung der Tuberkulose. Čas. lék. česk. **1936**, 587—589.

WETH, G. VON DER: Kreislauf und Atmung bei Lungentuberkulose. II. Die Form der Herzstromkurve bei Kranken mit Lungentuberkulose. Z. klin. Med. **126**, 296 (1934). — WIESE, E. R.: Hydrogen-ion concentration of the blood in pulmonary tuberculosis. Amer. Rev. Tbc. **34**, 175—178 (1936). — WITTICH, F. W., J. A. MYERS and F. L. JENNINGS: A study of the effect of pulmonary tuberculosis on vital capacity. J. Amer. Med. Assoc. **75**, 1249—1253 (1920).

YATES, J. L.: The significance of vital capacity in intrathoracic therapy. Arch. Surg. **12**, 257—285 (1926).

ZAEPER, G.: Über die Blutdissoziationskurve bei Tuberkulösen. Zugleich ein Beitrag zu Sauerstoffversorgung des Organismus bei Lungentuberkulose. Z. Tbk. **79**, 153 (1938).

Pneumothorax.

AGNELLO, V.: Particolare comportamento della capacità vitale in alcuni casi di pneumotorace bilaterale. Lotta Tbc. **6**, 149—159 (1935). — ALIX, J., Die Beweglichkeit der Lunge beim künstlichen Pneumothorax. Rev. espan. Tbc. **8**, 363—381 (1936). — ANDRUS, W. DE W., and J. D. WILSON: The effects of closed pneumothorax and phrenicotomy on the cardiorespiratory function. Arch. Surg. **19**, 1205—1211 (1929). — ANTHONY, A. J., u. HEINE: Spirographische Untersuchungen bei Lungenkollaps. Beitr. Klin. Tbk. **71**, 362 (1929). — Spirographische Untersuchungen bei Lungenkollaps. Komplementärluft, Reserveluft und Atemvolumen beim einseitigen Pneumothorax. Beitr. Klin. Tbk. **73**, 51 (1930). — ANTHONY-A. J., u. C. MUMME: Die Bewertung der Lungenvolumina beim doppelseitigen Pneumothorax. Beitr. Klin. Tbk. **83**, 753 (1933). — ANTHONY, A. J., K. SCHLAPPER u. H. ISAKOWITZ, Über die Messung des Pneumothoraxvolumens mittels Wasserstoff. Beitr. Klin. Tbk. **82**, 739 (1933).

Bard, L.: De l'utilité et de la valeur de la mesure expérimentale du volume de la cavité pleurale au cours du pneumothorax. Ann. Med. **7**, 169 (1920). — De la mesure expérimentale du volume de la cavité pleurale au cours du pneumothorax. C. r. Soc. Biol. (Paris) **83**, 235 (1920). — Beerens, J.: Contribution àl'étude de la respiration au cours du pneumothorax bilatéral simultané. Ann. Méd. **32**, 270—288 (1932). — Bendove, R. A.: The VC in artificial pneumothorax. The mechanism and the factors modifying the VC with special reference to its clinical and prognostic value in the collapse therapy. Arch. Int. Med. **36**, 94 (1925). — Bervié, R., et A. Sabovljev: Le rôle du poumon dans la régulation du métabolisme minéral. 1. L'action du pneumothorax artificiel sur l'équilibre acido-basique du sang des chiens. Acta path. **4**, 16—21 (1940). — Birath, G.: Pulmonary function following pneumothorax. Amer. Rev. Tbc. **55**, 4 (1947). — Bock, A. V.: Die Thoraxbewegungen bei einseitigem Pneumothorax. Beitr. Klin. Tbk. **87**, 416—422 (1936). — Brieger, E. v., u. H. Müller: Über den Einfluß der Sauerstoffatmung auf die Zusammensetzung der Pneumothoraxgase. I. Mitt. Beitr. Klin. Tbk. **74**, 647 (1930). — Brieger, E., u. G. Paasch: Experimentelle und klinische Untersuchung über Lungenlüftung und Gasaustausch beim Doppelpneumothorax. Verh. dtsch. Ges. inn. Med. **44**, 238—242 (1932). — Bucher, H., u. R. Gloor: Bronchospirometrische Untersuchungen nach abgeschlossener Pneumothoraxbehandlung und nach Decortication. Schweiz. Z. Tbk. **10**, 265 (1953).

Cataldi, G. M.: La funzione musculare del polmone durante i procedimenti di colapsoterapia. Riv. Pat. e Clin. Tbc. **8**, 110—116 (1934). — Ceruti, G.: Il ricambio respiartorio nel pneumotorace sperimentale e nell oleotorace. Boll. Soc. ital. Biol. sper. **4**, 17—19 (1929). Variazioni del ricambio respiartorio in seguito al pneumotorace e all'oleotorace sperimentale. Arch. di Fisiol. **29**, 145—157 (1930). — Velocità del circolo sanguigno nel pneumotorace sperimentale. Arch. di Fisiol. **30**, 110—135 (1931). — Charr, R., and R. Riddle: Pulmonary circulation in artificial pneumothorax and anthracosilicosis. Amer. J. Med. Sci. **194**, 311 (1937). — Christie, R. V.: Pulmonary congestion following artificial pneumothorax. Quart. J. Med. **5**, 327—340 (1936). — Christie, R. V., and C. A. McIntosh: The lung volume and respiratory exchange after pneumothorax. Quart. J. Med. **5**, 445—454 (1936). — Churchill, E. D.: The strain on the collateral lung in collapse therapy. Arch. Surg. **18**, 553—560 (1929).

Dautrebande, L., et P. Spehl: Une méthode simple pour le prélèvement des gaz du pneumothorax. C. r. Soc. Biol. (Paris) **86**, 970 (1922). — Les échanges de gaz entre le sang artériel et le pneumothorax artificiel. C. r. Soc. Biol. (Paris) **86**, 973 (1922).

Fasano, E.: Studio angiopneumografico della collassoterapia pneumotorica. Giorn. ital. Tbc. **5**, 188 (1951). — Friedland, M. F.: Die pathologische Physiologie des doppelseitigen Pneumothorax. Kazan. med. Z. **19**, 1—36 (1923). — Frisch, A. V. v., u. I. Kugler: Gasanalytische Pneumothoraxuntersuchungen. Beitr. Klin. Tbk. **83**, 633—639 (1933). — Frisch, A. V. v., u. A. Schneiderbaur: Zur Frage der Gasdiffusion beim künstlichen Pneumothorax. Beitr. Klin. Tbk. **85**, 256 (1934). — Frola, E., e G. Bianchi: La meccanica respiratoria nel pneumotorace studiata col metodo cignolini. Med. contemp. **1**, 690—697 (1935).

Grass, H.: Untersuchungen über Pneumothoraxgase. Beitr. Klin. Tbk. **46**, 46 (1920).

Hachiya, M.: Influence of artificial pneumothorax upon pulmonary vessels observed by roentgengram and method of pulmonary arteriography. Kekkaku (Tuberculosio) **16**, Nr 2, 11—12 (1938). — Hill, L., and J. A. Campbell: The composition of the gases in artificial pneumothorax. Brit. Med. J. **1923**, 5, V. — Hilton, R.: La teneur en O_2 du sang artériel dans la tuberculose pulmonaire et au cours du pneumothorax artificiel. Ann. Méd. **17**, 322—326 (1925). — Some effects of artificial pneumothorax on the circulation. J. of Path. **37**, 1—8 (1933).

Jéquier-Doge, E.: La fonction cardio-pulmonaire dans le double pneumothorax. Helvet. med. Acta **10**, 71—80 (1943).

Kadokura, T.: Experimental studies on the influence of pneumothorax, hemothorax and hydrothorax upon the blood oxygen. Mitt. med. Ges. Tokyo **53**, 44—62 (1939). — Kallos, P., u. C. Zoboli: Die Beeinflussung der Atmung durch ein- und beidseitigen Oleothorax im Tierexperiment. Z. exper. Med. **93**, 7 (1934). — Kochs, K.: Studien über die Vitalkapazität bei künstlichem Pneumothorax, bei Phrenicusexairese und einseitigem Brustheftpflasterverband. Beitr. Klin. Tbk. **73**, 734—750 (1930). — Köster, K.: Über die quantitative Funktionsanalyse der respiratorischen Insuffizienz bei Behinderung der Atembewegung durch Pleuraschwarten vor und nach Behandlung mit Atemgymnastik. Beitr. Klin. Tbc. **109**, 197 (1953).

Liebermeister, K.: Über die Lungendurchblutung beim geschlossenen Pneumothorax. Arch. exper. Path. u. Pharmakol. **175**, 697—702 (1934). — Lucchi-Guiseppe: Vitalkapazität und künstlicher Pneumothorax. Zbl. Tbkforsch. **31**, 1/2 (1943).

Mazzetti, M.: I rapporti fra respirazione e circolazione nel pneumotorace artificiale. Riv. Pat. e Clin. Tbc. **10**, 568—588 (1936). — Monaldi, V.: La capacità respiratoria e la costituzione nei pneumotoracizzati. Riv. Pat. e Clin. Tbc. **1**, 507—530 (1927). — La grandezza respiratoria e le ossidazioni organiche nei sogetti che hanno abbandonato il pneumotorace terapeutico. Fisiol. e Med. **1**, 650—666 (1930). — MONALDI, V., F. BRECCIA e V. FALASCHI: Contributo alla conoschenza della meccanica respiratoria. Il movimento respiratorio toracico nei pneumotoraci artificiali incompleti e negli idropneumotoraci. Riv. Pat. e Clin. Tbc. **4**, 3—20 (1930). — MORO, R.: Le ragioni del particolare comportamento della capacita vitale nel pneumotorace. Riv. Pat. e Clin. Tbc. **7**, 596—600 (1933). — MORRIS, N., and D. K. ADAMS: Anoxaemia and the administration of O_2. II. Effect of administration of O_2 upon the anoxaemia produced by a) Pneumothorax and b) occlusion of one bronchus. J. of Physiol. **54**, 5/6, CVI (1921). — MYERS, J. A., and W. BAILEY: Studies on the respiratory organs and diseases. XX. The value of the vital capacity test in artificial pneumothorax treatment. Amer. Rev. Tbc. **10**, 597 (1925).

NYLIN, G.: Untersuchungen über das Minutenvolumen des Herzens in 2 Fällen mit einseitigem künstlichem Pneumothorax. Beitr. Klin. Tbk. **83**, 470—477 (1933).

OLMER, D., et BERTHIER: Sur la détermination du volume de la cavité pleurale au cours du pneumothorax. C. r. Soc. Biol. (Paris) **84**, 210 (1921).

PARISOT, J., et H. HERMANN: Action de la décompression lente du pneumothorax expérimental prolongé sur la nutrition générale, la ventilation et les échanges pulmonaires. C. r. Soc. Biol. (Paris) **87**, 37 (1922). — Modifications apportées à la ventilation pulmonaire par la suppression artificielle d'un poumon. C. r. Soc. Biol. (Paris) **87**, 560 (1922). — Action du pneumothorax artificiel expérimental sur les échanges respiratoires. C. r. Soc. Biol. (Paris) **87**, 561 (1922). — PETZOLD, G.: Über die Dosierung des künstlichen ein- und doppelseitigen Pneumothorax. Beitr. Klin. Tbk. **92**, 635 (1939).

RABBIOSI, U.: I gas del sangue nel pneumotorace artificiale. Lotta Tbc. **3**, 164—170 (1932). — REICHEL, H.: Atmung und Kreislauf beim künstlichen Pneumothorax. Beitr. Klin. Tbk. **87**, 647—679 (1936). — RIGONI, M.: Modificazione dell'aria residua in seguito a pneumotorace artificiale. Bull. Sci. med. **4**, 206—215 (1936). — RISI, A.: Physikalisch-chemische Blutveränderungen infolge von Pneumothorax und Phrenicusdurchtrennung. Arch. exper. Path. u. Pharmakol. **177**, 126 199, (1935).

SCHILL, E.: Pneumothoraxstudien II. Teil. Über den Zusammenhang von Vitalkapazität, Pneumothoraxdruck und Lungenkollaps bei mit Pneumothorax behandelten Lungenkranken. Beitr. Klin. Tbk. **65**, 492 (1927). — SICILIANO, L., e C. BANCI BUONAMICI: La circolazione pulmonare nel pneumotorace. Riv. Pat. e Clin. Tbc. **6**, 123—127 (1932). — SIEPER, H.: Die Vitalkapazität bei der Lungenphthise, besonders bei der Lungenkollapstherapie. Beitr. Klin. Tbk. **65**, 725 (1927).

TÖRNING, K.: Experimental pneumothorax. Acta tbc. scand. (København.) **7**, 233—284 (1933). — Experimental pneumothorax. VI. On the flow of blood through each lung in varying degrees of unilateral pneumothorax collapse. Acta tbc. scand. (København.) **8**, 1—77 (1934). — Die paradoxale Respiration bei offenem Pneumothorax. Kritik der Pendelluft-theorie. Skand. Arch. Physiol. **69**, 117—126 (1934). — TROCMÉ, CH.: Pneumothorax et changements d'altitude. Etude physio-pathologique. Ann. Méd. **35**, 138—157 (1934).

VORWECK, W.: Die Bedeutung des arteriellen Sauerstoffdefizits bei Lungentuberkulose für die Dosierung des therapeutischen Kollapses. Beitr. Klin. Tbk. **90**, 87 (1937).

WEISS, R.: Über die Durchblutung der Kollapslunge beim experimentellen Pneumothorax. Z. exper. Med. **53**, 138 (1926). — WERNLI-HAESSIG, A.: Über die Spätkomplikationen des künstlichen Pneumothorax. Schweiz. Z. Tbk. **6**, 7 (1950). — WÜLLENWEBER, G., u. H. LORENZ: Klinische Erfahrungen und gasanalytische Untersuchungen beim doppelseitigen Pneumothorax. Z. klin. Med. **122**, 539—557 (1932).

YAMANO, K.: Experimentelle Studien über den Einfluß des chirurgisch geöffneten Pneumothorax auf den respiratorischen Gaswechsel. Mitt. med. Akad. Kioto **2**, 1195—1246 (1928).

Phrenicuslähmung und Pneumoperitoneum (s. auch Pneumothorax).

BREA, M. M., u. R. C. FERRARI: Zum Studium der Einwirkung der Phrenikektomie auf den Gasstoffwechsel. Bol. Inst. Clín. quir. Univ. Buenos Aires **8**, 323—331 (1932).

DOLIVO, M.: L'effet de l'interruption de la conduction nerveuse dans un nerf phrénique sur la fréquence respiratoire. Helvet. physiol. Acta **193** (1952).

GIANOTTI, M., e G. CERUTI: Il ricambio respiratorio nella frenicoerese. Boll. Soc. ital. Biol. sper. **4**, 698—702 (1929). — Azione della frenicoexeresi sul ricambio respiratorio. Arch. ital. Chir. **27**, 743—757 (1930).

HEINE, F., u. M. HELL: Über den Einfluß der temporären Phrenicusausscheidung auf die Atemfunktion. Beitr. Klin. Tbk. **109**, 266 (1953).

KOUNTZ, W. B., L. GOTTLIEB and R. KING: The influence of changes of abdominal tension upon pulmonary function. J. Clin. Invest. **15**, 601—605 (1936).

LAUNAY, C.: Le phrénique nerf moteur; paralysies du diaphragme. Arch. méd.-chir. Appar. respirat. **9**, 5—12 (1934).

Mathieu, P., et L. Cornil: Sur les modifications bilatérales immédiates de la ventilation pulmonaire consécutives à la phrénicectomie expérimentale. C. r. Soc. Biol. (Paris) **93**, 773 (1925).

Petzold, G.: Die funktionelle Beurteilung der Phrenicusoperation. Beitr. Klin. Tbk. **97**, 161 (1941).

Risi, A.: Die Wirkung des Pneumoperitoneums und Pneumopericards auf die Kreislaufs- und Atmungsmechanik. Arch. exper. Path. u. Pharmakol. **183**, 225—235 (1936).

Scoz, G., e L. Castaldi: La funzione respiratoria nei malati di tubercolosi polmonare trattati con pneumotorace o frenicoexeresi. Riforma med. **45** (1941). — Simonelli, G.: L'azione del vago sui movimenti respiratori del torace durante la paralisi del diafragma per frenicotomia bilaterale. Boll. Soc. ital. Biol. sper. **8**, 46—50 (1933). — Strauss, L. H.: Über den Wirkungskomplex der Phrenicusexhairese. Z. exper. Med. **95**, 397—402 (1935).

Vallone, D.: Le modificazioni del polmone in seguito alla frenicoexeresi studiato col metodo della colorazione vitale. Riv. Pat. sper. **6**, 189—207 (1930).

Pneumonektomie und Pneumonektomie mit Plastik.

Andrus, W. D. W.: Observations on the total lung volume and blood flow following pneumonectomy. Bull. Hopkins Hosp. **34**, 119—121 (1923).

Bloomer, W. E., W. Harrison, G. E. Lindskog and A. A. Liebow: Respiratory function and blood flow in the bronchial artery after ligation of the pulmonary artery. Amer. J. Physiol. **157**, 317—328 (1949).

Cournand, A., R. L. Riley, A. Himmelstein and R. Austrian: Pulmonary circulation and alveolar ventilation/perfusion relationships after pneumonectomie. J. Thorac. Surg. **19**, 80 (1950).

Denolin, H., A. de Coster, A. Dumont et S. Cantinieaux-Duwaerts: Modifications cardio vasculaires consécutives à l'exérèse pulmonaire. Acta cardiol. (Bruxelles) **7**, 251—300 (1952).

Heuer, G. J., and W. D. W. Andrus: The alveolar and blood gas changes follcwing pneumectomy. Bull. Hopkins Hosp. **33**, 130—134 (1922).

Maurath, J., u. M. Werber: Pathophysiologie der Atmung nach Lob- und Pneumektomie. Langenbecks Arch. u. Dtsch. Z. Chir. **269** (1951).

Rossier, P. H., u. A. Bühlmann: Die Pathophysiologie der Atmung nach Lobektomie und Pneumektomie. Schweiz. Z. Tbk. **7**, 1—16 (1950).

Warburg, F.: Investigations into pulmonary circulation and respiration following pneumonectomy. Acta med. scand. (Stockh.) **142** (1952).

Dekortikation.

Bucher, H., u. R. Gloor: Bronchospirometrische Untersuchungen nach abgeschlossener Pneumothoraxbehandlung und nach Decortication. Schweiz. Z. Tbk. **10**, 265 (1953).

Carrol, D., J. McClement, A. Himmelstein and A. Cournand: Pulmonary function following decortication of the lung. Amer. Rev. Tbc. **63**, 231—251 (1951).

Falk, A. u. Mitarb.: A bronchospirometric study of pumlonary function after decortication in pulmonary tuberculosis. Amer. Rev. Tbc. **66**, 509 (1952).

Gordon, J., and E. S. Welles: Decortication in pulmonary tuberculosis, including studies of respiratory physiology. J. Thorac. Surg. **18**, 337 (1949).

Werber, M., u. J. Maurath: Die Dekortikation der Lunge unter Berücksichtigung funktioneller Ergebnisse. Langenbecks Arch. u. Dtsch. Z. Chir. **274**, 1—16 (1952). — Wright, G. W., L. B. Yea, G. F. Filley and A. Stranahan: Physiologic observations concerning decortication of the lung. J. Thorac. Surg. **18**, 372 (1949).

Segmentresektion und Lobektomie.

Brill, D., et C. Hatzfeld: Etude fonctionnelle d'une tumeur bronchiques. Resultat avant et après exerèse. J. franç. Méd. et Chir. thorac. **6**, 445—450 (1952).

Overholt, R. H., J. H. Walker and B. Etsten: Pulmonary function after multiple segmental resection for bronchiectasis. J. Thorac. Surg. **25**, 40 (1953).

Stanischeff, A.: Umstellung des Kreislaufes nach ausgedehnten Lungenresektionen. Langenbecks Arch. u. Dtsch. Z. Chir. **266** (1951).

Plastik (s. auch Pneumothorax).

Bolt, W., u. H. Rink: Beitrag zur Funktionsanalyse der oberen Teilplastik und ihrer Korrektur. Schweiz. Z. Tbk. **10**, 8 (1953).

Dautrebande, L.: La physiologic pathologique de la tuberculose pulmonaire. Le Scalpel **1923**, März.

Feiermann, I. M.: Einfluß der Thorakoplastik auf die Atmung. Experimentelle Untersuchungen. Arch. klin. Chir. **159**, 236—247 (1930).

Knipping, H. W.: Funktionsprobleme in der Herz- und Lungenklinik nebst einigen Bemerkungen zur Herz- und Lungenchirurgie. Dtsch. med. Wschr. **1952**, 478—491.

Lindskog, G. E., and I. Friedman: The effect of thoracoplasty and phrenic paralysis on the total volume of the lung and its component parts. Amer. Rev. Tbc. **34**, 505—526 (1936).

Rossier, P. H., u. H. Mean: Le fonction respiratoire dans la tuberculose pulmonaire. Schweiz.med. Wschr. **1940**, 1176.

Silikose.

Beckmann, H.: Häufigkeit der Bronchitis im Verhältnis zum Lebens- und Berufsalter, sowie Grad der Silikose. Beitr. Silikoseforsch. **11**, 13 (1951). — Böhme, A.: Der Einfluß körperlicher Arbeit auf das Minutenvolumen der Atmung bei Gesunden und Silikosekranken. Arch. Gewerbepath. **9**, 22—44 (1938). — Böhme, A., u. H. Lent: Silikose und Bronchitis. Beitr. Silikoseforsch. **11**, 3 (1951). — Bolt, W.: Zur Methodik der Funktionsprüfungen von Lunge und Kreislauf. Beitr. Silikoseforsch. **7**, 51 (1950). — Brückner, G.: Silikose, Atmung und Kreislauf. Verh. dtsch. Ges. Kreislaufforsch. **1935**, 192—196.

Cara, M.: Corrélations entre les taux proposés par l'expert dans la silicose et les données de l'exploration ventilatoire. In Etudes sur la fonction respiratoire au cours de la silicose. J. lorr. Silicose **1950**, 39, 43. Rev. méd. Nancy **1951**, Mars-Avril. — Memento pratique d'un examen fonctionnel élémentaire. In Etudes sur la fonction respiratoire au cours de la silicose. J. lorr. Silicose **1950**, 81, 91. Rev. méd. Nancy **1051**, Mars-Avril. — Charr, R., and R. Riddle: Pulmonary circulation in artificial pneumothorax and anthracosilicosis. Amer. J. Med. Sci. **194**, 502—504 (1937). — Cole, L. G., and W. G. Cole: Dyspnea of silicosis. J. Amer. Med. Assoc. **113**, 1216—1221 (1939).

Dautrebande, L.: L'Aerosologie. Paris: Baillière & Fils 1951. — Lutte contre les poussières de petite taille par les aérosols agglutinants. PACT 2, 4, et 5 (1951). — Aspects nouveaux de la lutte contre les poussières. Libre association des industriels de Belgique 1952. Donald, K. W.: Reaction to carbon dioxide in pneumoconiosis of coal-miners. Clin. Sci. **8**, 45—52 (1949). — Dyson, J. M.: Pulmonary heart disease in pneumoconiosis. Amer. Heart J. **9**, 764—770 (1934).

Enzer, N : Pneumoconiosis, emphysema and right heart failure. Proc. Inst. Med. Chicago **17**, 88—90 (1948).

Fletscher, C. M.: Pneumoconiosis of coal-miners. Brit. Med. J. **1**, 1015—1024, 1065 bis 1076 (1948). — Friehoff, F.: Die Bewertung statistischer Zahlen bei der Beurteilung der Zusammenhangsfrage zwischen Silikose und Bronchitis. Beitr. Silikoseforsch. **16**, 3 (1952). Frost, J., and J. Georg: The clinical evaluation of disability in silicosis. Acta med. scand. (Stockh.) **147**, 349—357 (1953).

Geever, E. F.: Pulmonary vascular lesions in silicosis and related pathologic changes. Amer. J. Med. Sci. **214**, 292—304 (1947). — Girard, J.: La cinématique pulmonaire chez les silicotiques. Etudes sur la fonction respiratoire au cours de la silicose. J. lorr. Silicose **1950**, 9—20. Rev. med. Nancy **1951**, Mars-Avril. — Gordon, B.: Emphysema in anthracosilicosis. W. Virgin. Med. J. **45**, 11 (1949). — Granati, A., e G. Peretti: Valutazione della capacita lavorativa degli operainelle minere di carbone, attraverso lo studio del massimo possibile consumo di ossigeno. Arch. di Sci. biol. **26**, 154—160 (1940). — Valutazione della capacità lavorativa degli operainelle minere di carbone, attraverso lo studio del massimo possibile consumo di ossigeno. Nota riassuntiva. Lavoro umano, **2**, 13—14 (1941). — Guillet, M.: La place de la spirographie dans l'expertise en matière de silicose. Nancy: Grandville 1951.

Hurtado, A., N. L. Kaltreider, W. W. Fray, W. D. W. Brooks and W. S. McCann: Studies of total pulmonary capacity and its subdivisions. VIII. Observation of cases of pulmonary fibrosis. J. Clin. Invest. **14**, 81—93 (1935).

Jéquier-Doge, E., et M. Lob: L'utilité pratique des examens fonctionnels dans la silicose pulmonaire. Z. Unfallmed. u. Berufskrkh. (Zürich) **39**, 70—83 (1946).

Kennedy, M. C. S.: Nachweis von Bronchialspasmen mittels spirometrischer Aufzeichnung der Vitalpapazität und der maximalen Atemkapazität. Beitr. Silikoseforsch. **10**, 21 (1950).

Lang, F.: Die Staublungen in der Schweiz. Gesundheit u. Wohlfahrt. **1952**, März. — Lavenne, F.: Le retentissement cardiovasculaire de la silicose et de l'anthraco-silicose. Rev. belg. Path. **21**, uppl. 6 (1951). — Lorriaux, A.: Le fonctionnement cardiovasculaire du silicotique. Rev. Méd. Minière. **3**, 36—41 (1950). — Luchsinger, P., u. A. Bühlmann: Die Lungenfunktion bei der Silikose und die Prognose nach Aufhören der Staubarbeit. Z. Unfallmed. und Berufskrkh. (Zürich) **46**, 282—288 (1953).

MCCANN, W. S.: Physiology of the fibrotic lung. In third symposium of silicosis (Trudeau School of Tuberculosis). Wasau, Kuechle 1937. — MEYER, A., et D. BRILLE: Étude clinique et physio-pathologique des manifestations respiratoires observées chez les travailleurs exposés au béryllium. Semaine Hôp. **1949**, 78. — MOTLEY, H. L., L. P. LANG and B. GORDON: Pulmonary emphysema and ventilation measurements in one hundred anthracite coal-miners with respiratory complaints. Amer. Rev. Tbc. **59**, 270—288 (1949). — Studies on the respiratory gas exchange in one hundred anthracite coal miners with pulmonary complaints. Amer. Rev. Tbc. **61**, 201—225 (1950).

PARRISIUS, W.: Bronchitis und Silikose. Beitr. Silikoseforsch. **10**, 31 (1950).

REICHMANN, V.: Funktionsprüfungen von Atmung und Kreislauf mittels klinischer Methoden. Beitr. Silikoseforsch. **7**, 3 (1950). — ROCHE, L.: L'appréciation des troubles fonctionnels dans l'expertise des silicotiques. In Études sur la fonction respiratoire au cours de la silicose. J. lorr. Silicose **1950**, 73—80. Rev. méd. Nancy **1951**, Mars-Avril. — ROSSIER, P. H.: A propos de la physio-pathologie de la silicose. Helvet. Med. Acta **12**, 629—631 (1945). Funktionelle Prüfung der Atmung bei Staublungen-Erkrankungen. Jötten-Gärtner, Staublungen-Erkrankungen. Sonderdruck Wiss. Forschgsber. **60** (1950). — ROSSIER, P. H., u. H. BUCHER: Pathophysiologie der Silikose. Z. Unfallmed. u. Berufskrkh. (Zürich) **40**, 159 bis 167 (1947). — ROSSIER, P. H., H. BUCHER u. K. WIESINGER: Studien über die Pathophysiologie der Atmung bei der Silikose. Die Lungenfunktion in Ruhe bei der Silikose. Vjschr. naturforsch. Ges. Zürich **92**, 83—119 (1947). — ROSSIER, P. H., u. A. BÜHLMANN: Studien über die Pathophysiologie bei der Silikose. Die Lungenfunktion im Arbeitsversuch. Vjschr. naturforsch. Ges. Zürich. **95**, 51—72 (1950). — ROSSIER, P. H., A. BÜHLMANN u. P. LUCHSINGER: Die Pathophysiologie der Atmung bei der Silikose. PACT (Brüssel) **1954**, 280. — RUYSSEN, L.: L'examen de la fonction respiratoire dans la pratique courante et la médecine du travail et dans l'expertise. In Études sur la fonction respiratoire au cours de la silicose. J. lorr. Silicose, **1950**, 44—72. Rev. Med. Nancy **1951**, Mars-Avril.

SADOUL, P., et M. GUILLET: Le dépistage des simulateurs par l'exploration fonctionnelle. In Etudes sur la fonction respiratoire au cours de la silicose. J. lorr. silicose **1950**, 21—33. Rev. Med. Nancy **1951**, Mars-Avril. — SAMUELSSON, S.: Chronic cor pulmonale in silicosis. Acta med. scand. (Stockh.) Suppl. 266 (1952). — SCHLOMKA, G., u. L. SCHULZE: Zur Beurteilung von Herz und Kreislauf bei Steinstaublungenkranken. Klin. Wschr. **1934**, 1208 bis 1214. — SEEVERS, M. H., N. ENZER and T. J. BECKER: The respiratory and circulatory anoxia in silicosis and cardio-vascular disease. J. Industr. Hyg. a. Toxicol. **20**, 593—634 (1938).

TIFFENEAU, R.: Indice pulmonaire résiduel pour le diagnostic et la mesure de l'emphysème pulmonaire. J. Praticiens, Paris **1949**, 509—512. Bull. Acad. Nat. Méd. (Paris) **132**, 389—391 (1948).

WEISS, A. G., J. WITZ et F. KOEBELE: L'angiopneumographie dans les silicoses et les dilatations bronchiques. Presse méd. **1950**, 1437—1438. — WITZ, J.: L'angiopneumographie, moyen d'étude de la fonction respiratoire chez les silicotiques. In Études sur la fonction respiratoire au cours de la silicose, S. 34—38, 1950. Rev. Med. Nancy, **1951**, Mars-Avril. — WORTH, G.: Bronchographische Studien bei Silikose. Beitr. Silikoseforsch. **17**, 3 (1952).

ZORN, O.: Funktionsprüfungen von Atmung und Kreislauf mittels der Spiro-Ergometrie nach BRAUER-KNIPPING. Beitr. Silikoseforsch. **7**, 23 (1950).

Pneumonose.

AUSTRIAN, R., J. H. MCCLEMENT, A. D. RENZETTI, K. W. DONALD, R. L. RILEY and A. COURNAND: Clinical and physiologic features of some types of pulmonary diseases with impairment of alveolar-capillary diffusion. The syndrome of alveolar-capillary block. Amer. J. Med. **11**, 667—685 (1951).

BRAUER, L.: Die respiratorische Insuffizienz. Verh. dtsch. Ges. inn. Med. **44**, 120—150 (1932).

DONALD, K. W., A. D. RENZETTI, R. L. RILEY and A. COURNAND: Analysis of factors affecting partial pressures of oxygen and carbon dioxide in gas and blood of lungs. III. Results J. Appl. Physiol. **4**, 497—525 (1952).

JANSEN, K., H. W. KNIPPING u. K. STROMBERGER: Klinische Untersuchungen über Atmung und Blutgase. Beitr. Klin. Tbk. **80**, 304—373 (1932).

KNIPPING, H. W.: Die Pneumonose. Erg. inn. Med. **48**, 249 (1935). — KROETZ, C.: Physiologische und pathologische Schwankungen an Sauerstoffdurchlässigkeit der Lungen. Verh. dtsch. Ges. inn. Med. **43**, 105 (1931).

ROSSIER, P. H., A. BÜHLMANN u. P. LUCHSINGER: Bemerkungen über Diffusionsstörungen der Lunge. Schweiz. med. Wschr. **1954**, 25—27. — RÜHL, A.: Über Störungen des Sauerstoffdurchtritts in der Lunge. Arch. exper. Path. u. Pharmakol. **158**, 282—303 (1930).

SCHJERNING, J.: Über das Problem der Zyanose und den Begriff der Pneumonose. Beitr. Klin. Tbk. **50**, 97 (1922). — SCHOEN, R.: Über Pneumonose. Verh. dtsch. Ges. Kreislaufforsch. **1935**, 94—98, 104—111.

Pulmonalsklerose (s. auch Emphysem).

BEZANÇON, F., CH. O. GUILLAUMIN et J. CÉLICE: Acidose gazeuse et sclérose pulmonaire. Bull. Soc. méd. Hôp. Paris **43**, 1147—1152 (1927). — BINGER, A. C. L., D. BOYD and R. L. MOORE: The effect of multiple emboli of the capillaries and arterioles of one lung. J. of Exper. Med. **45**, 643 (1927). — BINGER, A. C. L., BROW and BRANCH: Experimental studies on rapid breathing. I. Tachypnea, independant of anoxemia, resulting from multiple emboli in the pulmonary arterioles and capillaries. J. Clin. Invest. **127**, 1 (1924). — Experimental studies on rapid breathing. II. Tachypnea, dependant upon anoxemia, resulting from multiple emboli in the larger branches of the pulmonary artery. C. Clin. Invest. **155**, 1 (1925). — BINGER, A. C. L., and R. L. MOORE: Changes in carbon dioxide tension and hydrogen ion concentration of the blood following multiple pulmonary embolism. J. of Exper. **45**, 633 (1927). — BIRCHER, A.: Zur Kenntnis der Pulmonalsklerose. Diss. Zürich. 1949.

GALDSTON, M., W. W. BREWSTER, J. M. STEELE and J. WEISS: Derangements of pulmonary function in individuals without clinical evidence of disease of heart or lungs. J. Appl. Physiol. **5**, 17—23 (1952).

HATT, P. Y., et J. P. SEBILLOTTE: Étude angiocardiopneumographique des embolies pulmonaires. Semaine Hôp. **87**, 91 (1952).

KALT, W.: Die Klinik der entzündlich bedingten Pulmonalsklerose (sog. „primär Pulmonalsklerose") Cardiologia (Basel) **8**, 5/6 (1944).

LENÈGRE, J., et A. GERBAUX: Le coeur pulmonaire chronique par thrombose artérielle pulmonaire. Arch. Mal. Coeur **45**, 289 (1952).

MÜLLER, C. F.: Les scléroses de l'artère pulmonaire. Diss. Zürich 1942.

PARMLEY jr., L. F.: Primary pulmonary arteriolosclerosis. Arch. Int. Med. **90**, 157—181 (1952).

STENDER, H. S.: Ein Beitrag zum Krankheitsbild des Cor pulmonale chronicum. Fortschr. Röntgenstr. **76**, 324—331 (1952). — STENDER, H. ST., u. M. TAUBERT: Zum klinischen Erscheinungsbild der Arteriitis pulmonalis. Ärztl. Wschr. **1953**, 121.

TURCHETTI, A., u. G. SCHIROSA: Essential pulmonary hypertension and its phases of evolution. Cardiologica (Basel) **21**, 3 (1952).

WHITTERIDGE, D.: Multiple embolism of the lung and rapid shallow breathing. Physiologic. Rev. **30**, 475—486 (1950). — WUHRMANN, F., u. W. KALT: Zur Klinik der Pulmonalis-Erkrankungen. Schweiz. med. Wschr. **1945**, 58—62.

Morbus Boeck und Lungenfibrosen.

COATES jr., E. O., and J. H. COMROE jr.: Pulmonary function studies in sarcoidosis. J. Clin. Invest. **30**, 848 (1951).

DONALD, K. W., A. D. RENZETTI, R. L. RILEY, A. COURNAND: Analysis of factors affecting concentrations of oxygen and carbon dioxide in gas and blood of lungs. Results. J. Appl. Physiol. **4**, 497 (1952). — DRESSLER, M.: Über die Lungenbeteiligung bei der Granulomatosis benigna. Erg. inn. Med. **104**, 63 (1942).

GOETZ, R. H.: The heart in generalised sclerodermia. Progressive systemic sclerosis. Angiology **2** (1951).

LEITNER, S. J.: Elektrokardiographische und spirometrische Untersuchungen bei der Epitheloidzelligen Granulomatose. (M. Besnier-Boeck-Schaumann.) Cardiologia (Basel) **10**, 379 (1946).

MCCLEMENT, J. H., A. D. RENZETTI, A. H. HIMMELSTEIN and A. COURNAND: Cardiopulmonary function in the pulmonary form of Boeck's sarcoid and its modification by cortisone therapy. Amer. Rev. Tbc. **67**, 154 (1953).

WRIGHT, G. W. u. Mitarb.: Observations concerning pathological physiology underlying exertional dyspnea in the disease "granulomatosis occuring in beryllium workers", in Symposium on Military Physiology, Digest Series No 4, GE 61/1, 4—6 Dec 1947 (Washington 25, D. C.: Military Research and Development Board), p. 135. — WRIGHT, G. W., and G. F. FILLEY: Pulmonary fibrosis and respiratory function. Amer. J. Med. **10**, 643 (1951).

Diabetische Acidose.

ARSENIJEVIC, M. S., u. H. W. KNIPPING: Über die Atmung beim Koma diabeticum. Z. exper. Med. **74**, 787—806 (1930).

BAUR, H.: Zur Kenntnis des Insulins und seiner Wirkung. IV. Mitt. R. KUHN u. H. BAUR, Der Einfluß des Insulins auf den Milchsäuregehalt und die Wasserstoffzahl des Blutes.

Hoppe-Seylers Z. **141**, 2/3, 68 (1924). — BERTRAM, W.: Heilfasten. 2. Die Beeinflussung des Säure-Basenhaushaltes durch Fastenbehandlung. Dtsch. Z. Verdgs- usw. Krkh. **3**, 249—265 (1940).

CHANG, H. C., G. A. HARROP jr., and B. M. SCHAUB: The circulating blood volume in diabetic acidosis. J. Clin. Invest. **5**, No 3, 407 (1928). — CHRISTOL, P.: Interprétation des valeurs de la réserve alcaline du plasma sanguin au cours des céto-acidoses. C. r. Acad. Sci. Paris **188**, 1451—1452 (1929). — CULLEN, G. E., and L. JONAS: The effect of insulin treatment on the hydrogen ion concentration and alcali reserve of the blood in diabetic acidosis. J. of Biol. Chem. **57**, No 2, 540 (1923).

DODDS, E. C., and J. D. ROBERTSON: The relation of aceto-acetic acid to diabetic coma and the cause of death. Lancet **1930 I**, 852—854.

ENDRES, G.: Das Säure-Basengleichgewicht in der diabetischen Acidose. Dtsch. Arch. klin. Med. **146**, 1/2, 51 (1925). — ENDRES, G., u. H. LUCKE: Die Regulation des Blutzuckers und der Blutreaktion beim Menschen. II. Mitt. Die physikalisch-chemische Atmungsregulation bei Hypoglycämie. Z. exper. Med. **45**, 3/4, 285 (1925).

FISHER, P., and J. I. KLEINERMAN: Total oxygen consumption and metabolic rate of patients in diabetic acidosis. J. Clin. Invest. **31**, 1 (1952).

GIUSTI, A.: Sull'azione dell'iperpnea sulla glicemia e sulla riserva alcalina nei diabetici. Fisiol. e Med. **4**, 657—664 (1933). — GOLLWITZER-MEIER, K.: Über den Nachweis von Veränderungen im Säurehaushalt des Blutes. Dtsch. Arch. klin. Med. **149**, 3/6, 151 (1925). — Zur Frage der spezifischen Wirkung der Ketonkörper auf die Atmung. Arch. exper. Path. u. Pharmakol. **125**, 5/6, 278 (1927).

KLEIN, O., u. H. HOLZER: Über die aktuelle Reaktion des Blutes im Insulinschock beim Menschen. Med. Klin. **1928 II**, 1391—1392. — KREHL, L., u. H. MEZGER: Beobachtungen über die Behandlung der Acidose bei schwerem Diabetes mellitus. Hoppe-Seylers Z. **130**, 108 (1923). — KUSUNOKI: On the alkalinity of the blood in physiological and pathological states. Tokyo-Igakkai-Zasshi **29**, 16 (1914).

LOEB, L. F.: Die Kohlensäuretension in den Lungenalveolen (Ihre Bedeutung für die Regulation der Atmung und für die Bestimmung der Acidose beim Diabetes mellitus). Z. exper. Med. **11**, 1/2, 16 (1920). — LYMAN, R. S., E. NICHOLLS and W. S. MCCANN: The respiratory exchange and blood sugar curves of normal and diabetic subjects after epinephrin and insulin. Proc. Soc. Exper. Biol. a. Med. **20**, No 8, 485 (1923). — The respiratory exchange and blood sugar curves of normal and diabetic subjects after epinephrin and insulin. J. Pharmacol. a. Exper. Ther. **21**, No 5, 343 (1923).

MARSHALL, C., W. S. MCCULLOGH and L. F. NIMS: p_H of the cerebral cortex and arterial blood under insulin. Amer. J. Physiol. **125**, 680—682 (1939). — MIYAKE, T.: Pancreatic secretion and p_H of the blood. Jap. J. med. Sci., Trans. III. Biophysics **2**, 156 (1932).

OLMSTED, J. M. D., and A. C. TAYLOR: The effect of insulin on the oxygen saturation of hemoglobin. J. of Biol. Chem. **59**, No 1, 30 (1924).

PETERS, J. P., H. A. BULGER, A. J. EISENMAN and C. LEE: Total acid-base equilibrium of plasma in health and disease. VI. Studies of diabetes. J. Clin. Invest. **2**, No 2, 167 (1925). POULTON: The supposed acid intoxication of diabetic coma. J. of Physiol. **50**, 1 (1915).

RATHERY, F., et F. BOULET: La tension de l'acide carbonique dans l'air alvéolaire comme méthode d'appréciation de l'acidose dans le diabète. Paris méd. **1921 II**, 380. — REISS, M., u. R. WEISS: Der Einfluß des Insulins auf den Gaswechsel. Z. exper. Med. **49**, 1/3, 276—293 (1926). — ROSSIER, P. H., et P. MERCIER: L'équilibre acide-base dans le coma diabétique. Verh. Schweiz. naturforsch. Ges. Zürich **1931**, 367—368. — L'acidose du coma diabétique. Arch. internat. Méd. expér. **7**, 85—123 (1932).

SENDRAIL, M., et A. LAMARCHE: Les troubles acido-basiques dans le diabète rénal. Étude clinique et expérimentale. Ann. Méd. **32**, 18—32 (1932). — SIMONSON, E., u. KL. GOLLWITZER-MEIER: Zur pathologischen Physiologie des Respirationsstoffwechsels. III. Mitt. Der respiratorische Umsatz beim Diabetes. Z. exper. Med. **73**, 25—44 (1930). — SLYKE, D. D. VAN, E. STILLMAN, G. E. CULLEN and R. FITZ: Studies of acidosis. VI. The blood, urine and alveolar air in diabetic acidosis. J. of Biol. Chem. **30**, 2 (1917). — STRAUB, H., F. GÜNTHER u. R. FRÖHLICH: Veränderungen im Ionengehalt des Blutes unter Insulin. Klin. Wschr. **1923**, 52, 2337. — SYLLABA, J., u. J. CERMAK: Acidosis des Diabetikers. Čas. lék. česk. **1936**, 678—680, 1466.

WIECHMANN, E., u. F. KOCH: Über die Sauerstoffsättigung des Venenblutes peripherer Gefäßgebiete im Insulinshock. Münch. med. Wschr. **1928**, 1800—1801. — WISHNOFSKY, M., and C. S. BYRON: The respiratory quotient. Its use in the diagnosis of diabetes mellitus. Arch. Int. Med. **48**, 470—477 (1931). — WISLICKI, L.: Zur Genese atypischer Endzustände beim Diabetes mellitus. (Die Bedeutung der Alkalireserve für die Regulation des Stoffwechsels.) Klin. Wschr. **1932 I**, 56—57.

Hyperventilation. Tetanie und Epilepsie.

ARMITAGE, G. H., and W. M. ARNOTT: Effect of voluntary hyperpnea on pulmonary blood flow. J. of Physiol. **109**, 64—69 (1949). — Air distribution in lungs during hyperventilation. J. of Physiol. **109**, 70—80 (1949).

BALLIF, L., et I. GHERSCOVOCI: L'équilibre acido-basique dans la tétanie. C. r. Soc. Biol. (Paris) **111**, 114—116 (1932). — BAUDOUIN, A., et H. SCHAEFFER: L'épreuve de l' hyperpnée. Revue neur. **40**, 445—473 (1933). — BEHRENDT, H., u. E. FREUDENBERG: Über die Angriffspunkte der tetanigenen Reize. Beobachtungen bei der Atmungstetanie. Klin. Wschr. **1923**, Nr 19, 866 und Nr 20, 919. — BIELSCHOWSKY, P., u. C. MANDOWSKY: Über Zustand und Zustandsänderung im Säure-Basengleichgewicht bei der Pathogenese der Hyperventilationstetanie. Z. klin. Med. **114**, 470—476 (1930). — BIRREL, R. G., and E. W. H. CRUICKSHANK: Variations in the distribution of CO_2 and chlorides in the cells and plasma of blood in tetany following thyroparathyroidectomy. Proc. Soc. Exper. Biol. a. Med. **21**, 117 (1923). — BRAHDY, M. B., u. TH. BREHME: Beiträge zum Tetanieproblem. II. Mitt. Weitere Untersuchungen zur Frage der Adrenalin- und Ergotaminwirkung bei der Hyperventilationstetanie. Z. exper. Med. **59**, 232 (1928). — BREDNOW, W.: Beeinflussung der zirkulierenden Blutmenge und der Blutverteilung durch physikalische und pharmakologische Maßnahmen. II. Mitt. Einfluß der Überventilation. Z. exper. Med. **74**, 224—231 (1930). — BROWN jr., E. B.: Changes in brain p_H response to CO_2 after prolonged hypoxic hyperventilation. J. Appl. Physiol. **2**, 10 (1950). — BROWN jr., E. B., G. S. CAMPBELL, J. O. ELAM, F. GOLLAN, A. HEMINGWAY and M. B. VISSCHER: Electrolyte changes with chronic passive hyperventilation. J. Appl. Physiol. **1**, 848—855 (1949). — BRÜHL, H.: Untersuchungen zur Atmungsregulation bei der Tetanie. Mschr. Kinderheilk. **53**, 1—13 (1932). — BYRAN, W. R., and W. E. GARREY: The role of high temperature and panting in parathyroid tetany of dogs. Amer. J. Physiol. **93**, 638—639 (1930).

CALVIN, G. K., and M. P. BOROVSKY: Spasmophilia and the alcaline reserve of blood. Amer. J. Dis. Childr. **23**, 493 (1922). — CAUSSADE, V., et JACOB: Étude de l'équilibre acide-base dans l'épilepsie. Bull. Soc. Pediatr. Par. **34**, 424—429 (1936). — CHRISTIE, R. V.: Some types of respiration in the neurose. Quart. J. Med. **4**, 427—432 (1935). — CRUICKSHANK, E. W. H.: Variations in alcali reserve and acid-base balance in tetany. Proc. Soc. Exper. Biol. a. Med. **21**, 115 (1923).

DAUTREBANDE, L.: De la richesse en acide carbonique du plasma artériel par rapport au sang total dans l'hypercapnie et l'acapnie. C. r. Soc. Biol. (Paris) **101**, 497—500 (1929). — DIJKSTRA, B.: L'excitabilité électrique dans la condition d'hyperpnée. Arch. internat. Physiol. **48**, 373—404 (1939). — DOUGLAS, C. G., and R. E. HAVARD: The changes in the CO_2 pressure and hydrogen ion concentration of the arterial blood of man which are associated with hyperpnea due to CO_2. J. of Physiol. **74**, 471—489 (1932). — DRAGSTEDT, L. R.: The pathogenesis of parathyreoid tetany. J. Amer. Med. Assoc. **79**, 1593 (1922). — DUZAR, J., J. HOLLO u. ST. WEISS: Über die Wirkung der mechanisch hervorgerufenen Hyperventilation auf das Säurebasengleichgewicht. Z. exper. Med. **45**, 708 (1925).

EGE, R., et V. HENRIQUES: Recherches sur la concentration en ions H après ingestion abondante d'acides ou de bases, et pendant les attaques tétaniques consécutives à l'extirpation des glandes parathyroides. C. r. Soc. Biol. (Paris) **85**, 389 (1921). — EULER, U. S. v., u. C. M. HESSER: Beobachtungen über Hemmungen der Sinusdruckreflexe durch Ergotamin, Dihydroergotamin und Hyperventilation. Schweiz. med. Wschr. **1947**, 20—21.

FOWWEATHER, F. S., C. L. DAVIDSON and L. ELLIS: Spontaneous hyperventilation tetany. Brit. Med. J. **1940**, 373—376. — FRANK, E., R. LEISER u. ST. WEISZ: Überventilationsacetonurie und Überventilationslactacidurie (-lactacidämie). Scheinacidosen und ihre klinische Bedeutung. Z. klin. Med. **114**, 219—232 (1930). — FRANK, F.: Das Tetaniesyndrom und seine Pathogenese. Klin. Wschr. **1922**, 305. — FRASER, R., and W. SARGANT: Hyperventilation attacks. Brit. Med. J. **1**, 378—380 (1938). — FRISCH, F., u. E. FRIED: Zur Frage der angeblichen Alkalose bei Epilepsie. Z. exper. Med. **49**, 462 (1926).

GEUS, J. G. F. DE: Über Tetanie und Alkalosis. Nederl. Mschr. Geneesk. **13**, 361 (1926). GOLLWITZER-MEIER, KL.: Die Überventilationsapnoe. Pflügers Arch. **206**, 141 (1924). — GONAS, L., and O. H. P. PERRY: Study of a case of unexplained low carbon dioxide combining power of the blood. Amer. J. Med. Sci. **161**, 383 (1921). — GRANT, S. B.: The role of anoxemia in the causation of tetany during hyperpnea. Amer. J. Physiol. **66**, 274 (1923). — GREENWALD, J.: The supposed relation between alcalosis and tetany. J. of Biol. Chem. **54**, 285 (1922).

HADORN, W.: Tetanieproblem. Helvet. med. Acta **13**, 251—278 (1946). — HADORN, W., u. P. STUCKI: Zur Tetaniefrage. Helvet. med. Acta **18**, 1—15 (1951). — HARNAPP, G. O.: Die Bedeutung der Kohlensäure für die Formenzustände des Blutcalciums. Mschr. Kinderheilk. **82**, 341—531 (1940). — HERXHEIMER, H., u. R. KOST: Untersuchungen über den Gasstoffwechsel bei verschiedenen Arten der Hyperventilation. Z. klin. Med. **116**, 88—102 (1931).

Hollo, J., u. St. Weiss: Tetanie und Alkalose. Wien. klin. Wschr. **39**, 1422 (1926). — Holtz, F.: Beitrag zur Kenntnis der Überventilationstetanie. Hoppe-Seylers Z. **194**, 76—80 (1931).

Katzenelbogen, S.: The distribution of calcium between blood and fluid and the carbon dioxide content of the blood in epilepsy. The relation between epilepsy and tetany. J. Nerv. Dis. **74**, 636—644 (1931). — Kawakami, M., and K. Oku: "Washing out" of CO_2 by forced breathing. J. Hyogo Med. Sci. **1**, 1 (1951). — Koll, C.: Zur Frage der Hyperventilation. Arch. f. Psychiatr. **83**, 597 (1928).

Lepper, E. H., and M. Martland: Variations in the p_H and bicarbonate of the plasma, and of the alveolar CO_2 during forced breathing. Biochemic. J. **21**, 823 (1927). — Lucchi, G. e. B. Manfredini: Ulteriore contributo allo studio della iperventilazione polmonare. Ricerche sul comportamento dell'acido lattico del sangue e della riserva alcalina. Giorn. Clin. med. **12**, 1042—1054 (1931).

Madsen, J.: L'équilibre acide-base chez les malades atteints de convulsions. C. r. Soc. Biol. (Paris) **117**, 625—630 (1934). — Mainzner, F.: Über eine Störung des Säurebasengleichgewichtes bei der idiopathischen Tetanie des Erwachsenen. Z. exper. Med. **52**, 103 (1926). — Mandowsky, C.: Zur Überventilation. Dtsch. med. Wschr. **1929 II**, 1165—1168. — Mantowsky, C.: Über Beziehungen zwischen Blutzuckerspiegel und Überventilationstetanie. Z. klin. Med. **111**, 135—146 (1929). — McCance, R. A.: Spontaneous overbreathing tetany. Quart. J. Med. **1**, 247—255 (1932). — McCance, R. A., et E. Watchborn: La tétanie par hyperpnée, variations du calcium. Lancet **1937 I**, 23. Febr. — Meili, E.: Zur Pathophysiologie des Effortsyndroms. Helvet. med. Acta **15**, 440 (1948). — Meysenburg, L. v., and G. F. McCann: The diffusible calcium of the blood serum human richets and experimental dog tetany. J. of Biol. Chem. **47**, 541 (1921). — Monasterio, G.: Untersuchungen über Hyperventilation. Z. exper. Med. **81**, 276—287 (1932). — Mørdre, S. K.: Bemerkungen zum Verhalten der Alkalireserve im Organismus bei einigen Fällen von Epilepsie. Norsk. Mag. Laegevidensk. **83**, 603 (1922). — Müller, E. A.: Der Gasaustausch in den Lungen bei künstlicher und forcierter Atmung. Tagg Dtsch. Physiol. Ges. Bonn. 26.—29. Mai 1931.

Paschkis, K., u. G. Buttu: Untersuchungen über die Hyperketonämie bei Hyperventilation und anderen alkalotischen Zuständen. Z. klin. Med. **123**, 764—772 (1933). — Paschkis, K., u. J. Monguié: Blutzuckerspiegel und Hyperventilationstetanie. Z. klin. Med. **123**, 773—775 (1933). — Pennacchietti, M., ed O. Maestri: Iperventilazione polmonare ed equilibrio acido-basico del sangue negli/stati ipertensivi. Arch. Sci. med. **58**, 465—492 (1934). Piotrowski, G.: Modifications sérologiques dans l'hyperpnée expérimentale chez l'homme. J. Physiol. et Path. gén. **27**, 777—780 (1929). — Popoviciu, G., Gr. Benetato et C. Oprisiu: Contribution à l'étude de l'ammoniagenèse. L'ammoniaque sanguin dans la tétanie de l' hyperventilation. C. r. Soc. Biol. (Paris) **119**, 443—444 (1935). — Popoviciu, G., et H. Popescu: Contribution à l'étude du chimisme de la tétanie d'hyperventilation. C. r. Soc. Biol. (Paris) **101**, 406—408 (1929). — Beiträge zum Tetanieproblem. III. Mitt. Blutserum-Ca und -P in der Hyperventilationstetanie mit Adrenalin u. Ergotamin. Z. exper. Med. **69**, 1—13 (1929). — Powers, J. H.: Observations on the effect of hyperventilation on the vital capacity of surgical patients. With some remarks on the effect of postoperative complications and the influence of abdominal binders and adhesive strapping. J. Thorac. Surg. **5**, 306—314 (1936).

Rapoport, S.: The role of overventilation in diseases of infancy. Ann. paediatr. (Basel) **176**, 137—159 (1951). — Rohmer, P., et P. Woringer: Recherches sur le p_H sanguin dans la spasmophilie du nourisson. Rev. franç. Pédiatr. **2**, 3, 319 (1926). — Rossier, P. H.: Die Atmungstetanie. Schweiz. Med. Wschr. **1939**, 357. — Rossier, P. H., et P. Mercier: Epilepsie et alcalose. Acta Soc. Helvet. Sci. nat. **1930**, 367—369. — L'équilibre acide-base dans la tétanie parathyroiprive. Acta Soc. Helvet. Sci. nat. **1932**, 426—427. — Les tétanies. Arch. intern. exper. Med. **7**, 5—60 (1932). — La classification biologique des tétanies. Rev. Méd. Suisse rom. **57**, 29—39 (1937).

Sager, O., A. Kreindler et A. Bruch: Recherches pléthysmographiques et capillaroscopiques dans l'hyperpnée volontaire. C. r. Soc. Biol. (Paris) **102**, 148—150 (1929). — Scholtz, H. G.: Zur Frage der therapeutischen Beeinflussung der Mineralzusammensetzung des Blutes bei Tetanie. Dtsch. Arch. klin. Med. **172**, 539—550 (1932). — Schwiegk, H.: Der Einfluß der Kohlensäureatmung und Hyperventilation auf Stoffwechsel und Kreislauf des Menschen. Z. Kreislaufforsch. **22**, 669—673 (1930). — Selbach, H.: Über intravenöse p_H-Messungen im experimentellen epileptischen Anfall (durch Cardiazol). Z. Neur. **160**, 334—345 (1937). — Short, J. J.: Hyperventilation. Med. Arts a. Sci. **6**, 3 (1952).

Targowla, R., H. Montassut et R. Rafflin: Notes sur les variations de l'équilibre acide-base au cours de l'hyperpnée. C. r. Soc. Biol. (Paris) **93**, 330 (1925). — Tezner, O.: Tetanie und Alkalose. Mschr. Kinderheilk. **28**, 97 (1924). — Tileston, W., and F. P. Underhill: Tetany in the adult with special reference to alkalosis and calcium metabolism. Trans. Assoc. Amer. Physiol. **37**, 87 (1922). — Tetany in the adult with special reference to alkalosis and calcium metabolism. Amer. J. Med. Sci. **165**, 625 (1923).

Vagt, H. J.: Untersuchungen über die Veränderungen des Beinvolumens bei forcierter Überventilation. Diss. Hamburg 1939. — Voit, K., u. J. Cyba: Das Verhalten des Blutdrucks bei Hyperventilation und Sauerstoffatmung. Münch. med. Wschr. **1933 II**, 1466—1468.

Wenner, W. F., and E. Muntwyler: Hydrogen ion concentration and carbon dioxide content of blood of parathyroidectomized dogs. Proc. Soc. Exper. Biol. a. Med. **24**, 480 (1927). — Wiesinger, K., u. H. Zellweger: Über eine eigenartige Atmungsstörung bei Epilepsie. Helvet. paediatr. Acta **2**, 466—468 (1947). — Wilson, R. H., C. W. Borden, R. V. Ebert and H. S. Wells: A comparison of the effect of voluntary hyperventilation in normal persons, patients with pulm. emphysema, and patients with cardiac disease. J. Labor. a. Clin. Med. **36**, 1 (1950). — Wingfield, A.: Hyperventilation tetany in tropical climates. Brit. Med. J. **1941**, 929—930. — Wood, P.: Da Costa's syndrome. Brit. Med. J. **1941**, 805—811.

Yonezawa, Suezi, Yositora Nisizaki and H. Masuzawa: Contribution to the composition of the alveolar air by the effect of the forced breathing. Okayama-Igakkai-Zasshi **52**, 2188—2190 (1940).

Medikamentöse Beeinflussung der Atmung.

Anrep, G. V., and R. K. Cannan: The concentration of lactic acid in the blood in experimental alkalaemia and acidaemia. J. of Physiol. **58**, 2/3, 244 (1923). — Antognetti, L.: L'emoglobina nel sistema chimica regolatore della reazione del sangue. Acidosi sperimentale e reazione emopoietica. Arch. Phisiopatologia ecc. **5**, 305—323, 357—372 (1937).

Baird, M. M., C. G. Douglas, J. B. S. Haldane and J. G. Priestley: Ammonium chloride acidosis. J. of Physiol. **57**, Nr 3/4, 41 (1923). — Bénard, H., et F.-P. Merklen: Acidose salicylée. C. r. Soc. Biol. (Paris) **107**, 973—975 (1931). — Böger, A., u. M. Nothmann: Über das Verhalten der Alkalireserve bei der Salyrgandiurese. Klin. Wschr. **1932 II**, 2146—2148. — Bühlmann, A., A. Labhart, H. J. Holtmeier u. O. Spühler: Verschiebungen im Elektrolyt- und Säure-Basen-Gleichgewicht beim Menschen unter Carboanhydrase-Hemmung. Helvet. Med. Acta **20**, 323—327 (1953).

Cape, J., and E. L. Sevringhaus: The rate of change of alkali reserve after ingestion of salts of organic compounds. II. Rate of change of alkali reserve after ingestion of sodium citrate and sodium bicarbonate. J. of Biol. Chem. **121**, 549—559 (1937). — Capraro, V., e E. Milla: Durata dell'alcalosi e acidosi sperimentale da ingestione massiva di $NaHCO_3$ e di NH_4Cl. Boll. Soc. ital. Biol. sper. **15**, 604—606 (1940). — Carpenter, T. M.: The effect of urea on the human respiratory exchange and alveolar carbon dioxide. J. Nutrit. **15**, 499—512 (1938). — Cestan, Sendrail et Lasalle: Les modifications de l'équilibre acide-base du liquide céphalorachidien dans les acidoses expérimentales. C. r. Soc. Biol. (Paris) **93**, 26, 475 (1925). — Cochran, J. B.: The repiratory effects of salicylate. British Med. J. **1952**, 976.

Denning, H. D., H. Dill u. I. H. Talbott: Bilanzuntersuchung einer Salmiakacidose. Arch. exper. Path. u. Pharmakol. **144**, 297—310 (1929).

Farber, H., R. M. J. Yiengst and N. W. Shock: The effect of the therapeutic dose of aspirin on the acid-base balance of the blood of normal adults. Amer. J. Med. Sci. **217**, 256—262 (1949). — Folling, A.: On the mechanism of the ammonium chloride acidosis. Acta med. scand. (Stockh.) **71**, 221—279 (1929).

Gisselsson, L.: Über die Einwirkung von organischen Calciumsalzen auf das Säure-Basengleichgewicht im Organismus. Acta med. scand. (Stockh.) **104**, 414—425 (1940). — Glatzel, H., u. F. Schmitt: Das Säure-Basengleichgewicht im Blut nach Kochsalzzufuhr. Z. exper. Med. **94**, 370—377 (1934).

Haldane, J. B. S., R. Hill and J. M. Luck: Calcium chloride acidosis. J. of Physiol. **57**, 301 (1923). — Haldane, J. B. S., G. C. Linder, R. Hilton and F. R. Fraser: The arterial blood in ammonium chloride acidosis. J. of Physiol. **65**, 412—421 (1928). — Harkins, H. N., and A. B. Hastings: A study of electrolyte equilibrium in the blood in experimental acidosis. J. of Biol. Chem. **90**, 565—595 (1931). — Hendrix, B. M., and A. McAmis: Alkalosis in dogs following injection of hydrazine sulfate. J. of Biol. Chem. **59**, No **1**, 22 (1924). — Hollo, J., u. St. Weiss: Über die Beeinflußbarkeit der Wasserstoffzahl des menschlichen Blutes. Klin. Wschr. **1928 II**, 2154, 2155. — Hopman, R.: Zur Kenntnis der Salmiakacidosis. Z. exper. Med. **46**, 1/2, 73 (1925).

Joos, G., u. W. Mecke: Mineralbilanz bei einer Calciumchloridacidose. Arch. exper. Path. u. Pharmakol. **174**, 676—686 (1934).

Kaplanski, S., u. N. Tolkatschewskaja: Über die Wirkung der Säuren und Alkalien auf die aktuelle Reaktion der Gewebe und des Blutes. Z. exper. Med. **63**, 90—101 (1928). Koehler, A. E.: The effect of acid and base ingestion upon the acid base balance. J. of Biol. Chem. **72**, 99 (1927). — Kravcinskij, B.: Die Wirkung intravenöser Injektionen von Milchsäure auf die Alkalireserve im Blut. Russk. fisiol. Ž. **11**, 433—442 (1938).

LAUBENDER, W.: Acidosestudien. I. Mitt.: Experimentelle Acidosen und Eiweißstoffwechsel. Arch. exper. Path. u. Pharmakol. **165**, 5—33 (1932). — LIU, S., u. R. KRÜGER: Über die Regulation der Wasserstoffionenkonzentration im Blute. II. Mitt. Die Wirkung verschiedener Medikamente auf die Wasserstoffionenkonzentration im Blute. Z. exper. Med. **56**, 5/6, 660 (1927).

MYERS, V. C., and E. MUNTWYLER: A study of the acid-base equilibrum of the blood in cases receiving alkali. J. of Biol. Chem. **74**, 1, 34 (1927).

NIKOLAJEFF, N. M., E. M. WALTER, S. B. SAGREDO u. A. F. KARLINSKAJA: Über das Säure-Basen-Gleichgewicht und die Veränderungen der biochemischen und hämatologischen Zeichen bei experimenteller Acidose und Alkalose. Sovet. Pediatr. **6**, 17—24, franz. 136 (1934).

NUZZI, P., e. M. NAPOLI: Influenza del cloruro sodico sull'equilibrio acidobasico. Boll. Soc. ital. Biol. sper. **9**, 987—990 (1934).

PAISSEAU, G., E. FRIEDMANN et C. H. VAILLE: Acido-cétose salicylée. Étude biologique. Bull. Soc. méd. Hôp. Paris III, 50, 1211—1217 (1934).

ODAIRA, T.: The influence of some neutral salt solutions, intravenously administered on the reserve alkali of the blood. Tohoku J. exper. Med. **4**, 4/5, 523 (1923).

RADSIMOVSKA, V., u. N. JURJEVA: Die Grenzen der aktiven Blutreaktion bei experimenteller Acidosis und Alkalosis. Ukrain. med. vistnik **2**, 4/5, 90 (1926). — RONZONI, E.: The effect of exercise on breathing in experimental alkalosis produced by ingested sodium bicarbonate. J. of biol. Chem. **67**, No 2, 25 (1926). — ROSSIER, P. H., u. A. BÜHLMANN: Ein Beitrag zur Frage der Salicylsäuredyspnoe. Helvet. med. Acta **17**, 651 (1950). — ROSSIER, P. H., u. K. WIESINGER: Lungenfunktion und Säure-Basen-Gleichgewicht des Blutes. Schweiz. med. Wschr. **1947**, 178. — ROUGHTON, F. J. W., D. B. DILL, R. C. DARLING, A. GRAYBIEL, C. A. KNEHR and J. H. TALBOT: Some effects of sulfanilamid on man at rest and during exercise. Amer. J. Physiol. **135**, 77 (1941).

SCHNEDORF, BRADLEY and IVY: Effect of prolonged administration of salicylate upon nitrogen metabolism and plasma carbon dioxide combining power in the dog. Amer. J. Digest. Dis. **3**, 332—334 (1936). — SCOTTI-DOUGLAS, R., e R. MARTINETTI: Influenza del salasso su alcuni componenti biochimici del sangue e sull'equilibrio acidi-basi negli ipertesi. Arch. Sci. med. **57**, 673—694 (1933). — SIEGWART, H., u. M. ZENTNER: Säurewirkungen und Säureschicksal im Organismus. IV. Mitt. Bestimmung der Wasserstoffionenkonzentration im Harn und im strömenden Kaninchenblut nach peroraler und intravenöser Zufuhr von Calcium- und Natriumsalzen. Arch. exper. Path. u. Pharmakol. **190**, 309—315 (1938). — SUGYYAMA, T., and Y. SHINOMIYA: On the fluctuation of the concentration hydrogen ion as well as the changes of blood serum, muscle and bone calcium, in the experimental acid-base equilibrium disturbance. Orient. J. Dis. Infants **19**, No 2, 23—24 (1936). — SUSUKI, K.: An experimental study on alkalosis. Jap. J. med. Sci., Trans. III. Biophysics **1**, **1**, **67** (1927).

THURZO, E. DE, and S. KATZENELBOGEN: Alkali reserve in blood and in cerebrospinal fluid in experimental acidosis. Arch. of Neur. **33**, 786—790 (1935).

VELDE, J. VAN DE: Modifications de l'azote sanguin au cours de l'acidose et de l'alcalose experimentales. Ann. de Physiol. **8**, 414—415 (1932). — VINCENT, M., E. PEYRE et C. SANNIE: Variations de la réaction du sang à la suite d'injections intraveineuses de colloides électriques à faibles doses. C. r. Soc. Biol. (Paris) **91**, 27, 662 (1924).

WHELAN, M.: Alteration of acid-base values during the ingestion of ammonium nitrate. Amer. J. Physiol. **93**, 697 (1930). — WEST, C. D., and S. RAPOPORT: Absence of respiratory change or manifest tetany with elevation of plasma p_H produced by bicarbonate administration in dogs. J. Labor. a. Clin. Med. **36**, 3 (1950). — WIESINGER, K.: Lungenfunktion und Säure-Basen-Gleichgewicht des Blutes. Schweiz. naturforsch. Ges. Zürich **1946**, 190—191. — WUTH, O.: Über die Wirkung experimenteller Alkalose auf den Gaswechsel beim Menschen. Klin. Wschr. **1929 I**, 969.

Narkose, Schlafmittel und Betäubungsmittelintoxikationen.

AMMON, E. v., u. C. SCHRÖDER: Zum Säurebasenhaushalt bei der Gasnarkose. Verh. physik.-med. Ges. Würzburg **55**, 2—17 (1930). — Zum Säurebasenhaushalt bei der Gasnarkose. Dtsch. Z. Chir. **222**, 145—158 (1930). — ANTON, G.: Über den Einfluß der Acidose und der Alkalose auf die Atemlähmung des mit Morphin behandelten Kaninchens. Arch. exper. Path. u. Pharmakol. **161**, 104—107 (1931). — AUSTIN, J. H.: A note on the determination of CO_2 in serum in the presence of ether by van Slyke method. J. of Biol. Chem. **61**, 345 (1924). — AUSTIN, J. H., G. E. CULLEN, H. C. GRAM and H. W. ROBINSON: The blood electrolytes changes in ether acidosis. J. of Biol. Chem. **61**, 829 (1924). — AUSTIN, J. H., and H. C. GRAHAM: The effect of ether added in vitro on the CO_2 and chloride distribution between cells and serum. J. of Biol. Chem. **59**, 535 (1924).

BÄNDER, A.: Die Abhängigkeit des Sauerstoffverbrauchs von der Atemfrequenz und ihre Beeinflussung durch Narcotica bzw. Hypnotica bei der weißen Maus. Arch. exper. Path.

u. Pharmakol. **206**, 619—637 (1949). — BARTOLI, O.: Alterazioni delle riserva alcalina nella narcosi e nella analgesia novocainica locale ed endorachidea. Giorn. Clin. med. **8**, H. 13, 548 (1927). — BECKA, J.: Veränderungen der p_H-Zahl des Blutes und des Mineralstoffwechsels während der Narkose. I. Mitt. Der Kalk- und Phosphorspiegel im Blute der Kaninchen während der Narkose. Arch. exper. Path. u. Pharmakol. **170**, 377—383 (1933). BEECHER, H. K., and C. A. MOYER: Mechanisms of respiratory failure under barbiturate anesthesia, J. Clin. Invest. **20**, 549 (1941). — BEECHER, H. K., and A. J. MURPHY: Acidosis during thoracic surgery. J. Thorac. Surg. **19**, 50 (1950). — BENNET, H. A.: The effect of large dosis of barbiturates and morphine and scopolamine on respiratory minute volume exchange. Anesthesiology **10**, 548—552 (1949). — BICKMEIER, K.: Die Äthernarkose bei kleinen Wiederkäuern mit Bestimmung der Alkalireserve und der Ätherkonzentration im Blut. Diss. Hannover 1935. — BLITSTEIN, I., et L. CHRISTOPHE: Modifications chimiques du sang au cours des interventions chirurgicales sous divers anesthésiques. Arch. internat. Méd. expér. **9**, 21—50 (1934). — BONOMO, V.: Ricerche sperimentali sugli effetti della narcosi sulla riserva alcaline e sul p_H sangue. Ann. ital. Chir. **7**, 1076—1100 (1928). — BOULANGER, P., et J. DRIESSENS: Les variations du quotient chlore-globulaire chlore plasmatique; ses rapports avec la réserve alcaline chez les opérés de chirurgie générale. C. r. Soc. Biol. (Paris) **112**, 391—392 (1933). — BOURNE, W.: On an attempt to alleviate the acidosis of anesthesia. Proc. Roy. Soc. Med. **19**, 49—51 (1926). — BRECKENRIDGE, C. G., and H. E. HOFF: Influence of morphine on respiratory patterns. J. of Neurophysiol. **15**, 1 (1952). — BREWSTER, W. W., J. P. BUNKER and H. K. BEECHER: Metabolic effects of anaesthesia. IV. Mechanism of metabolic acidosis and hyperglycemia during ether anesthesia in the dog. Amer. J. Physiol. **171**, 1 (1952). — BÜHLMANN, A., u. M. HOTZ: Lungenfunktion und Narkose. Helvet. med. Acta. **18**, 532—536 (1951). — BUNKER, J. P., W. R. BREWSTER, R. M. SMITH and H. BEECHER: Metabolic effects of anaesthesia in man, III. Acid-base balance in infants and children during anesthesia. J. Appl. Physiol. **5**, 233—241 (1952).

CHABANIER, H. C. LOBO-ONELL et E. LELU: Modifications de l'équilibre acide-base au cours de l'anesthésie générale par l'éther. C. r. Soc. Biol. (Paris) **110**, 1282—1286 (1932). — CIFUENTES DELATTE, L.: Über die postoperativen Störungen des Blutchlorgehaltes. Rev. españ. Urol. **3**, 290—294 (1936). — COLLIP, J. B.: The effect of surgical anaesthesia on the reaction of the blood. Brit. J. Exper. Path. **1**, 282 (1920). — CONLEY and C. LOCKARD: The effect of ether anaesthesia on the plasma volume of cats. Amer. J. Physiol. **132**, 796—800 (1941). — CULLEN, G. E., J. H. AUSTIN, K. KORNBLUM and H. W. ROBINSON: The initial acidosis in anaesthesia. J. of Biol. Chem. **56**, 625 (1924).

DALLEMAGNE, M. J.: Anesthésie et équilibre acide-base. Anesth. et Analg. **1**, 121—157 (1935). — Contribution à l'étude des troubles post-anesthésiques de l'équilibre acide-base. Arch. internat. Méd. exper. **10**, 379—530 (1935). — DERRA, E.: Das Operationstrauma in seiner Einwirkung auf Lungenatmung, capillären Gasaustausch und zirkulierende Blutmenge. I. Mitt. Blutgase und Narkose. Dtsch. Z. Chir. **246**, 565—593 (1936). — Das Operationstrauma in seiner Einwirkung auf Lungenatmung, capillaren Gasaustausch und zirkulierende Blutmenge. II. Mitt. Verhalten der Blutgase bei abdominellen Eingriffen und Schäden. Dtsch. Z. Chir. **246**, 697—714 (1936). — DOOLEY, M. S., et G. B. ANDREWS: Some effects of morphine upon respiratory reflexes. Proc. Soc. Exper. Biol. a. Med. **20**, 300 (1923).

EMERSON, G. A.: Sex variation in the ketonuria of ether anaesthesia in rats. J. Pharmacol. a. Exper. Ther. **55**, 90—96 (1935). — ENGHOFF, H., M. H. HOLMDAHL and L. RISHOLM: Oxygen uptake in human lungs without spontaneous or artifical pulmonary ventilation. Acta chir. scand. (Stockh.) **1952**, 103. — ETSTEN, B., and H. E. HIMWICH: Management of anoxia during pentothal anaesthesia. Amer. J. Surg. **76**, 271—286 (1948).

FUSS, H.: Über Störungen des Kohlenhydrathaushalts bei Narkose. II. Mitt. Der Blutzuckerspiegel bei der Äthernarkose des Hundes. Z. exper. Med. **73**, 506—523 (1930). — Über Störungen des Kohlenhydrathaushalts bei der Narkose. III. Mitt. Der Blutketonkörperspiegel bei der Äthernarkose des Hundes. Z. exper. Med. **73**, 524—531 (1930). — Über Störungen des Kohlenhydrathaushaltes bei der Narkose. IV. Mitt. Bedeutung der bei der Äthernarkose des Hundes auftretenden Säuren für das Säurebasengleichgewicht. Z. exper. Med. **73**, 532—539 (1930). — Über Störungen des Kohlehydrathaushaltes bei der Narkose. V. Mitt. Narkoseversuche am phlorrhizindiabetischen (hungernden) Hund. Z. exper. Med. **73**, 540—556 (1930). — FUSS, H., u. E. DERRA: Der Einfluß der Narcylennarkose auf Kohlehydrat und Säurebasenhaushalt, sowie auf den Gasaustausch im Blut. II. Mitt. Blutmilchsäure und Blutzucker. Z. exper. Med. **84**, 518—528 (1932). — Der Einfluß der Narcylennarkose auf Kohlehydratstoffwechsel, Säurebasenhaushalt und Blutgasaustausch. Klin. Wschr. **1932 I**, 543—545.

GARDNER, J. H., and J. SEMB: The relation of p_H and surface tension to the activity of local anaesthetics. J. Pharmacol. a. Exper. Ther. **54**, 309—319 (1935). — GAUDIO, V.: Influenza degli alcalini sul potere anestetico della novocaina. Rass. Ter. e Pat. clin. **7**, 331—346 (1935). — GESELL, R., H. KRUEGER, H. NICHOLSON, CH. BRASSFIELD and M. PELECOVICH:

A comparison of the response of the anaesthetized dog to lowered alveolar oxygen during uniform artificial ventilation and during normally controlled ventilation. Amer. J. Physiol. **100**, 202—226 (1932). — Giaja, J., et V. Posovic: Sur les échanges des homéothermes refroidis. C. r. Acad. Sci. (Paris) **234**, 11 (1952). — Gisselsson, L., and G. Lindgren: The determination of ether in blood by Widmark's technique. Skand. Arch. Physiol. (Berl. u. Lpz.) **81**, 279—289 (1939). — Greene, C. W.: The O_2 and nitrous oxide content of the blood of dogs during nitrous oxide anaesthesia. J. Pharmacol. a. Exper. Ther. **23**, 158 (1924). — Greene, C. W., H. M. Currey, F. E. Dexheimer, E. B. Hanan and D. L. Harlan: The distribution of nitrous oxid and O_2 in the blood of dogs during gas anaesthesia. Arch. Int. Med. **35**, 379 (1925). — Griffith jr., F. E. Emery and J. E. Lockwood: The metabolism of cats under chloralose anaesthesia, with special reference to oxygen consumption. Amer. J. Physiol. **131**, 561—571 (1941).

Hawkins, J. A., and J. B. Murphy: The effect of ethyl urethane anaesthesia on the acid-base equilibrium and cell contents of the blood. J. of Exper. Med. **42**, 609 (1925). — Hazard, R., et Ch. Vaille: Chlorémie du lapin, ses variations et celles de la réserve alcaline sous l'influence de la morphine. Arch. internat. Pharmacodynamie **52**, 171—182 (1936). — Herxheimer, H., u. R. Kost: Die Wirkung des Morphins auf die Atmung Gesunder und Herzkranker bei Grundumsatzverhältnissen und CO_2-Atmung. Arch. exper. Path. u. Pharmakol. **165**, 114—116 (1932). — Heymans, C.: Modification du volume respiratoire et de l'élimination carbonique par les anesthésiques et par les hypnotiques. Arch. internat. Pharmacodynamie **25**, 493 (1921). — Hill, E. F., and A. D. Macdonald: The action of local anaesthetics on the respiratory apparatus. J. Pharmacol. a. Exper. Ther. **53**, 454—464 (1935).

Kaneta, B.: Einfluß der allgemeinen Narkose auf die Blut- und Harnwasserstoffionenkonzentration. Tohoku J. Exper. Med. **26**, 291—309 (1935). — Klinische Untersuchung des Einflusses der allgemeinen Narkose auf die Alkalireserve und die H-Ionenkonzentration des Blutes. Tohoku J. Exper. Med. **26**, 365—380 (1935). — Knipping, H. W.: Über die Möglichkeiten einer rationellen Stickoxydulnarkose. Hoppe-Seyler's Z. **137**, 287 (1924). — Koehler, A. E.: The acidosis of operative anaesthesia. J. of Biol. Chem. **62**, 435 (1924).

Latterell, K. E., and J. S. Lundy: Oxygen and carbon dioxide content of arterial blood before and during spinal analgesia. Anesthesiology **10**, 677 (1949). — Leake, C. D., W. E. Leake and A. E. Koehler: The acidosis of ether anaesthesia in the dog. J. of Biol. Chem. **56**, 319 (1923). — Lemann, I. I.: CO_2 combining power of the blood plasma before and after ethylene anaesthesia in diabetics protected with insulin. Proc. Soc. Exper. Biol. a. Med. **27**, 903—905 (1930). — Loeschke, H. H., u. H. Wendel: Die Wirkung von Morphin, von Scopolamin und ihrer Kombination auf die Lungenbelüftung beim Menschen. Arch. exper. Path. u. Pharmakol. **215**, 241—255 (1952). — Lohse, A.: Der Blutsauerstoff bei Ätherinhalation und Äthersauerstoffinsufflation. Diss. Hannover 1939. — Lucas, G. H. W., and V. E. Henderson: The oxygen content of blood in nitrous oxide anaesthesia. J. Pharmacol. a. Exper. Ther. **42**, 257 (1931). — Lutz, B. R., and L. C. Wyman: The effect of low blood pressure and ether anaesthesia on blood alkali. Amer. J. Physiol. **73**, 264 (1925).

Mackay, J. L.: Effects of a narcotic level of carbon dioxide on the plasma potassium and respiration of cats. Amer. J. Physiol. **151**, 469 (1947). — Matsushige, T., u. R. Goto: Vergleichende Untersuchungen über die durch Inhalations- und intravenös injizierte Narkose hervorgerufenen Veränderungen der Blutgase. Mitt. med. Akad. Kioto **30**, 95—108 (1940). — Mossakowski, J.: Über Versuche der Blutreaktion bei postoperativen Zuständen. Polski Przegl. chir. **4**, 22 (1925).

Neuschlosz, S. M.: Die Rolle der Nieren in der Aufrechterhaltung des Säurebasengleichgewichtes während der Narkose. Z. exper. Med. **95**, 627—636 (1935). — Nogara, G.: Riserva alcalina et azotemia dopo narcosi sperimentali con etilene et etere. Ann. ital. Chir. **10**, 398—409 (1931). — Riserva alcalina et anestesia. Clinica chir. 8, 253—279 (1932). — Nowak, J. G. Standley and V. Downing: Oxygen and carbon dioxide changes in arterial and venous blood in experimental spinal anaesthesia. With remarks on the choice of basal anaesthesia for blood studies. J. Pharmacol. a. Exper. Ther. **64**, 271—279 (1938).

Pitt, N. E.: The influence of ether anaesthesia upon the gaseous composition of blood. J. of Physiol. **64**, XXIV (1927).

Rabinowitsch, W.: Untersuchungen über die alveoläre Kohlensäurespannung bei natürlichem Schlaf und bei Wirkung von Schlafmitteln. Z. exper. Med. **66**, 284—290 (1929). Rakieten, N., H. E. Himwich and D. du Bois: Morphine acidosis. J. Pharmacol. a. Exper. Ther. **52**, 437—444 (1934). — Robbins, B. H.: Ether anaesthesia: The relation of the concentration of ether in the alveoli to the concentration in the blood. J. Pharmacol. a. Exper. Ther. **51**, 129 (1934). — Ether anaesthesia: Concentrations in the inspired air and in the blood required for anaesthesia, loss of reflexes and death. J. Pharmacol. a. Exper. Ther. **53**, 251—263 (1935). — Ronzoni, E., I. Koechig and E. P. Eaton: Ether anaesthesia III Role of lactic acid in the acidosis of ether anaesthesia. J. biol. Chem. **61**, 465 (1924). — Rose, M. E.: Acidosis in surgical anaesthesia. Illinois med. J. **41**, 6 (1922). — Rost, F., u.

ELLINGER: Weshalb ist bei zu tiefer Narkose das ausfließende Blut dunkel gefärbt? Münch. med. Wschr. **1921**, 772.

SAITO, K., and CH. KAI SHUEH: On the influence of urethane anaesthesia upon the gaseous content of the blood. (Blood gas studies performed with a new micro blood gas apparatus. J. of Biochem. **26**, 247—257 (1937). — SCHOEN, R.: Zur Kenntnis der Morphinwirkung beim Menschen. I. Mitt. Die Veränderungen der Blutreaktion und ihre Begleiterscheinungen. Arch. exper. Path. u. Pharmakol. **101**, 365 (1924). — SEEVERS, M. H., and R. T. STORMONT: Respiratory alkalosis during anaesthesia. 2. Influence on survival. J. Pharmacol. a. Exper. Ther. **68**, 383—388 (1940). — SEEVERS, M. H., R. T. STORMONT and H. R. HATHWAY: Respiratory alkalosis during anaesthesia. 1. Effects on circulatory, respiratory and muscular activity. J. Pharmacol. a. Exper. Ther. **68**, 365—382 (1940). — SHAW, J. L., and V. DOWNING: The determination of oxygen in blood in the presence of ether by a modification of the VAN SLYKE-NEILL-technique. J. of Biol. Chem. **109**, 405—417 (1935). — SLATIONE, M. J.: Modifications dans les gaz sanguins sous l'influence des narcotiques (éther). Eksper. Med. **1939**, Nr 1, 36—41. — SLYKE, D. D. VAN, J. H. AUSTIN and G. E. CULLEN: The effect of ether anaesthesia on the acid-base balance of the blood. J. of Biochem. **53**, 277 (1922). — The effect of ether anaesthesia on the acid-base balance of the blood. J. of Biol. Chem. **53**, 2 (1922). — STORMONT, R. T., M. H. SEEVERS, F. E. SHIDEMAN and T. J. BECKER: Respiratory alkalosis during anaesthesia. 3. Hemoglobinemia following prolonged hyperventilation. J. Pharmacol. a. Exper. Ther. **69**, 68—73 (1940). — SWANK, R. L., and J. FOLEY: Respiratory, electroencephalographic and blood gas changes in progressive barbiturate narcosis in dogs. J. Pharmacol. a. Exper. Ther. **92**, 381—396 (1948).

TIEFFENEAU, M., et R. CAHEN: Influence des variations de la réserve alcaline sur l'action anesthésique du bromure de propyle chez le cobaye. Teneur du sang et de l'encéphale en substance anesthésique. C. r. Soc. Biol. (Paris) **131**, 1092—1094 (1939). — TREVAN, G. W., and F. BOOCK: The action of anaesthesias on the respiratory center. J. of Physiol. **121**, 54 (1921). — TSCHERKES, A. I., F. N. STERENSSON-GUÉNÈS u. M. J. SLATIONE: Veränderungen der Blutgase und des Intermediärstoffwechsels während der Narkose. (Chloroform.) Eksper. Med. **12**, 25—43 (1936).

VEGA, J. F. DE LA: Säurebasengleichgewicht und Narkose. An. Acad. méd. quir. españ. **18**, 75—126 (1931).

WAHREN, H.: Über den Sauerstoffumsatz bei postoperativem Shock. Z. Kreislaufforsch. **29**, 149—156 (1937). — WINKLER, H., u. G. BUSEMANN: Zur Frage der Evipan-Langnarkose. 11. Mitt. Veränderungen der Alkalireserve. Z. Geburtsh. **117**, 329—351 (1938). — WÜNSCHE, O.: Über die Bestimmung der Wasserstoffzahl im strömenden Blut. II. Mitt. Die Überwachung der Inhalations- und Injektionsnarkose am Tier durch die Bestimmung der Wasserstoffzahl im Blut. Klin. Wschr. **1937 I**, 55—59. — WYMER, I., u. H. FUSS: Eine vergleichende Studie über die Säurebasenverhältnisse bei Äther-Chloroform- und Avertinnarkose. Narkose u. Anästh. **1**, H. 6, 283 (1928).

Lungenfunktion und Lungenkreislauf (Herzinsuffizienz).

ANTHONY, A. J., A. BIERLING u. L. CLEMENS: Die Wirkung der Digitaliskörper auf die Atmung. Beitr. Klin. Tbk. **83**, 241 (1933). — ANTHONY, A. J., A. E. COHN and J. M. STEELE: Studies on Cheyne-Stokes respiration. J. Clin. Invest. **11**, 1321—1341 (1932).

BAADER, E., H. MARZAHN u. G. ZAEPER: Über die Leistungsfähigkeit des Herzens bei funktionellem Schenkelblock. Klin. Wschr. **1936**, 36. — BELLINI, E.: Functional interference between the circulatory and respiratory systems. J. Sci. Med. **6**, 9 (1951). — BENDIXEN, H.: Zur Funktionsprüfung des Herzens durch Dyspnoeversuche. Z. klin. Med. **115**, 271—285 (1930). — BLOUNT, G. G., and M. C. MCCORD: An investigation of the role of the pulmonary arterial oxygen content in the genesis of pulmonary hypertension. J. Labor. a. Clin. Med. **42**, 785 (1953). — BLOUNT jr., G. G., M. C. MCCORD and L. L. ANDERSEN: Oxygen pressure gradient from alveolar air to arterial blood in patients with mitral stenosis. Amer. J. Med. **14** (1953). — BOLT, W., u. H. W. KNIPPING: Zur Klinik des Lungenkreislaufs. Verh. dtsch. Ges. Kreislaufforsch. **1951**, 67—92. — BOLT, W., H. VENRATH und H. VALENTIN: Zur Klinik und Praxis der Insuffizienz des rechten Herzens. Med. Klin. **1952**, 1691. — BOYER, P. K., and C. V. BAILEY: Concentration of carbon dioxide in expired air in heart disease. Arch. Int. Med. **71**, 529 (1943). — BROWN, H. R., and R. PEARSON: Demonstration of a positive relationship between cardiac output and oxygen consumption. Proc. Soc. Exper. Biol. a. Med. **65**, 307—309 (1947). — BUDELMANN, G.: Untersuchungen über den Venendruck, die Vitalkapazität der Lunge und das Herzminutenvolumen bei Gesunden und Herzkranken in Ruhe und bei Kreislaufbelastung. Z. klin. Med. **127**, 15—26 (1934). — BÜHLMANN, A., C. MAIER, M. HEGGLIN, R. KÄLIN u. F. SCHAUB: Beziehungen zwischen Lungenfunktion und Lungenkreislauf. Schweiz. med. Wschr. **1953**, 1199. — BUHR, G.: Über den Einfluß der Aleudrin-Aerosol-Inhalation auf die Druckverhältnisse in der Arteria pulmonalis beim Menschen. Z. Kreislaufforsch. **42**, 669 (1953).

Cahoon, D. H., J. E. Michael and V. Johnson: Respiratory modification of the cardiac output. Amer. J. Physiol. **133**, 642—650 (1941). — Calhoun, J. A., G. E. Cullen, T. R. Harrison, W. Wilkins and M. M. Tims: Studies in congestive heart failure. XIV. Orthopnea: Its relation to ventilation, vital capacity, oxygen saturation and acid-base condition of arterial and jugular blood. J. Clin. Invest. **10**, 833—855 (1931). — Carrasco, O. de, u. G. Laeper: Blutsauerstoffdissoziationskurve und Kreislauf. Z. Kreislaufforsch. **29**, 157—180 (1937). — Carrol, D., J. G. Cohn and R. L. Riley: Pulmonary function in mitral valvular disease: distribution and diffusion characteristics in resting patients. J. Clin. Invest. **32**, 510 (1953). — Carter, E. P., and H. J. Stewart: Studies of the blood gases in a case of paroxysmal tachycardia. Arch. Int. Med. **31**, 390 (1923). — Churchill, E. D.: The effect of increased blood flow on the ratio between oxygen consumption and pulmonary ventilation. Amer. J. Physiol. **86**, 274—284 (1928). — Cobet, R.: Über die Wasserstoffzahl des Blutes bei Herzkranken. Dtsch. Arch. klin. Med. **144**, 126 (1924). — Cournand, A.: Some aspects of the pulmonary circulation in normal man and in chronic cardiopulmonary diseases. Circulation (New York) **2**, 641 (1950). — Cardio-pulmonary function in chronic pulmonary disease. Harvey Lect. **47**, 68 (1950/51). — Cournand, A., J. Lequime et P. Regniers: L'insuffisance cardiaque chronique. Etudes physiopathologiques. Paris: Masson & Cie. 1952. — Cournand, A., R. L. Riley, A. Himmelstein and R. Austrian: Pulmonary circulation and alveolar ventilation relationship after pneumonectomy. J. Thorac. Surg. **19**, 1 (1950). — Cullen, G. E., T. R. Harrison, J. A. Calhoun, W. Wilkins and M. M. Tims: Studies in congestive heart failure. XIII. The relation of dyspnea of exertion to the oxygen saturation and acid-base condition of the blood. J. Clin. Invest. **10**, 807—831 (1931).

Dautrebande, L.: Influence des bains locaux à 45° sur le débit cardiaque. C. r. Soc. Biol. (Paris) **88**, 1221 (1923). — Contribution à l'étude physiopathologique et thérapeutique des troubles circulatoires dans l'asystolie. Arch. internat. Méd. exper. **2**, 413 (1926). — Le syndrome respiratoire de l'insuffisance cardiaque. Rev. méd. Suisse rom. **55**, 785—812 (1935). — Dautrebande, L., H. W. Davies and J. Meakins: The influence of circulatory changes on the gaseous exchanges of the blood. III. An experimental study of circulatory stasis. Heart **10**, 133 (1923). — Dautrebande, L., et E. Delcourt-Bernard: Sur une respiration du type Cheyne-Stokes provoquée par la fatigue. Ann. de Physiol. **4**, 594—607 (1928). — Sur une respiration du type Cheyne-Stokes provoquée par la fatigue. Ann. de Physiol. **4**, 733—734 (1938). — Denning, H. D.: Über die Grenzen der Arbeitsfähigkeit bei Acidose, Alkalose und Herzinsuffizienz. Verh. dtsch. Ges. inn. Med. **43**, 120—123 (1931). — Denolin, H., A. de Coster et N. Salonikides: Aspects physiopathologiques de la circulation pulmonaire: Le problème de l'hypertension pulmonaire chronique. Acta clin. belg. **8**, 647 (1953). (Literaturzusammenstellung.) — Denolin, H., et J. Lequime: Les modifications circulatoires dans le coeur pulmonaire chronique. Arch. Mal. Coeur **44**, 391 (1951). — Denolin, H., J. Lequime u. M. Segers: La dynamique circulatoire au cours de la persistance du canal artérial et le problème de l'hypertension artérielle pulmonaire. Cardiologia (Basel) **21**, 1 (1952). — Denolin, H., J. Lequime, M. Wybauw et A. Bollaret: Communication interauriculaire avec hypertension pulmonaire et veine pulmonaire aberrante. Acta Cardiol. (Bruxelles) **8**, 64 (1953). — Dexter, L.: Pulmonary circulatory dynamics in health and diseases, at rest. Bull. New England Med. Center **11**, 240 (1949). — Cor pulmonale cronico con hipoxia y sin ella. Arch. Inst. Cardiol. Mexico **22**, 655 (1952). — Dexter, L., J. L. Whittenberger, R. Gorlin, B. M. Lewis, F. W. Haynes and R. G. Spiegl: The effect of chronic pulmonary disease (cor pulmonale and hypoxia) on the dynamics of the circulation in man. Trans. Assoc. Amer. Physiol. **64**, 226 (1951). — Dieuaide, F. R.: Observations on the respiratory gases in ventricular paroxysmal tachycardia. Bull. Hopkins Hosp. **35**, 229 (1924). — Dirken, M. N. J., and H. Heemstra: Alveolar O_2 tension and lung circulation. Quart. J. Exper. Physiol. **34**, 193—211 (1948). — Dixon, W. E., and J. C. Hoyle: Studies in the pulmonary circulation. I. The vasomotor supply. J. of Physiol. **65**, 299 (1928). — Donal jr., S. J., and C. J. Gamble: The output in man. Changes in alveolar oxygen and carbon dioxide tensions during rebreathing and the bearing of these upon triple exploration method of estimating cardiac output. Amer. J. Physiol. **116**, 495—504 (1936). — Donzelot, E., J. Lahma et Y. Castel: Coeur pulmonaire aigu. Semaine Hôp. **1952**, 1394—1404. — Doyle, J. T., J. S. Wilson and J. V. Warren: The pulmonary vascular responses to short term hypoxia in human subjects. Circulation (New York) **5**, 263 (1952). — Dresselr, S. H., N. B. Slonim, O. Balchum, G. F. Bronfin and A. Ravin: The effect of breathing 100% oxygen on the pulmonary arterial pressure in patients with pulmonary tuberculosis and mitral stenosis. J. Clin. Invest. **31**, 807 (1952). — Drinker, C. K., F. W. Peabody and H. L. Blumgart: The effect of pulmonary congestion on the ventilation of the lungs. J. of Exper. Med. **35**, 77 (1922).

Emmer, V.: Sauerstoffverbrauch als Herzleistungsprüfung. Čas. lék. česp. **1935**, 785—789.
Euler, U. S. v.: A vaso-constrictor action of acetylcholine on the rabbit's pulmonary circulation. J. of Physiol. **74**, 271—278 (1932). — Physiologie des Lungenkreislaufes. Verh.

dtsch. Ges. Kreislaufforsch. **17**, 8 (1951). — EULER, U. S. v., and G. LILJESTRAND: Observations on the pulmonary arterial blood pressure in the cat. Acta physiol. scand. (Stockh.) **12**, 301 (1946).

FERRER, M. I.: Newer concepts of chronic cor pulmonale. N. Y. State J. Med. **50**, 15 (1950). — FIDLER, A.: Recherches sur l'insuffisance du système cardio-vasculaire III. La courbe de dissociation de l'oxygène dans le sang. Bull. internat. Acad. pol. Sci., Cl. Méd. **4**, 367—374 (1932). — FIDLER, A., et J. DOROZYNSKA: Recherches sur l'insuffisance chronique du système cardio-vasculaire-II. Sur les perturbations de l'équilibre acido-basique et sur les variations du chlore dans le sang. J. Physiol. et Path. gén. **31**, 1034—1038 (1933). — FISHMAN, A. P., J. MCCLEMENT, A. HIMMELSTEIN and A. COURNAND: Effects of acute anoxia on the circulation and respiration in patients with chronic pulmonary disease studied during the "steady state". J. Clin. Invest. **31**, 770 (1952). — FOWLER jr., N. O., R. N. WESTCOTT and R. C. SCOTT: Pulmonary artery diastolic pressure, its relationship to pulmonary arteriolar resistance and pulmonary "capillary" pressure. J. Clin. Invest. **31**, 1 (1952). — FRANKE, M.: La réserve alcaline du sang veineux dans la stase veineuse locale expérimentale et son rapport avec l'apparition de l'oedème chez les animaux. C. r. Soc. Biol. (Paris) **99**, 925—927 (1928).

GILBEAU, W. H., MARZAHN u. G. ZAEPER: Klinische Untersuchungen über die Funktion von Atmung und Kreislauf bei Gesunden und Kranken. I. Mitt. Methoden. Grenzen der Arbeitsbelastung bei Herz- und Lungenkranken. Z. klin. Med. **129**, 254—268 (1935). — GOLLWITZER-MEIER, KL.: Anoxämie und Kreislauf. Pflügers Arch. **220**, 434 (1928). — GORECKI, Z.: Untersuchungen über die Wirkung des Coffeins, Strychnins, Camphers, Cardiazols und Coramins auf den Kreislaufapparat und die Atmung in der Periode der Insuffizienz des Kreislaufes kardialen Ursprungs. Polskie Arch. Med. wewn. **8**, 375—477 (1930). — GORLIN, R., and S. G. GORLIN: Hydraulic formule for calculation of the area of the stenotic mitral valve, other cardiac valves and central circulatory shunts. Amer. Heart J. **41**, 1 (1951). GOYETTE, E. M.: Chronic cor pulmonale. U. S. Armed Forc. Med. J. **3**, 851—859 (1952). — GRANDPIERRE, R., C. FRANCK et F. VIOLETTE: Modifications circulatoires entrainées par les variations rapides de pression intra-pulmonaire. C. r. Soc. Biol. (Paris) **146**, 15 (1952). — GREENE, C. W., and N. C. GIBERT: Studies on the responses of the circulation to low O_2-tension. VI. The cause of the changes observed in the heart during extreme anoxemia. Amer. J. Physiol. **60**, 155 (1922). — GRISWOLD, H. E., R. J. BING, J. C. HANDELSMAN, J. A. CAMPBELL and E. LEBRUN: Physiological studies in congenital heart diseases. VII. Pulmonary arterial hypertension in congenital heart disease. Bull. Hopkins Hosp. **83**, 76 (1949). — GROSSE-BROCKHOFF, F.: Haemodynamik des Lungenkreislaufes. (Unter besonderer Berücksichtigung pulmonaler Erkrankungen.) Tuberkulosearzt **6**, 385—396 (1952).

HAMILTON, W. F., and P. D. AUGUSTA: The physiology of the pulmonary circulation. J. Allergy **22**, 5 (1951). — HARRIS, I., E. JONES and C. N. ALRED: Blood p_H and lactic acid in different types of heart diseases. Quart. J. Med. **4**, 407—415 (1935). — HARRISON, T. R., J. A. CALHOUN, G. E. CULLEN, W. WILKINS and C. PILCHER: Studies in congestive heart failure. XV. Reflex versus chemical factors in the production of rapid breathing. J. Clin. Invest. **11**, 133—154 (1932). — HARRISON, T. R., F. C. TURLEY, E. JONES and J. A. CALHOUN: Congestive heart failure. X. The measurement of ventilation as a test of cardiac function. Arch. Int. Med. **48**, 377—398 (1931). — HARVEY, R. M., M. I. FERRER, D. W. RICHARDS and A. COURNAND: Influence of chronic pulmonary disease on the heart and circulation. Amer. J. Med. **10**, 6 (1951). — HAYEK, H. v.: Über Kurzschlusse und Nebenschlüsse des Lungenkreislaufes. Anat. Anz. **93**, 155—159 (1942). — HEEMSTRA, H.: Alveolaire zuurstofspanning en longcirculatie. Groningen: Van der Kamp 1948. — HERBST, R. v.: Der Einfluß dyspnoischer Atmung auf den Kreislauf. Verh. dtsch. Ges. inn. Med. **43**, 102—104 (1931). — HESS, W. R.: Das physiologische Zusammenspiel von Kreislauf und Atmung. Verh. dtsch. Ges. Kreislaufforsch. **1935**, 9—31, 104—111. — HICKAM, J. B., and W. H. CARGILL: Effect of exercise on cardiac output and pulmonary arterial pressure in normal persons and in patients with cardio-vascular disease and pulmonary emphysem. J. Clin. Invest. **27**, 10 (1948). — HOCHREIN, M., u. CH. J. KELLER: Beiträge zur Blutzirkulation im kleinen Kreislauf. I. Mitt. Der Einfluß mechanischer Vorgänge auf die mittlere Durchblutung und die Depotfunktion der Lunge. Arch. exper. Path. u. Pharmakol. **164**, 529—551 (1932). — Beiträge zur Blutzirkulation im kleinen Kreislauf. II. Mitt. Über die Beeinflussung der mittleren Durchblutung und der Blutfüllung der Lunge durch pharmakologische Mittel. Arch. exper. Path. u. Pharmakol. **164**, 552—564 (1932). — HOCHREIN, M., u. I. SCHREIBER: Die Funktion des cardiopulmonalen Systems. Med. Klin. **1953**, 765.

JOHNSON, J. B., M. I. FERRER, J. R. WEST and A. COURNAND: The relation between electrocardiographic evidence of right ventricular hypertrophy and pulmonary arterial pressure in patients with chronic pulmonary disease. Circulation (New York) **1**, 4 (1950). — JULICH, H.: Über die Dyspnoe bei Herzkranken und Emphysematikern und einige Fragen des Gastransportes. Z. exper. Med. **121**, 131—144, 503—534, 535—562, 563—573 (1953). —

Julich, H., u. F. Julich: Über die Dyspnoe bei Herzkranken und Emphysematikern und einige Fragen des Gastransportes. Z. exper. Med. **121**, 145—169 (1953).

Kedwin, N. A., u. F. P. Iopatschuk: Über Reservealkalität des Blutes im Zusammenhang mit Entwicklung von Kompensationsstörungen des Herzens. Dtsch. Arch. klin. Med. **167**, 44—56 (1930). — Kerkhof, A.: Relation between basal metabolism and minute volume of circulation. Proc. Soc. Exper. Biol. a. Med. **33**, 534, 536 (1936). — Klein, O.: Untersuchungen über das Cheyne-Stokessche Atmungsphänomen. Verh. dtsch. Ges. inn. Med. **40**, 217—221 (1930). — Knipping, H. W.: Über die Schätzung der Lungendurchblutung. Beitr. Klin. Tbk. **87**, 465—487 (1936). — Über die Funktionsprüfung von Atmung und Kreislauf. Beitr. Klin. Tbk. **88**, 503 (1936). — Zur Analyse der venösen Alveolarluft. Beitr. Klin. Tbk. **89**, 95 (1937). — Über die Kontrolle der Herzleistungsgrenze in der Klinik. Dtsch. med. Wschr. **1937**, 12. — Beitrag zur Praxis der Herzfunktionsprüfung. Dtsch. med. Wschr. **1938**, 433. — Über einige Beziehungen der Lungen-, Herz- und Kreislauffunktion zum Gesamtstoffwechsel vom Standpunkt der Klinik. Klin. Wschr. **1938**, 12. — Über das Ruheherzminutenvolumen. Klin. Wschr. **1938**, 13. — Knipping, H. W., H. Ludes, H. Valentin u. H. Venrath: Beitrag zur Differenzierung der Insuffizienz des linken, des rechten Herzens und der Lungen nebst Bemerkungen zur Herzsondierung und zum Defizitproblem. Med. Klin. **1953**, 162. — Kretz, J.: Über den Einfluß der Atembewegungen auf die Lungendurchblutung. Wien. Arch. inn. Med. **7**, 555 (1924). — Kunkel, O.: Untersuchungen über das Verhalten der Vitalkapazität beim orthostatischen Kollaps. Diss. Hamburg 1938.

Landen, H. C.: Zur funktionellen Analyse der Leistungsfähigkeit des gesunden und kranken Herzens unter Arbeit. Erg. inn. Med. **4**, 565 (1953). — Landis, E. M., L. Jones, M. Angevine and W. Erb: The passage of fluid and protein through the human capillary wall during venous congestion. Amer. J. Physiol. **101**, 67—68 (1932). — Lauson, H. D., R. A. Bloomfield and A. Cournand: The influence of the respiration on the circulation in man. Amer. J. Med. **1**, 315 (1946). — Lerche, E.: Über die Veränderungen der Wasserstoffionenkonzentration des Blutes im experimentellen Kreislaufshock. Arch. exper. Path. u. Pharmakol. **192**, 309—320 (1939). — Lewis, C. S., A. J. Samuels, M. C. Daines and H. H. Hecht: Chronic lung diseases, polycythemia and congestive heart failure. Circulation (New York) **6**, 974 (1952). — Liljestrand, G.: Regulation of pulmonary arterial blood pressure. Arch. Int. Med. **81**, 162 (1948). — Lindgren, A.: Studies on oxygen consumption, pulmonary ventilation and ventilation equivalent for oxygen at rest and after work in healthy persons and in cases of heart disease. Cardiologia (Basel) **23**, 220 (1953). — Sur les modifications de l'affinité de l'hémoglobine pour l'oxygène exprimées par la constante de dissociation I/k, chez quelques cardiaques et pulmonaires asystoliques. C. r. Soc. Biol. (Paris) **105**, 907—909 (1930). — Litarczesk, G. H. Aubert, I. Cosmulesco et B. Nestoresco: Sur l'utilité de l'accroissement de l'affinité de l'hémoglobine pour l'oxygène chez deux pulmonaires en asystolie. C. r. Soc. Biol. (Paris) **105**, 907—909 (1930). — Lundsgaard, C.: Determination and interpretation in lung volumes in certain heart lesions. J. Amer. Med. Assoc. **80**, 163 (1923). — Lundsgaard, C., u. K. Schierbeck: Untersuchungen über den Rauminhalt der Lungen. III. Verhalten bei Patienten mit Herzfehlern (Mitralfehler). Ein Beitrag zur pathologischen Physiologie kardiogener Lungenaffektionen. Hosp.-tid. **65**, 22, 349 u. **65**, 23, 365 (1922).

Maier, C., u. M. Volkmann: Exquisite Sauerstoffuntersättigung im rechten Herzen. Cardiologia (Basel) **15**, 213—218 (1949). — Meakins, J. C.: The influence of circulatory disturbances on the gaseous exchange of the blood. I. The oxygen saturation of the arterial blood in tachycardia. Heart **9**, 185 (1922). — Meakins, J. C., L. Dautrebande and W. J. Fetter: The influence of circulatory disturbances on the gaseous exchange of the blood. IV. The blood gases and circulation rate in cases of mitral stenosis. Heart **10**, 153 (1923). — Meakins, J. C., and C. N. H. Long: Oxygen consumption and oxygen debt in heart disease. Trans. Assoc. Amer. Physiol. **41**, 297 (1926). — Motley, H. L., A. Cournand, L. Werko, A. Himmelstein and D. Dresdale: The influence of the short periods of induced acute anoxia upon pulmonary artery pressures in man. Amer. J. Physiol. **150**, 315—320 (1947). — Moussey, J. P. D., L. W. Ritzman, N. J. Selverstone, W. A. Briscoe and G. A. McLemore: Circulatory changes in severe pulmonary emphysema. Brit. Heart J. **14**, 153 (1952).

Nisell, O. J.: Some aspects of the pulmonary circulation and ventilation. Internat. Arch. Allergy a. Appl. Immun. **3**, 142—148 (1952).

Ohmura, Y.: Physikalisch-chemische und biologische Veränderungen des Blutes und Gewebes bei Stauung. Dtsch. Z. Chir. **245**, 132—140 (1935). — Olivier, H.-R., et J. Bretey: Air alvéolaire et débit cardiaque. C. r. Soc. Biol. (Paris) **105**, 278—280 (1930). — Oram, S.: Chronic pulmonary heart disease. Brit. J. Tbc. **46**, 153—162 (1952).

Peabody, F. W.: The vital capacity of the lungs in heart disease. Med. Clin. N. Amer. **4**, 1655 (1921). — Peters, J. P., and D. P. Barr: Studies of the respiratory mechanism in cardiac dyspnea. I. The low alveolar carbon dioxide of cardiac dyspnea. Amer. J. Physiol. **54**, 307 (1920). II. A note on the effective lung volume in cardiac dyspnea. Amer. J. Physiol.

54, 335 (1920). III. The effective ventilation in cardiac dyspnea. Amer. J. Physiol. 54, 345 (1920). — II. The carbon dioxide absorption curve and carbon dioxide tension of the blood in cardiac dyspnea. J. of Biol. Chem. 45, 537 (1921). — PETERS, J. P., H. A. BULGER and A. J. EISENMAN: Total acid-base equilibrium of plasma in health and disease. VIII. Bicarbonate and chloride in the serum of patients with heart failure. J. Clin. Invest. 3, 497 (1927). — Total acid-base equilibrium of plasma in health and disease. IX. High serum bicarbonate in heart failure. J. Clin. Invest. 3, 511 (1927). — PETERS, R. M., and A. ROOS: Effect of unilateral nitrogen breathing upon pulmonary blood flow. Amer. J. Physiol. 171, 250 (1952). — PRATT, J. H.: Long continued observations on the vital capacity in health and heart disease. Amer. J. Med. Sci. 164, 819 (1922). — PROGER, S. H., and D. AYMAN: Hyperventilation in arteriolar hypertension. J. Clin. Invest. 12, 335—343 (1933).

RAAB, W.: Die Beziehungen zwischen CO_2-Spannung und Blutdruck bei Normalen und Hypertonikern. Z. exper. Med. 68, 337 (1929). — RICHARDS, D. G. B., A. G. W. WHITEFIELD, W. M. ARNOTT and J. A. H. WATERHOUSE: The lung volume in low output cardiac syndromes. Brit. Heart J. 13 (1951). — RILEY, R. L., A. HIMMELSTEIN, H. L. MOTLEY, H. M. WEINER and A. COURNAND: Studies of the pulmonary circulation at rest and during exercise in normal individuals and in patients with chronic pulmonary disease. Amer. J. Physiol. 152, 372 (1948). — ROSSIER, P. H.: Lungenkreislauf und Lungenfunktion. Sonderdruck der Dtsch. Ges. für Kreislaufforsch. 1951. — ROUGHTON, F. J. W.: Average time spent by the blood in the human lung capillary and its relation to the rate of CO_2 uptake and elimination in man. Amer. J. Physiol. 143, 621 (1945). — RÜHL, A.: Über Störungen der Sauerstoffdiffusion durch Capillarwandungen und ihre Beeinflußbarkeit durch Strophanthin. Arch. exper. Path. u. Pharmakol. 164, 695—726 (1932).

SAKURAI, M.: Experimentelle Studien über den Lungenkreislauf. Mitt. med. Akad. Kioto 10, 568—610 (1934). — SALVESEN, H. A., and F. MARSTANDER: Arterio-venous fistula of the lung. Report of 4 cases, incl. one acyanotic case. Acta med. scand. (Stockh.) 139 (1951). — SAMUELSSON, S.: Primary cor pulmonale. Acta med. scand. (Stockh.) 142, 3 (1952). — Cor pulmonale resulting from deformities of the chest. Acta med. scand. (Stockh.) 142, 339—408 (1952). — Chronic cor pulmonale in bronchial asthma, chronic bronchitis, bronchiectasis and pulmonary emphysema. Acta med. scand. (Stockh.) 143, 15—31 (1952). — SCARINCI, C., E. GIANTURCO et P. NOTARIO: L'intérêt de l'angiopneumographie pour l'exploration de la circulation artérielle pulmonaire chez l'homme dans l'anoxie temporaire. Presse méd. 1952, 1550—1551. — SCHNEIDER, E. C., and D. TRUESDELL: The effects on the circulation and respiration of an increase in the carbon dioxide content of the blood in man. Amer. J. Physiol. 63, 155 (1922). — SCHÜRMANN, H.: Über den Einfluß von Kreislaufmitteln auf die Vitalkapazität der Lunge beim Menschen. Diss. Hamburg 1938. — SCHWEIZER, W.: Die pulmonäre arterielle Hypertension. Schweiz. med. Wschr. 1953, 1055. — SIMONSON, E., u. KL. GOLLWITZER-MEIER: Beiträge zur pathologischen Physiologie des respiratorischen Stoffwechsels. I. Mitt. Über den Arbeitsumsatz bei Herzinsuffizienz. Z. exper. Med. 71, 3 329—352 (1930). — STROUD, R. C., and H. RAHN: Effect of O_2 and CO_2 tensions upon the resistance of pulmonary blood vessels. Amer. J. Physiol. 172, 211 (1953).

TAQUINI, A. C., J. R. E. SUAREZ, J. M. GONZALEZ-FERNANDEZ e A. VERDOGUES: Corazon pulmonar cronico. I. Corazon pulmonar cronico sin anoxemia. Medicina (Parma) 11, 171 (1951). — II. Corazon pulmonar cronico con anoxemia, sin insufficiencia cardiaca Medicina (Parma) 11, 177 (1951). — III. Corazon pulmonar cronico con anoxemia, con insufficienca cardiaca. Medicina (Parma) 11, 183 (1951). — TOLSTOI, E., and A. J. EISENMAN: The effect of "complete circulatory block" on the concentration of venous blood. Proc. Soc. Exper. Biol. a. Med. 23, Nr 6, 421 (1926).

VALENTIN, H., u. H. VENRATH: Die Differenzierung der respiratorischen Arbeitsinsuffizienz von der kardialen Arbeitsinsuffizienz unter besonderer Berücksichtigung der Links- und Rechtsinsuffizienz des Herzens. Beitr. Klin. Tbk. 107, 35 (1952). — VENRATH, H., F. ROTTHOFF, H. VALENTIN u. W. BOLT: Bronchospirometrische Untersuchungen bei Durchblutungsstörungen im kleinen Kreislauf. Beitr. Klin. Tbk. 107, 291 (1952).

WAGNER, R.: Kreislauf und Atmung. Verh. dtsch. Ges. Kreislaufforsch. 7, 36 (1940). — WEILLEL, W., F. SALZMANN and H. VETTER: Pulmonary capillary arterial pressure pulse in man. Brit. Heart J. 14 (1952). — WELTZ, G. A.: Über den Einfluß der Atmung auf den Kreislauf. Verh. dtsch. Ges. Kreislaufforsch. 1940, 64—65. — WILSON, R. H., R. V. EBERT-C. W. BORDEN, T. R. PEARSON, R. S. JOHNSON, A. FALCK and M. E. DEMPSEY: The deter. mination of blood flow through the non ventilated portions of the normal and diseased lung. Amer. Rev. Tbc. 68, 177 (1953).

ZAEPER, G.: Über die Messung der Lungendurchblutung. Beitr. Klin. Tbk. 88, 79—90 (1936). — Beitrag zur Frage der Insuffizienz des Respirations- und Kreislaufsystems. Zbl. inn. Med. 1937, 961—971, 977—987. — ZISKIN, T.: Vital capacity as a functional test in heart disease. Arch. Int. Med. 35, 259 (1925). — ZISSLER, J., u. R. ZISSLER: Zur Hämodynamik bei capillarer Betriebsstörung der Lunge. Z. klin. Med. **1952**, 149. — Zöllner, R.: Über die Verwendung der Vitalkapazität im Stehen, Sitzen und Liegen als Herzfunktionsprüfung. Diss. Köln 1939. — Zorn, O.: Über das Cor pulmonale und den Lungenkreislauf bei Silikosen. Verh. dtsch. Ges. Kreislaufforsch. **17**, 99 (1951). — Zunz, E., et P. Tremonti: Recherches sur l'action de la coramine et du pentaméthylenetétrazol sur la respiration. Arch. internat. Pharmacodynamie **41**, 1—22 (1931).

Fieber und Einfluß der Temperatur auf die Atmung und Gastransporte.

Adair, G. S., N. Cordero and T. C. Shen: The effect of temperature on the equilibrum of carbon dioxide and blood and the heat of ionization on haemoglobin. J. of Physiol. **67**, 288—298 (1929). — Akiya, M.: Klinische und experimentelle Studien über die anorganischen Salze und das Säurebasengleichgewicht im Blut bei Fieber. I. Mitt. Klinischer Teil. II. Mitt. Experimenteller Teil. Proc. imp. Acad. **3**, 187 (1927). — Klinische und experimentelle Studien über die anorganischen Salze und das Säure-Basengleichgewicht im Blut beim Fieber. Z. klin. Med. **109**, 312—341 (1928). — Ambard, L., et F. Schmid: Polypnée thermique et réserve alcaline. C. r. Soc. Biol. (Paris) **99**, 217 (1928). — Aszodi, Z.: Tierische Calorimetrie. II. Mitt. Gaswechsel und Energieumsatz im Fieber. Biochem. Z. **152**, 456 (1924). — Austin, J. H., F. W. Sunderman and J. G. Camack: Studies in serum electrolytes. II. The electrolyte composition and the p_H of serum of a poikilothermous animal at different temperatures. J. of biol. Chem. **72**, 677 (1927).

Banus, M. G., and J. M. Wilcox: The CO_2 absorption curve and buffer value of the blood in physical hyperthermia. Amer. J. Physiol. **38**, 709—723 (1929). — Banus, M. G., Garcia and E. Ginsburg: Changes in the blood associated with fever induced by killed B. coli. Amer. J. Physiol. **97**, 502 (1931). — Banus, M. G., Garcia and J. M. Wilcox: The CO_2 absorption curve and buffer value of the blood in physical hyperthermia. Amer. J. Physiol. **88**, 709—723 (1929). — Barbour, H. G.: Blood and plasma changes illustrating the mechanism of experimental fever and antipyresis. J. Pharmacol. a. Exper. Ther. **27**, 238 (1926). — Barbour, H. G., and A. Gilman: The relation of blood osmotic pressure to the production of fever. J. Pharmacol. a. Exper. Ther. **45**, 253 (1932). — Barcroft, J., and W. O. King: The effect of temperature on the dissociation curve of blood. J. of Physiol. **39**, 374 (1909). — Barr, D. P., and E. F. Du Bois: The metabolism in malarial fever. Arch. Int. Med. **21**, 627 (1918). — Bazett, H. C., and L. Sribyatta: The effect of local changes in temperature in the tension on O_2 and CO_2 in the subcutaneous tissue. Amer. J. Physiol. **85**, 349 (1928). — Bazett, H. C., and L. Sribyatta: The effect of local changes in temperature on gas tension in the tissues. Amer. J. Physiol. **86**, 565—577 (1928). — Beck, O.: Untersuchungen zum Fieberstoffwechsel. Mschr. Kinderheilk. **31**, 258—264 (1926). — Weitere Untersuchungen zum Fieberstoffwechsel. Der Säure-Basenhaushalt im Fieber. Jb. Kinderheilk. **113**, 198 (1926). — Benczur, J., u. I. Berger: Über die Wirkung thermaler Eingriffe auf die alveoläre Kohlensäuretension. Z. klin. Med. **103**, 86 (1926). — Bertram, W.: Die Beeinflussung des Säure-Basenhaushaltes durch Fieberbehandlung. Dtsch. Z. Verdgs- usw. Krkh. **3**, 1—15 (1940). — Bessemans, A., H. de Waele et A. van Meirhaeghe: La part des poumons dans la lutte contre le chaud (à l'occasion de l'emploi des appareils de pyrétherapie). Ann de Physiol. **15**, 973—983 (1939). — Bigelow, W. G., W. K. Lindsday, R. C. Harrison, R. A. Gordon and W. F. Greenwood: Oxygen transport and utilization in dogs at low body temperature. Amer. J. Physiol. **160**, 125—137 (1950). — Binet, L., M. Laudat et J. Auclair: Abaissement de la réserve alcaline et mouvement du chlore dans le sang au cours de l'hyperthermie provoquée par les ondes courtes. C. r. Acad. Sci. (Paris) **199**, 442—444 (1934). — Bischoff, F., M. L. Long and E. Hill: Studies in hyperthermia. II. The acid base equilibrium in hyperthermia induced by short radio waves. J. of biol. Chem. **90**, 321—329 (1931). — Bischoff, F., L. C. Maxwell and E. Hill: Studies in hyperthermia. III. The phophorous equilibrum. J. of Biol. Chem. **90**, 331 (1931). — Blood, F. R., R. M. Glover, B. Henderson and F. E. d'Amour: Relationship between hypoxia, oxygen consumption and body temperature. Amer. J. Physiol. **156**, 62—66 (1949). — Brown, W. E. L., and A. V. Hill: The oxygen-dissociation curve of blood and its thermodynamical basis. Proc. Roy. Soc. Lond. **94**, 297 (1922). — Brühl, H.: Untersuchungen zur Frage der CO_2-Bindungsfähigkeit des Blutes im Fieber. Z. exper. Med. **62**, 525—537 (1928).

Cajori, F. A., C. Y. Crouter and R. Pemperton: The effect of therapeutic application of external heat on the acid-base equilibrum of the body. J. of Biol. Chem. **57**, 217 (1923). — Collip, J. B., and L. W. Billingsley: The effect of temperature upon metabolism. West J. Surg. etc. **45**, 12—15 (1937). — Corral, J.: Einfluß der Temperatur auf die aktuelle Reaktion des Blutes. Biochem. Z. **117**, 1 (1921).

Dadlez, J., et W. Koskowski: Le quotient respiratoire dans la fièvre périphérique. C. r. Soc. Biol. (Paris) **99**, 1032—1034 (1928). — Les échanges gazeux dans la fièvre provoquée par le jaune de naphtylamine. C. r. Soc. Biol. (Paris) **100**, 1234—1236 (1929.) — Les échanges gazeux dans la fièvre peptonique. C. r. Soc. Biol. (Paris) **100**, 1236—1238 (1929). — Les échanges gazeux dans la fièvre provoquée par la β-tétrahydronaphtylamine. C. r. Soc. Biol. (Paris) **100**, 1238—1240 (1929). — Les échanges gazeux dans la fièvre provoquée par l'injection intramusculaire de gélatine. C. r. Soc. Biol. (Paris) **102**, 91—92 (1929). — De quelques effets pharmacodynamiques de la phosphine et des échanges gazeux au cours de la fièvre provoquée par cette substance. C. r. Soc. Biol. (Paris) **102**, 92—95 (1929). — DALY, A. C., and A. KNUDSON: The acid-base equilibrum and phosphorous metabolism in hyperthermia. J. of Biol. Chem. **97** (1932). — DANIELSON, H. WAYNE, and R. M. STECHER: Acid-base balance of blood in hyperthermia. Proc. Soc. Exper. Biol. a. Med. **32** (1935). — DANIELSON, W. H., and R. M. STECHER: Acid-base balance of blood in hyperthermia. Proc. Soc. Exper. Biol. a. Med. **32**, 1015—1016 (1935). — DAUTREBANDE, L.: De l'influence des bains froids locaux sur l'équilibre acide-base du sang. C. r. Soc. Biol. (Paris) **91**, 94 (1924). — DELCOURT-BERNARD, E.: L'accès fébrile chez l'homme. Le quotient respiratoire. C. r. Soc. Biol. (Paris) **113**, 933—935 (1933). — DILL, D. B., and W. H. FORBES: Respiratory and metabolic effects of hypothermia. Amer. J. Physiol. **132**, 685—697 (1941). — DU BOIS, E.: The basal metabolism in fever. J. Amer. Med. Assoc. **77**, 352 (1921).

EVERETT, D. H., and W. F. K. WYNNE-JONES: The thermodynamic of acid-base equilibrium. Trans. Faraday Soc. **35**, 1380—1401 (1939).

FERGUSON, C., and M. BUCKHOLTZ: Effect of hyperpyrrhexia on the p_H figure of the blood. Arch. Physiol. Ther. **22**, 333—334 (1941). — FISHBERG, E. H., and W. BIERMAN: Acid-base balance in sweat. J. of Biol. Chem. **97**, 433—441 (1932). — FLINN, F. B., and E. L. SCOTT: Some effects of various environmental temperatures upon the blood of dogs. Amer. J. Physiol. **66**, 191 (1923). — FRIDERICIA, L. S., u. O. OLSEN: Untersuchungen über die Kohlensäurespannung in der Alveolarluft der Lungen bei akut febrilen Krankheiten. Dtsch. Arch. klin. Med. **107**, 236 (1912). — FUJIMAKI, Y.: Über die Wirkung intravenöser Kochsalz- und Zuckerinfusionen auf die Alkalireserve des Blutes. Zugleich ein Beitrag zur Kenntnis der Alkalireserve im Fieber. Arch. exper. Path. u. Pharmakol. **103**, 178 (1924).

GARCIA, B., and J. M. WILCOX: The CO_2-absorption curve of whole blood from dogs subjected to physical hyperthermia. Amer. J. Physiol. **85**, 348 (1928). — GELINEAO, S.: Der Sauerstoffverbrauch bei Behaglichkeitstemperatur nach exogener Hyperthermie. Biol. generalis (Wien) **12**, 234—244 (1936). — GELINEAO, S.: Le métabolisme de base et l'hyperthermie exogène de longue durée. C. r. Soc. Biol. (Paris) **119**, 645—647 (1935). — GELLHORN, E., and A. JANUS: The influence of partial pressure of O_2 on body temperature. Amer. J. Physiol. **116**, 327—329 (1936). — GEPPERT: Gase des arteriellen Blutes im Fieber. Z. klin. Med. **2**, 355 (1881). — GORDON, E. E., R. C. DARLING and E. SHEA: Effects of physical hyperthermia upon blood gas equilibrium in man. J. Appl. Physiol. **1**, 496—511 (1949). — GRAFE, E.: Über den Stoffwechsel im Fieber. Klin. Wschr. **1923**, 1005.

HAGGARD, H. W.: Hemato-respiratory functions. VI. The alteration of the CO_2 ratio (H_2CO_3:$NaHCO_3$) in the blood during elevation of the body temperature. J. of Biol. Chem. **44**, 131 (1919). — HALDANE, J. S.: The influence of high air temperature. J. of Hyg. **5**, 494 (1905). — HAMORI, A.: Die Wirkung hoher Temperaturen auf die zentrale Regulierung der Atmung. Z. exper. Med. **108**, 676—694 (1941). — HILL and FLACK: The influence of hot baths on pulse frequency, blood pressure, body temperature, breathing volume and alveolar tensions of man. J. of Physiol. **38**, 57 (1909). — HINGSBERG, K.: Über den Arbeitsstoffwechsel im Fieber. Z. exper. Med. **85**, 813 (1932). — HOU, C. L.: Studies in the hydrogen ion equilibrium in the blood. I. The influence of temperature on the value of hydrogen ion exponent of the blood. J. Biophysics **1**, 163 (1925).

ISENSCHMID, R.: Über das Wesen und die Bedeutung des Fiebers. Schweiz. med. Wschr. **1925**, 1173.

JACQUOT, R., et A. MAYER: Polypnée thermique et teneur en eau de l'air expiré. C. r. Soc. Biol. **93**, 1471 (1925). — JAKSCH, v.: Über die Alkaleszenz des Blutes bei Krankheiten. Z. klin. Med. **13**, 350 (1889).

KLEMPERER: Fieberbehandlung und Blutalkaleszenz. Schmidts Jb. **228**, 237 (1890). — KÖHLER, A. E.: Acid-base equilibrium. I. Clinical studies in alkalosis. Arch. Int. Med. **31**, 590 (1923). — KRAUS: Über die Alkaleszenz des Blutes bei Krankheiten. Arch. exper. Path. u. Pharmakol. **26**, 186 (1889).

LOEWY, A.: Stoffwechseluntersuchungen im Fieber und bei Lungenaffektionen. Virchows Arch. **126**, 218.

MACELA, I., and A. SELISKAR: The influence of temperature on the equilibrium between oxygen and haemoglobin of various forms of life. J. of Physiol. **60**, 428 (1925). — MARTIN, C. J., and E. H. LEPPER: The influence of temperature on the p_H of blood. Biochemic. J. **20**, 1071 (1926). — MASSAZZA, A., e G. U. FAYELLA: Sull'influenza della carconterapia e degli altri tipi di piretoterapia sul metabolismo basale umano. Ann. Osp. psichiatr. prov. Genova. **7**, 67 (1936). — MAUNTNER, H.: Neuere Arbeiten über das Fieber und den Wärmehaushalt. Mschr. Kinderheilk. **18**, 225 (1920). — MINKOWSKI: CO_2-Gehalt des arteriellen

Blutes im Fieber. Arch. exper. Path. u. Pharmakol. **19**, 215 (1885). — MÜLLER, E. A.: Physiological and psychological effects of high temperature and humidity in mining and metallurgical works. Nature **164**, 513—514 (1949). — MYERS, V. C., and L. E. BOCHER: Some variations in the acid-base balance of the blood in disease. J. of Biol. Chem. **59**, 699 (1924).

OCHWADT, B.: Über die Abhängigkeit der Wasserstoffionenaktivität im Harn von der Temperatur. Physiol. Tagg 29. Sept.—1. Okt. 1948. — OGAWA, J.: Über die Reaktion der Gewebe. I. Mitt. Wasserstoffionenkonzentration im Gewebe beim Fieber. Proc. imp. Acad. Tokyo **10**, 699 (1927). — OPPENHEIMER, M. J., and MCGRAVEY: Pulmonary circulation time in man at low body temperatures. Proc. Soc. Exper. Biol. a. Med. **46**, 513—519 (1941).

PAULIAN, D., et I. BISTRICEANO: Les variations du p_H sanguin chez l'homme, sous l'action des irradiations à ondes courtes. Bull. Acad. Méd. Paris **116**, 312—314 (1936). — Les variations du p_H sanguin chez l'homme sous l'action des irradiations à ondes courtes. C. r. Acad. Sci. Roum. **2**, 510—512 (1938). — PENROD, K. E.: Oxygen consumption and cooling rates in immersion hypothermia in the dog. Amer. J. Physiol. **157**, 436—444 (1949). — PTASZEK, L.: Sur l'absorption de l'oxygène par le sang dans la fièvre non-infectieuse chez les animaux. C. r. Soc. Biol. (Paris) **107**, 876 (1931).

REGNARD: Respiratorischer Gasaustausch im Fieber. Zit. in OPPENHEIMERS Handbuch der Biochemie, Bd. 4, Teil 1, S. 43. Jena 1911. — RIETHUS, O.: Beobachtungen über den Gaswechsel kranker Menschen und den Einfluß antipyretischer Medikamente auf denselben. Arch. exper. Path. u. Pharmakol. **44**, 239 (1900). — ROLLY, F.: Experimentelle Untersuchungen über den Stoffwechsel im Fieber und in der Rekonvaleszenz. Dtsch. Arch. klin. Med. **103**, 103 (1911). — ROSENTHAL, T. B.: The effect of temperature on the p_H of blood and plasma in vitro. J. of Biol. Chem. **173**, 25—30 (1948). — ROSSIER, P. H., et H. MÉAN: L'influence de la fièvre sur les échanges respiratoires et les gaz du sang. Helvet. med. Acta **3**, 666—670 (1936).

SATKE, O., u. R. BARTOLOMEX: Studien über den Säurebasenhaushalt des Organismus mit besonderer Berücksichtigung des Harnes. X. Mitt. Fieberhafte Erkrankungen. Wien. Arch. inn. Med. **21**, 213—220 (1931). — SCHÄFER-FINGERLE, E.: Untersuchungen über den Gasstoffwechsel bei künstlichem Fieber. Dtsch. Arch. klin. Med. **181**, 268—274 (1937). — SCHIFF, E., W. BAYER und S. KARELITZ: Zur Pathogenese der Ernährungsstörungen beim Säugling. Das Säurebasengleichgewicht bei akut fieberhaften Infektionen. Jb. Kinderheilk. **118**, 68 (1927). — SPEALMAN, C. R., M. NEWTON and R. L. POST: Influence of environmental temperature and posture on volume and composition of blood. Amer. J. Physiol. **150**, 628—640 (1947). — STADIE, W. C., J. H. AUSTIN and H. W. ROBINSON: The effect of the temperature on the acid-base protein equilibrium and its influence on the CO_2 absorption curve of the whole blood, true and separated serum. J. of Biol. Chem. **66**, 901 (1926). — STADIE, W. C., and K. A. MARTIN: The thermodynamic relations of the oxygen and base-combining properties of blood. J. of Biol. Chem. **60**, 191 (1924). — STREEF, G. M.: CO_2 content and p_H of the blood in the tropics. Acta neerld. Physiol. etc. **3**, 28—30 (1933).

TAKEDA, K.: Über das Verhalten des kolloid-osmotischen Druckes des Blutes beim Fieber. Tohoku J. Exper. Med. **27**, 325—334 (1935).

UYENO, K.: Studies on the respiration and circulation in the cat. The effect of rise of body temperature. J. of Physiol. **57**, 203 (1923).

VESSELKINE, P. N.: Du mécanisme de la polypnée thermique. Bull. Biol. et Med. exper. URSS **6**, 479—481 (1938).

WALBUM, L. E.: L'influence de la température sur la concentration en ions hydrogène de quelques solutions étalons. C. r. Soc. Biol. (Paris) **83**, 707 (1920). — WALINSKI, F.: Über das Verhalten der Alkalireserve im Blut bei gesteigerter Körpertemperatur. Dtsch. med. Wschr. **1928 II**, 1831. — WEBB, P.: Air temperatures in respiratory tracts of resting subjects in cold. J. Appl. Physiol. **4**, 378—382 (1951). — WHITE, A. C.: The bicarbonate reserve and the dissociation curve of oxyhemoglobin in febrile condition. J. of Exper. Med. **41**, 315 (1925). — WIESINGER, K., P. H. ROSSIER, E. SABOZ u. G. SAMPAOLO: Der Einfluß von Temperatur und p_H auf die Konstante pK' der HASSELBALCH-HENDERSON-Gleichung. Helvet. physiol. Acta **7**, 28—29 (1948). — WITTKOWSKY: Über die Zusammensetzung der Blutgase des Kaninchens bei Temperaturerhöhung durch den Wärmestich. Arch. exper. Path. u. Pharmakol. **28**, 283 (1891).

YAMAKITA, M.: Changes in the dissociation curve of the blood in experimental fever and feverish diseases. Tohoku J. exper. Med. **2**, 290—323 (1921).

Atmung und Schwangerschaft.

ALZONA, L. e M. REPETTI: Il quotiente circolatorio in gravidanza. Fol. gynaec. et demogr. **36**, 601—613 (1939). — D'ANGELO, F., e L. PRALORAN: Studio roentgenchimografico sulla meccanica polmonare in gravidanza e puerperio normale. Ann. Ist. Forlanini **1**, 64—74 (1937). — ANSELMINO, K. J.: Die Regulation des Säure-Basen-Haushaltes in der Schwangerschaft und ihre Störungen bei den Schwangerschaftstoxikosen. Berlin: S. Karger 1932. — ANSELMINO, K. J., u. F. HOFFMANN: Über Konzentration und Dissoziationskonstante der die Schwangerschaftsacidose bedingenden Säuren. Arch. Gynäk. **140**, 373—396 (1930). — ANTOGNETTI, L., e D. SCOPINARO: Chetogenesi e gravidanza. Arch. Fisiopath. **7**, 161—187 (1939).

BARCROFT, J., K. KRAMER and G. A. MILLIKAN: The oxygen in the carotid blood at birth. J. of Physiol. **94**, 571—578 (1939). — BEHRENDT, H., J. BERBERICH u. H. EUFINGER: Untersuchungen über den Säure-Basenhaushalt während der Schwangerschaft. Arch. Gynäk. **143**, 537—556 (1931). — Gibt es eine Schwangerschaftsacidose? Klin. Wschr. **1931 I**, 2113—2116. — BERCONSKY, I., u. J. J. ROSSIGNOLI: Hyperventilation und Säure-Basengleichgewicht in der Schwangerschaft. Rev. Asoc. méd. argent. **45**, 103—138 (1932). — BIDONE, M.: Il contenuto e acido carbonico del sangue dei vasi ombelicali del feto umano durante l'apnea fisiologica. Ann. Ostetr. **53**, 197—213 (1931). — BITTMANN, O.: Das Säure-Basenverhältnis in der Schwangerschaft. Masaryk. Univ. Brno **14**, 1—28 (1935). — BOCK, K. A.: Über die Änderung der Wirkung des Ovarialhormons und des gonadotropen Anteils des Hypophysenvorderlappens durch Störung des Säure-Basengleichgewichts. Klin. Wschr. **1935 II**, 1750—1753. — BOCKELMANN, O., u. J. ROTHER: Acidose und Schwangerschaft. I. Die unkomplizierte Gravidität. Z. Geburtsh. **86**. 329 (1923). — BORGARD, W., u. G. EFFKEMANN: Atmung und Sauerstoffbindungskurve des Blutes während der Schwangerschaft. Arch. Gynäk. **167**, 379—402 (1938). — BURTSCHER, J., u. J. MALFATTI: Der Einfluß der Schwangerschaft, der Geburt und des Wochenbettes auf die Alkalireserve des Gesamtblutes. Klin. Wschr. **1931 I**, 737—741. — BURWELL, C. S., W. D. STRAYHORN, D. FLICKINGER, M. B. CORLETTE, E. P. BOWERMANN and J. A. KENNEDY: Circulation during pregnancy. Arch. Int. Med. **62**, 979—1003 (1938).

CUGELL, D. W., N. R. FRANK, E. A. GAENSLER and T. L. BADGER: Pulmonary function in pregnancy: I. Serial observations in normal women. Amer. Rev. Tbc. **67**, 568 (1953).

DIECKMANN, W. J., and C. R. WEGNER: Studies of the blood in normal pregnancy. V. Conductivity, total base, chloride and acid-base equilibrium. Arch. Int. Med. **53**, 527—539 (1934). — DÖRING, G. K., u. H. H. LOESCHCKE: Atmung und Säure-Basengleichgewicht in der Schwangerschaft. Pflügers Arch. **249**, 437 (1947).

EFFKEMANN, G., u. W. BORGARD: Die Leistungsfähigkeit des Kreislaufes der Schwangeren und Wöchnerinnen. Eine Studie des O_2-Haushaltes in der Ruhe und unter Belastung. Arch. Gynäk. **167**, 539—563 (1938). — Zur Frage der Grundumsatzsteigerung in der Schwangerschaft. Zbl. Gynäk. **1938**, 563—567. — EISMAYER, G., u. A. POHL: Untersuchungen über den Kreislauf und den Gasstoffwechsel in der Schwangerschaft bei Arbeitsversuchen. Arch. Gynäk. **156**, 428—453 (1934).

FAGIOLI, M.: Cloremia, azotemia, riserva alcalina in gravidanza. Ginecologia **2**, 543—546 (1936).

GAENSLER, E. A., W. E. PATTON, J. M. VERSTRAETEN and T. L. BADGER: Pulmonary function in pregnancy: III. Serial observations in patients with pulmonary insufficiency. Amer. Rev. Tbc. **67**, 779 (1953). — GASCÔN, A.: Diagnose der Störungen des Säure-Basengleichgewichts bei Säuglingen. Physiologische Grundsätze und Laboratoriumsversuche. Arch. argent. Pediatr. **9**, 201—210 (1938). — GEILING, E. M. K., N. J. EASTMAN and A. M. DELAWDER: Oxygen and carbon dioxide dissociation studies on blood drawn after intravenous injection of pitressin. Proc. Soc. Exper. Biol. a. Med. **30**, 1168—1171 (1933). — GELLÉ, P., et J. DRIESSENS: Modifications biochimiques du sang au cours de la grossesse. Presse méd. **1940 II**, 851—862. — GOLDBLOOM, A., and R. GOTTLIEB: Icterus neonatorum. III. The oxygen capacity and saturation of the mother and foetus. J. Clin. Invest. **9**, 139—142 (1930). — GOLDSCHMIDT-FÜRSTNER, P.: Das Verhalten der alveolären Kohlensäurespannung während der Schwangerschaft, Geburt und Wochenbett. Arch. Gynäk. **149**, 205—212 (1932).

HABS, H.: Zwillingsphysiologische Untersuchungen über die Erbbedingtheit der alveolären CO_2-Spannung, der Geschmacksschwellen und der Dunkeladaptation nebst einem Überblick über die bisherigen zwillingsphysiologischen Arbeiten. Vererbgs- u. Konstitl.lehre **21**, 447—475 (1938). — HANNA jr., G. C.: The basal metabolic rate in normal pregnancy. Amer. J. Obstetr. **35**, 155—160 (1938). — HOAG, L. A., and W. H. KISER jr.: Acid-base equilibrium of new-born infants. I. normal standards. Amer. J. Dis. Childr. **41**, 1054—1065 (1931). — HUGGETT, A. ST. G.: Foetal blood-gas tensions and gas transfusion through the placenta of the goat. J. of Physiol. **62**, 373 (1927).

KEYS, A. B.: The carbon dioxide balance between the maternal and foetal bloods in the goat. J. of Physiol. **80**, 491—501 (1934). — KYDD, D. M.: Hydrogen ion concentration and acid-base equilibrium in normal pregnancy. J. of Biol. Chem. **91**, 63—68 (1931). — KYDD, D. M., H. C. OARD and J. P. PETERS: The acid-base equilibrium in abnormal pregnancy. J. of Biol. Chem. **98**, 241—251 (1932). — KYDD, D. M., and J. P. PETERS: The alleged alkalosis in pregnancy. J. of Biol. Chem. **98**, 261—266 (1932).

Leibson, R. G., I. I. Likhnithky and M. G. Sax: Oxygen transport of the foetal and maternal blood during pregnancy. J. of Physiol. **87**, 97—112 (1936). — Levy-Solal, E., J. Dalsace et Girardot: Acidose au cours de la gestation normale et pathologique. C. r. Soc. Biol. (Paris) **103**, 111—112 (1930). — Levy-Solal, E., Weissmann-Netter et J. Dalsace: Étude comparée de la balance acide-base du sang de la mère et l'enfant extrait par opération césarienne. C. r. Soc. Biol. (Paris) **95**, 185 (1926). — Litarczek, C. H. Slobo-ziano, H. Aubert et I. Cosmulesco: Sur l'affinité de l'hémoglobine pour l'oxygène, exprimée par la constante de dissociation de l'oxyhémoglobine, chez les nouveau-nés. C. r. Soc. Biol. (Paris) **104**, 710—711 (1930). — Llusia, J. B.: Beitrag zur Kenntnis des Säure-Basengleichgewichts in der Schwangerschaft. Z. Geburtsh. **110**, 74—91 (1934). — Loeschcke, H. H.: Sauerstoffatmung in der Schwangerschaft. Pflügers Arch. **251**, 211—219 (1949).

Malfatti, J., u. J. Burtscher: Die Beeinflussung der Alkalireserve des Blutes durch Schwangerschaft, Geburt und Wochenbett, sowie ihr Verhalten beim Neugeborenen. Arch. Gynäk. **143**, 272—309 (1930). — Mannherz, K. H.: Über p_H-Messungen und Bestimmung der Alkalireserve im menschlichen Fruchtwasser. Arch. Gynäk. **176**, 478—502 (1949). — Marples, E., and V. W. Lippard: Acid-base balance of newborn infants. II. Consideration of the low alkaline reserve of normal new-born infants. Amer. J. Dis. Childr. **44**, 31—39 (1932). — Marrack, J., and W. B. Boone: The acid-base balance in the plasma in the later stages of pregnancy. Brit. J. Exper. Path. **4**, 261 (1923). — Marval, L. de: Ovariell bedingte Acidose. Semaine **1939 II**, 566—569. — Marzetti, V.: Prove funzionali dell'apparato respiratorio in gravidanza. Clin. ostetr. **37**, 705—716 (1935). — Mason, M. F., J. A. Kennedy and J. Barcroft: Direct determination of foetal oxygen consumption. J. of Physiol. **93**, 20—22 (1938). — McNider, W. Concerning the stability of the acid-base equilibrium of the blood in pregnant animals. J. of Exper. Med. **43**, 53 (1926). — Meneghini, T.: Il p_H urinario in gravidanza e puerperio. Arch. Ostetr. **18**, 283—300 (1931). — Muntwyler, E., N. Limbach, A. H. Bill and V. C. Myers: The acid-base equilibrium of the blood in pathological conditions. I. Changes observed in the toxemias of pregnancy. J. of Biol. Chem. **90**, 607—617 (1931). — Myers, V. C., E. Muntwyler and A. H. Bill: The alleged alkalosis in pregnancy. A reply to the paper od Kydd and Peters. J. of Biol. Chem. **98**, 267—268 (1932).

Nice, M., J. W. Mull, E. Muntwyler and V. C. Myers: The acid-base balance of the blood during normal pregnancy and puerperium. Amer. J. Obstetr. **32**, 375—385 (1936). — Noguchi, M.: On the hydrogen ion concentration of the umbilical blood of normal and asphyxiated new-borns. Jap. J. Obstetr. **20**, 248—266 (1937). — Noguchi, M.: On the oxygen dissociation curve of haemoglobin in the umbilical blood of new-borns. Jap. J. Obstetr. **20**, 358—367 (1937).

Patton, W. E., W. H. Abelmann, N. R. Frank, T. L. Badger and E. A. Gaensler: Pulmonary function in pregnancy: II. Comparison of the effect of pneumoperitoneum and pregnancy in young women with functionally normal lungs and serial observations during pregnancy and post partum pneumoperitoneum. Amer. Rev. Tbc. **67**, 755 (1953). — Plass, E. D., and F. W. Oberst: Respiration and pulmonary ventilation in normal nonpregnant, pregnant and puerperal women. With an interpretation of the acid-base balance during normal pregnancy. Amer. J. Obstetr. **35**, 441—452 (1938). — Porcaro, D.: Rapporti fra alimentatione e metabolismo basale in gravidanza e puerperio. Ginecologia **4**, 127—146 (1938).

Ribadeau-Dumas, L., M. Lévy, S. Mignon et M. Marynowska: Oxygénation et équilibre acide-base chez le nourrisson. C. r. Soc. Biol. (Paris) **111**, 612—614 (1932). — Roos, J., and C. Romijn: The change of the oxygen and the carbon dioxide dissociation curves in the ox during the first time after birth. Acta neerld. Physiol. etc. **10**, 222—223 (1940). — Rossenbeck, H.: Ist die physiologische Schwangerschaftsacidose ketogener Natur? Mschr. Geburtsh. **102**, 129—143 (1936). — Über das Verhalten der Ketonkörper, des Reststickstoffes, der Milchsäure, der Chloride und der Alkalireserve im Blute gesunder Schwangerer. Nebst Bemerkungen über die Technik der Bestimmung obiger Blutwerte. Arch. Gynäk. **168**, 709—743 (1939). — Rossier, P. H., u. M. Hotz: Respiratorische Funktion und Säurebasengleichgewicht in der Schwangerschaft. Schweiz. med. Wschr. **1953**, 897. — Rowe, A. W.: Studies on the metabolism in pregnancy. I. Changes in the tension of alveolar CO_2. J. of Biol. Chem. **55**, Nr 2 28 (1923).

Sachsand, M. G., and L. L. Likhnizkaya: Changes of the dissociation curve of haemoxyglobin of human fetus during embryogenesis. Bull. Biol. et Med. exper. URSS **1938**, 523—525. — Scheringer, W.: Säure- und Alkalibelastung bei Schwangeren. Arch. Gynäk. **145**, 446—458 (1931). — Steele, A. G., and W. F. Windle: The oxygen and carbon dioxide content of the blood of normal and pregnant decerebrate cats. J. of Physiol. **94**, 525—530 (1939). — Suzuki, T.: Studien über das Blut während der Schwangerschaft und im Wochenbett. I. Die normale Schwangerschaft und das Wochenbett. Mitt. jap. Ges. Gynäk. **34**, 12—13 (1939).

TESAURO, G.: Acidosi e gravidanza. Boll. Soc. ital. Biol. sper. **1**, 78 (1926). — La tensione dell'anidride carbonica nell'aria alveolare durante la gravidanza. Arch. di Sci. Biol. **8**, 69 (1926). — THOMSON, K. J., and M. E. COHEN: Studies on the circulation in pregnancy. Vital capacity observations in normal pregnant women. Surg. etc. **66**, 591—603 (1938). — TRAUTMANN, A., u. C. KOCH: Das Verhalten der Alkalireserve des Blutes während der Schwangerschaft, Geburt, Lactation und beim Neugeborenen. Untersuchungen an Ziegen. Z. Züchtg **26**, 193—202 (1933).

UEDA, K.: Pharmacological investigations of blood vessels of the human placenta. Pt. II. Supplementary informations on the action of toxins of vegetative nerve upon the blood vessels of immature placentas in every stage of pregnancy and on the existence of the vascular nerve in the said blood vessels. Jap. J. Obstetr. **15**, 264—269 (1932). — Pt. III. Actions of the blood gas and the serum upon the blood vessels of human placenta. Jap. J. Obstetr. **15**, 269—273 (1932). — Pt. IV. Effects of concentration of hydrogen ion upon the blood vessels of human placenta. Jap. J. Obstetr. **15**, 273—277 (1932). — Pt V. Effects of calcium-, kalium and natrium-ion upon the blood vessels of human placenta. Jap. J. Obstetr. **15**, 277—283 (1932). — UMBRICHT, W., u. H. MÉAN: Wasserstoffionen-Konzentration und Alkalireserve während der Gestation. Zbl. Gynäk. **66**, 714 (1942). — Die Atmungsphysiologie während der Schwangerschaft. Zbl. Gynäk. **67** (1943).

VALLE, G.: Moderni concetti sullo equilibrio acidi-basi in gravidanza e suoi rapporti con razioni alimentari diverse. Ginecologia **3**, 923—973 (1937). — VIGNES, H., et M. LEVY: Ventilation pulmonaire et bicarbonate du plasma chez la femme enceinte. C. r. Soc. Biol. (Paris) **114**, 644—626 (1933). — Equilibre acide-base et grossesse. C. r. Acad. Sci. (Paris) **197**, 794—796 (1933).

WEISSMANN-NETTER, R.: Recherches sur la RA du sang dans l'état de grossesse, le travail, le post-partum et la lactation. C. r. Soc. Biol. (Paris) **90**, 941 (1924). — WILLIAMSON, A. C.: Acid-base equilibrium in pregnancy and the newborn. Amer. J. Obstetr. **6**, 263 (1923). — WINDFELD, P.: Minutenvolumen und respiratorische Stoffwechselbestimmungen während der Gravidität. Acta obstetr. scand. (Stockh.) **10**, 182—200 (1930). — WINKLER, H., u. F. HEBELER: Untersuchungen über die Aceton- und Milchsäurekonzentration im Blut während der Geburt und ihre Bedeutung für die Motorik des Uterus. Arch. Gynäk. **168**, 64—78 (1939).

Anämie.

APFELBAUM, E.: Klinische Untersuchungen über die Pathologie der Sauerstoffbindung des Blutes und der Gewebe bei anämischen Zuständen von verschiedenem Typus. II. Eigenschaften und Verlauf der Dissoziationskurve der Oxyhämoglobine. Polskie Arch. Med. wewn. **13**, 781—804, franz. 1069 (1935). III. Verbrauch des Sauerstoffs in der Peripherie. Polskie Arch. Med. wewn. **13**, 805—824, franz. 1069—1070 (1935). — APPERLY, F. L., and M. K. CARY: The mechanism of the compensatory changes in anemia, especially as regards blood CO_2 and p_H. Amer. J. Med. Sci. **197**, 219—229 (1939). — AUBERTIN, E., A. LACOSTE et R. CASTAGNOU: Étude comparative des gaz du sang chez les chiens, en état d'anémie aigue par saignée, traités ou non ultérieurement par une injection intraveineuse d'une solution d'homo-ou d'hétérohémoglobine, de sang de chien ou de sérum physiologique. C. r. Soc. Biol. (Paris) **132**, 131—144 (1939).

BANDOW, F., J. BIRKNER u. H. BOHNENKAMP: Zur Frage eines intrapulmonalen Sauerstoffverbrauchs bei Anämie. Dtsch. Arch. klin. Med. **176**, 178—181 (1933). — BANSI, H. W., u. G. GROSCURTH: Veränderungen der Sauerstoffbindungskurven des Blutes bei Stoffwechsel- und Blutkrankheiten (Anämie und Polycythämie). Z. klin. Med. **113**, 560—575 (1930). — BARR, P. D., and J. P. PETERS: The carbon dioxide absorption curve and carbon dioxide tension of the blood in severe anaemia. J. of Biol. Chem. **45**, 571 (1921). — BENNETT, M. A.: Some changes in the acid-base equilibrium of the blood caused by hemorrhage. J. of Biol. Chem. **69**, 675 (1926). — BLUMGART, H. L., S. L. GARGILL and D. GILLIGAN: Studies on the velocity of blood flow. XV. The velocity of blood flow and other aspects of the circulation in patients with "primary" and secondary anemia and in two patients with polycythemia vera. J. Clin. Invest. **9**, 679—692 (1931). — BROCQ-ROUSSEU, D., et GALLOT: Le p_H du sérum de cheval au cours de saignées répétées. C. r. Soc. Biol. (Paris) **96**, 34 (1927). — BROCQ-ROUSSEU, D., GALLOT et G. ROUSSEL: Réserve alcaline du cheval au cours de saignées successives. C. r. Soc. Biol. (Paris) **103**, 212 (1930). — BRÜNER, H., u. K. H. BUTZENGEIGER: Über experimentelle Änderungen der Blutmenge. 11. Mitt.: Das Verhalten des Gasstoffwechsels bei Entblutung. Arch. Kreislaufforsch. **6**, 34—46 (1940).

CERUTI, G., e MAESTRI: Curve di assorbimento del CO_2 nelle anemie secondarie, nelle anemie perniciose progressive e nelle leucemie. Clin. med. ital., N. s. **63**, 785—843 (1932). — CURSCHMANN, H., u. FR. BACHMANN: Über den respiratorischen Stoffwechsel bei perniziöser Anämie. Dtsch. Arch. klin. Med. **152**, 280 (1926).

Dautrebande, L.: L'alcalose paradoxale de l'anémie pernicieuse. C. r. Soc. Biol. (Paris) **93**, 1031 (1925). — Dill, D. B., A. V. Bock, C. van Caulaert, A. Fölling, L. M. Hurxthal and L. J. Henderson: Blood as a physicochemical system. VII. The composition and respiratory exchanges of human blood during recovery from pernicious anemia. J. of Biol. Chem. **78**, 191 (1928). — Douglas, C. G.: The oxygen capacity of the blood after haemorrhage. J. of Physiol. **39**, 453 (1909/10).

Endres, G., u. C. Neuhaus: Austauschvorgänge zwischen Gewebe und Blut. I. Mitt. Die Wirkung des Aderlasses auf die Blutgase und das Säure-Basengleichgewicht des Organismus. Z. exper. Med. **47**, 585 (1925). — Evans, C. J.: The reaction of the blood in secondary anaemia. Brit. J. exper. Pharm. **2**, 105 (1921).

Fontès, G., et L. Thivolle: Sur la fixité du rapport entre le fer et la capacité respiratoire maxima (déterminé par CO) dans le sang anémique. C. r. Soc. Biol. (Paris) **108**, 1190 bis 1193 (1931).

Gesell, R., H. Krueger, G. Gorham and T. Bernthal: The regulation of the respiration. A study of the correlation of numerous factors of respiratory control during hemorrhage and reinjection. Amer. J. Physiol. **94**, 365—386 (1930). — Greene, C. H., and C. W. Greene: The utilization of O_2 in the blood at different stages of anoxemia. Amer. J. Physiol. **62**, 542 (1922). — Greene, C. W., and C. H. Greene: The partial pressure of O_2 in the blood during progressively induced anoxemia. J. of Biol. Chem. **52**, 137 (1922).

Haggard, H. W., and Y. Henderson: Haemorrhage as a form of asphyxia. J. of Physiol. **46**, 11 (1922). — Harrop, J. A.: The oxygen and CO_2 content of arterial and venous blood in normal individuals and in patients with anemia and heart dieseases. J. exper. Med. **30**, 241 (1919). — Bull. Hopkins Hosp. **30**, 62 (1919). — Hevelke, A.: Die Atmung des Blutes bei Kranken mit Anämie. Polskie Arch. Med. wewn. **17**, 514—556, franz. 624—625 (1939). — Heymans, J. F., et C. Heymans: Action stimulante réflexe de l'anémie sur la respiration de la tête isolée du chien. C. r. Soc. Biol. (Paris) **94**, 1255 (1926).

Johnston, C. G., and D. C. Wilson: The effect of hemorrhage on the acid-base equilibrium of the blood. J. of Biol. Chem. **85**, 727—741 (1930).

Kerr, S. E.: Studies on the inorganic composition of blood. I. The effect of hemorrhage on the inorganic composition of serum and corpuscles. J. of Biol. Chem. **67**, 689 (1926). — Koza, F., u. J. Melka: Die Dissociationskurve des Oxyhämoglobins des Blutes bei Anämien, speziell bei den perniziösen. Bratislav. lék. Listy **9**, 826—841 (1929).

Liégeois, F.: Influence des saignées sur l'équilibre acide-base. Ann. Med. vét. **72**, 7, 289 (1927). — Equilibre acide-base et saignées répétées chez le chien. C. r. Soc. Biol. (Paris) **96**, 426 (1927). — Litarczek, G., H. Aubert et I. Cosmulesco: Sur l'affinité de l'hémoglobine pour l'oxygène, exprimée par le constante de dissociation k de l'oxyhémoglobine dans quelques cas d'anémies. C. r. Soc. Biol. (Paris) **101**, 220—221 (1929). — Des causes et de l'utilité des modifications de l'affinité de l'hémoglobine pour l'oxygène dans quelques cas d'anémies. C. r. Soc. Biol. (Paris) **101**, 222—223 (1929). — Litarczek, G., I. Cosma u. K. Stromberger: Einfluß der durch wiederholte Blutungen erzeugten Anämien auf die Sauerstoffdissoziierungskurve im Kaninchenblut. I. Spitalul **47**, 423 (1927). — Litarczek, G., u. G. T. Dinischiotu: Contribution à l'étude des échanges respiratoires. I. Sur les variations qualitatives de l'hémoglobine en physio-pathologie humaine. Arch. roum. Path. exper. **6**, 243—351 (1933).

Neuschlosz, S. M.: Untersuchungen über den Säure-Basenhaushalt während schwerer durch Blutverluste verursachter Anämie. Z. exper. Med. **95**, 637 (1935).

Odaira, T.: The change in the reserve alcali and oxygen dissociation curve of blood in clinical and experimental anaemias. Tohoku J. Exper. Med. **4**, 243 (1923). — Ogata, H.: Studies in anoxaemia. III. The influence of acute anaemia caused by the haemorrhage on respiration and blood pressure. J. Biophysics **1**, 91 (1924).

Richards jr., D. W., and M. L. Strauss: Oxyhaemoglobin dissociation curves of whole blood in anemia. J. Clin. Invest. **4**, 105 (1927). — Rossier, P. H., P. Mercier et G. Glatz: Remarques sur la courbe de dissociation de l'acide carbonique du sang. Courbes experimentales et courbes calculées. Anémie et courbe de dissociation. Acta Soc. Helv. Sci. nat. **1933**, 415, 419. — Ryan, J. M., and J. B. Rickam: The alveolar-arterial oxygen pressure gradient in anemia. J. Clin. Invest. **31**, 2 (1952).

Simidu, K.: On the consumption of oxygen by anaemic blood. Jap. J. med. Sci., Trans. II. Biochem. **1**, 267—281 (1932).

Einfluß der CO_2-Atmung auf die Respiration.

Adolph, E. F., F. D. Nance and M. S. Shilling: The carbon dioxide capacity of the human body and the progressive effects of carbon dioxide upon the breathing. Amer. J. Physiol. **87**, 532—541 (1929).

Barbour, J. H., and M. H. Seevers: A comparison of the acute und chronic toxicity of CO_2 with especial reference to its narcotic action. J. Pharmacol. a. Exper. Ther. **78**, 11

(1943). — BREDNOW, W.: Beeinflussung der zirkulierenden Blutmenge und der Blutverteilung durch physikalische und pharmakologische Maßnahmen. I. Mitt. Einfluß der Kohlensäureatmung. Z. exper. Med. **73**, 557—572 (1950). — BROWN jr., E. B., A. HEMINGWAY and M. B. VISSCHER: Arterial blood p_H and pCO_2 changes in response to pCO_2 inhalation after 24h of passive hyperventilation. J. Appl. Physiol. **2**, 544—548 (1950).

CAMPBELL, J. A.: The effects of breathing CO_2 and O_2 mixtures upon the CO_2- and O_2-tensions in the tissues. J. of Physiol. **66**, I—II (1928). — COLLDAHL, H.: On changes in the organism resulting from insufficient gas exchange. III. On the cause of the lowered tissue respiration in insufficient gas exchange and on the effect of high carbon dioxide concentrations on tissue respiration. Acta med. scand. (Stockh.) **132**, 378—383 (1949). — CONSOLAZIO, W. V., M. B. FISHER, M. PACE, L. J. PECORA, G. C. PITTS and A. R. BEHNKE: Effects on man of high concentrations of carbon dioxide in relations to various oxygen pressures during exposures as long as 72 hours. Amer. J. Physiol. **151**, 479—503 (1947). — CORDIER, D.: Modifications de l'équilibre acide-base au cours des asphyxies progressives. Ann. Physiol. **10**, 301—330 (1934). — CORDIER, D. H. MAGNE et A. MAYER: Variations de l'équilibre acide-base au cours des asphyxies. Ann. de Physiol. **6**, 634—667 (1930).

DAUTREBANDE, L., W. TOMASZEWSKI, J. OSZACKI et E. DUMOULIN: Influence des inhalations prolonges et répétées d'anhydride carbonique. C. r. Soc. Biol. (Paris) **123**, 1240—1241 (1936). — DRINKER, C. K., and T. J. SHAUGHNESSY: The use of 7 per cent carbon dioxide and 93 per cent oxygen in the treatment of carbon monoxide poisoning. J. Ind. Hyg. **11**, 301—314 (1929).

EICHENBERGER, E.: Über die Wirkung der CO_2 auf die Atmung des Kaninchens. Helvet. physiol. Acta **7**, 55—74 (1949). — ETTORI, J., et R. GRANGAUD: Degré d'oxygénation de l'hémoglobine et influence du CO_2 sur le volume globulaire. C. r. Soc. Biol. (Paris) **131**, 84—85 (1939).

FORSSANDER, C. A.: Spontaneous equilibration of inspired CO_2 with mixed venous blood. Some theoretical considerations. J. Appl. Physiol. **3**, 216—227 (1950).

GOIFFON, R., et R. PARENT: Examen fonctionnel de la ventilation pulmonaire au moyen d'un spiromètre á re-respiration. C. r. Soc. Biol. (Paris) **108**, 486—487 (1931). — GOIFFON, R., R. PARENT et J. WALTZ: Études de spirometrie clinique. L'épreuve de dyspnée provoquée en espace clos. (I. Mém.). Ann. méd. **35**, 362—379 (1934). — L'épreuve de dyspnée provoquée en espace clos. Etude physio-pathologique (II. mem.) Ann. Méd. **36**, 57—72 (1934). — GOLLWITZER-MEIER, K.: Über das Atemvolumen bei der gleichzeitigen Einwirkung von Kohlensäureüberschuß und Sauerstoffmangel. Pflügers Arch. **251**, 335—343 (1949).

HAEBISCH, H.: Über den Gaswechsel bei Ruhe und Arbeit unter kurz- und langfristiger CO_2-Einwirkung. Pflügers Arch. **251**, 594—608 (1949). — Über Gaswechselversuche bei Ruhe und Arbeit unter kurz- und langfristiger CO_2-Einwirkung. Physiol. Tagg, 29. Sept. bis 1. Okt. 1948. — HELLER, E., W. KILLICHES and C. K. DRINKER: The evaluation of 5 and 7 per cent carbon dioxide mixtures as respiratory stimulants. J. Ind. Hyg. **11**, 293—300 (1929). — HENDERSON, Y.: Resuscitation from asphyxia and prevention and treatment of secondary pneumonia, by inhalation of CO_2. Brit. Med. **1931 II**, 687—689. — HENDERSON, Y., and H. W. HAGGARD: The treatment of CO asphyxia by means of $O_2 + CO_2$-inhalation. A method for rapid elimination of CO from the blood. J. Amer. Med. Assoc. **79**, 1137 (1922). — HERXHEIMER, H., u. R. KOST: Über den Einfluß der Kohlensäureatmung auf den Gasstoffwechsel bei Kranken, Gesunden und Trainierten. Arch. exper. Path. u. Pharmakol. **165**, 101—110 (1932). — HIMWICH, H. E., E. F. GILDEA, N. RAKIETEN and D. DU BOIS: The effects of inhalation of carbon dioxide on the carbon dioxide capacity of arterial blood. J. of Biol. Chem. **113**, 383—389 (1936). — HORST, L. VAN DER: Über die Kohlenoxydvergiftung. Nederl. Tijdschr. Geneesk. **1947**, 846—851.

LUBLIN: Grundumsatzsteigerung bei Kohlensäureeinblasung in den künstlichen Pneumothorax. Bemerkungen zu der gleichnamigen Arbeit von A. v. FRISCH u. A. SCHNEIDERBAUR. Klin. Wschr. **1935**, 1433; **1936 I**, 58.

MALORNY, G.: Das Verhalten der Elektrolyte im Blut und Gewebe bei erhöhter CO_2-Spannung der Atmungsluft. Arch. exper. Path. u. Pharmakol. **205**, 684—729 (1948). — MATTHES, K., u. R. FALK: Untersuchungen über den Einfluß von Sauerstoffmangel und Kohlensäureatmung auf den peripheren Kreislauf. Luftfahrtmed. **5**, 127—148 (1941). — MEESSEN, H.: Chronic carbon dioxide poisoning. Experimental studies. Arch. of Path. **45**, 36—40 (1948). — MELLANBY, J.: The effect of carbon dioxide on respiration after poisoning by CO. J. of Physiol. **56**, 5, XXXI (1922). — MENESINI, G.: Ulteriori osservazioni sull'equilibrio acido-basico nell'asfissia per CO_2. Arch. di Antrop. crimin. **50**, 1590—1952 (1930). — Ulteriori osservazioni sull'equilibro acido-basico del sangue nell'asfissia per CO_2. Fisiol. e. Med. **4**, 552—578 (1933). — MIURA, H.: Die Veränderungen der zirkulierenden Blutmenge durch die Einatmung von sauerstoffarmer, -reicher und kohlensäurereicher Luft. Tohoku J. Exper. Med. **30**, 72—84 (1936). — MORRIS, N.: Anoxaemia and the administration of O_2. J. of Physiol. **56**, No 5, 283 (1922).

PADGET, P.: The respiratory response to CO_2. Amer. J. Physiol. **83**, 384 (1928).

REIN, H., u. U. OTTO: Die Kohlensäure im Dienste der Kreislaufanpassung. Pflügers Arch. **243**, 303—328 (1940).

SCHAEFER, K. E.: Anpassung an lang dauernde Kohlensäureeinwirkung. Physiol. Tagg 29. Sept.—1. Okt. 1948. — Atmung und Säure-Basengleichgewicht bei langdauerndem Aufenthalt in 3% CO_2. Pflügers Arch. **251**, 689—715 (1949). — Die Beeinflussung der Psyche und der Erregungsabläufe im peripheren Nervensystem unter langdauernder Einwirkung von 3% CO_2. Pflügers Arch. **251**, 716—725 (1949). — Der Einfluß eines langdauernden Aufenthaltes in 3% CO_2 auf die Hirnaktionsströme. Pflügers Arch. **251**, 726—740 (1949). — SCHAEFER, K. E., H. STORR u. K. SCHEER: Über langdauernder Einwirkung verschieden hoher CO_2-Konzentrationen auf Meerschweinchen. Pflügers Arch. **251**, 741—764 (1949).— SCHWEIZER, W.: Untersuchungen über das Lungenvolumen bei Sauerstoffmangel und bei Kohlensäureanreicherung. Diss. Basel 1944. — SEELKOPF, K., u. R. v. WERZ: Über die Rolle der Kohlensäure bei der Sauerstoffvergiftung. Arch. exper. Path. u. Pharmakol. **205**, 351—366 (1948). — SHOCK, N. W., and M. H. SOLEY: Effect of oxygen tension of inspired air on the respiratory response of normal subjects to carbon dioxide. Amer. J. Physiol. **130**, 777—783 (1940). — SRECK, I. E., and E. GELLHORN: The effect of carbon dioxide inhalation on the peripheral blood flow in the normal and in the sympathectomized patient. Amer. Heart. J. **18**, 206—212 (1939).

TABUSSE, L., et P. BIGET: Le test au CO_2. Méd. aéronaut. **7**, 2 (1952).

WICK, H.: Die Wirkung der Kohlensäure auf die Weite der Lungenalveolen. Arch. internat. Pharmacodynamie **89**, 1 (1952). — Über die Änderung der Lungenelastizität durch Kohlensäure. Arch. internat. Pharmacodynamie **89**, 1 (1952).

YAMAKITA, M., u. T. KATO: Clinical and experimental anoxaemias and the effect of CO_2 administration. Tohoku J. Exper. Med. **3**, 608 (1922).

Sauerstoffversuch, Sauerstofftherapie.

ALVERY, A., and S. BRODY: Cardiovascular and respiratory changes in man during oxygen breathing. Acta physiol. scand. (Stockh.) **15**, 140—149 (1948). — ANTHONY, A. J.: Über Sauerstoffatmung. Dtsch. med. Wschr. **1940**, 482—484. — ANTHONY, A. J., W. LENT u. E. M. MÜLLER: Die Wirkung kurzdauernder Sauerstoffatmung auf Herz und Kreislauf. Z. exper. Med. **108**, 275—286 (1940).

BARACH, A. L., and M. N. WOODWELL: Studies in oxygen therapy with determination of the blood gases. I. In cardiac insufficiency and related conditions. Arch. Int. Med. **28**, 367 (1921). II. In pneumonia and its complications. S. 394. III. In a extreme type of shallow breathing occuring in lethargic encephalitis. Arch. Int. Med. **28**, 421 (1921). — BARKER, M. H., D. M. PARKER and G. WASSEL: Nasal catheter administration of oxygen. J. Amer. Med. Assoc. **103**, 4 (1934). — BEAN, J. W.: Effects of high oxygen pressure on carbon dioxide transport on blood and tissue acidity, and on oxygen consumption and pulmonary ventilation. J. of Physiol. **72**, 27—48 (1931). — BECKER-FREYSENG, H.: Neue Untersuchungen über Einwirkung hochkonzentrierten Sauerstoffes auf den Organismus. Verh. dtsch. Ges. Kreislaufforsch. **1940**, 83—85. — BEHNKE, A. R., L. A. SHAW, C. W. SHILLING, R. M. THOMPSON and C. A. MESSER: Studies on the effects of high oxygen pressure upon the carbon-dioxide and oxygen content, the acidity and carbon-dioxide combining power of the blood. Amer. J. Physiol. **107**, 13 (1934). — BIELSCHOWSKY, P., u. S. THADDEA: Über die Stoffwechselwirkung reiner Sauerstoffatmung. Z. klin. Med. **120**, 330—340 (1932). — BINET, L., et M. BOCHET: Hyperoxygénation et hypoglobulie. Sang **14**, 433—440 (1941). — BINET, L., M. BOCHET et A. GUIRAUD: Inhalation d'oxygène et hypoglobulie. C. r. Soc. Biol. (Paris) **130**, 1249—1251 (1939). — BINET, L., M. BOCHET et M. V. STRUMZA: L'anoxémie. Ses effets. Son traitement. L'oxygénotherapie. Paris: Masson & Cie. 1939. — BINET, L., et M. V. STRUMZA: Nouvel appel en faveur de l'oxygénothérapie. La résistance devant l'occlusion trachéale totale et la valeur de la réserve d'oxygène. Bull. Acad. Méd. Paris **131**, 492 (1947). — BINGER, A. C. L., J. M. FAULKNER and R. L. MOORE: Oxygen poisoning in mammals. J. of Exper. Med. **45**, 849 (1927). — BJERKNES, W.: Kritische Untersuchungen über Funktionsprüfung in Luft und in Sauerstoff. Beitr. Klin. Tbk. **93**, 454 (1939). — BOURNE, G., and R. G. SMITH: The value of intravenous and intraperitoneal administration of oxygen. Amer. J. Physiol. **82**, 328 (1927).

CAMPBELL, J. A.: Effects of breathing oxygen at high pressures upon tissue gas tensions. J. of Physiol. **68**, VII—VIII (1930). — CAMPBELL, J. A., and L. HILL: Concerning the amount of nitrogen gas in the tissues and its removal by breathing almost pure oxygen. J. of Physiol. **71**, 309—322 (1931). — CAMPBELL, A., and E. P. POULTON: Oxygen and CO_2 therapy. London 1934. — COHEN TERVAERT, D. G.: Versuche über die Behandlung der Kohlenoxydvergiftung durch Einatmen von Luft. Sauerstoff oder Sauerstoff mit 5% Kohlensäure. Arch. internat. Pharmacodynamie **34**, 464—475 (1929). — COMROE jr., J. H., and R. D. DRIPPS: The physiological basis for oxygen therapy. Springfield, Ill.: Charles C. Thomas 1949. — COMROE jr., J. H., and P. WALKER: Normal human arterial oxygen saturation determined by equilibration with 100 per cent oxygen in vivo and by the oximeter. Amer. J. Physiol. **152**, 365 (1948).

DARLING, R. C. u. Mitarb.: Studies on intrapulmonary mixture of gases: V. Forms of inadequate ventilation in normal and emphysematous lungs, analyzed by means of breathing pure oxygen. J. Clin. Invest. **23**, 55 (1944). — DAUTREBANDE, L.: L'influence de la respiration d'oxygène pur sur la tension arterielle. C. r. Soc. Biol. (Paris) **87**, 793 (1922). — Oxygénothérapie et carbothérapie. Paris: Masson & Cie. 1937. — DAUTREBANDE, L., and J. S. HALDANE: The effects of respiration of oxygen on breathing and circulation. J. of Physiol. **55**, 296 (1921). — DAVIES, H. W.: Methods for the therapeutic administration of oxygen. Edinburgh Med. J. **1922**. — DAVIES, H. W., and M. RABINOVITCH: The effects of subcutaneous and intraperitoneal injection of oxygen upon the oxygen saturation of the arterial blood. J. of Physiol. **64**, 38 (1928). — DRESSLER, S. H., N. B. SLONIM, O. J. BALCHUM, G. J. BRONFIN and A. RAVIN: The effect of breathing 100% oxygen on the pulmonary arterial pressure in patients with pulmonary tuberculosis and mitral stenosis. J. Clin. Invest. **31**, 9 (1952). — DRIPPS, R. D., and J. H. COMROE jr.: The effect of the inhalation of high and low O_2-concentration on respiration, pulse rate, ballistocardiogram and arterial O_2 saturation (oximeter) of normal individuals. Amer. J. Physiol. **149**, 277—291 (1947).

ENGELHARDT, A.: Über den Verlauf der Entlüftung der Lunge bei reiner Sauerstoffatmung. Z. Biol. **99**, 596—613 (1939).

FASCIOLO, J. C., and H. CHIODI: Arterial O_2 pressure during pure O_2 breathing. Amer. J. Physiol. **147**, 54—65 (1946). — FOWLER, W. S., and J. H. COMROE jr.: Lung function studies: I. Rate of increase of arterial oxygen saturation during inhalation of 100 per cent O_2. J. Clin. Invest. **27**, 327—334 (1948).

GOLLWITZER-MEIER, KL.: Über die Wirkung der Sauerstoffatmung auf das Atemzentrum und über ihre Nachdauer. Pflügers Arch. **249**, 32—43 (1947). — GULLICKSON, G., u. Mitarb.: Oxygenation studies in congenital pulmonary stenosis. Amer. Heart J. **35**, 940 (1948).

HECK, E.: Wirkung hoher Sauerstoffteildrucke auf die Atmung. Luftfahrtmed. **6**, 105 bis 113 (1942).

ISHIKAWA TETSUSABURO: Über den Einfluß der intravenösen Sauerstoffinjektion auf den Gasstoffwechsel und den intermediären Kohlenhydratstoffwechsel bei Einatmung von sauerstoffarmer bzw. kohlensäurereicher Luft. Tohoku J. Exper. Med. **36**, 542 —560 (1939).

JÉQUIER-DOGE, E.: A propos du déficit-oxygène. Schweiz. med. Wschr. **1950**, 587—593.

KNIPPING, H. W., u. G. ZIMMERMANN: Über die Sauerstofftherapie bei Herz und Lungenkranken. Z. klin. Med. **124**, 435 (1933). — KOSSMAN, C. E., and S. A. BRILLER: Oxigram as measure of cardiorespiratory reserve. Proc. Soc. Exper. Biol. a. Med. **65**, 63 (1947). — KÜHN, H. A., u. J. PICHOTKA: Über die Morphogenese der Lungenveränderungen bei der Sauerstoffvergiftung. Arch. exper. Path. u. Pharmakol. **205**, 667—683 (1948).

LEMAIRE, R., et P. BOUVEROT: Les modifications du taux des gaz respiratoires dans le sang au cours de l'action paradoxale de l'oxygène. C. r. Soc. Biol. (Paris) **144**, 564—567 (1950).

MACCAGNO, A. L., G. SCOZ: La misura della ventilazione in atmosfere di ossigeno al 50% e al 15% come prova della funzione respiratoria nei malati di tbc. polmonare. Carlo Forlanini **10**, 4 (1948). — MACDONALD, D.: The respiratory and circulatory responses to intravenous oxygen and their relation to anoxemia. Amer. J. Physiol. **127**, 228—231 (1939). — MATTHES, K., J. GIBERT QUERALTO u. X. MALIKIOSIS: Untersuchungen über den Gasaustausch in der menschlichen Lunge. V. Mitt. Über das Verhalten der arteriallen Sauerstoffsättigung bei hoher alveolarer Sauerstoffspannung. Arch. exper. Path. u. Pharmakol. **185**, 622—629 (1937). — MAURATH, J.: Wirkung der Sauerstoffinhalation auf Spirogramm und Blutgasanalyse bei chronischer Hypoxämie. Tuberkulosearzt **6**, 15—19 (1952). — MEAKINS, J.: Observations on the gases in human arterial blood in certain pathological pulmonary conditions and their treatment with oxygen. J. of Path. **24**, 79 (1921). — Oxygen-want, its causes, signs and treatment. Edinburgh Med. J. **1922**, 1—26. — MITHOEFER, J. C.: Increased intracranial pressure in emphysema caused by oxygen inhalation. J. Amer. Med. Assoc. **149** (1952). MOTLEY, H. L., and J. F. TOMASHEKSKI: Effect of high and low oxygen levels and intermittent positive pressure breathing on oxygen transport in the lungs in pulmonary fibrosis and emphysema. J. Appl. Physiol. **3**, 189 (1950).

NAGER, G.: Über das sogenannte Sauerstoffdefizit nach UHLENBRUCK-KNIPPING. Diss. Zürich 1946. Schweiz. Z. Tbk. **4**, Suppl. 1 (1947). — NAHAS, G. G., and E. H. MORGAN: Direct measurements of alveolar-arterial differences in oxygen tension in man breathing 100% O_2. Federat. Proc. **10**, 96 (1951). — NICLOUX, M.: Sur le traitement des asphyxies graves par O_2. C. r. Soc. Biol. (Paris) **92**, 188 (1925).

PETZOLD, G.: Über das arterielle O_2-Defizit, seine Entstehung, seine Auswirkung und die Möglichkeit seiner Auffüllung. Beitr. Klin. Tbk. **183**, 92 (1939). — PEYSER, E., A. SASS-KORTSAK and F. VERZÁR: Influence of O_2-content of inspired air on total lung volume. Amer. J. Physiol. **163**, 11—117 (1950). — PICHOTKA, J., u. H. A. KÜHN: Untersuchungen zur Frage der chronischen Sauerstoffvergiftung. Arch. exper. Path. u. Pharmakol. **206**, 495—504 (1949). — PRESTON, S. N., and N. K. ORDWAY: Observations of arterial oxygen content in children during the inhalation of air and 100 per cent oxygen. Amer. J. Physiol. **152**, 696—702 (1948).

OHLSSON, W. T. L.: Eine Studie über die Giftigkeit des O_2 bei atmosphärischem Druck, mit besonderer Berücksichtigung der Pathogenese der Lungenschädigung und der klinischen O_2-Behandlung. Acta med. scand. (Stockh.) Suppl. **190** (1947).

RICHARDS jr., D., and A. L. BARACH: Prolonged residence in high oxygen atmospheres. Effects on normal individuals and on patients with chronic cardiac and pulmonary insufficiency. Quart. J. Med., N. s. **3**, 437—466 (1934). — ROSSIER, P. H., u. K. WIESINGER: Patho-physiologische Differenzierung durch den Sauerstoffversuch. Beitr. Klin. Tbk. **101**, 407—423 (1948). — RÜBSAM, C.: Die Wirkung der Sauerstofftherapie auf das arterielle Blut. Inaug.-Diss. Zürich 1942.

SEELKOPF, K., u. R. v. WERZ: Versuche über die Behandlung des Gasödems durch Einatmung von O_2. Arch. exper. Path. u. Pharmakol. **205**, 480—489 (1948). — SONNE, C.: Die theoretische Begründung der Sauerstoffinhalationstherapie. Schweiz. med. Wschr. **1940**, 1202. — SPEHL, P., et A. LEMORT: Influence des injections sous-cutanées d'O_2 sur la saturation du sang artériel. C. r. Soc. Biol. (Paris) **98**, 1261 (1928). — STORSTEIN, O.: The effect of pure oxygen breathing on the circulation in anoxemia. Acta med. scand. (Stockh.) **143**, Suppl. 269 (1952).

TAYLOR, H. J.: The role of carbon dioxide in oxygen poisoning. J. of Physiol. **109**, 272 bis 280 (1949).

UHLENBRUCK, P.: Über die Wirksamkeit der Sauerstoffatmung. Z. exper. Med. **74**, 1—13 (1930).

WETERINGS, P. A. A.: The inhibitory effect of the oxygen pressure in blood on respiration through the intermediacy of chemo-receptors. Acta med. scand. (Stockh.) **130**, 3 (1948). — WIESINGER, K.: Patho-physiologische Differenzierungen durch den Sauerstoffversuch. Helvet. med. Acta **14**, 407—412 (1947). — WOOD, E. H., and L. CRONIN: Normal oxygen saturation of arterial blood during inhalation of air and oxygen. J. Appl. Physiol. **1**, 567—574 (1949).

Künstliche Atmung (s. auch CO_2- und O_2-Atmung sowie Narkose).

BOUTOURLINE-YOUNG, H. J., and J. L. WHITTENBERGER: The use of artificial respiration in pulmonary emphysema accompanied by high carbon dioxide levels. J. Clin. Invest. **30**, 8 (1951). — BÜHLMANN, A., F. SCHAUB u. C. MAIER: Experimentelle Untersuchungen zur Therapie des Cor pulmonale. Cardiologia (Basel) **24** (1954).

CAMPBELL, A.: Carbon dioxide tension and oxygen consumption during artificial respiration, acidosis and alcalosis. J. of Physiol. **57**, 386 (1923). — CHERNIACK, R. M., C. A. CORDON and F. DRIMMER: Physiological effects of mechanical exsufflation on experimental obstructive breathing in human subjects. J. Clin. Invest. **31**, 12 (1952).

ENGHOFF, H., M. H. HOLMDAHL and L. RISHOLM: The efficacy of artificial respiration tested under narcotal-curare anaesthesia. Acta Soc. Med. Upsaliensis **57**, 61 (1952).

GRULE jr., C. G., F. L. ELDRIDGE and G. D. FORD: Spirometry as a means for studying ventilatory function of patients in mechanical respirators. Amer. J. Med. Sci. **220**, 511 (1950).

KÄLIN, R.: Lungenfunktionsuntersuchungen bei asthmoiden Zuständen vor und nach Behandlung mit der „Elektrolunge". Z. Unfallmed. u. Berufskrkh. (Zürich) **1**, 3 (1954).

LAMES, L., J. L. WHITTENBERGER and S. J. SARNOFF: Physiologic principles in the treatment of respiratory failure. Med. Clin. N. Amer. **34**, 5 (1950). — LOVEJOY jr., F. M., P. N. G. YU, R. E. NYE jr., H. A. JOOS and J. H. SIMPSON: Pulmonary hypertension. III. Physiologic studies in three cases of carbon dioxide narcosis treated by artificial respiration. Amer. J. Med. **16**, 4 (1954).

MONTLEY, H. L., and F. TOMASHEFSKI: Effect of high and low oxygen levels and intermittent positive pressure breathing on oxygen transport in the lungs in pulmonary fibrosis and emphysema. J. Appl. Physiol. **3**, 189—196 (1950).

SARNOFF, S. J., J. L. WHITTENBERGER and E. HARDENBERGH: Electrophrenic respiration. III. Mechanism of the inhibition of spontaneous respiration. Amer. J. Physiol. **155**, 203—207 (1948). — STAUB, W.: La respiration sous l'effet de modifications de pressions sur les voies respiratoires. Diss. Lausanne 1951.

WERKO, L.: The influence of positive pressure breathing on the circulation in man. Acta med. scand. (Stockh.) Suppl. **1947**.

Abschluß der Literatur Frühjahr 1954.

Allgemeine Symptomatologie der Lungen- und Bronchialerkrankungen.

A. Die Anamnese.

Von

W. Löffler.

Mit 1 Abbildung.

„Die Krankengeschichte, also die Anamnese, hat den Wert und nimmt für den Arzt den Platz ein, welchen in der Naturwissenschaft die experimentellen oder systematischen Beobachtungen innehaben, sie sind positives Ausgangsmaterial."

G. v. BERGMANN

1. Allgemeines.

Es könnte überflüssig erscheinen, in einem *Handbuch* auf die große, oft ausschlaggebende Bedeutung der Anamnese hinzuweisen. Wenn hier trotzdem auf die Kunst der Anamnese hingewiesen wird, so, weil über den heute zur Verfügung stehenden, in vieler Hinsicht überaus aufschlußreichen *diagnostischen* Methoden, die Aufnahme sorgfältiger anamnestischer Daten im Zusammenhang Gefahr laufen, in den Hintergrund gedrängt zu werden.

Die Anamnese als Tor zur Persönlichkeit des Kranken stellt nicht nur den unmittelbaren Kontakt her, sondern es kommt ihr häufig auch schon eine therapeutische Komponente zu. In ihr eröffnet sich die Erkenntnis von der befreienden Macht der Aussprache. Die Anamnese wird damit zu einer Grundlage der Individualmedizin und ist heute so wichtig wie je, wird wichtig bleiben, solange es Ärzte gibt. Einer der Hauptunterschiede zwischen Individual- und Gruppenmedizin liegt gerade darin, daß der letzteren wegen des Fehlens einer Gesamtanamnese ein ausgesprochen mechanistischer Charakter zukommt.

Es ist mit großer Wahrscheinlichkeit anzunehmen, daß die Überwertung der Psychosomatik im wesentlichen auf die unter dem Einfluß medizinischer Technik entstandene Vernachlässigung der Anamnese durch manche Ärzte zurückzuführen ist.

Der Autor eines umfangreichen Lehrbuches der Psychosomatik teilt mit, welches Erlebnis es für ihn als jungen Arzt gewesen sei, daß ein Asthma, das durch die verschiedensten pharmakodynamischen Methoden erfolglos behandelt worden war, in dem Augenblick zum Verschwinden gebracht wurde, da es dem Arzt klar geworden und er dies der Patientin übermitteln konnte, daß ihr Asthma durch die Verheiratung des von ihr überaus geliebten Bruders und damit durch Eifersucht induziert worden war.

Gewiß ist das ein Erlebnis, aber ein alltägliches und schon manchen Generationen von Ärzten, jedenfalls des deutschen Sprachgebietes geläufig, so geläufig, daß in den Asthmaanamnesen erfahrener Ärzte der psychologischen Situation mindestens so große Bedeutung und mindestens so großer Raum gegeben wird wie der Befragung nach möglichen Allergenen.

Die Anamnese hat den doppelten Sinn, einmal *praktisch klinisch* im Dienste der Diagnosestellung zu stehen, dann hat sie eine *theoretische* Bedeutung, die vorwiegend *pathogenetischen* Gesichtspunkten zugute kommt.

Daß die Aufnahme einer guten Anamnese in ihren Beziehungen zur somatischen und psychischen Situation des Explorанden, zu Alter, Familie, sozialer Stellung, Tätigkeit, Volkscharakter erhebliche Kenntnisse voraussetzt, wird dem Lernenden oft erst langsam und mühsam klar auf dem Umweg über Fehldiagnosen. Der Unerfahrene kann den Umfang eines Buches durchfragen, ohne auf die richtige Fährte zu kommen, die der Erfahrene mit wenigen entscheidenden Fragen findet und verfolgt.

Die Anamnese steht gegenwärtig in Gefahr, in das Gebiet der vernachlässigten Dimensionen abgedrängt zu werden, doch sieht man mancherorts schon die Tendenz zu einer Rückkehr zur alten Gepflogenheit der Aufnahme einer guten, umfassenden Anamnese, dies z. B. auch in USA. Die gegenwärtige Betonung und Überwertung der psychosomatischen Heilkunde hat zweifellos eine wesentliche Wurzel in der Übermechanisierung der Diagnostik unter Vernachlässigung der Anamnese und damit des Individuums als eines unteilbaren Ganzen.

Die „biographische Medizin“: Auf die große Bedeutung der „Kranken*geschichte*“ *im historischen Sinne* haben vor allem v. Krehl und seine Schule (v. Weizsäcker, Mitscherlich) und besonders v. Bergmann hingewiesen, der das Postulat einer „*biographischen Medizin*“ als einer besonderen klinischen Methodik stellt, wobei „die *Anamnese alles*, der objektive Befund *nichts* bedeutet“. Diese im wesentlichen von den Erkrankungen des Magens abgeleitete Verallgemeinerung kann wohl für die Erkrankungen des Respirationstraktes nicht in dieser Schärfe aufrecht erhalten werden. Dadurch wird aber der Wert der Anamnese für diese Kapitel der Heilkunde keineswegs herabgesetzt.

Wenn die v. Krehlsche Schule und v. Bergmann eine „biographische Medizin“ postulieren als eine besonders geartete klinische Methodik und diese in einen gewissen Gegensatz zur sonstigen klinischen Medizin stellen, so hat Kartaganer aus *methodologischen* (nicht methodischen) Gründen gerade in der klinischen Medizin das „*historische Element*“ aufzuzeigen versucht. Der kranke Mensch, mit dem wir es in der Klinik zu tun haben, ist „nicht irgendein Exemplar des Species homo sapiens, sondern das gegebene Individuum mit seinem hic et nunc, das in seiner gegebenen Mannigfaltigkeit einmalig ist. Es trägt also sämtliche Kriterien, die es zu einem historischen Objekt im methodologischen Sinne machen. Auch die Krankheit, als ein in der Zeit verlaufender, in seiner Vielgestaltigkeit nie wiederkehrender und nie wiederholbarer Prozeß, weist die Characteristika eines historischen Vorganges auf.“ Dementsprechend stellt die Anamnese die Reproduktion der bisherigen Kranken*geschichte* und der Familien*geschichte* durch den Patienten dar. Dabei wird das rohe Tatsachenmaterial, das vom Patienten zusammengetragen wird, durch den Arzt nach den Kriterien der „*Geschichtswürdigkeit*“ gesiebt und sein Wahrheitswert nach den Prinzipien der historischen Heuristik bestimmt. Der Ausspruch Carlyles über die Geschichte: „weises Erinnern und weises Vergessen, darin liegt alles“ gilt auch für die Anamnese.

„Ganz besonders wird bei der Erhebung der Anamnese auf das zeitliche Verhältnis der einzelnen Tatsachen (Symptome) zueinander geachtet und die „*individuelle Nähe*“ der subjektiven Symptomatologie gewertet“ (Kartagener).

Im Bestreben, die zeitlichen Verhältnisse der „Krank*heits*geschichte" genauer zu ermitteln und zu koordinieren, stößt man auf die Tatsache, so daß es sehr häufig gelingt, recht exakte Angaben zu ermitteln, die nicht nur praktisch wichtig, sondern von wissenschaftlichem Wert sein können. Von verantwortungsvoller Schwere wird die anamnestische Abklärung zeitlicher Beziehungen in manchen *gutachtlichen* Fragen (vgl. daselbst).

Die Bedeutung genauer zeitlicher Beziehungen erschöpft sich aber keineswegs im Praktischen, etwa Haftpflicht, Einwirkung gewisser Noxen betreffend, sondern gibt auch Aufschluß über die Entwicklungszeiten bestimmter Krankheitszustände, die leichthin mit dem Ausdruck „seit einiger Zeit", „seit Monaten", „seit Jahren" usw. ungenau-schematisch und klischeehaft umschrieben werden, während genaue zeitliche Beziehungen ohne wesentlich größere Mühe erhältlich wären.

Die Befragung wird geleitet und gegebenenfalls umgeleitet durch die in Frage stehende oder vermutete Erkrankung und häufig ergänzt *nach* Aufnahme des Status oder gemäß dem Krankheitsverlauf.

Stets ist nach der Verlaufsart einer gegebenen Krankheit bei Verwandten zu fragen.

So hat Turban 1900 darauf hingewiesen, daß in Familien mit mehrfacher Erkrankung an Lungentuberkulose eine oft deutliche Übereinstimmung von Lokalisation der Herde und Verlauf gefunden werde, ein anregender Gesichtspunkt, der in der Folgezeit durch die Zwillingsforschung *nur für eineiige* Zwillinge bestätigt worden ist (Diehl und v. Verschuer, Goldstein, Turban).

Auch bei hämatogener Streuung wird man auf Befragen Angaben über ähnliche Verlaufsformen erhalten usw.

Es bedeutet dies lediglich, daß die Probleme weder einseitig vom Standpunkt der Infektion noch nach der Umwelt, noch nach der Konstitution betrachtet werden dürfen.

2. Der praktische Sinn der Anamnese.

Die Anamnese reproduziert zunächst die individuelle bisherige Krankengeschichte, sowie die Familien- bzw. Sippengeschichte; besonders umfassend aufzunehmen bei Verdacht hereditärer Erkrankungen, hereditärer oder konstitutioneller Anlagen, wie die bekannte Anlage zur Erkrankung an *klinischer* Tuberkulose, an Bronchiektasie, Asthma (Allergie und Polyallergie), Emphysem, varicösem Symptomenkomplex usw.

Die neueste Entwicklung der Medizin ist unter anderem dadurch gekennzeichnet, daß die Anamnese immer mehr an Bedeutung zu verlieren *scheint*. An ihre Stelle tritt die Tendenz der exzessiven *Häufung von Befunden* jeglicher Art. Steht einmal der entsprechende methodische Hilfsapparat zur Verfügung, so erleben wir, daß sich die Zahl der Untersuchungen (Laborarbeiten,, Röntgenbilder usw.) vervielfacht, ohne daß allerdings die diagnostische Ausbeute damit Schritt halten würde. Bei aller Anerkennung des hohen Wertes technischer Methoden, die zu einem *unentbehrlichen* Rüstzeug der modernen Krankenuntersuchung gehören, muß hervorgehoben werden, daß eine Vernachlässigung der Anamnese einer Mechanisierung der Heilkunde rufen würde, die sowohl für die Betreuung der Kranken als für den ärztlichen Stand von schwerwiegenden Folgen werden könnte. v. Neergard äußert sich dazu wie folgt: „Die Anamnese ist vor allem durch das organpathologische Spezialistentum verkümmert, das gegebenermaßen die augenblicklichen objektiven Befunde der Organerkrankung in den Vordergrund stellte, wodurch die Verbindung zu den Nachbargebieten vernachlässigt wurde und damit die Erkennung der zeitlichen Zusammenhänge mit anderen Organerkrankungen erschwert wurde. Sieht doch der Spezialist meist nur einen einzelnen Akt aus einem langen Drama, das ihm verborgen blieb, dagegen dem Hausarzt wohl bekannt war.“ Außerdem mag die Vorstellung wesentliches beitragen, es sei die eingehende Krankenbefragung ein zwar für den Anfänger bestimmtes und auch nützliches Prinzip, falle aber in einem späteren Stadium reifen klinischen Denkens nicht mehr so stark ins Gewicht. Eine grundsätzlich falsche Meinung, denn *die genaue Analyse der symptomatologischen Anamnese* erfordert bereits eingehende Kenntnisse des Krankheitsgeschehens an sich. Es handelt sich darum, das vom Patienten gegebene Symptom durch weiteres Befragen zu modifizieren, zu koordinieren und schließlich zu interpretieren. So ist beispielsweise „Kurzatmigkeit“ noch kein pathognomonisches Indiz. Erst die weitere Differenzierung ist entscheidend: Atemnot in Ruhe oder bei körperlicher Belastung, anfallsweise auftretend usw.

Der Nutzen der *Familien-* bzw. *Sippenanamnese* bzw. *erbbiologischer Gesichtspunkte* tritt hinsichtlich der Lungenpathologie vielleicht nicht so ausgesprochen hervor wie angesichts der familiären Häufung kardiovasculärer Leiden (Hypertonie, apoplektische Insulte) in diesem Gebiet. Es sei aber vermerkt, daß gewisse Formen von Bronchiektasen, die typische Bronchiektasiekrankheit, und vor allem die Wabenlunge als *kongenital* angelegte Krankheiten (Mißbildungen) aufzufassen sind. Im übrigen steht die Vererbung dispositioneller Momente beim *Asthma bronchiale* (Allergie, Polyallergie, nervöse Momente), und bei der *Tuberkulose* zur Diskussion, wobei naturgemäß zwischen Infektion und Krankheitsdisposition unterschieden werden muß.

In dieser Richtung können die Forschungen an *eineiigen Zwillingen* als methodisch einwandfrei gelten. Bei allen anderen Prozeduren liegt eine Interferenz mit verschiedenen *Umweltfaktoren* vor. Ohne den Wert erbbiologischer Betrachtung zu unterschätzen, möchten wir zu bedenken geben, daß mit dem Hinweis auf den Erbgang und seinen Nachweis die kausalen und pathogenetischen Faktoren noch *keineswegs erschöpft sind* (vgl. Heredität und Konstitution bei Lungen- und Bronchialerkrankungen S. 438).

Bei der Aufnahme der *persönlichen Anamnese* sind prägnante Darstellung der durch den Untersucher geläuterten subjektiven Symptomatologie und exakte *chronologische* Ordnung mit genauen Zeitangaben anzustreben. Bei der persönlichen Befragung des Patienten interessiert vor allem das *Lebensalter*, das bereits wichtige differentialdiagnostische Hinweise gestattet. Wir wissen, daß Asthma, Tuberkulose, infektiöse Prozesse allen Lebensaltern angehören können, während beispielsweise maligne Tumoren und Emphysem eher in einem mittleren oder späteren Alter auftreten.

Die speziellen subjektiven *Lungensymptome*, wie Husten, Auswurf, Atemnot, Thoraxschmerzen bedürfen der Ergänzung durch die *subjektiven Allgemeinsymptome*, Fieber, Schwäche, Abmagerung, Herzklopfen, Schweiße.

Spezialanamnesen.

a) Gewerbehygienische Anamnese. Seit RAMAZZINI 1700 in seiner epochemachenden „*De Morbis artificum diatriba*“ auf die Notwendigkeit einer Berufsanamnese hingewiesen hat, wird eine eingehende Befragung in dieser Richtung durchgeführt. RAMAZZINI schreibt: „Multa sunt, quae *Medicus* ad aegrotum accedens, ab aegroto ipso seu assidentibus, sciscitari debet ex *Divini* Praeceptoris Oraculo: *Cum ad Aegrotum deveneris, interrogare oportet, qua patiatur, et ex qua causa, et quot jam diebus, et an venter secedat, et quo victu utatur, verba sunt Hippocratis in libro de Affectionibus*; *liceat quoque interrogationem hanc adjicere,* ***et quam Artem exerceat.***

Wir geben die Inhaltsangabe von RAMAZZINI nach einem Druck von 1716 wieder (Abb. 1).

Diese heute sog. *gewerbehygienische Anamnese* wird aufgenommen bei Silikose, Pneumokoniosen, Asthma, Tuberkulose, Emphysem, Q-Fieber, Leptospirosen, gelegentlich auch bei flüchtigen eosinophilen Lungeninfiltraten, bei gewissen

SILLABUS

ARTIFICUM,

De quorum Morbis fit mentio.

Metallorum fossores. Pag.	477	*Balneatores.*	591
Inauratores.	486	*Salinarii.*	593
Jatraliptæ.	490	*Statarii Artifices.*	596
Chimici	492	*Sedentarii Artifices.*	599
Figuli.	495	*Judæi.*	602
Stannarii.	498	*Cursores.*	605
Vitrarii & Specularii.	499	*Equisones.*	609
Pictores.	501	*Bajuli.*	613
Sulphurarii.	503	*Athletæ.*	616
Fabri Ferrarii.	505	*Lepturgi.*	618
Gypsarii & Calcarii.	507	*Phonasci & Cantores.*	621
Pharmacopæi.	513	*Agricolæ.*	625
Foricarii.	514	*Piscatores.*	632
Fullones.	519	*Milites.*	634
Olearii, Coriarii, Casearii, Fidicinarii.	529	*Literarum Professores.*	642
Tabacopæi.	535	*Typographi.*	658
Vespillones.	540	*Scribæ & Notarii.*	660
Obstetrices.	544	*Qui sacharo condiunt plantarum semina.*	663
Nutrices.	548	*Textores & Textrices.*	665
Oenopæi & Cerevisiarii.	564	*Fabri Ærarii.*	667
Pistores molitores frugum.	574	*Lignarii.*	669
Amylopæi.	579	*Qui Novalcuas & Phlebotomos ad cotem acuunt.*	670
Frugum Cribratores, & Mensores.	582	*Laterarii.*	672
Lapicidæ.	585	*Putearii.*	674
Lotrices.	587	*Nautæ & Remiges.*	677
Carminatores Cannabis, Lini, ac Sericearum placentarum.	589	*Venatores.*	681
		Saponarii.	685.

Abb. 1.

Tumoren (Schneeberger Lungenkrebs) und gegebenenfalls bei weiteren Lungenaffektionen, die neue industrielle Verfahren erzeugen könnten.

Wird die so selbstverständliche, überaus einfache Weisung RAMAZZINIs nicht beachtet, so kann man gelegentlich an der in Frage stehenden Krankheit vorbeifragen und trotz aller möglichen Hilfsmittel an derselben vorbeidiagnostizieren.

Da es sich dabei um lange Zeit *nachwirkende* Noxen handelt, ist vor allem auch eine *früher andere* Berufstätigkeit des Exploranden zu erfragen, oder das Augenmerk auf eine vom Exploranden vielleicht als Nebenbeschäftigung gewertete Tätigkeit zu richten. So sehen wir bei Bauern aus dem Kanton Wallis relativ häufig Silikosen, die gelegentlich auf weit zurückliegende (viele Jahre) oder nur saisonmäßig oder im Militärdienst ausgeübte Mineurtätigkeit zurückzuführen sind, Arbeitsleistungen, die der Explorand etwa *nur auf Befragen* erwähnt.

Der Sinn der *gewerbehygienischen Anamnese* liegt nicht nur in der Früherfassung einer gegebenen, für das betreffende Gewerbe spezifischen Gesundheitsschädigung im Einzelfall. Es kann sich auch um die *Aufdeckung solch einer Schädigung überhaupt handeln*, Schädigungen, wie sie die Industrie gewissermaßen am laufenden Band zu produzieren imstande ist. Was in Industrie, Technik und Gewerbe der menschlichen Gesundheit schädlich ist, wird in erster Linie an den Auswirkungen auf die Gesundheit erkannt. So wird der menschliche Organismus gewissermaßen zum *Indicator* einer Gefahr. Dem Techniker oder Erfinder neuer Verfahren bedeutet Hauptzweck die Verwertung dieser neuen Prozesse. Für mögliche gesundheitsschädigende Einwirkungen reicht das Verständnis mancher Techniker aber zunächst nicht aus. Es obliegt daher dem Mediziner, immer wieder und mit Nachdruck auf entsprechende Möglichkeiten bzw. Tatsachen hinzuweisen. Ist bei neu erkannter Gefahr der Hinweis von medizinischer Seite einmal erfolgt, so ist eine Prüfung der Angaben des Exploranden an seinem Arbeitsplatz angezeigt, damit sich auch der Arzt eine Vorstellung bilden kann von *Art, Intensität und Dauer der Exposition* (vgl. Staublungenerkrankungen).

Die Prophylaxe einmal erkannter, eben an den Erkrankenden, „den Indicatoren" erkannten, Schädigungen liegt dann aber vorwiegend auf der *technischen, nicht mehr auf der medizinischen Seite* des Problems. Hat der Arzt die Tatsache der Schädigung und deren Natur aufgezeigt, so obliegt dem Techniker, das schädigende Agens quantitativ zu bestimmen, sei es Staub, anorganisch SiO_2; Silicate, Zink, Beryllium usw. oder organisch, Dampf, Gase oder bestimmte Allergene, seien es thermische Einflüsse usw. und vor allem den technischen Prozeß so zu gestalten, daß der Kontakt mit dem schädigenden Agens auf ein Minimum reduziert wird.

Es scheint von besonderer Bedeutung, beim angehenden Arzt so früh wie immer möglich das Verständnis für derartige Zusammenhänge zu wecken, so früh es nach dem jeweiligen Stand der Kenntnisse des Lernenden möglich ist. Dies, damit der Arzt früh sich in Gedankengänge einlebt, die der Individualmedizin etwas ferner liegen.

Das Postulat aber, im klinischen Unterricht mit der Gruppen- bzw. Sozialmedizin zu beginnen vor der Individualmedizin, ist abwegig, denn Gruppenmedizin setzt hinreichende Kenntnisse in Individualmedizin voraus.

b) Sozialmedizinische Anamnese. Einen nicht weniger wichtigen Bestandteil nimmt heute häufig der *sozialmedizinische* Teil der Anamnese ein. Der Arzt wird in dieser Richtung sich zwar in der Regel eines der zahlreichen Fürsorgedienste bedienen, die organisatorisch, örtlich und national in weiten Grenzen variieren, indem die einschlägigen anamnestischen Daten aus dem Bereich des rein Ärztlichen ins soziale Gebiet hinüberleiten, wobei scharfe Abgrenzungen häufig gegenüber dem ärztlichen Sektor nicht immer möglich, oft nicht notwendig oder auch nicht einmal erwünscht sind.

Wenn sich hier ärztliches Handeln oft, und sei es auch nur aus Zeitmangel, auf die Erteilung von Direktiven und Aufträgen beschränken muß, so darf doch auf der ganzen Linie ärztliches Verständnis vorausgesetzt werden. Die Anweisungen gehen auch hier häufig über die Grenzen des zu betreuenden Individuums hinaus. Es ist der sozialmedizinische Teil der Anamnese, der den oft bestimmenden Einfluß der Umwelt auf den körperlichen und geistigen Gesundheits- oder Krankheitszustand eines Exploranden erweist.

„Soll die Medizin ihre Aufgabe wirklich erfüllen, so muß sie in das große politische und soziale Leben eingreifen; sie muß die Hemmnisse angeben, welche der normalen Erfüllung der Lebensvorgänge im Wege stehen und ihre Beseitigung erwirken“ (RUDOLF VIRCHOW 1849).

c) Anamnese zu gutachtlichen Zwecken. Oft finden sich die entsprechenden Fragen auf vorgedrucktem Bogen. Nicht immer wird aber aus der gegebenen Situation klar, weshalb gerade diese und nicht andere entscheidender scheinende Fragen gestellt werden. Die Einmaligkeit des Krankheitsfalles besonders auch in gutachtlicher Hinsicht macht eine Fragenbeantwortung, die den individuellen Verhältnissen hinreichend entspricht, nach vorgeschlagenem Schema nicht selten schwierig.

In der Anamnese zu gutachtlichen Zwecken spielen viel ausgesprochener noch als in der individuellen Krankenbehandlung die *zeitlichen Beziehungen* der Krankheitsentwicklung eine oft ausschlaggebende Rolle. Es ist daher von großer Bedeutung, in bezug auf diese zeitlichen Zusammenhänge stets die Situation scharf zu überdenken und zweckmäßig diese Beziehungen *graphisch* übersichtlich darzustellen. Dabei wird die synoptische Erfassung der Beziehungen zwischen Noxe und Auftreten von Krankheitserscheinungen meist eindeutig erkannt oder abgelehnt werden können.

Es ist anzuerkennen, daß speziell von *juristischer Seite* für die medizinische Gutachtertätigkeit auf die Forderung möglichst genauer *Zeitangaben* im Hinblick auf erstes Auftreten, Exacerbation, zeitliche Beziehungen von Krankheitszeichen großes Gewicht gelegt worden ist. Dies hat medizinisch zur Erkenntnis geführt, daß oft eine genauere Erfassung und Limitierung von Beginn und Beziehungen einer Krankheit zu Umweltfaktoren möglich ist als dies medizinisch für notwendig oder gar möglich erachtet worden war.

Nach schweizerischen Begutachtungen von Soldaten, die in Durchführung ihres Militärdienstes gesundheitlich zu Schaden gekommen sind oder entsprechende Ansprüche stellen, sind die zeitlichen Verhältnisse insofern von Bedeutung, als das Gesetz bestimmt.

Bundesgesetz über die Militärversicherung (vom 20. September 1949).

Art. 4. Die Versicherung erstreckt sich auf jede Gesundheitsschädigung, die während des Dienstes in Erscheinung tritt und gemeldet oder sonstwie festgestellt wird.

Art. 5. Die Militärversicherung haftet nicht, wenn *sie* den Beweis erbringt:

a) daß die Gesundheitsschädigung sicher vordienstlich ist oder sicher nicht durch Einwirkungen während des Dienstes verursacht werden konnte, und

b) daß diese Gesundheitsschädigung sicher durch Einwirkungen während des Dienstes weder verschlimmert noch in ihrem Ablauf beschleunigt worden ist.

Wird der in lit. a geforderte Beweis erbracht, dagegen nicht der in lit. b verlangte, so haftet die Militärversicherung für die Verschlimmerung der Gesundheitsschädigung.

Wird spätestens anlässlich der Eintrittsmusterung das Bestehen einer vordienstlichen Gesundheitsschädigung festgestellt und wird der Wehrmann trotzdem im Dienst behalten, so hat er Anspruch auf die vollen gesetzlichen Leistungen der Militärversicherung während sechs Monaten. Nachher regelt sich die Haftung der Militärversicherung gemäß den Absätzen 1 und 2.

Art. 6. Wird die Gesundheitsschädigung *erst nach Schluß* des Dienstes durch einen eidgenössisch diplomierten Arzt festgestellt und bei der Militärversicherung angemeldet, so haftet die Militärversicherung, wenn die Gesundheitsschädigung *wahrscheinlich* durch Einwirkungen während des Dienstes verursacht worden ist. Die Militärversicherung haftet auch insoweit, als eine vordienstliche Gesundheitsschädigung wahrscheinlich durch Einwirkungen während des Dienstes verschlimmert worden ist.

Vollständige anamnestische Abklärung sollte auch für praktisch-gutachtliche Bedürfnisse das Wesentliche enthalten, unter welche Gesetzgebung auch immer ein Krankheitsfall bzw. Versicherungsfall fallen mag. Wenn es verschiedenartige gesetzliche Bestimmungen und Beziehungen gibt, so ist doch das Krankheitsgeschehen selbst, das völlig unabhängig von derartigen Vorschriften verläuft, ein gegebenes.

Anamnestische Daten, *erstmals* aufgenommen in einem bestimmten Krankheits- oder *Gutachtenfall*, aufgenommen also, bevor der Explorand durch ärztliche Befragungen und Untersuchungen merkt oder darauf gestoßen wird, wie er die Anamnese seinen Zwecken entsprechend modifizieren kann, haben *dokumentarischen Wert* und müssen daher auch mit großer Sorgfalt aufgezeichnet werden. *Später* aufgenommenen „Anamnesen" kommt diese Bedeutung naturgemäß nicht mehr zu.

Anamnestisch wie in der Gesamtbeurteilung eines Krankheitsfalles ist stets im Auge zu behalten, daß für die praktischen Zwecke der Rechtsprechung das ärztliche Gutachten zu einem brauchbaren Schluß kommen *muß*, d. h. es muß dem Richter die notwendigen Unterlagen für seinen Entscheid liefern. Daß hier oft nach überwiegenden Wahrscheinlichkeiten zu entscheiden ist und der Entscheid *nach wissenschaftlicher Sicherheit* nicht möglich ist, bedarf keiner weiteren Ausführungen.

3. Der theoretische Sinn der Anamnese.

Die Anamnese eröffnet, wie eingangs erwähnt, eine Seite medizinischer Erkenntnis, die der naturwissenschaftlichem Methode fremd, deswegen aber nicht weniger „wissenschaftlich" ist. Sie zeigt damit klar die Mittelstellung ärztlichen Denkens zwischen naturwissenschaftlichen und geisteswissenschaftlich-historischem Denken und ist daher für die Bildung der Geistesrichtung des Arztes von ausschlaggebender Bedeutung.

Jede Krankheit hat einen *historischen* Charakter, trägt also den *Zeitfaktor* in sich. Im physikalisch-mathematischen Denken ist die Zeit eine rein abstraktive Größe (t), hier ist sie im eigentlichen Sinn zu einer Dimension geworden. Diese Tatsache verdient besonderer Erwähnung, nachdem die naturwissenschaftliche Medizin, hauptsächlich unter dem Einfluß der exakten Wissenschaften sich mehr und mehr dem *aktuellen* Zustand des Kranken, d. h. dem *momentanen Querschnitt* zuwandte. Von dieser Methode sind selbst dann nur beschränkte Erfolge zu erwarten, wenn dabei eine klare Diagnose und auch ein Maß für die funktionelle Kapazität resultieren. Sie versagt nämlich dann, wenn es um die *Deutung der Genese* geht. Das aktuelle Querschnittsbild gestattet in dieser Hinsicht nur höchst unsichere Extrapolationen. So sind beispielsweise der pathologisch-anatomische Zustand und die Funktion beim Lungenemphysem eindeutig festgelegt. Die Pathogenese ist indessen nicht völlig aufgehellt. Bronchusstenose und alveoläre Überblähung wären nur dann als *die* ätiologischen Momente anzusprechen, wenn es tatsächlich gelingen sollte, in der Vorgeschichte des einzelnen und des Kollektivs mit Sicherheit entzündliche oder spastische Affektionen der Bronchien auszuschließen. Die von Ranke geschaffene Stadieneinteilung der Tuberkulose stellt geradezu ein Schulbeispiel hervorragender zeitlicher Betrachtung und wirklich pathogenetischen Denkens dar. An Stelle des *statischen* Begriffs pathologisch-anatomischer und klinischer Tuberkuloseformen tritt der dynamische der Reaktionsart oder Reaktionsbeantwortung gemäß der jeweiligen „Allergielage".

Es genügt ein Blick auf den Stand der Tuberkuloselehre vor Ranke, auf ihre Entwicklung seit Ranke, um zu erkennen, welchen gewaltigen Impuls die geistige Durchdringung für die Auffassung von Genese und Entwicklung und damit Prognose der Tuberkulose erhalten hat. In vieler Hinsicht ist die Ranke-Lehre zu einem entscheidenden Wendepunkt der Erkenntnis geworden.

Literatur.

BACHMANN, E., M. KARTAGENER, W. LÖFFLER, L. MICHAUD u. R. STAEHELIN: Zur Praxis der Tuberkulosebegutachtung unter besonderer Berücksichtigung der Eidgenössischen Militärversicherung. Schweiz. med. Wschr. **1941**, 81. — BERGMANN, G. v.: Funktionelle Pathologie, 2. Aufl. Berlin: Springer 1936. — Das Weltbild des Arztes. Berlin: Springer 1943.

GOLDSTEIN, M.: Zum Erblichkeitsproblem der Lungentuberkulose. Tuberkulose **13**, 63 (1933).

KARTAGENER, M.: Das historische Element im ärztlichen Denken. Schweiz. med. Wschr. **1947**, 702.

LÖFFLER, W.: Exogene und endogene Faktoren in der Genese der Tuberkulose-Krankheit. Schweiz. med. Wschr. **1935**, 863. — LÖFFLER, W., u. F. ZWINGLI: Über tuberkulöse Gruppenprimoinfektion im Militär- und im Zivilleben. Schweiz. med. Wschr. **1943**, 761.

NEERGAARD, K. v.: Dynamische Reaktionspathologie. Basel: Benno Schwabe & Co. 1946.

RAMAZZINI, B.: De Morbis artificum diatriba. 1716.

UEHLINGER, E.: Bericht über eine Tuberkulose-Endemie in einer F. Bttr. Schweiz. med. Wschr. **1943**, 769.

WEIZSÄCKER, V. v.: Studien zur Pathogenese. Leipzig: Georg Thieme 1935. — WYSO, WALTER H. v.: Aufgaben und Grenzen der psychosomatischen Medizin. Berlin-Göttingen-Heidelberg: Springer 1955.

B. Physikalische Symptomatologie (akustische Symptome, Inspektion, Palpation).

Von

W. Gloor-Meyer.

Mit 3 Abbildungen.

Die unter dem Begriff der physikalischen Diagnostik zusammengefaßten Untersuchungsmethoden der Inspektion, Palpation, Perkussion und Auskultation sind ihrem wissenschaftlichen Gehalt nach abgeschlossen. Sie sind ausgebaut und zum unentbehrlichen Rüstzeug der Krankenuntersuchung geworden. Ihre theoretische Besprechung gehört in den propädeutischen Unterricht, ihr Erlernen braucht die jahrelange Übung des angehenden Arztes. Neuzeitlich technisch komplizierte Laboratoriumsmethoden, die unter Zuhilfenahme der Erkenntnisse der Physik und Chemie in feinere pathologisch-anatomische und pathologisch-physiologische Vorgänge Einblick verschaffen, drängen heute die einfacheren ärztlichen Grundmethoden in den Hintergrund. Die Aufgabe des Handbuches kann aber nicht nur darin bestehen, die Fortschritte der Medizin darzustellen, sondern in Verbindung mit dem bewährten Alten, das Neue zum derzeitig gültigen Gesamtbild zusammenzufassen. So gesehen, kann die physikalische Diagnostik hier nicht übergangen werden. Allerdings müssen dabei die technischen und zum großen Teil auch die physikalischen Grundlagen dieser Untersuchungsmethoden als bekannt vorausgesetzt werden.

Die Geschichte der akustischen Diagnostik ist ein Beispiel für die schwankende Bewertung wissenschaftlicher Entdeckungen.

Als LEOPOLD AUENBRUGGER 1761 schrieb:

„Die Brust des Menschen gibt beim Beklopfen einen Schall" und auf dieser Feststellung aufbauend sein „Inventum novum" herausbrachte, wurde er fast 50 Jahre so gut wie totgeschwiegen, bis CORVISART, der Leibarzt Napoleons I., die Entdeckung der Vergessenheit entriß (1809). LAËNNEC gesellte sich 1819 mit dem „Traité de l'auscultation médiate . . ." hinzu. Dem Ausbau der Perkussion und der Auskultation war ein großer Teil der klinischen und pathologisch-anatomischen Forschung des 19. Jahrhunderts gewidmet. Aber auch im deutschen Sprachgebiet konnte man neben begeisterten Anhängern wie LUKAS SCHÖNLEIN, Gegner von Ruf wie HUFELAND (1836) finden. Später wetteiferten die Kliniker im Beibringen neuer akustischer Symptome und Syndrome. Die solide physikalisch-theoretische Grundlage schufen vor allem die Schulen von FRIEDRICH MÜLLER, SAHLI und MARTINET.

Heute ist allerdings die Zeit vorbei, wo die Phthisiologen in einem geschlossenen Raum den Patienten auf einem freistehenden Stuhl, der seinerseits auf einem Resonanzboden montiert war, minutiös perkutierten und auskultierten. Gegenüber den akustischen, relativ schwer zu erlernenden Methoden, haben sich die optisch arbeitenden Röntgenuntersuchungen eingeführt und laufend verbessert. Sie geben ein vollständigeres Bild der pathologisch-anatomischen Strukturveränderungen der Lungen, als die sog. „physikalische" Diagnostik. Dennoch ist das Gegenüberstellen von *einst*, symbolisiert durch Perkussionshammer und Stethoskop und *jetzt*, symbolisiert durch die Röntgenröhre, unrichtig. Das auf eine Ebene projizierte Strukturbild, welches die Röntgenröhre liefert, kann das räumliche Erfassen der physikalischen Diagnostik ergänzen aber nicht ersetzen. Man kann sagen, jede technische Bewaffnung des Auges (Lupe, Mikroskop, Röntgenstrahl, Elektronenmikroskop) vertiefe wohl das Sehen, verkleinere aber das Gesichtsfeld. Jede technische Bewaffnung des Ohres (Mikrophon, Resonatoren) verstärkt einzelne Töne, verwischt aber den Zusammenhang. Es wird stets das Anliegen des erfahrenen Arztes bleiben, mit umfassendem Blick, differenziertem Tastgefühl und geschultem Gehör den Gesamteindruck eines Krankheitsbildes zu gewinnen.

1. Die Inspektion.

Das differentialdiagnostische Sehen, der klinische Blick, lassen sich kaum allgemein beschreiben. Im speziellen Teil werden die einzelnen Krankheitsbilder zu berücksichtigen sein.

Die Thoraxform, ihre Beeinflussung durch Rippen-Wirbelsäulen-, Pleura- und Lungenerkrankungen wird in den einschlägigen Kapiteln besprochen. Ebenso sollen die einzelnen Atmungstypen dort Erwähnung finden.

Immerhin muß darauf hingewiesen werden, daß über die Dyspnoeformen und deren Entstehungsweise divergierende Meinungen bestehen. Die exspiratorische Dyspnoe beim Asthma bronchiale wird einerseits auf die Ausatmungsbehinderung durch Bronchienverengerungen (ROSSIER u. a.) anderseits auf persistierende Erregung der Inspirationsmuskulatur (WYSS u. a.) zurückgeführt.

Lokalisierte sichtbare Brustwandveränderungen, die in Abhängigkeit zur Lungenatmung stehen, sind mehrfach beschrieben.

Auf zwei Besonderheiten sei im folgenden hingewiesen:

a) Das LITTENsche Phänomen. Der aufmerksame Beobachter kann auch beim Gesunden im Bereich der unteren Intercostalräume während der Inspiration leichte Einziehungen sehen. SAHLI gibt eine eingehende Analyse dieser Erscheinungen. Teils handelt es sich um eine allgemeine inspiratorische Saugwirkung auf die Intercostalräume, die verständlicherweise im unteren Thoraxbereich stärker zum Ausdruck kommen. Teils handelt es sich um das LITTENsche Zwerchfellphänomen und die ihm verwandte von SAHLI als erweitertes Zwerchfellphänomen bezeichnete Beobachtung. Das LITTENsche Phänomen besteht in einem in der Gegend des unteren Lungenrandes rund um den Thorax verlaufenden Lichtschattens, der vor allem bei schräger Beleuchtung sichtbar wird und entsprechend der respiratorischen Verschieblichkeit der Lungengrenzen sich bewegt. SAHLI deutet ihn als Folge des Zwerchfellzuges auf den komplementären Pleurasinus, der sich nun als Saugwirkung am unteren Lungenrand zunächst auf die Intercostalräume auswirkt, bis die Lunge ausfüllend nachkommt und nach unten steigt. Diesem LITTENschen Zwerchfellphänomen ist das erweiterte Zwerchfellphänomen SAHLIS insofern verwandt, als es sich ebenfalls um eine absteigende Schattenerscheinung handelt, aber *unterhalb* der Lungengrenze beobachtet wird, von SAHLI so erklärt, daß die dortigen Intercostalräume zunächst unter abdominellem Druck stehen, und inspiratorisch mehr und mehr dem Einfluß des Lungensogs erliegen und schattengebend einsinken.

b) Die Ektoskopie. KAHLER hat in einer interessanten Studie die diagnostischen Symptome der Inspektion und Palpation des Thorax zusammengestellt. Darin äußert er sich auch kritisch zu der sog. Ektoskopie.

E. WEISS, der diesen Begriff eingeführt hat, ging von der Vorstellung aus, daß das Einsinken von Intercostalräumen nur durch den mehr oder weniger starken negativen intrathorakalen Druck zustande kommen könne. Erweitert sich eine Lunge oder Teile einer solchen ungenügend, so steigert sich der negative Druck bei der Inspiration über diesem Gebiet, und die inspiratorische Einziehung des Intercostalraumes wird an der Stelle deutlicher. Verstärktes oder schwächeres Einsinken der Intercostalräume sollten daher Rückschlüsse auf den Zustand der Lunge oder Pleura erlauben. So erwartet WEISS von Pneumonien, Atelektasen, Bronchostenosen die Einziehung stärker, während sie bei Pleuritis exsudativa, Pleuraschwarte, Pneumothorax schwächer sein muß als auf der gesunden Seite. WEISS sucht das Phänomen durch ruckweise verstärkte Einatmung, Aufschnupfen oder Hecheln deutlicher zu machen. Bei der sorgfältigen Prüfung dieser Methode kann aber beobachtet werden, daß die intercostalen Veränderungen nicht ausschließlich vom intrathorakalen Druck abhängen, sondern daß auch die Intercostalmuskulatur einen wesentlichen Einfluß ausübt. Gerade bei ruckartigen Inspirationszügen wird sie vermehrt eingesetzt und erzeugt ihrerseits Niveaudifferenzen. WEISS hat bei einer der ruckartigen Inspiration entsprechenden stoßweisen kurzen Exspiration unter erhöhtem Druck — indem er ein kurzes Testwort sprechen läßt — die Intercostalräume ebenfalls beobachtet, und aus der Verschiedenheit der Vorwölbung und Anspannung Schlüsse auf den Zustand der Thoraxorgane gezogen. Hier sind seine Deutungen noch auf größere Widerstände gestoßen, als bei den inspiratorischen Einziehungen.

2. Die Palpation.

Die oberflächlich gelagerten, den Thoraxwandschichten angehörenden krankhaften Veränderungen, die meistens schon bei der Inspektion auffallen, sind naturgemäß auch der Palpation zugänglich. Auf die dabei feststellbaren Befunde soll hier nicht eingegangen werden, sondern nur Palpationsphänomene Erwähnung finden, welche Rückschlüsse auf intrathorakale Erkrankungen erlauben. Sie lassen sich einteilen in Resistenzänderungen, Bewegungsänderungen, Vibrationsphänomene, Sensibilitätsstörungen.

Zu den *Resistenzänderungen* gehören in erster Linie diejenigen durch Pleuraerkrankungen und Lungeninfiltrate. Das Vordrängen der Intercostalräume ist verbunden mit einer erhöhten Tastresistenz, wobei alle Übergänge feststellbar sind, von der elastischen leichten Resistenz einer Pneumonie über die stärkere Resistenz eines Pleuraergusses bis zum holzähnlichen Widerstand einer derben Pleuraschwarte oder eines Neoplasmas. Das Einbeziehen des Tastgefühls spielt auch bei der Perkussion eine Rolle. Mehr oder weniger bewußt berücksichtigt der erfahrene Untersucher bei der Anwendung der Direktperkussion oder bei der mittelbaren Finger-Fingerperkussion den Widerstand der perkutierten Stelle. Schon LAENNEC hat auf den vermehrten Widerstand über luftleeren Teilen hingewiesen. EBSTEIN hat sich der Tastperkussion systematisch angenommen. Er schlägt oder stößt leicht mit den Fingerspitzen gegen die Thoraxoberfläche und verbindet beim dermaßen durchgeführten vergleichenden Abtasten Tast- und Gehörempfindungen.

Unter tastbaren *Bewegungsänderungen* sind die fühlbar geringeren Exkursionen einer Thoraxseite bei schlechter Durchlüftung der Lunge (Atelektasen, Infiltrate, Pleuraergüsse, Pneumothorax) allgemein bekannt. Das sichtbare Nachschleppen der Thoraxseite bei der Inspektion läßt sich palpatorisch bestätigen.

Zu den am längsten bekannten fühlbaren Symptomen gehören die *Vibrationsphänomene*. Schon HIPPOKRATES kannte das vibrierende Pleurareiben und das gelegentlich fühlbare Brodeln starker Rasselgeräusche.

Das bekannteste Phänomen dieser Gruppe ist der *Stimmfremitus*. Die Schwingungen, welche die tönende Sprache im Tracheobronchialbaum erzeugt, werden normalerweise der Lunge und der Thoraxwand als tastbare Vibration übermittelt. Diese werden abgeschwächt, wenn zwischen der schwingenden Lunge und der Thoraxwand als schwingungshemmendes Medium ein Exsudat, eine dicke Schwarte oder der Luftmantel eines Pneumothorax liegt. Ihre Verstärkung ist ein Zeichen der Begünstigung der Übertragung niedrig frequenter

Schwingungen, wie sie bei verminderter Elastizität der Lunge, beim infiltrierten Lungengewebe anzutreffen ist.

Sensibilitätsstörungen auf der Thoraxoberfläche sind als Schmerzempfindung und als Hyperästhesie (Headsche Zone) anzutreffen.

Unter *Headscher Zone* verstehen wir hyperalgetische Gebiete der Hautoberfläche, die infolge einer Splanchnicusreizung in der Tiefe entstanden und in Form leichter lokaler Überempfindlichkeit auf die Haut projiziert werden.

Head untersuchte systematisch den ganzen Körper auf solche Zonen und hat als Voraussetzung ihres Zustandekommens bei Lungenkrankheiten eine Dehnung des Lungengewebes und intakte nervöse Receptoren gefordert.

Da bei Infiltraten das Lungengewebe ruhig gestellt und selten gedehnt wird, so finden sich nach Head bei frischen Pneumonien keine entsprechenden Zonen.

Miescher und Wissler haben bei 93 Kindern die Frage der Headschen Zone bei Lungentuberkulose untersucht. Dabei wurde zur Ergänzung außer der Prüfung der Sensibilitätsverhältnisse, mit einem Gemisch von Acetylcholin und Prostigmin, ein Reflexerythem ausgelöst und beide Thoraxseiten mit einander verglichen. Die Headsche Zone wird wahrscheinlich durch einen Sympathicusreflex ausgelöst, wobei periphere Vasoconstrictionen für die Tastkörperchen andere Bedingungen schaffen, als im nichtbetroffenen Gebiet. Danach müßte in dem Gebiet der Headschen Zone durch die Vasoconstriction ein schwaches Reflexerythem mit der Acetyl-Prostigminprobe erwartet werden. Die Mieschersschen Untersuchungen ergaben das Gegenteil, wonach anzunehmen wäre, daß der periphere Vasomotorentonus im Bereich der Headschen Zone nicht gesteigert, sondern vermindert ist.

Da bei den 93 untersuchten Fällen nur 44 eine Störung der Hautsensibilität aufwiesen, hauptsächlich bei in Vernarbung begriffenen Tuberkuloseformen, während frische Primärkomplexe ohne Headsche Zone waren, ließ sich der gesuchte Zusammenhang dieser Zonen mit der Schwere der Tuberkulose nicht nachweisen. Auch kann das Verschwinden einer Zone der Heilung nachhinken. Damit vermindert sich der diagnostische und prognostische Wert dieser Untersuchung. Allerdings ist es wichtig zu wissen, daß entsprechende Hyperästhesie im Thoraxgebiet durch intrapulmonale Erkrankungen ausgelöst werden kann.

3. Die Perkussion.

Die physikalische Abklärung der akustischen Veränderungen bei Perkussion und Auskultation geht auf die Schulen von William, Wintrich, Geigel, Friedrich Müller, Sahli u. a. m. zurück und ist den physikalischen Kenntnissen jener Zeiten entsprechend festgelegt. Neuerdings erlauben verfeinerte Methoden der Akustik ihre Überprüfung.

Der Perkussionsschall ist ein Tongemisch bestehend aus einer *Brustwand-* und einer *Lungenkomponente.*

Hinsichtlich der Perkussionstechnik haben die Schallanalysen mittels Kathodenstrahlresonatoren eindeutig für die Finger-Fingerperkussion entschieden.

Auenbrugger hat unmittelbar mit den zusammengelegten Fingerspitzen der einen behandschuhten Hand perkutiert. Seit Piorry das Plessimeter und Wintrich den Perkussionshammer einführten, gibt es Anhänger der verschiedensten Methoden einer mittelbaren Perkussion. Ob die Finger-Fingerperkussion oder die Hammer-Plessimeterperkussion gewählt wurde, galt als gleichgültig und stand im Belieben der einzelnen Schulen. Aus praktischen Gründen hat sich allerdings die Finger-Fingerperkussion am meisten durchgesetzt. Die neuen Schallanalysen zeigen, daß die Schallwellen der ersteren ruhiger schwingen, als die durch die Hammer-Plessimetermethode erzeugten. Durch den Hammer entstehen im Plessimeter Eigenschwingungen, die sich als Obertöne dem Thoraxschall auflagern. Hinsichtlich der Stärke des Perkussionsschlages bestätigen die Untersuchungen die Erfahrungstatsache, daß eine leise und mittelstarke Perkussion der starken Perkussion vorzuziehen ist. Die letztere verursacht stets ein starkes Mittönen der Brustwandkomponente im Perkussionsschall und ein Zurücktreten der Lungenschallkomponente. Die von Hermann Sahli empirisch erprobte und in didaktischer Hinsicht unübertrefflich dargestellte Methode der leisen Perkussion läßt sich heute physikalisch exakt begründen.

Perkutorisch wird eine Lungenschicht von maximal 5 cm Dicke zum direkten Mitschwingen gebracht und beeinflußt den Schall durch ihren Luftgehalt und ihre Elastizität. Hierzu ist eine mittelstarke Perkussion ausreichend. Tiefer liegende organische Veränderungen im Lungengewebe geben nur indirekte Schallbeeinflussungen, die aber nicht in erster Linie durch die Veränderung des Luftgehaltes bedingt sind, sondern durch die Veränderung der Gewebespannung, der Lungenelastizität.

So wird eine zentral gelegene Infiltration oder ein raumbeengender Hilusprozeß indirekt durch Entspannung des umschließenden Lungenmantels einen hypersonoren Perkussionsschall geben, trotzdem der entsprechende Thoraxraum weniger lufthaltig ist.

Für die *oberflächlich*, d. h. unmittelbar unter der Thoraxwand liegenden Grenzen zwischen lufthaltigem und nichtlufthaltigem Gewebe sollte die Perkussion *so* leise gewählt werden, daß über dem gedämpften luftleeren Bezirk kein Ton mehr entsteht. Die bewußte Schulung des Ohres für diese Methode erlaubt das Erkennen feinster Differenzen, wobei Tastwahrnehmungen stark mitspielen (s. Tastperkussion Ebstein).

Daß auch systematisch vergleichend perkutiert wird, indem korrespondierende Stellen beider Thoraxhälften nacheinander angeschlagen werden, ist eine Grundforderung. Geringe Verschiedenheiten der Thoraxform, bzw. der beiden Hälften links und rechts, wirken sich schallbeeinflussend aus. In vermehrtem Maße ist das bei asymmetrischer Haltung und Lage der Fall.

Die Qualitäten des Perkussionsschalles. Hinsichtlich der Qualitäten des Lungenschalles sind im deutschen Sprachgebiet die folgenden Begriffe Allgemeingut geworden und sollten nicht geändert werden:

Ein Perkussionsschall ist (Fr. Müller):

1. Laut oder leise (gedämpft), entsprechend der Amplitude der Schallschwingung;
2. tief oder hoch, entsprechend der Frequenz der Schallschwingung;
3. lang oder kurz, entsprechend der Dauer des Schalles;
4. tympanitisch oder nicht tympanitisch, entsprechend der Regelmäßigkeit bzw. des Abgestimmtseins der Schallschwingungen oder deren unregelmäßigen Verlaufes.

Besondere Perkussionsbefunde bei Lungenkrankheiten. Die Lungenspitzenperkussion durch die vergleichende Bestimmung der Krönigschen Schallfelder ist mit der mittelstarken Perkussion leicht durchführbar. Der Autor verstand darunter die bandförmige Zone von Lungenschall, welche von der Clavicula über den Trapeziusrand bis zur Spina scapulae verläuft. Vielfach begnügt man sich mit der Breitenbestimmung dieser Zone auf dem Trapeziusrand. Der Vergleich von links und rechts gibt annähernd gleiche Breiten von 5—7 cm. Geringerer Luftgehalt der einen Spitze engt das Band ein. Dabei ist allerdings zu berücksichtigen, daß vielfach eine normale Schalldifferenz zwischen linker und rechter Spitze besteht, indem die letztere sonorer tönt und das Krönigsche Feld leicht verbreitert erscheint.

Oberflächlich gelagerte, luftverdrängende Prozesse, vor allem Pleuraergüsse, Pleuraschwarten, interlobäre Exsudate, Lungeninfiltrate an der Peripherie, sind mit der leisen Perkussion zu bestimmen, sofern sie nicht infraclaviculär seitlich liegen und infolge der Überdeckung durch den Schultergürtel mit seiner kräftigen Muskulatur perkutorisch unerreichbar werden.

Die Perkussion des Traubeschen Feldes, der Zone im linken Hypochondrium, begrenzt von linkem Leberrand, Rippenboden und vorderem Milzrand, welche normalerweise den tympanitischen Schall des Abdomens gibt, ermöglicht das Feststellen auch kleiner linksseitiger Pleuraergüsse.

Relative Dämpfungen sind die häufigsten Perkussionsbefunde bei Lungeninfiltraten. Nur die obenerwähnten oberflächlichen Infiltrate (Infarkte, oder die großen Heparisationen der croupösen Pneumonie) bedingen eine absolute Dämpfung. Die relative Dämpfung zeigt je nach dem Grade der Entspannung des Lungengewebes keinen oder tympanitischen Beiklang. Der verminderte Luftgehalt im peripheren Lungengewebe wird akustisch erst bei einem Mindestdurchmesser von 3 cm erkennbar. Sein Auffinden ist im Unterlappen leicht, im Mittel- und in den Oberlappen gelegentlich schwer, wegen der herabgesetzten Vergleichsmöglichkeit an der vorderen Thoraxfläche als Folge der Herzdämpfung links und im infraclaviculären Gebiet wegen der Schultermuskulatur. So ist das „Frühinfiltrat" der Lungentuberkulose von ASSMANN *röntgenologisch* entdeckt worden und entzieht sich auch heute noch vielfach dem perkutorischen Nachweis. Selbst die Spitzeninfiltrate sind wegen der Schalldifferenz zwischen rechtem und linkem Spitzenfeld perkutorisch mit größter Vorsicht zu beurteilen (s. oben).

Je kleiner die Infiltrationsherde sind, umsomehr überwiegt als perkutorisches Zeichen nicht die Dämpfung, sondern die durch die Entspannung bewirkte *Tympanie.* Das ist vor allem der Fall bei multiplen kleinherdigen Infiltraten, oder bei interstitiellen Prozessen. Die miliare Tuberkulose oder die miliare Carcinosis geben in der Regel tympanitischen Perkussionsschall, eventuell mit leichter relativer Dämpfung.

Die Hiluserkrankungen sind perkutorisch nicht charakterisiert. Sofern keine mediastinale Dämpfung besteht, ist die durch die Entspannung bewirkte Tympanie für die erkrankte Seite signifikant.

Die perkutorischen Hohlraumsymptome sind für die Feststellung von Pneumothorax und großen Kavernen wichtig, wenn auch heute der Kavernennachweis zuverlässiger der Röntgenuntersuchung überlassen wird.

Der Pneumothorax, erkenntlich an der perkutorischen Trias: tympanitischer Schall, Tiefstand und Nichtverschieblichkeit der Lungengrenze sowie Verschwinden der Herzdämpfung auf der Pneumothoraxseite, weist reinen tympanitischen Perkussionsschall auf. Bei erhöhter Spannung in der Höhle geben die zusätzlichen Obertöne einen Metallklang, der am reinsten unter Zuhilfenahme der Stäbchen-Plessimeterperkussion erzeugt und auch auskultiert werden kann.

Eine horizontal sich einstellende Grenzlinie zwischen absoluter Dämpfung des Ergusses und dem tympanitischen Schall ist signifikant für den Hydropneumothorax.

Die zur Kavernendiagnose ausgebauten Schallwechselphänomene wie der GERHARDTsche, der WINTRICHsche, der BIERMERsche Schallwechsel haben mit dem Ausbau der Röntgenuntersuchung und der Tomographie an Bedeutung verloren. Das gleiche gilt vom Geräusch des gesprungenen Topfes bei der Perkussion großer oberflächlich gelagerter Kavernen. Das letztere ist mehr ein Kuriosum geworden und interessiert wegen der häufigen Begriffsverwechslung mit dem „signe du sou".

Die Stäbchen-Plessimeterperkussion ist eine Perkussions-Auskultationsuntersuchung zur Feststellung größerer glattwandiger Hohlräume. Sie dient hauptsächlich zur Feststellung eines Spannungspneumothorax. Die Voraussetzung ist, daß mit zwei nicht metallischen Stäbchen über der zu untersuchenden Stelle perkutiert und daneben auskultiert wird. Die nicht metallischen Klopftöne erhalten aus der glattwandigen gespannten Höhle den metallischen Beiklang. Gleicherweise kann ein endobronchial entstandenes Geräusch beim Durchtreten durch die Pneumothoraxhöhle eine metallische Resonanz bekommen. (Geräusch des auf eine Metallplatte fallenden Tropfens.)

In der Auswertung und Anwendung des sog. „signe du sou", haben sich in der Literatur Verschiebungen eingestellt, die berichtigt werden müssen. Das Zeichen stammt von PITRES und wird dermaßen gehandhabt, daß mit einer Münze auf einer zweiten, dem Thorax aufgelegten Münze, perkutiert wird, wobei das auskultierende Ohr vom Perkussionsort entfernt, aber auf der gleichen Thoraxseite angelegt wird. Aus dem Gemisch nicht metallischer hoher Töne, einer lokalen Resonanz und den metallischen hochfrequenten Tönen der Plessimetermünze werden die metallischen je nach Medium verschieden geleitet. Ein Pleuraerguß ist ein vorzüglicher Schalleiter für die metallischen Töne. Luft, sei es in einem Hohlraum oder im luftgefüllten Lungengewebe, ist ein schlechter Leiter. Ursprünglich sollte das „signe du sou" dazu dienen, die Grenze einer Flüssigkeitsschicht im Hydropneumothorax zu bestimmen. Es kann auch zur akustischen Diagnostik eines Pleuraergusses herangezogen werden. Begrifflich ist es aber unrichtig, wenn diese Untersuchungsmethode der Stäbchen-Plessimeterperkussion gleich gesetzt wird.

4. Die Auskultation.

Technik und physikalische Grundlagen der wichtigsten akustischen Methode sollen hier nur gestreift werden. Die Regel, daß die Lungenauskultation nur vergleichend durchgeführt werden soll, wird oft ungenügend berücksichtigt.

Hinsichtlich der Leistungsfähigkeit der zahlreichen Stethoskopmodelle sei auf die alte Erfahrungstatsache verwiesen, daß die Auskultationsgeräusche der Lungen am besten und unverändertsten von bloßem Ohr gehört werden. Die Entdeckung des Stethoskopes durch LAENNEC erlaubte allerdings die umfassendere Lungenauskultation, da viele Körperstellen dem aufgelegten Ohr nicht zugänglich sind. Eine natürliche Wiedergabe der Lungengeräusche gewährleistet aber kein Stethoskop, wie es auch trotz größter Bemühungen moderner Technik noch nicht gelungen ist, durch Mikrophone, Verstärker und Lautsprecher die Auskultationsgeräusche naturgetreu einem weiteren Auditorium zu Gehör zu bringen.

Aus dem Tongemisch tiefer und hoher Töne begünstigt das Schlauchstethoskop die Leitung der tieferen Töne und das Holzstethoskop diejenige der höheren. Die letzteren charakterisieren allerdings viele pathologische Geräusche. Die angenehmere Handhabung des Schlauchstethoskopes hat das Holzstethoskop mehr und mehr verdrängt. Da es aber nicht darauf ankommt, möglichst unveränderte Geräusche zu hören, sondern die pathologischen Klangbeimengungen zu erkennen, wird jeder Untersucher mit Vorteil selbst über die Leistungsfähigkeit seines eigenen Instrumentes die nötigen Erfahrungen sammeln. Neuartige Stethoskope mit elektrischen Verstärkern und Siebeinrichtungen leisten gute Dienste Dennoch steht dem hohen Preis keine entsprechende Mehrleistung gegenüber.

Zur Entstehung der Atemgeräusche. Das *Vesiculäratmen* entsteht nach der geläufigen Ansicht durch die Entfaltung der Alveolen (SAHLI, FLEISCH, FRIEDRICH MÜLLER). Es ist somit nur inspiratorisch hörbar. Das an der gleichen Stelle zu auskultierende Exspirationsgeräusch ist leiser, kürzer und unbestimmt. Der Grundton des Vesiculäratmens entspricht dem tiefen Thoraxton. Das Lungengewebe schwingt bei der Resonanzgebung mit. Obertöne aus den Bronchien kommen kaum zur Geltung.

Das *Bronchialatmen* wird in der Stimmritze angeblasen und entsteht ferner als Wirbelgeräusch an den Verzweigungsstellen der Bronchien und erhält aus der Trachea und in den Bronchien, welche bis zu einer Lumenweite von 3 mm als Resonatoren wirken, Obertöne von 800—1000 Hz, die den klangartigen Charakter des scharfen Strömungsgeräusches bedingen. Bei peribronchialen Infiltrierungen kleinerer Bronchien mit Lumenweiten unter 3 mm können auch diese zu Resonatoren mit höheren Obertönen werden, so daß das Bronchialatmen in diesem Bezirk besonders stark und scharf tönt.

Neuerdings vertritt POTTENGER auf Grund klinischer Beobachtungen eine neue Hypothese über die Entstehung der Atemgeräusche. Nach ihm handelt es sich beim Atmungsgeräusch grundsätzlich nicht um ein Strömungsgeräusch des Luftstromes. Im Gegensatz zur geltenden schon von LAËNNEC vertretenen Annahme, daß die durch die Luftwege des Lungenparenchyms vordringende Luftsäule die Ursache des Atmungsgeräusches sei, verlegt POTTENGER die Geräuschbildung in den Brustkorb und in das Lungenparenchym. Die Thoraxmuskulatur, die Pleura, das Mediastinum, die Bronchien und das Lungengewebe *zusammen* geben nach seiner Auffassung Bewegungs- und Entfaltungsgeräusche, wobei Inspirations- und Exspirationsgeräusch gleich und gleich lang sein sollen. Es ist hier nicht der Ort, die Hypothese von POTTENGER im einzelnen zu diskutieren. Sie bedarf noch eingehender Untersuchungen, um den Anspruch erheben zu können, die seit über 130 Jahren anerkannten Erklärungen und Deutungen der Atmungsgeräusche zu ersetzen. Sicher ist, daß seit langem angenommen wird, daß bei Atmungsgeräuschen, wie sie das auskultierende Ohr wahrnimmt, neben dem Luftstrom, bzw. der sich bewegenden Luftsäule noch Thoraxkomponenten tonbildend mitspielen.

HOLLDACK bringt die Beziehungen zwischen Thoraxwandbewegungen und Atmungsgeräuschen in zwei instruktiven Abbildungen zur Darstellung. Deutlich

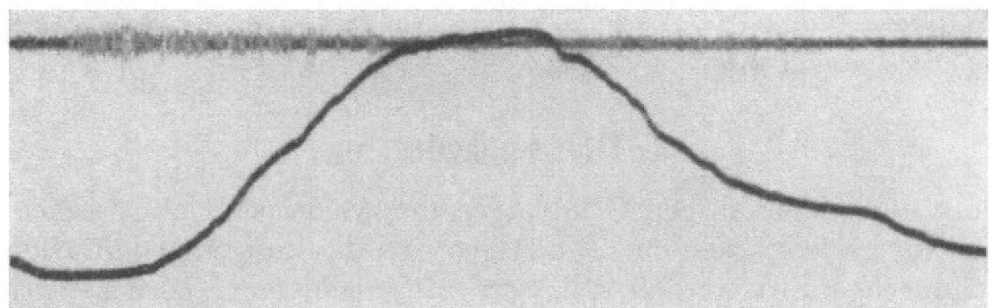

Abb. 1. *Vesiculäres Atemgeräusch. Untere Kurve:* Bewegung der Brustwand. Fallen der Kurve = Einwärtsbewegung (Exspirium), Steigen der Kurve = Auswärtsbewegung (Inspirium). *Obere Kurve.* Atemgeräusch. (Nach HOLLDACK.)

kommt dabei zum Ausdruck, daß das Inspirationsgeräusch schon vor der Inspirationsbewegung des Brustkorbes beginnt. Insofern könnte man darin eine Stütze der POTTENGERschen Theorie der Entstehung des Inspirationsgeräusches sehen (Abb. 1).

Abb. 2 läßt deutlich erkennen, daß das Bronchialatmen in beiden Atmungsphasen annähernd gleich laut ist, und diese Feststellung kann als Stütze der

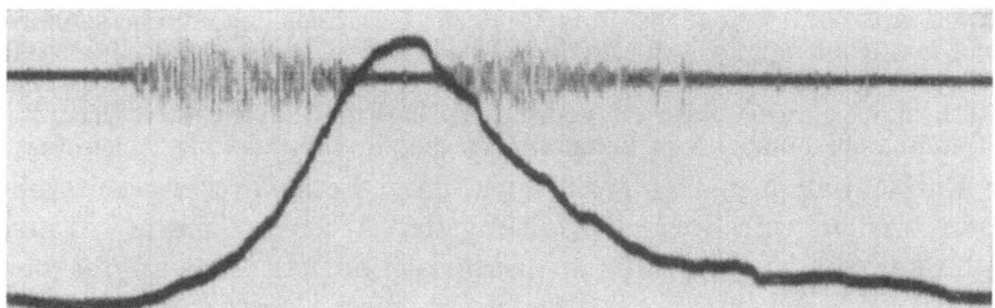

Abb. 2. *Bronchiales Atemgeräusch.* Während des Exspiriums ist das Atemgeräusch mindestens ebenso laut wie während des Inspiriums. Bedeutung der Kurven s. Abb. 1. (Nach HOLLDACK.)

Theorie, welche als wesentlichen Entstehungsort des Bronchialatmens die Stimmritze annimmt, angesehen werden (FRIEDRICH MÜLLER, SAHLI).

Das pathologische Bronchialatmen ist das infolge krankhafter Veränderung der peripheren alveolären Lungenschicht an die Thoraxoberfläche weitergeleitete Tracheobronchialatmen, manchmal verstärkt (s. oben) durch Obertöne aus kleineren starren Bronchien innerhalb eines Infiltrationsherdes.

Im allgemeinen deutet das Auftreten von Bronchialatmen an der Peripherie auf eine pathologische Strukturänderung der Lunge hin. Funktionelle Störungen wie beschleunigte Ventilation oder verlangsamtes Ausatmen bewirken höchstens Unterschiede in der Stärke der Geräusche, beeinflussen aber den Charakter derselben nicht. Nur abnehmender Luftgehalt der Alveolen führt zunehmend zur besseren Leitung des zentralen Bronchialatmens, zunächst vesicobronchial, dann bronchovesiculär bis zum reinen Bronchialatmen.

Die Kompression der Lunge durch große Pleuraergüsse kann reines aber abgeschwächtes Bronchialatmen an die Peripherie weiterleiten. Nur bei jener Situation, in der die Flüssigkeitsschicht interlobär eindringend auf dem Hauptbronchus direkt aufruht („Skeletierung“ des Bronchus), gibt auch ein Pleuraerguß ein lautes fauchendes Bronchialatmen.

Eingeschobene Medien zwischen der Lunge und der Thoraxwand: Ergüsse, Schwarten, Pneumothorax, wirken immer schallabschwächend.

Die im interstitiellen Lungengewebe sich abspielenden Krankheitsprozesse sind in ihren Anfängen nicht auskultierbar. Das Vesiculäratmen wird erst dann beeinflußt, wenn die Bronchien teilweise verengt werden oder Sekret enthalten.

Die Bronchophonie d. h. die Auskultation der Flüstersprache wird methodisch zu wenig angewandt.

Das Bronchialatmen ist charakterisiert durch die hohen Obertöne der Trachea und der Bronchien erster und zweiter Ordnung. Angeblasen wird es in der Stimmritze, verstärkt durch tiefes Ein- und Ausatmen bei offenem Mund. Da diese willkürliche Verstärkung nicht jedem Patienten möglich ist, läßt sich das intratracheale Geräusch durch die Flüstersprache intensivieren. Nur dürfen keine tönenden Kehlkopflaute mitklingen. Es sind reine Zischgeräusche durch ein konsonantenreiches geflüstertes Testwort zu erzeugen. Die Flüstergeräusche ähneln einem stärkeren Strömungsgeräusch. Sie erhalten im Tracheobronchialbaum die gleichen hochfrequenten Obertöne wie das Bronchialatmen und werden wie dieses weitergeleitet. Auskultationsstellen mit vermehrter bronchialer Komponente im Atmungsgeräusch zeigen auch verstärkte Bronchophonie. Die Methode läßt sich auch bei leichter Beimengung bronchialer Töne mit großem Vorteil verwenden.

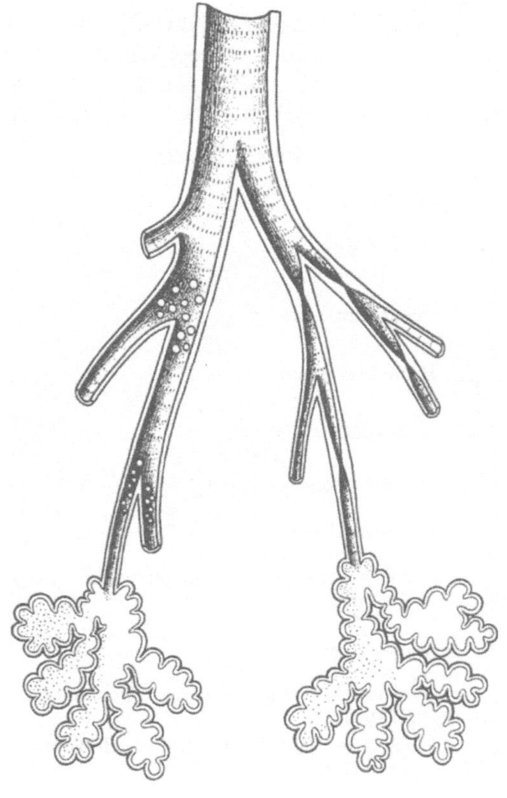

Abb. 3. Entstehen der Nebengeräusche bei Bronchitis. Schematische Darstellung. (Nach M. DAVIDSON.)

Das „signe d'espine" ist die Prüfung an der Bronchophonie über der Wirbelsäule. Normalerweise ist sie am deutlichsten über dem 7. Halswirbel und nimmt nach unten zu ab, um beim 4. Processus spinosus thoracalis zu verschwinden. Hilusdrüsenvergrößerung oder in der Bifurkation gelegene Tumoren leiten die Bronchophonie besser nach hinten, so daß sie auch unterhalb des 4. Brustwirbels noch deutlich zu hören sind (positives signe d'espine).

Die endobronchial entstehenden *Rasselgeräusche* (Abb. 3), die *pleuralen Reibegeräusche* und das der partiellen Infiltration der Lungenalveolen zuzuschreibende *Knisterrasseln* können alle durch Nebengeräusche der Brustwand vorgetäuscht werden. Vor allem können sich Muskelgeräusche bei verstärkter Respiration sehr störend auswirken. Sekretinhalt in den Bronchien kann durch leichteren Hustenstoß im Exspirium verschoben werden und Rasselgeräusche entstehen lassen.

Die wichtige Unterscheidung der klingenden und nichtklingenden feuchten Rasselgeräusche fällt oft schwer. Da aber für die Leitung von Bronchialatmen viel größere Abschnitte der Lunge infiltriert sein müssen als für die Leitung klingender Rasselgeräusche, gewinnen letztere an Bedeutung. Das Knisterrasseln der beginnenden Alveolitis ist für eine Infiltration signifikant. Im heutigen klinischen Beobachtungsgut spielen die kleinen Infiltrate eine viel größere Rolle als früher. Die lobären Pneumonien sind selten. Die Bronchopneumonie oder die in der Entwicklung durch Antibiotica gehemmten Infiltrate sind die Regel. In den Krankheitsbildern der pneumonischen Infiltrate hat sich die Geschwindigkeit der Resorptionszeit gewandelt. Der Kranke entfiebert rasch auf das Antibioticum, die Resorption dagegen ist verzögert. Erst mit dem Verschwinden der klingenden Rasselgeräusche und des Knisterrasselns wird die Resorption abgeschlossen.

H. SAHLI hat zur übersichtlichen Darstellung der Lungenauskultationsbefunde eine Zeichensprache vorgeschlagen, die, von FR. V. MÜLLER übernommen, weitgehende Verbreitung gefunden hat. Es scheint uns zweckmäßig, daß die Symbole in ihrer ursprünglichen Form beibehalten werden.

Atemgeräusche.

- Inspirium
- Exspirium
- Vesiculäratmen
- Bronchialatmen
- sakkadiertes Atmen
- abgeschwächtes Atmen
- scharfes Atmen
- scharfes Atmen mit verlängertem Exspirium
- rauhes Atmen
- gemischtes Inspirium mit bronchialem Exspirium
- vesiculäres Inspirium mit bronchialem Exspirium
- gemischtes Inspirium mit verlängertem Exspirium
- sakkadiertes Vesiculäratmen
- sakkadiertes Inspirium mit bronchialem Exspirium
- unbestimmtes Atmen

Rasselgeräusche.

Trockenes Rasseln:

- Schnurren
- Pfeifen
- Knacken

Feuchtes Rasseln:

a) klangloses:

- groß-
- klein-
- mittelgroß-
- gemischt-

} blasig

b) klingendes:

- groß-
- klein-
- mittelgroß-
- gemischt-

} blasig.

- Reiben

Inspiratorisches Rasseln wird durch den Zusatz des Buchstaben i, exspiratorisches durch Zusatz von e bezeichnet, z. B.:

Inspiratorisches klangloses gemischtblasiges Rasseln: *i*

In- und exspiratorisches Schnurren und Pfeifen: *ie*

Knistern wird mit kn bezeichnet.

Pleuritisches Reiben wird wie das perikarditische durch das Zeichen dargestellt. Wo Mißverständnisse möglich sind, wird zum Unterschied zwischen pleuritischem und perikarditischem Reiben pl respektive pe zugesetzt, also *pl*, *pe*.

Literatur.

ASSMANN, H.: Erfahrungen über die Roentgenuntersuchung der Lungen. Jena 1914. — AUENBRUGGER, L.: Inventum novum, 2. Aufl. Wien 1763.

DAVIDSON, M.: A practical manual of diseases of the chest, 4. Aufl. London 1954. — DENNIG, H.: Lehrbuch der inneren Medizin, 3. Aufl. Stuttgart 1954. — D'ESPINE, M. A.: Le diagnostic précoce de la tuberculose des ganglions bronchiques chez les enfants. Bull. Acad. Méd. **57**, 167 (1907).

EBSTEIN, W.: Die Tastperkussion. Stuttgart 1901. — Die Ausmessung der KRÖNIGschen Schallfeder und ihre klinische Bedeutung. Beitr. Klin. Tbk. **23/25** (1912). — EDENS, E.: Lehrbuch der Perkussion und Auskultation. Enzyklopaedie der klinischen Medizin, allgemeiner Teil. Berlin 1920.

FAHR, G.: The acoustics of the bronchial breath sounds. Arch. Int. Med. **39**, 287 (1927). — FLEISCH, A.: Die Entstehung des Vesikuläratmens. Ein Beitrag zum Strömungsmechanismus der Luft in Alveolarsäckchen und Alveolen. Dtsch. Arch. klin. Med. **142**, 62 (1923). — FREUND, W. A.: Ther. Gegenw. **1** (1902). — Münch. med. Wschr. **1907**.

GEIGEL, R.: Leitfaden der diagnostischen Akustik. München 1909. — Das Plessimeter. Dtsch. Arch. klin. Med. **88**, 598 (1907). — GERHARDT, C.: Lehrbuch der Auskultation und Perkussion, 6. Aufl. Tübingen 1900. — GOLDSCHEIDER: Untersuchungen über Perkussion. Dtsch. Arch. klin. Med. **94**, 480 (1908). — Die Perkussion der Lungenspitzen. Berl. klin. Wschr. **1907**, 41.

HAINISS, E.: Diagnostischer Wert des Pitresschen Signe du sou. Wien. med. Wschr. **1913**, 38. — HEISE, F. H.: The physics of percussion and auscultation of the chest. Med. rec. **90**, 191 (1916). — HOLLDACK, K.: Lehrbuch der Auskultation und Perkussion. Stuttgart 1955.

KAHLER, H.: Diagnostik durch Sehen und Tasten. Eine Semiotik der Inspektion und Palpation. Wien 1949. — KRÖNIG, G.: Zur Topographie der Lungenspitze und ihre Perkussion. Berl. klin. Wschr. **1889**, 809.

LAENNEC, R. T. H.: Traité de l'auscultation médiate et des maladies des poumons et du coeur. 2 Bde. 2. Aufl. Paris 1834.

MAJOR, R. A.: Physical diagnosis, 4. Aufl. Philadelphia u. London 1951. — MARTINET, A.: Diagnostic clinique. Examens et symptomes. Paris 1922. — MIESCHER, P., u. H. WISSLER: HEADsche Zonen und Lungentuberkulose. Schweiz. med. Wschr. **1952**, 121. — MÜLLER, F.: Medizinisch-klinische Diagnostik. München 1930.

PIORRY, P. A.: De la percussion médiate et des signes obtenus à l'aide de ce nouveau moyen d'exploration dans les maladies des organes thoraciques et abdominaux. Paris 1827. Traité de diagnostic et de seméiologie. 3 Bde. Paris 1832. — POTTENGER, F. M.: Auscultation. Amer. Rev. Tbc. **56**, 1 (1947). — Auscultation. A new conception of the respiratory murmur and its place in diagnosis. Amer. Rev. Tbc. **60**, 639 (1949).

SAHLI, H.: Lehrbuch der klinischen Untersuchungsmethoden, 7. Aufl. Leipzig u. Wien 1928. — SIEBERT, W. W.: Der Perkussionskurs. Leipzig 1941. — SKODA, J.: Abhandlung über Perkussion und Auskultation, 6. Aufl. Wien 1864. — STAEHELIN, R.: Handbuch der inneren Medizin, herausgeg. von MOHR und STAEHELIN. 2 Bde. 3. Aufl. Berlin 1914.

TRAUBE, L.: Halbmondförmiger Raum. Berl. klin. Wschr. **1868**, 509.

WEISS, E.: Diagnostik mit freiem Auge. Wien u. Berlin 1933. — WILLIAMS, CH.: The pathology and diagnosis of diseases of the chest. London 1835. — WINTRICH, M. A.: Kritische Beiträge zur medizinischen Akustik. Med. Neuigkeiten **5**, 48 (1855).

C. Allgemeine Aspekte der Lungenuntersuchung.

I. Röntgeneinzelverfahren.

Von

W. Löffler.

Die Röntgenuntersuchung, zum mindesten Durchleuchtung der Thoraxorgane bildet integrierenden Bestandteil eines jeden Status.

Längst ist der Streit über Wert und Unwert der Röntgenuntersuchungen erloschen. Auch die Frage nach der Überlegenheit dieser oder jener Röntgenmethode ist so gut wie gegenstandslos geworden, während 1910 noch von autoritativer Seite erklärt worden ist: Die Röntgenuntersuchung *bestätigt*, bestenfalls, die klinischen Befunde. Die Methoden werden den Bedürfnissen angepaßt mit

Tomo-, Kymographie, mit Kontrastmethoden (Jodpräparate, Luftinjektion ins vordere und hintere Mediastinum (FRUGONI).

An Stelle der Frage der Konkurrenz ist die der *Anwendungsbereiche* getreten. So sehr heute verlangt werden muß, daß *ein Urteil über Lungengesundheit ohne Röntgenuntersuchung, zum mindesten Durchleuchtung nicht mehr abgegeben werden darf*, so unrichtig wäre es zu glauben, die akustischen Methoden seien durch die Röntgenverfahren ersetzt. Zweifellos sind sie, vor einigen Jahrzehnten in der feineren Tuberkulosediagnostik bisweilen überwuchernd, über ihre Leistungsgrenzen hinaus überspannt worden und durch derartige Übertreibungen in der Praxis etwa in einen gewissen Mißkredit gekommen. Die Röntgenverfahren haben sie aber nicht nur in ihre natürlichen Grenzen verwiesen, sondern gerade ihren hohen Wert für den Arzt besonders eindrücklich unterstrichen und ihre Unentbehrlichkeit dargetan. Auch heute noch gibt es Affektionen der Respirationsorgane, die man ausschließlich oder *vorwiegend hört* und solche, die man ausschließlich oder *vorwiegend mit dem Röntgenauge sieht*, so daß unbestritten akustische und röntgenoptische Methoden sich ergänzend und unterstützend nebeneinander bestehen.

Röntgenbild. Die *klinische* Untersuchung bedarf naturgemäß des *Qualitätsbildes*, ergänzt in zahlreichen Fällen durch Tomographie in den verschiedenen Richtungen des Raumes, und gegebenenfalls der Kymographie usw. Es ist aber aus Zeit-, Arbeits- und nicht zuletzt geld-ökonomischen Gründen notwendig, daß die Anwendung jeder der Spezialmethoden nicht schematisch erfolgt, sondern *auf Grund von Indikationen.*

Die Beurteilung der Befunde erfolgt am Originalqualitätsbild und nur dann am Abzug, wenn ein Röntgenbild nicht mehr beigebracht werden kann.

Daß der Röntgenbefund für sich allein nicht maßgebend ist, wird heute wohl von keiner Seite bestritten und ALBAN KÖHLER empfahl sehr früh, hinter jeden Befund sich den Nachsatz zu denken: „Wenn die Anamnese und der klinische Befund dafür oder wenigstens nicht dagegen sprechen". In gleicher Weise gilt aber auch die Umkehrung des Satzes: Auch die klinischen Befunde im einzelnen wie in ihrer Gesamtheit dürfen sich nicht in Gegensatz zu wesentlichen Röntgenbefunden stellen. Die Untersuchung in beiden Sektoren ist weiterzuführen, bis eine befriedigende Übereinstimmung der beiden Untersuchungslinien erreicht ist.

Wesentlich sind zur Beurteilung zeitlicher Verhältnisse wiederholte Aufnahmen in geziemendem Abstand, die Röntgen*serie* am *Einzelfall.* Die *zeitliche* Beurteilung krankhafter Prozesse am Einzelbild ist grundsätzlich nicht statthaft, weil größten Irrtümern unterworfen und daher, falls nur ein einziges Bild vorliegt, höchstens unter größtem Vorbehalt gestattet. Dies muß besonders bei Gutachten, in denen zeitliche Verhältnisse oft entscheidend sind, berücksichtigt werden.

Es bedürfte keines Hinweises, daß die Einreihung von Röntgenbildern, die von *verschiedenen* Patienten stammen, in eine *Verlaufsserie* zu wissenschaftlichen Beweisführungen ein Unding ist. Da solche Kombinationen publiziert worden sind, sei dies erwähnt.

Durchleuchtung. Für den Praktiker bedeutet aber die Durchleuchtung einen Sicherheitsfaktor, der gar nicht überschätzt werden kann. Sie gibt individualmedizinisch außerordentlich viel Aufschluß, gibt Befunde die außerhalb des Wirkungsbereiches der akustischen Methoden liegen, ganz abgesehen von der mit der Durchleuchtung verbundenen stark ins Gewicht fallenden Zeitökonomie. Gerade der sorgfältige Durchleuchter wird aber andererseits häufig zum Bild greifen; dies immer dann, wenn die Durchleuchtung irgendeine Abweichung von der Norm ergibt, die eben meist nur durch das Qualitätsbild abgeklärt werden kann. Für den Praktiker verbietet es sich häufig, unter den heutigen Krankenversicherungs-Verhältnissen von vorneherein zum Qualitätsbild Zuflucht zu nehmen, schon aus finanziellen Gründen.

Man darf jedoch von der Durchleuchtung nicht mehr verlangen, als was sie, bei guter Apparatur und guter Adaptation des Beobachters, leisten kann. Ihre Resultate sind stets nur vorläufig, ein Dokument fehlt.

So wird man in der Diagnostik der Lungenerkrankungen viel häufiger genötigt sein, zum Qualitätsbild zu greifen als in der Diagnostik der Herzerkrankungen, für die meist Durchleuchtung allein einschließlich Orthodiagraphie hinreichende Sicherheit gewährt. Auch für das Durchleuchtungsbild bzw. pathologischen oder mutmaßlich pathologischen Befund gilt vor allem seine Veränderung innerhalb kurzer Fristen.

Wesentlich ist die dynamische Durchleuchtung unter *Drehen* des *Patienten*, Beachtung von Zwerchfellbewegung, Sinusentfaltung, Aufhellung der Spitzen bei Husten, Beachtung des Holzknechtraumes, KIENBÖCKschem Phänomen der Bewegung intrathoracischer Strumen beim Schlucken, des Mediastinalflatterns, der Herzbewegung, der Expansivpulsation der großen Gefäße, speziell der Pulmonalisäste intrapulmonal.

Stets bleibt man sich der *Grenzen der zur Anwendung gelangenden Methode* bewußt, also der Nachweisbarkeit von Herden gemäß Größe, Intensität und Lage. Die Unabhängigkeit in der Bewegung von Röhre und Schirm voneinander gestattet, verdächtige Schatten aus dem Bereich von Knochenschatten heranzumanövrieren. So erinnert man sich der Tatsache, daß das *kleinfleckige Lungenbild*, gleichgültig welcher Genese, bei der Durchleuchtung *als solches* nicht erkannt werden, als leichte diffuse Verschattung des Lungenfeldes aber gelegentlich gesehen, bzw. vermutet werden kann. Besonders in einer Reihendurchleuchtung kann das kleinfleckige Lungenbild auf Grund einer auffallenden diffusen Verschattung der Lungenfelder gegenüber anderen Exploranden der Reihe vermutet und durch anschließendes Qualitätsbild bestätigt bezw. entdeckt werden.

Daß man beginnende Silikose also auf Grund einer Durchleuchtung nicht ausschließen darf, ergibt sich daraus zwingend. Wenn trotzdem häufige Reihenuntersuchungen, gegebenenfalls auch Durchleuchtungen Silikosegefährdeter empfohlen wird, so, weil es sich dabei nicht nur oder nicht einmal in erster Linie um die Feststellung des Bestehens oder einer Progredienz der Silikose handelt, sondern um die Erfassung der gefürchteten Komplikation mit Tuberkulose. Auf die Tuberkulosegefährdung eines Kollektivs wird man aber früh, in der Regel schon mit Hilfe der Durchleuchtung, hingewiesen, obgleich auch hier, des Dokumentes wegen, die Schirmbildaufnahme überlegen ist.

Es kann als ein gewisses Kriterium für Eignung eines Durchleuchters betrachtet werden, wenn er den üblichen Prozentsatz der Fälle von *Lobus venae azygos* in einer großen Serie findet und den gegenwärtigen Durchschnittsprozentsatz der Fälle von Tuberkulose.

Wird die Aufmerksamkeit auf eine pathologisch erscheinende Veränderung gerichtet, so besteht in der Regel hinreichend Zeit zur Abklärung, in dem die Entwicklung des mutmaßlichen Befundes verfolgt wird.

Natürlich darf mit der Qualitätsaufnahme nicht gezögert werden, wenn die Befunde die geringste Tendenz zur Progredienz erkennen lassen, oder eine Heilung sich verzögert.

II. Röntgengruppen-, -kollektiv-, -serienuntersuchungen.

Von

W. Löffler.

Die Agglomeration von Menschen, die *Gruppe*, hat auf allen Lebensgebieten stets besondere Bedürfnisse geschaffen und damit besonderen Maßnahmen gerufen, ein Prozeß, der sich ständig weiter fortsetzt, auch in der Medizin, speziell im Gebiet der Lungenerkrankungen (Lungentuberkulose, Silikose, andere infektiöse Lungenerkrankungen).

Die größten je zur Durchführung gelangten Gruppenmaßnahmen wie Tuberkulinreaktion, BCG.-Impfung, gehören in dieses Gebiet, in dem das Röntgenverfahren mit an erster Stelle steht.

Diese 3 Verfahren gehören zu den wirksamsten Mittel der Tuberkulosebekämpfung und Besiegung, mutatis mutandis gilt dies auch für die heute häufigste Berufskrankheit, die Silikose.

Mit dem doppelten Zweck der Möglichkeit praktischer Auswirkung und der Gewinnung theoretischer Einsicht in die Genese der Tuberkulose sind, erstmals wohl, *Röntgenreihen*untersuchungen an der Medizinischen Universitäts-Poliklinik Zürich zu Beginn der 20er Jahre dieses Jahrhunderts durchgeführt worden (A. Alder und W. Löffler). Es handelte sich zunächst um Durchleuchtungen ganzer Rekrutenschulen zwecks Früherfassung von Tuberkulosefällen.

Diese Untersuchungsmethode, als *Instrument der Gruppenuntersuchung gedacht*, das einen raschen Überblick über den Lungenzustand in einer postulierten Richtung in einem Kollektiv gestattet, stieß zunächst ärztlicherseits auf Verwunderung, vielfach auf Ablehnung. Ihr *Wesen* als scharf *gezielte Partial*untersuchung wurde verkannt. Die solchen Untersuchungen zugrunde liegende *erste alternative Fragestellung* lautet: Liegen überhaupt pathologische Abweichungen von der Norm vor oder sind keine solchen zu erkennen?

Das wurde vielfach völlig mißverstanden. Angesichts der relativ großen Zahl einschlägiger Untersuchungen innerhalb kurzer Zeit wurde über Verfall der Diagnostik gejammert, über Technisierung geklagt. In der Folgezeit ist diese Methode aber bekanntlich zu einem wichtigen, bald unentbehrlichen Instrument nicht nur der Forschung, sondern vor allem auch praktischer Anwendung geworden.

Eine Darstellung *gruppen*medizinischer, speziell *Röntgenmaßnahmen*, und entsprechende Erörterungen sollen in einem Handbuch der inneren Medizin gewissermaßen einen pro memoria-Platz finden. Es muß heute früh schon im Unterricht auf sozialhygienische Notwendigkeiten hingewiesen werden. Der freie Arzt, will er nicht zum Schaden der ihm anvertrauten Kranken und zum Schaden des ärztlichen Standes allmählich immer noch mehr in seiner selbständigen Existenz zurückgedrängt werden, muß diesen Fragen aufgeschlossen gegenüberstehen, ihre Anforderungen verstehen und sich an ihrer Lösung beteiligen. Es liegt daher nicht nur im Interesse des Einzelnen wie der Allgemeinheit, daß der Arzt sich mit einschlägigen Problemen befaßt, sondern auch im Interesse der Erhaltung und Heranziehung eines ärztlichen Standes, der an diesen Problemen Anteil nimmt und an ihrer Lösung aktiv teilnimmt. *Ohne Mitwirkung des in der Praxis stehenden Arztes lassen sich andererseits die einschlägigen Probleme heute gar nicht mehr lösen. Mit den Apparaturen allein ist es nicht getan.*

Eine Darstellung der Einzelheiten von Organisation und Technik liegt nicht im Plan eines Handbuches der inneren Medizin. Nur die Grundprinzipien können erörtert werden.

Der als Staatsmedizin, Sozialmedizin, am wenigsten präjudizierend *Gruppen*medizin bezeichnete Zweig der Medizin stellt heute zahlreiche Probleme der

Depistage und der Prophylaxe, auch auf dem Gebiet der Erkrankungen des Respirationstraktes. Probleme, die weder von der Staatsmedizin *allein* noch vom Praktiker *allein* gelöst werden können. Die Voraussetzung wirksamer Krankheitsbekämpfung bedarf enger Zusammenarbeit und diese ihrerseits wieder vor allem von beiden Seiten des notwendigen *Verständnisses.*

Gruppenmedizinische Maßnahmen stehen in engster Abhängigkeit vom Stand der fachlichen Entwicklung. Sie müssen wissenschaftlich gut fundiert sein, denn häufig wird ihnen *gesetzliche oder verordnungsmäßige Kraft* verliehen. Gesetze aber bringen medizinische Erkenntnis zu breitester, ja allgemeiner Wirksamkeit. Wenn das Instrument des Gesetzes die Auswirkung einer medizinischen Maßnahme wie ein Multiplikator vervielfacht, so werden dadurch nicht nur die günstigen, erwünschten, gewollten Resultate ins schier ungemessene vermehrt, sondern auch (individuell) *unerwünschte* Nebenwirkungen vervielfacht. Dies ist der Grund, weshalb jede gruppenmedizinische Maßnahme sorgfältigst auf die möglichen Nebenwirkungen geprüft werden muß, bevor sie zur Anwendung kommen darf.

Vieles, was die Medizin an zielstrebiger Krankheitsvorbeugung und Abwehr leistete und leistet, gehört ins Gebiet der Gruppenmedizin. Wenn die fortschreitende Technik manche gesundheitliche Gefährdung beseitigen hilft, so erzeugt sie fast in gleichem Maße neue Gefahren.

Während in der Individualmedizin des ärztlichen Alltages der *einzelne* Kranke, der Krankheits*fall* in seiner Ganzheit betreut wird, ist in der Gruppenmedizin das Individuum nicht mehr allein und nicht einmal mehr in der Hauptsache Gegenstand ärztlicher Maßnahmen. Es wird sozusagen nur nebenbei die Frage gestellt: Wie geht es dem Einzelnen? welches die Hauptfrage der Individualmedizin bedeutet. Es wird gefragt: Was für Erscheinungen lassen sich *in der Gruppe* nachweisen und wie wirkt ein etwa Erkrankter auf die Gruppe selbst zurück? Welche Maßnahmen dienen der Gruppe?

Der Zweck der Gruppenuntersuchungen ist vielgestaltig. Es handelt sich naturgemäß häufig darum, Gefährdungen in einem Kollektiv festzustellen und zu beheben oder in einer näheren oder ferneren Zukunft diese Gefahren abzuwenden.

Der moderne Arzt wird seine Aufmerksamkeit in vermehrtem Maße diesen Methoden zuwenden und ihnen das notwendige Verständnis entgegenbringen, am zweckmäßigsten seine Mitarbeit anmelden nach Maßgabe des dem Praktiker Möglichen.

Vor allem werden die Reihen-, speziell Röntgenreihenuntersuchungen bei aërogen übertragenen Krankheiten Anwendung finden, abgesehen von der im Vordergrund stehenden Tuberkulose bei infektiösen Pneumonien, etwa Grippe, Psittakose, Ornithose, Q-Fever, Rickettsiosen, die zwar nicht von Mensch zu Mensch übertragen werden, aber häufig gruppenweise von bestimmtem infektiösem Material induziert werden, dann bei flüchtigen eosinophilen Lungeninfiltraten, Viruspneumonien, sog. Wassermann-positiven Lungeninfiltraten, die alle *auch* als Gruppeninfektionen auftreten können. In einem nicht unerheblichen Prozentsatz kann ein Teil dieser Affektionen auch *inapperzept* verlaufen und solche Fälle werden dann in der Reihenuntersuchung, die etwa als Umgebungsuntersuchung oder Untersuchung einer Belegschaft usw. durchgeführt wird, als Zufallstreffer gefunden.

Die Erfolge solcher Gruppenmaßnahmen sind gelegentlich so augenfällig, daß der wenig Eingeweihte zur Auffassung verleitet werden kann, die Individualmedizin werde allmählich durch Gruppenmaßnahmen verdrängt, Gruppenmaßnahmen, die einem Medizinal*beamten* anzuvertrauen wären. Es bedarf keines besonderen Hinweises, daß eine solche Schlußfolgerung nur bei tiefster Unkenntnis der Situation möglich ist. Niemals wird die Gruppenmedizin die Individualmedizin verdrängen können oder auch nur verdrängen wollen. Beide Ausübungsformen ärztlicher Tätigkeit ergänzen sich, stehen keineswegs im Gegensatz zueinander.

Wie alle Gruppenuntersuchungen betreffen also Gruppen-Röntgenuntersuchungen *nur noch einen Teil* jedes einzelnen Individuums einer Gruppe, richten ihr Augenmerk auf *einen* oder einige wenige *entscheidende* Momente, fassen aber diese mit besonderer Sorgfalt, *scharf gezielt* wie man sagen kann, ins Auge. Die Kriterien sind so zu wählen, daß sie im Rahmen der angewandten Methode eine Auslese gestatten, also in dem *einen* besonderen Punkt *irgendeine* Abweichung von der Norm erkennen lassen, wenn auch niemals absolut, so doch in hohem Prozentsatz.

Die Abklärung der *Einzel*situation wird der üblichen vollständigen individualmedizinischen Untersuchung und ihren Methoden überwiesen.

Andererseits ist unumgänglich, daß *alle Menschen der Gruppe* nach diesem *einen* und im wesentlichen vor allem nach diesem scharf umschriebenen Gesichtspunkt Gegenstand ärztlichen Interesse und Handelns sind im Sinne gezielter Partialuntersuchung.

Der *grundsätzliche* Unterschied zwischen individualmedizinischer und Gruppenuntersuchung liegt also keineswegs in erster Linie in der großen Zahl der Exploranden, die in kurzer Frist die Untersuchung zu durchlaufen haben, als in der *vereinfachten Fragestellung.* Angesichts kleiner Gruppen behält die Durchleuchtung je nach Untersuchungszweck häufig ihren Wert, ja sie kann hier der Schirmbildaufnahme überlegen sein. Dies insofern als dabei der unter Umständen wichtige persönliche Kontakt zwischen Untersucher und Exploranden noch besteht, kurze anamnestische Angaben aufgenommen werden können durch einige ebenfalls gezielte Fragen und weil bei der Durchleuchtung der Entscheid des Untersuchers, ob Abweichung von der Norm besteht, *angesichts des Exploranden* erfolgt. Der größte Nachteil der Durchleuchtung als Gruppenmaßnahme liegt aber darin, daß sie kein bleibendes Bild, kein Dokument liefert, sie daher stets den Charakter *subjektiven Ermessens trägt,* stärker oder schwächer, je nach dem „persönlichen Fehler" des Untersuchers überhaupt oder gerade zur Zeit der in Frage stehenden Untersuchung.

Gruppenuntersuchungen erstrecken sich zu einem großen Teil auf *gesunde* Individuen. Die dabei festgestellten Kranken bilden nur einen kleinen Bruchteil der Gesamtheit der Untersuchten z. B. unter günstigen, hygienischen Bedingungen frische, bisher *unbekannte* Tuberkulosen 0,5—0,3%.

Die Veranlassung zur Untersuchung braucht also keineswegs von einem *erkrankten* Individuum auszugehen. Der Zweck von Gruppenuntersuchungen liegt gerade darin, in einem in Frage stehenden Sektor der Gesellschaft *inapperzepte* pathologische Vorkommnisse aufzuzeigen (Militär, Schule, Aufnahme in Lebensversicherung, Krankenversicherung, Berufswahl usw.).

In der Untersuchung größerer Gruppen hat heute das *Schirmbild*verfahren, die photographische Festhaltung des Durchleuchtungsbildes die Durchleuchtung selbst fast überall ersetzt. Das Schirmbild verbindet mit der raschen Aufnahmemöglichkeit und damit zeitökonomischen Durchführung großer Serien den Vorteil, ein *Dokument* zu liefern. Es handelt sich um eine Technik, die für die *Individual*untersuchung wenig empfehlenswert ist. Für Untersuchungen aber, die *über die Grenzen des Individuums hinaus gehend,* große Reihen betreffen, ist das Schirmbildverfahren heute die einzig in Betracht kommende Methode.

Wenn der Ausgangspunkt der Reihenröntgenuntersuchung die Bekämpfung der Tuberkuloseinfektion im Auge hatte, so kann das Ziel derartiger Röntgengruppenuntersuchungen auch anders gerichtet sein, wobei Technik und Durchführung der Untersuchung der Fragestellung anzupassen sind. Dabei mag bald der praktische Nutzen, bald eine wissenschaftliche Fragestellung im Vordergrund stehen; bald werden beide Gebiete interessiert sein.

Gruppenröntgen als Indicator einer Gefährdung. Eine wesentliche Gruppenforderung nicht nur in der Tuberkulose-Depistage liegt darin, Gesundheits*gefährdung* überhaupt festzustellen, zu erkennen, ob eine Tätigkeit, ein Beruf, eine Exposition Rückwirkungen auf den menschlichen Organismus ausüben. Dann sollen innerhalb einer Gruppe sich entwickelnde pathologische Zustände in immer früheren Stadien erfaßt werden, wenn immer möglich schon in „prämorbiden" Stadien, d. h. bevor Krankheitserscheinungen *im bürgerlichen Sinn* aufgetreten sind. Dies bezieht sich aber nicht nur auf den Einzelfall und seine Heilung, sondern dient in erster Linie der Prophylaxe für die ganze Menschengruppe, die einer gegebenen gleichen, bekannten oder auch einer *erst zu eruierenden* Gefährdung ausgesetzt ist.

So kann für Silikose die Gruppenuntersuchung zum *Indicator einer Gefährdung* oder auch des Verschwindens einer Gefährung werden, zum Indicator, wenn in der Gruppe einzelne Individuen erkranken, denn es ist bekannt, daß die Anfälligkeit für Silikose durchaus nicht für alle Menschen gleich ist. Wenn also die *ersten* Fälle eintreten, sind diese gewissermaßen *Indicatoren* einer Gefahr, die für die übrigen Mitglieder der Gruppe noch rechtzeitig beseitigt werden kann. So wurde erst durch Erkrankungen die Gefährdung durch das Abfüllen von Scheuerpulver erkannt, oder das Auftreten sog. akuter Silikose bei Mineuren im Festungsbau. Regelmäßige Reihenröntgenaufnahmen lassen dies viel früher, vor allem in noch nützlicher Frist, feststellen.

Die Gruppenuntersuchung eines Silikose-gefährdeten Kollektivs wird andererseits die etwaige Gefährdung durch einen in die Gruppe gelangten Tuberkulosefall erkennen lassen durch Feststellung entweder dieses inapperzept Tuberkulosekranken, der der Gruppe zugeteilt wurde oder, wenn auch dann reichlich verspätet, durch die ersten Krankheitsfälle, die durch ihn provoziert worden sind (s. Silikose).

Röntgenreihen bei Tuberkulose. Es können dabei zwei Arten des Vorgehens unterschieden werden: die *gezielte* Untersuchung und die *ungezielte*; gezielt, wenn die Veranlassung von einem bestimmten zur Beobachtung gekommenen Krankheitsfall ausgeht. Das ist dann im wesentlichen *Umgebungsuntersuchung* und findet in diesem Sinne heute ausgedehnteste Anwendung.

Die gezielte Untersuchung. Sie nimmt ihren Ausgangspunkt von einem erfaßten Tuberkulosefall.

Da die Tuberkulose nicht mehr einfach als Schicksal hingenommen werden kann, nicht mehr ausschließlich als Privatangelegenheit aufgefaßt werden soll, sondern die Allgemeinheit betrifft, insofern dieselbe gefährdet ist, wird jeder erkannte Tuberkulosefall ärztliche Maßnahmen veranlassen, die *über die Grenzen des einzelnen als erkrankt erkannten Individuums hinausgehen.* Nicht nur die Anamnese hat sich auf die Umgebung des Erkrankten zu erstrecken, sondern auch eine eben als gezielt zu bezeichnende Röntgenuntersuchung. Diese kann bei kleinen Gruppen und günstigen Verhältnissen in einer Röntgendurchleuchtung der Gruppe bestehen. Im allgemeinen wird aber die Schirmbildaufnahme bevorzugt.

Die Röntgengruppenuntersuchung stellt hier und solange die Tuberkulose noch Volksseuche ist, und wohl noch einige Zeit darüber hinaus, eine wichtige, sozial *notwendige* Ergänzung der Individualuntersuchung dar. Ob diese Untersuchung vom behandelnden Arzt selbst oder von einer amtlichen oder halbamtlichen Instanz durchgeführt wird (Tuberkulose-Fürsorgestelle, Poliklinik usw.), richtet sich nach den örtlichen Verhältnissen, Gepflogenheiten und Interessen.

Geht die Untersuchung aus von der Erfassung einer *frischen* Tuberkulose, so nimmt die Untersuchung Richtung nach der zu postulierenden Infektionsquelle. Man kann von *zentripetaler* Umgebungsuntersuchung sprechen (Kartagener).

In zahlreichen Fällen läßt sich mit der erforderlichen Beharrlichkeit der Streuer eruieren und der Sanierung zuführen.

Schwierig gestaltet sich dies in stark durchseuchtem Milieu, woselbst für jeden Fall mehrere Möglichkeiten in Betracht kommen können. Die Auffindung von Streuquellen überhaupt ist aber das Wesentliche und ist stets von großem prophylaktischem Wert.

Handelt es sich primär um die Feststellung einer *älteren* bacillären oder vermutlich bacillären Tuberkulose, so muß *diese* den Ausgangspunkt einer Umgebungsuntersuchung bilden. Auch hier sind ebenfalls Anamnese und Untersuchung *über die Grenze des erkrankten Individuums hinaus* zu erweitern und auf die ganze Umgebung auszudehnen. Ausgehend von einer bekannt gewordenen Streuquelle sucht also diese Form von Umgebungsuntersuchung nach möglichen, bzw. bereits erfolgten Infektionen, die von diesem Kranken ihren Ausgang genommen haben können, der Ausgangspunkt also bekannt ist. Diese Art der Umgebungsuntersuchung kann entsprechend ihrer Zielrichtung als *zentrifugal* bezeichnet werden.

In beiden Fällen, zentrifugaler wie zentripetaler Untersuchung, muß die Gruppe *in möglichster Vollständigkeit* erfaßt werden, z. B. in Schulen auch Lehrer, Hauswart und das mit der Reinigung betraute Personal, in Geschäften die ganze Belegschaft, einschließlich die Botengänger und unteres Personal, das leicht etwa vergessen wird.

So wurden, ausgehend von einem als frisch infiziert erkannten Fall, die oft verhängnisvollen und ausgedehnten Auswirkungen einer streuenden Infektionsquelle entdeckt, und in der Regel der Streuer selbst festgestellt (Ickert, Löffler, Löffler und Zwingli, Uehlinger, Hedvall, Birkhäuser). Wie bei anderen Infektionskrankheiten können dabei für die Tuberkulose Wirtsketten, auch Infektionsketten oder -rosetten genannt, erfaßt werden, *Ketten,* wenn Donatoren, Acceptoren der Noxe abwechseln, *Rosetten,* wenn Acceptoren sich um einen Donator gruppieren, was häufiger der Fall ist in einer Wohngemeinschaft, in einem Arbeitskollektiv usw.

So wird es in viel mehr Fällen als auch ärztlicherseits gemeinhin, häufig noch geglaubt wird, gelingen, Streuquellen zu finden oder, von Streuquellen ausgehend, stattgehabte Infektionen zu finden und in beiden Fällen die Quelle ungefährlich zu machen.

Häufigkeit solcher Untersuchungen. Bestimmte Forderungen lassen sich nicht aufstellen. In Berufen mit besonderer Exposition oder Gefährdung ist die Reihenuntersuchung häufiger durchzuführen, so bei Studierenden der Medizin in den klinischen Semestern, Ärzten, Pflegepersonal, Hausangestellten in Spitälern, speziell von Tuberkuloseabteilungen in Kliniken oder Sanatorien. Das gleiche gilt für anderweitig stärker exponierte Personen und besonders für Familien mit Tuberkulosekranken, dieselben mögen noch im Milieu leben oder nicht. Tuberkulin negative Personen haben als stärker gefährdet zu gelten als positive.

Als besondere „Gruppe" mit der Indikation einer Depistage sind auch aufzufassen alle Personen, *die ihre Umwelt wechseln*: etwa Eintritt in eine neue Schulklasse, Universität, Berufslehre, ins Militär usw. Die Untersuchung erfolgt bei Eintritt in die neue Gruppe, zweckmäßig auch beim Verlassen der früheren

Gruppe, denn zwischen beiden mag ein längerer Zeitabschnitt liegen. *Es ist praktisch von sehr großer Bedeutung, gerade diese Gruppe der ihre Umwelt wechselnden Personen sorgfältig zu beobachten.*

Die ungezielte Gruppendepistage. Sie geht, wie oben erwähnt, aus von der Tatsache, daß bei größeren Reihen stets ein bestimmter Prozentsatz inapperzepter Tuberkulosefälle eruiert wird. Reihenröntgenuntersuchungen größerer Bevölkerungskörper, etwa der Gesamtbevölkerung einer Stadt, einer Armee, eines ganzen Landes in großen Abständen sind als relativ wenig wirksam zu bewerten.

Werden heute unter solchen Verhältnissen etwa 0,3—0,5% behandlungsbedürftiger Tuberkulosen gefunden, so gilt dies als günstiger Stand der Tuberkulosedurchseuchung, z. B. in vielen Gegenden der Schweiz. Schweden steht mit 0,3% (HEDVALL) noch günstiger. Bei stärkerer Durchseuchung mögen die Zahlen anderswo auch heute noch höher sein.

Die *periodischen* Reihenuntersuchungen an umschriebenen Bevölkerungsgruppen sind wirksamer, sie führten zur Anlage eines *Röntgenkatasters* derselben (REDEKER).

Der Laie ist geneigt, der periodischen Untersuchung auch eine prophylaktische Wirkung zuzuschreiben. Dies gilt natürlich nur cum grano salis und zwar nur für die Gruppe selbst, nicht dagegen für das einzelne Individuum derselben. Es ist einleuchtend, daß wenige Wochen, ja wenige Tage nach einer Reihenuntersuchung bei einem Exploranden eine Tuberkulose bzw. ein Schub irgendwelcher Form, vor allem eine Infiltrattuberkulose in Erscheinung treten kann.

Die Röntgenuntersuchung eines Kollektivs läßt naturgemäß sowohl bei Durchleuchtung wie mittels des Schirmbildes eine Reihe anderer oft inapperzepter Affektionen als „Nebenbefunde" erkennen, neben den verschiedensten Herzveränderungen, Morbus Besnier-Boeck-Schaumann, Silikose, nicht selten Lungentumoren, einschließlich Lymphogranulome, Atelektasen verschiedener Genese, Anomalien des Zwerchfellstandes, Zwerchfell-Lähmung, Zwerchfellhernie, *Struma* intrathoracica, seltener Spontanpneumothorax, Oesophagusanomalien.

Zur Technik. Als Techniken kommen heute in Frage: Durchleuchtung und Schirmbild; die Wahl der Methode richtet sich nach Zweck, lokalen Gegebenheiten, Exploranden. Jede der beiden Methoden bietet gewisse Vor- und Nachteile.

Die *Durchleuchtung* als direkte ärztliche Handlung mit allen Attributen persönlichen ärztlichen Kontaktes hat technisch den großen Vorteil der Darstellung der gesamten Dynamik des Respirationstraktes. Der Hauptnachteil der Durchleuchtung liegt jedoch darin, daß sie kein Dokument liefert und daher das Übersehen eines Befundes nie mit Sicherheit verifiziert werden kann.

Das *Schirmbild,* die Photographie des Durchleuchtungsbildes vom Leuchtschirm hat den großen Vorteil, daß ein Dokument zur Verfügung steht. Dieses Dokument ersetzt aber nicht das Qualitätsbild, so daß auch hier kleine und wenig deutliche Befunde leicht übersehen werden können. In Streit- und Versicherungsfällen hat dieses Dokument aber den großen Vorteil, daß ein zunächst noch als im Bereich der Norm liegender, aber unsicherer Befund im Lichte späterer Befunde doch noch als zur Zeit des ersten Bildes bereits bestehend nachgewiesen werden kann. Die Methode ist noch weiterer Verbesserung fähig, soweit die Qualität der Bilder in Frage kommt. Das Schirmbildverfahren hat sich in großen Kollektiven als empfindliche und zuverlässige Methode erwiesen zur frühzeitigen Entdeckung der Lungentuberkulose (BIRKHÄUSER) und liefert in regelmäßig kontrollierten Kollektiven, abgesehen von praktisch Verwertbarem, wertvolle

Einblicke in die Epidemiologie der Tuberkulose. Der Nachteil der relativen Kleinheit des Bildes, ein gewisser Mangel an Schärfe und Klarheit kann wohl noch behoben werden. Es ist abzuwarten, ob die neuesten Verbesserungen der Schirmbildtechnik hier weiterführen wird.

Ein bleibender Nachteil der Methode liegt in ihrer *unpersönlichen, mechanischen* Durchführung, die ihrem Wesen entspricht. Es ergibt sich angesichts der Größe der in Frage stehenden Reihen kaum mehr ein Kontakt zwischen Arzt und Patient. Die Aufnahme kann auch von entsprechend geschultem Personal durchgeführt werden. Erst die Beurteilung des Bildes in Abwesenheit des Exploranden wird zur ärztlichen, immer noch sozusagen einseitigen Handlung. Erst *später*, d. h. bei positivem oder verdächtigem Befund, wird ein Kontakt mit dem Arzt aufgenommen.

Literatur.

BIRKHÄUSER, H.: Untersuchungen über Entstehung und Verlauf der Lungentuberkulose des Erwachsenen in einem regelmäßig kontrollierten Kollektiv. Fortschr. Tbk.forsch. **6**, 90—242 (1955).

DEIST, H.: Die Bedeutung der Tuberkulose als Dienstschädigung für die Wehrmacht. Beitr. Klin. Tbk. **93**, 325 (1939). — DIEHL u. v. VERSCHUER: Zwillingstuberkulose (Juni 1933).

HEDVALL, E.: Tuberculosis incipiens. Further studies of the initial stage of chronic pulmonary tuberculosis. Acta med. scand. (Stockh.) Suppl. **181** (1946). — The anti-tuberculosis work in the country of Uppsala, Sweden. Tuberculosis **32**, 61—74 (1951). — HEDVALL, E., u. O. HILLERDAL: Die Besiegung der Tuberkulose in Schweden bald bevors tehend. Z. Tbk. **101**, 1 (1952).

ICKERT u. BENZE: Stammbaum mit Tuberkulose. Tbk. bibl. **55** (1933).

KARTAGENER, M., u. H. WEBER: Pflichtmäßige Röntgen-Reihendurchleuchtungen. Erfahrungen des 1. Semesters an den neu immatrikulierten Studierenden der Eidgen. Technischen Hochschule in Zürich. Schweiz. med. Wschr. **1934**, 460. — KLAUS, E.: Tuberkulose und Armeereihendurchleuchtung 1943/44. Soziale und wirtschaftliche Auswirkungen der Armeereihendurchleuchtung. Vjschr. schweiz. San.offiz. **1** (1948). — KÖHLER, A.: Grenzen des Normalen und Anfänge des Pathologischen im Röntgenbild. 6. Aufl. Leipzig: Georg Thieme 1931. — KREMER, W., u. L. PUSCHKE-RATZLAFF: Die Deutung des Röntgenschichtbildes der Lungenoberfelder. Leipzig: Georg Thieme 1945.

LÖFFLER, W.: Individual- und Gruppenmedizin. Verh. schweiz. naturforsch. Ges. **1935**, 246—269. — Die tuberkulöse Spät-Erstinfektion und ihre Entwicklungstendenz. Schweiz. med. Wschr. **1942**, 686. — Aktuelle Gruppenmedizin, ihre Grundlagen und Grenzen. Separatabdruck a. d. Festschrift Max Huber, Vom Krieg und vom Frieden, 1944. — Die Röntgenuntersuchung im Rahmen der Tuberkulosebekämpfung. Schweiz. Z. Tbk. **7**, 6 (1950). — LÖFFLER, W., u. F. ZWINGLI: Über tuberkulöse Gruppen-Primoinfektion im Militär und im Zivilleben. Schweiz. med. Wschr. **1943**, 567.

MALMROS, H., u. F. HEDVALL: Studien über Entstehung und Entwicklung der Lungentuberkulose. Tbk.bibl. **68** (1938).

NIGGLI, P., H. NABHOLZ, E. HAFTER, E. BRUNNER u. W. LÖFFLER: Vom Wesen der Eidgenossenschaft. Ansprachen gehalten a. d. akadem. Feier „650 Jahre Eidgenossenschaft" am 21. Juni 1941 in der Aula der Universität. Art. Inst. Orell Füssli AG., Zürich.

UEHLINGER, E.: Die tuberkulöse Spät-Erstinfektion und ihre Frühevolution. Schweiz. med. Wschr. **1943**, 701. — V. Bericht über eine Tuberkulose-Endemie in einer F. Bttr. Schweiz. med. Wschr. **1943**, 769.

III. Makroskopische Beurteilung und physikalisch-chemische Untersuchung des Sputums und Pleuraexsudats.

Von

Heinz Grunze.

Mit 1 Abbildung.

1. Sputum.

BIERMER, BEZANÇON und DE JONG sowie v. HOESSLIN haben in ihren umfassenden Monographien über das Sputum neben der mikroskopischen und chemischen Untersuchung vor allem die makroskopische Beurteilung des Auswurfs eingehend geschildert. Auch die Lehrbücher von SAHLI und BACMEISTER und die von KRAUS und BRUGSCH herausgegebene spezielle Pathologie und Therapie, Bd. III „Lungenkrankheiten“ enthalten ausführliche Angaben zu diesem Thema. Spezielle Beiträge stammen unter anderem von TRAUBE über den Lungenabsceß und die Lungengangrän, von LIEBMANN über die Grippepneumonie und von FINKH über die Aktinomykose. Eine treffliche Würdigung der vor 1855 erschienenen Arbeiten, die bis zu den Lehren des Hippokrates und den Schriften GALENS zurückgeht, findet sich bei BIERMER. Dieser hat das überlieferte Wissen in Verbindung mit eigenen scharfsinnigen Beobachtungen zu einer einheitlichen Darstellung verschmolzen, die in einer Einteilung der Sputa ihre Grundlage hat. Seine detaillierten Ausführungen erscheinen auch für die moderne Klinik von heute noch verbindlich. v. HOESSLIN betont im Vorwort seiner hinsichtlich Vollständigkeit und neuzeitlicher Darstellung des Stoffes bisher nicht übertroffenen Monographie mit Recht, daß die makroskopische Beurteilung nur von einem Arzt, der mit dem klinischen Bilde des Patienten innig vertraut ist, sachgerecht vorgenommen werden kann, und warnt deshalb vor der übertriebenen, durch Spezialisierung bedingten Arbeitsteilung, die dazu führt, daß solche Basisuntersuchungen von dritter, nur unvollkommen orientierter Seite durchgeführt werden.

Nach BIERMER und v. HOESSLIN unterscheidet man:

	Beispiele:
1. *Schleimigen Auswurf:*	
a) Rein schleimiges Sputum	Nicht eitriger Katarrh der Luftwege
b) Wäßrig schleimiges Sputum	Asthma humidum
2. *Schleimig-eitrigen Auswurf:*	
a) Weniger eitrig, mehr schleimig, innig gemengtes Sputum	Chronische Bronchitis
b) Mehr eitrig, weniger schleimig, nicht homogenes Sputum	Münzförmiges Sputum des Phthisikers
3. *Eitrigen Auswurf:*	Lungenabsceß
4. *Serösen Auswurf:*	Lungenödem, Chemose durch Kampfgase
5. *Blutigen Auswurf:*	
a) Rein blutiges Sputum	Hämoptoe bei Tuberkulose, Bronchialcarcinom usw.
b) Blutig tingiertes Sputum	Bronchiektasenleiden
c) Innig mit Blut vermischtes Sputum	
α) Schleimig-blutiges Sputum	Lungeninfarkt
β) Serös-blutiges Sputum	Lungenödem bei Pneumonie; chronische Lungenstauung bei schwersten Herzfehlern
γ) Eitrig-blutiges Sputum	Lungengangrän

Die Zusammensetzung eines Sputums hängt nicht nur von der Art der Erkrankung, sondern auch von ihrer Lokalisation und ihrem Intensitätsgrad ab. So vermag eine Lungentuberkulose initial lediglich einen schleimigen Auswurf zu zeigen; final nach eingetretener Lungendestruktion und sekundären Bronchusveränderungen kann es dagegen ein schleimig-eitriges oder rein eitriges, homogenes Sekret sein, während in einem Zwischenstadium die drainierte Solitärkaverne, ohne daß es zu einer stärkeren Vermengung im Bronchialraum kommt, zu dem bekannten münzförmigen Auswurf führt. Ähnliche Überlegungen gelten auch für die meisten anderen Erkrankungen. Sofern eine Expektoration vorhanden ist, vermittelt ihre Zusammensetzung dem Geübten ein recht gutes indirektes Bild von den krankhaften Vorgängen, die sich in den großen Bronchien, den Bronchioli und dem Parenchym abspielen. Jeder Krankheitsverlauf zeigt jedoch seine besonderen Züge. So kann z. B. das rostbraune Sputum des Pneumoniekranken bereits am 1. Tage oder auch erst am 3., 4. oder 5. Tage auftreten. DE LA CAMP hält deshalb eine Stadienfestlegung an Hand des Auswurfs nicht für möglich. Die Menge des Sputums kann im Verlaufe einer Krankheit stark wechseln, und zwar sowohl beim eitrigen als auch beim schleimig-serösen Auswurf (wechselnde Absceßdrainage, Lungenödem). Mit ausschlaggebend sind der Kräftezustand und die Lagerung des Patienten (Bauch- und Hängelage bei Absceßkranken und Bronchektatikern (WALCHER). Benommene haben eine zunehmende Minderung des Hustenreflexes und deshalb meistens keinen Auswurf, desgleichen Kinder, die ihn häufig herunterschlucken.

Von diagnostischer Bedeutung ist der Befund, daß in manchen Fällen durch Lagewechsel ein verändert zusammengesetztes Sputum zutage gefördert wird. Häufig wird der Patient selbst auf diese Tatsache durch das unterschiedliche Aussehen und die wechselnden Geschmacks- und Geruchsmerkmale des Auswurfs zuerst aufmerksam. Neben ungünstig drainierten Abscessen handelt es sich hier meist um perforierte Pleuraempyeme (BIERMER, TRAUBE).

Der *Schleim-, Luft- und Eiweißgehalt* bestimmen die Konsistenz des Auswurfs. Bekannt sind das zähe, schleimige Sekret des Asthmatikers, das flüssig-schaumige des Lungenödems, das gallertige mancher Tumoren und das klebrige des Pneumonikers (TODD und SANFORD). Je nachdem, ob die Luftdurchmengung in den Alveolen und kleinsten Bronchi (Lungenödem) oder in den großen Luftröhren und vor allem in der Trachea stattfindet, und je nach der Emulgierbarkeit des Sekrets (Eiweißgehalt) zeigt sich ein kleinblasig-schaumiges oder unregelmäßig grobblasiges Sputum.

Über die spezifischen Gewichte der verschiedenen Sputa geben die Tabellen von KOSSEL Auskunft. An dem Höchstwert, der im Falle eines mit Lungeninfarkt und -ödem einhergehenden schweren Herzfehlers erreicht wurde, wird der dominierende Einfluß des Eiweißgehaltes auf das spezifische Gewicht erkennbar.

Während bei der croupösen Pneumonie die Eiweißwerte um 2% der Feuchtsubstanz liegen (WANNER), können sie beim Lungenödem noch höher sein. Der vermehrte Eiweißgehalt dieser Sputa ist durch den hohen Serumanteil bedingt. Für andere Erkrankungen gilt, daß mit zunehmendem Schleim- und abnehmendem Eitergehalt auch der Eiweißanteil ständig geringer wird und beim einfachen schleimigen Bronchialkatarrh nur noch in Spuren vorhanden ist. Ausführliche Angaben hierzu sowie zu den übrigen organischen und anorganischen Bestandteilen des Sputums finden sich bei v. HOESSLIN und HINSBERG und SCHMID. Grundlegende Arbeiten zur Chemie des Schleims stammen von FR. MÜLLER. Mit Ausnahme der Feststellung des Eiweißreichtums von Sputa, die von Pneumoniekranken oder Patienten mit Lungenödem stammen, führt die chemische Untersuchung des Auswurfs jedoch nicht zu einer diagnostischen Bereicherung, wie auch HINSBERG und SCHMID noch in ihrem letzten Handbuchartikel unter Würdigung der neuesten Arbeiten feststellen.

Das Sputum reagiert meist leicht alkalisch. Mit verstärktem Eitergehalt und zunehmender Beimengung von Zersetzungsprodukten, unter anderem nach längerem Stehen, wird es neutral oder leicht sauer (v. HOESSLIN).

Bei der *Schichtung des Sputums* im Spitzglas wird die Anreicherung von Eiter und Zelldetritus am Boden des Gefäßes von der serös-wäßrigen Komponente überlagert. Im Falle der Dreischichtung schwimmt auf letzterer der luftdurchmengte schleimig-eitrige Anteil des Auswurfs, aus dem sich nach und nach eitrige Klumpen lösen und nach unten sinken (Sputum globosum et fundum petens). Für die Dreischichtung eines eitrigen Sputums ist erforderlich, daß, neben einer ausreichenden Schleimabsonderung, durch stärkeren Hustenreiz eine genügende Luftanreicherung erfolgt. Ein Absceßsputum kann zwei-, seltener auch dreigeschichtet sein. Der Auswurf des Bronchektatikers ist meistens dreigeschichtet; dasselbe kann auch für die Lungengangrän zutreffen (TRAUBE).

Tabelle 1. (Nach KOSSEL.)

	Maximum	Minimum	Mittel
Makroskopisches Aussehen:			
Reinschleimige und fast reinschleimige Sputa . . .	1008,0	1004,3	1006,0
Schleimig-eitrige Sputa . . .	1014,0	1008,0	1011,0
Eitrig-schleimige Sputa . . .	1017,7	1013,0	1015,5
Fast rein eitrige Sputa . . .	1026,0	1015,5	1019,8
Ein seröses Sputum			1037,5
Pneumonie-Sputum	1020,4	1010,4	1014,0
Krankheitsbezeichnung:			
Bronchitis	1014,0	1004,3	1008,3
Emphysem	1013,0	1006,2	1010,6
Lungenabsceß	1018,0	1015,5	1016,7
Vitium cordis	1037,5[1]	1006,0	1021,5
Phthisis pulmonum	1026,0	1008,0	1012,0
Pneumonie	1020,4	1010,4	1013,9
Bronchitis fibrinosa			1008,0

[1] Lungenödem.

Dagegen wird eine einmalige, plötzliche große Entleerung meist Zweischichtung zeigen oder gar keine Unterteilung erkennen lassen.

Ausschlaggebend für die Farbe des Auswurfs sind der Luftgehalt, der Staub, die Bakterienflora und vor allem der Blutfarbstoff mit seinen Abbauprodukten.

Am eindrucksvollsten ist das hellrot-schaumige Sputum der frischen *Blutung*, das meist bei Tuberkulösen, Bronchektatikern, Lungenverletzten und Tumorträgern auftritt, aber nach MATTHES und CURSCHMANN auch bei der Lungenlues, dem Lungenmilzbrand, dem Lungenechinococcus, der Aktinomykose, der durch Streptothrix verursachten Pilzerkrankung der Lunge und beim Distoma pulmonale zu finden ist. Die Blutung aus Gefäßaneurysmen führt, von seltenen Ausnahmen abgesehen, schnell zum Tode. Auch bei schwersten Mitralstenosen können abundante Blutungen eintreten. Beim Lungeninfarkt ist die hämorrhagische Komponente meist nicht mehr so stark ausgeprägt; das Sputum des plötzlichen Lungenödems oder auch der mittelschweren Lungenstauung von Herzkranken zeigt meist nur noch eine geringe Sanguinolenz.

Einige Zeit nach Stillstand der Blutung schwindet mit der Minderung des Hustenreizes der schaumige Charakter des Blutes und es geliert; die Farbe geht nach und nach in ein Rubinrot und Braunrot über, wie man es beim Phthisiker 1—2 Tage nach dem Blutsturz sehen kann.

In Fällen von gleichzeitiger Eiterung oder gar Gangrän entsteht eine *gelbbraune oder ockerbraune Färbung*, die auch bei Bronchektasen, Abscessen, Tumoren und Tuberkulosen angetroffen werden kann. Ohne Blutbeimengung ist der Auswurf des Phthisikers in der Regel schmutzig gelbgrau oder auch grünlich. Das häufig nur an den Stellen der Herzfehlerzellen stippchenförmig gelbbraune

Sputum des Herzkranken kann bei schweren chronischen Stauungen auch eine ständige diffuse Braunfärbung zeigen. N. FRÄNKEL beobachtete bei der Bronchiolitis obliterans ebenfalls Braunfärbung des Auswurfs; ein ähnliches Aussehen kann nach v. HOESSLIN nicht nur durch Blutfarbstoff, sondern auch durch seltene Streptokokkenarten, Friedländer- und Influenzabacillen sowie Colibakterien verursacht werden.

Das manchmal am Beginn einer Pneumonie kurzzeitig auftretende *schlierig-citronengelbe Sputum* (v. HOESSLIN) muß von dem diffus gelbgrünen, durch Gallenfarbstoffe bedingten der biliösen Pneumonie unterschieden werden (BETTELHEIM, OBERMAYER und POPPER, TRAUBE). Auch einbrechende Leberabscesse können durch hohen Gallenfarbstoffgehalt ausgezeichnet sein (SENDLER, SCHLESINGER, GRAHAM). Wäßriges, klebriges, pflaumenbrühartiges, schaumiges Sputum, das im Verlaufe einer Pneumonie auftritt, deutet häufig auf ein Kreislaufversagen mit resultierendem Lungenödem hin, kann aber auch den Übergang zur Lungengangrän anzeigen. Der braune Auswurf gewinnt dann zunehmend einen aashaften Gestank und eine mehr gallertige Beschaffenheit. NOICA hat das Bacterium coli in erster Linie für den Indolgeruch verantwortlich gemacht, v. HOESSLIN führt weitere Erreger an.

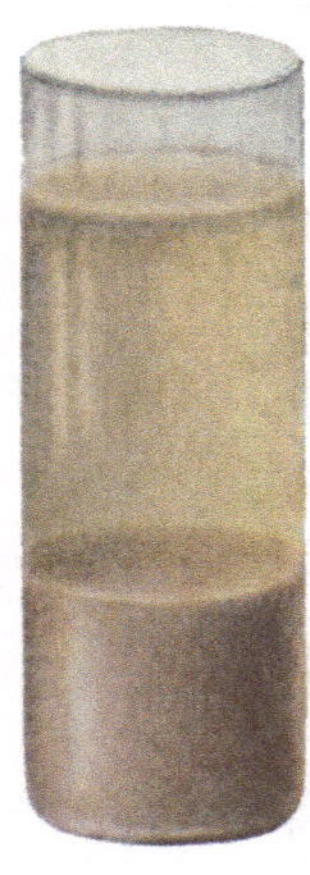

Abb. 1. Serös-blutig-eitriger Auswurf mit reichlichem Blutpigment bei Aktinomykose, in zwei Schichten gesondert. (Entnommen aus H. v. HOESSLIN, Berlin: Springer 1926.)

Neben dem Blutfarbstoff und seinen Abbauprodukten, die v. HOESSLIN als echte, aus dem Körper stammende Pigmente bezeichnet, ist eine Tingierung auch durch *exogene Beimengungen* möglich. Am häufigsten ist die grauschwarze Anfärbung durch Staub, Kohle und Ruß. Zum Teil machen sich berufsbedingte Einflüsse bemerkbar, wie z. B. beim rotbraunen Sputum des Eisenarbeiters, der mit Roteisenstaub in Berührung kommt.

Grüne Sputa finden sich bei der Grippe (LIEBMANN) und der putriden Bronchitis. STAEHELIN, PAESSLER und EPPSTEIN sahen sie auch beim Lungensarkom. Wir beobachteten eine stark grüne Opalescenz des gallertig-schleimigen Auswurfs im Falle einer Infiltration der Lunge durch eine lymphatische Leukämie vom sarkomatösen Typ.

Makroskopisch sichtbare, *geformte Bestandteile* des Auswurfs können aus Lungenfetzen, wie z. B. bei der Abszedierung, aus Tumorbröckeln sowie aus lymphatischem und käsigem Gewebe beim Bronchuseinbruch der Lymphknotentuberkulose bestehen.

FRUHLING und WACHENHEIM haben an Hand von 300 Lungentumorkranken errechnet, daß die Wahrscheinlichkeit, Tumorbröckel auszuhusten, nur zu 2% gegeben ist. Gleichfalls makroskopisch wahrnehmbare Gewebsstückchen, aus Knorpel bestehend, finden sich bei der dissezierenden Bronchitis (HERZOG) und vor allem bei der Lues. Über die Expektoration von Knochenstückchen berichteten unter anderem FRIEDREICH, v. HOESSLIN und POLLACK. Die ergänzende mikroskopische Untersuchung ist hier oft erforderlich.

Beiträge zur chemischen Analyse, Herkunft und Entstehung der Broncholithen finden sich bei v. HOESSLIN, ZICKGRAF, POULAILON, GILBERT und HINSBERG und GEINITZ. Über den diagnostisch wertvollen Nachweis von Echinokokkenblasen berichteten unter anderem EVERSON und AUERBACH. (Literatur und Übersicht bei BEHRENROTH.)

Von den geformten Fibrinelementen interessieren insbesondere die Bronchen- und Bronchiolenausgüsse der Bronchitis fibrinosa (BIERMER, RIEGEL), die hier bis zu 10 cm Länge erreichen — im Gegensatz zu den viel kleineren Formen, welche regelmäßig im Sputum der Pneumonie nachgewiesen werden können (SAENGER).

Der diagnostische Wert der zuletzt genannten nur wenig ausgeprägten Befunde ist gering. Neben vorwiegend aus Fibrin bestehenden Ausgüssen gibt es seltener auch aus Schleim zusammengesetzte. Die Unterscheidung ist manchmal nur durch Untersuchung im histologischen Schnitt mittels spezieller Färbungen möglich. Diphtherische Membranen zeigen zuweilen besonders naturgetreue Abgüsse ihres Herkunftsortes (v. HOESSLIN, GERBER und PODACK).

Die ebenfalls bereits makroskopisch sichtbaren, aus Schleim bestehenden CURSCHMANNschen Spiralen sind durch eine zusätzliche mikroskopische Untersuchung auch dann noch zu erkennen, wenn sie erheblich lädiert oder in ihrem Aufbau unvollkommen sind. Zentralfaden, Mantelspirale und in der Umgebung CHARCOT-LEYDENsche Kristalle sowie Eosinophile sind in solchen Fällen ein Hinweis. Neben dem allseits bekannten Vorkommen beim Asthma bronchiale zählt v. HOESSLIN noch andere Krankheiten auf, bei denen diese Gebilde manchmal gefunden wurden, ohne daß ihnen dort jedoch eine nennenswerte diagnostische Bedeutung zukommt.

Im Bodensatz des geschichteten Sputums finden sich bei Zerfallsprozessen verschiedenster Art die sog. DITTRICHschen Pfröpfe. Mikroskopisch erkennt man in ihnen Detritus, Neutralfett, Fettsäurenadeln, fettsaure Kalkkristalle, Myelintropfen, Fadenpilze und Bakterien verschiedenster Art. Von ihnen zu unterscheiden sind die schon im Speichel enthaltenen Tonsillarpfröpfe. Neben den eben aufgezählten Zerfallsprodukten, Bakterien und Pilzen enthalten diese meist auch einige Plattenepithelien der Mund- und Rachenschleimhaut und sind so erkennbar. Manche Pfröpfe des Sputums bestehen fast ausschließlich aus Zusammenballungen von Bakterien oder Pilzen, die bei den Actinomycesdrusen diagnostische Bedeutung gewinnen.

Im Hinblick auf die *Cytodiagnostik des Sputums bei Tumorleiden* ist es von besonderer Wichtigkeit, durch vorherige Musterung des Auswurfs nur verdächtige Anteile desselben dieser zeitraubenden Untersuchung zuzuführen. Aus der bisherigen Besprechung der Eigenschaften des Auswurfs, die gezeigt hat, daß ätiologisch verschiedenste Krankheiten zum gleichen sichtbaren Merkmal führen können, ergibt sich, daß für das Sputum des Tumorkranken keine besonders zuverlässigen makroskopischen Kriterien aufgestellt werden können. Insbesondere findet sich der himbeergeleeartige Auswurf nicht so häufig, wie es auf Grund der regelmäßigen Erwähnung in den Lehrbüchern zu erwarten wäre. STÄHELIN sah ihn bei seinen Fällen nur zu 5% und SCHULZ und RIESSBECK plädieren sogar temperamentvoll dafür, dieses Sputumzeichen als Hinweis für das Vorliegen einer bösartigen Geschwulst aus den klinischen Lehrbüchern zu streichen.

Eine intermittierende, leichte fädig-hämorrhagische Imbibierung des Auswurfs als Ausdruck einer kurzfristigen Sickerblutung ist dagegen in Übereinstimmung mit FREDERIKSEN nach unserer Ansicht häufiger beobachtbar. Diese blutig tingierten Stellen des opaken froschlaichähnlichen Alveolar- und Bronchialsekrets werden deshalb auch bevorzugt zur Untersuchung ausgestrichen, sofern die mit der Lupe vorgenommene Musterung des auf dunklem Untergrund flächig ausgebreiteten Auswurfs keine tumorverdächtigen Gewebsbröckel gezeigt hat (GLOYNE). Kleinste Tumorstückchen können nicht immer gegenüber den oben erwähnten Pfröpfen abgegrenzt werden. Schon beim Ausstreichen können letztere jedoch wegen ihres üblen Geruchs und ihrer käsigen, schuppig glänzenden

Beschaffenheit erkannt werden. Stark ballig-eitrige Sputa erschweren die Tumorsuche sehr und es empfiehlt sich, durch Chemotherapie vor der Untersuchung diesen ungünstigen Faktor einzudämmen (FARBER und Mitarbeiter).

Als Eigenschaften, die oft exakter durch den Patienten als durch den Arzt beobachtet werden, sind noch *Geruch und Geschmack* des Sputums zu erwähnen. Eitriges Sputum kann fast geruchlos sein oder auch unangenehm süßlich riechen. Der gleichfalls süßliche, nicht näher definierbare Geruch des blutigen Sputums unterscheidet sich davon. Stehengelassenes schleimiges Sputum riecht nach Sperma. Aashaft, nach Skatol, ist der Gestank der Gangrän. Diesen endogen verursachten Geruchsäußerungen stehen exogen, medikamentös bedingte gegenüber. Die Beurteilung des Geschmacks ist bei gut beobachtenden (sensiblen) Patienten erleichtert. Neben einem eitrigen und blutigen Geschmack sowie einem galligen bei Leberabsceßdurchbruch (SENDLER und SCHLESINGER) kommt auch heute noch der Angabe des Patienten eine besondere Bedeutung zu, daß er in einer bestimmten, meist ungewöhnlichen Lage ein anders als üblich schmeckendes und riechendes Sputum entleere. Die Ursache hierfür sind entweder durch Bronchusfisteln drainierte Empyeme oder Abscesse, die nur bei ungewöhnlicher Körperlage Abfluß haben.

In früheren Epochen der Medizin wurde den Geschmacks- und Geruchsqualitäten des Auswurfs eine viel eingehendere Beachtung zuteil. Ein besonders eindrucksvolles Beispiel hierfür bilden die Beobachtungen des Hippokrates, welche den normalen Ausgang einer Pneumonie, den Übergang in eine chronische Pneumonie, die Absceßentleerung oder das tödliche Ende durch Gangrän auf indirekte Weise treffend zum Ausdruck bringen: „... geschieht es nicht, daß der Auswurf nach dem 40. Tage ein Ende genommen hat, so frage man den Kranken, ob der Auswurf süßer ist, und wenn er die Frage bejaht, so wisse, daß bei ihm die Lunge vereitert ist und daß die Krankheit sich in einem Jahre legt, er müßte denn schnell innerhalb von 14 Tagen den Eiter auswerfen; wenn er hingegen aussagt, daß der Eiter einen widrigen Geschmack hat, so ist der Krankheitszustand tödlich".

2. Pleuraergüsse.

Ähnlich wie beim Sputum hängt die Beschaffenheit eines Pleuraexsudats nicht nur von der Grundkrankheit, sondern auch von deren Stadien und eventuellen komplizierenden Faktoren ab. Der Übergang einer Pleuritis exsudativa tuberculosa in ein spezifisches oder später gar mischinfiziertes Empyem macht dies deutlich. Während einerseits dieselbe Grundkrankheit in ihrem Ablauf völlig verschiedene makroskopische und mikroskopische Bilder zeigen kann, finden sich andererseits häufig gleiche Exsudatformen bei sehr unterschiedlicher Ätiologie. Entsprechend einem biologischen Grundgesetz ist auch bei der Pleura die Anzahl der cellulären Reaktionsmöglichkeiten begrenzt; deshalb können differente Reize oft zu gleichartigen Reaktionen führen. Sofern daher in der Folge Beispiele für die makroskopische Beschaffenheit des Pleuraexsudats genannt werden, folgen sie der Häufigkeitsregel; unausgesprochen gilt aber stets, daß Ausnahmen die Regel bestätigen.

Die Unspezifität einer Veränderung wird bereits an dem auffallendsten Merkmal, der *Farbe*, offenbar. Denn mit Ausnahme des primären, akzidentell bedingten Hämatothorax oder des primären Empyems nach Absceßperforation können wohl alle Krankheiten initial, wenn auch teilweise nur kurze Zeit, das bekannte bernsteinfarbene Aussehen des serösen Ergusses zeigen. Eine hellere Tönung, ähnlich einem niedrig gestellten Urin, zeigen Transsudate; dagegen wird eine dunklere, dottergelbe oder braungelbe Färbung meist bei älteren Exsudaten gesehen. Häufig zeigt sich bei Stehenlassen des Exsudates, manchmal aber auch sofort, ein fahl-gelbgrünlicher Ton, zuweilen gering fluorescierend. Bei interkurrentem Ikterus findet sich je nach Intensitätsgrad eine satte Grün-Braunfärbung. Eine Blaufärbung auf Grund eines indigoähnlichen, oxydierbaren Stoffes wurde nur einmalig von GUTTMANN berichtet. Völlig klar, hellgelb und sehr eiweißarm oder auch eiweißfrei mit einem spezifischen Gewicht um 1010 ist der Inhalt von Pleuraechinococcuscysten. Der mikroskopische Nachweis von Scolices, Häkchen und Chitinmembranteilen und ein hoher Kochsalzgehalt sowie das Vorhandensein von Bernsteinsäure bei der chemischen Untersuchung sichern hier die Diagnose. Von dem Begleitexsudat des Pleuraechinococcus, das häufig lediglich getroffen wird, gibt ZADEK an, daß es ockergelb sei.

Die *Trübung eines Ergusses* kann durch den erhöhten Zellgehalt eines beginnenden Empyems, den vermehrten Zelldetritus bei chyliformen Ergüssen, den Fettanteilen echter chylöser Ergüsse oder auch durch die Zelltrümmer und den hohen Cholesteringehalt in alten Exsudaten, besonders hämorrhagischen Pneumothorax-Restexsudaten, bedingt sein. In seltenen Fällen ist die Trübung durch schleimproduzierende Adenocarcinome verursacht. Zweimal sahen wir eine so massive Sekretion, daß sich nach Absetzen ein Schleimsediment von etwa $^1/_{20}$ der Exsudathöhe bildete. ZADEK beobachtete außerdem bei Gallertkrebsen fadenziehende Ergüsse.

Jede Transparenz vermissen läßt das voll ausgeprägte Empyem, dessen makroskopische Erkennung keine Schwierigkeiten macht. Sowohl ausgebildet, als auch in seinem Beginn stellt es in der Ära der Chemotherapie in erster Linie ein bakteriologisches Problem dar.

Erhöht cholesterinhaltige, meist schuppig glitzernde Ergüsse werden leicht durch den Nachweis der typischen Kristalle im Sediment erkannt. Auch schleimbildende Adenocarcinome können cytologisch durch die meist besonders deutlichen organoiden Strukturen dieser Tumoren relativ gut aufgeklärt werden.

Gegensätzliche Meinungen bestehen hinsichtlich der *milchartigen Ergüsse*. GANDIN hält die von QUINCKE erstmalig ausgesprochene Unterscheidung in chylöse und adipös-chyliforme Exsudate, zu denen später noch die pseudochylösen kamen, nicht für berechtigt, da er nachweisen konnte, daß alle Formen einen Fettgehalt haben, der völlig ausreicht, um die Trübung zu erklären; nur 0,01—0,1% emulgierten Fettes sind hierzu erforderlich. Er anerkennt deshalb allein chylöse Ergüsse. Diese Meinung, welche das physikochemische Moment in den Vordergrund stellt, wird auch von HINSBERG und GEINITZ übernommen. Der Kliniker dagegen wünscht eine Berücksichtigung der Tatsache, daß der rahmig-fetthaltige chylöse Erguß in der Regel zellarm ist im Gegensatz zu dem gering fetthaltigen chyliformen, der meist einen starken Gehalt an Detritus und Zellen aufweist. Außer diesen Punkten führen BRUNS und EWIG sowie ZADEK noch an, daß der stark fetthaltige Erguß deutlich sudanpositive Kügelchen und eine — wenn auch nicht vollständige — Aufhellung nach einmaligem Ätherausschütteln zeigt, die beim chyliformen Erguß ausbleibt. (GANDIN demonstrierte, daß nach bis zu 24stündigem Extrahieren auch diese Exsudate aufklaren.) Weiter weist ZADEK darauf hin, daß der chyliforme, stärker schleim- und eiweißhaltige Erguß im Polarisationsmikroskop reichlich anisotrope Fette erkennen läßt. Der von STRAUSS angegebene Test, welcher bei positivem Ausfall alimentäres Fett nach einer Probemahlzeit im Exsudat als Zeichen der direkten Verbindung zu den Chylusgefäßen nachweist und als Beweis für einen echten chylösen Erguß gilt, bringt nach LICHTWITZ nicht immer eine eindeutige Entscheidung. BRUNS und EWIG stellen fest, daß es Übergänge zwischen chylösen und chyliformen Exsudaten gibt, bei denen eine Entscheidung nicht möglich ist.

Für ausgeprägte Fälle halten wir entgegen GANDIN die Unterscheidung der beiden Formen weiterhin für empfehlenswert, da es nach unserer Ansicht irreführend ist, einen Erguß nur deshalb als chylös zu bezeichnen, weil er den für eine milchartige Trübung notwendigen minimalen Fettgehalt hat, sonst aber qualitativ und vor allem quantitativ mit der Chyluslymphe nur noch wenig gemeinsam hat, ja, auf Grund seines hohen Zellgehaltes deutliche Abweichungen von ihr zeigen kann.

Chylöse Ergüsse finden sich bei traumatischer Ruptur, Arrosion oder schwerer Stauung des Ductus thoracicus. Die Tuberkulose, Thrombose und Carcinose sind die häufigsten Ursachen hierfür. Oft besteht gleichzeitig ein Chyloascites. Chyliforme Ergüsse sind ebenfalls meist durch Tuberkulose oder Carcinose bedingt. Exsudationen von chyliformem Charakter beschreibt ZADEK außerdem bei perforierten Dermoid- und Flimmerepithelcysten. Die Ätiologie wird hier in einem Falle durch den Nachweis von Plattenepithelien, Talgstückchen und Haaren, im anderen durch die Auffindung von Flimmerepithelien geklärt.

Dicker, rahmiger, gelber, von Fibrinklumpen durchsetzter *Eiter* spricht in der Regel für ein unspezifisches Empyem. ZADEK betont jedoch ausdrücklich, daß der Eiter metapneumonischer Empyeme am Beginn auch so dünnflüssig sein kann, wie es von dem grünlichen, krümelig durchsetzten des Tuberkulösen bekannt ist. Die Entscheidung bringt in jedem Falle die Bakteriologie. Von lehmfarbener, dünner Beschaffenheit ist das Empyem des Influenzakranken. Der Eiter von Pyocyaneusinfektionen ist blaugrün.

Weniger durch ihre jauchige, schmutzig-braune oder graugrüne Beschaffenheit, als durch ihren aashaften Gestank fallen sofort die Empyeme bei der Lungengangrän auf. Eiweißzersetzungsprodukte wie Indol und Skatol, sowie niedere Fettsäuren sind hierfür in erster Linie verantwortlich. Diese Anaerobierinfektionen verursachen manchmal einen Spontanpyopneumothorax. Durch Bronchektasen, Lungenabscesse und abdominelle Coliinfektionen entstandene Empyeme zeigen ebenfalls einen penetranten, teilweise süßlichen Geruch, bei dem meist dünnflüssigen Empyem der Aktinomykose hat er nach ZADEK einen unangenehm fenchelartigen Charakter.

Für jeden Erguß, insbesondere aber für das Empyem, trifft zu, daß der Zellgehalt in den abhängigen Partien stärker ist. Aus diesem Grunde empfahl bereits P. EHRLICH, den Patienten vor der Exsudatentnahme zur cytologischen Untersuchung mehrere Male umzulagern.

Ein primärer *Hämatothorax* findet sich nach stumpfen und scharfen Verletzungen des Brustkorbes. Durch eine spätere Exsudation wird der zunächst rein blutige Erguß verdünnt (BRUNS-EWIG). Besondere Beachtung verdient die von ZADEK hervorgehobene Tatsache, daß hämorrhagische Ergüsse nach traumatischen Zwerchfellhernien oder Prolapsen erst Monate nach der Gewalteinwirkung zutage treten können. Sanguinolente Ergüsse findet man bei bösartigen Tumoren, Lungeninfarkten, Skorbut und anderen primären oder symptomatischen hämorrhagischen Diathesen, z. B. während Miliartuberkulosen oder Nephritiden, desgleichen im Verlaufe akuter rheumatischer Schübe oder bei allergischen Exsudaten und schließlich auch bei schwersten Stauungsergüssen hydropisch Dekompensierter. Seltener ist dieses Vorkommnis nach ZADEK bei perforierten Aortenaneurysmen.

Wegen der Vielzahl der aufgezählten Möglichkeiten kommt dem blutigen Exsudat zwar keine pathognomonische Bedeutung zu, es gibt jedoch in jedem

Falle Veranlassung, mit allen Mitteln ein Tumorleiden auszuschließen, weil dieses die häufigste Ursache darstellt. Noch mehr gilt dies für die schokoladenartigen oder schwärzlichen Ergüsse, von denen ZADEK sagt: „Ihr Nachweis führt meist dazu, daß selbst bei nachgewiesener Lungentuberkulose die Diagnose im Sinne einer hinzugekommenen bösartigen Zweitkrankheit revidiert werden muß, da die Kombination einer Phthise mit einem Lungenkrebs nicht selten ist, jedenfalls häufiger vorkommt als ein blutiger Brustfellerguß bei isolierter Lungentuberkulose."

Vor einer solchen Bewertung muß natürlich sichergestellt werden, daß die hämorrhagische Beschaffenheit nicht durch Gefäßläsionen bei der Punktion verursacht wurde. Während der primär hämorrhagische Erguß auch bei längerem Stehen in allen Teilen rot bleibt, werden artefizielle Blutungen dadurch erkennbar, daß nach Absetzenlassen oder Zentrifugieren das über dem Sediment stehende Exsudat wieder die übliche gelbliche Farbe annimmt. Allerdings darf der Erguß während der Untersuchung keinerlei Berührung mit einem hypotonen Milieu gehabt haben. Bei nichtinfektiösen blutigen Ergüssen hängen die vom Kirschrot zum Schwarzrot sich wandelnden Farbnuancen in erster Linie vom Alter des Ergusses und dem übrigen Zellgehalt ab. Sie sind kein Hinweis für die Art eines Tumors, wie auch ZADEK anführt.

Während Exsudate intrapleural nicht gerinnen, kann extrapleural die Tendenz hierzu so stark sein, daß die *Spontangerinnung* bereits in der Spritze eintritt und die Punktion außerordentlich erschwert wird. Das Geronnene zeigt dann häufig eine relativ geringe Festigkeit und auch nach Tagen noch eine mangelhafte Retraktion, so daß der Vorgang rein eindrucksmäßig besser als Spontangelierung zu beschreiben ist. Findet man zusätzlich eine, eventuell auch nur geringe, hämorrhagische Komponente, so ergibt sich ein hochgradiger Tumorverdacht, der nur in wenigen Ausnahmen, die bei uns zweimal Tuberkulöse betrafen, nicht bestätigt wird. Dieses Phänomen, das UNVERRICHT an Hand seiner langjährigen Erfahrungen ebenfalls für diagnostisch wichtig hält, ist nicht nur bei hohem Eiweißgehalt und hohem spezifischen Gewicht festzustellen, sondern auch bei Werten, die im Bereich der Transsudat-Exsudatgrenze liegen. Besonders ausgeprägt beobachteten wir es bei Pleuraendotheliomen. DVOSKIN sieht die Ursache für die hohe Viscosität dieser Geschwulstexsudate in ihrem stark vermehrten Hyaluronsäuregehalt.

Die ätiologisch wichtige, makroskopisch nicht mögliche *Unterscheidung in Trans- und Exsudate* ist auch durch physikalisch-chemische Untersuchungen nicht immer eindeutig vorzunehmen. Einerseits können Transsudate bei längerem Bestehen oder wiederholten Punktionen Werte annehmen, die Exsudaten zukommen, andererseits vermögen entzündliche Exsudate zu Beginn oder bei gleichzeitiger Hydrämie (Dekompensation, Eiweißmangel) ein den Transsudaten zukommendes spezifisches Gewicht aufzuweisen. Die starke Variation der minimalen und maximalen spezifischen Gewichte verschiedener Exsudate wird aus einer Aufstellung von PHILLIPS und MCDONALD deutlich:

Tabelle 2.

Erkrankung	Spezifisches Gewicht	Mittelwert
Tumorzellhaltige Exsudate bei bösartigen Geschwülsten	1011—1027	1022
Nicht tumorzellhaltige Exsudate bei bösartigen Geschwülsten	1012—1030	1020
Nephritis	1006—1012	1010
Cirrhosis hepatis	1008—1020	1013
Kardiale Dekompensation	1018—1020	1019
Verschiedene, meist entzündliche Exsudate	1015—1028	1020

Gleich große Schwankungen finden sich in einer Tabelle von Streicher und Sandkühler. Die Entscheidung, ob es sich im Einzelfalle um ein Transsudat oder ein Exsudat handelt, könnte nur durch eine gleichzeitige Analyse von Blut und Erguß exakt beantwortet werden, wie es schon Runeberg forderte. Da Arbeitsaufwand und Wert des Ergebnisses in einem zu ungünstigen Verhältnis zueinander stünden, verläßt man sich jedoch auf durchschnittliche, in der Klinik gewonnene Erfahrungswerte. Sie variieren bei den verschiedenen Autoren merkbar.

Staehelin gibt an, daß spezifische Gewichte über 1018 immer für den Exsudatcharakter eines Ergusses sprächen, während Werte zwischen 1012 und 1018 mit Vorsicht beurteilt werden müßten. Bei hydrämischen Transsudaten fand er einen Eiweißgehalt von 0,1—0,3%, bei Stauungstranssudaten 1—3% und bei Exsudaten 3—6%. Nach Bruns und Ewig lassen Ergüsse mit spezifischem Gewicht über 1014 ein Transsudat sehr unwahrscheinlich erscheinen, dagegen schlössen niedrigere spezifische Gewichte, besonders bei hydrämischen Patienten, eine Entzündung nicht aus. Die Werte für Exsudate werden von den genannten Autoren deshalb als zwischen 1010 und 1023 schwankend angegeben; eitrige Exsudate erreichten Höchstwerte um 1035. Der Eiweißgehalt läge für Transsudate zwischen 0,2—3% und für Exsudate zwischen 2,5 und 7%. Zadek weist besonders auf die Möglichkeit hin, daß Transsudate durch hinzutretende Entzündungen, aber auch nach mehrmaliger Entleerung des Hydrothorax, erhöhte spezifische Gewichte zeigen könnten, und kommt zu dem Schluß: „Werte unter 1018 beweisen den Stauungscharakter eines Ergusses, darüber liegende gestatten keine Schlußfolgerung. Ähnlich verhält es sich mit der Rivaltaschen Probe, die bei zunächst negativem Ausfall in Transsudaten durch sekundäre Einflüsse mit entsprechenden Eiweißveränderungen positiv werden kann.“ Für Transsudate wird von Zadek der Eiweißgehalt mit 1—3% angegeben, für Exsudate mit 4—6%. Die Eiweißbestimmung kann gravimetrisch, refraktometrisch oder durch das Esbachsche Reagens nach Verdünnung erfolgen. Auch die Berechnung an Hand des spezifischen Gewichts mittels der Reussschen Formel $E = {}^3/_8 \cdot (S - 1000) - 2{,}8$ ist möglich (S = spezifisches Gewicht bei 15° C). In den angelsächsischen Ländern werden die Formeln von Moore und van Slyke, sowie von Weech und Mitarbeitern angewendet. Die letztere lautet: $E = 353{,}1 \cdot (S - 1{,}00759) \pm 0{,}058$ (E = Eiweißgehalt, S = spezifisches Gewicht bei 20° C). Phillips und McDonald haben gezeigt, daß bei Verwendung der Formel von Weech und Mitarbeitern die beste Übereinstimmung zwischen spezifischem Gewicht und Eiweißgehalt im mittleren Bereich der spezifischen Gewichte gegeben ist und daß die Abweichungen bei den höchsten Werten am stärksten sind. An Hand der von Runeberg[1] mittels einer modifizierten Reussschen Formel errechneten Zahlen ist der ungefähr zu erwartende Eiweißgehalt ablesbar:

Tabelle 3.

Spezifisches Gewicht	Eiweißgehalt %	Spezifisches Gewicht	Eiweißgehalt %	Spezifisches Gewicht	Eiweißgehalt %
1008	0,27	1015	2,89—2,74	1022	5,37
1009	0,65	1016	3,12	1023	5,74
1010	1,02	1017	3,49	1024	6,12
1011	1,40	1018	3,87	1025	6,49
1012	1,77	1019	4,24	1026	6,87
1013	2,14	1020	4,62	1027	7,24
1014	2,52—2,37	1021	5,00		

[1] Runeberg setzt bei spezifischen Gewichten bis zu 1013 die Formel $E = {}^3/_8 \cdot (S - 1000) - 2{,}73$ ein, ab 1016 verwendet er die Formel $E = {}^3/_8 \cdot (S - 1000) - 2{,}88$. Für die Werte von 1014 und 1015 verwendet er beide Formeln.

Der Globulinanteil wächst mit der Zunahme der Entzündung oder dem Alter des Ergusses (BRUNS und EWIG).

Im Verlaufe einer Erkrankung können die Eiweißwerte erheblich schwanken. ENGLÄNDER mißt ihnen deshalb nur bei gleichzeitiger Beachtung der klinischen Daten eine gewisse Bedeutung zu. Auch die Bestimmung der übrigen organischen und anorganischen Bestandteile von Ergüssen, deren normale und pathologische Werte bei HINSBERG und GEINITZ ausführlich wiedergegeben sind, bringt für die Klinik keinen wesentlichen Nutzen. Von Interesse ist lediglich, daß tuberkulöse Exsudate häufig Zuckerwerte unter 60 mg-% haben (ENGESET und LYGREN). Werte über 100 mg-% werden bei der Tuberkulose nicht gesehen. Zwischen 60 und 100 mg-% liegende Spiegel sind nicht diagnostisch verwertbar (CALNAN und Mitarbeiter). ENGELBACHs Bestimmungen zeigten weniger charakteristische Zahlen, so daß der Nutzen dieser Untersuchung seines Erachtens gering sei.

Da, wie schon erwähnt, der Wert des Ergebnisses für die Praxis umfangreiche chemische Analysen nicht rechtfertigt, und das klinische Bild letztlich entscheidet, wird durch Übereinkommen eine künstliche Vereinfachung bei der Unterscheidung von Trans- und Exsudaten vorgenommen (HINSBERG und GEINITZ). Diese basiert auf den leichter ausführbaren klinischen Untersuchungsmethoden. Bei Beachtung der Richtwerte von HINSBERG und GEINITZ und unter Verwertung eigener Erfahrungen empfehlen wir mit diesen Autoren die Anwendung folgender Kriterien:

Tabelle 4.

	Transsudat	Exsudat
Spezifisches Gewicht	1003—1015	über 1018
Eiweiß	bis 3%	3—7% (Höchstwerte bei 8,5%)
Fibrinogen	fehlt oder ist nur in geringen Mengen vorhanden. Keine Spontangerinnung	ist mäßig bis reichlich vorhanden. Spontangerinnung nach der Punktion oder gar sofortige „Spontangelierung“ während der Punktion
RIVALTA-Probe	negativ	positiv
Reaktion nach MORELLI	negativ	positiv (mit Ausnahme der tuberkulösen Pleuraexsudate)
Probe nach LUCCHERINI	negativ	positiv
Abspaltungsvermögen für Eisen aus einer Hämoglobinlösung, die 24 Std bei 57° mit dem Punktat bebrütet wird (MASSHOFF und Mitarbeiter)	gering, bis 7 γ	stark, bis zu 275 γ

Ausführung der Proben von RIVALTA, MORELLI und LUCCHERINI (nach den Anweisungen von HINSBERG und GEINITZ):

1. Probe nach RIVALTA und RUNEBERG. Ein Reagensglas wird zu $^3/_4$ mit Wasser gefüllt, dazu 1 Tropfen Essigsäure gegeben und gut gemischt. Dann läßt man in das Glas 1 Tropfen der zu untersuchenden Punktionsflüssigkeit fallen. Eine zigarettenrauchähnliche Trübung bedeutet positive Reaktion. Sie wird durch einen nur in Exsudaten vorkommenden globulinartigen Eiweißkörper verursacht.

2. MORELLIsche Reaktion. In ein Reagensglas mit gesättigter wäßriger Quecksilber (II)-chloridlösung läßt man 3—4 Tropfen der zu untersuchenden Punktionsflüssigkeit fallen. Bei positivem Ausfall bildet sich an der Oberfläche ein ringförmiges, gelbliches, dichtes kompaktes Gerinnsel, das entweder an der Wand des Glasröhrchens haftet oder nach einiger Zeit als Ganzes auf den Grund sinkt. Es entspricht einem durch Quecksilber-(II)-chloridlösung fällbaren Eiweißkörper. Bei Transsudaten bildet sich zwar auch ein Gerinnsel, dieses zerfällt aber nach einiger Zeit in zahlreiche Flocken und Stückchen, die auf den Grund sinken. — Der Wert der Probe wird dadurch beeinträchtigt, daß auch Pleuraexsudate tuberkulöser Genese eine negative Reaktion ergeben.

3. Probe nach LUCCHERINI. 2 cm^3 3 %iger Wasserstoffperoxydlösung werden mit 1 Tropfen der zu untersuchenden Flüssigkeit versetzt. Bei Exsudaten tritt eine bläulich-weiße, opalescierende Trübung auf.

Zu der häufigen Frage, wann eine cytologische Untersuchung auf Tumorzellen indiziert ist, ist zu sagen, daß es keine makroskopische Beschaffenheit gibt, die ein Geschwulstleiden ausschließt, wohl aber, wie schon erwähnt, einige Zeichen, die einen stärkeren Verdacht ergeben. Entscheidend bleiben jedoch in jedem Falle die durch den klinischen Befund gegebenen Hinweise. Wie angeführt, können Tumorexsudate serös, chylös, hämorrhagisch und durch Sekundärinfektion natürlich auch eitrig sein. Desgleichen schwanken die spezifischen Gewichte der Tumorexsudate erheblich (s. Tabelle von PHILLIPS und MCDONALD). Auch die Untersuchungen über den Glucuronidase- und Milchsäuregehalt neoplastischer Ergüsse lassen noch keine zuverlässigen Schlüsse zu. Nach FISHMAN und Mitarbeitern hatten zwar von 45 Tumorträgern 28 erhöhte Glucuronidase- und 16 erhöhte Milchsäurespiegel, aber nicht weniger als 16 zeigten Normalwerte. Daraus folgt, daß bei gegebenem klinischen Verdacht auf eine bösartige Geschwulst in jedem Falle die cytologische Untersuchung mittels des Ausstrichs und des Schnittverfahrens indiziert ist, wozu neuerdings eventuell noch die Untersuchung in der Zellkultur (SANO) kommt.

Literatur.

AUERBACH, H.: Zur Diagnose des Lungenechinokokkus. Dtsch. Ärzteztg **1901**, 533. BACMEISTER, A.: Lehrbuch der Lungenkrankheiten. Leipzig: Georg Thieme 1923. — BEHRENROTH, E.: Der Lungenechinokokkus. Erg. inn. Med., N. F. **10**, 499 (1913). — BETTELHEIM, K.: Beitrag zur Lehre von der Pneumonia biliosa. Dtsch. Arch. klin. Med. **32**, 591 (1883). — BEZANÇON, F., et S. DE JONG: Traité de l'examen des crachats. Paris: Masson & Cie. 1912. — BIERMER, A.: (1) Die Lehre vom Auswurf. Würzburg: Stahelsche Buchhandlung 1855. — (2) Über cholesterinhaltigen Auswurf als Zeichen von Perforation eines alten Empyems in die Bronchien. Virchows Arch. **16**, 545 (1859). — BRUNS, O., u. W. EWIG: Erkrankungen der Pleura in KRAUS und BRUGSCH. Spezielle Pathologie und Therapie innerer Krankheiten, S. 431. Berlin u. Wien: Urban & Schwarzenberg 1924.

CALNAN, W. L., B. J. WINFIELD, H. F. CRAVLEY and A. BLOOM: Glucose content of serous pleural effusions. Brit. Med. J. **1951**, 1239. — CAMP, O. DE LA: Die Lungenentzündung. In KRAUS u. BRUGSCH, Spezielle Pathologie und Therapie der inneren Krankheiten. Berlin u. Wien: Urban & Schwarzenberg 1924. — CURSCHMANN, H.: Einige Bemerkungen über die in Bronchialsekret vorkommenden Spiralen. Dtsch. Arch. klin. Med. **36**, 578 (1885).

DITTRICH, F.: Über Lungenbrand infolge von Bronchialerweiterung. Erlangen 1850. — DVOSKIN, S.: Mesothelioma of the peritonaeum. A case report in which the ascitic fluid contained hyaluronic acid. Ann. Int. Med. **40**, 809 (1954).

EBSTEIN, M.: Zur Lehre vom Krebs der Bronchen und der Lungen. Dtsch. med. Wschr. **1890**, 921. — EHRLICH, P.: Beiträge zur Ätiologie und Histologie pleuritischer Ergüsse. Charité-Ann. **7**, 199 (1882). — ENGELBACH, K.: Die Bewertung der Zuckerbestimmung im Pleurapunktat für die Pleuritis exsudativa. Tuberkulosearzt **4**, 327 (1950). — ENGESET, A., u. T. LYGREN: Sugar estimations in effusions. Nord. Med. **20** (II), 292 (1953). — ENGLÄNDER, M.: Diagnostische Bedeutung des prozentischen Eiweißgehaltes (Minima und Maxima) der Ascitesflüssigkeiten. Z. Heilk. **27**, 314 (1906). — EVERSON: Over Echinococcus der Longen. Nederl. Tijdschr. Geneesk. **1897**. Zit. bei BEHRENROTH.

FARBER, S. M., A. K. MCGRATH, M. A. BENIOFF and D. W. ESPEN: The early diagnosis of primary lung cancer by cytologic methods. Dis. Chest **20**, 237 (1951). — FINCKH, DR.: Über aktinomykotische fibrinöse Bronchitis. Ein neues Symptom der Lungenaktinomykose. Bruns' Beitr. **41**, 676 (1904). — FISHMAN, H. L., R. L. MARKUS, O. L. PAGE, P. H. PFEIFFER and F. HOMBURGER: Studies on effusions. I. Glucuronidase and lactic acid content neoplasmatic effusions of pleura and peritonaeum. Amer. J. Med. Sci. **220**, 55 (1950). — FRÄNKEL, N.: Über Bronchitis fibrinosa obliterans nebst Bemerkungen. Dtsch. Arch. klin. Med. **73**, 484 (1902). — FREDERIKSEN, J. A.: Studien über Pleuritis exsudativa. In Ergebnisse der gesamten Tuberkuloseforschung, Bd. VI, S. 645. Leipzig: Georg Thieme 1934. — FRIEDREICH, N.: Beiträge zur Kenntnis der Sputa. Virchows Arch. **30**, 377 (1864). — FRUHLING, L., et J. P. WACHENHEIM: Diagnostic histopathologique du cancer pulmonaire par examen de moules bronchiques expectorées. Strasbourg méd. **1952**, 397.

GANDIN, S.: Pathogenese und Klassifikation der milchartigen Ergüsse. Erg. inn. Med. **12**, 218 (1913). — GERBER, H., u. M. PODACK: Über die Beziehungen der sogenannten Rhinitis fibrinosa und des sogenannten Pseudodiphtheriebacillus zum KREBS-LÖFFLERschen Diphtheriebazillus. Dtsch. Arch. klin. Med. **54**, 262 (1889). — GILBERT, H.: Über die Differentialdiagnose zwischen ausgehusteten nekrotischen Massen einer Steinhauerlunge einerseits, Bronchial- und Lungensteinen andererseits. Diss. Heidelberg 1897. — GLOYNE, S. R.: The cytology of sputum. Tubercle **18**, 292 (1936/37). — GRAHAM, J. E.: Observations on bronchobiliary fistel. Brit. Med. J. **1897**, 1397. — GUTTMANN, P.: Indigobildende Substanz in einem Pleuraexsudat. Dtsch. med. Wschr. **1887**, 1097.

HERZOG, M.: Lungengangrän mit Bronchitis dissecans. Schweiz. med. Wschr. **1935**, 770. — HINSBERG, K., u. W. GREINITZ: Pathologische Flüssigkeitsansammlungen. In HOPPE-SEYLER/THIERFELDER, Handbuch der physiologisch und pathologischchemischen Analyse, Bd. V, S. 341 Ber.lin: Springer 1953. — HINSBERG, K., u. G. SCHMIDT: Speichel, Sputum. In HOPPE-SEYLER/THIERFELDER. Handbuch der physiologisch und pathologisch-chemischen Analyse, Bd. V, S. 357 u. 362. Berlin: Springer 1953. — HOESSLIN, H. v.: Das Sputum. Berlin: Springer 1926.

KRAUS, FR., u. TH. BRUGSCH: Spezielle Pathologie und Therapie innerer Krankheiten, Bd. III, Lungenkrankheiten. Mit Beiträgen von P. MORAWITZ, O. DE LA CAMP, FR. PICK, K. RETZLAFF, O. BRUNS u. W. EWIG, TH. BRUGSCH u. E. FRÄNKEL u. K. HENIUS. — KOSSEL, H.: Beiträge zur Lehre vom Auswurf. Z. klin. Med. **13**, 149 (1888).

LICHTWITZ, L.: Klinische Chemie. Berlin: Springer 1930. — LIEBMANN, E.: Über das Verhalten des Auswurfs bei der nekrotischen Influenzapneumonie. Schweiz. med. Wschr. **1922**, 727. — LUCHERINI, T.: La prova dell'acqua ossigenata per la diagnosi differenziale fra essudati e trasudati. Policlinico, Sez. prat. **1932**, 1569.

MASSHOFF, W., u. W. GVAUER: Zur biologischen Bewertung von Ergüssen. Klin. Wschr. **1949**, 730. — MATTHES, M., u. H. CURSCHMANN: Lehrbuch der Differentialdiagnose innerer Krankheiten. Berlin: Springer 1943. — MOORE, N. S., and D. D. VAN SLYKE: The relationship between plasma specific gravity, plasma protein content, and edema in nephritis. J. Clin. Invest. **8**, 337 (1930). — MÜLLER, F.: Untersuchungen über die physiologische Bedeutung und Chemie des Schleims der Respirationsorgane. Sitzgsber. Ges. Beförd. ges. Naturwiss. Marburg **1896**, Nr 6, 53.

NOICA, M.: Über eine Beobachtung von fötider Bronchitis mit Colibacillen. C. r. Soc. Biol. Paris **1**, 744 (1899).

OBERMAYER, FR., u. H. POPPER: Über den Bilirubingehalt des menschlichen Sputums. Wien. klin. Wschr. **1908**, 1024.

PAESSLER, H.: Über das primäre Karzinom der Lunge. Virchows Arch. **145**, 191 (1896). — PHILLIPS, SP. K., u. J. R. MCDONALD: An evaluation of examinations performed on serous fluids. Amer. J. Med. Sci. **216**, 121 (1948). — POLLACK, L.: Über den Farbstoffgehalt des pneumonischen Sputums. Wien. klin. Wschr. **1908**, 988. — POULAILON, A. M.: Pierres des poumons. Thèse Paris 1891.

QUINCKE, H.: Über fetthaltige Transsudate. Dtsch. Arch. klin. Med. **16**, 121 (1875).

REUSS, A.: Das Verhältnis des spezifischen Gewichtes zum Eiweißgehalt in serösen Flüssigkeiten. Dtsch. Arch. klin. Med. **28**, 317 (1881). — RIEGEL, F.: Die Krankheiten der Bronchen. In v. ZIEMSENS Handbuch der speziellen Pathologie und Therapie, Bd. 4, H. 1. 1875. — RIVALTA, F.: Principio fondamentale della prova per la diagnosi differenziale fra essudati e trasudati. Policlinico, Sez. prat. **36**, 879 (1929). — RUNEBERG, W.: (1) Klinische Studien über Transsudationsprozesse im Organismus. Dtsch. Arch. klin. Med. **34**, 1 (1884). — (2) Klinische Studien über Transsudationsprozesse im Organismus. II. Über den Gehalt an festen Bestandteilen mit Abzug des Albumins und an Chloriden in pathologischen Transudaten. Dtsch. Arch. klin. Med. **35**, 266 (1884).

SÄNGER, A.: Über die Fibringerinnsel und CURSCHMANNschen Spiralen im Sputum der Pneumoniker. Festschr. für das Eppendorfer Krankenhaus, 1889, S. 160. — SAHLI, H.: Lehrbuch der klinischen Untersuchungsmethoden. Leipzig: Franz Deuticke 1902. — SANO, M. E.: The diagnostic value of tissue culture studies of pleural effusions. Surg. etc. **97**, 655 (1953). — SCHLESINGER, H.: Zur Kenntnis der Gallenblasen-Bronchusfisteln. Grenzgeb. Med. u. Chir. **16**, 240 (1906). — SCHMIDT, P. G.: Differentialdiagnose der Lungenkrankheiten Leipzig: Johann Ambrosius Barth 1949. — SCHULZ, F., u. F. RIESSBECK: Zur Frühdiagnose des Lungenkrebses. Arch. Geschwulstforsch. **3**, 114 (1951). — SENDLER, O.: Fall von Leber-Bronchialfistelbildung. Diss. Jena 1910. — STAEHELIN, R.: Handbuch der inneren Medizin, Bd. 2, Teil 2. Berlin: Springer 1930. — STRAUSS, H.: (1) Über Chylothorax tubercul. nebst Beiträgen zur chemisch-mikroskopischen Diagnose pathologischer Ergüsse. Charité-Ann.

1902. — (2) Zur Entstehung und Beschaffenheit milchähnlicher „pseudochylöser“ Ergüsse. Charité-Ann. 1903. — STREICHER, H. J., u. ST. SANDKÜHLER: Klinische Zytologie. Stuttgart: Georg Thieme 1953.

TODD, J. C., and P. H. SANFORD: Clinical diagnosis by laboratorial methods. Philadelphia: W. B. Saunders Company 1943. — TRAUBE: (1) Ein Fall von Gangraena pulmonum mit Bemerkungen. Dtsch. Klin. 1859, Nr 46. — (2) Mitgeteilt von Dr. NOTHNAGEL. Über grüne Sputa. Berl. klin. Wschr. 1864, Nr 27. — (3) Über einen natürlichen Heilungsvorgang bei eitrigem pleuritischen Exsudat. Berl. klin. Wschr. 1872, Nr 7.

UNVERRICHT, W.: Persönliche Mitteilung zur Spontangerinnung von Exsudaten.

WANNER, F.: Beiträge zur Chemie des Sputums. Dtsch. Arch. klin. Med. 75, 347 (1903). — WEECH, A., E. REEVES and E. GOETTSCH: The relationship between specific gravity and protein content in plasma, serum and transsudate from dogs. J. of Biol. Chem. 113, 167 (1936).

ZADEK, I.: Die Differentialdiagnose der Lungenkrankheiten. Leipzig: Georg Thieme 1948. — ZICKGRAF: Über die therapeutische Verwertung des kieselsauren Natriums und über die Beteiligung der Kieselsäure an der Bildung von Lungensteinen. Beitr. Klin. Tbk. 5, 399 (1906).

IV. Cytologie.

Von

Heinz Grunze.

Mit 61 Abbildungen.

1. Einleitung, Färbeanweisungen, Untersuchungstechnik.

Die Cytodiagnostik der Lungenkrankheiten beginnt in der Mitte des vorigen Jahrhunderts und ist mit den Namen DONALDSON, DONNÉ und BEALE verknüpft, die als erste in Gewebsausstrichpräparaten und im Auswurf (BEALE) normale und krankhafte Zellen studierten. Bei den etwas später beginnenden Exsudatuntersuchungen lieferten QUINCKE, RIEDER und die französische Schule um WIDAL und RAVAUT wesentliche Beiträge. Von entscheidender Bedeutung wurde der von EHRLICH erzielte Fortschritt, welcher sich durch die Anwendung seiner Färbemethoden in der Cytodiagnostik ergab. Einen starken Impuls zur vermehrten Anwendung dieser diagnostischen Technik auf allen Gebieten der inneren Medizin brachten vor etwa 10 Jahren die Arbeiten PAPANICOLAOUS (1—7), die zu einer regelrechten Wiedergeburt der um die Jahrhundertwende ausgiebig angewandten Methode führten.

Derzeitige Basis für die Cytodiagnostik der Lungenkrankheiten bilden die Monographien zur Exsudatuntersuchung von QUENSEL, ZADEK (1) und WIHMAN und die Arbeiten zur Sputum- und Bronchialsekretuntersuchung von FARBER und Mitarbeitern, HERBUT und CLERF, WANDALL, McDONALD und WOOLNER, PAPANICOLAOU und Mitarbeitern und v. HOESSLIN. Sowohl CARDOZO (3) als auch wir selbst plädieren für eine möglichst gezielte Materialgewinnung. In einer Monographie, die die verschiedenen technischen und färberischen Möglichkeiten gegenüberstellt, auf die Veränderungen des für Lungenerkrankungen wichtigen lymphatischen Systems eingeht und Angaben zur Cytodiagnostik solitärer Hilus- und Mediastinalveränderungen macht, haben wir die Idee einer breit angelegten Cytodiagnostik der Thoraxkrankheiten dargelegt.

Die wichtigsten Voraussetzungen für ein erfolgreiches Arbeiten sind die sachgerechte Materialgewinnung und eine zweckmäßige Färbung. Für beide Punkte finden sich in den speziellen Abschnitten Hinweise. Da es keine spezifische Tumorzellfärbung gibt, werden verschiedene Verfahren angewandt, von denen die wichtigsten hier aufgeführt seien:

Färbeanweisungen.

1. MAY-GRÜNWALD- und PAPPENHEIM-Färbung. Knochenmark- und Lymphknotenpunktate werden in der bekannten Weise fixiert und gefärbt.

Bei ungleichmäßig dicken Ausstrichen von Gewebspunktaten und vor allem in der Exfoliativcytologie empfiehlt sich die Fixierung mit Methylalkohol in noch feuchtem Zustande, da hierdurch eine etwas bessere Transparenz des Präparates erreicht wird und die Artefakte durch Schrumpfung nicht so stark sind.

Der Augenblick, in dem der Ausstrich gerade anfängt, an den Rändern trocken zu werden, ist für den Beginn der Fixation besonders geeignet, weil das Material dann gut auf dem Objektträger haftet und nicht mehr Gefahr läuft, während der Manipulationen abzuschwimmen. Die Fixationsdauer beträgt 5—10 min. Danach erfolgt die Färbung in dem von der Hämatologie bekannten Ablauf.

Nach Abschluß der Färbung kann das noch feuchte Präparat, nachdem es mit einem großen Deckglas versehen wurde, sofort gemustert werden. Diese Feuchtbetrachtung der nach MAY-GRÜNWALD oder PAPPENHEIM gefärbten Ausstriche gibt die schönsten und brillantesten Bilder, die man in der Cytologie sehen kann; vor allem ist zu diesem Zeitpunkt die Transparenz noch sehr gut und steht der PAPANICOLAOU-Färbung nicht nach. Die Musterung eines solchen Präparates ist um vieles leichter als in trockenem Zustande. Auch für die Mikrophotographie mit starken Trockensystemen ist dieses Vorgehen zu empfehlen. Alte Präparate können nach vorhergehender kurzer Entfärbung mit Methylalkohol und Aqua dest. sowie einer ausreichenden Nachfärbung wieder aufgefrischt werden und zeigen im feuchten Zustande die alte Brillanz. Ein annähernd neutrales Wasser, ph 6,8—7,0, ist von großer Wichtigkeit.

Die Feuchtbetrachtung wird für die Schnelldiagnostik entscheidend. In solchen Fällen werden die Präparate modifiziert nach PAPPENHEIM gefärbt (2 min Methylalkohol, 1 min May-Grünwald konzentriert, 1 min May-Grünwald verdünnt, abgießen, 2—3 min vorher filtrierte konzentrierte Giemsalösung, vorsichtig abspülen und das noch feuchte Präparat mit einem großen Deckglas für die sofortige Betrachtung versehen). Auf diese Weise erhält man innerhalb 7—10 min ein gut gefärbtes Präparat, das haltbar ist und wiederholte Musterungen gestattet.

2. PAPANICOLAOU-Färbung (8+2). PAPANICOLAOU selbst und auch andere Untersucher haben die ursprüngliche Methode in gewissen Punkten leicht modifiziert. Auf Anfrage hat PAPANICOLAOU die derzeit in seinen Laboratorien geltenden Färbeanweisungen für das Sputum freundlicherweise übermittelt:

a) Nach Fixierung in Äther-Alkohol[1] werden die Ausstriche, ohne daß sie trocken werden, über die absteigende Alkoholreihe, bei 80% beginnend, in Aqua dest. gebracht (Verbleiben in jeder Lösung etwa $^1/_2$ min).

b) Färbung mit HARRIS Hämatoxylin um 6 min (HARRIS Hämatoxylin ohne Essigsäure angesetzt und mit einem gleichen Volumen Aqua dest. verdünnt).

c) In destilliertem Wasser spülen.

d) 6mal in 0,25%ige wäßrige HCl-Lösung eintauchen.

e) Bläuen in Leitungswasser für 6 min.

f) In Aqua dest. spülen und in die aufsteigende Alkoholreihe bis zu einer Konzentration von 95% bringen (in jeder Lösung etwa $^1/_2$ min belassen).

g) In OG-6 $1^1/_2$ min färben.

h) 2mal in 95%igem Alkohol spülen.

i) In EA-65 $1^1/_2$ min färben.

k) 3mal in 95%igem Alkohol spülen.

l) Entwässern und Klären in absolutem Alkohol, Alkohol absolut.-Xylolgemisch āā und in reinem Xylol (in jeder Lösung $^1/_2$—1 min belassen).

m) Ohne das Präparat trocken werden zu lassen, in neutralem Canadabalsam eindecken (nicht neutrale Medien verändern die Färbung).

EA-65 wird von PAPANICOLAOU für die Färbung des Sputums, Bronchialsekrets, Magensekrets und der Exsudate empfohlen, da es eine hellere und transparentere Plasmafärbung als EA-36 oder EA-50 gibt. Er hält diese Eigenschaft in Fällen von schleimreichem Untersuchungsmaterial für wichtig, betont jedoch, daß die EA-36 und EA-50-Lösung eine bessere Differenzierung der basophilen und acidophilen Zellen gibt, und empfiehlt deshalb deren Anwendung bei der Untersuchung von Abstrichen aus der Vagina, der Cervix und dem Uterus. Die Farblösung EA-65 unterscheidet sich von der Formel der EA-36-Lösung nur darin, daß die Lichtgrün-Stammlösung halb so stark, also 0,05%, ist.

EA-36 setzt sich zusammen aus:

Lichtgrün (gelblich) . . . . 0,1%-Lösung in 95% Alkohol 45 cm³
Bismarckbraun . . . . 0,5%-Lösung in 95% Alkohol 10 cm³

[1] Diese Fixierung wurde bereits 1895 von RIEDER für vorteilhaft angesehen.

Eosin (gelblich) wasser- und alkohollöslich . . . 0,5%-Lösung in 95% Alkohol 45 cm^3
Phosphorwolframsäure . . . . 0,2 g
Lithiumcarbonatlösung (gesättigt-wäßrig) . . . . 1 Tropfen

Die Formel von OG-6 lautet:

Orange G . . . . 0,5%-Lösung in 95% Alkohol 100 cm^3
Phosphorwolframsäure . . . . 0,015 g

3. DUDGEON- und PATRICK-Färbung. a) Fixierung des feuchten Ausstriches in SCHAUDINNscher Lösung. Diese wird als Stammlösung durch Gabe von einem Teil absoluten Alkohols zu 2 Teilen gesättigter wäßriger Quecksilberchloridlösung hergestellt. Vor Gebrauch ist Eisessig bis zu einer Stärke von 3% hinzuzufügen. Die Fixationsdauer beträgt 20 min, für die Schnelldiagnose kann sie auf 2 min gekürzt werden.

b) Von der SCHAUDINNschen Lösung wird der Ausstrich in Methylalkohol getan, dem einige Tropfen Jodtinktur zugefügt wurden, um das überschüssige Quecksilberchlorid in Lösung zu bringen (etwa 1 min).

c) Abspülen in Aqua dest.

d) Färbung mit MAYERs Hämalaun etwa 2 min (zu starke Färbung ist zu vermeiden).

e) Bläuen in Leitungswasser.

f) Gegenfärbung mit einer schwachen Eosinlösung.

g) Aufsteigende Alkoholreihe, Xylol, Canadabalsam.

Eine Modifikation dieser Färbung, die auch von WANDALL benutzt wurde, stammt von GLOYNE (1).

4. Färbung nach QUENSEL (1). Einen Tropfen des Sedimentes auf den Objektträger bringen und mit einem Tropfen der QUENSELschen Methylenblau-Cadmium/Sudan-Cadmiumlösung vorsichtig mit einer Präpariernadel vermischen. Ein Deckglas auf das Sediment legen und die Ränder mit Vaseline-Lanolin allseitig luftdicht abschließen, um eine zu schnelle Austrocknung zu verhindern.

Die Färbung tritt nach 5—15 min ein.

Die Methylenblau-Cadmium/Sudan-Cadmiumlösung wird durch Vermischen in einem Verhältnis von 10:1 vorher hergestellt.

5. Phasenkontrastdarstellung (ZERNICKE). Das Untersuchungsmaterial wird, sofern es nicht im eigenen Milieu genügend suspendiert ist, mit einem oder mehreren Tropfen Ringerlösung verdünnt und aufgeschwemmt. Es sind nur dünne Deckgläser zu verwenden. Die auch mögliche Umrandung mit Vaseline-Lanolin verhindert zwar eine zu schnelle Austrocknung, läßt jedoch die Schichtdicke ungleichmäßig werden und erschwert damit die Betrachtung. Der gleiche Fehler kann durch eine nicht genügend feine, bröckelige Suspension verursacht werden. Quetschen ist in jedem Falle zu vermeiden, da sonst der kardinale Vorteil dieser Methode, die geringe Läsion der Zellen, verloren geht und die Beurteilung in starker Weise erschwert wird.

6. Für spezielle Fragestellungen sind die Silberimprägnierung nach GÖMÖRI und Glykogen- oder Schleimfärbungen von HOTCHKISS bzw. MCMANUS von Nutzen.

Kritische Wertung der einzelnen Darstellungs- und Färbeverfahren.

Bei guter Transparenz auch dicker Ausstriche und relativ geringer Milieuempfindlichkeit sowie ansprechender Brillanz der Farben ist die PAPANICOLAOU-Färbung für größere Untersuchungsreihen zur Erzielung von Dauerpräparaten besonders geeignet. Ihr Nachteil ist, daß der etwas zeitraubende Arbeitsgang eine Schnelldiagnostik nicht gestattet. In solchen Fällen ist als zusätzliche Methode das Phasenkontrastverfahren von großem Wert. Seine alleinige Verwendung im Routinebetrieb ist jedoch nicht zu empfehlen, da ohne Dauerpräparate weder eine Dokumentation noch eine Möglichkeit zu wiederholten Untersuchungen gegeben ist. Erfahrungen mit dieser Methode für das Gebiet der Lungenkrankheiten stammen unter anderem von SIERING, RIEGEL und v. ALBERTINI (1). Vergleichende Untersuchungen zum Trockenausstrich und zum histologischen Schnitt finden sich z. B. bei LÜDIN und REITTER.

Die PAPPENHEIM-Färbung ist besonders für nicht zu dicke Organpunktatausstriche geeignet. Bei Einzeluntersuchungen ist sie trotz stärkerer Milieuempfindlichkeit auch für die Färbung des Bronchialsekrets, Sputums und der Exsudate wegen ihres geringen Zeitaufwandes zu empfehlen. Die im Trockenpräparat schlechte Transparenz ist bei der Feuchtbetrachtung sehr gut und die Brillanz der Farben dann nicht zu übertreffen. In dieser Modifikation leistet die PAPPENHEIM-Färbung bei der Schnelldiagnostik recht gute Dienste.

Obgleich die DUDGEON-PATRICK-Färbung durch enge Anlehnung an die H.E.-Färbung einen einfachen und schnellen Arbeitsgang hat, ist die geringe Plasmadifferenzierung recht nachteilig (z. B. bei der Erkennung von Basalzellen). Der PAPANICOLAOU-Färbung gebührt daher der Vorzug.

Für die QUENSEL-Färbung gilt, daß sie trotz recht guter Darstellung der Kern- und Plasmadetails durch das einfachere Phasenkontrastverfahren jetzt etwas überholt ist.

Untersuchungstechnik.

Für die Auswertung der Präparate ist in jedem Falle erforderlich, daß alle Quadranten sorgfältig mittels eines Kreuztisches bei Übersichtsvergrößerung gemustert werden müssen. Verdächtige Stellen sind mit einer zweckmäßigen stärkeren Vergrößerung anzusehen.

Von entscheidender Bedeutung sind wiederholte Untersuchungen, wie die Statistiken von FARBER und Mitarbeitern (4), PHILPS (1) sowie KUCSKO und PORTELE zur Sputumuntersuchung zeigen.

2. Cytodiagnostik des Sputums.

In der Cytodiagnostik der Lungenkrankheiten stellt die Untersuchung des Sputums die häufigste und den Patienten am wenigsten belästigende Maßnahme dar. Sie ist eine recht gute Ergänzung der Bronchoskopie und hilft besonders in solchen Fällen weiter, wo der periphere Sitz einer Veränderung sowohl die bronchoskopische Betrachtung als auch die Probeexcision für die histologische Untersuchung unmöglich macht. Obwohl die Cytodiagnostik auch bei der Erkennung seltener Lungenkrankheiten gute Dienste leistet, liegt das Schwergewicht ihrer Anwendung doch auf dem Gebiete der Bronchialcarcinomerkennung. Ein Überblick über die neuere Literatur bestätigt diesen Eindruck, denn vom Beginn der 30er Jahre bis in die neueste Zeit finden sich fast nur Veröffentlichungen zum Nachweis von Geschwulstzellen[1].

Auch die Monographien von WANDALL, FARBER und Mitarbeitern (4) und GRAHAM und Mitarbeitern sind speziell auf dieses Thema abgestellt. Dagegen enthalten die älteren zusammenfassenden Darstellungen zur Sputumuntersuchung von BEZANÇON und DE JONG und v. HOESSLIN noch ein recht ausführliches Kapitel der nichtcarcinomatösen Veränderungen. Dies entsprach der Bedeutung einer Diskussion, welche sich über 50 Jahre intensiv mit der Cytogenese und klinischen Bedeutung von Speicher- und Entzündungszellen beschäftigt hatte (GRÜNWALD, HOFFMANN, LENHARTZ, SOMMERBRODT, TSCHISTOWITSCH, WESTHUES u. a.; ausführliche Literaturübersicht bei v. HOESSLIN).

Die Feststellung von GUTTMANN und SMIDT, daß nach dem 30. Lebensjahr auch beim gesunden Individuum eine merkbare Exfoliation von Alveolarzellen, meist in der Form von Phagocyten, einsetzt, und die Bemerkung LIEBMANNS (2), daß den Speicherzellen des Sputums oder dem Myelinnachweis keine spezifische Bedeutung für irgendwelche Infektionen, wie es von BUHL z. B. für die Tuberkulose angenommen wurde, zukommt, sind wesentliche, jetzt noch zu berücksichtigende Fakten. Auch v. HOESSLIN hat in einer eingehenden kritischen Würdigung das Fazit aus diesen älteren Arbeiten gezogen und festgestellt, daß den Speicher- und Entzündungszellen keine pathognomonische Beweiskraft zukommt. Im Zusammenhang mit den klinischen Daten kann ihr gehäuftes Auftreten jedoch einen gegebenen Verdacht stützen helfen, wie das Beispiel der Ölpneumonie zeigt (Abb. 16).

[1] Als Beispiel seien die Arbeiten von BAMFORTH, BARRET, BENCE, BOLLACK, BROCARD und LAVERGNE, APPEL und BRONK, PHILPS,, DELARUE, PAILLUS und Mitarbeitern, DIJKSTRA, DUDGEON und WRIGLEY, FONTAINE und Mitarbeitern, GLOYNE, HECKNER (1), HENGSTMANN und WITTEKIND, HUIZINGA, MATHEWS, SUCHOWSKY, UMIKER und WIED genannt.

Der positive Tumorzellbefund dagegen ist von entscheidender Bedeutung. Bereits in den ersten Arbeiten von FELD, FRÖHLICH, BETSCHART, A. und F. FRAENKEL, HUBER, OBERNDORF, PAESSLER u. a., die über Einzelfälle berichteten, wurde darauf hingewiesen (ausführlicher Literaturnachweis bei WANDALL). Der entscheidende Schritt von der Darstellung einzelner Fälle zu den Reihenuntersuchungen von heute erfolgte 1919 durch HAMPELN (2), der erstmalig über 25 Carcinomträger berichtete, bei denen in 13 Fällen ein positiver Sputumbefund erhoben werden konnte. Mit verfeinerter Technik und stärkerem Einsatz der Cytodiagnostik ist es unterdessen gelungen, den Anteil positiver Ergebnisse auf über 80% zu erhöhen, wie aus den großen Untersuchungsreihen von HERBUT und CLERF, WOOLNER und McDONALD, FARBER und Mitarbeitern und WANDALL hervorgeht. Vor eingreifenderen operativen Maßnahmen tritt deshalb heute die Cytodiagnostik an die Stelle der histologischen Untersuchung, sofern diese aus klinischen Gründen nicht möglich ist. Der von einem geübten Untersucher ausgesprochene positive cytologische Befund ist recht verläßlich, wie die Berichte von PAPANICOLAOU und CROMWELL oder WOOLNER und McDONALD (3) zeigen. Die eigentliche Entscheidung zu einem Eingriff vermag in jedem Falle jedoch erst der Kliniker im Zusammenhang mit den übrigen Untersuchungsergebnissen zu fällen (WEISS).

a) Gewinnung, Zubereitung und Färbung des Untersuchungsmaterials.

Sowohl das Sammelsputum als auch das Bronchialsekret müssen immer frisch verarbeitet werden. Wenn dies nicht möglich ist, empfiehlt sich das von PAPANICOLAOU grundsätzlich befürwortete Auffangen in 70% Alkohol. Durch Eiweißkoagulation wird die makroskopische Musterung des Materials dann allerdings etwas erschwert und das Sekret muß wegen schlechter Haftfähigkeit auf Objektträgern ausgestrichen werden, die mit Albumin-Glycerin vorher präpariert wurden. Zur Erlangung eines cytodiagnostisch verwertbaren Sputums aus den tieferen Abschnitten erweist sich die vorherige Belehrung des Patienten als sehr nützlich. Anweisungen zur bronchoskopischen Materialgewinnung enthält der Beitrag zu diesem Handbuch von ESCHER. Mit H. J. BRANDT befürworten wir in der Klinik ein Vorgehen in Evipan-Succinylnarkose, weil es die lokale, anaesthesiebedingte Irritation der Schleimhaut vermeidet und den Eingriff für den Patienten schonender gestaltet. Hinweise zur Materialselektion S. 285.

Die Frage, ob vorwiegend Sputum oder nur Bronchialsekret untersucht werden soll, ist lebhaft diskutiert worden. Wenngleich CLERF und HERBUT, FLORENTINE und Mitarbeitern, STREICHER und SANDKÜHLER (2), KLEMM-HARVEY und HOOKER, O'KEEFE, WEISS und Mitarbeitern sowie anderen beizupflichten ist, daß das gezielte Bronchialsekret- oder Spülwasser die aussichtsreichsten Voraussetzungen für die Diagnosestellung liefert, so möchten wir uns doch dem vermittelnden Standpunkt von FARBER und Mitarbeitern (4) anschließen, die auch gewisse Vorzüge der Sputumuntersuchung herausstellen, deren wichtigster die leichte Wiederholbarkeit ist. Neben dem bronchoskopisch gewonnenen Sekret ist häufig der nach der Skopie oder nach der Jodkaliprovokation auftretende Auswurf recht aussichtsreich für die Untersuchung [GOWAR, FARBER und Mitarbeiter (3)].

Als Färbungen sind die PAPANICOLAOUsche Methode und die einfache PAPPENHEIM-Färbung in der Feuchtbetrachtung besonders zu empfehlen. Die Schnitttechnik [RICHARDSON und Mitarbeiter, WIHMAN und BERGSTRÖM (2)] halten wir mit FARBER und Mitarbeitern (4) für das Sputum weniger geeignet.

Ist der Untersucher jedoch nur mit der histologischen Technik ausreichend vertraut — was für pathologische Institute häufiger zutreffen wird — so empfiehlt sich die Anwendung der SILVERSTOPEschen Methode in der von KAHLAU (2) angegebenen Modifikation. Allerdings sollten vor der histologischen Verarbeitung stets ein paar Ausstriche zusätzlich gefertigt werden, weil einzelne Tumorzellen vom kleinen Typ wegen der starken Schrumpfungsartefakte im Schnitt sonst zu leicht übersehen werden. Oft wird sonst nicht einmal mehr ein Verdacht geweckt. Die gleiche Empfehlung gilt auch für spärliches, ungenügendes Material bei Probeexcisionen.

Über die von FARBER (6) angegebene Zellanreicherung mittels Schleimauflösung durch Papain, ähnlich dem Vorgehen von ROSENTHAL und TRAUT, bestehen noch keine ausreichenden Erfahrungen.

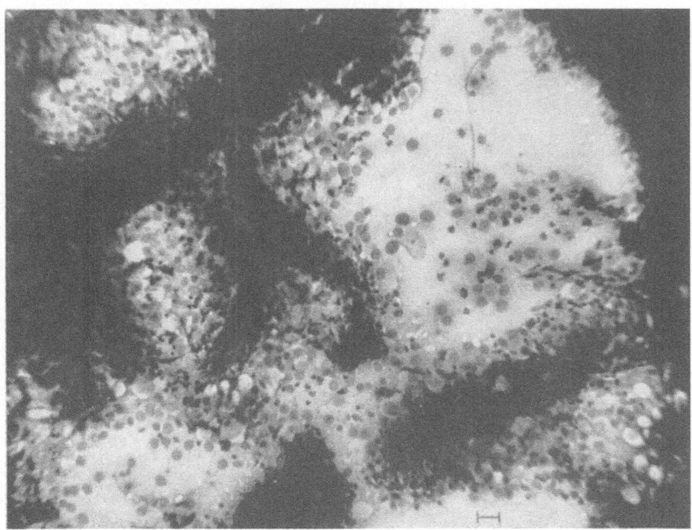

Abb. 1. Durch Bronchusspülung nach Curettage erhaltener Tumorbröckel eines wahrscheinlichen Alveolarzellcarcinoms. MAY-GRÜNWALD-Färbung.
Von den Alveolarwänden ausgehende Wucherung relativ gleichförmiger, nicht speichernder Zellen, die bei stärkerer Vergrößerung dem Befund entsprechen, wie er in Abb. 33 wiedergegeben ist. Der Tumor hatte einen peripheren Sitz und zeichnete sich durch ein relativ gutartiges Verhalten aus.
Diskussion des Befundes: Gewebsbröckel sind nach Bronchialcurettage nicht selten. Im Sputum überwiegen dagegen Einzelzellen. Dies trifft besonders für Plattenepithelcarcinome zu. Adeno- und Alveolarzellcarcinome treten öfter in kleinen Zellverbänden auf.

b) Ergebnisse.

α) Normalzellgehalt.

Der Normalzellgehalt variiert mit dem Ort und der Art der Entnahme. Während gewöhnlich nur Zellen der oberflächlichen und intermediären Lage auftreten — bei den Alveolarepithelien sind es phagocytierende Elemente — können nach der Bronchialcurettage auch Basalepithelien zur Darstellung kommen. Kleine, nicht speichernde Alveolarepithelien im Verbande, sog. kubische respiratorische Epithelien (Abb. 39), sieht man dagegen meist nur bei nicht eitrigen Veränderungen des Lungenparenchyms, die zugleich eine stärkere Regeneration auslösen, und vor allem bei Atelektasen. Von anatomischer Seite orientieren über den Normalzellgehalt unter anderem der Beitrag dieses Handbuches und die Arbeiten von BARGMANN, HEISS, v. HAYEK und HEYMANN. Im einzelnen finden sich im Sputum oder Bronchialabstrich folgende ortsständige Zellen:

1. Plattenepithelien der Mundschleimhaut, des Rachens, der Speiseröhre und von Teilen des Kehlkopfes (Abb. 2). Die Basalepithelien haben ein basophiles, schmales Plasma. Sie treten meist im Verbande nach mechanischer Läsion der Schleimhaut oder seltener auch bei ulcerativen Veränderungen auf. Der Kern weist eine deutliche feine Chromatinstruktur auf und zeigt gelegentlich kleine Nucleolen. Plattenepithelien der Intermediärzone haben überwiegend ein noch basophiles, schon größeres, meist noch nicht gefälteltes Plasma, das keine Keratingranula zeigt. Das Kernchromatinnetz wird gröber; kleine Nucleolen sind nur selten zu erkennen. Dieser Zelltyp exfoliiert im Kehlkopf häufiger als im Mund, er wird nicht selten in großen Plaques bei der Bronchoskopie in das Bronchiallumen hinabgestoßen und erscheint dann im Bronchialabstrich (Abgrenzung gegenüber metaplastischen Plattenepithelien s. Abb. 11, 12, 13, 14 und 16).

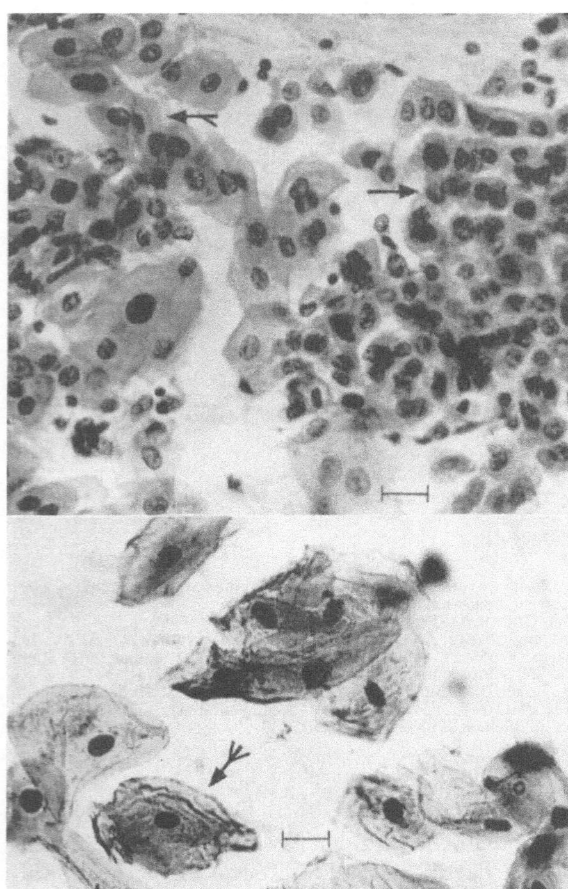

Abb. 2. Plattenepithelien der Mundschleimhaut. PAPANICOLAOU-Färbung. ↗ Basalepithelien; ↗ Epithelien der Intermediärzone; ↗ Epithelien der oberflächlichen Schicht. (Der Vergrößerungsfaktor ist bei beiden Aufnahmen gleich.)

Plattenepithelien der oberflächlichen Schicht zeigen teils ein basophiles, teils ein eosinophiles, stark gefälteltes Plasma. Der Kern ist pyknotisch und meist völlig strukturlos. Die starke Größenzunahme der Zellen ist plasmabedingt. Mit zunehmender Kornifikation finden sich in den eosinophilen Zellen manchmal Keratingranula. Eine der Epidermis entsprechende Kernauflösung tritt in der Regel nicht ein. Bei pathologischer Hyperkornifikation (FARBER und Mitarbeiter) — nach PAPANICOLAOU Keratinisation —, die durch eine derbere, nicht gefältelte, mit scharfen Grenzen versehene Plasmabeschaffenheit ausgezeichnet ist (Abb. 12), kann es dagegen zur Kernauflösung kommen. Man trifft sie sowohl beim metaplastischen Plattenepithel (Abb. 12) als auch bei Tumoren (Abb. 28), sowie bei hormonellen Dysfunktionen und Ernährungsschäden (TOAFF und BROMBERG).

2. Bronchialschleimhautepithelien (Abb. 3). Die Basalepithelien haben 8—12 μ große, mit einem feinen, gleichmäßigen Chromatinnetz versehene Kerne, die nicht selten Nucleolen erkennen lassen. Das Plasma ist sehr schmal. Bei hyperplastischer Schleimhaut im Verlaufe von chronischen Entzündungen, die zu einem stärkeren Auftreten dieses Zelltyps im Bronchialabstrich führen, steigt der N/n-Durchmesser bis auf 1:0,2, in einem Falle bei uns sogar bis auf 1:0,23. Becherzellen sind durch ein fein- oder groẞvacuolig verändertes Plasma und exzentrisch gelagerte, oft pyknotische Kerne ausgezeichnet. Obgleich bei Flimmerepithelien der Haarbesatz häufig nicht mehr erhalten ist, läßt sich auch noch bei lädierten Zellen auf Grund der in der PAPPENHEIM-Färbung oxyphil sich anfärbenden Flimmerleiste dieser Zelltyp erkennen. Grobe eosinophile

Granulationen, die im Bereiche des Bronchialbaumes nur bei diesen Zylinderepithelien vorkommen, sind ebenfalls ein recht gutes Hilfsmittel (Abb. 22). Bemerkungen zur Variation der Kerngröße finden sich unter Abb. 21. PAPANICOLAOU gibt an, daß die Flimmerepithelien der Nase und des oberen Pharynx

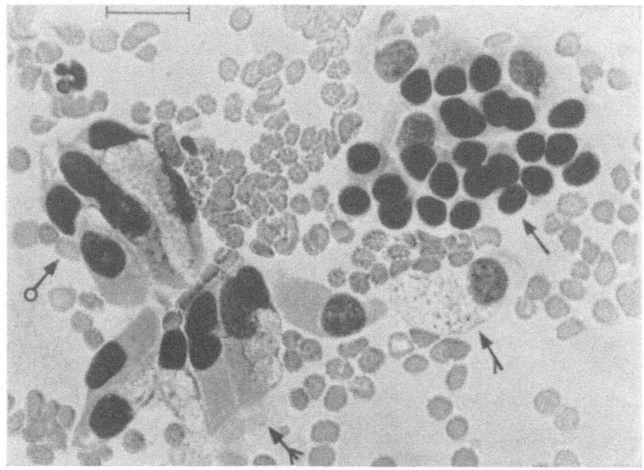

Abb. 3. Bronchialschleimhautepithelien. Bronchialabstrich. PAPPENHEIM-Färbung.
↗ Basalepithelien; ↗ Becherzelle; ↗ Flimmerepithelien;
♂ Palisadenartig übereinandergeschichtete Zylinderepithelien.

größer als die der Bronchialschleimhaut seien. Eine treffende Darstellung des normalen und pathologischen Zellbildes von Beimengungen aus dem Nasen-Rachenraum findet sich bei PROBST und PFALTZ. Die verschiedenen Degenerationszustände sind bei HARTMANN ausführlich abgebildet.

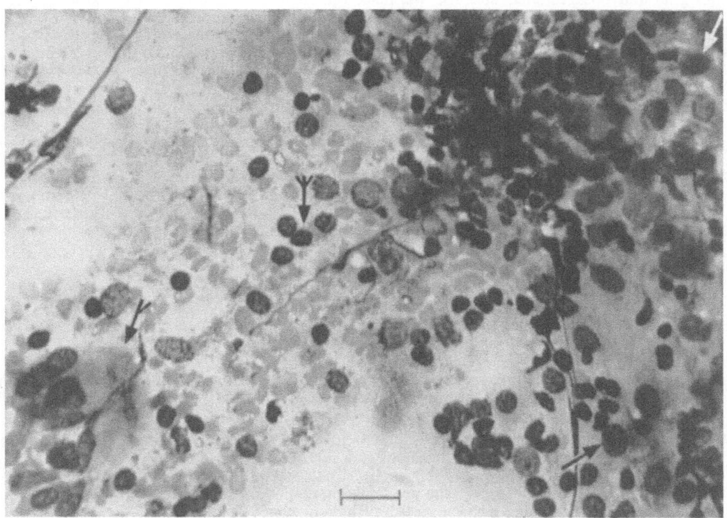

Abb. 4. Bronchialabstrich nach Bronchuscurettage.
PAPPENHEIM-Färbung.
↗ In Haufen gelagerte Epitheloidzellen. Das große, schlecht abgegrenzte, schmutzig-graue Cytoplasma ist charakteristisch und spricht gegen das Vorliegen von ortsüblichen Zellen.
↗ Flimmerepithelverband;
↗ Lymphocyten. An anderer Stelle fanden sich auch eindeutige lymphatische Stammzellen vom Typ der großen Rundzellen.
Ausstrichdiagnose: Bronchialschleimhauttuberkulose bei Lymphknotenperforation.

Abb. 5. Kaulquappenähnliche (↗) und spindelzellförmige (↗) Tumorzellen im Sputum bei einem stark entdifferenzierten Plattenepithelcarcinom der Bronchialschleimhaut.
PAPANICOLAOU-Färbung.
Ausstrichdiagnose: Stark entdifferenziertes, verhornendes Plattenepithelcarcinom.
Präparat: Dr. G. L. WIED, Berlin.

Abb. 6. Metastatische Tumorzellen (↗) im Sputum eines an Adenocarcinoma coli erkrankten Patienten. Die dem Kern aufsitzenden Sekretvacuolen sind typisch für Adenocarcinome.
↗ Normale Plattenepithelien.
PAPANICOLAOU-Färbung.
Ausstrichdiagnose: Tumorzellen vom Adenocarcinomtyp nachgewiesen.
Aus GRUNZE, H.: Klinische Cytologie der Thoraxkrankheiten. Stuttgart: Ferdinand Enke 1955.

Abb. 7. Dazugehöriger Schnitt durch die Lungenmetastase des schleimbildenden Coloncarcinoms.
H.E.-Färbung.
↗ Nachgewiesener Zelltyp im Sputum mit kernständiger Sekretvacuole.
↗ Starke Verschleimung mit Plasmaauflösung und Kernpyknose. Diese Zellen sind im Sputum nicht mehr beurteilbar.
Operationspräparat und Schnitt: Prof. FREY und Dr. LÜDEKE, München.

Abb. 8. STERNBERGsche Riesenzelle im Sputum einer Lungenlymphogranulomatose.
PAPPENHEIM-Färbung.
Die großen Kernnucleolen, ein oft lobulierter Kern (Abb. 9) und das große, in der PAPPENHEIM-Färbung blaue lymphatische Plasma sind charakteristisch. Eine weitere Stützung der Diagnose bedeuten die begleitenden Reticulumzellen im Sputum (Abb. 9).
Ausstrichdiagnose: Nachweis von Reticulum- und Riesenzellen, die einen starken Verdacht auf Vorliegen einer Lymphogranulomatose ergeben.

Abb. 9. STERNBERGsche Riesenzelle mit großem Nucleolus (↗) und Reticulumzellen (↗) im Sputum.
PAPANICOLAOU-Färbung.
↗ Reticuläre Vorstufe einer STERNBERGschen Riesenzelle.
Ausstrichdiagnose: wie bei Abb. 8.
Aus GRUNZE, H.: Klinische Cytologie der Thoraxkrankheiten. Stuttgart: Ferdinand Enke 1955.

Abb. 10. Alveoläre Riesenzellen aus dem Sputum einer Lungenfibrose im Rahmen einer Sklerodermie.
PAPANICOLAOU-Färbung.
Die Gutartigkeit dieser Riesenzellen ergibt sich aus der Phagocytose und der konstanten Kerngröße.
↗ Typische kleinvacuolisierte, pigmentspeichernde Alveolarzelle;
↗ gegenseitige Riesenzellphagocytose.
Ausstrichdiagnose: Kein Anhalt für bösartige Zellen, desgleichen fehlen bemerkenswerte entzündliche Zeichen. Auffallend ist ein verstärktes Vorkommen teilweise nur wenig speichernder Riesenzellen.
Diskussion des Befundes: Speichernde Riesenzellen im Sputum sind ein häufiger, in keiner Richtung pathognomonischer Befund. Das hier wiedergegebene Bild zeigt die stärksten Veränderungen, welche wir bisher sahen. Im Zusammenhang mit den klinischen Daten ergab sich ein gewisses Interesse, jedoch keine entscheidende diagnostische Bedeutung. ZATUCHNI und Mitarbeiter haben nämlich auf dem Boden von Lungenfibrosen Alveolarzellcarcinome beschrieben. In diesem Falle fanden sich jedoch keine Übergänge zu bösartiger Entartung. — „Zellkannibalismus" kommt bei gut- und bösartigen Zellen vor, bei letzteren ist er augenfälliger. Gleichzeitige Pigmentphagocytose und Fehlen eindeutiger Kernveränderungen sprechen für Gutartigkeit. Außerdem wird in diesem Bild die verstärkte Eosinretention von größeren Zellen oder Zellverbänden demonstriert. Das Plasma der einzelnen Alveolarzellen ist in der PAPANICOLAOU-Färbung sonst graugrün bis grünbraun. FARBER und Mitarbeiter (4) haben auf diesen Befund hingewiesen, der nicht zu Mißinterpretationen im Sinne einer Plasmakornifikation führen darf.

Abb. 11. Metaplastische Plattenepithelien aus dem Bronchialsekret eines Lungenabscesses (vgl. Abb. 15).
PAPANICOLAOU-Färbung.
Hochgradige Verschiebung der Kernplasmarelation. Kerngrößen bis zu 20 μ und Hyperkornifikation erwecken den Verdacht auf Malignität. Beginnende Anordnung zur Hornzwiebelbildung. Eine fehlende deutliche Polymorphie ist in solchen Fällen der einzige Hinweis auf die noch vorhandene Gutartigkeit.
Ausstrichdiagnose: Ortsfremde Plattenepithelien ohne deutliche Polymorphie. Wiederholte Untersuchung angezeigt.
Anmerkung: Bei vielen Untersuchungen und reichlichem, diagnostisch verwertbarem Zellgehalt ergab sich stets derselbe Befund. Es wurde daher schließlich Gutartigkeit der Veränderung angenommen.

Abb. 12. Bronchialsekret einer Lungen-Bronchuslymphogranulomatose.
PAPANICOLAOU-Färbung.
↗ Mit dem Bronchoskop hinabgestoßenes normales Plattenepithel;
↗ metaplastische Plattenepithelien vom Intermediärzelltyp mit pyknotischem Kern und atypisch kornifiziertem, scharf begrenztem dickem, leicht brüchigem Plasma;
↗ beginnende Kernauflösung.
Ausstrichdiagnose: Plattenepithelmetaplasie mit atypischer Kornifikation bei deutlicher Bronchitis.
Aus GRUNZE, H.: Klinische Cytologie der Thoraxkrankheiten. Stuttgart: Ferdinand Enke 1955.

Abb. 13 und 14. Plattenepithelmetaplasie im Falle einer chronischen Emphysembronchitis. Bronchialabstrich und histologischer Schnitt.
H.E.-Färbung. (Nr. 13 nach DUDGEON und PATRICK.)
↗ Sehr große Becherzelle;
↗ metaplastische Plattenepithelien vom Basalzelltyp.
Ausstrichdiagnose: Schwere Bronchitis mit Plattenepithelmetaplasie.
Diskussion des Befundes: Einen ähnlichen Befund bilden FARBER und Mitarbeiter (4) unter der Diagnose Adenocarcinom ab. Große Sekretvacuolen sind nach ihren Angaben erst dann krebsverdächtig, wenn sie über die Hälfte der Zellgröße ausmachen. Dieses Bild kann jedoch auch noch bei hypertrophischen Bronchitiden mit drüsiger Hyperplasie gesehen werden. Wir halten die Diagnose daher für sicherer, wenn die Vacuolisierung noch nicht so weit fortgeschritten ist, daß die stets resultierende Kernpyknose die entscheidende Beurteilung der Kernverhältnisse erschwert. Werden im Sputum chronischer Bronchitiden carcinomverdächtige Plattenepithelien nachgewiesen und zeigt das Röntgenbild keine verdächtigen Herdschatten, so muß man in jedem Falle die histologische Untersuchung mit zu Rate ziehen und bei Plattenepithelmetaplasie oder auch nur einem Auftreten von Übergangsepithel die Diagnose sehr vorsichtig formulieren.

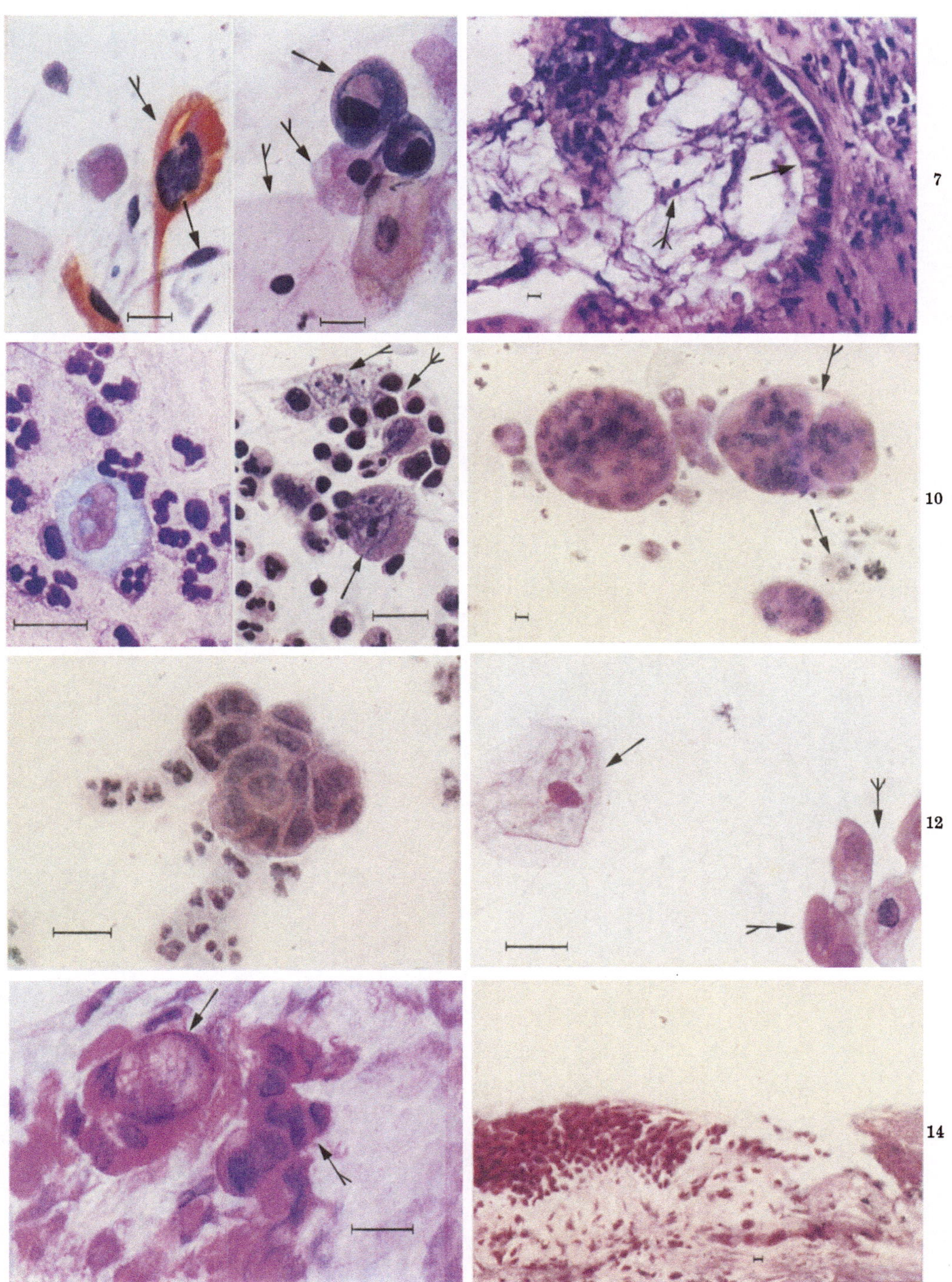

Abb. 5—14.

3. Alveolarepithelien. *Beschreibung an Hand der Abb. 39, 10 und 44a.* Neben eingewanderten Leukocyten treten im Bronchialsekret oder Sputum des Gesunden, besonders bei älteren Personen, stets einige pigmentspeichernde Zellen auf. Bereits bei v. HOESSLIN findet sich eine ausführliche Besprechung der Frage, ob die Phagocyten des Sputums epithelialer oder mesenchymaler (reticulohistiocytärer) Herkunft sind. LANG, POLICARD, FIRLE und TSCHISTOWITSCH treten besonders für die letztgenannte Genese ein. Wir halten beide Möglichkeiten für gegeben, rücken jedoch, auf der Lehre KOELLIKERS fußend, die Alveolarepithelnatur dieser Elemente in den Vordergrund. Recht zutreffend scheint uns die Darstellung von CAPPEL zu sein, der mesenchymale Phagocyten nur dann hinzutreten sieht, wenn die Reaktion sehr stark ist. Die angelsächsischen Autoren sprechen in der Regel nur von Histiocyten. Für die Tumordiagnostik ist diese Frage nicht von Bedeutung.

β) Entzündungen, lymphatische Systemerkrankungen.

Entzündungen lassen sich durch die Cytodiagnostik des Sputums nur schlecht beurteilen, insbesondere ist eine ätiologische Klärung nicht möglich. Die grobe makroskopische Beurteilung ist oft zumindest genau so aufschlußreich. Wenngleich bei Tuberkulösen Epitheloidzellen und LANGHANSsche Riesenzellen gefunden werden [WANDALL, GRUNZE (1) u.a.], so ist doch leicht eine Verwechslung mit Alveolarepithelien oder Histiocyten möglich, die ähnliche Formen zeigen können. Der bakteriologischen Untersuchung gebührt daher in solchen Fällen das entscheidende Wort. Bei der Technik des gewaschenen Sputums leistet ihr die Cytologie eine kleine Hilfestellung (STIFF und Mitarbeiter).

Günstiger liegen die Verhältnisse beim Bronchialsekret, da die degenerativen Erscheinungen an den Zellen hier noch nicht so stark ausgeprägt sind und spezifische Elemente sicherer beurteilt werden können (Abb. 4). Die cytologische Untersuchung ersetzt jedoch in keinem Falle die histologische, weil auch nach scharfer Bronchuscurettage, die manchmal sogar Knorpelteilchen zutage fördern kann, keine genügenden Aussagen über die Veränderungen der Bronchialwand möglich sind. Ein Vorteil der Cytologie ist dagegen, daß sie an Hand der exfoliierten Zellen einen indirekten Aufschluß über die Veränderungen der Peripherie gibt. Normalerweise finden sich im Bronchialsekret neben wenigen weißen Blutzellen einige Alveolarepithelien und viele zylindrische Bronchialepithelien. Nicht eitrige, chronische funktionelle hypertrophische Bronchitiden, z. B. vom asthmoiden Typ, zeigen ebenfalls einen kaum vermehrten Leukocytengehalt, dagegen eine deutliche Zunahme des Schleimes, der Basalepithelien und der Becherzellen im Perlontupferabstrich. Stärkerer Granulocyten- oder Lymphocytengehalt sowie Zelldetritus sind in diesem Bereich stets pathologisch. Akute eitrige Bronchitiden sind durch starkes Überwiegen der Segmentkernigen, katarrhalische dagegen durch ihren vermehrten Schleimgehalt ausgezeichnet; Neutrophile und Lymphocyten wechseln hier in ihrem prozentualen Anteil. Bei Viruserkrankungen treten zuweilen erhöht lymphoide Monocyten (nichtspeichernde Histiocyten) auf. Plasmazellen sind relativ selten. Das Vorkommen eosinophiler Zellen ist an keine speziellen Krankheiten gebunden. Wir fanden sie zwar beim Asthma und beim LÖFFLERschen Infiltrat vermehrt, aber auch bei Tuberkulosen und Abscessen war ihr Anteil zuweilen deutlich erhöht. Schwerere chronische Bronchitiden sind durch das Auftreten von Übergangsepithelien und verhornenden oder auch nicht verhornenden Plattenepithelien[1] ausgezeichnet. Bei der atrophischen Form ist der Gehalt exfoliierter Zellen insgesamt vermindert; es treten sog. Kümmerformen auf (PFALTZ und PROBST). Metaplastische Plattenepithelien sind neben stark gereizten Histiocyten die Hauptursache falscher positiver

[1] Ausführliche histologische Daten bei WITTEKIND und STRÜDER.

Resultate in der Tumordiagnostik (s. Tabelle 3). Man findet sie z. B. bei der Emphysembronchitis (Abb. 13 und 14), der chronischen Pneumonie, der Tuberkulose, dem Bronchektasen- und Absceßleiden (Abb. 11 und 15) und auch im Verlaufe von Lungen- und Bronchuslymphogranulomatosen, die einen schweren chronischen Hustenreiz setzen, wie wir es zweimal beobachteten (Abb. 12). Die chronische Ölpneumonie führt in gleicher Weise zu stärkeren Veränderungen der Bronchialschleimhaut (Abb. 16), worüber auch JACKSON und Mitarbeiter berichten. Neben den Zeichen einer chronischen Bronchitis ist hier der Nachweis cellulären und freien Fettes entscheidend. Die Untersuchung ist nur bei fettfreier Diät vorzunehmen (LOSNER und Mitarbeiter). Der Nachweis vereinzelter Lipophagen ist nicht beweisend. Eine verdachterweckende Anamnese ist zu

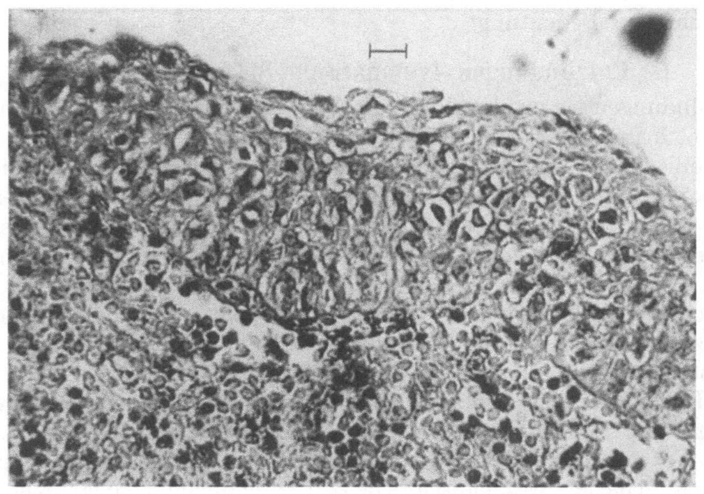

Abb. 15. Histologisches Korrelat zu Abb. 11. Metaplastisches Plattenepithel der Absceßwand. H.E.-Färbung.
Präparat: Dr. C. J. LÜDERS, Berlin.

fordern. Ergänzende Angaben bei JAMPOLIS und Mitarbeitern, J. FARBER und Mitarbeitern, DAVIS, JANES, NATHANSON und Mitarbeitern. Beim Bronchektasenleiden exfoliieren oft kleine papillomatöse Zellverbände, die teils verhornte, teils aber auch aufgelockerte Plasmaleiber zeigen [Abbildungen bei PAPANICOLAOU (9) und GRUNZE (3)]. Der bei Plattenepithelmetaplasien auftretende Zelltyp entspricht meistens dem Basal- oder Intermediärzelltyp; ausgereifte, plasmagefältelte, kernpyknotische Elemente, die dann gegenüber den Normalepithelien der Mund-, Rachen- und Kehlkopfschleimhaut eine gewisse Kernunruhe zeigen, sind seltener. Die Herkunft der bei chronischen Infekten anzutreffenden, mit pyknotischen oder verdämmernden Kernen und eosinophilem oder indifferentem, polygonalem Plasma versehenen „Pap-Zellen" scheint nicht einheitlich zu sein. Sowohl Plattenepithelien der oberen Luftwege als auch metaplastische Plattenepithelien der Bronchen und eventuell auch kubische respiratorische Epithelien sind als Ursprungszellen in Betracht zu ziehen.

Alveoläre und reticulohistiocytäre Phagocyten sind vor allem als hämosiderinhaltige Herzfehlerzellen bekannt. Nicht nur bei Herzkranken, sondern auch nach Blutungen und bei chronischen, produktiven Entzündungen mit nur geringer eitriger Komponente sind sie vermehrt.

Ein spezielles Interesse gewinnt der Nachweis reticulärer und lymphatischer Elemente beim lymphogranulomatösen und lymphosarkomatösen Befall der Lungen (Abb. 8, 9 und 17). Die Befunde und Abbildungen von EFSKIND, WAN-

DALL, DELARUE und ORCEL sowie PAPANICOLAOU decken sich mit unseren Ergebnissen. In 5 Fällen der letzten 3 Jahre konnten wir dreimal STERNBERGsche Riesenzellen mit den begleitenden reticulären Zellen finden. Der Nachweis der letzteren

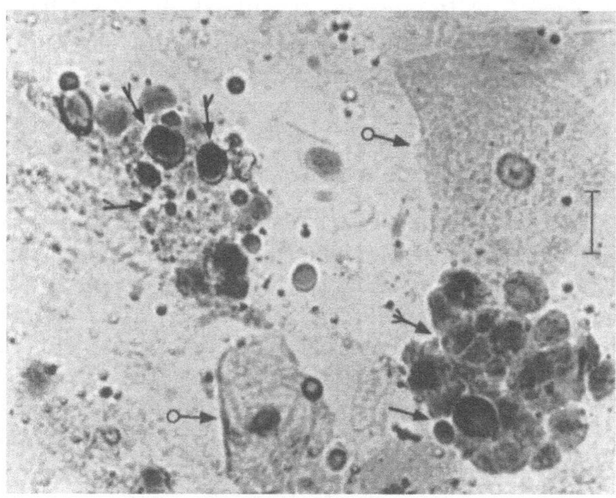

Abb. 16. Sputumbefund bei einer Ölpneumonie.
Färbung: Hämatoxylin-Sudan.
↗ Sudanpositive extracelluläre Fettkügelchen;
↗ intracelluläre Fettkügelchen in einem gequetschten Makrophagen;
↗ Übergangsepithelien oder Plattenepithelien vom Basalzelltyp;
♂ Plattenepithelien der Mundschleimhaut
Ausstrichdiagnose: Gehäuftes Vorkommen von intra- und extracellulärem Fett.

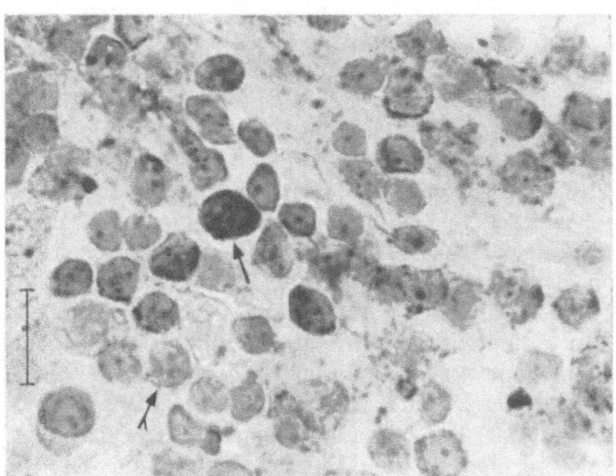

Abb. 17. Lymphoblasten im Sputum bei aleukämischer lymphatischer Leukämie mit Infiltration des rechten Oberlappens. (Im peripheren Blut nur 50% lymphatische Zellen.)
PAPPENHEIM-Färbung.
↗ Lymphoblasten mit schmalem azurblauen Plasma. ↗ Junge lymphatische Rundzelle mit tiefblauem Plasma.
Der überall deutliche Nucleolus und das schmale basophile lymphatische Plasma sind charakteristisch. (Abgrenzung gegenüber dem Oat-cell-Carcinom s. Abb. 26 und 27.)
Ausstrichdiagnose: Nachweis von vielen lymphatischen Stammzellen im Sputum.

allein genügt nicht für die Diagnosenstellung, da er zu unspezifisch ist. Die Erkennung wird durch die zusätzliche Verwendung der PAPPENHEIM-Färbung unseres Erachtens erleichtert, weil der Vergleich mit den aus der Lymphknotenpunktion[1] bekannten Verhältnissen dann eine gemeinsame optimale, technische Basis erhält.

[1] Orientierende, gut bebilderte Arbeiten zur Cytologie des lymphatischen Systems stammen unter anderem von TISCHENDORF, STAHEL, PAVLOVSKY, MOESCHLIN, WEIL, MORRISON und Mitarbeitern, BOVER, STRUNGE, FOLKNER, LEITNER, FLEISCHHACKER und KLIMA, TEMPKA und KUBICZEK.

Das gleiche gilt für die Erkennung lymphosarkomatöser Zellen.

Über die Cytodiagnostik von Speicherkrankheiten der Lungen finden sich bisher keine Mitteilungen. Grundsätzlich orientiert ein reichhaltig bebilderter Artikel von LUBARSCH und PLENGE im Handbuch der speziellen pathologischen Anatomie und Histologie. Er enthält unter anderem eine eindrucksvolle Abbildung SMETANAS von in den Alveolen liegenden Speicherzellen im Falle einer NIEMANN-PICKschen Krankheit.

γ) Carcinome und Bronchialadenome.

Die Cytodiagnose des Bronchialcarcinoms und der metastatischen Lungentumoren gründet sich in erster Linie auf umfassende Erfahrungen hinsichtlich der Variabilität des normalen ortsüblichen Zellmaterials unter den Bedingungen der Reizung und Entzündung und erst in zweiter Linie auf die theoretische Kenntnis allgemeiner und spezieller Malignitätskriterien[1]. Für letztere gilt stets, daß nur der positive Befund beweist, der negative aber nicht ausschließt. Folgende celluläre Malignitätszeichen wären zu nennen: Ortsfremdheit eines Zelltyps, starke Atypizität ortsüblicher Zellen, die über das bei Entzündungen oder Reizungen gewohnte Maß hinausgeht, Zellvergrößerung, Kernvergrößerung mit resultierender Verschiebung der Kernplasmarelation zugunsten des Kernes (HEIBERG), irreguläre Kernbegrenzung mit Kernlobulation oder Protrusionen, Kernhyperchromasie, unregelmäßige Verteilung des Kernchromatins, vergrößerte, vermehrte oder bizarre Nucleoli und Riesenzellbildung bei einkernigen oder mehrkernigen Zellen. Letztere müssen eine gewisse Kernpolymorphie oder verstärkte Nucleolenbildung bei fehlender Pigmentspeicherung zeigen. Sogenannte, früher oft erwähnte Fettkörnchenzellen (fettig degenerierte Elemente) sind ohne diagnostische Bedeutung; da sie sich zumindest genau so häufig von gutartigen Zellen ableiten. Eine gute funktionelle Differenzierung, z. B. Flimmerbesatz, spricht gegen Malignität. Dagegen erweckt Nacktkernigkeit als Folge eines schlecht organisierten Plasmas bei sonst fehlenden degenerativen Veränderungen den Verdacht auf Bösartigkeit (Abb. 34). Desgleichen sind Riesenvacuolen auf Adenocarcinome verdächtig. Im Zellverband zeigen sich bei Tumorzellen oft Anisocytose und Anisokaryose sowie starke Reifungsunterschiede. Pathologische Mitosen sind im Sputum recht selten.

Als Gegenbeispiel zur obigen Aufzählung seien nur metaplastische Plattenepithelien erwähnt, die trotz Ortsfremdheit nicht maligne sind. Daß die bekanntesten Malignitätsmerkmale, nämlich Größenzunahme gegenüber den ortsüblichen Zellen und signifikant veränderte Nucleolen, fehlen können, zeigt das häufige Oat-cell-Carcinom, dessen Diagnose sich in erster Linie auf die weitgehende Nacktkernigkeit, die Hyperchromasie, die Kernpolymorphie und die unregelmäßige Kern-Chromatinstruktur gründet (Abb. 26 und 27).

Das Für und Wider im Einzelfalle ist am besten an Hand der Abbildungen dieses Kapitels klarzulegen. Grundsätzlich bleibt festzustellen, daß in vielen Fällen ein die Diagnose stützender oder weitertreibender Tumorverdacht auf Grund von Einzelzellen bzw. Zellverbänden ausgesprochen werden kann. Nicht selten ist auch eine der Histologie ebenbürtige, sichere Diagnose möglich. Dies hängt von dem Ausprägungsgrad der Malignitätszeichen ab. GATES und WARREN sagen treffend: "The differences between benign and malignant cells are mainly matters of degree rather than of kind". Die von skeptischen Histologen angeführte

[1] In den Arbeiten über die Tumorpunktion von PIANESE, STEWART, MCCARTY, FIDLER, HAUPTMANN, GRUNZE (4) u. a. finden sich ausführliche, grundsätzliche Hinweise zur Kenntnis der Malignitätskriterien.

Meinung BORSTs, es gäbe kein morphologisches Qualifikationsmerkmal, das nicht auch unter den Bedingungen der Reizung oder Entzündung bei gutartigen Zellen auftreten könne, bezieht sich nur auf die qualitativen Veränderungen, nicht dagegen auf die quantitativen, von denen FISCHER-WASELS hervorhebt, daß sie für das Malignitätsproblem von entscheidender Bedeutung sind. Insofern kann der angeführte Ausspruch BORSTs nicht eine Ablehnung der klinischen Cytologie begründen, denn auch die Histologie hat nur quantitative Kriterien.

Neben der entscheidenden Frage, ob Tumor oder nicht, kommt auch der histologischen Qualitätsbestimmung eine erhebliche Bedeutung zu, da sich für jede Form hinsichtlich des häufigsten Sitzes und des Malignitätsindex Besonderheiten ergeben, die für die Frage der Operabilität berücksichtigt werden

Tabelle 1. *Einfluß des Tumorzelltyps auf die Cytodiagnostik.* [Nach FARBER, ROSENTHAL, ALSTON, BENIOFF, MCGRATH: „Cytologic diagnosis of lung cancer". Springfield (USA.), Thomas 1950.]

Zelltyp	Anzahl der Fälle	Positiver cytologischer Befund
Plattenepithelcarcinom	100	66 = 66%
Adenocarcinom	23	16 = 70%
Undifferenziertes Carcinom	37	11 = 30%
Fälle von nicht bestimmtem Zelltyp	37	15 = 40%
	197	108 = 55%

müssen. Hierüber orientieren die Arbeiten von GEBAUER, V. ALBERTINI (3), TUTTLE und WOMACK, OVERHOLT und SCHMIDT und vor allem von OCHSNER, DE CAMP und Mitarbeitern, sowie MCDONALD und Mitarbeitern (2). Die besten operativen Ergebnisse finden sich für das differenzierte Plattenepithelcarcinom, die schlechtesten für die undifferenzierten kleinzelligen und polymorphzelligen Bronchialcarcinome. Nicht ganz so ungünstig sind die Chancen beim Adenocarcinom, das allerdings frühzeitig hämatogen metastasiert und bei Frauen häufiger als bei Männern zu finden ist.

Es ist deshalb ein günstiger Umstand, daß das Plattenepithelcarcinom und das Adenocarcinom auf Grund ihrer guten Exfoliationseigenschaften besonders häufig und früh cytologisch erkannt werden können. Die in der Tabelle 1 von FARBER und Mitarbeitern zum Ausdruck kommenden Verteilungsquoten in der Cytologie werden in ähnlicher Weise von den meisten Cytologen bestätigt. Sie weichen deutlich von den Sektionsstatistiken (WEGELIN, GEBAUER), die einen höheren Prozentsatz undifferenzierter Carcinome aufweisen, ab.

Schon in der Histologie wird die Polymorphie der Bronchialcarcinome ausdrücklich erwähnt (FISCHER, HOESSLY, FROBOESE, ECK). Noch schwieriger ist deshalb in der Cytodiagnostik die Qualitätsbestimmung eines Tumors an Hand von Einzelzellen, da sich die Zelltypen bei den einzelnen Formen überdecken. Dies zeigt die folgende Tabelle 2.

Die aus der Tabelle 2 abzulesenden Verhältnisse mit ihrer die Qualitätsdiagnose erheblich erschwerenden Variabilität werden für das Plattenepithelcarcinom durch die Abb. 5, 19, 20, 22, 24, 25, 28, 41 und 43 belegt. Für das Adenocarcinom sind es die Abb. 6, 7, 30, 31, 32. Der undifferenzierte polymorphzellige Typ findet sich in den Abb. 23 und 40. Die relativ einheitlicheren Zellformen des Oat-cell- und Alveolarzellcarcinoms sind in den Abb. 26, 27 und 33 dargestellt. Das bei uns nur durch perbronchiale Punktion, von STRUPLER, BITSCHIN und ESCHER sowie PFALTZ und PROBST aber mehrmals im Bronchialabstrich nachgewiesene

Abb. 18. Mehrkernige Epitheloidzelle mit starker Pigmentspeicherung im Sputum eines Tuberkulösen. PAPPENHEIM-Färbung (Feuchtbetrachtung).
Ausstrichdiagnose: Epitheloidzellen in einem detritisch-leukocytären Sputum.

Abb. 19. Mehrkernige Tumorzelle im Sputum eines bestätigten Plattenepithelcarcinoms. Die hervortretenden Nucleoli und das homogene, nicht pigmenthaltige Plasma ergaben die Verdachtsdiagnose „Carcinom“. DUDGEON-PATRICK-Färbung.

Abb. 20. Bronchialabstrich bei einem stark entdifferenzierten, histologisch bestätigten Plattenepithelcarcinom. PAPPENHEIM-Färbung (Feuchtbetrachtung).
↗ Einkernige Riesenzelle mit großem basophilem Nucleolus;
↗ polymorphkerniger Tumorzellhaufen;
↗ Kernreste von cytolysierten normalen Bronchialschleimhautepithelien.
Ausstrichdiagnose: Sicheres polymorphzelliges Carcinom.
Diskussion des Befundes: Dieses Bild zeigt, daß die Kernkörperchenvergrößerung bei den verschiedenen Zellen desselben Tumors erheblich variieren kann. Außerdem ist die starke begleitende entzündliche Komponente bemerkenswert.

Abb. 21. Bronchialabstrich.
PAPPENHEIM-Färbung.
Mehrkernige Riesenzelle vom Flimmerepitheltyp. Die gleichmäßige Größe und Chromatinstruktur der Kerne sprechen gegen Bösartigkeit, desgleichen die gute strukturelle Differenzierung, welche sich in dem Flimmerbesatz ausdrückt.
Aus LOPES-CARDOZO: Clinical cytology, Stafleu, Leyden: 1954.
Diskussion des Befundes: Solche Alterationen der ortsüblichen Zellen als Folge von Störungen im Wuchsstoffhaushalt, die sich teilweise auch in einer erhöhten Variation der Kerngröße ausdrücken, konnten wir ebenfalls feststellen und bewerten sie bei starker Ausprägung als ein indirektes Zeichen für das mögliche Vorliegen einer Geschwulsterkrankung, das zu intensiver weiterer Suche Anlaß gibt. Auch in diesem Falle fand sich an anderer Stelle ein Plattenepithelcarcinom. Ähnliche Bilder kommen ebenfalls nach Röntgenbestrahlung und bei chronischen Entzündungen vor. PFALTZ und PROBST widmen diesen Veränderungen bei der Frage der Präcancerose besondere Aufmerksamkeit. FABER und Mitarbeiter (4) geben hinsichtlich der Variation der Zellgröße von einkernigen Zellen an, daß ein Verhältnis von über 1:3 stets tumorverdächtig sei, besonders wenn der höchste Wert über 25 μ liegt. Als Faustregel ist für die Verhältnisse des Sputums und Bronchialsekrets festzustellen, daß einkernige Riesenzellen recht tumorverdächtig sind, mehrkernige jedoch schon bei recht geringen Reizen vorkommen und für die Malignitätsdiagnose kaum oder nur mit großer Vorsicht zu verwerten sind.

Abb. 22. Bronchialabstrich.
PAPPENHEIM-Färbung.
Die tumorverdächtigen Zellen (↗) zeigen hier keine Kernvergrößerung gegenüber den ortsüblichen Zylinderepithelien (↗). Das einzige verwertbare Malignitätskriterium bilden die vergrößerten Nucleolen mit einem N/n-Index um 1:0,3. Unterhalb der angezeichneten Zylinderepithelien (↗) manchmal vorkommende oxyphile grobe Granula, welche auch bei zerfallenden Zylinderepithelien deren Erkennung ermöglichen.
Ausstrichdiagnose: Starker Verdacht auf Tumorzellen vom Basalzelltyp.
Histologisch: Nicht verhornendes Plattenepithelcarcinom vom Basalzelltyp.
Anmerkung: Basalzellkrebse zeigen recht gleichförmige klein-mittelgroße Zellen. Die dreikernige Zelle bei ↗ war in diesem Falle die einzige stärker auffallende Geschwulstzelle in drei Abstrichen.

Abb. 23: Sputum.
PAPPENHEIM-Färbung.
Starke Kernpolymorphie bei nur gering oder gar nicht vorhandenem Cytoplasma.
↗ Deutlich vergrößertes Kernkörperchen.
Ausstrichdiagnose: Stark polymorphzellige Tumorzellen nachgewiesen.
Histologisch: Undifferenziertes, polymorphzelliges Bronchialcarcinom.

Abb. 24. Sputum.
PAPANICOLAOU-Färbung.
↗ Karyolyse und Kernabsprengung in einer stark kornifizierten Zelle.
Ausstrichdiagnose: Verhornendes, mäßig polymorphes Plattenepithelcarcinom (histologisch bestätigt).
Anmerkung: Zeigen kornifizierte oder keratinisierte Plattenepithelien noch lockere (jugendliche) Kerne, so spricht man von Reifungsdissoziation. Diese ist für Carcinome besonders dann typisch, wenn zusätzlich auch noch prominente Nucleoli vorhanden sind.

Abb. 25. Bronchialabstrich nach Curettage.
PAPPENHEIM-Färbung.
↗ Plattenepithelverband.
↗ Zylinderepithelien der Bronchialschleimhaut. An anderer Stelle zeigten sich einige Mitosen und geringe Verhornung.
Ausstrichdiagnose: Wenig polymorphe Tumorzellen vom Plattenepitheltyp nachgewiesen.
Histologisch: Gut differenziertes Plattenepithelcarcinom mit vereinzelter Verhornung.

Abb. 26. Sputum.
PAPPENHEIM-Färbung.
Das sehr schmale Plasma (↗) dieser kernchromatinreichen Zellen und die bei ↗ deutliche Kernlobulation einer doppelt so großen Zelle erwecken den Verdacht auf Vorliegen bösartiger Zellen (vgl. Abb. 27).
Ausstrichdiagnose: Verdacht auf kleinzelligen Tumor.

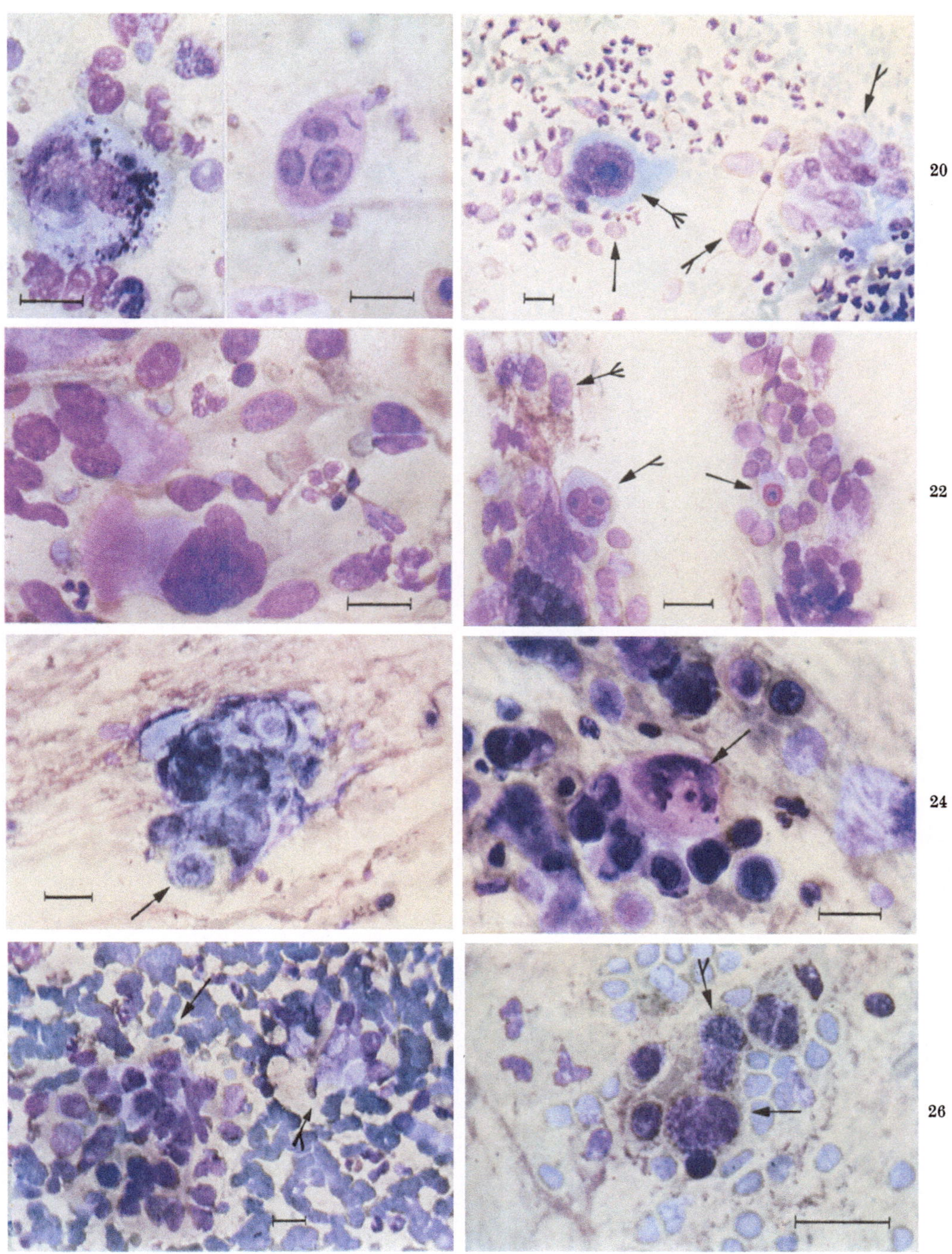

Abb. 18—26.

Tabelle 2. *Beziehungen zwischen der histologischen Qualität eines Carcinoms und dem im Sputum und Bronchialsekret auftretenden Zelltyp.* (Entnommen aus GRUNZE, H.: Klinische Cytologie der Thoraxkrankheiten. Stuttgart: Ferdinand Enke 1955.)

Histologisch	Cytologisch				
	kleinzellig 6—14 μ	mittel-großzellig	Riesenzell-bildung	verhornende Zellen	sekretorisch tätige Zellen
Kleinzelliges, undifferenziertes Bronchialcarcinom (Oat-cell-Carcinom) . . .	+++	recht selten	recht selten		
Plattenepithelcarcinom					
a) Basalzelltyp	++	+	selten	selten	
b) differenzierter epidermoider Typ	(+)	++	(+)	nicht selten	
c) entdifferenzierter Typ	(+)	++	+	nicht selten	
Undifferenziertes, polymorphes, vorwiegend großzelliges Bronchialcarcinom .	(+)	++	+		
Adenocarcinom	+	++	(+)		(+)
Aveolarzellcarcinom	(+)	+	(+)		(+) mit jedem Fall stark wechselnd

Bronchialadenom zeigt recht gleichförmige, leicht vermehrt nucleolisierte Zellen vom Basalzelltyp (Abb. 29) oder auch, wie bei uns, in der Kerngröße mäßig variierende kubische und zylindrische Epithelien ohne Flimmerbesatz. PAPANICOLAOU (9)

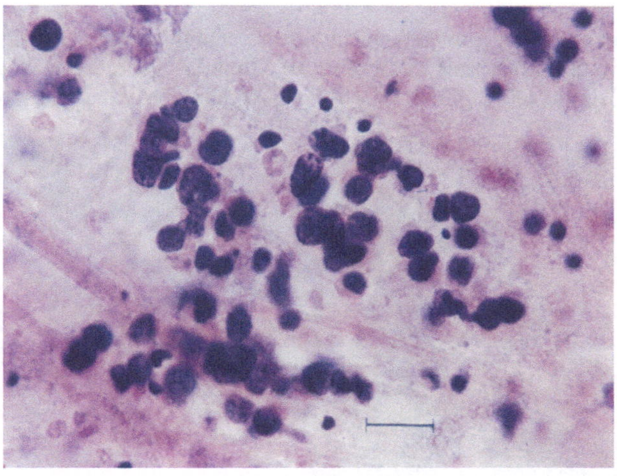

Abb. 27. Sputum.
PAPANICOLAOU-Färbung.
Kleine, polymorphe Zellen mit einer Größenvariation um 6—15 μ. Der Plasmasaum ist nur sehr schmal oder fehlt völlig. Gegenüber den gleich großen Normalelementen des Sputums zeigen diese Zellen eine ausgesprochene Hyperchromasie und auch ein deutlich unregelmäßig vergröbertes Kernchromatin.
Ausstrichdiagnose: Oat-cell-Carcinom.
Beitrag: G. N. PAPANICOLAOU, New York.
Diskussion des Befundes: Bei dieser Tumorart werden in der Regel keine signifikant vergrößerten Kernkörperchen gesehen. Das unterscheidet sie deutlich von lymphosarkomatösen Zellen des Sputums (Abb. 17) und von Plattenepithelcarcinomen vom Basalzelltyp (Abb. 22). In Fällen stark ausgeprägter Hyperchromasie und Kernpyknose sind Einzelzellen von Lymphocyten nicht zu unterscheiden. Im Gegensatz zu letzteren zeigt sich bei kleinen Zellverbänden zuweilen eine Neigung zu epithelialer Anordnung. Eine oder wenige Zellen dieses Carcinomtyps erwecken nur dann einen Malignitätsverdacht, wenn einwandfreie Vergleichsmöglichkeiten mit den Normalzellen des Sputums bestehen und dabei hinsichtlich der Hyperchromasie und Chromatinklumpung deutliche Unterschiede gefunden werden. Gegenüber dem Plattenepithelcarcinom ist die Exfoliationstendenz dieses Tumors etwas ungünstiger. Hat jedoch die Abschilferung begonnen, so werden nicht selten kleine Zellkomplexe gefunden. Diese ermöglichen dann eine sichere Diagnose.

betont die exzentrische Lage des Kernes. (Histologische Typisierung bei HAMPERL sowie McBURNEY und Mitarbeitern.) STRUPLER hebt selbst hervor, daß die klinischen und bronchoskopischen Daten bei der recht schwierigen Abgrenzung gegenüber Tumoren vom Basalzelltyp mit entscheidend sind.

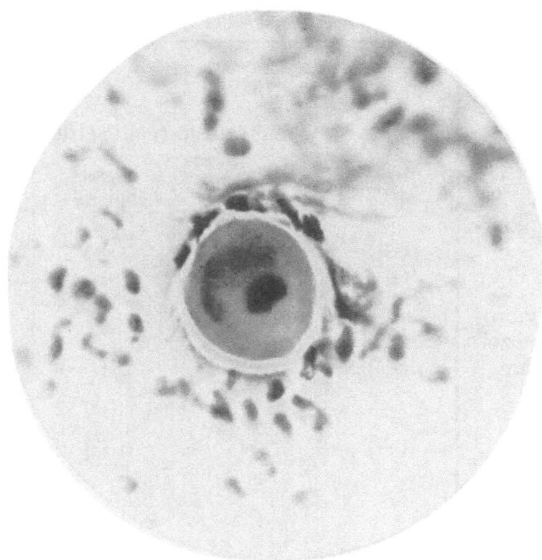

Abb. 28. Sputum. Plattenepithelcarcinom.
DUDGEON -und PATRICK-Färbung.
Das verdickte, scharf konturierte Plasma ist charakteristisch für Hyperkornifikation. Karyolyse.
Aus WANDALL, H.: A study on neoplastic cells in sputum as a contribution to the diagnosis of primary lung cancer. Kopenhagen: 1944. Nyt Nordisk Forlag, Arnold Busck.

Wegen der dargestellten Schwierigkeiten ermöglichen oft nur Zellverbände eine Spezifitätsdiagnose des Tumors; in günstig gelagerten Fällen erlauben jedoch auch Einzelzellen einen Qualitätsverdacht. So wird man bei ausgeprägt

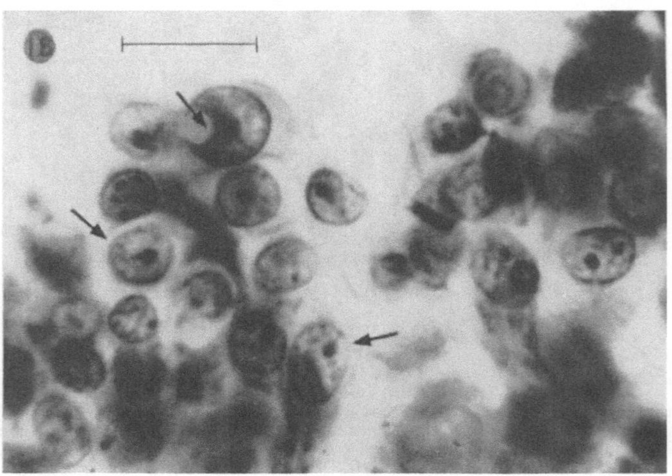

Abb. 29. Bronchialabstrich.
PAPANICOLAOU-Färbung.
Die deutlichen, aber nicht so stark wie in Abb. 22 veränderten Nucleoli (↗), das zwar schmale, aber gleichmäßig ausgebildete Plasma und die mäßige Variation der Kerngröße sprechen für die relative Gutartigkeit dieser Zellen. Um die Diagnose auf den Verdacht eines Bronchialadenoms zu lenken, sind die klinischen und bronchoskopischen Daten unerläßlich.
Ausstrichdiagnose: Wenig polymorphe, tumorverdächtige Zellen nachgewiesen. Verdacht auf Bronchialadenom.
Histologisch: Bronchialadenom vom karzinoiden Zelltyp.
Aus STRUPLER, W.: Cytologische Krebsdiagnostik aus dem Bronchialsekret. Practica oto-rhino-laryng. 1217 (1950).

sekretorisch tätigen Zellen ein Adenocarcinom in Erwägung ziehen. (Alveolarzellcarcinomzellen treten dagegen meist gehäuft und in Verbänden auf.) Desgleichen

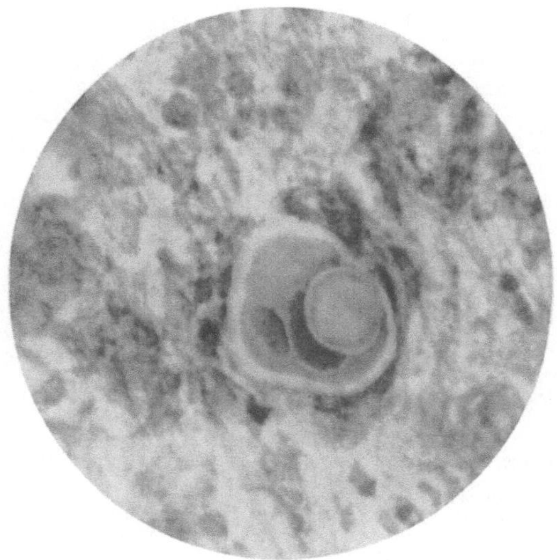

Abb. 30. Sputum. Sekretorisch tätige Zelle im Falle eines histologisch bestätigten, teils soliden, teils adenomatösen Bronchialcarcinoms.
DUDGEON- und PATRICK-Färbung.
Die dem Kern aufsitzende Sekretvacuole (vgl. auch Abb. 6) ist für Adenocarcinome typisch.
Mikrophoto aus H. WANDALL: A study on neoplastic cells in sputum as a contribution to the diagnosis of primary lung cancer. Kopenhagen 1944, Nyt Nordisk Forlag, Arnold Busck.

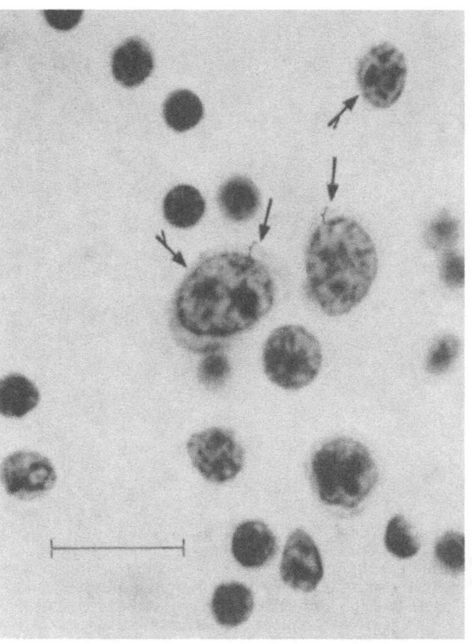

Abb. 31. Sputum eines Adenocarcinomkranken.
PAPPENHEIM-Färbung.
Nur die nicht sekretorisch tätigen, teilweise recht kleinzelligen Anteile des Tumors kommen hier zur Darstellung. Die großen multiplen, etwas bizarren Nucleolen (↗) und das schmale Plasma (↗) sprechen für das Vorliegen einer bösartigen Geschwulst, desgleichen die Anisocytose. Ein Anhalt für die Qualität des Tumors läßt sich auf Grund dieses Bildes jedoch nicht gewinnen.
Ausstrichdiagnose: Tumorzellen vom kleinzelligen Typ nachgewiesen.
Histologisch: Adenocarcinom der Bronchialschleimhaut.

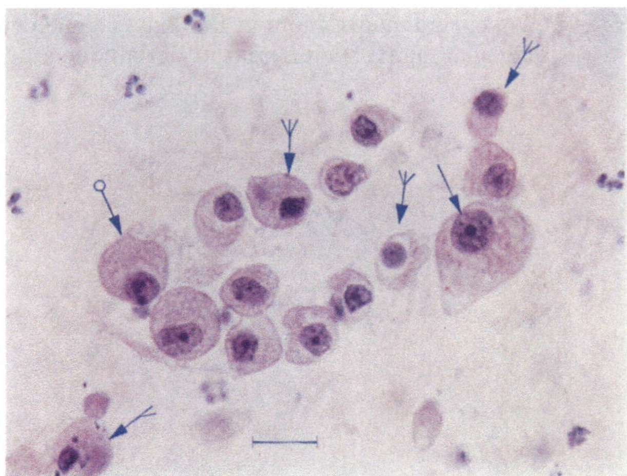

Abb. 32. Sputum. PAPANICOLAOU-Färbung.
Die Anisocytose, Anisokaryose, das Fehlen jeglicher Pigmentspeicherung sowie die teilweise vergrößerten Nucleolen (↗) erwecken einen Tumorverdacht.
Ausstrichdiagnose: Adenocarcinom der Bronchialschleimhaut.
Aus PAPANICOLAOU, G. N.: Atlas of cytology, Commonwealth Fund, New York 1954.

Diskussion des Befundes: Entgegen dem sonst üblichen Verhalten von Tumorzellen findet sich hier teilweise eine Veränderung der Kern-Plasmarelation zugunsten des leicht vacuolisierten, nicht kornifizierten Cytoplasmas (↗), was auf die sekretorischen Funktionen dieser Zellen zurückzuführen ist. Hinsichtlich der Normalelemente des Sputums müssen sie in erster Linie gegen mittelgroße Alveolarepithelien abgegrenzt werden. Das völlige Fehlen einer Phagocytose, die bei Alveolarzellen solcher Größe sonst in der Regel anzutreffen ist, schließt diese Möglichkeit aus. (Einzelnes Alveolarepithel bei ↗.) Für sekretorisch tätige Zellen charakteristisch sind die zunehmende Strukturlosigkeit des Kernes ↗ und das leicht verletzbare Cytoplasma ♂. Auf Grund dieser Eigenschaften wird die Diagnose manchmal recht schwierig oder gar unmöglich, wenn nur einzelne regressiv veränderte Zellen gefunden werden. Gegenüber Plattenepithelcarcinomzellen gleicher Größe unterscheiden sich diese Zellen in erster Linie durch ihre Plasmacharakteristika. Zusammen mit den Abb. 6, 7, 30 und 31 demonstriert dieses Mikrophoto das vielfältige Zellbild der Adenocarcinome.

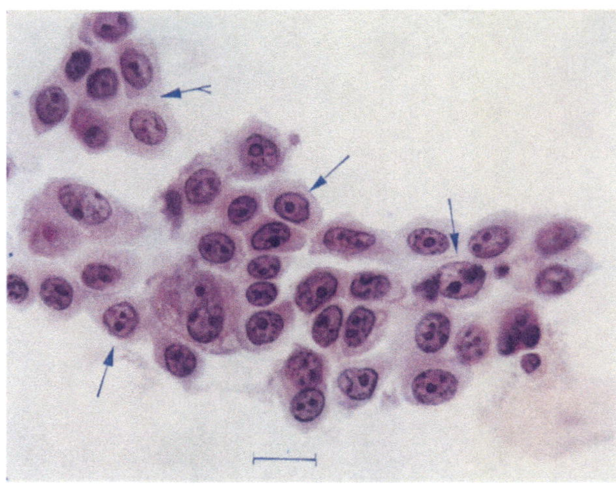

Abb. 33. Sputum. PAPANICOLAOU-Färbung.
Für ein Carcinom sprechen die Verschiebung der Kern-Plasmarelation zugunsten des Kernes, eine gewisse Anisokaryose, die deutliche Nucleolenvergrößerung (↗), die Neigung zum epithelialen Zusammenschluß (↗) und das völlige Fehlen einer Pigmentphagocytose.
Ausstrichdiagnose: Alveolarzellcarcinom.
Beitrag: G. N. PAPANICOLAOU, New York.

Diskussion des Befundes: Die cytodiagnostischen Kriterien des seltenen Alveolarzellcarcinoms überdecken sich mit denen des Adenocarcinoms. Fehlende Kornifikation des in der PAPPENHEIM-Färbung azurblauen, dünnen Plasmas und Auftreten von sekretorisch tätigen Zellen sind ihnen gemeinsam. Desgleichen kann bei beiden der kubische und der zylindrische Zelltyp auftreten (GRIFFITH und Mitarbeiter). Die früher hervorgehobene geringe Zellpolymorphie ist kein verläßliches Zeichen mehr, nachdem stärker entdifferenzierte Alveolarzellcarcinome beschrieben worden sind. Es empfiehlt sich daher, den spezifischen Verdacht auf ein Alveolarzellcarcinom, dessen klinische Sonderheit wir mit SIEGENTHALER bejahen, cytologisch nur dann zu äußern, wenn zustimmende klinische Daten die Annahme stützen oder kleine Gewebsbröckel den Blick besonders in diese Richtung lenken. Weitere klinische und histologische Daten sowie Abbildungen bei LIEBOW (2), SIEGENTHALER, WOOLNER und McDONALD (4) sowie GRUNZE (3).

sind bei genügend ausgeprägten Malignitätszeichen kornifizierte Zellen für ein Plattenepithelcarcinom beweisend. Die Diagnose des undifferenziert-polymorphzelligen und des undifferenzierten kleinzelligen Bronchialcarcinoms kann dagegen nicht an Hand von Einzelzellen gestellt werden, wie aus der Tabelle 2 hervorgeht. Dies ist insofern von Bedeutung, als z. B. BRUNNER das operative Angehen der letztgenannten Tumorart wegen ihrer schlechten Prognose von vornherein ablehnt.

Bei Zellverbänden können recht häufig Qualitätsdiagnosen gegeben werden, die sich später histologisch bestätigen. WANDALL hatte bei seinen histologisch gesicherten 75 Fällen eine Treffsicherheit von 83%. JACKSON und Mitarbeiter beurteilen diese Möglichkeit skeptischer. Eine neuere, sehr aufschlußreiche Arbeit

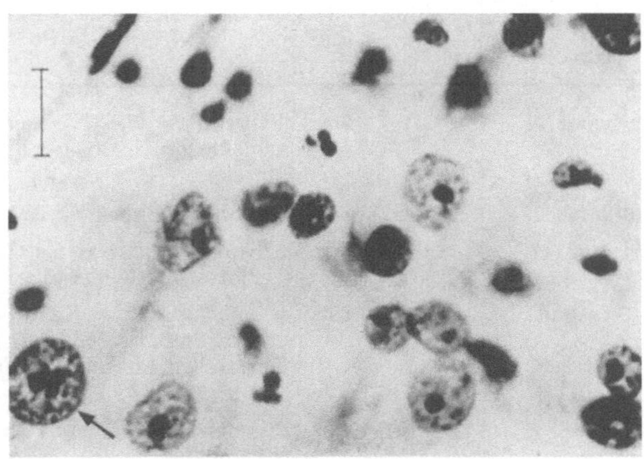

Abb. 34. Bronchialsekret. Hypernephromzellen einer Lungenmetastase. DUDGEON- und PATRICK-Färbung.
Die Anisokaryose, vergrößerte, teils bizarre Nucleolen (↗), Nacktkernigkeit und die Klumpung des Kernchromatins gestatten eine sichere Tumordiagnose.
Ausstrichdiagnose: Tumorzellen nachgewiesen.
Diskussion des Befundes: Die Neigung zum Plasmaverlust bei Hypernephromen findet sich bereits in Organpunktaten und tritt in der Exfoliativcytologie noch stärker zutage, da die Bedingungen zur Zell-Läsion und -Degeneration hier vermehrt gegeben sind. Ähnliche Veränderungen treten manchmal auch bei anderen medullären Tumoren auf. Ob es sich dabei um einen Plasmaverlust oder von vornherein um ein mangelhaft organisiertes Plasma, das dem von v. ALBERTINI (2) beschriebenen Symplasma entspricht, handelt, läßt sich durch das Ausstrichbild nicht entscheiden.

über die Möglichkeit cytologischer Spezifitätsdiagnosen stammt von FOOT (2). In ihr ist auch ausgeführt, daß organoide Zellverbände häufiger von metastatischen Lungentumoren stammen. Der Versuch einer Bestimmung des histologischen Typs auf Grund von Einzelzellen kann auch hier wie bei den primären Bronchialgeschwülsten vorgenommen werden. Alle Autoren stimmen jedoch darin überein, daß die Ergebnisse der Cytodiagnostik bei den metastatischen Lungengeschwülsten schlechter als bei den primären sind. Dies liegt in erster Linie an dem späten Einbruch in das Bronchiallumen. Besonders schlechte Ergebnisse sind sowohl bei primären als auch bei metastatischen stromareichen Sarkomen der Lunge zu erwarten, da die schlechte Exfoliationstendenz dieser Tumoren als ungünstiges Moment hinzukommt.

Die sog. „falschen negativen Diagnosen“ bei der Tumorerkennung sind hinsichtlich ihrer Benennung irreführend, da sie beim erfahrenen Untersucher in der Regel nicht auf Fehldeutung vorhandener Tumorzellen basieren, sondern darauf, daß in dem übersandten Material in der Tat keine Geschwulstelemente vorkommen. Der Fehler liegt also schon bei der Materialgewinnung. Hauptursache hierfür können sein der schon erwähnte fehlende Bronchialeinbruch der Geschwulst, der Bronchusverschluß durch Schleimhautödem oder Kompression von peribronchial und schließlich eine mangelnde Exfoliationstendenz der Veränderung. Medulläre Tumoren exfoliieren gut, bindegewebsreiche, vernarbende schlecht. Das gleiche gilt für wohl differenzierte Geschwülste mit noch intaktem Stroma. Die Quote dieser sog. falschen negativen Resultate schwankt bei alleiniger Sputumuntersuchung um 30—50% (GOWAR, FRUHLING und WACHENHEIM). Bei zusätzlicher Bronchialsekretuntersuchung sinkt sie auf etwa 10—20% (KUCSKO und PORTELE, WANDALL). Dagegen entsprechen die positiven falschen Resultate einer echten Mißinterpretierung. Ihre häufigsten Ursachen werden aus der Tabelle 3 ersichtlich.

Tabelle 3. *Falsche positive Diagnosen.* (Entnommen aus GRUNZE, H.: Klinische Cytologie der Thoraxkrankheiten. Stuttgart: Ferdinand Enke 1955.)

Autoren	Gesamtzahl der untersuchten Fälle	Diagnose oder wahrscheinliche Ursache des falschen positiven Befundes.
JACKSON und Mitarbeiter	270	2mal Tuberkulose, 1mal Lipoidpneumonie mit Bronchiektasen (histologisch: Plattenepithelmetaplasie)
DUDGEON und WRIGLEY	58	1mal chronische Sinusitis, 1mal Nasenpolypen
FARBER und Mitarbeiter (4)	1254	1mal Histiocytenhaufen bei Lungenabsceß, 1mal Plattenepithelmetaplasie
BAMFORTH	113	1mal bronchiektatische Kavernen mit papillogranulomatösem Prozeß. An einer Stelle lagen die Basalzellen an der Oberfläche und schilferten ab
LIEBOW und Mitarbeiter	131	4mal Bronchiektasenleiden, 1mal Lungenabsceß mit Pneumonie
WATSON und Mitarbeiter	400	4mal Bronchiektasenleiden
WANDALL	193	3mal Tuberkulose, 3mal chronische Pneumonie, 1mal gutartige Geschwulst
WOOLNER und McDONALD (1,2)	2188	1mal Tuberkulose, 1mal Bronchiektasenleiden, 1mal multiple Lungeninfarkte mit folgender chronischer Pneumonie und Plattenepithelmetaplasie in den ableitenden Bronchen. 1mal Pneumonitis. Wurde als kleinzelliges Carcinom gedeutet (wahrscheinliche Verkennung von kubischen respiratorischen Epithelien)
KJAER und Mitarbeiter[1]	125	10mal Bronchiektasenleiden und unspezifische chronische Pneumonien, teilweise mit entzündlicher Bronchusstenose, 7mal Lungenabsceß, 2mal „Lungeninfiltration", 1mal Silikose und Tuberkulose, 2mal Empyem, 3mal Pleuritis exsudativa
FRUHLING und WACHENHEIM (2)	138	4mal falsche positive Ergebnisse auf Grund von fehlenden Zellverbänden oder irritierten Alveolarepithelien (die Autoren arbeiteten mit einer histologischen Technik)
McKAY und Mitarbeiter	170	2mal Lungentuberkulose, 1mal Bronchialpolyp

Nach McDONALD und WOOLNER muß mit 2% falscher positiver Ergebnisse gerechnet werden. Ein vorsichtiges Vorgehen der Klinik wird dann zwar nicht eine fehlindizierte Probethorakotomie verhindern können, wohl aber falsche therapeutische Konsequenzen in operativer Hinsicht [GRUNZE (3)]. Wir selbst sehen mit WARREN und GATES in der eingehenden Kenntnis der klinischen Daten eine Möglichkeit, diesen Fehler möglichst klein zu halten.

[1] Die hohe Quote falscher positiver Resultate erklärt sich bei KJAER und Mitarbeitern vor allem daraus, daß die Untersuchungen nur an einem ausgewählten Material differentialdiagnostisch besonders schwieriger Fälle durchgeführt wurden.

Recht gute Illustrationen und Diskussionen zur Frage der falschen positiven Resultate finden sich unter anderem bei PHILPS (2), FARBER und Mitarbeitern (4), WANDALL, DELARUE und ORCEL, CHIPPS und KRAUL, JACKSON und Mitarbeitern sowie LIEBOW und Mitarbeitern (1).

Der Wert der Cytodiagnostik des Sputums und Bronchialsekrets für die Klinik wird besonders eindrucksvoll durch die Quote der Patienten ausgewiesen, die nur mit Hilfe dieser Untersuchung einer gesicherten Diagnose zugeführt werden konnten (s. Tabelle 4).

Tabelle 4.

Autoren	Gesamtzahl der Tumoren	Anzahl der untersuchten Tumoren, die nur cytologisch erkannt werden konnten
JACKSON und Mitarbeiter	100	18% (besonders Frühfälle, die noch operabel waren)
WANDALL	100	37%
FARBER und Mitarbeiter[4]	Von 148 bronchoskopisch untersuchten waren 44 bronchoskopisch negativ, 35 fraglich und 74 positiv	In 39% der bronchoskopisch negativen Fälle konnte noch ein positiver cytologischer Befund erhoben werden
HERBUT und CLERF (1)	57	47mal positive cytologische Diagnose, 24mal positive histologische Diagnose; 4mal Bronchoskopie positiv, Cytologie negativ; *12mal* Bronchoskopie negativ, *Cytologie positiv*
WOOLNER und McDONALD (2)	200	190mal cytologisch positiv, *29 von 74* zur Thorakotomie gekommenen Patienten wurden nur auf Grund des cytologischen Befundes erkannt, desgleichen 13 derjenigen Tumoren, die sich als noch resezierbar erwiesen
BITSCHIN	57	2mal cytologisch negativ, 55mal positiv, *15mal* bronchoskopisch-bioptisch negativ, *cytologisch positiv*
O'KEEFE	307	88,6% cytologisch positiv. 30,6% bronchoskopisch negativ, cytologisch positiv
LINK	52	98% cytologisch positiv, histologisch 61% positiv

HERBUT und CLERF (1) fassen die Summe ihrer Erfahrungen in der Weise zusammen, daß mit der Zunahme der bronchoskopisch diagnostizierbaren Tumoren auch die Quote der Inoperabilität anwächst, während in der Gruppe der nur cytologisch zu sichernden Bronchialcarcinome der Anteil der operablen Fälle am höchsten ist. Sie fordern deshalb, nicht zu warten, bis ein bronchoskopisch nicht erreichbarer Röntgenschatten größer oder kleiner wird, sondern intensive cytologische Untersuchungen einzuleiten.

Neben den eingangs erwähnten peripheren Veränderungen ist die cytologische Untersuchung des Sputums und Bronchialsekrets auch bei miliarem oder grobknotig disseminiertem Lungenbefall aussichtsreich, wie die günstigen Ergebnisse von GRIFFITH und Mitarbeitern und eigene Untersuchungen bei der Erkennung des Alveolarzellcarcinoms zeigen. Außerdem leistet die Cytodiagnostik gute Dienste in solchen Fällen, wo eine Kombination mehrerer Krankheiten vorliegt (BERGMANN und Mitarbeiter). Weiterhin ist die Sputumuntersuchung besonders geeignet, bei älteren Patienten auf eine schonende Weise zu einer für die Palliativbehandlung ausreichenden Diagnose zu kommen. Schließlich sei noch auf die zu wenig beachtete Möglichkeit, das noch nicht fixierte Probeexcisionsmaterial auf Objektträgern abzuklatschen oder abzustreichen, hingewiesen. Denn in Fällen, wo die Histologie wegen zu spärlichen Materials nicht mehr in der Lage ist, eine Aussage zu machen, kann die nun auszuführende cytologische Untersuchung noch eine Entscheidung bringen.

Weil die cytologische Untersuchung recht viel Zeit beansprucht, ist eine Beschränkung auf die eben angeführten Indikationen zu empfehlen. Einmal begonnen, hängt der Erfolg der Bemühungen in besonderer Weise davon ab, daß die Untersuchungen intensiv und wiederholt durchgeführt werden.

3. Cytodiagnostik peripher gelegener Lungenveränderungen.

Aus der Zeit der Serumbehandlung der Pneumonie ist bekannt, daß die mit feiner Nadel schnell ausgeführte Lungenpunktion keine wesentlichen Gefahren mit sich bringt (Ergebnisse bei STEWART und EDIN sowie SAPPINGTON und FAVORITE). Das gleiche trifft auch bei obliteriertem Pleuraspalt für thoraxwandständige große Tumoren zu. Als Beispiel seien die Fälle von KRÖNIG, WUHRMANN und MARTIN und ELLIS erwähnt. Dagegen ergeben sich für die diagnostische Lungenpunktion zur Gewinnung cytologischen und histologischen Untersuchungsmaterials bei kleineren Herden etliche Gefahren, die durch das größere Nadelkaliber und die langwierigere Prozedur bedingt sind. Wir möchten deshalb nicht empfehlen, wie GODLOWSKI das Normalpulmogramm an 75 gesunden Versuchspersonen zu studieren, sondern verweisen auf die gleich gute Unterrichtung durch Abstriche, die von Operations- und Sektionspräparaten gewonnen werden können. Einen guten Überblick über die möglichen Zwischenfälle gibt die Aufstellung von ROSEMOND und Mitarbeitern (1), die über das größte Material verfügen. Sie führten 272 Punktionen durch und erlebten bei 20 Patienten Komplikationen. Davon verliefen 6 tödlich. Die Ursachen waren

3mal direkter Tod nach der Punktion (davon 1mal wahrscheinliche Luftembolie, für die beiden anderen fehlt die Angabe); in mittelbarer Folge

1mal Coronarthrombose,

1mal artefizieller Spannungspneumothorax,

1mal nicht beherrschbarer Schock.

Weitere, aber nicht fatale Komplikationen bestanden in akzidentellen Pneumothoraces und Fieber. Geringer blutiger Auswurf nach der Punktion ist meist harmlos. Vermehrter Hustenreiz und seltener auch Atembeschwerden sowie Herzsensationen schwinden meist innerhalb 3 Tagen. GLEDHILL und Mitarbeiter verzeichneten bei ihren 75 Lungenpunktionen keine tödlichen Zwischenfälle. Dreimal erlebten sie Pneumothoraces und fünfmal Lungenblutungen. Bei scharfer Indikationsstellung und einem sehr vorsichtigen Vorgehen hatten wir selbst bisher in 30 Fällen keine Komplikationen zu verzeichnen. Allerdings wurden die letzten 20 Punktionen nicht mehr in Lokal-, sondern in Allgemeinbetäubung vorgenommen. Dieses Vorgehen in Evipan-Succinyl-Intubationsnarkose macht den Eingriff viel gefahrloser und für den Patienten schonender (Einzelheiten zur Technik bei BRANDT).

In Konsequenz der geschilderten Zwischenfälle warnen ROSEMOND und Mitarbeiter deshalb besonders vor Punktionen bei Patienten mit einem Emphysemleiden oder bei Pneumonektomierten, für die der mögliche Ausfall der restierenden Atemfläche von schwerwiegender Bedeutung ist. Mit GOWAR, ROSEMOND und Mitarbeitern sowie anderen stimmen wir überein, daß die perthorakale Lungenpunktion immer erst nach Ausschöpfung aller anderen klinischen und cytodiagnostischen Möglichkeiten, insbesondere der Sputumuntersuchung, indiziert ist.

Außerdem fordern OCHSNER und DE BAKEY, die Lungenpunktion nur bei nicht mehr operablen Fällen anzuwenden, da sie Implantationsmetastasen im Punktionskanal in 2 Fällen beobachten konnten. Von anderen Autoren [CRAVER und BINKLEY, LORENZ, ROSEMOND und Mitarbeitern (1)] wurden dergleichen Spätkomplikationen zwar nicht gesehen, die Möglichkeit ihres Vorkommens ist jedoch durch ähnliche Beobachtungen bei der Exsudatpunktion bewiesen (QUENSEL, REINCKE). Lungenchirurgischen Erfahrungen entsprechend punktieren wir perthorakal nur bei obliteriertem Pleuraspalt. Ist die Punktion bei vorhandenem Pneuspalt nicht zu umgehen, so erfolgt der Eingriff gezielt während der Thorakoskopie, da die Gefahr einer Luftembolie bei der entspannten Lunge geringer ist und mit Tupfern und Fibrinschwämmchen sowie anschließender Chemotherapie ein Zellaustritt oder auch eine Infektion besser unter Kontrolle gehalten bzw. verhindert werden können [AUERSBACH und Mitarbeiter, GRUNZE (2, 3)]. Die Punktionsstelle wird nach dem Eingriff noch etwa 15 min beobachtet. Danach wird der Pneu mit einem Gummikatheter wieder völlig abgesaugt. Auf diese Weise hatten wir bisher keine pleuritischen Reaktionen mit sekundärer Atemeinschränkung durch Verschwartung zu verzeichnen. Unter den Erkrankungen befanden sich auch Tuberkulosen, Lymphogranulomatosen und ein BOECKsches Sarkoid. Hingegen führte die bei 2 Fällen später durchgeführte Probethorakotomie zu deutlichen Reaktionen. Diese Tatsache und das kosmetische Ergebnis veranlassen uns, auch bei solitären Hilus- und Mediastinalveränderungen immer zunächst den diagnostischen Pneu mit anschließender Thorakoskopie und Punktion als eine den Patienten weniger schädigende Maßnahme in Angriff zu nehmen. Auf diese Weise kann selbst bei differentialdiagnostisch schwierigen Fällen die Probethorakotomie häufiger umgangen werden, als es von SALZER und Mitarbeitern angenommen wird.

Ist der intrapulmonale Herd auf der Lungenoberfläche nicht erkennbar bzw. hinsichtlich seiner Punktierbarkeit nicht ausreichend sicher beurteilbar, so läßt sich die operative Klärung allerdings nicht vermeiden. Für solche Fälle ist die Cytodiagnostik insofern von Bedeutung, als bei zentralem Lappensitz einer Veränderung auch die diagnostische Punktion in Frage kommt. Dabei vermeidet man die für die Probeexcision erforderlichen starken Läsionen des Lungengewebes, die unter Umständen eine anschließende Lobektomie erzwingen können. Desgleichen ist die Probepunktion bei starken Verwachsungen zu empfehlen, sofern die Veränderung in der Tiefe tastbar ist. Man umgeht so die Lösung von oft umfangreichen Adhäsionen und die Gefahr eines Wiederaufflammens von Entzündungen.

a) Materialgewinnung, Verarbeitung und Färbung.

Eine ausführliche Darstellung der Technik der perthorakalen Punktion findet sich bei BRANDT. Folgende Grundzüge seien genannt:

I. Vorherige genaue röntgenologische Klärung der Lokalisation. Prüfung des Pneuspaltes. Sorgfältige Pleuraanästhesie bei lokaler Betäubung. (Angaben zum Vorgehen in Allgemeinnarkose bei BRANDT.)

II. Punktion nur bei röntgenologischer Kontrolle im Zentralstrahl.

III. Die Spritze darf während der Punktion nur abgesetzt werden, wenn die Nadel einen Verschlußconus hat (Gefahr der Luftansaugung!).

IV. Die Punktionsnadel sollte nicht über $1^1/_2$—2 mm Lumendurchmesser haben. Die am Röntgenfilm gemessene Punktionstiefe ist vorher auf ihr zu markieren.

V. Entgegen ROSEMOND und Mitarbeitern (1) halten wir eine reflexmindernde Prämedikation, eventuell unter Verwendung von Ganglienblockern, für erforderlich.

VI. Die Punktion geschieht im Liegen und bei Anhalten des Atems bzw. der Beatmung sowie unter Bereitstellung eines medikamentösen Notbestecks und einer Möglichkeit zur künstlichen Beatmung und eventuellen Thorakotomie.

VII. Sorgfältige Nachbeobachtung des Patienten.

Für die Lungenpunktion während der Thorakoskopie gelten die von JACOBÄUS und UNVERRICHT mitgeteilten Anweisungen. Spezielle Bemerkungen zur

Abb. 35. Pleuraabstrich nach Pneumothoraxanlage im Falle einer epitheloidzelligen Hiluslymphknotentuberkulose May-Grünwald-Färbung.
↗ Eosinophiler Leukocyt;
↗ drei Pleuradeckepithelien mit basophilem Plasma und großen runden Kernen. Zellen, die im Pleuraexsudat eine stärkere Verschiebung der Kern-Plasmarelation zugunsten des Kernes als die hier abgebildeten haben, sind tumorverdächtig;
↗ lymphoide Monocyten.
Ausstrichdiagnose: Nachweis von Pleuradeckzellen, lymphoiden Monocyten und Eosinophilen. Kein Anhalt für eine akute Entzündung oder für tumorverdächtige ortsfremde Zellen.

Abb. 36. Thorakoskopisch gezieltes Hiluslymphknotenpunktat im Falle einer atypisch verlaufenden, rein proliferativen, solitären Hiluslymphknotentuberkulose. Tuberkulinschwelle nur 1:100 schwach positiv. Pappenheim-Färbung.
↗ Gequetschte Langhanssche Riesenzelle;
↗ starke „reticuläre Hyperplasie".
Der Lymphocytengehalt war merkbar herabgesetzt.
Ausstrichdiagnose: Verdacht auf Lymphknotentuberkulose. Nachweis von Langhansschen Riesenzellen.
Hinweis zur Klinik: Die Punktion erfolgte, weil ein subakut verlaufender Morbus Hodgkin in Differentialdiagnose stand.

Abb. 37. Thorakoskopisch gezieltes Mediastinalpunktat bei einem substernal gelegenen Osteomyxochondrosarkom. Pappenheim-Färbung (Feuchtbetrachtung).
↗ Sarkomzellen.
Ausstrichdiagnose: Verdacht auf eine mit Knochen- und Schleimbildung einhergehende, zum Zerfall neigende Geschwulst.
Anmerkung: Makroskopisch wies das Punktat eine schleimige Beschaffenheit auf. Beim Ausstreichen hat man das Gefühl, einige Sandkörnchen zwischen den Objektträgern zu haben. Mikroskopisch fanden sich als Erklärung kleine Knochenbröckel, so daß die Herkunft der Veränderung sichergestellt war. Wegen der leukocytären Reaktion und der auch an anderen Stellen nicht eindeutigen Zellpolymorphie erhob sich die Frage, ob lediglich eine Granulombildung oder eine gutartige Geschwulst vorlag. Diese cytologisch nicht sicher zu entscheidende Frage wurde erst durch eine hilusnahe, als Metastase zu deutende Verschattung im Sinne der Bösartigkeit beantwortet. Die spätere histologische Untersuchung bestätigte die Diagnose. Es ist hervorzuheben, daß Sarkome häufiger eine geringere Polymorphie als Carcinome zeigen.

Abb. 38. Perbronchiale Punktion im Falle einer atypisch verlaufenden solitären Hiluslymphknotentuberkulose. Tuberkulinschwelle 1:100 schwach positiv.
Pappenheim-Färbung.
↗ Flimmerepithelzellen der Bronchialschleimhaut;
↗ Epitheloidzellen. Das schlecht abgrenzbare, grauschmutzige Plasma ist charakteristisch.
Ausstrichdiagnose: Nachweis von Epitheloidzellen. Wegen Fehlens einer stärkeren reticulären Hyperplasie und Auftretens vereinzelter Segmentkerniger ist eine Tuberkulose wahrscheinlicher als ein Morbus Boeck.

Abb. 39. Lungenpunktion während der Thorakoskopie in einem atelektatischen Bezirk.
Pappenheim-Färbung.
↗ Kubische respiratorische Epithelien. Das Plasma läßt bei der Pappenheim-Färbung keine deutlichen Zellgrenzen erkennen. Die Kerne sind regelmäßig und zeigen manchmal 1—3 Nucleolen mit einer N/n-Relation, die bis zu 1:0,2 ansteigen kann.
↗ Bei der Lösung aus dem Verbande kommt es zur deutlicheren Abgrenzung des nun häufig klein-vacuolig veränderten Cytoplasmas. Zu diesem Zeitpunkt beginnt auch die Pigmentspeicherung.
↗ Mehrkernige Riesenzelle. Pigmentspeicherung und fehlende Variation der Kerngröße sind Zeichen der Gutartigkeit.
Ausstrichdiagnose: Alveolarepithelien verschiedener Entwicklungsstufen.

Abb. 40. Lungenpunktion eines zentral im Lappen gelegenen undifferenzierten polymorphzelligen Bronchialcarcinoms während der Probethorakotomie.
May-Grünwald-Färbung.
↗ Kubisches Alveolarepithel im Verband. Trotz fast fehlender Plasmadarstellung verraten die regelmäßigen Kernabstände das Vorhandensein eines solchen.
↗ Speicherndes Alveolarepithel.
↗ Nacktkernige, unregelmäßig in Haufen gelagerte polymorphe Tumorzellen. („Nuclear crowding".)
♂ Polygonale Fettzellen im Verbande (von uns nur einmal beobachtet).
Ausstrichdiagnose: Undifferenziertes, vorwiegend kleinzelliges Carcinom.

Abb. 41. Lungenpunktion während der Probethorakotomie im Falle eines stark zum Zerfall neigenden, mit Riesenzellbildung einhergehenden entdifferenzierten Plattenepithelcarcinoms.
Pappenheim-Färbung (Feuchtbetrachtung).
↗ Flimmerepithelien;
↗ nacktkernige Riesenzelle.
Ausstrichdiagnose: Tumorzellen einer stark zum Zerfall neigenden Geschwulst nachgewiesen.

Abb. 42. Perthorakale Lungenpunktion im Falle eines tuberkulösen Rundherdes bei verklebtem Pleuraspalt.
Pappenheim-Färbung (Feuchtbetrachtung).
↗ Kubische respiratorische Epithelien, stark geschrumpft in dem etwas dicken bluthaltigen Ausstrich (vgl. dagegen Abb. 39);
↗ Epitheloidzellverband (vgl. Abb. 4);
↗ käsiges Material.
Ausstrichdiagnose: Verdacht auf Lungentuberkulose. (Die gleichzeitige bakteriologische Untersuchung sicherte das Ergebnis.)

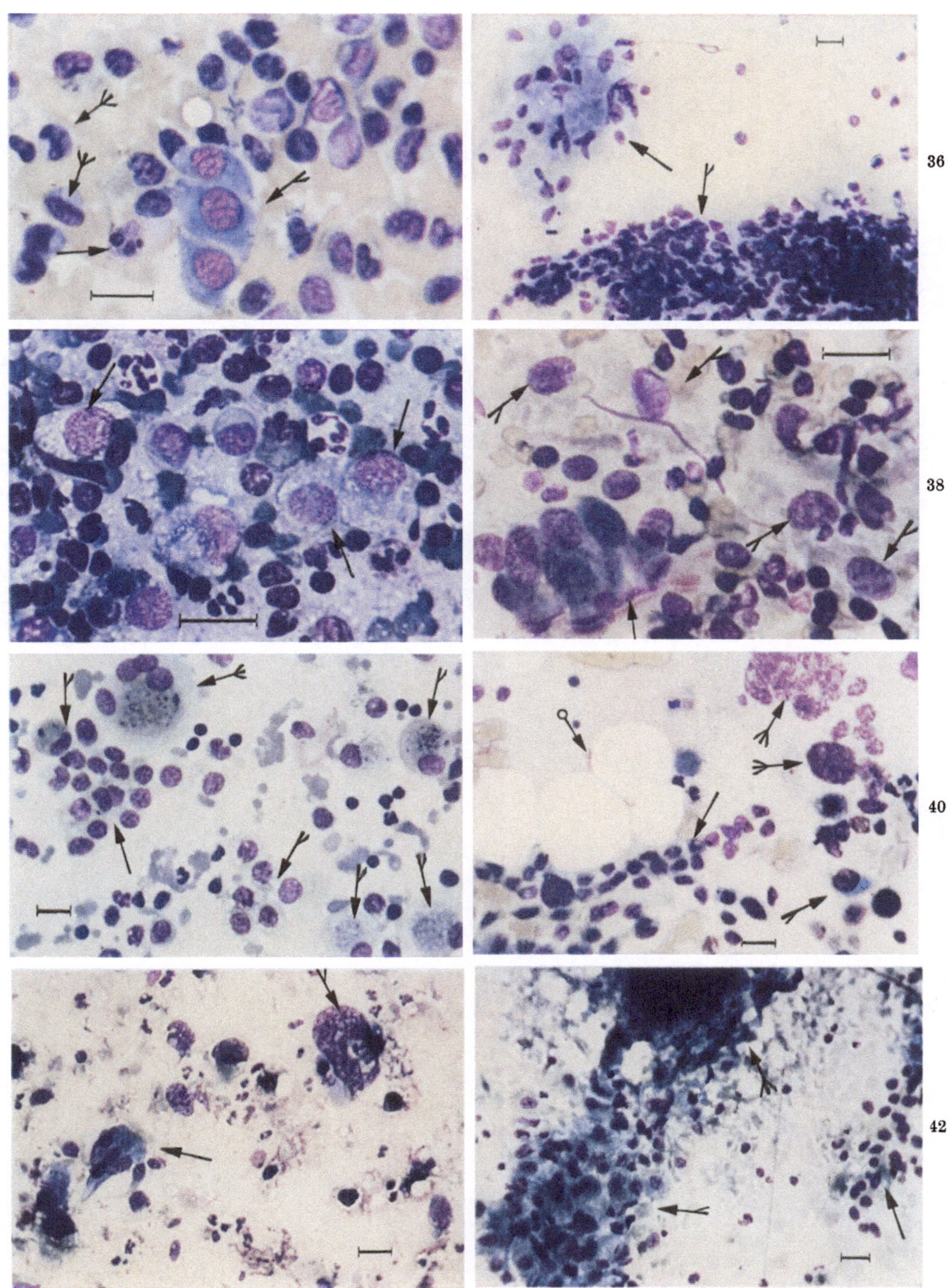

Abb. 35—42.

cytologischen Materialgewinnung finden sich bei BRANDT. Das dabei angewandte Vorgehen erinnert an die gezielte Leberpunktion KALKs. Es sei hier erwähnt, daß JACOBÄUS und KEY sowie SCHANDLER und MORLOCK bereits versuchten, während der Thorakoskopie Probeexcisionen vorzunehmen. Bei größeren Veränderungen ist dies möglich; in der Regel aber erweist sich die Lunge mit den übrigen Organen des Thoraxinnern als zu gefahrenträchtig für solche gröberen Eingriffe.

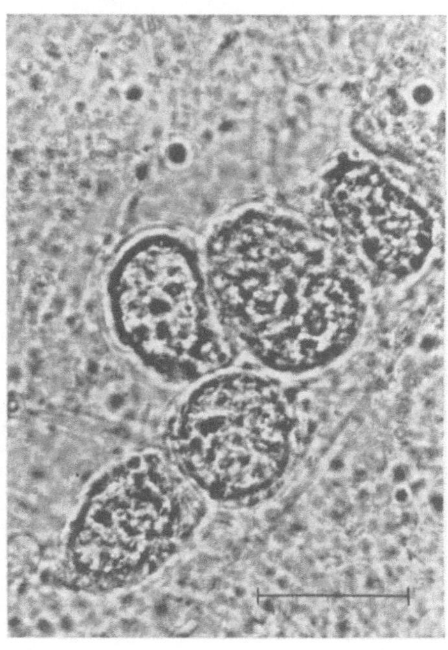

Abb. 43. Lungenpunktat während der Probethorakotomie. Sofortbeurteilung mittels Phasenkontrastverfahrens. Im Gegensatz zum Schnellschnitt und zum Trockenausstrich fanden sich in dem Geschwulstbrei noch einige recht gut erhaltene Tumorzellen. Die großkernigen, plasmaarmen Zellen sind sicher ortsfremd. *Ausstrichdiagnose:* Tumorzellen nachgewiesen, Plattenepithelcarcinom wahrscheinlich.

Für dieses nur schwieriger zu erlangende Untersuchungsmaterial gilt besonders, daß die Auswertung möglichst umfassend sein muß. Eine parallele bakteriologische Untersuchung ist daher stets und eine histologische Verarbeitung wenn immer möglich zu fordern. Dünne Ausstriche werden nach PAPPENHEIM, dickere bzw. stark bluthaltige nach PAPANICOLAOU gefärbt. Während des Eingriffs muß der Cytologe durch Phasenkontrastuntersuchung sofort feststellen, ob verwertbares Material aspiriert wurde, damit gegebenenfalls die Punktion wiederholt werden kann.

b) Ergebnisse.

Das normale Lungenpunktat zeichnet sich durch seinen Gehalt an Alveolarepithelien der verschiedensten Entwicklungsstufen aus (Abb. 39). In atelektatischen Bezirken ist ihr Anteil besonders hoch. Außerdem findet immer eine mehr oder weniger starke Beimengung peripheren Blutes statt. Bronchialepithelien (Abb. 3) kommen nur sehr selten zur Darstellung. Die Morphologie der pathologischen Zellen des Lungenpunktats weicht nicht von derjenigen, die im Kapitel Sputum beschrieben und abgebildet ist, ab.

Tabelle 5. *Diagnosestellung bei 328 bestätigten Lungencarcinomen.*

Diagnostischer Eingriff	Zahl der Fälle	Positive Befunde in %
Bronchoskopie und Biopsie . .	178	54,3
Lungenpunktion	102	31,1
Probethorakotomie	18	5,5
Histologische Lymphknotenuntersuchung	20	6,1
Pleuraexsudatuntersuchung . .	5	1,5
Bronchialsekretuntersuchung .	5	1,5

Zu Verwechslungen mit kleinzelligen Carcinomen können beim Ungeübten die kernreichen und plasmaarmen kubischen respiratorischen Epithelien führen (Abbildung 39), die sowohl in Atelektasen als auch in zerfallenden Geweben mit ungerichteter Regeneration beobachtet werden (Abbildung 44a). Die fehlende Kernpolymorphie ist in solchen Fällen der wichtigste Hinweis für eine richtige Deutung. Oft aspiriert man nur Anteile der manchmal recht ausgedehnten zentralen Nekrosen von Carcinomen oder Lymphogranulomatosen (Abb. 41).

Eine Wiederholung der Punktion aus den besser erhaltenen Randgebieten der Herde oder auch aus der Absceßwand hilft dann weiter. In jedem Falle aber

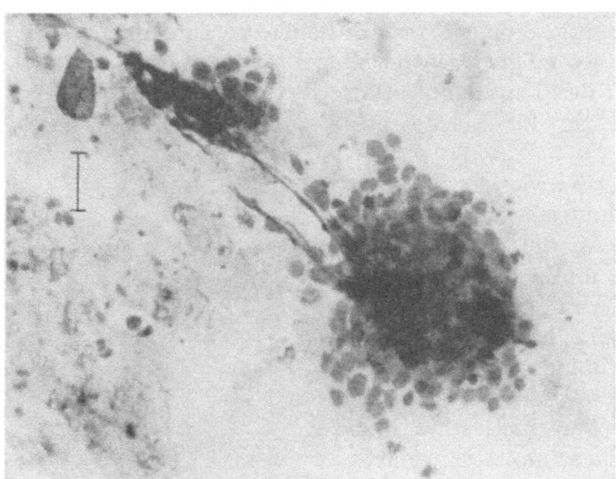

Abb. 44 a. Lungenpunktion während der Thorakoskopie im Falle einer Lymphogranulomatose mit solitärem Lungen- und Mediastinalbefall.
MAY-GRÜNWALD-Färbung.
Kubisches respiratorisches Epithel im Verband inmitten von Detritus. Die Regelmäßigkeit der Kerne und das durch den gleichmäßigen Kernabstand zu vermutende gut organisierte Cytoplasma dieser kleinen Zellen sprechen gegen Bösartigkeit.
An anderer Stelle: Reste von Eosinophilen, Riesenzellen sowie kleinkernigem Gewebe. Bakteriologisch: Kein Erregernachweis.
Ausstrichdiagnose: Sterile Gewebsnekrose. Verdacht auf kleinzellige, mit vereinzelter Riesenzellbildung einhergehende Geschwulst.
Histologische Untersuchung nach Probethorakotomie: Stark zerfallende Lungenlymphogranulomatose.

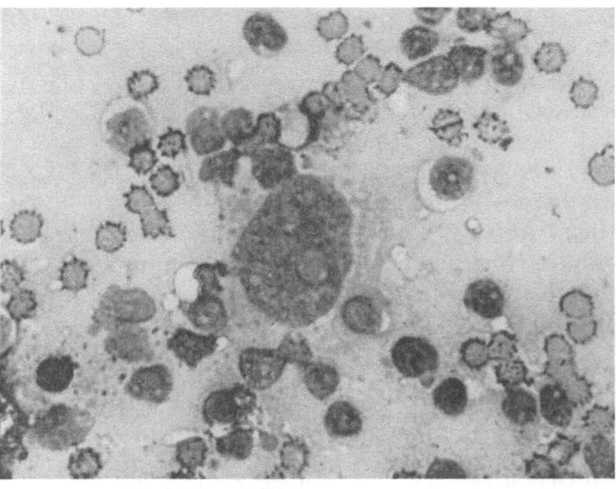

Abb. 44 b. Lungenpunktion während der Thorakoskopie in einem anderen Falle von solitärer Lymphogranulomatose der Lungen und des Mediastinums.
PAPPENHEIM-Färbung.
STERNBERGsche Riesenzelle mit großen Kernkörperchen, Lymphocyten, kleine Reticulumzellen. An anderer Stelle: Detritus, Alveolarepithelien.
Ausstrichdiagnose: Lungen-Lymphogranulomatose.

empfiehlt sich bei diesen zum Zerfall neigenden Veränderungen eine Sofortbeurteilung mit dem schonendsten Verfahren, der Phasenkontrastuntersuchung. Besonders für die Schnelldiagnostik während der Operation ist dies wichtig, da dieses nekrotische Zellmaterial auch keine histologische Beurteilung erlaubt.

Im Phasenkontrastbild finden sich dann immer noch einige erhaltene Zellen, die eine Diagnose gestatten (Abb. 43).

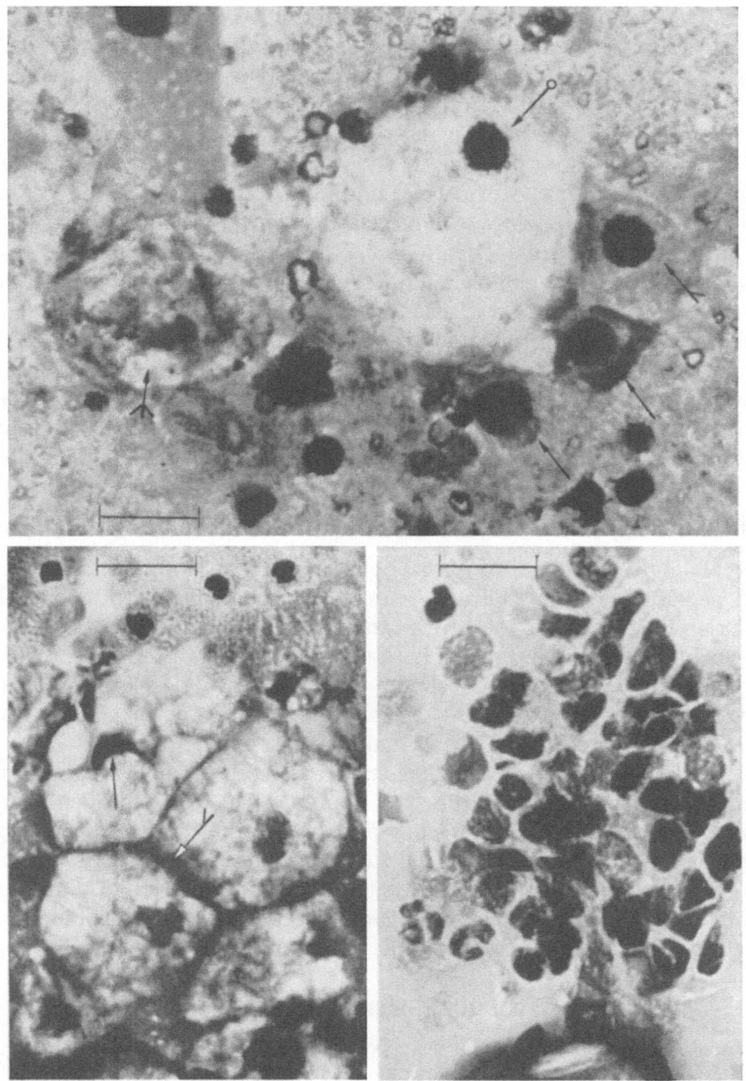

Abb. 45a—c. Gut- und bösartige Teratome in Punktaten.
MAY-GRÜNWALD-Färbung.
a) Plattenepithelien in verschiedenen Degenerationszuständen bei einem reifen (gutartigen) Teratom. ↘ Basalzellen; ↗ Intermediärzelle; ↗ reifes, plasmagefälteltes, kernpyknotisches Element; völlige Plasmaauflösung. An anderer Stelle Muskelfasern und Talgdrüsenzellen.
b) Talgdrüsenzellen. Typische Kernpyknose (↗) bei zunehmender Vacuolisierung des sich vergrößernden Plasmaleibes. Bei Zellverbänden ist die Intercellularsubstanz (↗) immer deutlich sichtbar.
Ausstrichdiagnose: Verdacht auf reifes Teratom.
Diskussion des Befundes: Bei einfachen Beimengungen aus der Epidermis finden sich vor allem ausgestanzte Gewebspartikelchen und kernlose Hornschuppen; außerdem fehlen die verschiedenen Degenerationsformen und der reichliche Epitheldetritus.
c) Punktat eines unreifen (bösartigen), vorwiegend mesenchymal entwickelten Teratoms.
Die einzeln und in Verbänden gelagerten, kleinzelligen Elemente fanden sich nicht nur im Gewebspunktat, sondern auch im begleitenden Pleuraexsudat. Das schlecht organisierte Plasma war sehr schmal und oft nicht erkennbar, die teilweise polygonalen Kerne stark hyperchromatisch.
Anmerkung: Besonders beim ersten Fall — beim zweiten nicht so stark — fiel beim Punktieren als erstes auf, daß trotz einer massiven Röntgenverschattung, die viel Exsudat erwarten ließ, wegen der mehrfachen Geschwulstkammerung erst nach mehrfachem Lagewechsel der Nadel immer nur wenig Exsudat aspiriert werden konnte. Es war ein fortwährender Wechsel von der Exsudat- zur Gewebspunktion und umgekehrt.

Die Resultate der diagnostischen Lungenpunktion sind befriedigend. Craver und Binkley berichteten über 60,8% positive Resultate bei 92 Punktionen, Gledhill und Mitarbeiter konnten 78% von 56 Kranken und Rosemond, Burnett und Hall 61% von 220 Tumorträgern mittels dieser Untersuchung diagnostizieren. Die hohe Zahl von Lungenpunktionen, über die die genannten Autoren berichten, ist offensichtlich darauf zurückzuführen, daß die Sputumuntersuchungen nicht in dem zu erwartenden Umfange ausgeführt wurden. Dies bestätigt eine später veröffentlichte Statistik von Rosemond und Mitarbeitern (2) (s. Tabelle 5).

Diese Aufstellung steht in klarem Gegensatz zu den Ergebnissen von Wandall, Herbut und Clerf, McDonald und Woolner sowie vielen anderen, die allein mit der kombinierten Anwendung der bronchoskopischen und cytologischen Untersuchung eine definitive Diagnose bei über 80% ihrer Tumorkranken auf eine den Patienten weniger gefährdende Art erreichten. Unsere Resultate stimmen mit diesen Ergebnissen völlig überein und die Anzahl der durch perthorakale Lungenpunktion gesicherten Tumoren unseres Patientengutes ist dementsprechend klein. Sie beträgt nur 4,8% bei 233 Tumoren. (In den 30 erwähnten Punktionen sind Absceßpunktionen usw. mit enthalten.) Wir glauben, daß die in dieser Zahl zum Ausdruck kommende Wertung der einzelnen Verfahren ein zutreffenderes Bild von den jetzt gegebenen diagnostischen Möglichkeiten gibt.

4. Cytodiagnostik solitärer Hilus- und Mediastinalveränderungen.

Während man der nur röntgenologisch gezielten perthorakalen Punktion reserviert gegenüberstehen sollte — dies gilt insbesondere für den Eingriff in nur lokaler Betäubung —, stellt die diagnostische Thorakoskopie und Punktion bei vorhandenem Pleuraspalt in der Hand des Geübten eine recht erfolgversprechende und schonende Methode zur Aufklärung solitärer Hilus- und Mediastinalveränderungen dar. Das gleiche gilt für die perbronchiale Punktion während der Bronchoskopie, die neben der nur seltener, bei uns 7mal durchgeführten perösophagealen Punktion während der Ösophagoskopie bei obliteriertem Pneuspalt zur Durchführung kommt. Bei 57 perbronchialen Punktionen konnten wir bisher ohne Zwischenfälle unklare solitäre Hilusveränderungen in etlichen Fällen einer gesicherten Diagnose zuführen. Es handelte sich unter anderem um 21 Carcinome, 12 teils atypisch verlaufende Lymphknotentuberkulosen mit uncharakteristischer geringer Tuberkulinempfindlichkeit, 3 Morbus Boeck, 1 Lungenmykose und 1 Bronchialadenom.

a) Materialgewinnung, Verarbeitung und Färbung.

Die diagnostische Thorakoskopie wurde bereits im vorigen Kapitel skizziert. Für die perbronchiale Punktion ist die wichtigste Voraussetzung, daß die Bronchoskopie als Beatmungsbronchoskopie in Evipan-Succinylnarkose durchgeführt wird. Nur so ist es möglich, nach vorheriger Sauerstoffüberflutung im Atemstillstand zu punktieren, den negativen Druck im Thoraxraum aufzuheben und das Risiko der Luftembolie zu reduzieren. Gleichzeitig werden durch die Narkose und die vorherige Medikation mit Ganglienblockern die Hilusreflexzonen stark gedämpft. Auch die ösophagoskopisch gezielte Punktion muß in Evipan-Succinylnarkose und künstlicher Beatmung erfolgen. Der Durchmesser der mit Verschlußkonus bewehrten Nadel soll nicht 1,2—1,5 mm überschreiten (einschließlich Nadelwand). Nadellänge um 50 cm. Vereinzelte vorgekommene Blutungen (auch aus größeren Mediastinalgefäßen) waren immer nur sehr kurz und geringfügig. Nachteilige Folgen sahen wir bei unseren Kontrollen nicht. Eine ausführliche Darstellung zur Technik des Eingriffs findet sich bei Brandt.

Empfehlenswerte Färbungen:

Pappenheim-Färbung, Papanicolaou-Färbung und Phasenkontrastverfahren zur Sofortkontrolle. Die gleichzeitige bakteriologische und histologische Auswertung ist immer anzustreben.

b) Ergebnisse.

Hiläre Schatten können durch Lymphknotenschwellungen, Tumoren, Segmentatelektasen, Tuberkulome und Segmentpneumonien verursacht werden. Im Mediastinalschatten liegende Gebilde sind meist auf solide Tumoren, Cysten, Aneurysmen und am häufigsten ebenfalls auf Lymphknotenschwellungen zurückzuführen. In allen Fällen handelt es sich um pathologische Veränderungen, so daß von einem Normalzellgehalt nicht gesprochen werden kann; lediglich das Zellmaterial des umgebenden Gewebes, welches als Beimengung in den Abstrichen auftritt, ist in dieser Weise zu klassifizieren.

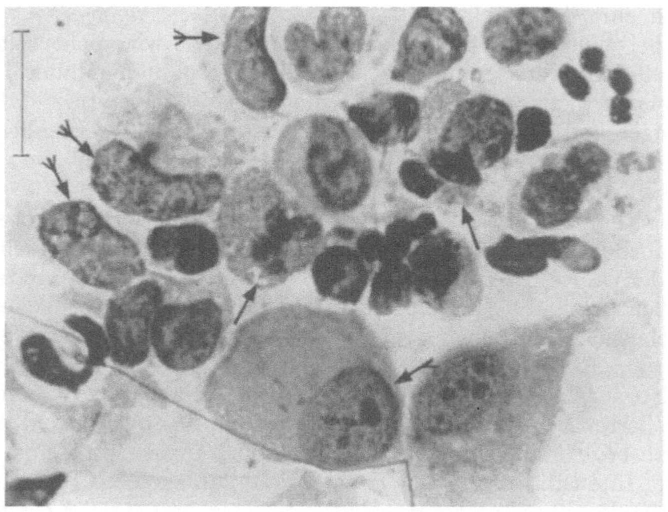

Abb. 46. Ausstrich eines während der Thorakoskopie gewonnenen Lymphknotenbelages bei einem Morbus Boeck mit solitärem Befall der Hiluslymphknoten.
Pappenheim-Färbung.
↗ Eosinophile;
↗ „gereizte" Pleuradeckzellen mit tief basophilem Plasma. Die fehlende Kern-Plasmaverschiebung zugunsten des Kernes spricht trotz bizarrer, vergrößerter Nucleolen gegen Bösartigkeit (Abb. 34);
↗ Epitheloidzellen.
Ausstrichdiagnose: Epitheloidzellen nachgewiesen. Verdacht auf Tuberkulose oder Morbus Boeck. (Das Lymphknotenpunktat und die Tuberkulinschwelle entschieden für einen Morbus Boeck.)

Bei der perbronchialen Punktion finden sich als Beimengung die im Kapitel Sputum beschriebenen Bronchialepithelien (Abb. 3); für die perösophageale Punktion sind besonders die Plattenepithelien der Schleimhaut zu berücksichtigen, die solchen der Mundhöhle gleichen. Während der Thorakoskopie gezielte Punktate enthalten als Beimengung Pleuraendothelien (Abb. 35) oder auch die schon beschriebenen Zellen des Lungenpunktats bzw. bindegewebige Anteile[1] bei Mediastinalpunktaten.

Obgleich, wie erwähnt, verschiedene Ursachen für die röntgenologischen Veränderungen des Hilus in Frage kommen, wird es sich doch meist um Lymphknotenschwellungen handeln. Ausreichende Kenntnisse in der Cytodiagnostik des Lymphknotenpunktats sind daher für eine sachgerechte Beurteilung von Hiluspunktaten unerläßlich. Für Segmentatelektasen und Pneumonien gilt das unter Lungenpunktion Gesagte. Cysten sind sehr zellarm und haben je nach ihrer Genese Plattenepithel- oder Flimmerepithelauskleidung. Für die Tumoren gelten

[1] Eine ausführliche Darstellung und Abbildung aller im Bereich des Thorax vorkommenden Normalzellelemente, die als Beimengungen in Punktaten auftreten können, findet sich bei Grunze (3).

die unter Sputum aufgeführten Qualitätsmerkmale. Die Abb. 36, 37, 38, 39, 40, 41, 42 und 46 illustrieren einige der bei uns erhobenen Befunde.

Bei der Diagnose der Lymphogranulomatose können neben den lokalen Punktionsbefunden die Werte des peripheren Blutes schon vorher einen leichten Hinweis geben. Während nämlich die in erster Linie in Differentialdiagnose zu ziehenden Carcinome in der Regel eine der „Infiltratausdehnung" entsprechende Linksverschiebung mit toxischen Veränderungen[1] der Leukocyten vermissen lassen, sind diese beim Morbus Hodgkin stets vorhanden. Nur bei den sog. sarkomatösen Formen, die manchmal im peripheren Blut auch atypische reticuläre Monocyten aufweisen, kommt die entzündliche Komponente nicht so deutlich zum Ausdruck.

Auch bei einschmelzenden Carcinomen fanden wir nicht selten, daß die resultierende Linksverschiebung einer gleich ausgedehnten entzündlichen Lungenveränderung nicht adäquat war. Allerdings ist Voraussetzung, daß abdominale Erkrankungen und Knochenmarksmetastasen, die leicht zu erheblichen Reifungs- und Ausschüttungsstörungen führen können, soweit wie möglich klinisch ausgeschlossen werden.

Bei der thorakoskopisch gezielten Punktion der Lymphknotentuberkulose und des Morbus Boeck fanden sich nicht nur im Punktat typische Epitheloidzellen, sondern auch in den abgestreiften Belägen, die auf den veränderten Lymphknoten saßen (Abb. 46). Trotz dieses Befundes, den wir bei 2 Tuberkulosen und einem Morbus Boeck erheben konnten, kam es niemals zu einer Pleuritis im Anschluß an den Eingriff.

Die Pleuradeckzellen zeigen häufig starke Reizungserscheinungen in Form von vergrößerten oder gar bizarren Nucleolen (Abb. 46). Sowohl dieser Befund als auch die begleitende Eosinophilie sind jedoch unspezifisch und kommen mit wechselnder Intensität nach jeder Pneumothoraxanlage vor. Das gleiche gilt von den auftretenden lymphoiden Monocyten reticulohistiocytärer Genese (Abb. 35).

Die drei genannten Verfahren der perbronchialen, perösophagealen und thorakoskopisch gelenkten Punktion kommen nur nach Ausschöpfung aller übrigen klinischen und röntgenologischen Untersuchungsmethoden zur Durchführung. Erst mit deren Hilfe wird der für den Einzelfall geeigneteste Eingriff ausgewählt. Die bisherigen Ergebnisse lassen erwarten, daß besonders für die jetzt schon chemotherapeutisch angehbaren Erkrankungen des lymphatischen Systems, welche nicht selten solitär im Hilusbereich beginnen, hierdurch die Möglichkeit zu einer relativ frühen, ausreichend gesicherten Diagnose gegeben ist — eine Meinung, die auch MÜLLY vertritt. Desgleichen können atypisch verlaufende Lymphknotentuberkulosen, deren Klärung sich oft erst durch eine recht langwierige Verlaufsbeobachtung ergab, jetzt frühzeitiger einer spezifischen Behandlung zugeführt werden.

Die wichtigste Voraussetzung für alle 3 Eingriffe und auch für die perthorakale Punktion ist unseres Erachtens eine saubere Technik in der Evipan-Succinyl-Beatmungsnarkose und Skopie. Wir selbst halten die Durchführung einer schwierigeren diagnostischen Erstpunktion von Thoraxorganen in bloßer Lokalanästhesie bei dem jetzigen Entwicklungsstand in der Regel für nicht mehr vertretbar.

5. Cytodiagnostik der Pleuraergüsse.

Während im Sputum das Auftreten von Zellverbänden gegenüber den Einzelzellen in den Hintergrund tritt, finden sich im Pleuraerguß recht häufig Zellplaques, und zwar sowohl von den normalerweise vorkommenden Pleuradeckzellen

[1] Orientierende Beiträge zur Genese und Morphologie toxischer Veränderungen stammen unter anderem von GLOOR, STODTMEISTER, MOMMSEN, HECKNER und GORDIN.

(placards endothéliaux) als auch von ortsfremden Tumorzellen. Die Ursache hierfür ist, daß das Pleuraexsudat ein natürliches Zellkulturmedium darstellt, wie das Auftreten von organoiden Strukturen im Sediment und von Impfmetastasen an der Punktionsstelle beweist (QUENSEL, REINCKE, QUINCKE, RIEDER). Deswegen ist neben der Ausstrichtechnik, die für die Beurteilung von Einzelzellen zwar vorteilhaft ist, Zellverbände aber leichter zerstört, stets die Einbettung des Exsudates mit folgender Untersuchung im histologischen Schnitt indiziert. Die Vorzüge des letzteren Verfahrens hat neben JOSEPHSON, HONIGMANN, MANDLEBAUM, FOOT (1), ROSS, vor allem WIHMAN (1) in seiner richtungweisenden Monographie hervorgehoben. Für die Ausstrichtechnik traten besonders QUENSEL, SAPHIR, ZADEK und KARP ein. Als zukunftsreiches Verfahren kommt neuerdings die Untersuchung in der Zellkultur hinzu. SANO konnte mit ihr in Fällen, die weder im Ausstrich noch im Schnitt Tumorzellen zeigten, Geschwulstelemente nachweisen. Ausreichende Bestätigungen von anderer Seite stehen jedoch noch aus.

Die cytologische Pleuraexsudatuntersuchung hat durch die frühen Untersuchungen von QUINCKE, RIEDER, EHRLICH, WIDAL, RAVAUT u. a. schnell Eingang in die klinische Diagnostik gefunden. (Ausführliche Literaturübersicht und Würdigung der älteren Arbeiten bei ZADEK[1].) Neuere Untersuchungen stammen von ELLIS, GOLDMANN, HONIGMANN, STREICHER, GRAHAM, MCDONALD und Mitarbeitern, v. ALBERTINI, WARREN, BAMFORTH, KARP sowie WOLF und WINKHAUS. Das Hauptanwendungsgebiet der Cytodiagnostik liegt auf dem Gebiet der Tumorerkennung. Bei entzündlichen Krankheiten ist in der Regel nur eine grobe Orientierung hinsichtlich der ätiologischen Faktoren möglich. Dies gilt besonders für die Ergüsse mit mesothelialer Formel. Erst die Verwertung des dazugehörigen klinischen Befundes und des bakteriologischen Ergebnisses bringt in solchen Fällen einen weiteren Aufschluß.

a) Materialgewinnung, Verarbeitung und Färbung.

Genaue Anweisungen zur Pleurapunktion finden sich bei ZADEK und BRANDT.

Die Verarbeitung zur cytologischen Untersuchung erfolgt nach der makroskopischen und physikalisch-chemischen Beurteilung.

Neben nach PAPPENHEIM und PAPANICOLAOU zu färbenden Sedimentausstrichen sind Schnitte in der von WIHMAN oder MANDLEBAUM angegebenen Technik herzustellen. Letzterer übergießt das zentrifugierte Sediment nach vorherigem Dekantieren des Überstehenden mit 10% Formalin und, nach weiteren 12 Std, mit 95% Alkohol (das Formalin wird zuvor entfernt). Mit dem fixierten Sediment können dann alle in der Histologie üblichen Schnittfärbungen ausgeführt werden.

WIHMANs Methodik ist eleganter, da sie das Zerbröckeln des gehärteten Sediments beim Herausnehmen aus dem Zentrifugenglas vermeidet und eine gleichmäßige Verteilung der Zellanteile des Sediments gewährleistet [genaue Anweisungen bei WIHMAN (1), ausführlich wiedergegeben auch bei GRUNZE (3)]. Die Schnittuntersuchung hat den Vorteil, daß sie eine ungefähre Beurteilung des Fibringehalts gestattet und organoide Strukturen, die das sicherste Kriterium in der Tumordiagnostik darstellen, weniger als der Ausstrich lädiert (vgl. Abb. 53 und 54). Für die Sofortuntersuchung ist außerdem das Phasenkontrastverfahren von Nutzen (Abb. 60).

Gehen die wenigen diagnostisch verwertbaren Zellen in einem zu starken Erythrocytengehalt unter, so hilft folgender, von FAWCETT und VALLEE angegebener Kunstgriff weiter: Das nach Zentrifugieren und Dekantieren des Überstehenden gewonnene Sediment von 80 cm³ Exsudat wird erneut mit 8 cm³ physiologischer Kochsalzlösung aufgeschüttelt. Diese konzentrierte Exsudatsuspension wird nun vorsichtig über eine hochviscöse Rinderalbuminlösung (3,4 cm³ einer 35% Albuminlösung verdünnt mit 1,6 cm³ physiologischer Kochsalzlösung) geschichtet. Nach dem Zentrifugieren finden sich die spezifisch schwereren Erythrocyten unterhalb der Albuminlösung, die diagnostisch wichtigen Zellen können dagegen aus der Grenzschicht Kochsalz-/Albuminlösung vorsichtig abpipettiert werden.

Erschwert die hohe Viscosität des Exsudats die weitere Verarbeitung, so hilft oft ein Zusatz von Hyaluronidase weiter (Dvoskin, Heckner und Göltner). Dies trifft besonders für Pleuraendotheliome zu.

b) Ergebnisse.

Eine Schilderung des Normalzellgehaltes entfällt, da punktierbare Ergüsse in jedem Falle einer pathologischen Veränderung entsprechen. In Transsudaten und Exsudaten können folgende Zellen auftreten (Beschreibungen an Hand der Abbildungen):

I. Pleuradeckzellen (Lauche), einzeln oder als Placards endothéliaux gelagert (Abb. 35, 47, 48, 54, 57, 58, 59, 60). Über die mesenchymale Natur dieser Zellen orientieren die Arbeiten von Maximow und Werejzinski.

II. Reticulohistiocytäre lymphoide Monocyten (Abb. 35).

III. Neutrophile Leukocyten.

IV. Lymphocyten (Plasmazellen sind recht selten).

V. Eosinophile Leukocyten (Abb. 35, 46, 48).

VI. Basophile Leukocyten sind recht selten.

VII. Erythrocyten.

VIII. Tumorzellen (Abb. 49, 50, 51, 52, 53, 54, 56, 58, 59, 60, 61).

IX. Riesenzellen.
- a) vom Pleuradeckzelltyp (Abb. 47, 48);
- b) vom Fremdkörperzelltyp.

  Der Fremdkörperzelltyp zeichnet sich durch Phagocytose und kleinere, etwas pyknotische Kerne aus, die Erythrocytengröße kaum überschreiten [Abb. 69 bei Wihman (1)]. Demgegenüber zeigt der Pleuradeckzelltyp gleichmäßige Kerne, die den einkernigen Mesothelzellen entsprechen;
- c) vom Tumorzelltyp (Abb. 50, 51, 58).

  Im Gegensatz zum Pleuradeckzelltyp zeigen mehrkernige Tumorriesenzellen eine ausgesprochene Kernpolymorphie.

Während für wissenschaftliche Untersuchungen Zellzählungen im Exsudat erforderlich sein mögen, reicht für den klinischen Gebrauch die Beurteilung der Trübung und der Sedimenthöhe aus. Entsprechend dem Überwiegen von einer der hier aufgezählten Zellarten erfolgt die Unterteilung in verschiedene Exsudatformen. Gleich dem makroskopischen Befund sind diese Formeln nicht pathognomonisch, sondern stellen lediglich eine grobe Gruppenunterscheidung dar.

In Anlehnung an Widal, Ravaut, Königer und Wihman ergeben sich folgende Verhältnisse:

1. Ergüsse mit Überwiegen der mesothelialen Zellen.

   Beispiele:
   - a) Transsudate bei kardialer und renaler Dekompensation.
   - b) Tumorexsudate.
   - c) Sterile Begleitergüsse bei nichttuberkulösen Infektionen.
   - d) Pleuraergüsse bei kleinen Lungeninfarkten.

2. Ergüsse mit Überwiegen der Lymphocyten.

   Beispiele:
   - a) Exsudate bei nicht komplizierter und nicht frischer tuberkulöser Pleuritis (Widal und Ravaut).

b) Seltener bei Tumorbegleitpleuritiden und bei nephrogenen Transsudaten mit geringem Zellgehalt.

Durch die Häufigkeitsverteilung in praxi wird eine gewisse Spezifität für tuberkulöse Exsudate vorgetäuscht. Im Prinzip bedeutet die lymphocytäre Formel jedoch nur, daß es sich um einen Reiz geringerer Stärke handelt.

3. Ergüsse mit Überwiegen der neutrophilen Leukocyten.

Beispiele:

a) Beginnende Empyeme jeglicher Genese.
b) Alte Pneumothoraxrestexsudate (es finden sich außerdem vermehrt Fremdkörpermakrophagen und meist Erythrocyten).
c) Sterile Pneumolysenhöhlenexsudate und Ergüsse nach Pneumolysenprothesenplastiken. Die Reaktion ist bei Perlonplomben stärker als bei Polystanplomben.
d) Nichtblutige sterile Thoraxresthöhlenexsudate nach Pneumonektomie.

4. Ergüsse mit starker Erhöhung der eosinophilen Leukocyten.

Wie Schwarz zeigte, können sehr starke Vermehrungen der eosinophilen Leukocyten bei Ergüssen verschiedenster Genese auftreten. Wihman fand sie, besonders mit Riesenzellen vergesellschaftet, bei rheumatisch-allergischen Pleuritiden (Abb. 48). Wolf und Winkhaus beschreiben sie bei Pneumothoraxwinkelexsudaten. Desgleichen können sie bei Tumorexsudaten stark erhöht sein.

5. Ergüsse von gemischt neutrophil-mesothelialer Formel.

Beispiele:

a) Sterile Begleitergüsse im Ablauf von nichttuberkulösen Infektionen mit pleuranahen Herden, meist zur neutrophilen Formel übergehend.
b) Ergüsse bei ausgedehnten und nicht mehr frischen Infarkten.

6. Hämorrhagische Ergüsse (die Beurteilung wird hier nur nach dem makroskopischen Eindruck vorgenommen).

Beispiele:

a) Traumatische Ergüsse.
b) Tumorexsudate.
c) Seltener auch bei Tuberkulosen, insbesondere Miliartuberkulosen.

7. Tumorzellhaltige Ergüsse.

Es kommt nur selten vor, daß die Tumorzellen überwiegen; meist handelt es sich um Exsudate mit mesothelialer Formel. Für die erste Möglichkeit wären Pleuraendotheliome und medulläre, stark exfoliierende Carcinome zu nennen. (Scirrhös wachsende Geschwülste haben dagegen sehr zellarme Ergüsse.)

8. Rein neutrophil-detritische Ergüsse.

Beispiel:

Empyeme jeder Genese.

An Hand der tuberkulösen Pleuritis zeigt sich besonders deutlich, wie stark die Zellformel von den Krankheitsstadien abhängig ist. Denn nur bei der nicht komplizierten, nicht mehr ganz frischen tuberkulösen Pleuritis findet sich die bekannte lymphocytäre Formel. Am Beginn überwiegen dagegen neben einigen Mesothelien die Neutrophilen, welche allerdings schnell in der Zahl absinken

Ann. 47. Pleuraexsudat bei einem ausgedehnten Lungeninfarkt.

PAPPENHEIM-Färbung.

Die fortschreitende Degeneration der in Abb. 35 wiedergegebenen Pleuradeckzellen läuft über die kleinvacuolige Plasmaveränderung (↗) bis zur Siegelringbildung (↗). Vacuolen bösartiger Siegelringzellen sind um ein Vielfaches größer (s. Abb. 56).

↗ Mehrkernige Riesenzelle vom Pleuradeckepitheltyp.

Ausstrichdiagnose: Pleuraerguß von gemischt leukocytär-mesothelialer Formel.

Abb. 48. Rheumatische allergische Pleuritis.

GIEMSA-Färbung.

Neben Eosinophilen und regressiv veränderten Pleuradeckzellen (↗) findet sich eine Riesenzelle vom Pleuradeckepitheltyp.

(Beitrag: G. WIHMAN, Stockholm.)

Abb. 49. Carcinosarkomzellen im Pleuraexsudat.

PAPPENHEIM-Färbung.

Trotz nicht signifikanter Nucleolenveränderungen sind diese Zellen wegen ihrer Nacktkernigkeit, welche sie von Pleuradeckzellen unterscheidet, und wegen ihrer Größe, die das Maß von Lymphocyten und lymphoiden Monocyten übersteigt, sicher ortsfremd und daher bösartig.

Ausstrichdiagnose: Tumorzellen nachgewiesen.

Abb. 50. Pleuraendotheliom.

PAPPENHEIM-Färbung.

Einkernige Riesenzellen, geringe degenerative Veränderungen und fehlende Entzündungszellen sprechen für die Tumornatur des Ergusses.

Ausstrichdiagnose: Tumorzellen nachgewiesen. Verdacht auf ein Pleuraendotheliom.

Diskussion des Befundes: Während sich häufig die Tumorzellen von den Pleuradeckzellen abgrenzen lassen, fällt hier die Wucherung eines einheitlichen bösartigen Zelltyps ins Auge. Es ergibt sich somit der Verdacht auf das Vorliegen eines Pleuraendothelioms. Auch bei stärkerer Vergrößerung zeigten sich in diesem Falle keine signifikanten Nucleolenveränderungen im Sinne QUENSELS, ein Befund, den wir bei 3 anderen Pleuraendotheliomen ebenfalls erheben konnten.

Abb. 51. Punctio sicca der Schwarte eines stärker entdifferenzierten Pleuraendothelioms.

PAPPENHEIM-Färbung.

Die ausgeprägte Zellpolymorphie mit Kernprotrusionen und das schmale Plasma sprechen für den niederen Differenzierungsgrad dieser Geschwulst.

Aus STREICHER, H. J., und ST. SANDKÜHLER: Klinische Cytologie. Stuttgart, Georg Thieme 1953.

Abb. 52. Asymmetrische Mitose im Falle einer oat-cell-Carcinompleuritis.

PAPPENHEIM-Färbung.

Die Unterscheidung gegenüber degenerativ veränderten Lymphocyten ist bei den kleinen, etwas unregelmäßig begrenzten Zellen nicht sicher vorzunehmen. An anderer Stelle fanden sich deutlichere Kernprotrusionen.

Ausstrichdiagnose: Verdacht auf kleinzellige Geschwulst mit Nachweis pathologischer Mitosen.

Abb. 53 u. 54. Histologischer Schnitt und Ausstrich des Sedimentes im Falle eines Adenocarcinoma mammae metastat.

H.E.- und PAPPENHEIM-Färbung.

Der Vergleich beider Bilder zeigt, um wie vieles besser die organoide Struktur eines Tumors im histologischen Schnitt erhalten bleibt. Der Ausstrich läßt dagegen die multiplen kleinen Kernnucleolen besser erkennen. Das Cytoplasma der Tumorzellen ist in diesem Falle leichter zerstörbar als das der Pleuradeckzellen ↗.

Abb. 55. Histologischer Schnitt durch die Pleuraschwarte desselben Falles.

H.E.-Färbung.

Die hier zum Ausdruck kommende Übereinstimmung in der Zellanordnung dieser Geschwulst mit Abb. 53 findet sich häufiger bei histologischen Sedimentuntersuchungen.

Abb. 56. Stark schleimbildendes Ovarialadenoarccinom,

PAPPENHEIM-Färbung.

Die vielfachen Kernlobulationen (↗) und die Riesenvacuolen (↗), welche weit über das von QUENSEL geforderte Maß von 40 μ hinausgehen, gestatten aus dem Ausstrich die sichere Diagnose eines Adenocarcinoms.

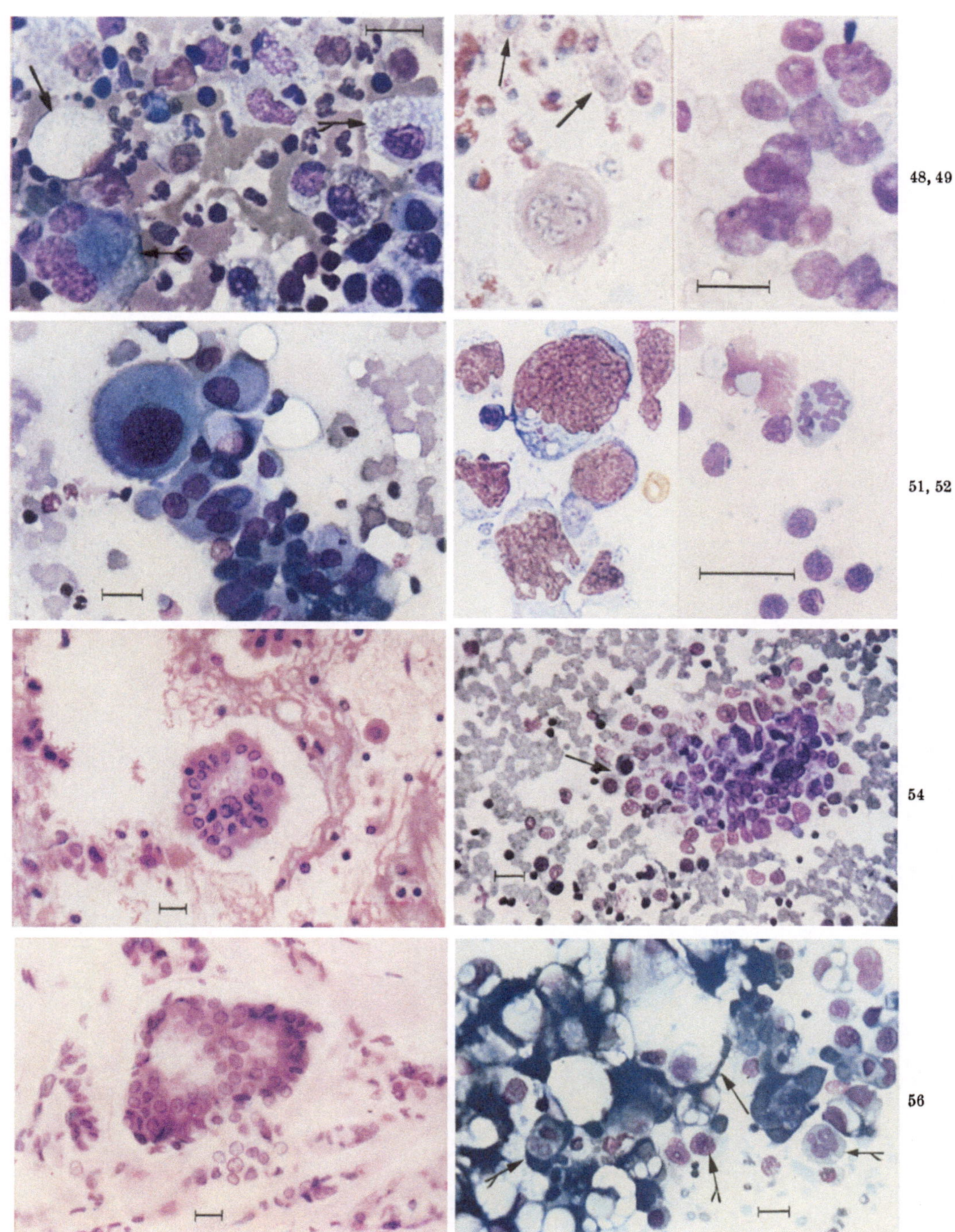

Abb. 47—56.

(WIDAL). Ein erneutes Auftreten von Segmentkernigen in den späteren Stadien deutet auf eine Komplikation hin oder kann gar den Übergang zum Empyem anzeigen, das dann rein granulocytär ist und als Beimengung lediglich einige lymphoide Monocyten zeigt. Weitere Möglichkeiten der Exsudatzusammensetzung im Verlaufe therapeutischer Eingriffe bei der Tuberkulose sind unter Punkt III und IV angedeutet.

Die Unterscheidung in eine primäre und eine sekundäre tbc. Pleuritis ist weder pathogenetisch noch cytologisch aufrecht zu erhalten. Ältere Untersucher

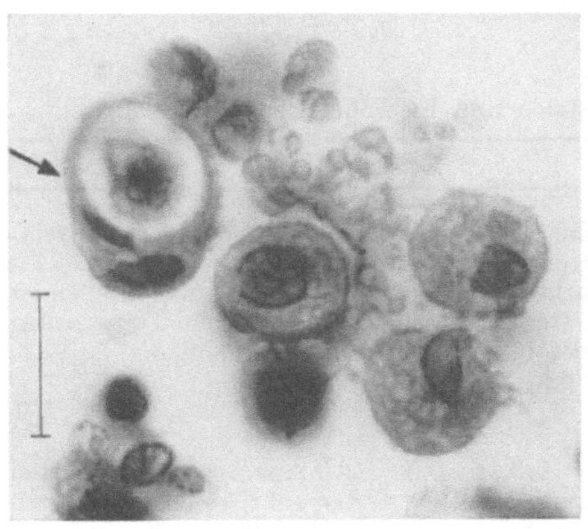

Abb. 57.

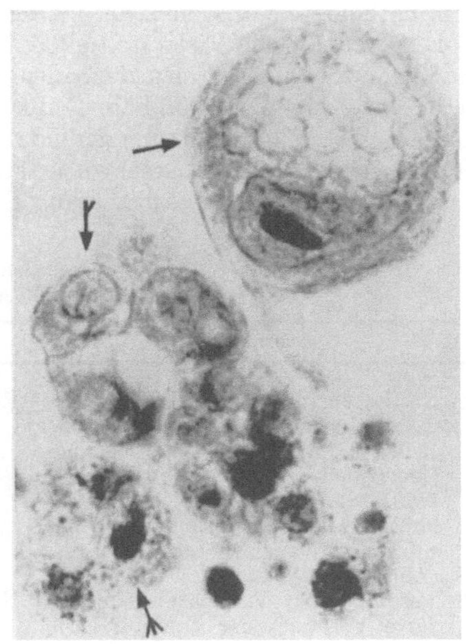

Abb. 58.

Abb. 57. Pleuradeckzellen im Sedimentschnitt bei starker Vergrößerung.
Hämatoxylin-Eosin-Färbung.
↗ Zellkannibalismus. Phagocytose einer nicht näher zu differenzierenden Zelle durch eine Mesothelzelle. An anderer Stelle: Vorwiegend Pleuradeckzellen, vereinzelte Eosinophile und Segmentkernige.
Ausstrichdiagnose: Pleuraerguß mit vorwiegend mesothelialer Formel.

Abb. 58. Carcinosis peritonei.
QUENSEL-Färbung.
↖ Riesenzelle mit multiplen Plasmavacuolen und einer extremen Nucleolusvergrößerung (4×12 μ). Zellbegrenzung scharf.
↗ Kleinere Tumorzellen.
↗ Fettig degenerierte Peritonealdeckzellen mit pyknotischen Kernen. Zellbegrenzung unscharf.
Dieses Photo demonstriert eindrucksvoll die wichtigsten von QUENSEL erarbeiteten diagnostischen Kriterien für die Exsudatuntersuchung.
Aus QUENSEL, U.: Cytologische Untersuchungen von Ergüssen der Brust- und Bauchhöhlen (Abb. 76). Acta med. scand. (Stockh.) 58, 458 (1928) [mit Genehmigung des Acta Med. Scand. Verlages, Stockholm].

(WIDAL u. a.) verstanden unter der ersten Benennung Pleuritiden ohne Lungenbefall und unter der zweiten Pleuritiden mit gleichzeitigem Lungenbefall. Die letzteren sollten stets einen erhöhten Neutrophilengehalt aufweisen. Dies trifft jedoch nicht immer zu, wie auch KÖNIGER und WIHMAN bereits feststellen. Bei pleurafernen Lungenherden unterscheidet sich die früher als sekundär bezeichnete Pleuritis im cytologischen Bild nicht von der „primären". Erst komplizierende pleuranahe Herde, nicht selten im Hilusbereich gelegen, führen zu einem vermehrten Granulocytengehalt. Es ist daher besser, von einer unkomplizierten Pleuritis (lymphocytäres Exsudat, typischer Fieberverlauf) und von einer komplizierten tbc. Pleuritis mit vermehrten Neutrophilen im Exsudat und protrahiertem, unruhigem Verlauf zu sprechen, denn „primär" ist die Pleuritis in keinem Falle, wie der besonders gut studierte Tuberkuloseablauf im Kindesalter zeigt (MÜLLER, R. W., GÖRGÉNYI-GOETTCHE).

Während die mesotheliale Formel recht vielfältige Ursachen haben kann und nur mittels der klinischen Daten deutbar ist (Wihman), hat der Nachweis von Tumorzellen pathognomonische Bedeutung. Von den in Ergüssen vorkommenden Zellen bereiten nur die Pleuradeckzellen erhebliche Schwierigkeiten bei der Abgrenzung gegenüber Geschwulstelementen. Neben älteren Untersuchern haben von pathologisch-anatomischer Seite in letzter Zeit besonders Sinapius und Vollhaber auf die Vielgestaltigkeit der Pleuradeckzellen hingewiesen. Die für die Unterscheidung heranzuziehenden cellulären Malignitätskriterien entsprechen der Häufigkeitsregel und haben nur bei positivem Ausfall Beweiskraft. Angesichts des vielfältigen Tumorzellbildes sind sie immer nur teilweise erfüllt. Ihr Fehlen schließt keine Geschwulst aus. In nicht seltenen Fällen findet sich sogar eine umgekehrte Ausprägung des Kriteriums.

Tabelle 6.
(Bei Betrachtung im Ausstrich und im Schnitt.)

Tumorzellen	Pleuradeckzellen
1. Starke Verschiebung der Kern-Plasmarelation zugunsten des Kerns bei Zellen mit glattem Plasma. Gegenbeispiel: Adenocarcinome mit vacuolisiertem Plasma zeigen zuweilen eine Umkehrung dieses Kriteriums (Abb. 58). Starke Größenzunahme der Zellen (Abb. 50)	Exfoliierte Pleuradeckzellen haben meist ein relativ großes Plasma (Abb. 47). Starke Größenzunahme der Pleuradeckzellen ist im Gegensatz zu oft einkernigen Tumorzellen meist mit Mehrernigkeit verbunden
2. Vergrößerung, Vermehrung und bizarre Formung der Nucleoli (Abb. 58)[1]. Gegenbeispiele von Tumorexsudaten ohne Nucleolenvergrößerung: Abb. 49, 50 und 59/60. N/n-Werte von 1:0,2—0,3 sind fraglich positiv, über 1:0,3 liegende sicher positiv	N/n = 1:0,14—0,2 (Quensel). Bei gereizten Pleuradeckzellen treten sehr selten Werte zwischen 1:0,2—0,3 auf (Abb. 46). Es handelt sich meist um basophile, nicht degenerativ veränderte Mesothelien im Verband, die als „Epithelknospen" z. B. bei Lungeninfarkten exfoliieren
3. Kernpolymorphie (Abb. 51) 4. Hyperchromasie (Abb. 50) 5. Unregelmäßige Kernchromatinstruktur (angedeutet in Abb. 51). Deutliche Kernrandverdichtung in Schnittpräparaten (Abb. 59) 6. Unregelmäßige Kernbegrenzung Kernprotrusionen (Abb. 51), Kernlobulation (Abb. 56)	Pleuradeckzellkerne weisen keine stärkere Kernpolymorphie auf. Bei den basophilen Zellen noch rund, verlagert sich der Kern mit zunehmender Alterung und Zelldegeneration oft exzentrisch, flacht ab und wird bohnenförmig. Kernlobulationen oder Protrusionen werden praktisch nicht beobachtet. Sofern sie bei stark fortgeschrittener Degeneration vereinzelt vorkommen, ist der Kern trotz Pyknose nicht hyperchromatisch
7. Pathologische, asymmetrische Mitosen, besonders wenn mehrfach vorkommend[2]	Nur selten vorkommend
8. In der Regel ist das Plasma von Tumorzellen homogener und weniger kleinvacuolig verändert als das von Deckzellen. Beispiel Abb. 50 gegenüber Abb. 47. Gegenbeispiel Abb. 54	Das Plasma der Pleuradeckzellen wird bei zunächst glatter basophiler Beschaffenheit mit der Alterung im Exsudat regelmäßig kleinvacuolig, eventuell auch großvacuolig verändert. Eine starke Einlagerung von fetthaltigen Stoffen, teilweise anisotrop, findet regelmäßig statt

[1] Dieses von Quensel, Zadek und Karp besonders hervorgehobene Zeichen wurde vielfach überbewertet. Wie bei allen Malignitätskriterien ist auch hier nur der eindeutig positive Befund beweisend. Kritische Bemerkungen hierzu finden sich unter anderen bei Wihman, Guttman und Grunze.

[2] Über die Bedeutung pathologischer Mitosen in Exsudaten hat Warren berichtet. Grundsätzliche Ausführungen über ihre Bedeutung beim Tumorwachstum finden sich unter anderen bei v. Hansemann und bei Borst (2).

Tabelle 6. (Fortsetzung.)

Tumorzellen	Pleuradeckzellen
9. Riesenplasmavacuolen bei Adenocarcinomen über 40 μ (Abb. 56)	Die Plasmavacuolen übersteigen nicht 40 μ. Dies gilt insbesondere für frische Punktate. Die Kerne gutartiger Siegelringzellen (Abb. 47) sind unauffällig
10. Plasmakornifikation in der PAPANICOLAOU-Färbung bei Plattenepithelcarcinomen. Nachweis hoher Mucoproteidkonzentrationen in sezernierenden Zellen (FAWCETT u. VALLEE)	Kornifikation kommt bei Pleuradeckzellen nicht vor
Zellverbände	
11. Unregelmäßige Zellagerung in Haufen. „Nuclear Crowding" (Abb. 59)	Regelmäßige flächenhafte Lagerung als „Placards endothéliaux" (Abb. 59)
12. Organoide Strukturen in Form von Rosetten, Pseudoacini und Tubuli (Abb. 53 und 61)	Sehr selten in einschichtiger Zellage auch bei Mesothelien vorkommend[1]
13. Durch das meist homogenere Plasma — Ausnahme Adenocarcinome — und die immer größere Kernmasse als bei Endothelien zeigen die Tumorzellen bei jeder Technik eine schärfere Zellbegrenzung	Durch die unter Punkt 8 beschriebene Plasmabeschaffenheit der regressiv veränderten Pleuradeckzellen, welche sie leichter lädierbar sowie lichtinhomogen macht, und durch die geringere Kernmasse ergibt sich eine unscharfe Zellbegrenzung

[1] Abbildungen bei SAPHIR und WIHMAN (1).

Relativ häufig können Tumorzellen nicht sicher nachgewiesen werden, bzw. eine Geschwulst hat die Pleuraoberfläche noch nicht erreicht und der Erguß resultiert möglicherweise nur durch Lymphstauungen. Für diese Fälle ist ein

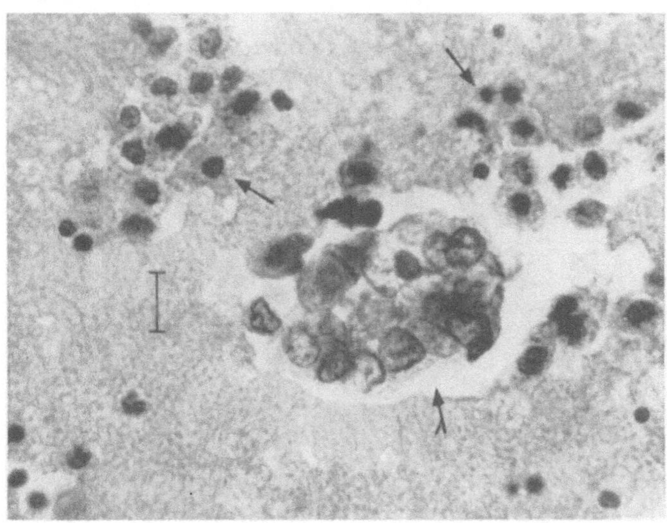

Abb. 59. Exsudat eines teils soliden, teils adenomatösen Carcinoms. Sedimentschnitt. Hämatoxylin-Eosin-Färbung.
↗ Flächenhaft gelagerte Pleuradeckzellen (Placards endothéliaux). Unscharfe Zellgrenzen.
↗ In Haufen gelagerte Tumorzellen (Nuclear crowding). Scharfe Zellbegrenzung.
Ausstrichdiagnose: Nachweis sicherer Tumorzellverbände.
Aus GRUNZE, H.: Klinische Cytologie der Thoraxkrankheiten, Stuttgart: Ferdinand Enke 1955.

von WIHMAN (1) gegebener Hinweis sehr wertvoll: „Wenn in einer über 3 Monate andauernden chronischen Krankheit ein Erguß vom Exsudattyp

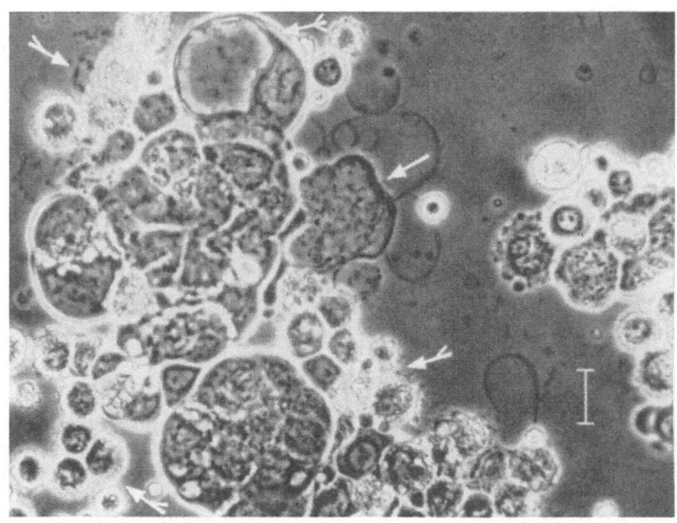

Abb. 60. Dasselbe Tumorexsudat im Phasenkontrastbild.
Die stark lichtbrechenden, unscharf begrenzten Pleuradeckzellen (↗) heben sich von den an Kernmasse reichen, scharf begrenzten Tumorgruppen (↗) deutlich ab; ↗ sezernierende Zelle; große Sekretvacuole.

ständig zunimmt und wenn ferner eine deutliche mesotheliale Formel und kein Fibrin zwischen den Zellen vorhanden ist, so ist die Annahme eines Tumor-

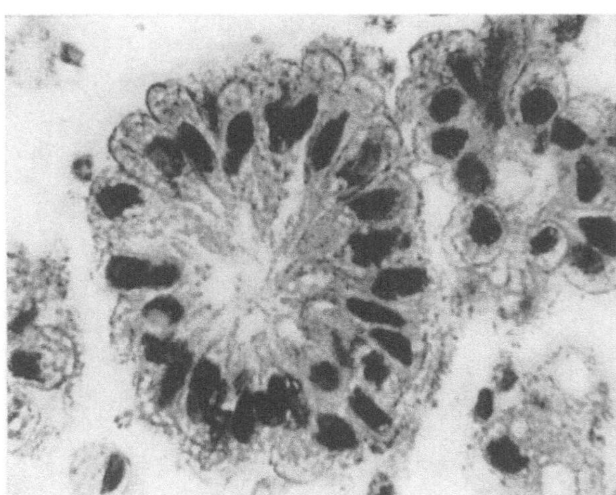

Abb. 61. Pleuraexsudat eines zylinderzelligen Adenocarcinoms der Bronchialschleimhaut. Hämatoxylin-Eosin-Färbung. Schnittechnik nach WIHMAN. Organoide Tumorstrukturen im Exsudat in Form von Rosetten. *Ausstrichdiagnose:* Tumorzellen vom Zylinderzelltyp nachgewiesen. Aus WIHMAN, G.: A contribution to the knowledge of the cellular content in exsudates and transsudates. Acta. med. scand. (Stockh.) **130**, Suppl. 205.

exsudats gerechtfertigt, auch wenn keine Tumorzellen nachweisbar sind. Voraussetzung ist, daß der Erguß mindestens ein spezifisches Gewicht von 1,015 und einen

Esbach von 2,5% hat und daß kardiale und nephrogene Ursachen klinisch ausgeschlossen werden.“

Ein strittiges Kapitel ist mit der Abgrenzung der rheumatischen Exsudate gegeben. WIHMAN (1), der die Begriffe rheumatisch und allergisch synonym gebraucht, hat sie in folgender Weise vorgenommen:

„In den frühen Stadien finden sich große plasmareiche Zellen, teilweise in kleineren Verbänden angeordnet; außerdem Erythrocyten, Lympho- und Leukocyten. Der Eosinophilenanteil ist sehr hoch. Ab und zu treten Riesenzellen mit peripher oder in der Mitte gelagerten Kernen auf. Fibrin wird nicht zwischen den Zellen gefunden. In den späteren Stadien tritt eine fibrinähnliche, in der MALLORY-Färbung rote Substanz zwischen den Zellen auf. Auch zeigen sich jetzt größere, teilweise ringförmig gelagerte Zellverbände, deren zentrales Stroma sich bei VAN GIESON-Färbung stark rot färbt.“

Tabelle 7. *Ergebnisse von 175 cytologischen Untersuchungen von Pleura- oder Peritonealergüssen.* (Nach SAPHIR.)

	Anzahl der Fälle
Carcinombefall der Pleura oder des Peritonaeums	45
Positive richtige Diagnosen . .	37
Fragliche Diagnosen	6
Falsche positive Diagnosen . .	1

WIHMAN (1) führt auch vergleichende anatomische Befunde für seine Beobachtungen an. Die Schwierigkeit liegt jedoch darin, daß bei Ergüssen mit mesothelialer Formel sowohl Riesenzellen (SINAPIUS und VOLLHABER) als auch Eosinophile (SCHWARZ) bei Krankheiten vorkommen können, für die keine klinischen Zeichen einer allgemeinen Allergie zu erheben sind. (Ausführliche Übersicht bei SCHWARZ.) Damit ist nicht gesagt, daß trotzdem eine Organallergie der Pleura vorliegt, aber es gibt für diese Annahme keine sicheren Kriterien. Unsere Ansicht sei daher wie folgt formuliert: „Sofern auf Grund allgemeiner deutlicher klinischer Zeichen eine rheumatisch-allergische Pleuritis anzunehmen ist, müßte sie der von WIHMAN gegebenen Zusammensetzung nahekommen. Ihr Vorhandensein beweist aber umgekehrt nicht eine rheumatische Grundkrankheit.“ WIHMAN (3) selbst ist neuerdings auch der Ansicht, daß das Auftreten von Riesenzellen nicht in so starker Weise als spezifisch anzusehen ist, wie er es früher annahm.

Sind Ergüsse durch lymphatische Systemerkrankungen verursacht, so ist für die Diagnose der Nachweis von lymphatischen Stammzellen zu fordern. In der Regel handelt es sich in solchen Fällen nur darum, die Zugehörigkeit des neuen Symptoms zu der klinisch schon bekannten Grundkrankheit zu sichern.

Empyeme und Begleitpleuritiden bei nichttuberkulösen Infektionen sind, wie schon erwähnt, in erster Linie ein bakteriologisches Problem. Bei WIHMAN (1) und GRUNZE (3) ist ihre wechselnde Zellformel ausführlich dargelegt. Die klinischen Daten sind sowohl in diesen Fällen als auch bei selteneren Ergüssen (Lues, Morbus Hodgkin) unerläßlich. Das gleiche gilt für die Abgrenzung kardialer oder renaler Stauungsergüsse mit mesothelialer Formel gegenüber den eben erwähnten geschwulstbedingten Ergüssen ohne Tumorzellnachweis. Mitgeteilte Statistiken zur Treffsicherheit der Cytodiagnostik des Pleuraexsudats beziehen sich daher fast ausschließlich auf die Erkennung von Tumorexsudaten. Sie basieren vorläufig immer nur auf einer Untersuchungsmethodik und werden sicherlich noch bessere Resultate aufweisen, wenn die Ausstrichtechnik und das histologische Verfahren kombiniert angewandt werden, wozu eventuell die Zellkulturuntersuchung kommen wird. Als besonders günstiges Beispiel seien die Ergebnisse von SAPHIR angeführt. (Dieser Autor hält die Ausstrichtechnik gegenüber der Schnittechnik für überlegen, hat aber bei genügendem Material beide ausgeführt.)

In der Regel liegt die Quote der positiven richtigen Resultate bei Verwendung einer Untersuchungstechnik nur bei 50—60% (G. GRAHAM und Mitarbeiter u. a.). FOOT (3) berichtete kürzlich an Hand eines größeren Zahlenmaterials, daß es in etwa 50% der Fälle möglich sei, etwas über den histologischen Typ und den primären Sitz der in die Pleura metastasierenden Geschwulst auszusagen.

Die Perikarddeckzellen sind von gleicher Morphologie wie die Pleuradeckzellen. Sie weisen meist nicht so starke regressive Veränderungen des Plasmas wie die letzteren auf und lagern sich nach ZADEK auch nicht so häufig in Placards. Hinsichtlich der verschiedenen Exsudatzusammensetzungen ergeben sich bei den einzelnen Grundkrankheiten keine Abweichungen von den Verhältnissen des Pleuraexsudats.

Über den Versuch einer cytologischen Kontrolle des Effektes der Chemotherapie von Pleuracarcinosen berichtete STREICHER (1).

6. Diagnosenformulierung, Nutzen und Grenzen in der Cytodiagnostik der Lungenkrankheiten.

Hinsichtlich der cytologischen Malignitätsdiagnose sind verschiedene Wertigkeitsskalen angegeben worden, von denen die bekannteste von PAPANICOLAOU stammt. Besonders für die eigene Belegkartothek sind diese von Nutzen. Der in die Klinik gehende Befund sollte jedoch unseres Erachtens zusätzlich eine möglichst weitgehend auf den Einzelfall abgestellte Beurteilung enthalten. Unabhängig von der Numerierung sind etwa folgende Diagnosenabstufungen erforderlich:

Sichere Tumordiagnose mit histologischem Qualitätsverdacht.

Sichere Tumordiagnose ohne histologischen Qualitätsverdacht.

Starker Tumorverdacht, der zu therapeutischen Eingriffen oder zu weiterer operativer Klärung bei vorsichtigem Vorgehen berechtigt (am besten nur nach mehrmaligen Untersuchungen, die das Ergebnis bestätigen, auszusprechen).

Tumorverdacht, der zu wiederholten Untersuchungen Anlaß gibt.

Keine tumorverdächtigen Elemente nachweisbar.

Den Verdacht auf einen gutartigen Tumor sollte man stets auf irgendeine Weise zur histologischen Entscheidung bringen, da bei dieser Frage wegen fehlender Kriterien für das Umgebungsverhalten der Geschwülste die größten Irrtumsmöglichkeiten in der Cytodiagnostik gegeben sind.

Bei Entzündungen und Granulomatosen sind nur in typischen Fällen sichere Spezifitätsdiagnosen möglich. Über die Schwierigkeiten, welche sich z. B. bei der Deutung von Epitheloidzellen ergeben — die von nicht mit der Materie Vertrauten oft als „spezifische Elemente" angesehen werden —, unterrichten die Monographien zur Lymphknotenpunktion. Die parallele bakteriologische Untersuchung ist in solchen Fällen deshalb von entscheidender Bedeutung für die Sicherung des cytologischen Ergebnisses bzw. für die Einengung der verbleibenden differentialdiagnostischen Möglichkeiten. Ist ein Untersuchungsmaterial für die geforderte Fragestellung unzulänglich, so muß dies klar herausgestellt werden — nur Mundepithelien enthaltende Sputa sind für die Frage Bronchialcarcinom ohne Wert —. In vielen Fällen wird die Klinik auch interessieren, welche Krankheiten auf Grund des cytologischen Ergebnisses als unwahrscheinlich gelten dürfen. Die Aussage bezieht sich zwar wegen des geringen zur Untersuchung kommenden Materials nur auf einen kleinen Teil der vermeintlichen Veränderung; die Erfahrung lehrt jedoch, daß ihr bei der Aspirationscytologie in Verbindung mit den klinischen Daten und der bakteriologischen

Untersuchung ein so hoher Wahrscheinlichkeitsgrad zukommt, daß sie als Unterlage für klinische Entscheidungen benutzt werden darf. Für die Exfoliativcytologie gilt dies nicht in gleichem Maße.

Wie bereits im Abschnitt Sputum erwähnt, nimmt die cytologische Untersuchung mehr Zeit in Anspruch als die Bronchoskopie. Diese Tatsache und eine erheblich schwierigere Materialgewinnung und Zubereitung als in der Gynäkologie stehen daher einer klinischen oder gar ambulanten Routineanwendung bei Beschwerdefreien entgegen. Während in der Gynäkologie wegen der leichten gezielten Materialentnahme schon häufiger präinvasive Kleinstcarcinome cytologisch erkannt werden können, ist dieses Ereignis in der Bronchialcytologie noch als Rarität anzusehen (1 Fall bei PAPANICOLAOU und KOPROSOSKA). Insbesondere ist nicht anzunehmen, daß die einmalige Untersuchung in Krebsberatungsstellen von Nutzen wäre. Da ohne Wiederholung sog. „falsche negative Resultate" häufig sind, könnte im Gegenteil einer nicht gerechtfertigten Sicherheit oder zumindest einer verminderten Aufmerksamkeit des Arztes Vorschub geleistet werden (SULZER und v. SALIS). Die Vorteile der Cytodiagnostik zeigen sich im Augenblick vorzugsweise bei der gezielten Anwendung in der Klinik. Der auf sie entfallende Anteil bei der Verbesserung unserer diagnostischen Methoden zur Aufklärung von Lungenkrankheiten ist aus den angeführten Statistiken abzulesen. Aus diesem Grunde findet die Cytodiagnostik auch jetzt eine zunehmende Anerkennung (OCHSNER, DE CAMP und Mitarbeiter, NIXON, SEMB, GIBBONS, PEABODY, LÜDEKE, DELARUE und ORCEL). Wegen der bisher oft ablehnenden Haltung der pathologischen Anatomen ist die kürzliche, eindeutig positive Stellungnahme KAHLAUs besonders wertvoll.

Die Skepsis früherer Jahre (STERNBERG, KRAMPF, STÄHELIN) ist darin begründet, daß es nicht genügend erfahrene Ärzte gab, die sich mit dieser Technik intensiv befaßten. Zwar zeigt die Cytologie auch heute noch trotz technischer Verbesserungen, die weniger die Färbung als mehr die Materialgewinnung betreffen, einige methodische Schwächen, die jeder Untersucher kennen muß. Aber mit ausreichender Erfahrung und sorgfältiger Berücksichtigung der klinischen Daten kann dieser Nachteil oft ausgeglichen und eine für die einzuschlagende Therapie ausreichende Diagnose erreicht werden.

In Reihenuntersuchungen festgestellte, statistisch gesicherte Durchschnittswerte von einzelnen Malignitätskriterien sind zur allgemeinen Belehrung wertvoll; in der Praxis der Cytodiagnostik der Lungenkrankheiten gilt jedoch der von CRAMER bereits für die Verhältnisse der Gynäkologie ausgesprochene Satz, daß nicht die Statistik, sondern nur die Erfahrung im Einzelfall auftretende Schwierigkeiten überwinden kann.

Literatur.

Cytologie.

ALBERTINI, A. v.: (1) Cytologische Exsudatbefunde mit dem Phasenkontrastverfahren. Schweiz. Z. Path. u. Bakter. **11**, 701 (1946). — (2) Über die Bedeutung der Dissoziationserscheinungen in der Krebszelle. Schweiz. med. Wschr. **1948**, Nr 29, 717. — (3) Pathologisch-anatomisches Kurzreferat zum Thema Lungenkrebs. Schweiz. med. Wsch. **1951**, Nr 28, 659. — (4) Das Malignitätsproblem in histologisch-cytologischer Betrachtung. Verh. dtsch. Ges. Path. (35. Tagg), **1951**, 54. — APPEL, M., and TH. BRONK: Tumor cells in bronchial secretions. Amer. J. Clin. Path. **19**, 320 (1949). — AUERSBACH, K., H. GRUNZE u. F. TRAUTMANN: Cytologische Diagnostik unklarer isolierter Hilusveränderungen durch gezielte Punktion. Tuberkulosearzt **7**, 123 (1953).

BAMFORTH, J.: The examination of the sputum and pleural fluid in the diagnosis of malignant disease of the lung. Thorax (Lond.) **1**, 118 (1946). — BARGMANN, W.: (1) Zur vergleichenden Histologie der Lungenalveole. Z. Zellforschung. **23**/335 (1935/36). — (2) Die Lungenalveole. In Handbuch der mikroskopischen Anatomie des Menschen, S. 799. Berlin:

Springer 1936. — (3) Über die Zellauskleidung der Lungenalveole und die Alveolarphagocyten. Bemerkungen zu der Untersuchung von W. FIRLE. Frankf. Z. Path. **48**, 1 (1935); **49**, 1 (1936). — BARRET, N. R.: Examination of the sputum for malignant cells and particles of malignant growth. J. Thorac. Surg. **8**, 169 (1938). — BEALE, L. S.: Examination of sputum from a case of cancer of the pharynx and the adjacent parts. Arch. of Med. **2**, 44 (1860). — BENCE, A. E.: El lavado bronquial en le diagnostico precoz del cancer de pulmon. Semana méd. **47**, 836 (1938). — BENEKE, R.: Über freies Wachstum metastatischer Geschwulstelemente in serösen Höhlen. Dtsch. Arch. klin. Med **64**, 237 (1899). — BERGMANN, M., B. A. SHATZ and J. J. FLANCE Apical pulmonary carcinoma and tuberculosis. The value of sputum cell study in the differential diagnosis. J. Amer. Med. Assoc. **138**, 798 (1948). — BETSCHART, E.: Über die Diagnose maligner Lungentumoren aus dem Sputum. Arch. path. Anat., Physiol. u. klin. Med. **142**, 86 (1895). — BEZANÇON, F., et S. J. DE JONG: Traité de l'examen des crachats. Paris: Masson & Cie. 1912. — BITSCHIN, P.: Der Wert der cytologischen Zelldiagnostik zur Frühdiagnose des Lungen- und Bronchialcarcinoms. Schweiz. med. Wschr. **1953**, Nr 6, 128. — BOLLACK, C.: Diagnostic des Tumeurs par la technique de frottis. Lyon: L. Pidancet 1952. — BORST, M.: (1) Serosaendothelverhältnisse bei chronischer Entzündung. Verh. physik.-med. Ges. Würzburg **31**, 1 (1897). — (2) Allgemeine Pathologie der malignen Geschwülste. Leipzig: S. Hirzel 1924.— (3) Infektion und Geschwülste. Münch. med. Wschr. **1928**, Nr 1, 11. — BOVER, G. F.: El diagnostica por los puncion ganglionar. Valencia: Saber 1947. — BRANDT, H.-J.: Beiträge zur Technik der Materialgewinnung für die cytologische Untersuchung bei Thoraxkrankheiten. In H. GRUNZE, Klinische Zytologie der Thoraxkrankheiten. Stuttgart: Ferdinand Enke 1955. — BROCARD, H., et G. H. LAVERGNE: Le recherche de cellules néoplastiques dans l'expectoration au cours des cancers bronchiques. Presse méd. **60**, 730 (1952). — BRUNNER, A.: Vortr. auf dem Krebskongr. in St. Gallen 1950. Ref. Schweiz. med. Wschr. **1951**, 653. — BUHL, L.: (1) Lungenentzündung, Tuberkulose und Schwindsucht. München: R. Oldenbourg 1873. (2) Über die Bildung der Eiterkörperchen. Virchows Arch. **16**, 168 (1859).

CAPPEL, D. F.: (1) Observations on the origin of the mononuclear phagocytes of the lung. J. of Path. **26**, 430 (1923). — (2) Intravitam and supravital staining. III. The nature of normal lining of the pulmonary alveoli and the origine of the alveolar phagocytes in the light of vital and supravital staining. J. of Path. **32**, 675 (1929). — CARDOZO, P. L.: (1) Het Herkennen van Gezwelzellen in volgens May-Grünwald-Giemsa Gekleurde Uitstrijkpraeparaten. Nederl. Tijdschr. Geneesk. **94**, Nr 23, 1635 (1950). — CARDOZO, P. L., u. C. A. L. JANSSEN: (2) De Clinische Cytologie van Sputum en Bronchuscurettement. Nederl. Tijdschr. Geneesk. **94**, 2318 (1950). — CARDOZO, P. L.: (3) Clinical cytology. Leyden (Holland): L. Stafleu (1954). — CASPERSSON, T.: (1) The relation between ribonucleic acid and protein synthesis. Soc. Exper. Biol. Symp. I: Nucleic. Acid. Cambridge, S. 127, 1947. — CASPERSSON, T., and J. SCHULTZ: (2) Ribonucleic acids in both nucleus and cytoplasm and the function of the nucleol. Proc. Nat. Acad. Sci. U.S.A. **26**, 507 (1940). — CHIPPS, H. D., and L. H. KRAUL: Cytologic alterations in pulmonary tuberculosis which stimulate carcinoma. Canc. Res. **10**, 210 (1950). — CLERF, L. H., and P. A. HERBUT: (1) Diagnosis of bronchogenic carcinoma by examination of bronch. secretions. Ann. of Otol. **55**, 646 (1946). — (2) The value of cytological diagnosis of pulmonary malignancy. Amer. Rev. Tbc. **61**, 60 (1950). — (3) Early diagnosis of cancer of the lung. J. Amer. Med. Assoc. 8, 793 (1952). — CRAMER, H.: Über die Grenzen der cytologischen Krebsdiagnostik. Arch. Gynäk. **179**, 635 (1951). — CRAVER, L. F., and J. S. BINKLEY: Diagnosis of malignant tumors by aspiration biopsy and sputum examination. J. Thorac. Surg. **8**, 436 (1939).

DANIELS, A. C.: A method of biopsie, usefull in diagnosing certain intrathoracic diseases. Dis. Chest **16**, 360 (1949). — DAVIS, K. S.: Roentgenologic changes following the introduction of mineral oil in the lung. Radiology **26**, 131 (1936). — M. M. DELARUE, PAILLUS, BERGERON-BLONDEL et GIACOBI: Précisions techniques sur le diagnostic cytologique des tumors bronchiques. Presse méd. **56** (II), 580 (1948). — DELARUE, J., et L. ORCEL: (1) Étude des résultats obtenus par les techniques cytologiques et des principales causes d'erreurs. Semaine Hôp. **1952**, Nr **28**, 1026. — (2) Possibilités, avantages et inconvenients du diagnostic cytologique des cancers. Presse méd. **60**, 537 (1952). — (3) Revue critique des techniques de prélèvements et de préparations cytologiques. Semaine Hôp. **1952**, Nr 24, 1014. — DIGGS, C. W.: Use of wright's stain in diagnosis of malignant cells in bronch. aspiration. Amer. J. Clin. Path. **18**, 293 (1948). — DIJKSTRA, B. K. S.: De Diagnostiek van Bronchuscarcinoom. Nederl. Tijdschr. Geneesk. **95**, 3627 (1951). — DONALDSON, R.: The practicable application of the microscope to the diagnosis of cancer. Amer. J. Med. Sci. **25**, 43 (1853). — DONNÉ, A.: Cours de microscopic complémentaire des études médicales. Paris: Baillière & Fils 1845.— DUDGEON, L. S., and C. PATRICK: (1) A new method for the rapid microscopical diagnosis of tumors with an account of 200 cases so examined. Brit. J. Surg. **15**, 250 (1927/28). — DUDGEON, L. S., and C. H. WRIGLEY: (2) On the demonstration of particles of malignant growth in the sputum by means of the wet-film method. J. Laryng. a. Otol. **50**, 752 (1935). — DVOSKIN, S.: Mesothelioma of the peritonaeum. Ann. Int. Med. **40**, 809 (1954).

ECK, H.: Bemerkungen zu LÖBLICHS neurogener Gruppe der Tumoren mit Pancoast-Syndrom. Z. Krebsforsch. **59**, 479 (1953). — EFSKIND, L., and P. WEXELS: Hodgkin's disease of the lung with cavitation. J. Thorac. Surg. **23**, 377 (1952). — EHRLICH, P.: Beiträge zur Ätiologie und Histologie pleuritischer Ergüsse. Charité-Ann. **7**, 199 (1882). — ELLIS, E. B.: Cancer-cells in pleural fluid. Int. Assoc. of Med. Museums, 1922, S. 126. — ESCHER, F.: (1) L'importanza dello studio de quardor cytologico della secrezione bronchiale per la diagnosi precoce del cancro pulmonare. Arch. ital. Otol. **63**, 113 (1952). — ESCHER, F., u. W. STRUPLER: (2) Die Bedeutung der cytologischen Differenzierung der Bronchialsekrete für die Frühdiagnose der Lungenkrebse. Praxis (Bern) **1950**, 1050.

FARBER, J. E., R. CARPENTER and V. PELLICANO: Lipoid pneumonia, diagnosis by aspiration biopsy. Amer. Rev. Tbc. **45**, 453 (1942). — FARBER, S. M., A. MORTIMER, M. A. BENIOFF, J. K. FROST, M. ROSENTHAL and G. TOBIAS: (1) Cytologic studies of sputum and bronchial secretions in primary cancer of the lung. Dis. Chest **14**, 633 (1948). — FARBER, S. M.: (2) Recent advances in diagnosis and treatment of diseases of the chest. Oral Surg., Med. a. Path. **37**, 889 (1950). — FARBER, S. M., A. K. MCGRATH, M. A. BENIOFF and L. W. ESPEN: (3) The early diagnosis of primary lung cancer by cytologic methods. Dis. Chest **20**, 237 (1951). — FARBER, S. M., M. ROSENTHAL, E. F. ALSTON, M. A. BENIOFF and A. K. MCGRATH: (4) Cytologic diagnosis of lung cancer. Springfield, Ill.: Ch. C. Thomas 1950. — FARBER, S. M., A. MORTIMER, M. A. BENIOFF and J. D. SMITH: (5) Diagnostic problems of cancer of the lung. California Med. **76**, 328 (1952). — FARBER, S. M.: (6) The mucolytic and digestive action of trypsin in the preparation of sputum for cytologic study. Science (Lancaster, Pa.) **117**, 687 (1953). — FAWCETT, D. W., and B. L. VALLEE: Some new approaches to the cytologic diagnosis of cancer from serous fluids. Bull. New England Med. Center **12**, 224 (1950). — FELDT, A.: Zur Diagnose maligner Brusthöhlengeschwülste intra vitam. Dtsch. med. Wschr. **1903**, 497. — FIDLER, H. K.: A comparative cytological study of benign and malignant tissues. Amer. J. Canc. **25**, 772 (1935). — FIRLE, W.: Über die großen Exsudatzellen und das „Epithel" in der Lungenalveole. Frankf. Z. Path. **48**, 1 (1935). — FISCHER, W.: Die Gewächse der Lunge und des Brustfelles. In Handbuch der speziellen pathologischen Anatomie und Histologie. Atmungswege und Lungen, Teil 3, S. 526. Berlin: Springer 1931. — FISCHER-WASELS, B.: Handbuch der normalen und pathologischen Physiologie, Metaplasie und Geschwulstbildung, S. 1405. Berlin: Springer 1927. — FLEISCHHACKER, H., u. R. KLIMA: Zellbilder von Lymphknotenpunktaten und ihre diagnostische Verwertbarkeit. Münch. med. Wschr. **1937**, 661. — FLORENTINE, P., B. BIERSON et J. P. GRILLIAT: Diagnostic cytologique précose du cancer bronchopulmonaire. Strasbourg méd. **1952**, 416. — FOLKNER, C. E.: Material from lymph nodes of man. Arch. Int. Med. **11**, 552 (1927). — FONTAINE, R., M. KLEIN, E. FORSTER, V. CHARDON et C. BOLLACK: Résultat des examens cytologiques dans le diagnostic des tumeurs du pumon. Strasbourg méd. **3**, 419 (1952). — FOOT, N. C.: (1) The indification of tumor cells in sediments of serous effusions. Amer. J. Path. **13**, 1 (1937). — (2) The identification of types of pulmonary cancer in cytologic smears. Amer. J. Path. **28**, 963 (1952). — Identification of types and primary sites of metastatic tumors from exfoliated cells in serous fluids. Amer. J. Path. **1954**, 661. — FRAENKEL, A.: Über Lungengeschwülste. Dtsch. med. Wschr. **1892**, 121. — FRAENKEL, F.: Über die Diagnostik der Brusthöhlengeschwülste. Berl. klin. Wschr. **1891**, 1153. — FROBOESE, C.: Pathologisch-anatomische Betrachtungen über die Eigenheiten — Polymorphie, Paradoxien und Extravaganzen — des Lungencarcinoms. Z. inn. Med. **6**, 321 (1951). — FRÖHLICH, E.: Über das primäre Lungencarcinom. Diss. Berlin 1899. — FRUHLING, L., et D. HORRENBERGER: (1) Donné anatomique sur le cancer pulmonaire. Strasbourg méd. **1952**, 345. — FRUHLING, L., et J. P. WACHENHEIM: (2) Diagnostic histopathologique du cancer pulmonaire par examens des moules bronchiques expectorées. Strasbourg méd. **1952**, 397.

GATES, O., and CH. WARREN: A Handbook for the diagnosis of cancer of the uterus by the use of vaginal smears. Cambridge, Massachusetts: Havard University Press 1950. — GEBAUER, P. W.: The differentiation of bronchogenic carcinomas. J. Thorac. Surg. **10**, 373 (1941). — GIBBON jr., J. H., L. H. CLERF, P. H. HERBUT and J. J. DE TUERK: The diagnosis and operability of bronchogenic carcinoma. J. Thorac. Surg. **17**, 419 (1948). — GLEDHILL, E. Y., J. B. SPRIGGS and C. H. BINFORD: Needle aspiration in the diagnosis of lung carcinoma. Amer. J. Clin. Path. **19**, 235 (1949). — GLOOR, W.: Die klinische Bedeutung der qualitativen Veränderungen der Leukozyten. Leipzig: Georg Thieme 1928. — GLOYNE, S. R.: (1) The cytology of sputum. Tubercle **18**, 292 (1936/37). — (2) The cytology of sputum. Tbc. Abstr. **12**, V (1939). — GODLOWSKI, Z. Z.: Cellular analysis of the aspiration of the lung biopsy from normal and some patholog. conditions. J. Clin. Path. **2**, 49 (1949). — GÖRGÉNYI-GOETTCHE, O.: Tuberkulose im Kindesalter. Wien: Springer 1951. — GOLDMANN, A.: Cytology of serous effusions with special reference to tumor cells. Arch. Surg. **19**, 1672 (1929). — GORDIN, R.: Toxic granulation in leukocytes. Acta med. scand. (Stockh.) Suppl. **270**, 143 (1952). — GOWAR, F. J. S.: Carcinoma of the lung: The value of sputum examination in diagnosis. Brit. J. Surg. 39, 193 (1943). — GRAHAM, R. M. u. Mitarb.: The cytologic diagnosis of cancer by the staff of the Vincent Memorial Laboratory Boston, Massachusetts, Philadelphia u. London: B. Sounders Company 1950. — GRAHAM, G. G., J. R. McDONALD, O. T. CLAGETT and H. W. SCHMIDT: Examination of pleural fluid for carcinoma cells. J. Thorac. Surg. 25, 366 (1953). — GRIFFITH, E., J. R. McDONALD and O. CLAGETT: Alveolar-cell tumors of the lung. J. Thorac. Surg. 20, 949 (1950). — GRÜNWALD, L.: Studien über die Zellen im Auswurf und entzündlichen Ausscheidungen des Menschen. Virchows Arch. 158, 297 (1899). — GRUNZE, H.: (1) Klinische Cytologie. C. r. du troisième Congr. de la Soc. Internat. Europ. d'Hématologie, Roma 1951. Ref. Med. Sci. 1952, 590. — (2) Cytodiagnostik isolierter Hilusveränderungen. Vortr. Internat. Europ. Hämatologen-Kongr., Amsterdam 1953. — (3) Klinische Cytologie der Thoraxkrankheiten. Stuttgart: Ferdinand Enke 1955. — (4) Tumorzellen, Phagozyten, Speicherzellen in Punktaten und Abstrichen. Beitrag im Handbuch der gesamten Hämatologie. München: Urban & Schwarzenberg. Im Druck. — GUTTMAN, P. H., and S. HALPERN: Nuclear-nucleolar volume ratio in cancer. Amer. J. Canc. 25, 802 (1935). — GUTTMANN, P., u. H. SMIDT: Über Vorkommen und Bedeutung der Lungenalveolarepithelien in den Sputis. Z. klin. Med. 3, 124 (1881).

HAMPELN, P.: (1) Über den Auswurf beim Lungencarcinom. Z. klin. Med. 32, 247 (1897). — (2) Zur Symptomatologie und Diagnose der primären malignen Lungentumoren. Mitt. Grenzgeb. Med. u. Chir. 31, 672 (1919). — HAMPERL, H.: Über gutartige Bronchialtumoren (Cylindrome und Carcinoide). Virchows Arch. 300, 46 (1937). — HANSEMANN, D. v.: (1) Über Kernteilungsfiguren in bösartigen Geschwülsten. Biol. Zbl. 24, 189 (1904). — (2) Das Problem der Krebsmalignität. Z. Krebsforsch. 17, 172 (1920). — HARTMANN, P.: Die Cytologie der Bronchialsekrets. Stuttgart: Georg Thieme 1955. — HAUPTMANN, E.: The cytologic features of carcinomas as studied by direct smears. Amer. J. Path. 24, 1199 (1948). — HAYEK, H. v.: Die menschliche Lunge. Berlin: Springer 1953. — HECKNER, F.: (1) Zytologische Bronchialdiagnostik. Dtsch. med. Wschr. 1952, 537. — (2) Toxisch-reaktive Kernveränderungen der Leukozyten. (Pseudopelger.) Dtsch. med. Wschr. 1948, 47. — HECKNER, F., u. E. GÖLTNER: Zur Zytodiagnostik von Exsudaten. Erfahrungen mit Zusatz von Hyaluronidase. Dtsch. med. Wschr. 1954, 1693. — HEIBERG, K. A.: (1) Studien über Hautepithelatypien beim Krebs und Granulationsgewebe und die diagnostische Verwendung der Kerngröße. Arch. path. Anat. u. Physiol. 234, 469 (1921). — (2) Das Verhalten des Kern-Plasmas als Bindeglied zwischen Entzündung und Geschwulstentwicklung. Z. Krebsforsch. 30, 60 (1930). — HEISS, R.: Der Atmungsapparat. Im Handbuch der mikroskopischen Anatomie des Menschen, S. 708. Berlin: Springer 1936. — HENGSTMANN, H., u. D. WITTEKIND: Erfahrungen in der cytologischen Tumordiagnostik mit der Methode nach PAPANICOLAOU. Med. Klin. 1950, 463. — HERBUT, P. A., and L. H. CLERF: (1) Bronchogenic carcinoma: Diagnosis by cytologic study of bronchoscopically removed secretions. J. Amer. Med. Assoc. 130, 1006 (1946). — HEYMANN, R.: Beitrag zur Kenntnis des Epithels und der Drüsen des menschlichen Kehlkopfes in gesundem und kranken Zustand. Virchows Arch. 118, 320 (1889). — HOESSLIN, H. v.: Das Sputum. Berlin: Springer 1926. — HOESSLY, G. F.: Über die Differenzierung in Oat-cell-Carcinomen der Lunge. Schweiz. Z. Path. u. Bakter. 10, 302 (1947). — HOFFMANN, F. A.: Die Bedeutung der Herzfehlerzellen. Dtsch. Arch. klin. Med. 45, 252 (1889). — HOMANN, E.: Lungenkrebs und Lungensarkom. Klin. Wschr. 1929, 1720. — HONIGMANN, A. H.: The significance of tumor cells in serous effusions. J. Surg. etc. 81. 295 (1945). — HUBER, A.: Über Lungensarkom. Z. klin. Med. 17, 340 (1890). — HUIZINGA, E.: Le cancer des bronches. Acta otol. etc. belg. 5, 337 (1951).

JACKSON, E., F. BERTOLI and L. V. ACKERMANN: Exfoliative cytology. J. Thorac. Surg. 21, 7 (1951). — JACOBÄUS, H. C., and E. KEY: (1) The practical importance of thoracoscopy and surgery of the chest. Surgery 34, 289 (1922). — JACOBÄUS, H. C.: (2) Die Thorakoskopie. Klinische Laboratoriumstechnik, Bd. 4, S. 2575. Berlin u. Wien: Urban und Schwarzenberg 1929. — (3) Die Verwendung der Thorakoskopie und Laparoskopie für die Diagnose tuberkulöser Erkrankungen. In BRAUER, SCHRÖDER, BLUMENFELDS Handbuch für Tuberkulose, Bd. I. Leipzig: Johann Ambrosius Barth 1923. — JAMPOLIS, R. W., J. R. McDONALD and O. T. CLAGETT: Mineral oil granuloma of the lung. Surg. etc. 97, 105 (1953). — JANES, R. M.: Lipoidpneumonia stimulating bronchogenic carcinoma. J. Thorac. Surg. 16, 451 (1947). — JOSEPHSON, A.: Nachweis von Geschwulstzellen in Exsudaten, Harn und Lymphdrüsen. Z. klin. Med. 82, 331 (1916).

KAHLAU, G.: (1) Der Lungenkrebs. Erg. Path. 37, 258 (1954). — (2) Über zytologische Untersuchungen von Expectoraten und Punktionsflüssigkeiten mittels der Methode von L. SILVERSTOPE. Klin. Wschr. 1950, 574. — KALK, H.: Gezielte Leberpunktion. Dtsch. med. Wschr. 1943, 693. — KARP, H.: Cytodiagnostik maligner Tumoren bei Punktaten und Sekreten. Z. Krebsforsch. 36, 579 (1932). — O'KEEFE, J. J.: The cytologic diagnosis of primary bronchogenic carcinoma. Laryngoscope 60, 931 (1950). — KJAER, T., V. DREYER u. J. L. HANSEN: Clinical experiences concerning tumor cells in the sputum. Acta med.

scand. (Stockh.) Suppl. **234**, 177 (1949). — KLEMM-HARVEY, J. G., and J. W. HOOKER: Cytology of bronchial aspirates in early diagnosis of bronchogenic carcinoma. Amer. J. Clin. Path. **21**, 550 (1951). — KOELLIKER, A.: Epithel der menschlichen Lungenalveolen. Sitzgsber. physik.-med. Ges. Würzburg **1880**. — KÖNIGER, H.: Die cytologische Untersuchungsmethode. Jena: Gustav Fischer 1908. — KRAMPF, F.: Beitrag zur Klinik und operativen Behandlung des Lungencarcinoms. Dtsch. Z. Chir. **199**, 184 (1926). — KRÖNIG, G.: Diagnostischer Beitrag zur Herz- und Lungenpathologie. (Lungenpunktion eines Falles von Sarcoma carcinomatosum.) Berl. klin. Wschr. **1887**, 961. — KUCSKO, L., u. K. PORTELE: Über den Nachweis von Tumorzellen im Sputum. Krebsarzt **4**, 183 (1949).

LANG, F. J.: (1) Über Gewebskulturen der Lunge. Ein Beitrag zur Histologie des respiratorischen Epithels und zur Histogenese der Alveolarphagocyten. Arch. exper. Zellforsch. **2**, 13 (1926). — (2) Über die Alveolarphagocyten der Lunge. Virchows Arch. **275**, 104 (1929). — LAUCHE, A.: Die Entzündung der Lunge und des Brustfelles. Im Handbuch der speziellen pathologischen Anatomie und Histologie, Bd. 3, Teil 1, S. 701. 1928. — LECOEUR, J.: Le cancer primitif des bronches. Paris 1942. — LEITNER, ST. J.: Die diagnostische Verwertbarkeit der Lymphknotenpunktion bei entzündlichen Lymphknotenaffektionen. Acta med. scand. (Stockh.) **105**, H. 5/6 (1940). — LENHARTZ, H.: Über Herzfehlerzellen. Dtsch. med. Wschr. **1889**, 1039. — LIEBMANN, E.: (1) Über das Verhalten des Auswurfes bei der nekrotischen Influenzapneumonie. Schweiz. med. Wschr. **1922**, 727. — (2) Untersuchungen über die Morphologie des Auswurfes bei Lungentuberkulose. Z. Tbk. **32**, 341 (1920). — (3) Zur Methodik der mikroskopischen Untersuchung des Auswurfes. Berl. klin. Wschr. **1918**, 975. — LIEBOW, A. A., G. E. LINDSKOG and W. E. BLOOMER: (1) Cytological studies of sputum and bronchial secretions in the diagnosis of cancer of the lung. Cancer (N. Y.) **1**, 223 (1948). — LIEBOW, A. A.: (2) Atlas of Tumor Pathology; Tumor of the lower respiratory tract. Armed Forces Inst. of Path. Washington 1952. — LINK, R.: Über den Wert der zytologischen Untersuchung des Bronchialsekrets. Arch. Ohr- usw. Heilk. u. Z. Hals- usw. Heilk. **161**, 268 (1952). — LORENZ, W.: Die cytologische Diagnostik der Lungentumoren. Strahlenther. **86**, 389 (1952). — LOSNER, S., B. W. VOLK, W. R. SLADE, L. NATHANSON and H. JACOBI: Diagnosis of lipoid pneumonia by examination of sputum. Amer. J. Clin. Path. **20**, 539 (1950). — LÜDECKE, H.: Bronchialcarcinom und Obstruktionspneumonitis. Langenbecks Arch. u. Dtsch. Z. Chir. **277**, 36 (1935). — LÜDIN, H.: (1) Tumorzellennachweis in Organpunktaten mit dem Phasenkontrastverfahren. Schweiz. med. Wschr. **1948**, 710.

MCBURNEY, R. P., J. W. KIRKLIN and L. B. WOOLNER: Metastasing bronchial adenomas. Surg. etc. **1953**, 482. — MCCARTY, W. C.: (1) The cytologic diagnosis of neoplasma. J. Amer. Med. Assoc. **81**, 519 (1923). — (2) Chronic gastric ulcer and gastric carcinoma. A study of 507 simple chronic ulcers and 895 carcinomatous ulcers. Amer. J. Roentgenol. **7**, 591 (1920). — (3) Chronic ulcer and carcinoma of the stomach. Amer. J. Med. Sci. **173**, 466 (1927). — (4) The malignant cell. J. Canc. Res. **13**, 167 (1929). — (5) The value of the macronucleolus in the cancer problem. Amer. J. Canc. **26**, 529 (1936). — (6) Identification of the cancer cell. J. Amer. Med. Assoc. **107**, 844 (1936). — MCDONALD, J. R., and L. B. WOOLNER (1): Malignant tumors of lung: Their diagnosis by cytologic examination of sputum and bronchial secretions. Minnesota Med. **32**, 1186 (1949). — MCDONALD, J. R., R. P. MCBURNEY, J. C. CARLISLE and M. PATTON: (2) The significance of cell types in bronchogenic-carcinoma. J. Thorac. Surg. **22**, 62 (1951). — MCKAY, D. G., P. F. WARE, D. A. ATWOOD and D. E. HARKEN: The diagnosis of bronchogenic carcinoma by smears of bronchoscopic aspirations. Cancer (N. Y.) **1**, 208 (1948). — MANDLEBAUM, F. S.: The diagnosis of malignant tumors by paraffin sections of centrifuged exsudates. J. Labor. a. Clin. Med. **2**, 580 (1917). — MARTIN, H. E., and E. ELLIS: Biopsy by needle puncture and aspiration biopsy. Amer. J. Roentgenol. **35**, 245 (1936). — MATHEWS, W. H.: The examination of sputum for tumor cells. Canad. Med. Assoc. **58**, 236 (1948). — MAXIMOW, A.: Bindegewebe und blutbildendes Gewebe. In Handbuch der mikroskopischen Anatomie, Bd. II, Teil 1, S. 232. Berlin: Springer 1927. — Arch. exper. Zellforsch. **4**, 14 (1927). — MOESCHLIN, S.: (1) Beitrag zur Morphologie der reticuloendothelialen Zellen des intravitalen Lymphknotenpunktats. Fol. haemat. (Lpz.) **65**, 181 (1941). — (2) Phasenkontrastuntersuchungen in der Hämatologie. Acta haematol. **2** (1949). — (3) Die Milzpunktion. Basel: Benno Schwabe & Co. 1947 u. London: W. Hennemann 1951. — MOMMSEN, H.: (1) Über zwei verschiedene Reaktionsweisen der feingekörnten Leukocyten bei letal verlaufenden Infektionen. Klin. Wschr. **1922**, 981. — (2) Die Granula der polymorphkernigen, feingekörnten Leukocyten unter normalen und pathologischen Verhältnissen und ihre gesetzmäßigen Beziehungen zum Ablauf akuter Infektionen. Z. exper. Med. **65**, 287 (1929). — (3) Hämatologischer Beitrag zum Problem der malignen Diphtherie. Dtsch. Arch. klin. Med. **175**, 345 (1933). — MORRISON, M., A. A. SAMWICK, J. RUBINSTEIN, M. STICH and L. LOEWE: Lymph node aspiration. Amer. J. Clin. Path. **22**, 255 (1952). — MÜLLER, R. W.: Der Tuberkuloseablauf im Körper. Stuttgart: Georg Thieme 1952. — MÜLLY, K.: Persönliche Mitteilung zur Frage der perbronchialen Punktion. 1954.

Nathanson, L., D. Fraenkel and M. Jacobi: Diagnosis of lipoid pneumonia by aspiration biopsy. Arch. Int. Med. **72**, 627 (1943). — Nixon, J. W., and J. F. Perry jr.: Advances in diagnosis and treatment of surgical pulmonary disease. J. Amer. Med. Assoc. **148**, 591 (1952). — Nussbaum, P.: Zur Diagnose des Lungenkrebses. Münch. med. Wschr. **1922**, 507.

Oberndorf, S.: Das Lungencarcinom. Münch. med. Wschr. **1933**, 688. — Ochsner, A., and M. de Bakey: (1) Primary pulmonary malignancy. Treatment by pneumonectomy. Surg. etc. **68**, 435 (1939). — (2) Significance of metastasis in primary carcinoma of the lungs. J. Thorac. Surg. **11**, 357 (1942). — Ochsner, A., P. T. de Camp, M. E. de Bakey and S. J. Ray: (3) Bronchogenic carcinoma. J. Amer. Med. Assoc. **148**, 691 (1952). — Overholt, R. H., and J. G. Schmidt: Survival in primary carcinoma of the lung. New England J. Med. **240**, 491 (1949).

Paessler, H.: Über das primäre Carcinom der Lunge. Virchows Arch. **145**, 191 (1896). — Papanicolaou, G. N.: (1) The sexual cycle in the human female as revealed by vaginal smears. Amer. J. Anat. **52**, 519 (1933). — (2) A new procedure for staining vaginal smears. Science (Lancaster, Pa.) **95**, 438 (1942). — Papanicolaou, G. N., and H. F. Traut: (3) Diagnosis of uterine cancer by the vaginal smear. New York: Commonwealth Fund 1943. — Papanicolaou, G. N., and F. V. Marshall: (4) Urine sediment smears as a diagnostic procedure in cancer of the urinary tract. Science (Lancaster, Pa.) **101**, 519 (1945). — Papanicolaou, G. N., H. F. Traut and A. A. Marchetti: (5) The epithelia of women reproductive organs. New York: Commonwealth Fund 1948. — Papanicolaou, G. N., and H. A. Cromwell: (6) Diagnosis of cancer of the lung by the cytologic method. Diss. Chest **15**, 412 (1949). — Papanicolaou, G. N.: (7) Cytologic diagnosis of uterine cancer by examination of vaginal and uterine secretions. Amer. J. Clin. Path. **19**, 301 (1949). — (8) Persönliche Mitteilung zur Materialverarbeitung und Färbung. — (9) Atlas of exfoliative cytology. New York: Commonwealth-Fund 1954. — Papanicolaou, G. N., u. J. Koprososka: Carcinoma in situ of the right lower bronchus. Cancer (N. Y.) **4**, 141 (1951). — Pavlovsky, A.: La puncion ganglionar. Buenos Aires: Aniceste topez Imp. 1934. — Peabody, J. W.: Present trends in diagnosis and therapy of diseases of the chest. J. Amer. Med. Assoc. **150**, 1496 (1952). — Pfaltz, C. R., u. R. Probst: Die normale und pathologische Cytologie des Bronchialsekrets und der Oesophagusschleimhaut. Arch. Ohr- usw. Heilk. u. Z. Hals- usw. Heilk. **164**, 255 (1953). — Phillips, Sp. K., and I. R. McDonald: An evaluation of examinations performed on serous fluids. Amer. J. Med. Sci. **216**, 121 (1948). — Philps, A.: The identification of carcinoma cells in the sputum. Brit. J. Canc. **8**, 67 (1954). — Philps, F. R.: Appearences which may cause confusion in the diagnosis of bronchial carcinoma from sputum examination. Brit. J. Canc. 8, 422 (1954). — Pianese, G.: Beitrag zur Histologie und Ätiologie des Carcinoms. Beitr. path. Anat. Suppl. **1**, 1 (1896). — Policard, A.: Les nouvelles idées sur la disposition de la surface respiratoire pulmonaire, Presse méd. **2**, 205 (1929). — Probst, R., u. C. R. Pfaltz: Über cytologische Diagnostik in der Oto-Rhino-Laryngologie. Arch. Ohr- usw. Heilk. u. Z. Hals- usw. Heilk. **164**, 197 (1953).

Quensel, U.: (1) Untersuchungen über die Morphologie des organisierten Harnsediments bei Krankheiten der Nieren und der Harnwege und über die Entstehung der Harnzylinder. Nord. med. Arch. **50**, 319 (1918). — (2) Zur Frage der Cytodiagnostik der Ergüsse seröser Höhlen. Acta med. scand. (Stockh.) **68**, 427 (1928). — (3) Cytologische Untersuchungen von Ergüssen der Brust- und Bauchhöhlen mit besonderer Berücksichtigung der carcinomatösen Exsudate. Acta med. scand. (Stockh.) **68**, 458 (1928). — Quincke, H.: (1) Über fetthaltige Transsudate. Dtsch. Arch. klin. Med. **16**, 121 (1875). — (2) Über die geformten Bestandteile von Transsudaten. Dtsch. Arch. klin. Med. **30**, 580 (1882).

Ravaut, P.: Le diagnostic de la nature des épanchements séro-fibrineux de la plèvre cytodiagnostic. C. Naud Edit. Paris 1901 u. Gaz. Hôp. **1902**, 570. — Reincke, J.: Zwei Fälle von Krebsimpfung in Punktionskanälen bei carcinomatöser Peritonitis. Virchows Arch. **51**, 391 (1870). — Reitter, J.: Vergleichende cyto-histologische Untersuchungen an bösartigen Tumoren unter besonderer Berücksichtigung des Phasenkontrastverfahrens. Langenbecks Arch. u. Dtsch. Z. Chir. **269**, 329 (1951). — Richardson, H. L., W. C. Hunter, W. S. Conklin and A. B. Petersen: A cytologic-histologic study of bronchial secretions. Amer. J. Clin. Path. **19**, 323 (1949). — Rieder, H.: Zur Diagnose der „Neubildungen“ bei klinisch-mikroskopischen Untersuchungen von Transsudaten. Dtsch. Arch. klin. Med. **54**, 544 (1895). — Riegel, R.: Phasenkontrastmikroskopische Bronchuscytologie. Z. klin. Med. **151**, 446 (1954). — Rosemond, G. P., W. E. Burnett and J. H. Hall: (1) Value and limitations of aspiration biopsy for lung lesions. Radiology **52**, 506 (1949). — (2) Diagnosis of carcinoma of the lung. J. Int. Coll. Surg. **14**, 100 (1950). — Rosenthal, M., and H. F. Traut: The mucolytic action of papain for cell concentration in the diagnosis of gastric cancer. Cancer (N. Y.) **4**, 147 (1951). — Ross, R. S.: A study of cytodiagnosis. Trans. Path. Soc. Lond. **57**, 361 (1906).

SALZER, G., M. WENZEL, R. H. JENNY u. A. STANGL: Das Bronchuscarcinom. Wien: Springer 1952. — SANO, M. E.: The diagnostic value of tissue culture studies of pleural effusions. Surg. etc. **97**, 665 (1953). — SAPHIR, O.: Cytologic diagnosis of cancer from pleural and peritoneal fluids. Amer. J. Clin. Path. **19**, 309 (1949). — SAPPINGTON, S. W., and G. O. FAVORITE: Lung puncture in lobar pneumonia. Amer. J. Med. Assoc. **191**, 225 (1936). — SCHANDLER, F. G., and H. MORLOCK: Thorakoscopy in diagnosis. Brit. Med. J. **1938**, 983. — SCHLESINGER, M. J.: Carcinoma cells in thoracic and in abdominal fluids. Arch. of Path. **28**, 283 (1939). — SCHWARZ, E.: Die Lehre von der allgemeinen und örtlichen Eosinophilie. In LUBARSCH-OSTERTAG, Ergebnisse der allgemeinen Pathologie, S. 137. München: J. F. Bergmann 1914. — SEMB, C.: Lungenchirurgie. Berlin u. Wien: Urban & Schwarzenberg 1944. — SIEGENTHALER, W.: Das Adenocarcinom der Lunge. Schweiz. med. Wschr. **1955**, 17. — SIERING, H.: Phasenoptische Cytodiagnostik im Sputum bei Bronchialcarcinom. Dtsch. Arch. klin. Med. **199**, **443** (1952). — SINAPIUS, D., u. H. VOLLHABER: Zur Kenntnis der Pleuradeckzellen. Beitr. Klin. Tbk. **106**, 165 (1951). — SMETANA, H.: Ein Fall von NIEMANN-PICKscher Erkrankung (Lipoidzellige Spleno-Hepatomegalie). Virchows Arch. **274**, 697 (1930). — SOMMERBRODT, J.: Über Genese und Bedeutung der sog. Herzfehlerzellen. Berl. klin. Wschr. **1889**, 1025. — STAEHELIN, R.: Handbuch der inneren Medizin, Bd. II, Teil 2. Berlin: Springer 1930. — STAHEL, R.: Diagnostische Drüsenpunktion. Leipzig: Georg Thieme 1939. — STENIUS, F.: Studien über Pathologie und Klinik der Papillome und Carcinome der Harnblase. Arb. path. Inst. Helsingfors (Jena) **3** (1923). — STERNBERG, M.: Lungengeschwülste. Wien. med. Wschr. **1923**, 1366. — STEWART, D., and M. EDIN: Lung puncture in acute lobar pneumonia. Lancet **1930**, 520. — STEWART, F.: The diagnosis of tumors by needle aspiration. Amer. J. Path. **9**, 801 (1933). — STITT, E. R., P. W. CLOUGH and M. C. CLOUGH: Practical bacteriology, haematology and animal parasitology. Philadelphia 1938. — STODTMEISTER, R.: Über die Genese toxischer Veränderungen der neutrophilen Leukocyten. Verh. dtsch. Ges. inn. Med. **1938**, 312. — STREICHER, H. J.: (1) Cytologische Betrachtungen nach intrapleuraler Losttherapie bei 5 Fällen von carcinomatöser Pleuritis. Langenbecks Arch. u. Dtsch. Z. Chir. **266**, 50 (1950). — STREICHER, H. J., u. ST. SANDKÜHLER: (2) Klinische Cytologie. Grundriß der allgemeinen Cytologie und der Cytodiagnostik. Stuttgart: Georg Thieme 1953. — STRUNGE, T.: La ponction des ganglions lymphatiques. Kopenhagen: E. Munksgaard 1944. — STRUPLER, W.: (1) Cytologische Krebsdiagnostik aus dem Bronchialsekret. Practica oto-rhino-laryngologica **12**, 17 (1950). — (2) Persönliche Mitteilung zur cytologischen Diagnose des Bronchialadenoms. — STUYT, J.: De Beteekenis van de Lymphklier-Punctie voor de diagnostiek van perifere Lymphklierzwellungen. Scheltema u. Holtkana's Boekhandel en Mitgevers Maatschappy N. V. Amsterdam 1947. — SUCHOWSKY, G.: Zur Frage der Cytodiagnostik maligner Tumoren aus dem Bronchialsekret bei gezielter Entnahme. Verh. dtsch. Ges. Path. (35. Tagg) **1951**, 161. — SULZER, H., u. S. v. SALIS: Möglichkeiten und Grenzen der cytologischen Krebsdiagnose unter Berücksichtigung der Färbetechnik von PAPANICOLAOU. Schweiz. med. Wschr. **1951**, 625.

TEMPKA, T., u. M. KUBICZEK: Normal and pathologic lymphadenogram in the light of own research. Acta med. scand. (Stockh.) **131**, 434 (1948). — TISCHENDORF, W.: Cytodiagnostik des Lymphknotenpunktates. Erg. inn. Med., N. F. **2**, 183 (1951). — TOAFF, R., and J. M. BROMBERG: Cytologic changes of oral epithelium in nutritional deficiencies. Amer. J. Clin. Path. **21**, 536 (1951). — TSCHISTOVITSCH, N.: Les phénomènes de phagocytose dans les poumons. Ann. Inst. Pasteur **1889**, 337. — TUTTLE, W., and N. A. WOMACK: Bronchogenic carcinoma: A classification in relation to treatment and prognosis. J. Thorac. Surg. **4**, 125 (1934/35).

UMIKER, W.: Cytology in bronchogenic carcinoma. Amer. J. Clin. Path. **22**, 558 (1952). — UNVERRICHT, W.: (1) Die Thorakoskopie, ihre Technik und ihre Ergebnisse. Leipzig: Johann Ambrosius Barth 1931. — (2) Weitere Erfahrungen mit der Kaustik im Pleuraraum und der Thorako- und Laparoskopie. Beitr. Klin. Tbk. **55**, 296 (1933).

WANDALL, H. H.: A study on neoplastic cells in sputum. Acta chir. scand. (Stockh.) **91**, Suppl. 93, 1 (1944). — WARREN, L. F.: The diagnostic value of mitotic figures in the cells of serous exsudates. Arch. Int. Med. **8**, 648 (1911). — WATSON, W. L., H. CROMWELL, L. GRAVER and G. N. PAPANICOLAOU: Cytology of bronchial secretions. J. Thor. Surg. **18**, 113 (1949). — WEGELIN, C.: Der Bronchial- und Lungenkrebs. Schweiz. med. Wschr. **1942**, 1053. — WEIL, P. E.: La ponction de la rate. Paris: Masson & Cie. 1936. — WEISS: Discussion sur le diagnostic cytolog. et histolog. du cancer du poumon. Strasbourg méd. **1952**, 423. — WEISS, A., E. BLUM, P. ONDET et C. ASCH: Le diagnostic histologique des cancers bronchique par biopsy et aspirations endobronchique. Strasbourg méd. **1952**, 410. — WEREJZINSKI, A.: Über die freien Zellen der serösen Exsudate, ihren Ursprung, ihre genetischen Wechselbeziehungen und ihre prospektiven Potenzen. Acta haematol. (Basel) **5**, 41 (1924). — WESLAW, W.: Contribution à l'histophysiologie et l'histopathologie de l'epithelium pulmonaires des vertèbres. Posen 1934. Zit. nach BARGMANN, S. 186. — WESTHUES, H.: Herkunft der Phagocyten in der Lunge. Beitr. path. Anat. **70**, 223 (1922). — WIDAL, F., et P. RAVAUT:

(1) De l'étude histologique des épanchements séro-fibrineux de la plèvre (Pleurésies tuberculeuses). Bull. Soc. Biol. Paris, Ser. II, 52, 649 (1900). — (2) Pleurésie dite idiopathique tuberculeuses. C. r. Soc. Biol. Paris, Ser. II, 52, 653 (1900). — (3) Applications cliniques de l'étude histologique des épanchements séro-fibrineux de la plèvre (Pleurésies infectieuses aigues). Bull. Soc. Biol. Paris Ser. II, 52, 653 (1900). — (4) Cytologie des épanchements des sereuses. Presse méd. 9, 189 (1901). — WIDAL, F., P. RAVAUT et CH. DOPTER: (5) Sur l'evolution et le rôle phagocytaire de la cellule endothéliale. Gaz. Hôp. 84, 841 (1902). — WIED, G. L.: Über die cytologische Carcinomdiagnostik. Zbl. Chir. 15, 1028 (1950). — WIHMANN, G.: (1) A contribution to the knowledge of the cellular content in exsudates and transsudates. Acta med. scand. (Stockh.) 130, Suppl. 205 (1948). —WIHMANN, G., and J. BERGSTRÖM: (2) Histological technique for the examination of the cell content of sputum. Acta med. scand. (Stockh.) 142, 433 (1952). — WIHMAN, G.: (3) Persönliche Mitteilung. Zur Frage der Riesenzellen in Exsudaten. — WITTEKIND, D.: (1) Erfahrungen in der cytologischen Tumordiagnose nach der Methode von PAPANICOLAOU. Med. Klin. 1950, 463. — (2) Über das Vorkommen von Tumorzellen im Auswurf. Med. Klin. 1950, 858. — WITTEKIND, D., u. R. STRÜDER: Beitrag zur Histogenese des Bronchialkarzinoms. Frankf. Z. Path. 64, 294 (1953). WOLF, J., u. R. WINKHAUS: Das Pneumothoraxexsudat unter besonderer Berücksichtigung der Cytodiagnostik. Dtsch. med. Wschr. 1951, 826. —WOOLNER, L. B., and J. R. McDONALD: (1) Bronchogenic carcinoma: Diagnosis by microscopic examination of sputum and bronchial secretions; preliminary report. Proc. Staff Meet. Mayo Clin. 22, 369 (1947). — (2) Diagnosis of carcinoma of the lung. J. Amer. Med. Assoc. 139, 497 (1949). — (3) Cytologic diagnosis of bronchogenic carcinoma. Amer. J. Clin. Path. 19, 765 (1949). — (4) Carcinoma cells in sputum and bronchial secretions. Surg. etc. 88, 273 (1949). — WUHRMANN, F.: Zur Diagnostik von Geschwülsten aus Punktaten und Sekreten. Münch. med. Wschr. 1936, 860.

ZADEK, I.: (1) Die Cytologie der Exsudate und Transsudate. In Handbuch der allgemeinen Hämatologie, Bd. I, 2. Hälfte, S. 1337. 1933. — ZADEK, I., u. H. KARP: (2) Cytodiagnostik des Carcinoms aus Punktaten und Sekreten. Dtsch. med. Wschr. 1932, 1043. — ZADEK, I.: (3) Die Differentialdiagnose der Lungenkrankheiten. Leipzig: Georg Thieme 1948. — ZATUCHNI, J., W. W. CAMPBELL and J. D. ZANAFONATIS: Pulmonary fibrosis and terminal bronchiolar (alveolar-cell) carcinoma in Sklerodermia. Cancer (N. Y.) 6, 1147 (1953). — ZEMANSKY, A. P.: The examination of fluids for tumor cells. Amer. J. Med. Sci. 175, 489 (1928). — ZERNICKE, F.: Das Phasenkontrastverfahren bei der mikroskopischen Untersuchung. Z. techn. Physik 16, 454 (1935).

D. Kardinalsymptome.

Von

W. Löffler.

Mit 3 Abbildungen.

I. Der Husten.

1. Definition.

Der Husten stellt eine heftige, plötzliche, willkürliche oder unwillkürliche Exspirationsbewegung dar, der eine kurze Inspiration vorangeht. Im einzelnen haben wir folgende Mechanismen vor uns: Kurze Inspirationsbewegung, Schluß der Glottis, Anstieg des Druckes im Bronchialbaum, Öffnung der Glottis, Ausströmen der Luft. Der Hustenstoß ist im allgemeinen um so kräftiger, je tiefer die vorangehende Inspiration war (BUCHER und JACOT). Da der Hustenstoß vorwiegend von der thorakalen und abdominellen Exspirationsmuskulatur aufgebracht wird, ist die Kraftentfaltung um so größer, je ausgeprägter der Blähungszustand der Lunge bzw. des Thorax war. Man ist sich indessen nicht im klaren, ob man dem Zwerchfell ebenfalls eine aktive Rolle zuschreiben soll.

2. Die nervös-reflektorische Steuerung des Hustenvorganges.

Der Hustenvorgang als recht komplexes Gebilde setzt eine wohl organisierte Koordination der einzelnen Bewegungen voraus. W. R. HESS erläutert gerade am Beispiel des Hustenreflexes das Prinzip der auf Leistung ausgerichteten

Koordination, die *morphologisch weit auseinanderliegende Effektoren* zur Gemeinschaftsleistung zusammenfaßt. Er äußert sich dazu wie folgt: „Die Einordnung der einzelnen Funktionselemente in den zweckentsprechend organisierten Vorgang kann hier nicht, wie z. B. beim Transport kleiner Fremdkörper durch das Flimmerepithel auf Grund peripherer Erregungsübertragung erfolgen. Es fehlt der hierzu nötige Kontakt. Somit bleibt nur die Möglichkeit einer mittelbaren koordinierenden Erregungsübertragung. So wird ein zentralnervöser Apparat eingesetzt, der auf Grund seiner Beziehungen zu den Receptoren und Effektoren die Kräfte mobilisiert und ihr Zusammenspiel organisiert."

Das Husten„zentrum" liegt im verlängerten Mark, wahrscheinlich als umschriebenes Kerngebiet im Tractus solitarius. Vagale Fasern übermitteln afferente Impulse aus der Schleimhaut des Larynx, der Trachealbifurkation, den Bronchien, der Pleura und wahrscheinlich auch aus Eingeweiden (Ranson und Clark). Für die verschiedenen Bezirke des Bronchialbaumes wird im allgemeinen eine unterschiedliche Reizschwelle angenommen. So gelingt es experimentell sehr viel leichter, aus den großkalibrigen Bronchien einen Hustenanfall auszulösen, als aus den distal gelegenen Partien (Jackson). Die efferenten Impulse laufen in den entsprechenden motorischen Neuronen zur Exspirationsmuskulatur. Bucher und Mitarbeiter untersuchten den funktionellen Zusammenhang zwischen der initialen tiefen Inspiration und dem Hustenstoß. Aus den Ergebnissen am bronchogen ausgelösten Reizhusten der Katze zu schließen, ist die inspiratorische Lungenvolumvergrößerung stets eine für den Hustenakt notwendige Voraussetzung. Möglicherweise ist die hohe Entlastungsfrequenz der Dehnungsreceptoren — diese steigt mit zunehmender Lungenblähung an — für die Aktivierung des Atemzentrums zum Exspirationsstoß entscheidend. In diesem Zusammenhang verweisen wir auf die Feststellung der genannten Autoren, daß die Mehrzahl der *vagalen Dehnungsreceptoren* in der Pleura selbst oder doch sehr nahe daran gelegen sein muß.

3. Symptomatologie und Differentialdiagnose.

Die alte klinische Schule versuchte schon aus der Phänomenologie des Hustens auf dessen nähere Ursache zu schließen. Man unterschied den „feuchten Husten" mit reichlicher Expektoration vom „trockenen bellenden Husten", der mit einer Affektion der oberen Luftwege in Zusammenhang gebracht wurde. Es sei zugegeben, daß der Hustenanfall recht charakteristisch sein kann, wie etwa bei der Pertussis, wo ein der Exspirationsbewegung vorangehender Stridor das Bild beherrscht. Im allgemeinen haben aber diese und andere Einteilungsformen versagt. Man wird also direkt bemüht sein, eine ätiologische Diagnose anzustreben, was nach Berücksichtigung der weiteren subjektiven und objektiven Symptomatologie leicht gelingen dürfte (Angaben über Schmerzen, Atemnot, Entleerung des Auswurfes, Cyanose; schließlich eingehende physikalisch-akustische und radiologische Untersuchung.

Der Husten ist an sich ein ganz unspezifisches Zeichen, tritt aber oft als *Frühsymptom* recht maligner Erkrankung in Erscheinung. Wir erinnern an die kleinen endobronchialen Tumoren, die oft nur bronchographisch oder bronchoskopisch sichtbar gemacht werden können. Umgekehrt ist der Husten bei der Tuberkulose oft ein *Spätsymptom* und tritt erst dann auf, wenn bereits ausgedehnte Einschmelzungen eintreten bzw. vorliegen. Es gelingt demgemäß kaum, für den Husten eine befriedigende allgemeine pathophysiologische Grundlage zu entwerfen. Wir wissen lediglich, daß es weit umschriebene Bezirke gibt, wie die Laryngealschleimhaut und die proximalen Teile der Bronchialschleimhaut und die Pleura, die bei *mechanischer entzündlicher, chemischer und thermischer Reizung* eine Hustenbewegung veranlassen. Eine gewisse Sonderstellung beanspruchen die Affektionen, bei denen der Hustenanfall durch direkte Reizung vagal afferenter Fasern zustande kommt (Mediastinaltumoren, Aortenaneurysma). Wie die Reizung der Receptoren im Einzelfall geschieht, ist völlig unklar. Eine Adaptation der receptiven Gebilde an chronische Reizzustände steht ebenfalls zur Diskussion. Es wird somit verständlich, daß auch die Intensität des Hustens in keine feste Beziehung zu Art und Schwere des zugrunde liegenden pathologischen Prozesses gebracht werden kann. In Anlehnung an SKILLING vermitteln wir eine Übersicht, die einige Affektionen umfaßt, bei denen der Husten ein dominantes Symptom darstellen kann:

I. Entzündliche Krankheiten.

Pharyngitis	obere Luftwege	Lungen- und Bronchialtuberkulose
Laryngitis		Pneumonien
Tracheitis		Lungenabsceß
Bronchitis		Pneumokoniosen
		Pertussis
		Pleuritis

II. Nichtentzündliche Krankheiten.

Lungenstauung und Lungenödem	Asthma bronchiale
Lungeninfarkt	Kampfstofferkrankungen
Bronchialtumoren	Mediastinaltumoren
Fremdkörper	Aortenaneurysma

Das Resultat des Hustens, das Sputum, bildet in makroskopischer und mikroskopischer Beurteilung wichtigstes Symptom der Bronchial- und Lungenerkrankungen. Die Technik der makroskopischen und mikroskopischen Sputumuntersuchung findet sich in den Kapiteln H. GRUNZE: Makroskopische Beurteilung und physikalisch-chemische Untersuchung des Sputums und Pleuraexsudats und Cytologie.

4. Die Wirkung des Hustens auf Lunge und Kreislauf.

a) Die Wirkung auf die Lunge.

Unmittelbar vor der forcierten Exspirationsbewegung werden die Organe des Thoraxinnenraumes unter einen Druck gesetzt, der bis 100—150 mm Hg betragen kann. Dieser von der Exspirationsmuskulatur aufgebrachte Druck wirkt sich zunächst auf die Lunge, aber auch auf das Herz und die zuführenden Gefäße aus. Im Vordergrund steht die Überblähung des Alveolarraumes, vorausgesetzt, daß das Druckgefälle zwischen Alveole und Ende des Bronchiolus respiratorius sehr groß ist. Dies trifft besonders für die spastische und entzündliche Bronchialobliteration zu. Ganz abgesehen vom Druckgefälle an sich bedarf der Zeitfaktor der Erwähnung (STUTZ). Bei Öffnung der Glottis sinkt der Druck in der Trachea und in den großen Bronchien momentan ab, was auf Grund des zwischengeschalteten Strömungswiderstandes zu einer kurzfristigen Druckdifferenz zwischen Bronchialbaum und Alveole führt. Falls die Dehnung bzw. die Überdehnung des Alveolarraumes tatsächlich zur Atrophie führt, muß lang dauernder Husten die Entwicklung eines Lungenemphysems bewirken.

Neuerdings nimmt DI RIENZO für den Hustenmechanismus eine aktive Beteiligung der Bronchien in Anspruch. Dieser Befund ließ sich von STUTZ, der sich ebenfalls auf die Kontrastmitteldarstellung des Bronchialbaumes stützt, nicht bestätigen. Aus seinen grundlegenden Untersuchungen geht im Gegenteil hervor, daß die Auffassung von GORDONOFF, wonach es eine Bronchialperistaltik nicht gibt, zu Recht bestehen bleibt. Die ausgeprägten respiratorischen Bronchial- und Trachealkaliberschwankungen, die beim Hustenstoß ihren Höhepunkt erreichen (Faltung der Trachea, hochgradige Einengung der Bronchien) sind rein passiver Natur. Diese Erscheinung erklärt sich nach STUTZ durch das während des Hustenstoßes bestehende Druckgefälle zwischen den Alveolen und der mit ihnen in offener Verbindung stehenden Außenwelt. Die Bronchien und die Trachea mit einem relativ niedrigen Innendruck werden durch den höheren Druck in den Alveolen und im Mediastinum komprimiert. Wegen des eigenartigen anatomischen Baues der Trachea und der beiden Stammbronchien erfolgt die Einengung der Lichtung hier in der Weise, daß die hufeisenförmigen Knorpel seitlich zusammengedrückt und der Paries membranaceus in den entstehenden sagittal gestellten Spalt eingestülpt wird.

Es sei in diesem Zusammenhang vermerkt, daß die sog. maximale Ausatmungsstromstärke (Pneumometerwert) eine zum Hustenstoß verwandte Größe darstellt. Auf VOLHARD und RAITHER geht die Beobachtung zurück, daß der Emphysematiker nicht in der Lage ist, rasch und tief zu exspirieren. HADORN nahm diese Befunde zum Anlaß eingehender quantitativer Untersuchungen über den *Exspirationsstoß*, der eine Funktion der exspirierten Luftmenge und der Exspirationszeit darstellt. Es ist sehr bemerkenswert, daß der *Exspirationsdruck* (Blasen gegen ein Hg-Manometer) gerade beim Emphysem nicht vermindert ist, sondern sogar erhöht sein kann (WALDENBURG, HADORN). Der Emphysematiker benützt also beim Exspirationsstoß — das gleiche gilt für den Hustenstoß — für eine relativ bescheidene Volumförderung einen hohen Druck. Demgegenüber fällt die forcierte Exspirationsbewegung bei einer Lähmung der Atemmuskulatur (beispielsweise Poliomyelitis, Polyneuritis) trotz nicht erhöhten Bronchialwiderständen sehr dürftig aus. Der Hustenstoß und damit die Expektoration können demgemäß in 2facher Hinsicht gestört sein:

1. durch Erhöhung der Abflußwiderstände (Asthma bronchiale, chronisches substantielles Emphysem);

2. durch Verminderung der Kraft der exspiratorisch wirksamen Muskulatur (Senium, Kachexie, Poliomyelitis und Polyneuritis mit Lähmung der Atemmuskulatur.)

b) Die Wirkung auf Herz und Kreislauf.

Schon die sorgfältige klinische Beobachtung läßt erkennen, daß ein stärkerer Hustenanfall mit einer Beteiligung des Herzgefäßsystems einhergeht. Wir möchten besonders die Kongestion des Gesichtes, die deutliche Schwellung der Halsvenen, die vorübergehende Sinusarrhythmie und die Angaben des Patienten über Schwindelgefühl hervorheben. Der Hustenstoß entspricht im Prinzip einem VALSALVAschen Versuch. Für die gewöhnliche Atmung gilt folgende Beziehung:

Thoraxinnendruck (Pleuradruck, Oesophagusdruck) = intrapulmonaler Druck — Retraktionskraft der Lunge.

Der intrapulmonale Druck ist *negativ* während der Inspiration und *positiv* während der Exspiration. Der Thoraxinnendruck bleibt unter Normalbedingungen meistens negativ, weil der negative Betrag der Retraktionskraft überwiegt. Er überträgt sich naturgemäß nicht nur auf die Lunge, sondern auch auf den Vorhof und die zuführenden großen Venen. Aus den Untersuchungen von OTIS, FENN und RAHN geht hervor, daß zwischen Thoraxinnendruck und

Venendruck fast lineare Abhängigkeit besteht. Beim Hustenstoß erfolgt nun ein rascher und ausgeprägter Anstieg des intrapulmonalen Druckes und somit auch des intrathorakalen und des Venendruckes. Der stets negative Betrag der Retraktionskraft fällt quantitativ außer Betracht. Wir haben eine Hemmung des venösen Rhythmus, mit anderen Worten eine Verminderung des venösen Angebotes vor uns. Nicht weniger bedeutungsvoll sind die Veränderungen auf der arteriellen Seite des Systems. Beim Hustenstoß verhalten sich arterieller Druck und Pulsfrequenz analog wie bei der Preßdruckprobe. Ein Unterschied ist nur insofern gegeben, als der Preßvorgang beim Husten erstens intermittierend und zweitens für gewöhnlich nicht länger als 3—4 sec dauert. Der arterielle Druck zeigt nun einen deutlich phasischen Ablauf mit einem initialen Anstieg und einem nachfolgenden Abfall. Wir verweisen in diesem Zusammenhang auf die Arbeiten von Wagner, Matthes, Hickam und Mitarbeiter, Katz und Mitarbeiter. Zu den weiteren hämodynamischen Konsequenzen gehören die röntgenologisch nachweisbare Verkleinerung des Herzens, die phasische Pulsarrythmie. Die Auswirkung auf die Lungenstrombahn wurde von Cournand und Mitarbeiter näher untersucht. McCann schuf den Begriff der „Tussive syncope", die bei paroxysmalen Hustenanfällen, insbesondere beim chronischen Emphysematiker auftritt. Das Syndrom ist durch einen Anstieg des peripheren venösen Druckes, Verminderung des Schlagvolumens, Abfall des Systemdruckes und Bewußtlosigkeit näher zu charakterisieren. Es wird vermutet, daß der reflektorische Bronchialspasmus zunächst zu einem Anstieg des intraalveolären Druckes und schließlich auch zu einem solchen des intrathorakalen Druckes führt. Dieser Umstand bedingt die Verminderung des venösen Angebotes.

Ausgewählte Literatur.

Bloomfield, R. A., H. D. Lauson, A. Cournand u. Mitarb.: Recording of right heart pressures in normal subjects and in patients with chronic pulmonary disease and variosus types of cardio-circulatory disease. J. Clin. Invest. **25**, 639 (1946). — Bucher, K., u. C. Jacot: Zum Mechanismus des Hustens. Helvet. physiol. Acta **9**, 454 (1951).

Elisberg, I. E., G. Miller, S. L. Weinberg and L. Katz: The effect of the valsaloa like manuever on the circulation. II. Amer. Heart J. **45**, 227 (1953).

Goldberg, H., E. I. Elisberg and L. N. Katz: The effects of the valsalva like manuever upon the circulation in normal individuals and patients with mitral stenosis. Circulation (New York) **5**, 38 (1952). — Gordonoff, T.: Physiologie und Pharmakologie des Expektorationsorganes. Erg. Physiol. **40**, 53 (1938).

Hadorn, W.: Über die Bestimmung des Exspirationsstoßes (maximale Ausatmungsstromstärke). Z. klin. Med. **140**, 266 (1942). — Hess, W. R.: Die funktionelle Organisation des vegetativen Systems. Basel: Benno Schwabe & Co. 1948.

Jackson, C.: Bronchoscopic observations on the cough reflex. J. Amer. Med. Assoc. **79**, 1899 (1922).

Matthes, K.: Kreislaufuntersuchungen am Menschen mit fortlaufend registrierenden Methoden. Stuttgart: Georg Thieme 1951. — McCann, W. S.: Some neglected aspects of cardiology: circulatory function of respiration. Amer. J. Med. **8**, 62—70 (1950). — McIntosh, H. D., J. F. Burnum, J. B. Hickham and S. V. Warren: Circulatory changes produced by the valsalva maneuver in normal subjects, patients with mitral stenosis and autonomic nervous system alterations. Circulation **4**, 511 (1954).

Otis, A. B., Rahn and O. W. Fenn: Venous pressure changes associated with positive intra-pulmonary pressures; their relationship to the distensibility of the lung. Amer. J. Physiol. **146**, 307 (1946).

Raither: Studien über Emphysem. Beitr. Klin. Tbk. **22**, 137 (1912). — Ranson, St. W., and S. L. Clark: The anatomy of the nervous system. Its developement and function. Philadelphia u. London: W. B. Saunders Company 1947. — Rienzo, S. di: Bronchial dynamism. Radiology **53**, 168 (1949).

Skilling, D. M.: Cough. in signs and symptoms. Their clinical interpretation. Herausgeg. von Cyril Mitchell MacBryle. Philadelphia u. London: J. B. Lippincott Company 1947. — Stutz, E.: Über die Funktion der Lungenmuskulatur. Beitr. Klin. Tbk. **105**, 221 (1951). — Bronchographische Beobachtungen beim Husten. Klin. Wschr. **1948**, 536.

VOLHARD, F.: Diskussionsbemerkung. Verh. Kongr. inn. Med. **1908**, 530.
WAGNER, R.: Methodik und Ergebnisse fortlaufender Blutdruckschreibung am Menschen. Leipzig 1942. — WALDENBURG: Die Manometrie der Lungen. Berl. klin. Wschr. **1871**, Nr 45. — WEIDMANN, H., B. BERDE u. K. BUCHER: Die Lage der vagalen Dehnungsrezeptoren in der Lunge. Helvet. physiol. Acta **7**, 476 (1949). — WEISSER, K.: Zum Mechanismus des Hustens. III. Mitt. Helvet. physiol. Acta **11**, 55 (1953).

II. Die Hämoptoe.

1. Definition und Differentialdiagnose zur Hämatemesis.

Unter Hämoptoe versteht man das Aushusten bzw. in streng etymologischer Bedeutung das Ausspucken von Blut, das aus den Atemwegen oder der Lunge stammt. Geringe Blutbeimengung zum Sputum wird als Hämoptyse bezeichnet[1]. Die Blutungsquelle kann also im Larynx, in der Trachea, den Bronchien und dem Lungenparenchym liegen. Oft ist die Abgrenzung gegenüber der Hämatemesis nicht zum vornherein gegeben. Der Entscheid fällt durch den Bericht des Patienten und die eigene Beobachtung. Die Angabe des Patienten, wonach das Blut *erbrochen* wurde, eventuell zusammen mit Nahrungsbestandteilen, ist ebenso stichhaltig wie jene, wonach es in Begleitung von Sputum *ausgehustet* wurde. Es ist hinreichend bekannt, daß aus dem Luftweg stammendes Blut verschluckt und *dann* erbrochen werden kann. Das *ausgehustete* Blut ist in der Regel *hellrot, schaumig, nicht geronnen* und *alkalisch*; im Gegensatz dazu ist das *erbrochene* Blut, das auch aus der Nase stammen kann und inapperzept geschluckt wurde, dunkel, oft geronnen und auch mit Nahrungsbestandteilen vermischt, oft sauer. Der differentialdiagnostische Wert dieser Unterscheidungsmerkmale ist aber nicht uneingeschränkt, und zwar aus folgenden Gründen:

Jede Hämoptoe ist als wichtiges Symptom zu werten, das unbedingt der Abklärung bedarf.

Blut aus den Atemwegen ist oft nicht schaumig. Der Schaum kommt durch Mischung von Luft und Blut zustande, vor allem im Lungenparenchym. Bei sturzartiger Entleerung größerer Mengen hat das Blut keine Zeit, sich mit der Luft zu vermengen, es schießt im Strahl mit großer Geschwindigkeit nach außen, wie beispielsweise beim Einbruch eines Aneurysmas in die Trachea, aber auch bei Kavernenblutungen und solchen aus großen Bronchiektasen insbesondere der Oberlappen (mit Bevorzugung des rechten), die zu sehr großen Blutungen Veranlassung geben können (die von der französischen Klinik als bronchiectasies sèches hémoptysiques bezeichnet werden). Bei diesen großen Blutungen wird das Blut fast ohne Husten entleert.

Das hellrote Aussehen des Blutes fehlt aber oft, z. B. bei der Hämoptoe aus einem Bronchialcarcinom. Die Blutung ist mit Dyspnoe und Erstickungsgefühl verbunden.

Auch die für die Hämoptoe charakteristische Ungerinnbarkeit des Blutes hat Ausnahmen. So kann z. B. Blut aus einem Tumor im Bronchialbaum gerinnen, wenn nur kleinere Mengen an die Oberfläche der Geschwulst treten, die wenig und selten zum Aushusten reizen.

Blut, das einige Zeit am Ort der Blutung gelegen hat, kann ebenfalls eine dunkle Farbe annehmen.

Der Kranke kann aus der Lunge stammendes Blut verschlucken und hinterher erbrechen. Das gleiche gilt für Blut aus den oberen Luft- oder Speisewegen; nicht nur Epistaxis, insbesondere auch Blutungen nach Tonsillektomie oder auch

[1] Die Blutbeimengung zum Sputum wird je in den besonderen Abschnitten (Sputum, Bronchitis, Bronchiektasen, Tuberkulose) gewürdigt.

Zahnextraktionen können sehr unmerklich erfolgen und beträchtlichen Umfang annehmen, insbesondere im Schlaf. Selten wird aber das aus den Speisewegen stammende Blut aspiriert. Umgekehrt kann das Blut bei einer größeren Magenblutung in die Trachea aspiriert und von hier wieder ausgehustet werden. Bei Epistaxis aspiriertes Blut kann zu ausgedehnter Atelektase führen (KARTAGENER).

Schwarzer Stuhl nach einer Blutung ist kein Beweis für Hämatemesis, da bei Hämoptoe meist auch Blut verschluckt wird.

2. Die Ursachen der Hämoptoe.

a) Die traumatische Blutung.

Die traumatische Hämoptoe schließt sich an Thoraxverletzungen an, sofern das Ende einer frakturierten Rippe die Pleurablätter durchstößt und das Lungenparenchym verletzt. Es ist aber durchaus möglich, daß eine stärkere und plötzliche Belastung des Thorax in Form von sagittaler oder frontaler Quetschung auch ohne Kontinuitätstrennung im Bereich des Rippenrings zu einer Blutung Anlaß geben kann.

Bei schweren ant. post. Thoraxtraumen ist eine Abscherung eines der Hauptbronchien an der Wirbelsäule möglich und kommt als Blutungsursache in Betracht (LÖFFLER und NAGER).

Endlich ist bei jeder anderweitig nicht erklärenden Blutung an die Möglichkeit der Aspiration eines Fremdkörpers zu denken, aspirierte Knochensplitter, Zähne, Prothesenbestandteile, Nadeln, Nägel usw. usw.

Jeder Gegenstand von den Ausmaßen, die eine Aspiration in den Bronchus gestatten, können aspiriert werden und damit auch zu Hämoptoe führen.

b) Die Blutung infolge Gefäßschadens.

In diesem Zusammenhang sind ganz besonders die *kardiale Dekompensation* und der *Lungeninfarkt* zu nennen. Bei der Stauung im kleinen Kreislauf ist die Blutung als Ausdruck der *Diapedese* infolge Überfüllung des Gefäßsystems mit Kongestion der Schleimhaut zu bewerten, die Quantität des dem Sputum beigemischten Blutes ist deshalb meist sehr gering, groß dagegen die Zahl der darin enthaltenen *Herzfehlerzellen.*

Im Gegensatz dazu ist das rosarote, schaumige und diffus mit Blut durchsetzte meist reichliche Sputum für das *akute Lungenödem* kennzeichnend. Hier sind zweifellos nicht allein mechanische Momente, d. h. permanenter oder vorübergehender Druckanstieg im Lungenkreislauf, sondern auch Störungen der Permeabilität (nutritive, nervale und humorale Einflüsse) im Spiel.

Zu den häufigen Ursachen der Hämoptoe gehört der *Lungeninfarkt* (häufig auch bei [relativ] gesunden Individuen nach Partus, Unfall und operativen Eingriffen eintretend), der früher allzu häufig verkannt und ganz einfach als Pneumonie gedeutet wurde. Die klinische Symptomatologie ist allerdings oft recht vieldeutig. Der eigentlichen Hämoptoe geht oft ein akutes Ereignis in Form von heftigster Dyspnoe, starkem wahrscheinlich *pleuralem,* durch Atembewegung verstärktem Schmerz auf der befallenen Seite voran. Erst viel später, Stunden oder manchmal Tagen, oft nach Abklingen der bedrohlichen Allgemeinzeichen, kann das blutige klumpig-geballte münzenförmige Sputum erscheinen. Es sei an dieser Stelle vermerkt, daß die Infarktdiagnose stets klinisch und nicht etwa auf Grund eines Röntgenbefundes zu stellen ist, dies um so mehr, als die frühzeitige Einleitung der Therapie mit *Antikoagulantien* von geradezu vitaler Bedeutung sein kann. Die rein röntgenologische Charakterisierung des Infarktes — keilförmiger Schatten mit der Spitze nahe dem Hilus und der Basis an der Peripherie des Lungenfeldes — wird nur dem kleinsten Teil der Fälle gerecht. Selbstverständlich spricht das Fehlen typisch-*blutigen* münzenförmigen Infarktsputums nicht gegen die Annahme eines Infarktes, da es bei sonst typischen, sicheren Infarkten fehlen *kann*.

Der Mechanismus der Infarktblutung ist darin zu sehen, daß die Unterbrechung der normalen Capillarzirkulation plötzlich erfolgt und das System, vorher unter Pulmonalisdruck stehend, unvermittelt unter den wesentlich höheren Druck der Bronchialarterien gesetzt wird.

Westenhöfer sieht den Mechanismus der Blutung in die Alveolen beim klassischen Lungeninfarkt in der Stauungslunge entsprechend dem nachstehenden Schema.

Alle benachbarten Gebiete stehen jedoch weiter unter erhöhtem Druck, die Atmung ist unverändert.

Der ausgeschaltete Bezirk bildet eine Art Ausweichgebiet, in das von allen Seiten die Capillaren überfüllt werden (*d*). Der Druck steigt in dem Capillargebiet; das soeben noch unter erniedrigtem Druck stand, steigt auf Werte an, die die an sich schon pathologische Höhe des vor der Embolie bestehenden Druckes weit überschreitet. Die vorgeschädigten Capillaren halten diesen Druck nicht, und es kommt zu einer massigen, das ganze betroffene Alveolargebiet ausfüllenden Blutung. Damit sistieren Durchblutung wie Beatmung dieses Bezirkes.

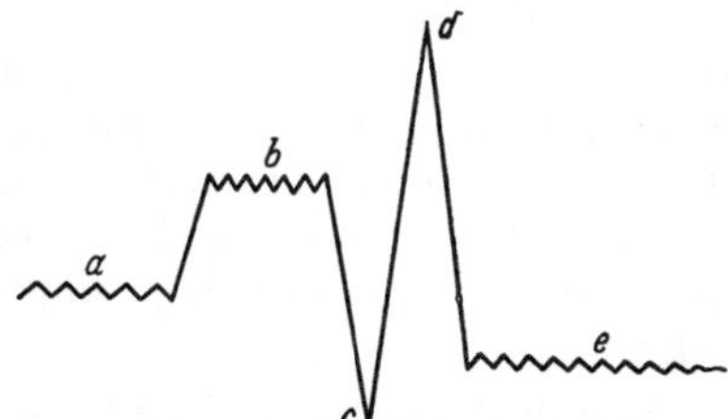

Abb. 1. Infarzierung gemäß M. Westenhöfer: *a*) normaler Druck in den Gefäßen der Lungen; *b*) erhöhter Druck bei chronischer Stauung (Gefäßschädigung mit dauernder Diapedese (braune Induration = Herzfehlerzellen im Sputum); *c*) durch den Embolus in die Art. pulm. wird der Bezirk plötzlich von der Blutzufuhr abgeschnitten, der Druck sinkt plötzlich unter die Norm.

Auslösend ist die plötzliche Druckdifferenz zwischen *c* und *d*. Da die Infarzierung auch in Lungen auftreten kann, die zum mindesten klinisch in keiner Weise als Stauungslunge imponieren, z. B. Infarkt nach Operationen oder Traumen jugendlicher Individuen, ist anzunehmen daß, wie die alten Theorien annehmen, auch dem Einströmen von Blut rückläufig von den Bronchialarterien, die unter wesentlich höherem Druck stehen (4facher Wert), in den von der Arteria pulmonalis abgesperrten Lungenbezirk eine Bedeutung zukommt.

Eine einfache Erklärung des Bluteindringens in die Alveolen beim Infarkt geht dahin, daß der Infarktbezirk mit Capillaren, die durch Stauung vorgeschädigt sind, plötzlich von der Zirkulation abgeschnitten wird, bei Offenbleiben der Atmung, und aus den Randbezirken Blut in den von der Zirkulation abgeschnittenen Bezirk einsickert (vgl. Atelektase und Infarkt).

Das rein blutige Sputum ist nur für die Initialperiode des Infarktes charakteristisch; durch Umwandlung des Blutfarbstoffes verändert sich schon vom 2. Tag an die Farbe; anfangs dunkelbraunrot, dann braunrot, bräunlich, hellbraun, braungelb, in allen Stadien mit zahlreichen ,,Herzfehlerzellen".

Zu seltenen Ursachen der Lungenblutung gehören das *Aortenaneurysma*, das die Trachea oder einen Bronchus arrodieren kann, und das *intrapulmonale Hämangiom*. Endlich sei der sog. idiopathischen Lungenblutung gedacht, die nach Ansicht amerikanischer Autoren meist auf eine *Ruptur* sklerotischer Gefäße zu beziehen ist, insbesondere bei Hypertonie im großen und kleinen Kreislauf.

c) Die Blutung infolge entzündlicher Prozesse.

Entzündliche Affektionen bewirken durch Hyperämie bzw. Diapedese oder durch Exulceration bzw. Arrosion von Gefäßen Hämoptoe.

Die epidemische, *klassische Grippe* kann, allerdings fast nur, wenn Grippe-*pneumonie* vorliegt (Mischinfektion mit Grippevirus + irgendeinem Eitererreger) zu nicht unerheblicher Hämoptoe führen mit zunächst unverändertem, hellrotem Blut. Seltenerweise können auch klassische lobäre Pneumonien zu Blutungen führen. Das rostfarbene Sputum der klassischen croupösen Pneumonie, das man gegenwärtig nur selten zu Gesicht bekommt, gilt nicht als Lungenblutung. Dagegen kann ausnahmsweise das Sputum auch der Lobärpneumonie unverändertes Blut in größerer Menge enthalten.

Die *flüchtigen Lungeninfiltrate mit Bluteosinophilie* können nicht allzu selten zu leichten Blutungen führen, können auch gelegentlich durch die Expektoration blutig tingierten Sputums *eingeleitet* werden und dadurch überhaupt erst die Aufmerksamkeit auf sich ziehen.

Nicht sehr häufig aber klassisch ist Hämoptoe Symptom der Bronchiektasie; doch handelt es sich dabei manchmal um sehr ausgiebige Blutungen, die zu den größten überhaupt beobachteten gehören, während sich *klinisch-akustisch* wie auch röntgenologisch oft nur relativ geringe Veränderungen nachweisen lassen (vgl. bronchiectasie sèche hémoptysique der Franzosen). Die Möglichkeit einer Bronchiektasie ist aber stets gegenüber Tuberkulose zu erwägen, weil die Oberlappenbronchiektasien auf Grund entwicklungsgeschichtlicher Gegebenheiten entstanden, symptomarm ja lange Zeit inapperzept verlaufend, gesucht werden müssen.

Man darf wohl ohne Übertreibung behaupten, daß auch heute noch die Mehrzahl der *großen* Lungenblutungen der Tuberkulose angehören, sei es als sog. „*Initial*"-Hämoptoe, wohl häufig Folge eines Durchbruches eines verkästen Lymphknotens oder wohl seltener eines einschmelzenden Primärherdes („Frühblutungen"). Das Blut ist dann klassischerweise hellrot und schaumig, die Menge wechselt zwischen einigen Kubikzentimetern und einem bis ganz selten mehreren Dezilitern.

Die *Spätblutungen* sind ausgesprochene Rhexisblutungen, in der Regel viel abundanter, bis zu einem Liter und mehr, durch Arrosion größerer Gefäße in der Kaverne oder Kavernenwand, in der Regel aneurysmatisch erweiterter Gefäßabschnitte. Auch die relativ seltene sog. „Abstoßung alter Lungenherde" kann mit nicht unerheblicher (einmaliger) Blutung verbunden sein.

Gewöhnlich ist der Blutungsherd in Form einer Kaverne röntgenologisch unschwer zu lokalisieren. In den Frühfällen und insbesondere bei Bronchustuberkulose gelingt dies weniger leicht, doch sind solche Läsionen dem bronchoskopischen Nachweis zugänglich. Selbst die kleinste Blutung verbunden mit einem röntgenologisch als Primärherd-Frühinfiltrat usw. diagnostizierten Herd ist *Beweis für Einschmelzung*. Es kann in diesem Zusammenhang nicht genug betont werden, daß *die Untersuchung des Sputums auf Tuberkelbacillen sofort und vor allem auch wiederholt vorzunehmen* und nach Abklingen der Blutung fortzusetzen ist.

d) Die Blutung infolge maligner Erkrankungen.

Die neoplastischen Erkrankungen stellen heute ein erhebliches und wichtiges Kontingent der Hämoptoefälle dar, insbesondere im sog. Carcinomalter.

Die Blutungen können speziell bei den relativ benignen Bronchus*adenomen* oft sehr reichlich sein und eindrücklich es *erstes Zeichen* dieser Neubildung darstellen. Bei den malignen Formen handelt es sich in der Regel nicht um eigentliche Hämoptoe, sondern um Hämoptysen, die oft intermittierend in Erscheinung treten in Abständen von Wochen und selbst Monaten. Dabei ist jedoch die relative Blutbeimengung zum Sputum oft erheblich. Es ist das bekannte charakteristische „Himbeer- oder Erdbeergelee-artige“ Sputum. Oft Frühsymptom, kann es den übrigen Erscheinungen wochen- ja monatelang vorausgehen.

Ein Tumor der Atemwege oder der Lunge kann auf zweifache Art zur Blutung führen: durch Nekrose und Ulceration des Tumors selbst oder durch Arrosion benachbarter Blutgefäße. Die Blutung ist besonders bei intrabronchialen Tumoren oft das einzige Symptom, indem in Frühstadien häufig von der üblichen klinischen und radiologischen Untersuchung keine entscheidenden Auskünfte zu erwarten sind. Es gilt deshalb, unverzüglich zusätzliche, unter Umständen etwas eingreifendere Untersuchungsmethoden anzuwenden. Wir verweisen auf die histologische Untersuchung des Sputums bzw. die Fahndung nach Tumorzellen, die Bronchographie und vor allem auf die Broncho*skopie*. Das gleiche gilt selbstverständlich für die ätiologisch unklaren Infiltrate, bei denen die mehrfache Untersuchung des Sputums auf Tuberkelbacillen zu keinem positiven Resultat geführt hat. Pneumonien, die mit ausgesprochen blutigem Sputum, oder mit eigentlicher Hämoptoe beginnen oder damit einhergehen, sind besonders eingehend auf Tumorgenese zu untersuchen.

e) Blutung bei hämorrhagischer Diathese.

Hämoptoe ist in der Symptomatologie der allgemeinen Blutungsneigung eine eher seltene Erscheinung.

Noch am häufigsten wird sie bei der zu den *vasculären hämorrhagischen Diathesen* gehörenden OSLER*schen Teleangiektasie* beobachtet. Auch hier tritt sie jedoch wesentlich seltener auf als die Epistaxis. Als Ursache der Hämoptoe konnten Teleangiektasien der Trachea und der Bronchien nachgewiesen werden (FITZ-HUGH). HEDINGER, HITZIG und MARMIER haben auch auf das Vorkommen arteriovenöser Aneurysmen in den Lungen von OSLER-Patienten hingewiesen, die als Quelle des Bluthustens in Betracht kommen. Der Blutverlust ist oft beträchtlich; in einem Falle der von STEIGER erforschten großen Bernersippe gab er unter der Fehldiagnose Lungentuberkulose zur Anlegung eines Pneumothorax Anlaß. Bemerkenswert ist die Beobachtung von LIBMAN und OTTENBERG sowie GÖSSL, wonach Lungenblutungen in gewissen OSLER-Familien als beinahe isolierte hämorrhagische Erscheinung vorkommen können (sog. *familiäre Hämoptysen*). Auch STEIGER fand Lungenblutungen auffallend gehäuft in *einem* Zweig seines großen OSLER-Stammbaumes (bei Nachkommen von 2 Schwestern).

Bei der unkomplizierten *Hämophilie* A und B kommt dagegen der Bluthusten kaum jemals vor. FONIO erwähnt in seiner sehr sorgfältigen, den Blutersippen der Schweiz gewidmeten Studie (die 24 zum Teil recht umfangreiche Familien neben zahlreichen sporadischen Blutern umfaßt) die Hämoptoe unter den hämorrhagischen Erscheinungen überhaupt nicht.

Wird aber eine Bluterkrankheit durch Lungentuberkulose kompliziert, so können die Blutungen besonders abundant und zahlreich werden. THABITA HOESSLY berichtet im Stammbaum der Bluter von Tenna über einen einschlägigen Fall eines rudimentären Bluters, der bei gleichzeitiger Lungentuberkulose in einem Jahr 10 Lungenblutungen hatte und kurz nach einer solchen starb. Blutungen aus nicht-tuberkulöser Lunge kommen auch in dieser großen Blutersippe nicht vor.

Auch bei der sog. Hemmkörperhämophilie scheint sie nicht vorzukommen (DEUTSCH). Dasselbe gilt auch für die erst in letzter Zeit entdeckten, seltenen *Koagulopathien* (Kongenitaler Faktor V und VII-Mangel usw.).

Ist einmal eine Antikoagulantien-Therapie aus irgendeinem Grunde eingeleitet, so tritt eine Hämoptoe gelegentlich dann auf, wenn die Gerinnbarkeit des Blutes, sei es infolge der *Hemmung der Prothrombinbildung* (Dicumarinpräparate) oder der *Blockierung des Thrombins* (Heparin und Derivate) abnimmt. Die Tatsache, daß in der überwiegenden Mehrzahl der Fälle bei sehr stark verlängerter Prothrombinzeit keine Lungenblutung auftritt, beleuchtet die Wichtigkeit des *Gefäßwandfaktors.*

Unter den *Koagulopathien* wird die Hämoptoe noch am häufigsten bei der exzessiven *Hypoprothrombinämie des Neugeborenen* beobachtet (WILLI). Multiple parenchymatöse Lungenblutungen stellen das pathologisch-anatomische Substrat derselben dar.

Bei den *Thrombocytopenien* und *Thrombopathien* sind eigentliche Hämoptysen selten. Die viel häufigeren Blutungen aus Nase, Mund und Rachen können sekundär zu Bluthusten Anlaß geben. Wir sahen einmal bei *Sedormid-Thrombocytopenie* eine Hämoptoe mäßigen Grades, die zunächst als tuberkulös bedingt aufgefaßt worden war.

Bei der durch *Antikoagulantien* hervorgerufenen Gerinnungsstörung ist die Frage nach der Häufigkeit des Bluthustens deswegen schwierig zu beantworten, weil die Behandlung oft wegen Lungeninfarkten durchgeführt wird. Es entspricht einer allgemeinen Erfahrung, daß die Hämoptoe des Lungeninfarktes durch Antikoagulantien *nicht verstärkt* wird und diese daher keine Kontraindikation für diese Therapie darstellt. Wir konnten nur einmal — bei der erfolgreichen Behandlung einer Mesenterialvenenthrombose — die unter der Therapie auftretende Hämoptoe mit Wahrscheinlichkeit auf die Antikoagulantien zurückführen (KOLLER und SIEGENTHALER), aber auch in diesem Falle war die Beurteilung erschwert durch den Nachweis von zylindrischen Bronchiektasen, welche die Hämoptoe begünstigen konnten. Jedenfalls tritt der Bluthusten unter den Komplikationen der Antikoagulantien gegenüber der Hämaturie, den Haut-, Nasen- und Magen-Darmblutungen ganz in den Hintergrund (JAKOB, KOLLER). Eine erhebliche Lungenblutung sahen wir unter Thromexan bei bestehender Miliartuberkulose, bei der wegen Venenthrombose die Antikoagulantientherapie eingeleitet worden war.

In diesem Zusammenhang sei noch auf die Hämoptoe verwiesen, die als Ausdruck von Blutveränderungen wie thrombopenische Purpura als „idiopathischer Zustand" oder medikamentös-allergisch oder bei Leukämien und Agranulocytosen auftritt. In diesen Fällen ist die Grundkrankheit meistens vor dem Auftreten der Hämoptoe als solche bekannt.

f) Blutung aus sog. gesunden Lungen.

DÜNNER berichtet über Erfahrungen einer Fürsorgestelle in einer größeren Industriestadt im Norden Englands, die von sehr vielen Patienten wegen „blutig tingiertem Sputum" aufgesucht wurde. Neben Fällen mit beginnender oder fortgeschrittener Tuberkulose zeigte die Mehrzahl weder klinisch, noch bakteriologisch, noch röntgenologisch krankhafte Befunde. Gelegentlich wiederholte sich diese Blutung nach Monaten oder Jahren. Keiner dieser Patienten wurde später wegen Tuberkulose wieder überwiesen.

Wir stehen der Blutung aus sog. „gesunder" Lunge skeptisch gegenüber. Die Diagnose sollte grundsätzlich nicht gestellt werden.

Eine geringe Blutbeimengung zum Speichel bzw. Sputum aus dem Zahnfleisch ist vom Zähnebürsten bekannt, die kaum je als Hämoptoe angesprochen wird, doch wird sie seltenerweise bei überängstlichen Individuen Grund zu ärztlicher Untersuchung. Die Blutungen bei Gingivitis, bei der zu wenig beobachteten Gingivitis tuberculosa Jugendlicher, ist leicht als solche zu erkennen; die banale, wie die spezifische Läsion bzw. Blutungsstelle findet sich im wesentlichen in der Umgebung *cariöser* Zähne.

Der Versuch einer *Vortäuschung von Lungenblutung* durch willkürliche Saugwirkung auf das Zahnfleisch wird von Hysterischen und Psychopathen nicht selten unternommen. Das Sputum ist dabei stark mit Speichel gemischt, die Blutbeimengung meist gering, nicht selten ist das Blut zum Teil hämolytisch und enthält reichlich Mundflora und Mundschleimhautepithelien.

Nach Hämoptoe bedarf der Kranke jedenfalls auch bei scheinbar negativem oder geringfügigem akustischem oder röntgenologischem Befund länger dauernder sorgfältiger Überwachung.

Jede Blutung aus der Lunge oder aus den oberen Luftwegen, die nicht eindeutig röntgenologisch abgeklärt werden kann, indiziert heute eine Bronchoskopie, soweit eine solche nicht durch Alter, Zustand des Gefäßsystems oder andere Momente kontraindiziert erscheint. Die *direkte Betrachtung* des Bronchialbaumes durch das Bronchoskop ist der indirekten Sichtbarmachung durch Bronchographie überlegen und auch der Tomographie. Die Wahl der Methode ergibt sich aus den Besonderheiten des Falles, ebenso die Reihenfolge dieser diagnostischen Eingriffe, die heute in der Hand des Geübten ein zumutbares Trauma darstellen, angesichts der Wichtigkeit der durch die Methode gebrachten Entscheidungen.

Literatur.

DEUTSCH, E.: Die Hemmkörperhaemophilie. Wien: Springer 1950.

FITZ-HUGH, TH.: Amer. J. Med. Sci. **166**, 884 (1923). — FONIO, A.: Die erblichen und sporadischen Bluterstämme in der Schweiz. Bull. schweiz. Akad. Med. Wiss. **10**, H. 5 (1954).

GÖSSL, W.: Über einen Fall von Haemoptoe bei OSLERscher Erkrankung. Wien. klin. Wschr. **1944**, 368.

HEDINGER, CHR., W. H. HITZIG u. C. MARMIER: Über arterio-venöse Lungenaneurysmen und ihre Beziehungen zur OSLERschen Krankheit. Schweiz. med. Wschr. **1951**, 367. — HOESSLY-HAERLE, GERTRUD TABITHA: Der Stammbaum der Bluter von TENNA. Arch. Klaus-Stiftg **5**, H. 3/4 (1930).

JAKOB, J.: Blutungen bei Anticoagulantien-Therapie. Diss. Zürich 1953.

KARTAGENER, M.: Lungenatelektase bei Epistaxis. Schweiz. med. Wschr. **1945**, 62. — KOLLER, F.: Die Klinik der haemorrhagischen Diathesen. Verh. dtsch. Ges. inn. Med. **1952**, 508. — KOLLER, F., u. W. SIEGENTHALER: Mesenterialvenenthrombose, geheilt durch Anticoagulantien. Schweiz. med. Wschr. **1953**, 18.

LIBMAN, E., u. R. OTTENBERG: Hereditary Hemoptysis. J. Amer. Med. Assoc. **81**, 2030 (1923). — LÖFFLER, W., u. F. NAGER: Über traumatische Bronchostenose und ihre Behandlung. Schweiz. med. Wschr. **1941**, 181.

STEIGER, R.: Ergebnisse der Untersuchung einer großen bernischen Sippe mit Teleangiectasia haemorrhagica hereditaria Osler. Schweiz. med. Wschr. **1945**, 73.

WESTENHÖFER, M.: Über den hämorrhagischen Infarkt und die amyzische Atelektase der Lunge. Verh. dtsch. path. Ges. **1935**, 310. — WILLI, H.: Die Blutungskrankheiten des Neugeborenen. Erg. inn. Med. **2**, 467 (1951).

III. Der Thoraxschmerz.

Im Rahmen einer kurzen Abhandlung des Thoraxschmerzes verzichten wir bewußt auf eine eingehende Darstellung der Physiologie und der Psychologie des Schmerzes. Die damit zusammenhängenden Probleme gehören allerdings zu den interessantesten und weitschichtigsten der Medizin überhaupt. Der Thoraxschmerz läßt sich für praktisch-klinische Zwecke wie folgt gruppieren:

a) ausgehend vom Thoraxskelet, der Thoraxmuskulatur und der Haut,

b) ausgehend von den Thoraxeingeweiden (Pleura, Perikard, Herz, Mediastinum, Aorta, Oesophagus usf.).

Es ergibt sich somit ein Hinweis auf die Bedeutung des sog. *Oberflächenschmerzes*, wie er an den „Hüllen des Körpers“ empfunden wird und dem sog.

Tiefenschmerz, der in die Eingeweide lokalisiert wird. Abgesehen von den Unterschieden in der Sphäre der Perzeption, sind auch Differenzen physiologischer und morphologischer Natur vorhanden.

1. Theoretische Vorbemerkungen.

Für die Reizung der peripheren Nervenendigungen, seien diese nun histologisch genau definiert oder nicht, kommen im wesentlichen Änderungen der Gewebsspannung und solche des sog. chemischen Milieus in Frage (LEWIS). Die Schmerzimpulse von der Körperoberfläche werden zunächst in besonderen Schmerzfasern (HEINBECKER) den Hinterhörnern des Rückenmarks zugeleitet und schließlich in der Vorderseitenstrangbahn zentral weiter geführt. Die Übermittlung visceraler Impulse ist bereits bedeutend komplizierter. Diese erreichen wahrscheinlich über markscheidenhaltige Fasern in sympathischen Nerven ohne Unterbrechung in sympathischen Ganglien bzw. im Grenzstrang die Spinalganglien und schließlich die hinteren Wurzeln des Rückenmarks. HILLER verweist auf den Verlauf afferenter Impulse in parasympathischen Nerven und vor allem im Nervus phrenicus. Über die der Schmerzleitung zugrunde liegende Struktur äußert er sich wie folgt: „Die zentralen visceralen Reflexkollateralen sympathischer Hinterwurzelfasern zu den Vorderhörnern dienen sowohl reflektorischen Muskelkontraktionen, wie der reflektorischen Muskelerschlaffung, d. h. somatischen Reaktionen auf einen visceralen Schmerz. Ihre Funktion ist also analog jenen rein somatischen spinalen Reflexmechanismen, welche der Einwirkung sensibler somatischer Reize — wie z. B. Schmerz von der Oberfläche oder den Gelenken — auf die Muskelkontraktion dienen. Der Umstand, daß die Eintrittszone der hinteren Wurzeln im Hinterhorn viel mehr als Schmerzfasern anzusprechende sensible Fasern enthält, als die Tr. spinothalamici, macht es wahrscheinlich, daß somatische und viscerale Schmerzfasern eines Dermatoms zum Teil auf gemeinsame Traktfasern konvergieren. Wir hätten dann wie RUCH (1949) ausführte, mit der Existenz eines Impuls verteilenden ‚neuron-pool' im Hinterhorn zu rechnen. In diesem sensiblen Kern von Strangzwischenneuronen kann man sich Neurone vorstellen, welche lediglich der Synapse von somatischen Schmerzimpulsen dienen. Ferner existieren Neurone, welche sowohl somatische, wie viscerale Impulse aus der Peripherie empfangen und eine gemeinsame Synapse für *einen* im Tr. spinothalamicus geleiteten Impuls abgeben. Diese Reizverschmelzung wäre eine plausible Erklärung für assoziierte Schmerzempfindungen auf der Körperoberfläche (referred pain = übertragener Schmerz) bei schmerzhaften visceralen Zuständen, den sog. HEADschen Zonen. Eine 3. Gruppe von Neuronen dient schließlich Synapsen für viscerale Schmerzimpulse, welche ohne Verschmelzung auf den Tr. spinothalamicus umgeschaltet werden. Diese Neurone vermitteln den eigentlichen visceralen Schmerz."

HEAD ging von der Beobachtung aus, daß bei Erkrankungen innerer Organe gewisse Hautbezirke ziemlich gesetzmäßig eine Überempfindlichkeit aufweisen, d. h. Reize, die im allgemeinen schmerzlos sind, verursachen in den bezeichneten Bezirken deutlichen Schmerz. Er gelangte dabei besonders auf Grund von Untersuchungen an Herpes zoster-Fällen zu einem umfassenden Bild der *segmentalen Innervation.* Diese hyperalgetischen Zonen sind mit besonderer Berücksichtigung thorakaler Erkrankungen wie folgt angeordnet:

Herz und Aorta ascendens	D_1—D_4
Lungen und Bronchien	D_2—D_5
Oesophagus	D_4—D_5

Bezüglich des näheren Mechanismus des übertragenen Schmerzes, d. h. der Projektion auf die Haut (hyperalgetische Zone), fehlen zur Zeit exakte Vorstellungen. Eine etwas besser fundierte Auffassung spricht aus dem eben wiedergegebenen Abschnitt von HILLER. Wir verweisen im übrigen auf HEINBECKER, BISHOP und O'LEARY, WIGGERS, LEWIS und Mitarbeiter, HANSEN und v. STAA. MACKENZIE fügte den sensorischen Phänomenen im Sinne von HEAD die Spannungsphänomene der Muskulatur hinzu. Es handelt sich dabei einerseits um die sog. *tiefe Hyperalgesie* und andererseits um eine *reflektorisch bedingte Tonussteigerung* der Muskulatur. Wahrscheinlich sind verschiedene *Druckpunke*, die sich bei näherem Zusehen nicht als so scharf umschrieben erweisen, in die Kategorie der tiefen Hyperalgesie einzureihen. Es ist das Verdienst von HANSEN und v. STAA, eine umfassende und in gewissem Sinne auch endgültige Darstellung der *reflektorisch-algetischen Krankheitszeichen* gegeben zu haben. In ihren äußerst verdienstvollen Ausführungen sind die Konzeptionen von HEAD und MACKENZIE, die bisher im deutschsprachigen Schrifttum nur zögernd Eingang gefunden haben, integriert und durch eine Reihe weiterer diagnostisch wertvoller reflektorischer Zeichen ergänzt (vasomotorische Effekte, Piloreaktion, homolaterale sympathische Mydriase).

Wir zitieren aus der Monographie von HANSEN und v. STAA folgende methodische Anweisung: „Wir erfassen ja in diesen reflektorischen und algetischen Symtomen nichtstrukturelle Organveränderungen, nichtfixierte, noch unmittelbare Zeichen von *Funktionsstörungen* der Organe, sondern reflektorische bzw. nervös beeinflußte, also mittelbare, in ihrer Ausprägung und Konstanz sehr labile Auswirkungen jener Funktionsstörungen, vergleichbar vielfach gebrochenen Spiegelbildern, welche hier der Krankheitsvorgang im Innern durch Vermittlung des Nervensystems — insbesondere des sympathischen — auf die Außenfläche des Körpers wirkt. Aber wie sowohl die hinreichend klare Abbildung eines Spiegelreflexes als auch seine Beziehbarkeit auf die Lichtquelle zahlreichen leicht störbaren Bedingungen unterworfen sind, so auch Schmerz und Reflexe als Krankheitszeichen ... Methodisch ergibt sich daraus die Aufgabe, jene Ausdrucksphänomene unter möglichster Vermeidung jeder aktiven Einwirkung auf den Ausdrucksvorgang zu beobachten. Das Pupillenphänomen ist bei greller Belichtung und Nahakkommodation nicht mehr sichtbar, die mimische Krampfung verschwindet bei aktiver mimischer Innervation, die Spannungsphänomene verändern bei der aktiven Palpation ihren Charakter ... Die reflektorischen und algetischen Asymmetriephänomene zeigen sich nur dem lauschenden Beobachter; er muß es lernen, sich völlig hinzugeben, zu sehen, ohne doch selbst einzugreifen, zu fühlen, ohne eine merkbare Einwirkung auszuüben.

... Die tiefere Bedeutung all dieser Einzelsymptome, soweit sie überhaupt hierher gehören, wird aber, wie wir schon andeuteten und immer wieder zeigen werden, erst deutlich, wenn man sie in synthetischer Betrachtung als Teilphänomene einer allgemeineren Erregungssteigerung des Nervensystems auffaßt; dabei überwiegt immer die der Lage des erkrankten Organs homologe Seite. Ist eines dieser Teilphänomene vorhanden, so ist es stets auch eine beträchtliche Anzahl aller anderen. Das haben wir immer und immer wieder nachweisen können. Dabei zeigt sich, daß:

1. zunächst nur eine allgemeine Seitenbeziehung zwischen reflektierter Erregbarkeitssteigerung und Organlage gegeben ist und daß

2. innerhalb dieser Homolateralität weiterhin für einige Symptome eine segmentäre Beziehung zum Segment des erkrankten Organs feststeht,

3. diese aber — da die Segmente verschiedener Organe sich überdecken bzw. überschneiden — nur in ganz wenig Fällen als solche vom Beobachter schon organspezifisch sensu stricto verwertet werden kann."

Im Zusammenhang mit der *Seitenlokalisation* ist die Tatsache wichtig, daß die reflektorischen und algetischen Symptome bei Erkrankungen des Herzens und seiner Gefäße fast ausschließlich linksseitig auftreten, und zwar so lange, als nicht durch Dekompensation die rechte Seite in Konkurrenz tritt.

Nachdem schon auf die Beziehung zwischen Erkrankungen von Visceralorganen und Phänomen der Haut bzw. der Körperoberfläche hingewiesen wurde, erhebt sich die Frage, ob die Relation eventuell reziprok ist. Auch zu diesen, vorwiegend therapeutisch interessierenden Gesichtspunkten liegen einige experimentell erhobene Befunde vor. Wernoe erzeugte tierexperimentell (Aale, Schellfisch) durch cutane Reizung bei unversehrtem Rückenmark eine viscerale Hyperämie. Nach Zerstörung des Rückenmarks ließ sich eine viscerale Gefäßverengerung nachweisen. Puder befaßte sich ebenfalls im Tierversuch mit der Tiefenwirkung (histologisch faßbare Organveränderungen) der auf die Brusthaut von Kaninchen aufgetragenen sog. ableitenden Mittel (Orthophosphorsäure und ätherische Öle). Die Untersuchungen lassen folgende Schlüsse zu:

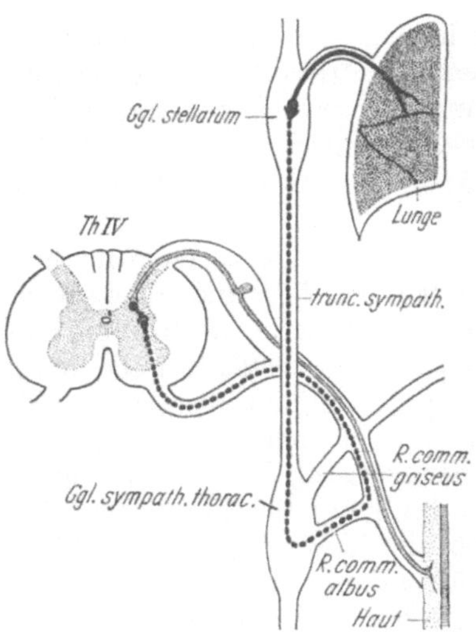

Abb. 2. Reflexbogen für cutano-pulmonale Segmentreaktionen. (Nach Puder.)

a) die anhaltende, ableitende Behandlung (Bepinseln mit Öl) löst in der gleichseitigen Lunge eine entzündliche Reaktion aus;

b) die Behandlung der Tiere mit künstlichem Pneumothorax bleibt ohne entzündlichen Effekt, sondern ergibt lediglich die Zeichen der Atelektase.

c) die kombinierte Behandlung (Pneumothorax + Hautreiz) ergibt eine entzündliche Reaktion.

Es ist deshalb der Schluß gestattet, daß die besagte dermato-pulmonale Reaktion nicht per continuitatem, sondern durch einen reflektorischen Mechanismus ausgelöst wird. Aus den Untersuchungen von Puder ist weiterhin zu entnehmen, daß bei künstlicher cutaner Reizung herdförmige Ganglienveränderungen auftreten. Im speziellen Fall des Haut-Lungenreflexbogens handelt es sich um das Ganglion stellatum. Der entsprechende Reflex sei in Abb. 2 veranschaulicht.

Über histo-pathologisch faßbare Veränderungen an Ganglien wurde schon von anderen Autoren berichtet (Abrikossoff, Terplan, Kaiserling, Feyrter u. a.). Terplan äußert sich dazu sehr vorsichtig: „jedenfalls scheinen histopathologische Veränderungen der Nervenzellen und Kapselzellen in den sympathischen Ganglien seltener zu sein und schwieriger zu deuten, als solche am nervösen Parenchym im zentralen Nervensystem". Abrikossof drückt sich hingegen dahin aus, daß der pathologischen Anatomie der sympathischen Ganglien ein selbständiger Platz in der Pathologie des Nervensystems einzuräumen sei.

2. Praktische Gesichtspunkte zur Differentialdiagnose des Thoraxschmerzes.

a) Der Oberflächenschmerz (Haut, Muskulatur, Skelet).

Die Thoraxhaut kann selbstverständlich von Krankheiten betroffen werden, die ganz allgemein der Haut zugehören (Erysipel, schmerzhafte Lipome usf.). Es handelt sich stets darum, zu entscheiden, ob für den Hautschmerz eine ausreichende Ursache vorliegt, oder ob es sich am Ende um eine HEADsche, hyperalgetische Zone handelt. In den erwähnten Bereich gehören ferner das Empyema necessitatis, Kavernenperforation, peripleuritische Abscesse, subcutane Hämatome, beispielsweise bei Leukämie und vor allem die *Erkrankungen der Mamma*. Es ist aber erwähnenswert, daß das *Mammacarcinom* ganz zum Unterschied von der Mammahypertrophie (Gravidität, Lactation) nur selten und wenn überhaupt, höchstens anfallsweise sog. lanzinierende Schmerzen auslöst. Ist einmal ein Dauerschmerz vorhanden, so besteht der Verdacht auf ausgedehntes infiltratives Wachstum mit Dauerreizung sensibler Nervenendigungen. Der Diagnose *Intercostalneuralgie* (Neuritis) sui generis stehen wir mit großem Mißtrauen gegenüber. Es gilt jedenfalls das ORTNERsche Postulat, daß die *Bilateralität* derselben stets außerordentlich verdächtig ist auf den Bestand einer deuteropathischen, durch Läsion der Nervenwurzeln bedingten Affektion, sei es der Wirbel bzw. Wirbelgelenke, sei es des Inhaltes des Wirbelkanals. Selbst die einseitige Lokalisation — hier ist zumeist an eine beginnende Pleuritis exsudativa zu denken — soll eine mechanische Schädigung des Nervenstammes (Tumoren) vermuten lassen. Bei doppelseitiger Intercostalneuralgie ist, wie bei jeder Affektion neuritischen Charakters, die Genese im Gefolge von Allgemeinerkrankungen (Diabetes, Intoxikationen) zu erwägen. Starke, nicht streng auf die Zwischenrippenräume lokalisierte und halbgürtelförmig angeordnete Schmerzen von vorwiegend brennendem Charakter, sind für einen beginnenden oder schon längst abgelaufenen *Herpes zoster* typisch. Oft weist erst die bläschenförmige Eruption den richtigen Weg. Eine Diskussion um die nähere Ätiologie des Herpes zoster ist in diesem Zusammenhang sinnlos. Bis zum Beweis des Gegenteils ist jeder Herpes zoster als symptomatisch zu betrachten (Reizung der intraspinalen Nervenwurzeln durch raumbeengende Prozesse, Tumoren usf.). Nicht weniger eindrucksvoll sind die blitzartigen, das Gebiet der Intercostalnerven betreffenden Schmerzen bei *Tabes dorsalis*. Diese sind angeblich mit großer Vorliebe in den unteren Intercostalräumen lokalisiert. Eine andere Manifestation der Tabes ist das bald einseitige, bald doppelseitig auftretende Gürtelgefühl, das übrigens auch für verschiedene andere spinale Prozesse wie Meningitiden, Tumoren, multiple Sklerose, Syringomyelie charakteristisch ist.

Falls die Thoraxmuskulatur schmerzempfindlich ist, muß stets an die Möglichkeit des „referred pain" infolge Erkrankungen der Thoraxeingeweide, insbesondere der Pleura gedacht werden. Im übrigen kommen muskuläre Affektionen allgemeiner Art, wie beispielsweise Trichinose, Morbus Weill, Myositis ossificans, Morbus Bornholm, Tetanus oder lokalisierte Prozesse etwa im Rahmen von Thoraxdeformitäten mit abnormer funktioneller Belastung in Betracht. Entzündliche Affektionen sui generis oder per continuitatem entstandene bereiten in der Regel keine diagnostischen Schwierigkeiten.

Die vom *Thoraxskelet* ausgehenden Schmerzen werden oft verkannt. Insbesondere sind das Periost, in weniger ausgeprägtem Maße auch das Endost, schmerzempfindlich. Wir verweisen auf entzündliche Prozesse wie akute Periostitis, Osteochondritis, Neoplasmen, die entweder primär von den Rippen ausgehen oder von außen arrodieren. Schließlich sei das TIETZE-Syndrom, d. h. die schmerzhafte Schwellung der Knorpelknochenansätze erwähnt, das mehr als bisher Beachtung verdient und daher etwas ausführlicher beschrieben sei:

Das costochondrale Schmerzsyndrom, ursprünglich beschrieben als *Dystrophie der Rippenknorpel* (1921), dessen hervorstechendes Symptom der *Thoraxschmerz* ist, dann *Druckempfindlichkeit* der Knorpelknochenfugen der Rippen mit oder ohne Schwellung an diesen Stellen. Dabei wird oft ein Trauma oder ungewöhnliche Muskelanstrengung der Thoraxmuskulatur angegeben.

Das Syndrom gibt häufig zu Beängstigung an sich ängstlicher Patienten Veranlassung, da schwere Schäden der Thoraxorgane vermutet werden.

Das Entscheidende ist dabei die *lokale* Druckempfindlichkeit, die bei Herzleiden, speziell Coronarsyndrom fehlt, ebenso bei den meisten pulmonalen Affektionen, wenn sie nicht Rippen bzw. deren Periost in Mitleidenschaft ziehen.

Wird auf das chondrocostale Syndrom geachtet, so findet man es häufig, speziell in der ambulanten Praxis.

BENSON und ZAVALA berichten über 62 Fälle unter 2131 Patienten (2,3%), häufig aufgetreten im Anschluß an heftigen Husten, seltener nach direktem Thoraxwandtrauma, relativ oft bei Kyphoskoliose oder bei besonders grazilem Körperbau. Die Autoren sehen sein auslösendes Moment in der Zerrung der Rippen zwischen Costo vertebral-Gelenken und costochondraler Syndesmose. Dadurch würde ein chronischer Reiz auf die Knorpel-Knochenfugen ausgeübt. Da das Syndrom häufiger links als rechts gefunden wurde (129:63), kommt es besonders häufig in differentialdiagnostische Erwägung gegenüber Herzschmerz. Doch ist das Syndrom bei organischer Herzaffektion selten (11 auf 64). Es kommt praktisch in jedem Alter vor (6—76 Jahre).

Ein klinisch ähnliches Syndrom sahen wir bei einem Patienten mit echter Gicht. Nur erstreckten sich hier Spontanschmerz und Druckempfindlichkeit auf praktisch sämtliche Knochenknorpelfugen von Nase, Wirbel, Rippenknorpel und Beckenfugen. Die Schmerzerscheinung konnte zwangsläufig ausgelöst werden durch Trinken von einem Glas Burgunderweins. Es handelt sich um eine in ihrer Genese typische, allerdings larvierte Gichtmanifestation im Sinne der allergischen Reaktion auf die Bukettstoffe des Burgunders und nur dieses Weines (WIDAL).

Ochronose. Im Verlauf von chronischer Alkaptonurie können Schmerzen in den Knorpelknochengrenzen bedingen. Schmerzen der Wirbelsäule, der Rippen und des Brustbeines sind häufig Ausdruck einer *Systemerkrankung* (Osteomalacie, metastasierende Tumoren, Rachitis, Myelom). Die chronisch-myeloische Leukämie soll sich unter anderem durch eine Klopfempfindlichkeit des Thoraxskelets auszeichnen. Nach ORTNER ist gerade das Sternum der bevorzugte Ort solcher Schmerzen, die ganz allgemein bei Blutkrankheiten (schwere Anämien, Myelosen), aber auch bei septischen Prozessen speziell Endocarditis lenta gelegentlich beobachtet werden. Ein eng umschriebener Schmerz in der Gegend des Schwertfortsatzes läßt sich oft auf eine Erkrankung der Synchondrose des Processus ensiformis zurückführen (Infektarthritis, akuter Gelenkrheumatismus). Endlich sei der direkten Arrosion des Brustbeines durch ein Aneurysma der Aorta ascendens gedacht.

Es entspricht schon einer rein theoretischen Überlegung, daß auch eine Thorax- bzw. Wirbelsäulendeformität zu entsprechenden Beschwerden Anlaß geben kann. Es stehen verschiedene Möglichkeiten zur Diskussion: Abnorme Belastung der Rippenwirbelgelenke, der sternocostalen Verbindungen mit entzündlichen oder degenerativen Merkmalen, Deformation der Wirbelkörper, Schädigung der Intervertebralgelenke, Einengung der Foramina mit Reizung der austretenden Nerven, Aufliegen des Rippenbogens auf dem Darmbeinkamm usf.

b) Der Tiefenschmerz durch Erkrankungen der Thoraxeingeweide.

1. Der Pleuraschmerz. Zu den weitaus geläufigsten Ursachen von Thoraxschmerzen gehören die Erkrankungen der Pleuren. Man ist sich auf Grund klinischer Erfahrung längst darüber im klaren, daß die initialen stechenden

Schmerzen bei der Pneumonie, aber auch beim Lungeninfarkt durch ein Übergreifen des (entzündlichen) Prozesses auf das Rippenfell bedingt sind. L. R. MÜLLER äußert sich dazu wie folgt: „Das Rippenfell ist im Gegensatz zur Lunge lebhaft empfindlich. Wir wissen nicht, ob es imstande ist, Druck- und Temperaturunterschiede zu empfinden. Fest steht nur, daß die Pleura auf *Entzündungsreize* mit lebhaften Schmerzen reagiert. Dies tut sie allerdings nur in den ersten Tagen der Entzündung. Späterhin kann man oft noch die deutlichen Zeichen einer Erkrankung des Rippenfells (pleuritisches Reiben) nachweisen, ohne daß der Kranke dort schmerzhafte Empfindung hat. Ebenso verschwindet der pleuritische Schmerz rasch mit dem Auftreten eines Exsudates.

Darüber herrscht also völlige Einigkeit, daß dem Rippenfell lebhafte Empfindungsfähigkeit zukomme. Nirgends konnte ich aber einen Hinweis darauf finden, ob die Pleura costalis und die Pleura pulmonalis in gleicher Weise sensib el sind.

Diese Frage läßt sich meines Erachtens nun bei Punktionen leicht und sicher entscheiden. Sticht man am Rücken mit Benutzung einer längeren Hohlnadel im 8. oder 9. Intercostalraum ein, so wird man gegen Schluß der Punktion, wenn die Flüssigkeit zum größten Teil abgelaufen ist, mit der den Trokar haltenden Hand fühlen, daß das Lungengewebe nun der Hülse anliegt. Der Kranke selbst hat davon, auch wenn mit der Kanüle noch leichte streifende Bewegungen gemacht werden, niemals eine Empfindung; eine solche stellt sich aber sofort und lebhaft ein, wenn man den intrathorakalen Teil der Hülse senkt und die Zwerchfellkuppe berührt. Das Ergebnis der Palpation mit der Trokarkanüle war stets dasselbe, einerlei, ob es sich um die Punktion eines entzündlichen Ergusses oder eines Stauungstranssudates handelte.

Ich glaube demnach zu der Annahme berechtigt zu sein, daß lediglich der Pleura costalis und diaphragmatica Empfindlichkeit zukommt und daß die Pleura pulmonalis anaesthetisch ist.“

Zu ähnlichen Schlußfolgerungen gelangten COLEMAN und CAPPS, die ebenfalls Reizversuche an der Pleura parietalis und costalis durchführten. Die Nervenversorgung erfolgt offensichtlich durch dünne Seitenäste der Nn. intercostales. Über den eigentlichen den Schmerz auslösenden Vorgang herrscht keine Klarheit. Vielleicht spielt die Friktion der sonst reibungslos aufeinander gleitenden Pleurablätter infolge des zwischengelagerten Fibrins eine Rolle. Möglicherweise handelt es sich aber um einen Dehnungsschmerz, indem die Receptoren der Pleura bei entzündlicher Läsion sehr viel stärker reagieren. Diese Auffassung ist insofern berechtigt, als der Pleuraschmerz vorwiegend während der Inspiration, also anläßlich der Dehnung des Organs auftritt. — Prinzipiell kann jede Lungenerkrankung zu einer Pleurabeteiligung führen, selbst dann, wenn der Herd nicht unmittelbar an der Oberfläche liegt (Pneumonien, Tuberkulose, Neoplasmen, Lungeninfarkt, Echinococcus).

„Stechen auf der Brust“ ist als ein Frühsymptom der Pleuritis exsudativa zu werten. Es handelt sich gleichzeitig um das häufigste Symptom dieser Erkrankung (80% aller Fälle). Der Schmerz ist zunächst umschrieben, kann intermittierend auftreten, durch Atmung verstärkt. Es handelt sich zweifellos häufig um eine zunächst umschriebene Pleuritis über den I. Lungenherd, der stets subpleural liegt (Pleuritis epifocalis). Nicht jeder I. Herd, der Stechen verursacht, führt auch zur exsudativen Pleuritis. Besonders charakteristisch ist der *Schulterschmerz* bei initialer Pleuritis exsudativa, meist gleichseitig, selten gegenseitig.

In bezug auf die Häufigkeit steht der *Pleuraschmerz beim Lungeninfarkt* wohl an erster Stelle, wobei im allgemeinen zwischen der vom Patienten gemachten Schmerzlokalisation und der Lage des Infarktgebietes Übereinstimmung besteht. Zu den schmerzhaftesten Ereignissen dieser Art gehört zweifellos der embolische Verschluß der großen Lungenschlagader oder einer ihrer großen

Äste. Es ist sehr bemerkenswert, daß auch der *akute Pneumothorax*, sei er nun idiopathischer Genese oder durch Durchbruch eines Abscesses oder Kaverne bedingt, mit pleuralen Schmerzsymptomen verbunden ist. Lokalisierte Thoraxschmerzen nach abgeheilter Pleuritis exsudativa gehören zu den geläufigen Angaben vieler Patienten, besonders mit dem Vermerk, daß diese bei tiefer Atmung, bei körperlicher Belastung und unter Witterungseinflüssen auftreten. Zum Thema des Thoraxschmerzes bei pleuralen Neoplasmen nimmt Ortner wie folgt Stellung: ,,Was ich ferner mit ganz besonderem Nachdruck hervorheben möchte, das ist die Tatsache, daß uns Klage über besonders heftige, sei es spontan, sei es im Anschluß an eine Pleurapunktion aufgetretene Brustschmerzen bei einer meist langsam, doch auch plötzlich entstandenen, wenn auch nur serösen Pleuritis ohne diagnostisch brauchbaren cytologischen Befund immer und gerade wegen der heftigen, im Verlaufe der Erkrankung an Intensität sich steigernden Schmerzen an ein malignes Neoplasma der Pleura erinnern muß. Oft genug lautet die Diagnose zunächst auf eine seröse, höchstwahrscheinlich tuberkulöse Pleuritis, mit welcher die geringen zeitweisen Temperatursteigerungen, das jugendliche Alter des Kranken in Übereinstimmung zu stehen scheint.

Im Verlaufe weniger Wochen zeigt sich eine geringe Verengerung der hinteren und seitlichen Thoraxpartien, die Intercostalräume der erkrankten Seite scheinen etwas enger geworden. Es kann sich um Ausbildung einer dicken Pleuraschwarte —eventuell mit noch restierendem Exsudat dahinter — oder aber um ein malignes Neoplasma der Pleura handeln. Wo alle übrigen Symptome (Mangel von metastatischen Drüsen, Mangel von kachektischen Ödemen, Mangel von Ektasien der Hautvenen des Thorax und von Ödem daselbst, Mangel einer primären Geschwulst) im Stiche lassen, wo kein hämorrhagisches, sondern, wie wir auf Grund praktischer Erfahrungen für nicht wenige Fälle annehmen dürfen, nur seröses Exsudat, wo kein diagnostisch brauchbarer cytolischer Befund, leichte Temperatursteigerungen bestehen, dort muß uns gerade die Klage über starke und immer sich verstärkende Brustschmerzen, d. h. Schmerzen auf der erkrankten Seite der Idee eines Neoplasmas zuführen.“

2. Der Zwerchfellschmerz. Der pleurale Überzug des Diaphragma ist vom Nervus phrenicus (zentrale Bezirke) und den Intercostalnerven (periphere Bezirke innerviert (Capps und Coleman). Experimentelle Stimulation der peripheren Bezirke führt zu einer deutlichen Schmerzempfindung im Bereiche der Intercostalräume; die Reizung zentraler Bezirke ist mit einer solchen in der gleichseitigen Schulter (Musculus trapezius) verbunden. Aus entsprechenden Untersuchungen geht hervor, daß für die peritoneale Oberfläche des Zwerchfells analoge Innervationsverhältnisse gültig sind. Dieser sich auf experimentelle Untersuchungen stützende Hinweis ist nicht unberechtigt, weil die Schmerzlokalisation annähernd über die Lage des pathologischen Prozesses Aufschluß geben kann.

Der *Zwerchfellmuskel* kann auf verschiedene Reize mit einem klonischen oder tonischen Krampfzustand reagieren. Ersteres Phänomen äußert sich unter anderem in Singultus, der über Stunden oder Tage dauert, zu heftigsten gürtelförmigen Schmerzen im Bereiche des Zwerchfellansatzes Anlaß geben kann. Als Ursachen sind abdominelle Erkrankungen, aber auch zentral oder toxisch bedingte Reizungen des Nervus phrenicus zu bezeichnen (Hirntumoren, Encephalitis, Urämie, Sepsis, kachektische Zustände). Der tonische Zwerchfellkrampf mit ähnlichen Schmerzsymptomen kann Ausdruck des Tetanus, aber auch der Tetanie sein. Für die Beteiligung der serösen Häute des Zwerchfells (pleuraler Überzug, peritonealer Überzug), kommen die gleichen Ursachen in Frage, wie sie bereits bei der Besprechung des Pleuraschmerzes ausgeführt wurde. Die sog. *Diaphragmitis acuta* gehörte scheinbar während der letzten großen Grippeepidemie zu den häufigen Befunden. Eine sekundäre Beteiligung des Zwerchfells ist bei subphrenischem Absceß und allen abdominellen Erkrankungen mit Affektion des Peritonaeums anzunehmen.

Wir möchten abschließend auf ein Krankheitsbild hinweisen, das zwar schon den alten Klinikern wohl bekannt war, das aber neuerdings eine gewisse Wiedergeburt erlebt: die *Zwerchfellhernie*, sei diese nun angeboren oder erworben. Stets ist nach Thoraxtraumen diese Möglichkeit zu erwägen, wenn sich die, den Spontanpneumothorax kennzeichnende Symptomatologie bietet. Wir selbst erinnern uns eines Falles — es handelt sich um ein 18jähriges Mädchen — der nach einer jahrelang dauernden Vorgeschichte von Beklemmungsgefühl auf der Brust in einem bedrohlichen Zustand mit starken Thoraxschmerzen, Dyspnoe und Cyanose in die Klinik eingewiesen wurde. Der Befund entsprach zunächst durchaus einem Pneumothorax (eingeschränkte Atembewegung der linken Thoraxseite, tympanitischer Klopfschall, fehlendes Atemgeräusch, Röntgenbefund: helles Lungenfeld links, keine Lungenstruktur, Zwerchfelltiefstand). Nach der Punktion, die übrigens vorübergehende Erleichterung brachte, ließ sich bei der Thoraxdurchleuchtung im Bereich der Lungenspitze eine respiratorisch verschiebliche Kontur nachweisen, wobei aber die zentral davon gelegenen Partien die übliche parenchymale Lungenstruktur vermissen ließ. Die Annahme war berechtigt, daß es sich nicht um die Lunge, sondern um in den Thoraxraum verlagerte Eingeweide handelt. Die operative Intervention bestätigte die Vermutung und ergab eine Verlagerung geblähter Colonschlingen in den Thorax. Die vorangehende Punktion — die Gegenindikation war nicht zu erkennen — führte offensichtlich zu einer Entlastung der stark geblähten Colonschlingen, zu einer vorübergehenden Besserung des subjektiven Zustandes, vor allem aber zu einer Ablösung des Colons von der Brustwand, ein Umstand, dem schließlich die richtige Diagnose zuzuschreiben ist. — Neben den recht eindrücklichen Fällen von Zwerchfellhernien mit starken Beschwerden gibt es zweifellos auch solche, die als Zufallsbefund erhoben, fast symptomlos verlaufen. Im übrigen wird gelegentlich ein Zusammenhang zwischen Thoraxbeschwerden und Nahrungsaufnahme angegeben.

Endlich sei noch erwähnt, daß *Extrasystolen* gelegentlich *als schmerzhaft* empfunden werden, allerdings fast ausschließlich in der lateralen Halsgegend. In diesem Zusammenhang sei auch auf den Römheldschen Symptomenkomplex verwiesen, der neben Beengung und Oppressionsgefühl bei sensiblen Personen auch direkt Thoraxschmerz verursachen kann, besonders bei Aerophagie, die wie Meteorismus zu einer Querverlagerung des Herzens und damit bei besonderer Sensibilität oder besonders gerichteter Aufmerksamkeit gelegentlich als schmerzhaft empfunden werden kann.

3. Der Mediastinalschmerz.

Schmerzen, die von den Mediastinalorganen ausgehen, sind in der Regel weniger genau zu lokalisieren, da hier bereits der Mechanismus des „übertragenen Schmerzes" mit Bildung Headscher Zonen hineinspielt. Es kommt hinzu, daß diese Schmerzzustände von vorwiegend dumpfem Charakter sind und keinerlei Beziehung etwa zur Körperlage oder Respiration aufweisen.

Insbesondere ist der Mechanismus des *Perikardschmerzes* nicht näher abgeklärt. Die Vorstellung, daß die Friktion der Perikardfläche oder die Spannung bei Bildung von Ergüssen zu Schmerzsensationen führen sollte, trifft jedenfalls nicht zu. Nach experimentellen Untersuchungen von Capps und Coleman ist lediglich das parietale Blatt in einem relativ umschriebenen Bezirk, d. h. in der Gegend des 5. und 6. Intercostalraumes mit Schmerzfasern ausgerüstet. Ihre Reizung bedingt einen Schulterschmerz; der Effekt ist also derselbe, wie er bei Reizung zentraler Bezirke des Diaphragma zu beobachten ist. Vermutlich ist der Nervus phrenicus Leiter der Impulse. Wenn bei der akuten Perikarditis gelegentlich ein retrosternaler oder epigastraler Schmerz verspürt wird, so möchte man dafür am ehesten die Reizung der benachbarten Pleura verantwortlich machen. Dem entspricht schon die Angabe älterer Autoren, daß der akute Herzschmerz irrtümlicherweise oft mit einer Pericarditis acuta in Zusammenhang gebracht wird. Meistens handelt es sich in diesen Fällen um eine Pleuroperikarditis, indem bei näherem Hinhören neben dem perikarditischen Reibegeräusch auch ein solches mit einem rein respiratorischen Rhythmus festgestellt werden kann.

Wir reihen den *Oesophagusschmerz* ebenfalls unter die Thoraxschmerzen ein, weil keine stets reproduzierbare Beziehung zum Schluckakt besteht — es wird gelegentlich der „tiefe, brennende“ Charakter betont — sondern ebenso häufig die Projektion auf die Thoraxvorderwand stattfindet. Wird ein in den Oesophagus eingeführter Ballon unter Druck gesetzt, so verspürt die Versuchsperson ein brennendes Gefühl, aber auch einen Thoraxschmerz in gürtelförmiger Anordnung. Die Schmerzzone ist eindeutig segmentär strukturiert (Paine und Poulton).

Wir verweisen auf die Oesophagitis, das Oesophagusdivertikel, das Ulcus oesophagi und vor allem das Oesophaguscarcinom, das sich oft nur in retrosternalen Schmerzen kundgibt.

Erkrankungen des Mediastinums erzeugen in der Regel Schmerzen zwischen linker Scapula und Wirbelsäule. Die Mediastinitis acuta findet sich im Gefolge von Krankheitsprozessen der Nachbarorgane, d. h. bei Entzündungen und Neoplasmen des Oesophagus, Entzündungen des Perikards, der Pleuren und der Lunge, bei Affektionen der Wirbelsäule und des Sternums, bei Lymphadenitis mediastinalis unspezifischer und tuberkulöser Natur. Mit einem ausgeprägt dramatischen Schmerzanfall (retrosternal und zwischen Schulterblättern) ist das akute *Mediastinalemphysem* verbunden, dessen Genese im Prinzip mit derjenigen des Spontanpneumothorax verglichen werden kann. Wir möchten aber hervorheben, daß ausgedehnte Neoplasmen im Bereich des Mediastinums (Sarkome, Morbus Hodgkin) zunächst eher zu Dyspnoe, Cyanose und eventuell zum Bild der Einflußstauung als zu Schmerzsensationen führen. Diese Tatsache hängt wohl damit zusammen, daß die Mediastinalwände äußerst nachgiebige Gebilde darstellen, deren Schmerzreceptoren erst bei beträchtlicher Distension ansprechen. Umgekehrt scheint der charakteristische Mediastinalschmerz, zwischen die Schulterblätter und retrosternal lokalisiert, bei entzündlichen Affektionen eher Frühsymptom zu sein.

4. Der Herzschmerz.

Der Herzschmerz gehört zu jenen Klagen, die dem Arzt fast täglich vorgebracht werden. Es mag deshalb als besondere Kuriosität erscheinen, daß das Herz für äußere Reize (Berühren, Stechen usf.) nicht empfindlich ist. Als im 17. Jahrhundert William Harvey dem damaligen Regenten Englands König Karl I. einen jungen Adeligen vorführte, dem durch ein Unfall die vordere knöcherne Brustwand aufgerissen wurde, durften sich Forscher und König von der Schmerzlosigkeit des fast frei schlagenden Herzens auf Druckreize überzeugen. Erst ein Jahrhundert später schuf Heberden den Begriff der *Angina pectoris*, d. h. einer speziellen Form des Herzschmerzes, der seither vielfach zu Diskussionen hinsichlich seiner Genese Anlaß gab. Ob der Herzschmerz durch die Akkumulation von Stoffwechselprodukten infolge Ischämie (LEWIS und Mitarbeiter) oder ganz einfach durch Spannung bzw. Distension der Coronargefäße ausgelöst wird, ist bis heute nicht endgültig entschieden. Diese Fragen sind in unserem Zusammenhang von sekundärer Bedeutung. Es steht jedenfalls fest, daß es sich sowohl bei der Angina pectoris wie auch beim Herzinfarkt um einen eigentlichen *Organschmerz* handelt. Die Schmerzleitung erfolgt gemäß den gleichen Prinzipien wie aus den anderen Visceralorganen, d. h. in sympathisch afferenten Fasern über den Grenzstrang zum Spinalganglion und von dort in die Hinterwurzeln. Neben dem Organschmerz äußern sich aber *die übertragenen Symptome* mit vorwiegend *linksseitiger Lokalisation*, wie Hyperalgesie, Lidspaltenerweiterung, Spontan- und Druckschmerz, vasomotorische Phänomene, Spannungsvermehrung der Muskulatur, Piloarektion usf.

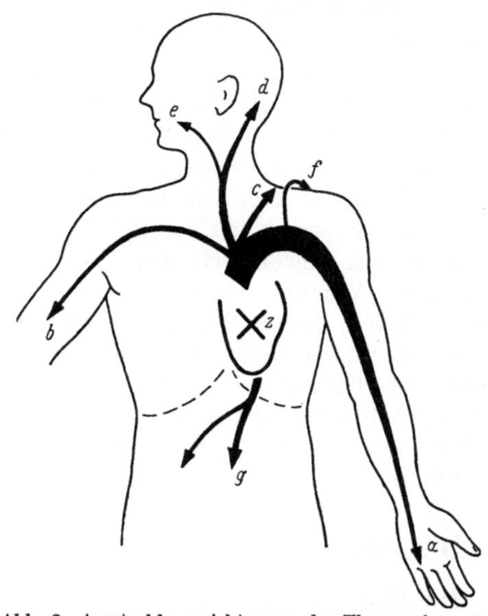

Abb. 3. Ausstrahlungsrichtungen des Thoraxschmerzes bei Herzinfarkt und Angina pectoris.

Die Analyse des Präkordialschmerzes ist mit ganz erheblichen Schwierigkeiten verbunden, macht doch schon die Abgrenzung funktioneller Störungen von der echten Angina pectoris oft viel Mühe. Steht aber die Angina pectoris einmal fest, so stellt sich die ebenso wichtige Frage, wann und unter welchen Umständen der Schmerz auf einen Infarkt zu beziehen ist. Man begegnet gelegentlich der Vorstellung, ein länger dauernder Anfall von Angina pectoris führe notwendigerweise zu einem „Mikroinfarkt", der sich elektrokardiographisch nicht zu manifestieren brauche. Abgesehen davon, daß zu diesem Thema keine entscheidenden Beobachtungen vorliegen, beruht die genannte Hypothese auf einer mindestens nicht bewiesenen Prämisse, nämlich der einheitlichen pathogenetischen Grundlage von Infarkt und Angina pectoris. — Der anginöse Herzschmerz ist in wenigen Stichworten wie folgt zu charakterisieren: Auftreten bei körperlicher Belastung oder Einwirkung von Kältereizen, retrosternale Lokalisation, Projektion des Schmerzes in die Gegend des linken Musculus pectoralis, die linke Schulter, die Medianseite des linken Armes bis zur Ellenbeuge, in das vom Nervus ulnaris innervierte Gebiet des Vorderarmes, weniger häufig Ausstrahlung in den Nacken, den Hals oder in die Oberbauchregion, Behebung des Schmerzanfalls nach Verabreichung von Nitritpräparaten.

Der *Infarktschmerz* zeigt demgegenüber nur quantitative Unterschiede, vielleicht mit vermehrter Tendenz zur Ausstrahlung ins Epigastrium. Der endgültige Entscheid, ob tatsächlich ein Infarkt vorliegt, fällt erst nach Einsicht des EKG und einiger an sich unspezifischer Symptome, wie Anstieg der Senkungsreaktion, Temperaturanstieg, Leukocytose, Abfall des arteriellen Druckes. Die Hauptausstrahlungen des Infarktschmerzes sind in Abb. 3 wiedergegeben.

Im übrigen ist der Herzschmerz ein viel zu häufiges Symptom, als daß er stets mit einer Erkrankung der Coronararterien in Verbindung gebracht werden könnte. Insbesondere ist der Verdacht auf eine Genese anderer Art gegeben, wenn es sich um einen *diffusen Präkordialschmerz* handelt, der unter Umständen bis zur Herzspitze oder darüber hinausreicht und zudem durch körperliche Belastung nicht verstärkt wird. Wir nennen einige Ursachen: Zwerchfellhochstand, Ulcus duodeni, Ulcus ventriculi, Perigastritis, Oesophagospasmus, pleurale Reizungen usf. In einem beträchtlichen Teil der Fälle ist der Herzschmerz Folge einer neurotischen Entwicklung, d. h. Ausdruck einer psychischen Konfliktsituation. Auf Grund eingehender eigener Erfahrung (LÖFFLER, SCHNEBLI) — es stehen katamnestische Erhebungen an 300 Infarktpatienten zur Verfügung — dürfen anginöse Beschwerden aber keinesfalls bagatellisiert werden. 240 Patienten, d. h. 80% der Fälle zeigten Prodromalerscheinungen, 60% wiesen eine Vorgeschichte mit anginösen Symptomen auf, die sich meistens bereits über Jahre erstreckten. Nur bei einer Minderzahl gingen die genannten Beschwerden dem Infarkt lediglich einige Tage voran. Es ist umgekehrt sehr bemerkenswert, daß 20% akuter Infarktfälle über keine Thoraxschmerzen klagten. Wir verdanken die richtige Diagnose also nur systematisch durchgeführten elektrokardiographischen Untersuchungen.

Zu den praktisch wie theoretisch interessanten Ursachen des *Retrosternalschmerzes* gehören auch die *Erkrankungen der Aorta* (Aortitis, Aneurysma). Es handelt sich gewöhnlich um einen dumpfen, nicht gerade intensiven Dauerschmerz. Aus den Untersuchungen von SINGER, WASSERMANN und SPIEGEL zu schließen, liegen die Schmerzreceptoren in der Adventitia. Der adäquate Reiz besteht in Dehnung. Mit einem außerordentlich dramatischen Schmerzanfall ist die Entwicklung eines Aneurysma dissecans der Aorta verbunden. Die Symptomatologie ist wohl nicht immer von derjenigen des Herzinfarktes zu unterscheiden. Erst ein negativer elektrokardiographischer Befund kann begründeten Verdacht erwecken.

5. Die von der Lunge ausgehenden reflektorisch-algetischen Zeichen.

Im Gegensatz zur Pleura ist die Lunge trotz überaus reicher vegetativer Innervation gegenüber schädigenden Einflüssen (Einschmelzung, Entzündungen, operative Maßnahmen) völlig unempfindlich. Während also der direkte Organschmerz fehlt, sind die reflektorisch algetischen Krankheitszeichen gerade bei der Pneumonie überaus häufig, wenn nicht sogar stets nachzuweisen. HANSEN und v. STAA fassen ihre diesbezüglichen Schlußfolgerungen wie folgt zusammen:

1. Bei einseitigen Pneumonien werden homolaterale reflektorische und algetische Zeichen nie vermißt. Spannungsvermehrung und sympathische Mydriasis sind in nahezu 100% der Fälle nachweisbar.

2. Zeigt sich bei einer Pneumonie keine reflektorische Asymmetrie, so ist entweder die Diagnose Pneumonie falsch, oder der Krankheitsprozeß ist nicht einseitig.

3. Treten im Verlauf einer einseitigen Pneumonie reflektorische Zeichen auf der ursprünglich gesunden Seite auf, so ist mit einem beginnenden Prozeß auch auf dieser Seite zu rechnen bzw. alle Ursache gegeben, nach Komplikationen durch Erkrankungen anderer Organe auf dieser Seite zu fahnden.

4. Bei abdominellen Erscheinungen ist immer an die Möglichkeit ihrer reflektorischen Auslösung durch eine Pneumonie zu denken.

MIESCHER befaßte sich neuerdings mit den hyperalgetischen Zonen bei der Lungentuberkulose im Kindesalter. Entgegen früheren Vermutungen ist die HEADsche Zone kein Frühsymptom der Tuberkulose, gehört vielmehr erst den vernarbenden Formen zu.

Bezüglich Dermatome von Lunge, Herz und Aorta verweisen wir auf die Monographie von HANSEN und v. STAA, auf die sich auch unsere Tabelle 1 bezieht.

Tabelle 1. *Übersichtliche Darstellung der Schmerzzustände am Thorax.*

I. *Oberflächenschmerz* (Haut, Muskulatur, Skelet).
- Erysipel.
- Schmerzhafte Lipome.
- Empyema necessitatis.
- Erkrankungen der Mamma (Gravidität, Lactation, Carcinom).
- Intercostalneuralgie.
- Herpes zoster.
- Muskuläre Affektionen allgemeinen Charakters (Trichinose, Morbus Weill, Morbus Bornholm, Tetanus).
- Skeletschmerzen bei Systemerkrankungen (Osteomalacie, metastasierende maligne Tumoren, Myelom, Rachitis).
  - Tietze-Syndrom (Costochondral)
  - Sternalschmerz (Blutkrankheiten, septische Prozesse, Synchondrose des Processus ensiformis, Arosion durch Aneurysma aortae).
  - Thorax- und Wirbelsäulenaffektionen.
  - Spondylitis tuberculosa.
  - Scheuermannsche Krankheit.
  - Spondylarthritis ankylopoetica.
  - Thoraxdeformitäten (Kyphose, Skoliose).

II. *Eingeweideschmerzen* (Organschmerz + hyperalgetische Zonen).
- Pleuraaffektionen.
  - „Pleuritis sicca."
  - Pleuritis exsudativa.
  - Sekundäre Pleurabeteiligung (Lungeninfarkt, Pneumonie, Tuberkulose, Pankreatitis, subphrenische Abscesse usf.).
  - Maligne Tumoren.
  - Stauungserguß.
  - Meig-Sydrom.
  - Spontanpneumothorax.
- Diaphragmaaffektionen.
  - Zwerchfellkrampf (tonisch, klonisch).
  - Entzündliche Prozesse.
  - Zwerchfellhernie.
  - Roemhelds Symptomenkomplex.
- Affektion der Mediastinalorgane.
  - Perikarditis.
  - Perikarderguß.
  - Oesophagospasmus.
  - Oesophaguscarcinom.
  - Mediastinaltumoren (Lymphogranulom, Lymphosarkom).
  - Mediastinalemphysem.
- Herzaffektionen.
  - Angina pectoris.
  - Herzinfarkt.
  - Funktionelle Störungen.
  - Aneurysma aortae.
  - Aortitis luica.
  - Aneurysma dissecans.

Schlußbetrachtung.

Der Schmerz hat vom Standpunkt des Biologen aus gesehen eine *protektive Funktion*. Für den Kliniker gehört die Kenntnis der Schmerzphänomenologie zu den wichtigsten Voraussetzungen. So sind beispielsweise die Schmerzattacken bei Pleuritis exsudativa und Angina pectoris oft geradezu pathognomonisch und stellen oft das erste diagnostisch faßbare Symptom der Grundkrankheit dar. — Wir haben ein eigentliches Schmerzübermittlungssystem vor uns: *Schmerzreceptoren* (Haut, Visceralorgan), *Leitungsbahnen, perzeptive Zentren*. Die Funktion dieses Systems ist an die Integrität der einzelnen Bestandteile geknüpft. Die Schmerzperzeption, letzten Endes die wichtigste Größe, ist sehr imponderabil und variiert von Individuum zu Individuum sehr stark. Es gibt typische und atypische Schmerzanfälle, sowohl in bezug auf die Lokalisation, als auch hinsichtlich der Qualität der Empfindung.

Literatur.

Abrikossoff: Die pathologische Anatomie der lymphatischen Ganglien. Virchows Arch. **240**, 281 (1923). — Acharya, B. S. S.: Two cases of Tietze's disease. J. Army Med. Corps **83**, 148 (1944).

Benson, Eugene H., and Donald C. Zavala: Importance of the costochondral syndrome in evaluation of chest pain. Report of 62 cases. J. Amer. Med. Assoc. **156**, 1244 (1954).

Capps, S. A., and Colemann: An experimental and clinical study of pain in the pleura, pericardium and peritoneum. New York: Macmillan & Co. 1932.

Davies-Colley, R.: Some affections of ribs. Guy's Hosp. Gaz. **41**, 290 (1927). Clin. J. **56**, 469 (1927). — Deane, E. H. W.: Costal chondritis (Tietze's disease). Lancet **1951**, 883. — Froelich u. Kuettner: Ber. aus chir. Gesellschaften: Breslauer Chir. Ges. Zbl. Chir. **49**, 225 (1922).

Geddes, A. K.: Tietze's syndrome. Canad. Med. Assoc. J. **53**, 571 (1945). — Gill, A. M., R. A. Jones and L. Pollak: Tietze's disease (non-suppurative, non-specific swellings of rib cartilage). Brit. Med. J. **1942**, 155. — Gunther, L., and J. J. Sampson: The radicular syndrome in hypertrophic ostearthritis of the spine; root pain and its differentiation from heart pain. J. Amer. Med. Assoc. **93**, 514 (1929).

Hansen, K., u. H. v. Staa: Reflektorische und algetische Krankheitszeichen der inneren Organe. Leipzig: Georg Thieme 1938. — Hartung, H.: Über eine eigenartige Rippenknorpelerkrankung. Zbl. Chir. **50**, 333 (1923). — Head, H.: On disturbances of sensation with especial reference to the pain of visceral disease. Brain **17**, 339 (1894); **19**, 153 (1896). — The pathology of Herpes zoster and its bearing on sensory localisation. Brain **23**, 353 (1900). — Studies in Neurology. London: Oxford University Press 1920. — Heberden, W.: Pectoris dolor, reprinted in classic descriptions of disease. Baltimore: Thomas 1932. — Heinbecker, P., G. H. Bishop and J. O'Leary: Arch. of Neur. **29**, 771 (1933). — Heart pain. J. Thorac. Surg. **10**, 44 (1940). — Hiller, F.: Das Rückenmark. In Handbuch der inneren Medizin, Bd. V/1, Neurologie S. 278ff. Berlin-Göttingen-Heidelberg 1953.

Kaiserling, H.: Das Gewebsbild des fieberhaften Rheumatismus. Veränderungen der feineren Muskelnerven beim Rheumatismus. Virchows Arch. **294**, 414 (1935).

Leger, L., et R. Moinnereau: Tuméfaction douloureuse de la jonction chondro-costale (syndrome de Tietze). Presse méd. **1950**, 336. — Lewis, T., C. W. Pickering and P. Rotschild: Observations upon muscular pain in intermittent claudication. Heart J. **15**, 359 (1929/31). — Pain. New York: Macmillan & Co. 1942. — Löffler, W., u. M. Schnebli: Zur Klinik des Herzinfarktes. Cardiologia (Basel) **26**, 129 (1955).

MacBryde, C. M.: Signs and symptoms. Their clinical interpretation. Philadelphia: J. B. Lippincott Company 1947. — Mackenzie, J.: Symptoms and their interpretations. London: Shaw Sons 1920. — Miescher, P.: Headsche Zonen und Lungentuberkulose. Schweiz. med. Wschr. **1952**, 121. — Motulsky, A. G., and R. J. Rohn: Tietze's syndrome: cause of chest pain and chest wall swelling. J. Amer. Med. Assoc. **152**, 504 (1953). — Müller, L. R.: Die Lebensnerven. Aufbau, Leistungen, Erkrankungen. Berlin: Springer 1924.

Ortner, N.: Klinische Symptomatologie innerer Krankheiten I. Berlin u. Wien: Urban & Schwarzenberg 1922.

Paine, W. W., and E. A. Poulton: Experiments on visceral sensation. J. of Physiol. **63**, 217 (1927). — Puder, S.: Experimentelle Untersuchungen über die dermatopulmonale Reaktion. Virchows Arch. **308**, 153, 161 (1942).

SATANI, H., u. S. FUJII: Über 9 Fälle von TIETZEscher Krankheit. Mitt. med. Akad. Kioto **21**, 1716 (1937). — SPIEGEL, E. A., u. S. WASSERMANN: Experimentelle Studien über die Entstehung des Aortenschmerzes und seine Leitung zum Zentralnervensystem. Z. exper. Med. **52**, 180 (1926).

TERPLAN, K.: Zur Frage histo-pathologischer Veränderungen in sympathischen Ganglien und deren Bedeutung. Virchows Arch. **262**, 431 (1926). — TIETZE, A.: Über eine eigenartige Häufung von Fällen mit Dystrophie der Rippenknorpel. Klin. Wschr. **1921**, 829. — TRAVEL, J., and S. H. RINZLER: Pain syndromes of the chest muscles: resemblance to effort angina and myocardial infarction and relief by local block. Med. Assoc. J. Canad. Med. Assoc. J. **59**, 333 (1948).

WENCKEBACH, K. F.: Angina pectoris and the possibilities of its surgical relief. Brit. Med. J. **1924**, 809. — WERNOE: Viscerocutane Reflexe. Berlin: Springer 1925. — WIGGERS, C.: Diseases of the coronary arteries and cardiac pain. New York: Macmillan & Co. 1936. — WRENCH, G. T.: Case of TIETZE's disease. J. Indiana Med. Assoc. **12**, 146 (1943).

E. Störungen der Lungenfunktion.

Von

W. Löffler.

Einleitung.

Es soll im folgenden auf die *Komplexität und Problematik* der großen Symptome der *Cyanose* und *Dyspnoe* hingewiesen werden sowie auf die Lungeninsuffizienz und deren quantitative Erfassung, wobei im einzelnen auf den Abschnitt Physiologie ROSSIER verwiesen wird.

Die *alten* klinischen Begriffe der *Cyanose* und *Dyspnoe* sind erst relativ spät einer eingehenden Analyse zugänglich geworden, nachdem sie klinisch eindrucksmäßig sowohl diagnostisch ausgiebigst beachtet, wie auch in prognostischer Hinsicht schätzungs- und ermessensmäßig gewertet worden sind, besonders auch bezüglich Wirksamkeit therapeutischer Eingriffe.

Die Betrachtung dieser beiden Symptomgruppen führt zum Begriff der *Lungeninsuffizienz*, wie sie analog der Herz- und Niereninsuffizienz durch die allerverschiedensten pathologischen Zustände des Respirations- und Zirkulationsapparates hervorgerufen werden kann. Lungeninsuffizienz bedeutet *Grad* der Störung bzw. *Messung* dieser Insuffizienz, ohne daß allerdings über deren *Genese* oder *Ätiologie* durch diese Messungen selbst direkt etwas ausgesagt wird. Schwere Läsionen des Respirationstraktes können ohne Störung der Lungenfunktion sich entwickeln und ablaufen, andere führen frühzeitig dazu, die höchsten Grade sind als *Suffokation* (Erstickung) bekannt. Sie beanspruchen besondere Besprechung im Hinblick auf die heute durchführbaren künstliche Beatmung bei Stillstand der Ventilation aus irgendwelchem Grunde.

Die Prüfung der Lungenfunktion gibt ein wenn auch nicht absolut, so doch hochprozentig objektives Maß der Beeinträchtigung der Leistung der Lungen für den Gesamtorganismus und bildet damit integrierenden Bestandteil der klinischen Betrachtung der Lungenaffektionen, insbesondere auch in der Bewertung des funktionellen Ausfalles in gutachtlicher Hinsicht.

I. Die Cyanose.

1. Das Erscheinungsbild.

Unter Cyanose verstehen wir eine bläuliche Verfärbung der Haut und der Schleimhäute, die vom geübten Beobachter schon bei schwacher Intensität und beschränktem Ausmaß erkannt werden kann. Der Farbeindruck bezieht sich nicht auf die Haut an sich, sondern auf das durchschimmernde subpapilläre

Capillarnetz (Wollheim). Es wird deshalb verständlich, daß die Hautbezirke mit relativ reichlicher capillärer Versorgung, wie Ohrmuscheln, Wangen, Nasenflügel, Lippen, Streckseite der Ellenbogen, Finger- und Zehennägelbett am ehesten als cyanotisch imponieren. Im allgemeinen ist der Farbumschlag bei blassen Patienten sehr viel schwieriger zu diagnostizieren, als beim vollblütigen Typus. Außerdem ist der Charakter der Cyanose auch durch das Lebensalter bestimmt. Das Kolorit des juvenilen Cyanotikers ist meistens diffuser und homogener, weniger scharf mit der Umgebung kontrastierend, als das des älteren Individuums. Dabei mögen die Beschaffenheit der Haut, die Lagerung und Dichte des Gefäßnetzes und die Farbe des Plasmas eine Rolle spielen. Die Cyanose ist stets ein wertvolles *diagnostisches* Hilfsmittel, trotzdem sie kein direktes Maß für die Anoxie darstellt (Comroe und Botelho). Den extremen Varianten, wie wir sie etwa bei den Cardiaques noirs (Pulmonalsklerose) der kongenitalen Pulmonalstenose oder der Fallotschen Tetralogie finden, stehen jene weniger ausgeprägten Formen gegenüber, die von wenigen Ausnahmen abgesehen (Polycythaemia vera, chronische Vergiftungen, konstitutionelle Akrocyanose) entweder auf eine Herz-Kreislaufinsuffizienz oder eine Lungeninsuffizienz hindeuten.

2. Die physiopathologischen Grundlagen der Cyanose.

Es ist das Verdienst von Lundsgaard, gezeigt zu haben, daß die Cyanose *vom absoluten Gehalt an reduziertem Hämoglobin im Capillarblut* abhängig ist. Die durchschnittliche Sauerstoffkapazität des menschlichen arteriellen Blutes beträgt 20 Vol.-%. In der Norm weist das arterielle Blut eine Kapazität von 19 Vol.-%, d. h. eine Sättigung von 95%, das venöse eine solche von 14 Vol.-% bzw. eine Sättigung von 70% auf. Die Kapazität ist ihrerseits eine Funktion des Hb-Gehaltes, wobei sich 1 g Hb mit 1,34 cm³ Sauerstoff verbindet. Lundsgaard schlug folgende Beziehung vor, um die Untersättigung des Capillarblutes zu berechnen.

$$\text{Capilläres Sättigungsdefizit} = \frac{A + V}{2}$$

A = arterielles Sauerstoffdefizit (in Norm = 1 Vol.-%).
V = venöses Sauerstoffdefizit (in Norm = 6 Vol.-%).

Bei der gesunden Versuchsperson resultiert ein capilläres Sättigungsdefizit von 3,5 Vol.-%. Übersteigt das Defizit diesen Wert 6—6,5 Vol.-%, wird die Cyanose manifest. Das capilläre Sättigungsdefizit ist von folgenden Größen abhängig:

1. *dem Totalgehalt an Hämoglobin.* Bei der Polycythaemia vera ist das Verhältnis zwischen oxydiertem und reduziertem Hb zwar nicht gestört, hingegen sind die absoluten Werte für das arterielle (A) und venöse (V) Sauerstoffdefizit erhöht, so daß unter gewissen Bedingungen (zusätzliche periphere Einflüsse) eine Cyanose erscheint;

2. *dem Betrag an Hb, der bei der Passage vom arteriellen zum venösen Schenkel vom Sauerstoff befreit wird.* Liegt eine erhöhte Ausschöpfung des arteriellen Blutes durch *verlangsamte Strömung vor*, so kann bei normalem arteriellem Sauerstoffdefizit das venöse erheblich ansteigen, worauf der kritische Wert von 6—6,5 erreicht wird („stagnant anoxaemia");

3. *der Fraktion von Hämoglobin, die in reduzierter Form die Lungenstrombahn durchläuft;*

4. *der Fraktion des Totalhämoglobins, das direkt vom rechten Herzen den peripheren Arterien zugeleitet wird.*

Ist eine mangelnde Sauerstoffbeladung des an sich verfügbaren Hämoglobins, sei es durch Rechts-Links-Shunt oder Lungeninsuffizienz vorhanden, so wächst der Wert von $\frac{A+V}{2}$ durch die Zunahme des arteriellen Sauerstoffdefizites.

Diese schematische Übersicht bedarf insofern einer Korrektur, als die verschiedenen den Wert des capillären Defizites bestimmenden Mechanismen interferieren. In gewissen Fällen bewirkt die arterielle Anoxie (3 und 4) sowohl einen Anstieg der Erythrocyten als auch eine verbesserte Ausnützung des den Geweben zugeführten arteriellen Blutes. In diesem Sinn ist ein Teil der Cyanose bereits als Ausdruck einer Adaptation an die Anoxie aufzufassen. Im Rahmen einer Abhandlung über Lungenkrankheiten wäre die Frage sinnvoll, ob zwischen Cyanose und Anoxie eine feste Beziehung quantitativer Art besteht. Es kann nach dem Gesagten nicht erstaunen, daß man bei der Vielzahl der Faktoren und ihrer gegenseitigen Beeinflussung eine solche Korrelation verneinen muß. Aus dem gleichen Grund ist eine Klassifikation der Lungeninsuffizienz hinsichtlich ihres Schweregrades in eine cyanotische und in eine nichtcyanotische Gruppe völlig sinnlos.

3. Die Klassifikation der Cyanose.

Eine bemerkenswerte Einteilung der Cyanoseformen stammt von LEWIS, der

a) eine zentral entstehende und

b) eine peripher entstehende

unterscheidet. Bei der erstgenannten Form gelangt bereits ein erhöhter Betrag an reduziertem Hämoglobin in den großen Kreislauf, wobei der Rechts-Links-Shunt und die Lungeninsuffizienz die überwiegenden Ursachen darstellen. Diese Cyanoseform — es handelt sich um das entscheidende Kriterium — ist mit einer normalen oder erhöhten Hauttemperatur verbunden. Das Gewebe ist also *rasch* durchblutet. Die peripher entstehende Form ist Folge einer verlangsamten Blutströmung in der Haut, deren Oberflächentemperatur sehr stark erniedrigt ist. Das Blut wird beim Übergang vom arteriellen zum venösen Schenkel sehr viel stärker entsättigt. Die Strömungsverlangsamung hat zwei mögliche Ursachen: Den rein lokalen Faktor, d. h. die niedrige Oberflächentemperatur und das Versagen des Gesamtkreislaufes. LEWIS wies jedenfalls mit Recht darauf hin, daß die Cyanose bei der Herzinsuffizienz in der überwiegenden Mehrzahl der Fälle nicht auf eine ungenügende Arterialisierung des Blutes in der Lunge zurückzuführen ist. Ist man sich über den Mechanismus der Cyanose auf Grund der Hauttemperaturschätzung nicht im klaren, so empfiehlt es sich, beispielsweise an der Hand durch Erwärmung (Wasserbad) und Stauung eine reaktive Hyperämie zu erzielen. Der reaktiv hyperämische Bezirk hat in der Norm und in den Fällen *peripherer* Cyanose die *helle Farbe* des arteriellen Blutes, bei *zentraler* Cyanose ein *tiefblaues Kolorit.*

Die Einteilung von LEWIS genügt der heutigen pathophysiologischen Konzeption der Cyanose nicht mehr, ist aber bei der nötigen Kritik ein wertvolles Hilfsmittel der unmittelbaren Diagnostik am Krankenbett. SELZER schlug eine weit umfassendere und in einem gewissen Sinn auch vollständige Klassifikation vor, die sich auf definierte Funktionsgrößen stützt. Er unterscheidet:

1. die anoxämische Cyanose auf Grund eines Rechts-Links-Shunts (venoarterieller Shunt). Kriterien: erniedrigte Sauerstoffsättigung des arteriellen Blutes. Normale Sättigung des Blutes, das über den Lungenkreislauf in das linke Herz einfließt.

2. die anoxämische Cyanose bedingt durch pulmonale Faktoren. Kriterien: erniedrigte arterielle Sauerstoffsättigung. Erniedrigte Sauerstoffsättigung des Blutes, das aus der Lunge in das linke Herz einfließt. Im einzelnen sind folgende Ursachen maßgebend:

a) erniedrigter Barometerdruck,
b) ventilatorische Insuffizienz,
c) alveolorespiratorische Insuffizienz.
d) Perfusion von nicht ventilierten Lungenbezirken,
e) intrapulmonale Shunts;

3. die periphere Cyanose (stagnant cyanosis). Kriterien: normale arterielle Sauerstoffsättigung. Erhöhte arteriovenöse Sauerstoffdifferenz;

4. die Cyanose bei Polycythämie. Kriterien: Normale prozentuale Werte von arterieller und venöser Sauerstoffsättigung. Hoher absoluter Betrag von reduziertem Hämoglobin.

Wie aus der gegebenen Klassifikation hervorgeht, entsprechen die beiden Formen der anoxämischen Cyanose (1 und 2), der *zentralen* in der Terminologie von LEWIS.

4. Die pulmonale Cyanose.

Wir befassen uns im folgenden lediglich mit der Genese der pulmonalen anoxämischen Cyanose, wie sie bei den infiltrativen Prozessen beim Lungenemphysem, der Lungenfibrose und der Pulmonalsklerose zu beobachten ist. Die Anoxämie kommt durch eine Störung des *Gasaustausches* zustande, wobei dieser Begriff in einem sehr allgemeinen Sinn zu interpretieren ist. Die verbreitete Ansicht, wonach es sich um eine Störung der Diffusion der Atemgase handelt, kommt nur für wenige Sonderfälle in Betracht. Es sei vermerkt, daß die Austauschfunktion für den Sauerstoff allein oder in Verbindung mit der Kohlensäure gestört sein kann. Im ersten Fall liegt eine *Partialinsuffizienz*, im zweiten eine Globalinsuffizienz vor (ROSSIER und WIESINGER). Wie hat man sich den Mechanismus der pulmonalbedingten Anoxie vorzustellen? Es sind prinzipiell 4 Faktoren in Erwägung zu ziehen.

a) Die verminderte Sauerstoffspannung in einer angemessenen Zahl perfundierter Alveolen.

Dieser Mechanismus ist sowohl für ausgedehnte infiltrative Prozesse wie auch für die Zustände mit chronischer Überblähung und Bronchialobliteration (Asthma und Emphysem, Atelektase) gültig. Die Erniedrigung des Sauerstoffpartialdruckes in der Außenluft gehört zu den exogenen Faktoren, die bei Höhenbewohnern einerseits zur Polycythämie und Erhöhung der Sauerstoffkapazität und andererseits zur Cyanose prädisponieren (HURTADO und ASTE-SALAZAR). Nach BING und Mitarbeiter ist die Polycythämie bei cyanotischen Herzaffektionen ein konstantes Symptom.

b) Pathologische Veränderungen der Alveolarmembran.

(Pneumonose nach BRAUER.)

Bei an sich normaler Sauerstoffspannung liegt eine Diffusionsinsuffizienz vor. Diese Art der Störung, einst für die verschiedensten Lungenaffektionen postuliert, ist heute in ihrer Genese umstritten. Die Wandveränderung, die wir gewöhnlich als hypothetische Verdickung auffassen, stellt offensichtlich nicht das entscheidende Moment dar. Die Verlängerung des Diffusionsweges wäre demgemäß nur von sekundärer Bedeutung. Die einer Diffusionsstörung entsprechenden Befunde, d. h. die Erhöhung des alveoloarteriellen Sauerstoffdruckgradienten sind auch dann vorhanden, wenn die Kontaktzeit zwischen Alveolargasen und Blut verkürzt ist (erhöhte Strömungsgeschwindigkeit wegen Einschränkung der capillaren Oberfläche). Wir nehmen diese Funktionsstörung für die Pulmonalsklerose und die diffusen Formen von Lungenfibrosen in Anspruch. Die damit zusammenhängende Problematik ist in den Arbeiten von RILEY und COURNAND dargestellt. Mit der Diffusionsstörung beim Arbeitsversuch beschäftigten sich ROSSIER und Mitarbeiter. Sämtliche Untersuchungen dieser Art bedürfen einer zuverlässigen Methodik. Wir erwähnen lediglich das von MATTHES entwickelte Verfahren zur fortlaufenden oxymetrischen Bestimmung der Sauerstoffsättigung und die Methode zur polarographischen Bestimmung der Sauerstoffspannung im arteriellen Blut nach WIESINGER.

c) Die Perfusion nichtventilierter Lungenbezirke.

Dieser Effekt ist gleichbedeutend mit einem venoarteriellen Shunt. Je nach dem Ausmaß der Störung kann das Blut weder von der Kohlensäure befreit, noch hinreichend mit Sauerstoff gesättigt werden. Während die Hyperkapnie durch stärkere Ventilation der inakten Alveolen zunächst kompensiert werden kann, trifft dies für die Sauerstoffzufuhr nicht zu. Die Cyanose beim Lungenemphysem und bei der Atelektase ist zum Teil diesem Mechanismus zuzuschreiben.

d) Die Ventilation schlecht perfundierter Alveolen.

Diese Störung, von BALDWIN, COURNAND, RICHARDS schärfer analysiert, ist dann mit einer reduzierten Kohlensäureausscheidung verbunden, wenn die normal perfundierten Alveolen schlecht ventiliert sind. Die Sauerstoffuntersättigung hält sich angeblich in eher bescheidenen Grenzen. Die Hauptauswirkung auf die Ventilation besteht in einer Vergrößerung des Totraumes (dead space like ventilation).

e) Die direkte Verbindung von Lungenarterie und Lungenvene.

Nach den Angaben von PRINZMETAL scheinen am Tier bereits in der Norm arteriovenöse Verbindungen bedeutenden Kalibers zu bestehen. Damit ist die Möglichkeit der direkten Beimischung von venösem zu arteriellem Blut gegeben. Im Rahmen der Humanpathologie sind die Fälle von kavernösem Lungenhämangiom recht bemerkenswert, wie sie von BURCHELL und Mitarbeiter, BAKER und TROUNCE mitgeteilt wurden. Das klinische Bild mit ausgeprägter tiefer Cyanose entsprach dem der kongenitalen Vitien. Wurde dieser Rechts-Links-Shunt beseitigt, so schwand auch die Cyanose.

5. Schlußfolgerungen.

Unsere bisherigen Ausführungen waren zunächst der Beschreibung der Cyanose, dann der Klassifikation und schließlich der Analyse der bestimmenden Faktoren gewidmet. Es dürfte im konkreten Fall aus methodischen und prinzipiellen Gründen sehr schwierig sein, den Mechanismus sofort aufzuklären. Die prinzipiellen Schwierigkeiten liegen darin begründet, daß es nicht *eine* Ursache gibt, sondern mehrere. Die oben erwähnten pulmonalen Faktoren bewirken zwar die *Anoxie*, d. h. es gelangt ein erhöhter Betrag an reduziertem Hämoglobin in den großen Kreislauf. Tritt nun eine kardiale Dekompensation hinzu (Cor pulmonale), so ist mit der konsekutiven Strömungsverlangsamung eine weitere Zunahme der Cyanose verbunden. Der gleiche Effekt (verlangsamte Strömung) ließe sich als adaptischer Mechanismus im Hinblick auf eine verbesserte Sauerstoffausnützung durch die Gewebe interpretieren. Umgekehrt erwies sich die Korrelation zwischen pulmonaler Anoxie insbesondere beim Emphysem und der Erythrocytenzahl bzw. dem Hb-Gehalt, wie sie von Price-Jones angegeben wurde, als nicht so eindeutig reproduzierbar (Wilson, Borden und Ebert). Damit fällt ein die Cyanose begünstigender Faktor weg. Entwickelt sich im Laufe einer pulmonalen Affektion, ganz gleichgültig welcher Genese eine Cyanose, so werden wir dieses Symptom als Ausdruck der Anoxie, d. h. der *Lungeninsuffizienz* bewerten müssen. Es bleibt die Aufgabe der Lungenfunktionsprüfung, den Grad dieser Insuffizienz festzulegen.

Ausgewählte Literatur.

Baker, C., and J. R. Trounce: Arteriovenous aneurysm of the lung. Brit Heart J. **9**, 109 (1949). — Baldwin, E. de F., A. Cournand and D. W. Richards: Pulmonary insufficiency. III. A study of 122 cases of chronic pulmonary emphysema. Medicine **28**, 201 (1949). — Bing, R. J., L. D. Vandam, J. C. Handelsman, J. A. Campbell, R. Spencer and H. E. Griswold: Physiological studies in congenital heart disease. VI. Adaptations to anoxia in congenital heart disease with cyanosis. Bull. Johns Hopkins Hosp. **83**, 439 (1948). — Brauer, L.: Die respiratorische Insuffizienz. Verh. dtsch. Ges. inn. Med. (44. Tagg) **1932**, 120. — Burchell, H. B., and O. T. Clagett: The clinical syndrome associated with pulmonary arteriovenous fistulas including a case report of a surgical cure. Amer. Heart J. **34**, 151 (1947).

Comroe, J. H., and S. Botelho: The unreliability of cyanosis in the recognition of arterial anoxemia. Amer. J. Med. Sci. **214**, 1 (1947).

Dautrebande, L.: Cyanose. Traité de physiologie normale et pathologique. Bd. V, S. 270—283. Paris: Masson & Cie. 1934.

Hurtado, A., and H. Aste-Salazar: Arterial blood gases and acid balance at sea leve and at high alt tudes. J. Appl. Physiol. **1**, 304 (1948).

Lewis, T.: Diseases of the heart. London: Macmillan & Co. **1933**. — Lilienthal, J. L., R. L. Riley, D. D. Froemmel and E. R. Franke: An experimental analysis in man of the oxygen pressure gradient from alveolar air to arterial blood during rest and exercise at sea level and at altitude. Amer. J. Physiol. **147**, 199 (1946). — Lundsgaard, C.: Studies on cyanosis. 1. Primary causes of cyanosis. J. of Exper. Med. **30**, 259 (1919). — Studies on cyanosis. 2. Secoudary causes of cyanosis. J. of Exper. Med. **30**, 271 (1919).

Matthes, K.: Kreislaufuntersuchungen am Menschen mit fortlaufend registrierenden Methoden. Stuttgart: Georg Thieme 1951.

Prinzmetal, M., E. M. Ornitz, B. Simkin and H. C. Bergman: Arteriovenous anastomosis in the liver, spleen and lungs. Amer. J. Physiol. **152**, 48 (1948). — Price, Jones, C.: The size of red blood cells in emphysema. J. of Path. **24**, 326 (1921).

Riley, R. L., S. L. Lilienthal, D. D. Froemmel and R. E. Franke: On the determination of the physiologically effective pressures of oxygen and carbon dioxide in alveolar air. Amer. J. Physiol. **147**, 191 (1946). — Rossier, P. H.: Zur Pathophysiologie der Atmung. Beitr. Klin. Tbk. **110**, 13 (1953).

Schoen, R., u. E. Derra: Untersuchungen über die Bedeutung der Zyanose als klinisches Symptom. Dtsch. Arch. klin. Med. **168**, 52 (1930). — Selzer, A.: Chronic cyanosis. Amer. J. Med. **10**, 334 (1951).

West, J. R., E. de F. Baldwin, A. Cournand and D. W. Richards: Physiopathologic aspects of chronic pulmonary emphysema. Amer. J. Med. **10**, 481 (1951). — Wiesinger, K.: Die polarographische Messung der Sauerstoffspannung des Blutes. Suppl. Helvet. physiol. Acta **1950**. — Wilson, R. H., C. W. Borden and R. V. Ebert: Adaptation to anoxia in chronic pulmonary emphysema. Arch. Int. Med. **88**, 581 (1951). — Wollheim, E.: Zur funktionellen Bedeutung der Cyanose. Z. klin. Med. **108**, 248 (1928).

II. Die Dyspnoe.

Der Begriff der Dyspnoe hat zwei Aspekte, einen *subjektiven* und einen *objektiven*. Die seinerzeit von Meakins gegebene Definition: „Dyspnoea is consciousness of the necessity for increased respiratory effort“ bezeichnet vorwiegend die erste, d.h. die psychologische Seite des Phänomens. Grosse-Brockhoff definiert die Dyspnoe ebenfalls als erschwerte Atmung, die den Patienten zum Bewußtsein kommt. — Wir könnten unsere Betrachtungen damit bereits abschließen, denn der nächste Schritt, der in der kausalen Verknüpfung des Symptoms mit einer bestimmten pathophysiologischen Ursache bestehen müßte, gelang bis heute nicht. Unter diesen Umständen sind wir genötigt, in konditionaler Art auf einige Faktoren hinzuweisen, die das Symptom der Dyspnoe erzeugen können.

1. Die Phänomenologie der Dyspnoe am Menschen.

Der Atmungsvorgang läßt sich auf Grund der klinischen Beobachtung durch folgende Kennzeichen charakterisieren:

1. die Atemfrequenz;
2. die Atemtiefe;
3. die Dauer der einzelnen Atemphasen (Inspiration, Exspiration);
4. die Beteiligung der Atemhilfsmuskulatur.

Die Steigerung der *Atemfrequenz* (Tachypnoe) ist vielen Dyspnoeformen ganz unabhängig von ihrer Genese gemeinsam. Immerhin gibt es Fälle von Status asthmaticus und Asthma cardiale, bei denen trotz der subjektiven Empfindung und Angabe enormen Lufthungers eine Bradypnoe vorhanden ist. Demgegenüber zeigt der Pneumoniker im akuten febrilen Stadium eine ausgesprochene Tachypnoe mit einer Steigerung der Atemfrequenz bis zu 40—50 je Minute. Die atmungssynchronen Bewegungen der *Nasenflügel* unterstreichen den Eindruck. Die Betonung der *Atemtiefe* — die Frequenz braucht nicht wesentlich gesteigert zu sein — gehört eher den metabolisch bedingten Dyspnoeformen zu (Coma uraemicum, Coma diabeticum) die uns nicht weiter beschäftigen sollen. Das *verlängerte Exspirium* gehört zu den klassischen Zeichen des akuten Asthma bronchiale und des obstruktiven Emphysems. Das Symptom ist aber, wie aus Untersuchungen von HADORN und WYSS hervorgeht, nicht so zuverlässig, wie allgemein angenommen wird, da auch die Stauung im kleinen Kreislauf offensichtlich über den Umweg des Bronchialspasmus in der Lage ist, eine exspiratorische Stenose auszulösen. Sehr viel eindeutiger läßt sich die vorwiegend *inspiratorische* Dyspnoe mit einer *Stenose der oberen Luftwege*, d. h. der Trachea und der Hauptbronchien durch Tumoren, Struma und Fremdkörper in Beziehung bringen. Die aktive Beteiligung der Thoraxmuskulatur und die zusätzliche Beanspruchung der Atmungshilfsmuskulatur ist bei pulmonaler und kardialer Dyspnoe zu beobachten. Dieser Vorgang gleichbedeutend mit einer aktiven Exspiration weist auf eine vermehrte *Atmungsarbeit* hin. Entsprechende objektive Unterlagen wurden von NÖLP und LOTTENBACH und CHRISTIE beigebracht. UHLENBRUCK und MERBECK und KAHLER ziehen zur Unterscheidung von pulmonalen und kardialen Affektionen das Ausmaß der Dyspnoe im Verhältnis zur Stärke der Cyanose heran. Starke Cyanose bei geringer oder mäßiger Dyspnoe sprechen für einen kardialen Prozeß, das Überwiegen der Dyspnoe weise mit Wahrscheinlichkeit auf die Lungen als vermutliche Ursache hin. Diese Beobachtung trifft jedenfalls in vollem Umfang für die kongenitalen Vitien, partiell für die Rechtsinsuffizienz beim Cor pulmonale zu. Beide Krankheitsgruppen zeigen oft bei sehr starker Cyanose keine wesentliche Atemnot.

Aus der bloßen klinischen Beobachtung sind in der Regel einige wertvolle differentialdiagnostische Hinweise abzuleiten. Das Gefühl der Dyspnoe, wie es vom Patienten geschildert wird, kontrastiert aber oft mit den objektiven Befunden wie Atemfrequenz, Atemtiefe usw. Der Beschreibung der Dyspnoe soll eine kurze allgemeine Klassifikation folgen, die eine Übersicht über die möglichen Ursachen, bzw. Bedingungen vermittelt.

a) Die Hyperpnoe und Dyspnoe bei körperlicher Belastung.

Diese Form ist Gegenstand einer eingehenden zusammenfassenden Darstellung von COMROE. Die Atemstimulation wurde zunächst der Verschiebung der Wasserstoff-Ionenkonzentration infolge Anhäufung von Milchsäure zugeschrieben. NIELSEN bewies aber, daß die bekannten stimuli der Atmung (O_2-Mangel, CO_2-*Anhäufung*) für eine brauchbare Erklärung nicht in Frage kommen. COMROE und SCHMIDT verwiesen auf eine von der Muskulatur ausgehende reflektorische Steuerung höherer Atemzentren. Die bereits in der Norm beobachtete Arbeitsdyspnoe nimmt unter pathologischen Bedingungen (Herz- und Lungenaffektionen) zu, weil zusätzliche Faktoren wie Anoxie, Hyperkapnie und nervöse reflektorische Einflüsse direkt auf die Atemzentren wirken.

b) Die kardiale Dyspnoe.

Wir unterscheiden zweckmäßig:

α) die Ruhe- und Belastungsdyspnoe;

β) die paroxysmale Dyspnoe.

Zu den unmittelbar objektivierbaren Befunden beim Herzpatienten gehören die Einschränkung der Atemreserve, sei sie bedingt durch massive Pleuraergüsse oder Hochstand des Zwerchfells bei Ascites und die Stauung im kleinen Kreislauf. Beide Faktoren können je nach dem Schweregrad entweder eine Ruhe- oder Belastungsdyspnoe hervorrufen. Zu den geläufigsten Erscheinungen gehört die *Orthopnoe*, d. h. die Verstärkung der Atemnot in horizontaler Position, und damit das Bedürfnis des Kranken zu aufrechter Haltung unter Eingreifen der Muskulatur des Schultergürtels und der oberen Thoraxapertur. Die Orthopnoe wird gewöhnlich auf den Zwerchfellhochstand und die verminderte Elongation des Zwerchfells zurückgeführt. Es ist aber fraglich, ob sich die mechanische Deutung als richtig erweisen wird. Mit den eben gegebenen Hinweisen sind — es sei ausdrücklich vermerkt — lediglich einige Bedingungen zur Dyspnoe festgehalten. Der direkt auslösende Mechanismus, eine Änderung der Atemform oder der Ventilation bewirkend, besteht in der Beeinflussung der Atemzentren durch den besagten „peripheren“ pathologischen Prozeß. Wie außerordentlich komplex der Vorgang ist, geht aus folgendem Beispiel hervor: Bei gewissen Formen von Hypertonien und Aortenvitien tritt gelegentlich, besonders nachts oder in den frühen Morgenstunden, eine *paroxysmale* Form von Atemnot auf, die wir gewöhnlich als Asthma cardiale bezeichnen. Der Anfall kann in recht dramatischer Form verlaufen, ist subjektiv vom Gefühl stärksten Lufthungers beherrscht und zeigt Allgemeinsymptome wie motorische Unruhe und Schweißausbruch. Der erste Anfall von paroxysmaler Dyspnoe tritt oft ohne vorausgehende ernste Vorgeschichte hinsichtlich einer Herzaffektion auf. Außerdem erfolgt er meistens aus völliger Ruhe, *ohne hämodynamische* Belastung des linken Ventrikels. Erholt sich der Patient spontan oder nach Verabreichung von Morphinpräparaten, so besteht in der Folge häufig keine Verschlechterung des kardialen Zustandes. All das deutet darauf hin, daß einem zentralen Faktor eine maßgebende Rolle zufällt. (Exzitomotorische Herzinsuffizienz nach LÖFFLER und KARTAGENER.) Das Gesagte gilt uneingeschränkt vom sog. CHEYNE-STOKESschen Atemtyp, der bei Kleinkindern und älteren Individuen bereits in der Norm, in ausgeprägter Form aber bei cerebralen Kreislaufstörungen, Hirndruckerscheinungen und Herzaffektionen vorkommt. Die Respiration ist durch eine periodisch wechselnde Atemtiefe gekennzeichnet, wobei kürzere oder längere Apnoephasen bzw. Intervalle mit kleiner und oberflächlicher Atmung eingeschaltet sind. Wir suchen die Erklärung dafür gewöhnlich in einer verminderten Empfindlichkeit der Atemzentren bei an sich konstanten Afferenzen (CO_2-Reiz, O_2-Mangel, reflektorische Einflüsse). Ein zwingender Beweis für diese Auffassung konnte bis heute nicht erbracht werden.

MATTHES untersuchte die kreislauf-dynamischen Aspekte des CHEYNE-STOKESschen Atemtypus unter fortlaufender Kontrolle von systolischem Blutdruck, Fingervolumen und Sauerstoffsättigung. Es gelangte zur Annahme, daß verlangsamte *Zirkulationsgeschwindigkeit* und *Sauerstoffmangel* als entscheidende Faktoren zu bewerten sind.

c) Die pulmonale Dyspnoe.

Die Hauptbedingungen für das Zustandekommen einer pulmonalen Dyspnoe lauten wie folgt: *Einschränkung der atmenden Oberfläche durch infiltrative Prozesse* (Pneumonie, Atelektase), *Obstruktion* der zuführenden Luftwege, echte Tetanie mit Spasmus glottidis (Emphysemasthma), funktionelle Lungenblähung (Status asthmaticus). Ist eine massive Sauerstoffuntersättigung des Blutes vorhanden, wie es gelegentlich bei Pneumonie und Atelektase beobachtet wird, so ist man geneigt, die Dyspnoe durch direkte Einwirkung der Anoxie auf die Chemoreceptoren zu erklären. Wenn hingegen der Kranke mit deutlicher CO_2-Retention und Anoxämie (Globalinsuffizienz nach ROSSIER) keine wesentliche Dyspnoe zeigt, so beleuchtet diese Tatsache die fragliche Korrelation zwischen Atemnot und pathologischem Befund. In Analogie zu tierexperimentellen Untersuchungen kann man sich bei infiltrativen Prozessen und Überdehnung der Lunge eine Reizung der Spannungsreceptoren vorstellen, die reflektorisch zu einer Änderung der Ventilation bzw. zur Dyspnoe führen könnte. Möglicherweise vermittelt die Thoraxmuskulatur, die bei kardialen und pulmonalen Affektionen das Exspirium aktiv gestalten muß, ähnliche zentral geleitete Impulse.

Fassen wir das bisher Gesagte zusammen, so gelangen wir zu einem eher bescheidenen Resultat. Zwischen dem „peripheren" pathologischen Prozeß (Herz, Lunge) und der Dyspnoe besteht höchstens eine Beziehung qualitativer Natur. Es ist das Verdienst der KNIPPINGschen Schule (KNIPPING, LEWIS und MONCRIEFF) erstmals auf einige Faktoren hingewiesen zu haben, die einzeln oder global mit der Dyspnoe in Zusammenhang stehen (Atemgrenzwert, Atemreserve, Atemäquivalent, Atemzeitquotient).

Es erhebt sich nun die grundsätzlich wichtige Frage, ob die Erkenntnisse der Physiologen etwas mehr Licht in die Physiopathologie der Atmungsregulation bringen.

2. Die Physiologie der Atmungsregulation und ihre Beziehungen zur Dyspnoe

Vorausgesetzt, daß die Übertragung tierexperimentell erhobener Befunde auf den Menschen in unserem speziellen Fall gerechtfertigt ist, hätten wir mit der Existenz von drei morphologisch mehr oder weniger getrennten, in der Funktion aber eng gekoppelten Atemzentren zu rechnen: dem Inspirationszentrum, dem Exspirationszentrum und dem pneumotaxischen Zentrum. Diese Zentren — erstere beiden liegen in der Medulla oblongata, letzteres im Pons cerebri — steuern

1. den Rhythmus der Atmung,
2. die Lungenventilation, d. h. das Ruheminutenvolumen.

Diese Einteilung ist im Hinblick auf unsere Fragestellung schon deshalb von Interesse, weil Ventilationsvolumen und Dyspnoe nicht streng zugeordnete Größen sind. Jedenfalls trifft die Definition von DONALD, wonach die Dyspnoe mit großen Ventilationsvolumina bei normaler Kapazität oder mäßigen

Volumina bei kleiner Kapazität verbunden ist, nur teilweise zu. Zu ähnlichen Schlußfolgerungen, die leicht mißverstanden werden könnten, gelangten COURNAND, BALDWIN und Mitarbeiter. Wir möchten in diesem Zusammenhang lediglich an das Asthma cardiale erinnern, bei dem wir trotz oft völlig normaler Atemreserven einen anderen Mechanismus in Anspruch nehmen müssen.

Die genannten Atemzentren stehen unter dem Einfluß der *Peripherie* und der *übergeordneten Zentren.* GESELL ersetzte den Begriff des „Atemreizes" durch eine andere Terminologie und unterscheidet

a) den synaptischen Antrieb,
b) den chemischen Antrieb.

Der *synaptische Antrieb* umfaßt die Einflüsse,

1. des zentripetalen Vagus,
2. der Chemoreceptoren (Glomus caroticum, Glomus aorticum),
3. der Pressoreceptoren (Atmungsaktivierung bei Blutdrucksenkung),
4. der Muskeln und Gelenke arbeitender Extremitäten.

Der *zentripetale Vagus* übermittelt die Impulse aus den Spannungsreceptoren des Lungenparenchyms (ADRIAN). Die damit zusammenhängende Problematik ist in den Theorien von HERING und BREUER über die reflektorische Steuerung der Atmung und derjenigen von HESS über die tonische Steuerung durch das Zwerchfell zusammengefaßt (HESS, FLEISCH, WYSS). Es ist nun sehr wohl möglich, daß unter pathologischen Verhältnissen (Infiltration der Lunge, Überdehnung der Alveolen, exsudative Pleuraprozesse) eine Mehrzahl von afferenten Impulsen das Zentrum aktiviert und auf diesem Weg eine Dyspnoe erzeugt. Dieser Effekt braucht notwendigerweise nicht von einer Hyperpnoe bzw. einer Hyperventilation begleitet zu sein. BUCHER befaßte sich neuerdings mit den Receptoren der Pleura, denen wahrscheinlich auch unter pathologischen Umständen (akute Lungenblähung beim Status asthmaticus) eine überragende Rolle zufällt.

Die peripheren Chemoreceptoren des Carotissinus und des Aortenbogens sprechen primär auf *Anoxie,* d. h. die Erniedrigung des Sauerstoffdruckes des arteriellen Blutes, an und beeinflussen sekundär die Atemzentren der Medulla oblongata. Im Normalzustand (Versuche an jugendlichen gesunden Versuchspersonen mit Sauerstoffmangelatmung) führt die Anoxie tatsächlich zu einer Hyperventilation und eventuell auch zur Dyspnoe. Diesen zunächst mehr theoretischen Erwägungen steht ein enorm praktisches klinisches Interesse gegenüber. Bei Lungeninsuffizienz mit chronischer CO_2-Retention und Sauerstoffuntersättigung (Globalinsuffizienz nach ROSSIER) kommt es allmählich zur Erregbarkeitsverminderung der medullären Zentren. Die peripheren Chemoreceptoren, auf Sauerstoffmangel ansprechend, übernehmen die Steuerung der Atmung. Wird in diesen Fällen eine Sauerstoffbeatmung durchgeführt, so fällt der stimulierende Antrieb von seiten der peripheren Chemoreceptoren weg. Die CO_2-Ausscheidung geht erheblich zurück, es entwickelt sich ein komatöser Zustand, der als sog. *Kohlensäure-Intoxikationssyndrom* beschrieben ist. (Lit. vgl. Emphysem-Kapitel.)

Der Einfluß der Pressoreceptoren des Carotissinus und des Aortenbogens und der receptiven Gebilde im Bereich der Muskeln und Gelenke ist für unsere Fragestellung nur von sekundärer Bedeutung.

Der chemische Antrieb. Unter dem chemischen Antrieb fassen wir den Einfluß folgender Faktoren des arteriellen Blutes zusammen:

1. der CO_2-Spannung,
2. der O_2-Spannung,
3. des p_H,

wobei die erhöhte Kohlensäurespannung auf die p_H-Verschiebung nach der sauren Seite direkt auf die medullären Zentren im stimulierenden Sinne einwirken. Der Versuch, die Hyperventilation auf einen einzigen der erwähnten Faktoren zu beziehen, schlug fehl. Wir erinnern an die Arbeiten von HALDANE, der den Einfluß der Kohlensäure betonte, und an WINTERSTEIN, der sich vorwiegend mit der p_H-Verschiebung befaßte. Neuerdings verwiesen GRAY und GRODINS unter Angabe einer neuen chemischen Atmungstheorie auf den komplexen Synergismus der 3 Faktoren. ROSSIER und WIESINGER gelangten auf Grund von Untersuchungen am Menschen über die Beziehungen zwischen Säure-Basengleichgewicht und Lungenfunktion zur überzeugenden Feststellung, daß die Kohlensäure nicht der einzige Regulator der Atmung sein kann. Sämtliche Atmungstheorien, die von einem rein physiologischen Standpunkt aus recht eindrucksvoll sind, versagen bei der Anwendung auf pathophysiologische Zustände oder machen mindestens zusätzliche Annahmen notwendig.

3. Atemregulation und Adaptationsphänomene unter pathologischen Bedingungen.

Es entspricht der täglichen klinischen Erfahrung, daß die Atemnot beim Herzkranken ein Frühsymptom darstellt, während sie bei den pulmonalen Affektionen wie etwa bei tuberkulösen Infiltrationen oder beim Emphysem erst relativ spät in Erscheinung tritt. Wir stehen gelegentlich vor dem überraschenden Befund eines ausgeprägten Lungenemphysems, das erst im Laufe einer bronchitischen Komplikation zu nennenswerten Beschwerden Anlaß gab. Umgekehrt bedeutet das Asthma cardiale des Hypertonikers einen frühen Fingerzeig für die beginnende Dekompensation des linken Ventrikels. UHLENBRUCK und MERBECK verwiesen auf die hochgradige Cyanose bei relativ geringer Dyspnoe an Fällen von dekompensiertem Cor pulmonale. Aus der experimentellen Erfahrung, daß der Cyanotiker gegenüber Sauerstoffmangel sehr viel weniger empfindlich ist als der Gesunde, schlossen die genannten Autoren auf eine Insensibilität der Atemzentren. Im Gegensatz zur Autorengruppe (REINHARDT, SCHWIEGK und BETZIEN, DONALD und CHRISTIE), die die Erregbarkeit der Atemzentren durch den Vergleich zwischen alveolärer Kohlensäurekonzentration und Atemminutenvolumen zu bestimmen suchten, benützte JULICH den CO_2-Druck des arteriellen Blutes. Er ermittelte eine Erregungskurve, die einen Maßstab für die Erregbarkeit der medullären Zentren abgibt. Die Änderung des Atemvolumens, mit anderen Worten das Äquivalent für die Erregungsgröße ist als Funktion einer Reihe definierter Reizänderungen (variierender CO_2-Druck des arteriellen Blutes) wiedergegeben. Aus den vergleichenden Untersuchungen geht das statistisch gesicherte Ergebnis hervor, daß der Erregungsquotient (= Zunahme des Atemminutenvolumens in Liter je min/mm CO_2-Anstieg) beim Gesunden 1,4, beim Herzkranken 2,7 und beim Emphysematiker lediglich 0,7 beträgt. Während die Atemzentren des Herzkranken gegenüber dem CO_2-Reiz überempfindlich sind, zeigt der Emphysematiker das genaue Gegenteil. Eine Gewöhnung der medullären Chemoreceptoren des Emphysematikers an eine länger dauernde CO_2-Retention wird ebenfalls von BOUTERRLINE-YOUNG und WHITTENBERGER angenommen. GOGGIO verweist auf krasse Diskrepanzen zwischen Blutgasveränderungen und subjektiven Beschwerden in Form von Dyspnoe. Seine Befunde sind insofern interessant, als er bei geringfügiger körperlicher Belastung eine Verbesserung der arteriellen Sauerstoffsättigung und Abfall der Kohlensäurespannung bei starker Dyspnoe erzielte. — Es wäre verfehlt, die Erregbarkeit des Atemzentrums ausschließlich mit dem CO_2-Faktor in Verbindung zu bringen. In Wirklichkeit weisen, wie oben ausgeführt wurde, alle Befunde darauf hin — eine übersichtliche Darstellung stammt von Loeschke —, daß der Atemreiz eine Summation von chemischen und nervös-reflektorischen Antrieben darstellt. Es bleibt der zukünftigen Forschung vorbehalten, den Begriff der Erregbarkeit auf die einzelnen Teilfaktoren auszudehnen.

In der umgekehrten Perspektive, d. h. in der Richtung vom Zentrum zur Peripherie, erläuterte Peiper an Frühgeburten die Dissoziation verschiedener Atmungsqualitäten. Die Verknüpfung differenter Zentren bzw. differenter Teilfunktionen zu einer Gesamtfunktion geschieht erst im Laufe der Entwicklung mit der weiteren Ausbildung des zentralen Nervensystems. Der Zerfall der Zentren oder deren partielle Schädigung durch entzündliche oder degenerative Prozesse kann in einem späteren Lebensalter neuerdings zu einer Dissoziation der Gesamtfunktion führen (Schnappatmung, Cheyne-Stokesscher Atemtyp). Ein interessanter kasuistischer Beitrag zur Dissoziation der Atmungsfunktion stammt von Willi und Lüthy. Die genannten Autoren untersuchten einen Fall von Schluckapnoe von physiologischen und anatomischen Gesichtspunkten. Der Schluckakt führt bei vorbestehender Schädigung der Medulla oblongata (histologische Kontrolle) zu einer mehrminutigen Apnoe. Beim Wiedereinsetzen der Atmung erschienen zunächst schnappende Bewegungen, dann ein Cheyne-Stokes-ähnlicher Atemtyp und schließlich die gewöhnliche Respiration.

4. Schlußfolgerungen.

Die Dyspnoe in ihrem objektiven Aspekt ist der Ausdruck einer gestörten Atmungsregulation, die zwei Funktionen umfaßt: *Die Regulation der Lungenventilation und die der Atmungsrhythmik.* Die Atemzentren erhalten aus der Peripherie Afferenzen nervös-reflektorischer und humoraler Art, die in efferente Impulse umgewandelt, die Steuerungsfunktion ausüben. Die Integrität der Funktion kann einerseits durch einen *peripheren pathologischen Prozeß* und andererseits durch *zentrale Schädigungen* durchbrochen werden. In beiden Fällen manifestiert sich die Störung zunächst in der Änderung ventilatorischer Größen (beispielsweise Zunahme des Minutenvolumens) oder der Atmungsrhythmik. Der Physiologe betrachtet die Probleme der Atmungsregulation einseitig, d. h. in der Richtung von der Peripherie zum Zentrum. Dabei mag die Annahme zutreffen, daß die medullären Zentren Gebilde von weitgehend konstanter Empfindlichkeit bzw. Funktionstüchtigkeit darstellen. Demgegenüber wird sich der klinisch-experimentell tätige Forscher auf Grund einfacher Beobachtungen prinzipiell mit den *Defekten der Peripherie und des Zentrums* befassen müssen.

Literatur.

Adrian: Afferent impulses in the vagus and their effect on respiration. J. of Physiol. **79**, 332 (1933).

Baldwin, E. de F., A. Cournand and D. W. Richards: Pulmonary insufficiency I. Physiolog. Classific. Clinical methods of analysis. Standard values in normal subjects. Medicine **27**, 243 (1948). — Boutourline-Young, H. J., and J. L. Whittenberger: The use of arteficial respiration in pulmonary emphysema accompanied by high carbon dioxide tension. J. Clin. Invest. **30**, 838 (1951).

Comroe, J. H.: The hyperpnea of muscular excercise. Physiologic. Rev. **24**, 31 (1944). Comroe, J. H., and C. F. Schmidt: Reflexes from the limbs as a factor in the hyperpnea of muscular exercise. Amer. J. Physiol. **138**, 536 (1943).

Donald, K. W.: The definition and assessement of respiratory function. Brit. Med. J. **1953**, 415.

Fleisch, A.: Neue Ergebnisse über Mechanik und proprioceptive Steuerung der Atmungsbewegungen. Erg. Physiol. **36**, 249 (1394).

Gesell, R., E. Blair and R. T. Trotter: On the relation of blood folume to tissue nutrition. 1. The effects of hemorrhage on the circulatory and respiratory response to changes in the percentage of O_2 and CO_2 in respired air. Amer. J. Physiol. **61**, 399 (1922). — GESELL, R., and A. B. HERTZMANN: The regulation of respiration. III. A. continuous method of recording changes in acidity applied to the circulation blood and other body fluids. Amer. J. Physiol. **78**, 206 (1926). — The regulation of respiratoin. IV. Tissue acidity, blood acidity, and pulmonary ventilation. Amer. J. Physiol. **78**, 610 (1926). — GESELL, R., H. KRUEGER, G. GORHAM and TH. BERNTHAL: The regulation of respiration. A study of the correlation of numerous factors of respiratory control during intravenous injection of sodium cyanide and recovery. Amer. J. Physiol. **94**, 339 (1930). — The regulation of the respiration. A study of the correlation of numerous factors of respiratory control following intravenous injection of sodium bicarbonate. Amer. J. Physiol. **94**, 387 (1930). Wir verweisen auf weitere einschlägige Literatur im Abschnitt ROSSIER, Literatur (Atemregulation). — GOGGIO, A. F.: The abnormal physiology of chronic pulmonary emphysema. New England Med. J. **231**, 672 (1944). — GRAY, J. S.: The multiple factor theory of the control of respiratory ventilation. Science (Lancaster, Pa.) **103**, 739 (1946). — GRODINS, F. S.: Analysis of factors concerned in regulation of breathing in exercise. Physiologic. Rev. **30**, 2 (1950). — GROSSE-BROCKHOFF, F.: Einführung in die pathologische Physiologie. Berlin-Göttingen-Heidelberg: Springer (1950).

HALDANE, J. S., and J. B. PRIESTLEY: Regulation of lung ventilation. J. of Physiol. **32**, 225 (1905). — The symptoms, cause and prevention of anoxemia. Brit. Med. J. **1919**, 65. HESS, W. R.: Die Regulierung der Atmung. Leipzig: Georg Thieme 1931. — HEYMANS, J. F., et C. HEYMANS: Sur les modifications directes et sur la régulation réflexe de l'activité du centre respiratoire de la tête isolée du chien. Arch. internat. Pharmacodynamie **33**, 273 (1927).

JULICH, H.: Über die Dyspnoe bei Herzkranken und Emphysematikern und einige Fragen des Gastransportes. I.—V. Mitt. Z. exper. Med. **121**, 131, 145, 535, 563 (1953).

KAHLER, H.: Diagnostik durch Sehen und Tasten. Wien: Springer 1949. — KNIPPING, H. W., W. LEWIS u. A. MONCRIEFF: Über die Dyspnoe. Beitr. Klin. Tbk. **79**, 1 (1932). — Dyspnoe. Beitr. Klin. Tbk. **82**, 133 (1933).

LOESCHKE, H. H.: Über Reiz und Erregbarkeit der zentralen Atmungsregulation. Klin. Wschr. **1949**, 761.

MARSHALL, R., M. B. MCILROY and R. V. CHRISTIE: The work of breathing in mitral stenosis. Clin. Sci. **13**, 1, 137 (1954). — MATTHES, K.: Kreislaufuntersuchungen am Menschen mit fortlaufend registrierenden Methoden. Stuttgart: Georg Thieme 1951. — MCILROY, M. B., and R. V. CHRISTIE: The work of breathing in emphysema. Clin. Sci. **13**, 1, 147 (1954). MEAKINS, J. C.: Dyspnea. J. Amer. Med. Assoc. **103**, 1442 (1934).

NIELSEN, M.: Untersuchungen über die Atemregulation beim Menschen, besonders im Hinblick auf die Art des chemischen Reizes. Skand. Arch. Physiol. (Berl. u. Lpz.) Suppl. **10**, 74 (1936). — NOELPP-ESCHENHAGEN, L., B. NOELPP u. K. LOTTENBACH: Untersuchungen zur Genese der Dyspnoe. Z. exper. Med. **123**, 258 (1954).

PEIPER, A.: Die Atemstörungen der Frühgeburten. Erg. inn. Med. **40**, 1 (1941).

REINHARDT, SCHWIEGK, BETZIEN, DONALD u. CHRISTIE: Zit. nach H. JULICH, Z. exper. Med. **121**, 131 (1953). — ROSSIER, P. H., u. K. WIESINGER: Lungenfunktion und Säurebasengleichgewicht des Blutes. Schweiz. med. Wschr. **1947**. — Zur Pathophysiologie der Atmung. Beitr. Klin. Tbk. **110**, 13 (1953).

UHLENBRUCK, P., u. A. MERBECK: Über die Erregbarkeit des Atemzentrums bei extremer Cyanose. Z. klin. Med. **114**, 256 (1920).

WILLI, H., u. F. LÜTHY: Schluckapnoe. Schweiz. med. Wschr. **1952**, 397. — WINTERSTEIN, H.: Die Reaktionstheorie der Atmungsregulation. Pflügers Arch. **187**, 293 (1921). — WYSS, F., u. W. HADORN: Die Pneumometrie. Eine Methode zur quantitativen Beurteilung asthmatischer Zustände. Progr. Allergy **3**, 290 (1952). — WYSS, O. A. M.: Die tonische Innervation des Zwerchfells. Pflügers Arch. **244**, 712 (1941).

III. Begriff der Lungeninsuffizienz und Bewertung der Funktionsproben.

1. Der Begriff der Lungeninsuffizienz.

Es überschreitet den Rahmen dieses Abschnittes, die historische Entwicklung des Insuffizienzbegriffes darzulegen. Nachdem bereits eine Vielzahl von Testmethoden zur Verfügung stand, gelangte erstmals BRAUER (1932) zu einer klaren Konzeption der respiratorischen Insuffizienz. Wir zitieren wörtlich: „Ganz unabhängig von der Art der Erkrankung ist vor allem die Entscheidung wichtig, ob die *Gesamtfunktion* erhalten ist oder nicht. Des ferneren ist der Begriff klar zu umreißen, ob eine wirkliche Insuffizienz (Dekompensation) besteht oder ob es nur zu den ersten Angriffen auf die normalen Reserven des Organs bzw. des respiratorischen Systems gekommen ist." BRAUER betonte ausdrücklich den programmatischen Charakter seiner Ausführungen und gab eine Gruppeneinteilung bzw. eine Arbeitsrichtung an, die zunächst nicht weitergeführt wurde. Erst sehr viel später gelangten einerseits die amerikanische Schule (COURNAND, BALDWIN, RICHARDS, RILEY und Mitarbeiter) und andererseits die schweizerische Schule (ROSSIER, WIESINGER, BÜHLMANN und WIESINGER) der funktionellen Lungenpathologie zu einer in den wesentlichen Punkten endgültigen Definition und Klassifikation der Lungeninsuffizienz. COURNAND und Mitarbeiter unterscheiden grundsätzlich:

1. Die Ventilation, d. h. die Zu- und Abfuhr der Atemgase an den Ort des Austausches.
2. Den respiratorischen Gaswechsel, d. h. den Austausch von Kohlensäure und Sauerstoff zwischen Capillare und Außenluft.

Die Integrität der Ventilation setzt eine normale Funktion des Thoraxskeletes und der Thoraxmuskulatur, des Zwerchfells und der Lunge hinsichtlich Kapazität und Elastizität der Atemwege und der zentralen Atmungsregulation voraus. Der normal funktionierende Gaswechsel im engeren Sinne ist an die gleichmäßige Verteilung der Atemgase im Alveolarraum und deren hinreichende Diffusion durch die alveolo-capilläre Membran gebunden.

In analoger Art läßt sich nun eine patho-physiologische Klassifikation entwickeln, die

1. die Ventilationsinsuffizienz und
2. die alveolo-respiratorische Insuffizienz umfaßt.

Die Ventilationsinsuffizienz ist durch das Verhältnis zwischen aktueller Ventilation (Ruheminutenvolumen) und maximaler Ventilationskapazität bestimmt (Atemgrenzwert). Der Einfachheit halber kann bereits die Einschränkung des Atemgrenzwertes als Ausdruck der Insuffizienz dienen. Es handelt sich dabei um eine selektiv dynamische Größe, die von verschiedenen Faktoren, wie Vitalkapazität, Bronchialkaliber, Elastizität des Lungengewebes und des Thoraxskeletes usf. beeinflußt wird. Die Ventilationsinsuffizienz zerfällt in folgende Untergruppen:

a) Die *restriktive* Form mit ausgeprägter Verminderung der Vitalkapazität und „*offenen*" Atemwegen (Lungenfibrose, ausgedehnte infiltrative Prozesse, Kyphoskoliose, Pneumothorax).

b) Die *obstruktive* Form mit normaler oder nur leicht eingeschränkter Vitalkapazität und organischer oder funktioneller Bronchialstenose. (Chronische Bronchitis, Emphysem, Asthma bronchiale, Atelektase.)

Es versteht sich von selbst, daß in Wirklichkeit ein breites Spektrum von gemischten Typen vorkommt.

Die alveolo-respiratorische Insuffizienz ist einerseits durch eine Störung in der Verteilung der Atemgase und des venösen Blutes in bzw. zu den Alveolen *(Verteilungsinsuffizienz)* und andererseits durch eine Störung der Diffusion *(Diffusionsinsuffizienz)* näher zu charakterisieren. Die Verteilungsinsuffizienz, gleichbedeutend mit einer Perfusion schlecht ventilierter Lungenbezirke, führt zunächst zur arteriellen Anoxie und unter gewissen Bedingungen auch zur Kohlensäureretention. Der Mechanismus entspricht durchaus einem venösarteriellen Shunt, indem dem normal mit Sauerstoff gesättigten Blut ein bestimmter Betrag von rein venösem Blut beigemischt ist. Die totale venöse Beimischung — Venous admixture — ergibt sich aus dem eben erwähnten funktionellen Shunt und dem, der bereits unter physiologischen Verhältnissen durch die Bronchialvenen geschaffen wird (RILEY, DONALD und COURNAND).

Die ausreichende Ventilation schlecht perfundierter Alveolen bedeutet eine Vergrößerung des Totraumes bzw. der Totraumventilation (dead space like ventilation). Eine adäquate Kohlensäureausscheidung bei totraumähnlicher Atmung ist nur dann möglich, wenn die normal perfundierten Alveolen hyperventiliert sind.

Die Diffusionsinsuffizienz im engeren Sinne, d. h. eine Behinderung der Passage der Atemgase durch die alveolo-capilläre Membran wurde seinerzeit von BRAUER, SCHJERNING und KNIPPING postuliert. Die genannten Autoren stützten sich dabei auf Beobachtungen an Grippepneumonien und Kampfgaserkrankungen, bei denen eine rein ventilatorische Insuffizienz oder eine kardiale Affektion von vornherein auszuschließen war. Der Versuch zu einer genauen experimentellen Analyse der Diffusionsstörung erfolgte sehr viel später, nachdem RILEY und LILIENTHAL, COURNAND und Mitarbeiter die nötigen prinzipiellen und methodischen Voraussetzungen geschaffen hatten. Es handelte sich dabei im Prinzip darum, die sog. Sauerstoffdiffusionskapazität der Lunge zu ermitteln, die ihrerseits eine Funktion des sog. mittleren Sauerstoffdruckgradienten (alveolo-arterielle Endcapillare) und der Sauerstoffaufnahme je Zeiteinheit darstellt. Die damit zusammenhängende Problematik ist noch nicht restlos aufgeklärt. Es steht jedenfalls fest, daß die reine Verkürzung der Kontaktzeit, bedingt durch eine Einengung der pulmonalen Strombahn, ein funktionelles Bild erzeugen kann, das zum großen Teil einem Defekt entspricht, wie er durch eine eigentliche Membranveränderung erzeugt wird. Wir lassen im folgenden eine kurze übersichtliche Darstellung der Lungeninsuffizienzformen folgen, wie sie von der amerikanischen Schule ausgearbeitet wurde.

Tabelle 1. *Die Klassifikation der Lungeninsuffizienz.* [Nach BALDWIN, COURNAND und RICHARDS: Medicine **27**, 243 (1948).]

Form	Art der Störung	Leitsymptom
Ventilatorische Insuffizienz A. Restriktive Form B. Obstruktive Form	mechanisch	Dyspnoe
Alveolo-respiratorische Insuffizienz A. Verteilungsinsuffizienz B. Diffusionsinsuffizienz	mechanisch und physikalisch-chemisch	Anoxie, Hyperventilation

Wir halten zusammenfassend fest, daß die amerikanische Schule sukzessive folgende Größen näher analysierte: Die Lungenvolumina, die Ventilation, den Gaswechsel im engeren Sinne (Verteilung und Diffusion der Atemgase), die Blutgaswerte (Sauerstoff- und Kohlensäuresättigung bzw. Spannung). Der Erfolg dieser Arbeitsrichtung ist sehr bemerkenswert, weil sie erstens den *Mechanismus* und zweitens den *Grad* der Insuffizienz genau definieren konnte.

Es entspricht einer rein theoretischen Erwägung, daß auch die umgekehrte Perspektive, d. h. eine Pathophysiologie der Lunge ausgehend vom Erfolgsorgan der Atmung, vom arteriellen Blut sehr fruchtbringend sein muß. ROSSIER und Mitarbeiter gelangten auf diesem Weg ganz unabhängig von der amerikanischen Schule zu einer nützlichen Synthese zwischen Blutgasanalyse und Spirometrie. Im arteriellen Blut wurden folgende Werte bestimmt: O_2-Sättigung und CO_2-Gehalt und die Wasserstoffionenkonzentration. Auf rein rechnerischer Basis mit Hilfe der HENDERSON-HASELBALCHscher Gleichung ist eine weitere wichtige Größe, die CO_2-Spannung zu ermitteln. Aus der Kenntnis der CO_2-Spannung des arteriellen Blutes — der Betrag ist identisch mit dem alveolären Wert — und der CO_2-Produktion berechnet sich die Größe der *idealen alveolären*

Ventilation. Die Differenz zwischen Totalventilation und alveolärer Ventilation bezeichnet die Totraumventilation. Letztere stellt eine abstrakte, dynamische Größe dar, deren Gültigkeit für die überwiegende Zahl pathologischer Zustände unbestritten ist. Lediglich bei einem ausgeprägten rechts-links-Shunt, wo die Durchmischung von arteriellem und venösem Blut beträchtlich wird, ist es nicht mehr möglich, die alveoläre Ventilation auf Grund der CO_2-Spannung zu berechnen. Weiterhin gestattet die alveoläre CO_2-Spannung die Berechnung der mittleren alveolären Sauerstoffspannung (Gleichungen von ROSSIER, RILEY und LILIENTAL) und damit auch des alveolo-arteriellen Gradienten, vorausgesetzt, daß die arterielle Sauerstoffspannung bekannt ist. Im folgenden Schema seien Untersuchungsmethoden und die daraus abzuleitenden Größen übersichtlich dargestellt.

Schema der Untersuchungsmethoden und der daraus ableitbaren Größen der Lungenfunktion. [Nach P. H. ROSSIER: Beitr. Klin. Tbk. **110**, 14 (1953).]

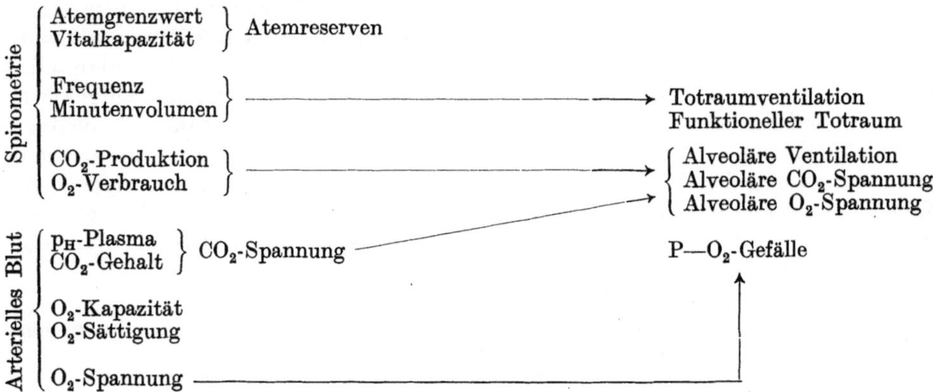

Wie daraus hervorgeht, ist die *alveoläre Funktion* praktisch vollständig analysiert, ein Ziel, das HALDANE und PRIESTLEY mit der direkten Untersuchung der Alveolarluft aus methodischen Gründen nicht erreichen konnten.

Für die Einteilung der Lungeninsuffizienz nach ROSSIER sind nun zunächst rein gasanalytische Gesichtspunkte entscheidend. Die Kardinalfrage lautet: Ist eine Sauerstoffuntersättigung des Blutes bzw. eine Kohlensäureretention vorhanden oder nicht. Man unterscheidet demgemäß zwei große Insuffizienzgruppen:

1. die latente Insuffizienz und
2. die manifeste Insuffizienz.

Die 1. Gruppe entspricht im allgemeinen der ventilatorischen Insuffizienz der amerikanischen Schule und besteht lediglich in einer Einschränkung der Atemreserven. Als Maßstab dient der Atemgrenzwert. Die Blutgaswerte (Sättigung und Spannung) sind völlig normal.

Die 2. Gruppe, die manifeste Insuffizienz, umfaßt folgende Formen:

a) die Partialinsuffizienz,
b) die Globalinsuffizienz,
c) des vasculären Kurzschluß,
d) die Diffusionsinsuffizienz bzw. die Pneumonose.

Wir verweisen auf die eingehende Darstellung im Abschnitt: „Pathophysiologie der Atmung“ von ROSSIER und BÜHLMANN (S. 39).

2. Bewertung der Funktionsproben.

Die funktionelle Lungenpathologie stand in den letzten 2 Jahrzehnten im Zeichen eines bemerkenswerten Fortschrittes. Dienten die Lungenfunktionsteste früher rein theoretischen Zwecken, so bilden sie heute einen *wichtigen*

Bestandteil im Rahmen einer klinischen Untersuchung. Die Funktionsprüfung erfuhr nicht nur eine Entwicklung in die Tiefe, in dem weitere schwieriger zu handhabende methodische Hilfsmittel geschaffen wurden, sondern vor allem auch eine solche in die Breite. Die ausgedehnten statistischen Untersuchungen amerikanischer Autoren an großen Gruppen von gesunden und kranken Individuen beleuchten letzteren Aspekt (COURNAND, BALDWIN und RICHARDS, GAENSLER, GRAY und MATHESON und FOWLER).

Während die Spirometrie schon sehr früh unter dem Einfluß der deutschen Schule (BRAUER, KNIPPING und ANTHONY) einen gewissen Grad an Vollkommenheit erreicht hatte und auch dem *Arbeitsversuch* dienstbar gemacht wurde, trat die Gasanalyse des arteriellen Blutes erst relativ spät in den Kreis der Routineuntersuchungen. Diese ist heute beinahe zur Selbstverständlichkeit geworden, nachdem man die von HÜRTER ausgehende Arterienpunktion als gefahrlosen und leicht durchzuführenden Eingriff erkannt hatte. Eine erschöpfende Darstellung der Lungenfunktion hat sich grundsätzlich mit folgenden Größen zu befassen:

1. den Lungenvolumina . . . . . .
   - Totalkapazität
   - Vitalkapazität
   - funktionelle Residualkapazität
   - Quotient: $\frac{\text{funktionelle Residualkapazität}}{\text{Totalkapazität}}$

2. der Lungenventilation . . . . . .
   - dynamische Vitalkapazität (time capacity)
   - Ruheminutenvolumen
   - maximale willkürliche Ventilation = Atemgrenzwert
   - Mischzeit
   - Verteilung der Ventilationsvolumina
     - a) alveoläre Ventilation
     - b) Totraumventilation

3. dem Gasaustausch (Alveole-Capillare) Blutgaswerte . . . . .
   - CO_2-Sättigung
   - CO_2-Spannung
   - O_2-Sättigung
   - O_2-Spannung
   - p_H des arteriellen Blutes.

Ganz unabhängig davon, ob es sich um die Totalkapazität, das Ruheminutenvolumen oder die arterielle O_2-Sättigung handelt, haben wir es stets mit Größen zu tun, die bei geeigneter Methodik im physikalischen Sinne exakt zu bestimmen sind. Das dem Kliniker in bezug auf die Lungenfunktionsprüfung vorschwebende Ziel, die Bestimmung der funktionellen Kapazität, setzt zunächst eine sichere Beurteilung der einzelnen Funktionsgröße und schließlich eine synthetische Betrachtung der separaten Werte (Volumina, ventilatorische Faktoren und Blutgaswerte) voraus. Findet man beispielsweise bei einem Asthma bronchiale eine nur leicht verminderte Vitalkapazität, so darf dieser Befund nicht darüber hinwegtäuschen, daß das entscheidende pathogenetische Moment, die Bronchialobliteration erst durch die Ermittlung des Atemgrenzwertes oder des Pneumometerwertes voll gewürdigt werden kann. Umgekehrt ist der Befund einer sehr stark erniedrigten Vitalkapazität, wie er etwa bei ausgedehnt infiltrativen Prozessen vorkommt, nicht entscheidend, weil die Förderung eines hinreichenden Luftvolumens bei offenen Atemwegen mindestens für Ruhebedingungen gewährleistet sein kann. Ein in funktioneller Hinsicht besonders bemerkenswertes Bild zeigt der Silikotiker. Schon die klassische Spirometrie deckte die bereits in den Frühstadien einsetzende Hyperventilation auf, die bei der Progression des Leidens ein ganz erhebliches Ausmaß erreichen kann. Es handelt sich dabei, wie die Untersuchung des Atmungsäquivalentes nach KNIPPING oder der spezifischen Ventilation nach ROSSIER zeigt, um eine echte, nicht durch Steigerung des Basalstoffwechsels bedingte Hyperventilation. Lediglich die Erhöhung des funktionellen Totraumes in der Konzeption von ROSSIER führt zu einer befriedigenden Erklärung des Phänomens. Jedenfalls ist die alveoläre Ventilation völlig normal. Die Vitalkapazität zeigt in den Frühstadien nur eine unbedeutende Einschränkung.

Es kann heute nicht genug betont werden, daß ein umfassendes Bild der funktionellen Kapazität nur dann zu entwerfen ist, wenn die *Blutgasbestimmungen* mit einbezogen werden. Sämtliche Ersatzmethoden wie die Ermittlung des sog. Sauerstoffdefizites nach UHLENBRUCK-KNIPPING sind zu verwerfen. — Man bestimmt:

1. die arterielle Sauerstoffsättigung und Spannung,
2. den arteriellen CO_2-Gehalt und die Spannung.

Zu diesem Zweck ist die Gasanalyse unvermeidlich. Es sei in diesem Zusammenhang auf die unterschiedliche Bedeutung von *Sättigung* und *Spannung* hingewiesen. Ist die Oxygenierungsfunktion der Lunge aus irgendeinem Grunde beeinträchtigt, so wird sich diese Störung auf Grund des Verlaufes der Sauerstoffdissoziationskurve sehr viel früher in einer Abnahme des Sauerstoffdruckes als in einer Abnahme der Sättigung äußern. Die direkte Bestimmung des Sauerstoffdruckes, wie sie von WIESINGER, BARTELS und RODEWALD angegeben wurde, erweist sich als methodisch außerordentlich kompliziert. Die in den letzten Jahren entwickelte oxymetrische Technik (MATTHES, WOOD und HIKAM u. a.) gibt lediglich annähernd über die Sauerstoffsättigung Auskunft, berührt aber die anderen uns interessierenden Größen nicht. Die Oxymetrie stellt indessen für ergometrische Untersuchungen ein vorzügliches Hilfsmittel dar.

a) Die Bedeutung der Sauerstoffsättigung.

Eine arterielle Sauerstoffuntersättigung ist zunächst nicht gleichbedeutend mit einer Lungeninsuffizienz. Die Anoxämie tritt unter Umständen auch dann auf, wenn der Sauerstoffpartialdruck der Außenluft erniedrigt ist oder die Atmung als Ganzes durch zentrale Ursachen paralysiert wird. Der rechts-links-Shunt bei kongenitalen Vitien führt, wie früher ausgeführt wurde, ebenfalls zu einer Anoxie. Darüber hinaus stellt die arterielle Sauerstoffuntersättigung keinen objektiven Maßstab für die Leistungsfähigkeit eines Patienten bzw. für seine subjektiv empfundene Behinderung dar, wie sie sich in Form von Dyspnoe äußert. Es ist sehr interessant, daß sowohl der Asthmatiker, wie auch der Emphysematiker trotz normalen Blutgaswerten bereits in Ruhe und bei körperlicher Belastung über Atemnot klagen. Hier ist sehr viel mehr die zusätzliche Beanspruchung der Atemreserven, d. h. die Steigerung des Ruheminutenvolumens maßgebend, die offensichtlich dazu dient, die verschlechterte Ausnützung der inspirierten Luft (Vergrößerung des funktionellen Totraumes) zu kompensieren. Die Genese der arteriellen Untersättigung läßt sich einerseits mit Hilfe des Arbeitsversuches und andererseits durch den Sauerstoffinhalationsversuch näher differenzieren.

b) Die Bedeutung des Kohlensäuregehaltes.

Die Angabe der CO_2-Sättigung bezieht sich entweder auf das arterielle Plasma oder das arterielle Gesamtblut. Die Bestimmung des CO_2-Druckes geschieht gewöhnlich nomographisch aus der Kenntnis von CO_2-Sättigung, arterieller Sauerstoffkapazität und p_H. Was eben für den O_2-Gehalt des Blutes ausgeführt wurde, gilt auch für die CO_2-Sättigung:

Eine Erhöhung des CO_2-Spiegels ist nicht identisch mit Lungeninsuffizienz. Wir verweisen lediglich auf die CO_2-Retention als Bicarbonat bei primärem Chloridverlust. Ist bei der Lungeninsuffizienz eine Störung der Kohlensäureausscheidung vorhanden, so ist diese stets mit einer mangelhaften Sauerstoffaufnahme, d. h. einer konsekutiven Untersättigung verbunden. Diese Beziehung ist aber nicht umkehrbar, mit anderen Worten die arterielle Sauerstoffuntersättigung kann selektiv in Erscheinung treten und sogar von einem erniedrigten Kohlensäuregehalt begleitet sein. Eine plausible Erklärung lautet wie folgt: Während das aus schlecht ventilierten Alveolen stammende Blut einen relativ hohen CO_2-Gehalt und einen reduzierten O_2-Gehalt aufweist, enthält das aus hyperventilierten Bezirken fließende Blut einen erniedrigten CO_2 — hingegen einen normalen Sauerstoffgehalt. Die Mischung zeichnet sich in diesem Fall durch ein Sauerstoffdefizit aus.

Zusammenfassend läßt sich sagen: Die Definition der Lungeninsuffizienz auf der Basis experimentell-klinischer Untersuchungen gehört zu den wichtigsten Errungenschaften der funktionellen Lungenpathologie. Wir stehen vor einer ähnlichen Situation wie in der Herzpathologie: *Morphologische Ursachen verschiedenster Genese führen zum gleichen einheitlichen Bild der Insuffizienz.* Es gilt heute scharf zu unterscheiden zwischen der *Art* der Erkrankung, d. h. den *diagnostischen* Ergebnissen im alten klinischen Sinne und dem *Defekt in der Funktion.* Wir verweisen auf die prägnante Formulierung des amerikanischen Atmungsphysiologen COMROE: "Thus pulmonary function studies will not tell *where* the lesion is, *what* the lesion is or even *that a lesion exists*, if it does not interfere with the function of the lung."

Literatur.

AUSTRIAN, R., J. H. MCCLEMENT, A. D. RENZETTI, K. W. DONALD, R. L. RILEY and A. COURNAND: Clinical and physiologic features of some types of pulmonary diseases with impairement of alveolar-capillary diffusion. Amer. J. Med. **11**, 667 (1951).

BALDWIN, E. DE F., A. COURNAND and D. W. RICHARDS: Pulmonary insufficiency. III. A study of 122 cases of chronic pulmonary emphysema. Medicine **28**, 201 (1949). — Pulmonary insufficiency. Physiological classification clinical methods of analysis, standard values in normal subjects. Medicine **27**, 243 (1948). — BARTELS, H., and G. RODEWALD: Der arterielle Sauerstoffdruck, die alveolär-arterielle Sauerstoffdruckdifferenz und weitere atmungsphysiologische Daten gesunder Männer. Pflügers Arch. **256**, 113 (1952). — BRAUER, L.: Die respiratorische Insuffizienz. Verh. dtsch. Ges. inn. Med. (44. Tagg) **1932**, 120.

COMROE, J. H.: Interpretation of commonly used pulmonary function tests. Amer. J. Med. **10**, 356 (1951).

FOWLER, W. S.: Lung function studies. III. Uneven pulmonary ventilation in normal subjects and in patients with pulmonary disease. J. Appl. Physiol. **2**, 283 (1949). — Respiratory dead space in old age and in pulmonary emphysema. J. Clin. Invest. **29**, 1439 (1950). — Intrapulmonary distribution of inspired gas. Physiologic. Rev. **32**, 1 (1952).

GRAY, J. S., D. R. BARNUM, H. W. MATHESON and S. N. SPIES: Ventilatory function tests. I. Voluntary ventilation capacity. J. Clin. Invest. **29**, 677 (1950). — II. Factors affecting the voluntary ventilation capacity. J. Clin. Invest. **29**, 682 (1950). — III. Resting ventilation, metabolism and derived measures. J. Clin. Invest. **29**, 688 (1950).

HICKAM, J. B., and R. FRAYSER: Spectrophotometric exygen determination on whole blood samples. J. Appl. Physiol. **5**, 125 (1952).

KNIPPING, H. W.: Die Pneumonose. Erg. inn. Med. **48**, 249 (1935).

LILIENTHAL, J. L., R. L. RILEY, D. D. FROEMMEL and E. R. FRANKE: An experimental analysis in man of the oxygen pressive gradient from alveolar air to arterial blood during rest and exercise at sea level and at altitude. Amer. J. Physiol. **147**, 199 (1946).

MATTHES, K.: Kreislaufuntersuchungen an Menschen mit fortlaufend registrierenden Methoden. Stuttgart: Georg Thieme 1951.

Riley, R. L., and A. Cournand: „Ideal“ alveolar air and the analysis of ventilation-perfusion relationships in the lungs. J. Appl. Physiol. 1, 825, (1948/49). — Riley, R. L., S. L. Lilienthal, D. D. Froemmel and R. E. Franke: On the determination of the physiologically effective pressures of oxygen and carbon dioxide in alveolar air. Amer. J. Physiol. **147**, 191 (1946). — Rossier, P. H.: Zur Pathophysiologie der Atmung. Beitr. Klin. Tbk. **110**, 13 (1953). — Funktionelle Prüfung bei Staublungen-Erkrankungen. In Jötten-Gärtner, Die Staublungenerkrankungen. Wissenschaftliche Forschungsberichte Bd. 60. Darmstadt: Dr. Dietrich Steinkopff 1950. — Rossier, P. H., A. Bühlmann u. R. H. Müller: Espace mort respiratoire et clearance alvéolaire. Schweiz. med. Wschr. **1953**, 577, 604.

Schjerning, J.: Über das Problem der Cyanose und den Begriff der Pneumonose. Beitr. Klin. Tbk. **50**, 96 (1922).

Wiesinger, K.: Die polarographische Messung der Sauerstoffspannung des Blutes. Suppl. Helvet. physiol. Acta **1950**. — Wood, E. H.: Oximetry. In O. Glasser (Hrsg.), Medical Physics, Bd. 2. Chicago: Yearbook Publishers, Inc. 1950.

IV. Erstickung, Suffokation und künstliche Atmung.

Es handelt sich um Zustände, wie sie zustande kommen durch tiefgreifende Störungen der Ventilation, des respiratorischen Gasaustausches oder der inneren Atmung (Fermenthemmung, vgl. Lungeninsuffizienz).

Mechanische Hindernisse im Respirationstrakt werden bronchoskopisch entfernt. Bei allen neuralen Störungen, bei denen die Atemfunktion nur temporär unterbrochen ist und eine Restitutio ad integrum derselben oder eine weitgehende Wiederherstellung möglich ist, bedeutet die mechanische Beatmung einen überaus willkommenen, oft lebensentscheidenden therapeutischen Eingriff.

Zum Teil handelt es sich aber um Situationen und Endzustände, die mit wenigen Ausnahmen jenseits ärztlicher Einwirkungsmöglichkeiten stehen. Heute verfügt jedoch die Heilkunde für viele Fälle, die noch vor kurzem infaust verliefen, über Mittel, um ein Sistieren *der äußeren Atmung*, der Ventilation über längere Zeitabschnitte künstlich zu *überbrücken*. Rechtzeitig in Gang gesetzt, kann die mechanisch durchgeführte Beatmung lebenswertes Leben retten.

Unterbrechung der Ventilation. Mechanische Momente: Die experimentelle, plötzliche Unterbrechung der Belüftung bedingt beim Tier ein charakteristisches Krankheitsbild, das z. B. bei Ligatur der Trachea in 4 Stadien verläuft.

Unmittelbar nach Unterbrechung der Lungenventilation wird die Atmung erheblich vertieft und beschleunigt (wie bei CO_2-Atmung). Gegen Ende der ersten Minute wird die Exspiration immer angestrengter und geht über in Exspirationskrampf, der bald auf die Körpermuskulatur übergreift als allgemeine klonische Konvulsionen. Es folgt ein 3. Stadium mit Nachlassen der Krämpfe und Stillstand der Atmung für Sekunden bis wenige Minuten, mit Erweiterung der Pupillen, Areflexie und Sistieren der Antworten auf periphere Reize. Im 4. Stadium folgen sich eine Reihe tiefer Inspiration mit passiver Exspiration, langsam abnehmend und nach 3—8 min ganz aufhörend, während die Herztätigkeit durch Vagusreiz verlangsamt *noch fortdauert*, dann in den Atempausen aufhört, um nach 1—$1^1/_2$ min wieder einzusetzen und dann nach völligem Erlöschen der Atmung endgültig aufzuhören.

Bei rasch eintretendem Verschluß der großen Atemwege (Erhängen, Erdrosseln) kommt der Arzt selten zum Handeln, viel häufiger bei Verlegung des Larynx eventuell der Trachea durch Fremdkörper, Glottisödem, Glossospasmus (Tetanie). Das gleiche ist der Fall bei großen Embolien in den Stamm der Lungenarterie, die in kürzester Frist zum Tode führen, so rasch, daß das Ereignis klinisch kaum von einem Sekundenherztod aus kardialer Ursache zu unterscheiden ist.

Bei all diesen mechanischen Auswirkungen auf die großen Luftwege, ist Befreiung der Atemwege vom Hindernis, Lösung des Hindernisses, Entfernung oder dann unverzüglich Tracheotomie erstes Erfordernis. Die Erstickungskomponente bildet beim Fremdkörper das wichtigste Moment in den Fällen, in denen der Arzt überhaupt zum Eingriff kommen kann. Er bleibt sich dabei bewußt, daß *solange noch eine Herztätigkeit besteht*, bzw. wahrgenommen werden kann, Rettung möglich ist, daß selbst in den letzten Stadien der Asphyxie, insbesondere beim Ertrinken, das bereits stillstehende Herz durch intrakardiale Adrenalininjektionen (in den Ventrikel oder ins Myokard) oder durch *Herzmassage* (!) (durch den uneröffneten Thorax hindurch) wieder zum Schlagen gebracht werden kann. Diese Einwirkungen auf das Herz sind, wenn immer möglich, zu versuchen, indem künstliche Beatmung nur wirksam werden kann, wenn noch Blutzirkulation besteht oder wieder in Gang gebracht werden kann.

Die *Suffokation, langsamer eintretende* schwere Behinderung bis Unterbrechung der Atemfunktionen sowohl der Ventilation wie auch des Gasaustausches geht in der Regel mit hoch- bis höchstgradiger Cyanose und Dyspnoe einher. Das Krankheitsbild der Suffokation, wenn es noch rechtzeitig ärztlich zur Beobachtung und Behandlung kommt, ist der Therapie zugänglich. Es wird vor allem beobachtet bei Obliteration der oberen Luftwege durch Larynx- oder Trachealdiphtherie, ausgedehntem Soor, Nekrose bei *Agranulocytose*, Angina *Ludovici*, seltenerweise durch die (enorme) ödematöse Schwellung von Tonsillen und Gaumenbögen bei Mononucleosis infectiosa, Pertitonsillarabsceß, Retropharyngealabsceß, bei angioneurotischem Ödem von Rachen, Uvula oder Kehlkopf, Pseudocroup (Masern, Laryngotyphus, Varicellen mit Lokalisation der Efflorescenzen im Kehlkopf). Ähnlich können Kompression der Trachea durch perilaryngeale Abscesse oder *Blutungen* in Kehlkopf (Trauma) oder in eine *Struma*, Strumitis mit Lähmung der Recurrentes, als schließlich tödliche Atemhindernisse wirken, wenn nicht rasch eingegriffen werden kann.

Besonders bei Vergiftungen mit *Opiaten* und *Schlafmitteln* ist auf eine Tamponade des Larynxeingangs durch den zurücksinkenden Zungengrund zu achten und durch Anwendung der Kiefersperre und Zungenzange dieser Zwischenfall zu beheben bis Intubation oder Tracheotomie durchgeführt werden können. Einführung des Magenschlauches kann bei Morphiumvergiftung zu plötzlichem, ja endgültigem Atemstillstand führen (cave!).

Hochgradige Schrumpfung des linken Lungenoberlappens kann, nicht nur zu Obliteration des linken *Hauptbronchus* und damit zu ausgedehnter Atelektase führen, sondern selbst zur *Obliteration der Trachea*, die gegen den Aortenbogen plattgedrückt bzw. bis zur Obliteration durch Abplattung nach links hinübergezogen werden kann; wesentlich unterstützt durch Tracheomalacie. In diesem Falle ist eine Tracheotomie wirkungslos, weil das Hindernis weiter peripher in den Atemwegen liegt. Diese Gefahr besteht nicht selbst bei ausgedehntester Bronchialobliteration der rechten Seite.

Intrabronchiale Atemhindernisse können, selbst *wenn einseitig bestehend*, zu schwerster Suffokation führen, besonders, wenn plötzlich eintretend, durch *reflektorische* Beeinflussung der Gegenseite. So kann durch einseitiges Bronchustrauma bei Thoraxkontusion oder durch Bronchusabriß eine tiefgreifende Ventilationsstörung *auch der gegenseitigen Lunge* eintreten und den Betroffenen in Erstickungsgefahr bringen.

Der schwere Asthmaanfall, bei dem eine Behinderung der Ventilation der Bronchiolen anzunehmen ist, sei es durch Kontraktion der Muskulatur, sei es durch Ödem der Schleimhaut mit Bildung zähen Sekretes oder durch beide Faktoren zusammen, führt zu hoch- und höchstgradiger Dyspnoe. Doch bringt der Asthmaanfall den Kranken nur selten in Erstickungsgefahr, und eigentlicher Erstickungstod im Asthmaanfall gehört zu den seltenen Ereignissen.

Der Arzt bleibt sich bewußt, daß ein Hindernis in der Gegend der Glottis zu inspiratorischer Dyspnoe führt. Asthma dagegen ist gekennzeichnet durch exspiratorische Dyspnoe. Die Verwechslung solcher Zustände mit einer Hyperventilationstetanie, wie wir das gesehen haben, beruht auf unrichtigen Anschauungen, denn eine Dyspnoe ist genau das Gegenteil einer Hyperventilation.

Suffokation durch Blockierung der Atemfläche und des Gasaustausches. *Entzündliche* Prozesse des Lungenparenchyms führen nur sehr selten zu manifester Lungeninsuffizienz. Die großen Lappenpneumonien (die zur Zeit selten sind) führten kaum je durch Ateminsuffizienz zum Tode, erst bei Befallensein von 3—4 Lappen, was sehr selten gleichzeitig, — meist hintereinander in Erscheinung trat, so daß der erstbefallene Lappen schon wieder einigermaßen funktionsfähig geworden war, wenn im letztbetroffenen die Entzündung einsetzte, wie dies etwa bei Pneumonia migrans der Fall ist.

Eine erhebliche Reduktion der Atemfläche und damit der Insuffizienz des respiratorischen Gaswechsels bis an die Grenze der Suffokation und seltenerweise darüber hinaus kann in Erscheinung treten, doch ist hier der Anteil der Überlastung des rechten Herzens durch die Behinderung des kleinen Kreislaufes an der Dyspnoe, Cyanose und Suffokation in Rechnung zu ziehen. Ähnliche Verhältnisse bestehen bei ausgedehnter Silikose mit Schrumpfung des Parenchyms gegen die Oberlappen und Ausbildung ausgedehntesten (kollateralen) Emphysems der unteren Lungenpartien. Endlich führt auch stark schrumpfende, *ausgeheilte* Tuberkulose gelegentlich durch kollaterale ausgedehnte Emphysembildung zu Atmungs- und Kreislaufinsuffizienz (Pseudophthisetod nach Redeker).

Behinderung des respiratorischen Gasaustausches. Beim *Ertrinken* tritt die Behinderung des respiratorischen Gasaustausches gegenüber derjenigen der Ventilation in den Vordergrund, indem die Atemluftwege durch das Eindringen des Wassers obliteriert werden.

Expectoration albuminoide. Ein in seiner Auswirkung ähnlicher Zustand besteht bei der sog. „*Expectoration albuminoide*", wie sie eintritt, wenn Pleuraergüsse zu rasch und vor allem zu ausgiebig entleert werden, d. h. wenn die Gefahrengrenze von 0,9—1 Liter Flüssigkeit im Maximum anläßlich *einer* Punktion überschritten wird. Dann erfolgt Einströmen von Pleuraflüssigkeit in die Alveolen und gewissermaßen ein Ertrinken von innen her. Der Mechanismus dieses Vorganges liegt in einem Durchlässigwerden der Pleura pulmonalis bei der plötzlichen allzu ausgiebigen Entlastung. Die Punktionsflüssigkeit und die expektorierte seröse Flüssigkeit erweisen sich dabei als von gleicher Beschaffenheit.

Ein ähnliches Bild schwerer Suffokation wird bedingt durch das *Lungenödem*, wie es aus *Links*insuffizienz, dann bei *exzitomotorischer Herzinsuffizienz* und unter toxischen Einwirkungen (Kampfgasschädigung) in Erscheinung tritt.

Einer reinen Insuffizienz des Gasaustausches stehen wir bei den großen Embolien in den Stamm der A. pulmonalis gegenüber.

Durch *Blockierung des Hämoglobins* wirkt die *Kohlenoxydvergiftung*. Diese Blockierung des Gasaustausches tritt im allgemeinen angesichts der relativ niedrigen, unter üblichen Vergiftungssituationen bestehenden CO-Konzentration im allgemeinen langsamer in Erscheinung. Bei der künstlichen Beatmung Kohlenoxydvergifteter darf nicht vergessen werden, wenn immer möglich dem Sauerstoff 5% *Kohlenoxyd* beizumischen, da bekanntlich dadurch die Inspiration vertieft und die Liberierung des Kohlenoxyds deutlich rascher erfolgt.

Eine plötzlich einsetzende Unterbrechung der *inneren* Atmung, d. h. des Sauerstoffaufnahmevermögens der gesamten Körperzellen liegt bei der *Cyanwasserstoff*- und *Cyanidvergiftung* vor. In den seltenen Fällen, bei denen der Arzt im Augenblick derartiger Vergiftungen gegenwärtig ist, kann durch intravenöse Injektion von Natriumthiosulfat eine Entgiftung erzielt werden durch Umwandlung des HCN in HCNS, wie dies etwa an der isolierten Leber leicht demonstrierbar ist. Natürlich ist hier die Methode der künstlichen Beatmung wirkungslos.

Störungen der Atmung durch Insuffizienz der quergestreiften Atemmuskulatur. (Periphere und zentrale Läsionen des Nervensystems.) Atemstörungen können durch Insuffizienz der quergestreiften Atemmuskulatur zustande kommen (Zwerchfell, Intercostalmuskulatur, auxiliäre Atemmuskeln). In der Regel liegt eine Erkrankung oder Verletzung der entsprechenden Nerven oder deren Zentren zugrunde.

Selten sind Atemstörungen in fortgeschrittenen Stadien der *spinalen* progressiven Muskelatrophie und der Dystrophia musculorum progressiva, sowie bei Trichinose.

Am häufigsten sind Störungen durch Phrenicuslähmung, wie sie in Zeiten von Diphtherie-Epidemien in großer Zahl vorkommen können, seltener bei Polyneuritis, auch alkoholischer, oder im Verlauf der *Porphyrie*, selten bei *Polyradikulitis* GUILLAIN-BARRÉ, wie sie auch seltener, aber typischerweise bei *Mononucleosis infectiosa* auftreten kann. Besonders gefürchtet sind die Lähmungen der gesamten Atemmuskulatur im Verlauf der Poliomyelitis. In einzelnen Epidemien kann die Zahl der einschlägigen Fälle hoch sein, bis zu 30% erreichen.

Direkte Schädigungen des Phrenicus durch Druck (Narkose), Stich, Schuß, oder auch operativ und gewollt bei der Exhairese kann die Atmung modifizieren. Die einseitige Phrenicuslähmung bedingt aber keine tiefergreifenden Störungen des Gaswechsels.

Myelitis des Halsmarks als Infekt oder als Trauma bei Wirbelfraktur oder ein Zusammenbruch von Wirbeln infolge von Caries oder Tumoren werden je nach der Höhe der Läsion die entsprechenden Störungen der Atemmuskulatur im Gefolge haben. Alle diese Zustände disponieren zum Auftreten von *Atelektasen*, partiell oder sog. massiven, ohne daß aber in der Lähmung der quergestreiften Atemmuskulatur die einzige Ursache der Atelektase zu suchen ist (vgl. Atelektase).

Lähmung der Bauchmuskulatur (Poliomyelitis u. a.) beeinträchtigen die Atmung wenig, macht aber die Bildung von Hustenstößen (und das Pressen bei Defäkation unmöglich). Auch das Räuspern ist erschwert, wodurch es zu Sekretretention und Eindickung kommt, was wiederum die Ausbildung von Atelektasen begünstigt, deren Auftreten das Krankheitsbild beherrschen kann.

Auch isolierte Lähmung der Intercostalmuskulatur der oberen Thoraxpartien, wie sie bei hochsitzenden Rückenmarksläsionen beobachtet wird, kann zu Atelektase in den oberen Lungenpartien führen.

Ventilationsinsuffizienz aus zentralnervösen Ursachen. Besondere Besprechung verlangen heute die Erkrankungen des Nervensystems, die durch spinale *Lähmung der Muskulatur* (Intercostalmuskulatur, Diaphragma) bzw. schwere Beeinträchtigung des *Atmungszentrums*, Atemstillstand und damit Suffokation und bei Unmöglichkeit des Eingreifens Erstickung herbeiführen.

Die *modernen* Methoden der Bekämpfung der Atemlähmung bedeuten einen Schritt vorwärts, bedeuten naturgemäß auch einen Schritt in der Richtung der Mechanisierung der Therapie. Die Funktion eines Organsystems wird vorübergehend durch einen Mechanismus übernommen, so lange, bis das Organ wieder zu funktionieren imstande ist. So vor allem bei *Poliomyelitis*, Myelitis transversa, Wirbelfrakturen mit Rückenmarksläsionen, Caries, Tumoren der Halswirbelsäule, selten multiple Sklerose und bulbäre Erkrankungen, amyotrophische Lateralsklerose oder Bulbärparalyse, dann bei Tetanus und solche *Vergiftungen*, die zu zentraler Atemlähmung führen können, vorab also *Morphium*, *Opiate* und *Schlafmittel*. (Bei alkoholischer Polyneuritis sahen wir zwar Zwerchfellähmung, nicht aber so ausgiebige Lähmung der Intercostalmuskulatur, daß es zu Ventilationsinsuffizienz gekommen wäre.)

Die manchmal erstaunlich rasche Entwicklung der Atemlähmung bei Poliomyelitis ist bekannt. Kranke, die noch im präparalytischen Stadium auf die Klinik gebracht werden, bedurften in den letzten Poliomyelitisepidemien oft schon nach 1—2mal 24 Std bereits künstlicher Beatmung, zunächst mittels der sog. „Eisernen Lunge", deren Anwendung aber relativ häufig Tracheotomie und Beatmung im Respirator folgen muß (vgl. entsprechenden Abschnitt).

Es gelingt mit diesen Methoden, die Periode der Ventilationsinsuffizienz in der Regel durch künstliche Beatmung zu überbrücken und lebenswertes Leben zu erhalten. Dabei liegt aber für Poliomyelitis noch relativ geringe Erfahrung vor über das *weitere Schicksal* der so vor dem Erstickungstode Bewahrten, oft tetraplegischen Patienten. Die Überbrückung durch künstliche Beatmung ist so lange durchzuführen, bis die Virusläsion des Kommando-Organs zurückgegangen oder beseitigt ist, bzw. das in Frage stehende Gift aus seiner Verankerung in den nervösen Zentren gelöst ist.

Nachdem eine wirksame symptomatische Therapie des in Frage stehenden Krankheitsstadiums der Lungeninsuffizienz zur Verfügung steht, nimmt in den Kliniken auch die Zahl der diese Therapie beanspruchenden Fälle zu. Es genügt, daß der Arzt über die Möglichkeit derartiger Behandlung orientiert sei, über Art derselben und vor allem den Ort, an dem sie durchgeführt wird. Es ist aber zu betonen, daß durch das Überleben von Kranken, die noch vor relativ kurzer Zeit der Atemlähmung erlegen sind, dank moderner Wartung der Respirationsorgane *neue* Situationen geschaffen worden sind. Dies betrifft weniger die künstliche Ernährung als solche, die nicht hierher gehört, sondern vor allem den Wasser- und Elektrolythaushalt der künstlich beatmeten Patienten. Die Therapie ist entsprechend der Kompliziertheit der Apparaturen und Techniken, auf speziell dafür eingerichtete Krankenhäuser beschränkt und bedarf eines gut eingespielten therapeutischen Teams.

Wir geben eine übersichtliche Tabelle nach CHRISTIE über die Verhältnisse bei Poliomyelitis. Sie umschreibt klar den Wirkungsbereich der Methode, der bekannt sein muß, damit sie weder unter- noch überschätzt werde.

Tabelle 1. *Ursachen der Anoxie bei Poliomyelitis* (mod. nach A. CHRISTIE).

Mechanische Behinderung der Ventilation	*Lähmung der Atemmuskulatur*	
	Schleim im Pharynx durch Unfähigkeit zu Schlucken	
	Verstopfung der Luftwege	
	Verstärkte Schleimsekretion durch Unfähigkeit zu Husten	
	Schädigung des Lungenepithels durch Anoxie	
	Verminderter venöser Rückfluß zum Herzen	
Schock	Anoxie	
	Hohe CO_2-Konzentration im Blut	
	Virusläsion im Gehirn	
Therapeutische Fehler	*Schlechte Respiratoren*	
	Schlechte Bedienung der Respiratoren	Hypoventilation

Es geht aus den Tabellen hervor, daß wir angesichts der neueren Therapie der künstlichen Beatmung und der therapeutischen Beherrschung der Frühstadien der zentralen Ventilationsinsuffizienz eine erhebliche Überlebensdauer erwirken und die Kranken in bisher nicht erreichte Entwicklungsstadien der Erkrankungen und ihrer Komplikationen bringen, als dies bei einfacher Anwendung der Eisernen Lunge möglich gewesen ist. Die weiter fortgeschrittenen Stadien einerseits zusammen mit den Nebenwirkungen der Beatmungstherapie

Tabelle 2. *Intrapulmonale Störungen bei Poliomyelitis* (mod. nach A. CHRISTIE).

Schädigung des Lungenepithels	Lungenödem	Anoxie Schock Befall des Vaguskerns
Verminderung der Atmungsoberfläche Störungen des Lungenkreislaufes	*Verstopfung der Bronchien* Schock	Schleimsekretion Unmöglichkeit zu husten *Anoxie* CO_2-Retention *Virusläsion im Gehirn*
	Verminderter Rückfluß zum Herzen	*Schlechte mechanische Ventilation*

Tabelle 3. *Veränderungen von Blut-p_H und CO_2-Konzentration bei Polyomelitis* (mod. nach A. CHRISTIE).

Acidose durch	CO_2-Retention	*Atemlähmung* *Verschluß der Atemwege* *Hypoventilation* O_2-Verabreichung ohne Besserung der übrigen Faktoren
	Milchsäurebildung	Gewebsanoxie
	Retention von fixierten Säuren	renale Vasokonstriktion durch Schock
Alkalose	geringe CO_2-Spannung	mechanische Hyperventilation

Hohe CO_2-Spannung im Blute führt zu Schock.
Geringe CO_2-Spannung im Blute führt zu cerebraler Vasoconstriction.

andererseits rufen nun wiederum weiteren Komplikationen peripherer mechanischer Natur, denen entsprechend begegnet werden muß.

Ventilationsinsuffizienz mit tödlichem Ausgang sahen wir bei Poliomyelitis *mehrere Monate nach überstandener Atemlähmung* durch längere Behandlung in der Eisernen Lunge und durchaus hinreichender spontaner Ventilationsgröße unter normalen Bedingungen in *dem Zeitpunkt auftreten*, da eine nach Ausdehnung recht kleine Pneumonie erhöhte Anforderungen an die Ventilationsmuskulatur stellte. Angesichts der Pneumonie kam es hier außerdem noch zum Versagen

Der *Personalaufwand* für die Durchführung der Beatmung ist abgesehen vom ärztlichen Team nicht unbedeutend. Es sind notwendig:

	Wartepersonal *je Tag*	
1. Für einen Patienten in der Eisernen Lunge	Tag	2
	Nacht	1
	Vertretung	1
	Total	4
2. Für 2 Patienten in der Eisernen Lunge im gleichen Raum	Tag	2
	Nacht	2
	Vertretung	1
	Total	5
3. Für 3 Patienten in der Eisernen Lunge im gleichen Raum	wie oben	
4. Für 4 Patienten in der Eisernen Lunge im gleichen Raum	Tag	3
	Nacht	2
	Vertretung	2
	Total	7

+ 1 *Physiotherapeutin*

Bei mehr als 4 Patienten müßte wieder von 1 an gerechnet werden, da kaum mehr als 4 Eiserne Lungen in einem Saal betrieben werden können.

kardiovaskulärer Momente. Ähnliches sahen wir beim Eintritt eines Heuschnupfens mehrere Monate nach Überbrückung eines länger dauernden Atemstillstandes bei Poliomyelitis. Trotz sofort wieder aufgenommener künstlicher Beatmung erlag der Patient dem Zwischenfall bei völlig freien Luftwegen, offenbar an einem Versagen der Zirkulation.

Anhang: Wasser-, Elektrolyte-, Calorienbedarf bewußtloser Patienten.

Bei komatösen und atemgelähmten Patienten steht die Behandlung der Atmungs- und Kreislaufstörungen im Vordergrund. Nicht minder wichtig ist aber im weiteren Verlauf die Aufrechterhaltung des *Wasser- und Elektrolytgleichgewichtes sowie die Deckung des calorischen Bedarfs.*

Hinsichtlich des *Flüssigkeitsbedarfes* gelten folgende pathophysiologische Größen, die für eine rationelle Therapie wesentlich sind: die extrarenalen Wasserverluste im basalen Zustand (Perspiratio insensibilis = Haut + Lungen) betragen etwa 800—1000 cm³. Bei erhöhter Atemfrequenz (z. B. rasche künstliche Beatmung), Fieber, Schweißabsonderung in Tropfen oder motorischer Unruhe steigen die extrarenalen Wasserverluste oft auf $1^1/_2$ bis *2 Liter.* Zu dieser Flüssigkeitsmenge müssen noch 1—$1^1/_2$ Liter für die Diurese hinzugerechnet werden. Es ist also mit folgendem Wasserbedarf zu rechnen:

	im basalen Zustand	*bei Fieber, Schwitzen, Unruhe, Tachypnoe*
Perspiratio	etwa 1 Liter	etwa $1^1/_2$—2 Liter
Diurese	etwa $1^1/_2$ Liter	etwa $1^1/_2$ Liter
Totaler Flüssigkeitsbedarf	etwa $2^1/_2$ Liter	etwa 3—$3^1/_2$ Liter

Bei Erbrechen und Durchfall müssen zudem die gemessenen Mengen von Vomitus und Diarrhoe quantitativ durch eine entsprechende Flüssigkeitsmenge intravenös ersetzt werden.

In bezug auf die *Elektrolyte* hängt die notwendige Zufuhr stark davon ab, ob Erbrechen und Durchfälle bestehen oder nicht. Ohne Verlust durch Vomitus und Diarrhoe ist eine tägliche Zufuhr von 4—6 g Kochsalz und 80—100 mäq (etwa 3—4 g) Kalium genügend. Dabei ist zu beachten, daß die Kaliumverabreichung bei starker Oligurie kontraindiziert ist. Wir verabreichen Kalium peroral meistens als *Kaliumcitrat,* intravenös als *Kaliumchlorid.* Wenn Erbrechen oder Durchfall stattfinden, ist die verlorene Menge gastrointestinalen Sekretes mit einem gleichen Volumen isotonischer Kochsalzlösung, die einen Gehalt von 20—30 mäq (etwa 0,8—1,2 g) Kalium je Liter aufweist, zu ersetzen.

Wenn der bewußtlose Zustand mehr als 2 Tage andauert, ist auch der *calorische Bedarf* des Organismus zu berücksichtigen. Es müssen wenigstens so viel Calorien zugeführt werden, als dem Grundumsatz des betreffenden Patienten entspricht (z. B. ♂ 65 kg, 170 cm, etwa 1500 Cal.) wenn möglich etwas mehr. Die Calorienzufuhr wird am einfachsten mit einer hochwertigen Magensondenflüssigkeit (2000 Cal. je Liter) oder mit intravenös verabreichter *20%iger Invertzuckerlösung erreicht.* Mit Invertzucker, einer Mischung zu gleichen Teilen von Glucose und Fructose werden zwei metabolische Abbauwege verwendet und somit eine raschere Verwertung der intravenös verabreichten Kohlenhydratmange erzielt. 20%*ige Glucose allein hat Hyperglykämie und Glykosurie zur Folge.*

F. Das chronische Cor pulmonale.

Von

A. Bühlmann.

Mit 2 Abbildungen.

1. Definition des chronischen Cor pulmonale und der kardialen Rechtsinsuffizienz.

Unter dem *chronichen Cor pulmonale* verstehen wir alle die Anpassungserscheinungen des Herzens, insbesondere die Muskelhypertrophie des rechten Ventrikels, die wegen seiner vermehrten Arbeitsleistung entsteht und als Folge einer primären Lungenerkrankung aufzufassen ist. Es handelt sich somit um eine vorwiegend ätiologische Definition. Erkrankungen des linken Herzens, die sekundär über eine Lungenstauung zu einer vermehrten Belastung des rechten Ventrikels führen sowie angeborene Herzfehler, die wie die Pulmonalstenose als solche oder wie der M. *Eisenmenger* und Ventrikel- und Vorhofseptumdefekte sowie der Ductus *Botalli* über sekundäre Veränderungen an den kleinen Lungengefäßen zu einer Widerstandserhöhung im Lungenkreislauf und zu einer Rechtshypertrophie führen können, werden mit dieser strengen Definition des Cor pulmonale nicht berücksichtigt. Hämodynamisch, klinisch, elektrokardiographisch zeigen sich zum Teil keine wesentlichen und, was den anatomischen Befund, die Rechtshypertrophie betrifft, gar keine Unterschiede zwischen dem Cor pulmonale im engeren Sinne und der sekundären Rechtsüberlastung bei Lungenstauung wegen kardialer Linksinsuffizienz oder angeborener und erworbener Herzfehler.

Das anatomische Substrat des Cor pulmonale, die Rechtshypertrophie, kann beim Lebenden nur in einem gewissen Prozentsatz, nach unseren elektrokardiographischen und vektokardiographischen Untersuchungen, bestenfalls zu 55% mit Sicherheit erfaßt werden. Stützt man sich jedoch auf die Feststellung eines erhöhten Strömungswiderstandes und einer Blutdruckerhöhung im Lungenkreislauf als hämodynamische Ursache der Überlastung des rechten Herzens, so ist mit den seit mehreren Jahren zur Verfügung stehenden Untersuchungsmethoden wie Lungenfunktionsprüfung und Herzkatheterismus in jedem Fall eine sichere Diagnose möglich.

Pulmonale Hypertonie, Cor pulmonale, kardiale Rechtsüberlastung und Rechtsinsuffizienz sind keineswegs Synonyma. Hämodynamisch muß die *kardiale Rechtsinsuffizienz* streng von der kompensierten pulmonalen Hypertonie unterschieden werden. Jede pulmonale Hypertonie, ganz gleich welcher Genese, kann, wenn das Myokard insuffizient wird, zur kardialen Rechtsinsuffizienz führen. Im Spezialfall des Cor pulmonale kann man dann von einem dekompensierten Cor pulmonale sprechen. Eine Insuffizienz des rechten Ventrikels liegt dann vor, wenn der diastolische Füllungsdruck im Ventrikel sowie der Druck im rechten Vorhof und in den Venen, der normalerweise 0—3 mm Hg beträgt, erhöht ist. Dabei kann das Herzminutenvolumen selbst normal, vergrößert oder vermindert sein, wenn auch die Angabe, welches Herzminutenvolumen für ein Cor pulmonale „normal" sei, an sich schon problematisch bleibt. Das gesamte im Körper vorhandene Blutvolumen ist meistens vergrößert, und es besteht ein Mißverhältnis zwischen Herzminutenvolumen und Gesamtblutmenge. Wenn diese streng hämodynamische Definition der Rechtsinsuffizienz auch nicht alle Phänomene gebührend berücksichtigt, so hat sie doch den Vorzug der Klarheit und vermeidet Mißverständnisse. Eine Voraussetzung der Erhöhung des Venendruckes ist die Auffüllung des Capillar- und Venensystems des Körpers, was nicht ohne Vermehrung der Gesamtblutmenge möglich ist, so daß diese bereits als erstes Zeichen der Insuffizienz gewertet werden könnte. Doch ist die Messung der Gesamtblutmenge nicht so einfach und exakt wie die des Venendruckes, und auch der dem Patienten gemäße „Normalwert" für das Gesamtblutvolumen kann im Einzelfall nicht so genau angegeben werden. Ein hämodynamisches Charakteristikum der Rechtsinsuffizienz besteht darin, daß ein gegebenes Herzminutenvolumen bei gleichem Druck in der A. pulmonalis mit einer kleineren Arbeit für den rechten Ventrikel gefördert wird als es den in der Abb. 1 dargestellten Relationen entspricht. Ein Teil der Arbeit wird unter den Bedingungen der Insuffizienz vom rechten Vorhof und über den erhöhten Venendruck sogar vom linken Ventrikel übernommen. Zudem ist auch meistens die Relation Schlagvolumen zu Restblut infolge einer Vermehrung des letzteren gestört. Sinngemäß gilt das gleiche auch für den linken Ventrikel. Ein weiteres, wenn auch nicht obligates

Zeichen der Insuffizienz besteht darin, daß das Herzminutenvolumen bei Arbeit nicht oder nur ungenügend vergrößert werden kann, so daß eine Mehraufnahme von Sauerstoff hauptsächlich durch eine vergrößerte periphere Blutausschöpfung ermöglicht wird. Da jedoch die Sauerstoffsättigung des venösen Mischblutes nicht unbegrenzt erniedrigt werden kann, tritt in diesen Fällen meistens als Kompensationsmechanismus eine Polyglobulie in Erscheinung, die die Transportkapazität des Blutes für den Sauerstoff vergrößert, so daß mit einer gegebenen arteriovenösen Sauerstoffsättigungsdifferenz mehr Sauerstoff in den Geweben abgegeben und in der Lunge aufgenommen werden kann als mit einer normalen Hämoglobinkonzentration.

2. Pathophysiologie der pulmonalen Hypertonie und des chronischen Cor pulmonale.

a) Hämodynamik des Lungenkreislaufes.

Es sollen hier nur die wichtigsten Grundlagen der Pathophysiologie des Cor pulmonale, die sich aus den gegenseitigen Beziehungen zwischen Lungenventilation und Lungendurchblutung ergeben, zusammengefaßt werden. Für Details wird auf die Einführung „Pathophysiologie der Atmung“ dieses Bandes sowie auf die zusammenfassende Arbeit „Pulmonale Hypertonie und chronisches Cor pulmonale“ von P. H. Rossier, A. Bühlmann, F. Schaub und P. Luchsinger in den Ergebnissen der inneren Medizin und Kinderheilkunde, neue Folge, Bd. 6, Springer-Verlag verwiesen.

Als Ursache der Rechtshypertrophie wird die vermehrte Arbeit des rechten Ventrikels angesehen. Die vergrößerte Arbeitsleistung ist die Folge einer erhöhten Druckarbeit. Für die Höhe des Druckes ist der Strömungswiderstand von ausschlaggebender Bedeutung. Auf der Abb. 1 sind die gegenseitigen Beziehungen zwischen Druck, Herzminutenvolumen und Herzarbeit dargestellt. Diese Beziehungen sind für den großen und kleinen Kreislauf prinzipiell die gleichen, doch ist der Strömungswiderstand der Lungenstrombahn normalerweise 6—8mal niedriger als der des Körperkreislaufes, so daß der rechte Ventrikel für das gleiche Herzminutenvolumen einen entsprechend niedrigeren Mitteldruck in der A. pulmonalis aufrechterhalten muß und im Vergleich zum linken Ventrikel eine entsprechend kleinere Arbeit zu leisten hat.

Bei Zunahme der Lungendurchblutung während körperlicher Arbeit nimmt normalerweise der Strömungswiderstand durch Erweiterung der Arteriolen und Eröffnung von in Ruhe nicht durchbluteten Capillargebieten im großen und kleinen Kreislauf ab. Dank dieser Abnahme steigt beim Lungen- und Herzgesunden der Mitteldruck in der A. pulmonalis auch bei Vergrößerung des Herzminutenvolumens um das 3—4fache des Ruhewertes nur sehr wenig an und bleibt unter 20 mm Hg. In der Abb. 1 weist der punktierte Normalbereich auf diesen sehr wichtigen hämodynamischen Mechanismus hin. Wir haben diese Verhältnisse kürzlich mit 30 Arbeitsversuchen während des Herzkatheterismus bei 9 lungen- und herzgesunden Versuchspersonen untersucht und konnten im wesentlichen ähnliche Untersuchungsbefunde anderer Autoren bestätigen. Aus der Abb. 1 geht auch hervor, daß bei einer massiven Erhöhung des Strömungswiderstandes, z. B. auf 500 dyn. sec. cm^{-5} oder mehr bereits in Ruhe bei normalem Herzminutenvolumen eine deutliche pulmonale Hypertonie bestehen muß und nachweisbar sein wird. Bei einem nur leicht erhöhten Strömungswiderstand liegt der Druck bei normalem oder eher kleinem Herzminutenvolumen noch im Bereiche der Norm, erreicht aber mit Vergrößerung des Herzminutenvolumens während körperlicher Arbeit eine pathologische Höhe, sofern der Strömungswiderstand nicht absinkt, also weitgehend fixiert ist. Derartige Fälle einer in Ruhe latenten pulmonalen Hypertonie können mit einer Ruheuntersuchung allein gar nicht sicher erfaßt werden. Hier bringt erst der Arbeitsversuch eine Klärung. Ob man bei derartigen Fällen bereits von einem Cor pulmonale sprechen will, hängt wiederum von der Definition ab. Sicher besteht aber bei diesen

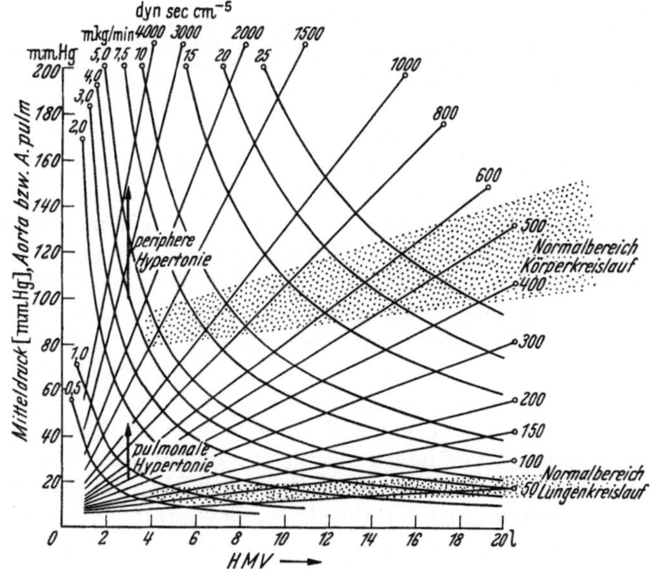

Abb. 1. Die gegenseitigen Beziehungen zwischen Herzminutenvolumen, Mitteldruck, Strömungswiderstand und Herzarbeit. Die nach rechts konkaven Linien für die Herzarbeit verbinden die Punkte, bei denen der rechte oder linke Ventrikel bei verschiedenem Herzminutenvolumen, Strömungswiderstand und Mitteldruck die gleiche Arbeit leistet. Der Normalbereich für den Lungen- und Körperkreislauf in Ruhe und bei Vergrößerung des Herzminutenvolumens während körperlicher Arbeit ist punktiert.

Patienten, sofern sie sich nicht dauernd in einem Ruhezustand befinden, ebenfalls eine vermehrte Belastung des rechten Ventrikels, die mit der Zeit zu einer Rechtshypertrophie führen kann.

b) Ursachen der Erhöhung des Strömungswiderstandes im Lungenkreislauf.

Als Ursache der Widerstandserhöhung können wir heute 2 prinzipiell verschiedene Möglichkeiten, deren Mechanismen gut abgeklärt und bekannt sind und sich somit nicht mehr im Stadium der Spekulationen und Hypothesen befinden, unterscheiden.

Widerstandserhöhung wegen:

1. Funktionelle bzw. reflektorische Engerstellung der Lungenarteriolen. In diesen Fällen kann der Widerstand durch bestimmte Maßnahmen gesenkt werden.

2. Einschränkung der Lungenstrombahn aus rein anatomischen Gründen mit Verlust oder Umwandlung des ganzen Lungenparenchyms wegen destruktiver Prozesse, Lungenresektionen usw. oder wegen vorwiegend die Gefäße betreffenden Veränderungen mit Obliterieren und Veröden von Lungencapillaren, thrombangitische Prozesse, multiple Embolien usw. In diesen Fällen ist der erhöhte Widerstand weitgehend fixiert.

Zu einer reflektorischen Engerstellung der Lungenarteriolen kommt es bei der Lungenstauung wegen kardialer Linksinsuffizienz, insbesondere bei der

Mitralstenose sowie bei angeborenen Herzfehlern mit Links-rechts-shunt, also vermehrter Lungendurchblutung. In beiden Fällen wird dieses Phänomen als Schutzreflex erklärt, der z. B. bei der Mitralstenose dem Lungenödem vorbeugen und bei angeborenen Herzfehlern mit der Widerstandserhöhung den Links-rechts-shunt vermindern und damit eine bessere Blutverteilung zugunsten des Körperkreislaufes bewirken soll. Doch besteht keine direkte Relation zwischen Schwere der Lungenstauung bzw. des Herzfehlers und der Widerstandserhöhung durch die Engerstellung der Arteriolen. Wichtig und von großer prognostischer Bedeutung ist hinsichtlich der heutigen chirurgischen Behandlungsmöglichkeiten von angeborenen und erworbenen Herzfehlern, daß diese anfänglich rein reflektorische und reversible Engerstellung der Arteriolen mit der Zeit durch histologisch nachweisbare Veränderungen an Gefäßintima und -media, ähnlich der Arteriolosklerose im großen Kreislauf, anatomisch fixiert wird.

Bei diesen Formen der kardialen Rechtsüberlastung handelt es sich jedoch nicht um ein Cor pulmonale gemäß der strengen Definition. Als primäre pulmonale Ursache eines reflektorisch erhöhten Arteriolotonus in der Lunge kennen wir seit den Tierversuchen von v. EULER und LILJESTRAND (1946) den Einfluß der alveolären Gasspannungen auf die Lungendurchblutung. Eine Erhöhung der alveolären Kohlensäurespannung sowie eine Erniedrigung der alveolären Sauerstoffspannung führen zu einer funktionellen, bei Normalisierung der alveolären Gasspannungen reversiblen Engerstellung der kleinen Lungengefäße. Im Gegensatz zum Experiment, in dem sich Sauerstoff- und Kohlensäurespannung unabhängig voneinander verändern lassen, verhalten sich beim Atmen von atmosphärischer Luft alveoläre Sauerstoff- und Kohlensäurespannung immer gegensinnig. Eine Erniedrigung der alveolären Sauerstoffspannung wegen Hypoventilation ist zwangsläufig von einer Erhöhung der Kohlensäurespannung begleitet. Dieser „alveolo-vaskuläre Reflex" findet eine teleologische Erklärung darin, nicht mehr ventilierte Lungenbezirke, z. B. Atelektasen, aus dem kleinen Kreislauf auszuschließen und die Durchblutung schlecht ventilierter Abschnitte einzuschränken, was sich mit der selektiven Angiokardiographie nach BOLT direkt röntgenologisch darstellen läßt. Der Reflex spielt aber auch, wenn die Mehrzahl aller Alveolen hypoventiliert wird und diese entsprechend pathologische alveoläre Gasspannungen aufweisen. In diesen Fällen tritt dann eine pulmonale Hypertonie in Erscheinung, da wohl die Durchblutung eines Lungenabschnittes, nicht aber die der ganzen Lunge ohne Verminderung des Herzminutenvolumens eingeschränkt werden kann. Bei einer ungenügenden Ventilation der Mehrzahl oder aller Alveolen wird auch das Blut ungenügend arterialisiert, so daß im arteriellen Blut die Sauerstoffspannung vermindert und die Kohlensäurespannung erhöht sind. Die chronische Hypoxämie und Hyperkapnie wurde als Folge einer Lungenfunktionsstörung beim Emphysem von SCOTT 1920, KNIPPING 1931, ROSSIER 1932 beschrieben. Nachdem die „alveoläre Ventilation" sowie die „Totraumventilation", die zusammen die Gesamtventilation ergeben, quantitativ meßbar geworden waren, definierte ROSSIER 1943 „die *Globalinsuffizienz*" der Lunge als je nach Ursache akutes oder chronisches Syndrom, das durch eine Verminderung der alveolären Ventilation, Erniedrigung der alveolären Sauerstoff- und Erhöhung der alveolären Kohlensäurespannung und konsekutive arterielle Hypoxämie und Hyperkapnie gekennzeichnet ist. Es handelt sich dabei um einen neuen, wenn auch pathologischen Gleichgewichtszustand zwischen Gaswechselbedürfnis, Lungenventilation und Aufwand an Atemarbeit für diese Ventilation sowie Erregbarkeit der Atemzentren. 1951 zeigten COURNAND und Mitarbeiter, daß bei Patienten mit einer Hypoxämie und Hyperkapnie eine pulmonale Hypertonie besteht. Dieser Befund wurde in der Folge von vielen

Autoren bestätigt. In Anlehnung an COURNAND versuchte man immer wieder zwischen dem Grad der pulmonalen Hypertonie und der Schwere der arteriellen Hypoxämie eine Beziehung aufzustellen, was aber der theoretischen Grundlage entbehrt, denn arterielle Hypoxämie und pulmonale Hypertonie stehen ja nicht in einer kausalen Beziehung zueinander, sondern sind parallele Folgen einer übergeordneten Ursache, nämlich der erniedrigten alveolären Sauerstoffspannung. Bei allen Hypoxämiezuständen, die nicht die Folge einer in der Mehrzahl oder in allen Alveolen erniedrigten alveolären Sauerstoffspannung sind — in diesen Fällen ist dann auch immer die Kohlensäurespannung erhöht — und auch nicht auf einen ungenügenden Sauerstoffspannungsausgleich bei zu kleiner Lungencapillaroberfläche zurückzuführen sind (s. unten), besteht keine pulmonale Hypertonie, was natürlich nicht für erworbene oder angeborene Herzfehler mit pulmonaler Hypertonie gilt. Beim kritiklosen Vergleich zwischen arterieller Hypoxämie und Druck im Lungenkreislauf ergibt sich deshalb niemals eine überzeugende Beziehung. Im Falle der ,,Globalinsuffizienz" und nur hier ist hingegen zwischen Erhöhung des Mitteldruckes in der A. pulmonalis oder auch des Strömungswiderstandes im Lungenkreislauf und Erniedrigung der mittleren alveolären Sauerstoffspannung bzw. Erhöhung der Kohlensäurespannung eine gute Beziehung festzustellen. In diesen Fällen kann der Widerstand durch Erhöhung der alveolären Sauerstoffspannung z. B. durch Atmenlassen von Sauerstoff wie auch durch gleichzeitige Senkung der Kohlensäurespannung durch künstliche Hyperventilation eindeutig gesenkt werden (BÜHLMANN und Mitarbeiter 1954), wie es aus den Abb. 24 und 25 in der pathophysiologischen Einführung S. 146/147 ersichtlich ist. Nach unserer Erfahrung ist die ,,Globalinsuffizienz" der Lungen beim Emphysem, beim Asthma bronchiale, bei Bronchiektasen und bei schweren Thoraxdeformitäten die häufigste Ursache des chronichen Cor pulmonale und steht gemäß der Häufigkeit dieser Krankheiten auch an erster Stelle der Ursachen des Cor pulmonale überhaupt.

Als zweite Ursache der Widerstandserhöhung ist die Einschränkung des Lungenstrombettes zu erwähnen. Das Beispiel der Pneumonektomie hat gezeigt, daß grob gesprochen die Halbierung der Lungenstrombahn noch nicht zu einer pulmonalen Hypertonie führt, sofern die verbleibende Lunge normal ist. Nach einer Pneumonektomie steigt der Druck jedoch schon bei leichter Vergrößerung des Herzminutenvolumens während körperlicher Arbeit auf pathologische Werte an, weil der Strömungswiderstand nicht mehr wesentlich herabgesetzt werden kann. Damit bereits in Ruhe eine pulmonale Hypertonie nachweisbar ist, müssen etwa $^2/_3$ des normalen Strombettes ausgefallen sein, was natürlich nur bei sehr ausgedehnten, beide Lungen betreffenden Prozessen der Fall ist. Entsprechend der rein anatomischen Einschränkung der Strombahn ist der erhöhte Widerstand in diesen Fällen immer weitgehend fixiert und läßt sich z. B. durch Sauerstoffatmung nicht wesentlich senken. Von großer pathophysiologischer Bedeutung ist, daß jede Einschränkung des Strombettes, ganz gleich welcher Genese — Parenchymverlust, Obliterationen der kleinen Gefäße — auch eine Verminderung der Capillaroberfläche bedeutet, was für den Gasaustausch zwischen Lungencapillarblut und Alveolarluft bei Überschreiten einer gewissen Grenze nicht ohne Folgen bleiben kann. Ist die Anzahl der noch durchbluteten Capillaren reduziert, so muß bei einem gegebenen Herzminutenvolumen die Strömungsgeschwindigkeit des Blutes in den noch durchgängigen Capillaren gemäß der Beziehung

$$\bar{u} = \frac{i}{R^2 \pi}$$

$\bar{u}$ = mittlere Geschwindigkeit, i = Stromstärke (Herzminutenvolumen), R = Radius des Gefäßes vergrößert sein, und diese vergrößerte Strömungsgeschwindigkeit bedeutet eine verkürzte Kontaktzeit zwischen dem Blut in den Capillaren und der Alveolarluft. Diese Beschleunigung der Strömungsgeschwindigkeit betrifft bei einer Einschränkung der Capillaroberfläche nur die relativ kurze Distanz der Capillaren und nicht die ganze Lungenstrombahn von der A. pulmonalis bis zum linken Vorhof, weshalb bei diesen Patienten die Lungenkreislaufzeit nicht verkürzt sein muß. Kreislaufzeit und Kontaktzeit sind keine Synonyma. Bei zu kurzer Kontaktzeit wird der Spannungsausgleich zwischen Alveolarluft und Blut unvollständig. Wegen der etwa 21mal größeren Löslichkeit der Kohlensäure wird in der Hauptsache der Spannungsausgleich des Sauerstoffs betroffen, so daß sich ein pathologisch vergrößerter alveolo-arterieller Sauerstoffspannungsgradient zwischen Alveolarluft und dem die Lungencapillaren verlassenden und schließlich auch dem peripheren arteriellen Blut ergibt, während für die Kohlensäurespannung keine meßbare Differenz zwischen Alveolarluft und arteriellem Blut festzustellen ist. Beträgt die arterielle Sauerstoffspannung weniger als 80 mm Hg, so sinkt die arterielle Sauerstoffsättigung unter 95%, und es kommt zu einer arteriellen Hypoxämie. Bei Vergrößerung des Herzminutenvolumens während Arbeit ist in diesen Fällen neben einem Druckanstieg in der A. pulmonalis entsprechend dem erhöhten und fixierten Strömungswiderstand auch ein Abfall der arteriellen Sauerstoffspannung und -sättigung festzustellen, während gleichzeitig die Kohlensäurewerte im Bereich der Norm bleiben oder meistens wegen einer Hyperventilation erniedrigt werden. Auch hier haben wir keine kausale, sondern eine parallele Beziehung zwischen pulmonaler Hypertonie und arterieller Hypoxämie. Die Hypoxämie kann in diesen Fällen durch Sauerstoffatmung beseitigt werden; der Strömungswiderstand wird aber durch diese Maßnahme nicht wesentlich herabgesetzt, weil er durch anatomische Veränderungen fixiert ist. Diese funktionelle Symptomatologie — bei Arbeit zunehmende arterielle Hypoxämie wegen zu kurzer Kontaktzeit als Folge einer zu kleinen Capillaroberfläche bei normaler oder wegen Hyperventilation erniedrigter Kohlensäurespannung — haben wir als „*Diffusionsstörung*" bezeichnet, wobei der Nachweis einer pulmonalen Hypertonie in diesen Fällen als ein Beweis der eingeschränkten capillären Strombahn gewertet wurde (BÜHLMANN und Mitarbeiter 1953). In der Abb. 2 werden die pathophysiologischen Mechanismen der beiden Ursachen einer zum Cor pulmonale führenden Widerstandserhöhung im Lungenkreislauf schematisch dargestellt.

Aus Gründen der Klarheit wurden die beiden Ursachen des chronische Cor pulmonale — alveoläre Hypoventilation und Einschränkung der Lungenstrombahn — streng unterschieden. Sie lassen sich auch mit den heute zur Verfügung stehenden Untersuchungsmethoden gut differenzieren. Von Wichtigkeit und großer diagnostischer Bedeutung ist, daß die alveoläre Hypoventilation, die „Globalinsuffizienz", entsprechend der Definition als neues Gleichgewicht zwischen Gaswechsel, Ventilation und Erregbarkeit der Atemzentren schon im Ruhezustand vorliegt und nachweisbar ist. Bei diesen Kranken besteht bereits in Ruhe eine pulmonale Hypertonie und Mehrbelastung des rechten Herzens. Eine gleichzeitige Einschränkung der capillären Strombahn, die ja mindestens $^2/_3$ betragen muß, damit sie in Ruhe zu einer pulmonalen Hypertonie führt, ist deshalb hämodynamisch für den Ruhezustand von untergeordneter Bedeutung. Ist hingegen die alveoläre Ventilation normal oder gesteigert und die Erhöhung des Strömungswiderstandes die Folge einer eingeschränkten capillären Strombahn, so ist es lediglich eine quantitative Frage, ob bereits in Ruhe oder erst bei Arbeit mit Vergrößerung des Herzminutenvolumens die pulmonale Hypertonie in Erscheinung tritt. In Grenzfällen kann deshalb diese Form der kardialen Rechtsüberlastung nur mit einer Untersuchung während Arbeit erfaßt werden.

Schließlich soll noch erwähnt werden, daß gelegentlich die Kombination mit einer kardialen Linksinsuffizienz vorliegt, z. B. als „Myo-degeneratio et insufficientia cordis". Dabei handelt es sich oft um eine Myokardschädigung bei chronischem Alkoholismus oder auch um eine dekompensierte Hypertonie. Die chronische Lungenstauung beeinträchtigt wegen des Elastizitätsverlustes der Lungen wie auch über eine chronische Stauungsbronchitis die Ventilation, so daß es zu einer Globalinsuffizienz kommt. Schließlich entwickelt sich bei diesen meist älteren Patienten mit der Zeit noch ein substantielles Emphysem, so daß mit dem Konfluieren der Alveolen auch die Lungencapillaroberfläche eingeschränkt wird.

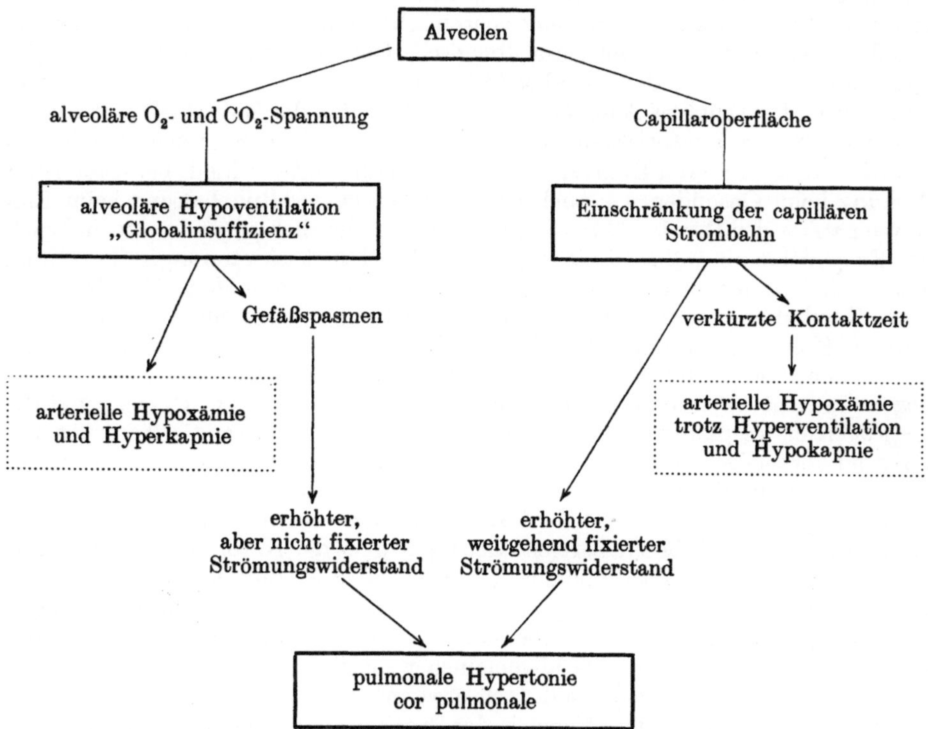

Abb. 2. Schematische Darstellung der hämodynamischen Ätiologie des chronischen Cor pulmonale.

Die Beziehungen zwischen Ventilation und Lungenkreislauf bei den verschiedenen Formen der pulmonalen Hypertonie sind in der Abb. 21 der pathophysiologischen Einführung S. 140 schematisch dargestellt.

c) Der Einfluß der respiratorischen intrathorakalen Druckschwankungen auf den Kreislauf.

Es wurde oben dargelegt, daß die hämodynamische Ursache des Cor pulmonale, die Erhöhung des Strömungswiderstandes in der Lungenstrombahn, entweder die Folge der Engerstellung der Arteriolen wegen pathologischer alveolärer Gasspannungen oder einer Einschränkung der Strombahn aus anatomischen Gründen ist. Im Zusammenhang mit den Lungenkrankheiten, die zu einem Cor pulmonale führen können, muß aber auch noch der Einfluß der respiratorischen intrathorakalen Druckschwankungen auf den Kreislauf besprochen werden. Normalerweise sind diese Druckschwankungen sehr gering. Die Differenz zwischen In- und Exspiration beträgt bei Ruheatmung höchstens 2—3 mm Hg. Bei Asthma, Bronchitis, Emphysem usw. werden diese Druckschwankungen mit der behinderten Exspiration erheblich größer. Der intrathorakale Druck kann in diesen Fällen während der Exspiration auf 20 mm Hg und mehr ansteigen, so daß sich zwischen der In- und Exspiration eine entsprechend große Differenz ergibt (s. Abb. 23, S. 145 in der pathophysiologischen Einführung). Diese vergrößerten intrathorakalen respiratorischen Druckschwankungen werden auf die intrathorakal gelegenen Herz- und Gefäßabschnitte übertragen, so daß man in den Vorhöfen, in den Ventrikeln, in der A. pulmonalis, Aorta und in den Lungencapillaren entsprechende respiratorische Druckänderungen mißt. Ob diese verstärkten Druckschwankungen eine chronische Traumatisierung der Lungengefäße bedeuten und anatomisch-histologische Gefäßveränderungen begünstigen, kann nur vermutet werden, ist aber bisher nicht bewiesen worden. Von physiologischer und pathophysiologischer Bedeutung ist, daß das Zwerchfell eine Gegensinnigkeit der respiratorischen Druckschwankungen in den großen Hohlvenen bewirkt. In der unteren Hohlvene steigt unterhalb des Zwerchfells bei verstärkter Atmung beim Gesunden wie auch bereits während der Ruhehaltung beim Emphysematiker der Druck während der Inspiration deutlich an und sinkt im Laufe der Exspiration ab, während die respiratorischen Druckschwankungen im rechten Vorhof und in der oberen Hohlvene genau umgekehrt verlaufen. Dies läßt sich beim Herzkatheterismus mit einem Doppelkatheter, dessen eine Öffnung in der unteren Hohlvene unterhalb des Zwerchfelles liegt, während die zweite Öffnung im rechten Vorhof mündet, sehr schön demonstrieren. Die Zwerchfellbarriere begünstigt also in sinnvoller Weise den venösen Rückfluß zum Herzen, und die vergrößerten respiratorischen Druckschwankungen bei verstärkter Atmung während körperlicher Arbeit fördern eine vermehrte Füllung des rechten Vorhofes als eine der Grundbedingungen für eine Vergrößerung des Herzminutenvolumens. Beim Cor pulmonale wegen Globalinsuffizienz findet man häufig ein Ruheherzminutenvolumen im oberen Bereich oder sogar über der Norm, was meistens mit der Hypoxämie und Hyperkapnie erklärt wird. Der Einfluß der beim Emphysematiker, Asthmatiker usw. vergrößerten respiratorischen Druckschwankungen auf den venösen Rückfluß, die ebenfalls eine Vergrößerung des Herzminutenvolumens begünstigen, wird im allgemeinen weniger beachtet.

In diesem Zusammenhang soll noch erwähnt werden, daß beim Husten und Pressen, z. B. beim VALSALVA-Versuch, der Druck in der oberen und unteren Hohlvene wie auch in den Herzhöhlen gleichsinnig verändert, d. h. erhöht wird.

3. Klinik des chronischen Cor pulmonale.

a) Allgemeine klinische Symptomatologie und Elektrokardiographie.

Die Diagnose eines chronischen Cor pulmonale bereitet in den Anfangsstadien erhebliche Schwierigkeiten, sofern nicht moderne Untersuchungsmöglichkeiten für die Lungen- und Herzfunktion zur Verfügung stehen. Auch die röntgenologische Untersuchung und die Elektrokardiographie ergeben oft keine sicheren Anhaltspunkte. Im Stadium der voll ausgebildeten Rechtshypertrophie und im Falle der Dekompensation ist hingegen die Diagnose meistens naheliegend.

Wichtige klinische Zeichen sind die Dyspnoe und die Cyanose als Symptome der zugrunde liegenden pulmonalen Erkrankung. Orthopnoe ist nicht typisch für das chronischen Cor pulmonale; diese Patienten können sogar meistens flach liegen, ohne daß sich die Dyspnoe verstärkt. Wenn die Atemzentren immer weniger ansprechbar werden, wird subjektiv gelegentlich eine Besserung der Dyspnoe angegeben, obwohl sich der Zustand objektiv verschlechtert hat und die Patienten schließlich somnolent werden. Ein relativ häufiges und gelegentlich mißdeutetes Symptom sind präkordiale Schmerzen, die mit der Dehnung der Lungenarterien wie aber auch mit einer Hypoxie des Myokards erklärt werden. Die Cyanose kennzeichnet diese Patienten im Gegensatz zur eigentlichen Angina pectoris als Lungenkranke.

Die direkte Untersuchung des Herzens ergibt kaum typische Zeichen. Auch der häufig akzentuierte oder gespaltene 2. Pulmonalton oder etwa die Abschwächung der Herztöne sind nicht spezifisch für das Cor pulmonale. Als Folge der Rechtshypertrophie können links parasternal oder im Epigastrium hebende Pulsationen festgestellt werden; sie sind das einzige sichere klinische Zeichen einer Rechtshypertrophie. Auch röntgenologisch ist die Rechtshypertrophie — besonders in den Frühfällen — oft nur schwer zu erkennen und abzuschätzen, um so mehr, als beim Emphysematiker der Zwerchfelltiefstand das Herz klein erscheinen läßt. Ein frühes und verläßliches Zeichen ist die Vorbuchtung des Conus pulmonalis, am besten sichtbar im rechtsvorderen Schrägdurchmesser. Zu Beginn der Rechtshypertrophie verlängert sich zuerst die Ausflußbahn der rechten Kammer. Die Ausfüllung der Herzbucht kann gelegentlich eine pseudomitrale Herzkonfiguration vortäuschen. Vergrößert sich in der Folge der rechte Ventrikel deutlicher, so erscheint das Herz infolge Tendenz der hypertrophischen Kammer zur Linksdrehung als linksverbreitert; die Herzspitze rückt dann nach oben. Infolge der pulmonalen Hypertonie kann sich die A. pulmonalis aneurysmatisch erweitern und gelegentlich einen tumorartigen Schatten vortäuschen. Wichtige Unterscheidungsmerkmale zwischen der primär pulmonal bedingten Rechtshypertrophie gegenüber der sekundären Überlastung der rechten Kammer bei Affektionen des linken Herzens sind das Fehlen einer Vergrößerung des linken Vorhofes, die peripher hellen Lungenfelder und die erweiterten und pulsierenden Hauptäste der A. pulmonalis. Bei den meisten Patienten besteht ein regelmäßiger Sinusrhythmus; Arrythmien sind sehr selten und erwecken stets den Verdacht auf eine zusätzliche Komplikation.

Ungenügend gewürdigt werden oft die neurologischen Komplikationen, wie Kopfschmerzen, Somnolenz, Schwindel, Sprachstörungen, flüchtige Paresen und gelegentlich sogar Muskelkrämpfe. Arterielle Hypoxämie und Hyperkapnie steigern die Hirndurchblutung, erweitern die Retinalgefäße und können zu einer erheblichen Steigerung des intracerebralen Druckes führen. Hustensynkopen sind gelegentlich von kurzfristigen Bewußtseinsverlusten begleitet. Wir verfügen über die Beobachtung eines Patienten mit einem chronischen Cor. pulmonale wegen chronischer Bronchitis und Emphysem, der wegen einer Stauungspapille mit Verdacht auf Hirntumor in die Neurochirurgische Klinik eingewiesen wurde. Die konsequente Behandlung der respiratorischen Insuffizienz führte zu einem Rückgang der Stauungspapille.

Die wesentlichen pathologisch-anatomischen Befunde sind Hypertrophie und Dilatation der rechten Herzkammer sowie meistens auch des rechten Vorhofes. Bei getrennter Wägung beider Ventrikel (Kirch) ist das Verhältnis von rechts zu links, das normalerweise erheblich weniger als 1 beträgt, zugunsten der rechten Herzkammer verändert. In schweren Fällen wiegt der rechte Ventrikel sogar mehr als der linke. Als Folge der pulmonalen Hypertonie findet man oft arteriosklerotische Veränderungen an den großen Lungenarterien. Die kleinen Lungengefäße und Capillaren sind je nach dem pulmonalen Grundleiden obliteriert, fibrosiert oder thrombosiert und zeigen Intima- und Mediaveränderungen.

Die sich als Folge der Drucksteigerung im Lungenkreislauf entwickelnde Rechtshypertrophie des Herzens kann in einem gewissen Prozentsatz auch *elektrokardiographisch* erfaßt werden. Bei diesen elektrokardiographischen

Befunden spielen Lageänderungen des Herzens sowie die durch die anatomischen Verhältnisse bedingten besonderen Ableitungsbedingungen, Massenzunahme und eventuell Schädigungen des rechten Ventrikels, aber auch gleichzeitig vorhandene, pathogenetisch anders bedingte Alterationen des Herzens (Hypertonie im großen Kreislauf, Aortenvitien, Coronarsklerose usw.) eine entscheidende Rolle.

Folgende Kriterien werden im allgemeinen der rechtsventrikulären Hypertrophie zugeschrieben:

1. Abweichung der elektrischen Achse nach rechts. Hierbei handelt es sich um ein praktisch obligates, aber unspezifisches Symptom, das unseres Erachtens nur zur Diagnose der Rechtshypertrophie verwendet werden darf, wenn gleichzeitig andere EKG-Zeichen für eine solche sprechen. Als erstes Zeichen einer Rechtshypertrophie kann sich eine Rotation im Uhrzeigersinn um die Herzlängsachse (Verlagerung der Übergangszone nach links) einstellen.
2. Pathologisches Verhältnis von R zu S in V1 (>1) und V6 (<2), wobei der QRS-Komplex in V 1 besondere Aspekte zeigen kann: RS, Rs, qR, R. Eine Amplitude von R in V 1 von über 5 mm erweckt bei gegebenen klinischen Verhältnissen stets den Verdacht auf eine Rechtshypertrophie (Schaub und Mitarbeiter).
3. Verspätung der maximalen Negativitätsbewegung in V 1 ($>$ 0,03 sec) bzw. pathologische Differenz zwischen örtlicher Negativitätsbewegung in V 6 minus örtlicher Negativitätsbewegung in V 1 ($<$ 0,08 sec) (Reindell).
4. Negative T-Zacken rechts präkordial.
5. Auftreten von partiellen oder totalen Rechtsschenkelblockbildern.
6. Veränderungen der P-Zacke. Sie sind ein sehr sensibles und frühes Kriterium einer pulmonalen Hypertonie und deuten besonders in Form einer spitzpositiven Zacke rechts präkordial mit kurzer, schneller Nachschwankung auf eine Vorhofshypertrophie und damit indirekt auf eine Kammerhypertrophie rechts hin.

In vereinzelten Fällen von chronischen Cor pulmonale kommen EKG-Bilder vom rS-Typ in V 1—V 6 vor, die nicht mit einem Vorderwandinfarkt verwechselt werden dürfen. In allen Fällen, bei denen eine Rechtshypertrophie zur Diskussion steht, sind die Ableitungen Vr 3—5 unerläßlich, da oft nur in diesen ein qR oder rsR'-Komplex zur Darstellung kommen kann. Beim chronischen Cor pulmonale wegen Emphysem besteht die Tendenz zur Niedervoltage.

In nicht wenigen Fällen von chronischen Cor pulmonale findet man ein normales EKG. Die Herzstromkurve erfaßt lediglich die fortgeschrittenen Fälle mit längerer Anamnese. Der Prozentsatz wird weitgehend von der Auswahl der Patienten bzw. der Zusammensetzung des Krankengutes beeinflußt. Die Rechtsverspätung bzw. der Rechtsschenkelblock ist bei Rechtshypertrophie häufig und vor allem beim chronischen Cor pulmonale ein wertvolles diagnostisches Symptom. Es besteht jedoch keine Abhängigkeit zur Schwere der pulmonalen Hypertonie, indem sowohl bei leichter und erheblicher Drucksteigerung wie auch bei leichter und schwerer Hypertrophie Rechtsschenkelblockbilder in etwa der gleichen Verteilung vorkommen. Die Entstehung der Rechtsverspätung bei Rechtshypertrophie ist nicht sicher geklärt. Schließlich sei noch vermerkt, daß bei Erkrankungen, die den linken Ventrikel belasten, so daß es zu einer biventrikulären Hypertrophie kommt die Rechtshypertrophie im EKG meistens durch diejenige des linken Ventrikels vollständig maskiert oder zumindest tiefgreifend modifiziert wird, so daß hier die diagnostische Bedeutung des EKG für die Rechtshypertrophie erheblich vermindert ist. Allgemein kann gesagt werden, daß der EKG-Diagnostik der Hypertrophieschäden des rechten Herzens nicht die gleiche Bedeutung zukommt wie derjenigen des linken Herzens. Das EKG hat dafür bei der Rechtshypertrophie einen großen anamnestischen Wert, indem eindeutige elektrokardiographische Rechtshypertrophiezeichen auf eine seit Jahren bestehende kardiale Rechtsüberlastung hinweisen.

b) Bedeutung und Häufigkeit des chronischen Cor pulmonale.

Die Häufigkeit des chronischen Cor pulmonale wird in der Literatur verschieden angegeben und variiert stark gemäß den örtlichen Verhältnissen und der Auswahl des Krankengutes. In einer allgemeinen internen Klinik beträgt die Häufigkeit etwa 3% aller Herzkranken. In der Medizinischen Universitätspoliklinik Zürich wurde 1954 das Cor pulmonale bei einer Gesamtpatientenzahl von 15419 64mal, d. h. in 0,46% diagnostiziert. Auf die Herzkranken bezogen, betrug die Häufigkeit des chronischen Cor pulmonale jedoch bereits 20%, wenn wir die Patienten mit einer allgemeinen Arteriosklerose, einer essentiellen Hypertonie und mit funktionellen Herzbeschwerden nicht berücksichtigen. Im allgemeinen befinden sich die Kranken im Alter von 45—65 Jahren. Auch die Ätiologie wird je nach Krankengut (interne Kliniken, Sanatorien, Bergbauspitäler) verschieden beurteilt. Im Material der internen Kliniken überwiegt das Emphysem zahlenmäßig bei weitem, in denjenigen von Bergbau- und Industriezentren stehen die Pneumokoniosen an erster Stelle. Bei unseren Patienten war in der Hälfte der Fälle das Emphysem, das Asthma bronchiale, die chronische spastische Bronchitis sowie Bronchiektasen oder Cystenlunge die Ursache des Cor pulmonale. In etwas weniger als 20% handelte es sich um Patienten mit einer fortgeschrittenen Tuberkulose. Der Rest verteilt sich auf schwere Thoraxdeformitäten, Silikose, Lungenfibrosen und primäre Angiopathien der Lungengefäße. Griggs und Mitarbeiter fanden autoptisch in etwa 50% ihrer Fälle von Silikose, in etwa 30% ihrer Fälle von Emphysem, in 4% ihrer Fälle von Lungentuberkulose und in 36% ihrer Fälle von Silikotuberkulose ein Cor pulmonale. Nemett und Rosenblatt konstatierten in 34% ihrer Tuberkulosefälle eine Rechtshypertrophie des Herzens.

Für die Klinik können hinsichtlich Vorkommen und Bedeutung des chronischen Cor pulmonale folgende Richtlinien angegeben werden. Bei allen Krankheiten, vorab beim Emphysem, beim chronischen Asthma bronchiale, bei der chronischen spastischen Bronchitis und bei schweren Thoraxdeformitäten, die zu einer starken Einschränkung der Atemreserven führen, die am besten mit dem Atemgrenzwert, dem Tiffeneau-Test oder dem Pneumometerstoß nach Hadorn gemessen werden, kann sich eine Globalinsuffizienz entwickeln, die zu einem chronischen Cor pulmonale führt. Beträgt bei diesen Patienten der Atemgrenzwert weniger als 30—40 Liter in der Minute, so kann man fast immer eine alveoläre Hypoventilation und eine arterielle Hypoxämie und Hyperkapnie feststellen. Auch bei der Silikose, bei Bronchiektasen und bei der Cystenlunge kommt es oft zu schweren ventilatorischen Störungen, so daß auch bei diesen Krankheiten die Globalinsuffizienz als Ursache des chronischen Cor pulmonale von großer Bedeutung ist. Bei den fortgeschrittenen Silikosen gewinnt die anatomische Einschränkung der Lungenstrombahn als Ursache der Widerstandserhöhung an Bedeutung; das gilt auch für ausgedehnte Lungenfibrosen anderer Genese und für schwere Tuberkulosen. Thoraxchirurgische Eingriffe wie Pneumothorax, Phrenicuslähmung und Thorakoplastik beeinträchtigen in erster Linie die Ventilation; Lungenresektionen verkleinern hauptsächlich die Capillaroberfläche. Eine bereits in Ruhe bestehende pulmonale Hypertonie gilt, von Sonderfällen abgesehen, bei der Diskussion eines thoraxchirurgischen Eingriffes als Gegenindikation. Sehr selten und ätiologisch meistens ganz unklar sind primäre Veränderungen an den kleinen Lungengefäßen, die zu einer Widerstandserhöhung und zu einer Rechtshypertrophie führen. Zum Teil dürfte es sich um echte degenerative Prozesse, zum Teil um arteriitische und thrombangitische Veränderungen sowie um Folgezustände nach multiplen Lungenembolien handeln. Hierher gehören das „pulmonary vascular obstruction syndrome“ (CUTLER), die „Endofibrose idiopathique oblitérante des artérioles du poumon“ (FEUARDENT) und einige klinisch als „primäre pulmonale Hypertonie“ oder „primäres Cor pulmonale“ beschriebene Fälle. Wir sprechen von einer „primären Pulmonalsklerose“, wenn eine pulmonale Hypertonie nicht durch eine Lungenerkrankung oder einen angeborenen bzw. erworbenen Herzfehler erklärt werden kann. Dabei soll die Bezeichnung Pulmonalsklerose auf anatomische Veränderungen an den kleinen und kleinsten Lungengefäßen, die zu einer Einschränkung des Strombettes geführt haben, hinweisen; sie bezieht sich nicht auf sklerotische Veränderungen an den großen Lungengefäßen, die man wohl immer als sekundäre Folgen einer chronischen Drucksteigerung auffassen kann.

Der Verlauf des chronischen Cor pulmonale kann klinisch in 3 Stadien eingeteilt werden. Im ersten stehen die Symptome der pulmonalen Grundkrankheit, die zur pulmonalen Hypertonie führt, im Vordergrund. Im zweiten wird die Rechtshypertrophie manifest, doch besteht noch keine kardiale Insuffizienz. Im Endstadium entwickelt sich das Vollbild mit der Rechtsinsuffizienz. Die einzelnen Stadien werden individuell verschieden rasch durchlaufen. Im allgemeinen beschleunigt sich der Verlauf mit dem Eintritt der kardialen Dekompensation. Gelegentlich entwickelt sich auch unter akuten Bedingungen (Infektionen, körperliche Anstrengungen usw.) eine rasch progrediente Dekompensation mit deletärem Ausgang.

c) Die Therapie des chronischen Cor pulmonale.

Die allgemein verbreitete ungünstige Beurteilung der Prognose und Therapie des chronischen Cor pulmonale datiert aus jener Zeit, als sich die Behandlung vor allem auf die Beeinflussung der kardialen Rechtsinsuffizienz konzentrieren mußte und eine „kausale“ Therapie, d. h. die Ausschaltung der primären pulmonalen Ursache, kaum möglich war. Nicht selten fällt auch heute noch jede Kausaltherapie dahin, z. B. bei der primären Pulmonalsklerose und bei weit fortgeschrittenen Lungenprozessen, die zu einer definitiven Einschränkung des Strombettes geführt haben. In einer nicht kleinen Zahl von Fällen ergeben sich aber heute Möglichkeiten, die eine pulmonale Hypertonie verursachende respiratorische Insuffizienz — die Globalinsuffizienz — günstig zu beeinflussen. Mit einer Besserung oder sogar Normalisierung der alveolären Gasspannungen wird der Druck im Lungenkreislauf gesenkt und das rechte Herz entlastet. Am sinnvollsten ist die Kombination von Sauerstoffatmung und künstlich gesteigerter Ventilation mit Eiserner Lunge, elektrischer Stimulierung der Atemmuskulatur, „Respirator nach ENGSTRÖM“ oder anderen Apparaten sowie mit Atemgymnastik. Wir erreichten mit einer derartigen, während Wochen konsequent durchgeführten Atembehandlung bei Emphysematikern mit bereits dekompensiertem Cor pulmonale eine volle Rekompensation und Entwässerung, ohne daß herzaktive Glykoside und Diuretica verabreicht wurden. Die Sauerstoffatmung ohne gleichzeitige Stimulierung der Atmung ist hingegen zu vermeiden, da die ohnehin vermindert erregbaren Atemzentren durch die Erhöhung der arteriellen Sauerstoffspannung noch mehr gedämpft werden, so daß die Atmung noch stärker eingeschränkt wird und sich wegen der zusätzlichen Kohlensäureretention eine bedrohliche respiratorische Acidose, eventuell mit Koma und Exitus, entwickeln kann.

Alle jene Maßnahmen, die die einer Ventilationsstörung zugrunde liegenden Bronchialspasmen zu beeinflussen versuchen, haben ebenfalls den Charakter einer „kausalen“ Therapie in ihrer Auswirkung auf den kleinen Kreislauf. Die Verabreichung von Bronchospasmolytica per os, per inhalationem und parenteral ist deshalb von großer Bedeutung. Außerordentlich wichtig ist die Bekämpfung von chronischen und akuten Infekten der Luftwege mit Antibiotica und Chemotherapeutica in allen Fällen von Bronchiektasien, chronischer Bronchitis, Emphysem, Kyphoskoliose usw., wo die chronischen entzündlichen Prozesse infolge Schwellung und Hypersekretion der Bronchialschleimhaut und Begünstigung der Spasmen den exspiratorischen Widerstand erhöhen und den Untergang von Parenchym befördern. Jeder Patient mit einer pulmonalen Hypertonie ist gegenüber Infektionen der Bronchien besonders anfällig, und nicht selten kommt es zu einer bedrohlichen Verschlechterung der Kreislaufverhältnisse bei interkurrenten Infektionen der Luftwege. Diese führen gelegentlich auch zu einer bakteriellen Autoallergiesierung, die ihrerseits asthmatische Zustände begünstigt. Die Bekämpfung chronischer und akuter Infekte der Luftwege hat deshalb eminente Bedeutung.

Schließlich sind alle jene Maßnahmen zu erwähnen, die ganz allgemein bei insuffizientem Myokard indiziert sind. Die Patienten sollen sich körperlich schonen oder ruhiggestellt werden; diätetische Einschränkungen, wie bei jedem Herzkranken, sind zu verordnen. Aderlässe vermindern die kompensatorische, überschießende Vermehrung der Blutmenge und der Erythrocyten, die zu einer zusätzlichen Überlastung des Herzens durch Steigerung des venösen Rückflusses und der Blutviscosität, sowie zu Überfüllung des Gefäßsystems beitragen. Man bedenke dabei, daß die Polyglobulie (nach dem Hämokritwert beurteilt) eine Gegenregulation des Organismus gegen die chronische Sauerstoffuntersättigung darstellt und deshalb nur dann therapeutisch reduziert werden soll, wenn sie ihrerseits krankheitsverschlimmernd wirkt, d. h. wenn die Erhöhung der Blutviscosität an sich tatsächlich eine ungünstige Rolle zu spielen beginnt. Andernfalls bedeuten Aderlässe nur Reize zu weiterer Erythrocytenproduktion. In der Behandlung der pulmokardialen Rechtsinsuffizienz haben die herzaktiven Glykoside und Diureticis nicht die gleiche überragende Bedeutung wie beim Versagen des linken Ventrikels. Den oben diskutierten Verfahren ist in der Dauerbehandlung und in der langen Periode der fast ausschließlich pulmonal bedingten Symptome wie Dyspnoe und Cyanose die größere Aufmerksamkeit zu schenken. Die eigentliche Herztherapie bleibt den akuten Zuständen und der letzten Phase des Krankheitsprozesses, wo Stauungserscheinungen im großen Kreislauf das Bild beherrschen, vorbehalten. Die Ansicht, bei Rechtsinsuffizienz und beim chronischen Cor pulmonale sei Strophosid angezeigt und Digitalis eher abzuraten, ist unseres Erachtens weder experimentell noch theoretisch noch klinisch begründet, um so mehr, als ja keine grundsätzlichen Unterschiede zwischen diesen beiden Glykosidgruppen bestehen. Die Rechtsinsuffizienz kann unseres Erachtens entsprechend der persönlichen Erfahrung und Einstellung des Therapeuten sowohl mit Strophosid als auch mit Digitalis erfolgreich behandelt werden. Warum die Herzglykoside bei der Rechtsinsuffizienz weniger gut wirken, ist bis heute nicht sicher geklärt, wahrscheinlich spielen die geringere Muskelmasse des rechten Ventrikels und die chronische Hypoxie eine gewisse Rolle. Es sollen beim chronischen Cor pulmonale und besonders bei der primären Pulmonalsklerose nach Strophanthinverabreichung häufiger Zwischen- bzw. Todesfälle auftreten als bei anderen Herzleiden. Diese werden unter anderem damit erklärt, daß bei fixiertem Widerstand im kleinen Kreislauf ein bereits maximal dilatiertes Herz unter Strophanthin beim Versuch einer weiteren Kraftentfaltung akut überdehnt wird und versagt bzw. stillsteht.

Ausdrücklich sei vor der Applikation von Morphium bei der Dyspnoe von Patienten mit chronischen Cor pulmonale gewarnt, bei denen Morphinpräparate absolut kontraindiziert sind. Morphium dämpft die ohnehin durch Hypoxie und Hyperkapnie geschädigten und vermindert erregbaren Atemzentren noch zusätzlich und kann zum asphyktischen Koma und Tod führen.

Literatur.

Eine ausführliche Literaturzusammenstellung findet sich in der pathophysiologischen Einführung, weshalb hier nur die wichtigsten neueren Arbeiten angeführt werden.

Pathophysiologie und Hämodynamik des Lungenkreislaufes
(vorwiegend experimentelle Arbeiten).

Anderson, L. L., J. C. Bell and S. G. Blount jr.: An evaluation of factors affecting the alveolar-arterial oxygen tension gradient in chronic pulmonary disease. Amer. Rev. Tbc. **69**, 71 (1954).

Bernsmeier, A., H. Blömer u. W. Schimmler: Cerebrale Komplikationen beim chronischen Cor pulmonale. Verh. dtsch. Ges. Kreislaufforsch. **1955**. — Björk, V. O.: The arterial oxygen and carbon dioxide tension during the postoperative period in cases of pulmonary resection and thoracoplastics. J. Thorac. Surg. **27**, 455 (1954). — Brown jr., C. C., D. L. Fry and R. V. Ebert: The mechanics of pulmonary ventilation in patients with heart disease. Amer. J. Med. **17**, 438 (1954). — Bühlmann, A., C. Maier, M. Hegglin, R. Kälin u. F. Schaub: Beziehungen zwischen Lungenfunktion und Lungenkreislauf. Schweiz. med. Wschr. **1953**, 1199. — Zur Pathogenese der arteriellen pulmonalen Hypertonie mit besonderer Berücksichtigung des Cor pulmonale beim Emphysem. Cardiologia (Basel) **24**, 96 (1954). Bühlmann, A., F. Schaub u. P. Luchsinger: Die Haemodynamik des Lungenkreislaufes während Ruhe und körperlicher Arbeit beim Gesunden und bei den verschiedenen Formen der pulmonalen Hypertonie. Schweiz. med. Wschr. **1955**, 253. — Bühlmann, A., F. Schaub u. P. H. Rossier: Zur Aetiologie und Therapie des Cor pulmonale. Schweiz. med. Wschr. **1954**, 587. — Buhr, G.: Beitrag zur Beeinflußbarkeit des menschlichen Lungenkreislaufes durch vasoaktive Substanzen. Z. Kreislaufforsch. **43**, 601 (1954).

Euler, U. S. v., u. G. Liljestrand: Observation on the pulmonary arterial blood pressure in the cat. Acta physiol. scand. (Stockh.) **12**, 301 (1947).

Fowler, N. O.: Further studies of the relationship between pulmonary arteriolar resistance and pulmonary artery pressure. Amer. Heart. J. **46**, 1 (1953).

Grosse-Brockhoff, F.: Haemodynamik des Lungenkreislaufes. Tuberkulosearzt **6**, 385 (1952).

Hall, P. W.: Effects of anoxia on postarteriolar pulmonary vascular resistance. Circulation Res. **1**, 238 (1953). — Harvey, R. M., and M. I. Ferrer: Pulmonary circulation: Its relation to normal and altered dynamics. Dis. Chest **25**, 247 (1954).

Knebel, R., u. W. Bolt: Die pathologische Physiologie des Cor pulmonale. Verh. dtsch. Ges. Kreislaufforsch. **1955**.

Rodbard, S.: Bronchomotor tone. Amer. J. Med. **15**, 356 (1953). —Rossier, P. H., u. A. Bühlmann: Cor pulmonale et pathophysiologie alvéolaire. Cardiologia (Basel) **25**, 132 (1954). — Rossier, P. H., A. Bühlmann u. P. Luchsinger: Bemerkungen über Diffusionsstörungen der Lunge. Schweiz. med. Wschr. **1954**, 25.

Stroud, R. C., and H. Rahn: Effect of O_2 and CO_2 tension upon the resistance of pulmoary blood vessels. Amer. J. Physiol. **172**, 211 (1953).

Ulmer, W.: Untersuchungen zur Analyse der alveolären Ventilationsstörung bei chron. Cor pulmonale. Verh. dtsch. Ges. Kreislaufforsch. **1955**.

Wilson, R. H., R. V. Ebert, C. W. Borden, R. T. Pearson, R. S. Johnson, A. Falk and M. E. Dempsey: The determination of blood flow through nonventilated portions of the normal and diseased lung. Amer. Rev. Tbc. **68**, 177 (1953).

Chronisches Cor pulmonale
(vorwiegend klinische und pathologisch-anatomische Arbeiten).

Barnard, P. J.: Thrombo-embolic primary pulmonary arteriosclerosis. Brit. Heart. J. **16**, 93 (1954). — Pulmonary arteriosclerosis and cor pulmonale due to recurrent thromboembolism. Circulation (New York) **10**, 343 (1954). — Bobek, V., u. J. Vanek: Cor pulmonale chronicum infolge Lungenembolisation. Z. inn. Med. **8**, 596 (1953). — Bolt, W.: Zur Klinik und Praxis der Insuffizienz des rechten Herzens. Med. Klin. **1952**, 1691. — Emphysem. Beitr. Klin. Tbk. **11**, 266 (1954). — Bolt, W., H. W. Knipping, H. Valentin u. H. Venrath: Herzfunktion und Herzfunktionsdiagnostik. Dtsch. med. Wschr. **1953**, 15, 17, 35, 36. — Brinton, W. D.: Primary pulmonary hypertension. Brit. Heart. J. **12**, 305 (1950).

Chiari, H.: Cor pulmonale. Bull. schweiz. Akad. Med. Wiss. **6**, 432 (1950). — Cohn, J. E., D. G. Carrol and R. L. Riley: Respiratory acidosis in patients with emphysema.

Amer. J. Med. **17**, 447 (1954). — CUTLER, J. G., A. S. NADAS, W. T. GOODALE, R. B. HICKER and A. M. RUDOLPH: Pulmonary arterial hypertension with markedly increased pulmonary resistance. Amer. J. Med. **17**, 485 (1954).

DENOLIN, H.: Le cœur pulmonaire chronique en médicine interne. Verh. dtsch. Ges. Kreislaufforsch. **1955**. — DRESSLER, W.: Effort syncope as a early manifestation of primary hypertension. Amer. J. Med. Sci. **223**, 121 (1952).

ERNST, C.: Zur Kreislaufdynamik beim chronischen Cor pulmonale. Ärztl. Wschr. **1954**, 1.

FEUARDENT, R.: L'endofibrose oblitérante idiopathique des artérioles du poumon. Presse méd. **1953**, 594. — FLINT, J. F.: Cor pulmonale. Incidence and aetiology in an industrial city. Lancet **1954**, 51. — FOWLER, N. O., and R. N. WESTCOTT: The cardiac output in chronic cor pulmonale. Circulation (New York) **6**, 888 (1952). — FRANKE, H.: Das Cor pulmonale in der Thoraxchirurgie. Verh. dtsch. Ges. Kreislaufforsch. **1955**. — FULTON, R. M.: The heart in chronic pulmonary disease. Quart. J. Med. **22**, 43 (1953).

GORDON, B.: The clinical and physiologic aspects of emphysema. Diagnosis and treatment. North Carolina Med. J. *14*, 10 (1953).

HILTPOLD, P.: Die Sklerose der Pulmonalarterien. Schweiz. med. Wschr. *1954*, 161. — HOCHREIN, M., u. I. SCHLEICHER: Die Funktion des kardiopulmonalen Systems. Med. Klin. **1953**, 765. — HORSTERS, H.: Das Emphysemherz. Z. inn. Med. **7**, 39 (1952).

KIRCH, E.: Pathologische Anatomie des Cor pulmonale. Verh. dtsch. Ges. Kreislaufforsch. **1955**.

LENÈGRE, J., et A. GERBAUX: Le cœur pulmonaire chronique par thrombose artérielle pulmonaire. Arch. Mal. Cœur *45*, 289 (1952). — LENÈGRE, J., P. MAURICE, L. SCÉBAT, P. Y. HATT A. R. JACQUOT: Le cœur des asthmatiquer. 2. congrès internat. de l'astqma le Mont Dore 1950. — LEWIS jr., C. S., A. J. SAMUELS and H. H. HECHT: Chronic lung disease, polycythemia and congestive heart failure. Cardiorespiratory, vascular and renal adjustements in cor pulmonale. Circulation (New York) **6**, 874 (1952).

MCCORT, J. J., and P. PARE: Pulmonary fibrosis and cor pulmonae in sarcoidosis. Radiology **62**, 496 (1954). — MCKEOWIN, F.: The pathology of. pulmonary heart diseary heart diseare. Brit. Heart J. **14**, 25 (1952). — MCMICHAEL, J.: Heart failure of pulmonary origin. Edinburgh Med. J. *55*, 65 (1948). — MÉRIEL, P.: Le cœur pulmonaire chronique. Paris 1952. — MOUNSEY, J. P. D.: Emphysema heart disease. Brit. J. Tbc. a. Dis. Chest **48**, 63 (1954).

PUDDU, V.: Il cuore polmonare. Relazione al 13 eongresso della ocietà di eardiologia 1952.

ROSSIER, P. H., A. BÜHLMANN u. P. LUCHSINGER: Cor pulmonale und Silikose. Arch. Gewerbepath. **13**, 486 (1955). — Die Pathophysiologie der Atmung bei der Silikose und die Begutachtung der Arbeitsfähigkeit. Dtsch. med. Wschr. **1955**, 608.

SAMUELSON, S.: Primary cor pulmonale. Acta med scand. (Stockh.) **142**, 177 (1952). — Chronic cor pulmonale in bronchial asthma, chronic bronchitis, bronchiectasies and pulmonary emphysema. Acta med. scand. (Stockh.) **143**, 15 (1952). — SCHAUB, F., A. BÜHLMANN u. R. KÄLIN: Das „Kyphoskolioseherz" und seine Pathogenese. Cardiologia (Basel) **25**, 148 (1954). — SCHAUB, F., A. BÜHLMANN, R. KÄLIN u. T. WEGMANN: Zur Klinik und Pathogenese pes sogenannten Kyphoskolioseherzens. Schweiz. med. Wschr. **1954**, 1147. — SCHMIDT, H.: Primäre und sekundäre pulmonale Hypertonie. Dtsch. Arch. klin. Med. **200**, 837 (1953). — Die essentielle Hypertonie des Lungenkreislaufes und deren Beziehung zur sogenannten primären Pulmonalsklerose. Arch. Kreislaufforsch. **19**, 91 (1953). — SIMPSON, T.: Acute respiratory Infectious in emphysema. Brit. Med. J. **1954**, 297. — SPANG, K.: Die primär-pulmonale Rechtsinsuffizienz. Dtsch. med. Wschr. **1954**, 9. — STAEMMLER, M.: Hypertonie im großen und kleinen Kreislauf. Wien. med. Wschr. **1954**, 279. — STENDER, H. ST., u. M. TANBERT: Zum klinischen Erscheinungsbild der Arteriitis pulmonalis. Ärztl. Wschr. **1953**, 121. — STRASER, T.: A case of primary pulmonary arteriosclerosis in a child. Acta med. Jugoslav. **7**, 3, 293 (1953).

TALBOT, T. J., and J. J. SILVERMAN: Pulmonary Artery enlargement simulating a neoplasm of the lung. Amer. Heart J. **48**, 1, 146 (1954). — TAQUINI, A. C.: Physiopathological bases for the clinical interpretation of chronic cor pulmonale. Cardiologia (Basel) **21**, 393 (1952). — TOURNIAIRE, A.: Syndrome prémonitoire du cœur pulmonaire chronique. Arch. Mal. Cœur **47**, 7, 591 (1954).

VIAR, W. N., and T. H. HARRISON: Chest pain in association with pulmonary hypertension: its similarity to pain of coronary disease. Circulation (New York) **5**, 1 (1952).

WEGMANN, T., u. F. SCHAUB: Die klinische Bedeutung der Trichterbrust. Schweiz. med. Wschr. **1953**, 986. — WESTLAKE, E. K., and M. KAYE: Raised intracranial pressure in emphysema. Brit. Med. J. **1954**, No 4857, 302. — WHITAKER, W.: Pulmonary hypertension in congestive heart failure complicating chronic lung disease. Quart. J. Med. **23**, 57, 89 (1954).

Eine Zusammenstellung der neueren Literatur über EKG und Rechtshypertrophie findet sich bei:

Schaub, F., J. Vögtlin u. A. Bühlmann: Die Beziehungen zwischen den elektrokardiographischen Veränderungen der Rechtshypertrophie und den hämodynamischen Größen bei congenitalen Vitien, bei Mistralstenose und beim chronischen Cor pulmonale. Cardiologie (Basel) **26**, 209 (1955).

Therapie des chronischen Cor pulmonale.

Celice, J., F. Plaset et F. Jeanson: Acquisitions recents pour le traitement des cœurs pulmonaires chroniques. Presse méd. **1953**, 1151.

Harvey, R. M., M. I. Ferrer and A. Cournand: The treatment of chronic cor pulmonale. Circulation (New York) **7**, 932 (1953). — Herschfus, J. A., E. Bresniak and M. S. Segal: Pulmonary function studies in bronchial asthma. Amer. J. Med. **14**, 23 (1953). — Pulmonary function studies in treated bronchial asthma. Amer. J. Med. *14*, 34 (1953). — Hochrein, M.: Zur Symptomatologie und Therapie des Cor pulmonale. Med. Klin. **1952**, 1551. — Hochrein, M., u. I. Schleicher: Zur therapeutischen Beeinflussung des kardiopulmonalen Systems. Med. Mschr. **1952**, 780.

Mann, B., and E. A. Murphy: The treatment of hypertrophic emphysema by pneumoperitoneum. Thorax (Lond.) **9**, 1, 87 (1954). — McClement, J. H., A. D. Renzetti, A. Himmelstein and A. Cournand: Cardiopulmonary function in the pulmonary form of Boeck's sarcoid and its modification by cortisone therapy. Amer. Rev. Tbc. **67**, 154 (1953). — Miller, W. F.: A physiologic evaluation of the effects of diaphragmatic breathing training in patients with chronic pulmonary emphysema. Amer. J. Med. *17*, 471 (1954).

Samuelson, S.: The danger of using morphine in cor pulmonale. Cardiologia (Basel) **21**, 817 (1952).

Wilson, R. H., W. Hoseth and M. E. Dempsey: Effects decreasing respiratory minute volume in patients with severe chronic pulmonary emphysema, with specific reference to oxygen, morphine and barbiturates. Amer. J. Med. **17**, 464 (1954).

G. Die Lunge als myo-elastisches System.

Von

W. Löffler.

1. Morphologische Gesichtspunkte.

Die Anatomie des Lungengewebes, insbesondere die der Lungenmuskulatur, ist bis heute noch nicht vollkommen klar gelegt. Während die Existenz der Bronchial- und Bronchiolenmuskulatur an sich unbestritten ist (Macklin), stehen Feinbau, Verteilung und vor allem die Funktion der sog. glatten parenchymalen Lungenmuskulatur im Brennpunkt der Diskussion. Bereits Reisseisen (1822) und Moleschott (1845) berichteten auf Grund von Untersuchungen an Zupfpräparaten — die Methode wurde gelegentlich einer scharfen Kritik unterzogen — über Muskelzüge im Lungengewebe selbst. Ein nachhaltigerer Erfolg war einer Studie von Baltisberger beschieden, der an der frisch fixierten Lunge eines hingerichteten 25jährigen Mannes *Muskelbündel im Parenchym* (Alveolargänge) im *interstitiellen Bindegewebe* und in der *Pleura pulmonalis* nachwies. Luisada übernahm die Konzeption von Baltisberger bedingungslos, v. Moellendorff hingegen hält die Muskulatur des interlobulären Gewebes und der Pleura pulmonalis für quantitativ so wenig entwickelt, daß ihr jedenfalls im Hinblick auf die Funktion keine Bedeutung zukommen soll (Behrens sen). Noch sehr viel unklarer sind Aufbau und geometrische Anordnung jener Muskulatur, die möglicherweise die Alveolargänge umgibt. Der funktionelle Aspekt ist dadurch kompliziert, daß ein fließender Übergang bzw. eine echte Verbindung zu den elastischen Elementen besteht. Wir verweisen in diesem Zusammenhang auf die Untersuchungen von Gehlen und Orsós. Bronckhorst und Dijkstra fassen in Anlehnung an Baltisberger die Muskeln des

Alveolargebietes (bronchuli respiratorii, Alveolargänge und Interstitium) als selbständig funktionierendes System auf. Es soll die genannte Muskulatur phylogenetisch älter sein, als die der Bronchien, da beispielsweise bei Amphibien die Bronchialmuskulatur nahezu verschwunden ist, während die Muskulatur des Alveolargebietes sehr beträchtlich entwickelt ist. v. HAYEK beschreibt in neuester Zeit Muskelbündel, die den Eingang der Alveolen umgeben. Sie „durchkreuzen sich in den verschiedensten Richtungen, ohne daß etwa wahre Ringfasern zu sehen wären. Vielmehr bilden die Muskelbündel eher Teile eines Sechseckes um die Alveole.“ Solche und ähnliche Befunde bestärkten STURM in der Vorstellung vom Lungenparenchym als einem selbständig, aktiv funktionierenden Gebilde; dies um so mehr, als sich die Kenntnisse über die vegetative Lungeninnervation häufen. Die Lunge ist nach STURM wie folgt innerviert:

1. durch den *Nervus vagus*, der ein Gemisch von verschiedenen Fasern, nämlich parasympathisch-efferenten, sympathisch-efferenten und vagisch-afferenten darstellt (BREUCKER),

2. durch den *Grenzstrang des Sympathicus*, der im Bereich des Ganglion stellatum mit Hilfe seiner Rami mediastinales der segmentalen Versorgung der Brustorgane mit sympathischen und spinalen Fasern dient,

3. durch den *Nervus phrenicus*, der ebenfalls mit autonomen Bahnen vermengt ist (GUENIN).

Die genannten Fasern gehen bereits am Hilus eine innige Verflechtung ein und verlaufen vom Plexus pulmonalis anterior und posterior ausgehend an der Außenfläche der Bronchien zur Lungenperipherie. Es versteht sich von selbst, daß infolge der gegenseitigen Durchmischung die sympathischen und parasympathischen Anteile morphologisch nicht mehr auseinander zu halten sind. Ganz peripher bilden die Fasern die sog. *Terminalreticula*, die in Form von motorisch wirksamen Gebilden in den Bronchialmuskeln, den Bronchialdrüsen und den Blutcapillaren nachgewiesen wurden. Sensible Fasern sollen in den Alveolarwänden der Bronchialmuskulatur und der Bronchialschleimhaut existieren. Wir verweisen an dieser Stelle auf die Originalliteratur (FEYRTER, LARSEL und DOW, SUNDER-PLASSMANN, DIJKSTRA, KUSAKABE, STURM).

Aus dem Gesagten ergibt sich, daß der Morphologe bei der Beurteilung der Lungenstruktur und insbesondere bei der Einordnung morphologischer Elemente in funktionelle Zusammenhänge auf erhebliche Schwierigkeiten stoßen dürfte. Es kann jedenfalls vor voreiligen Schlußfolgerungen, betreffen diese nun die Funktion in der Norm oder diejenige unter pathologischen Bedingungen, wie etwa beispielsweise bei der Atelektase, nicht genug gewarnt werden (vgl. Atelektase).

2. Funktionelle Gesichtspunkte.

a) Der „passive“ Tonus der Lunge.

Zu den Haupteigenschaften der Lunge gehört *die Retraktionskraft*, die man früher einmal mit dem Attribut „*vital*“ versah. Es handelt sich aber zunächst um ein rein physikalisch-mechanisch erklärbares Phänomen, das auf die *Speicherung elastischer Energie* in einem sog. myoelastischen System zurückgeht. Der Betrag dieser Energie — in streng physikalischer Terminologie „*potentiell*“ genannt — ist gleichbedeutend, dem *Zug* (negativer Druck), den die Lunge auf Thoraxwand und Zwerchfell ausübt. Durch die mißverständliche Anwendung des Elastizitätsbegriffes erklären sich die Versuche, zwischen dem elastischen Fasersystem der Lunge und der Retraktionskraft eine strenge Parallele herzustellen. ORSÓS äußerte sich dazu wie folgt: „Alle Versuche, eine Parallele zwischen Lungenelastizität und elastischen Fasern herzustellen, waren von vornherein verfehlt, eben weil die elastische Faser gar nicht der Bestandteil in der Lunge ist, der die Retraktion derselben bei der Entspannung bedingt. Wir müssen die contractile Substanz in den Wandungen der Lungenacini und in der Muskulatur der Alveolargänge suchen.“ Wir sind heute der Meinung, daß die Lunge ihre passiv-contractilen Eigenschaften dem elastischen Fasersystem, der glatten Muskulatur und möglicherweise auch der Oberflächenspannung (v. Neergard), verdankt. Es ist mit anderen Worten jeder Gewebsteil der Lunge *deformierbar* und deshalb, wenn auch in verschiedenem Ausmaß zur Speicherung elastischer Energie befähigt. Bei sehr stark unterschiedlicher Dehnbarkeit müßten notwendigerweise Zerreißungen auftreten (Sternberg, vgl. Atelektase).

b) Der „aktive“ Tonus der Lunge.

Die Möglichkeit einer aktiven Tätigkeit der glatten Muskulatur der Lunge wurde immer wieder erwogen. Luisada postulierte sogar den Antagonismus zwischen der quergestreiften Muskulatur des Thorax und der glatten Muskulatur, wobei sich letztere bei der Inspiration erschlaffen und bei der Exspiration kontrahieren sollte. Die Hypothese ist in dieser Form wohl nicht mehr aufrecht zu erhalten. Es ist aber zuzugeben, daß der glatten Lungenmuskulatur ein *Tonus* zukommt, der sich innerhalb von größeren Zeiträumen und vor allem unter pathologischen Bedingungen ändern kann. Es ist unter anderem bekannt, daß sich Tonusänderungen der Bronchialmuskulatur außerordentlich langsam vollziehen (Trendelenburg). Wir unterscheiden zweckmäßig:

α) Die Muskulatur des Bronchialbaumes (mittelgroße und große Bronchien),

β) Die Muskulatur des Parenchyms (Bronchuli terminales, interstitielle Muskulatur).

Von der *aktiven Bronchialperistaltik* war bereits die Rede. Wir lehnen sie endgültig ab, zumal uns heute in der Bronchographie mit Hilfe wasserlöslicher und wenig viscöser Kontrastmittel eine Methode zur Verfügung steht, die entsprechende Untersuchungen auch am Menschen gestattet. Stutz hebt transitorische Änderungen in der Weite der Bronchiallichtung hervor, die von den respiratorischen Bronchialkaliberschwankungen unabhängig sind. Es handelt sich jedenfalls um eine örtliche Tonuserhöhung der Bronchialmuskulatur, die wahrscheinlich einen örtlichen Schleimhautreiz zur Voraussetzung hat. Die Beobachtung ist besonders bei vegetativ Labilen und Asthmatikern häufig zu machen. Wie der Reflex im einzelnen abläuft, ist bei der komplizierten Anordnung der nervösen Elemente in der Lunge nicht zu entscheiden. Stutz faßt die Funktion der glatten Muskulatur der großen und mittelgroßen Bronchien wie folgt zusammen: „Der wechselnde Tonus der Bronchialmuskulatur reguliert die Weite der Bronchiallichtungen, wobei das umgebende Lungengewebe als ‚*elastischer Antagonist*‘ wirkt“. Der Muskeltonus seinerseits kann nun auf sehr verschiedene Weise beeinflußt werden (nervös, humoral, de Burgh Daly und Hebb).

Die Angaben über die Tätigkeit der *peripheren Muskulatur* (Bronchuli terminales, interstitielle Muskulatur) sind weitgehend hypothetischer Natur. Es ist besonders zu bemerken, daß die Bronchuli terminales mit einer im Vergleich zu den größeren Bronchien relativ dickeren Muskulatur ausgerüstet sind (Macklin). Diese Tatsache legt die Vermutung nahe, daß Querschnittsveränderungen auf Grund nervöser oder humoraler Einflüsse besonders leicht zu vollziehen sind. Rodbard verwies auf die Beziehungen zwischen dem bronchialen Hypertonus mit konsekutiver Erhöhung des Alveolardruckes und der Zunahme des capillären Strömungswiderstandes. Umgekehrt stellt STURM in Anlehnung an Untersuchungen von HAYEK die Relation zwischen Gefäßtonus und Alveolartonus zur Diskussion. VERZÁR beschrieb die sog. *dritte Form der Atmungsregulation*, neben Vermehrung und Vertiefung der Atemtüge, die sich in einer Zunahme des Lungenvolumens kundgibt. Ob dabei die Erschlaffung der interstitiellen Muskulatur das entsprechende morphologische Korrelat darstellt, ist sehr fraglich. Der „Arbeitswechsel" oder „Schichtwechsel" der Alveolen bzw. der Läppchen ist Gegenstand der Atmungstheorie von ENGELHARDT. Die Lungenmuskulatur, vermutlich die interstitielle, sei für die intermittierende Hypoventilation einer gewissen Anzahl respiratorischer Einheiten verantwortlich.

Es erhebt sich nun die Frage nach der gegenseitigen funktionellen Beeinflussung von Muskulatur und elastischen Fasern. FELIX gab eine zunächst sehr plausible Deutung. Beide Systeme (Muskulatur und elastische Fasern) ergänzen sich bei der Ausatmung. Alveolensäckchen und Alveolargänge stehen unter dem Einfluß der elastischen Fasern, das Bronchialsystem steht, was seine Verengerung anbetrifft, nur unter der Herrschaft der Muskulatur, was seine Verkürzung angeht, nur unter der Wirkung der elastischen Fasern. Muskulatur und elastische Fasern stellen also das *aktive Lungengebläse dar*. Diese Hypothese ist wohl nur bedingt richtig, denn sie behandelt elastische Fasern und Muskulatur als durchaus separate Größen. Nach den Untersuchungen v. GEHLENs inseriert die periphere Lungenmuskulatur mit feinen Bündeln tangential in den elastischen Alveolarringen. Aus der besonderen geometrischen Anordnung muß man schließen, daß eine Erhöhung des muskulären Tonus dazu beiträgt, die ganz peripheren Lufträume (Alveolargänge, Infundibula, Bronchuli respiratorii) offen zu halten. Wir haben also im Vergleich mit den Bronchuli terminales ein gegensätzliches Verhalten der Muskulatur vor uns, denn dort wirkt eine Tonuszunahme stets im Sinne einer Verengerung der Lichtung (STUTZ).

Wir halten abschließend fest, daß die Feinstruktur der Lunge eine Fülle von Problemen aufgibt, ganz besonders solche funktioneller Art. Nur die wenigsten sind gelöst.

Literatur.

BALTISBERGER, W.: Über die glatte Muskulatur der menschlichen Lunge. Z. Anat. **61**, 283 (1921). — BRAEUCKER, W.: Der Brustteil des vegetativen Nervensystems und seine klinisch-chirurgische Bedeutung. Beitr. Klin. Tbk. **66**, 1 (1927). — BRONCKHORST, W., u. C. DIJKSTRA: Das neuromuskuläre System der Lunge. Beitr. Klin. Tbk. **94**, **445** (1940). — BURGH, DE, M. DALY and C. HEBB: Bronchomotor and pulmonary arterial pressure responses to nerve stimulation. Quart. J. Exper. Physiol. **31**, 211 (1942).

DIJKSTRA, C.: Über die Innervation der Lunge. Beitr. Klin. Tbk. **92**, 445 (1939).

ENGELHARDT, A.: Neue Gedanken zur Physiologie der Atmung und ihre Bewährung. Sitzgsber. physik.-med. Soc. Erlangen **72**, 189 (1942).

FELIX, W.: Die Anatomie der Lungen und Brustfelle. In F. SAUERBRUCH: Chirurgie der Brustorgane, S. 55ff. Berlin: Springer 1920.

GEHLEN: H. v. Der Acinus der menschlichen Lunge als elastisch-muskulöses System. Gegenbaurs Jb. **85**, 186 (1940). — GUENIN, R.: Führt der N. phrenicus marklose Nervenfasern? Z. Anat. **92**, 73 (1930).

HAYEK, H. v.: Die Muskulatur der Bronchi und Bronchioli und ihre Wirkung Ber. physik.-med. Ges. Würzburg, N. F. **64**, 82 (1940). — Über die Verengerung der Bronchi und Bronchioli durch ihre Muskulatur. Wien. klin. Wschr. **1941**, 54. — Erg. Anat. **34**, **143** (1944). — Klin. Wschr. **1950**, 268.

KUSAKABE, T.: Experimentelle Untersuchungen der Innervation der Lungenwurzel und ihre klinische Bedeutung. Dtsch. Z. Chir. **238**, 381 (1932).

LARSEL, O., and R. S. DOW: The innervation of the human lung. Amer. J. Anat. **52**, 125 (1933). — LUISADA, A.: Die Lunge als kontraktiles Organ. Beitr. Klin. Tbk. **73**, 657 (1930). — Über Lungendynamik. Erg. inn. Med. **47**, 92 (1934).

Macklin, C. C.: The musculature of the bronchi and lungs. Physiologic. Rev. **9**, 1 (1929). — Moellendorff, W. v.: Beiträge zum Verständnis der Lungenkonstruktion. Z. Anat. **111**, 224 (1941). — Moleschott: Beitrag zur Kenntnis der glatten Muskelzellen. Untersuchungen zur Naturlehre, Bd. 6. 1860.

Neergard, K. v.: Neue Auffassungen über einen Grundbegriff der Atemmechanik. Z. exper. Med. **66**, 373 (1929).

Orsós, F.: Die Gerüstsysteme der Lunge und deren physiologische und pathologische Bedeutung. Beitr. Klin. Tbk. **87**, 568 (1936).

Reisseisen, F. D.: Über den Bau der Lunge. Berlin 1882. — Rodbard, S.: Bronchomotor tone. Amer. J. Med. **15**, 356 (1953).

Sternberg, C.: Über die elastischen Fasern. Virchows Arch. **254**, 656 (1928). — Sturm, A.: Die klinische Pathologie der Lunge in Beziehung zum vegetativen Nervensystem. Stuttgart 1948. — Die nervalen Faktoren beim Asthma und Emphysemproblem. Beitr. Klin. Tbk. **110**, 629 (1954). — Stutz, E.: Bronchographische Beiträge zur normalen und pathologischen Physiologie der Lungen. Fortschr. Röntgenstr. **72**, 2, 129 (1949). — Über die Funktion der Lungenmuskulatur. Beitr. Klin. Tbk. **105**, 221 (1951). — Sunder-Plassmann, P.: Über neuro-vegetative Rezeptorenfelder usw. Z. Neur. **147**, 414 (1933). — Über pathologische Veränderungen des intraneuralen Ganglienapparates bei Bronchiektasen. Kongr. Ges. Chir. **1935**, 168.

Trendelenburg, P.: Physiologische und pharmakologische Untersuchungen an der isolierten Bronchialmuskulatur. Arch. exper. Path. u. Pharmakol. **69**, 79 (1912).

Verzár, F.: Die Regulation des Lungenvolumens. Pflügers Arch. **232**, 322 (1933).

H. Bluteiweißkörper bei Lungenerkrankungen.

Von

W. Löffler.

Mit 2 Abbildungen.

1. Allgemeine Bedeutung.

Die Bluteiweißkörper als hydrophile Kolloide einer, überaus reichlich Formelemente enthaltenden Körperflüssigkeit sind in erster Linie *Schutzkolloide* und *Puffersubstanzen.* Sie sind für den *Wasser-* und *Mineralhaushalt* des Organismus entscheidend: *Isoionie, Isotonie* und *Isohydrie* sind die unerläßlichen Vorbedingungen für die Vollwertigkeit der Funktionen von Organen, Organsystemen und des ganzen Organismus. Daneben kommen den Blutproteinen Vehikelfunktionen für körpereigene (z. B. Bilirubin, Eisen, Calcium) und körperfremde (z. B. Digitoxin, Jod) Stoffe zu, ferner sind sie bei allen *Gerinnungsprozessen* entscheidend beteiligt wie auch bei den *Immunitätsvorgängen* und bei der Ernährung der Gewebe.

Die klinisch-chemische Kennzeichnung von Veränderungen der Bluteiweißkörper ergibt sich aus der Änderung ihrer *Stabilität* und *Flockungsbereitschaft,* ihres *Bindevermögens* für körpereigene und körperfremde Stoffe sowie der Wanderungsgeschwindigkeit im *elektrischen Feld* (vgl. Monographie Wuhrmann und Wunderly, Wunderly). Unter normalen Verhältnissen finden wir beim klinisch Gesunden eine sog. *Euproteinämie* (Wuhrmann l. c.) d. h. eine qualitativ und quantitativ normale Zusammensetzung der Bluteiweißkörper, also der 3 Hauptfraktionen des Fibrinogens, der Globuline und der Albuminfraktionen innerhalb ihrer nicht sehr engen, physiologischen Schwankungsbreiten. Unter krankhaften Verhältnissen, bei denen die Bluteiweißkörper in mannigfacher Weise *sekundär* in Mitleidenschaft gezogen werden, sind die Verhältnisse der einzelnen Fraktionen untereinander gestört. Wir sprechen dann von den sog. *Dysproteinämien* (Wuhrmann 1945).

Unter dem Begriff *Dysproteinämien,* die im klinischen Alltag recht häufig sind, haben Wuhrmann und Wunderly diejenigen, mit den oben genannten

Möglichkeiten faßbaren Alterationen im Bluteiweißstoffwechsel zusammengefaßt, die *längere Zeit* dauern, *ausgesprochen* und *eingreifend* sind, und die zunächst nichts anderes darstellen als einen unspezifischen, humoralen Ausdruck der *Reaktion des Organismus* auf irgendwelche äußere oder innere krankmachende Einwirkungen hin, die ihn in seiner Gesamtheit oder in einzelnen Organen treffen und mehr oder weniger stark in Mitleidenschaft ziehen (vgl. WUHRMANN, SCHEURLEN). Diese Reaktion, in der allgemeine *Prinzipien unspezifischer Natur* zum Ausdruck kommen, verläuft unter einem an und für sich monotonen Bilde einer *Abnahme der feindispersen Albumine* unter gleichzeitiger entsprechender *Zunahme einer oder mehrerer Globulinfraktionen.* Von diesem *biologischen Grundgesetz.* dessen Bedeutung noch nicht restlos klar ist, gibt es nur seltene Ausnahmen. Das Bluteiweißbild ist gewissermaßen der Ausdruck von bestimmten, oft rasch wechselnden Konstellationen des Eiweißstoffwechsels des Organismus und seiner Reaktionsmöglichkeiten und -fähigkeiten.

So sind die verschiedenen Dysproteinämien auch bei den Erkrankungen der Lungen diagnostisch, prognostisch sowie therapeutisch im Einzelfall von großer Bedeutung. Das humorale Blutbild übertrifft an Wichtigkeit oft das celluläre, wobei namentlich bei chronischen Erkrankungen die Veränderungen der Bluteiweißkörper für den Arzt am Krankenbett immer mehr in den Vordergrund treten, namentlich auch auf dem Gebiete der Immunität (γ-Globuline), bei der Erfassung der Abwehrlage des Organismus sowie in bezug auf eventuelle Auswirkungen auf andere Organe wie das Herz (Myokardose, WUHRMANN) oder das Skelet (Osteopathie, FRANKE[2]) usw.

In der vorliegenden Zusammenstellung kann auf Einzelheiten der klinischen Eiweißchemie nicht eingegangen werden, sondern es werden nur einige wichtige, allgemeine Gesichtspunkte herausgestellt, wobei in bezug auf Einzelheiten auf die Beschreibungen der einzelnen Krankheitsbilder verwiesen sei.

2. Das Bluteiweißbild.

Das Bluteiweißbild ist heute als humorales Gegenstück zum cellulären Blutbild zu bewerten; es gewinnt an klinischem Wert sehr durch die Wiederholung während des Krankheitsverlaufes. Auch ein normales Bluteiweißbild kann differentialdiagnostisch von Bedeutung werden, sei es als Ausdruck einer fehlenden Organerkrankung oder einer wieder eingetretenen Heilung bzw. Normalisierung, sei es als Ausdruck einer Inaktivität, z. B. bei einer Lungentuberkulose. Es darf aber nie außer acht gelassen werden, daß ein völlig normales Bluteiweißbild unter Umständen einmal bei einer schwereren Erkrankung gefunden werden kann wie z. B. bei einem beginnenden Lungencarcinom oder einer wenig aktiven Lungentuberkulose (vgl. Aufstellung S. 170). Zu beobachten ist immer auch, daß die Mitbeteiligung der *serösen Häute*, also insbesondere der Pleuren, sich im Bluteiweißbild meistens sehr stark auswirkt, was im Einzelfall die Bewertung erschweren kann.

a) Bei akuten Entzündungen wie Pneumonie, Pleuritis, Empyem, Lungeninfarkt, aktive, besonders einschmelzende Lungentuberkulose.

Das blutchemische Bild ist hier gekennzeichnet durch die *Zunahme* der α-, insbesondere der α_2-*Globuline* unter gleichzeitigem Rückgang der feindispersen Albumine (Ursache der Senkungsbeschleunigung vgl. Abb. 1). Das Ausmaß beim entzündlichen Prozeß geht weitgehend parallel seiner Aktuität, Schwere und Ausdehnung, oft auch der gleichzeitigen Entzündungsleukocytose und Linksverschiebung im Blutbild. Mit der Rückbildung der akuten Entzündung, wobei das einfache $CaCl_2$-Hitzekoagulationsband nach WELTMANN mit Vorteil zur Routineuntersuchung herangezogen wird — entzündlich bedingte Verschmälerung des WELTMANN-Bandes —, geht die α-Globulinzunahme graduell zurück, wobei entweder (bei leichteren Prozessen) eine völlige Normalisierung eintritt bzw., was bei pulmonalen Prozessen eher der Fall ist, eine *γ-Globulinvermehrung* an Stelle der vorher vermehrten α-Globuline tritt. In dieser Verschiebung kommt (aber nur teilweise und nicht quantitativ) eine Zunahme der zirkulierenden Antikörper zum Ausdruck (vgl. WUHRMANN und WUNDERLY[1]). Bei Pneumonien ist zudem in den Frühstadien das *Fibrinogen* mäßig bis stark erhöht (vgl. SCHULZ[2]), was ebenfalls einen senkungsbeschleunigenden Faktor darstellt.

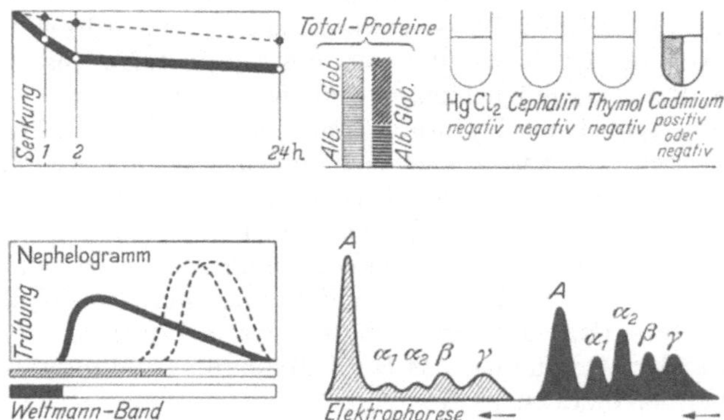

Abb. 1. Konstellationstypus der *akuten* Entzündung (einschließlich Nekrosen, akute Stoffwechselprozesse) nach WUHRMANN und WUNDERLY, l. c. Man beachte die Vermehrung der α_2-Globuline auf Kosten der Albumine. Damit hängt zusammen die verminderte Hitze-Koagulationsschwelle (schmales WELTMANN-Band), die erhöhte Senkung, sowie der ± Ausfall der Cd.-Reaktion.

b) Chronisch-entzündliche Prozesse wie chronische Pneumonien, Pleuritiden in Spätstadien, Mantelpneumonien bei Bronchiektasien und Carcinomen, chronische Tuberkulosen, Morbus Boeck, Silikose usw.

Die chronische Entzündung ist humoral gekennzeichnet durch eine Vermehrung der *heterogenen γ-Globuline* (vgl. F. WUHRMANN, und CH. WUNDERLY, sowie Abb. 2). Diese kann ganz allgemein als Ausdruck für eine erhöhte Aktivität des sog. reticuloendothelialen Systems bzw. aktiven Mesenchyms betrachtet werden. Auf dieser Zunahme der grobdispersen γ-Globuline beruht zur Hauptsache die persistierende Senkungsbeschleunigung, die Verbreiterung des sog. WELTMANN-Bandes (verminderte $CaCl_2$-Hitzekoagulationsschwelle), das positive Ausfallen der Wa.R. („biologisch falsche Wassermann-Reaktion"), das Auftreten von Kälteagglutininen usw. Es sind dies alles völlig unspezifische Verschiebungen, die über die Ätiologie der betreffenden Leiden keine Schlüsse zulassen (vgl. auch WUHRMANN und WUNDERLY). Bei der Lungentuberkulose mit ihren vielfachen Verlaufsmöglichkeiten können über das Bluteiweißbild keine schematischen Angaben gemacht werden (WUHRMANN und WUNDERLY, FELDER, KLEE, HÖRLEIN und JAHNKE sowie VOLK, SAIFER, JOHNSON und ORESKES u. a.). Erleichtert wird durch das Bluteiweißspektrum insbesondere die Erfassung der exsudativ-pneumonischen, tuberkulösen Prozesse in ihrer Abgrenzung gegenüber den mehr *produktiv-fibrösen* Formen, ferner die Beurteilung des *Verlaufes* im Hinblick auf *Exacerbationen, frische Herdsetzungen, Reaktivierungen* (oft früher als im Röntgenbild feststellbar!) und *Mischinfektionen.* Ferner ist das Bluteiweißbild bei der Tuberkulose unerläßlich zur Festlegung des *Heilplanes* und der *Kontrollbedürftigkeit* sowie der *Abschätzung des Therapieerfolges.*

Grundsätzlich ist die Prognose um so schlechter zu stellen, je längere Zeit eine ausgesprochene Dysproteinämie andauert, je stärker ausgeprägt eine Albuminabnahme persistiert, und je tiefer der Gesamteiweißwert im Serum bzw. Plasma gefunden wird.

Beim *Morbus Boeck* der Lungen (vgl. SOMMER) ist in typischen Fällen mit einer *γ-Globulinzunahme* zu rechnen, deren Ausmaß weitgehend über die Aktivität und die Prognose des Leidens Aufschluß gibt.

Bei der *Lungensilikose* ist zu unterscheiden zwischen den reinen *Silikosen* und den *Silikotuberkulosen*, vgl. PAGNAMENTA, LACHNIT, BOSELLI und DELLA PORTA sowie VIGLIANI, BOSELLI und MAFFEZZOLI. Generell kann gesagt

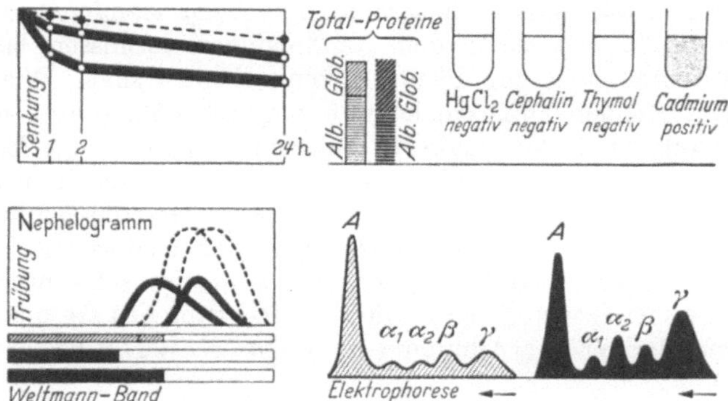

Abb. 2. Konstellationstypus der *chronisch* proliferativen Entzündung nach WUHRMANN und WUNDERLY, l. c. Man beachte die Vermehrung der γ-Globuline, weniger der α_2-Globuline auf Kosten der Albumine; damit hängt zusammen die erhöhte Senkungsreaktion, das Breiterwerden des WELTMANN-Bandes (Hitze-Koagulationsschwelle nur leicht nach oben verschoben oder im Normalbereich), d. h. stummes oder „verschleiertes" WELTMAMN-Band. Cd.-Reaktion zeitweise +.

werden, daß die Albuminverminderung weitgehend über die Schwere der Krankheit Aufschluß gibt, ebenso die Zunahme der Fibrinogenfraktion.

Reine Silikosen zeigen um so eher eine Dysproteinämie, je fortgeschrittener die Entwicklung des Lungenprozesses ist; bei gleichzeitiger „Bronchitis" entwickelt sich ein *entzündlich-exsudativer Reaktionstypus*, der besonders ausgesprochen bei aktiver Silikotuberkulose gefunden wird. Das humorale Bluteiweißbild kann aber auch hier nicht für sich allein verwertet werden, sondern nur im Zusammenhang mit den übrigen klinischen, röntgenologischen und bakteriologischen Befunden.

c) Klinische Verlaufsbilder mit akuten Exacerbationen.

Je nach Art, Ausdehnung und Akuität der entzündlichen Prozesse sind hier die verschiedensten Kombinationsbilder, die wir im Abschnitt a) bei den akuten Entzündungen und unter b) bei den chronischen Entzündungen beschrieben haben, möglich. Periodische Kontrollen während des Verlaufes sind hier besonders wichtig, wobei sehr oft Schwankungen um eine, durch *α- und β-Globulinvermehrung* (bei gleichzeitiger Albuminabnahme) gekennzeichnete Mittellage, zum Ausdruck kommen. Mit der Möglichkeit, daß durch Hochgebirgskuren sowie durch Polyglobulie bzw. hämodynamische Stauung gerade bei solchen Krankheitsbildern die ursprünglich erhöhte Blutsenkung, trotz Weiterbestehens der Krankheitsprozesse, normale oder kaum mehr erhöhte Werte zeigt, ist immer zu rechnen. Hier ist das Bluteiweißbild bzw. auch die Kombination einfacher Serumreaktionen wie WELTMANN-, TAKATA-, Kephalin-, Thymol-, Cadmium-

Reaktion usw. zur Erfassung der aktuellen Krankheitslage und zur Entschleierung der nicht erhöhten Senkungsreaktionen von besonderer Bedeutung (vgl. WUHRMANN und WUNDERLY).

d) Bösartige Neubildungen.

Eine sog. „Krebsreaktion", die auf Bluteiweißverschiebungen beruht und zuverlässig ist, existiert nicht. *Alle heute faßbaren Bluteiweißverschiebungen beim Carcinom sind völlig unspezifisch* und hängen neben der Organlokalisation des Primärtumors hauptsächlich von der Zahl und Lage der Metastasen, gleichzeitigen entzündlichen oder nekrotischen Begleitprozessen in der Umgebung, von der Mitbeteiligung von serösen Häuten usw. ab. Diese Feststellungen treffen in ganz besonderem Maße für die *Bronchial-* und *Lungencarcinome* zu, die selten pneumonische Begleitprozesse in den Randregionen vermissen lassen und oft durch eine Mitbeteiligung der Pleura gekennzeichnet sind. Wie BENNHOLD, KLINK und ROTH zeigen konnten, kommt dem Elektrophoresediagramm beim Bronchialcarcinom keine nennenswerte differentialdiagnostische Bedeutung zu, dagegen ist es für die aktuelle klinische Einschätzung und das klinische Verlaufsbild, namentlich dann, wenn eine Tuberkulose ausgeschlossen werden kann, von praktisch-klinischem Wert. Ganz allgemein läßt sich sagen, daß, je ausgesprochener die Dysproteinämie ist, mit einer um so schlechteren Prognose zu rechnen ist, wobei besonders auch die Verminderung des Gesamteiweißwertes bzw. die Verminderung der Albumine in prognostischer Hinsicht schlecht erscheinen.

SCHULZ konnte zeigen, daß dem *Fibrinogen* beim Bronchialcarcinom offenbar eine besondere Bedeutung zukommt, indem in $^4/_5$ der Fälle mit einem erhöhten Fribinogenwert zu rechnen ist, der einige Wochen vor dem Tode zur Norm abfallen kann. Diese Befunde sind insofern interessant, als das Fibrinogen möglicherweise im Lungenstoffwechsel eine Rolle spielt.

e) Normale Bluteiweißbilder.

Eine normale Eiweißzusammensetzung des Blutplasmas ist bei folgenden Krankheitszuständen aus dem Gebiete der Lungenkrankheiten möglich:

Frühststadien entzündlicher Krankheitszustände: inaktive Tuberkulosen, selten aktive Tuberkulosen, geheilte Lungentuberkulosen, Pneumonien usw.; Morbus Boeck im inaktiven Stadium, Bronchial- bzw. Lungencarcinom im ersten Beginn, akute und chronische Bronchitiden, Asthma bronchiale, Lungenemphysem, nicht progrediente Silikose, kardiale Lungenstauung, Bronchiektasien ohne entzündliche Begleitprozesse, benigne Tumoren und Cysten.

Für den Kliniker ist bei diesen Leiden die *Persistenz* des Normalbildes von Bedeutung bzw. das Umschlagen in eine Dysproteinämie, deren Erfassung periodische Kontrollen erfordert.

3. Die Erfassung des Bluteiweißbildes.

Bei den Erkrankungen der Lungen, Bronchien und Pleuren spielt nach wie vor die Senkungsreaktion eine ausschlaggebende Rolle; sie wird in der überwiegenden Mehrzahl der Fälle durch Verschiebungen der Bluteiweißkörper bedingt, wobei Höhenkuren auffällige Senkungsverminderungen gegenüber dem Tiefland ergeben, deren Mechanismen noch nicht vollständig geklärt ist (zum Teil auf die Polyglobulie zurückzuführen).

Die eigentliche Erfassung des Bluteiweißbildes geschieht heute für den Kliniker am einfachsten in der Papierelektrophorese (vgl. WUHRMANN und

WUNDERLY, WUNDERLY). Sie gibt ein hinreichend genaues Bild, wenn auch die Durchführung große Erfahrung und Präzision erfordert.

Die Elektrophorese wird vorteilhaft ergänzt durch die Serumlabilitätsproben, wobei für die pulmonalen Prozesse namentlich das sog. WELTMANN-Band ($CaCl_2$-Hitzekoagulationsschwelle) von großer Bedeutung ist: je schmäler das WELTMANN-Band, um so akuter, entzündlicher und eventuell mit Nekrosen einhergehend ist der Prozeß (Zunahme der α_2-Globuline); je breiter das WELTMANN-Band, um so chronischer, proliferativer ist das zugrunde liegende Leiden (Zunahme der γ-Globuline). In beiden Fällen ist die Senkungsreaktion erhöht.

Halten sich die Zunahme der α- und die der γ-Globuline ungefähr die Waage, so resultiert ein sog. „*stummes*" oder „*verschleiertes*" WELTMANN-Band, dessen Entschleierung durch eine gleichzeitig erhöhte Senkungsreaktion oder dann durch den positiven Ausfall einer anderen Serumlabilitätsprobe (z. B. *Takata-* oder *Cadmium-Reaktion*) oder durch die Elektrophorese durchgeführt werden kann (in bezug auf Einzelheiten vgl. WUHRMANN und WUNDERLY).

Alle Untersuchungen gewinnen sehr an Wert durch die periodische Wiederholung und lassen so das klinische Verlaufsbild viel besser erfassen. Dabei ist zu beachten, daß unter Umständen durch die *Therapie* das Bluteiweißbild modifiziert werden kann, ohne daß daraus prognostische Schlüsse gezogen werden dürfen. Dies gilt z. B. für das Neoteben (vgl. WUNDERLY, BOLLAG und WUHRMANN), das meistens eine starke *Blutsenkungsverminderung* hervorruft, bedingt durch das Auftreten von Stechapfelformen der Erythrocyten, wobei die Sistierung des Medikamentes rasch wieder die ursprüngliche erhöhte Senkung erkennen läßt. Bei der Therapie mit ACTH und Cortison kommt es oft zur (vorübergehenden) Normalisierung des Bluteiweißbildes — Wiederanstieg der Albumine, Rückgang der γ-Globuline zur Norm — wobei auch hier prognostische Schlüsse nicht erlaubt sind, da es sich lediglich um ein Darniederliegen der Reaktionen des Organismus handelt, ähnlich wie wir dies in terminalen Stadien von z. B. Lungentuberkulosen sehen können.

4. Zusammenfassung.

Die kurzen Ausführungen über die Bedeutung des Bluteiweißbildes bei Lungenleiden haben gezeigt, wie wertvoll für den Kliniker die Verschiebungen der einzelnen Eiweißfraktionen sind, wenn der Arzt am Krankenbett es nur versteht, dieselben sinngemäß in den Rahmen der übrigen klinischen Befunde, Anamnese, Auskultation, Perkussion, Röntgen, Bakteriologie usw. einzubauen. Es handelt sich um *unspezifische Verschiebungen*, deren Wert in der gefahrlosen Erfassung und in der Möglichkeit von periodischen Kontrollen besteht, wobei der Untersucher gelernt haben muß, „humoral" denken zu können. Wenn der *einseitige inverse Regulierungsmechanismus*, d. h. Abnahme der Albumine unter gleichzeitiger Zunahme der verschiedenen Globulinfraktionen zunächst auch recht monoton erscheinen mag, so offenbart er dem erfahrenen Kliniker doch sehr viel. Namentlich auch bei Krankheitsfällen, bei denen das Bluteiweißbild scheinbar versagt oder nicht so ausfällt, wie dies eigentlich hätte erwartet werden müssen, wird es gut sein, nach den Gründen zu fahnden, insbesondere auch an Komplikationen zu denken. Dabei spielt die *Leber* eine wichtige Rolle, schon darum, weil sie als *Bluteiweißbildungsstätte* für das Fibrinogen, die Albumine und zum Teil auch die Globuline in Betracht kommt, was ohne weiteres die starke Beeinflussung der Plasmaproteine durch Leberfunktionsstörungen verständlich macht. Es darf aber nie aus dem positiven Ausfall von sog. „Leber-Eiweiß-Reaktionen" bei Lungenleiden ohne weiteres auf eine Mitbeteiligung der Leber geschlossen werden, wenn es auch im Einzelfall gut sein wird, eine genaue Differenzierung vorzunehmen.

Literatur.

Bennhold, H., O. Klink u. E. Roth: Alte und neue Symptome des Bronchialcarcinoms. Med. Klin. **1953**, Nr 25. — Boselli, A., e G. Della Porta: Rilievi sulla Semeiologia disprotidemica e in particolare sui Reperti Elettroforetici nella Silicosi Polmonare. Med. del Lav. **42**, Nr 11 (1951).

Felder, O.: Was leistet die Verlaufsbeobachtung des Serumeiweißbildes bei der Tuberkulose? Münch. med. Wschr. **1954**, Nr 31/32, 879—882. — Franke, R.: Über die Beziehungen zwischen Lungentumoren und Skeletsystem. Med.- und Nerven-Klinik der Med. Akademie der Justus-Liebig-Hochschule Gießen. 1951.

Klee, Ph., H. Hörlein u. K. Jahnke: Die humoralen Blutreaktionen des tuberkulös Infizierten. Dtsch. med. Wschr. **1952**, Nr 17, 525—528. — Knorz, E.: Die Bedeutung des Knüchelschen Serum-Trübungs-Reaktion für die Beurteilung der Aktivität der Lungentuberkulose. Tuberkulosearzt **1950**, Nr 8.

Lachnit, V.: Knochenmarkretikulum und Plasmaproteine bei Silikose. Wien. Z. inn. Med. **35**, 50 (1954).

Pagnamenta, C.: III. Über Bluteiweiß-Untersuchungen bei 88 Fällen Silikose. Vjschr. naturforsch. Ges. Zürich. **95** (1950). — Über Bluteiweiß-Untersuchungen bei 94 Fällen von Silikose und Silikotuberkulose. Dissertation. Druck: J. H. Waser & Söhne, Zürich 1953.

Schulz, F. H.: Das Fibrinogen. Leipzig 1953.

Sommer, E.: Zur Cortisonbehandlung der Boeckschen Sarcoidosis der Lungen. Schweiz. med. Wschr. **1955**, Nr 10, 215.

Viglianie, A. Boselli e A. Maffezzoli: Ricerche sulle Sieroproteine nella Silicosi. Atti del Convegno Internazionale di Medicina del Lavoro. Milano, Juni 1950. — Volk, B., A. Saifer, L. Johnson and I. Oreskes: Electrophoretic and Chemical Serum Protein Fractions in Pulmonary Tuberculosis. Amer. Rev. Tbc. USA. **67**, No 3 (1953).

Wuhrmann, F. u. Ch. Wunderly: Die Bluteiweißkörper des Menschen, Basel, 1. Aufl. 1947; 2. Aufl. 1952; 3. Aufl. 1956 (in Vorbereitung). — Wunderly, Ch:. Die Papierelektrophorese, Aarau u. Frankfurt 1954. — Wunderly, Ch, W. Bollag u. F. Wuhrmann: Über den Einfluß der Thiosemicarbazone auf die Senkungsreaktion der roten Blutkörperchen. Dtsch. med. Wschr. **1951**, 139.

Zettel, H., M. Knedel, M. Endress u. H. Endress: Elektrophoretische Untersuchungen über das Verhalten der Serumeiweißkörper bei Lungen-Krankheiten. Z. klin. Med. **153**, 134—153 (1955). — Ziegler, M.: Über Bluteiweiß-Reaktionen bei unspeziischen Lungenerkrankungen. Dissertation 1947.

I. Das Verhalten der Elektrolyte bei Lungenerkrankungen.

Von

R. Hoigné.

Mit 1 Abbildung.

Voraussetzung für das Verständnis der Elektrolytveränderungen bei Erkrankungen der Lungen sind einige Kenntnisse über die Zusammenhänge zwischen Stoffwechsel der Atmungsgase und der Elektrolyte bei Hypo- und Hyperventilation.

Das Säure-Basengleichgewicht des Organismus, dem für das Leben so entscheidende Bedeutung zukommt, ist das zentrale Geschehen, an dessen Regulation Elektrolyt- und Gasstoffwechsel in erster Linie beteiligt sind.

Die Stoffwechselvorgänge spielen sich einerseits zwischen Organismus und Umwelt, andererseits zwischen Zellen und der sie umgebenden Flüssigkeit ab.

Atmung, Aufnahme von Bau- und Energiestoffen sowie Abtransport der Stoffwechselschlacken obliegen den fein regulierten Funktionen von Lungen, Nieren und Magendarmtrakt. Innerhalb des Organismus stehen Gasstoffwechsel, Elektrolytaustausch und Wasserhaushalt in Blut, interstitieller Flüssigkeit und Geweben in gesetzmäßiger, anpassungsfähiger Wechselbeziehung, mit dem Ziel, das Säure-Basengleichgewicht, eine bestimmte Osmolarität und gegebene Volumenverhältnisse zu erhalten.

Vergleichen wir den Elektrolytsatz in den drei von GAMBLE und SCHADE unterschiedenen Kompartimenten des Organismus, sind Serum und interstitielle Flüssigkeit sehr ähnlich. Nach dem „Donnan"-Gleichgewicht läßt sich aus den Serumwerten auf die Zusammensetzung der Zwischenzellflüssigkeit schließen. In der ganzen extracellulären Flüssigkeit sind Natrium, Chlor und Bicarbonat quantitativ am ausschlaggebendsten beteiligt. In den Zellen stellt das Kalium das führende Kation dar, mit dem Phosphatradikal als Hauptvertreter auf der Seite der Anionen.

Für die Aufrechterhaltung des Säure-Basengleichgewichtes sind innerhalb gewisser Grenzen Puffersysteme verantwortlich. Nach der Gleichung von HASSELBACH und HENDERSON ist das p_H im Blut eine Funktion des Verhältnisses blutbasengebundene Kohlensäure zur freien Kohlensäure oder als Formel ausgedrückt:

$$p_H = pk' + \log. \frac{(\text{gebundenes } CO_2)}{\text{freies } CO_2)}$$

Die Einstellung des Kohlensäuregehaltes vollzieht sich vorwiegend über die Atmung, während den Nieren neben der Ausscheidung der Stoffwechselschlacken die Regulation der Basen zukommt. Der Kohlensäurebicarbonatpuffer steht im Gleichgewicht mit anderen Puffersystemen (Phosphat und Eiweiß).

Die Bedeutung der Atmung für das Säure-Basengleichgewicht wird eingehend von ROSSIER und BÜHLMANN (Bd. IV, S. 61) besprochen, die allgemeinen Gesichtspunkte über Elektrolyte und Wasserhaushalt sind vorzüglich in der bekannten Arbeit von GAMBLE dargestellt.

Elektrolytverschiebungen bei Hypoventilation (respiratorische Acidose).

Auf der Klinik treffen wir diese Situation wohl am häufigsten bei Patienten mit Lungenemphysem, welche an einer Globalinsuffizienz der Lungen leiden. Die Aufnahme von Sauerstoff und die Abatmung der Kohlensäure sind ungenügend. Durch Retention von Kohlensäure kommt es zur Acidose. Solange der Organismus in der Lage ist, die Relation gebundene Kohlensäure zu freier Kohlensäure durch Erhöhung von Bicarbonat konstant zu halten, ist die Acidose „kompensiert". Reicht diese Regulation nicht aus, stellt sich die „dekompensierte" Acidose mit Verschiebung des p_H nach der sauren Seite ein (ROSSIER, BÜHLMANN und WIESINGER).

Bei Lungenkranken sind Untersuchungen über die Folgen der Hypoventilation auf den Elektrolytstoffwechsel enorm schwierig zu bewerten. Die Störung hat sich meist nach und nach eingestellt, so daß Bilanzuntersuchungen das Wesentliche nicht mehr erfassen; zudem interferiert die Krankheit der Lungen, oft auch eine Herzinsuffizienz, mit den eigentlichen Folgen der Hypoventilation. Die grundlegenden Untersuchungen auf diesem Gebiet sind deshalb bisher am gesunden Menschen und am Tier meist in Form von kurzdauernden Experimenten mit Einatmung erhöhter Kohlensäurekonzentration durchgeführt worden. Eine Ausnahme stellen die Beobachtungen von PETERS und Mitarbeitern an Emphysempatienten dar.

Wir haben den Versuch unternommen, die Ergebnisse verschiedener Autoren über Elektrolytveränderungen bei Hypoventilation (bzw. CO_2-Atmung) und Hyperventilation schematisch aufzuzeichnen (Abb. 1). Besondere Beachtung wird dem Natrium, Kalium, Chlor und Bicarbonat geschenkt. Wir sind uns darüber im klaren, daß auch Calcium, Magnesium, Phosphat, Lactat und Citrat sowie noch weniger untersuchte Ionen an diesen Austauschvorgängen teilhaben. Calcium und Phosphat werden in einem speziellen Abschnitt besprochen.

Was die Untersuchungsmethoden zur Erfassung der Elektrolytveränderungen in den einzelnen Kompartimenten anbelangt, so stehen uns Plasma und Urin direkt zur Verfügung. Beide sollen anaerob, d. h. unter einer Paraffinschicht entnommen werden. Die Blutgase equilibrieren sonst mit der Luft und gewisse

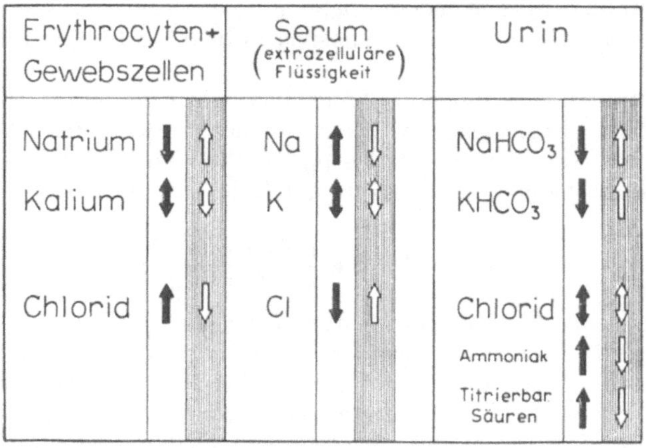

Erythrocyten + Gewebszellen	a	b	Serum (extrazelluläre Flüssigkeit)	a	b	Urin	a	b
Natrium	↓	⇧	Na	↑	⇩	$NaHCO_3$	↓	⇧
Kalium	↕	⇕	K	↕	⇕	$KHCO_3$	↓	⇧
Chlorid	↑	⇩	Cl	↓	⇧	Chlorid	↕	⇕
						Ammoniak	↑	⇩
						Titrierbar Säuren	↑	⇩

Abb. 1.

Verschiebungen der Elektrolyte.

a) bei Hypoventilation (respiratorische Acidose) □

b) bei Hyperventilation (respiratorische Alkalose) ▒

⇧ = Erhöhung ⇩ = Absinken der Konzentration

Verschiebungen zwischen Plasma und Erythrocyten könnten sich „in vitro“ zurückbilden. Die Kaliumbestimmung an Plasma ist nur zuverlässig, wenn dieses kurz nach der Blutentnahme von den roten Blutkörperchen separiert wurde. Als Zellen sind beim Menschen lediglich Erythrocyten leicht und in hinreichender Menge erhältlich, doch lassen sich diese nur in gewissen Beziehungen mit Gewebszellen vergleichen (Hamburger). Indirekte Bestimmungen zur Erfassung des Anteils der Gewebe sind möglich. Dabei werden von der Gesamtbilanz die meßbaren Veränderungen, welche auf Kosten der extracellulären Flüssigkeit und der Erythrocyten fallen, subtrahiert. Die erhaltenen Elektrolytverschiebungen beziehen sich auf den intracellulären Raum, Bindegewebe und Knochen. Eine der hauptsächlichen Fehlerquellen liegt in der Messung der extracellulären Flüssigkeit (Finkenstaedt, O'Meara und Merrill; Swan, Madisso und Pitts).

Auf Grund von Tierversuchen und Organanalysen gelingt es, einen unmittelbaren Einblick in die Austauschvorgänge der Elektrolyte zwischen Zellen, und der sie umgebenden Flüssigkeit zu erhalten. Auf die chemischen Bestimmungsmethoden möchten wir nicht weiter eingehen, sie sind in den Arbeiten, die uns zur Verfügung standen, erwähnt (s. Literaturverzeichnis).

Die Elektrolytveränderungen bei Anstieg des Kohlensäuregehaltes im Blut werden zum guten Teil als Regulation des Säure-Basengleichgewichtes verstanden. In der Zusammensetzung des Plasmas kommt es zu folgenden Verschiebungen: Natrium steigt um einige Milliäquivalente an, der Kaliumspiegel ändert sich kaum, Bicarbonat ist deutlich erhöht, während Chlorid nach manchen Autoren sinkt (GOLLWITZER-MEIER; RAPOPORT; STANBURY und THOMSON; GIEBISCH, BERGER und PITTS). Chlorion wird vom Plasma in die roten Blutkörperchen verlagert, an diesem Austausch sind wahrscheinlich Kalium und Bicarbonat mitbeteiligt (HAMBURGER, nach ROSSIER und BÜHLMANN, dieses Handbuch Bd. IV/1, S. 56). Ausgedehntere „in vitro"-Untersuchungen über Elektrolytverschiebungen bei Veränderung der Blutgase fehlen noch.

Eindeutiger als die Schwankungen der Elektrolyt-Spiegel im Plasma ist die Anpassung der renalen Ausscheidung. Das p_H des Urins sinkt, die titrierbaren Säuren steigen an und Bicarbonat wird vermehrt aus dem Glomerulusfiltrat rückresorbiert (PITTS und LOTSPEICH; SINGER, ELKINTON und Mitarbeiter; DORMAN, SULLIVAN und PITTS). Die Frage, ob diese Rückresorption in erster Linie in Abhängigkeit vom Kohlensäuregehalt des Plasmas erfolgt (DORMAN und Mitarbeiter; BRAZEAU und GILMAN), oder ob dem p_H dabei die ausschlaggebende Rolle zukommt (ELKINTON, SINGER und Mitarbeiter), läßt sich noch nicht endgültig entscheiden. Dem Austausch von Kalium und Wasserstoffionen zwischen Tubulusepithel und Glomerulusfiltrat scheint in der Einstellung des Urin-p_H eine besondere Bedeutung zuzukommen (SHAW; DARROW; BERLINER; COOKE). Über Elektrolytveränderungen im Gewebe kann beim Menschen nur auf Grund indirekter Messungen Einblick erhalten werden. Die Zellen nehmen einen Teil des Kohlensäureüberschusses auf, Natriumionen aus dem Gewebe werden gegen Wasserstoffionen der extracellulären Flüssigkeit ausgetauscht (SINGER, ELKINTON, PARKER und CLARK). In welchem Ausmaß Natrium und Kalium von Muskel, Bindegewebe und Knochen tatsächlich der extracellulären Flüssigkeit zur Regulation des Säure-Basengleichgewichtes zur Verfügung stehen, haben LEVITT und TURNER, sowie BERGSTRÖM und WALLACE in tierexperimentellen Untersuchungen nachgewiesen.

Elektrolytverschiebungen bei Hyperventilation (respiratorische Alkalose).

Wir kennen diese Erscheinung vor allem in ihrer klinisch eindrücklichen Form, der Hyperventilationstetanie. Am gesunden Menschen wurden verschiedentlich Gasstoffwechsel und Elektrolytverschiebungen während Perioden bewußter Hyperventilation untersucht; die dabei festgestellten Veränderungen stimmen mit Beobachtungen an Klinikpatienten überein (ROSSIER und MERCIER; ROSSIER und HOTZ; ROSSIER, STAEHELIN, BÜHLMANN und LABHART). Die experimentelle Hyperventilation wird meist kurzfristig, höchstens während einigen bis 24 Std durchgeführt. Die Versuchsperson hyperventiliert genügend, daß Zeichen der Tetanie auftreten. Im Blut läßt sich eine Alkalose mit p_H-Höchstwerten von 7,7 nachweisen. Der Anteil des ionisierten Calciums ist unter solchen Bedingungen erniedrigt (GYÖRGY und VOLLMER). Interessant ist die Feststellung von HOWLAND und MARRIOTT; ROSSIER und MERCIER, daß der Spiegel des Gesamtserum-Calciums während der Hyperventilation im Gegensatz zum ionisierten Calcium sogar etwas ansteigt.

Wie wir aus Gründen der Regulation des Säure-Basengleichgewichtes a priori erwarten würden, treten bei der respiratorischen Alkalose spiegelbildliche Elektrolytverschiebungen zur respiratorischen Acidose auf. Im Serum sinkt das Bicarbonat gleichzeitig mit einer gewissen Erniedrigung des Natriumspiegels, während das Chlor keine wesentliche Schwankungen aufweist (PETERS und

Mitarbeiter; BROWN und Mitarbeiter; STANBURY und THOMSON; GIEBISCH und Mitarbeiter). Im Urin steigt das p_H parallel der Ausscheidung von Bicarbonat und basischen Phosphaten an, die Ammoniakausscheidung geht zurück (ROSSIER und MERCIER; PITTS und LOTSPEICH; SINGER und Mitarbeiter). Die Gewebe zeigen auf Grund von Bilanzuntersuchungen beim Menschen einen Natriumanstieg, das Absinken von Chlorid wurde an Erythrocyten beobachtet (RAPOPORT; GIEBISCH und Mitarbeiter; SINGER und Mitarbeiter).

Bei den besprochenen Elektrolytveränderungen spielen die Austauschvorgänge innerhalb des Organismus die Rolle einer Anpassung, nur die Ausscheidungsorgane, vorzüglich Lungen und Nieren sind in der Lage, die ursprüngliche Situation wiederherzustellen. In Fällen von primärer Stoffwechselstörung mit Acidose oder Alkalose greift sofort die Atmung kompensatorisch ein, um die p_H-Konstanz des inneren Milieus zu wahren. Liegt im Gegenteil die primäre Störung bei der Atmung, so paßt sich die renale Ausscheidung sinnvoll im Hinblick auf die Erhaltung des Säure-Basengleichgewichtes an.

Diese Regulationen sind für die Biologie von fundamentaler Bedeutung.

Das Verhalten der Elektrolyte Natrium und Chlor bei Lungenerkrankungen.

Daß bei der lobären Pneumonie die Chloridausscheidung im Urin auf sehr niedrige Werte absinkt, hat schon PEABODY (1912) erkannt. Gleichzeitig sind die Natrium- und Chloridspiegel im Serum tief. Einige Tage nach der Krise bilden sich diese Veränderungen rasch zurück. Das Verhalten der Natrium- und Chloridbilanz im Verlauf der Pneumonie wird durch die geringe Salzaufnahme mit der Nahrung, durch die Ausbildung der pneumonischen Infiltration, eventuell eines Pleuraergusses sowie Salzverluste durch Transpiration und Sputum beeinflußt. Unter den Bedingungen einer Salzbelastung tritt vermehrte Wasserretention und eine deutlich positive Kochsalzbilanz auf, wobei es schwer fällt und wahrscheinlich nicht zweckmäßig ist, die Normalisierung der Serumwerte zu erzwingen (WILDER und DRAKE; SUNDERMAN und Mitarbeiter).

Ähnliche Abweichungen im Bereich der Serumelektrolyte sind gelegentlich beim Typhus abdominalis und beim akuten Gelenkrheumatismus beobachtet worden. Ob dem Fieberzustand an sich für die Erniedrigung der Chloride in der extracellulären Flüssigkeit eine gewisse Bedeutung zukommt, wie manche Autoren annehmen (v. MONAKOW, BIRK, PRIGGE, KLINKE), bedarf der weiteren Abklärung auf Grund von Bilanzuntersuchungen. Die Salzverluste durch die Haut können kaum, auch nur mit einiger Genauigkeit gemessen werden.

Hypercalcämie bei Lungenerkrankungen.

11 Jahre nachdem JÜNGLING 1928 die Knochenerscheinungen beim Morbus Boeck beschrieben hat, wiesen HARRELL und FISHER in 6 von 11 Fällen mit BOECKscher Sarkoidose eine Hypercalcämie nach. Das häufige Vorkommen eines erhöhten Serumcalciumspiegels bei dieser Erkrankung ist heute eine bekannte Tatsache. Die meisten Autoren lehnen einen direkten Zusammenhang zwischen röntgenologisch nachweisbaren Knochenveränderungen und Hypercalcämie ab. Als Folge des erhöhten Serumcalciumspiegels wird im Urin vermehrt Calcium ausgeschieden. Es sind einige Fälle von Kalkablagerungen in Organen mitgeteilt worden. Die Nieren zeigen zum Teil eine schwerste Calcinose mit Niereninsuffizienz (VAN CREVELD; SCHÜPBACH und WERNLEY; KLINEFELTER und SALLEY; WESTRA und VISSER; LONGCOPE und FREIMAN). Gelegentlich kommen Nierensteine vor (VAN CREVELD; ALBRIGHT und REIFENSTEIN; LONGCOPE und FREIMAN). Kalkablagerungen in der Hornhaut wurden von SEEFELDER, HALDIMANN sowie

Cogan und Mitarbeiter beschrieben. Während zum Teil gründliche Untersuchungen über die Art der Calciumstoffwechselstörung vorliegen, sind die Ursachen, welche zur Hypercalcämie führen, noch nicht abgeklärt.

Wieweit der Hyperproteinämie, dem Sauerstoff- und Kohlensäureaustausch in den Lungen, der Skeletaffektion, der Nebenschilddrüsenfunktion sowie Vitamin D oder Substanzen mit ähnlicher Wirkung eine Bedeutung zukommen dürfte, sei kurz besprochen.

Die meisten Fälle mit Morbus Boeck zeigen eine Erhöhung der Bluteiweiße. Salvesen und Linder haben auf die Beziehung zwischen Plasmaprotein und Calciumspiegel hingewiesen. Da bei dieser Krankheit die Hyperproteinämie ganz vorwiegend mit hohen Serum-Globulinwerten einhergeht, das variable, an Eiweiß gebundene Calcium jedoch in erster Linie von der Albuminfraktion abhängig ist (Gutman und Gutman, Wuhrmann und Wunderli), scheint die Hypercalcämie sich nicht ohne weiteres aus der Hyperproteinämie abzuleiten. Für eine Vermehrung des ionisierten Calciums spricht die von Leitner erwähnte Verkürzung der Kammererregungszeit.

Die Hyperventilation mancher an Morbus Boeck Erkrankter kann zu einem leicht erhöhten Spiegel des Gesamtserumcalciums führen (Rossier und Mercier), die Hypercalcämie erreicht jedoch unter diesen Bedingungen nicht die hohen Werte, wie sie oft bei der Boeckschen Sarkidose angetroffen werden.

Ähnlich der Hypercalcämie bei einer Überfunktion der Nebenschilddrüsen ist die Calciumausscheidung im Urin vermehrt. Sie verhält sich weitgehend von der Calciumeinnahme unabhängig. Schüpbach und Wernly empfehlen zur raschen Orientierung einen Sulkowitsch-Test durchzuführen. Im Gegensatz zum Hyperparathyroidismus sind im Serum die anorganischen Phosphate nicht erniedrigt (Harrell und Fisher; Albright und Reifenstein; Schüpbach und Wernly). Wegen Verdacht auf eine Beteiligung der Epithelkörperchen sind in wenigen Fällen dieselben revidiert und einzelne entfernt worden (Westra und Visser; Albright und Reifenstein). Es fanden sich keine wesentlichen histologischen Veränderungen im Sinne des Hyperparathyroidismus; in den beiden erwähnten Fällen trat eine gewisse Senkung der Hypercalcämie in der Zeit nach der Operation auf, wobei im Fall von Albright auch die Lungenveränderungen zurückgingen. Die von Uehlinger pathologisch-anatomisch untersuchten Fälle mit Morbus Boeck zeigen keine Veränderungen der Epithelkörperchen.

Die Frage nach generalisierten Knochendestruktionen, welche röntgenologisch nicht zur Geltung kommen, hingegen histologisch nachweisbar und für das Verhalten des Serum-Calciumspiegels entscheidend wären, ist wiederholt aufgeworfen worden. Allerdings zeigt beim Morbus Boeck die alkalische Phosphatase im Serum meist keinen Anstieg.

Die Calciumstoffwechselstörung hat große Ähnlichkeit mit Veränderungen, welche durch Vitamin D-Überdosierung oder Unverträglichkeit hervorgerufen werden: eine vermehrte Calciumresorption aus dem Darm, erhöhter Serum-Calciumspiegel, gelegentlich Ablagerung von Calcium in Organen, bedeutende Calciumausscheidung im Urin, ungünstige Wirkung von Vitamin D und eine gewisse Besserung unter Cortisonbehandlung (Albright; Dent; Nelson; Moehlig und Steinach). Dent vermutet, daß den Störungen im Calciummetabolismus eine besondere Empfindlichkeit gegen von außen zugeführtes Vitamin D zugrunde liege, während die Albrightsche Schule die Produktion von körpereigenen Substanzen mit Vitamin D-Wirkung annimmt.

Die Ausbildung einer Hypercalcämie ist nicht nur beschränkt auf Fälle mit Morbus Boeck, sie wird auch bei der interstitiellen, plasmacellulären Pneumonie im Säuglingsalter beschrieben (Hallmann). Wir haben einen Fall mit Lungenadenomatose beobachtet, der eine Hypercalcämie und eine deutlich erhöhte Calciumausscheidung im Urin aufwies, welche sich nicht von der Störung des Calciumstoffwechsels bei Morbus Boeck unterscheiden ließ (KG. 43, Priv. 1954).

Ist auch die Ursache der Hypercalcämie für die erwähnten Erkrankungen noch nicht klar, so gestattet doch die Besprechung dieses Syndroms manche diagnostisch und therapeutisch fruchtbaren Erwägungen zu streifen.

Literatur.

ALBRIGHT, F., and E. REIFENSTEIN: The parathyroid glands and metabolic bone disease. Baltimore: Williams & Wilkins Company 1948. — ALBRIGHT, F., and H. W. SULKOWITCH: The effect of vit. D on calcium and phorphorus metabolism. J. Clin. Invest. **17**, 305 (1938). — ATCHLEY, D. W., and E. M. BENEDICT: Serum electrolyte studies in normal and pathological conditions: Pneumonia, renal edema, cardiac edema, uremic and diabetic acidosis. J. Clin. Invest. **10**, 265 (1931). — AUSTIN, J. H., and F. W. SUNDERMAN: Studies of serum electrolytes. V. Urinary electrolyte excretion in pneumonia. J. Clin. Invest. **7**, 333 (1929).

BERGSTROM, W. H., and W. M. WALLACE: Bone as a sodium and potassium recervoir. J. Clin. Invest. **33**, 867 (1954). — BERLINER, R. W., TH. J. KENNEDY and J. G. HILTON: Renal mechanisms for excretion of potassium. Amer. J. Physiol. **162**, 348 (1950). — BIRK, W.: Untersuchungen über den Stoffwechsel des Kindes im Fieber. Abh. Kinderheilk. **9**, 1 (1926).— BRAZEAU, P., and A. GILMAN: Effect of plasma CO_2 tension on renal tubular reabsorption of bicarbonate. Amer. J. Physiol. **175**, 33 (1953). — BROWN, E. B., G. S. CAMPBELL, J. O. ELAM, F. GOLLAN, A. HEMINGWAY and M. B. VISCHER: Electrolyte changes with chronic passive hyperventilation in man. Appl. Physiol. **1**, 848 (1949).

COGAN, D. G., F. ALBRIGHT and F. C. BRATTER: Hypercalcaemia and band-keratopathy. Report of nineteen cases. Arch. Ophthalm. **40**, 624 (1948). — COOKE, R. E., W. E. SEGAR, D. B. CHEEK, F. E. COVILLE and D. C. DARROW: The extrarenal correction of alcalosis associated with potassium deficiency. J. Clin. Invest. **31** (II), 798 (1952). — CREVELD, S. VAN: Disturbances of the metabolism in BESNIER-BOECK's disease. Ann. paediatr. (Basel) **157**, 1 (1941). — CURTIS, A. C., H. TAYLOR and R. H. GEKIN: Sarcoidosis. Results of treatment with varying amounts of calciferol and dihydrotachysterol. J. Invest. Dermat. **9**, 131 (1947).

DARROW, D. C.: Body-fluid-physiology: the relation of tissue composition to problems of water and electrolyte balance. New England J. Med. **233**, 91 (1945). — DENT, C. E., F. V. FLYNN and J. D. N. NABARRO: Hypercalcaemia and impairment of renal function in generalized sarcoidosis. Brit. Med. J. **1953 II**, 808. — DORMAN, P. J., W. J. SULLIVAN and R. F. PITTS: The renal response to acute respiratory acidosis. J. Clin. Invest. **33**, 82 (1954). — DUNCAN, G. G.: Diseases of metabolism. Philadelphia u. London: W. B. Saunders Company 1947.

ELKINGTON, J. R., R. B. SINGER, E. S. BARKER and J. K. CLARK: Effects of acute respiratory acidosis on electrolyte excretion in man. Federat. Proc. **12**, 38 (1953).

FINKENSTAEDT, J. T., M. P. O'MEARA and J. P. MERRILL: Observations on the volume of distribution of inulin in anuric subjects. J. Clin. Invest. **32**, 209 (1953). — FREEMAN, F.-H., and W. O. FENN: Changes in carbon dioxyde stores of rats due to atmospheres low in oxygen or high in carbon dioxyde. Amer. J. Physiol. **174**, 422 (1953). — FREYBERG, R. H., and R. L. GRANT: Calcium and phosphorus metabolism in a verified case of pituitary basophilism. Arch. Int. Med. **58**, 212 (1936).

GAMBLE, J. I.: Companionship of water and electrolytes in the organisation of body fluids. California: Stanford University Press Stanford 1951. — GIEBISCH, G., L. BERGER and R. F. PITTS: The extrarenal response to acute acid-base disturbances of respiratory origin. J. Clin. Invest. **34**, 231 (1955). — GOLLWITZER-MEIER, K.: Über einige Beziehungen zwischen der Reaktion und dem gesamten Ionengleichgewicht im Blut. Biochem. Z. **160**, 433 (1925). — GUTMAN, A. B., and E. B. GUTMAN: Relation of serum—calcium to serum albumin and Globuline. J. Clin. Invest. **16**, 903 (1937). — GUTMAN, A. B., T. L. TYSON and E. B. GUTMAN: Serum calcium, inorganic phosphorus and phosphatase activity in hyperparathyroidism, PAGET's disease, multiple myeloma and neoplastic disease of bones. Arch. Int. Med. **57**, 379 (1936). — GYÖRGY, P., u. H. VOLLMER: Über den Chemismus der Atmungstetanie. Biochem. Z. **140**, 391 (1923).

HALDIMANN, C.: Hornhaut- und Bindehautveränderungen bei BOECKscher Krankheit. Ophthalmologica (Basel) **102**, 138 (1941). — HALLMANN, N.: Calcium metabolism in interstitial plasma cell pneumonia in infants. Elektrolyt-Symposium, Kinderspital Zürich 1954. — HALLMANN, N., u. I. SALMI: On plasma calcium: In cord blood and in the newborn. Arch. Pediatr. **42**, 126 (1953). — HAMBURGER, J., u. G. MATHÉ: Le syndrome d'hyperhydration cellulaire. Schweiz. med. Wschr. **1953**, 277. — HARRELL, G. T., and S. FISHER: Blood chemical changes in BOECK's sarcoid with particular reference to protein, calcium and phosphatase values. J. Clin. Invest. **18**, 687 (1939). — HAWK, P. B., and O. BERGHE M: Practical Physiological chemistry, 11. Aufl. Philadelphia: P. Blakiston Son & Co. 1937. — HENDERSON, *Y.*, and H. W. HAGGARD: Respiratory regulation of the CO_2 capacity of the blood. J. of Biol. Chem. **33**, 333, 355 (1918). — HENNEMAN, P. H., E. L. CARROLL and E. F. DEMPSEY: The mechanism responsible for hypercalcuria in sarcoid. J. Clin. Invest. **33**, 941 (1954). — HOIGNÉ, R., u. A. F. ESSELLIER: Kaliumstoffwechsel. Verh. dtsch. Ges. inn. Med. **61** (1955). — HOWLAND u. MARIOTT: Zit. nach ROSSIER u. MERCIER.

JORDAN, F. L. J.: Diffuse afwijkingenaan het beenderstesel bij de ziekte van BESNIER-BOECK-SCHAUMANN. Nederl. Tijdschr. Geneesk. *90*, 915 (1946). — JÜNGLING, O.: Über Ostitis tuberculosa multiplex cystoides. Bruns' Beitr. **143**, 401 (1928).

KLINEFELTER jr., H. F., and S. M. SALLEY: Sarcoidosis simulating glomerularnephritis. Bull. Johns Hopkins Hosp. **89**, 333 (1946). — KLINKE, K.: Der Mineralstoffwechsel. Franz Deuticke, Leipzig u. Wien (1931).

LEITNER, ST. J.: Diabetes insipidus bei der epitheloidzelligen Granulomatose. Schweiz. med. Wschr. **75**, 511 (1945). — Der Morbus Besnier-Boeck-Schaumann. Basel: Benno Schwabe & Co. 1949. — LEVITT, M. F., and L. B. TURNER: Role of bone connective tissue and muscle electrolytes in the maintenance of extracellular fluid Composition. J. Clin. Invest. **32**, 583 (1953). — LONGCOPE, W. T., and J. W. PIERSON: BOECK's sarcoid. Bull. Johns Hopkins Hosp. **60**, 223 (1937).

MOEHLIG, R. C., and A. L. STEINACH: Cortisone interference with calcium therapy in hypoparathyroidism. J. Amer. Med. Assoc. **154**, 1 (1954). — MONAKOW, P. v.: Beitrag zur Kenntnis der Nephropathien. Dtsch. Arch. klin. Med. **116**, 1 (1914).

NELSON, C. T.: Calciferol (vit. D_2) in the treatment of sarcoidosis. J. Invest. Dermat. **13** 81 (1949).

OWADT, B.: Über Rückresorption und Ausscheidung von Bicarbonat durch die Niere während der Hyperventilationsalkalose. Pflügers Arch. **252**, 529 (1950).

PEABODY, F. W.: The carbon dioxyde conent of the blood in pneumonia. J. of Exper. Med. **16**, 701 (1912). — PETERS, J. P., H. A. BULGER and A. J. EISENMAN: Total acid-base equilibrium of plasma in health and disease. J. of Biol. Chem. **67**, 159 (1926). — PITTS, R. F., and W. D. LOTSPEICH: Bicarbonate and the renal regulation of acid base balance. Amer. J. Physiol. **147**, 138 (1946). — PRIGGE, R.: Die Wirkung der intravenösen Zufuhr großer NaCl-Mengen bei Pneumonie und beim Gesunden. Dtsch. Arch. klin. Med. **139**, 1 (1922).

RAPOPORT, S., C. D. STEVENS, G. L. ENGEL, E. B. FERRIS and M. LOGAN: The effect of voluntary oberbreathing on the electrolyte equilibrium of arterial blood in man. J. of Biol. Chem. **163**, 411 (1946).. — ROSSIER, P. H., u. A. BÜHLMANN: Pathophysiologie der Atmung und Einteilung der Störungen im Säure-Basengleichgewicht. In Handbuch der inneren Medizin, Bd. IV, S. 61. 1955. — ROSSIER, P. H., A. BÜHLMANN u. K. WIESINGER: Die Atmung und ihre Pathophysiologie. Heidelberg: Springer 1955. — ROSSIER, P. H., u. M. HOTZ: Respiratorische Funktion und Säure-Basengleichgewicht in der Schwangerschaft. Schweiz. med. Wschr. **1952**, 897. — ROSSIER, P. H., u. H. MÉAN: L'influence de la fièvre sur les echanges respiratoires et les gaz du sang. Helvet. med. Acta **3**, 666 (1936). — ROSSIER, P. H., et P. MERCIER: Etude sur l'equilibre acide-base du sang. Arch. internat. Méd. expér. **7**, 5 (1932). — ROSSIER, P. H., D. STAEHELIN, A. BÜHLMANN u. A. LABHARDT: Alkalose und Hypokaliaemie bei Anorexis mentalis (Hungeralkalose). Schweiz. med. Wschr. **1955, 465.**

SALVESEN, H. A.: The sarcoid of BOECK, a disease of importance to internal medecine. Acta med. scand. (Stockh.) **86**, 127 (1935). — SALVESEN, H. A., and G. C. LINDER: Observation on the inorganic bases and phosphates in relation to the protein of blood and other body fluids in BRIGHT's disease and in heart failure. J. of Biol. Chem. **58**, 617 (1923). — SCHÜPACH, A., u. M. WERNLY: Hypercalcaemie und Organverkalkung bei BOECKscher Krankheit. Acta med. scand. (Stockh.) **115**, 401 (1943). — SEEFELDER, R.: Ein neuer Fall von BOECKschem Sarkoid mit Beteiligung des Auges. Arch. Augenheilk. **105**, 664 (1922). — SHAW, L. A.: The comparative capacity of the blood and of the tissue to absorb carbonic acid. Amer. J. Physiol. **79**, 91 (1926/27). — SINGER, R. B., J. K. CLARK, E. S. BARKER and J. R. ELKINTON: The effects of acute respiratory alkalosis on electrolyte excretion and renal hemodynamics in man. J. Clin. Invest. **31**, 663 (1952). — SINGER, R. B., J. R. ELKINTON, E. S. BARKER and J. K. CLARK: Transfer of cellular cations during acute respiratory alkalosis and acidosis experimentally produced in man. J. Clin. Invest. **32**, 604 (1953). — SOFFER, L. J., J. L. GABRILOVE and J. W. JAILER: Metabolic studies with adrenocorticotropin in CUSHINGS-Syndrom and virilism. J. Clin. Invest. **10**, 594 (1950). — STANBURY, S. W., and A. E. THOMSON: The renal response to respiratory alkalosis. Clin. Sci. **11**, 357 (1952). — SUNDERMAN, F. W.: Studies of serum electrolytes. VII. The total base and protein components of the serum during lobar pneumonia with a note on the gastric secretion. J. Clin. Invest. **10**, 615 (1931). —

SUNDERMAN, F. W., J. H. AUSTIN and J. G. CAMACK: Studies in serum electrolytes. I. Concentration of electrolytes and non-electrolytes in the serum during lobar pneumonia. J. Clin. Invest. *3*, 37 (1926). — SWAN, R. C., H. MADISSO and F. F. PITTS: Measurement of extracellular fluid volume in nephrectomized dogs. J. Clin. Invest. **33**, 1447 (1954).

UEHLINGER, E.: Die pathologische Anatomie des Morbus Boeck. Tbc.-Kongreß. Berlin: Springer 1954.

WESTRA, S. A., u. J. F. VISSER: Hypercalcaemie bei Morbus Besnier-Boeck. Nederl. Tijdschr. Geneesk. **93**, 18 (1949). — WILDER, T. S., and T. G. H. DRAKE: Metabolism of chloride and total fixed base in pneumonia and the relation to salt and water retention. J. Clin. Invest. **7**, 353 (1929). — WINKLER, A. W., and O. F. CRANKSHAW: Chloride Depletion in conditions other than ADDISON's disease. J. Clin. Invest. **17**, 1 (1938). — WUHRMANN, F., u. CH. WUNDERLY: Die Bluteiweiße. Basel: Benno Schwab & Co. 1946.

K. Lungenaffektionen und endokrine Drüsen

(einschließlich Hormontherapie).

Von

F. Koller.

In den Beziehungen der Lungen zu endokrinen Störungen stehen gewisse pulmonale Infekte, insbesondere die Tuberkulose, im Vordergrund. Die größte Bedeutung kommt dabei — schon in Anbetracht seiner Häufigkeit — dem **Diabetes mellitus**[1] zu. Es entspricht einer alten Erfahrung, daß der Diabetiker weniger resistent ist gegen Infekte und daß dieselben die diabetische Stoffwechselstörung ungünstig beeinflussen. Die Ursachen dieser Wechselwirkung sind auch heute noch unklar: die frühere, zunächst sehr einleuchtende Annahme, daß der erhöhte Zuckergehalt von Blut und Geweben das Bakterienwachstum begünstige, wird durch experimentelle Untersuchungen (HANDMANN) nicht gestützt. Viel eher scheint die Unterernährung, die Austrocknung und Acidosis des ungenügend oder überhaupt nicht behandelten Diabetes dabei eine Rolle zu spielen (RICHARDSON). Die verminderte Kohlenhydrattoleranz während der Infektion kann ebenfalls noch nicht befriedigend erklärt werden. Eine reduzierte Insulinproduktion infolge Schädigung der LANGERHANSschen Inseln kommt vor allem bei Infektionen in Betracht, die häufig mit Pankreatitis einhergehen (Mumps, Cholecystitis usw.). In neuerer Zeit wird vor allem auf die vermehrte Sekretion der Nebennierenhormone (Glucocorticoide) als Ausdruck der Stressreaktion hingewiesen (JOSLIN und Mitarbeiter). Bekanntlich sind die Glucocorticoide als eigentliche Antagonisten des Insulins zu betrachten. Ob bei Infektionskrankheiten ein Insulin zerstörendes Enzym in vermehrter Menge gebildet wird, ist noch strittig (RABINOWITCH). Möglicherweise stammt ein solches aus den Leukocyten. Auf jeden Fall ist der Insulinbedarf bei Infekten, die mit *Fieber* und *Leukocytose* einhergehen, am stärksten gesteigert, während er sich bei tuberkulösen und Virusaffektionen im allgemeinen als nur wenig verändert erweist (DUNCAN).

Am häufigsten werden bei Diabetikern *Staphylokokkeninfekte* und Tuberkulose beobachtet. Das Überwiegen der Staphylokokken hat sich mit Einführung der Antibioticatherapie noch wesentlich verstärkt: Staphylokokkenpneumonien, -empyeme und -abscesse sind heute auch bei Nichtdiabetikern (verglichen mit anderen bakteriellen Lungenaffektionen) erheblich häufiger geworden.

Die *Tuberkulose* nimmt unter den Komplikationen des Diabetes einen besonderen Platz ein. Es gibt wohl kaum einen wirksameren Schrittmacher für die

[1] Vgl. den Abschnitt von GRAFE in diesem Handbuch, Bd. VII/2, S. 157f.

Lungentuberkulose als gerade diese Stoffwechselkrankheit (PINNER): die Tuberkulose ist bei Diabetikern im allgemeinen etwa 2mal so häufig wie bei Nichtdiabetikern (BOUCOT und Mitarbeiter, JOSLIN); berücksichtigt man nur die Fälle, deren Tagesbedarf an Insulin 40 E übersteigt, so ist das Verhältnis sogar 3:1. Untergewichtige Diabetiker erkranken 2mal häufiger an Tuberkulose als übergewichtige (DUNCAN). Ein durchgemachtes Koma prädisponiert in besonderem Maße zur Tuberkulose. — Der Verlauf der Krankheit ist bei Diabetikern im allgemeinen schwerer: die Tuberkulose zeigt eine ausgesprochene Neigung zu Verkäsung und Einschmelzung. Auffallend ist die seltene Mitbeteiligung der Pleura: sowohl Ergüsse wie Schwartenbildung sind ungewöhnlich bei Diabetikern. Die Diagnose wird oft erst im fortgeschrittenen Stadium gestellt, da klinische Symptome in der Regel längere Zeit fehlen. Daraus ergibt sich die Notwendigkeit periodischer Röntgenuntersuchungen. Besonders verdächtig auf beginnende Lungentuberkulose ist die rasche Entwicklung einer echten Cataracta diabetica (HIMSWORTH). Extrapulmonale Tuberkulose (ohne gleichzeitige Lungentuberkulose) ist bei Diabetikern selten.

Von den übrigen endokrinen Organen ist vor allem die **Nebennierenrinde** für die Erscheinungsform und den Verlauf gewisser Lungenaffektionen von Bedeutung. Wiederum stehen hier die pulmonalen Infekte im Vordergrund. Sowohl Unter- wie Überfunktion der Nebennierenrinde vermindern die Widerstandskraft gegen Infektionen. Bei Morbus Addison ist die Resistenzlosigkeit gegen irgendwelche „Stresseinwirkungen", darunter auch Infektionskrankheiten, wohl bekannt; beim CUSHINGschen Syndrom stellen die Infekte die häufigste Todesursache dar (in über 50% der Fälle, FINLAND, HEDINGER). Diese scheinbar widersprechenden klinischen Beobachtungen sind durch experimentelle Untersuchungen dem Verständnis näher gerückt worden. Kleine bzw. adäquate Dosen von Nebennierenrindenhormonen — und zwar handelt es sich hier ausschließlich um Glucocorticoide — steigern die Widerstandskraft gegen Infektionen bei nebennierenlosen Tieren; exzessive Dosen vermindern dieselbe. Bei letzteren wirkt sich die allgemein *entzündungshemmende* Wirkung der Glucocorticoide oft sehr ungünstig aus. Durch die Zurückdrängung der exsudativen und — in geringerem Maße — auch der reparativen Phase der Entzündung wird der Ausbreitung des Infektionserregers Tür und Tor geöffnet. Daraus ergibt sich die Forderung, daß Cortison oder ACTH bei Infektionen nur in Kombination mit Chemotherapeutica bzw. Antibiotica gegeben werden darf. Klinisch ist die prompte Entfieberung und Entgiftung bei schwer darniederliegenden Infektionskranken das hervorstechendste Merkmal der Therapie mit Glucocorticoiden. Diese auffallende subjektive Besserung geht jedoch keineswegs parallel mit einer Besserung des bakteriologischen Befundes; sie verhindert auch nicht das Auftreten von Komplikationen, die jedoch oft nicht bemerkt werden, da sie beinahe symptomlos verlaufen. WHORTON und Mitarbeiter berichten über einen Fall, bei welchem unter der Cortisontherapie eine letale Pneumokokkenpneumonie auftrat, die als Zufallsbefund bei der Autopsie entdeckt wurde, da sie klinisch symptomlos verlaufen war. Trotz dieser Nachteile kann die zusätzliche Verabreichung von Cortison bei besonders schweren, „toxischen" Infekten gelegentlich lebensrettend wirken.

Besonders schwierig ist die Beurteilung der Cortisonverabreichung bei der *Lungentuberkulose.* THORN hatte gehofft, daß es gelingen möge mit Cortison „die gefährliche Überempfindlichkeitsreaktion von der erwünschten Immunitätswirkung zu trennen". Leider erwies sich diese Hoffnung als nicht realisierbar. Manche Autoren lehnen daher die Anwendung von Cortison bei der Lungentuberkulose strikte ab. Wir möchten nicht so weit gehen, da wir gerade bei schwer *toxischen, exsudativen Formen* von der Kombination von Antituberculosa mit

Cortison wiederholt einen günstigen Eindruck gewinnen konnten, der auch durch den weiteren Verlauf bestätigt wurde. Die Miliartuberkulose stellt unseres Erachtens (wie die Meningitis tuberculosa) ebenfalls eine Indikation für die kombinierte Therapie dar. Das Cortison besitzt außerdem den Vorteil, daß es Überempfindlichkeitsreaktionen auf Paraaminosalicylsäure oder Streptomycin, welche die weitere Verabreichung dieser Antituberculosa in Frage stellen, beseitigt (Houghton). Es ist übrigens sehr wahrscheinlich, daß der therapeutische Erfolg des PAS nicht ausschließlich auf seinem bakteriostatischen Effekt beruht, sondern auch auf der Cortison-ähnlichen Wirkung der Salicylsäure.

Ein spezielles Problem stellt in diesem Zusammenhang die Therapie der Addisonschen Krankheit dar. Es entspricht einer alten Erfahrung (aus der Zeit vor der modernen Tuberkulose- und Cortisontherapie!), daß der tuberkulöse Morbus Addison sehr selten mit einer progressiven Lungentuberkulose einhergeht, daß vielmehr die Lungenherde, sofern solche überhaupt vorhanden sind, sich auffallend gutartig verhalten. In dieser Hinsicht ist somit die Resistenz des Addison-Kranken keine schlechte. Soll sie durch eine Cortisontherapie gefährdet werden?

Ein von uns beobachteter 44jähriger Addison-Patient hatte seit 6 Jahren mit gutem Erfolg Desoxycorticosteron erhalten. Wegen wiederholt auftretender hypoglykämischer Reaktionen erhielt er zusätzlich Cortison (7,5 mg pro die). Sechs Wochen nach Beginn dieser Behandlung war eine (reversible) Reaktivierung der Lungentuberkulose, die unter der 6jährigen DOCA-Therapie inaktiv geblieben war, nachzuweisen!

Wir können nicht entscheiden, ob es sich in diesem Falle um eine Entwicklung post hoc oder propter hoc gehandelt hat, und möchten daher auch eine Cortisontherapie des Morbus Addison nicht generell ablehnen. Die günstige Wirkung auf das Allgemeinbefinden ist zu augenfällig. Es scheint uns aber eine Kombination von Cortison und Antituberculosa (letztere periodisch verabreicht) angezeigt.

Größere, wenn auch keineswegs vollständige Übereinstimmung, der Ansichten besteht in der Behandlung des *Morbus Boeck,* dessen Beziehung zur Tuberkulose immer noch sehr umstritten ist. Die anscheinend über das Ziel hinausschießende enorme histiocytäre Reaktion, welche diese Krankheit kennzeichnet, kann durch Cortison oft bis zur klinischen Heilung zurückgedrängt werden. Auch hier ist von gewissen Autoren eine Kombination mit Antituberculosa empfohlen worden. Es sind jedoch keine überzeugenden Beobachtungen für die Wirkung der letzteren mitgeteilt worden.

Eine erstklassige Indikation für die Cortison- bzw. ACTH-Therapie stellt das *Asthma bronchiale,* insbesondere der *Status asthmaticus* dar (Thorn, u. Mitarb. Schubert usw.). Auch in den Fällen, welche auf die übliche Therapie überhaupt nicht mehr reagieren, ist der Effekt dieser Hormone in der Regel dramatisch, wenn auch Rezidive nach Absetzen der Therapie nicht immer verhütet werden können. Bei allergischen Krankheiten ist der entzündungsdämpfende Einfluß der Glucocorticoide nur wünschenswert und birgt nicht die Gefahren in sich, die ihm bei bakteriellen Infekten anhaften.

Geschlechtsdrüsen. Bei der Frau zeigen gewisse Asthmaformen enge Beziehungen zum Cyclus. Die Anfälle treten besonders häufig im Praemenstrum auf. In über 50% dieser Asthmatiker fand Schubert Zeichen ovarieller Störungen, vor allem Hyperfolliculinismus. Er empfiehlt daher Testosteron vor den Menses, bei gewissen Formen auch Gelbkörperhormon. In den seltenen Fällen, in welchen das Asthma erstmals nach dem Klimakterium auftritt, soll es durch Oestrogen günstig beeinflußt werden können.

Bei Funktionsstörungen der **Schilddrüse** scheinen Lungenveränderungen keine nennenswerte Rolle zu spielen.

Bei Überfunktion der **Nebenschilddrüse,** der Osteopathia fibrosa generalisata von RECKLINGHAUSEN kommen gelegentlich in den Lungen ebenso wie im Magen, in den Nieren und anderen Organen (Peri- und Myokard) Verkalkungen vor, sog. *Kalkmetastasen,* auf die VIRCHOW erstmals hingewiesen hat. Es handelt sich um eine seltene Komplikation weit fortgeschrittener, terminaler Fälle.

Unter den **Hypophysen**affektionen ist vor allem das HAND-SCHÜLLER-CHRISTIANsche Syndrom zu nennen, bei welchem neben dem *Diabetes insipidus,* dem Exophthalmus und den Knochendefekten auch pulmonale Veränderungen vorkommen. Es handelt sich um multiple Herde, die aus demselben xanthomatösen Granulationsgewebe bestehen, welches im Hypophysenhinterlappen, in der Orbita und in den Knochen, vor allem des Schädels, wuchert. Röntgenologisch können die Lungenherde das Bild einer tuberkulösen hämatogenen Aussaat vortäuschen.

Literatur.

BALDWIN, H. S.: ACTH and cortisone in the treatment of asthma. J. Allergy **26** (1955). — BOUCOT, K. P., D. A. COOPER, R. RICHARDSON, E. S. DILLON and P. MEIER: Amer. Rev. Tbc. **65**, 1 (1952). — BROWN, E. A., and L. A. FOX: The use of ACTH in the treatment of ambulatory patients. Ann. Allergy **9**, 459 (1951). — BROWNE, J. S., M. ARONOVITCH, J. C. BECK and W. LEITH: Treatment of coexisting ADDISON's disease and pulmonary tuberculosis. Amer. J. Med. Sci. **228**, 491 (1954).

CHAUVET, M., u. P. ZUMSTEIN: Schweiz. med. Wschr. **1954**. — CONSTAM, G. R.: Therapie des Diabetes mellitus. Basel: Benno Schwabe & Co. 1950. — CUMMINGS, M. M., u. W. L. BLOOM: Zit. nach HOUGHTON.

DUNCAN, G. G.: Diseases of metabolism, 3. Aufl. Philadelphia: W. B. Saunders Co. 1953.

FINKE, W.: Combined antibiotic-cortisone therapy in infectious asthma. New York J. Med. **54** (1954). — FRANKLIN, W., and F. C. LOWELL: Clinical studies with cortisone by mouth, cortisone by injection and ACTH in the treatment of asthma. J. Allergy **23**, 27 (1952). — FRED, L., and M. H. LEVIN: J. Amer. Med. Assoc. **147**, 242 (1951). Zit. nach HOUGHTON.

GRAFE, E., u. O. VON LILIAN: Zur Kombination von Diabetes und Tuberkulose. Dtsch. Arch. klin. Med. **93**, 170 (1948).

HANDMANN, E.: Dtsch. Arch. klin. Med. **102**, 1 (1911). — HEDINGER, CHR.: Persönliche Mitteilung. — HEILMEYER, L.: Cortisone et ACTH dans les maladies infectieuses. Méd. et Hyg. **1954**, Nr 263. — HIMSWORTH: Quart. J. Med. **7**, 373 (1938). — HOUGHTON, L. E.: Combined corticotrophintherapy and chemotherapy in pulmonary tuberculosis. Lancet **1954 I**, 595.

JAWETZ, E.: Effect of cortisone on therapeutic efficacy of antibiotics in experimental infection. Arch. Int. Med. **93** (1954). — JOSLIN, E. P., H. F. ROOT, P. WHITE, A. MARBLE and C. C. BAILEY: The treatment of diabetes mellitus, 9. Aufl. Philadelphia: Lea a. Febiger 1952.

KASS, E. H., and M. FINLAND: Adrenocortical hormones in infection and immunity. Annual Rev. Microbiol. **7** (1953). — Ann. Int. Med. **33**, 1081 (1950). — KENNEDY: Canad. Med. Assoc. J. **29**, 482 (1933). Zit. nach JOSLIN u. Mitarb.

LÖFFLER, W.: Zur Therapie mit ACTH und Cortison. Bull. schweiz. Akad. med. Wiss. **8**, 325 (1952).

MOESCHLIN, S., R. BAGUÈNA, J. BAGUÈNA u. M. FORELL: Untersuchungen über den Einfluß von ACTH und Cortison auf die experimentelle Immunkörperbildung des Kaninchens. Helvet. med. Acta **19**, 351 (1952).

PINNER, M.: Pulmonary tuberculosis in the adult. Springfield: C. Thomas 1946.

RICHARDSON: Zit. nach E. P. JOSLIN u. Mitarb.

SCHUBERT, P.: Therapieprobleme beim Asthma bronchiale. Dtsch. med. Wschr. **1954**. — SELYE, H.: Influence of STH, ACTH and cortisone upon resistance to infection. Canad. Med. Assoc. J. **64**, 489 (1951). — SPAIN, D. M., and N. MOLOMUT: Amer. Rev. Tbc. **62**, 337 (1950). Zit. nach HOUGHTON.

THOMAS, L.: Cortisone, ACTH and infection. Bull. New York Akad. Med. **31**, 485 (1955). — THORN, G. W., P. H. FORSHAM u. Mitarb.: The clinical usefulness of ACTH and cortisone. New England J. Med. **242**, 783, 824, 865 (1950).

UEHLINGER, E., u. R. SIEBENMANN: Einfluß von Cortison auf die Tuberkulinreaktionen und auf das ALRTUS-Phaenomen. Bull. Schweiz. Akad. med. Wiss. 8, 203 (1952).

WALLNER, L., and J. THOMPSON: Clinical and histopathologic studies of the effect of cortisone and ACTH on Tuberculosis. Amer. Rev. Tbc. **66**, 161 (1952). — WHORTON, C. M., M. MICHAEL, M. M. CUMMINGS and W. L. BLOOM: Clinico-pathologic examples of untoward effects of cortisone in patients with bacterial infection. Amer. J. Med. **11**, 252 (1951). — WIENER u. CAVEE: Amer. Rev. Tbc. **34**, 179 (1936). Zit. nach JOSLIN u. Mitarb.

L. Heredität und Konstitution bei Lungen- und Bronchialaffektionen.

Von

E. Hanhart.

Terminologische und methodologische Vorbemerkungen. Die Begriffe „*Heredität*" und „*Konstitution*" decken sich keineswegs, so nahe Beziehungen sie auch zueinander haben. Unter *Heredität* versteht man die Entstehung, Übertragung und *Wirkungen* der zahlreichen in den *Chromosomen* der *Zellkerne lokalisierten Erbfaktoren (Gene)*; diese werden als *Genotypus* zusammengefaßt, der eine Abstraktion bedeutet, dessen konkrete Äußerungen den *Phänotypus* (Erscheinungsbild) ausmachen. Genotypus und Phänotypus gehören verschiedenen Kategorien an, indem der letztere im allgemeinen erst allmählich im Laufe einer meist langen Kette von *Entwicklungsstufen (Phänogenese)* aus dem ersteren hervorgeht und etwas gänzlich Neues darstellt. Jede Erbanlage im genetischen Sinne ist paarig angelegt und wird durch 2 *Allele*, d. h. Partner, repräsentiert, von denen der eine dem *väterlichen* und der andere dem *mütterlichen Erbgut* entstammt. Wie die in den paarigen Chromosomen an einander gegenüberliegenden Orten stofflich angelegten Gene normalerweise wirken, ist bei keinem Lebewesen bekannt. Faßbar sind einzig die durch *Mutationen* (Erbänderungen) bedingten Unterschiede gegenüber den normalen Allelen. Eine Mutation verändert immer nur den einen Partner zweier Allele. Diesen Zustand nennt man *heterozygot*, ein Begriff, der besser nicht als „mischerbig" verdeutscht wird, da diese Bezeichnung den grundsätzlichen Irrtum, daß die Vererbung auf einer Blutmischung beruhe, begünstigt. Das Prinzip der MENDEL*schen Entdeckung* ist die seither cytologisch sehr weitgehend gestützte Erkenntnis, daß die Geschlechtszellen im Gegensatz zu den Körperzellen jeweils nur den einen Partner eines Allelenpaars enthalten und die Einzelallele sich nach dem Gesetz der Permutation, d. h. rein zufallsmäßig bei der Befruchtung vereinigen. Die Verbindung zweier heterozygoter Erbanlagen $Aa \times Aa$ führt also zu $AA + 2\,Aa + aa$. Während die Ungleichheit der beiden Buchstaben eines Symbols, z. B. Aa, eine *Heterozygotie* darstellt, so deren Gleichheit AA oder aa eine *Homozygotie.* Ein Individuum kann also hinsichtlich einer bestimmten, durch ein Allelenpaar verkörperten Erbanlage außer *heterozygot* sowohl *homozygot gesund*, d. h. *merkmalsfrei*, als auch *homozygot* damit *befallen* sein. Je nachdem sich ein Merkmal schon bei Heterozygotie manifestiert, spricht man von *Dominanz*, dagegen von *Recessivität*, wenn es sich erst in *homozygotem* Zustand äußert und die Heterozygoten bloß *latente Überträger* sind. Aus obiger einfacher Formulierung geht bereits hervor, daß die Verbindung eines Heterozygoten mit einem homozygot Gesunden, also $Aa \times AA = 2\,Aa + 2\,AA$ ergibt, was bei Dominanz von a über A ein durchschnittlich 50%iges Befallensein der Kinder solcher Eltern mit sich bringt. Aus der bereits aufgezeichneten Formel $Aa \times Aa$ jedoch erhellt, daß daraus je ein Viertel homozygot gesunde und homozygot erbkranke sowie zwei Viertel wieder heterozygote zu erwarten sind. Dominanz und Recessivität erweisen sich als *reziproke* Begriffe. Von *reziprok* spricht man sonst aber auch insofern, als bei der Kreuzung eines behafteten mit einem merkmalsfreien Partner der Vater oder die Mutter Träger des Merkmals sein können. Schon MENDEL stellte fest, daß es bei dem von ihm gefundenen Bastardierungsgesetz indessen darauf nicht ankommt. Eine 100%ige Penetranz will nicht etwa heißen, daß sämtliche Kinder zweier Eltern befallen sein *müssen*; im gewöhnlichsten Falle der Dominanz, nämlich dem heterozygoten Befallensein des einen Elters und dem der Hälfte der Kinder, wird diese 50%ige Manifestation zu einer 100%igen *Penetranz* und im gewöhnlichsten Falle der Recessivität, nämlich der Heterozygotie beider Eltern, wird das erwartete Auftreten bei 25% der Kinder einer 100%igen Penetranz entsprechen.

Die genannten beiden Erbgänge gelten für alle in den *Autosomen* gelegenen Gene; das sind beim Menschen die 23 Paare von Chromosomen, die jeweils zwei völlig gleiche Partner aufweisen. Die unter sich ungleichen sog. *Heterochromosomen* werden *Geschlechtschromosomen* genannt, weil sich im einen der beiden Partner, dem anfänglich rätselhaften X-Chromosom, unter anderem die ebenfalls mendelnde Anlage zur *Geschlechtsdeterminierung* befindet. Da wir es in unserem Kapitel mit X-chromosomal gekoppelten Anlagen überhaupt nicht zu tun haben, so sei nur noch betont, daß diese von den bloß *geschlechtsbegrenzten* streng zu unterscheiden sind.

Vererbung und *Umwelt* wirken stets zusammen, doch gibt es eine nicht geringe Zahl von krankhaften Erbanlagen, die sich unter allen Außenbedingungen durchsetzen, d. h. 100%ig penetrant sind. Die im folgenden zu behandelnden, sich auf den Bau und die Funktion des Respirationsapparates beziehenden Erbmerkmale weisen größtenteils eine nur unvollkommene Penetranz auf, so daß wir hier von einem „*konstitutionellen*“ Verhalten sprechen können, was bei vollkommener Penetranz einer Erbanlage eine Verschleierung der Tatsachen bedeuten würde.

Die MENDELschen Gesetze wurden an diskontinuierlichen, d. h. *alternierenden*, meist qualitativen Merkmalspaaren entdeckt und seither vieltausendfach bestätigt. Wir haben es dabei mit sog. *Hauptgenen* zu tun, eventuell unter Mitwirkung manifestationsfördernder bzw. -hemmender *Nebengene*. Es ist aber seither klar geworden, daß sich nur ausgesprochen pathologisch wirkende Erbanlagen, wie sie allerdings den meisten Mutationen entsprechen, im wesentlichen bloß auf *ein* irgendwie strukturell verändertes Gen zurückführen lassen; nicht jedoch die kontinuierlichen, quantitativen Merkmale im Bau und Funktionieren des Organismus. Diese sind fast ausschließlich von einer großen Zahl gleichsinnig, jedoch nicht spezifisch wirkender Erbeinheiten bedingt, so daß man hier von einer *multifaktoriellen* oder *polygenen* Vererbung spricht. Dies gilt unter anderem für so unendlich komplexe Merkmale wie das der *Konstitution* überhaupt und insbesondere für den *Habitus* mit seinen verschiedenen Korrelaten sowie für die Sammelbegriffe der *Anfälligkeit* für und der *Widerstandskraft* gegen Krankheiten und Verletzungen, die Langlebigkeit usw.

Die Methode der Wahl zur Abschätzung der durchschnittlichen Abhängigkeit eines Merkmals von Erbe und Umwelt bildet der Vergleich der *Konkordanz* von möglichst vielen unausgelesenen *eineiigen* und *zweieiigen Zwillingspaaren*. Die *Konkordanz*, d. h. Übereinstimmung zweier Zwillingspartner in bezug auf ein bestimmtes Merkmal kann *absolut* oder aber nur *relativ* sein, je nachdem sie sich auf das vollständige klinische Bild bezieht oder dieses nur beim einen Partner besteht, während beim andern bloß Teilsymptome davon vorliegen, die unter Umständen nur röntgenologisch oder durch besondere Funktionsprüfungen als *Rudimente* oder *Mikrosymptome* der *gleichen Erbanlage* in Erscheinung treten. Ein erheblich höherer Prozentsatz von Konkordanz eineiiger und von Diskordanz zweieiiger Zwillinge hinsichtlich desselben Merkmals spricht für dessen vorwiegende Erbbedingtheit und umgekehrt.

Zur Feststellung des *Erbgangs* und der *Penetranz* sowie des *Manifestationsgrades* (Expressivität) und der *Spezifität* (Abhängigkeit eines Phänotypus von einer bestimmten Mutation) sind wir auf die Erforschung von *Familien* und *Sippen* angewiesen, ausgehend von den in unsere Beobachtung und Behandlung kommenden Patienten, den sog. *Probanden.* Diese wichtigste Methode der Humangenetik kann mit der Zwillingsmethode kombiniert werden, die in kleineren Ländern, vor allem bei selteneren Merkmalen, statistisch nicht immer zulänglich ist.

Obwohl die *ererbten Anlagen* unzweifelhaft den Kern des ganzheitlich gefügeartigen Begriffes der *Konstitution* ausmachen, darf „*konstitutionell*“ keineswegs mit „*ererbt*“ gleichgesetzt werden; denn die *Konstitution* ist praktisch nur vom *Phänotypus* aus, d. h. dem wechselnden Erscheinungsbild der habituellen Reaktionen auf Beanspruchungen und Reize zu erfassen und niemals bloßer Ausdruck der *Erbmasse* (Phänotypus) eines Individuums. Wird doch die erbmäßig determinierte Veranlagung eines Lebewesens öfters durch früh einsetzende, ungünstige *Umweltwirkungen* für immer entscheidend verändert, so beim Menschen z. B. durch die bekannten intrauterinen Infekte und Intoxikationen. Bezeichnungen wie „*konstitutionell*“ oder „*familiär*“ können nur vorläufige Geltung haben und rufen von Fall zu Fall nach Abklärung in bezug auf die beteiligten Erb- und Umweltfaktoren. Die unscharfen Termini wie „*angeboren*“ und „*erworben*“ dürfen nicht in Gegensatz gestellt werden, da viele Erbanlagen erst lange nach der Geburt manifest und mancherlei Konstitutionsschäden vor diesem Zeitpunkt akquiriert werden.

Form des Thorax. 1. Die normalen Varianten des *leptosomen, athletischen* und *pyknischen* Körperbaues nach KRETSCHMER haben an sich keine Beziehung zu Krankheitsbereitschaften. So besteht ein grundsätzlicher Unterschied zwischen dem Thorax beim „*Habitus phthisicus*“ des HIPPOKRATES und dem bloß relativ schmalen und wenig tiefen Thorax des *Leptosomen,* der ja an sich durchaus *kein Astheniker* zu sein braucht; ferner zwischen dem kurzen breiten und tiefen Thorax des *Pyknikers* und dem faßförmigen des *Emphysematikers.*

2. Die weitaus häufigste Deformation des Thorax im Gefolge einer *Rachitis* kann nach PEDERSEN und MCCAROLL (1951) im Kindesalter auch durch eine seltene, vermutlich dominante Stoffwechselstörung mit vermehrter Ausscheidung von Calcium und Phosphaten in den Darm entstehen. Diese erst auf enorme Dosen von Vitamin D ansprechende, sog. *vitaminresistente Rachitis* führt zu denselben Symptomen wie die erworbene Form, insbesondere zu Minderwuchs, rachitischem Rosenkranz und HARRISONscher Furche.

Typische, seltene Thoraxdeformationen liegen bei der *Dysostosis multiplex* (PFAUNDLER-HURLER) vor mit überaus charakteristischen, buckelförmigen Vorwölbungen der unteren Brustbeingegend und der entsprechenden Wirbelsäulenpartie, ferner bei der ihr ähnlichen, genetisch jedoch verschiedenen *Dysostosis Morquio,* sowie bei *Kyphoskoliosen* oder bloßen *Skoliosen,* weiter bei angeborenen *Gelenkaplasien, Arachnodaktylie* (MARFANsches Syndrom), *Dystrophia musculorum progressiva* und der FRIEDREICH*schen Heredoataxie.* Eine *Hühnerbrust* (pectus carinatum) kann Folge einer schweren *Rachitis* sein und eine *Trichterbrust* als Berufsschädigung bei Schuhmachern, allerdings ebenfalls wohl nur auf Grund rachitischer Basis oder doch asthenischer Konstitution auftreten. Meist ist eine *Trichterbrust* Ausdruck eines *Status dysraphicus* und dann verbunden mit starken, verschieden großen Mammae, Spina bifida oculta, Klinodaktylie, HORNERschem Syndrom; sie kann aber auch als isoliertes dominantes Merkmal vererbt werden, wie W. v. EBSTEIN (1882), TROISIER und MONNEROT-DUMAINE (1930), SNYDER und CURTIS (1934), STODDARD (1939) und H. LINDENOV (1951) durch zum Teil umfangreiche, bis 4 Generationen umfassende Sippentafeln belegten. Daß die Thoraxorgane, insbesondere die Lungen durch diese erblichen Formen von Trichterbrust behindert und zu Erkrankungen prädisponiert werden, ist recht zweifelhaft.

Die Vitalkapazität scheint nur verhältnismäßig wenig von der Vererbung abzuhängen, sondern weitgehend umweltbedingt zu sein, da sowohl SPAICH und OSTERTAG (1936) als auch WERNER (1937) recht erhebliche Unterschiede bei den Partnern eineiiger Zwillingspaare fanden. Letzterer Autor z. B. 320, ja sogar 440 cm^3.

H. GRIMM (1954) macht auf Grund seiner Messungen an 1155 Kindern und Jugendlichen aus Berlin darauf aufmerksam, daß man bei Vergleichen der *Vitalkapazität* unbedingt den Grad der körperlichen Entwicklung in Betracht ziehen muß, fand er doch Unterschiede zwischen Spät- und Frühentwicklung der Größenklasse 160 cm von 1230 cm^3, also mehr als das $2^1/_2$fache des „aktuellen" Durchschnittswertes und mehr als das 6fache des auf den veralteten Normentafeln der gebräuchlichen Trockenspirometer angegebenen Wertes. Hier also kommt die Konstitution noch viel deutlicher zum Ausdruck als in der Körpergröße, für die H. GÜNTHER (1936) eine starke Korrelation zur Vitalkapazität festgestellt hatte.

Lungenlappung. Die Dreilappigkeit der rechten und Zweilappigkeit der linken Lunge findet sich bei Normaltypen und Kurztypen nur in 32 bzw. 30%, bei Langtypen dagegen in 64,4% (BLASI und GORGONE 1933).

Beidseits dreilappige Lungen stellte ROESSLE (1936) bei einem Vater und vier seiner Söhne fest, was für *Dominanz* spricht.

Lobus accessorius inferior lag nach SCHAFFNER (zit. nach H. MÜLLER 1928) unter 105 Lungen 15mal rechts und 13mal links vor und gehört damit zu den häufigsten Lappenanomalien; immerhin sah ihn TALIA (1936) bei 600 Röntgenaufnahmen nur 35mal (6,2%). Oft treten *Bronchiektasen* sowie chronische infiltrative Prozesse darin auf, wobei die *Familiarität* der ersteren auch für eine Abhängigkeit dieser Lappungsform von Erbfaktoren spricht.

Lobus venae azygos Wrisbergi. Die Häufigkeit schwankt zwischen 0,3 und 3,5% für gelegentliche Kombinationen mit Fehlen des rechten Mittellappens oder mit einem Lobus accessorius inferior. Es gibt mehrfache Beobachtungen von Familiarität:

Bei Vater und Sohn (LAMARQUE und BÉTOULIÈRES 1931) und zwei- bzw. einmal bei Geschwistern (UNDERWOOD und TATTERSALL 1933, LOBEN 1931), bei einem Kind, seiner Mutter und einem Muttersbruder (DAAN 1933). *Eineiige Zwillinge* mit *rechtsseitigem Lobus venae azygos* sahen UEHLINGER und KÜNSCH (1938): Systematische Zwillingsuntersuchungen fehlen. *Bronchiektasen* wurden bisher nur einmal in einem Lobus venae azygos gefunden (KERLEY 1932).

Bronchiektasen der Unterlappen scheinen bei Kindern zu 80% angeboren vorzukommen und viel weniger Folge als Ursache entzündlicher Prozesse zu sein (SAUERBRUCH 1927, KARTAGENER 1935). Sie sind allem nach Teilerscheinungen einer *primären Wandschwäche* von *Hohlorganen*, so wie der Megaoesophagus, das Megacolon, die Hydronephrose usw., und entstehen auf Grund schwacher Bronchialwandungen (BARD 1922).

KARTAGENER betont die Unsicherheit der Anamnese hinsichtlich des Angeboren- oder Erworbenenseins einer Bronchiektasie und die Wichtigkeit des *Lokalisationsmomentes*: weitgehend bevorzugt ist der linke Unterlappen und weniger ausgesprochen der rechte Oberlappen, obwohl rechtsseitige Oberlappenpneumonien häufiger sind als solche des linken Unterlappens, was gegen eine erworbene Ätiologie spricht; auch stimme die Lokalisation von Pneumonie und Bronchiektasie nicht völlig überein. Prädilektionsstellen sind auch *akzessorische Lungenlappen*. Ganz im Sinne einer *hereditären* Bedingtheit sprechen die zuerst von KARTAGENER auf Grund von 142 Fällen belegten Beziehungen der Bronchiektasen zu anderen, größtenteils notorisch *erblichen Bildungsanomalien des Lungenapparates* wie Mißbildungen der A. pulmonaris, Lungencysten, Wabenlungen, Bronchial- und Lungenadenom, Lymphangiectasis congenita pulmonum, ferner zu *chronischen Eiterungen der Nasennebenhöhlen* (55,7%), auffallende *Kleinheit* oder *Fehlen der Stirnhöhlen* (50%), die normalerweise zu 80% mittelgroß oder groß sind und schließlich zum *Situs viscerum inversus*, der bereits 33mal bei Bronchiektasen gefunden wurde; da dessen allgemeine Frequenz 10^{-3} und die der Bronchiektasen etwa 10^{-2} beträgt, ist die Korrelation zwischen den beiden Zuständen statistisch gesichert.

Inwieweit die von KARTAGENER festgestellten mannigfaltigen übrigen Zeichen *körperlicher* und *geistiger konstitutioneller Minderwertigkeit*: Naevi, Teleangiektasien, angeborene Herzfehler, Cystennieren, Körperasymmetrien, Steilgaumen, Osteogenesis imperfecta, multiple cartilaginäre Exostosen, Hohlfuß, Schwimmhautbildung, Spina bifida occulta, Heterochromie der Irides, d. h. also ein Status dysraphicus, ferner gar ein Status thymico-lymphaticus, eine FEERsche Krankheit sowie eine Rotgrünblindheit, erbliche Taubstummheit, labyrinthäre Schwerhörigkeit, Idiotie, Psychopathie und Schizophrenie genetisch mit Anlagen zu Bronchiektasen zusammenhängen, ist noch unklar.

Sicher hingegen ist der Zusammenhang mit **Situs inversus** (KARTAGENER), bei dem auch von einer Reihe anderer Autoren eine weit über den Zufall hinausgehende Vergesellschaftung mit Bronchiektasen gefunden wurde, so z. B. von ADAMS und CHURCHILL (1937) in 21,7% und von HORLACHER (1935) in 23,3%, welch letzterer Prozentsatz sich auf 7 Bronchiektatiker unter 30 Fällen von *Situs inversus* bezieht. Dasselbe gilt für die Beziehung zur *Polyposis nasi* und zur chronischen *Sinusitis* sowie die *Kleinheit der Stirnhöhle* (KARTAGENER und ULRICH 1935, BANHAM 1950), die den dritten Bestandteil der sog. KARTAGENER*schen Trias* ausmachen, obgleich diese Nasenaffektionen allgemein sehr häufig sind.

Die bisherigen 4 gesicherten Beobachtungen an *eineiigen Zwillingen* (v. LOSSOW 1928, DIEHL 1934, H. E. MEYER 1938, v. VERSCHUER 1941 und WEITZ 1949) zeigen *Konkordanz*, und zwar auch in bezug auf die *Lokalisation* und *Form* der Bronchiektasen, so z. B. die von PASTORE und OLSEN (1941) bei 2 eineiigen Zwillingsschwestern röntgenographisch und bronchoskopisch dokumentierten Fälle.

In einem Falle von JERMAN (1937) zeigt die Mutter eines an *Bronchiektasen* und chronischer Entzündung der Siebbeinzellen leidenden jungen Mannes einen *Situs inversus totalis*.

Bei Kleinkindern können *Bronchiektasen* auch Teilerscheinungen eines besonderen, allem nach *recessiv erblichen Syndroms* sein, das durch eine zu *Cöliakie* (HERTERsche Krankheit) führende angeborene *Pankreasfibrose* charakterisiert ist („*fibrocystic disease*" der angelsächsischen Literatur).

Der idiopathische benigne Spontanpneumothorax ist bis 1939 erst 7mal familiär, d. h. 2mal bei Vater und Sohn (WILSON 1926, P. MÜLLER 1934) und sonst bei Geschwistern (KUSAN 1925, MORAWITZ 1933, VOGL 1934, LARSEN) festgestellt worden. In diesem Falle handelt es sich nicht wie sonst gewöhnlich um *Pleuraerosionen* durch Tuberkulose, die dann meistens an den Spitzen lokalisiert ist, sondern um basal lokalisierte Entwicklungsfehler, bei denen die Lungen anstatt von Pleura von embryonalem Gewebe mit wenig elastischen Fasern eingehüllt sind, das selbst einer normalen Beanspruchung nicht immer gewachsen ist.

Emphysema pulmonum. Ein *kongenitales Lungenemphysem* beruht nach v. HANSEMANN auf einer Gewebsmißbildung mit Schwäche des gesamten elastischen Apparates der Lunge; sie manifestiert sich selten vor dem 30. Jahre, führt aber meist vor dem 50. Jahr durch Herzinsuffizienz zum Tode.

Ein „*Dehnungsemphysem*" entsteht mit der Zeit immer bei höhergradigen *Kyphosen* oder *Skoliosen*.

Bei gesunden jungen Leuten bewirkt selbst eine sehr starke funktionelle Beanspruchung mit hochgradiger Dehnung der Lunge *kein Emphysem*, sondern eine echte *Lungenhypertrophie* (COCCHI 1951/52).

Ein idiopathisches Lungenemphysem nimmt ROESSLE (1940) für 31 familiäre, zum Teil in 2 Generationen auftretende Fälle an.

Das *funktionelle Emphysem*, d. h. die *Lungenblähung* (Status pulmonum auctum) kann unter anderem Ausdruck eines EFFORT-*Syndroms* sein, d. h. einer Atmungsneurose bei *vegetativer Labilität*, eventuell verbunden mit *Hyperventilationstetanie* oder aber Folge eines *Asthma bronchiale*, das mit der Zeit ein schweres Dehnungsemphysem entstehen lassen kann.

Asthma bronchiale. Das *Bronchialasthma* kann sowohl Teilerscheinung einer *allergischen Diathese*, als auch eine davon unabhängige Äußerung eines besonderen mehr oder weniger *regelmäßig dominanten Erbfaktors* sein. Es verhält sich in dieser Hinsicht ähnlich wie die verhältnismäßig auffällig selten damit vergesellschaftete *Migräne* (Hemikranie) sowie die *Nesselsucht* (Urticaria) und das damit verwandte QUINCKE-*Ödem*. Symptome einer erblichen Bereitschaft zu Allergien sind bei 40—70% der Asthmatiker nachgewiesen worden.

Bei nahen Verwandten von 191 Asthmatikern fanden sich nach M. SCHWARTZ (1953) in erster Linie *Urticaria*, und zwar in 5,15% bei Männern und 10,9% bei Frauen, dann *Rhinitis vasomotorica* in 4,51% bei Männern und 7,82% bei Frauen, *echtes Ekzem* in 5,15% bei Männern und 5,8% bei Frauen, *Neurodermitis* (Prurigo Besnier) angeblich bloß in 0,6 bzw. 0,4% beim männlichen bzw. weiblichen Geschlecht und *Heufieber* auch nur in 1,0 bzw. 0,7%. Bei 200 gesunden Vergleichspersonen desselben Alters und gleicher Geschlechtsverteilung zeigten sich dagegen soviel weniger entsprechende allergische Erscheinungen, daß an der allergischen Genese sehr vieler Asthmafälle nicht gezweifelt werden kann. Dieser anamnestischen Statistik entspricht der von BERGER und HANSEN (1943) gefundene große Unterschied der an Hand von Hautproben festgestellten Allergiespektren bei Asthmatikern und Nichtallergikern.

Das Bronchialasthma dürfte also in weitaus den meisten Fällen *wenigstens anfänglich* allergisch bedingt sein, kann aber später im Sinne eines bedingten *Reflexes* (PAWLOW) auch unabhängig von solchen Mechanismen ausgelöst werden. Konstitutionell sind die Asthmatiker wohl so gut wie ausnahmslos *Vagotoniker*, d. h. ganz überwiegend nach der Richtung eines erhöhten Parasympathicotonus stigmatisiert. Die Tatsache, daß eine Reihe von Autoren, unter anderem HANHART (1936), *Bronchialasthma* in regelmäßiger Folge durch 3, ja sogar 4 Generationen nachweisen konnte, dagegen nur bei 8% von über 1000 *Heufieberpatienten* Asthmaanfälle gemeldet bekam, spricht für die Mitwirkung besonderer zu Asthma führender Erbfaktoren, die sich eine Zeitlang in einer Sippe dominant weitervererben können. Selbst hochgradige Pollenallergiker brauchen nie asthmatische Anfälle zu bekommen, es sei denn gegen Blütenpollen. Die zu einem anderweitig allergisch ausgelösten oder gar von Allergiemechanismen unabhängigen Asthma führenden Erbfaktoren dürften zum Teil in die vegetativen Innervationsverhältnisse der Lungen eingreifen. Im allgemeinen wird die *Penetranz* der Erbanlagen zu Asthma bronchiale auf etwa 40% geschätzt, so daß nur durchschnittlich 20% der Kinder aus der Ehe eines Asthmatikers mit einer diesbezüglichen erbgesunden Person wieder ähnliche Erscheinungen zu erwarten haben, und zwar in etwa 13% Asthma und in den restlichen 7% Rhinitis vasomotorica, Neurodermitis oder Heufieber. Nach den Erfahrungen HANHARTS kann man sich bei der komplizierten konstitutionellen Genese des Bronchialasthmas nicht auf eine empirische Erbprognose verlassen; eine solche muß auf die jeweiligen Verhältnisse in der betreffenden Sippe und außer auf die dominante Vererbung einer allgemeinen Bereitschaft zu Allergie noch besonders auf das Vorhandensein ebenfalls dominanter, die Entstehung eines Bronchialasthmas begünstigender Erbfaktoren abstellen. Dabei ist mit der Tatsache zu rechnen, daß Dispositionen zu neurotischen und gar psychopathischen Reaktionen in ausgesprochenen Asthmatikersippen, vor allem bei den Asthmatikern selbst, entschieden häufiger vorkommen als bei anderen Allergikern, was sicher nur teilweise als Folge schwerer Anfälle gewertet werden kann. Die ungewöhnlich günstige Prognose der meisten Fälle von *Bronchialasthma im Kindesalter*, d. h. ihr nur ganz ausnahmsweises Übergehen in ein Asthma beim Erwachsenen, erklärt sich außer durch Vorgänge allgemeiner Reifung vielleicht durch spontane Desensibilisierungen.

Pneumonie. Die *croupöse Pneumonie* ist namentlich früher öfters bei einzelnen Individuen mehrfach aufgetreten und in familiärer Häufung bis durch 3 Generationen beobachtet worden.

Die Tuberkulose der Lunge galt bis zur Entdeckung ihrer bacillären Ätiologie als ausgesprochene Erbkrankheit, um dann eine Zeitlang nurmehr als Produkt der Quantität und der Qualität der eingedrungenen KOCHschen Stäbchen aufgefaßt zu werden. Tatsächlich gibt es Stämme des Tuberkelbacillus mit stark unterschiedlicher Virulenz, wie unter anderem von SILBERSCHMIDT durch zahlreiche Tierpassagen bewiesen wurde.

Obwohl auch das Menschengeschlecht, ähnlich wie das Meerschweinchen, so gut wie allgemein empfänglich für die Infektion mit dem Tuberkelbacillus ist, spielen konstitutionelle und darunter eine Reihe von deutlich erblichen Faktoren eine sehr beträchtliche Rolle im Verlauf dieser Volkskrankheit, die in wenig davon heimgesuchten Bevölkerungen zwar nach Art gefährlicher Epidemien verläuft, in stark durchseuchten dagegen mit sehr beträchtlichen individuellen Unterschieden. Die weitgehende Übereinstimmung in Lokalisation und Verlauf der Tuberkulose von Lungen und anderen Organen hat sich vor allem bei *eineiigen Zwillingen* gezeigt, auch wenn sie jahrelang getrennt unter erheblich verschiedenen Umweltbedingungen lebten (DIEHL und v. VERSCHUER 1933). Die alte Erfahrung eines besonders gutartigen oder bösartigen *Verlaufs* der *Lungentuberkulose* als *Familieneigentümlichkeit* ist durch Sippenforschungen bestätigt worden. Ein relativ gutartiger, d. h. zu cirrhotischer Abheilung neigender Verlauf wird im allgemeinen bei Trägern einer stärkeren allergischen Diathese beobachtet. Der *Habitus phthisicus* scheint eher eine *Folge* frühzeitiger, mehr oder weniger latent verlaufender Lungentuberkulose als eine Veranlassung zu dieser Erkrankung zu sein, ebenso die übrige „*Asthenie*". Die noch oft angenommene Korrelation der Anlage zu Lungentuberkulose mit einer solchen zu *Schizophrenie* oder *Schizoidie* konnte durch die Schule M. BLEULERs nicht bestätigt werden.

DIEHL und v. VERSCHUER nehmen an, daß die hereditäre Disposition zu Tuberkulose auf zwei besonderen Genen beruht, deren Fehlen mit einer guten natürlichen Resistenz verbunden sei. Eines davon scheint sich als lokale Minderwertigkeit zu äußern und bewirken zu können, daß sich eine Tuberkulose, wie schon TURBAN (1900) nachzuweisen suchte, bei nahen Blutsverwandten jeweils im wesentlichen auf die *eine* Körperseite beschränkt oder doch dort prävaliert. Ähnliches ist von DIEHL und v. VERSCHUER auch hinsichtlich anderer Organe, wie z. B. der Nieren, bei eineiigen Zwillingen festgestellt worden.

Die Resistenz gegenüber der **Silikose** hängt von einer Reihe von Faktoren ab. So zunächst von der Leistungsfähigkeit der Nasenhöhle als *Staubfilter*, die etwa 50% des Staubes zurückzuhalten vermag.

Nach GESSNER, RÜTTER und BÜHLER (1949) atmet ein Bergmann während seiner $7^1/_2$-stündigen Schicht bei einem Atemvolumen von 24 Litern Luft 810 mg Feinstaub von einer Korngröße von $> 5\ \mu$ ein.

Mundatmer sind also ganz besonders gefährdet. Der Pharynx und der Larynx vermögen nur sehr wenig Staub zu binden. Chronische Infektionen des Respirationstraktes prädisponieren entschieden zur Erkrankung an Silikose. Das Moment der Selbstreinigung der Lunge scheint stark zu variieren und ist kaum meßbar. Nichts weniger als leicht zu erfassen ist auch der Grad der Exposition.

In Transvaal fand WATKINS-PITCHFORD (1927) unter 34000 Personen 7 Leute mit deutlicher Silikose, die nie in staubgefährdeten Industrien beschäftigt, jedoch Sandstürmen ausgesetzt waren.

Die Gründe für die zweifelsohne erheblich verschiedene *individuelle Disposition* zu *Silikose* sind schwierig aufzufinden und auseinanderzuhalten.

Naturgemäß wird auch die beste Nase bei hohen Staubkonzentrationen, wie sie im Kohlenbergbau auftreten, verstopft (REICHMANN 1939). Dieser Autor sah, daß ausnahmsweise ein Mundatmer trotz 24jähriger ununterbrochener Arbeit unter Tag keine Silikose bekam.

Rassische Faktoren spielen bei der Bereitschaft zu Silikose keine Rolle, eher dagegen nach BECKMANN (1951) der *Konstitutionstyp* nach KRETSCHMER.

Beim *Pykniker* entwickle sich die Silikose langsamer als bei den übrigen Konstitutionstypen, doch ist noch nicht sicher, ob man dies auf eine vermehrte Resistenz zurückführen darf.

Asymmetrische einseitige Silikosen wurden von KRÖKER (1948) auf *einseitige Gefäßhypoplasien* zurückgeführt.

Bei den *Asthenikern*, die BECKMANN zweckmäßigerweise von den *Leptosomen* getrennt betrachtet, wird die Prognose einer Silikose durch die *erhöhte Disposition* zu *Tuberkulose* verschlechtert.

Auf das Bestehen *erblicher* Unterschiede in der Resistenz lassen die Beobachtungen LOCHTKEMPERs (1951) schließen, wonach bei gleicher Exposition in manchen Familien überhaupt keine schwere Silikose, in anderen dagegen schon ganz frühzeitig schwerste Silikosen auftreten. Bereits E. GEISSLER (1937) hatte auf Grund des sehr deutlich verschiedenen Verhaltens einzelner Familien gegenüber der Silikose eine selbständige, von tuberkulöser Belastung unabhängige, wenn auch dadurch stark vermehrte Silikosebereitschaft angenommen.

W. PARRISIUS und K. IM BRAHM (1954) zogen dann erstmals die Zwillingsmethode zur Klärung der bestehenden Verhältnisse heran und stellten fest, daß eineiige Paarlinge eine geradezu „frappant ähnliche“ Lokalisation der Schwielenbildung zeigten.

Sie untersuchten 43 eineiige und 41 zweieiige Zwillingspaare, von denen aber nur 28 bzw. 26 als unter gleichen Bedingungen stehend verwertet werden konnten.

PARRISIUS selbst erwartet jedoch, nach einer persönlichen Mitteilung an mich, erst auf Grund einer weiteren, durch BECKMANN in Bochum auszuführenden Untersuchung von 80, seit dem 20. Lebensjahr unter der gleichen Belastung mit Staub stehenden Zwillingen in 10 oder 15 Jahren genaueren Aufschluß über die Zusammenhänge zwischen Konstitution und Silikose, die vermutlich keineswegs einheitlich sein werden.

CEELEN (1951) sowie PARRISIUS (1951) betonen die Bedeutung von *Mentalität* und *Temperament*, welch letzteres beim *Astheniker* oft zu wesentlich höheren Leistungen führe als bei dem eher phlegmatischen Pykniker.

H. H. KALBFLEISCH (1947) wies darauf hin, daß auch die verschieden hohe Reizschwelle des *vegetativen Nervensystems* bei der Entstehung und Lokalisation von Pneumokoniosen eine wichtige Rolle spiele und SCHRIDDE (1928) zieht eine angeborene gesteigerte Bereitschaft zur Bindegewebsbildung in Betracht, die er bei 5 Fällen von Staublungenkeloidosen beobachtete. Er stellt dieselben histogenetisch mit den Keloidosen der Haut sowie mit dem Ulcus callosum ventriculi gleich. Wahrscheinlich ist — ähnlich wie bei der Tuberkulose — auch bei der Silikose mit einer solchen *fibroplastischen Diathese* zu rechnen. Ob auch Beziehungen zur *allergischen Diathese* bestehen, ist noch völlig ungewiß.

Inwieweit *endokrine Partialkonstitutionen* für die Pathogenese der Silikose von Bedeutung sind, ist noch unklar.

Eine **Altersdisposition** würde sich nach ZORN (1949) bei der Silikose insofern zeigen, als diese sich bei Jugendlichen rascher zu entwickeln scheint, als in vorgerückteren Lebensjahren. THEVENOUX (1950) folgert dagegen aus seiner Statistik, daß die Bergmannspneumokoniosen unter gleicher Gefährdung bei jüngeren Arbeitern nicht häufiger aufträten als bei älteren und daß der Prozentsatz der Silikosekranken proportional zur Gefährdungsdauer ansteigt, ungeachtet des Alters des Bergmanns.

Das BOECKsche Sarkoid ist 2mal in den Lungen je zweier Geschwister auffällig gleichartig ausgebreitet angetroffen worden (DRESSLER 1938 und 1939).

Literatur.

ADAMS, R., and E. CHURCHILL: Situs inversus, Sinusitis, Bronchiektasie. J. Thorac. Surg. **7**, H. 2 (1937).

BANHAM: Zit. nach H. LINDENOVS: The respiratory organs. In A. SORSBY, Clinical Genetics. London: Butterworth & Co. 1953. — BARD: Les dilatations idiopathiques des organes tubulés ou cavitaires. J. Méd. Lyon **1922**. — BECKMANN, H.: Konstitution und Silikose. Ber. Med. wiss. Arb.-Tagg Silikose, Bochum 18.—20. Okt., S. 103, 1951. — BERGER, W., u. K. HANSEN: Allergie. Lehrbuch in Vorlesungen. Leipzig: Georg Thieme 1943. — BLASI, B., e A. GORGONE: Ulteriore contributo allo studio della lobazione pulmonare specialmente in rapporto ai tipi costituzionali. Arch. ital. Anat. **31** (1933).

CEELEN, W.: Über das Verhalten des Späteisensteinstaubes in den Lungen. Ber. Med. wiss. Arb.-Tagg Silikose, Bochum 18.—20. Okt., S. 171, 1951. — COCCHI, U.: Lehrbuch der Röntgendiagnostik von SCHINZ u. a. Leipzig: Georg Thieme 1951/52.

DAAN, A.: Der Lobus venae azygos im Röntgenbilde. Acta radiol. (Stockh.) **14** (1933). — DIEHL, K.: Vererbung von Lungenkrankheiten. Verh. dtsch. Ges. inn. Med. **1934**. — Erbbiologie und Erbpathologie des Lungenapparates. In Handbuch der Erbbiologie des Menschen, Bd. IV/1. Berlin: Springer 1940. — DIEHL, K., u. O. v. VERSCHUER: Zwillingstuberkulose, Zwillingsforschung und erbliche Tuberkulosedisposition. Jena: Gustav Fischer 1933. — DRESSLER: Schweiz. med. Wschr. **1939**, 269.

EBSTEIN, W. v.: Über die Trichterbrust. Dtsch. Arch. klin. Med. **30**, 411 (1882).

FALLS, H. F.: Skeletal system including joints. In A. SORSBY, Clinical Genetics, S. 236. London: Butterworth & Co. 1953.

GEISLER, E.: Die Bedeutung der konstitutionellen Disposition für die Erlangung einer schweren Staublungenerkrankung. Jena: Gustav Fischer 1937. — GESSNER, H., J. R. RÜTTNER u. H. BÜHLER: Zur Bestimmung des Korngrößenbereiches von silikogenem Staub. Schweiz. med. Wschr. **1949**, 1241, 1258. — GRIMM, H.: Vitalkapazität und Reifungszeichen. Endokrinol. **31**, 324 (1954). — GÜNTHER, H.: Vitale Lungenkapazität und Körpermaße. Z. menschl. Vererbgs- u. Konstit.lehre **20**, 9 (1936).

HORLACHER, A.: Bronchiektasien bei Situs viscerus inversus. Inaug.-Diss. Zürich 1935.

JERMAN, J.: Beitrag zum Problem der Pathogenese der Bronchiektasie, Studia tuberkulosea, Pragensis **2** (1937).

KALBFLEISCH, H. H.: Über eine symmetrische segmentale Form der Lungensilikose des Menschen. Beitr. path. Anat. **109**, 650 (1947). — KARTAGENER, M.: Das Problem der Kongenialität und Heredität der Bronchiektasien. Erg. inn. Med. **49** (1935). — KARTAGENER, M., u. K. ULRICH: Bronchiektasen und Veränderungen der Nebenhöhlen der Nase. Beitr. Klin. Tbk. **86** (1935). — KERLEY, P.: Congenital diseases of the lung. Brit. J. Radiol. **5** (1932). — KRÖKER, P.: Beobachtungen über einseitige Staublungen im Zusammenhang mit einseitigen Gefäßhypoplasien der Lungen. Röntgenprax. **17**, 127 (1948). — KUSAN: Zit. nach H. LINDENOVS: The respiratory organs. In A. SORSBY, Clinical Genetics. London: Butterworth & Co. 1953.

LAMARQUE, P., et P. BÉTOULIÈRES: Quelques nouveaux cas de lobe azygos découverts par les rayons X. Arch. Eléctr. méd. **39** (1931). — LINDENOV, H.: The respiratory organs. In A. SORSKY, Clinical Genetics, S. 423. London: Butterworth & Co. 1953. — LOBEN, F.: Neuere Beobachtungen über den Lobus venae azygos. Fortschr. Röntgenstr. **43** (1931). — LOCHTKEMPER, J.: Diskussionsbemerkungen. Silikoseforschung. Ber. Med. wiss. Arb.-Tagg Bochum, 18.—20. Okt., S. 116, 1951. — LOSSOW, D. v.: Angeborene Bronchiektasenbildung bei Geschwistern und eineiigen Zwillingen. Dtsch. Z. Chir. **212** (1928).

MEYER, H. E.: Über Bronchiektasen bei eineiigen Zwillingen. Zbl. inn. Med. **1938**. — MORAWITZ, P.: Familiärer Spontanpneumothorax als Ausdruck konstitutioneller „Lungenschwäche". Münch. med. Wschr. **1933**, II. — MÜLLER, H.: HENKE-LUBARSCHS Handbuch der speziellen pathologischen Anatomie und Histologie, Bd. 3, Teil 1. 1928. — MÜLLER, P.: Über gutartigen familiären Spontanpneumothorax. Klin. Wschr. **1934 I**.

PARRISIUS, W., u. K. IM BRAHM: Steinstaublunge bei Zwillingspaaren. Z. menschl. Vererbgs- u. Konstitut.lehre **32**, 404 (1954). — PASTORE u. OLSEN: Zit. nach H. LINDENOV.

The respiratory organs. In A. Sorsby, Clinical Genetics. London: Butterworth & Co. 1953. — Pedersen, H. E., and H. R. McCaroll: Vitamin resistant rickets. J. Bone Surg. A **33**, 203 (1951).

Reichmann, V.: Über die Brauchbarkeit des Lehmannschen Staubbestimmungsapparates der Nase zur Auslese der Nichtstaubgefährdeten von den Staubgefährdeten. Arch. Gewerbepath. **9**, 43 (1939). — Roessle: Die innere (oder anatomische) Ähnlichkeit blutsverwandter Personen. Verh. dtsch. path. Ges. **29** (1936).

Sauerbruch, F.: Zur Frage der Entstehung und chirurgischen Behandlung von Bronchiektasen. Arch. klin. Chir. **148** (1927). — Schaffner: Zit. nach H. Müller. — Schridde, H.: Die Keloidose des Menschen. Klin. Wschr. **1928**, 582. — Schwartz, M.: Allergy. In A. Sorsby, Clinical Genetics, S. 551. London: Butterworth & Co. 1953. — Snyder u. Curtis: Siehe H. F. Falls. — Spaich, B., u. M. Ostertag: Z. menschl. Vererbgs- u. Konstit.lehre **1936**. — Stoddard: Siehe H. F. Falls.

Talia, F.: Lungenabsceß im Lob. cardiacus. Radiol. med. **23**, No 11 (1936). — Thevenoux: Étude statistique de quelques facteurs influant sur le déterminisme de la pneumoconiose des houilleurs. Rev. méd. min. **3**, 167 (1950). — Troisier u. Monnerot-Dumaine: Siehe H. F. Falls. — Turban, K.: Die Vererbung des Locus minoris resistantiae bei der Lungentuberkulose. Z. Tbk. **1900**, H. 1/2.

Uehlinger, E., u. M. Künsch: Über Zwillingstuberkulose. Beitr. Klin. Tbk. **92** (1938). — Underwood, E. A., and Tattersall: The accessory lobe of the azygos vein. Tubercle **15** (1933).

Verschuer, O. v.: Ergebnisse der Zwillingsforschung. Verh. Ges. phys. Anthrop. **6** (1931).

Watkins-Pitchford, W.: The silicosis of the South Africa Gold mines and the changes produced in it by legilative and administrative efforts. J. Industr. Hyg. **9**, 109 (1927). — Weitz, W.: Studien an eineiigen Zwillingen. Z. klin. Med. **101** (1925). — Werner, M.: Erb- und Umweltsunterschiede in der Vitalkapazität der Lungen. Dtsch. Ges. Vererbgswiss. **1937**. — Die Erb- und Umweltbedingtheit der Unterschiede bei der vitalen Lungenkapazität und einigen zugehörigen Körpermassen und Indices. Z. menschl. Vererbgs- u. Konstit.lehre **21**, H. 3 (1937). — Wilson: Zit. nach H. Lindenov, The respiratory organs in A. Sorbys Clinical Genetics. London: Butterworth & Co. 1953. — Worth, G., u. E. Schiller: Die Pneumokoniosen. Köln: Staufen-Verlag 1954.

Zorn, O.: Ergebnisse einer 12jährigen Gesteinshauerkontrolle im westfälischen Kohlenrevier. Beitr. Silikoseforsch. **1949**, H. 2, 1.

Allgemeine Therapie.

A. Die Inhalationstherapie bronchopulmonaler Erkrankungen, insbesondere des Bronchialasthmas ausschließlich der Tuberkulose.

Von

R. Wolfer.

Die Inhalationstherapie der Erkrankungen der oberen und tiefen Luftwege blickt auf eine beiläufig hundertjährige Entwicklung zurück. Sie ist aus der Empirie hervorgegangen und zwar hauptsächlich aus den Bedürfnissen und Bestrebungen von Kurorten wie *Bad Ems*, *Soden i. T.*, *Wiesbaden*, *Reichenhall* u. a., die schon lange von Patienten mit Erkrankungen der Respirationsorgane aufgesucht wurden. Eine direkte Einflußnahme der in diesen Orten zur Verfügung stehenden muriatischen, alkalisch-muriatischen und schwefelhaltigen Mineralquellen mittels Inhalation in möglichst fein verteilter Form sollte die Wirkung der Trinkkuren unterstützen und erhöhen. Damit wurde ein neuer wichtiger Zweig der Balneotherapie eröffnet und dieser im Laufe der Jahrzehnte, hauptsächlich auf Grund der Erfahrungen in den Inhalatorien dieser Kurorte hinsichtlich Technik und Indikationen ausgebaut, unter wesentlicher Mitwirkung namhafter, an diesen Kurzentren tätigen Ärzte. Dadurch hat die Therapie der Erkrankungen der Atmungsorgane auch außerhalb dieser Orte, in Klinik und Praxis, eine große Bereicherung erfahren. Rein empirisch wurde die Indikation des feuchten temperierten Mineralwassersprays bei den Erkrankungen der oberen Luftwege, der Nase, des Nasenrachenraums, des Kehlkopfes und der Trachea gefunden, während man die Affektionen der tieferen Luftwege, der Bronchien, mit möglichst fein zerstäubten, trockenen Mineralwassernebeln, insbesondere Soleverdünnungen mit Zusatz ätherischer Öle, zu beeinflussen suchte. Zu diesem Zweck wurden besondere Rauminhalatorien geschaffen.

Reichweite vernebelter Stoffe. Die Frage, ob vernebelte Stoffe bis in die feinsten Bronchialverzweigungen gelangen und sich dort niederschlagen, war Gegenstand zahlreicher experimenteller Arbeiten mit widersprechenden Ergebnissen, so daß STAEHELIN 1914 noch glaubte aussagen zu können, daß nur Gase in die tiefsten Luftwege gelangen. 1920 hat W. HEUBNER erstmals die Ergebnisse seiner mit HÜCKEL u. a. unternommenen experimentellen Untersuchungen mitgeteilt und die obengenannte Frage in positivem Sinne beantwortet, indem er das Eindringen der vernebelten Stoffe bis in die kleinsten Bronchien und Alveolen nachwies.

Tröpfchengröße. Mit diesen und nachfolgenden Arbeiten wurde die wissenschaftliche Grundlage der Inhalationstherapie geschaffen, indem als wesentlicher Faktor für das Eindringen der vernebelten Stoffe in die tiefen Luftwege ihre *Tröpfchengröße* erkannt wurde. Diese müsse unter 20 μ Durchmesser liegen, um nicht in den oberen Luftwegen sich niederzuschlagen. Die Kleinheit der Teilchen ergibt die Gewähr für ihre Beweglichkeit und ihr Mitgeführtwerden durch den inspiratorischen Luftstrom. Jedoch soll eine untere Grenze der Teilchengröße für eine optimale therapeutische Wirkung nicht unterschritten werden, da mit zunehmendem Kleinerwerden der Tröpfchen unter 1 μ die Wahrscheinlichkeit wächst, daß sie wieder exhaliert werden. Durch Adhäsion und Absorption werden Teilchen aus dem Randstrom der inspirierten Luftsäule von den feuchten Bronchialwänden aufgenommen, wobei die Teilungsstellen der Bronchien bevorzugte Niederschlagsstellen bilden. Wirbelbildungen des Luftstroms, besonders beim Übergang von Inspiration zur Exspiration, begünstigen das Haftenbleiben der Nebelteilchen. Im gleichen Sinne wirke sich auch eine langsame und tiefe Atmung aus. HEUBNER hebt weiter die hohe Resorptionsfähigkeit der Bronchialschleimhaut hervor, welche die inhalierten Medikamente durch Aufnahme in die Gewebespalten und Lymphe zu lokaler Wirkung, durch Überführung ins Blut aber auch zu Allgemeinwirkungen gelangen lasse.

HEUBNER hält Tröpfchengrößen mit einem mittleren Durchmesser von 5—20 μ für zweckmäßig, eine Angabe, die auf Grund späterer Arbeiten und der Verbesserungen der Meßtechnik eine wesentliche Korrektur erfahren hat. HEUBNER erkannte, daß die Wirkung eines Inhalationsnebels außer von der Tröpfchengröße in ausschlaggebender Weise bestimmt wird: a) durch die *Nebeldichte:* die Konzentration (Anzahl der Kubikzentimeter) der in einem Liter vom Apparat gelieferten Luft suspendierten Inhalantes; b) die *Zerstäubungsgröße:* die je Minute vernebelte Flüssigkeitsmenge; c) *die Nebelmenge:* der je Minute vom Apparat gelieferte Medikamentennebel in Litern.

Das von einer Sauerstoffbombe oder Druckluft mit 1—1,5 Atü gelieferte Nebelvolumen wird in Beziehung gebracht zur Größe des Atemvolumens. Bei einem angenommenen Atemminutenvolumen von 6 Liter würde eine Nebelmenge von 6 Litern genügen, sofern dafür Sorge getragen wird, daß während der Expirationsphase der Nebel in einem Sparbeutel gesammelt wird. Ohne diesen Sparbeutel müßte die Leistung etwa 12 Liter betragen, um den Atembedarf zu decken. Bei einer geringeren Leistung wird Nebenluft miteingeatmet, so daß der Nebel eine gewisse Verdünnung erfährt.

Die HEUBNERschen Ergebnisse resultieren aus Untersuchungen, die mit Druckluftaggregaten vorgenommen wurden und haben daher in erster Linie für die Inhalationsbehandlung mit solchen Einrichtungen Geltung. Jedoch ergeben sich aus ihnen ohne weiteres die Konsequenzen für die Beurteilung der Handvernebler, worauf wir später zurückkommen werden.

1935 beschäftigt sich eine Arbeit von W. FINDEISEN erneut mit dem Problem der Teilchengröße in bezug auf ihr Eindringen und Absetzen im Atemtractus. Durch Versuchsanordnungen, die zwar der Kompliziertheit der natürlichen Verhältnisse der Atemwege des Gesunden und besonders des Kranken kaum gerecht werden, bestätigt FINDEISEN grosso modo die Feststellung von HEUBNER: Teilchengrößen von 20 μ Durchmesser werden hauptsächlich in den Bronchien niedergeschlagen, Teilchen von 6 μ Durchmesser in den Ductuli und Sacculi alveolares abgefangen. Während Teilchen von 0,6—0,2 μ zum Teil wieder exhaliert werden, nimmt die Retention bei Tröpfchengrößen von 0,06 μ Durchmesser, wahrscheinlich als Effekt der BROWNschen Molekularbewegung, wieder zu.

Auf Grund dieser und späterer Untersuchungen (HÜCKEL, STIEVE, DIRNAGL, und besonders amerikanischer Forscher: ABRAMSON, SEGAL und Mitarbeiter) festigte sich die Ansicht, daß Tröpfchendurchmesser von 1—5 μ ein Optimum für das Eindringen des Nebels in die tieferen Luftwege und seiner Retention darstellt. Es war daher das Ziel der Technik, Inhalationsgeräte zu konstruieren, die Tröpfchengrößen in diesem Bereiche erzeugen. THURNER und KRANZ halten Tröpfchengrößen von 3—8 μ als Optimum und zwar nicht allein deshalb, weil damit die Exhalation des Nebels am geringsten sei, sondern auch, weil in der Zeiteinheit eine bedeutend größere Medikamentenmenge zur Verfügung gestellt werden kann als dies bei einer Feinstvernebelung unter 1 μ möglich ist.

Die Erfahrung der Praxis hat jedenfalls einwandfrei bewiesen, daß mit der Inhalation von Medikamentennebeln mit Tröpfchengrößen von 1—8 μ, sowohl bei Verwendung bronchodilatatorischer Mittel, als auch der Antibiotica und Sulfonamide, Erfolge erzielt werden, welche die Inhalationstherapie bei den Erkrankungen der Atmungsorgane als eine der allerwichtigsten therapeutischen Maßnahmen erkennen lassen.

Feinstvernebelung. Die Zukunft wird darüber entscheiden, ob die Bestrebungen von Dautrebande, Inhalationen von Nebeln mit 0,01—0,06 μ zu ermöglichen, für die Indikationen des uns interessierenden Gebietes von wesentlicher Bedeutung sind. Eine solche Feinstvernebelung erzielt Dautrebande dadurch, daß der Nebel durch Flüssigkeitsschranken hindurch mehrfach filtriert wird. So wird ein Nebel gewonnen, der sich allerdings durch eine besondere Feinheit und Gleichmäßigkeit der Tröpfchen auszeichnet. Diese Tröpfchen passieren jedoch die Bronchien und Bronchiolen, ohne sich an ihrer Wand niederzuschlagen und gelangen in die Alveolen, wo sie erst ihre Wirkungen entfalten.

Dautrebande spricht daher nicht mehr von broncho-, sondern von pneumoconstrictorischen oder -dilatatorischen Wirkungen der so erzeugten Medikamentennebel, die er als „*wahre Aerosole*" bezeichnet.

Aerosole. Der Terminus *Aerosol* ist besonders durch eine Arbeit von Winkel und Jander (1934), sodann durch amerikanische Autoren (Abramson, Segal u. a.) im Zusammenhang mit der Verwendung der Antibiotica zur Inhalation in die medizinischen Bereiche eingeführt worden. Es wurde erkannt, daß die nebelartige Suspension feinster flüssiger oder fester Teilchen ein Kolloidsystem darstellt (disperse Phase in einem gasförmigen Dispersionsmittel: O_2 oder Luft). Die dispergierten Teilchen besitzen eine gewisse Stabilität, weshalb sie auch Schwebestoffe genannt werden. Der Schwebezustand ist bedingt durch die Reibung mit den Luftmolekülen. Die Molekularstöße wirken sich bei Teilchen unter 1 μ Durchmesser so aus, daß sie die Schwerkraft fast völlig aufheben. Die Teilchen zeigen nur noch die Brownsche Molekularbewegung. Mit zunehmender Teilchengröße wird die Luftreibung stetig geringer, die Fallgeschwindigkeit nimmt zu. Bei Teilchen oberhalb 100 μ wirkt nur noch die Schwerkraft. Die Stabilität hängt, abgesehen von der Teilchengröße, von der Homogenität der Teilchen ab. Je gleichartiger die Nebelteilchen in ihrer Größe sind, um so stabiler ist ihr Schwebezustand. Durch Zerreißen der Flüssigkeitsteilchen an Düse und Prallwänden erhalten die Aerosole außerdem eine elektrische Aufladung (Lenard-Effekt).

Ein therapeutisch brauchbares Aerosol stellt einen künstlichen, trockenen Medikamentennebel dar, dessen Tröpfchengröße 10 μ Durchmesser nicht übersteigen darf. In sehr einfacher Weise kann geprüft werden, ob ein bestimmter Apparat solche Aerosole erzeugt und daher zu Inhalationszwecken geeignet ist: der dem Apparat entströmende Nebel darf eine Glasfläche nicht beschlagen. Ferner darf der Nebel gegen eine Lichtquelle ausströmend keine Tröpfchen erkennen lassen und muß eine angemessene Zeit schweben.

Spray. Dagegen wird als *Spray ein grobdisperses System* bezeichnet, das ein *unstabiles Gemenge* größerer Teilchen oberhalb 20 μ Durchmesser enthält, sich in der Luft nicht schwebend hält und einen vorgehaltenen Gegenstand benetzt. Solche sprayenden Apparate scheiden à priori für die Aerosoltherapie aus.

Ferner kann durch die einfache Betrachtung vor einer Lichtquelle die Nebelmenge einigermaßen beurteilt werden. Es ist plausibel, daß nur diejenigen Handvernebler, die mit einem kräftigen Gummigebläse ausgestattet sind, ein größeres Volumen eines dichten Nebels fördern können. Zu klein dimensionierte Apparate mit geringer Mundrohrweite sind daher ungeeignet, um so mehr als sie meist mit zu schwachem Gebläse ausgerüstet sind, wodurch Menge und Kraft der von der Düse auf die Glaswand prallenden Flüssigkeit ungünstig reduziert und schon ihre primäre Zerreißung an der Düse beeinträchtigt wird.

Nebeldosis. Die *Nebeldosis,* also die in der Zeiteinheit zur Vernebelung gelangende Medikamentenmenge, läßt sich bei jedem Apparat unschwer messen. Zwar kann die Menge des in den Luftwegen sich niederschlagenden Medikamentes höchstens annäherungsweise geschätzt werden, wobei wiederum zu berücksichtigen ist, daß abgesehen von der Tröpfchengröße die Inhalationstechnik eine große Rolle für die Retention spielt. Zur Zeit bemüht sich Bonelli (Turin) auch dieses Problem zu lösen. Dagegen läßt sich die Resorptionsgröße bei Verwendung eines bestimmten Apparates einigermaßen und in praktischer Hinsicht ausreichend bestimmen. Bei Vernebelung von Sulfonamiden oder Penicillin kann der Blutspiegel nach einer bestimmten Inhalationszeit festgestellt werden; bei bronchodilatatorischen Aerosolen wird die notwendige Zeit bis zum Eintritt subjektiver Atmungserleichterung und Verbesserung der Werte der Lungenfunktionsprüfungen registriert; das Auftreten unerwünschter Effekte: Pulsbeschleunigung, Herzklopfen, Blutdrucksteigerung u. a. dient als Indicator einer überdosierten Inhalationszeit.

Aerosolgeräte, ihre Verwendung und Technik der Inhalation.

Mit der Reindarstellung des Nebennierenmarkhormons und seiner synthetischen Herstellung durch die Hoechster Farbwerke zu Anfang dieses Jahrhunderts und der Feststellung seiner bronchospasmolytischen Wirkung durch Januschke und Pollak, sowie Trendelenburg, begann eine neue Ära in der Behandlung des Bronchialasthmas. Wenige Jahre nach Einführung der subcütanen Injektion von Adrenalin durch Kaplan (USA) und Jagič (Wien 1909) setzte die Adrenalin-Aerosoltherapie ein. Auf Veranlassung des Frankfurter Laryngologen, Professor Spiess konstruierten die Drägerwerke Lübeck einen an eine Sauerstoffbombe oder Druckluft angeschlossenen Vernebler. Segel berichtet 1910, Pick 1911, Plesmann 1914 über ihre oft erstaunlichen Resultate der mit diesem Gerät, unter Verwendung einer 1‰igen Adrenalinlösung (Glycirenan) vorgenommenen Inhalationsbehandlung bei akuten und chronischen asthmatischen Zuständen und lenkten damit die Aufmerksamkeit auf dieses aussichtsreiche Verfahren. Mit einer ähnlichen Konstruktion der Firma Hirt in Stuttgart haben Heubner und Hückel ihre so wichtigen Untersuchungen durchgeführt. Bald hernach sind auch kleine transportable Elektrokompressoren als Aerosolgeneratoren in den Handel gekommen (Atmos Silten, Berlin; Pneumostat). Unter dem Einfluß des Aufschwungs, welche die Aerosoltherapie mit antibiotischen und tuberkulostatischen Stoffen in den letzten 10 Jahren erfuhr, haben sich eine Reihe von Firmen um die Konstruktion neuer Inhalationsaggregate bemüht. So sind jetzt stabile und transportable Verneblerapparaturen vorhanden, Elektrokompressoren zum Teil mit Unterbrechervorrichtungen für die Exspirationsphase, mit neuartigen Düsen zur Erzeugung verschiedener Tröpfchengrößen, mit Heizvorrichtungen für den Medikamentennebel[1]).

[1] Vernebler-Aggregate. 1. Drägerwerke, Lübeck. — 2. C. Heyer, Ems. Kleines und großes Modell, mit Düse zur Erzeugung variabler Tröpfchengröße, Stoppvorrichtung für Exspirationsphase. — 3. Pari-Apparate, Paul Ritzlau, Starnberg a. See. Optimalvernebler Modell Primus mit einstellbarem Nebelspektrum, Nebelmenge, Speichervorrichtung für Exspirationsphase, Elektrokompressor auf Wunsch mit Vorwärmeinrichtung. — 4. Stuhl & Cie., Stuttgart-Süd, Altenbergstr. 3. Mit Unterbrecher und Heizvorrichtung. — 5. „Atmos“, Fritzsching & Cie., Viernheim/Hessen und Lenzkirch/Schwarzwald. Elektroinhalatoren auch mit Heizvorrichtung und Druckluftunterbrecher lieferbar. — 6. Fricar, Zürich, Limmatquai 3.

Die Inhalationstherapie des Bronchialasthmas unter Verwendung stabiler Aerosolgeneratoren und bronchodilatatorischer Medikamente hat in vielen Krankenhäusern und in mancher Arztpraxis Eingang gefunden. Transportable Geräte geben die Möglichkeit, bei nichthospitalisierten Kranken die Inhalationstherapie zu Hause durchzuführen.

Für die Wirkung der Inhalation ist ihre *Technik* von großer Bedeutung: mit langsamer, sich allmählich vertiefender Inspiration soll der Medikamentennebel eingezogen werden. Die bei schwerer asthmatischer Dyspnoe häufig vorkommende Schnappatmung muß korrigiert werden. Ein Atemhalt am Ende der Inspiration vergrößert den Tröpfchenniederschlag. Die Ausatmung soll möglichst unter Betätigung der Bauchmuskulatur, eventuell mit manueller Nachhilfe, erfolgen.

Die *Inhalationsdauer* ist abhängig von der Art des Medikamentes, seiner Konzentration, sowie der Leistung des Gerätes. Bei Verwendung konzentrierter symipathicommetischer Aerosole (entsprechend 0,5—1% Adrenalin) ist der Wirkungseffekt in 1—2—3 min ersichtlich. Die Beobachtung des Patienten läßt die ausreichende Dosis für ein bestimmtes Gerät und Medikament feststellen, so daß unerwünschte resorptive Wirkungen infolge zu langer Inhalation vermieden werden können.

Bei starker asthmatischer Dyspnoe wird anfänglich alle $^1/_2$—1 Std, 3, dann 2, dann 1 min lang inhaliert, die Intervalle allmählich auf 2 Std verlängert. Bei Kleinkindern soll $^1/_2$—1—2stündlich $^1/_2$—1 min lang inhaliert werden. Nach Beseitigung der Dyspnoe soll wochen- und monatelang täglich 5mal, später 4mal je 1 min inhaliert werden, wobei es in vielen Fällen möglich ist, nach einigen Wochen zur Inhalation mit einem Handvernebler überzugehen.

Kurz nachdem der therapeutische Nutzen der Inhalation mit den erwähnten Apparaturen evident geworden war, hat STÄUBLI das Problem gelöst, durch die Konstruktion eines mit Gummigebläse versehenen Handverneblers den Patienten von stabilen Apparaturen unabhängig zu machen, um jederzeit inhalieren zu können. STÄUBLI, damals Assistent von FRIEDRICH MÜLLER in München, konnte schon 1913 über günstige Erfahrungen mit der Verwendung seines Handverneblers mit einer adrenalin-cocain- und atropinhaltigen Lösung berichten. Der STÄUBLI-Apparat, der wirklich feine Nebel produzierte, bedeutete daher einen Fortschritt in der Aerosoltherapie, obschon ihm der Mangel einer zu geringen Nebelmenge anhaftete. Zahlreiche Handvernebler sind seither in den Handel gebracht worden, von denen aber viele mit prinzipiellen Mängeln behaftet sind, die zu Mißerfolgen führen und als ungeeignet abgelehnt werden müssen, so von vornherein alle kleinen Apparate, solche mit eng dimensionierten Auspuffrohren und alle Apparate, die einen Spray statt Nebel liefern. Ein Handvernebler muß ein optimales Tröpfchenspektrum haben mit Tröpfchengrößen von 0,5—5 μ und außerdem eine ausreichende Nebeldichte produzieren [1].

Vernebler mit Elektrokompressor. a) Mignon, kleines Modell; b) Medep LK 49, großes Modell; in Deutschland Klopfer, Sanitätshaus, Stuttgart S. Tübinger Str. 26. — 7. Wullschleger & Schwarz, Basel, Unterer Heuberg 2. Vernebler mit einstellbarer Tröpfchengröße, auf Wunsch mit Heizvorrichtung. — 8. Junghans, Zürich 6. Vernebler mit Elektrokompressor. Oberwiesenstr. 8. — 9. Ospa-Vernebler, Oskar Pauser, Apparatebau, 14a Schwäbisch-Gmünd (Württbg.) Elektrokompressor mit einstellbarer Tröpfchengröße. Unterbruch für Exspirationsphase, auf Wunsch mit Heizvorrichtung. — 10. Chiron Aerosolgerät, Chiron-Werke, Tuttlingen/Württbg.) — 11. Universalinhalator nach Dr. Voll, H. C. Ulrich, Ulm/Donau.

[1] Handvernebler. Wiesbadener Taucré-Inhalator. — Triplex, C. Heyer, Bad Ems. — Fülling-Vernebler (System Dr. Busch, Gustav Gris, Solingen a. Steinberg 10) düsenlos, Venturisystem, veränderbare Tröpfchengröße von 0,5—3,0 μ. — Pari-Handvernebler: Paul Ritzlau, Starnberg a. See, Bayern. — Handvernebler nach Dr. R. Wolfer: W. Wolfer Stäfa (Zürich). — Kober-Vernebler, verschiedene Modelle, Emil Kober, Chemnitz-Altenburg. — Rybar- Inhaler, Rybar- Laboratories, Tankerton, Kent (England), De Vilbiss Nr. 40. — Glaseptic Special Pulverisator, Parke, Davis & Cie., London. — Premo Oral Nebulizer, Premo Pharmacentical Laboratories, So Hackensack N.J. (USA).

Auf Grund der mitgeteilten Kriterien ist der Arzt in der Lage, die Tauglichkeit eines Handverneblers beurteilen zu können. Die noch 1951 von THURNER und KRANZ ausgesprochene Skepsis gegenüber der Verwendung handelsüblicher Handvernebler, die häufig ein Tröpfchengemisch bis 100 μ produzieren, wird dadurch gegenstandslos, daß heute zweifellos gute Handvernebler entwickelt worden sind. Praktische Erfahrungen veranlaßten mich, einen eigenen Handvernebler zu konstruieren, der eine reichliche Nebelmenge mit Tröpfchen von 0,5—2,5 μ erzeugt, bei dem eine Chikane größere Tröpfchen zurückhält und gleichzeitig das Auslaufen des Medikamentes verhindert. Da der direkte Anschluß des Druckballons an den Verneblerteil eine nachteilige Unstabilität im Gebrauch des Gerätes zur Folge hat, ist eine Anordnung vorzuziehen, bei der der Patient den Verneblerteil mit der linken Hand gut fixiert vor den Mund halten und mit der andern Hand das Gebläse betätigen kann. Die Inhalationstechnik mit dem Handvernebler muß den Patienten unbedingt durch den Arzt oder gut instruiertes Hilfspersonal gründlich beigebracht und immer wieder kontrolliert werden. Die Inhalation soll ohne Verkrampfung und Übertreibung vorgenommen werden. Nach kräftiger Expiration, möglichst unter Aktion der Bauchpresse, füllt der Patient mit 2 Pumpenstößen die weit geöffnete Mundhöhle mit dem Medikamentennebel und fährt nun langsam und tief einatmend mit dem Pumpen weiter. Am Schluß der Einatmung hält er den Atem einige Sekunden an. Dann wird tief exspiriert und die Bereitschaft zur nächsten Inhalation hergestellt, die mit eventuellen zwischengeschalteten Pausen 5—10mal wiederholt wird.

So wirkt sich die Inhalation auch als *Atemgymnastik* aus, deren Erlernung und Durchführung neben der Inhalation dringend empfohlen sei. Die Atemgymnastik zielt besonders auf die Betätigung der Bauchmuskulatur, um durch Mobilisierung der beim Asthmatiker meist geringen oder fehlenden Zwerchfellfunktion ergiebigere Expirationen zu erwirken. Damit wird nicht nur der Luftaustausch, sondern auch die Blutzirkulation verbessert. Die Atemgymnastik ist ein Mittel die Fehlsteuerung der Atmung zu beheben, sie zu disziplinieren und zu rhythmisieren, wodurch es zuweilen gelingt, leichte Grade asthmatischer Dyspnoe zu beseitigen. SÄNGER empfiehlt, während der Expiration zu zählen, HOFBAUER läßt dabei summen.

Die Häufigkeit der Inhalation richtet sich nach dem Zustand des Patienten. Ist er von seinen dyspnoeischen Beschwerden befreit, so soll er vorerst noch 4—5mal täglich, nach Wochen guten Befindens 2—3mal täglich, konsequent inhalieren. Treten Situationen auf, wie Schnupfen oder Bronchitiden, die einen Rückfall befürchten lassen, oder haben sich interkurrent aus irgendwelchen Gründen wieder asthmatische Symptome eingestellt, so muß wenigstens vorübergehend häufiger inhaliert werden. Denn es gehört zu den wichtigsten Prinzipien der Asthmabehandlung, die Dyspnoe in ihrem Beginn abzustoppen und damit das Auftreten eines Anfalls oder einer Krise zu verhindern.

Die Methode der systematischen Inhalation über Monate, eventuell Jahre, führt zu Resultaten, die ihren Wert weit über eine wirkungsvolle symptomatische Maßnahme erheben, welche die übrige Therapie unterstützt und erleichtert. Nach unseren Erfahrungen kommt ihr ohne Zweifel auch eine kurative Bedeutung zu. Unter ihrem Einfluß findet eine Dämpfung der Anfallsbereitschaft und eine Herabsetzung der Reizschwelle gegenüber schädlichen Agentien statt. DAUTREBANDE hat auch die präventive Rolle wiederholter Aleudrininhalationen gegenüber der Wirkung pneumoconstrictorischer Stoffe festgestellt, sowohl experimentell als auch bei Asthmapatienten, bei denen unter täglich mehrfacher Inhalation keine dyspnoeischen Erscheinungen nach Einwirkung von Agentien auftraten, die vorher Asthma ausgelöst hatten. Die systematische Inhalation über Monate nach einer scheinbar eingetretenen Heilung findet ihre weitere Begründung in der Kenntnis des latenten oder okkulten Asthmas. Solche Patienten fühlen sich selbst bei Belastungen in der Atmung nicht mehr behindert und doch kann eine Untersuchung der Lunge oft noch längere Zeit giemende Geräusche aufdecken; die Prüfung der Atmungsfunktion zeigt dann wesentlich verbesserte Werte nach einer bronchodilatatorischen Inhalation, welche das Giemen oft verschwinden läßt. Daraus muß auch bei subjektiv gutem Zustand auf noch bestehende spastische Vorgänge in den Bronchien geschlossen werden.

Wir glauben auch, daß die beim Asthma eine Rolle spielenden bedingten Reflexe in ihrem Auftreten und ihrer Bahnung durch die systematische Inhalation verhindert werden können, namentlich, wenn die Inhalationsbehandlung in einem Frühstadium des Leidens einsetzt (FRIEBEL). Dies scheint einer der Gründe dafür zu sein, daß wir bei etwa 500 in den Jahren 1948—1953 behandelten Fällen von kindlichem Asthma über 90% Dauerheilungen erhielten, worüber mein Mitarbeiter Dr. HÖCHLI demnächst berichten wird.

Der Besitz eines Handverneblers, den der Asthmatiker mit sich tragen kann, um jederzeit einer auftretenden Dyspnoe begegnen zu können, wird von vielen Patienten hoch eingeschätzt, denn er gibt ihnen innere Sicherheit, so daß sie sich frei bewegen, ihrem Beruf nachgehen, die Gesellschaft der Menschen aufsuchen können, ohne von Angst gehemmt zu sein. Damit wird ihre Lebensfreude gehoben. Indem die systematische Inhalation den aktiven Einsatz eigener Kräfte im Kampf gegen das Leiden erfordert, wird der Wille zur Verteidigung und die seelische Resistenz mobilisiert. Die Persönlichkeit des Asthmatikers kann in hohem Maße günstig beeinflußt werden.

Die Methode der systematischen Inhalation mit hochwirksamen bronchodilatatorischen Aerosolen erhält durch ihren Einfluß auf die Invalidität eine große soziale Bedeutung. Denn wochen- und monatelang arbeitsunfähige Patienten können durch sie oft in erstaunlich kurzer Frist wieder berufsfähig werden und ihre Arbeitsfähigkeit wird durch sie erhalten, die Invalidität verhindert, da die Inhalation in hohem Maße vor Rückfällen schützt.

Bronchodilatatorische Medikamente.

Die Mechanismen, welche die asthmatische Atmungserschwerung verursachen, sind keineswegs einheitlich. Unter den verschiedenen Faktoren, die zusammenspielen, prävaliert bald der eine, bald der andere. Die Widerstandsvermehrung, die zumeist mehr exspiratorisch in Erscheinung tritt, ist primär durch eine Lumenverengung der kleinen Luftwege bedingt. Diese kann durch Schleimhautschwellung, durch Spasmen der glatten Bronchialmuskulatur und durch vermehrte und abnorme Sekretbildung hervorgerufen werden. Wenn HOCHREIN als Ursache des asthmatischen Anfalls eine primär auftretende Lungenstauung beschuldigt als Ausdruck einer durch zentralnervöse Impulse ausgelösten neurozirkulatorischen pulmonalen Dystonie, so müssen wir darauf hinweisen, daß bei der engen Koppelung von Atmung und Kreislauf sehr rasch sekundäre Zirkulationsstörungen im Lungenkreislauf als Folge der Atmungsbehinderung auftreten. Nach WAGNER führt die durch Bronchospasmus einsetzende Lungendehnung (Volumen pulmonis auctum) gleichzeitig zu einer Dehnung des ganzen Gefäßbaumes mit Gefäßverengung, Steigerung des Strömungswiderstandes in den Capillaren, Arteriolen und postcapillaren Venen und Steigerung des Druckes in der A. pulmonalis. Und ebenso wirkt sich die Verschlechterung der Lungendurchlüftung, Verminderung der alveolären O_2-Spannung, die erhöhte CO_2Spannung in einer reflektorischen Durchblutungsdrosselung aus (NEUHAUS).

Ein wichtiger Faktor für das Ausmaß der Exspirationserschwerung scheint nach WYSS die reflektorische Tonussteigerung der Inspirationsmuskulatur, besonders des Zwerchfells zu sein.

Die vordringliche therapeutische Aufgabe besteht somit darin, die Erleichterung der Luftpassage durch Bronchodilatation herbeizuführen, die Überdehnung der Lunge zu beseitigen und die Ventilation zu verbessern. Damit wird auch die Lungenstrombahn erweitert, der Störungswiderstand herabgesetzt, der Druck in der Pulmonalarterie gesenkt und das rechte Herz entlastet (BUHR).

Seit Beginn der Aerosoltherapie des Bronchialasthmas steht das sympathicomimetische Adrenalin als bronchodilatatorisches Mittel im Vordergrund. Die Erweiterung des Bronchialbaumes kann auf den anämisierenden Effekt, die Abschwellung der Bronchialschleimhaut, auf die Herabsetzung des Bronchialmuskeltonus, die Lösung von Spasmen zurückgeführt werden.

Da die Vernebelung eine enorme Oberflächenvergrößerung des aktiven Stoffes bedeutet, dieser somit auf eine große Oberfläche des Bronchialtractus einwirken kann, wird es verständlich, daß eine viel geringere Stoffmenge für einen bronchodilatatorischen Effekt benötigt wird als bei parenteraler Applikation. Es erscheint durchaus möglich, wie DAUTREBANDE behauptet, mit wenigen Gamma Adrenalin bronchodilatatorische Wirkungen zu sehen. Nach eigenen Feststellungen werden je Inhalation durchschnittlich 0,05—0,1 mg Adrenalin verbraucht, wobei der Verlust durch Exhalation nicht berücksichtigt ist.

Die anfänglich verwendete 1‰ige Lösung erwies sich in vielen Fällen als insuffizient. GRAESER und ROWE führten auf Grund ihrer ausgezeichneten Resultate die 1 %ige Lösung von Adrenalin hydrochlor. ein (Parke, Davis & Cie., London).

Die Forschung nach Adrenalinverbindungen von größerer Stabilität gegen oxydative Einflüsse und geringerer Wirkung auf den Kreislauf ließ KONZETT 1940 bei der Prüfung einer Reihe von N substituierten Adrenalinkörpern (Sympatol, Adrianol u. a.), die von der Firma C. H. Boehringer Sohn, Ingelheim, hergestellt worden waren, das Isopropylnoradrenalin als einen Körper mit starker bronchodilatatorischer Wirkung bei geringem Einfluß auf Herz und Gefäße, erkennen.

Die klinische Prüfung durch STOLZENBERGER-SEIDEL (Städt. Krankenhaus Reichenhall, unter O. KÜHNE) zeigte allerdings, daß das Präparat sich für subcutane Applikation wegen dabei auftretender Herzstörung nicht eignet, ergab jedoch als Inhalant vorzügliche Erfolge. Als Aludrin und Aleudrin in den Handel gebracht, hat es große Verbreitung gefunden und war Gegenstand zahlreicher klinischer und physiologischer Arbeiten (VERZÁR und VOEGTLI, DAUTREBANDE u. a.). Da seine bronchodilatatorische Wirkung schon mit einer Dosis erreicht wird, bei der die Herzaktion noch nicht betroffen wird, so treten bei richtiger Dosierung Nebenwirkungen selten auf.

Durch die Spaltung der racemischen Form des Isopropylnoradrenalins wurde kürzlich von der Firma Cilag, Schaffhausen, die l-Form als Isolevin herausgebracht (SCHMIDT und v. STACKELBERG).

Auch das Ephedrin wirkt als Aerosol in 3—5%iger Lösung bronchodilatatorisch. Der Effekt tritt langsamer auf als bei Adrenalin, hält aber länger an. Es wird nicht fermentativ zerstört.

Die bronchospasmolytisch wirkenden Abkömmlinge des Ephedrins: das Dioxephedrin (Corbasil) und das Monooxyephedrin (Suprifen) sind zusammen mit einem neuen Bronchialerweiterer, dem Diphenylpiperidinopropan im Aspasander Hoechster Farbwerke kombiniert worden.

Nachdem ABDERHALDEN gezeigt hatte, daß die Verbindung der Adrenalinbase mit Ascorbinsäure weit weniger leicht oxydiert als Adrenalin hydrochloric. und außerdem nach STRAUB die Ascorbinsäure die Adrenalinwirkung verstärkt und verlängert, habe ich nach jahrelanger Erprobung eine 1,3%ige Lösung von Adrenalinascorbinat mit 1% freier Ascorbinsäure, zusammen mit weiteren oxydationshemmenden Stoffen und in Kombination mit l-Ephedrin hydrochl. (5%) als Asthmainhalant Dr. Wolfer in den Handel gebracht[1].

Damit wurden bei einem großen Krankengut dem 1%igen Aleudrin in vielen Fällen deutlich überlegene Wirkungen erzielt, die sich auch durch spirographische und pneumometrische Vergleichsuntersuchungen objektivieren ließen. Auch erleichtert es die Expektoration in stärkerem Maße, ohne Reizwirkungen auszuüben.

Die bronchodilatatorischen Qualitäten des Parasympathicolyticums Atropin und seiner Abkömmlinge werden gering eingeschätzt und deshalb wird Atropin allein in $1^0/_{00}$ iger Lösung nur ausnahmsweise angewendet, um zu versuchen, eine abundante Bronchialsekretion zu vermindern (DAUTREBANDE). Die Atropininhalation pflegt oft Trockenheitsgefühl im Mund und Sehstörungen zu verursachen und die Expektoration zu erschweren. Wahrscheinlich mehr auf Grund theoretischer Vorstellungen sind vagolytische Stoffe wie Atropin, Methylatropin, Eumydrin usw. in einigen Inhalanten enthalten (Bronchovydrin, Bronchalen, Rybarvin u. a.).

Die hervorragenden Eigenschaften des Theophyllins für die Behandlung des Bronchialasthmas sind erst in den 30er Jahren entdeckt worden, nachdem schon 1911 GRÜTER im Äthylendiamin einen Körper gefunden hatte, um das schwer lösliche Theophyllin in Lösung zu bringen. Damit wurde die perorale, parenterale und rectale Verwendung des Theophyllins (als Euphyllin und Aminophyllin) ermöglicht. In den letzten Jahren ist eine Anzahl weiterer löslicher Theophyllinabkömmlinge dargestellt worden. Die Anwendung des Theophyllins als Aerosol ist besonders von der Schule PASTEUR VALLERY RADOTs lebhaft empfohlen worden unter Diskriminierung der Inhalation sympathicomimetischer Stoffe (Adrenalin, Aleudrin). HAMBURGER und Mitarbeiter hatten nämlich gesehen, daß im Tierversuch (Meerschweinchen) der bronchoconstrictorische Effekt von Acetylcholin unter dem Einfluß mehrfach wiederholter Adrenalininjektionen gesteigert wurde. Dieses Ergebnis kurzfristiger Experimente wurde zu Unrecht entgegen den klinischen Erfahrungen auf die Adrenalinaerosoltherapie übertragen, ohne Berücksichtigung des Umstandes, daß bei der Aerosolinhalation im Verhältnis zur Injektion viel geringere Adrenalinmengen gebraucht werden. Dagegen kann sehr wohl eine Reaktionsänderung im Sinne einer erhöhten Krampfbereitschaft als Folge häufiger und überdosierter Adrenalininjektionen zur Beobachtung gelangen, weshalb auch wir sehr zurückhaltend in der parenteralen Applikation des Adrenalins sind. PASTEUR VALLERY RADOT und seine Mitarbeiter empfahlen, Theophyllin zu 3% mit 9% Natrium aniat gelöst während 45 min inhalieren zu lassen.

Neuere Theophyllinderivate sind in 10—40%iger Lösung in den Handel gekommen, welche auch bei kürzerer Inhalationsdauer zum Ziele führen könnten, wenn das Theophyllin überhaupt ein für die Aerosoltherapie geeigneter Körper wäre und man diesen nicht in anderer Form zu einer rascheren und intensiveren bronchodilatatorischen Wirkung verwenden könnte. Um beim Asthma einen bronchialerweiternden Effekt zu erzielen, ist nach WAXLER und SCHACK u. a. ein Blutspiegel von 0,5 mg-% Theophyllin nötig. Das ist per inhalationem unmöglich. Die Theophyllininhalation beim Asthma, wo wir doch eine rasche eupnoische Wirkung sehen wollen, lehnen wir daher mit andern Autoren ab (MARTINI, RAMSER, HADORN u. a.). Wir haben bei unseren Lungenfunktionsprüfungen selbst mit 30%iger Theophyllinlösung nur bescheidene Verbesserungen der Werte gefunden; RAMSER stellte fest, daß auch durch Inhalation von Wasser und physio-

[1] In Deutschland beziehbar durch Adler-Apotheke Mörs/Rhld.

logischer Kochsalzlösung Verbesserungen des Pneumometerwertes zu erzielen sind und das zum Versuch herangezogene 12,5% Soluphyllin sogar im Durchschnitt einen geringeren Anstieg des Pneumometerwertes ergab. Daher muß die Forderung von RAMSER und HADORN dringend unterstützt werden, daß die als Aerosole zur Anwendung gelangenden Mittel nicht nur hinsichtlich der Vitalkapazität, sondern auch spirometrisch (z. B. Tiffeneautest) und pneumometrisch untersucht und die Werte mit denen verglichen werden sollen, die mit physiologischer Kochsalzlösung erhalten werden.

Dies gilt auch für die Bewertung der Antihistaminica als Aerosole. Wenn schon ihre perorale und parenterale Verwendung beim Asthma im allgemeinen enttäuscht hat, so ist es nicht erstaunlich, daß sie auch als Aerosole zu keinem bemerkenswerten Resultat führten. Die meisten Antihistaminica verursachen als Aerosole sogar Bronchoconstriction. Dagegen soll nach FRIEBEL das von Schering herausgebrachte Allercur die bronchialerweiternde Wirkung der sympathicomimetischen Aerosole verstärken, wodurch es sich zur Kombination eignen könnte.

Cortison als Aerosol: GELFAND hat Cortone (Merck) 1 cm³ = 25 mg mit 4 cm³ physiologischer Kochsalzlösung, davon stündlich 1 cm³ mit Handvernebler inhalieren lassen, je Tag 50 mg Cortison acetat. Bei 4 von 5 Patienten waren nach 7 Tagen fast alle asthmatischen Symptome verschwunden, bei 3 Fällen traten kurz nach Aussetzen des Cortisonaerosols Rückfälle auf, die durch Cortisoninhalation wieder beseitigt wurden. Weder MARTINI noch ich haben vom Cortisonaerosol günstige Wirkungen gesehen.

Weitere Indikationen für die Anwendung bronchodilatatorischer Aerosole. Wegen der hervorragenden bronchospasmolytischen Eigenschaften der sympathicomimetischen Aerosole muß ihre Anwendung auch bei anderen Erkrankungen, bei denen Spasmen der Bronchien eine Rolle spielen, empfohlen werden. Sie erweist sich bei der spastischen Bronchitis und oft beim Emphysem als sehr wirksam. Sodann bei Bronchiektasien, bei denen häufig durch Spasmen bedingte Atmungsbehinderungen vorhanden sind. Ferner haben wir, ebenso WYSS und HADORN, bei gewissen Fällen von kardialer Dyspnoe, besonders auf Grund dekompensierter Hypertonie, sehr gute Wirkungen gesehen. Herzerkrankungen bilden also keinesfalls, wie TIFFENEAU meint, eine Kontraindikation, im Gegenteil kann die kardiale Dyspnoe eine Indikation zur Inhalationsbehandlung darstellen.

Eine besonders wichtige Indikation der bronchodilatatorischen Aerosoltherapie ist das erste und zweite Stadium der Silikose, wo Spasmen der Bronchien eine wesentliche Ursache der Atmungsbehinderung bilden. Mit DAUTREBANDE u. a. halte ich dafür, daß die konsequente Inhalationsbehandlung nicht nur die Beschwerden zu bessern vermag, sondern imstande ist, den Eintritt der Invalidität hinauszuschieben.

Aerosole von Sulfonamiden und Antibiotica bei Bronchialasthma und bronchopulmonalen Infekten.

Nur ausnahmsweise sehen wir ein wirklich trockenes Asthma ohne jegliche Sputumproduktion. Ist kein Auswurf vorhanden oder werden nur mäßige Mengen eines schleimigen, nichteitrigen Sputums ausgeworfen, so ist eine antibiotische Behandlung zwecklos. Ist das Asthma jedoch mit einem Bronchialinfekt verbunden oder handelt es sich um akute oder chronische Entzündungsprozesse der tieferen Luftwege ohne Asthma, so kann eine Aerosoltherapie mit Sulfonamiden und Antibiotica eventuell mit gleichzeitiger peroraler oder parenteraler Zufuhr Nutzen bringen. Trotzdem es gelingt, auf dem Inhalationsweg einen genügend hohen Blutspiegel mit Sulfonamiden und Penicillin zu erreichen, ist die Aerosoltherapie bei akuten pneumonischen Prozessen abzulehnen. Bei allen Bronchialinfekten muß sie erwogen werden. Die Resistenzprüfung, bzw. Empfindlichkeit der Sputumflora ist für die Wahl des Medikamentes wegleitend, jedoch nicht absolut bindend. Jeder Aerosolanwendung muß eine bronchodilatatorische Inhalation vorausgeschickt werden.

Zur Aerosoltherapie mit **Sulfonamiden** werden hauptsächlich Solusupronal Bayer (20%), Irgafen Natr. (20%), Diazil Natr. (20%), Elkosin (20%), Sulfapyridin (20%) verwendet. KÜHNE und MARTINI wollen nur bei frischeren entzündlichen Oberflächenprozessen gute therapeutische Effekte gesehen haben. Dagegen berichtet C. MAIER über gute Resultate bei Lungenabscessen und Bronchiektasien. Die Kombination der Sulfonamide mit Penicillin oder mit Streptomycin oder mit beiden Antibiotica, scheint ihrer alleinigen Aerosolanwendung bei weitem vorzuziehen zu sein.

Die Aerosoltherapie mit **Penicillin**, von ABRAMSON 1940 in USA inauguriert, von KÜHNE (Reichenhall) in Deutschland eingeführt, hat sich als sehr wirkungsvoll erwiesen. KÜHNE hat 1948 über die bei 91 Patienten erzielten, zum Teil glänzenden Resultate berichtet. Es handelte sich um schwere chronische Bronchialinfekte, Bronchiektasien und einige Lungenabscesse. Besonders wertvoll ergab sich eine Penicillinaerosolvorbehandlung bei operationsfähigen Bronchiektasien.

Bei den erwähnten Krankheitsprozessen sollen keine kleinen Dosen verwendet werden. Nach BOPP und WEISS ist eine hohe Dosierung bei eitrigen Prozessen ausschlaggebend: 2—3mal täglich 200000—300000 E krystallinisches Na oder K. Penicillin in 2 cm^3 physiologischer Kochsalzlösung, bei Lungenabscessen 3—4mal täglich 1000000 E. Erwähnenswert scheint die Mitteilung von KOCH und ARNOLD über einen Fall von Lungengangrän, bei dem Penicillin intramuskulär täglich während 12 Tagen ohne Wirkung war, auf Penicillinaerosol fast schlagartig Besserung und Heilung erzielt wurde. Da unter Penicillin das Überhandnehmen penicillinresistenter Keime zu befürchten ist, soll etwa nach 8 Tagen ein Wechsel des Antibioticums vorgenommen werden. Auf das öftere Auftreten von örtlichen Überempfindlichkeitserscheinungen haben mehrere Autoren aufmerksam gemacht, weshalb MARTINI den Zusatz von 1 cm^3 Avil empfiehlt.

BUSCH hat als Penicillin-Gel (chem. Laboratorium der Kurapotheke Bad Kohlgrub, Oberbayern) eine Kombination von Penicillin mit dem ebenfalls bakteriostatischen Surfen (Chinolinverbindung, Hoechst) verwendet; es werde nur wenig resorbiert, entfalte daher eine gewisse Depotwirkung auf den Schleimhäuten, wirke auf grampositive und gramnegative Bakterien und erlaube, mit geringeren Penicillinmengen auszukommen.

Streptomycin und Dihydrostreptomycin. Aerosole werden allein oder mit Sulfonamiden und Penicillin zusammen bei Infektionen mit grampositiven, penicillinresistenten, ebenso bei gramnegativen (Proteus vulg.) Bakterien gebraucht 2mal täglich 1 g. Lokale Überempfindlichkeitsreaktionen werden seltener als bei Penicillin beobachtet; die geringe Resorptionsfähigkeit ist für die lokale Wirkung zweifellos von Vorteil. Auch beim Streptomycin ist die Ausbildung resistenter Keime zu befürchten.

Das Tyrothricin kann wegen seiner hämolysierenden Wirkung nur äußerlich und als Aerosol verwendet werden, da es von den Schleimhäuten nicht resorbiert wird. In dieser Form ist es atoxisch und erzeugt auch keine Sensibilisierung. Seine Wirkung erstreckt sich auf grampositive, aerobe und anaerobe Erreger, hauptsächlich grampositive Kokken, in geringerem Maße auf gramnegative Bakterien. Die 0,25%ige Lösung von Tyrothricin in Cetylpyridiumchlorid, das selbst bakteriostatische und außerdem sekretolytische Eigenschaften hat, ist als Tyrosolvinaerosol (Bykguldenwerke, Konstanz) im Handel und wird im allgemeinen reizlos vertragen. MARTINI spricht sich über die Wirkung skeptisch aus, während EHLERT unter 65 chronischen Bronchialinfekten 57 gute Erfolge verzeichnet. D. G. R. FINDEISEN hat bei 5 penicillinresistenten Bronchialinfekten mit 2mal täglich 2 cm³ Tyrosolvin in 10 Tagen ein gutes Resultat erzielt.

Im **Inhalopen** (Chemie Grünenthal, Stollberg/Rhld.) wird die Verbindung des Penicillins mit dem Antihistaminicum Allercur (Schering A.G., Berlin) kombiniert mit Oxyprocainpenicillin, Dihydrostreptomycin und Tyrothricin; Lösung einer Ampulle in 2 cm³ Wasser oder physiologischer Kochsalzlösung, 2mal täglich. Durch die Verwendung von Antihistaminpenicillin werden allergische Erscheinungen von Mund- und Rachenschleimhäuten viel seltener beobachtet. Über gute Resultate berichtet REUTER (Kurheim Reichenhall).

Aureomycin-Aerosole werden von PRIGAL 1950 empfohlen. Er läßt 3mal täglich 2 cm³ einer Lösung von 0,5 g Aureomycin in 6 cm³ 70%igem Propylenglykol inhalieren. Wegen der schwierigen Lösungsverhältnisse und den häufig auftretenden Reizerscheinungen ist es ratsam, Terramycin oder Achromycin zu verwenden.

Terramycin. Von der Lösung von 0,5 g in 18 cm³ Aqua dest. ließ MARTINI 3mal täglich je 2 cm³ inhalieren und konstatierte gute antibiotische Effekte. Als Nebenwirkung wird Reizhusten angegeben.

Achromycin (Tetracyclin, Tetracyn). Als Aerosol kann man die zur intravenösen Injektion gebrauchsfertige Achromycinlösung, 3mal täglich 2 cm³, benutzen; besser, da ohne jede Reizerscheinung, nach persönlicher Mitteilung von MARTINI 100 mg Achromycin oder Tetracynsubstanz in 4 cm³ Alevaire gelöst, 2mal täglich 2 cm³. (Alevaire: Winthrop-Stearns, 1,25‰ige Lösung der tertiären Oxyäthylchlorphenolformaldehyds, das als Lösungsmittel für Antibiotica, ausgenommen Terramycin, dient und sekretolytische Eigenschaften haben soll).

Framycetin (aus Streptomyceskulturen gewonnen) wird unter dem Namen Soframycin (à 100 mg) von den Laboratoires Roussel, Paris 6e, Rue de Renne, in den Handel gebracht. Es soll nach BIRON auf die meisten grampositiven und gramnegativen Kokken sowie auf Pyocyaneus und Proteus wirken. Als Aerosol 2—3mal täglich 100 mg in 5 cm³ Aquadest. gelöst. Es wurden 198 Bronchopneumopathien mit sehr gutem Erfolg behandelt.

Wasserstoffsuperoxyd wird als Aerosol von ABRAMSON 1—3%ig 3mal täglich 2 cm³ angegeben. Da Perhydrol wegen seiner sauren Reaktion sich als wenig geeignet erwies, hat E. NÜCKEL folgende Formel angegeben:

Perhydrit (reines Harnstoffperoxyd Merck, Tabletten à 1,0) 9,0; Glycerin, 11,0; Sol. Ringer ad 80,0.

Trypsin-Hyalonuridase-Aerosole. Trypsin zur enzymatischen Verflüssigung des zähen und dicken Sputums ist 1952 von LIMBER und Mitarbeiter gebraucht worden. Mit dem Vaponefrinvernebler kam eine Lösung von kristallisiertem Trypsin (Tryptar, Armour Laborat.) in SOERENSENs Phosphatpuffer (100000 Trypsineinheiten je 1 cm³) zur Aerosolisation, am 1. Tag 50000, am 2. Tag 100000, ab 3. Tag 200000 E und nächste Tage eventuell noch größere Dosen, so lange, bis eine Reinigung des Bronchialtractus vollzogen war.

L. UNGER und A. K. UNGER haben über ihre mit Trypsininhalationen erzielten Erfolge berichtet: indem sie mehrfach täglich 125000—200000 E inhalieren ließen, notieren sie bei 14 von 19 Patienten mit Bronchiektasien und Asthma ein ausgezeichnetes Resultat, ebenso bei 11 Patienten mit Bronchialasthma und infektiöser Bronchitis; bei 4 Patienten trat eine Verstärkung des Asthmas auf. Auch MARTINI hat mit Trypsin unter Mitinhalation von Antibiotica sehr gute Erfahrungen verzeichnet.

Biron und Choay teilten die Resultate mit, die sie bei 312 Patienten (keine Tuberkulose, nur Fälle mit mehr oder weniger reichlichem, zähem, schwer expektorierbarem Sputum, kein trockenes Asthma) durch Inhalation von Trypsin (Laboratorien Choay Paris) erzielten. Sie lösten jeweils eine Ampulle von 0,25 g Trypsin in 10 cm³ einer Phosphatpufferlösung, unter Zusatz von einigen Tropfen Aleudrin und ließen diese Menge 2mal täglich während mehreren, selten bis 20 Tagen inhalieren. Erfolg meist nach wenigen Tagen. Ergebnis: bei 37 Bronchiektasien 29 Fälle sehr gut, 8 Fälle ungenügend, bei 112 Fällen von Asthma mit Bronchialinfekt: 80 Fälle sehr gut, 32 ungenügend; bei 63 Fällen von paroxystischem Asthma 36 Fälle sehr gut, 11 gut, 16 Null; bei 100 Fällen von akuten Atelektasen 91mal sehr gut, 9 ungenügend.

Ein Kombinationspräparat von Trypsin, Penicillin und Dihydrostreptomycin wird als Leukocillase solubile von der Penicillingesellschaft Dauelsberg & Cie., Göttingen, in den Handel gebracht.

Die Hyalonuridase (Kinotin, Apertase, Kinaden) ist als sekretolytrisch wirkendes Aerosol vonBusch und Brinkmann (2mal täglich $^1/_2$ Ampulle mit $^1/_2$ Std später erfolgender Inhalation eines Antibioticums) mit gutem Resultat gegeben worden. Die Hyalonuridase allein zu verwenden, muß abgeraten werden, da durch die Erleichterung der Diffusionsvorgänge unter ihrem Einfluß auch dem Eindringen der Bakterien in die Mucosa Vorschub geleistet wird.

Welch reges Interesse und welche Bedeutung die Aerosoltherapie in den letzten Jahren gewonnen hat, ist daraus ersichtlich, daß in Italien eine Gesellschaft für Aerosoltherapie ins Leben gerufen wurde, die schon zu mehreren Kongressen einlud, und daß in Deutschland ein Kuratorium für Aerosolforschung gegründet wurde zur Bearbeitung der Probleme, die sich im weiten Gebiet der Aerosologie stellen. Ihre Tätigkeit findet in der Zeitschrift für Aerosolforschung und -therapie, die nun im 5. Jahrgang erscheint, ihren Niederschlag.

Literatur.

Abderhalden, E.: Beobachtungen über den Einfluß von Ascorbinsäure etc. auf Lösungen von l-Adrenalin. Med. Klin. **1936**, Nr 16. — Abramson, H. A.: Present status of aerosoltherapy of the lungs and bronchs. Principles and practice of aerosol therapy of the lungs and bronchs. Ann. Allergy **4**, 440 (1946). — Combined penicillin and hydrogen peroxyd aerosol therapy in lung infestions. Ann. Allergy **4**, 199 (1946).

Biron, A.: Étude de sulfate de framycetine en aerosolthérapie dans 198 cas de pneumopathies. Presse méd. **1955**, Nr 27, 551. — Biron, A., et L. Choay: Experimentations personelles d'aerosolthérapie par la trypsine. Presse méd. **1955**, Nr 48, 1007. — Bonelli, L.: Neue Kontrollmethoden in der Aerosoltherapie. Z. Aerosol-Forsch. **2**, 575 (1953). — Bopp, K. Th., u. W. Weiss: Die Aerosoltherapie der unspezifischen Erkrankungen der Lungen und Bronchien unter besonderer Berücksichtigung des Lungenabszesses und der Lungengangraen. Z. Aerosol-Forsch. **2**, 313 (1953). — Buhr, A.: Über den Einfluß der Aleudrin-Aerosol-Inhalation auf die Druckverhältnisse in der Arteria pulmonalis beim Menschen. Z. Kreislaufforsch. **42**, 669 (1943). — Busch, J.: Aerosoltherapie mit bakteriostatisch wirksamem Penicillin-Gel. Z. Aerosol-Forsch. **3**, H. 1 (1954). — Busch, J., u. A. Brinkmann: Neue Wege der Aerosoltherapie mit Depot-Antibiotica und Hyalonuridase. Münch. med. Wschr. **1952**, Nr 11, 487.

Dautrebande, L.: Aérosols médicamenteux. Paris: Masson & Cie. 1946. — L'Aérosologie. Paris: Bailiere & Fils 1951. — Aerosol aus flüssigen Medien, Z. Aerosol-Forsch. **3**, 117 (1954). — Dirnagel, K.: Prüfungsergebnisse an medizinischen Aerosolerzeugern. Z. Aerosol-Forsch. **3**, 1 (1954).

Ehlert, H.: Tyrosolvin-Aerosol in der Behandlung chronischer Bronchialinfektionen. Z. Aerosolforsch. **2**, 722 (1953).

Findeisen, D. G. R.: Erfahrungen mit der Inhalationsbehandlung des infektiös allergischen Asthmas. Acta allergol. (Kobenh.) **6**, 312 (1953). — Findeisen, W.: Über das Absetzen kleiner, in der Luft suspendierter Teilchen in der menschlichen Lunge bei der Atmung. Pflügers Arch. **236**, 367 (1935). — Friebel, H.: Aufgaben, Methoden und Ergebnisse der Pharmakologie im Rahmen der Aerosolforschung. Z. Aerosol-Forsch. **2**, 442 (1953). — Über Aerosolgeräte und broncholytische Therapie mit Arzneimitteln aus der Adrenalinreihe.

Z. Aerosol-Forsch. 3, 56 (1954). — FRIEBEL, H., A. BASOLD u. TH. HALBEISEN: Zur Verwendung der Hyalonuridase in der Aerosol-Therapie. Z. Aerosol-Forsch. 1, 134 (1952).

GELFAND, M. L.: Administration of cortison by the aerosol methode in the treatment of bronchial asthma. New England J. Med. **245**, 275 (1950). — GRAESER, J. R., and A. H. ROWE: Inhalation of adrenalin for the relief of asthmatic symptoms. J. Allergy **6**, 415 (1935).

HADORN, W., u. F. WYSS: Zur Asthmafrage. Z. Aerosol-Forsch. **2**, 434 (1953). — HAMBURGER, MILLIEZ et HALPERN: Soc. méd. Hôp. de Paris **13**. Dez. 1946. — HEUBNER, W.: Über Inhalation zerstäubter Flüssigkeiten. Z. exper. Med. **20**, 269 (1920). — Theoretische Voraussetzungen der Inhalationstherapie. In LÖWENSTEINS Handbuch der gesamten Tuberkulosetherapie, Bd. 1, S. 385. Berlin u. Wien 1923. — Grundlagen der Inhalationstherapie. In Handbuch der normalen und pathologischen Physiologie, Bd. II. 1925. — Über Inhalationsapparate. Klin. Wschr. **1925**, Nr 44, 2099. — Grenzen der Aerosoltherapie. Z. Aerosol-Forsch. **2**, 553 (1953). — HOCHREIN, M. u. DINISCHIOTU: Zur Pathogenese des Asthma bronchiale. Z. Kreislauf-Forsch. **31**, H. 13 (1939). — HOCHREIN, M., u. J. SCHLEICHER: Entstehung und Behandlung des Asthmas bronchiale. Pro Medico **17**, 93 (1948). — HÜCKEL, E.: Über Inhalations-Nebel. Z. physik. Ther. **30**, 57 (1925). — HÜCKEL, E. u. KIPPER: Über die Absorption von Inhalationsnebel in den Atemwegen. Z. physik. Ther. **30**, 190 (1925).

KONZETT, H.: Zur Pharmacologie neuer adrenalinverwandter Körper. Arch. exper. Path. u. Pharmakol. **197**, 41 (1940). — KÜHNE, O.: Die antibiotische Behandlung chronisch eitriger bronchopneumonaler Infekte. Dtsch. med. Wschr. **1950**, 1366.

LIMBER, T. R.: Encymatic lysis of respiratory secretions by aerosol trypson. J. Amer. Med. Assoc. **149**, 8 H (1952).

MAIER, C.: Erfahrungen mit Inhalationstherapie. Helvet. med. Acta **1945**, H. 4/5. — MARTINI, H.: Richtlinien zur Aerosolbehandlung. Dtsch. med. Wschr. **1953**, 1543. — Indikationen und Ergebnisse der Aerosolbehandlung. Ther. Gegenw. **1955**, 201.

NEUHAUS, G.: Zit. nach BUHR. — NÜCKEL, E.: Vorschläge zur Aerosoltherapie bei den acuten Erkältungskrankheiten der Atemwege. Z. Aerosol-Forsch. **1952**, 146.

PICK, E.: Über die Wirkung von Nebenpräparaten bei Asthma bronchiale. Med. Klin. **1911**, Nr 5. — PLESMANN: Behandlung des Bronchialasthma durch Inhalation von Glycirenan. Berl. klin. Wschr. **1914**, Nr 16, 733. — PRIGAL, S. J., and N. MOLOMUT: Treatment of respiratory infections with antibiotic aerosols. J. Amer. Med. Assoc. **144**, 897 (1950). PRIGAL, MORGANBESSER and MCINTYRE: Penicillinaerosol in the prevention and treatment of respiratory infections in allergic patients. J. Allergy **18**, 325 (1947).

RAMSER, O.: Über den Wirkungsgrad verschiedener Broncholytica bei Asthma bronchiale. Helvet. med. Acta **20**, 86 (1953). — REUTER: Untersuchungen über ein neues, kombiniertes Inhalations-Antibioticum. Z. Aerosol-Forsch. **3**, 71 (1954). — ROCH u. ARNOLD: Penicillin bei Lungengangraen. Bull. schweiz. Akad. med. Wiss. **1946**.

SCHMIDT, O. B., u. C. C. STACKELBERG: Untersuchungen über die bronchospasmolytische Wirkung des l- und r-Isopropylnoradrenalin im Vergleich zum razemischen Isopropylnoradrenalin. Schweiz. med. Wschr. **1954**, 1343. — SEGAL, J.: Beitrag zur Therapie des Asthma bronchiale. Zbl. inn. Med. **1910**, Nr 23. — SEGAL, M. S.: Inhalation therapy. New England J. Med. **230**, 456, 485 (1944). — SEGAL, M. S., and C. M. RYDER: Penicillin Inhalation Therapy. New England J. Med. **236**, 132 (1947). — STEUBLI, C.: Über Bronchialasthma. Münch. med. Wschr. **1913**, 3. — STIEVE, F. E.: Dosierung und Verträglichkeit der Aerosoltherapie. Dtsch. med. J. **1953**, Nr **15**/16, 397. — STOLZENBERGER u. M. SEIDEL: Klinische Untersuchungen zur Behandlung des Asthma bronchiale. Wien. klin. Wschr. **1940**, 1306. — STRAUB: Physiologenkongress 1938, Zürich.

THURNER, W., u. J. KRANZ: Bestimmung der Tröpfchengrößen bei einem Inhalationsnebel. Klin. Wschr. **1951**, Nr 15/16, 290. — TIFFENEAU, R.: Les aérosols médicamenteux. Bull. méd. 9. 1. V. (1950).

UNGER, L., and A. K. UNGER: Trypsin Inhalation. J. Amer. Med. Assoc. **152**, 1109 (1953).

VERZÁR, F., u. W. VOEGTLI: Beeinflussung von Vitalkapazität und Atmung durch broncholytisch wirkende Spray, beim Asthma bronchiale und beim Normalen. Schweiz. med. Wschr. **1945**, 457. — Der O_2 und der CO_2-Gehalt des arteriellen Blutes bei Asthma bronchiale und seine Beeinflussung durch eine broncholytische Spray. Schweiz. med. Wschr. **1947**, 980.

WAGNER, R.: Zit. nach BUHR. — WAXLER, H. S., and SCHACK: Administration of aminophyllin. J. Amer. Med. Assoc. **143**, 736 (1950). — WINKEL, A., u. G. JANDER: Schwebestoffe in Gasen. Aerosole. Stuttgart 1934. — WYSS, F., u. F. SCHMID: Beruht die bronchialasthmatische Dyspnoe auf einer Bronchialstenose? Schweiz. med. Wschr. **1951**, 916. — WOLFER, R.: Über die Bedeutung der Inhalationstherapie mit sympathicomimetischen Aerosolen bei Bronchialasthma. Int. Allergie-Kongr. Basel: Karger 1951. — Die Bedeutung der Theophyllinderivate für die Behandlung des Bronchialasthma, ihre Anwendungsformen und Dosierung. Med. Klin. **1954**, Nr 25, 1010. — WOLFER, R.: Téchnique, indication et résultat du traitement par les aérosoles de l'asthme bronchique. Journeé thérap. de Paris, 1946, Doin & Cie., Paris.

B. Medikamentöse Therapie.

Von

W. Löffler.

Die medikamentöse Therapie wird in den einzelnen speziellen Abschnitten abgehandelt: So im Abschnitt Bronchitis und Bronchiektase, die beiden für die medikamentöse Therapie der Atmungsorgane *spezifischen*, pharmakodynamischen Wirkungen, Beseitigung oder Milderung des *Hustens* sowie *Schleimlösung* und *Förderung der Expektoration.* So in den entsprechenden Abschnitten: Die antibakterielle und antiinfektiöse (Antibiotica und Sulfonbehandlung) im Kapitel Pneumonie, die antiallergische Therapie (Asthma) und ebenso die Beeinflussung des vegetativen Systems durch Hormone und Vitamine, endlich Herzkreislauftherapie bei Lungenerkrankungen und Emphysem.

C. Klimatotherapie.

Von

W. Löffler.

Mit 1 Abbildung.

Historisches. Klimaeinflüsse wurden im frühen Altertum im wesentlichen vom Gesichtspunkt der Schädigung betrachtet, sie werden als Heilfaktoren nicht erwähnt.

In den hippokratischen Schriften findet sich darüber nur ein Satz: „Bei langwierigen Krankheiten ist es gut, den Ort zu verändern“ (G. A. WEHRLI). CELSUS und PLINUS empfahlen das Reisen. ARETAEUS befürwortet bereits Reisen aus wärmeren in kältere Orte oder umgekehrt, sowie Aufenthalte an der Seeküste. GALEN erwähnt gute Wirkung des Gebirgsaufenthaltes bei „Phthise“. Mit dem Verfall der antiken Kultur geraten klimatische Heilverfahren in Vergessenheit.

Im Mittelalter kommt das *Mineralbad* zu hoher Wertschätzung, und dieses wurde der „zunächst unbewußte aber mächtige Schrittmacher der modernen Klimatotherapie“ (G. A. WEHRLI).

Im 18. Jahrhundert kamen die *Milch-* und *Molken-Kurorte* auf (Appenzell u. a.), von BREHMER in der Folgezeit verächtlich „Molken-Kurörter“ genannt, die ebenfalls in das Gebiet der ungewollten Klimatotherapie gehören.

Die wissenschaftliche Erforschung der einzelnen klimatischen Faktoren geht auf den CLAUDE BERNARD-*Schüler* PAUL BERT zurück: „La pression barométrique, recherches de Physiologie expérimentale“ 1878.

Klimakuren sind *rein empirisch*, wesentlich früher schon auch *systematisch* zur Anwendung gekommen, so erstmals durch LUCIUS RUEDI, der 1841 in *Davos* ein privates Heim für skrofulöse Kinder eröffnete, woselbst die Patienten Freiluft-Liegekuren durchführten. Aus diesen bescheidenen Anfängen hat sich der klimatische Weltkurort Davos entwickelt.

Bekannter wurde die ebenfalls auf *rein empirischer* Grundlage konzipierte Freiluft-Liegekur BREHMERs, der um die Mitte der 60er Jahre die erste Tuberkulose-Heilstätte zu *Görbersdorf* eröffnet hat. Die Überzeugung, daß die Lungentuberkulose *heilbar* sei, an sich selbst gewonnen, die er mit größtem Nachdruck entwickelt hat, war der zündende Funke, der die Entwicklung der

Freiluft-Liegekur in einem wohl beispiellosen Siegeszug, zuerst über private Heilanstalten, dann über *Volksheilstätten* zu größtem Erfolge führte. BREHMER hatte versucht, nach der sog. „physiologischen Medizin" seiner Zeit, die Indikation zur Kur wissenschaftlich zu untermauern. Die Begründung, die er für seine Heilerfolge gab, ist unrichtig, indem er, lange vor der bakteriologischen Ära, erklärte, daß die Grundlage der Phthisenentstehung in einem Mißverhältnis zwischen zu kleinem Herzen und zu großer Lunge bestehe, gestützt auf ROKITANSKY.

Das „Klima" setzt sich aus einer großen Reihe von Faktoren zusammen: Luftdruck, Temperatur, Feuchtigkeit, Strahlung, Durchwanderung von Warm- und Kaltfronten, Winden, Windrichtung in bezug auf Richtung der Hauptsonnenbestrahlung, „Abkühlungsgröße" (Dorno), Staubfreiheit der Luft, Nebel, Gewitter, im Höhenklima Abnahme des Sauerstoff-Partiardruckes usw. Dadurch wird die Beurteilung überaus kompliziert.

Wenn auch heute noch keine befriedigende Erklärung für die klimatischen Heilerfolge, sei es in der Höhe, sei es im Süden, oder an Meeren gegeben werden kann, und wenn gemäß den Gedankengängen DETTWEILERS, des Schülers BREHMERS, des Apostels seiner Ideen, *psychologische Faktoren* eine große Rolle spielen, wenn der *Zeitfaktor* richtig eingesetzt wird, so bleiben doch wohl noch weitere Momente, deren Wesen und Bedeutung heute noch nicht überblickt werden können.

Es ist die Vermutung naheliegend, daß *klimatologischen, noch unbekannten Faktoren* eine gewisse Rolle zukommt. Trotz aller Skepsis an der Wirkung klimatischer Kuren ist deren Einfluß nie widerlegt worden, und historisch gesehen muß anerkannt werden, daß bis jetzt die Empirie in diesem Sektor der Heilkunde stets Recht behalten hat, während die Erklärung der Wirkung bis vor kurzem sich stets als unzutreffend erwiesen hatte. Gewiß ist auch ein schädigender Einfluß auf die Gesundheit sowohl der Höhe (Reizklima) wie der Bestrahlung wie des südlichen, sog. *Schonklimas* möglich. Damit wird das „Klima" in die Sphären der *Pharmaka* im Sinne der Alten gerückt, der Heilmittel, die nach unbekannten oder nicht vollständig bekanntem Mechanismus in der Hand des Kundigen *nützen*, in der des Unkundigen aber *schaden* können.

Die klimatische Behandlung von Erkrankungen der Atemwege hat zur wissenschaftlichen Bearbeitung und Begründung der klimatobalneologischen Heilverfahren überhaupt geführt. Angesichts der heutigen, überaus wirkungsvollen medikamentösen Therapie der bronchopulmonalen Affektionen könnte es scheinen, als ob die physikalisch-klimatische Therapie derselben in den Hintergrund gedrängt würde. Dem ist nicht so, indem die beiden Heilverfahren, sich nur wenig überschneidend, ergänzen.

Medikamentöse und klimatische Therapie bestreichen verschiedene Sektoren. Die erstere erstrebt antibiotische, antiallergische, symptomatisch-pharmakodynamische Wirkungen, die letztere „*Umstimmung*" des Organismus im Sinne einer Festigung der Konstitution, sei es gegenüber Infektionen, sei es gegenüber Allergenen.

Damit kommt der Klimatotherapie auch heute noch, und heute in erhöhtem Maße, die Bedeutung einer wesentlichen Ergänzung der medikamentösen Therapie zu. Dies ganz besonders, angesichts der antibiotischen Erfolge, speziell etwa bei tuberkulösen Streuformen wie Meningitis, allgemeiner oder pulmonaler Miliartuberkulose usw., dieser *Episoden* im Tuberkuloseablauf, die heilbar geworden sind, *heilbar soweit der Schub in Frage steht. Maximales* ist erreicht mit der Wiederherstellung des Status quo ante, — an die *optimale* Wirkung, die Resistenzfestigung dagegen leisten die Antibiotica die Vorbedingung, aber nicht mehr. Eine Festigung der Konstitution fällt den klimatischen Einwirkungen zu.

Analoges gilt für *allergische* Zustände, wie Infektallergien, besonders Affektionen, wie Asthma bronchiale, eosinophilen Katarrh, dann (infizierte) Bronchiektasen, chronische Bronchitiden als Folgeerscheinungen von Emphysem und Herzkreislauf-Affektionen. Bei all diesen Leiden entsprechen nach wie vor die klimato-balneologischen (die an dieser Stelle nur in großen Zügen skizziert werden können) Indikationen einem therapeutischen Bedürfnis.

Man kann von einer *Dreiheit* des Klimas sprechen: *Südklima = Schonklima*, *Höhenklima* als *Reizklima*, *Seeklima*, das bald die eine, bald die andere Wirkung ausübt, je nach geographischer Lage.

Höhenklima. Es ist zu unterscheiden zwischen kurzem Aufenthalt in der Höhe mit *Umstellung* und längerem Aufenthalt mit *Anpassung*. Beim Gesunden sind die Regulationen wirksam, beim Kranken können stärkere Reaktionen ausgelöst werden, die zur Heilung krankhafter Zustände beitragen, andererseits aber auch schaden können.

Es unterliegt keinem Zweifel, daß je nach der in Frage stehenden Krankheit der Wirkungsmechanismus der Klimakuren sehr verschieden sein kann. Je nachdem es sich um Infekte (speziell auch Tuberkulose), oder um allergisch bedingte Affektionen handelt oder ob beide ätiologischen Momente in Betracht kommen wie beim Infektasthma.

Gefürchtet ist bei Neigung zu Erkrankungen der oberen Luftwege (bei chronischer Bronchitis, leichter Stauungsbronchitis, Emphysem), der Übergang zur kühleren Jahreszeit, der bei manchen älteren Individuen fast mit Regelmäßigkeit einen katarrhalischen Schub auslöst. Durch Übergang in wärmeres, staubfreies, nicht zu trockenes Klima, wie Lugano, Locarno, Meran, Gardasee, Riviera, oder noch weiter südlich, Süditalien, Taormina, Teneriffa, werden diese Episoden rasch erledigt.

Im Sommer genügt oft Aufenthalt in windstiller, staubfreier Luft, in waldiger Umgebung, in mildem Seeklima oder an Binnenseen, ohne Rücksicht auf Höhenlage oder andere Kurmittel (Schwarzwald). Auch im Frühjahr, da Katarrhe der Luftwege, speziell Emphysembronchitis und leichte Stauungsbronchitis, ebenfalls Neigung zu Exacerbationen zeigen, eignen sich ebenfalls Orte an den Seen am Südfuß der Alpen und am Genfer See.

Besondere Anzeigen für Klimakuren liegen für das Asthma vor (vgl. Kapitel Asthma). Die Mehrzahl der Fälle wird durch einen Höhenaufenthalt, zum mindesten für den Augenblick, wesentlich gebessert. In der Regel hören die im Tiefland und auch noch bei 700—1000 m häufigen Anfälle bei einer Höhe von 1500 m schlagartig auf. In relativ seltenen Fällen ist die Höhe wirkungslos, während dann ein südliches Schonklima ausgezeichnet wirken kann. Es bleibt auch hier dahingestellt, welche Faktoren der komplexen Höhen- oder Klimawirkung überhaupt maßgebend sind, inwieweit die „reine“, d. h. allergenarme oder allergenfreie Atmosphäre wirksam ist (gemäß den Anforderungen Storm v. Leeuwens an die „allergenfreie Kammer“).

Es ist aber hervorzuheben, daß hier die Klimakur stets mit weiteren medikamentösen, gymnastischen und *psychotherapeutischen Encheiresen zu verbinden ist.*

Wirkungsmechanismen.

Meereshöhe. Die ersterkannte, quantitativer Bestimmung zugängliche physiologische Größe, die sich unter dem Einfluß des Höhenklimas typisch verändert, ist die *Erythrocytenzahl*. Der Anstieg der Erythrocyten mit zunehmender Höhe ist im Laufe eines halben Jahrhunderts durch zahlreiche Untersuchungen bestätigt worden „und zur schulmäßigen Lehre geworden, bei der man keine Autoren mehr zitiert“ (Verzár). Die auf Friedrich Miescher zurückgehende, von der älteren Basler Physiologenschule eingehend begründete Lehre von der *Höhen*-Polycythämie, die andererseits aber nicht ganz unbestritten geblieben ist, hat in bezug auf ihre Bedeutung für die Therapie der Erkrankung der Respirationsorgane keine Erklärungen geliefert, so sehr Impulse für die Erythrocytenvermehrung über die Lungen erfolgen müssen. Der Annahme, daß der durchschnittliche Sauerstoffgehalt des Blutes maßgebend sein müsse, kann angesichts der Dissoziationskurve des Hämoglobins bei sinkendem O_2-Druck in mäßigen, für therapeutische Zwecke in Betracht kommende Höhenlagen nicht aufrecht erhalten werden. Es wird zur Hilfshypothese der Existenz von Organen mit niedrigem Sauerstoffpartialdruck gegriffen, wie etwa das Atemzentrum selbst und das *Knochenmark* (BARCROFT, VERZÁR, KROGH, KORANYI).

SONNE macht darauf aufmerksam, daß bei Betrachtungen über die Sauerstoffsättigung des Blutes nicht von der *durchschnittlichen* Alveolarsauerstoffspannung ausgegangen werden dürfe und von der typischen Dissoziationskurve des Hämoglobins, indem der Sauerstoffpartialdruck auf $^1/_{10}$ des normalen Barometerdruckes fallen müßte, um einen wesentlichen Sauerstoffmangel im arteriellen Blut zu erzeugen. Er weist darauf hin, daß in verschiedenen Alveolarbezirken sehr verschiedene Sauerstoffspannungen herrschen können, über die die *durchschnittliche* alveolare Sauerstoffspannung nichts aussagen kann. Besteht aber tatsächlich an einem Bezirk ein Sauerstoffdruck unter 76 mm, so resultiere daraus ein Sauerstoffmangel im gesamten Arterienblut. Dieser Sauerstoffmangel kann nicht von anderen Stellen ausgeglichen werden. Es würde also gewissermaßen ein arteriovenöser Kurzschluß gebildet

Eine stärkere Beatmung der in Frage stehenden Stelle kann nur durch erhöhte Atmung in anderen Teilen der Lungen erreicht werden, wodurch eine universelle Steigerung der Atmung, wie sie im Höhenklima tatsächlich beobachtet wird, resultieren muß.

Klimawirkungen auf das vegetative Nervensystem. „Hormonwirkung“. Hormonale Wirkungen ergeben sich aus Tierexperimenten in der Unterdruckkammer (simulated altitude), wobei eine Steigerung der Funktion der Nebennierenrinde gezeigt werden konnte (SUNDSTROEM-MICHAELIS 1942, KOTTKE und Mitarbeiter 1948). Es fand sich eine Zunahme des Nebennierengewichtes bei Involution des lymphatischen Apparates und der Thymusdrüse. Es sind die Veränderungen, die für das Adaptationssyndrom von SELYE typisch sind.

Die vergrößerten Nebennieren der Tiere im Unterdruckversuch ergaben eine Abnahme der Gesamtlipoide in den inneren Rindenschichten (NICHOLO 1949) und eine Verminderung des Ascorbinsäuregehaltes (TEPPERMANN und Mitarbeiter 1947). Beidseitig adrenalektomierte Tiere hielten die einmalige oder wiederholte Senkung des Atmosphärendruckes schlechter aus als Normaltiere.

Diese Wirkungen können nicht ohne weiteres mit Wirkungen des Höhenklimas identifiziert werden (A. v. MURALT), die wohl als wesentlich komplexer zu bewerten sind.

Es handelt sich in diesen Versuchen zudem um Unterdruck entsprechende sehr große Höhe: 11000 m über Meer. Bei Übergang von Versuchspersonen vom Tieflande auf 1800 ü.d.M. konnten SAILER und VERZÁR (1950) und BORTH und MACH (1951) keine signifikanten Änderungen in der Ausscheidung der Nebennierenhormone bzw. von Corticoiden und 17-Ketosteroiden feststellen.

Rückwirkungen auf das weiße Blutbild (spez. Lymphocyten) sind relativ geringfügig und in ihrer Bedeutung noch umstritten (VERZÁR und Mitarbeiter).

KOLLER, SCHWARZ und MARTI fanden bei passivem Aufstieg von Lauterbrunnen (797 m) auf das Jungfraujoch (3450 m) regelmäßige Veränderungen im Blut: Zunahme der Thrombocyten und Gesamtleukocyten, Abfall der Eosinophilen und des Antithrombins, vermehrte Ausscheidung der 17-Ketosteroide und der reduzierenden Corticoide. Bei einer Fahrt von Zürich (410 m) nach Davos (1550 m) war diese Reaktion andeutungsweise vorhanden. Es kann daraus geschlossen werden, daß der passive Aufstieg ins Hochgebirge mit einer vermehrten Sekretion der Rindenhormone einhergeht. Es wird dies als unspezifische Stressreaktion aufgefaßt. Der Mechanismus der Reaktion ist jedoch noch nicht klargelegt, die Verminderung des Sauerstoffpartialdruckes zur Erklärung nicht hinreichend.

Das Verhalten der *gesunden* Versuchspersonen ist von Bedeutung für die Erklärung der günstigen Wirkung des Höhenklimas bei Asthma bronchiale, indem eine Fahrt ins Hochgebirge nach Auffassung der Autoren ähnlich zu wirken scheint wie eine ACTH-Injektion.

Die Einwirkung auf den Gesamtorganismus, wie sie unmittelbar nach (passiver) Verbringung in beträchtlichen Höhen über Meer festgestellt werden können, entsprechen also *unspezifischen Reizwirkungen*, ähnlich wie sie auch in anderen Stress-Situationen Selyes auftreten, z. B. im protrahierten heißen Bad. Sie gehen also über das Hypophysen-Nebennierensystem und nähern sich damit einer physikalisch ausgelösten, milden Hormontherapie.

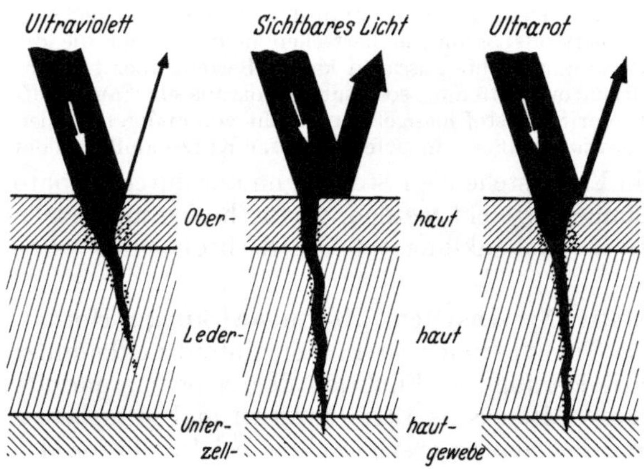

Abb. 1. Schema zur Veranschaulichung der Reflexions- und Absorptionsverhältnisse der menschlichen gegenüber den verschiedenen Wellenlängenbereichen des Sonnenlichtes. (Nach de Rudder.)

Dies gilt aber nur für die *unmittelbare Übersiedelung* in größere Höhen, also sozusagen für die „akute Höhenwirkung", wie sie besonders auch für die Zwecke der Aviatik eingehend erforscht wird.

Sehr rasch jedoch tritt eine Anpassung an die veränderten Situationen ein. In wenigen Tagen stellen sich sowohl physikalische wie chemische Veränderungen im Organismus wieder auf das Niveau des Tieflandes ein.

Über die Mechanismen der Auswirkung des *lang dauernden* Höhenaufenthaltes liegen wesentlich weniger Informationen in Gestalt exakter Daten vor. In diesem Sektor ist die *rein klinische* Erfahrung wegleitend, mit all den Fehlerquellen, die der Empirie anhaften.

Strahlung. Ein Teil der Klimawirkung ist Lichttherapie, speziell Sonnenstrahlung (Licht plus Wärme). Sie ist stets Reizbehandlung, auch wenn es nicht zu Erythem kommt.

Bernhard in St. Moritz und Rollier in Leysin haben erstmals auf die gegebenenfalls erhebliche therapeutische Wirkung der Sonnenstrahlen hingewiesen.

Dabei kommt dem Hautorgan als dem Hauptempfänger sowohl der Sonnen- wie der Himmelsstrahlung eine wichtige Rolle zu. Über das Eindringen von Strahlen verschiedener Wellenlänge orientiert das Schema nach de Rudder.

Die Wärmeaufnahme durch die Haut kann erheblich sein und die Wärmemenge, wie sie dem Grundumsatz entspricht, um das 2—4fache übertreffen. Von besonderer Bedeutung und weitgehend geklärt ist die Wirkung des kurzwelligen und ultravioletten Lichtes.

Strahlenwirkung und Vitamin D. Im Vordergrund der Erörterung über Strahlenwirkung steht die photochemische Bildung des Vitamins D, wie sie die Rachitisforschung erwiesen hat.

Das Vitamin D bildet bekanntlich die conditio sine qua non für die Kalkeinlagerung in das wachsende Skelet, das ohne diese Wirkung rachitisch wird. Die Erkenntnis von der mangelnden Sonnenbestrahlung als Ursache der Rachitis und deren Heilung durch Sonnenlicht und Quarzlampe, d. h. durch ultraviolette Teile des Spektrums, hat der Anwendung der Sonnenbestrahlung, auch bei anderen Gesundheitsstörungen, als Therapeuticum einen mächtigen Auftrieb verliehen.

Sterine der Nahrung werden durch das Licht aktiviert, vor allem das Ergosterin (unterschieden vom Cholesterin) und dieses in kleinen Mengen begleitend (WINDAUS-POHL) als Provitamin D aufzufassen, das im Organismus nur unter der Wirkung der Sonnenstrahlung in Vitamin D umgewandelt werden kann.

Bezüglich Affektionen des Respirationstraktes interessiert vor allem die Einwirkung dieses Vitamins auf den *Mineralstoffwechsel.*

Das Calciumphosphat der Faeces stellt zum größten Teil den nicht resorbierten Anteil der Nahrungscalcium und -phosphate dar. Die Vitamin D-Wirkung wird darin erblickt, daß einerseits die Calciumaufnahme vom Darm her verbessert oder unter Umständen erst ermöglicht wird; andererseits aber wirkt Vitamin D auch direkt auf die Einlagerung der Mineralsalze im Knochen wie auch des Phosphors.

Erhöhte Calciumzufuhr allein mit der Nahrung ist beim rachitischen Kind wirkungslos. Bei allen Zuständen, bei denen eine Calciumretention — Calciumansatz im Organismus — erstrebt wird (Tuberkulose, Bronchitiden, Bronchiektasen, Asthma, allergische Zustände), indem dem Calcium eine die Zelldurchlässigkeit vermindernde Wirkung zugeschrieben wird, ist also neben Vitamin D-Medikation auch eine gewisse Heilwirkung durch Sonnenbestrahlung anzunehmen. Damit wird aber naturgemäß nur ein Sektor der Vitamin D- bzw. Calciumtherapie aufgeführt, und zwar ein noch ziemlich umstrittener (HASSELBACH).

Die obigen Daten bezüglich Strahlenwirkung wurden gegeben als Hinweis, daß das Sonnenlicht und besonders die direkte Sonnenbestrahlung in Höhenlagen ein unter Umständen sehr mächtiges pharmakodynamisches Agens sein kann und daher nur mit vorsichtiger Indikation verwendet werden darf. Nach ALEXANDER wird die Indikationsbreite wie folgt sehr vorsichtig formuliert:

„Für *Sonnenbehandlung der isolierten Lungentuberkulosen* kommen nur stationäre bzw. zur Latenz neigende, produktive oder cirrhotische Tuberkulosen mit günstiger Abwehrlage in Betracht: normale Temperatur, günstiges Blutbild etwa im Sinne der SCHILLINGschen Überwindungs- oder Heilphase, normale oder gering erhöhte Senkungsreaktion. Sorgfältige klinische Beobachtung während der Behandlung ist nötig. Jeder noch so geringe Reaktionsausschlag verlangt zum mindesten Einschaltung einer Ruhepause. Die Frage eines Erfolges ist mit Sicherheit nicht zu bejahen — am ehesten würden wir ihn uns noch bei günstig verlaufenden Plastiken mit guter anderer Seite Nutzen versprechen."

Die *Klima*behandlung der Lungentuberkulose wird im Spezialkapitel abgehandelt. Es sei hier nur nochmals betont, daß die moderne Phthisiotherapie klimatische Kuren durchaus nicht gegenstandslos gemacht hat; sie nehmen noch immer einen sehr wichtigen Platz in derselben ein.

Es kann also gesagt werden, daß die seit Jahrzehnten, vielleicht seit Jahrhunderten gemachten therapeutischen Erfahrungen in neuer Zeit zum Teil wissenschaftlich unterbaut werden konnten, so die Wirkung der Sonnenstrahlung auf die Bildung von Vitamin D in der Haut und die Feststellung ACTH-ähnlicher Wirkungen auf Blut und Stoffwechsel unmittelbar nach Übersiedelung in größere Höhen.

Die Klimakur ist als Adjuvans aufzufassen. Es handelt sich, wie STAEHELIN zu sagen pflegte, nicht um eine Behandlung durch das Hochgebirge, sondern *eine Behandlung im Hochgebirge.*

Wo die Wahl eines Badeortes erwünscht erscheint, hat sie in der Regel auf einen solchen zu fallen, der gute *Inhalationseinrichtungen* besitzt, da fast bei allen Erkrankungen der tieferen Abschnitte des Respirationstraktes auch die oberen Luftwege behandelt werden müssen. Da aber viele Kurorte mit derartigen Einrichtungen versehen sind, bleibt die Auswahl groß genug. Hier sollen nur einige der wichtigsten (alle mit Inhalationseinrichtungen) erwähnt werden, wobei die Tuberkulose nicht berücksichtigt ist.

1. *Muriatische Quellen* wirken sekretionsbefördernd und sind namentlich auch bei gleichzeitig bestehenden Verdauungsstörungen angezeigt: Homburg v.d.H., Kissingen, Pyrmont, Soden am Taunus (kalt), Baden-Baden, Wiesbaden, Oeynhausen, Bourbonne-les-bains (warm, daher besonders bei empfindlichen Halsorganen).

2. *Solbäder* haben erfahrungsgemäß eine allgemein kräftigende Wirkung, besonders bei anämischen Individuen, namentlich auch bei Kindern. Sie befördern die Resorption entzündlicher Residuen (pleuritischer Schwarten usw.) und wirken auf die Zirkulation. Da es sehr viele Solbäder gibt, werden oft solche, die nur regionär bekannt sind, aber weniger Anforderungen an die finanzielle Leistungsfähigkeit stellen, in Betracht kommen. Von solchen mit guten Einrichtungen für die Behandlung der Respirationsorgane seien hier nur Kreuznach, Münster am Stein, Reichenhall, Rheinfelden, Mumpf genannt.

3. *Alkalische Quellen* wirken sekretionsbefördernd und werden namentlich zur Behandlung frischerer Affektionen empfohlen: Neuenahr, Salzbrunn (Schlesien), Vichy).

4. *Alkalisch-muriatische Quellen* wirken ähnlich: Ems, La Bourboule (Auvergne). Auch le Mont-Dore, Salsomaggiore (nahe Mailand) Kochsalzquelle, reich an Jodsalzen.

5. *Alkalisch-salinische Quellen* wirken in bezug auf Sekretionsbeförderung ähnlich, haben aber eine so ausgesprochene Wirkung auf die Digestionsorgane, daß man sie besonders dann schätzt, wenn gleichzeitig diese in Unordnung sind: Tarasp, Elster.

6. *Alkalisch-erdige Quellen* sollen ebenfalls sekretionsbefördernd wirken: Leuk, Lenk, Lippspringe, Fideris, Tenniger Bad (Schweiz).

7. *Schwefelquellen* haben bei Trink- und Inhalationskuren eine sekretionsbefördernde Wirkung, außerdem auch einen guten Einfluß auf Kongestionszustände der Digestionsorgane; Leuk, Heustrich, Lenk, Alvaneu, Gurnigel, Stachelberg, Yverdon, Baden (alle in der Schweiz), Aachen, Nenndorf, Langensalza (Thüringen), Sirmione (Gardasee), Amélie les-Bains, Cauterets, Eaux-Bonnes (alle drei in den Pyrenäen).

Die Indikationen für die einzelnen Bäder sind nicht scharf genug, um die Entscheidung immer sicher zu treffen. Oft muß man sich, namentlich bei chronischen Affektionen, nach den Erfahrungen des Patienten richten oder eines nach dem anderen versuchen.

Literatur.

ALEXANDER, H.: Die Lichtbehandlung der Lungentuberkulose. Erg. Tbk.forsch. **10**, 1 (1941).

BARCROFT, J.: Die Atmungsfunktion des Blutes. Berlin: Springer 1928. — BIEDL: Beziehungen des Klimas zu den innersekretorischen Drüsen. Verh. Klimatolog.-Tagg, Davos 1925, S. 305. — BLÜMEL, K. H.: Zu BREHMERS 100. Geburtstag am 14. August 1926. Z. Tbk. **45**, 449 (1926).

DORNO, C.: Klimatologie des Hochgebirges. Verh. Klimatolog.-Tagg, Davos 1925, S. 130.

EICHHORST, H.: Höhenlufttherapie. Ärzte-Erfahrungen. In Handbuch der physikalischen Therapie. 1901.

FERDMANN, J.: Die Anfänge des Kurortes Davos. Davos. Rev. **1938**. — Der Aufstieg von Davos. Kurverein Davos. Eigenverlag.

GRANDJEAN, E. u. Mitarb.: Effets d'un séjour à moyenne altitude (1750 m) sur la tonicité musculaire, la sensibilité tactile, le réflexe rotulien et la formule sanguine. Helvet. physiol. Acta **7**, 277 (1949).

HASSEBACH, F.: Vitamine und Tuberkulose. Erg. Tbk.forsch. **10**, 21 (1941).

KOLLER, F., E. SCHWARZ u. M. MARTI: Über die Reaktion der Nebennierenrinde beim Aufstieg ins Hochgebirge. Acta endocrinol. (Copenh.) **16**, 118—149 (1954). — KORANYI, V.: Die physikalisch-chemische Beeinflussung des Organismus durch Höhenklima. Verh. der Klimatolog.-Tagg, Davos 1925, S. 260. — KOTTKE, F. J., C. B. TAYLOR, W. G. KUBICEK,

D. M. Erickson and G. T. Evans: Adrenal cortex and altitude tolerance. Amer. J. Physiol. **153**, 17 (1948).

Loewy, A.: Über das Zustandekommen der physiologischen Höhenklimawirkungen. Verh. der Klimatolog.-Tagg, Davos 1925, S. 328. — Physiologie des Höhenklimas. Berlin 1932. — Loewy, A., u. E. Wittkower: The pathology of high altitude climate. Oxford 1937.

Moerikofer, W.: Die Klimakurorte der Schweizer Alpen. Schweiz. J. **19**, 56 (1953). — Vom Physikalisch-meteorologischen Observatorium Davos. Davos. Rev. **28**, 235 (1953). — Das Bioklima der Schweiz. Bibl. Tbc. Suppl. **1954**, H. 7, 22. — Muralt, A. v.: Klimaphysiologische Untersuchungen in der Schweiz. Helvet. physiol. Acta Suppl. **3** (1944).

Nichols, J.: Quantitative histochemical changes in the adrenal following exposure to anoxia. Aviat. Med. **18/19**, 171 (1947/48).

Pfeiderer: Meteorophysiologie des Wärmehaushaltes. Dtsch. Ges. für Inn. Med. 1935. — Die Dosierung klimatischer Heilmittel. J. internat. Kongr. für Lichtforschg, 1936.

Rudder de.: Grundzüge der Bioklimatik des Menschen in Klima-Wetter-Mensch. Leipzig: Quelle & Meyer 1938.

Sailer, E., u. F. Verzár: Helvet. physiol. Acta 8, C 72 (1950). — Selye, H.: The physiology and pathology of exposure to stress. Montreal: ACTA. Inc. 1950. — Sundstroem, E. S., and G. Michaels: The adrenal cortex in adaptation to altitude climate and cancer. Mem. Univ. of California **12/13**, 1 (1942/43).

Teppermann, J., H. M. Teppermann, B. W. Patton u. L. F. Nimo: Endocrinologie **41**, 346 (1947). — Thorn, G. W., B. F. Jones, R. A. Lewis, E. R. Mitchell and G. F. Koepf: The rôle of the adrenal cortex in anoxia: the effect of repeated daily exposures to reduced oxygen pressure. Amer. J. Physiol. **137**, 606 (1942).

Verzár, F.: Die Zahl der Lymphocyten und eosinophilen Leukocyten in 1800 und 3450 m Höhe. Schweiz. med. Wschr. **1952**, 324.

Wehrli, A.: Zur Geschichte der Klimatotherapie. Verh. der Klimatolog. Tagg, Davos 1925, S. 375.

Zollikofer, H.: Der Einfluß kleiner Dosen von adrenocorticotropem Hormon auf Thrombocyten und Blutgerinnungsfaktoren. Inaug.-Diss. Zürich 1950.

D. Grundsätze und Technik zur Behandlung der Atembehinderung (künstliche Atmung).

Von

Georg Hossli.

Mit 13 Abbildungen.

Viele *bewußtlose* Patienten sind, gleichgültig welches die Ursache des Komas ist, in ihrer Atmung behindert, da die während des normalen Wachzustandes voll tätigen Schutzmechanismen zur Freihaltung der Atemwege und zur Aufrechterhaltung einer genügenden Ventilation gedämpft oder ausgeschaltet sind. Auch die ursprünglichsten, schon früh tätigen Reflexe, die die Aufgabe haben, den Körper in allen Lagen, selbst ohne Willenskontrolle, vor jeder Verletzung seiner Integrität und Beeinträchtigung der lebenswichtigen Vorgänge zu schützen, erlöschen schließlich. Damit wird aber der schutzlose Organismus voll von den Umweltsbedingungen und vor allem von der Überwachung und Betreuung abhängig. Die Gefahren der *Aspiration* von Blut, Erbrochenem oder Sekret mit Erstickung oder der Entwicklung von Atelektasen, Pneumonien und Lungenabscessen sind bekannt, wenn Schluck-, Husten- und Niesreflexe über längere Zeit fehlen.

Bewußtlosigkeitszustände mit und durch Atembehinderung kommen vor bei:

Vergiftungen durch Medikamente, vor allem Schlafmittel und Opiate, durch Alkohol, durch Brandgase, industrielle Gase und überhaupt Industriegifte, durch Stoffwechselstörungen (Diabetes, Urämie, Eklampsie), durch Toxine der Mikroben bei Infektionskrankheiten; Schädeltraumen (Commotio, Contusio, Compressio cerebri);

pathologischen vasculären Vorgängen im Gehirn, wie Apoplexie, Hitzschlag, Epilepsie oder bei Infektion von Gehirn und Gehirnhäuten;

Kreislauf- oder Atmungsstörungen, die zu Sauerstoffuntersättigung im Gehirn oder allgemein zur Asphyxie führen (Herzversagen, Poliomyelitis, Myasthenie, Tetanus);

Schockzuständen verschiedenster Genese, wie schwere Verletzung, Blutung, Operation, Verbrennung, Allergie und peripherem Kreislaufkollaps;

beim Elektrounfall, bei Ertrinken, bei Ersticken, bei Unterkühlung usw.

Diese Aufzählung ist keineswegs vollständig. Die Tatsache der Zunahme der Zahl von Patienten, die bewußtlos in die Spitäler eingewiesen werden, steht zweifellos auch in Zusammenhang mit der zunehmenden Verbreitung der verhältnismäßig leicht erreichbaren

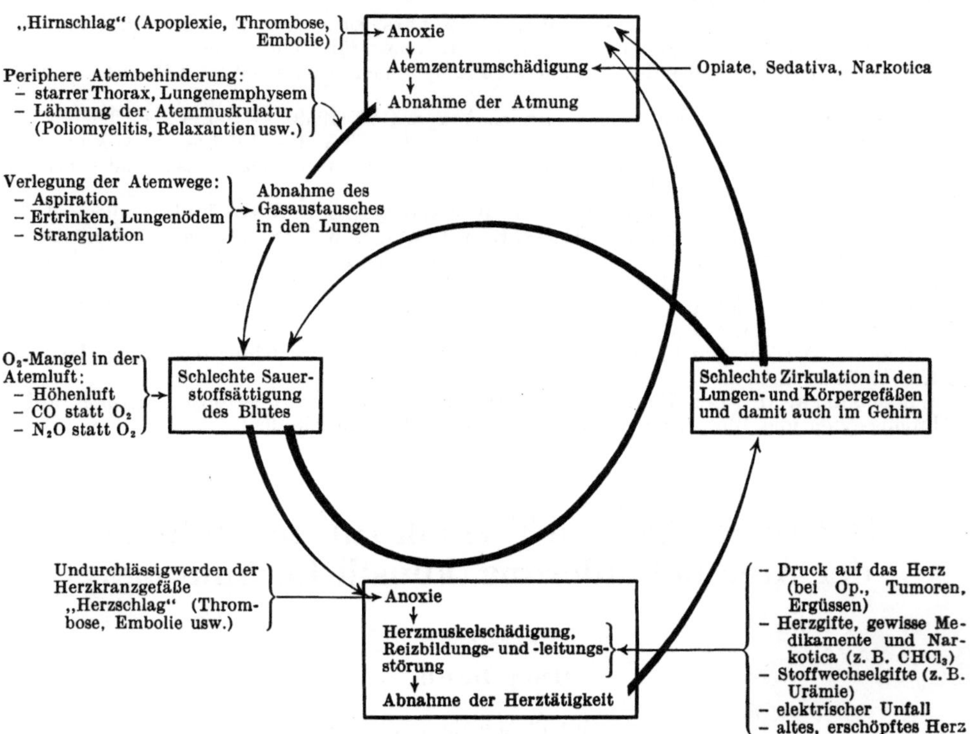

Abb. 1. Circulus vitiosus der Atemzentrumsschädigung.

Schlafmittel (ZIEGLER und HÜGIN). Am häufigsten aber treten heute Atembehinderungszustände bei Bewußtlosigkeit nach Schädeltraumen bei *Verkehrsunfällen* auf: *Jeder siebente Todesfall ist auf die Aspiration allein zurückzuführen. Außerdem weisen ungefähr die Hälfte aller tödlich Verunfallten schwere Aspirationen in beide Lungen auf* (LÄUPPI).

Die wichtigsten Komplikationen bei allen diesen Zuständen sind die *Verlegung der Atemwege* und die *ungenügende Ventilation* — sei es als direkte Folge der mechanischen Atembehinderung — sei es wegen der primär zentralen Schädigung. Es gilt, raschestens den *Circulus vitiosus* zu unterbrechen, der zwischen jeder auch noch so leichten Hypoxämie oder Asphyxie und den Schädigungen des Herzens, sowie der zentralen Atmungsregulation besteht (Abb. 1). Dringlich ist daher, daß man zuerst die *Bedingungen für eine freie und ungehinderte Atmung schafft.* Niemals darf ein Patient in der Klinik noch aspirieren; daran möge man besonders während den oft langen, zeitraubenden diagnostischen Maßnahmen wie Röntgen, neurologische Abklärung, Laboruntersuchungen usw. immer denken.

Bei der Übernahme eines derartigen Patienten sind sofort die *Atemwege frei zu machen:* Der Mund wird ausgetastet, künstliche Gebisse und Fremdkörper werden entfernt; mit einer *starken* Saugpumpe und weitem Katheter werden Mund und Rachen sorgfältig abgesaugt.

Falls rasselnde Atmung oder eine bereits bestehende Atelektase anzeigen, daß schon eine Aspiration stattgefunden hat, muß die *Verlegung der tieferen Atemwege unverzüglich behoben* werden. Man zögere nicht, sofort eine sorgfältige *Tracheobronchialtoilette mit dem Bronchoskop* vorzunehmen. Durch geeignete Lagerung (Abb. 2) muß nun vermieden werden, daß der Zugang zum Kehlkopf verlegt wird oder daß der Kranke erneut aspirieren kann. Oft gelingt es nicht, die Luftwege mit diesen Maßnahmen allein auf die Dauer freizuhalten. Man legt dann einen *Tubus* in die Trachea ein, der mit einer *Manschette* versehen ist, die gegen die Trachealwand abdichtet (Abb. 3). Da aber schon nach wenigen

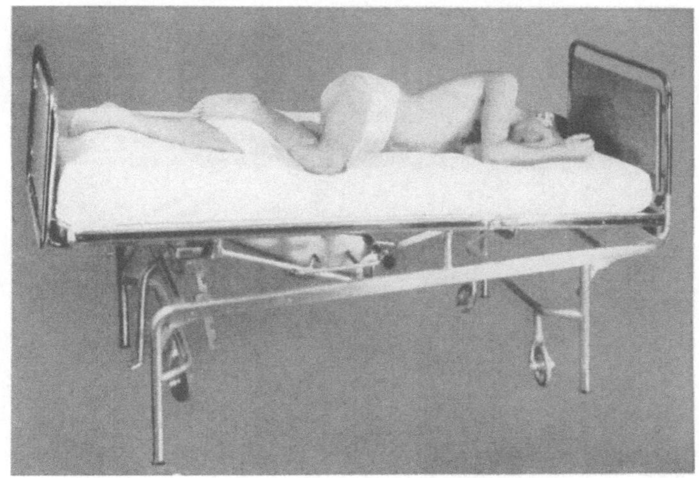

Abb. 2. Lagerung des Bewußtlosen in Seitenlage.

Stunden *Druckulcera* auftreten können, soll man bei länger dauernden Atembehinderungszuständen, möglichst früh, *spätestens aber nach 12 Std*, die *Tracheotomie* vornehmen. Dadurch kann der Engpaß der Glottis und damit die Traumatisierung des Kehlkopfes ausgeschaltet werden. Die Reinhaltung der tieferen Luftwege durch die Trachealkanüle ist zudem viel leichter. Der Patient kann aber nur gerettet werden, wenn man sich genügend früh, d. h. *vor dem Auftreten der fatalen Tracheobronchitis*, zur Trachotomie entschließt (Graf). Selbstverständlich muß man gleichzeitig für intensive Befeuchtung der Atemluft sorgen.

Bei den meisten Bewußtlosigkeitszuständen ist die *Eigenatmung ungenügend*. Die Beantwortung der Frage nach der günstigsten Beatmung richtet sich nach den örtlichen, personellen und instrumentellen Möglichkeiten. Die *richtig durchgeführte Beatmung* entscheidet über das Leben des Patienten. Wir verstehen darunter die *ständige Aufrechterhaltung der physiologischen Gasspannungen von Sauerstoff und Kohlensäure in den Alveolen und damit auch im arteriellen Blut*. Über die Blutgasspannungen erfolgt ja auch normalerweise die Atmungssteuerung.

Die Normalwerte[1] im arteriellen Blut betragen:

Sauerstoffspannung (pO_2)	92—98 mm Hg
Sauerstoffsättigung	95—97%

[1] Eine ausführliche Darstellung der theoretischen Grundlagen erfolgt im Kapitel „Pathophysiologie der Atmung“ von P. H. Rossier und A. Bühlmann.

Kohlensäurespannung (pCO_2) . . . . 38—41 mm Hg
pH im Plasma . . . . 7,38—7,41

(Werte für Zürich, mittlerer atmosphärischer Druck 720 mm Hg, ROSSIER, BÜHLMANN und LUCHSINGER.)

Das Verhältnis von an Bicarbonat gebundener Kohlensäure zu freier Kohlensäure im Blut bestimmt nach HASSELBALCH-HENDERSON die H-Ionenkonzentration:

$$pH = pk' + \log \frac{(BHCO_3)}{(H^+HCO_3^-)}$$

(pk' = Dissoziationskonstante der Kohlensäure, 6,107 bei 37° C).

Bei *Unterventilation* steigt der Gehalt an freier Kohlensäure im Blut — der Nenner der Formel wird größer —, und es kommt zur pH-Veränderung im Sinne einer *Acidose*, die

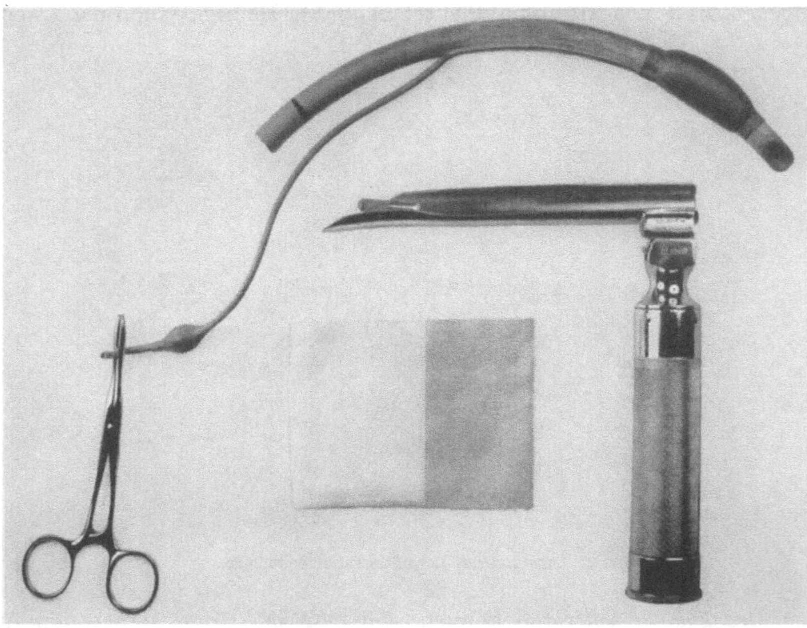

Abb. 3. Intubationsbesteck: Gummitubus mit aufblasbarer Manschette, Prüfballon und Klemme; Laryngoskop; Gazekompresse zum Oberkieferschutz.

in diesem Falle rein *respiratorisch* bedingt ist. Sie kann teilweise durch Vermehrung von CO_2-bindenden Basen ausgeglichen werden; allerdings wird damit das Elektrolytengleichgewicht im Plasma gestört. Klinisch kommt es zu peripherer Vasoconstriction mit Blutdruckanstieg, Tachykardie und Schweißausbruch. Bei einem pH von weniger als 7,15 ist der Patient bewußtlos (BÜHLMANN und HOTZ). Die erhöhte Kohlensäurespannung erschwert zudem die normale Sauerstoffbeladung des Blutes (BOHR-Effekt, Abb. 4), so daß schließlich das Vollbild der Asphyxie vorliegt. — Auf der anderen Seite verursacht die durch *Überventilation* erzeugte Abnahme der freien Kohlensäure eine *respiratorische Alkalose*, die der Organismus durch Vermehrung der Ausscheidung von Basen zu beheben versucht. Gefäßkollaps und Gewebsasphyxie sowie Steigerung der Muskelerregbarkeit sind die klinischen Folgen dieses Zustandes.

Diesen atmungsbedingten, raschen Schwankungen stehen die durch celluläre und andere Stoffwechselstörungen hervorgerufenen pH-Verschiebungen die *fixe Acidose* bzw. *Alkalose* gegenüber. Es handelt sich um Änderungen im Zähler der Formel. Sie können ihrerseits wieder weitgehend durch Hyper- oder Hypoventilation im Sinne der Ausgleichung beeinflußt werden.

Mit der künstlichen Atmung greift man somit in jedem Fall entscheidend in das Säure-Basen-Gleichgewicht des Organismus ein (ROSSIER). Jede Ventilation hat unter anderem die Aufgabe, das konstante physiologische Druckgefälle für die beiden Gase Sauerstoff und Kohlensäure zwischen Alveolarluft und Capillaranfang in den entsprechenden Richtungen aufrecht zu erhalten. Spätestens am Capillarende sind Sauerstoff und Kohlensäurespannung in der Alveolarluft und im wegströmenden Blut gleich groß. Der verhältnismäßig große *Totraum* — ein Drittel des Atemvolumens nimmt am Gaswechsel nicht teil — dient allein der Durchmischung von Außenluft mit Alveolarluft, um „das Diskontinuum der Luftzusammensetzung infolge der Atembewegung in ein mehr oder weniger vollkommenes Kontinuum der Luftzusammensetzung an der Austauschfläche zwischen Alveole und Capillare umzuwandeln" (ROSSIER).

Die Einschätzung des voraussichtlich benötigten *Minutenvolumens* kann nach einer Faustregel vorgenommen werden (BÜHLMANN und LUCHSINGER: Minutenvolumen in Kubikzentimeter = Grundumsatz in Cal./24 Std × 5, z. B. 8000 cm³/min). Zur Einregulierung der richtigen Dauerbeatmung aber muß man sich ausschließlich nach den arteriellen Blutgaswerten richten.

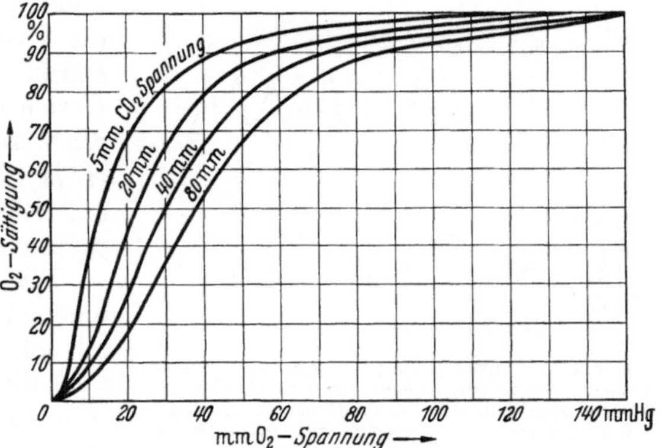

Abb. 4. Beeinflussung der Sauerstoffsättigung durch die Kohlensäurespannung (BOHR-Effekt).

Einfach und rasch erfolgt die laufende *Kontrolle des Kohlensäuregehaltes in der Ausatmungsluft* mit den modernen, verzögerungsfrei anzeigenden CO_2-Meßgeräten (Infrarotanalysator URAS, LISTON-BECKER CO_2-Analyzer). Der letzte Anteil jedes Ausatemvolumens besteht aus Alveolarluft; die Gasspannungen darin sind mit denjenigen des arteriellen Blutes identisch. Sein Kohlensäuregehalt ist für uns ausschlaggebend, damit eine respiratorische Acidose oder Alkalose mit Sicherheit vermieden werden kann. Das Minutenvolumen ist so zu wählen, daß die am Ende der Ausatmung gemessene Konzentration der Alveolarluft an Kohlensäure um 5% beträgt. — Die *Meßmethoden, die eine Arterienblutentnahme* voraussetzen, bieten ebenfalls verschiedene Vorteile: Im arteriellen Blut kann außer dem pCO_2 sofort auch das pH direkt bestimmt werden; eine fixe Acidose oder Alkalose wird somit frühzeitig erkannt und damit sind auch die Korrekturmöglichkeiten gegeben. Sauerstoffgehalt, -spannung und -sättigung sind gleichzeitig leicht meßbar, wobei die Fehlermöglichkeiten, wie Störungen durch pathologische Blut- und Gallenfarbstoffe, Durchblutungsänderungen, Unruhe des Patienten usw. geringer sind als bei den „unblutigen" Reflexions- (z. B. Cyclop nach BRINKMAN) und Durchleuchtungsmethoden (z. B. MILLIKAN). Die Arterienpunktionen und die Bestimmungen müssen anfänglich häufig, vielleicht mehrmals täglich vorgenommen werden. Ideal ist die Überwachung dann, wenn man mit Hilfe von arteriellen Blutproben die Beatmung richtig einstellen und in größeren Abständen wieder nachprüfen kann, währenddem man in der Zwischenzeit mit dem Kohlensäuremeßgerät den CO_2-Gehalt der Alveolarluft laufend kontrolliert und die Feineinstellung der Beatmung vornimmt.

Bei Spontanatmung und freien Luftwegen sind die *Druckschwankungen* im Thorax, durch die die Ventilation zustande kommt, sehr klein; sie betragen etwa —3 cm (Inspiration)/+3 cm (Exspiration) Wassersäule und beeinflussen den Kreislauf nur in sehr geringem Maße. Bei der *künstlichen Atmung* dagegen müssen während der Inspiration große Drucke, vielleicht 15—20 cm angewendet werden, da außer der Lungenelastizität auch der Widerstand von Thorax, Zwerchfell mit Eingeweiden und Bauchdecke zu überwinden ist. Während der rein passiven Exspiration sinkt der Druck je nach dem Widerstand des Apparatsystems auf 3—5 cm ab. Es besteht also beständig ein allerdings wechselnd starker Druck im Thorax; damit wird durch Kompression der großen Venen der Blutrückfluß zum rechten Vorhof behindert und das Herzschlagvolumen verkleinert. Es ist deshalb zu fordern, daß während des normalerweise etwa

20% längeren Exspiriums durch die Beatmungsapparatur ein Sog in den Atemwegen und damit auch im Thorax erzeugt werde. Durch *intermittierende Anwendung von Druck* und *leichtem Sog* können auf diese Weise die erwähnten ungünstigen Kreislaufeffekte der reinen Druckbeatmung wenigstens während des Exspiriums vermieden werden (Abb. 5). Bei starrem Brustkorb (Emphysem), Abnahme der Elastizität des Lungengewebes (Emphysem und andere pathologische Prozesse) oder Durchflußbehinderung (Stenosen im Bronchialbaum) müssen zur Ventilation eines genügenden Minutenvolumens aber besonders hohe Druck- und Sogwerte erreicht werden, wodurch die Kreislaufbelastung während der Inspiration noch zunimmt. — Unter diesen Gesichtspunkten ist die *Beatmung offenbar dann am besten, wenn durch möglichst geringe intrathorakale Druckschwankungen ein möglichst großes Atemminutenvolumen gefördert wird.*

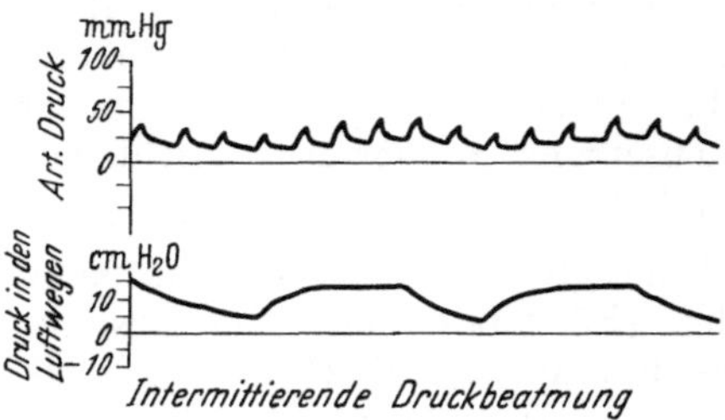

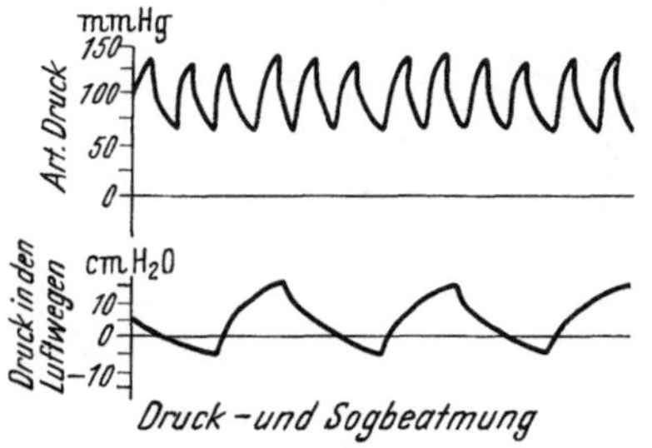

Abb. 5. Blutdruck bei verschiedenen Beatmungstypen: Oben: Intermittierende Druckbeatmung; Blutdruckabfall, kleine Amplitude. Unten: Druck- und Sogbeatmung; normaler systolischer Druck, große Amplitude. (Nach MALONEY.)

Die Sauerstoffspannung beträgt (bei einem Luftdruck von 720 mm Hg) in den Alveolen 92 mm. In diesem Bereich verläuft die Sauerstoffdissoziationskurve (Abbildung 6) so flach, daß durch weitere Erhöhung des Sauerstoffgehaltes in der Einatmungsluft praktisch keine bessere Sättigung erreicht werden kann. Sie ist ja bei Luftatmung (21% O_2) schon fast maximal und beträgt 95—97%. Bei einem Sauerstoffgehalt von 30% in der Atemluft ist die Blut-Sauerstoffsättigung hundertprozentig. Die Dauerbeatmung mit Gemischen, die *wesentlich mehr als* $^1/_3$ *Sauerstoff* enthalten, ist sogar *gefährlich*. Mit der Zeit kommt es zu Verdickung des Alveolarepithels mit Desquamation und Lungenödem. Die Folge ist nun paradoxerweise Hypoxämie bei Sauerstoffatmung! — In letzter Zeit sind Erblindungen und retrolentale Fibroplasie als Folge der Vasoconstriction in der Retina bei Frühgeborenen, die in Inkubatoren lange mit reinem Sauerstoff behandelt worden sind, bekannt geworden (PATZ, EASTHAM, HIGGINBOTH, KLEH, HUGGERT, BREHME). Bei hoher Sauerstoffspannung im Blut kommt es zudem zur Kohlensäurestauung im Gewebe, da die CO_2-Bindungsfähigkeit des Blutes gestört ist (umgekehrter BOHR-Effekt).

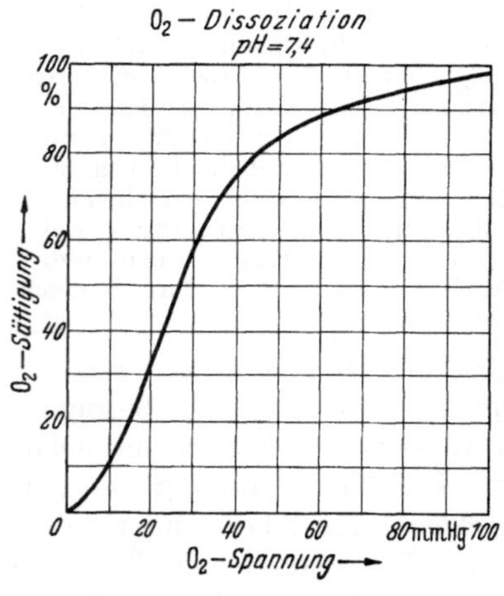

Abb. 6. O_2-Dissoziationskurve.

Die Beatmung mit reinem Sauerstoff bringt die weitere Gefahr mit sich, *daß sich die Unterventilation nicht mehr durch Cyanose zu erkennen gibt.* Man behebt mit reinem Sauerstoff wohl eine Hypoxämie, ohne aber die vielleicht gleichzeitige vorhandene CO_2-Retention zu beeinflussen. Die Hautfarbe des

Patienten bleibt rosig, obschon schwerste respiratorische Acidose besteht. Mit Luftatmung dagegen muß man — normalen Hämoglobingehalt vorausgesetzt —, um eine Cyanose zu vermeiden, so intensiv beatmen, daß die Kohlensäureausscheidung auf alle Fälle genügt. Wenn man dabei den Patienten irrtümlicherweise etwas hyperventiliert, ist diese Gefahr erfahrungsgemäß immer noch weniger groß als eine Hypoventilation mit respiratorischer Acidose. Für Dauerbeatmungen sollte deshalb nur gewöhnliche Luft verwendet werden (HÜGIN). — Intermittierende Zufuhr von reinem Sauerstoff oder hochprozentigen Sauerstoffgemischen ist nur bei erhöhtem Grundumsatz (Hyperthyreose, Fieber) oder ungleichmäßiger Durchlüftung (Atelektasen) usw. angezeigt, wo die *geringe* Erhöhung der Blut-Sauerstoffsättigung bei Steigerung des Gehaltes in der Einatmungsluft vielleicht etwas ausmachen kann.

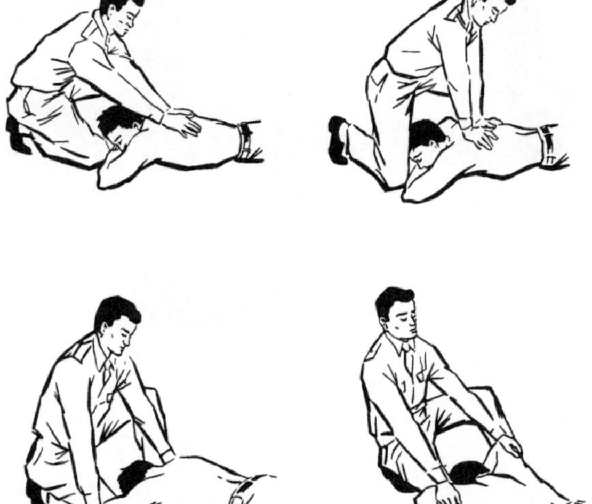

Abb. 7. Beatmung nach HOLGER-NIELSEN. (Council on Physical Medicine and Rehabilitation, American Medical Association.)

Beatmungsmethoden und -apparate.

Alle Patienten mit vollständiger oder teilweiser Atemlähmung müssen nach Freilegung der Atemwege künstlich beatmet werden.

Unter den **Methoden ohne Hilfsmittel** hat sich die Beatmung nach HOLGER-NIELSEN als am wirkungsvollsten erwiesen (Abb. 7). Je nach Konstitution des Patienten und des Beatmenden wird dabei ein Atemvolumen von 700—1000 cm³ erreicht (GORDON, RAYMON, SADOVE, IVY). Der Patient befindet sich in Bauchlage, wodurch der Sekretabfluß und überhaupt die Freihaltung der Atemwege erleichtet wird.

Zu besseren Ergebnissen führt die **Beatmung mit einfachen Geräten,** wenn sie richtig angewendet werden. Rettungsmannschaften, Transportfahrzeuge, Hilfsstellen und Spitäler sollten mit derartigen Apparaten ausgerüstet sein.

Mit einem *Balgbeatmungsgerät* (Typ DRÄGER Reanimator, Abb. 8. KREISELMANN Resuscitator usw., das von Preßluft oder Sauerstoff unabhängig ist, kann man bereits mühelos längere Beatmungen durchführen. — Die einfachste Dauerbeatmungseinrichtung stellt das *Pendelatmungssystem* (Abb. 9) dar, das auch bei Narkosen, besonders zur Beatmung während der künstlichen Muskelerschlaffung, verwendet wird. Meist erfolgt in einer fest eingestellten Düse die Mischung des zuströmenden Sauerstoffs mit Luft, so daß der Patient nicht mehr als 50% Sauerstoff erhält und damit nicht geschädigt werden kann. Die abgeatmete Kohlensäure wird in einem auswechselbaren Filter mit Natronkalk absorbiert. Durch Druck auf den Atembeutel werden die Lungen gebläht, währenddem die Ausatmung — wie beim Balggerät — passiv erfolgt. Diese Methode spart Sauerstoff; es handelt sich aber um eine reine Druckbeatmung mit einem leicht erhöhten Widerstand und den erwähnten ungünstigen Kreislaufeffekten auch bei der Exspiration. Die einzelnen Teile sind leicht ersetzbar und sehr einfach gebaut. Das Pendelatmungssystem ist so billig und leicht zu handhaben, daß es allein in Frage kommt zur gleichzeitigen Beatmung einer großen Zahl von Atemgelähmten (NEUKIRCH, HÜGIN). Die Erfahrungen bei der Poliomyelitisepidemie im Jahre 1952 in Dänemark haben diese Ansicht voll bestätigt: bis

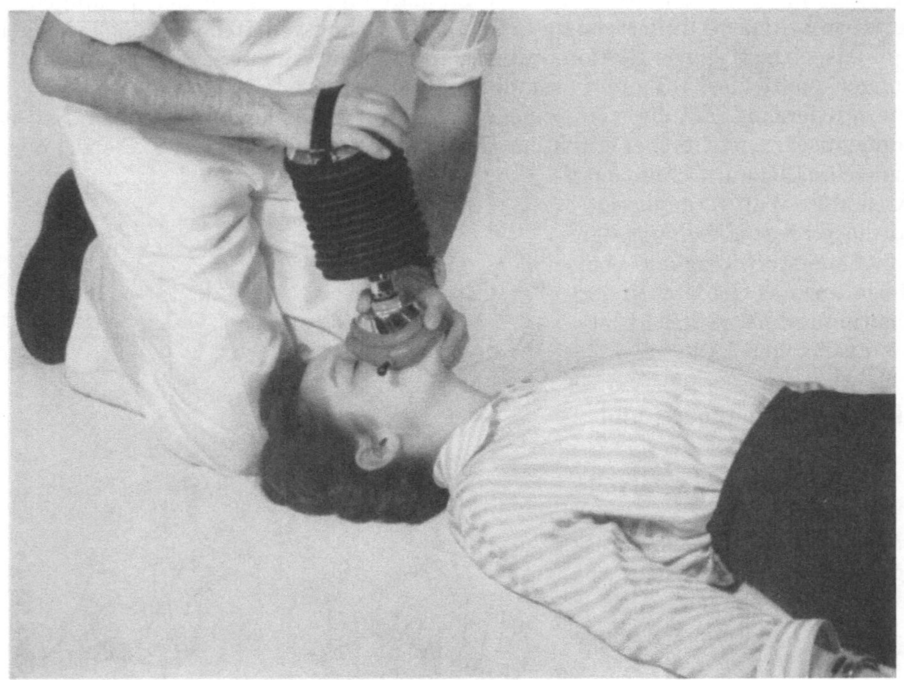

Abb. 8. Reanimator DRÄGER.

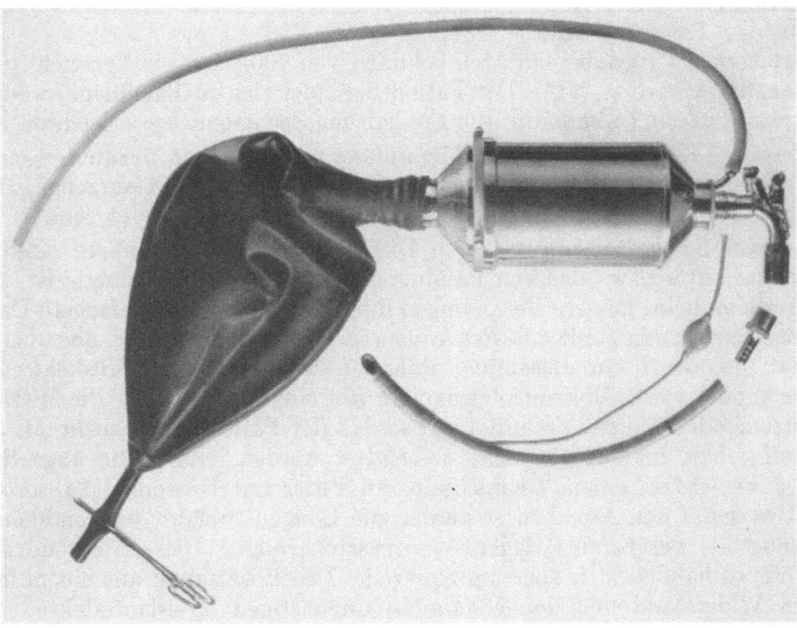

Abb. 9. Pendelatmungssystem: Gaszuführungsschlauch, Verbindungsstücke, endotrachealer Tubus, CO_2-Absorber, Atembeutel.

zu 180 Atembehinderte wurden gleichzeitig nach kurzer Instruktion durch Ärzte, Schwestern und Studenten im Pendelatmungssystem teilweise über viele Tage von Hand beatmet (WINDORFER, DÖNHARDT).

In der Regel wird das vollständige Pendelatmungssystem am dichtsitzenden, endotracheal eingelegten Tubus angeschlossen. Im Notfall genügen aber Gesichtsmaske, Atembeutel und Sauerstoffflasche mit Reduzierventil (Abb. 10). Der Zustrom wird so groß gewählt (z. B. 10 Liter/min), daß die CO_2-haltige Ausatmungsluft vom Sauerstoffüberschuß durch Undichtigkeiten unter der Maske hervor weggespült wird.

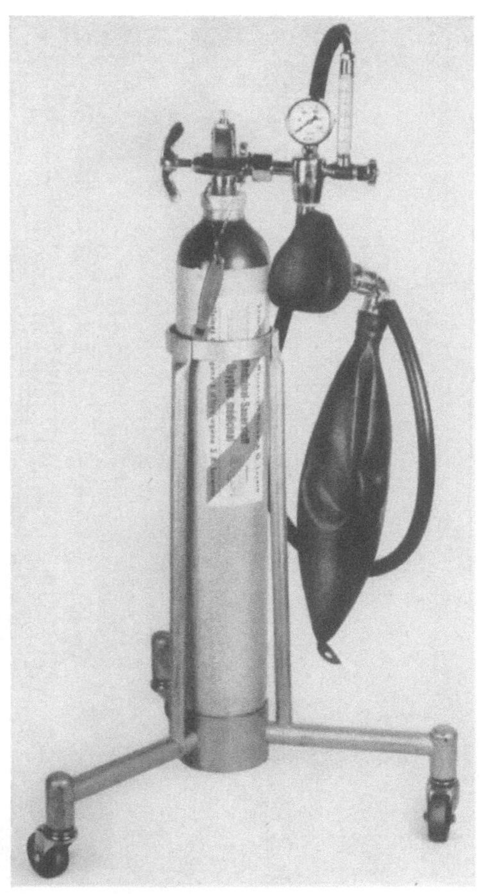

Abb. 10. O_2-Beatmungsgerät für Notfälle: fahrbare Sauerstoffflasche mit 450 Liter, Reduzierventil mit Inhaltsmanometer, Zuführungsschlauch, Atembeutel, anatomische Maske.

Der praktische Wert der vielen **selbsttätig arbeitenden Beatmungsapparate** ist sehr verschieden je nach dem Grad, wie genau der natürliche Atmungsvorgang (intrathorakale Druckschwankungen, Druckablauf, Frequenz, Atemvolumen) nachgeahmt wird. Die *physiologisch richtige Dauerbeatmung* kann nur durchgeführt werden durch Geräte, die in den Luftwegen des Patienten *intermittierend Druck und Sog* erzeugen. Es gibt darunter zwei verschieden wirkende Typen:

1. Geräte, bei denen die *Druckschwankungen außen am Körper* ansetzen (Eiserne Lunge, Panzerrespiratoren).

2. Respiratoren, die die *Druckschwankungen in den Luftwegen direkt* erzeugen, sei es über eine Gesichtsmaske oder besser über einen in die Trachea eingelegten Tubus mit abdichtender Manschette (Respirator ENGSTRÖM, Respirator BANG, Poliomat DRÄGER).

Zwischen den beiden Typen besteht kein prinzipieller Unterschied (Abb. 11), da das Druckgefälle von der Außenluft oder dem Beatmungssystem über die Atemwege und durch den Körper des Patienten dasselbe bleibt. (Einzig die auf den Atmosphärendruck bezogenen absoluten Werte sind um wenige Millimeter Hg verschieden, was aber praktisch nicht von Belang ist.)

a) Eiserne Lunge.

Bei älteren Modellen entspricht der Druckablauf einer Sinuskurve; die Inspiration bei der normalen Spontanatmung beginnt aber mit einem steilen Druckabfall, und während der etwa $^1/_5$ längeren Exspiration steigt der Druck wieder langsam an. Diese Verhältnisse sind bei neuen Geräten berücksichtigt. — Die Pflege der Patienten im Tank ist erschwert. Das Anlegen von Infusionen, Blutdruck- und Temperaturmessung, Verbandwechsel, Reinhaltung des Patienten usw. ist sehr mühsam. Immerhin kann bei den letzten Modellen (Abb. 12) der Deckel für derartige einfache pflegerische und therapeutische Maßnahmen abgehoben werden; der Patient wird unterdessen unter einer wegklappbaren Plexiglashaube durch den Mund beatmet. Sogar kleinere chirurgische Eingriffe können so durch-

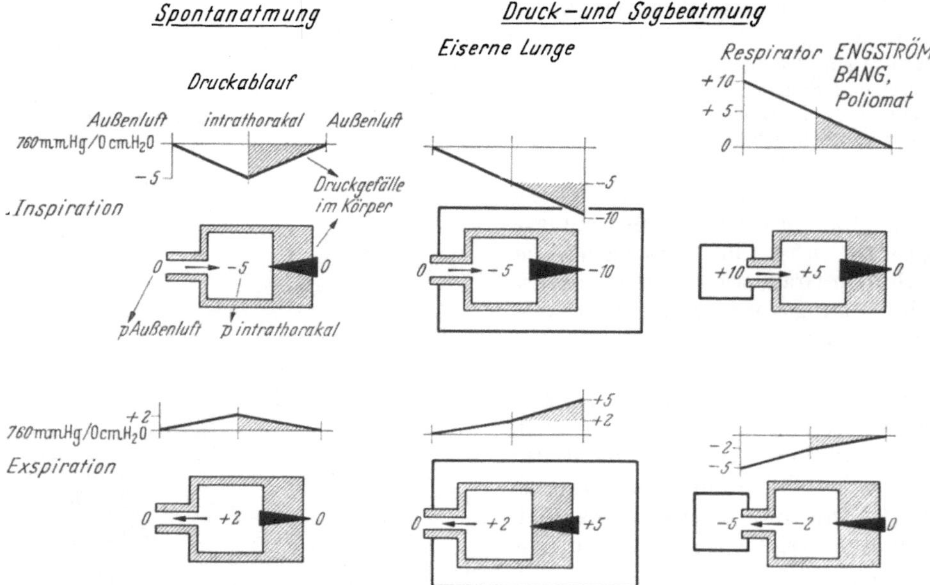

Abb. 11. Druckgefälle im Körper bei Spontanatmung und bei künstlicher Atmung.

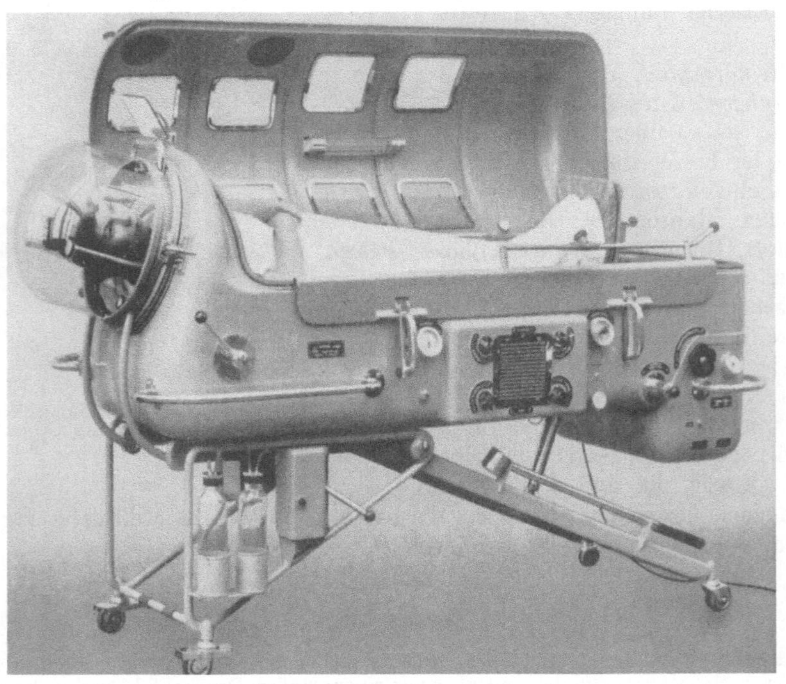

Abb. 12. Eiserne Lunge (DRÄGER): Dombeatmung bei geöffnetem Deckel.

geführt werden. — Das Problem der zuverlässigen Abdichtung läßt sich in vielen Fällen nicht befriedigend lösen. Es können Druck- und Scheuerwirkungen durch die Halsmanschette auftreten. Bei modernen Eisernen Lungen ist die Gummiabdichtung so geformt, *daß die Tracheotomiestelle am Hals freigehalten wird.* Diese Einzelheit ist sehr wichtig, da man oft auch bei Patienten in der Eisernen Lunge die Tracheotomie vornehmen muß, um bei starker Sekretion die Atemwege freihalten zu können. Nach einigen Tagen kann meist eine Sprechkanüle eingelegt werden, so daß sich der Patient wieder mit der Umwelt verständigen kann, was natürlich bei den am Tubus ansetzenden Geräten nicht möglich ist. Die geschilderten Verbessungen dürfen aber nicht zu einer Überschätzung der modernen Modelle von Eisernen Lungen führen.

Im allgemeinen ist die Eiserne Lunge *bei vollständigen* Atemlähmungen, hauptsächlich wegen der erwähnten Abdichtungsschwierigkeiten, die uns zur Erreichung einer genügenden Ventilation zwingen, hohe Druck- und Sogwerte anzuwenden, *nicht geeignet*; für die Behandlung von *teilweise Atemgelähmten* kann man sie dagegen immer noch *gut verwenden*, da schon mit kleinen Druckschwankungen die noch vorhandene Eigenatmung ausreichend unterstützt wird. Eine laufende Kontrolle über das Atemvolumen besteht allerdings nicht.

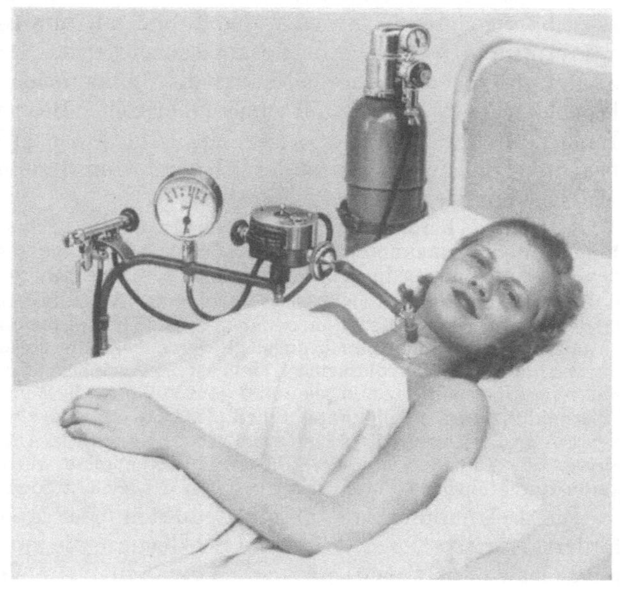

Abb. 13. Poliomat (DRÄGER).

b) Geräte zur Erzeugung von Druckschwankungen direkt in den Atemwegen.

α) Mit Volumensteuerung (Respirator ENGSTRÖM). Das erforderliche Minutenvolumen eines beliebig wählbaren Luft-Sauerstoffgemisches kann unabhängig von den Druck- und Sogwerten eingestellt werden. Die gewünschte Atemfrequenz bleibt auch bei Druckschwankungen erhalten. Für die Feststellung des effektiv ventilierten Volumens besteht eine spirometrische Kontrollmöglichkeit im Rückatmungsschenkel des Systems. Da alle Werte einzeln einstellbar sind, kann die Beatmung innerhalb weiter Grenzen den verschiedenen Bedürfnissen der Patienten angepaßt werden. Das Minutenvolumen wird nach den arteriellen Blutgasbefunden festgelegt. Gegenwärtig bewährt sich dieses Gerät für Dauerbeatmungen am besten.

β) Druckgesteuerte Geräte (BANG-Respirator, Poliomat DRÄGER, Abb. 13). Diese Apparate werden mit Preßluft oder komprimiertem Sauerstoff betrieben und besitzen eine elektrische oder mechanische Steuerung der Ventile. Beim Poliomat ist die bewährte Umsteuerungsvorrichtung des Pulmotors verwendet worden. Druckschwankungen und Frequenz sind getrennt dosierbar. Wenn schließlich mit Hilfe von arteriellen Blutgasanalysen diese Werte richtig eingestellt sind, wird natürlich auch das für den Patienten adäquate Minutenvolumen ventiliert. Die Anschaffungskosten dieser Geräte sind geringer als diejenigen für den volumengesteuerten Respirator ENGSTRÖM oder für eine Eiserne Lunge; sie sind aber teurer im Betrieb, da der Druckgasverbrauch erheblich ist. Allerdings ist ein zusätzliches Aggregat entwickelt worden, das mit einer elektrischen Pumpe Druckluft liefert.

Ob derartige Geräte druck- oder volumengesteuert sind, ist nicht wesentlich. Wichtig ist vielmehr, neben Einfachheit in der Bedienung und Betriebssicherheit, daß die eingestellten Druck- und Volumenwerte eingehalten und Abweichungen, die vor allem durch Verlegung der Luftwege oder Undichtigkeiten zustande kommen, sofort ersichtlich sind oder selbsttätig gemeldet werden. Die Entwicklung von Verbesserungen in dieser Richtung ist noch in vollem Gang. Ideal wäre ein Gerät, das sowohl automatisch als auch — bei teilweise noch vorhandener Spontanatmung — durch den Patienten selbst gesteuert werden könnte und sich somit der Eigenfrequenz anpaßt. Auf diese Weise könnten die *Reste der Eigenatmung unterstützt und geübt werden, was in der Rekonvaleszenz besonders wichtig ist.* Im BANG-Respirator, der aber mit seinem elektronischen Steuerteil allzu störanfällig ist, ist diese Forderung zwar bereits weitgehend erfüllt. Mit den meisten heute verfügbaren Apparaten, die wenig anpassungsfähig sind, läßt sich eine derartige nur unterstützende Beatmung wegen des unregelmäßigen Spontanatemrhythmus nicht durchführen. Die vollständige Atmungssubstitution bei einem total Gelähmten ist deshalb im allgemeinen einfacher.

Die Beatmung erfolgt auf die Dauer am besten nach Tracheotomie durch einen kurzen, gebogenen Gummitubus oder eine Silberkanüle mit Abdichtungsmanschette, die reizlos ertragen wird. Die *Tracheotomie* ist ein kleiner, in diesen Fällen aber oft lebensrettender Eingriff, den man nicht allzu lange hinausschieben darf. Ulcerationen und Blutungen sind praktisch nicht zu befürchten. In regelmäßigen Abständen, meist alle 15 min und bei starker Sekretproduktion noch häufiger, muß bis tief in den Bronchialbaum sorgfältig abgesaugt werden. Sekretpfröpfe werden bronchoskopisch entfernt. Der Gummitubus darf nicht zu tief vorgeschoben werden, damit die Spitze nicht in einem der beiden Hauptbronchien liegt und damit unsymmetrische Beatmung mit ungleichmäßiger Lungendurchlüftung oder sogar eine Atelektase zustande kommt. Es ist zu beachten, daß in der Regel der Abstand vom Jugulum bis zur Bifurkation der Trachea nur wenige Zentimeter beträgt.

Selbsttätige Geräte mit reiner Druckbeatmung (Pulmospirator AGA älteres Modell, Pulmopulsor Peerenboom, Pneophore MSA) sollten auf die Dauer, hauptsächlich wegen den erwähnten ungünstigen Kreislaufeffekten, nicht mehr verwendet werden.

Die Beatmung durch elektrische Reizung der Atemmuskulatur (Elektrolunge) über Elektroden, die in einem Gürtel entweder am Hals (Nn. phrenici) oder über den Thorax (Intercostalmuskulatur) und Bauch angelegt werden, ist für vollständige Atemlähmungen ungenügend, da das Atemvolumen zu klein ist. Einzelne in der Nähe der Reizstellen liegende Muskelgruppen müssen nun allein die ganzen Thoraxbewegungen ausführen, was zu lokaler Übermüdung und Erschöpfung führt. Oder es werden zur Verbesserung der Ventilation abnorm große Reizströme angewendet, so daß auch die Antagonisten erreicht werden und Muskelrisse auftreten können. Die besten Ergebnisse würde noch die klinisch allerdings kaum durchführbare Phrenicusreizung mit Nadelelektroden liefern.

Die Behandlung von atembehinderten oder atemgelähmten Patienten erfordert *Spezialpersonal*, Ärzte und Schwestern, die mit den Grundlagen der Atemphysiologie, aber auch mit den Maßnahmen zur Verhütung und Behandlung von Zwischenfällen, sowie mit den verschiedenen Geräten vertraut sind. Die Überwachung der Patienten, auch wenn sie mit Hilfe von selbsttätigen Geräten beatmet werden, darf keinen Augenblick unterbrochen werden. Die Zwischenfälle treten plötzlich auf und verlangen sofortiges, zielbewußtes Handeln: In 3 min ist ein Atemgelähmter ohne Beatmung erstickt. Hypo- oder Hyperventilation, Aspirationen, Verlegung der Atemwege durch Sekret, Undichtigkeiten sind die häufigsten lebensbedrohlichen Komplikationen.

Es ist zweckmäßig, *Atemgelähmte in großen Spitälern zusammenzufassen*, wie das an vielen Orten schon für die Atemlähmungen bei Poliomyelitis geschehen ist (Löffler, Fanconi, Hossli u. a.), um mit einem Minimum an Personal und Material die Patienten viel besser zu behandeln, als es bei verzettelter Überwachung möglich wäre. Zwar ist die Atemlähmung die lebensbedrohliche Komplikation eines anderen Grundleidens. Sie erfordert aber eine *dringliche* Betreuung. Gleichzeitig setzt natürlich die Abklärung und Behandlung der Grundkrankheit schon bei der Einweisung in das Zentrum durch den zuständigen Spezialisten ein, der den Patienten nach Abklingen der akuten Symptome auch übernehmen wird. Diese Fälle sind Musterbeispiele der Zusammenarbeit, können sie doch oft nur in enger Fühlungnahme von Internisten, Anaesthesisten, Otologen usw. gerettet werden. Zudem werden auf diese Weise die turnusmäßig an ein derartiges Zentrum abgegebenen Spezialisten mit den Problemen solcher modernster Wiederbelebungsmaßnahmen im weitesten Sinne vertraut, was auch im Interesse der *Schulung* in diesen noch viel zu wenig bekannten Behandlungsverfahren erwünscht ist. — Bei Ausbruch einer Poliomyelitis*epidemie* gilt es, unverzüglich für jeden Atembehinderten wenigstens ein Pendelatmungssystem bereitzustellen und Hilfskräfte — Ärzte, Schwestern und Studenten — in genügender Zahl

(Ablösungen!) einzusetzen, die schon vorher ausgesucht und über die physiologischen Grundlagen der Beatmung sowie über die richtige Handhabung der Geräte unterrichtet worden sind.

Alle diese Maßnahmen innerhalb der Klinik haben aber nur dann einen Sinn, wenn man *sich genügend früh zum Transport in ein solches Zentrum entschließt*, und wenn der Transport möglichst *rasch* und *schonend* auch über große Strecken durchgeführt wird: Die *Transportfahrzeuge* müssen mit einfachen, zuverlässigen Geräten für *künstliche Handbeatmung und Absaugen* von Aspirationsmaterial versehen sein, die von fremden Kraftquellen (Elektrizität, Gase unter Druck usw.) unabhängig sind. Wichtig ist aber auch die *Ausbildung des Sanitätspersonals besonders in dieser Richtung.*

Bei einem langen Transport wird man mit Vorteil einen Spezialarzt mit Schwester bis zu einem Treffpunkt entgegensenden, wo der Patient übernommen wird. Für die *Bergung und den raschesten Transport* von Atembehinderten, wie auch von Schockierten und Schwerverletzten eignet sich in vielen Fällen in den Bergen der *Helikopter* (Knoepfel) und auch das *Leichtflugzeug*. Damit kann die rasche Einlieferung direkt in ein Spital erfolgen, wo dem Patienten unter der *Zusammenarbeit aller Spezialisten* in kürzester Zeit die beste Hilfe zuteil wird.

Literatur.

Bohr, D. F.: Amer. J. Physiol. **123**, 11 (1938). — Brehme, Th.: Zur Ätiologie, Pathogenese und Prophylaxe der retrolentalen Fibroplasie. Schweiz. med. Wschr. **1955**, Nr 13. — Bühlmann, A., u. M. Hotz: Lungenfunktion und Narkose. Helvet. med. Acta **18**, 532—536 (1951). — Bühlmann, A., u. P. Luchsinger: Die künstliche Atmung. Probleme, Möglichkeiten und Erfahrungen. Schweiz. med. Wschr. **1955**, Nr 1.

Dönhardt, Axel: Künstliche Dauerbeatmung. Ein Beitrag zur Klinik und Therapie der Atem- und Kreislaufstörungen bei der Poliomyelitis. Berlin-Göttingen-Heidelberg: Springer-Verlag 1955.

Fanconi, G., u. E. König: Wünschenswertes und Realisiertes in der Behandlung der Poliomyelitis im Kinderspital Zürich. Helvet. paediatr. Acta **1954**, H. 5.

Gordon, A. S., F. Raymon, M. Sadove and A. C. Ivy: Manual artificial respiration. Comparison of effectiveness of various methods on apneic normal adults. J. Amer. Med. Assoc. **144**, No 17 (1950).

Hasselbalch, K.: Biochem. Z. **78**, 112 (1917). — Henderson, L. J.: Amer. J. Physiol. **21**, 427 (1908). — Hossli, G.: Die Behandlung des bewußtlosen Patienten. Schweiz. med. Wschr. **1954**, Nr 12. Die derzeitige Behandlung von Schock, Kollaps und Atembehinderung. Praxis (Bern) **1955**, Nr 9. — Die dringliche Behandlung akuter Kreislauf- und Atemstörungen. Vjschr. schweiz. San.offiz. **32**, 3 (1955). — Hügin, W.: Bull. schweiz. Akad. Med. Wiss. **6**, 359 (1950). — Lehrbuch für den Sanitätsdienst, Bd. 1. 1950. — Fehler und Gefahren der Narkose mit Berücksichtigung neuzeitlicher Methoden und neuerer Erkenntnisse. Anaesthesist **1**, 2 (1952). — Huggert, A.: Die Sauerstoffversorgung der Frühgeborenen und das Auftreten der retrolentalen Fibroplasie. Acta paediatr. (Stockh.) **42**, 147 (1953).

Knoepfel, H. K.: Der Helikopter im Rettungsdienst. Vjschr. schweiz. San.offiz. **29**, H. 3 (1952). — Blindness and oxygen. Lancet **1954**, 2.

Läuppi, E.: Die Aspiration bei Opfern des Straßenverkehrs. Schweiz. med. Wschr. **1954**, 335. — Löffler, W.: Referat an der Herbstverslg 1954 der Ges. der Ärzte des Kantons Zürich, Dezember 1954.

Maloney jr., J. V. u. Mitarb.: Importance of negative pressure phase in mechanical respirators. J. Amer. Med. Assoc. **152**, 212—216 (1933).

Neukirch, F.: Über die Behandlung der lebensbedrohlichen Poliomyelitis. Helvet. paediatr. Acta, **1954**, H. 5.

Patz, A., A. Eastham, H. Higginboth and Th. Kleh: Oxygen studies in retrolental fibroplasia. Amer. J. Ophthalm. **36**, 11 (1953).

Rein, H.: Einführung in die Physiologie des Menschen, 7. Aufl. Berlin: Springer 1943. — Rossier, P.: Lungenkreislauf und Lungenfunktion. Verh. der Dtsch. Ges. für Kreislaufforsch., 17. Tagg zu Bad Nauheim vom 30. März bis 1. April 1951. Darmstadt: Dr. Dietrich Steinkopff. — Kurze Einführung zur Physiologie und Pathophysiologie der Atmung mit besonderer Berücksichtigung der künstlichen Atmung. Helvet. paediatr. Acta **1954**, H. 5.

Windorfer, A.: Dtsch. med. Wschr. **1953**, 995.

Wolfer, R.: Über 20jährige Erfahrungen in der Inhalationstherapie des Bronchialasthmas mit sympathicomimetischem Aerosol. II. Aerosolkongr. Münster, Okt. 1955. Im Druck.

Zander u. Graf: Schweiz. med. Wschr. **1954**, 342. — Ziegler u. Hügin: Praxis (Bern) **1953**, 399.

Allgemeine Untersuchungsmethoden.

A. Bakteriologie.

Von

Ernst Wiesmann.

I. Allgemeiner Teil.

a) Einleitung.

Bei allen infektiösen Krankheitsprozessen — primär wie sekundär infizierten — ist eine möglichst präzise ätiologische Diagnose anzustreben. Nur dort, wo ein Erreger und dessen Eigenschaften genau bekannt sind, können wir lege artis Therapie treiben.

Heute besteht die Tendenz, die bakteriologische Diagnostik immer mehr dem Fachbakteriologen zu überbinden.

Da jedoch angenommen werden darf, daß, abgesehen von speziellen bakteriologischen Untersuchungsstellen, Spitalabteilungen und Privatärzte auch heute noch in kleinerem Rahmen bakteriologische Untersuchungen durchführen wollen oder durchführen müssen, ist es angezeigt, diesen einen prinzipiellen Überblick zu geben über die heutzutage geläufigen und aus bestimmten Gründen geforderten Untersuchungsmethoden, ihnen die Wege richtiger Materialauswahl zu weisen, sie auf die Grenzen jeweiliger Möglichkeiten aufmerksam zu machen und damit einer richtigen Interpretation der positiven wie negativen Untersuchungsbefunde den Grundstein zu legen.

Wer sich die Aufgabe stellt, Krankheitserreger darzustellen und zu identifizieren, kann verschiedene Wege beschreiten. Er wird in der Regel aber gut tun, nicht nur eine Möglichkeit auszunützen, sondern gleichzeitig mehrere sinnvoll erscheinende Methoden zu kombinieren.

Grundsätzlich stehen uns 3 Hauptwege offen:

a) Die Mikroorganismen können auf irgendeine Weise lichtmikroskopisch dargestellt werden; am häufigsten so, daß man sie in fixiertem Zustande färbt (mikroskopische Darstellung).

b) Man kann die Mikroorganismen in künstlichen, leblosen Nährsubstraten zur Vermehrung bringen (Kulturmethode).

c) Wir können die Erreger bzw. das Untersuchungsmaterial auf empfängliche Laboratoriumstiere übertragen, so daß sich die Mikroorganismen in diesen Wirten vermehren (Tierversuch).

b) Mikroskopische Darstellung.

Untersuchung in nativem Zustand. Das Untersuchungsmaterial wird in unverändertem, nativem, feuchtem Zustande, eventuell verdünnt mit einer physiologischen Lösung, auf einen sauberen Objektträger gebracht, mit einem

Deckglas überdeckt und bei abgeblendetem Hellfeld, eventuell unter Verwendung des Phasenkontrastkondensors oder auch mit Hilfe des Dunkelfeldkondensors beobachtet.

Die Untersuchung in nativem Zustand findet in der medizinisch-bakteriologischen Diagnostik relativ wenig Anwendung. Sie dient vor allem zur Beurteilung von Eigenschaften, welche am toten Bacterium nicht mehr wahrgenommen werden können (Beweglichkeit u. dgl.). Die Darstellung der Bakterien in gefärbtem Zustande gibt uns meistens viel weitgehenderen und genaueren diagnostischen Aufschluß.

Untersuchung in gefärbtem Zustand. Von eher seltenen Ausnahmen der Vitalfärbung abgesehen, die bei diagnostischen Routineuntersuchungen kaum zur Anwendung gelangt, färbt man die Bakterien in totem, meist hitzefixiertem Zustand.

Will man die Mikroorganismen einfach sehen können, kann irgendein Farbstoff verwendet werden, der von der Bakterienzelle aufgenommen wird. Zur Hauptsache finden basische Anilinfarbstoffe Verwendung, wie Methylenblau, Fuchsin, Gentianaviolett u. a. Die Affinität verschiedener Bakterienarten zu bestimmten Farbstoffen ist verschieden stark. Dieser Tatsache Rechnung tragend, hat man sog. Differentialfärbungen ausgebaut. Dieselben werden besonders häufig angewandt, weil das färberische Verhalten der Bakterienzelle bereits wichtige Schlüsse zuläßt bezüglich der Art des Bacteriums. Wir denken hier vor allem an die weitreichende Unterscheidung in grampositive und gramnegative Flora.

Will man gefärbte Präparate herstellen, streicht man das Untersuchungsmaterial auf einem gut gereinigten Objektträger mehr oder minder dicht aus (im Zweifelsfalle lieber zu dünn als zu dicht), läßt das ausgestrichene Material gut antrocknen und zieht das vollständig trockene Präparat 3mal durch die Gasflamme. Das so fixierte Präparat läßt man abkühlen und beginnt mit der Färbung. Färbevorschriften finden sich in jedem Lehrbuch über bakteriologische Untersuchungstechnik, unter anderem bei HALLMANN (1).

So selbstverständlich das klingen mag, muß betont werden, daß man Bakterienzellen nur mit solchen Farbstoffen färben kann, die von der Zelle aufgenommen werden. Man muß deshalb, je nach Umständen, spezifische Färbemethoden anwenden. Ein Schulbeispiel sind die Tuberkelbakterien: Färbt man ein Präparat, welches Tuberkelbakterien enthält, mit Methylenblau oder nach GRAM, findet man niemals das Gesuchte. Erst wenn man Carbolfuchsin lange Zeit oder bei erhöhter Temperatur einwirken läßt, treten gefärbte Tuberkelbakterien hervor. Ähnlich verhalten sich Treponemen und Leptospiren: Die Gram-Färbung genügt nicht und man muß die Erreger mit Hilfe der Giemsa-Methode oder mit starken Beizen behandeln, um sie gefärbt sehen zu können.

Welche Schlüsse sind uns bei der Ansicht färberisch dargestellter Mikroorganismen gestattet? Im allgemeinen weniger weit reichende, als sie der bakteriologische Laie zu ziehen pflegt.

Findet man in einem Sputumausstrich grampositive Kokken in Ketten, darf man allerhöchstens sagen, es seien Streptokokken. Man weiß aber nicht, ob es sich um pathogene hämolysierende Streptokokken handelt oder um apathogene, physiologischerweise in Mund und Rachen vorkommende Mundstreptokokken. Findet man irgendwo unbekapselte, gramnegative Stäbchenbakterien, darf man nicht sagen, es sei Escherichia coli. Wir können beispielsweise E. coli und Salmonellen mikroskopisch nicht auseinanderhalten. In solchen Fällen können uns nur kulturelle Methoden weiterbringen.

Selbst wenn man in einem nach ZIEHL-NEELSON gefärbten Präparat einwandfreie „säurefeste Stäbchen“ findet, ist der Schluß, daß es sich um Tuberkelbakterien handelt, nicht mit Sicherheit zulässig. Will man den einwandfreien Beweis erbringen, daß wirklich Tuberkelbakterien vorliegen, muß man zumindest auch Bescheid wissen über deren Tierpathogenität.

Nur mikroskopische Daten genügen in den wenigsten Fällen zu einer sicheren bakteriologischen Diagnose. Erst kulturelle Verfahren, welche uns Aufschluß geben über das Verhalten der Bakterien in gewissen Nährmedien und welche uns auch die aktive biologische Tätigkeit der Bakterien vor Augen führen, erlauben uns weitergehende Schlüsse. Einwandfrei ist eine bakteriologische Diagnose oft nur dann, wenn wir auch über die Pathogenität der Bakterien gegenüber bestimmten Versuchstieren genau Bescheid wissen.

Bei jeder auch noch so einfachen ätiologischen Diagnose sollten wir uns viel konsequenter immer wieder die klassischen Forderungen ROBERT KOCHs vor Augen halten, welche verlangen

a) den Erreger in Reinkultur darzustellen und

b) mit diesem Erreger das entsprechende Krankheitsbild wieder erzeugen zu können.

Diesen Forderungen auch nur sinngemäß gerecht zu werden, ist mit mikroskopischen Darstellungsmethoden allein nie möglich. Deshalb sind wir auf zusätzliche Hilfsmittel wie Kultur und Tierversuch angewiesen.

c) Kulturelle Untersuchung.

Heute lassen sich die meisten lichtmikroskopisch sichtbaren, einzelligen Lebewesen, die wir als medizinisch bedeutsame Parasiten kennen, auf leblosen Nährsubstraten kultivieren, d. h. zur Vermehrung bringen.

Eine Ausnahme davon machen:

a) Eine Großzahl der Protozoen;

b) die Rickettsien (diese sind als Parasiten zu betrachten, welche maximal an nur einzelne, ganz bestimmte Wirtsarten adaptiert sind und sich nur in diesen vermehren);

c) die Viren.

Allgemeine Vorbedingungen für eine kulturelle Vermehrung sind:

a) daß die Mikroorganismen an sich überhaupt noch vermehrungsfähig sind;

b) daß das Nährsubstrat alle diejenigen Grundstoffe enthält, welche nachher die Zellsubstanz der Mikroorganismen ausmachen, und zwar in einer Form, die den Fermenten des Bacteriums einen synthetischen Aufbau in seine körpereigenen Substanzen erlaubt;

c) daß die Bebrütung genügend lange, bei optimaler Temperatur und unter günstigen atmosphärischen Bedingungen (O_2-Bedarf, CO_2-Spannung, O_2-Abwesenheit usw.) durchgeführt wird.

Grundsubstrat der meisten gebräuchlichen Nährmedien sind Fleischbouillon und Fleischwasseragar. Viele Mikroorganismen lassen sich auf diesen einfach herzustellenden Nährböden ohne weiteres kultivieren, andere aber sind anspruchsvoller und benötigen Zulagen wie menschliches oder tierisches Eiweiß in Form von Serum, Ascites, Vollblut, oder sie vermehren sich besser bei Zugabe gewisser Kohlenhydrate. Wieder andere, wie beispielsweise die Tuberkelbakterien, brauchen Nährmedien ganz eigener Art.

Auf die Wiedergabe genauer Nährbodenvorschriften wird an dieser Stelle verzichtet und auf die vorzügliche, kaum zu übertreffende Zusammenstellung bei HALLMANN (2) verwiesen.

Dagegen möchten wir darauf aufmerksam machen, wieweit sich flüssige und feste Nährmedien in untersuchungstechnischer Hinsicht grundsätzlich unterscheiden.

Bringen wir Untersuchungsmaterial in ein flüssiges Nährmedium, besteht ein allseitiger Kontakt. Sämtliche Bakterienarten, für welche das Medium ein genügendes Nährsubstrat ist, haben die Möglichkeit, sich mehr oder minder rasch zu vermehren. Weil das Medium flüssig ist, verteilen sich die Mikroorganismen in demselben diffus. Waren im Untersuchungsmaterial mehrere Bakterienarten zugegen, sind diese auch im flüssigen Nährsubstrat vermischt. Wir besitzen in diesem Falle keine Reinkulturen, sondern eine Mischkultur.

Bringen wir Untersuchungsmaterial auf die Oberfläche eines festen Nährbodens, kann nur dort Bakterienvermehrung erfolgen, wo wirklicher Kontakt besteht zwischen Untersuchungsmaterial und Nährsubstrat. Vorausgesetzt, daß die ausgesäte Bakterienzahl nicht allzu groß ist, entsteht auf der festen Nährbodenoberfläche kein diffuses Bakterienwachstum wie in der Flüssigkeit, sondern es entstehen einzelne Kolonien. Liegt primär ein Bakteriengemisch vor, bringt jede Bakterienart eigene Kolonieformen hervor. Diese Kolonieformen erlauben uns einerseits diagnostische Schlüsse und ermöglichen andererseits die Trennung verschiedener Bakterienarten voneinander und die Erzeugung von Reinkulturen. Wir dürfen — von Ausnahmen abgesehen — annehmen, daß eine Einzelkolonie eine Reinkultur darstellt. Solche zu erhalten, muß das primäre Bestreben jedes diagnostischen bakteriologischen Arbeitens sein. Wollen wir einen kultivierten Mikroorganismus weiter analysieren, dessen aktive biologische Eigenschaften prüfen, dessen Antigene kennenlernen, dessen Tierpathogenität unter Beweis stellen, Aufschluß über dessen Empfindlichkeit gegenüber bakteriostatischen Wirkstoffen gewinnen, können wir all das lege artis erst dann tun, wenn uns eine Reinkultur zur Verfügung steht.

Oberflächenkulturen unterscheiden sich von submersen Kulturen auch darin, daß sie mit dem Luftsauerstoff in direkter Berührung stehen. Ausgesprochen sauerstoffliebende Mikroorganismen vermehren sich demzufolge auf einer Oberflächenkultur schneller als irgendwo in der Tiefe.

Umgekehrt verhalten sich Keime, denen Sauerstoff nicht zuträglich ist, die sich sog. fakultativ oder obligat nur anaerob vermehren. Sie werden auf einer Oberflächenkultur nur gedeihen, wenn der Sauerstoff aus dem das Medium umgebenden Gasgemisch entfernt worden ist. Ohne auf die Technik der Anaerobenkultivierung einzugehen, muß doch hervorgehoben werden, daß manche kulturelle Untersuchung resultatlos verläuft, weil der Kultivierung unter anaeroben Verhältnissen nicht die notwendige Beachtung geschenkt wird.

Aus dem Gesagten mag hervorgehen, daß kulturelle Untersuchungen recht vielgestaltige Form annehmen können. Will man zu guten Resultaten kommen, ist es wesentlich, von Anfang an gewisse Anhaltspunkte zu besitzen über die Art der Erreger, die in Frage kommen. Nur wenn dies der Fall ist, können wir die richtigen Nährböden auswählen und die erfolgversprechenden Methoden anwenden. Befinden sich beispielsweise in einem Sputum hämophile Bakterien, gelingt es uns nie, dieselben kulturell darzustellen, wenn wir nur gewöhnliche Bouillon oder Agar verwenden; wir benötigen ein Substrat, welches Blutfarbstoff oder die darin vorkommenden Wachstumsfaktoren enthält.

Bei der bakteriologischen Analyse von Untersuchungsmaterial geht man vorteilhaft so vor, daß man sich zuerst gefärbte mikroskopische Präparate herstellt. Diese geben uns einen ersten Aufschluß über Art und Zahl der vorhandenen Mikroorganismen. Der mikroskopische Befund wird möglichst genau mit den klinischen Angaben kombiniert, worauf die uns wichtig scheinende Nährbodenauswahl erfolgt.

Grundsätzlich soll das Untersuchungsmaterial verimpft werden

a) in ein flüssiges Nährsubstrat, damit alle vermehrungsfähigen Keime die Möglichkeit haben, mit dem Nährmilieu in Berührung zu kommen und sich zu vermehren;

b) auf einen festen Oberflächennährboden. Die ausgesäte Materialmenge muß abhängig gemacht werden von der Zahl der im Material vorhandenen Bakterien. Das Material muß z. B. durch Ausspateln so weit verdünnt werden, daß unter allen Umständen Einzelkolonien entstehen können;

c) auf mindestens einen Nährboden zur Bebrütung unter anaeroben Bedingungen. Man kann Agar in hoher Schicht verwenden, Organbouillon oder auch Plattenkulturen, welche in einem Evakuationstopf unter sauerstoffarmen Bedingungen bebrütet werden.

Die Bebrütung menschenpathogener Keime erfolgt in der Regel bei 37° C. Bezüglich Anaerobentechnik siehe Weinberg-Nativelle-Prevot, Kolle-Kraus-Uhlenhuth; ferner gebräuchliche Lehrbücher der bakteriologischen Technik.

d) Untersuchung im Tierversuch.

Diagnostische Tierversuche kommen vor allem dann zur Anwendung, wenn nach Erregern gefahndet wird, welche für bestimmte Laboratoriumstiere obligat pathogen sind, d. h. den Tod der Laboratoriumstiere herbeiführen oder doch charakteristische Veränderungen hervorrufen.

Was bei kulturellen Untersuchungen das künstliche Nährsubstrat bedeutet, ist bei Tierversuchen der tierische Wirtsorganismus. Wir verfolgen also bei der Anwendung von Tierversuchen zum Teil das gleiche Ziel wie bei der Benützung kultureller Methoden: Wir versuchen Mikroorganismen nachzuweisen, die wir wegen ihrer relativ geringen Zahl direkt-mikroskopisch nicht finden (Meerschweinchen-Tierversuch bei fraglicher Tuberkulose), oder wir versuchen, einen Mikroorganismus dank bestimmter pathogener Eigenschaften als solchen festzuhalten und ihn gleichzeitig von nichtpathogenen Begleitkeimen zu trennen (Erzeugung einer Reinkultur). Findet man beispielsweise in einem Sputum Keime, welche nach ihrem Aussehen Pneumokokken sein könnten, dann spritzt man eine Aufschwemmung des betreffenden Materials intraperitoneal einer weißen Maus. Sind Pneumokokken vorhanden, geht die Maus innerhalb von 24—48 Std ein, und man findet in allen Organen des Tieres Pneumokokken in Reinkultur, die sich als solche mikroskopisch diagnostizieren und auch kulturell weiterverarbeiten lassen. Gleichzeitig sind durch den Mäuseorganismus alle apathogenen Begleitkeime, die sich ebenfalls im Sputum befanden, eliminiert worden. Waren aber die im Untersuchungsmaterial festgestellten grampositiven Kokken keine Pneumokokken, geht die Maus normalerweise nicht zugrunde und man findet bei der Sektion auf keinen Fall die typische Pneumokokkenseptikämie mit massenhaft Erregern in allen Organen.

So kann man oft bei einer Pneumokokken- oder einer Klebsiellen-(Friedländer-)Infektion mit Hilfe des Mäusetierversuches die bakteriologische Diagnose sicherer und schneller stellen (innerhalb von 24 Std) als mit der kulturellen Methode, bei welcher man, besonders wenn mischinfiziertes Material vorliegt, aus einer Primärkultur den pathogenen Keim erst isolieren und reinkultivieren muß, um denselben auf seine charakteristischen Merkmale prüfen zu können.

Eine wesentliche Aufgabe kommt Versuchstieren bei der Eruierung von Toxinbildnern zu. Es sind dies vor allem diejenigen pathogenen Keime, welche durch ihre Ektotoxine und in geringerem Maße auch durch Endotoxine Veränderungen bei Versuchstieren hervorrufen, die deren Tod zur Folge haben (Diphtherie, Tetanus, Botulinus). Gerade dort, wo nebst virulenten Toxinbildnern (Diphtheriebakterien) auch avirulente Verwandte vorkommen, oder wo verschiedene Typen derselben species verschiedenartige, typenspezifische Toxine bilden, also auch typenspezifische Immunitätsverhältnisse vorliegen (Botulinus), ist der Tierversuch kaum durch ein anderes Procedere zu ersetzen.

e) Resistenzprüfungen.

Sog. Resistenzprüfungen gegenüber bakteriostatischen Wirkstoffen — man könnte mit ebensolchem Recht sagen Empfindlichkeits- oder Sensibilitätsprüfungen — sind heute aus der bakteriologischen Untersuchungstechnik nicht mehr wegzudenken. Vielfach interessiert es den behandelnden Arzt weit mehr, durch welches Bacteriostaticum ein parasitäter Keim am stärksten gehemmt wird, als welcher Art dieser Keim sei. *Das Resultat einer Resistenzprüfung scheint ihm in bezug auf praktische Belange sehr oft wichtiger als eine exakte bakteriologische Systemdiagnose.* Obwohl wir eine solche einseitig aufs Praktische gerichtete Einstellung nicht befürworten können, weil sie uns aus verschiedenen, noch zu erwähnenden Gründen kurzsichtig scheint, ist es Tatsache, daß wir ohne Resistenzprüfungen nicht mehr auskommen.

Wie werden nun bakteriologische Resistenzprüfungen durchgeführt, und welche Schlüsse darf man aus den erzielten Ergebnissen ziehen?

Die Empfindlichkeit der Bakterien gegenüber Wirkstoffen wird — wenigstens in der Untersuchungspraxis — fast ausschließlich in vitro geprüft. Prüfungen in vivo, obwohl diese den tatsächlichen Forderungen besser entsprechen würden, fallen fast ganz weg, weil zu große und damit zu kostspielige Untersuchungsreihen notwendig wären, weil die Auswertung derselben zu viel Zeit beanspruchte, und weil man schließlich in vivo nur solche Keime genau prüfen kann, welche für bestimmte Versuchstiere obligat pathogen sind.

Will man über die Wirksamkeit eines Antibioticums einem bestimmten Keim gegenüber genauen Aufschluß erhalten, hat man mit dem Bacteriostaticum eine *Verdünnungsreihe* anzulegen in einem für die Vermehrung der betreffenden Keimart geeigneten Nährsubstrat. Jedes Röhrchen der Reihe ist mit der gleichen Menge Bakterienaufschwemmung zu beimpfen, und man hat festzustellen, bei welcher Wirkstoffmenge der Keim innert nützlicher Frist sich noch vermehrt und welche Menge eine Vermehrung verhindert. Vom technischen Gesichtspunkte aus ist speziell auf folgendes zu achten:

a) Es muß ein für die betreffende Keimart geeignetes Nährsubstrat vorliegen (in fester oder flüssiger Form).

b) Das Nährsubstrat darf weder wirkstoffhemmende (-inaktivierende) noch wirkstofffördernde Eigenschaften aufweisen.

c) Das p_H des Nährsubstrates muß dem p_H im lebenden Organismus angeglichen und konstant sein.

d) Die dem Nährsubstrat beizugebende Wirkstofflösung muß auf eine, den Wirkstoff nicht schädigende Art sterilisiert werden und soll so lange haltbar (wirksam) sein, als die Resistenzprüfung Zeit in Anspruch nimmt.

e) Die Bakterieneinsaatmenge soll jungen, sicher vermehrungsfähigen Kulturen entstammen, möglichst konstant und nicht zu groß sein.

f) Die Prüfungsresultate sind bei rasch sich vermehrenden Keimen nach längstens 24 Std abzulesen (gewisse Bacteriostatica haben in gelöstem Zustande eine Halbwertszeit von nur etwa 12 Std), bei langsamer sich vermehrenden Keimen wie Tuberkelbakterien nach 7—10 Tagen.

g) Im Zweifelsfalle hat man sich zu vergewissern, ob auch wirklich diejenige Bakterienart sich vermehrt hat, die man zu prüfen beabsichtigte.

Will man einen einzigen Keim gegenüber mehreren Bacteriostatica auf die besprochene Art präzis prüfen, ist man genötigt, ein kleines Heer von Reagensgläsern mit entsprechendem Zubehör bereitzustellen. Bei laufenden Routineuntersuchungen ist dies in der Regel nicht möglich. Man bedient sich deshalb in solchen Fällen gerne der sog. Plattenmethode. Aus relativ dick gegossenen Agarplatten stanzt man kleine Löcher heraus und bringt in diese Löcher eine bestimmte Wirkstoffmenge in gelöster Form. Oder man bringt den Wirkstoff, an ein festes Substrat gebunden, in Form von Plättchen auf die Nährbodenoberfläche. In beiden Fällen diffundiert der Wirkstoff in das Nährmedium hinein. Je nach Empfindlichkeit der zuvor auf die Nährbodenoberfläche ausgespatelten Keime wird das Bakterienwachstum in größerem oder kleinerem Umkreise gehemmt. Wir erhalten also beim Plattenverfahren kein präzises Resultat wie bei bestimmten Verdünnungsreihen in Röhrchen; die Größe des Hemmhofes ist uns ungefährer Ausdruck bakteriostatischer Wirksamkeit.

Das Plattenverfahren eignet sich demzufolge nur für vergleichende Feststellungen, wobei geringfügige Differenzen nicht berücksichtigt werden sollen. Ferner kommt das Plattenverfahren nur bei rasch sich vermehrenden Keimen in Frage und fällt deshalb bei Resistenzbestimmungen von Tuberkelbakterien außer Betracht.

Während man mit der Röhrchenmethode auf alle Fälle nur Reinkulturen prüfen soll, ist es beim Plattenverfahren unter Umständen möglich, eine Mischflora zu prüfen. Dies bedeutet, daß man das Untersuchungsmaterial eventuell direkt auf die Testplatten ausspateln kann, um die bakteriostatische Beeinflussung der gesamten Flora gleichzeitig zu beobachten. Man muß sich dabei aber im klaren sein, daß die Testung einer Mischflora weit ungenauere Resultate ergibt, als die Verarbeitung von Reinkulturen, weil sich nicht alle Keime gleich schnell vermehren, und weil sie sich untereinander gegenseitig beeinflussen können. Das Arbeiten mit Mischflora entspricht auf alle Fälle nie den Anforderungen, welche eine hohe Schule der Bakteriologie an die Untersucher stellt.

Wieweit lassen sich nun Resultate von in vitro-Versuchen auf die Verhältnisse in vivo übertragen?

Um diese Frage beantworten zu können, muß man sich im klaren sein, unter welchen Bedingungen ein Bacteriostaticum im Wirtsorganismus — therapeutisch betrachtet — eine zuverlässige und anhaltende Wirkung ausüben kann. Dies ist dann möglich, wenn die bakteriostatische Konzentration in allen Körpersäften, welche pathogene Keime enthalten, während einer bestimmten Dauer so groß ist, daß innerhalb dieser Zeitspanne sämtliche Keime bakteriostatisch beeinflußt werden, und die natürlichen bactericiden Kräfte des Wirtes sowie spezifisch-immunbiologische Vorgänge imstande sind, die Parasiten vollständig zu eliminieren. Es sind also vor allem diese *vom Wirt ausgehenden bactericiden Kräfte, welche den Unterschied ausmachen* zwischen in vivo- und in vitro-Verhältnissen. Alles, was vom Wirt ausgeht, ist aber großen individuellen Schwankungen unterworfen. Auch besteht ein Unterschied in der Beeinflußbarkeit extracellulär gelagerter und intracellulär gelagerter Mikroorganismen, indem die verschiedenen Wirkstoffe in ganz unterschiedlicher Quantität in die Zellen diffundieren (zum Teil Abhängigkeit von Molekulargröße). Es kommt hinzu, daß wir mit der gleichen Wirkstoffmenge nicht bei allen Individuen den gleichen Blutspiegel erreichen, und daß verschiedene Wirkstoffe, in gleicher Menge verabfolgt, wiederum nicht einen einheitlichen Körperspiegel ergeben. Schließlich spielen in vivo

Pathogenitäts- und Virulenzverhältnisse der Bakterien eine ausschlaggebende Rolle. In vitro wirken sich diese Faktoren nur sehr beschränkt aus.

Aus Gesagtem mag hervorgehen, daß Resultate aus in vitro-Resistenzprüfungen wohl vergleichend bewertet werden dürfen, jedoch nur großzügig und mit gewissen Einschränkungen auf die in vivo-Verhältnisse zu übertragen sind. *Streng quantitative Vergleiche zwischen in vitro-Resultaten und in vivo-Wirksamkeit sind nicht erlaubt.* Immerhin ist es sicher, daß ein Keim, welcher sich in vitro einem bestimmten Bacteriostaticum gegenüber als hochgradig resistent erweist, auch in vivo durch die physiologischerweise erreichbare Konzentration nicht mehr beeinflußt wird. Zu vermeiden, daß ein Bacteriostaticum therapeutisch angewandt wird, gegen welches die Erreger hochgradig resistent sind, scheint uns die Hauptaufgabe routinemäßig durchgeführter Resistenzbestimmungen zu sein.

Sensibilitätsprüfungen sind nur pathogenen Keimen gegenüber sinnvoll. Aber welche Keime sind als pathogen zu betrachten und sollen eliminiert werden? Wir wissen ja, daß die Luftwege nicht keimfrei und zum Teil mit apathogenen, epiphytär dort vorkommenden Mikroorganismen besiedelt sind, daß aber überdies bei klinisch völlig gesunden Menschen auch Pneumokokken, hämophile Bakterien, Meningokokken u. dgl. vorkommen können. Die Frage, welche Keimarten als pathogen zu betrachten und für bestimmte Krankheitsprozesse ätiologisch von Bedeutung sind, ist generell nicht ohne weiteres zu beantworten und muß von Fall zu Fall entschieden werden.

In erster Linie möchte man doch wohl diejenigen Keime eliminiert wissen, die uns als menschenpathogen bekannt sind, und von denen man annehmen kann, daß sie wahrscheinlich für einen bestimmten Krankheitsprozeß verantwortlich sind, ferner alle Keime, welche in einer Körperhöhle gefunden werden, die an sich keimfrei sein sollte (Pleura). Normale, physiologischerweise vorkommende Flora unterdrücken zu wollen, ist höchstens dann angezeigt, wenn man aus ganz bestimmten Gründen, z. B. als Vorbereitung chirurgischer Eingriffe, bakterienarme Verhältnisse schaffen will.

Gerade deshalb, weil Resistenzprüfungen in der Regel höchstens Keimen gegenüber angezeigt sind, die pathogenetische Bedeutung besitzen, darf auch in Verhältnissen, die nur auf die Praxis abgestimmt sind, eine einwandfreie bakteriologische Diagnostik nicht wegfallen und kann durch Resistenzprüfungen allein nicht ersetzt werden. Die Resistenzprüfungen dürfen nur eine Ergänzung der bakteriologischen Diagnostik sein und müssen in dem oben skizzierten Rahmen bewertet werden.

f) Zusammenfassung.

Das grundsätzliche Vorgehen bei diagnostischen bakteriologischen Untersuchungen läßt sich wie folgt zusammenfassen:

a) Dem Untersucher ist möglichst viel frisches, in sterilen Gefäßen aufgefangenes *Untersuchungsmaterial* zur Verfügung zu stellen. Je besser der Untersucher über klinische Daten informiert wird, um so sinnvoller wird er die bakteriologische Diagnostik gestalten können. Man soll nicht einfach „bakteriologisch untersuchen“ müssen; man sollte zielgerichtet untersuchen können. Die zu erhebenden Befunde werden dabei nicht nur vollkommener ausfallen, sondern sie werden auch innert kürzerer Frist zur Verfügung stehen.

b) Vom Untersucher sind vorerst *mikroskopische Präparate* anzufertigen. Diese ergeben eine vorläufige informatorische Übersicht und orientieren uns über den Keimreichtum im Untersuchungsmaterial. Die Färbemethoden sind so zu wählen, daß möglichst alle als Krankheitserreger in Frage kommenden Mikroorganismen zur Darstellung gelangen können.

c) *Kulturelle Untersuchungsmethoden* sind aus der bakteriologischen Diagnostik nicht mehr wegzudenken und bei jeder genauen Art- und Typenbestimmung unerläßlich. Verfahren in flüssigen sind stets mit solchen auf festen Nährböden zu koordinieren. Anaerobe Kulturverfahren dürfen nicht vernachlässigt werden, auch nicht bei der Diagnose von Lungenerkrankungen. Endziel jeder kulturellen Untersuchung ist die Abgabe einer richtigen Diagnose. Wo dies aus irgendwelchen Gründen mit eigenen Mitteln nicht möglich ist, müssen zumindest bakterielle Reinkulturen geschaffen werden, welche zwecks weiterer Verarbeitung einem besonders spezialisierten Fachmanne überlassen werden können.

d) *Tierversuche* sind in die bakteriologische Untersuchung einzubeziehen, wo immer sie sinnvoll sind, die diagnostischen Möglichkeiten bereichern oder eine bestimmte Diagnose untermauern.

e) Wo eine bakteriostatische Therapie in Frage kommt, sind in vitro *Resistenzbestimmungen* in den Untersuchungsgang einzugliedern, um grosso modo festzustellen, ob sich vorgesehene Medikamente — immer aus bakteriologischer Sicht — für eine Behandlung eignen oder nicht.

Daß die hier angeführten Forderungen nicht als übertrieben zu betrachten sind, hat schon 1890 Robert Koch mit allem Nachdruck betont. Nachdem er anfänglich geglaubt hatte, daß alle säurefesten Bakterien einheitliche Tuberkelbakterien seien, mußte er in der Folge feststellen, daß sich einzelne Typen mit zum Teil recht unterschiedlichen Eigenschaften voneinander trennen lassen (man denke an den Unterschied zwischen Typus humanus und Typus gallinaceus), ja, daß sogar apathogene Mykobakterien vorkommen. Robert Koch hat all dies in einem 1890 am X. Internationalen Medizinischen Kongreß Berlin gehaltenen Vortrag „Über bakteriologische Diagnostik“ (der Inhalt des Vortrags ist allgemein-bakteriologischer Natur) richtiggestellt und unter anderem betont: „Aber wie vorsichtig man in der Beurteilung der Kennzeichen, welche zur Unterscheidung der Bakterien dienen, selbst bei wohlbekannten Arten sein muß, das habe ich an den Tuberkelbazillen erfahren. Diese Bakterienart ist bekanntlich durch ihr Verhalten gegen Farbstoffe, durch ihre Vegetation in Reinkultur und durch ihre pathogenen Eigenschaften, und zwar durch jedes einzelne dieser Kennzeichen, so bestimmt charakterisiert, daß eine Verwechslung mit anderen Bakterien ganz ausgeschlossen scheint. Und dennoch sollte man sich auch in diesem Falle nicht auf ein einziges der genannten Merkmale für die Bestimmung der Art verlassen, sondern die bewährte Regel befolgen, daß alle zu Gebote stehenden Eigenschaften berücksichtigt werden müssen, und erst, wenn sie sämtlich übereinstimmen, die Identität der betreffenden Bakterien als erwiesen zu betrachten ist.“

„Alle neueren Erfahrungen weisen also bestimmt darauf hin, in der Trennung der Bakterienarten möglichst sorgfältig zu verfahren und die Grenzen für die einzelnen Arten eher zu eng, als zu weit zu ziehen.“

II. Spezieller Teil.

Im vorangehenden ersten und allgemeinen Teil wurde vor allem betont, was beim untersuchungstechnischen Vorgehen von grundsätzlicher und damit allgemeingültiger Bedeutung ist.

In diesem zweiten, speziellen Teil soll festgehalten werden, was beim Suchen nach bestimmten Erregern berücksichtigt werden muß, und wie wir über deren charakteristische Eigenschaften geeigneten Aufschluß erhalten.

Eine Zweiteilung in Tuberkuloseerreger und Nichttuberkuloseerreger mag willkürlich anmuten, erscheint uns aber vom untersuchungstechnischen und klinischen Standpunkt aus gerechtfertigt.

1. Tuberkelbakterien.

Die Tuberkelbakterien (TB) gehören der Familie der Mycobacteriaceae an, auch „säurefeste Bakterien“ genannt.

Wichtigste Vertreter der Mykobakterien sind:

Mycobacterium tuberculosis
Macobacterium paratuberculosis } parasitäre, pathogene Mykobakterien.
Mycobacterium leprae

Saprophytäre, apathogene Mykobakterien (s. BERGEY).

Obwohl uns an dieser Stelle nur das Mycobacterium tuberculosis interessiert, muß man sich doch jederzeit vergegenwärtigen, daß auch noch andere säurefeste Bakterien vorkommen, vor allem saprophytäre, welche zu diagnostischen Irrtümern Anlaß geben können.

Die *TB* sind kapsellose Stäbchenbakterien von 1—4 μ Länge und 0,3 bis 0,5 μ Breite. Färberisch lassen sie sich nicht ins Gram-System einteilen. Ihr diagnostisch wichtigstes Merkmal ist die *Säurefestigkeit.*

a) Untersuchungsmaterial.

In der Tuberkulosediagnostik ist es besonders wichtig, dem Untersucher genügend und geeignetes Material zur Verfügung zu stellen. Je mehr Material verarbeitet werden kann, um so größer sind die Aussichten, TB zu finden. Abstriche an Wattetupfern, die meistens eingetrocknet im Laboratorium ankommen, sind ganz ungeeignet zum Nachweis von TB. Sputum soll womöglich aus „tiefen“ Abschnitten der Lungen stammen und, wenn spärlich vorhanden, über einige Tage gesammelt werden. Magensaft, sofern er auch kulturell oder im Tierversuch zu untersuchen ist, muß entweder frisch gewonnen verarbeitet oder mit einer Pufferlösung versetzt werden. Läßt man TB-haltigen Magensaft ungepuffert länger als 12 Std stehen, riskiert man, daß die TB trotz ihrer Säurefestigkeit (die eben auch nur eine relative ist) geschädigt werden und sich im Kulturmedium oder im Tierkörper nicht mehr vermehren. Als Pufferlösung verwendet man Na_2HPO_4, 100 g Substanz gelöst in 250 cm^3 Wasser. Der Magensaftprobe werden 1,5 cm^3 dieser Lösung beigegeben (ROTH und BIRKHAEUSER).

Will man in Gewebsstücken (Sektions-, Operationsmaterial) TB nachweisen, ist daran zu erinnern — was schon ROBERT KOCH betont —, daß man die TB nicht in erster Linie in den nekrotischen Massen suchen soll, sondern dieselben am ehesten findet in den Übergangszonen zwischen totem (nekrotischem) und noch lebens- und reaktionsfähigem Gewebe.

Sofern genügend Untersuchungsmaterial vorliegt, kann dasselbe direktmikroskopisch, kulturell wie im Tierversuch auf TB untersucht werden. Handelt es sich um besonders wichtige Untersuchungen, empfiehlt es sich unbedingt, *alle 3 Methoden gleichzeitig anzuwenden.*

b) Mikroskopische Untersuchung.

Der direkt-mikroskopischen Untersuchung kommt in der Tuberkulosediagnostik weit größere Bedeutung zu, als bei den meisten übrigen Infektionskrankheiten; einmal wegen der relativ geringen Gefahr, echte TB mit anderen Keimen zu verwechseln, und wegen des — im Vergleich zu Kultur und Tierversuch — kleinen Zeitaufwandes.

Bei der Anfertigung eines Objektträgerpräparates kann recht wenig Untersuchungsmaterial ausgestrichen werden, so daß bei spärlicher Bakterienzahl wenig Aussicht besteht, welche zu finden. Dieser Tatsache Rechnung tragend, wurden spezielle Anreicherungsverfahren ausgearbeitet. Angereichert werden die TB durch Zentrifugieren. Nachdem das Zentrifugieren aber nur dann zur Anreicherung der TB im Bodensatz führen kann, wenn das Material flüssig ist, muß man zähflüssigem und halbfestem Material wie Sputum oder dickem Eiter ein verflüssigendes Agens zusetzen. In der Regel verwendet man Antiformin, ein Gemisch aus Liquor natrii hypochlorosi und Alkalihydrat. Das Antiformin, dessen genaue quantitative Zusammensetzung je nach Herstellungsvorschrift gewissen Schwankungen unterworfen ist, verflüssigt organische Substanzen, mit Ausnahme wachsartiger Stoffe, läßt also die TB intakt. Das Antiformin wird dem Untersuchungsmaterial entweder unverdünnt oder besser 1:4 bis 1:8 verdünnt zugesetzt, wobei die beigegebene Antiforminmenge ungefähr der doppelten Menge des Untersuchungsmaterials entsprechen soll. Das Gemisch wird 20—30 min stehengelassen, entweder bei Zimmertemperatur oder besser im Wasserbad bei einer erhöhten Temperatur bis maximal 70° C. Antiforminkonzentration, Zeit der Einwirkung und Inkubationstemperatur müssen aufeinander abgestimmt werden und sind so zu dosieren, daß das Untersuchungsmaterial auf alle Fälle vollständig verflüssigt wird. Das verflüssigte Gemisch wird während längerer Zeit scharf zentrifugiert und das Sediment auf einen Objektträger ausgestrichen, getrocknet und gefärbt.

Die am häufigsten angewandte *Färbemethode* ist immer noch die Methode nach ZIEL-NEELSON. Dabei werden die fixierten Ausstrichpräparate während 2—4 min mit konzentrierter Carbolfuchsinlösung unter gleichzeitiger Erwärmung gefärbt, nachher mit einem Säure-Alkoholgemisch (z. B. konzentrierte Salzsäure 3,0 + 96%iger Äthylalkohol 97,0) entfärbt, mit Wasser abgewaschen und mit verdünnter Methylenblaulösung kurz kontrastgefärbt.

Andere Färbemethoden, die aber eher für spezielle morphologische Studien in Frage kommen, sind die differenzierte Gram-Färbung nach MUCH die Carmin-Essigsäure-Färbung sowie die modifizierte Giemsa-Färbung nach PIEKARSKI-ROBINOW [s. BASSERMANN, HALLMANN (1), BLOCH.]

Fluoreszenz-mikroskopische Untersuchungen nach HAGEMANN sind namentlich von deutschen Autoren immer wieder empfohlen worden. Für den Mikroskopierenden kommt das Verfahren einer Dunkelfeldmethode gleich und besitzt den Vorteil, daß man schon mit Gesamtvergrößerungen von 1:100 bis maximal 1:200 auskommt, gleichzeitig also ein größeres Gesichtsfeld überblickt, als bei einer 1000fachen Vergrößerung, und damit leichter TB findet, wo dieselben nur in kleiner Zahl vorhanden sind. Gefärbt wird an Stelle von Carbolfuchsin mit Carbolauramin, entfärbt ebenfalls mit Säure-Alkohol, die Kontrastfärbung fällt dahin. Verwendet werden normale Mikroskope, denen man in den Kondensor ein bestimmtes Blaufilter und dem Okular ein Gelbfilter aufsetzt. Weil dem Fluorescenzvermögen der Bakterien die gleichen chemischen Eigenschaften zugrunde liegen wie der Säurefestigkeit, ist die Spezifität dieser Färbung analog derjenigen der ZIEHL-NEELSON-Färbung; es gelangen alle säurefesten Bakterien zur Darstellung.

c) Kulturmethode.

Um TB auch dort nachzuweisen, wo man sie wegen ihrer geringen Zahl direkt-mikroskopisch nicht findet, um mikroskopisch festgestellte Mykobakterien weiteruntersuchen und analysieren zu können, zur Vornahme von Resistenzbestimmungen und zur Erhaltung von Bakterienstämmen, bedient man sich der Kulturmethode.

Die pathogenen Mykobakterien wachsen nicht auf gewöhnlichen Bouillon- oder Agarnährböden; sie verlangen besondere Nährsubstrate.

Alle Mykobakterien sind ausgesprochen sauerstoffliebend, ihre Vermehrung erfolgt nur unter aeroben Bedingungen.

Weil sich die TB auch in vitro bedeutend langsamer vermehren als die meisten übrigen pathogenen Mikroorganismen, darf frühestens nach 10—20 Tagen mit positiven Primärkulturen gerechnet werden.

Nachdem das Untersuchungsmaterial häufig (Sputum immer) banale Begleitflora enthält, muß das Untersuchungsmaterial vor dem Anlegen der Kulturen vorbehandelt werden, um diese Begleitkeime abzutöten und damit aus dem Kulturgeschehen auszuschalten. Zu diesem Zwecke zieht man die Nutzanwendung aus der Tatsache der relativen Säurefestigkeit der Mykobakterien. Man versetzt das Untersuchungsmaterial während 20 min mit 6—8 Vol-% Schwefelsäure, zentrifugiert das Gemisch und streicht das Sediment mit einer starken Öse auf feste Nährmedien aus. Hin und wieder kommen im Untersuchungsmaterial Begleitkeime vor, welche sich durch die genannte Säurebehandlung nicht eliminieren lassen, z. B. Keime der Coligruppe. Solche sind dann oftmals empfindlicher gegen Alkalien. In diesem Falle kann man das Untersuchungsmaterial während 60 min mit normaler Natronlauge vorbehandeln, mit Säure neutralisieren und ansäuern und wie nach Säurebehandlung weiterverarbeiten. Die Anwendung verdünnten Antiformins zur Eliminierung der Begleitflora möchten wir eher nicht empfehlen. Es besteht dabei stets die Gefahr, daß auch die TB zu stark geschädigt werden und dann in einem gewissen Prozentsatz der Fälle nicht mehr angehen.

Beim Anlegen der Kulturen ist es wichtig, das Material gut auf dem Nährboden einzureiben. Die Reagensgläser werden zur Verhinderung starken Flüssigkeitsverlustes verschlossen, entweder mit Kork- oder Gummistopfen oder mit Paraffin. Bebrütung bei 37° C. Wir kontrollieren die Kulturen mindestens wöchentlich und berichten die positiven Befunde, sobald Wachstum von TB festgestellt ist. Nichtangegangene Kulturen bebrüten wir während 8 Wochen und geben erst nach dieser Zeitspanne definitiv einen negativen Bericht ab.

Für diagnostische Primärkulturen verwendet man am besten sog. Eiernährböden nach Hohn, Loewenstein oder Petragnani. Wir verwenden seit längerer Zeit das Loewenstein-Substrat, Modifikation Jensen, weil die Kulturen mit diesem Nährsubstrat — bei vergleichsweisen Untersuchungen festgestellt — am schnellsten angehen. An Stelle der Eiernährböden kann man auch synthetische Nährmedien nach Dubos, Kirchner oder Sauton verwenden, denen man zur Verfestigung Agar-Agar beigibt. Diagnostische Untersuchungen sollten unter allen Umständen auf festen Nährmedien (Oberflächenkultur) vorgenommen werden, weil sich die im Untersuchungsmaterial vorhandenen TB in der Regel in flüssigen Substraten primär nicht vermehren und — über feste Nährböden — vorerst einer gewissen Adaptierung bedürfen. Flüssige Nährmedien werden deshalb meistens erst für Subkulturen verwendet zur Vornahme von Resistenzprüfungen und tierexperimentellen Untersuchungen.

Nährmedien für TB-Kulturen siehe Hallmann (2).

d) Tierversuch.

Die Methode des Tierversuches wird kaum bei einer zweiten Krankheit so häufig als diagnostisches Hilfsmittel beigezogen wie bei der Tuberkulose. Die Tatsache, daß die Kulturmedien für TB in den letzten Jahren zum Teil wesentlich verbessert wurden, vermochte die Bedeutung des Tierversuchs kaum zu beeinträchtigen. Als Versuchstier verwendet man fast ausschließlich das Meerschweinchen.

Worin liegen Vor- und Nachteile des Tierversuches und in welcher Beziehung ergänzt er die Kulturmethoden? Der Tierversuch ist technisch einfach durchzuführen. Von pathogenen Begleitkeimen freies Untersuchungsmaterial kann man den Versuchstieren ohne jede weitere Maßnahme subcutan injizieren. Einzelne saprophytäre Keime eliminiert der Tierkörper selbst. Vor allem kann man einem Versuchstier relativ viel Untersuchungsmaterial injizieren, einem mittelgroßen Meerschweinchen ohne weiteres 2 cm^3 angereichertes Material, während man auf Oberflächenkulturen nur ösenweise relativ wenig Material mit dem Nährboden in Kontakt bringen kann. Dementsprechend gebe ich dem Tierversuch, verglichen mit der Kultur, in bezug auf diagnostische Sicherheit immer noch den Vorzug. Im übrigen liegt es im Wesen des Tierversuchs, daß er nicht nur Auskunft gibt, ob Mykobakterien vorhanden sind oder nicht; er spricht sich gleichzeitig auch aus über deren Pathogenität und Virulenz.

Will man laufend Tierversuche durchführen, benötigt man Einrichtungen für die Tierhaltung. Während man bei Kulturen Gefahr läuft, daß dieselben durch Begleitkeime verunreinigt werden, riskiert man beim Tierversuch, daß die Versuchstiere aus irgendeinem Grunde vorzeitig interkurrent eingehen und damit kein verwertbares Resultat abgeben. Durch hygienische Tierhaltung kann man aber den Prozentsatz vorzeitig eingehender Tiere niedrig halten. Ferner verwendeten wir in letzter Zeit mit gutem Erfolg Antibiotica (vor allem Aureomycin), wenn es galt, interkurrent erkrankte Tiere am Leben zu erhalten.

Das Meerschweinchen ist immer noch das Versuchstier der Wahl. Der in den letzten Jahren verschiedentlich empfohlene syrische Goldhamster eignet sich zur Tuberkulosediagnostik weniger gut. Einmal kann man ihm weniger Untersuchungsmaterial injizieren als dem Meerschweinchen, weil er wesentlich kleiner ist. Schwerwiegender dürfte aber die Tatsache ins Gewicht fallen, daß sich (gemäß eigenen Feststellungen) beim Goldhamster nur eine klassische Tuberkulose entwickelt, wenn er mit TB bovinen Ursprungs infiziert wird, während die Infektion mit TB des Typus humanus meistens ein recht uncharakteristisches Sektionsergebnis liefert.

Die im Versuch stehenden Meerschweinchen soll man wenn möglich 6 Wochen halten, sie dann töten und genau sezieren. Erst wenn im Sektionsmaterial TB nachgewiesen sind, darf der Tierversuch als positiv bewertet werden. Namentlich für Unerfahrene sind Verwechslungen mit pathologisch-anatomischen Veränderungen anderer Ätiologie möglich, vor allem mit der Pseudotuberkulose, eventuell auch mit Brucellosen, Coccidiose usw.

Zu Tuberkulosetierversuchen dürfen unter allen Umständen nur gesunde, noch nie anderweitig gebrauchte Meerschweinchen verwendet werden.

Wichtiges Untersuchungsmaterial, das nicht ohne weiteres wieder beschafft werden kann (einmaliges Operations- oder Sektionsmaterial), verarbeiten wir — um doppelt zu nähen — grundsätzlich kulturell wie im Tierversuch, immer vorausgesetzt, daß genügend Material zur Verfügung steht. Die Selbstkosten für einen Tierversuch mit einem Tier sind etwa 3mal so groß, wie diejenigen für eine kulturelle Untersuchung. Selbstverständlich kann man in ganz wichtigen Fällen zur Lösung einer diagnostischen Aufgabe auch mehrere Versuchstiere einsetzen.

e) Typisierung der Tuberkelbakterien.

Eine genaue Typenbestimmung, vor allem eine Unterscheidung in Typus humanus und Typus bovinus, ist innerhalb des Gebietes der Humanmedizin zur Abklärung epidemiologischer Zusammenhänge und damit auch in bezug auf prophylaktische Maßnahmen von maßgebender Bedeutung. Zudem kann die Zugehörigkeit zu einem bestimmten TB-Typ beispielsweise bei versicherungstechnischen Entscheiden (Berufsinfektion) ausschlaggebend sein.

Wie werden TB typisiert? Direkt mikroskopisch ist dies überhaupt nicht möglich. Kulturell ist es nicht sicher möglich. Man stellt deshalb am besten auf die Kaninchenpathogenität eines TB-Stammes ab.

Seit Jahren gehen wir wie folgt vor:

a) Der zu typisierende TB-Stamm muß in Reinkultur vorliegen. Wenn z. B. nur ein positiver Meerschweinchentierversuch vorliegt, werden mit dem Meerschweinchensektionsmaterial Kulturen angelegt.

b) Mit einer höchstens 4 Wochen alten Kultur macht man eine Aufschwemmung in physiologischer Kochsalzlösung. Diese Aufschwemmung soll je 1 cm^3 nicht mehr als 500 vermehrungsfähige TB enthalten.

c) Von der genannten Aufschwemmung werden einem jugendlichen, etwa 2 kg schweren Kaninchen 2 cm^3 intravenös injiziert. Zur Kontrolle, ob die Kultur vermehrungsfähig und virulent sei, wird gleichzeitig einem Meerschweinchen von der gleichen Aufschwemmung 1 cm^3 subcutan injiziert.

d) Vier Wochen nach der Infektion werden die Versuchstiere getötet. Das Meerschweinchen muß unter allen Umständen tuberkulöse Veränderungen aufweisen. Ist dies nicht der Fall, liegt ein meerschweinchenapathogener Stamm vor (es können saprophytäre Mykobakterien sein, es kann sich auch um TB des Typus gallinaceus handeln) oder die Ausgangskultur war aus irgendeinem Grunde nicht mehr vermehrungsfähig und der Kaninchentierversuch bei negativem Ausfall nicht zu verwerten.

Ist das Meerschweinchen tuberkulös verändert, besteht die Möglichkeit, daß wir beim Kaninchen eine ausgedehnte, allgemeine Miliartuberkulose finden mit stark vergrößerter Milz und positivem, aber eher spärlichen TB-Befund: der geprüfte Stamm gehört dem Typus bovinus an. Zeigt das Kaninchen keinerlei Veränderungen, dann lagen TB des Typus humanus vor.

Der Typus gallinaceus, der übrigens in der Humanmedizin kaum von Bedeutung ist, erweist sich für das Meerschweinchen nicht oder ganz schwach pathogen (höchstens vorübergehende regionale Lymphknotenschwellung), verursacht dagegen beim Kaninchen eine Septikämie, jedoch für Tuberkulose keine typischen histologischen Veränderungen. Bei der Sektion fällt vor allem die enorme Milzschwellung auf, und in den Organausstrichen findet man massenhaft TB.

Tabelle 1. *Schema für die Typisierung von Warmblüter-TB.*

	Meerschweinchen	Kaninchen
Typus humanus	pathogen	nichtpathogen
Typus bovinus	hochpathogen	pathogen
Typus gallinaceus	nichtpathogen oder nur ganz schwach pathogen	hochpathogen (in den Organen massenhaft TB bei Fehlen typischer histologischer Veränderungen)

f) Resistenzbestimmungen gegenüber Bacteriostatica.

Periodisch vorgenommene Resistenzbestimmungen sind aus einem systematisch aufgebauten *Therapieplan* nicht mehr wegzudenken, indem eine medikamentöse Behandlung mit einem bestimmten Bacteriostaticum nur dann sinnvoll ist, wenn der betreffende Bakterienstamm sich dem Bacteriostaticum gegenüber nicht als resistent erweist. Diese Resistenz ist eine relative und die Resistenzdefinition ein den praktischen Bedürfnissen angepaßter Begriff.

Wir sprechen von wirkstoffresistenten Bakterien, wenn sich dieselben in vitro bei einer Wirkstoffkonzentration noch vermehren, welche höher ist als die Konzentration, die wir üblicherweise im Wirtsorganismus (im Patienten) zu erreichen vermögen. Wir müssen ferner zumindest von einem Resistentwerden einer Bakterienpopulation sprechen, wenn sich deren Sensibilität gegenüber einem Wirkstoff, verglichen mit früheren Untersuchungen, um das 100—1000fache verringert hat.

Wiewohl Resistenzprüfungen in vivo den natürlichen Begebenheiten eher angepaßt wären als solche in vitro, werden erstere in der Praxis kaum angewandt, weil sie mit zu großen Umtrieben verbunden wären. Im allgemeinen genügen in vitro-Versuche, vorausgesetzt, daß sie richtig interpretiert werden. Die Plattenmethode allerdings kann bei Resistenzbestimmungen von TB kaum zur Anwendung kommen. Man verwendet den Röhrchentest. Nährmedien, welche zur TB-Kultivierung geeignet sind, gibt man abgestufte Mengen des Wirkstoffes bei. Diese Medien beimpft man entweder mit TB-haltigem Untersuchungsmaterial, welches für kulturelle Zwecke vorbehandelt wurde, direkt, oder man legt vorerst auf wirkstofffreien Medien Primärkulturen an und überträgt nachher Kulturmaterial auf die Wirkstoffreihe. Grundsätzlich soll festgestellt werden, bei welcher Wirkstoffkonzentration noch TB-Wachstum erfolgt, und bei welcher Konzentration das Wachstum gehemmt wird.

In technischer Hinsicht ist bei der Durchführung der Resistenzbestimmungen von Belang

a) daß für die TB-Kultivierung optimal geeignete Nährmedien verwendet werden;

b) daß diese Medien bzw. Bestandteile derselben die Wirkstoffe in keiner Weise beeinflussen;

c) daß die Wirkstoffe diesen Medien in wirksamer Form zugesetzt werden und man die gebrauchsfertigen Nährmedien nur so lange aufbewahrt, als die Bacteriostatica darin haltbar sind. (Das INH ist unseres Wissens zur Zeit der einzige Wirkstoff, der in Lösung praktisch unbeschränkt haltbar ist und ohne Einbuße der Wirksamkeit erhitzt und damit hitzesterilisiert werden kann);

d) daß bei der Beimpfung möglichst einheitliche, nicht zu große Inoculationsmengen verwendet werden;

e) daß die Resultate innerhalb nützlicher Frist abgelesen werden; bei Primärkulturen (je nach Wachstum in Kontrollröhrchen) nach 14—28 Tagen, in Subkulturen nach 8—10 Tagen.

Welcher Methode man schließlich den Vorzug gibt, ist teilweise Ermessenssache und hängt auch davon ab, ob es sich auf die Praxis zugeschnittene oder um wissenschaftliche Untersuchungen handelt. Ähnlichen Überlegungen untersteht der Entscheid, welche Wirkstoffkonzentration man bei der Prüfung anwenden will. Sicher muß am einen Ende der Reihe ein Kontrollröhrchen ohne Wirkstoffzusatz stehen, am anderen Ende ein Röhrchen mit so viel Wirkstoff, daß bei Wachstum in demselben mit Sicherheit von resistenten Keimen gesprochen werden kann.

Nachfolgend angeführte Minimalreihe beurteilen wir bei Wachstum in den betreffenden Röhrchen wie folgt:

Tabelle 2.

Mikrogramm Wirkstoff je 1 cm^3 Nährsubstrat			Beurteilung
Streptomycin SM	Isonicotinsäurehydrazid INH	Paraminosalicylsäure PAS	
0	0	0	*nicht*resistente Population
1	0,5	10	
10	5	100	resistent *werdende* Population
100	50	1000	sicher resistente Population

Zieht man vor, mit dem Untersuchungsmaterial direkt wirkstoffhaltige Nährmedien zu beimpfen, muß man das Bacteriostaticum zu verfestigenden Medien beigeben (Eiernährböden, synthetischen Medien plus Agar). Diese Methode hat den Vorteil, kurzfristig (innerhalb 2—3 Wochen) unbedingt brauchbare Resultate zu liefern. Sie hat den Nachteil, nur bei solchen Untersuchungsmaterialien angewandt werden zu können, welche primär ziemlich viel Bakterien enthalten. Sie hat ferner den Nachteil, daß man gebrauchsfertige Nährmedien nur vorrätig halten kann, wenn die darin enthaltenen Wirkstoffe auch in gelöster Form eine gewisse Zeit beständig sind. Ist dies nicht der Fall, muß man laufend frische Nährböden mit frisch zubereitetem Wirkstoffzusatz herstellen, was im allgemeinen arbeitstechnisch unrationell ist.

Namentlich infolge genannter Nachteile zieht man vielerorts vor, mit einer indirekten, mehrstufigen Methode zu Resultaten zu kommen. Man legt vorerst mit dem Untersuchungsmaterial Primärkulturen an auf den festen Nährmedien, die man auch für alle diagnostischen Untersuchungen verwendet. Stellt man daselbst gutes Wachstum fest, überimpft man auf Tween-80 enthaltendes, flüssiges Dubos-Medium. Darin soll innerhalb von 8 Tagen gut sichtbares, homogenes Wachstum erfolgen. Die Dubos-Kultur impft man in frisch hergestellte Wirkstoffverdünnungsreihen in flüssigem Youmans-Nährsubstrat weiter. Nach weiteren 8 Tagen sollte infolge flockigen Wachstums der Kultur einwandfrei festgestellt werden können, wo eine weitere Vermehrung der TB erfolgt ist und wo nicht. Diese Prüfungen in flüssigen Medien haben vor allem den Vorteil, daß man wenig haltbare Wirkstoffe in letzter Minute lösen und dem im übrigen fertigen Nährmedium beigeben kann und daß die Möglichkeit besteht, alle Wirkstoffprüfungen mit einer einheitlichen Ausgangskultur vorzunehmen. Der Hauptnachteil dieser Methode besteht in der längeren Zeitdauer, die zur Ermittlung eines Resultates erforderlich ist, ferner — wie wir später sehen werden — in der Tatsache, daß sich TB, welche durch Wirkstoffe geschädigt sind, in flüssigen Nährmedien schlechter kultivieren lassen als auf festen.

Wir haben eine größere Zahl von Resistenzbestimmungen parallel nach beiden Methoden durchgeführt und, was vorauszusehen war, im großen und ganzen übereinstimmende Ergebnisse erzielt. Kleine Divergenzen sind darauf zurückzuführen, daß eben selten eine einheitliche Bakterienpopulation vorliegt, wenigstens dann nicht, wenn uns dieselbe resistent erscheint. Wir müssen uns immer im klaren sein, daß wir eine ganze Population prüfen, die aus massenhaft Einzelindividuen besteht. Geprüft in flüssigen Nährmedien erscheint uns eine Kultur resistent, wenn mindestens 10% ihrer Keime resistent sind. Geprüft auf festen Nährböden ist es ohne weiteres möglich, daß vereinzelte resistente Keime, die zahlenmäßig höchstens 1% oder 1‰ ausmachen, Kolonien bilden und dadurch die Population wenigstens teilweise resistent erscheinen lassen. Aus diesem zahlenmäßigen Unterschied im Verhältnis von resistenten zu nichtresistenten Keimen einer Population können gewisse Divergenzen im Endergebnis resultieren.

Zur Zeit gehen wir wie folgt vor: Wenn nur Resistenzprüfungen auf Streptomycin und INH verlangt sind, benützen wir die direkte Methode auf stets vorrätig gehaltenen festen, wirkstoffhaltigen Nährmedien (diese sind im Kühlschrank bei 4° C sicher während 2 Monaten haltbar), vorausgesetzt, daß wir im eingesandten Material mikroskopisch TB nachweisen können. Wenn dies nicht der Fall ist oder wenn Resistenzprüfungen auf noch weitere Wirkstoffe verlangt sind, benützen wir die indirekte Methode mit Verdünnungsreihen in flüssigen Nährmedien.

g) Bemerkungen zum Resistenzproblem.

Das Resistenzproblem ist ebenso alt wie die Therapie mit bakteriostatischen Mitteln selbst. Nach Eingang solcher Wirkstoffe in das ärztliche Handeln hat sich bald gezeigt, daß innerhalb von Bakterienpopulationen aller Art sog. resistente Individuen in Erscheinung treten, sich vermehren und dadurch die ursprüngliche Bakterienpopulation in eine solche mit zum Teil ganz anderem Gepräge umwandeln.

Vom bakteriologischen Gesichtspunkt aus betrachtet, ist das Resistenzproblem ausschließlich ein Populationsproblem. Genetische Fragen sowie die Tatsache, daß der Mechanismus des Resistentwerdens einzelner Keime noch nicht restlos geklärt ist, sind praktisch von ganz untergeordneter Bedeutung. Es ist einerlei, ob wir der Selektionstheorie, d. h. der Hypothyse vom Präexistieren resistenter Keime oder der Mutationstheorie, also der Annahme, daß unter dem Einfluß bestimmter Wirkstoffe resistente Mutanten entstehen, das Wort sprechen. Wesentlich ist, daß sich einzelne resistente Bakterien trotz Anwesenheit der für sie nicht mehr wirksamen Bacteriostatica weitervermehren, und damit in kurzer Zeit eine resistente Population entsteht. So kann beispielsweise aus einem einzigen resistenten TB innerhalb Monatsfrist eine resistente Population von 10^9 Keimen entstehen.

Weil das Resistenzproblem ein Populationenproblem ist, steht keineswegs fest, daß alle TB in einem Wirtsorganismus gleich resistent sein müssen. Divergierende Resultate brauchen also nicht Beweis einer unrichtigen Bestimmungstechnik zu sein. Ebensowenig muß die Kultur, welche wir prüfen, eine Einheit darstellen. Darin können sensible und resistente Individuen vorkommen. Weil sich sensible und resistente Keime nicht unbedingt gleichmäßig vermehren, kann der Resistenzwert einer Gesamtkultur Schwankungen unterworfen sein. *Wir prüfen fast stets die Populationen und nur in Ausnahmefällen Individuen* (s. WIESMANN).

h) Einfluß der Bacteriostatica auf die Bakterien.

Grundsätzlich ist festzuhalten, daß die therapeutisch zur Anwendung kommenden *Wirkstoffe* nicht bactericid, sondern *nur bakteriostatisch wirken*. Die Wirkstoffe töten also die Keime nicht ab, sondern verhindern eine weitere Vermehrung derselben. Sie restlos zu eliminieren, ist immer Sache des Wirtsorganismus.

Nun weisen sowohl praktische Beobachtungen als auch präzise experimentelle Untersuchungen darauf hin, daß der bakteriostatische Effekt auf die Mikroorganismen über die Zeit hinaus anhält, während welcher jene mit dem Bacteriostaticum in Kontakt stehen. Es bleibt eine länger dauernde Schädigung der Bakterien zurück, die sich darin äußert, daß Teilungsvorgänge erst verspätet wieder einsetzen, in längeren Intervallen als üblich, und im extremen Fall überhaupt nicht mehr zustande kommen. Der bakteriostatische Effekt kann also so stark sein, daß er in seiner Auswirkung einem bactericiden entspricht. Diese Tatsache beeinflußt die Resultate unserer biologischen TB-Nachweisverfahren in Kultur und Tierversuch. So haben wir (Bakteriologisches Institut St. Gallen) innerhalb unseres Untersuchungsmaterials des Jahres 1953 in 42 Fällen (= 5,6% aller mikroskopisch positiver Fälle) direkt-mikroskopisch TB nachgewiesen, welche sich in 37 Fällen nicht mehr kultivieren ließen und in 6 Fällen im Meerschweinchentierversuch nicht mehr angingen. Es handelte sich bei all diesen Fällen um Untersuchungsmaterial von vorbehandelten, meistenteils kombiniert vorbehandelten Patienten.

Wir haben in letzter Zeit ferner festgestellt, daß sich bakteriostatisch beeinflußte TB in flüssigen Nährmedien nach DUBOS oder YOUMANS schlechter kultivieren lassen als auf festen, und daß sich gewisse Stämme auf Oberflächenkulturen noch ordentlich vermehren, in flüssigen Medien dagegen nicht mehr. Diese Tatsache hat uns gezwungen, unsere Resistenzbestimmungstechnik teilweise auf feste Nährböden umzustellen.

Als Faustregel darf man annehmen, daß die Schädigung der Bakterien proportional ist

a) der Konzentration des Wirkstoffes,
b) der Zeitdauer der Einwirkung,
c) der Sensibilität der Erreger.

Je größer die Wirkstoffkonzentration, je länger die Einwirkung derselben auf die Bakterien, und je empfindlicher diese Erreger dem Wirkstoff gegenüber sind, um so stärker wird die Schädigung der Bakterien sein (s. BEKIERKUNST und SZULGA).

Noch vermehrnngsfähige, jedoch wirkstoffbeeinflußte TB haben ihre Säurefestigkeit nicht eingebüßt. Die üblichen Färbemethoden lassen uns also nicht im Stich. Durch bakteriostatische Mittel beeinflußte Bakterien erscheinen häufig kürzer, segmentiert, ungleichmäßig gefärbt, eventuell nur noch als Granula, sind aber als TB noch zu erkennen.

Wenn solche noch einwandfrei sichtbare Keime im Tierversuch nicht mehr angehen, möchte man geneigt sein, von einem Virulenzverlust der Bakterien zu sprechen. Nach unseren bisherigen Erfahrungen gehen aber nicht speziell jene Eigenschaften verloren, welche zum Begriff der Virulenz gehören; es handelt sich vielmehr um eine Schädigung der gesamten Vitalität der Bakterien. Eine entsprechende Beobachtung mag als Beispiel dienen:

Als das INH in die Therapie eingeführt wurde, machten am Pathologischen Institut St. Gallen E. UEHLINGER, R. SIEBENMANN und H. FREI entsprechende tierexperimentelle Untersuchungen mit Streptomycin und INH. Nach 6 und 9 Wochen langer täglicher Behandlung der zuvor mit dem TB-Stamm H 37 Rv infizierten Meerschweinchen wurden Serien derselben getötet und uns deren kleine Inguinallymphknoten zum eventuellen TB-Nachweis übergeben. Weil diese keine sichtbaren Veränderungen zeigten, wurden sie in toto auf frische Versuchstiere übertragen. Ein Teil der Meerschweinchen zeigte nach frühestens 4 Wochen nur weizenkorngroße, jedoch derb sich anfühlende Lymphknoten. Man hatte den Eindruck, die Tuberkulose würde angehen. Nach 3 Monaten waren aber die Lympkhnoten noch immer gleich groß. Schließlich wurden probehalber 2 Tiere getötet. Makroskopisch waren keine tuberkulösen Veränderungen festzustellen. Die kleinen Inguinallymphknoten zeigten keine eitrigen Einschmelzungen. Strich man aber deren Schnittfläche auf Objektträger aus, fand man im Ausstrich ziemlich viel TB. Die Lymphknoten wurden kulturell verarbeitet. Schon nach 10 Tagen besaßen wir üppig gewachsene Kulturen. Dieser Kultur entstammende TB erwiesen sich in neuerdings eingeleiteten Tierversuchen wieder als voll meerschweinchenpathogen, genau gleich, wie es der ursprüngliche Stamm H 37 Rv war.

Unsere übrigen ersten Versuchstiere wurden weiter beobachtet. Bei keinem entstand eine manifeste Tuberkulose. Zwei Tiere, welche 6 Monate nach Versuchsbeginn getötet wurden, ergaben den gleichen Befund wie die Tiere 3 Monate zuvor. Vier weitere Tiere, welche wir während eines Jahres hüteten, ließen nach dieser Zeit keine veränderten Lymphknoten mehr erkennen und bei der Sektion erwiesen sie sich, sowohl mikroskopisch als auch kulturell geprüft, als TB-frei.

Dies angeführte Beispiel mag vor Augen führen, wie komplex und noch unübersichtlich viele Fragen sind, die mit der Beeinflussung der Bakterien durch Wirkstoffe zusammenhängen. Daß man im übrigen mit dem Begriff *Virulenz* bzw. Virulenzverlust äußerst vorsichtig umgehen sollte, mag ein zweites Beispiel andeuten:

1953 erhielten wir aus einem Sanatorium 2 TB-Kulturen mit dem Auftrag, dieselben auf ihre Virulenz zu prüfen. Beide Kulturen stammten aus Sputum von kombiniert vorbehandelten Patienten. Die Kulturen erwiesen sich als meerschweinchenapathogen. Verimpfte man die gleichen Kulturen intravenös und intraperitoneal auf weiße Mäuse, gingen sämtliche Mäuse innerhalb von 4 Wochen an einer generalisierten Tuberkulose zugrunde. Die kulturell aus den Mäuseorganen isolierten TB wurden auf frische Meerschweinchen übertragen: obwohl die TB die Mäuse getötet hatten, erwiesen sie sich für die Meerschweinchen wieder als apathogen.

Man muß sich immer Rechenschaft geben, daß der Begriff der Virulenz als solcher nicht zu fassen ist und daß die Virulenz nur beurteilt werden kann am Maß der Pathogenität eines Bakterienstammes einem bestimmten Versuchstier gegenüber; wobei Art der Einverleibung und Dosierung nicht gleichgültig sind.

Es gibt sowohl sensible als auch resistente Bakterienstämme, die sich nach langer bakteriostatischer Beeinflussung als nicht mehr pathogen für bestimmte Tiere erweisen. Mit einem solchen Apathogenwerden dürfen wir aber nicht rechnen. Ebenfalls erscheint es uns nicht ohne weiteres erlaubt, aus einem Apathogensein einer Tierart gegenüber auf einen allgemeingültigen und dauernden Virulenzverlust zu schließen.

Bezüglich der bakteriologischen Diagnostik ist es wesentlich, zu wissen, daß Bakterien durch Wirkstoffe in ausgedehntem Maße allgemein geschädigt werden können und diese Tatsache unsere diagnostischen Möglichkeiten beeinträchtigt. Weil diese Schädigung über Wochen und Monate anhält, ist es weder angezeigt noch berechtigt, aus diagnostischen Motiven die Wirkstoffe auszusetzen. Wo Kultur und Tierversuch nicht angehen, ist der Schluß zulässig, daß im verarbeiteten Material entweder keine oder nur schwer geschädigte TB vorhanden waren.

Wesentlich bleibt, daß bei allen Infektionskrankheiten mit einer spezifischen Therapie erst dann eingesetzt werden sollte, wenn eine ätiologisch gesicherte Diagnose vorliegt.

2. Nichttuberkuloseerreger.

Allgemeine Bemerkungen. Bei den meisten bakteriologischen Untersuchungen ist es nicht damit getan, bakteriologische Befunde zu erheben; es ist in vielen Fällen ebenso wichtig, die Befunde auch richtig zu deuten. Diese Deutung kann vor allem dann Schwierigkeiten bereiten, wenn Untersuchungsmaterial zur Verarbeitung gelangt, welches physiologischerweise mit der Außenwelt Kontakt hatte und deshalb a priori nicht keimfrei ist (Sputum).

Unsere Körperoberfläche, Haut und Schleimhäute, beherbergt unter normalen Bedingungen Mikroorganismen verschiedenster Art. Die meisten sind Saprophyten. Man denke an die Schleimhautstreptokokken, an Neisseriae und apathogene Corynebakterien im Nasopharynx, an die vielen spirochätenartigen Gebilde in der Mundhhöle, an apathogene Mykobakterien, an die Coli-Aerogenesgruppe und an eine Unzahl ebenfalls ubiquitär vorkommender Pilze. Alle diese Keime beeinflussen einen gesunden Wirt nicht und sind für gewisse physiologische Vorgänge sogar lebensnotwendig (Darmbakterien). Unter anormalen Umständen, z. B. bei Veränderungen des Wirtsgewebes durch Prozesse nichtinfektiöser Natur, bei Beeinträchtigung des Wirtes durch Virusinfekte, bei allgemeiner körperlicher Schwäche und verminderter Widerstandsfähigkeit können diese Epiphyten aus ihrer Reserve heraustreten und Krankheitsprozesse anderer Art ungünstig beeinflussen. Dabei ist es dann oft schwierig, zu beurteilen, wieweit gewisse Keime für das Krankheitsgeschehen von ursächlicher Bedeutung sind und wieweit sie sich sekundär an einem Prozeß beteiligen und sich damit in einen circulus vitiosus einschalten.

Im allgemeinen sind es aber weniger diese bekannten Epiphyten, welche in bezug auf richtige Deutung des Befundes den kritischen Beobachter beschäftigen.

Die pathogenen Keime stehen zweifellos im Vordergrund. Auch sie können auf Haut und Schleimhaut saprophytär vorkommen, ohne im Wirt eine sichtbare Reaktion auszulösen. So sind fast alle in der Folge zu besprechenden pathogenen Arten nicht nur bei kranken, sondern auch bei gesunden Individuen anzutreffen. Sie können unter bestimmten Umständen Krankheitsprozesse auslösen, brauchen dies aber nicht obligat zu tun. Bei der Untersuchung klinisch völlig Gesunder können wir auf normaler Schleimhaut pyogene Staphylokokken, hämolysierende Streptokokken, Meningokokken, Klebsiellen, hämophile Bakterien oder Pilze verschiedenster Art finden, ohne daß diese an sich pathogenen Mikroorganismen im betreffenden Zeitpunkt für das Wirtsindividuum von Bedeutung zu sein brauchen.

Epidemiologisch gesichtet sind genannte Befunde allerdings nie gleichgültig, weil Gesunde ebenso wie Kranke Überträger pathogener Keime sein können. Alle in Betracht kommenden Möglichkeiten richtig zu werten, gehört mit zu unserer Aufgabe.

Für das Trägerindividuum *immer pathogen* zu betrachten sind die *Erreger der Tuberkulose, der Pest, des Milzbrandes und des Rotzes*; ferner *Haemophilus Pertussis und Haemophilus Influencae. Alle übrigen Erreger können pathogene Bedeutung besitzen, brauchen dies aber nicht zu tun.*

a) Staphylokokken.

1. Allgemeines. Klassifikation: Familie Micrococcaceae
Genus Micrococcus
Species Micrococcus pyogenes
(var. aureus)
Syn. Staphylococcus pyogenes (aureus)
Syn. Pyococcus (aureus).

Die pathogenen Staphylokokken sind Glieder einer großen Mikrokokkengruppe Die meisten dieser Mikrokokken sind saprophytärer Natur und medizinisch nur so weit von Bedeutung, als wir in der Lage sein sollten, dieselben von pathogenen Formen zu unterscheiden.

Die Staphylokokken verursachen eine Vielzahl lokaler wie septicämischer Affektionen. Nicht nur saprophytäre, sondern auch pathogene Formen kommen normalerweise auf Haut und Schleimhäuten vor. Man darf sie deshalb nicht allzu leichtfertig mit Krankheitsprozessen in ursächlichen Zusammenhang bringen.

In den Atmungsorganen können Staphylokokken klinisch verschiedenartigste Krankheitsbilder verursachen, variierend von leichten tracheobronchitischen bis zu schweren bronchopneumonischen und abscedierenden Formen, eventuell kompliziert durch Pleuritiden. Durch Staphylokokkeninvasion erschwerte Krankheitsprozesse beobachtet man nicht selten nach Virusinfektionen.

Bei Nachforschungen epidemiologischer Art darf man von der Voraussetzung ausgehen, daß fast immer der Mensch primäre Infektionsquelle ist.

2. Morphologie. Die Staphylokokken sind runde Mikroorganismen von 0,8—1,0 μ Durchmesser. Sie sind unbeweglich, bilden keine Sporen, lassen sich mit allen gebräuchlichen Farbstoffen färben und verhalten sich grampositiv. Bei überalterten Kokken können Veränderungen in der Färbbarkeit zutage treten, so daß sie teilweise gramnegativ erscheinen. Je nach Stärke der Invasion findet man die Kokken einzeln, in Diploform oder kurzen Ketten und in Haufen; nie in langen Ketten. In der Regel sind die pathogenen Formen etwas kleiner als die saprophytären.

3. Kultur. Die Staphylokokken vermehren sich leicht auf den gebräuchlichen Bouillon- und Agar-Nährsubstraten. Die Kulturen können in der Regel nach 18—24 Std Bebrütung beurteilt werden. Die meisten Staphylokokken vermehren sich am besten unter aeroben Bedingungen und verhalten sich sog. fakultativ anaerob. Einige wenige Arten vermehren sich nur bei strikte anaeroben Verhältnissen. In flüssigen Nährmedien erfolgt diffuse Trübung, auf festen entstehen relativ große, glatte Kolonien mit goldgelber bis weißer, eventuell citronenfarbiger Pigmentbildung. Die pathogenen Staphylokokken machen Hämolyse, verflüssigen Gelatine, bilden Koagulase und vergären eine Anzahl Kohlenhydrate (siehe 6).

Alle Staphylokokken sind ziemlich widerstandsfähig und werden bei 30 min Erhitzen auf 60° C nicht abgetötet. Zur Eliminierung ist, je nach Stamm, eine Erhitzung auf 70—80° C während 30—60 min erforderlich.

Ursprünglich konnte bei allen Staphylokokken Penicillinempfindlichkeit vorausgesetzt werden. Heute findet man vielfach penicillinresistente Stämme, die aber auf die breitspektrigen Antibiotica meistens gut ansprechen. Resistenzprüfungen bei Staphylokokkenaffektionen sind besonders angezeigt.

4. Tierpathogenität. Als Versuchstier kommt in erster Linie das Kaninchen, eventuell die weiße Maus in Frage. Pathogene Staphylokokken, intravenös verabfolgt, verursachen beim Kaninchen eine allgemeine, häufig metastasierende Septicämie, die in wenigen Tagen zum Tode des Versuchstieres führt. Exotoxine, intradermal injiziert, verursachen schwere Hautnekrosen.

5. Antigene. Es ist möglich, die Staphylokokken auf Grund antigener Eigenschaften in mehrere Gruppen zu scheiden. Von großer praktischer Bedeutung ist diese Aufteilung nicht. Wertvoll ist die Möglichkeit der allerdings nicht leicht durchzuführenden Phagentypisierung von Staphylokokkenstämmen, weil sie epidemiologisch interessant sein kann.

6. Diagnose. Die Diagnosestellung erfolgt vor allem mit Hilfe kultureller Methoden. Staphylokokken, die von pathogener Bedeutung sind, sollten folgende Kriterien erfüllen:

α) Koagulase bilden (Blutplasma zur Gerinnung bringen);

β) Gelatine verflüssigen (Stichkultur);

γ) Hämolyse machen (auf Menschen- oder Kaninchen-Vollblutagarplatte großen hämolytischen Hof bilden, Citratblut in Bouillon vollständig hämolysieren.

δ) gelbes Pigment bilden;

ε) Mannit vergären;

ζ) kaninchenpathogen sein.

Durch chemische, antibiotische wie immunbiologische Einflüsse begünstigt, können bei Staphylokokkenstämmen sog. Dissoziationserscheinungen auftreten, die sich namentlich in Veränderungen des kulturellen Verhaltens äußern (veränderte Kolonie- und Pigmentbildung, Ausfallen charakteristischer biochemischer und enzymatischer Eigenschaften). Wenn deshalb auch nur eines der unter α) bis ζ) erwähnten Kriterien erfüllt ist (Koagulase- oder Gelatinase- oder Hämolysebildung), beweist dies, daß der betreffende Staphylokokkenstamm über fermentative Eigenschaften verfügt und demzufolge pathogen sein kann.

Koagulaseprüfung: Menschliches Plasma, 1:10 mit physiologischer Kochsalzlösung verdünnt, wird in Mengen von je 1 cm^3 in Röhrchen steril abgefüllt.

Die Staphylokokken werden als wenige Stunden alte Bouillonkultur (diese muß sichtbar trübe sein) dem Plasma zugesetzt; zu 1 cm^3 Plasma 1:10 verdünnt 0,1 cm^3 Bouillonkultur.

Das Gemisch wird sofort 3—4 Std bei 37° C bebrütet und dann festgestellt, ob ein Koagulum entstanden ist oder nicht.

Bei Verwendung einer Bouillonkultur erzielt man bedeutend mehr positive Resultate, als wenn man von einem festen Nährboden eine Kolonie direkt überimpft. Ebenfalls erzielt man mit der angegebenen Methode fast doppelt soviel positive Resultate wie mit der an sich sehr praktischen Objektträgermethode.

Bei der Objektträgermethode wird 1 Tropfen unverdünnten Plasmas auf einen Objektträger gebracht und eine Staphylokokkenkolonie darin verrieben. Bei positivem Koagulasebefund ergibt sich innerhalb weniger als 1 min ein Bild, wie wir es bei Agglutinationen zu sehen pflegen. Die Staphylokokken werden durch kolloidale, physikalisch-chemische Vorgänge im Plasma zu Ansammlungen zusammengezogen. Diese Objektträgermethode kann empfohlen werden, man sollte sie aber bei negativem Ausfall durch erstgenannte Röhrchenmethode ergänzen.

Hämolyseprüfung: Gewisse Hämolysine sind sauserstoffempfindlich. Keime mit an sich hämolysierenden Eigenschaften können deshalb wegen des Sauerstoffeinflusses auf Blutagarplatten Hämolyse vermissen lassen, während diese im Röhrchentest ohne weiteres zutage tritt.

Ein Teil menschliches Citratblut wird mit 9 Teilen Bouillon gemischt und zu je 1 oder 2 cm³ in Reagensgläschen abgefüllt. Diese Blutbouillon wird mit 0,1—0,2 cm³ einer jungen Staphylokokkenbouillonkultur beimpft und bei 37° C bebrütet. Meistens zeigt sich nach wenigen Stunden, ob ein Keim über ein Hämolysevermögen verfügt oder nicht.

Hämolyse und Koagulase können ohne weiteres im gleichen Citratblut-Bouillonröhrchen beurteilt werden.

b) Streptokokken.

1. Allgemeines. Klassifikation: Familie Lactobacteriaceae
Genus Streptococcus. (Weitere Unterteilung in Gruppen A—N siehe unter e.)

Alle uns interessierenden Streptokokken gehören zum Genus Streptococcus. Die meisten Streptokokkenarten sind weit verbreitet in der Natur. Viele kommen physiologischerweise im gesunden Wirtsorganismus vor und besitzen nur ausnahmsweise pathogene Bedeutung, z. B. bei der Besiedlung keimfreier Körperhöhlen. Einige Gruppen können aber pathogen sein für Mensch und Tier und verursachen Affektionen verschiedenster Art.

Durch pathogene Streptokokken bedingte entzündliche Affektionen des Nasen-Rachenraumes sind häufig. Daß sich solche Prozesse, namentlich nach vorangegangenen Virusaffektionen, auch auf die benachbarten Atmungsorgane ausdehnen können, liegt auf der Hand. Ebenso besteht die Möglichkeit einer Keimverschleppung auf lymphatischem und hämatogenem Wege mit Metastasenbildung im Bereiche des kleinen Kreislaufes.

2. Morphologie. Die Streptokokken sind runde bis ovale Mikroorganismen von durchschnittlich 1 μ Durchmesser. Unter ungünstigen Umweltsbedingungen und bei Überalterung kann man veränderte Formen, z. B. diphtheroide Stäbchenformen, antreffen. Die Streptokokken sind unbeweglich und bilden keine Sporen. Bei einigen Formen läßt sich eine Kapselbildung nachweisen, beim Großteil jedoch nicht oder nicht sicher. Die Streptokokken lassen sich mit allen gebräuchlichen Farbstoffen färben und verhalten sich grampositiv. Mikroskopisch findet man die Streptokokken in Diploform und als verschieden lange Ketten, nie in Haufen.

3. Kultur. Die Streptokokken vermehren sich auf den gewöhnlichen Bouillon- und Agarnährmedien, jedoch nicht so gut wie die Staphylokokken. Man verbessert die Medien vorteilhaft durch Beigabe von 1% Glucose oder 5—10% Serum bzw. Vollblut. Zuckerbeigaben zu den Vollblutmedien sind zu unterlassen, wenn es sich darum handelt, die Hämolyse zu beurteilen. Die Kulturen können normalerweise nach 18—24 Std Bebrütung abgelesen werden.

Wie die Staphylokokken vermehren sich die meisten Streptokokken am besten unter aeroben Bedingungen und erweisen sich als fakultativ anaerob. Es gibt aber Streptokokkenarten, die sich nur unter streng anaeroben Verhältnissen vermehren. (Übelriechendes Material weist immer auf die Möglichkeit einer Anaerobeninfektion hin.) In flüssigen Medien bilden die Streptokokken, je nach Medium und Streptokokkenart, einen mehr oder minder ausgeprägten Bodensatz, auf festen Oberflächenkulturen feine, diskusähnliche Kolonien von 1—2, maximal 4 mm Durchmesser. Diese Kolonien sind auf alle Fälle kleiner als gleichalte Staphylokokkenkolonien und sind nicht pigmentiert. Die Art der Koloniebildung ist eines der wichtigsten diagnostischen Merkmale bei der Eruierung von Streptokokken.

Die pathogenen Streptokokken verfügen über eine Anzahl gewichtiger fermentativer Eigenschaften. Sie bilden unter anderem Hämolysine, Fibrinolysine, Streptodornase sowie verschiedene spezifische Toxine.

Die Art des Hämolysevermögens bzw. dessen Fehlen war lange Zeit Hauptcharakteristikum beim Aufteilen der Streptokokken in verschiedene Arten und wird in der Untersuchungspraxis auch heute noch am häufigsten angewandt. Streptokokken, welche eine sog. β-Hämolyse, d. h. vollständige Auflösung des Blutfarbstoffes (auf Vollblutagarplatten großer hämolytischer Hof) verursachen, werden als *hämolysierende Streptokokken* bezeichnet und den nichthämolysierenden gegenübergestellt. Streptokokken, die eine α-Hämolyse, d. h. eine nur teilweise Hämolyse mit Umwandlung des roten Blutfarbstoffes in eine grüne Substanz auslösen (auf Vollblutagarplatte grüne Zone um Kolonie herum), werden als *viridans* oder *vergrünende Streptokokken* bezeichnet. Auf Grund kultureller Eigenschaften werden mehrere Arten im Sammelbegriff *Enterokokken* vereinigt und von den übrigen Streptokokken abgetrennt. Schließlich bilden die streng *anaerob* sich vermehrenden *Streptokokken* eine Vereinigung für sich.

Die Streptokokken vergären unterschiedlich eine Reihe von Kohlenhydraten; Eigenschaften, die ebenfalls zu einer weitgehenden Streptokokkendifferenzierung herangezogen wurden.

Alle Streptokokken, ausgenommen eine Enterokokkenart, verflüssigen Gelatine nicht und gehen, mit Ausnahme aller Enterokokken und zweier Viridansarten, bei 30 min Erhitzen auf 60° C zugrunde. Im ganzen gesehen sind die Streptokokken weniger widerstandsfähig als die Staphylokokken. Penicillinresistente Stämme fanden wir nur ausnahmsweise.

4. Pathogenität. Manche Streptokokkenarten können für Mensch und Tier pathogen sein, einzelne nur für den Menschen, andere nur für bestimmte Tiergattungen.

Generell betrachtet zeigt sich, daß in der Humanmedizin hämolysierende Streptokokken vor allem verantwortlich sind für akute Krankheitsprozesse, Viridans- und Enterokokken für chronische Affektionen, anaerob wachsende Streptokokken für Prozesse, welche die Sphäre des Chirurgen berühren; im Gebiete des Respirationstractus für abscedierende Organveränderungen. Bestimmte Streptokokkenstämme erzeugen aber keine bestimmten Krankheiten. Jede Streptokokkenart kann alle möglichen Krankheitsbilder verursachen.

Der diagnostische Tierversuch spielt bei der Ermittlung von Streptokokken kaum eine Rolle. Für experimentelle Untersuchungen, welche sich auf die Virulenz beziehen, verwendet man in erster Linie die weiße Maus, für Immunisierungen das Kaninchen.

5. Antigene. Die Streptokokken wurden, abgesehen von kulturell-biologischen Kriterien, namentlich auf Grund ihrer Antigene in ein umfassendes, heute allgemein anerkanntes System unterteilt.

Wenn in der Untersuchungspraxis immer noch an den alten, sich vor allem auf die Hämolyseergebnisse stützenden Charakteristika festgehalten wird, geschieht dies vor allem aus Gründen der Einfachheit. Man kommt dabei in vielen Fällen mit einer einzigen Vollblutagarplatte diagnostisch zum Ziele. Wollte man dagegen alle isolierten Streptokokkenstämme nach immunbiologischen Eigenschaften taxieren, führte dies zu einem ungeheuerlichen Arbeits- und Materialaufwand, der überdies — technisch betrachtet — nur von besonders geschulten Spezialinstitutionen gemeistert werden kann. So befinden wir uns als Untersucher in einem steten Dilemma, zwischen sich Halten an hergebrachten, einfachen Untersuchungsmethoden, die zweifellos nicht mehr allen Anforderungen gerecht werden, und sich Befassen mit moderneren, jedoch auch komplizierteren und nicht überall durchführbaren Forderungen.

Basierend auf spezifischen *Kohlenhydratantigenen* (*Polysaccharide*), werden die Streptokokken heute in 13 Gruppen, bezeichnet mit A—N, aufgeteilt. Die Gruppenzugehörigkeit bestimmt man mit gruppenspezifischen Immunseren unter Anwendung einer Präzipitationsmethode. Menschenpathogen können Streptokokken sein, wenn sie der Gruppe A, C, D, F, G, H oder K angehören und α- oder β-Hämolyse verursachen. Für uns am wichtigsten sind die der Gruppe A angehörenden Streptokokken, welche ausschließlich für den Menschen pathogen sind und sich zum mindesten 90% identisch erweisen mit den kurzerhand als „hämolysierend" bezeichneten Streptokokken alter Nomenklatur; ferner die Vertreter der D-Gruppe, altmodisch Enterokokken genannt.

Weil nicht alle beim Menschen gefundenen hämolysierenden Streptokokken zur Gruppe A gehören, braucht ein hämolysierender Streptokokkenbefund nicht unbedingt ein pathologischer Befund zu sein. Die hämolysierenden Streptokokken können ausnahmsweise einer Gruppe angehören, die nicht für den Menschen, sondern nur für bestimmte Tiere pathogen ist (z. B. B-Gruppe = rinderpathogen). Nicht zur Gruppe A gehörende Streptokokken wurden oftmals nicht von Menschen übertragen, sondern stammen vom Tier bzw. von tierischen Produkten. Damit ist schon angedeutet, daß die Einteilung der Streptokokken in serologisch definierbare Gruppen nicht nur akademisches Interesse hat, sondern vor allem bei der Abklärung epidemiologischer Zusammenhänge berücksichtigt werden muß.

Einzelne Streptokokkengruppen kann man weiter in Typen unterteilen. So hat man innerhalb der A-Gruppe auf Grund von Proteinantigenen über 40 Typen auseinanderhalten können, innerhalb der B-Gruppe dank vorhandener Polysaccharidantigene 6 Haupt- und 15 Untertypen. Diese Typen sind für den einzelnen Fall nicht von Belang, können aber wiederum epidemiologisch und auch immunologisch interessante Aspekte eröffnen.

6. Diagnose. Im Bereiche des Respirationstractus sagen uns nur mikroskopische Befunde wenig, weil wir pathogene und apathogene Streptokokken morphologisch nicht auseinanderhalten können.

Die Kulturmethode ist deshalb die Methode der Wahl. Am einfachsten kann man zu Resultaten gelangen, wenn man das Untersuchungsmaterial auf eine oder mehrere Vollblutagarplatten ausspatelt. Dabei ist aber das Material so weitgehend zu verdünnen, daß wir auch bei Vorhandensein einer Mischflora unter allen Umständen Bildung von Einzelkolonien veranlassen und hämolysierende Streptokokkenkolonien einwandfrei von anderen unterscheiden können. (Hämolyseprüfung siehe Staphylokokken.) Zur Herstellung des Vollblutagars verwenden wir ausschließlich Menschenblut. Kaninchenblut erweist sich als ebenbürtig, während dem Blut anderer Tierarten gewisse Nachteile anhaften. Enthält das Untersuchungsmaterial wenig Keime, bringt man es mit Vorteil zuerst in ein flüssiges Nährsubstrat und überimpft von dort auf Blutagar weiter. Ist man genötigt, aus stark mischinfiziertem Material mit Hilfe flüssiger Medien pathogene Streptokokken zu isolieren, muß man stark gepufferte Medien verwenden, in welchen entstehende und für die Streptokokkenentwicklung schädliche Säure fortlaufend gebunden wird. Wir verwenden gerne Hirn-Dextrosebouillon oder Hirn-Dextrose-Peptonwasser nach Rosenow. Die mit Untersuchungsmaterial beschickte Bouillon wird 24—48 Std bebrütet und anschließend ausgestrichen auf Blutagarplatten oder auf Vollblut-Traubenzuckeragarplatten nach Crowe.

Für 10 Crowe-Platten benötigt man 300 cm^3 frisches, defibriniertes Rinderblut, 100 cm^3 Agar 2%ig, p_H 7,4—7,6, 4 g Glucose.

Das Blut wird gazefiltriert, auf 56° erwärmt und mit verflüssigtem, auf 56° C abgekühltem Glucoseagar gut gemischt. Mit dem Gemisch gießt man 10 Petri-Schalen. Die Schalen werden an 3 aufeinanderfolgenden Tagen bei geschlossenem und mit einem Filtrierpapier ausgelegtem Schalendeckel auf 80—90° C erhitzt. Nach der dritten Prozedur wird das Filtrierpapier entfernt und die Platten nochmals während 15 min bei 70—80° C getrocknet. Hernach Aufbewahren der Platten im Kühlschrank.

Besonders bei stinkendem Material ist an die Möglichkeit des Vorliegens obligat anaerober Streptokokken zu denken. Dementsprechende Kulturverfahren sind mit zu berücksichtigen.

Wo immer man Streptokokken genau identifizieren will, muß man sie in Reinkultur isolieren. Solche Reinkulturen kann man jederzeit einem Institut übergeben, welches für die Streptokokkendifferenzierung spezialisiert ist.

c) Pneumokokken.

1. Allgemeines. Klassifikation: Familie Lactobacteriaceae
Genus Diplococcus
Species Diplococcus Pneumoniae (Weichselbaum)
Syn. Pneumococcus.

Die Pneumokokken kommen nicht ubiquitär vor. Ihre Vegetation ist gebunden an Schleimhäute, namentlich an diejenigen des Nasen-Rachenraumes. Auf diesen Substraten kann man sie finden, sowohl beim Menschen, wie auch bei einzelnen Tierarten. Die Pneumokokken sind über die ganze Erde verteilt. Menschliche Affektionen sind im allgemeinen nicht im Zusammenhang mit tierischen.

Die Pneumokokken werden in *Typen* unterteilt. Alle Typen können menschenpathogen sein. Sie verursachen namentlich Affektionen derjenigen Organe, welche dem natürlichen Wohnsitz der Pneumokokken, dem Nasopharynx, benachbart sind. Unter den Entzündungserscheinungen der Respirationsorgane verdient die durch Pneumokokken verursachte, klassische lobäre Pneumonie das größte Interesse.

2. Morphologie. Die Pneumokokken präsentieren sich uns als ovoide bis lanzettförmige kokkoide Gebilde von wechselnder Größe, die nie einzeln, sondern immer in Diploform oder kurzen Ketten vorhanden sind. Die Pneumokokken sind unbeweglich und bilden keine Sporen. Der Diplococcus ist von einer Kapsel umgeben, die sich namentlich in Ausstrichen infizierter Organe ohne weiteres darstellen läßt. Die Pneumokokken färben sich mit den gebräuchlichen Anilinfarbstoffen und verhalten sich grampositiv. In überalterten Exemplaren können Veränderungen der Farbstoffspeicherung zutage treten.

3. Kultur. In Kulturmedien verhalten sich die Pneumokokken ähnlich wie die Streptokokken, stellen aber an die Kulturmedien eher noch erhöhte Anforderungen. Die Pneumokokken gedeihen, wenn auch nicht üppig, auf gebräuchlichen Nährböden. Man setzt den Medien vorteilhaft menschliches oder tierisches

Eiweiß zu und verwendet Ascites-, Serum- oder Vollblutagar, dessen p_H auf keinen Fall unter 7,2 liegt. Das Wachstum erfolgt am besten unter aeroben Bedingungen und kann nach 24 Std beurteilt werden. Obligat anaerob wachsende Pneumokokken gibt es nicht. In flüssigen Medien erfolgt diffuses Wachstum. Auf Oberflächenkulturen entstehen glatte, glänzende, pigmentlose Kolonien von 1—2 mm Durchmesser. Bei Verwendung von Vollblutagar sind die Kolonien im Sinne einer α-Hämolyse von einem grünlichen Hof umgeben. Pneumokokken des Typs III bilden große, schleimige Kolonien. Im übrigen können Pneumokokkenkulturen, die mikroskopisch geprüft sind, höchstens mit Streptokokken verwechselt werden.

Von Streptokokken unterscheiden sich die Pneumokokken durch ihre Empfindlichkeit gegenüber Gallesalzen und auch anderen, oberflächenaktiven Stoffen. Diese lösen Pneumokokken in wenigen Minuten auf, die Streptokokken dagegen in der Regel nicht.

Will man sich Pneumokokkenstämme erhalten, muß man dieselben alle 2—3 Tage auf frische Nährmedien überimpfen.

Die Pneumokokken sind gegen Umweltseinflüsse nicht widerstandsfähig und gehen bei Erhitzung auf 56° C in wenigen Minuten zugrunde. Sie sind auch hochempfindlich auf Sulfonamide, Penicillin und andere Antibiotica. Penicillinresistente Stämme fanden wir bis jetzt keine.

4. Tierpathogenität. Die weiße Maus ist das Versuchstier der Wahl. Wird diese parenteral mit nur wenigen virulenten Pneumokokken infiziert, geht sie innerhalb von 18—48 Std an einer Septicämie zugrunde. In allen Organen findet man massenhaft typische, bekapselte Diplokokken, die sich von hier aus auch leicht kulturell isolieren lassen.

Außer der weißen Maus ist vor allem das Kaninchen als Versuchstier verwendbar.

5. Antigene. Dank verschiedenartiger antigener Eigenschaften kann man heute über 75 Pneumokokkentypen auseinanderhalten. Die Typenspezifität ist bedingt durch Eigenschaften — nicht des Kokkensubstrates an sich — sondern der Kapselsubstanz, welche aus Polysacchariden besteht. Diese Kapsel-Polysaccharidfraktionen sind für Mensch und Maus Antigene, also selbständige Antikörperbildner, während die gleichen Substanzen für das Kaninchen nur Haptencharakter besitzen. Beim Kaninchen können demzufolge spezifische Immunseren nur erzeugt werden, wenn man die Tiere mit Kapsel- plus Kokkensubstanz immunisiert. Die Kapselsubstanz allein ruft beim Kaninchen keine spezifische Antikörperbildung hervor.

Die Kapselpolysaccharide sind nicht nur für die Typenspezifität, sondern auch für die Pathogenität der Pneumokokken verantwortlich. Dies mag mit ein Grund sein, weshalb Immunkörper in erster Linie kapselspezifisch sind. Die Typenzugehörigkeit eines Pneumokokkenstammes mußte demzufolge überall dort bekannt sein, wo Immunseren zu therapeutischen Zwecken angewandt wurden.

Nicht alle Pneumokokkentypen werden gleich häufig vorgefunden. Nach einer 1939 publizierten Zusammenstellung von HEFFRON wurden unter 3713 (= 100%) Pneumokokkenpneumonien

Typ I	in 29%	aller Fälle vorgefunden.
Typ I—III	in 54%	
Typ I—VII	in 81%	
alle übrigen Typen	in 19%	

6. Diagnose. Pneumokokkeninfektionen können oft schon mikroskopisch mit ziemlicher Gewißheit diagnostiziert werden (typische, grampositive, bekapselte Diplokokken).

Diese Wahrscheinlichkeitsdiagnose wird durch kulturelle Befunde erhärtet. Sputum oder Rachenabstriche werden auf Serum- oder Vollblutagarplatten ausgespatelt. Nach 24 Std entstandene verdächtige Kolonien (vom Kenner mit ziemlicher Sicherheit als Pneumokokkenkolonien erkannt) werden in Reinkulturen isoliert.

Charakteristisches Unterscheidungsmerkmal gegenüber Streptokokken ist die Widerstandslosigkeit der Pneumokokken gegenüber Gallesalzen. Man mischt eine getrübte Bouillonkultur mit gleichem Volumen Rindergalle oder mit einer 10%igen Lösung von taurocholsaurem Natrium. Sind Pneumokokken in Reinkultur vorhanden, hellt sich das durch die trübe Bouillon ebenfalls getrübte Bouillon-Gallegemisch in wenigen Minuten auf. Bei Streptokokken trifft dies nicht zu. Zur Differentialdiagnose Pneumo-Streptokokken kann man auch den Nährmedien Optochin zusetzen (zu 60 cm^3 Nährsubstrat 1 cm^3 Optochinlösung 1%ig.) Streptokokken wachsen auf solchen optochinhaltigen Medien gut, Pneumokokken dagegen nicht.

Zu einer raschen und sicheren Diagnose und zugleich zu einer Pneumokokkenreinkultur gelangt man durch Einbeziehung des Mäusetierversuchs. Das Untersuchungsmaterial, eventuell mit einer physiologischen Lösung verdünnt, wird einer Maus intraperitoneal injiziert. Sind Pneumokokken vorhanden, geht die Maus nach 18—48 Std zugrunde. Die Septicämie kann mit Hilfe von Organausstrichen (Peritonealexsudat, Blut, Milz) mikroskopisch ohne weiteres festgestellt werden. Man findet überall massenhaft typische Diplokokken.

Auf Objektträgern kann man die Pneumokokken mit Hilfe kapselschwellender oder agglutinierender Immunsera in wenigen Minuten typisieren. Die Kapselschwellungsmethode hat gegenüber der Agglutinationsmethode den Vorteil, daß man Untersuchungsmaterial, welches genügend Pneumokokken enthält, oder zumindest Mäuseperitonealexsudat direkt prüfen kann, ohne das Wachstum auf künstlichen Medien und das Vorliegen von Reinkulturen abzuwarten.

d) Klebsiella- (FRIEDLÄNDER-) Gruppe.

(Klebsiella, Escherichia, Salmonella, Proteus.)

1. Allgemeines. Die Klebsiellen oder FRIEDLÄNDER-Bakterien, welche der großen Familie der Enterobacteriaceae angehören, kann man nicht ohne weiteres gesondert behandeln, sondern muß sie — vor allem aus differentialdiagnostischen Erwägungen — übrigen Vertretern ihrer Familie gegenüberstellen können. Zur Erleichterung der Übersicht folgt eine gekürzte systematische Übersicht der Enterobacteriaceae, d. h. derjenigen Bakterien, welche mit den Klebsiellen am ehesten verwechselt werden können.

Klassifikation: Familie Enterobacteriaceae

Klasse I Eschericheae

Genus I Escherichia (coli)
Genus II Aerobacter
Genus III Klebsiella
Syn. Bact. Friedlaenderi
Bac. mucosus capsulatus
Kapselbakterien

Klasse II Erwineae
Klasse III Serrateae
Klasse IV Proteae
Genus I Proteus
Klasse V Salmonelleae
Genus I Salmonella (typhi)
Genus II Shigella (dysenteriae).

Ähnlich den Pneumokokken, wenn auch weniger häufig, können Klebsiellen normalerweise auf den Schleimhäuten des Nasen-Rachenraumes vegetieren. Unter bestimmten Begleitumständen verursachen sie namhafte Affektionen, worunter solche des Respirationstractus wohl am häufigsten sind. Wir kennen namentlich klebsiellenbedingte lobäre und lobuläre Pneumonien. In diesem Zusammenhange müssen wir die Erreger diagnostizieren und von andern, ähnlichen Bakterien unterscheiden können.

2. Morphologie. Die Klebsiellen sind relativ plumpe Stäbchenbakterien, 0,5—1,0 μ dick und 2—5 μ lang. Sie sind unbeweglich, nicht sporenbildend, von einer großen Kapsel umgeben, lassen sich mit den gebräuchlichen Anilinfarbstoffen leicht färben und verhalten sich — wie alle Enterobacteriaceae — gramnegativ. Die Kapsel ist meistens schon bei der Anwendung gewöhnlicher Färbemethoden ohne weiteres sichtbar. Nach längeren Kulturpassagen nimmt das Kapselbildungsvermögen allerdings ab.

3. Kultur. Die Klebsiellen wachsen unter aeroben bzw. fakultativ anaeroben Bedingungen üppig auf allen gebräuchlichen Nährböden, verursachen in Bouillon diffuse Trübung mit schleimigem Bodensatz und bilden auf Oberflächenkulturen große, schleimige, zum Teil konfluierende Kolonien. Sie verflüssigen Gelatine nicht, bilden in der Regel kein Indol, vergären aber eine Reihe von Zuckerarten. Auf die differentialdiagnostischen Merkmale wird unter 6. verwiesen.

Die Klebsiellen sind wenig widerstandsfähig und gehen bei 30 min Erhitzen auf 56° C zugrunde. Im übrigen sind sie (gramnegative Keime) penicillinresistent und sprechen auf die breitspektrigen Bacteriostatica (Chloramphenicol, Aureomycin, Terramycin) an.

4. Tierpathogenität. Die menschenpathogenen Klebsiellen sind hochpathogen für die weiße Maus. Diese geht bei intraperitonealer Infektion innerhalb 8 bis 24 Std zugrunde. Bei der Sektion findet man, analog Pneumokokkeninfektionen, in Peritonealexsudat wie in allen Organen massenhaft bekapselte Klebsiellen.

Spontane Klebsielleninfektionen wurden bei verschiedenen Tiergattungen beobachtet; die häufigsten sind Klebsiellenmastitiden beim Rind.

5. Antigene. Ähnlich wie die Pneumokokken konnte man auch die Klebsiellen dank antigener Eigenschaften ihrer Kapselpolysaccharide in *Typen* unterteilen. Heute kennt man 57 Kapseltypen. Bei den Klebsiellen besitzen aber nicht nur die Kapseln differente antigene Eigenschaften; auch im Bakterienleib konnten unterscheidbare Antigene festgestellt werden (s. KAUFMANN.)

JULIANELLE (1941) fand den Typ A = 1 in 64%
Typ B = 2 in 14%
Typ C = 3 in 7%
} seiner Klebsiellenpneumonien.

Die Vertreter des Types 3 sind im übrigen identisch mit den sog. Rhinoskleromstämmen, während die Ocaenastämme den Typen 4, 5 oder 6 angehören.

6. Diagnose. Die Diagnose „Klebsiella" kann mikroskopisch nur mit einiger Wahrscheinlichkeit gestellt werden; nämlich dann, wenn im Untersuchungsmaterial plumpe, bekapselte, gramnegative Stäbchenbakterien gefunden werden. Die Diagnose wird erhärtet durch einen positiven Mäusetierversuch. Auch dieser kann aber zu Irrtümern Anlaß geben, indem nicht alle Klebsiellentypen in gleichem Maße mäusepathogen sind, dagegen sich auch andere gramnegative Erreger, vor allem Salmonellen, als hochgradig pathogen erweisen.

Es gibt nur eine Methode, gramnegative Bakterien und namentlich Vertreter der Enterobacteriaceae einwandfrei auseinanderzuhalten: die Kulturmethode. Dabei genügt es nicht, die Keime zu kultivieren. Man muß sie unter allen Umständen rein kultivieren, die Reinkultur auf eine Reihe von Differenzierungsnährmedien weiterimpfen und dann beobachten, wie diese Medien durch den betreffenden Bakterienstamm verändert werden. Als diagnostische Kriterien werden zu Hilfe gezogen: die Beweglichkeit der Keime (immer junge Kulturen prüfen), die Vergärung verschiedener Zuckerarten, die Indolbildung, die Harnstoffspaltung, die H_2S-Bildung und die Gelatineverflüssigung.

Mit Hilfe der Beweglichkeitsprüfung und des Erfassens genannter biochemischer Eigenschaften ist es möglich, Klebsiellen von übrigen Vertretern der Enterobacteriaceae, namentlich von Escherichia (coli), von Salmonellen und von Proteus einwandfrei zu unterscheiden. Die Klebsiellendiagnostik erfaßt also unter allen Umständen auch die pathogenen Salmonellen.

Ist ein Salmonellenstamm isoliert und als Salmonelle erkannt, muß er allerdings mit Hilfe zusätzlicher Differenzierungsnährböden sowie vor allem mit spezifischen Immunseren weiter geprüft und identifiziert werden.

Tabelle 3. *Reduziertes Schema für Gruppendiagnose bei den Enterobacteriaceae.* (Nach Kauffmann.)

	Beweglichkeit	Gasbildung aus Glucose	Säurebildung aus		Indolbildung	Harnstoff (Urea-) spaltung	Ferrochlorid-Gelatine	
			Mannit	Lactose			H_2S-Bildung	Verfl.
Klebsiella	—	+	+	+	—	V	—	—
Escherichia	+	+	+	+	+	—	—	—
Salmonella	+	V	+	—	—	—	V	—
Proteus	+	+[1]	—[1]	—	+[2]	+	+[1]	+[3]

+ positiv; — negativ; V verschieden, je nach Typ.
[1] Mit Ausnahme Proteus rettgeri.
[2] Mit Ausnahme Proteus mirabilis.
[3] Mit Ausnahme Proteus morganii und rettgeri.

Während die meisten Nährbodenveränderungen, namentlich die Säurebildung, in der Regel spätestens nach 24 Std beurteilt werden können, muß die Ferrochloridgelatine oft bis 14 Tage unter Kontrolle behalten werden.

Mit Hilfe der in obigem Schema angegebenen Differenzierungsnährböden ist es möglich, alle in den Respirationsorganen vorkommenden Enterobakterien auseinanderzuhalten. Will man isolierte Klebsiellen typisieren, benötigt man entsprechende spezifische Immunseren, die uns dank ihres Kapselschwellungsvermögens zur Typendiagnose verhelfen. Die Typisierung erfolgt nur auf Grund der Kapselantigene.

e) Pasteurellen.

(Incl. P. pestis und P. tularensis.)

Im Genus Pasteurella (zu Ehren Pasteurs so genannt) faßte man eine Gruppe sich stark ähnlicher Mikroorganismen, welche gleichartige Krankheitsbilder verursacht, zusammen. Jene waren ursprünglich unter dem Namen Bacterium septicaemiae haemorrhagicae oder Bacillus bipolaris septicus bekannt.

Nachträglich wurde das Bacterium pestis (Yersin) sowie das Bacterium tularense (Mc. Coy und Chapin) zu den Pasteurellen eingereiht. K. F. Meyer, übereinstimmend mit Topley und Wilson, ist der Auffassung, daß sowohl der Pest- als auch der Tularämieerreger nicht zu den Pasteurellen eingeteilt werden sollte, weil die eigentlichen Pasteurellen im engeren Sinne und die Pest- bzw. Tularämiebakterien zu wenig gemeinsame und konstante Merkmale aufweisen und vor allem, weil jedes von ihnen ganz eigene, scharf abgrenzbare Krankheitsbilder erzeugt.

Obwohl wir der Auffassung K. F. Meyers beipflichten, möchten wir doch einer gewissen Übersicht zuliebe die heutige Klassifikation nach Bergey wiedergeben.

Klassifikation: Familie Parvobacteriaceae
Klasse I Pasteurelleae
Genus I Pasteurella
Species Pasteurella multocida
Pasteurella haemolytica
Pasteurella pestis
Pasteurella pseudotuberculosis
Pasteurella tularensis
Klasse II Brucelleae
Klasse III Bacteriodeae
Klasse IV Haemophileae

α) Pasteurella multocida.

(Pasteurellen im engeren Sinne.)

1. Allgemeines. Dieselben spielen vor allem eine Rolle als Septicämieerreger bei Vögeln, Wild- und Haustieren. Vereinzelt sind auch menschliche Erkrankungen beschrieben worden.

Die Epidemiologie der Pasteurellen ist nicht restlos geklärt. Pasteurellen haben als Bewohner des Respirations- und Intestinaltractus gesunder Tiere weite Verbreitung. Pasteurellenstämme können für eine Tierart hochpathogen sein, für eine andere apathogen.

2. Morphologie. Die Pasteurellen sind kurze, ovale bis kokkoide Stäbchenbakterien von 0,3—1,5 μ Länge und 0,15—0,25 μ Breite. Sie sind an beiden Enden abgerundet, färben sich mit den üblichen Anilinfarbstoffen, jedoch an beiden Enden intensiver (deshalb die Bezeichnung „bipolar"), und verhalten sich gramnegativ. Die Pasteurellen (ausgenommen P. pseudotuberculosis) sind unbeweglich, bilden keine Sporen und verfügen über eine Kapsel, die aber nicht ohne weiteres dargestellt werden kann.

3. Kultur. Vermehrung erfolgt unter aeroben Bedingungen auf den gebräuchlichen Nährmedien, jedoch besser auf Vollblutagar. Die entstehenden Kolonieformen sind nicht einheitlich, häufig glatt, schleimig-glänzend, tautropfenähnlich, nach 24 Std Bebrütung von etwa 3 mm Durchmesser. Die Pasteurellen vergären mehrere Zuckerarten, bilden Indol, machen in der Regel keine Hämolyse und verflüssigen Gelatine nicht. Sie sind wenig resistent gegen Umweltseinflüsse.

4. Tierpathogenität. Nebst hochvirulenten beobachtet man auch apathogene Stämme. Die menschenpathogenen Stämme sind in der Regel ebenfalls pathogen für Maus und Kaninchen. Diese Tatsache ist diagnostisch verwertbar.

5. Antigene. Die Pasteurellen konnten serologisch in mehrere Typen unterteilt werden.

6. Diagnose. Die bakteriologische Diagnose muß auf Grund einer Kombination von morphologischen Feststellungen, kulturellen Eigenschaften sowie der

Tierpathogenität gestellt werden. In besonderen Fällen empfiehlt es sich, den isolierten Stamm einem spezialisierten Institut zur Begutachtung zu überlassen.

Die in der Klassifikation erwähnte P. haemolytica, die sich serologisch, durch ihr Hämolysevermögen sowie infolge mangelnder Indolbildung von der P. multocida unterscheidet, scheint nur beim Rind und Schaf als Pneumonieerreger vorzukommen.

β) Pasteurella pestis.

(Pesterreger.)

1. Allgemeines. Die Pesterreger müssen an dieser Stelle erwähnt werden, weil sie bei Lungenpest ausgeschieden werden und man imstande sein muß, sie zu diagnostizieren. Im übrigen wurde die Pest, einschließlich deren Bakteriologie, im 1. Band dieses Handbuches von Hormann eingehend behandelt.

2. Morphologie. Die Pestbakterien sind kleine, plumpe Stäbchen von 1,5 bis 2,0 μ Länge und 0,5—0,8 μ Dicke, bipolar sich färbend und gramnegativ. Die bipolare Färbung kommt bei Anwendung verdünnter Methylenblaulösung oder verdünnten Carbolfuchsins am besten zur Geltung, wobei man die Präparate vorteilhaft nicht durch Hitze, sondern mit Alkohol fixiert. In Kulturmedien geht das bipolare Färbeverhalten allmählich verloren; auch werden die Stäbchen länger und bilden Ketten sowie Scheinfäden (starker Pleomorphismus). Die Pesterreger sind nicht beweglich.

3. Kultur. Vermehrung erfolgt am besten unter aeroben, aber auch unter anaeroben Bedingungen, jedoch relativ langsam, so daß sich die Kolonien auch nach 48 Std Bebrütung noch als klein erweisen. Sie sind von schleimigem Aussehen, und es kommen glatte und rauhe Formen nebeneinander vor. Die Pesterreger lassen sich auf allen gebräuchlichen Nährböden kultivieren. Durch Eiweißzusatz ergänzte Medien zeitigen aber besseres Wachstum. Die fermentativen Eigenschaften sind gering; einzelne Kohlenhydrate werden schwach vergoren, Indolbildung erfolgt nicht, und Gelatine wird nicht verflüssigt.

Gegenüber Umweltseinflüssen sind Pestbakterien wenig widerstandsfähig. Sie sind namentlich sehr lichtempfindlich.

4. Tierpathogenität. Die Pestbakterien sind für viele Tiere, namentlich für die Nagetiere pathogen. Als Versuchstiere verwendet man Meerschweinchen und Ratten. Beide gehen bei parenteraler Infektion nach 3—8 Tagen zugrunde und weisen an der Injektionsstelle hämorrhagisches Exsudat auf, ferner regionäre Lymphknotenschwellungen und Milzschwellung; alle Veränderungen vergesellschaftet mit reichlichem Erregerbefund.

5. Antigene. Weil die Pestbakterien einheitliche antigene Eigenschaften besitzen (keine Unterteilung in Typen), ist es möglich, Immunseren herzustellen, welche zur Identifizierung isolierter Stämme (Pest oder nicht Pest) verwendet werden können. Die Pestbakterien besitzen aber, zusammen mit den Pseudotuberkelbakterien, ein gemeinsames somatisches Antigen. Aus diesem Grunde agglutinieren Pest-Immunseren auch Pseudotuberkulosestämme. Dagegen agglutinieren Pseudotuberkulose-Immunseren Pestbakterien nicht. Diese Phänomene müssen beachtet und differentialdiagnostisch verwertet werden.

6. Diagnose. Die Diagnose „Pest“ darf namentlich von Ungeübten nicht mikroskopisch gestellt werden. Verwechslungen mit anderen Pasteurellen sowie mit Escherichia oder Salmonellen sind ohne weiteres möglich. Man muß sich des Kulturverfahrens bedienen, Reinkulturen erzeugen und diese, formalinisiert, mit Hilfe agglutinierender Immunseren im Röhrchentest prüfen (Inkubation während 2 Std bei 37° C). Beim Anlegen von Blutkulturen sollte man mindestens 5 cm^3

Citratblut mit Cystinbouillon zusammenbringen. Sputum spatelt man am besten auf Vollblutagarplatten aus. Die Möglichkeit des Tierversuchs darf unter keinen Umständen außer acht gelassen werden. Infizierte Meerschweinchenorgane kann man kulturell weiter verarbeiten. Eine ätiologisch gesicherte Frühdiagnose ist bei Lungenpest namentlich aus epidemiologischen Gründen ganz besonders erstrebenswert.

γ) Pasteurella pseudotuberculosis.

(Syn. Bacterium oder Streptobacillus pseudotuberculosis rodentium.)

Der Erreger der sog. Pseudotuberkulose ist ein ziemlich großes, bis 5 μ langes, nach Gram sich nicht färbendes Stäbchenbacterium von ausgeprägtem Pleomorphismus. Es färbt sich nicht so regelmäßig bipolar wie die übrigen Pasteurellen und ist beweglich (begeißelt), sofern es bei Temperaturen zwischen 18 und 26° C kultiviert wird.

Die P. pseudotuberculosis wächst auf allen gebräuchlichen Nährmedien unter aeroben Bedingungen und bildet auf Agar feine Kolonien. Einige Zuckerarten werden angegriffen, Indol wird nicht gebildet, und Gelatine wird nicht verflüssigt. Wie alle Pasteurellen erweist sich der Keim an der Außenwelt als wenig widerstandsfähig.

Obwohl Affektionen mit P. pseudotuberculosis vor allem bei Tieren gefunden werden und beim Menschen eine Seltenheit bedeuten, muß man zumindest imstande sein, diesen Erreger von den übrigen Pasteurellen und vor allem von den Pestbakterien abzugrenzen. Die Diagnostik darf auch hier nicht allein auf morphologische Befunde abstellen, und so müssen in erster Linie folgende Punkte differentialdiagnostisch wegleitend sein:

Die P. pseudotuberculosis wächst auf künstlichen Nährmedien schneller und üppiger als Pesterreger.

Die P. pseudotuberculosis ist begeißelt und damit beweglich, wenn die Kulturen bei 22° C bebrütet werden.

Die P. pseudotuberculosis macht — im Gegensatz zu P. pestis — Milch bei 37° C Bebrütung rasch alkalisch (Prüfung mit Bromkresol-Violett).

Die P. pseudotuberculosis ist nicht pathogen für die weiße Ratte.

Die P. pseudotuberculosis wird durch spezifische Pestbakteriophagen nicht gelöst.

Spezifisches, agglutinierendes Antipseudotuberkulose-Immunserum agglutiniert weder Pestbakterien noch übrige Pasteurellen.

δ) Pasteurella tularensis.

(Syn. Bacterium tularense.)

Die Tularämie ist im 1. Band dieses Handbuches von H. Schulten eingehend behandelt.

Die P. tularensis ist ein außerordentlich vielgestaltiges, unbewegliches, unbekapseltes, nichtsporenbildendes Stäbchen, das sich wie die übrigen Pasteurellen leicht färben läßt und sich gramnegativ verhält.

Zur Kultivierung genügen die üblichen Nährmedien nicht. Man verwendet vorteilhaft Vollblut-Glucose-Cystinagar oder Thioglykolatagar. Cystin oder Cystein müssen unter allen Umständen in den Nährmedien enthalten sein. Unter obligat aeroben Bedingungen lassen Primärkulturen nach 2—7 Tagen, Subkulturen nach 24—48 Std feine transparente Kolonien erkennen.

Das Bacterium tularense erweist sich unter Außenweltbedingungen als außerordentlich lange lebensfähig, geht jedoch bei Erhitzung auf 60° C rasch zugrunde.

Als Versuchstiere verwendet man am besten Hühnerembryonen, weiße Mäuse, Meerschweinchen oder Kaninchen. Alle diese Versuchstiere gehen etwa 1 Woche nach vorgenommener subcutaner oder intraperitonealer Infektion zugrunde. In den Organen lassen sich die Erreger zum Teil mikroskopisch oder sonst doch kulturell nachweisen.

Die verschiedenen Tularämiestämme scheinen in antigener Beziehung homolog zu sein. Sie bilden eine gekreuzte Immunität mit Brucellen, dagegen nicht mit den übrigen Pasteurellen und den Pesterregern.

Die P. tularense kann aus Blut, Nasensekret und Sputum Erkrankter isoliert werden. Am besten beschreitet man primär den Weg des Tierversuchs und verarbeitet nachfolgend Tierorgane kulturell.

Bei der Tularämie lassen sich im Patientenserum vom 10.—12. Krankheitstage an mit Hilfe der Agglutinations- oder Komplementbindungsreaktion spezifische Antikörper nachweisen. Bei der Deutung positiver Befunde ist wegen der gekreuzten Immunitätsreaktionen gegenüber Brucellosen Vorsicht am Platze.

f) Brucellen.

„Bakteriologie und Serologie" der Brucellen sind im 1. Band dieses Handbuches von Loeffler und Moroni ausführlich beschrieben, so daß an dieser Stelle auf eingehende Wiederholungen verzichtet werden kann. Klassifikation siehe unter Pasteurellen.

Die Brucellen sind feine, kurze, unbewegliche, nicht sporenbildende, aerob wachsende und sich gramnegativ verhaltende Stäbchen. Sie sind alkalifest und lassen sich deshalb mit der Färbemethode nach Köster darstellen.

Beim Erregernachweis in Sekreten beschreitet man die üblichen drei Wege: *Mikroskopisch* können die Brucellen, wo sie in genügender Zahl vorhanden sind, relativ eindeutig als solche erkannt werden, wegen ihrer Alkalifestigkeit: bei Anwendung der Köster-Färbung erscheinen sie rot. Bei dieser Darstellungsweise können Brucellen von Ungeübten am ehesten verwechselt werden mit Rickettsien.

Zum *kulturellen* Nachweis sind spezielle Nährmedien und eine bestimmte CO_2-Atmosphäre erforderlich. Aus Sekreten und Eiter lassen sich auf diese Weise die Brucellen ohne große Schwierigkeiten isolieren. Brucellenwachstum ist frühestens nach 2—3 Tagen feststellbar. Die Brucellen in Menschenblut nachzuweisen, gelingt in den letzten Jahren wenigstens in Westeuropa nur noch schwer. Blutkulturen müssen 4 Wochen beobachtet werden.

Als *Versuchstier* eignet sich das Meerschweinchen. Dasselbe muß aber ebenfalls 4—5 Wochen beobachtet werden. Geht die Infektion im Meerschweinchen an, macht es eine Fieberperiode durch (die nur bei regelmäßigen Temperaturmessungen erfaßt wird) und weist Lymphknotenschwellungen und eine Milzvergrößerung auf. Aus der Meerschweinchenmilz lassen sich Brucellen kulturell isolieren und im Meerschweinchenserum sind spezifische Antikörper nachweisbar.

In der Regel wird in der Humanmedizin die Diagnose „Brucellose" weniger bakteriologisch, als klinisch und serologisch gestellt werden.

g) Hämophile Bakterien.

1. Allgemeines. Als hämophile Bakterien bezeichnen wir eine Gruppe kleiner, unbeweglicher, nicht sporenbildender, zum Teil bekapselter Stäbchenbakterien, die bei Mensch und Tier vorwiegend als Schleimhautparasiten vorkommen, sich nur unter aeroben Bedingungen vermehren und dazu bestimmte Wuchsstoffe benötigen.

Klassifikation: Familie Parvobacteriaceae
Klasse Haemophileae
Genus Haemophilus.

Im Zusammenhang mit Erkrankungen menschlicher Respirationsorgane sind folgende Arten von Bedeutung:

Haemophilus Influenzae
Haemophilus haemolyticus
Haemophilus Parainfluenzae
Haemophilus Pertussis

Haemophilus (H.) Influenzae und Pertussis haben stets parasitären Charakter. H. haemolyticus führt ein ausschließlich saprophytäres Dasein, muß aber gerade deswegen von H. Influenzae unterschieden werden. H. Parainfluenzae kommt häufig als Saprophyt vor, kann aber pathogene Eigenschaften annehmen.

2. Morphologie. Siehe 6), Diagnose.

3. Kulturen. Wie eingangs erwähnt und wie es der Name antönt, benötigen die hämophilen Bakterien zu ihrer Vermehrung bestimmte zusätzliche Wuchsstoffe. Aus diesem Grunde erfolgt auf gewöhnlichen Bouillon- und Agarsubstraten kein Wachstum.

Zwei sog. Wachstumsfaktoren, benannt mit X und V, die sich beide in den Erythrocyten befinden, sind ausschlaggebend. Der hitzestabile *Faktor X* ist identisch mit Hämin, der hitzelabile *Faktor V* entspricht dem Diphospho-pyridin-nucleotid = Coferment I und ist in allen menschlichen, tierischen und wahrscheinlich auch pflanzlichen Körpersäften enthalten.

Tabelle 4.

	Erforderlich		Verursacht Hämolyse
	X-Faktor	V-Faktor	
H. Influenzae . .	+	+	—
H. haemolyticus .	+	+	+
H. Parainfluenzae	—	+	—

Auf Grund des Faktor X- und Faktor V-Anspruches können folgende hämophile Bakterien auseinandergehalten werden:

Auch für H. Pertussis sind die beiden spezifischen Faktoren X und V erforderlich. H. Pertussis benötigt aber noch besonders verbesserte Nährmedien. Siehe 6), Diagnose.

4. Tierpathogenität. Die Pathogenität der hämophilen Stämme für die üblichen Versuchstiere ist im allgemeinen gering. Diagnostisch spielt deshalb der Tierversuch kaum eine Rolle. Für experimentelle Untersuchungen verwendet man in der Regel die weiße Maus. Diese muß man entweder intraperitoneal mit Mucilaginosa zusammen oder dann intracerebral infizieren, wenn man sichtbare Veränderungen erzeugen will.

5. Antigene. aa) H. Influenzae: Bekapselte Stämme konnte man auf Grund von spezifischen Kapselantigenen (Polysaccharide) in 6 Typen a—f unterteilen. Dabei hat sich gezeigt, daß einzelne Influenzapolysaccharide mit Pneumokokkenpolysacchariden identisch sind. Die Typenzugehörigkeit der Influenzastämme läßt sich mit kapselschwellenden oder agglutinierenden Immunseren nachweisen.

bb) H. Parainfluenzae: Bekapselte Stämme lassen sich ebenfalls auf Grund spezifischer Kapselantigene in verschiedene Typen aufteilen.

cc) H. Pertussis: Frisch isolierte Pertussisstämme enthalten alle ein einziges, einheitliches Antigen. Erst im Verlauf von Kulturpassagen können 4 verschiedene Antigenphasen in Erscheinung treten.

6. Diagnose. *Morphologisch. H. Influenzae* und *H. Parainfluenzae* können nicht unterschieden werden. Die feinen Gebilde erscheinen teilweise äußerst kurz, fast kokkenartig, werden einzeln oder zu zweit, daneben aber auch in Ketten angetroffen. Nebst sehr feinen Mikroorganismen beobachtet man relativ kräftige, lange Stäbchen und sogar Scheinfäden. Im ganzen gesehen ergibt sich ein recht polymorphes Bild.

H. Pertussis ist ebenfalls ein kleines, feines, ovoides Stäbchen von nur etwa 0,5 μ Länge. Es erscheint uns aber, wenigstens frisch isoliert, viel einheitlicher als H. Influenzae und kann höchstens auf Grund dieser Tatsache mit einiger Wahrscheinlichkeit von jenem unterschieden werden.

Kulturell: Alle Hämophilen benötigen verbesserte Nährmedien.

H. Influenzae vermehrt sich gut auf mindestens 10% Menschenvollblutagar oder in Blutbouillon, noch besser aber auf Lewinthalschem Kochblutagar (Erythrocyten zerstört, Wuchsstoffe frei), dagegen schlecht auf dem für den H. Pertussis gebräuchlichen Bordet-Gengou-Agar. H. Influenzae benötigt X- und V-Faktor und macht keine Hämolyse. Bebrütungszeit 24—48 Std. Bekapselte Stämme sind typisierbar.

H. haemolyticus verhält sich wie H. *Influenzae*, macht aber Hämolyse.

H. Parainfluenzae vermehrt sich auf den für H. Influenzae empfohlenen Nährmedien gut und läßt sich daselbst von H. Influenzae nicht unterscheiden. H. Parainfluenzae braucht jedoch nicht unbedingt Blut als zusätzliches Nährsubstrat, weil nur der Faktor V benötigt wird, dagegen der X-Faktor nicht. Diese größere Anspruchslosigkeit kann differentialdiagnostisch verwertet werden, indem man Nährmedien beizieht, welche nur den V-Faktor enthalten. Es sind dies z. B. Serum- oder Ascitesagar oder Agar, welcher Hefeextrakt enthält.

H. Pertussis wird auf Bordet-Gengou-Agar kultiviert oder man verwendet das flüssige Medium nach Cohen und Wheeler (s. Bradford). Bebrütung während 72 Std. H. Pertussis wächst schlecht oder gar nicht auf den für H. Influenzae empfohlenen Medien.

Technisches Vorgehen: Man spatelt Sputum oder Schleimhautabstriche auf besprochene Nährbodenplatten aus. Vorgängig kann man die Materialien zur Eliminierung von Begleitkeimen einer Penicillinlösung aussetzen oder man kann auch den Nährmedien 1 E Penicillin je 1 cm^3 Nährsubstrat beigeben. (Die hämophilen Bakterien sind nicht penicillinempfindlich.) Die Pertussisplatte läßt man von den Patienten während der Hustenanfälle auf eine Distanz von etwa 10 cm behusten. Bei Pertussis glückt aber der Erregernachweis höchstens während der ersten 10—14 Tage nach Krankheitsbeginn. (Hämophile Bakterien siehe Hattie, Bradford.)

h) Milzbrandbacillen.

(Bacillus anthracis.)

1. Allgemeines. Der Milzbrand als Infektionskrankheit wird im 1. Band dieses Handbuches von H. Mohr (1) eingehend behandelt. Nachdem Milzbrandaffektionen der Lungen vorkommen — sie können auf hämatogenem Wege sowie vor allem durch Inhalation von Milzbrandsporen entstehen — muß der Erreger an dieser Stelle kurz erwähnt werden.

Klassifikation: Familie Bacillaceae
Genus Bacillus
Species Bacillus anthracis.

Mit der Bezeichnung „Bacillus“ ist nach heutiger Nomenklatur schon gesagt, daß es sich um einen sporenbildenden Keim handelt, der sich in den meisten Fällen unter aeroben Bedingungen vermehren wird.

2. Morphologie. Der Milzbrandbacillus ist ein großes, 0,8—1,0 μ breites und mindestens 2—4 μ langes Stäbchen mit konkav eingewölbten Enden. Er läßt sich mit den gebräuchlichen Farbstoffen leicht färben und verhält sich grampositiv. Der Milzbrandbacillus ist unbeweglich, im Wirtsgewebe von einer Kapsel umgeben und bildet bei ungünstigen Umweltbedingungen, sofern Sauerstoff zugegen ist, mittelständige Sporen. Die Bacillen sind oft in Ketten gelagert.

3. Kultur. Die Milzbrandbacillen lassen sich auf allen gebräuchlichen Nährmedien unter aeroben Bedingungen ohne Schwierigkeiten kultivieren und bilden auf der Agaroberfläche große, rauhe Kolonien. In der Regel entsteht keine oder nur geringfügige Hämolyse, im Gegensatz zu anderen, den Milzbranderregern gleichenden saprophytären Bacillen.

Die Milzbrandsporen sind gegen alle Umwelteinflüsse äußerst widerstandsfähig und können noch nach Jahren frische vegetative Formen bilden.

4. Tierpathogenität. Der Milzbrandbacillus ist, wie kaum ein zweiter Keim, für fast alle warmblütigen Tiere sowie für den Menschen obligat pathogen.

Als Versuchstier verwendet man am besten die weiße Maus. Diese subcutan infiziert, geht nach längstens 48 Std an einer mikroskopisch ohne weiteres zu diagnostizierenden Septicämie zugrunde.

5. Antigene. Die Milzbrandbacillen besitzen antigene Eigenschaften, so daß Milzbrand-spezifische Immunseren hergestellt werden können.

6. Diagnose. Bei Milzbrand-infizierten Materalien, die aus bestimmten, nicht mischinfizierten Krankheitsherden stammen, kann die Diagnose mit großer Wahrscheinlichkeit schon mikroskopisch gestellt werden. Bei mischinfiziertem Sputum ist diesbezüglich eine gewisse Zurückhaltung am Platze. Man soll deshalb unter allen Umständen Kulturen anlegen, indem man das Untersuchungsmaterial auf Agarplatten ausspatelt. Versporte Milzbranderreger isoliert man aus mischinfiziertem Material, indem man letzteres während 30 min auf 80° C erhitzt, so daß die vegetativen Bakterienformen vernichtet werden und auf den mit vorbehandeltem Material angelegten Kulturen nur noch Sporenbildner gedeihen. Um Verwechslungen mit apathogenen, ubiquitär vorkommenden Bacillen (B. subtilis) zu vermeiden, empfiehlt es sich, das Ergebnis eines Mäusetierversuches mit zu berücksichtigen. Man spritzt eine Aufschwemmung von Untersuchungsmaterial oder eine zu rektifizierende Kultur einer Maus subcutan.

i) Actinomyceten.

1. Allgemeines. Die Aktinomykose einschließlich Erkrankungen ähnlicher Ätiologie sind im 1. Band dieses Handbuches von H. Mohr (2) beschrieben worden. Da aber durch Actinomyceten verursachte Lungenerkrankungen relativ häufig vorkommen, muß auf diese Erreger auch an dieser Stelle kurz eingegangen werden.

Wo und wie die Actinomyceten in das große botanische System eingereiht werden sollen, darüber sind sich gerade die kritischen Fachleute nicht restlos im klaren. Die Actinomyceten sind weder Bakterien, noch erfüllen sie die Kriterien, welche für echte Pilze Geltung haben. Es scheint deshalb vorläufig gerechtfertigt, den Actinomyceten eine Sonderstellung zu gewähren. So wird nachfolgende, aus Bergeys Manual wiedergegebene Klassifikation wenigstens praktischen Bedürfnissen gerecht.

Klassifikation: Familie Actinomycetaceae
Genus I Nocardia (obligate Aerobier, im allgemeinen nicht Menschen-pathogen) 33 oder mehr Species, worunter Nocardia asteroides (gelegentlich Menschen-pathogen) syn. Streptotrix
Genus II Actinomyces (obligate Anaerobier, Menschen-pathogen)
Species 1 Actinomyces bovis
Species 2 Actinomyces Israeli

Als Aktinomykoseerreger interessieren uns vor allem die Vertreter des Genus II, Actinomyces. Die zu Genus I, Nocardia, gehörenden Species, welche überall in der Außenwelt, auf Pflanzen und im Boden vorgefunden werden, sind mit Ausnahme der Species Nocardia asteroides nicht Menschen-pathogen. Siehe 6).

2. Morphologie. In mikroskopischen Präparaten präsentieren sich uns die Actinomyceten als grampositive, 0,8—1,0 μ dicke, meist gebogene Stäbchen und Fäden. Dieselben lassen teilweise echte Verzweigungen erkennen und sind oftmals in Nestern oder Knäueln gelagert. Die Fäden können je nach Material oder Art und Alter der Kultur ganz verschieden lang sein und sind meistens von ungleichmäßigem Querdurchmesser. Namentlich an den Enden sieht man kolbenartige Verdickungen. Der Eiter kann körnige Gebilde von maximal 1 mm Durchmesser (makroskopisch sichtbar) enthalten, sog. Drusen. Es sind dies Actinomyces-Kolonien mit einem zentralen Faden- und einem peripheren Kolbengeflecht. Als Färbemethoden bewährten sich die Gram-Färbung bei Ausstrichpräparaten sowie die Färbung nach Kühne-Weigert oder nach Schlegel bei histologischen Schnittpräparaten.

3. Kultur. Abgesehen von der erwähnten Ausnahme der Nocardia asteroides (s. 6) wachsen die pathogenen Actinomyceten nur unter streng anaeroben Bedingungen. Wir verwenden in der Regel Dextroseagar in hoher Schicht oder Organbouillon. Es empfiehlt sich, stets mehrere Kulturen anzulegen. Dieselben werden bei 37° C bebrütet und 4 Wochen beobachtet.

Bei Primärkulturen ist frühestens nach 4—6 Tagen mit sichtbarem Wachstum zu rechnen. Verarbeitet man Material, welches nicht mischinfiziert ist, gehen die Kulturen meistens ohne weiteres an. Ist das Untersuchungsmaterial aber noch mit anderen Keimen kontaminiert (Sputum), gelingt es nur schwer, die Actinomyceten zur Vermehrung zu bringen und rein zu kultivieren. Die besten Erfahrungen machten wir mit Anlegen ganzer Reihen von Dextrose-Hochagar. Dabei wurde das Untersuchungsmaterial vorerst angestuft verdünnt (relative Keimverminderung, Erzeugung von Einzelkolonien) und die einzelnen Verdünnungen in verschiedene Agarröhrchen überimpft; oder man machte eine direkte Verdünnungsreihe von Agar- zu Agarröhrchen.

4. Pathogenität. Actinomyces bovis ist, wie der Name sagt, vor allem für das Rind pathogen. Zur Diagnostik geeignete Versuchstiere, für welche die Actinomyceten obligat pathogen wären, indem sie bei denselben irgendwelche klassischen Veränderungen erzeugten, besitzen wir nicht. In menschlichem Material festgestellte, anaerob sich vermehrende Actinomyceten dürfen mit größter Wahrscheinlichkeit als pathogene Parasiten angesprochen werden. Immerhin sind in vereinzelten Fällen auch bei Gesunden echte Actinomyceten in der Mundhöhle und im Sputum nachgewiesen worden. Nocardia s. 6).

5. Diagnose. Diese stützt sich auf den mikroskopischen Befund und die Kultur. Nachweis sicherer Drusen ist für Aktinomykose pathognomonisch. Wo aber inmitten anderer Flora nur vereinzelte Fadengebilde festgestellt werden, ist mit einer sicheren Diagnosestellung zurückzuhalten.

Wie auch bei anderen Infektionskrankheiten, sollte mit allen Mitteln versucht werden, eine Reinkultur zu erzielen, welche einer weiteren kritischen Prüfung unterzogen werden kann. Wo wir in Primärkulturen schon nach 24—48 Std Wachstum feststellen, handelt es sich mit größter Wahrscheinlichkeit um keine Actinomyceten.

Eine Differenzierung in Actinomyces bovis und Israeli ist praktisch belanglos. Dies um so mehr, als namhafte Autoren der Auffassung sind, es handle sich bei beiden um eine und dieselbe Art.

Aerob sich vermehrende Formen (Nocardien) dürfen nur dann als pathogen angesprochen werden, wenn deren ätiologischer Zusammenhang mit einem bestimmten Krankheitsprozeß pathologisch-anatomisch erwiesen ist.

Eine sichere Unterscheidung in anaerob und aerob sich vermehrende „Actinomyceten" (Actinomyces und Nocardia) kann wegen der verschiedenen Herkunft der beiden Gruppen bei der Beurteilung von Berufskrankheiten versicherungstechnisch bedeutungsvoll sein.

6. Anhang: Nocardia. (Aerob wachsende „Actinomyceten", früher auch Streptomyces genannt.)

Menschliche Erkrankungen, vor allem der Lunge, verursacht durch die Species Nocardia asteroides, sind verschiedentlich beschrieben worden.

Diagnostisch ist bedeutsam, daß Nocardien zum Teil säurefest sind, daß sie unter aeroben Bedingungen sich vermehren, am besten auf Agaroberflächenkulturen, und daß sie für einzelne Versuchstierarten pathogen sind:

Kaninchen: Bei massiver, intravenöser Infektion entsteht eine Septicämie mit miliaren Abscessen im ganzen Körper; bei subcutaner oder intramuskulärer Infektion entstehen lokale Abscesse.

Meerschweinchen: Bei intraperitonealer Infektion entsteht meistens eine diffuse Peritonitis mit Absceßbildungen.

Maus: Bei intraperitonealer Infektion von Nocardia asteroides, emulgiert in Mucilaginosa, geht das Versuchstier mit großer Regelmäßigkeit zugrunde.

k) Anaerobier.

Es gibt eine ganze Reihe von Mikroorganismen, die nur unter streng anaeroben Bedingungen, d. h. bei striktem Sauerstoffausschluß, sich vermehren können. Man möchte meinen, im sauerstoffreichen Lungengewebe hätten solche Keime keine Entfaltungsmöglichkeiten. Diese Annahme trifft aber nur in beschränktem Maße zu. Gerade bei abszedierenden Prozessen in der Lunge sind Anaerobier häufig kausal oder doch im Sinne erschwerender Begleitinfektionen mit im Spiel.

Besonders dann, wenn man mikroskopisch Bakterien feststellt, die sich nicht ohne weiteres identifizieren lassen und die in den üblichen Medien keine Vermehrung zeigen, ist immer daran zu denken, daß eine anaerobe Flora (oft Mischflora) vorliegen könnte.

Das Attribut „anaerob" ist als solches oft mindestens so wichtig, wie eine genaue bakteriologische Diagnose. Es muß aber — wie jeder andere Befund — bewiesen sein und darf nicht nur einer Vermutung entspringen.

Anaerob kann man kultivieren, indem man als Nährsubstrat hohe Agarschichten verwendet. Vielfach genügt eine Organbouillon (Leberbouillon, Hirnbreibouillon), die vor Gebrauch auf 100° C erhitzt worden ist. Man kann auch Nährbodenplatten verwenden (Traubenzucker-Vollblutagar nach Zeissler oder Fortner, Crowe-Platten), die man in abschließbare Gefäße legt, aus denen man den Sauerstoff abpumpt oder irgendwie chemisch bindet. Man kann auch verschiedene Prinzipien miteinander kombinieren. Die gebräuchlichste „chemische“ Methode ist wohl diejenige, welche Pyrogallol und Kalilauge verwendet. 1 g Pyrogallol in Substanz plus 10 cm^3 Kalilauge 10% absorbieren in 24 Std mit Sicherheit den Sauerstoff, welcher in 100 cm^3 Luft enthalten ist. Man kann auch auf verschlossenen Platten (nach FORTNER) den Sauerstoff durch einen Sauerstoffverzehrer, z. B. Bact. prodigiosum, aufbrauchen lassen und auf diese Weise anaerobe Verhältnisse schaffen.

So einfach eine Kultivierung unter anaeroben Bedingungen im Prinzip scheinen mag: in der Praxis bietet sie uns immer wieder Schwierigkeiten. Besonders die Isolierung verschiedener anaerob wachsender Keimarten aus demselben Untersuchungsmaterial ist meistens nicht einfach und erfordert Erfahrung.

Bei der Trennung und Isolierung verschiedener anaerober Keime geht man gleich vor, wie bei der Isolierung aerober Bakterien; mit dem einzigen Unterschied, daß man die Nährböden in einen Evakuationstopf bringt, und sie unter Sauerstoffausschluß bebrütet. Man spatelt also Untersuchungsmaterial entweder direkt auf geeignete, feste Nährböden aus (z. B. ZEISSLER-Platten) oder man bringt das Material vorerst in flüssige Medien (Organbouillon), bebrütet diese unter Sauerstoffausschluß und verarbeitet die flüssige Kultur weiter auf feste Platten. Verschiedene Keimarten kann man auf Grund verschiedener Kolonieformen voneinander trennen (unter Kontrolle im Plattenmikroskop) oder eventuell auch dadurch, daß man sich die größere Hitzeresistenz der einen gegenüber den andern zunutze macht (Sporenbildner).

In den meisten Fällen führt nur eine ganz präzise, gut ausgebaute und mit Nährbodenmaterial nicht sparende Anaerobiertechnik zum Ziel. Eine solche muß normalerweise dem Fachbakteriologen überlassen werden. Ohne jemanden desavouieren zu wollen, muß aber auch von diesen gesagt werden, daß es in jedem Lande nur einige wenige gibt, die sich mit dem Problem der Anaerobier speziell befaßt haben und Anaerobiertechnik wie Anaerobierdiagnostik wirklich beherrschen. (Anaerobiertechnik und Diagnostik siehe: WEINBERG, NATIVELLE und PREVOT; ZEISSLER; FORTNER.)

l) Pilze.

Pilze sind keine Bakterien, sondern eine große Gruppe in der Regel mehrzelliger Lebewesen von größerer Dimension und mit komplizierterem Vermehrungsmechanismus, als uns dies bei den „Spaltpilzen“ bekannt ist. Sie gehören deshalb im Grunde nicht in dieses Kapitel. Aus verschiedenen Gründen scheint es uns trotzdem angezeigt, das Problem der Pilzdiagnostik kurz zu tangieren.

Fast alle Pilze sind an der Außenwelt zu finden, kommen also mehr oder minder ubiquitär vor. Pilzelemente können demgemäß auch bei gesunden Personen auf all den Körperteilen nachgewiesen werden, welche mit der Außenwelt in direktem Kontakt stehen; also auch in den Respirationsorganen.

Vorhandene Pilze kann man unschwer mikroskopisch nachweisen und auch leicht kultivieren. Pilze dagegen richtig diagnostizieren, können nur wenige Spezialisten, und auch diese nur dann, wenn sie über die entsprechende Bestimmungsliteratur verfügen. Aussagen, ob ein bestimmter Pilz in einer bestimmten Situation pathogene Bedeutung besitzt oder nicht, kann in manchen Fällen überhaupt niemand.

Pilzerkrankungen sind von jeher immer wieder beschrieben und mehr oder minder triftig auch bewiesen worden. Durch Pilze bedingte Komplikationen scheinen häufiger geworden zu sein, seit Einführung (und dem damit verbundenen Abusus) von Antibiotica in die Therapie (WEGMANN). Die bakteriologische

Untersuchungsstation erhält demgemäß häufiger als früher den Auftrag, nach Pilzen zu fahnden. Aus dem Gebiete des Respirationstractus gelangt vor allem Sputum, eventuell Resektions- oder Autospiematerial, sowie Pleuraexsudat zur Untersuchung.

Das diagnostische Vorgehen entspricht im Prinzip demjenigen bei bakteriologischen Untersuchungen. Oft gehen beide Untersuchungen parallel. Man macht mikroskopische Präparate, die man nativ oder gefärbt betrachtet und legt Kulturen an. Diagnostische Tierversuche kommen in den meisten Fällen nicht in Betracht.

Sind Pilze vorhanden, kann man dieselben oft schon mikroskopisch feststellen, besonders wenn Faden- oder Sproßpilze vorliegen. Ausschließlich mikroskopisch kann man aber Pilze nie genau bestimmen. Dazu benötigt man Kulturen, wobei für genaue Bestimmungen die einzelnen Pilzarten auf vorgeschriebenen, meist synthetischen Nährmedien unter ganz bestimmten äußeren Bedingungen zu kultivieren sind. Eine genaue Diagnose kann nur dann erfolgen, wenn der Pilz Fruktifikationsorgane bildet, und sich ein ausgesprochen spezialisierter Fachmann der Sache annimmt. Jede von Nichtspezialisten vorgenommene Pilzbestimmung ist als Dilettantenarbeit zu betrachten und zu werten.

An unserem Institut halten wir uns seit einiger Zeit an folgende Richtlinien: Mikroskopische Untersuchungen sollen rein deskriptiven Charakter haben und nichts präjudizieren.

Zur kulturellen Untersuchung spateln wir das Untersuchungsmaterial auf Nährbodenplatten aus, die für Pilzkulturen geeignet sind (nach SABOURAUD, Bierwürzeagar u. a.) und verschließen die Petrischalen mit Heftpflaster, um eine starke Wasserverdunstung zu verhindern. Die Platten werden bei 22° C in der Dunkelheit bebrütet und bei fehlendem Pilzwachstum mindestens 4 Wochen beobachtet. Man wählt die Temperatur von 22° C, um das Wachstum von Begleitbakterien, die an 37° C adaptiert sind, hintanzuhalten; ferner, um auch diejenigen Pilze zu erfassen, die sich bei höheren Temperaturen nicht vermehren.

Erfolgt Wachstum von Pilzen, werden dieselben auf je zwei gleiche Nährmedien, welche aber in Reagensröhrchen zu Schrägagar gegossen sind, als Reinkulturen isoliert. Ein Röhrchen wird wiederum bei 22° C bebrütet, das andere bei 37° C. Erfolgt bei 37° C kein Wachstum, darf mit größter Wahrscheinlichkeit angenommen werden, daß der Pilz keine pathogene Bedeutung besitzt. (Hautpilze bei Hautkrankheiten machen hiervon eine Ausnahme.) Unsere bisherigen eigenen Erfahrungen bestätigen, daß diejenigen Pilze, welche sich auf Kulturmedien bei 37° C nicht vermehrten (sie wurden wie alle übrigen kultivierten Pilze genau identifiziert), kaum Menschen-pathogen sein können.

Alle reinkultivierten Pilze werden dem Pilzfachmann zur Bestimmung überlassen. Manchmal kann eine solche Identifizierung mühelos sofort erfolgen, in anderen Fällen werden mehrere Wochen benötigt.

Wieweit die einzelnen Pilze in den betreffenden, konkreten Krankheitsfällen von pathogener Bedeutung sind, vermögen wir in den meisten Fällen nicht zu sagen. Vor allem wissen wir nie, ob der Pilz primär und kausal für ein Krankheitsgeschehen verantwortlich gemacht werden kann oder ob er sich erst sekundär in einen schon bestehenden Krankheitsprozeß eingeschaltet hat. Bei der Deutung all dieser Fragen ist Vorsicht und äußerste Zurückhaltung am Platze.

Literatur.

Im Text zitierte Autoren.

BASSERMANN, F. J.: Probleme der Morphologie, Cytochemie und Wuchsform des Tuberkuloseerregers. Tuberkulose-Bücherei. Stuttgart: Georg Thieme 1953. — BEKIERKUNST, A.,

u. T. Szulga: A new method for determing the growth rate of M. tuberculosis and its application to the study of the toxic effects of streptomycin and isonicotinic hydrazid acid on tubercle bacilli. Schweiz. Z. Path. u. Bakter. **17**, 47 (1954). — Bergey's Manual of Determinative Bacteriology, 6. Aufl. Baltimore: Williams & Wilkins Company 1948. — Bloch, H.: Bakteriologische Methoden, die für die Diagnostik von Bedeutung sind. Fortschritte der Tuberkulose-Forschung und -Behandlung, Bd. I. Basel u. New York: S. Karger 1948. — Bradford, W. L.: The pertussis group. In Dubos, Bacterial und mycotic infections of man.

Crowe, H. W.: Rheumatism (Appendix). London: John Bale Medical Publications Ltd. 1939.

Fortner, J.: I. Zur Technik der anaeroben Züchtung. II. Zur Differenzierung der Anaerobier. Zbl. Bakter. I. Orig. **110**, 233 (1929).

Hallmann, L.: (1) Bakteriologie und Serologie. Stuttgart: Georg Thieme 1950. — (2) Bakteriologische Nährböden. Stuttgart: Georg Thieme 1953. — Hattie, E. A.: The hemophilus group. In Dubos, Bacterial and mycotic infections of man. — Heffron, R.: Pneumonia, with special reference of pneumococcus lobar pneumonia. New York: Commonwealth Fund. 1939. Zit. in Dubos, Bacterial and Mycotic Infections of Man, 2. Aufl., S. 253. — Hormann, H.: Pest. In Handbuch der inneren Medizin, 4. Aufl. Bd. I., Teil 2. Berlin: Springer 1952.

Julianelle, L. A.: The pneumonia of Friedländer's bacillus. Ann. Int. Med. **15**, 190 (1941). Zit. in Dubos, Bacterial and Mycotic Infections of Man, 2. Aufl., S. 415.

Kauffmann, F.: Enterobacteriaceae. Copenhagen: Ejnar Munksgaard Publisher 1951. Koch, R.: Gesammelte Werke, Bd. I. S. 650. Leipzig: Georg Thieme 1912. — Kolle-Kraus-Uhlenhuth: Handbuch der pathogenen Mikroorganismen. 1929.

Loeffler, W., u. D. L. Moroni: Die Brucellose. In Handbuch der inneren Medizin, 4. Auflage, Band I, Teil 2. Berlin: Springer 1952.

Meyer, F. K.: Pasteurella. In Dubos, Bacterial and mycotic infections of man. — Mohr, W.: (1) Milzbrand. In Handbuch der inneren Medizin, 4. Aufl., Bd. I, Teil 1. Berlin: Springer 1952. — (2) Die Aktinomykose und verwandte Fadenpilzerkrankungen. Handbuch der inneren Medizin, 4. Aufl., Bd. I, Teil 1. Berlin: Springer 1952.

Roth, W., u. H. Birkhaeuser: Die Pufferung des Magensaftes bei der Untersuchung auf Tuberkelbacillen. Schweiz. med. Wschr. **1954**, 240.

Schulten, H.: Tularämie. In Handbuch der inneren Medizin, 4. Aufl., Bd. I, Teil 2. Berlin: Springer 1952.

Wegmann, T.: Pilzerkrankungen der inneren Organe als Folge von Behandlung mit Antibiotica, unter besonderer Berücksichtigung des Respirationstraktes. Antibiotica et Chemotherapia, Fortschr. 1, S. 235—275. Basel u. New York: S. Karger 1954. — Weinberg, M., R. Nativelle et A. Prevot: Les microbes anaérobies. Paris: Masson & Cie. 1937. Wiesmann, E.: Die Resistenzbildung der Tuberkelbakterien gegenüber Bacteriostatica. Schweiz. Z. Tbk. **10**, 277 (1953).

Zeissler, J.: Anaerobenzüchtung. In Handbuch der pathogenen Mikroorganismen, herausgeg. von Kolle, Kraus und Uhlenhuth, Bd. X. 1929.

Zusätzliche Lehrbücher und Nachschlagewerke.

Calmette, Boquet, Negre et Bretey: Manuel technique de microbiologie et de sérologie. Paris: Masson & Cie. 1948. — Castinel, P.: Précis de bactériologie médicale. Paris: Masson & Cie. 1949. — Coburn, A. F., and D. C. Young: The epidemiology of hemolytic streptococcus. Baltimore: Williams & Wilkins Company 1949. — Collier, H. O. J.: Chemotherapie of infections. London: Chapmans & Hall Ltd. 1954.

Dubos, R. J.: Bacterial and mycotic infections of man, 2. Aufl. London: J. B. Lippincott Company 1952.

Habs, H.: Bakteriologisches Taschenbuch, 36. Aufl. Leipzig: Johann Ambrosius Barth 1954.

Kolle-Hetsch: Experimentelle Bakteriologie und Infektionskrankheiten, 11. Aufl. München-Berlin: Urban & Schwarzenberg 1952.

McEwen, W. W. W.: Bacteriological technique. London: Churchill Ltd. 1949.

Seelemann, M.: Biologie der bei Tieren und Menschen vorkommenden Streptokokken. Nürnberg: Hans Carl 1948. — Steinmann, J.: Rôle et importance de la cytologie dans le diagnostic bactériologique. Schweiz. Z. Path. u. Bakter. **16**, 927 (1953).

Wilson, G. S., and A. A. Miles vormals: Topley and Wilson: Principles of bacteriology and immunity, 3. Aufl. London: Edward Arnold & Co. 1946.

B. Laboratoriumsdiagnostik von Virus- und Rickettsienkrankheiten der Atmungsorgane*.

Von

Hans Löffler.

Mit 12 Abbildungen.

I. Einleitung.

1. Zur Problematik der Klassifikation.

Jede Einteilung ist willkürlich und sollte daher nie als endgültig aufgefaßt werden. Die Prinzipien medizinischer Klassifikation sind davon nicht ausgenommen, und auch sie können sich nicht über eine nur provisorische Gültigkeit erheben.

Die verschiedenen Krankheitseinheiten sind im Lauf der medizinischen Entwicklung voneinander abgegrenzt worden und gewissermaßen wie Blätter am Baum der Erkenntnis gewachsen. Ihre Bedeutung bzw. Wertigkeit wird besser verstanden, wenn man den Sitz der Blätter an den Ästen und Zweigen vor Augen hat, als wenn man diese Blätter fein säuberlich gepreßt und getrocknet nebeneinander in einem Album ansehen muß. Letzteres geschieht z. B. im Inhaltsverzeichnis eines Lehrbuches, wo Krankheiten, die eigentlich den allerverschiedensten „Kategorien" zuzuordnen wären, in bunter Folge aufgezählt sind.

Mit einzelnen dieser Diagnosen verbindet sich eine ätiologische Einheit; andere sind rein topographisch zu verstehen: Rhinitis, Laryngitis, Bronchitis, Bronchopneumonie usw.; andere sind pathogenetisch aufzufassen: Peribronchiektatische Pneumonie, Stauungspneumonie, Infarktpneumonie usw.; bei anderen schließlich hat ein besonders typischer Befund zur Namengebung und damit zur Abtrennung geführt: Wassermannpositive Pneumonie, interstitiell plasmacelluläre Pneumonie usw.

Diese Bezeichnungen heben nun *irgend* etwas heraus, das sich zur Charakterisierung eignet, eine Sachlage, die auch schon scherzweise verglichen wurde mit der Einteilung von alten Hüten in rote, grüne, runde und Strohhüte (W. Steck). Einer solchen Nomenklatur liegen aber so verschiedene Einteilungsprinzipien zugrunde, daß die einzelnen Termini oft zueinander nicht in logische Beziehung gebracht werden können.

Trotzdem möchten wir hinsichtlich eines Fachgebietes, in dem noch alles im Fluß ist wie in der Virusforschung, von einer voreiligen Neuordnung der Nomenklatur abraten. Wenn irgendeiner Idee oder einem Schema zuliebe dem tatsächlichen Stand der naturwissenschaftlichen Kenntnisse vorausgegriffen wird, riskiert man, Trennungen und Gruppierungen zu konstruieren, die sich bald als überholt erweisen. Dies kann zu einer Situation führen, die Doerr als den Kampf mit selbstgeschaffenen Schwierigkeiten bezeichnet hat.

* Diese Arbeit wurde mit Unterstützung des Schweizerischen Nationalfonds und des Eidgenössischen Gesundheitsamtes ausgeführt.

Der Gebrauch der heute einmal eingebürgerten Terminologie braucht zu keiner Verwirrung zu führen, wenn man sich nur bewußt ist, daß die Namen der Krankheitseinheiten nicht einem einheitlichen System angehören und daher auch keineswegs gleichwertig sind.

2. Aufgaben und Möglichkeiten der Laboratoriumsdiagnostik.

Bei manchen Infektionskrankheiten, darunter gerade auch bei solchen mit Virusätiologie, wird die Diagnose üblicherweise rein klinisch gestellt. Zahlreiche Erkrankungen der Atmungsorgane, insbesondere die akuten Infekte, lassen sich aber auf diese Art in der Regel nicht mit genügender Sicherheit abgrenzen. Dies erklärt sich zum Teil dadurch, daß dem Organismus bzw. den von einem Erreger besiedelten oder geschädigten Geweben und Zellen nur eine beschränkte Zahl differenter Reaktionsmöglichkeiten zur Verfügung steht. Das klinische Bild eines Katarrhs z. B. kann durch die allerverschiedensten Noxen verursacht sein, wie Virusarten, Bakterien, Gräserpollen oder Gase (STUART-HARRIS).

Dort also, wo uns die klinische Untersuchung nicht mehr oder wenigstens nicht mehr sicher leiten kann, versucht man durch Laboratoriumsuntersuchungen die Lücke zu schließen. *Was nun die Viruskrankheiten betrifft, so ist es für den Arzt nützlich und kann ihn nur vor Enttäuschungen bewahren, wenn er jene Virusarten kennt, welche sich mit einiger Wahrscheinlichkeit isolieren lassen und wenn er weiß, welche serologischen Methoden zur Verfügung stehen. Dann ist er sich auch darüber klar, in welchem Fall er vom Laboratorium eine „Untersuchung", in welchem aber eine „Entdeckung" verlangt.*

Im heutigen Zeitpunkt können unter den Viruskrankheiten der Atmungsorgane folgende ätiologische Einheiten durch Erregerisolierung und Antikörpernachweis diagnostiziert werden:

Influenza,
Psittakose-Ornithose,
Q-Fieber.

Weiter wird eine Gruppe pneumonischer Erkrankungen unter der Bezeichnung *„(primär) atypische Pneumonie"* oder gelegentlich auch *„Viruspneumonie"* zusammengefaßt, die häufig durch bestimmte serologische Veränderungen gekennzeichnet ist; es sei aber ausdrücklich darauf aufmerksam gemacht, daß es unsere Kenntnisse bei dieser Gruppe noch nicht gestatten, von einer ätiologischen Einheit zu sprechen.

Eine zahlenmäßig enorme Gruppe stellt jene des *Katarrhs* mit und ohne Fieber dar, wozu auch der sog. *Common Cold* der Angelsachsen gehört; hierfür stehen aber dem Laboratorium noch keine Untersuchungsmethoden zur Verfügung.

Außer Betracht fallen in dieser Zusammenstellung auch solche Viruskrankheiten, welche wie die *Masern* zwar ebenfalls eine Beteiligung der Atmungsorgane aufweisen, deren Diagnose aber in praxi nur klinisch gestellt wird, oder solche, die wie die *lymphocytäre Choriomeningitis* zu den Krankheiten des Zentralnervensystems gezählt werden und nur ausnahmsweise zu Symptomen am Atemapparat führen.

Wenn man die afebrilen „Eintagsschnupfen" beiseite läßt und nur die durch Fieber charakterisierten Infekte des Respirationstraktes mit und ohne pneumonische Beteiligung berücksichtigt, so kann man heute deren Ursache in etwa der Hälfte aller Fälle feststellen (STUART-HARRIS). Die Angabe dieses aproximativen Verhältnisses besagt aber deshalb nicht viel, weil tatsächlich der Anteil der ätiologisch diagnostizierbaren Fälle in einem bestimmten zeitlich und örtlich begrenzten Bereich entweder weit über oder weit unter 50% zu liegen pflegt. Weit darüber ist in der Regel ihr Anteil, sobald eine *einzelne* Ursache zu einer Häufung von Erkrankungen führt. Wenn bei epidemischem Vorkommen einmal die Ätiologie einiger Fälle aufgedeckt ist, dann wird durch Analogieschluß ein Großteil der übrigen — solange sie „typisch" sind — allein auf Grund von Anamnese und klinischem Bild erkannt. Außerhalb von Epidemien kann der Prozentsatz der exakten Diagnosen sehr stark sinken.

II. Die Laboratoriumsdiagnose der einzelnen Krankheitseinheiten.

1. Influenza.

Bis zur Entdeckung des Grippevirus Typus A im Jahre 1933 durch Wilson Smith, Andrewes und Laidlaw konnte diese Diagnose nur klinisch bzw. epidemiologisch verstanden werden. Seither hat sie sich in einen ätiologischen Begriff umgewandelt, was durch die wiederholt ermittelten Befunde bei epidemischem Auftreten „grippöser" Erkrankungen vollauf gerechtfertigt erscheint.

Wenn man aber, wie das früher unter dem Eindruck der Seuchenkatastrophen geschah, mit dem Wort „Grippe" nicht nur die Vorstellung ihres pandemischen Vorkommens, sondern auch diejenige ihrer Bösartigkeit verbindet, dann kann man nicht übersehen, daß die letzte eigentliche Grippeepidemie von 1918 der Entdeckung des Virus um 15 Jahre vorausging. Bei Berücksichtigung sowohl der Variabilität und Plastizität dieser Virusarten, als auch der damaligen medikamentösen Ohnmacht gegen die bakterielle Komponente der Krankheit, ist die Möglichkeit, daß die Pandemien von 1918, 1889 und frühere durch irgendeine Variante der heute bekannten Influenzavirustypen bedingt waren, von großer Wahrscheinlichkeit, wenn auch durchaus nicht mehr beweisbar.

Währenddem die Mehrzahl der Grippefälle ohne Pneumonie verläuft, sind die schweren Fälle fast stets durch Lungenbeteiligung gekennzeichnet. Man ist heute eher geneigt, die Grippepneumonie als eine „Komplikation" durch bakterielle Begleit- oder Nachinfektion (Pneumokokken, Staphylokokken usw.) anzusehen, denn als „Viruspneumonie" im eigentlichen Sinn. Durch die Zerstörung des Epithelbelages wirkt das Influenzavirus im Bereich der unteren Luftwege offenbar als Pfortenöffner und Schrittmacher für die bakterielle Invasion (vgl. Mulder und Verdonk 1949; Stuart-Harris).

Man unterscheidet drei Typen von Influenzavirus:

Typus A, isoliert 1933 von Smith, Andrewes und Laidlaw,
Typus B, isoliert 1940 von Francis und von Magill,
Typus C, isoliert 1949 von Taylor und von Francis und Mitarbeitern 1950.

Die Typen haben folgende gemeinsame Merkmale:

1. Die Fähigkeit, beim Menschen fieberhafte Erkrankungen der Atmungsorgane herbeizuführen, wobei aus dem klinischen Bild des Einzelfalles nicht auf den verantwortlichen Typ geschlossen werden kann.

2. Einen mittleren Partikeldurchmesser von 80—100 mμ (Friedewald und Pickels 1944, Lauffer und Stanley 1944).

3. Die Züchtbarkeit im befruchteten Hühnerei und in einigen Säugern, besonders dem Frettchen.

4. Die Bildung komplementbindender Antigene, die in zwei durch Zentrifugieren trennbaren Formen auftreten:

a) dem größeren V (Virus)-Antigen, der sog. 600 S-Komponente, welche anscheinend mit dem Viruspartikel identisch ist und stammspezifische Eigenschaften besitzt (wie das weiter unten besprochene Hämagglutinin).

b) dem kleineren S (Soluble)- oder „löslichen" Antigen, der sog. 30 S-Komponente, bei der es sich entweder um Bruchstücke zerstörter Vollviruspartikel handelt (WIENER u. a. 1946) oder aber um Elemente des im Aufbau begriffenen Virus (HOYLE 1948, HENLE und HENLE 1949, vgl. auch GARD und v. MAGNUS 1947). Das S-Antigen besitzt typenspezifische Eigenschaften, was von praktischer Bedeutung für die serologische Typendiagnostik ist (HOYLE und FAIRBROTHER 1937, 1947, LENETTE und HORSFALL 1940, 1941).

In diesem Zusammenhang sei auch erwähnt, daß Immunisierung mit formolisiertem Virus im Gegensatz zur Infektion nur zur Bildung von Antikörpern gegen V-Antigen Anlaß gibt, was wiederum den diagnostischen Wert des Nachweises von S-Antikörpern unterstreicht.

5. Das Vermögen, sich an Erythrocyten zu adsorbieren, diese dadurch zu agglutinieren und nachher wieder spontan von den Erythrocyten zu eluieren (HIRST 1941, MCCLELLAND und HARE 1941). Die Hämagglutination kann durch Immunserum in spezifischer Weise verhindert werden, was innerhalb der einzelnen Typen eine weitere Differenzierung ermöglicht.

6. Die Eigentümlichkeit, sich in epidemiefreier Zeit dem Nachweis zu entziehen, was Anlaß zur Hypothese eines „basic virus" gegeben hat (ANDREWES). Diese heute mit keinem Mittel erkennbare, verborgene Form des Influenzavirus soll in die pathogene Form umschlagen können aus dem „inneren" Grunde einer Veränderung in der Antigenstruktur des Virusstammes und aus dem „äußeren" Grunde eines abgesunkenen Immunitätsgrades der in Frage kommenden Wirtsorganismen.

Bei der Unterteilung in drei Typen darf aber nicht übersehen werden, daß diesen drei Teilen ein recht verschiedenes Gewicht zukommt. Außerdem sind die drei Typen immunologisch gesehen so different, daß man sie mit ebenso großer Berechtigung trennen könnte wie den Erreger des Fleckfiebers von jenem des Q-Fiebers oder wie die Salmonellen von den Shigellen, wenn dieser Vergleich aus der Bakteriologie überhaupt zulässig ist.

Der *Typus A* steht in seiner Bedeutung als Epidemieursache weit im Vordergrund; er allein scheint für die Grippepandemien der letzten Zeit, die sich in 2—3jährigem Rhythmus wiederholten, verantwortlich gewesen zu sein. Für das Frettchen ist er stärker pathogen als der Typus B.

Seine antigenetische Variabilität ist erheblich, so daß z. B. ein gegen einen bestimmten A-Untertyp erzeugter Impfschutz wirkungslos gegen einen anderen A-Untertyp ist. Man pflegt drei solcher Untertypen auseinanderzuhalten, die sich seit der Entdeckung des Influenzavirus A im natürlichen Vorkommen abgelöst haben und nach dem jeweiligen Standardstamm benannt werden: 1933 der WS-Typ, 1934—1946 der PR8-Typ und seither der FM1 oder A' (A prime)-Typ. Auch bei diesen Untertypen sind noch weitergehende Aufspaltungen vorgenommen worden.

Wie feinere Analysen gezeigt haben, scheinen die im Rahmen ein und derselben Epidemie isolierten A'-Stämme immunologisch einheitlich zu sein, während die in verschiedenen Jahren isolierten A'-Stämme gelegentlich Differenzen aufweisen.

Auf ein weiteres serologisch erkennbares Phänomen bei den A-Stämmen, das offenbar unabhängig von der antigenetischen Variante ist, haben STUART-HARRIS und MILLER (1947) sowie VAN DER VEEN und MULDER (1953) hingewiesen: Frisch isolierte Stämme können manchmal bei der Hämagglutinationshemmung gegenüber dem homologen Antikörper schwächer reagieren als gegenüber heterologen Antikörpern. Die rasche Umwandlung dieser Stämme in solche mit ausgeprägterer antigener Qualität kann durch Züchtung in der Maus erfolgen, was für die Impfstoffgewinnung von praktischer Bedeutung ist.

BURNET (BURNET und BULL 1943, BURNET 1950) hat die Beobachtung gemacht, daß A-Stämme, wenn sie frisch isoliert werden, nur im Frettchen oder in der Amnionhöhle züchtbar sind und Menschen- und Meerscheinchenerythrocyten in höheren Verdünnungen agglutinieren als Hühnererythrocyten, was er als die O (Original)-Phase bezeichnet. Im Verlaufe einiger Eipassagen kommt der Stamm in die D (Derivate)-Phase, die sich auch in der Allantoishöhle züchten läßt und Erythrocyten von Hühnern im gleichen Grade agglutiniert wie jene von Menschen und Meerschweinchen. Dieser Wechsel von der O- zur D-Phase, welcher anscheinend nur beim Typus A (und A′) beobachtet wurde, erlaubt eine vorläufige Typisierung, welche unabhängig von serologischen Methoden ist.

Der *Typus B* ist in 4—6jährigen Intervallen bei kleineren Epidemien, die nie in Seuchenzüge ausarteten, gefunden worden, in letzter Zeit vor allem aber bei lokal ganz beschränkten Gruppenerkrankungen. Beim Frettchen bewirkt er eine leichte Erkrankung ohne Pneumonie. Der Gegensatz zum Typus A beruht aber auch auf einer viel größeren serologischen Einheitlichkeit, was eine Auftrennung in Untertypen unnötig macht. Als Standardstamm gilt der Stamm Lee (FRANCIS 1940).

Vom *Typus C* sind überhaupt erst vereinzelte Stämme isoliert worden. Seine Vermehrung ist nur in der Amnionhöhle genügend; seine Hämagglutination wird am besten gegen Menschenerythrocyten bei $+4^0$ C geprüft.

Isolierung des Influenzavirus. Rachenspülflüssigkeit wird von Patienten entnommen, die noch nicht länger als 3 Tage — sofern sie noch febril sind, nicht länger als 5 Tage — krank sind. Die Verimpfung erfolgt a) auf Bruteier oder b) auf Frettchen, Hamster.

a) Die Spülflüssigkeit wird in bakteriologisch sterilem Zustand bei 6—10 Eiern, die 9—10 Tage vorbebrütet sind, in die Amnionhöhle geimpft; darauf werden die Eier während 3 Tagen bei 35^0 C nachbebrütet. Sofern sie nach dieser Frist nicht abgestorben sind, was beim Influenzavirus die Regel ist, werden sie für einige Stunden bei $+4^0$ C gehalten, eine Maßnahme, die Blutungen bei der nachfolgenden Ernte der Amnionflüssigkeit verhindert. Letztere wird im HIRST-Test in etwa 6 doppelschlächtigen Verdünnungen gegen Hühner- und Menschen- (oder Meerschweinchen-)erythrocyten auf Virusvorkommen bei $+4^0$ C qualitativ geprüft.

Auf folgende Täuschungsmöglichkeit sei hingewiesen: Etwa vom 12. Bebrütungstag an können Amnionflüssigkeiten in zunehmendem Maße ein Hämagglutinationsvermögen aufweisen, das sich durch den Übertritt von viscösen Dotterbestandteilen erklärt. Dieses Phänomen ist nur bei niederen Verdünnungen (etwa bis $^1/_8$) erkennbar, hat gar nichts mit der Virushämagglutination zu tun und ist auch nicht reversibel.

Ist keine Hämagglutination nachweisbar, so werden die Lungen der Embryonen in der Amnionflüssigkeit aufgeschwemmt und diese Suspension einer weiteren Serie von Eiern in die Amnionhöhle verimpft. Wenn auch dieser Versuch negativ ausfällt, so kann in analoger Weise eine dritte Serie von Eiern inokuliert werden; weitere Blindpassagen werden im allgemeinen als nutzlos angesehen.

b) Werden zur Isolierung Frettchen gewählt, so ist zwei Tieren in Äthernarkose Blut zu nehmen; darauf wird ihnen Spülflüssigkeit in die Nase geträufelt. Das eine Tier wird nach 5 Tagen getötet, die Nasenschleimhaut entfernt, zu einer Suspension verarbeitet und dann einem weiteren Tier intranasal verimpft. Diese frühe Entnahme von Material zur Weiterimpfung ist notwendig, weil der Nachweis des Virus nach Ablauf einer Woche wahrscheinlich infolge der sich bildenden Antikörper nicht mehr gelingt. Durch weitere Passagen adaptiert sich das Virus ans Frettchen, was sich in zunehmend schwerer werdenden und zu Pneumonie führenden Erkrankungen der Tiere äußert.

Das zweite Frettchen wird nach 14 Tagen getötet und entblutet und das Serumpaar auf Antikörper untersucht.

Zur Isolierung können auch Hamster gebraucht werden (TAYLOR 1940), welche aber in den ersten Passagen überhaupt keine klinischen Symptome zeigen, trotzdem aber Antikörper entwickeln.

Ist das Influenzavirus einmal an ein Versuchstier angepaßt, dann ist eine Züchtung auch auf anderen Wirten bzw. durch andere Inokulationsmodi leichter möglich. Von großer praktischer Bedeutung sind die Allantoisimpfung des 9—10tägigen Bruteies und die intranasale Beimpfung der Maus.

Der Typus des frisch isolierten Influenzavirus wird am einfachsten gegenüber bekannten Testseren in der Komplementbindung ermittelt. Hierzu werden vorzugsweise menschliche Rekonvaleszentenseren verwendet; zweckmäßig sind auch Seren von Frettchen oder Hamstern.

Soll die antigene Struktur des Stammes genauer analysiert werden, so ist die HIRST-Testhemmung mit mehreren Testseren des betreffenden Typus auszuführen.

Ein zur Immunisierung von Frettchen, Hamstern, Hühnern usw. verwendetes unbekanntes Virus kann andererseits auch durch Untersuchung der so gewonnenen Seren identifiziert werden, wobei das vor der Impfung entnommene Serum als Kontrolle dient.

Antikörpernachweis im Serum. Die Bestimmung des Typus erfolgt am einfachsten durch die Komplementbindung; für feinere Analysen steht die HIRST-Testhemmung zur Verfügung.

2. Psittakose.

Diese früher fast unbekannte Krankheit, die 1879 zum erstenmal von RITTER in der Schweiz mit importierten exotischen Vögeln in Zusammenhang gebracht wurde, hat erst durch die Epidemie von 1930 weltweites Interesse gewonnen (MEYER 1942). Während damals die zahlreichen tödlich verlaufenen Fälle Aufsehen erregten, ergab sich in der Folge, daß — ähnlich wie bei so manchen anderen Krankheiten — auch bei der Psittakose alle Varianten vorkommen können vom schwersten „typhösen" bis zum leichtesten „grippalen" Bild. Während als Infektionsquelle der klinisch schweren Fälle meist Papageien ermittelt wurden, gingen leichtere auch von anderen Vögeln wie Tauben, Hühner, Enten, Möven usw. aus (MEYER und EDDIE 1933, 1947), was die allgemeinere Bezeichnung „*Ornithose*" rechtfertigt.

Von großem Interesse war die Entdeckung, daß gesunde Vögel den Erreger beherbergen und ausscheiden können, ja daß gewisse Tierbestände vollständig latent verseucht sind (BURNET 1935). Bei solchen Tieren kann das Gleichgewicht zwischen Wirt und Parasit aus verschiedenen Ursachen, wie z. B. lange Transporte unter ungünstigen Lebensbedingungen, gestört werden, so daß frisch importierte Vögel bei ihrer Ankunft nicht nur selber krank sein, sondern auch zum Ausgangspunkt menschlicher Erkrankungen werden können. Ausnahmsweise kann die Psittakose auch durch gesunde Vögel verbreitet werden (Andrewes und Mills 1943). Ansteckungen von Mensch zu Mensch wurden bei Ärzten und Pflegepersonal beschrieben (Eaton u. a. 1941), wobei es aber nie zu einer weiteren epidemischen Verbreitung kam. Die Psittakose (Ornithose) ist also eine ausgesprochene Zoonose, bei der die menschlichen Fälle für die Erhaltung des Parasiten ohne Bedeutung sind.

Das Psittakosevirus wurde 1930 von verschiedenen Forschern unabhängig voneinander entdeckt: Lewinthal, Coles, Lillie. Auf Grund seiner antigenen Eigenschaften kann man es zusammen mit dem Erreger des Lymphogranuloma inguinale (venereum), mit dem bis jetzt noch hypothetischen Erreger der Katzenkratzkrankheit (Maladie des griffes de chat), und mit noch einer ganzen Anzahl vögel- und säugetierpathogenen Virusarten in eine Gruppe fassen. Es handelt sich um Zellparasiten, die einen annähernd so großen Durchmesser (etwa 450 mμ) haben wie Rickettsien. Sie sind färbbar nach Castaneda, nach Macchiavello usw., was die Beobachtung eines intracellulären Entwicklungscyclus erlaubt hat (Yanamura und Meyer 1941, Weiss 1949). Auf Antibiotica, vor allem Aureomycin und Terramycin sind sie empfindlich.

Gemeinsam ist dem Psittakose- und dem Lymphogranulomavirus ein hitzeresistentes Kohlenhydratantigen. Der Nachweis der gegen dieses Antigen gerichteten Antikörper in der Komplementbindung stellt nun die praktisch wichtigste diagnostische Methode für die ganze Gruppe dar (Bedson 1930, Meyer und Eddie 1939, Smadel 1943).

Bedson (1936) gelang es, in den Seren von Patienten mit Psittakose oder Lymphogranulom nach Absorption des Gruppenantikörpers mit erhitztem Virus die artspezifischen Antikörper nachzuweisen.

Ein spezifischer Intracutantest für Psittakose mit einem Salzsäureextrakt des Virus wurde von Barwell (1949) und von Bedson u. a. (1949) ausgearbeitet, hat aber keine große praktische Verbreitung gefunden.

Isolierung des Psittakosevirus. Die Pathogenität dieses Virus für den Menschen ist sehr unterschiedlich; trotzdem sind gewisse später erwähnte Vorsichtsmaßnahmen zur Vermeidung von Laboratoriumsinfektionen zu beachten.

Tupfpräparate von Organen, Sputum sind nach Macchiavello oder Castaneda zu färben.

Als Ausgangsmaterial für die Verimpfung dienen Blut (frisch bzw. mit Citrat- oder Heparinzusatz), Sputum, Rachenspülflüssigkeit usw. entnommen in der ersten Krankheitswoche, auch Aufschwemmungen von Organstücken (Lunge, Milz, Leber) tödlich verlaufener Fälle oder verdächtiger Tiere.

Ist das Material bakteriologisch unsteril, so wird es mit 10% einer Lösung eines Sulfonamides (5 mg/ml) und von Streptomycin (50 γ/ml) versetzt — nicht aber mit Penicillin, welches das Virus unterdrücken kann — und über Nacht bei $+4^0$ C gehalten.

Die Inoculation erfolgt am zweckmäßigsten auf Mäuse intraperitoneal in der Menge von 0,5 ml; dieser Modus ist der intranasalen Inoculation vorzuziehen, weil durch letztere eher latente pneumotrope Virusarten provoziert werden und weil Versuchstiere mit Lungenerkrankungen leichter andere Tiere, aber auch Menschen anstecken.

Enthielt das Ausgangsmaterial vermehrungsfähiges Virus, so sterben die Mäuse im Verlauf von 3—30 Tagen, im Mittel nach 8—10 Tagen. Die Symptome der Mäusepsittakose sind nicht sehr charakteristisch und noch bei vielen anderen Mäusekrankheiten zu beobachten. Bei der Sektion fällt vor allem ein zähes, trübes Peritonealexsudat auf. In diesem, sowie in den Organen sind Elementarkörperchen zu erkennen. Mäuse können die Krankheit auch überstehen, wobei eine Immunität gegen das Virus zurückbleibt. Es sollen drei Passagen ausgeführt werden, bevor das Ergebnis als negativ anzusehen ist.

Bei Verwendung der an sich sehr geeigneten Mäuse muß aber stets an die Verwechslungsgefahr mit Mäusepneumonitis, aber auch mit Ektromelie, Salmonellosen usw. gedacht werden. Bei Mäusepneumonitis finden sich wie bei Psittakose basophile Elementarkörperchen, bei der Ektromelie dagegen acidophile; außerdem können Organsuspensionen von an Ektromelie verstorbenen Mäusen Hühnererythrocyten agglutinieren.

Will man zur Isolierung Bruteier nehmen, so ist die Dottersackimpfung zu wählen. Wegen der großen Empfindlichkeit der Hühnerembryonen gegenüber bakteriellen Infektionen, sind die Anforderungen an die Sterilität des Inoculationsgutes hier noch strenger als bei Verwendung von Mäusen. Die Eier sind täglich 2—3mal zu durchleuchten; solche, die innerhalb 48 Std sterben, werden nicht verwertet; sobald vom 3. Tag an der Tod des Embryos eintritt, sind die Dottersäcke zu ernten und auf bakterielle Sterilität zu prüfen; Tupfpräparate sind auf Elementarkörperchen zu färben.

Für die Bewertung einer sicher gelungenen Virusisolierung kann man sich an folgende Punkte halten: Stammte das Ausgangsmaterial von einem Patienten, dessen Krankheit auch das klinische Bild einer Psittakose zeigte, so ist das Resultat von großer Beweiskraft. Stammte das Material von einem klinisch Gesunden, so kann es sich um einen Virusausscheider handeln; jedenfalls ist aber die Kontrolle des Sputums zu wiederholen. Die Isolierung aus Vogelorganen kann zur Aufklärung epidemiologischer Zusammenhänge führen.

Antikörpernachweis im Serum. Einfacher und für die Routinediagnostik wichtiger als die Virusisolierung ist der Nachweis der Antikörper durch die Komplementbindung.

Bei der Psittakose erscheinen diese Antikörper gegen Ende der zweiten Krankheitswoche im Blut; unter dem Einfluß von antibiotischen Mitteln kann aber ihr Auftreten um 20—40 Tage verzögert werden. Untersucht man ein Serumpaar, so sollte in der zweiten Probe ein Titeranstieg festgestellt werden; steht nur ein Serum zur Verfügung, so kann ein Titer von 16 in der dritten Krankheitswoche oder von 32 in der vierten Krankheitswoche bei Konkordanz des klinischen Bildes als positiv bewertet werden.

Da der Titer nach durchgemachter Psittakose nur sehr langsam im Verlauf von Jahren zurückgeht, ist ein rascher Abfall in der Rekonvaleszenz anders als bei Influenza, d. h. nicht in spezifischem Sinne zu werten; das kurzdauernde Erscheinen von Psittakoseantikörpern ist eher als eine anamnestische Reaktion auf Grund einer früheren Infektion anzusehen. Leute, die berufsmäßig mit Papageien, Tauben usw. zu tun haben, können ständig einen hohen Antikörpertiter von 8—32 aufweisen. Nicht zu vergessen ist die Tatsache, daß die einfache Komplementbindung keine Unterscheidung von Psittakose und Lymphogranuloma inguinale zuläßt.

3. Q-Fieber.

Im letzten Jahr des 2. Weltkrieges wurde in Europa eine „neue“ Krankheit entdeckt, oder genauer gesagt von der Gruppe der atypischen Pneumonien mit unbekannter Ätiologie abgetrennt. ROBBINS und Mitarbeitern war es gelungen, die Identität einer 1944 und 1945 unter amerikanischen Truppen in Italien aufgetretenen mit einer seit 10 Jahren in Australien bekannten Krankheit nachzuweisen (vgl. GSELL 1948, 1950).

1937 war das Q-Fieber von DERRICK beschrieben worden als eine Berufskrankheit von Metzgern und Viehzüchtern in Queensland. 1937 waren von BURNET und FREEMANN als Erreger Rickettsien (R. burneti) gefunden worden; die gleichen Mikroorganismen wurden in den USA. in Zecken festgestellt (DAVIS und COX 1938, BURNET und FREEMANN 1939).

Nach DERRICK (1944) handelt es sich beim Q-Fieber um eine Zoonose wildlebender Säugetiere; die Verbreitung soll durch Zecken vor sich gehen, welche auch Kühe, Schafe, Ziegen usw. infizieren können, wobei diese Haustiere nur leicht erkranken. Die Übertragung auf den Menschen scheint jedoch in der Regel nicht durch hämatophage Parasiten, sondern ohne Zwischenwirt durch Staubinhalation oder durch die Milch (CAMINOPTEROS 1948, LENETTE und Mitarbeiter 1949, MACCALLUM, MARMION und STOKER 1949) zu erfolgen. Nur die im Vergleich zu anderen Rickettsien hohe Widerstandsfähigkeit gegen Temperatur- und Feuchtigkeitsschwankungen läßt unerwartete Ausbrüche von Q-Fieber erklären, bei denen zwischen Haustieren und Menschen nur ein mittelbarer Kontakt durch Heu oder Stroh bestand (WEGMANN 1948). Pasteurisation der Milch tötet die Rickettsien nicht sicher ab (HUEBNER und Mitarbeiter 1949, MARMION und Mitarbeiter 1951). Infektionen von Mensch zu Mensch sind bei Ärzten und Pflegepersonal vorgekommen, scheinen aber noch seltener zu sein als bei Psittakose (BABUDIERI 1951).

Antikörperbestimmungen im Serum ließen MARMION und Mitarbeiter (1953) in England bei 2,13% von 4456 Blutspendern auf eine stattgehabte Infektion mit R. burneti schließen, die in der weitaus überwiegenden Zahl der Fälle inaperzept verlaufen ist.

Der Antikörpernachweis ist artspezifisch, so daß also weder bei der Neutralisation noch bei Agglutination und Komplementbindung gekreuzte Reaktionen mit anderen Rickettsien- und Virusarten vorkommen.

Aureomycin, Terramycin und Chloromycetin unterdrücken die experimentelle Q-Fieberinfektion des Hühnerembryos; die gleichen Medikamente wirken auch bei der menschlichen Infektion günstig.

Isolierung der Rickettsia burneti. Hierfür sei besonders auf die später erwähnten Vorsichtsmaßnahmen zur Vermeidung von Laboratoriumsinfektionen hingewiesen (vgl. KIKUTH und BOCK 1949).

Als Ausgangsmaterial kommen in Betracht: Blut, Sputum, Liquor cerebrospinalis, Urin usw., entnommen zu Beginn, mindestens aber in der febrilen Phase der Krankheit. Die Inoculation erfolgt am besten intraperitoneal auf zwei Meerschweinchen in der Menge von 3—5 ml. Handelt es sich um einen Frühfall, so soll das Blut frisch — ohne Zusatz — überimpft werden; dauert die Krankheit schon länger als 10 Tage, so läßt man das Blut gerinnen, gießt das antikörperhaltige Serum ab, zerreibt den Blutkuchen mit Sand und schwemmt ihn in physiologischer Kochsalzlösung auf.

Das Q-Fieber des Meerschweinchens äußert sich nach einer Inkubation von 4—8 Tagen durch Fieber von 40,5—41° C; eine Rectaltemperatur von 40° C gilt beim Meerschweinchen als obere Grenze der Norm. Gelegentlich sterben Meerschweinchen an der Infektion, wobei sie Vergrößerungen der Milz und inguinaler und mesenterialer Lymphdrüsen zeigen.

Zum Zwecke von Passagen werden Tiere auf der Höhe des Fiebers getötet und Milzsuspensionen intraperitoneal weiter verimpft. Häufig ist erst bei späteren Passagen in Tupfpräparaten von Milz und Leber eine Färbung der Rickettsien nach GIEMSA oder MACCHIAVELLO möglich.

Der **Nachweis der Antikörper im Serum** erfolgt entweder durch die Agglutination oder die praktisch bedeutungsvollere Komplementbindung. Zur Kontrolle des Titeranstieges sollte stets ein Serumpaar untersucht werden können. Komplementbindende Antikörper erscheinen im allgemeinen nach Ablauf der ersten Krankheitswoche und erreichen nach der dritten Woche ihr Maximum (Robbins, Rustigian, Snyder und Smadel 1946); aber auch hier wurde gelegentlich ein protrahierter Titeranstieg festgestellt. Ein Titer von 32 hat in einem Einzelserum eine gewisse diagnostische Bedeutung, wobei aber sowohl das klinische Bild mit zu berücksichtigen ist als auch die Tatsache, daß erhöhte Titer noch Monate bis Jahre nach der Erkrankung gefunden werden; bei schwachen Titerwerten, die rasch zurückgehen, ist an eine Mitreaktion zu denken (Gsell 1950).

4. Atypische Pneumonie.

Bei diesem Begriff und dessen Synonyma: Viruspneumonie, Pneumonitis usw. handelt es sich um eine ausgesprochene Diagnose per exclusionem. Atypisch wurde diese Pneumonieform genannt im Gegensatz zur „typischen“, d. h. der croupösen, lobären Pneumokokkenpneumonie, welche allerdings heute eine große Seltenheit geworden ist.

Wichtigstes Hinweissymptom ist die Resistenz gegen Sulfonamide und Penicillin. Die klinische Differentialdiagnose ist bei den primär abakteriellen Pneumonien recht unzuverlässig, wenn sich auch die „atypische Pneumonie“ im engeren Sinn durch den schleichenden Beginn und die lytische Entfieberung im allgemeinen von den Viruspneumonien mit *bekannter* Ätiologie unterscheidet.

Eine ausführliche Besprechung aller auszuschließenden Pneumonieformen erübrigt sich an dieser Stelle; doch sei folgendes festgehalten: Der Bereich der „atypischen Pneumonie“ wird zusehends eingeschränkt, und es ist gegenwärtig unmöglich zu entscheiden, ob es sich bei dem, was „übriggeblieben“ ist, um ein nur klinisch zu umschreibendes Syndrom handelt oder um eine oder mehrere ätiologische Einheiten.

Infektionsversuche haben mehrere ätiologische Möglichkeiten in den Vordergrund treten lassen (Stokes u. a. 1939, Weir und Horsfall 1940, Blake u. a. 1942, Eaton u. a. 1942 und 1944, Horsfall u. a. 1943, Commission on respiratory diseases 1946, Eaton 1950). Es hat sich aber stets um relativ schwach pathogene Virusarten gehandelt, die nur bei einem Teil der inoculierten Tiere zu krankhaften Symptomen führten. Auch darf nicht außer acht gelassen werden, daß sämtliche dieser Organismen als Träger latenter Virusarten in Betracht kommen, die schon in ihrem natürlichen Wirt zu Pneumonien führen können. Auch Versuche an Freiwilligen ergaben eine geringe Pathogenität des als Erreger in Frage kommenden filtrierbaren Agens (Commission on respiratory diseases 1946).

Gehäuftes Auftreten der Krankheit in Familien ließ eine Inkubationszeit von 5—19, im Mittel von 12 Tagen, errechnen. Wenn auch das endemische Vorkommen die Regel ist und Epidemien sich auf mehr oder weniger abgeschlossene Gemeinschaften wie Schulen, Militär, Anstalten, Spitäler beschränken, ist der Anteil der atypischen Pneumonien an der Gesamtzahl der primär abakteriellen, infektiösen Pneumonien recht groß; abgesehen von Zeiten mit Influenzaepidemie herrscht sogar im allgemeinen diese Form vor.

Drei verschiedene serologische Reaktionen fallen bei der atypischen Pneumonie auffallend oft positiv aus. Es sind dies 1. die Luesreaktionen, 2. die Kälteagglutination und 3. die Agglutination des Streptococcus MG.

Diese Reaktionen können in diesem Zusammenhang jedoch nicht als „spezifisch“ angesprochen werden und erlauben auch keine ätiologischen Rückschlüsse.

Sie fallen bei verschiedenen Fällen atypischer Pneumonie positiv aus, seltener auch bei Erkrankungen der oberen Luftwege ohne Lungenbeteiligung, und zwar häufig allein, gelegentlich auch zu zweit oder zu dritt; sie können aber auch ganz fehlen, ohne daß sich das klinische Bild von jenem mit positiven Reaktionen unterscheiden muß. Im großen gesehen scheint allerdings eine gewisse Parallelität zu bestehen zwischen Schwere der Krankheit einerseits und dem Vorkommen und der Titerhöhe von Kälteagglutininen und Agglutininen gegen Streptococcus MG andererseits (CURNEN 1945).

Das auffallend häufige Vorkommen von Kombinationen positiver Reaktionen läßt die Berechtigung einer Abtrennung bestimmter Fälle auf Grund nur einer der genannten drei serologischen Untersuchungen als fraglich erscheinen, vor allem dann, wenn nicht auch die anderen Untersuchungen gleichzeitig erfolgt sind.

1. Luesreaktionen. 1936 beschrieb FANCONI bei 4 Kindern die pseudoluische hilifugale Bronchopneumonie, 1940 beobachtete HEGGLIN epidemisches Vorkommen von pneumonischen Infiltraten mit flüchtiger positiver Wa.R. bei 19 Erwachsenen. Die Flockungsreaktionen (KAHN, CITOCHOL, MEINICKE usw.) fielen dabei häufig auch positiv aus (vgl. HERZOG und PULVER).

Bei atypischen Pneumonien wurden vorübergehende positive Luesreaktionen auch von anderer Seite mitgeteilt (z.B. KNEELAND und SMETANA 1940, McNEIL 1945).

Die Spezifität des WASSERMANN-„Antigens" konnte in den letzten Jahren erhöht werden, so daß z. B. Infiltrate, die mit den früher gebrauchten „Antigenen" — alkoholische Schaf- oder Menschenherzextrakte — wassermannpositiv sind, mit Cardiolipinantigen (PANGBORN) diese pseudoluische Reaktion nicht mehr zeigen. Auch der NELSON-Test ist stets negativ.

2. Kälteagglutination. LANDSTEINER entdeckte 1903 im Blut Autoagglutinine, die nur bei tiefen Temperaturen (+4° C) zur Auswirkung kommen. Weil sich diese Substanzen bei Herabsetzung der Temperatur in zunehmendem Maße an die Erythrocyten anlagern, muß das zu untersuchende Serum bei 37° oder mindestens bei Zimmertemperatur vom Blutkuchen getrennt werden.

Da die meisten Seren physiologischerweise bei schwachen Verdünnungen Kälteagglutination zeigen, ist es nicht ganz einfach zu entscheiden, von welcher Höhe an ein Titer als pathologisch anzusehen ist. Außerdem hängt die Titerhöhe von zahlreichen Versuchsbedingungen ab, von denen die Konzentration der Blutkörperchensuspension besonders ausschlaggebend ist: Je schwächer diese Konzentration, desto höher der Titer, desto schwieriger aber auch die Ablesung.

1937 konnten MACCOMBS und MCELLROY 38 Fälle mit vermehrten Kälteagglutininen hauptsächlich bei hämolytischen Anämien, bei Leber- und bei Lungenkrankheiten zusammenstellen. 1943 fanden PETERSON, HAM und FINLAND in Reihenuntersuchungen, daß bei atypischen Pneumonien hohe Kälteagglutinintiter in erhöhtem Maße auftreten. Im gleichen Jahr bestätigten und erweiterten HORSTMANN und TATLOCK, sowie TURNER diese Beobachtungen; HEGGLIN und PESTALOZZI brachten diese Reaktion wieder nach Europa zurück (vgl. LÖFFLER 1946). HORSFALL (1947) fand in 56% von 801 Patienten mit atypischer Pneumonie erhöhte Kälteagglutinine.

3. Agglutination des Streptococcus Mg. Der von THOMAS, MIRICK u. a. 1943 beschriebene nicht hämolytische Streptococcus MG ist insofern von großer praktischer Wichtigkeit für die Diagnose der atypischen Pneumonie, als sich bei etwa der Hälfte der Fälle Agglutinine gegen dieses Bacterium bilden; HORSFALL (1947) fand einen positiven Ausfall der Reaktion in 44% von 669 Patienten.

Andererseits ist man sich über die Rolle dieses zuerst postmortal aus Lungengewebe isolierten Streptococcus in der Pathogenese der atypischen Pneumonie nicht schlüssig. Es ist unentschieden, ob es sich um einen belanglosen Begleitkeim, um eine Sekundärinfektion mit diesem Keim oder um eine ätiologische Assoziation eines Bacteriums mit einem hypothetischen Virus handelt.

Der Streptococcus MG ist in vitro ziemlich resistent gegen Sulfonamide, empfindlich dagegen auf Penicillin und Aureomycin; die atypische Pneumonie als solche läßt sich jedoch charakteristischerweise durch Penicillin nicht beeinflussen.

Die Agglutinine erscheinen in der 2.—3. Krankheitswoche im Serum und erreichen in der 4.—5. Woche ihr Maximum. Als positiv wird ein Titer von 20 oder mehr angesehen. Außerhalb der atypischen Pneumonie kommen erhöhte Streptococcus MG-Agglutinine erheblich seltener vor als erhöhte Kälteagglutinine.

III. Die Technik der Laboratoriumsdiagnostik.

1. Allgemeine Gesichtspunkte.

Von größter Bedeutung ist die Einschätzung des zeitlichen Ablaufs der Infektion, das *Erkennen der „rechten Zeit“*, des hippokratischen *καιρός*. Bei den akuten Viruskrankheiten heißt das zuerst einmal: Früh genug daran denken, daß überhaupt eine Viruskrankheit vorliegen könnte.

Die *Isolierung der Virusarten*, welche zu respiratorischen Erkrankungen führen, aus Rachenspülflüssigkeit, Sputum, Blut usw. gelingt im allgemeinen nur in den ersten Krankheitstagen; Isolierungen aus Leichenmaterial sollen jedoch auch nach längerer Krankheitsdauer versucht werden. Eigentümlicherweise gehen sämtliche bekannt gewordenen menschenpathogenen Virusarten — mit Ausnahme des Pockenvirus — außerhalb des Körpers bei gewöhnlicher Lufttemperatur sehr rasch zugrunde. Bei $+4^{0}$ C dauert ihre Haltbarkeit immerhin schon Stunden bis Tage, bei Tiefkühlung (-30^{0} bis -70^{0} C) jedoch Monate bis Jahre. Diese *große Empfindlichkeit* gilt namentlich für schwach virushaltiges Material, wie es zum Zwecke der Isolierung gewonnen wird. Dem Transport des Materials vom Patienten ins Laboratorium ist daher noch größere Aufmerksamkeit zu schenken, als wenn es nur für die „üblichen“ bakteriologischen Untersuchungen bestimmt ist.

Bei Verwendung von Laboratoriumstieren — Säugern und Vögeln — für die Erregerisolierung ist stets an die Möglichkeit der *unspezifischen Provokation latenter Virusarten* zu denken (FUST 1944); beim Gebrauch von Bruteiern fällt diese Gefahr weg (BEVERIDGE und BURNET 1946).

Bezüglich des *Antikörpernachweises* ist zu bemerken: In der bakteriologischen Diagnostik sind die häufigsten serologischen Reaktionen die WASSERMANNsche Komplementbindung und die GRUBER-WIDALsche Agglutination. In unseren Breiten, wo weder Spirochäten noch Salmonellen endemisch zu sein pflegen, und somit das Fehlen von Antikörpern gegen solche Erreger die Norm ist, kann daher ein einziges Serum für die Diagnosestellung genügen. Mit den „einheimischen“ *Viruskrankheiten*, in erster Linie dem Influenzavirus, ist dagegen praktisch schon jedermann ein- oder mehrmals in Berührung gekommen, was zur Folge hat, daß der Gehalt an Virusantikörpern in der gesunden Bevölkerung erheblich schwankt.

Aus diesem Grunde ist es unerläßlich, daß von jedem Patienten zwei Seren untersucht werden können, ein sog. *Serumpaar*. Die erste Blutprobe wird in den ersten 3—4 Krankheitstagen entnommen; sie enthält noch keine Antikörper, die von der betreffenden Krankheit stammen können, und wird daher als „Normal“- oder Kontrollserum verwendet. Das zweite Serum soll nach einer Krankheitsdauer von 2—3 Wochen gewonnen werden. Wenn die Seren in doppelschlächtigen Verdünnungen geprüft werden, so wird allgemein ein Titerunterschied über zwei Stufen und mehr, d. h. eine mindestens *4fache Differenz* als *signifikant* angesehen; eine nur 2fache Differenz kann noch im Fehlerbereich der verschiedenen serologischen Methoden liegen.

Was am häufigsten versäumt wird, ist die erste Blutentnahme, und zwar deshalb, weil der Arzt eben sehr oft erst nach 1—2 Wochen oder noch später die Möglichkeit einer Virusaffektion ernsthaft in Erwägung zieht, und zwar dann, wenn keine „bakteriologische“ Diagnose passen will.

Der Gehalt des Serums an Antikörpern ist nach einer Krankheitsdauer von 2—4 Wochen am höchsten und nimmt dann — in Abhängigkeit von der Virusart, aber auch vom Wirtsorganismus — verschieden rasch wieder ab. Wenn nun in einer weiteren Blutprobe aus der Rekonvaleszenz ein niedrigerer Titer gefunden wird, so kann — bei Influenza — auch diese Abnahme, sofern sie vier- oder mehrfach ist, diagnostisch verwertet werden; denkt man auf Grund serologischer Resultate an Psittakosis oder Q-Fieber, so spricht andererseits ein rascher Titerabfall innerhalb 2—4 Wochen eher gegen diese Krankheiten.

Wenn man die Zahl der verschiedenen serologischen Reaktionen erhöht, mit denen man ein und dasselbe Serum untersucht — wenn man also gegen verschiedene Antigene prüft — dann nimmt auch die Zahl der positiven Resultate zu. So kann man dazukommen, gleichzeitig im gleichen Serum mehrere immunologische Veränderungen zu beobachten. Dann wird es oft schwierig zu entscheiden, welches der verschiedenen Resultate auf die gerade vorhandene Krankheit des Patienten zu beziehen ist. Man findet z. B. zur Zeit einer Grippeepidemie bei sehr vielen Leuten vermehrte Antikörper gegen Influenzavirus — und zwar bei schwerer, bei leichter und bei inaperzept verlaufender Infektion. Gleichzeitig können bei einzelnen Leuten auch Titer gegen ganz andere Antigene als das Grippevirus auftreten. Manchmal gelingt es, die Sachlage dadurch zu klären, daß man zwei oder mehr Blutproben untersucht. Durch das Legen mehrerer zeitlicher Querschnitte kann beispielsweise ein bestimmter Fieberschub auf Influenzavirus zurückgeführt werden, eine daran sich anschließende Pneumonie aber auf Q-Fieberrickettsien. Hätte man nur auf Grippeantikörper untersucht, so wäre die Pneumonie ohne Zweifel als „postgrippös“ etikettiert worden.

Die Bestimmung von Antikörpern kann in vivo oder in vitro erfolgen. Für die Diagnostik der respiratorischen Viruskrankheiten ist die Methode in vivo, der Neutralisationsversuch, durch die für ein eingespieltes Laboratorium technisch weitaus einfacheren Methoden in vitro ganz in den Hintergrund gedrängt worden.

Die *Neutralisation* wurde zum erstenmal von STERNBERG (1892) mit Vaccinevirus am Versuchstier angewandt, also mehrere Jahre vor ihrer Einführung in die Bakteriologie. Die Titration erfolgt nach zwei Prinzipien: Entweder wird eine konstante Virusdosis gegenüber verschiedenen Serumverdünnungen oder eine konstante Serummenge gegenüber verschiedenen Virusverdünnungen geprüft. Wenn man aber bedenkt, daß für die Prüfung eines einzelnen Serumpaares 30—60 oder mehr Mäuse bzw. Bruteier benötigt werden, so begreift man, daß die Neutralisation nur zur Untersuchung besonderer Fragen herangezogen wird, zumal — wenigstens für die Diagnostik der Atmungskrankheiten — heute einfachere Methoden zur Verfügung stehen. Für die Technik und insbesondere die Planung und Auswertung sei auf Spezialarbeiten verwiesen (REED und MUENCH, LINDER, SMADEL, PAUL).

Der Nachweis der Antikörper in vitro erfolgt für Influenza, Psittakose und Q-Fieber durch die Komplementbindung, für Influenza außerdem durch die Hemmung der Hämagglutination und für die atypische Pneumonie durch die Luesreaktionen, die Kälteagglutination und die Agglutination von MG-Streptokokken. Diese Reaktionen gelangen in den folgenden Abschnitten ausführlich zur Darstellung. Die große Zahl von Varianten, welche für jede einzelne Technik besteht, zwingt uns in dieser Arbeit zu einer Auswahl einfacher, bewährter Methoden.

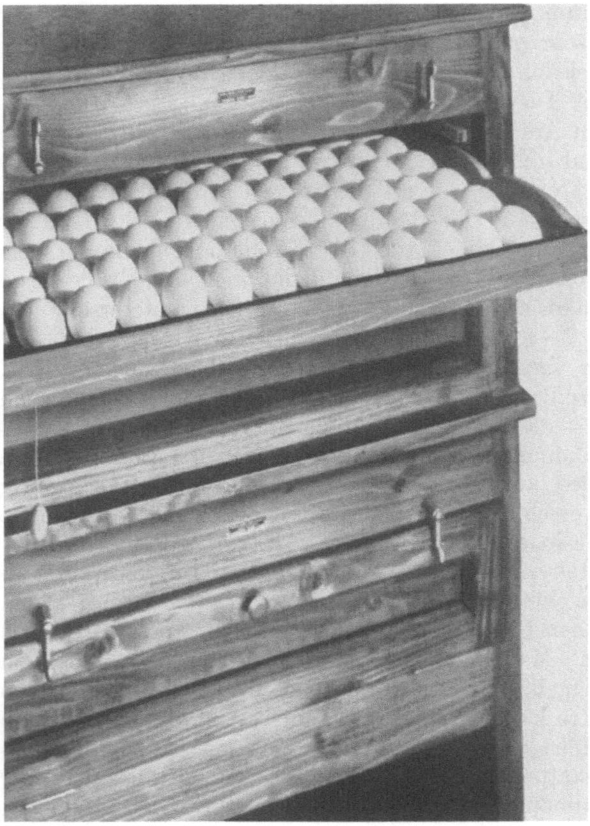

Abb. 1. Eierbrutschrank, zweiteilig; oben Vorbebrütung bei 37,5° C, unten Nachbebrütung bei 35° C.

Ist man gehalten, aus einem *einzelnen* Serum diagnostische Schlüsse zu ziehen, so ist große Vorsicht am Platze. Ein bestimmter Titer sollte nur als positiv angesprochen werden, wenn er deutlich über dem Durchschnitt der Bevölkerung liegt, was bei Werten von 32 und darüber sowohl für die Komplementbindung, als auch die Reaktionen bei atypischer Pneumonie in der Regel zutreffen mag. Auf die Komplementbindung kann man sich bei solchen Einzelseren im allgemeinen noch eher verlassen als auf die Hemmung der Hämagglutination.

Stellt man die beiden diagnostischen Verfahren des *Erreger*- bzw. *Antikörpernachweises* einander gegenüber, so ist im allgemeinen, insbesondere wegen seiner größeren Eindeutigkeit, der Erregernachweis vorzuziehen. Im Prinzip ist er auch zu einem früheren Zeitpunkt möglich als der Antikörpernachweis. Für die Routinediagnostik der respiratorischen Krankheiten kommen aber aus rein ökonomischen Gründen vorläufig in erster Linie serologische Methoden in Betracht. Wenn in einem bestimmten Fall beide Verfahren zu positiven Ergebnissen geführt haben, und außerdem das klinische Bild diesen Resultaten entspricht, dann ist das Maximum an diagnostischer Sicherheit erreicht.

2. Einrichtung des Laboratoriums.

Ein virusdiagnostisches Laboratorium bedarf vorerst einmal aller jener Einrichtungen, die in jedem bakteriologischen Labor zu finden sind. Dazu gehören insbesondere: Mikroskop, Kühlschrank für $+4^0$ C, Brutschrank für 37^0 C, Bunsenbrenner, Sterilisationspfanne oder Trockensterilisator (eventuell beides), Autoklav, Färbetrog, Einrichtung zum Waschen der Glaswaren, diverses Verbrauchsmaterial wie Farben, Objektträger, Zentrifugenröhrchen u. a. m.

Zur Diagnostik der respiratorischen Viruskrankheiten bedarf es außerdem noch einiger weiterer Hilfsmittel, die jedoch in Laboratorien, welche sich mit serologischen Untersuchungen befassen, zum Teil ebenfalls vorhanden sind.

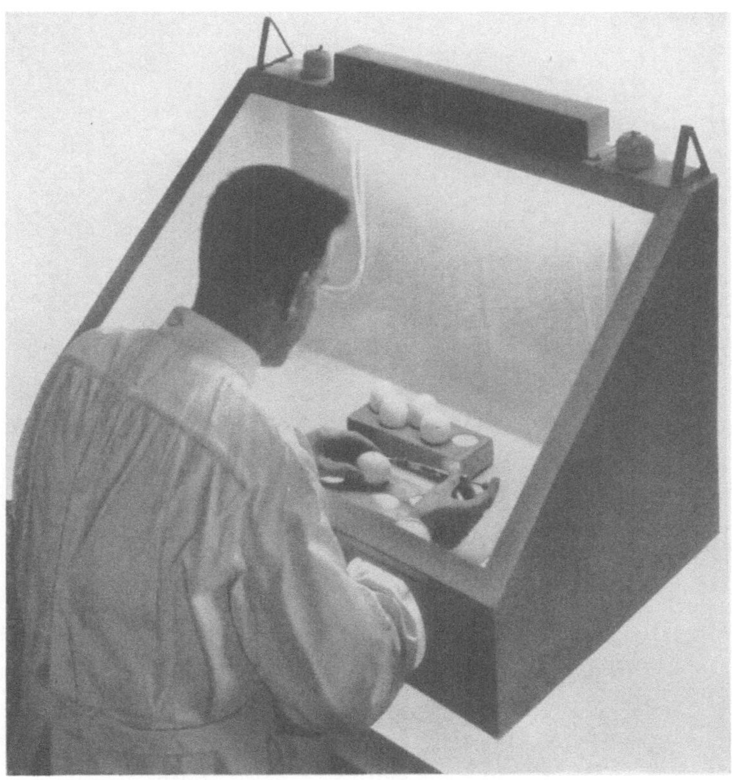

Abb. 2. Impfkapelle mit Ultraviolettlicht und Arbeitsbeleuchtung.

Ausdrücklich sei darauf hingewiesen, daß weder die hochtourige Ultrazentrifuge, noch das Elektronenmikroskop zur „obligatorischen" Ausrüstung eines Laboratoriums gehören, das sich auf die Anwendung der in dieser Zusammenstellung beschriebenen Verfahren beschränkt.

Im folgenden seien die zusätzlich nötigen Einrichtungen und Materialien summarisch aufgezählt:

Größere Gegenstände. 1. *Zentrifuge*; es genügt eine Umdrehungszahl von 5000 in der Minute.

2. *Eierbrutschrank*; wenn möglich zweiteilig zur Vor- und Nachbebrütung bei verschiedenen Temperaturen (Abb. 1).

3. *Impfkapelle* mit Ultraviolettlicht und Arbeitsbeleuchtung. In diesem Behälter wird gearbeitet sowohl zur Vermeidung der Vermischung von Stämmen (crossinfection) als auch — bei gefährlichen Erregern wie Psittokosevirus, R. burneti — zum Schutz des Menschen (Abb. 2).

4. *Zahnbohrmaschine* (mit Carborundscheibe, eventuell Stiftbohrer) zur Vorbereitung der Eier für die Beimpfung. Um eine Belästigung durch den beim Bohren entstehenden Kalkstaub zu verhindern, kann in der Impfkapelle gearbeitet, oder die Maschine mit einem Staubsauger gekoppelt werden.

5. *Kühltruhe* zur Aufbewahrung von virushaltigem Material und von Seren. Eine Temperatur von —20 bis —30° C ist ausreichend. Länger vermehrungsfähig bleiben Viruselemente bei —70° C, eine Temperatur, die erreicht wird entweder durch eine zweistufige Kühlmaschine oder einfacher durch Trockeneis in Thermosflaschen.

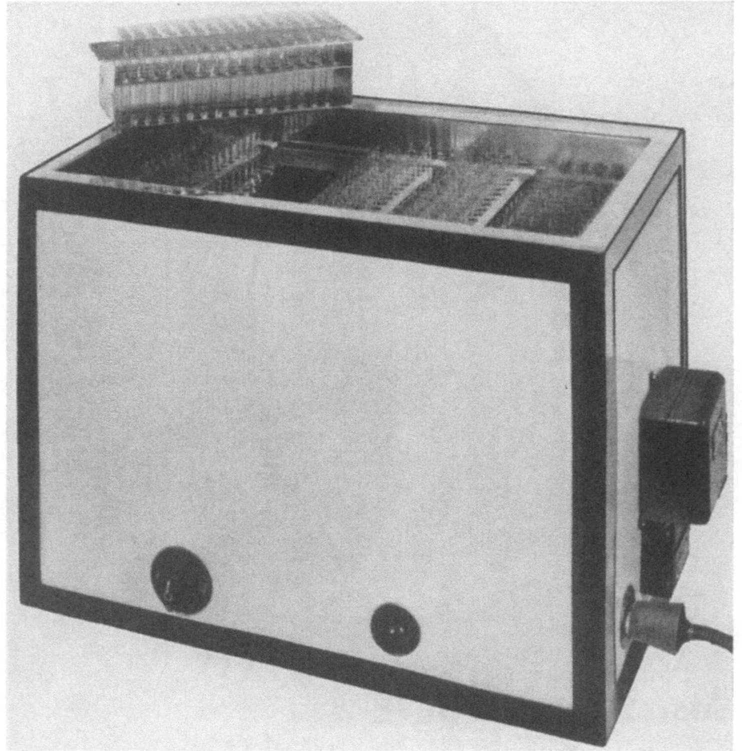

Abb. 3. Wasserbad mit Einsätzen für Komplementbindungen und Agglutinationen.

6. *Wasserbad*, zweckmäßigerweise zwei Wasserbäder, eines für 37° C, das andere für 56° C; dazu passende Einsätze für Röhrchen, z. B. Kahnröhrchen (Abb. 3).

7. *Anlage zur Gefriertrocknung von Ampullen*; es ist dies die beste Methode zur Aufbewahrung von Virus- und Rickettsienarten, aber auch von Seren, z. B. Kontrollseren (vgl. FLOSDORF 1935, 1949, 1950).

Kleinere Gegenstände. 1. Lampe zum Durchleuchten der Eier; dies geschieht am besten in einer Dunkelkammer (Abb. 4).

2. Bakteriendichte Filter, z. B. Seitz EK für Sog (Wasserstrahlpumpe) oder Druck (Preßluft), eventuell beides kombiniert (Abb. 5).

3. Platten aus Plexiglas, brauchbar sowohl für Hämagglutination als auch für Komplementbindung (Lieferant: Messrs. Prestware Ltd., Lombard Road, London S.W. 19, Preis etwa 10 S je Stück, Abb. 6).

4. Porzellanmörser (dazu steriler Quarzsand) oder Glasschliffmörser zur Herstellung von Organsuspensionen.

5. Eihalter aus Metall oder Holz, zur Beimpfung in vertikaler und in horizontaler Eilage. Eikartons für die Nachbebrütung der Eier in horizontaler Lage (nötig nach Membranbeimpfung). Kleiner Gummiballon zum Ansaugen der Luftsäcke bei der Eierbeimpfung. Cellophanklebstreifen, Paraffin in Pfännchen; beides dient zum Verschluß beimpfter Eier.

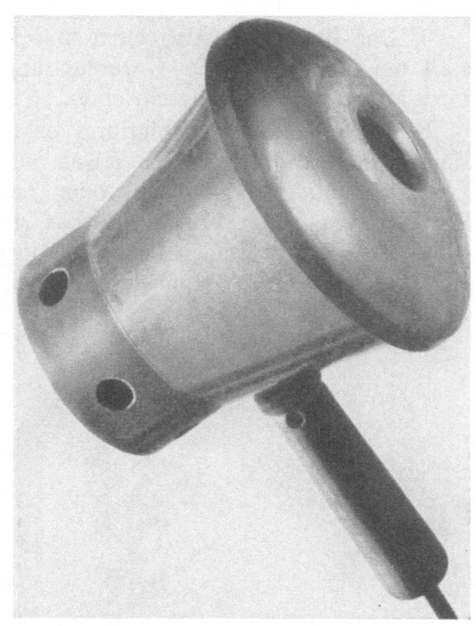

Abb. 4. Lampe zum Durchleuchten der Eier.

6. Spritzen zu 10, 5, 2, 1 ml und dazugehörige feine und grobe Kanülen. Eine große Zeitersparnis beim Herstellen von Verdünnungsreihen erlauben Spritzen, die auf bestimmte kleine Volumina (0,5—0,2—0,1 ml) eingestellt sind und deren Kolben durch Federdruck selbsttätig zurückgleitet. Ein vorn an der Spritze aufgesetztes Schlauchstück erlaubt die Befestigung von Pipetten, so daß also nie Material in die Spritze selbst eintritt (Abb. 7).

7. Scheren und Pinzetten.

8. Kalibrierte Glaspipetten zu 10 und 1 ml.

9. Diverse Glaswaren wie: Pasteurpipetten, Zentrifugenröhrchen (Inhalt 8—10 ml), Kahnröhrchen, Erlenmeyer- oder Rundkolben, Reagensgläser, Petrischalen.

10. Transportpackungen. Für den Erregernachweis: Thermosflaschen oder zweckmäßiger Kistchen aus Korkplatten zum Transport in gefrorenem Zustand (Abb. 8).

Für den Antikörpernachweis: Zum Transport von Blut und Serum genügen die üblichen Schutzhülsen aus Holz oder Karton.

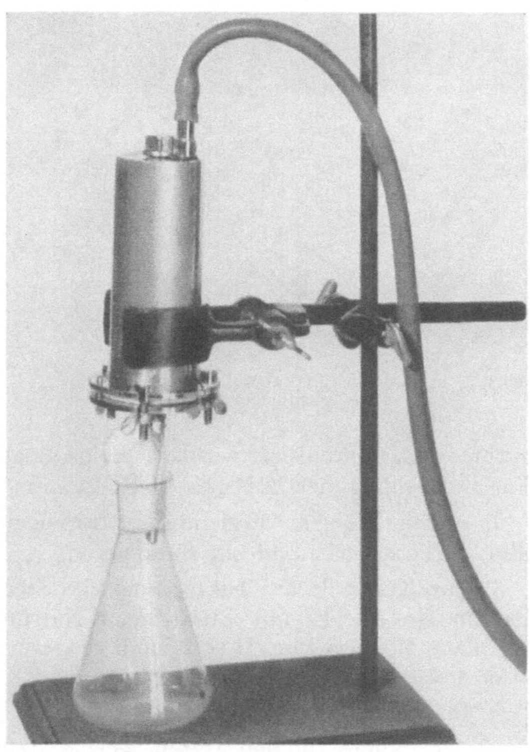

Abb. 5. Seitz-Filter, eingerichtet für Preßluft; Anschluß auch an Wasserstrahlpumpe möglich.

„Verbrauchsmaterial".

1. Steriles, destilliertes Wasser.

2. Sterile, physiologische Kochsalzlösung, ungepuffert und phosphatgepuffert (gewöhnlich auf p_H 7,4).

3. Alkohol oder 1%ige alkoholische Jodlösung zur Desinfektion der Eier.

4. Reagentien zur färberischen Darstellung von Psittakosevirus und von R. burneti.

5. Erythrocyten von Schaf, Huhn, Mensch (Gruppe 0); diese werden in gewaschenem Zustand in 0,5—2%iger Aufschwemmung verwendet; in Alseverlösung sind sie länger haltbar als in physiologischer Kochsalzlösung.

6. Der Bedarf an Antigenen und Kontrollseren richtet sich nach dem Ausmaß der beabsichtigten Untersuchungen. Die Herstellung dieser Reagentien wird im Abschnitt D beschrieben.

Für die Komplementbindung braucht es außerdem a) Komplement, d. h. Meerschweinchenserum, das frisch verwendet wird oder das durch lyophiles Trocknen (Gefriertrocknung) oder nach der Methode von RICHARDSON haltbar gemacht wurde. b) Hämolytisches Serum (Amboceptor), d. h. Serum von Kaninchen, die mit Schaferythrocyten immunisiert wurden. Beide Reagentien sind im Handel erhältlich. Eine Darstellung der Methode von RICHARDSON wird im Abschnitt D gegeben.

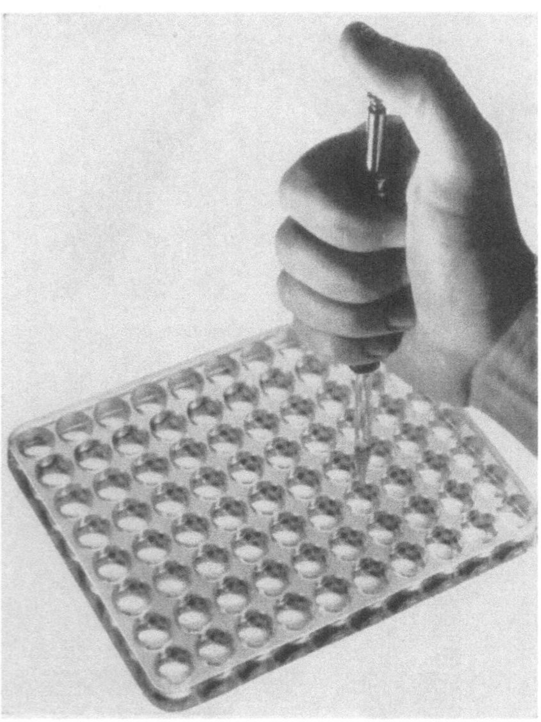

Abb. 6. Plexiglasplatte für Hämagglutination und für Komplementbindung.

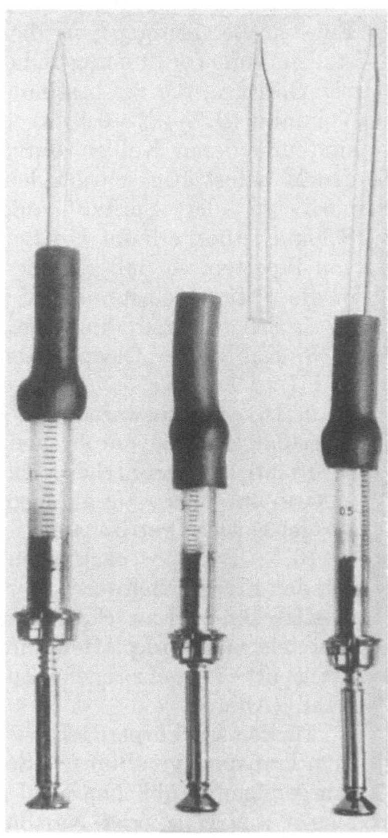

Abb. 7. Automatische Spritzen zum Pipettieren.

7. Antibiotica zur Erzielung bakteriologisch steriler Suspensionen: Penicillin, Streptomycin und ein Sulfonamid.

8. Zur Kontrolle auf bakteriologische Sterilität eignen sich: a) als flüssiges Medium ein solches mit Zusatz von Natriumthioglykolat (z. B. Fluid Thioglykollate Medium von DIFCO) und zwar für anaerobe und aerobe Züchtung, b) als festes Medium: Blutagarplatten.

9. Im Bedarfsfall: Trockeneis.

10. Formulare, die den Ärzten, welche Material zur Untersuchung einsenden, zur Verfügung gestellt werden können.

Beispiel: *Vorderseite* (vom einsendenden Arzt auszufüllen).

«Name des Patienten: Vorname:

Geschlecht: Geburtsjahr: Beruf:

Epidemiologie: Gruppenerkrankung / Einzelfall } Zutreffendes
Krankheitsbeginn: plötzlich / allmählich } unterstreichen

Datum des Krankheitsbeginns:

Blut für serologische Untersuchung:

Datum der 1. Entnahme:

Datum der 2. Entnahme:

Datum der 3. Entnahme:

Material für Erregerisolierung:

Art des Materials:

Datum der Entnahme:

Klinische Angaben, insbesondere, weshalb an eine Virusinfektion gedacht wird:

Weitere Befunde von Interesse (bakteriologisch, serologisch, hämatologisch, Therapieerfolg usw.):

Klinische Diagnose:

Ort: Datum: Arzt: »

Rückseite (Merkblatt).

«*1. Serologische Untersuchung.* Die praktisch wichtigste diagnostische Methode beruht auf dem Antikörpernachweis im Serum. Hierfür sind mindestens zwei Serumproben je Patient notwendig.

Die *1. Probe* ist so früh als möglich nach Krankheitsbeginn zu entnehmen (vor dem 4. Tag), die *2. Probe* nach einer Krankheitsdauer von 14—21 Tagen und die *3. Probe* (sofern der Patient noch in ärztlicher Obhut ist) zwischen dem 30. und 45. Tag.

Für jede Blutentnahme genügen 5—8 ml. Kein Zusatz.

Anschreiben der Röhrchen: Name des Patienten:

Datum der Entnahme:

Blut nicht aufbewahren, sondern sofort, unter Beilage dieses ausgefüllten Formulars, einsenden.

2. Erregerisolierung. Diese Methode ist der serologischen grundsätzlich vorzuziehen; sie ist jedoch kostspielig und zeitraubend und nur unter besonderen Bedingungen angezeigt. Die meisten Virusarten gehen bei gewöhnlicher Lufttemperatur rasch zugrunde. Proben müssen daher nach Entnahme raschmöglichst gefroren und in diesem Zustand eingesandt werden. Hinsichtlich Erregerisolierung ist telephonische Vereinbarung mit . . . erwünscht».

Zum Schluß dieses Abschnittes sei kurz auf den Fragenkomplex der *Tierhaltung* hingewiesen. Es stellen sich hier die gleichen Probleme wie bei bakteriologischen Tierversuchen. Für die Erstisolierung des Influenzavirus ist das Frettchen vollwertig durch das Brutei ersetzt worden; für die Erstisolierung von Psittakosevirus eignet sich die Maus am besten, für jene der R. burneti das Meerschweinchen.

Bei den Säugern muß eine gegenseitige Ansteckung durch direkte Tröpfcheninfektion, durch Kot und Urin, verunreinigtes Futter, Geschirre, Käfige usw. verunmöglicht werden. Psittakosevirus und Rikkettsien werden im Urin ausgeschieden. Für die Versuchstiere sind kleine geschlossene Räume mit wenig Käfigen großen Ställen vorzuziehen.

Eine strenge räumliche Trennung zwischen der Zucht der Tiere und den Tieren im Versuch ist unerläßlich; wenn möglich soll auch die Wartung dieser beiden Tiergruppen durch verschiedenes Personal erfolgen. Werden andererseits Tiere von außenstehenden Züchtern oder Händlern gekauft, so bestehen andere Gefahren: Jene des uneinheitlichen Tiermaterials, und jene, daß möglicherweise vorkommende Infektionen nicht erkannt oder verschwiegen werden.

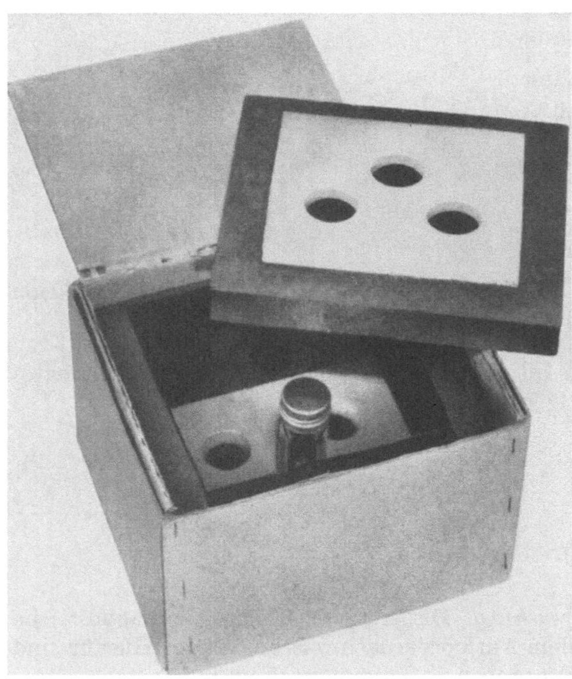

Abb. 8. Kistchen aus Korkplatten in Kartonschachtel zum Transport von virushaltigem Material in gefrorenem Zustand. (Modell des Virus Reference Laboratory, Colindale, London. Dir.: F. O. MACCALLUM.)

3. Virus- und Rickettsienzüchtung und direkter Erregernachweis.

a) Vorbereitungen.

1. Dazu gehört zuerst einmal die Beachtung gewisser **Vorsichtsmaßnahmen.** Während die verschiedenen Typen des Influenzavirus in ihrer gegenwärtigen Struktur keine Gefährdung des Arbeiters im Laboratorium darstellen, ist die Menschenpathogenität verschiedener Stämme des Psittakose-Ornithosevirus recht unterschiedlich, jene der R. burneti sogar ausgesprochen groß. Gegenüber den beiden zuletzt genannten Erregern wird daher die Schutzimpfung empfohlen (RIVERS und SCHWENTKER 1934, WAGNER u. a. 1946, SMADEL, SNYDER und ROBBINS 1948, MEIKLEJOHN und LENETTE 1950). Eine weitere Schutzmaßnahme ist die Benützung einer geschlossenen Impfkapelle.

2. **Materialgewinnung, Transport und Aufbewahrung.** Je rascher Material nach seiner Entnahme verimpft wird, desto größer ist die Chance einer Erregerisolierung, weshalb es unter Umständen wünschenswert ist, wenn sich der Patient selber ins Laboratorium begeben kann oder wenn Tiere in unmittelbarer

Nähe des Krankenbettes inoculiert werden können. Letzteres gilt besonders für frisches Blut ohne Zusatz, das bei Verdacht auf Psittakose Mäusen intraperitoneal, bei Verdacht auf Q-Fieber Meerschweinchen intraperitoneal gespritzt wird.

Rachenspülflüssigkeit wird entnommen von Patienten, deren Erkrankung nicht länger als 3 Tage, sofern sie noch Fieber haben, nicht länger als 5 Tage dauert. Der Patient gießt sich aus einem Röhrchen etwa 10 ml Flüssigkeit (gepufferte, physiologische Kochsalzlösung mit einen p_H 7,4 oder physiologische Kochsalzlösung mit 10% gepufferter Nährbouillon) in den Mund und gurgelt damit; er soll sich räuspern vor dem Gurgeln, um infektiöses Material in den Mund zu befördern. Die Flüssigkeit wird darauf ins gleiche Röhrchen zurückgespuckt; man kann auch in eine saubere Tasse oder ein Glas ausspucken lassen, worauf die Flüssigkeit ins Röhrchen umgeleert wird.

Sputum und *Blut* werden wie für bakteriologische Kulturen entnommen. Kann Blut nicht unmittelbar verimpft werden, so ist es durch Zusatz von Citrat, Heparin (1 mg auf 10 ml Blut), Liquoid usw. ungerinnbar zu machen.

Ist ein Transport von solchem Material, aber auch von *Organstücken,* die bei der Autopsie entnommen wurden, oder von Tieren (z. B. Vögeln mit Verdacht auf Psittakose) notwendig, so hat dies in gefrorenem Zustand zu geschehen. Trockeneis ist gewöhnlichem Eis vorzuziehen. Erfolgt der Transport in einer Thermosflasche, so ist diese nicht nur außen gut zu polstern, sondern auch innen, damit beim Schwinden des Eises nicht der Inhalt geschüttelt und Glas zerbrochen wird.

Sehr zu empfehlen sind leichte Behälter aus Korkplatten, die in Boden und Deckel Vertiefungen aufweisen, damit die Röhrchen fixiert bleiben, auch wenn die Eisstücke kleiner werden.

Wird Trockeneis verwendet, so sind die Gefäße und Röhrchen luftdicht zu schließen, weil Kohlenoxyd Virus schädigen kann.

3. Herstellung von Suspensionen, Erreichung bakteriologischer Sterilität und Kontrolle derselben. Gefrorenes Material wird vorerst langsam aufgetaut. Spülflüssigkeiten und Blut werden unverdünnt überimpft; festeres Material wie Sputum, Organstücke werden im Mörser zerrieben und durch Zusatz von gepufferter physiologischer Kochsalzlösung zu 10—20%igen Aufschwemmungen verarbeitet. Diese werden bei 3000 U/min während 10—15 min zentrifugiert; die überstehende Flüssigkeitsschicht wird weiter verwertet.

Spülflüssigkeiten und Sputum enthalten beinahe immer, Suspensionen von Autopsiematerial sehr häufig Bakterien. Auch wenn es sich dabei häufig um Keime handelt, die für den Menschen apathogen sind, können Versuchstiere je nach dem Inoculationsmodus dadurch Schaden nehmen; Bruteier sind hochempfindlich auf bakterielle Infektionen und sterben im allgemeinen nach 1—2 Tagen ab.

Die Ausschaltung der Bakterien in Material, das zur Erstisolierung bestimmt und gewöhnlich arm an Viruselementen ist, soll nicht durch Filtration erfolgen, weil hierbei stets ein mehr oder weniger großer Virusverlust in Kauf zu nehmen ist.

Besser eignet sich bei nicht allzu massiv bakteriell verunreinigten Aufschwemmungen der Zusatz von 10% einer Antibioticumlösung: Diese enthält 5000 E Penicillin und 5 mg Streptomycin in 1 ml physiologischer Kochsalzlösung. Bei Verdacht auf Psittakose ist das Penicillin durch 5 mg eines Sulfonamides zu ersetzen. Unter der Annahme, daß auf ein Ei je 0,2 ml Inoculationsgut kommen, ergeben sich bei dieser Dosierung der Antibiotica je 100 E Penicillin und 100 γ Streptomycin je Ei, was vom Hühnerembryo anstandslos vertragen wird. Die virushaltige Aufschwemmung soll mit dem Antibioticumzusatz während etwa einer Stunde bei $+4^0$ C gelagert werden; nach Ablauf dieser Frist wird je eine

Öse des Materials in Thioglykolatbouillon (oder ein analoges Medium, das anaerobes und aerobes Wachstum gestattet) und auf eine Blutagarplatte überimpft.

Diese Kontrollen zeigen in der überwiegenden Mehrzahl kein Bakterienwachstum mehr; es soll daher normalerweise, im Interesse der Viruserhaltung, das Resultat der Sterilitätsproben nicht abgewartet, sondern unmittelbar nach Ablauf der kurzen Frist zur Inoculation geschritten werden. Man muß bei diesem Vorgehen allerdings gelegentliche bakterielle Infektionen von Bruteiern und Tieren in Kauf nehmen, die jedoch mit den nachträglichen Ergebnissen der Sterilitätsproben übereinzustimmen pflegen.

b) Virus- und Rickettsienzüchtung im bebrüteten Hühnerei und im Laboratoriumstier.

Das bebrütete Hühnerei eignet sich für die Isolierung von Influenzavirus (Impfung in die Amnionhöhle) und selbstverständlich auch für dessen weitere Züchtung, wozu auch andere Inoculationsmodi in Frage kommen (Impfung in die Allantoishöhle, auf die Chorionallantoismembran, in den Dottersack). Psittakosevirus und R. burneti werden im allgemeinen nicht im Brutei isoliert; beide Erreger lassen sich jedoch gut im Ei züchten, ein Verfahren, das sich vor allem für die Antigenherstellung empfiehlt.

Bevor der Hühnerembryo das Versuchstier „par excellence“ der Virusforschung wurde, diente er schon der experimentellen Embryologie. Seit 1911 wird er zur Viruszüchtung verwendet und zwar zuerst für das sog. ROUS-Sarkom (ROUS und MURPHY). Erst zwei Jahrzehnte später erkannte man aber die enormen Möglichkeiten, welche dieses Verfahren zu bieten imstande ist. Dieser Impuls ging von GOODPASTURE und seinen Mitarbeitern aus, welche zuerst mit Geflügelpocken arbeiteten (WOODRUFF und GOODPASTURE 1931). In der Folge gelang es, einen Großteil der menschen- und tierpathogenen Virusarten auf diesem Wege zu kultivieren. BURNET fällt dabei ein Hauptverdienst zu beim vielfältigen Ausbau der Viruszüchtung im Ei. Die Erstisolierung von Influenzavirus Typus A im Ei gelang 1942 (BURNET, BEVERIDGE, BULL und CLARK), jene des Typus B 1944 (BEVERIDGE, BURNET und WILLIAMS).

Seit den Arbeiten von BARYKINE und besonders von COX (1938) ist die Verwendung des Hühnereies auf die Züchtung von Rickettsien ausgedehnt worden. Die Dottersackimpfung eignet sich für die Herstellung von Antigenen für Komplementbindung und Hauttest (FREI) und von Vaccinen am besten.

Der Hühnerembryo bietet gegenüber anderen Versuchstieren große Vorteile. Diese liegen einmal im Fehlen latenter Virusarten im Ei. Das Brutei konnte bis jetzt noch nie als Virusträger bestätigt werden. Auch eine gegenseitige Ansteckung, wie sie bei Mäusen, Frettchen usw. so leicht vorkommt, ist ausgeschlossen. Ein weiterer Vorteil liegt im Umstand, daß die Hühnerembryonen keine Antikörper zu bilden vermögen (GRASSET 1929) und auch kein Komplement in ihrem Blut enthalten (POLK, BUDDING und GOODPASTURE 1938).

Im Dotter bebrüteter Eier sind allerdings Antikörper mütterlicher Herkunft nachgewiesen worden (HALLAUER 1936, SCHMIDT, OERSKOV und STEENBERG 1936), und es ist daher eine gewisse Resistenz der Embryonen gegen solche Virusarten zu erwarten, die gegebenenfalls im betreffenden Hühnerbestand endemisch sind.

Anderseits verlangt die Züchtung im Hühnerei die Verwendung von bakteriologisch sterilem Inoculationsmaterial, was in diesem Grade für die üblichen Laboratoriumstiere nicht gilt.

Die frischen, befruchteten Eier können 2—5 Tage bei kühler Zimmertemperatur aufbewahrt werden; eine eintägige Lagerung nach dem Transport wird empfohlen.

Für die Vorbrütung soll im Brutschrank eine Temperatur von 37—38,5° C bestehen; bei ausgiebiger Lüftung des Apparates (sog. Motorbrüter) soll die Temperatur um etwa 0,5° höher liegen. Die nötige Feuchtigkeit der Luft im Brutschrank wird durch eine flache Schale mit Wasser erzielt. Die Eier werden täglich 2—3mal gewendet. Nach 4—5tägiger Bebrütung werden die Eier durchleuchtet und unbefruchtete oder abgestorbene Eier ausgeschaltet.

Für die Beimpfung stehen verschiedene Methoden zur Verfügung; einige gebräuchliche werden in der Folge ausführlicher beschrieben. Es sei aber darauf hingewiesen, daß eine eigentliche ins Detail gehende Standardisierung nicht besteht, sondern daß von einem Ort zum anderen die Technik etwas, wenn auch nicht im Grundsätzlichen, variiert.

Die Bebrütungsdauer vor und nach der Beimpfung der Eier richtet sich nach Virusart und Inoculationsmodus. Die Brutschranktemperatur für die Nachbebrütung sei 35—35,5° C; mit dieser Herabsetzung der Temperatur um 2—3,5° C erzielt man eine größere Virusausbeute (ZIA 1934), wahrscheinlich weil der Embryo in der Entwicklung etwas gebremst wird.

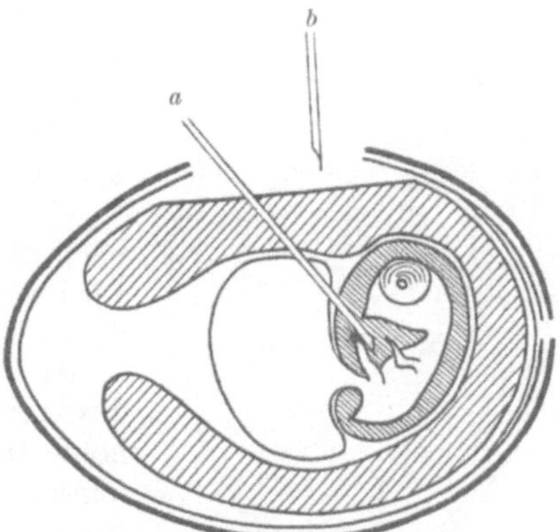

Abb. 9. Beimpfung *a* der Amnionhöhle (horizontale Lage), *b* der Chorionallantoismembran.

1. Züchtung in der Amnionhöhle (horizontale Lage, Abb. 9*a*). a) Das 9—10tägige Ei wird durchleuchtet und sowohl die Mitte der Luftblase als auch die Stelle über dem Embryo mit Bleistift markiert. Die Schale wird desinfiziert.

b) Über der Luftblase wird mit dem Zahnbohrer (Scheibe oder Stift) ein kleines Loch durch Schale und Schalenhaut geschnitten; desgleichen wird über dem Embryo ein Loch durch die Schale gebohrt, aber ohne die Schalenhaut zu verletzen.

c) Das Ei wird horizontal gelegt, mit dem seitlichen Loch nach oben. Die Schalenhaut über dem Embryo wird mit einer Nadel vorsichtig gespalten, worauf sich in der Regel der Eiinhalt so verlagert, daß sich unter der gespaltenen Schalenhaut eine künstliche Luftblase bildet, deren Existenz mittels Durchleuchten festgestellt wird; erfolgt die Verschiebung nicht spontan, so kann durch leichtes Saugen am Loch über der Luftblase mit einem kleinen Gummiballon nachgeholfen werden.

d) Über der künstlichen Luftblase wird in die Schale mit dem Bohrer (Scheibe) ein viereckiges Fenster von 1,5—2 cm Kantenlänge geschnitten. Die darunterliegende Schalenhaut wird mit einer kleinen Schere oder einem Skalpell durchtrennt und das Schalenstück entfernt, was nun ohne Gefahr einer Verletzung der Chorionallantoismembran geschieht.

e) Bei guter Beleuchtung von oben wird unter Verwendung einer Spritze mit feiner, scharfer Kanüle durch das Fenster bei direkter Sicht in die Amnionhöhle injiziert (Volumen 0,05—0,2 ml).

f) Das Loch über der ehemaligen Luftblase wird mit verflüssigtem Paraffin, das viereckige Fenster über dem künstlichen Luftsack mit einem Cellophanklebstreifen geschlossen. Das Ei wird in horizontaler Lage mit dem Fenster nach oben nachbebrütet und nicht gewendet.

g) *Ernte.* Um Blutungen zu verhindern, werden die Eier zuerst während einigen Stunden bei +4° C gehalten. Dann wird nach äußerlicher Desinfektion der Schale (Alkohol, Jod oder Abflammen) die Allantoisflüssigkeit durch das große Schalenfenster abgesaugt (vgl. Allantoisimpfung) und anschließend mit einer spitzen, weiten Kanüle die Amnionhöhle punktiert. Die Ausbeute liegt zwischen 0,5 und 2 ml.

2. Züchtung in der Amnionhöhle (vertikale Lage, Abb. 10). a) Das 9—10-tägige Ei wird durchleuchtet und die Grenze der Luftblase angezeichnet. Es werden nur Eier verwendet, in denen der Embryo dicht unter der Luftblase liegt.

b) Die Schale wird desinfiziert, über der Luftblase entlang der Markierung mit der Bohrerscheibe durchsägt und die Schalenhaut mit Schere oder Skalpell durchtrennt, wodurch eine runde Öffnung von etwa 2,5 cm Durchmesser entsteht.

c) Das Ei wird horizontal gestellt mit der Luftblase nach oben. Die Haut, welche ihren Grund bedeckt, wird mit einem Tropfen sterilen, flüssigen Paraffins durchscheinend gemacht.

d) Bei guter Beleuchtung von oben wird unter direkter Sicht mit scharfer Kanüle in die Amnionhöhle injiziert (Volumen 0,05—0,2 ml). Vor der Injektion kann mit der Spritze etwas Luft angesaugt werden; diese führt dann im Ei zur Bildung eines Luftbläschens, wodurch der richtige Sitz der Kanülenspitze kontrollierbar ist.

Abb. 10. Beimpfung der Amnionhöhle (vertikale Lage).

e) Das runde Fenster über der Luftblase wird mit Cellophanklebstreifen geschlossen und das Ei in vertikaler Lage bebrütet.

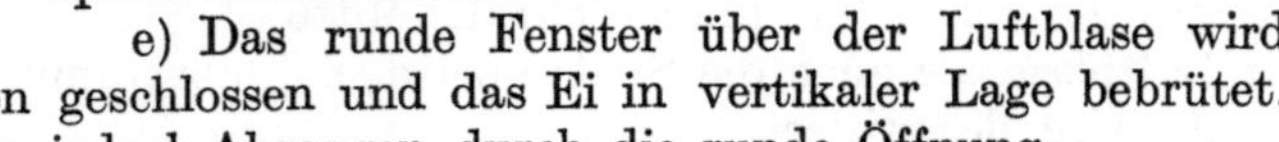

f) *Ernte.* Wie unter 1g, jedoch Absaugen durch die runde Öffnung.

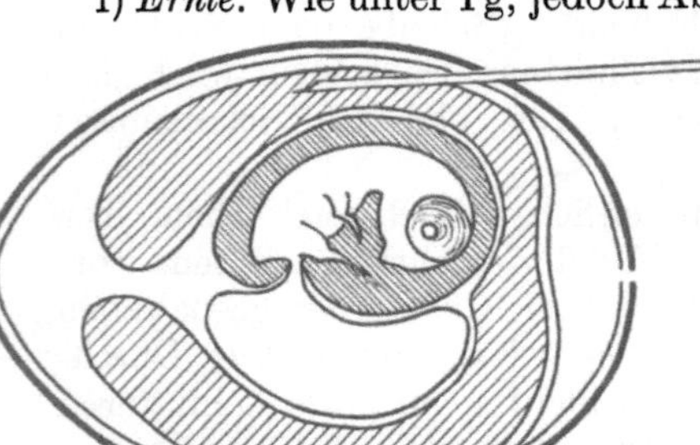

Abb. 11. Beimpfung der Allantoishöhle.

3. Züchtung in der Allantoishöhle (Abb. 11). a) Das Ei (9—11tägig) wird durchleuchtet und sowohl die Mitte der Luftblase als auch eine Stelle 0,1—1 cm jenseits der Luftblasengrenze markiert, und zwar dort, wo die Chorionallantoismembran gut entwickelt, aber gefäßfrei ist.

b) Nach Desinfektion wird über der Luftblase mit dem Zahnbohrer (Scheibe oder Stift) zum Druckausgleich bei der Inoculation ein kleines Loch durch Schale und Schalenhaut geschnitten; desgleichen wird an der anderen markierten Stelle ein Loch in die Schale gebohrt, ohne die Schalenhaut zu verletzen.

c) Das Ei wird horizontal gelegt und die Injektionsnadel in horizontaler Richtung durch die intakte Schalenhaut etwa 2 cm weit eingestochen, worauf man ohne Sichtkontrolle einspritzt (Volumen 0,05—0,2 ml).

d) Die beiden Öffnungen in der Schale werden durch verflüssigtes Paraffin geschlossen. Das Ei wird in horizontaler Lage nachbebrütet und täglich gewendet. Eine Bebrütung ist auch in vertikaler Lage mit der Luftblase nach oben möglich.

e) *Ernte.* Um Blutungen zu verhindern, werden die Eier während einigen Stunden bei +4° C gehalten. Nach äußerlicher Desinfektion der Eier trägt man die Schale über der Luftblase mit der Schere ab. Die darunterliegende Haut wird mit einer spitzen, weiten Kanüle durchstochen und die Allantoisflüssigkeit abgesaugt; die Ausbeute liegt zwischen 3—10 ml. Zur Punktion kann auch eine Pasteurpipette mit scharfer Spitze und 4—8 seitlichen Löchern verwendet werden (HIMMELWEIT).

4. Züchtung auf der Chorionallantoismembran (Abb. 9*b*). Eier 9—12tägig; wie im übrigen unter 1a) bis d) Züchtung in der Amnionhöhle, horizontale Lage.

e) Durch das Fenster über der künstlichen Luftblase wird die Chorionallantoismembran mittels einer Spritze mit Kanüle beimpft (Volumen 0,1—0,2 ml). Das Ei wird nach allen Seiten bewegt, um das Inoculum auf der Oberfläche der Membran gleichmäßig zu verteilen.

f) Wie unter 1f).

g) *Ernte*. Das äußerlich desinfizierte Ei wird mit der Schere in zwei Hälften zerlegt und sein Inhalt vorsichtig ausgeleert, so daß die Chorionallantoismembran an den inneren Schalenwänden haften bleibt. Jene Membranhälfte, die unter dem Fenster die künstliche Luftblase gebildet hatte und beimpft worden war, wird behutsam abgezogen, in einer ersten Petrischale in steriler physiologischer Kochsalzlösung geschwenkt und in einer zweiten Petrischale in Kochsalzlösung über dunklem Untergrund besichtigt. Hat eine Virusvermehrung stattgefunden, so sind charakteristische mehr oder weniger dicht gesäte Pusteln (poxes) zu erkennen. Für deren Beschreibung sei auf Spezialarbeiten hingewiesen (z. B. BEVERIDGE und BURNET).

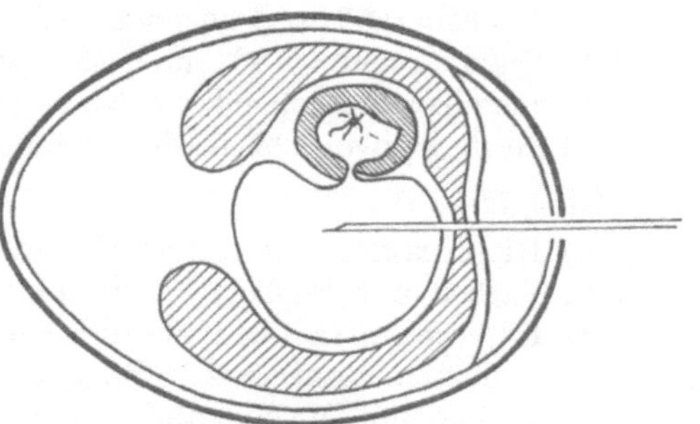
Abb. 12. Beimpfung des Dottersackes.

5. Impfung in den Dottersack (Abb. 12). a) Zu diesem Zweck verwendet man jüngere, 5—7tägige Eier. Nach äußerlicher Desinfektion wird am stumpfen Eipol ein kleines Loch durch Schale und Schalenhaut gebohrt. Eine lange feine Kanüle wird so weit eingestoßen, bis ihre Spitze die Mitte der Längsachse erreicht, worauf die Injektion erfolgt (Volumen 0,2—0,5 ml).

b) Die Öffnung der Schale wird mit verflüssigtem Paraffin geschlossen. Das Ei kann horizontal oder vertikal bebrütet werden.

c) *Ernte*. Die Schale wird nach Desinfektion über der Luftblase abgetragen und der Eiinhalt in eine Petrischale gegossen. Die Dottersackmembran wird vom Dotter befreit (eventuell über einem Sieb) und gewaschen.

6. Virus- und Rickettsienzüchtung im Laboratoriumstier. Für die Erstisolierung von Influenzavirus ist das Frettchen größtenteils durch das befruchtete Hühnerei ersetzt worden. Zur Gewinnung von Immunsera eignen sich dagegen Frettchen und Hamster am besten. Diese Tiere werden in leichter Äthernarkose infiziert, indem man ihnen virushaltige Flüssigkeit in die Nasenlöcher träufelt (Volumen etwa 1—2 ml). Dies soll in der Impfkapelle geschehen.

Die Isolierung von Psittakosevirus erfolgt zweckmäßigerweise durch intraperitoneale Injektion von Mäusen (Volumen 0,5 ml), jene von R. burneti durch intraperitoneale Injektion frisch ausgewachsener Meerschweinchen (Volumen 3—5 ml).

Der große Nachteil der Laboratoriumstiere liegt darin, daß praktisch alle als latente Virusträger aufgefaßt werden müssen. Bei hochpathogenen und an die betreffende Tierart angepaßten Virusstämmen kommt dieser Umstand weniger zur Geltung. Bei Erstisolierung ist man aber zu großer Vorsicht in der

Interpretation der Resultate verpflichtet, da bei sämtlichen Arten von Laboratoriumstieren das Manifestwerden latenter Virusinfektionen beobachtet wurde (FUST 1944, HALLAUER 1952).

c) Der direkte Erregernachweis durch Färbung.

Auf diese Weise lassen sich sowohl Rickettsien wie die großen Viruspartikel der Psittakose-Lymphogranuloma inguinale-Gruppe, letztere als sog. Elementarkörperchen, zur Darstellung bringen. Für diagnostische Zwecke sind Klatschpräparate von Organstücken, Membranen usw. am einfachsten.

Von den verschiedenen Methoden seien nur zwei dargestellt:

1. Färbung nach MACCHIAVELLO. Elementarkörperchen und Rickettsien erscheinen rot auf blauem Grund.

Reagentien:

a) Fuchsin 0,5% in Phosphatpuffer $^1/_{15}$ m, p_H 7,2; vor Gebrauch zu filtrieren.
b) Citronensäure 0,5% in destilliertem Wasser; jeweils vor Gebrauch herzustellen, ausgehend von einer 50%igen Stammlösung.
c) Methylenblau 1% in destilliertem Wasser.

Ausführung:

a) Hitzefixation der luftgetrockneten Präparate.
b) Färben mit Fuchsin, 8—10 min.
c) Eintauchen in Citronensäure für 10—20 sec.
d) Spülen in destilliertem Wasser.
e) Färben mit Methylenblau, etwa 10 sec.
f) Spülen in Wasser und Trocknen.

2. Färbung nach CASTANEDA. Elementarkörperchen und Rickettsien erscheinen blau auf hellem Grund.

Reagentien:

a) Farblösung nach CASTANEDA:

Phosphatpuffer $^1/_{15}$ m, p_H 7,5	100 ml
Formalin 40%	5 ml
Methylenblau 1% in Methylalkohol	1 ml

b) Safraninlösung:

Safranin 0,2% in destilliertem Wasser	25 ml
Essigsäure 0,1% in destilliertem Wasser	75 ml

Ausführung:

a) Lufttrocknen der Präparate.
b) Fixieren (Formalin!) und färben mit CASTANEDA-Lösung, 3 min.
c) Lösung abgießen, nicht spülen.
d) Gegenfärben mit Safranin während einiger Sekunden.
e) Spülen mit Wasser und trocknen.

Weitere Färbungen, die sich für diese Zwecke gut eignen, sind jene mit verdünnter GIEMSA-Lösung und die Viktoriablaufärbung nach HERZBERG.

d) Der direkte Virusnachweis durch die Hämagglutination nach HIRST.

Das von HIRST und von MCCLELLAND und HARE (1941) entdeckte Phänomen beruht auf der Eigenschaft gewisser Virusarten, so insbesondere auch des Influenzavirus, rote Blutkörperchen zu agglutinieren. Dadurch wurde es zum erstenmal möglich, ein Virus in vitro quantitativ zu erfassen, was gegenüber der Titration der Infektiosität im Tierversuch eine ungeheure Erleichterung darstellt. Mit der Bestimmung des Hämagglutinins wird im allgemeinen ein gröberer Maßstab angelegt als mit der Bestimmung der Infektiosität, z. B. im Ei. So ist bei einer frischen, vollinfektiösen Allantoisflüssigkeit mit Influenzavirus der 50%ige Infektiositätstiter 100—1000mal höher als der Hämagglutinintiter. Das Verhältnis zwischen hämagglutinierenden und infektiösen Einheiten ist unter verschiedenen Versuchsbedingungen durchaus nicht konstant, sondern abhängig von mehreren, zum Teil noch nicht geklärten Faktoren.

Die Prüfung von Flüssigkeiten, wie sie aus der Amnion- oder der Allantoishöhle beimpfter Hühnereier gewonnen werden, auf ihren Gehalt an Influenzavirus mittels der Hämagglutination gehört aber zu den nicht mehr wegzudenkenden Verfahren der Virusdiagnostik. Ja, man darf sagen, daß die Virusforschung ganz allgemein durch die HIRSTsche Entdeckung einen großen Auftrieb bekommen hat.

Das Phänomen zerfällt in zwei zeitlich sich folgende Vorgänge, nämlich 1. der Bindung des Virus an die Erythrocytenfläche (Adsorption), was sich in der Hämagglutination kundgibt und 2. in der Wiederabspaltung des Virus von der Zelloberfläche (Elution), wobei die Erythrocytensuspension wieder eine homogen-disperse Beschaffenheit annimmt.

Wie HIRST gleichfalls feststellte, sind Erythrocyten nach der Adsorption und Elution von Virus gegenüber der erneuten Zufuhr desselben Virus refraktär, d. h. inagglutinabel geworden und außerstande, Virus zu binden. Das Virus hingegen wird bei der Elution in unveränderter und unverbrauchter Form in Freiheit gesetzt. In dieser Hinsicht entspricht das Phänomen den Kriterien eines katalytischen Vorgangs (vgl. HALLAUER 1950).

Die Titration des Virushämagglutinins. Von der zu untersuchenden virushaltigen Flüssigkeit wird in Plexisglasplatten — oder in Kahnröhrchen — eine doppelschlächtige (2fache) Verdünnungsreihe in physiologischer Kochsalzlösung gemacht; die einzelnen Volumina betragen 0,2 ml (oder 0,25 ml). Von einer 1%igen Erythrocytensuspension (Huhn oder Mensch Gruppe 0) in physiologischer Kochsalzlösung werden 0,2 ml (oder 0,25 ml) zu jeder Virusverdünnung gegeben.

Folgende Kontrollen sind angezeigt: 1. Erythrocyten in Kochsalzlösung ohne Viruszusatz. 2. Erythrocyten in Kochsalzlösung mit normaler Amnion- (bzw. Allantois-)flüssigkeit.

Durch leichtes Schwenken der Platte — bzw. kräftiges Schütteln des Gestells mit den Röhrchen — werden die Suspensionen durchmischt. Die Erythrocyten läßt man bei Zimmertemperatur — falls Influenza Typus C in Frage kommt bei $+4^{0}$ C — sedimentieren. Die Ablesung erfolgt bei Erythrocyten vom Huhn nach 45 min, bei solchen vom Menschen nach 75 min.

Für die Bewertung ist die Art des sich bildenden Bodensatzes maßgeblich. Nicht agglutinierte Zellen bilden ein kleines, zentrales, scharfbegrenztes Sediment agglutinierte Zellen dagegen ein schleierförmiges, die ganze Bodenfläche der Vertiefung — oder des Röhrchens — bedeckendes Sediment. Die höchste Virusverdünnung, die eine 50%ige Agglutination hervorruft, entspricht einer hämagglutinierenden Einheit. Die Kontrollen dürfen keine Hämagglutination zeigen.

4. Der Nachweis der spezifischen Antikörper.

a) Gewinnung der Reagentien für die Komplementbindung.

1. Herstellung von löslichem (sog. S-) Influenzaantigen (Typus A, B).

a) 10tägige Bruteier werden in die Allantoishöhle geimpft mit einer Virussuspension, die in gepufferter physiologischer Kochsalzlösung so stark verdünnt wurde, daß in 0,2 ml derselben noch etwa eine Hämagglutinindosis vorhanden ist. Virusreiche Suspensionen sind also etwa 1000mal zu verdünnen.

b) Nach einer Bebrütung von 42—48 Std bei 35° C werden die Eier in den Kühlschrank gebracht.

c) Für die Gewinnung des „löslichen" Antigens benützt man nur die die Schale innen auskleidende Chorionallantoismembran. Die Eier werden über der Luftblase geöffnet, der Inhalt (Embryo, Dottersack usw.) so vorsichtig ausgegossen, daß die Membran nicht mitgerissen wird, sondern vorerst an der Schale haften bleibt.

d) Mit einer Pinzette nimmt man die Membranen heraus. Diese werden nun tiefgefroren (—70° C) und anschließend bei 37° C wieder aufgetaut, ein Vorgang, den man 3mal wiederholt. Dabei wird Flüssigkeit frei, die reich an „löslichem" Antigen ist.

e) Die Membranen werden in der ausgeschiedenen Flüssigkeit durch Zerreiben im Mörser zu einer Suspension verarbeitet, worauf man diese leicht zentrifugiert (2000 U/min während 10 min).

f) Die überstehende Flüssigkeit wird abpipettiert und erhält einen Zusatz von 2% Chloroform. Die Suspension wird mehrmals geschüttelt und über Nacht bei +4° C aufbewahrt.

g) Am folgenden Tag wird sie so lange zentrifugiert, bis die überstehende Flüssigkeit keine Trübung mehr aufweist (etwa 5000 U/min während 60 min). Der klare Überstand stellt das gebrauchsfertige S-Antigen dar. Dieses ist bei —30° C während einem Jahr oder länger haltbar.

2. Herstellung von Psittakoseantigen. a) 5—6tägige Bruteier werden in den Dottersack geimpft mit einer virushaltigen Suspension, die so dosiert ist, daß der Embryo die Inoculation um 5—7 Tage überlebt.

b) Sobald die Embryonen sterben, werden die Dottersackmembranen geerntet und bei —30° C aufbewahrt.

c) Hat man genug Membranen, so werden sie zerrieben und in gepufferter physiologischer Kochsalzlösung (p_H 7,6) aufgeschwemmt (4 ml je Dottersackmembran). Diese Suspension wird unter Verschluß während 4—5 Tagen bei +4° C gehalten und häufig kräftig geschüttelt.

d) Leichtes Zentrifugieren (1000 U/min während 3 min) führt zur Bildung von 3 Schichten, von denen die mittlere, wäßrige abpipettiert wird. Färbungen dieser Suspension nach MACCHIAVELLO müssen reichlich Elementarkörperchen nachweisen lassen. Indem man die Dottersackmembranen ein zweites Mal aufschwemmt und zentrifugiert, kann die Ausbeute an Antigen vergrößert werden.

e) Die virushaltige, von groben Partikeln befreite Flüssigkeit wird nun scharf zentrifugiert (5000 U/min oder mehr während 60 min); die Lipoid- und die wäßrige Schicht werden entfernt und das Sediment in gepufferter physiologischer Kochsalzlösung aufgeschwemmt (1 ml je Dottersack). Das scharfe Zentrifugieren und das Aufschwemmen (in 1 ml je Dottersack) wiederholt man. Zur weiteren Reinigung kann mit Äthyläther extrahiert werden.

f) Die Suspension wird in kochendem Wasser während 15 min erhitzt; Flocken, die sich dabei bilden, werden zerschüttelt. Das Antigen ist gebrauchsfertig für die Komplementbindung.

3. Herstellung von Q-Fieberantigen. Von Bedeutung ist die Wahl des Virusstammes; der in Italien isolierte Stamm Henzerling eignet sich besonders zur Herstellung des Antigens; ein käufliches Antigen der Firma Lederle enthält z. B. diesen Stamm.

Die Verarbeitung ist im Prinzip gleich wie beim Psittakose- und Lymphogranuloma inguinale-Antigen. Die Aufschwemmung der Dottersäcke soll jedoch in einer auf p_H 6 gepufferten Kochsalzlösung geschehen, die 0,5% Formalin enthält; das Kochen ist dagegen wegzulassen (vgl. WIESMANN 1948). Während gewisse Ricksettsien ein „lösliches" Antigen bilden, scheint dies bei R. burneti nicht der Fall zu sein (TOPPING und SHEPARD 1946).

4. Gewinnung von spezifischen Immunseren für Kontrollen. Für die Komplementbindung ist es zweckmäßiger, wenn *menschliche* Rekonvaleszentenseren mit bekannten Titern zur Verfügung stehen. Sollen in der Hämagglutinationshemmung — was nur auf die verschiedenen Influenzavirustypen Bezug hat — feinere Differenzen zum Ausdruck kommen, so sind stammspezifische Immunsera zu verwenden. Die tierischen Sera, deren Antikörper sich auf Grund einer Infektion gebildet haben, sind im allgemeinen jenen vorzuziehen, deren Antikörper nur das Resultat einer künstlichen Immunisierung sind.

Zur Gewinnung von Influenzaimmunserum werden Frettchen (diese nach vorausgegangener Herzpunktion) oder Hamster intranasal infiziert und nach 14 Tagen in Narkose durch Herzpunktion entblutet. Hühner von 2—3 kg Gewicht erhalten nach vorausgegangener Blutentnahme 2 ml virushaltige Allantoisflüssigkeit intravenös und 10 ml intraperitoneal; diese Injektionen sind am folgenden Tag zu wiederholen. 10 Tage nach der ersten Immunisierung kann Blut durch Herzpunktion entnommen und auf seinen Antikörpergehalt geprüft werden.

Für die Komplementbindung auf Psittakosevirus und R. burneti eignen sich als Kontrollseren solche immunisierter Meerschweinchen. Falls der Stamm des betreffenden Erregers die Tiere frühzeitig tötet, kann vorerst mit formolinaktiviertem Virus (0,1—0,5% Formalin) und erst anschließend mit aktivem Virus immunisiert werden.

5. RICHARDSONS Methode zur Haltbarmachung von Komplement. Komplementhaltiges Meerschweinchenserum kann in flüssiger Form haltbar gemacht werden durch Versetzen mit hypertonischer Kochsalzlösung und unter Einhalten eines p_H von 6—6,4.

Es bedarf der folgenden zwei Stammlösungen:

1.	Borsäure (H_3BO_3)	0,93 g
	Borax ($Na_2B_4O_7$, 10 H_2O)	2,29 g
	Sorbit ($C_6H_{14}O_6$, $^1/_2$ H_2O)	11,47 g
	gesättigte Kochsalzlösung ad 100 ml	
2.	Borax	0,57 g
	Natriumacid (NaN_3)	0,81 g
	gesättigte Kochsalzlösung ad 100 ml	
Man mische:	Meerschweinchenserum	8 Teile
	Lösung 2	1 Teil
	Lösung 1	1 Teil

Das so behandelte Komplement wird bei $+4^0$ C aufbewahrt und behält seinen Titer während einem Jahr fast unverändert. Benötigt man Komplement in der Verdünnung 1:10, so wird 1 Teil Serum mit 7 Teilen destilliertem Wasser gemischt. Weitere Verdünnungen sind in physiologischer Kochsalzlösung vorzunehmen. Ist das Serum einmal verdünnt, so muß es innerhalb einer Stunde gebraucht werden.

b) Ausführung der Komplementbindung.

(Technik des Virus Reference Laboratory, Colindale, London: F. O. MACCALLUM, B. E. ANDREWS.)

Es wird jene Methode beschrieben, bei der von jedem Reagens 0,1 ml genommen werden, was einem totalen Reaktionsvolumen von 0,5 ml je Serumverdünnung entspricht. Man benützt Kahnröhrchen, welche in Gestellen in ein Wasserbad gehängt bzw. gestellt werden können; sehr zu empfehlen ist aber auch die Verwendung von Plexiglasplatten (wie für die Hämagglutination), die jedoch in einem Brutschrank erwärmt werden müssen.

Stehen sehr geringe Mengen von Antigen oder Serum zur Verfügung, was aber eher für die neurotropen als für die pneumotropen Virusarten zutreffen mag, so kann die Komplementbindung nach der Tropfenmethode von FULTON und DUMBELL (1949) auf einer Glas-, Porzellan- oder Plexiglasplatte ausgeführt werden.

Es soll wenn möglich ein Serum aus dem Beginn der Krankheit *gleichzeitig* mit einem oder eventuell mehreren Seren entnommen auf der Höhe der Krankheit und in der Rekonvaleszenz auf komplementbindende Antikörper untersucht werden.

Die Ablesung kann folgendermaßen protokolliert werden:

Keine Lyse, d. h. vollständige Komplementbindung, überstehende Flüssigkeit wasserklar	4
25%ige Lyse	3
50%ige Lyse	2
75%ige Lyse	1
100%ige Lyse (kein Bodensatz)	0

Während die Amboceptortitration und die Bestimmung der optimalen Antigenverdünnung einmal je Charge geschehen kann, sind die Herstellung des hämolytischen Systems und die Komplementtitration an jedem Versuchstag neu vorzunehmen.

1. Reagentien. a) Schaferythrocyten: Frisches mit einem Antikoagulans (Citrat, Heparin) versetztes Schafblut wird 3mal mit physiologischer Kochsalzlösung gewaschen und zuletzt unter stets gleichen Bedingungen (z. B. 3000 U/min während 15 min) zentrifugiert. Es können auch Erythrocyten verwendet werden, die in 0,1% Formalin oder in Alseverlösung bei $+4^0$ C längere Zeit haltbar sind.

b) Hämolytischer Amboceptor: Man geht von einer Verdünnung 1:10 aus, die bei $+4^0$ C aufbewahrt wird.

c) Komplement: Man geht von einer frisch hergestellten Verdünnung 1:10 aus.

2. Amboceptortitration, a) Man bereite vor:

Vom Amboceptor 7 fortlaufende 2fache Verdünnungen von $^1/_{100}$—$^1/_{6400}$; je 0,5 ml je Röhrchen,

0,8 ml Komplement, verdünnt $^1/_{10}$,

25 ml einer 2%igen Schaferythrocytensuspension.

b) In 8 Röhrchen gibt man je 0,1 ml Erythrocytensuspension; darauf in die ersten 7 je 0,1 ml einer der Amboceptorverdünnungen, in das 8. Röhrchen 0,1 ml physiologische Kochsalzlösung. Die Röhrchen werden während 15 min ins Wasserbad von 37^0 C gestellt; dann werden je 0,2 ml physiologische Kochsalzlösung und anschließend je 0,1 ml Komplement $^1/_{10}$ zugegeben; die Röhrchen werden durch Schütteln gemischt und wieder während 30 min bei 37^0 C im Wasserbad erwärmt. Nach 5 min schüttelt man die Röhrchen nochmals; nach Ablauf der 30 min erfolgt die Ablesung.

c) Das Röhrchen mit der höchsten Amboceptorverdünnung, in welchem noch eine vollständige Lyse eintritt, entspricht einer MHD (minimale hämolysierende Dosis). Im Kontrollröhrchen darf keine Lyse vorkommen.

3. Herstellung des hämolytischen Systems. Am Tage des Hauptversuchs (oder der Antigentitration) wird eine genügende Menge einer 2%igen Erythrocytensuspension und ein gleiches Volumen des Amboceptors in der Konzentration von 2—3 MHD vorbereitet. Die beiden Flüssigkeiten werden unter Umschwenken gemischt und während 10 min im Wasserbad bei 37° C gehalten.

4. Komplementtitration. a) In ein Gestell werden zwei Reihen von Röhrchen gestellt, hinten eine Reihe von 7, vorn eine Reihe von 8 Röhrchen.

b) In die vordere Reihe werden je 0,2 ml physiologischer Kochsalzlösung eingefüllt, in die hintere dagegen physiologische Kochsalzlösung in steigenden Mengen, und zwar ins 1. Röhrchen 0,15 ml, ins 2. Röhrchen 0,20 ml, ins 3. Röhrchen 0,25 ml usw. bis ins 7. Röhrchen 0,45 ml.

c) Man bereitet 2,4 ml Komplement einer Verdünnung $^1/_{30}$ vor, d. h. 0,1 ml Komplement (nach RICHARDSON), 0,7 ml destilliertes Wasser, 1,6 ml physiologische Kochsalzlösung. Davon werden je 0,3 ml in jedes Röhrchen der hinteren Reihe gegeben, wodurch man folgende Verdünnungen erreicht: $^1/_{45}$—$^1/_{50}$—$^1/_{55}$ ... $^1/_{75}$.

d) Je 0,1 ml einer solchen Komplementverdünnung werden ins entsprechende Röhrchen der vorderen Reihe hinüberpipettiert; ins 8. Röhrchen gibt man 0,1 ml physiologische Kochsalzlösung.

e) In jedes Röhrchen der vorderen Reihe füllt man 0,2 ml des hämolytischen Systems ein und erwärmt während 30 min bei 37° C. Nach den ersten 5 min wird geschüttelt.

f) Nach 30 min wird unverzüglich abgelesen. Das Röhrchen mit der höchsten Komplementverdünnung, in welchem die Lyse vollständig ist, entspricht einer MHD. Im Kontrollröhrchen darf keine Lyse vorkommen.

g) Der Bereich der Komplementverdünnungen kann nach beiden Seiten wenn nötig erweitert werden.

5. Antigentitration. Um die optimale Verdünnung eines beliebigen Antigens zu ermitteln, wird dasselbe in verschiedenen Verdünnungen gegen positives Kontrollserum geprüft, das ebenfalls verschiedene Verdünnungen aufweist. Dies führt zu einer schachbrettartigen Anordnung der Röhrchen (CHESSBOARD). Im übrigen folgt die Durchführung der Antigentitration der Vorschrift für den weiter hinten beschriebenen Hauptversuch, d. h. es wird in folgender Reihenfolge vorgegangen:

a) Inaktivierung der positiven und negativen Kontrollseren.

b) Vornahme der Serumverdünnungen in großen (10 ml) Röhrchen und abfüllen in Kahnröhrchen, Einzelvolumen 0,1 ml; Vornahme der Antigenverdünnungen in großen (10 ml) Röhrchen und abfüllen von je 0,1 ml in die Kahnröhrchen; nachdem vorher je 2 MHD Komplement in 0,1 ml zugegeben wurden.

c) Erwärmen auf 37° C während $1^1/_2$ Std; Zugabe des hämolytischen Systems; 0,2 ml. Erwärmen auf 37° C während 30 min — Schütteln nach 5 min. Vorläufige Ablesung.

d) Aufbewahren über Nacht bei +4° C und endgültige Ablesung. Kontrollen: a) Negatives Kontrollserum + fragliches Antigen. b) Physiologische Kochsalzlösung + fragliches Antigen. c) Positives bzw. negatives Kontrollserum + Kochsalzlösung.

Als *negatives* Kontrollserum kann man bei der Titration von Influenza-Typus A-Antigen das *positive* Kontrollserum für Influenza-Typus B-Antigen verwenden und umgekehrt; gleichermaßen lassen sich die Kontrollseren für Psittakosevirus und für R. burneti kreuzweise als *negative* Kontrollseren verwenden.

Desgleichen ist für *negative* Kontrollantigene eine Vertauschung von Influenza A- und Influenza B-Antigen bzw. von Psittakose- und Q-Fieberantigen möglich — sofern man nicht den Gebrauch von negativen Kontrollantigenen aus *normalen* Chorionallantoismembranen bzw. Dottersäcken vorzieht.

Tabelle 1. *Beispiel einer Antigentitration.*
In diesem Beispiel liegt die optimale Antigenverdünnung zwischen 1:32 und 1:64, also etwa bei 1:50.

Verdünnung von Kontrollserum		Verdünnung von „löslichem" Influenza-Antigen A								Serum-kontrolle
		1:2	1:4	1:8	1:16	1:32	1:64	1:128	1:256	
Serum: Anti-influenza A	1:16	4	4	4	4	4	4	4	1	0
	1:32	4	4	4	4	4	4	3	0	0
	1:64	3	4	4	4	4	4	3	0	0
	1:128	0	0	0	2	4	4	1	0	0
	1:256	0	0	0	0	2	2	0	0	0
Antiinfluenza B	1:16	0	0	0	0	0	0	0	0	0
Antigenkontrolle . . .		0	0	0	0	0	0	0	0	—

6. Hauptversuch. Um Zeit und Reagentien, insbesondere Antigen zu sparen, empfiehlt es sich, in zwei Stufen vorzugehen. Die erste besteht im sog. *Auswahlversuch* (SCREEN-*Test*), bei welchem das zu untersuchende Serum nur in einer einzigen Verdünnung z. B. 1:8 gebraucht wird. In der zweiten, dem *Hauptversuch sensu strictiori*, werden nur die im Auswahlversuch positiven Sera weitergeprüft, und zwar in verschiedenen Verdünnungen.

Dieses zweistufige Vorgehen, sowie die simultane Prüfung gegen verschiedene Antigene haben sich bei den Untersuchungen von MACCALLUM und Mitarbeitern (1953) sowie von ANDREWS und Mitarbeitern (1953) bewährt.

Abgesehen von der verschiedenen Zahl der Serumverdünnungen unterscheiden sich der Auswahl- und der Hauptversuch nicht, auch nicht im Ausmaß der Kontrollen.

a) 0,1 ml Patientenserum wird in physiologischer Kochsalzlösung 1:8 verdünnt und während 30 min bei 56—58° C inaktiviert.

b) Zu jedem Röhrchen, das 0,1 ml einer Serumverdünnung enthält, gibt man 0,1 ml Komplement (2 MHD) und 0,1 ml Antigen in der optimalen Verdünnung.

c) Die Röhrchen werden während $1^1/_2$ Std in ein Wasserbad von 37° C gestellt, was die Bindung des Komplements erlaubt; anschließend wird das hämolytische System hinzugefügt und nochmals während 30 min bei 37° C erwärmt, innerhalb welcher Zeit die Lyse eintreten kann; nach 5 min wird geschüttelt; nach Ablauf der 30 min erfolgt die vorläufige Ablesung.

d) Die Röhrchen kommen über Nacht in den Kühlschrank bei + 4° C, worauf die endgültige Ablesung erfolgt.

Folgende Kontrollen sind bei jedem Auswahl- bzw. Hauptversuch vorzunehmen, wobei die Zugabe von je 0,2 ml des hämolytischen Systems nicht jedesmal erwähnt wird (vgl. Tabelle 2):

a) 0,1 ml positives Kontrollserum 1:16—1:256 + 0,1 ml Komplement + 0,1 ml positives Antigen.

b) 0,1 ml positives Kontrollserum 1:16 + 0,1 ml Komplement + 0,1 ml negatives Antigen.

c) Serumkontrolle:
0,1 ml Patientenserum 1:16 + 0,1 ml Komplement + 0,1 ml physiologische Kochsalzlösung.

d) Antigenkontrollen:
0,1 ml phys. Kochsalzlösung + 0,1 ml Komplement + 0,1 ml positives Antigen.
0,1 ml phys. Kochsalzlösung + 0,1 ml Komplement + 0,1 ml negatives Antigen.

e) Komplementkontrolle:
2 MHD Komplement in 0,1 ml + 0,2 ml physiologische Kochsalzlösung.
1 MHD Komplement in 0,1 ml + 0,2 ml physiologische Kochsalzlösung.
$^1/_2$ MHD Komplement in 0,1 ml + 0,2 ml physiologische Kochsalzlösung.

f) Erythrocytenkontrolle: 0,3 ml physiologische Kochsalzlösung.

Tabelle 2. *Beispiel der Kontrollen für die simultane Untersuchung von Patientenseren gegen vier verschiedene Antigene.*

Kontrollserum	a) Positives Antigen						f) Erythrocytenkontrolle
	Antigen	Serumverdünnungen					
		1:16	1:32	1:64	1:128	1:256	
Influenza A	Influenza A	4	4	4	4	0	4
Influenza B	Influenza B	4	4	4	4	1	
Psittakose	Psittakose	4	4	4	4	3	
Q-Fieber	Q-Fieber	4	4	4	0	0	

Kontrollserum	b) Negatives Antigen		c) Serumkontrolle (kein Antigen) 1:16	d) Antigenkontrolle (kein Serum)		e) Komplementkontrolle	
	Antigen	Serumverdünnung 1:16					
Influenza A	Influenza B	0	0	Influenza A	0	2 MHD	0
Influenza B	Influenza A	0	0	Influenza B	0	1 MHD	2
Psittakose	Q-Fieber	0	0	Psittakose	0	$^1/_2$ MHD	4
Q-Fieber	Psittakose	0	0	Q-Fieber	0		

Tabelle 3. *Beispiel eines Auswahlversuches für die simultane Untersuchung von Patientensera gegen vier verschiedene Antigene.*

Antigen	Antigen in optimaler Verdünnung			
Serumpaar (Verdünnung 1:8)	Influenza A	Influenza B	Psittakose	Q-Fieber
A. M., 1. Serum	0	0	0	0
2. Serum	4	2	0	0
K. L., 1. Serum	0	4	0	2
2. Serum	0	4	0	2
O. A., 1. Serum	0	0	4	0
2. Serum	0	0	4	0
S. F., 1. Serum	0	0	1	1
2. Serum	0	0	3	4
H. K., 1. Serum	0	0	0	0
2. Serum	2	0	0	0

7. Varianten der Komplementbindung. Erwähnt seien zwei interessante Methoden, die jedoch in die praktische Diagnostik noch wenig Eingang gefunden haben.

a) *Die Konglutininkomplementbindung* (Wolfe und Kornfeld 1948, Stoker u. a. 1950, Hillemann u. a. 1951) wurde zur Bestimmung von Antikörpern gegen R. burneti, Psittakose-Lymphogranulomavirus und Influenzavirus verwendet. Bei diesem Test kommt es zur Agglutination, nicht zur Lyse der zugesetzten

Tabelle 4. *Beispiel eines Hauptversuches für die Untersuchung der im oben dargestellten Auswahlversuch positiven Patientenseren.*

	Antigen: Influenza A						Antigen: Influenza B						Serum-kontrolle
Serumverdünnung	1:8	1:16	1:32	1:64	1:128	1:256	1:8	1:16	1:32	1:64	1:128	1:256	1:8
A. M., 1. Serum	0	0	0	0	0	0	0	0	0	0	—	—	0
2. Serum	4	4	4	4	4	1	2	0	0	0	—	—	0
K. L., 1. Serum	0	0	0	0	—	—	4	4	1	0	0	0	0
2. Serum	0	0	0	0	—	—	4	3	0	0	0	0	0
	Antigen: Psittakose						**Antigen: Q-Fieber**						**Serum-kontrolle**
Serumverdünnung	1:8	1:16	1:32	1:64	1:128	1:256	1:8	1:16	1:32	1:64	1:128	1:256	1:8
O. A., 1. Serum	4	4	2	0	0	0	0	0	0	0	—	—	0
2. Serum	4	4	4	4	4	2	0	0	0	0	—	—	0
S. F., 1. Serum	1	0	0	0	—	—	1	0	0	0	0	0	0
2. Serum	3	2	0	0	—	—	4	4	4	3	0	0	0

Tabelle 5.
Die Resultate dieses willkürlich gewählten Beispiels sind:

Serumpaar	Antikörper-anstieg	Gegen Antigen	Serologische Diagnose
A. M.	32< ×	Influenza A	Influenza A
	2< ×	Influenza B	
K. L.	0	Influenza B	keine Diagnose
O. A.	8 ×	Psittakose	Psittakose
S. F.	2 ×	Psittakose	Q-Fieber
	16 ×	Q-Fieber	

Erythrocyten. Das „konglutinierende System“ enthält Schaferythrocyten, die durch Rinderserum sensibilisiert wurden. Im frischen Rinderserum findet sich ein sog. „Konglutinin“, welches derart sensibilisierte Erythrocyten in Gegenwart von nichthämolysierendem Komplement — enthalten in Katzen- oder Pferdeserum — zur Agglutination bringt.

Verdünnungen des zu untersuchenden Serums werden mit dem entsprechenden Antigen und mit nichthämolysierendem Komplement versetzt und bebrütet, anschließend fügt man das konglutinierende System hinzu. Kommt es zur Bindung von Virusantigen und Antikörper, so wird das Komplement aufgebraucht und eine Agglutination der Erythrocyten bleibt aus.

Die so ermittelten Titer sind im allgemeinen höher als die durch die hämolytische Komplementbindung erzielten, dagegen kommt es bei der Konglutininkomplementbindung viel eher zu unspezifischen Resultaten, was die Anwendungsmöglichkeit dieser Methode wieder einschränkt.

b) *Die indirekte Komplementbindung* wurde von RICE (1948) entwickelt, diente zuerst WOLFE u. a. (1949) zur Bestimmung von Antikörpern gegen die Newcastle-Disease der Hühner und wurde von KARRER, MEYER und EDDIE (1950) für die Diagnose der Psittakose bestimmter Vogelarten angewandt. Der Test ist wertvoll zur Untersuchung solcher Seren, die Antikörper gegen diese Virusgruppe enthalten, jedoch kein Komplement binden wie z. B. Hühnerserum. Zur Diagnostik menschlicher Fälle kommt die indirekte Methode nicht in Betracht.

c) Spezifische Hemmung der Virushämagglutination.

(Technik des World Influenza Centre, Mill Hill, London: C. H. ANDREWES, A. ISAACS.)

Die Hämagglutination wird durch Immunseren in spezifischer Weise aufgehoben, wodurch uns HIRST auch ein Verfahren in die Hand gab, die von hämagglutinierenden Virusarten hervorgerufenen Antikörper in vitro zu prüfen. Die für die Influenzadiagnose wertvolle Reaktion verläuft ausgesprochen stammspezifisch und eignet sich daher für die Bestimmung feinerer antigenetischer Unterschiede. Damit ein allfälliger Antikörperanstieg aber auch wirklich festgestellt wird, muß die Probe mit einer Virussuspension ausgeführt werden, die in ihrer Antigenstruktur jener des für die Antikörperbildung verantwortlichen Virus möglichst nahesteht. Die Ausführung der Reaktion verlangt trotz ihrer technischen Einfachheit die peinliche Einhaltung konstanter Versuchsbedingungen, wenn die Resultate reproduzierbar sein sollen.

1. Titration der Antihämagglutinine im Serum. Da der absolute Gehalt des Serums an Antihämagglutininen bzw. an Antikörpern gegen Influenzavirus von Mensch zu Mensch stark schwankt, sollten vom gleichen Patienten zu gleicher Zeit zwei Serumproben untersucht werden. Platten aus Plexiglas sind für diese Untersuchung sehr geeignet.

Das Serum wird inaktiviert durch Erwärmen auf 56° C während 30 min. Darauf wird mit Einzelvolumina von 0,2 (oder 0,25 ml) eine 2fache Verdünnungsreihe in physiologischer Kochsalzlösung über 8—10 Vertiefungen erstellt. Es ist zweckmäßig, mit einer Serumverdünnung von 1:10 zu beginnen.

In jede Vertiefung der Plexiglasplatte (bzw. in jedes Röhrchen) gibt man nun 0,2 ml (oder 0,25 ml) einer Virussuspension — in der Regel virushaltige Allantoisflüssigkeit — also das präsumtive Antigen.

Diese Suspension wird zweckmäßigerweise so eingestellt, daß in 0,2 ml (0,25 ml) derselben 4 hämagglutinierende Einheiten (Virusgebrauchsdosis) enthalten sind. Ist also der Agglutinationstiter einer Virussuspension z. B. 1:1024, so beträgt die Virusgebrauchsdosis 0,2 ml (0,25 ml) einer Verdünnung 1:256. Diese Dosierung sollte, entsprechend der Vorschrift über die Titration der Virushämagglutinine, vor jeder Hämagglutinationshemmung ausgeführt werden.

Zuletzt wird je 0,2 ml (0,25 ml) einer 1%igen Erythrocytensuspension hinzugefügt und gut gemischt.

An Kontrollen sind gleichzeitig zu prüfen:

1. Titration der Virusgebrauchsdosis.
2. Serum 1:10 mit Erythrocyten.

Die Ablesung erfolgt nach 45 bzw. 75 min (bei Zimmertemperatur oder bei + 4° C), wobei auch die Art des Bodensatzes beurteilt wird. Die höchste Serumverdünnung, welche noch eine 50%ige Hemmung der Agglutination bewirkt, gibt den Antihämagglutinintiter an.

Beim Vergleich zweier Seren gilt ein gleichzeitig gemessener mindestens 4facher Titerunterschied als signifikant.

2. Unspezifische Inhibitoren und ihre Ausschaltung durch Cholerafiltrat. Die Interpretation der Hämagglutinationshemmung wird durch folgenden Umstand erschwert: Im Normalserum von Menschen und Tieren sind mindestens zwei differente Inhibitoren enthalten, die — genau wie die für die Diagnostik interessanten Antikörper — die Virushämagglutination aufheben können.

Der sog. „FRANCIS-Inhibitor" (FRANCIS 1947) ist hitzestabil (100° C während 30 min) und inaktivierbar durch das sog. „receptor destroying enzyme" (RDE), welches im Kulturfiltrat von V. cholerae enthalten ist (ANDERSON 1948). Der andere wird als „CHU-Inhibitor" bezeichnet (MCCREA 1946 und 1948, CHU 1951, SAMPAIO und ISAACS 1953) und ist hitzelabil; eine Temperatur von 60° C während 20—30 min zerstört ihn.

Um eine Täuschungsmöglichkeit durch *unspezifische* Normalseruminhibitoren auszuschließen, wird nun von verschiedener Seite außer der Hitzeinaktivierung auch eine Behandlung der zu prüfenden Seren durch Cholerafiltrat empfohlen (BURNET und STONE 1947).

Im Cholerafiltrat ist ein Enzym enthalten, welches Erythrocyten für Viruspartikel inagglutinabel machen kann. Diese Erscheinung wird von BURNET und seinen Mitarbeitern durch die Zerstörung der sog. Virusreceptoren an der Zelloberfläche erklärt; daher die Bezeichnung „receptor destroying enzyme" (RDE).

Da die unspezifischen Inhibitoren im Serum durch RDE teilweise ausgeschaltet werden können, nimmt man eine Identität der an der Zelloberfläche haftenden und der im Serum gelösten Stoffe an.

a) *Herstellung von RDE.* Ausgegangen wird von einer 6—8stündigen Kultur eines „aktiven" Cholerastammes (z. B. 4 Z); als Nährmedium eignet sich Nährbouillon mit 2% Pepton und einem p_H von 6,9. Mit dieser flüssigen Kultur werden ROUX-Flaschen oder PETRI-Schalen beimpft, welche einen weichen Nähragar (0,8%) mit 2% Pepton enthalten.

Nach einer Bebrütung während 16 Std wird der Inhalt der Flaschen bzw. Schalen in einen mit Gaze mehrfach ausgelegten Trichter gegossen (eventuell BUCHNER-Trichter) und die sich bildende Flüssigkeit aufgefangen. Noch einfacher ist es, die Flaschen bzw. Schalen in einer Tiefkühltruhe einzufrieren und anschließend auftauen zu lassen, wobei es zum Auspressen von Flüssigkeit kommt. Diese läßt man ein SEITZ-Filter passieren. Das Filtrat wird auf ein p_H 7,5—7,6 eingestellt; es ist gebrauchsfertig und bei +4° C monatelang haltbar.

b) *Titration von RDE.* Vom Cholerafiltrat wird in einer Plexiglasplatte (oder in Kahnröhrchen) eine doppelschlächtige Verdünnungsreihe in physiologischer Kochsalzlösung erstellt. In jede Vertiefung (Röhrchen) kommen darauf 0,2 ml einer 1%igen Hühnerythrocytensuspension, worauf die Platte (Röhrchengestell) während 30 min auf 37° C erwärmt wird. Anschließend fügt man je 4 Hämagglutinineinheiten eines Influenzavirus (z. B. ein A'-Stamm) hinzu. Nach 45 min wird abgelesen, wobei die höchste RDE-Verdünnung, welche die Hämagglutination verhindert, dem Titer des Cholerafiltrates an RDE entspricht; brauchbare Filtrate haben einen Titer von 1000—2000.

c) *Behandlung von Seren mit RDE.* Die zu untersuchenden Seren — sowohl Patientenseren, wie tierische Immunseren — werden in Röhrchen 1:5 in Cholerafiltrat verdünnt, z. B. 0,1 ml Serum + 0,4 ml Filtrat. Man beläßt die Röhrchen während 16 Std bei 37° C und anschließend während einer Stunde bei 56° C. In der ersten Phase werden die RDE-empfindlichen, unspezifischen Inhibitoren zerstört; die zweite Phase dient der Inaktivierung sowohl des Komplements, wie des Choleraenzyms. Bei Einhaltung dieser Bedingungen werden die *spezifischen* Inhibitoren, d. h. die Antikörper, nicht geschädigt. Die 1:5 verdünnten Seren werden, wie oben beschrieben, auf ihren Gehalt an Antihämagglutinin untersucht. Es sei betont, daß auf die Ausschaltung der unspezifischen Inhibitoren verzichtet werden kann, wenn 2 oder mehr Seren desselben Patienten gleichzeitig untersucht werden, da in diesem Fall ein allfälliger Titerunterschied dem spezifischen Antikörper zugeschrieben werden darf.

5. Serologische Reaktionen bei der atypischen Pneumonie.

Die Darstellung dieser Reaktionen erfolgt nicht im Abschnitt über den Nachweis der spezifischen Antikörper, weil die pathogenetische Bedeutung von positiven Pseudoluesreaktionen, von vermehrten Kälteagglutininen und von Agglutininen gegen den Streptococcus MG keineswegs geklärt ist. Auf eine Beschreibung der üblichen Luesreaktionen wird verzichtet.

a) Bestimmung der Kälteagglutinine.

Im Gegensatz zu allen anderen immunologischen Reaktionen ist hier darauf zu achten, daß die Trennung von Serum und Blutkuchen nicht im Kühlschrank, sondern bei Zimmertemperatur oder bei 37° C stattfindet. Das Serum wird unter Benützung von Kahnröhrchen in physiologischer Kochsalzlösung doppelschlächtig verdünnt (Einzelvolumen 0,2 ml), wobei man von der Verdünnung 1:4 ausgeht; darauf wird das gleiche Volumen einer 0,5%igen Suspension von Menschenerythrocyten der Gruppe 0 hinzugefügt, durchmischt und das Gestell mit den Röhrchen über Nacht bei +4° C gehalten. Kontrolle: Erythrocyten in Kochsalzlösung.

Da die Kälteagglutinine leicht eluieren, erfolgt die Ablesung durch vorsichtiges Aufschütteln unmittelbar nach der Herausnahme der Röhrchen aus dem Kühlschrank. Die Abschätzung der Titergrenze erfordert eine gewisse Übung, da die Agglutinate sich oft sehr leicht auflösen. Zur Kontrolle, ob sicher Kälteagglutination vorliegt, soll das erste Röhrchen jeder Reihe bei 37° C nochmals abgelesen werden.

b) Die Streptococcus MG-Agglutination.

Zur Züchtung des Standardstammes wird TODD HEWITT-Bouillon empfohlen. Sie wird nach folgendem Rezept hergestellt:

Fleischwasser: 500 g fettfreies, gehacktes Ochsenfleisch in 1000 ml Wasser bei +4° C über Nacht stehen lassen; am folgenden Tage Fettschicht abschöpfen; Aufguß auf 85° C während 30 min erwärmen; filtrieren durch Papier und Zugeben von 20 g Pepton; erhitzen, bis sich das Pepton gelöst hat; einstellen des p_H auf 7,0 mittels etwa 3 ml 10/n Natronlauge. Zugabe von

Natriumbicarbonat	0,2%	2 ml
Dextrose	0,2%	2 ml
Natriumchlorid	0,2%	2 ml
Sekundäres Natriumphosphat	0,1%	1 ml

15 Min. kochen; Filtrieren durch Papier; p_H soll 7,8 sein; Sterilisieren im Autoklav 120° C/10 Min; Sterilitätsprobe.

In diesem Medium wird der Stamm während 48 Std bei 37° C bebrütet. Die Kultur wird 3mal zentrifugiert und in physiologischer Kochsalzlösung gewaschen. Dann wird die Suspension für 30 min in ein kochendes Wasserbad gestellt und anschließend nochmals gewaschen. Die Gebrauchssuspension wird auf zweckmäßige Dichte eingestellt (entsprechend ungefähr Nr. V der McFARLAND-Skala).

Ausführung der Reaktion. Die Seren werden *nicht* inaktiviert, weil dadurch der Titer gesenkt würde. Bei den doppelschlächtigen Verdünnungen in Röhrchen geht man von 1:4 bis etwa 1:256 (Volumen 0,2 ml); darauf wird zu jedem Röhrchen das gleiche Volumen der MG-Streptokokkensuspension hinzugefügt.

Zur Kontrolle wird Serum verwendet, das man durch Immunisierung von Kaninchen mit Streptococcus MG gewinnt.

Die Röhrchen werden während 2 Std bei 37° C gehalten, anschließend über Nacht bei +4° C und schließlich nochmals während 2 Std bei 37° C. Diese zweite Erwärmung bei 37° C ist wesentlich, weil dabei allfällige unspezifische Agglutinate wieder aufgelöst werden.

Als Titer nimmt man den reziproken Wert der höchsten Serumverdünnung, die noch eine mit bloßem Auge erkennbare Agglutination bewirkt.

Literatur.

Zusammenfassende Arbeiten mit ausführlichen Literaturverzeichnissen.

ASCHENBRENNER, R.: Das Q-Fieber. In Handbuch der inneren Medizin, 4. Aufl., Infektionskrankheiten, Bd. 1, Teil 1, S. 740. Berlin: Springer 1952.

BEDSON, S. P., A. W. DOWNIE, F. O. MACCALLUM and C. H. STUART-HARRIS: Virus and rickettsial diseases. London: Edward Arnold 1950. — BEVERIDGE, W. I. B., and F. M. BURNET: The cultivation of viruses and rickettsiae in the chick embryo. Medical Research Council, Spec. Report. Ser. No 256. London 1946. — BIELING, R.: Die Balkangrippe, das Q-Fieber der alten Welt. Leipzig: Johann Ambrosius Barth 1950. — BIELING, R., u. H. HEINLEIN: Die Grippe. Leipzig: Johann Ambrosius Barth 1949. — *Bull. World Health Organization* **8**, 591 (1953): Influenza. Darin besonders die Arbeiten von: C. H. ANDREWES S. 595; P. v. MAGNUS S. 647; Sir MACFARLANE BURNET S. 661; P. LÉPINE S. 683; J. MULDER u. C. H. STUART-HARRIS S. 743; A. M.-M. PAYNE S. 755 u. 793.

Diagnostic procedures for virus and rickettsial diseases, herausgeg. Amer. Publ. Health Assoc., 1790. Broadway, New York City, 1948 (Chairman: FRANCIS, TH. jr.). Darin besonders die Arbeiten von: K. F. MEYER u. B. EDDIE: Psittacosis S. 1; G. K. HIRST: Influenza S. 93; A. E. FELLER: Primary atypical pneumonia S. 125; N. H. TOPPIN u. J. H. SMADEL: Rickettsial diseases S. 299.

HALLAUER, C.: Die Hämagglutination durch Virusarten. In Handbuch der Virusforschung, herausgeg. von DOERR u. HALLAUER; Erg.-Bd. 2. Wien: Springer 1950. — HORSFALL jr., F. L.: Diagnosis of viral and rickettsial infections. Symposion held at the New York Academy of Medicine, January 29 and 30, 1948. New York: Columbia University Press 1949.

KIKUTH, W.: Die Psittakosis. In GUNDEL: Die ansteckenden Krankheiten. Stuttgart: Georg Thieme 1950. — KLÖNE, W.: Laboratoriumsdiagnose menschlicher Virus- und Rickettsieninfektionen. Berlin: Springer 1953.

LINDER, A.: Planen und Auswerten von Versuchen. Basel: Birkhäuser 1953.

MASSINI, R., u. H. BAUR: Grippe (Influenza). In Handbuch der inneren Medizin, 4. Aufl., Infektionskrankheiten, Bd. 1, Teil 1, S. 343. Berlin: Springer 1952. — MOHR, W.: Psittacosis. In Handbuch der inneren Medizin, 4. Aufl., Infektionskrankheiten, Bd. 1, Teil 1, S. 788. Berlin: Springer 1952.

STUART-HARRIS, C. H.: Influenza and other virus infections of the respiratory tract. London: Edward Arnold 1953.

Viral and rickettsial infections of Man. Herausgeg. von TH. M. RIVERS, 2. Aufl. Philadelphia, London u. Montreal: J. B. Lipincott 1952. Darin besonders die Arbeiten von: J. E. SMADEL: Serologic reactions S. 72; G. K. HIRST: Hemagglutination by viruses S. 100; G. J. BUDDINGH: Chick-Embryo Technics S. 109; S. B. SABIN, F. L. HORSFALL jr., K. F. MEYER, T. F. MCNAIR SCOTT and J. C. SNYDER: Diagnosis S. 172; F. L. HORSFALL jr.: Primary atypical Pneumonie S. 383; F. L. HORSFALL jr.: Influenza S. 392; K. F. MEYER: Psittacosis-Lymphogranuloma group S. 440; J. E. SMADEL: Q-Fever S. 652.

Einzelarbeiten.

ANDERSON, S. G.: Mucins and mucoids in relation to influenza virus action. Austral. J. Exper. Biol. a. Med. Sci. **26**, 347 (1948). — ANDREWES, C. H.: The common cold. Brit. Med. Bull. **9**, 206 (1953). — ANDREWS, B. E.: Persönliche Mitteilung. — ANDREWS, B. E., G. B. BRUCE WHITE and J. C. N. WESTWOOD: Laboratory evidence of influenza in England and Wales during the winter of 1952/53. Brit. Med. J. **1953**, 1178.

BABUDIERI, B.: Acta med. ital. **6**, 29 (1951). Zit. nach STOKER 1953. — BARWELL, C. F.: Extraction of a specific antigen from the virus of lymphogranuloma venereum. Nature (Lond.) **164**, 1013 (1949). — BARYKINE, W., A. KOMPANEEZ, A. BOTCHAROWA et H. BAUER: Nouvelle methode de culture du virus du typhus exanthématique. Bull. Off. internat. Hyg. publ. **30**, 326 (1938). — BEDSON, S. P.: Brit. J. Exper. Path. **11**, 502 (1930). Zit. nach MEYER u. EDDIE 1939. — Observations bearing on the antigenic composition of psittacosis virus. Brit. J. Exper. Path. **17**, 109 (1936). — The psittacosis-lymphogranuloma group of viruses. Brit. Med. Bull. **9**, 226 (1953). — BEDSON, S. P., C. F. BARWELL, E. J. KING and L. W. J. BISHOP: The laboratory diagnosis of lymphogranuloma venereum. J. Clin. Path. **2**, 241 (1949). — BEVERIDGE, W. I. B., F. M. BURNET and S. E. WILLIAMS: The isolation of influenza A and B viruses by chick-embryo inoculations. Austral. J. Exper. Biol. a. Med. Sci. **22**, 1 (1944). — BLAKE, F. G., M. E. HOWARD and H. TATLOCK: Feline virus pneumonia and its possible relation to some cases of primary atypical pneumonia in man. Yale J. Biol. a. Med. **15**, 139 (1942). — BURNET, F. M.: Variation in influenza viruses. In Handbuch der Virusforschung, herausgeg. von DOERR u. HALLAUER, Erg.-Bd. 2, S. 47. Wien: Springer

1950. — BURNET, F. M., W. I. B. BEVERIDGE, D. R. BULL and C. CLARK: Investigations of an influenza epidemic in military camps in Victoria, May 1942. Med. J. Austral. **1942**, 371. — BURNET, F. M., and D. R. BULL: Changes in influenza virus associated with adaptation to passage in chick embryo. Austral J. Exper. Biol. a. Med. Sci. **21**, 55 (1943). — BURNET, F. M., and M. FREEMAN: Experimental studies on the virus of „Q" fever. Med. J. Austral. **1937**, 299. — A comparative study of rickettsial strains from an infection of ticks in Montana (USA). Med. J. Austral. **1939**, 887. — BURNET, F. M., and J. D. STONE: The receptor-destroying enzyme of V. cholerae. Austral. J. Exper. Biol. a. Med. Sci. **25**, 227 (1947).

CAMINOPTEROS, J.: Q fever, a respiratory human epidemic disease in the Mediterranean aera, determine a milk-borne infection from goats and sheep. Proc. **4**. Internat. Congr. Trop. Med. a. Malaria **1**, **441** (1948). — CHU, C. M.: The action of normal mouse serum on influenza virus. J. Gen. Microbiol. **5**, 739 (1951). — CHU, C. M., C. H. ANDREWES and A. W. GLEDHILL: Influenza in 1948—1949. Bull. World Health Organ. **3**, 187 (1950). — COLES, A. L.: Micro-organisms in psittacosis. Lancet **1930 I**, 1011. — *Commission on acute respiratory diseases:* Experimental transmission of minor respiratory illness to human volunteers by filter-passing agents. II. Immunity on reinoculation with agents from the two types of minor respiratory illness and from primary atypical pneumonia. J. Clin. Invest. **26**, 974 (1946). — COX, H. R.: Use of yolk sac of developing chick embryo as medium for growing rickettsiae of Rocky Mountain spotted fever and typhus groups. Publ. Health Rep. **1938**, 2241. — CURNEN, E. C., G. S. MIRICK, J. E. ZIEGLER jr., L. THOMAS and F. L. J. HORSFALL: Studies on primary atypical pneumonia. I. Clinical features and results of laboratory investigations. J. Clin. Invest. **24**, 209 (1945).

DAVIS, G. E., and H. R. COX: A filter-passing infectious agent isolated from ticks. I. Isolation from dermacentor andersoni, reactions in animals and filtration experiments. Publ. Health Rep. **1938**, 2259. — DERRICK, E. H.: „Q" fever, a new fever entity: clinical features, diagnosis and laboratory investigation. Med. J. Austral. **1937**, 281. — DERRICK, E. H.: The epidemiology of Q fever. J. of Hyg. **43**, 357 (1944).

EATON, M. D.: Viruspneumonia and pneumonitis viruses of man and animals. In Handbuch der Virusforschung, herausgeg. von DOERR u. HALLAUER, Erg.-Bd. 2, S. 87. Wien: Springer 1950. — EATON, M. D., M. D. BECK and H. E. PEARSON: Virus from cases of atypical pneumonia; relation to viruses of meningopneumonitis and psittacosis. J. of Exper. Med. **73**, 641 (1941). — EATON, M. D., G. MEIKLEJOHN and W. VAN HERICK: Studies on the etiology of primary atypical pneumonia. A filterable agent transmissible to cotton rats, hamsters and chick embryo. J. of Exper. Med. **79**, 649 (1944). — EATON, M. D., G. MEIKLEJOHN, W. VAN HERICK and J. C. TALBOT: An infectious agent from cases of atypical pneumonia apparently transmissible to cotton rats. Science (Lancaster, Pa.) **96**, 518 (1942).

FANCONI, G.: Die pseudoluetische, subakute hilifugale Bronchopneumonie des heruntergekommenen Kindes. Schweiz. med. Wschr. **1936**, 821. — FLOSDORF, E. W.: Freeze-Drying, S. 281. New York: Reinhold Publishing Company 1949. — Technic and application of drying of viruses in the frozen state. In Handbuch der Virusforschung, herausgeg. von DOERR u. HALLAUER, Erg.-Bd. 2, S. 11. Wien: Springer 1950. — FLOSDORF, E. W., and S. MUDD: Procedure and apparatus for preservation in "lyophile" form of serum and other biological substances. J. of Immun. **29**, 389 (1935). — FRANCIS jr., TH.: Epidemiological studies in influenza. Amer. J. Publ. Health **27**, 211 (1937). — A new type of virus from epidemic influenza. Science (Lancaster, Pa.) **92**, 405 (1940). — Dissociation of hemagglutinating and antibody-measuring capacities of influenza virus. J. of Exper. Med. **85**, 1 (1947). — FRANCIS jr., TH., J. J. QUILLIGAN and E. MINUSE: Identifiaction of another epidemic respiratory disease. Science (Lancaster, Pa.) **112**, 495 (1950). — FREI, W.: Eine neue Hautreaktion bei Lymphogranuloma inguinale. Klin. Wschr. **1925**, 2148. — FRIEDEWALD, W. F.: The immunological response to influenza virus infection as measured by the complement fixation test. Relation of the complement fixing antigen to the virus particle. J. of Exper. Med. **78**, 347 (1943). — FRIEDEWALD, W. F., and E. G. PICKELS: Centrifugation and ultrafiltration studies on allentoic fluid preparations of influenza virus. J. of Exper. Med. **79**, 301 (1944). — FULTON, F., and K. R. DUMBELL: The serological comparison of strains of influenza virus. J. Gen. Microbiol. **3**, 97 (1949). — FUST, B.: Die unspezifische Provokation manifester Virusinfektionen. In Handbuch der Virusforschung, herausgeg. von DOERR u. HALLAUER, Erg.-Bd. 1, S. 195. Wien: Springer 1944.

GARD, S., u. P. v. MAGNUS: Studies on interference in experimental influenza. II. Purification and centrifugation experiments. Ark. Kem. Mineral. Geol., Ser. B **24**, Nr 8 (1947). — GRASSET, E. G.: A comparative study of the aptitude of the higher animal organism to acquire immunity throughout the vital cycle and the relation of this aptitude to hereditary transmission. South Afric. Inst. Med. Res. Publ. **1929**, No 24. — GSELL, O.: Q-Fieber in der Schweiz. Helv. med. Acta **15**, 372 (1948). — Klinik und Epidemiologie des Q-Fiebers. Helv. med. Acta **17**, 279 (1950).

Hallauer, C.: Immunitätsstudien bei Hühnerpest. IV. Über vererbte Immunität. Z. Hyg. **118**, 605 (1936). — Beitrag zur Virusätiologie der frühinfantilen, interstitiellen-plasmacellulären Pneumonie. Schweiz. med. Wschr. **1952**, 409. — Haussmann, H. G., R. Siegert u. H. Schweinsberg: Komplementbindungsreaktion zur Influenza-Diagnostik. II. Serologische Vergleiche zwischen Komplementbindungsreaktion und Hirst-Test. Z. Hyg. **135**, 235 (1952). — Hegglin, R.: Das Wassermann- (Wa.R.-) positive Lungeninfiltrat. Helv. med. Acta **7**, 497 (1940). — Henle, W., and G. Henle: Studies on host-virus interactions in the chick embryo — influenza virus system. III. Development of infectiosity, hemagglutination and complement fixation activities during the first infectious cycle. J. of Exper. Med. **99**, 23 (1949). — Herzberg, K.: Viktoriablau zur Färbung von filtrierbarem Virus. Zbl. Bakter. I Orig. **131**, 358 (1934). — Herzog, H., u. W. Pulver: Die pseudoluetische (Wassermann-positive) Viruspneumonie. Schweiz. med. Wschr. **1953**, 227. — Hillemann, M. R., D. A. Haig and R. J. Helmold: The indirect complement fixation, hemagglutination and conglutinating complement adsorption tests for viruses of the psittacosis-lymphogranuloma venereum group. J. of Immun. **66**, 115 (1951). — Himmelweit, F.: Persönliche Mitteilung. — Hirst, G. K.: The agglutination of red cells by allantoic fluid of chick embryo infected with influenza virus. Science (Lancaster, Pa.) **94**, 22 (1941). — The quantitative determination of influenza virus and antibodies by means of red cell agglutination. J. of Exper. Med. **75**, 49 (1942). — Adsorption of influenza virus on cells of the respiratory tract. J. of Exper. Med. **78**, 99 (1943). — Horsfall jr., F. L.: Primary atypical pneumonia. Ann. Int. Med. **27**, 275 (1947). — Horsfall jr., F. L., E. C. Curnen, G. S. Mirick, L. Thomas and J. E. Ziegler jr.: A virus recovered from patients with primary atypical pneumonia. Science (Lancaster, Pa.) **97**, 289 (1943). — Horstmann, D. M., and H. Tatlock: Cold agglutinins, a diagnostic aid in certain types of primary atypical pneumonia. J. Amer. Med. Assoc. **122**, 369 (1943). — Hoyle, L.: The growth cycle of influenza virus A. A study of the relation between virus, soluble antigen and host cell in fertile eggs inoculated with influenza virus. Brit. J. Exper. Path. **29**, 390 (1948). — Hoyle, L., and R. W. Fairbrother: Antigenic structure of influenza; the preparation of elementary body suspensions and the nature of the complement fixing antigen. J. of Hyg. **37**, 512 (1937). — Hoyle, L., and R. W. Fairbrother: Serological diagnosis of epidemic influenza by the complement-fixation reaction. Brit. Med. J. **1947**, 991. — Huebner, R. J., W. L. Jellison, M. D. Beck and F. P. Wilcox: Q-fever studies in southern California. III. Effects of pasteurization on survival of coxiella burneti in naturally infected milk. Publ. Health Rep. **64**, 499 (1949).

Isaacs, A.: The viruses of epidemic influenza. Brit. Med. Bull. **9**, 288 (1953). — Isaacs, A., A. W. Gledhill and C. H. Andrewes: Influenza A viruses. Laboratory studies, with special reference to European outbreak of 1950—51. Bull. World Health Org. **6**, 287 (1952).

Karrer, H., K. F. Meyer and B. Eddie: The complement fixation inhibition test and its application to the diagnosis of ornithosis in chickens and in ducks. I. Principles and technique of the test. J. Inf. Dis. **87**, 13 (1950). — Kikuth, W., u. M. Bock: 23 Fälle von Laborinfektionen mit Q-Fieber. Med. Klin. **1949**, 1056. — Kneeland, Y., and H. F. Smetana: Current bronchopneumonia of unusual character and undetermined etiology. Bull. Hopkins Hosp. **67**, 229 (1940).

Landsteiner, K.: Über Beziehungen zwischen dem Blutserum und den Körperzellen. Münch. med. Wschr. **1903**, 1812. — Lauffer, M. A., and W. M. Stanley: Biophysical properties of the biological activities of influenza A virus. J. of Exper. Med. **80**, 521 (1944). — Lennette, E. H., W. H. Clark and B. H. Dean: Sheep and goats in the epidemiology of Q fever in northern California. Amer. J. Trop. Med. **29**, 527 (1949). — Lennette, E. H., and F. L. Horsfall jr.: Studies on epidemic influenza virus. The nature and properties of the complement-fixing antigen. J. of Exper. Med. **72**, 233 (1940). — Studies on influenza virus. The complement-fixing antigen of influenza A and swine influenza viruses. J. of Exper. Med. **73**, 581 (1941). — Levinthal, W.: Die Ätiologie der Psittakosis. Klin. Wschr. **1930**, 654. — Lillie, R. D.: Psittacosis: Rickettsia-like inclusions in man and in experimental animals. Publ. Health Rep. **45**, 773 (1930). — Löffler, H.: Les pneumonies à virus. Rev. méd. Suisse rom. **66**, 429 (1946). — Löffler, W.: Zur Differentialdiagnose der Lungeninfiltrierungen. II. Über flüchtige Succedan-Infiltrate mit Eosinophilie. Beitr. Klin. Tbk. **79**, 338, 368, 566 (1932).

MacCallum, F. O., B. P. Marmion, A. D. Macrea, B. E. Andrews, A. P. Goffe, J. A. L. McDonald and P. Phipps: Suspected virus infections of respiratory tract and central nervous system. Lancet **1953 I**, 85. — MacCallum, F. O., B. P. Marmion and M. G. P. Stoker: Q fever in Great Britain. Isolation of rickettsia burneti from an indigenous case. Lancet **1949 II**, 1026. — MacClelland, L., and R. Hare: The adsorption of influenza virus by red cells and a new in vitro method of measuring antibodies for influenza virus. Canad. J. Publ. Health **32**, 530 (1941). — MacCombs and McEllroy: Arch. Int. Med. **59**, 107 (1937). Zit. nach Pestalozzi 1946. — Magill, T. P.: A virus from cases of influenza-like upper-respiratory infection. Proc. Soc. Exper. Biol. a. Med. **45**, 162 (1940). — MARMION, B. P., F. O. MACCALLUM, A. ROWLANDS and C. C. THIEL: The effect of pasteurization on milk containing rickettsia burneti. Monthly Bull. Min. Health **10**, 119 (1951). — MARMION, B. P., M. G. P. STOKER, J. M. MCCOY, R. A. MALLOCH and B. MOORE: Q-fever in Great Britain. An analysis of 69 sporadic cases, with a study of the prevalence of infection in humans and cows. Lancet **1953 I**, 503. — MCCREA, J. F.: Nonspecific serum inhibition of influenza hemagglutination. Austral. J. Exper. Biol. a. Med. Sci. **24**, 283 (1946). — Mucins and mucoids in relation to influenza virus action. II. Isolation and characterization of the serum mucoid inhibitor of heated influenza virus. Austral. J. Exper. Biol. a. Med. Sci. **26**, 355 (1948). — MCNEIL, C.: Amer. J. Med. Sci. **209**, 48 (1945). Zit. nach HERZOG u. PULVER 1953. — MEIKLEJOHN, G., and E. H. LENNETTE: Q fever in California. I. Observations on vaccination of human beings. Amer. J. Hyg. **52**, 54 (1950). — MEYER, K. F.: The ecology of psittacosis and ornithosis. Medicine **21**, 175 (1942). — In H. E. BIESTER and L. H. SCHWARTE: Diseases of poultry, 2. Aufl., S. 513. Jowa State College Press 1948. — MEYER, K. F., and B. EDDIE: Latent psittacosis infections in shell parrakeets. Proc. Soc. Exper. Biol. a. Med. **30**, 484 (1933). — The value of the complement fixation test in the diagnosis of psittacosis. J. Inf. Dis. **65**, 225 (1939). — The knowledge of human virus infections of animal origin. J. Amer. Med. Assoc. **133**, 822 (1947). — MIRICK, G. S., L. THOMAS, E. C. CURNEN and F. L. HORSFALL jr.: Studies on a non-hemolytic streptococcus isolated from the respiratory tract of human beings. J. of Exper. Med. **80**, 391 (1944). — MULDER, J., and G. J. VERDONK: Studies on the pathogenesis of a case of influenza-A pneumonia of three days' duration. J. of Path. **61**, 55 (1949).

PANGBORN, M. C.: Cardiolipin Antigens. J. of Biol. Chem. **161**, 71 (1945). — PAUL, J. R.: The filtrable viruses. In Laboratory methods of the U.S. Army, S. 579, herausgeg. von SIMONS u. GENTZKOW. Philadelphia: Lea a. Febiger 1944. — PESTALOZZI, P.: Über das Vorkommen und die klinische Bedeutung der Kälteagglutination bei der Viruspneumonie. Schweiz. Z. Path. u. Bakter. **9**, 214 (1946). — PETERSON, O. L., T. H. HAM and M. FINLAND: Cold agglutinins (autohemagglutinins) in primary atypical pneumonias. Science (Lancaster, Pa.) **97**, 167 (1943). — POLK, A., G. J. BUDDINGH and E. W. GOODPASTURE: Experimental study of complement and hemolytic amboceptor introduced with chick embryos. Amer. J. Path. **14**, 71 (1938). — REED, L. J., and N. MUENCH: A simple method of estimating fifty per cent endpoints. Amer. J. Hyg. **27**, 493 (1938). — RICE, C. E.: Inhibitory effects of certain avian and mammalian antisera in specific complement-fixation systems. J. of Immun. **59**, 365 (1948). — RICHARDSON, G. M.: Preservation of liquid complement-serum. Lancet **1941 II**, 696. — RITTER, J.: Über Pneumotyphus, eine Hausepidemie in Uster. Dtsch. Arch. klin. Med. **25**, 53 (1879). — RIVERS, R. M., and F. F. SCHWENTKER: Vaccination of monkeys and laboratory workers against psittacosis. J. of Exper. Med. **60**, 211 (1934). — ROBBINS, F. C., R. L. GAULD and F. B. WARNER: Q fever in the mediterranean area: report of its occurrence in Allied troops. II. Epidemiology. Amer. J. Hyg. **44**, 23 (1946). — ROBBINS, F. C., and C. A. RAGAN: Q fever in the mediterranean area: report of its occurrence in Allied troops. I. Clinical features of the disease. Amer. J. Hyg. **44**, 6 (1946). — ROBBINS, F. C., R. RUSTIGIAN, M. J. SNYDER and J. E. SMADEL: Q fever in the mediterranean area: report of its occurrence in Allied troops. III. The etiological agent. Amer. J. Hyg. **44**, 51 (1946). — ROUS, P., and J. B. MURPHY: Tumor implantation in the developing embryo. Experiments with a transmissible sarcoma of the fowl. J. Amer. Med. Assoc. **56**, 741 (1911).

SAMPAIO, A. A. de C., and A. ISAACS: The action of trypsin on normal serum inhibitors of influenza virus agglutination. Brit. J. Exper. Path. **34**, 152 (1953). — SCHMIDT, G., J. OERSKOV u. E. STEENBERG: Studien über die experimentelle Geflügelpest. VI. Z. Hyg. **118**, 455 (1936). — SIEGERT, R., H. G. HAUSSMANN, H. PETER u. H. SCHWEINSBERG: Komplementbindungsreaktion zur Influenza-Diagnostik. I. Herstellung und Auswertung von Influenza-Antigenen. Z. Hyg. **134**, 508 (1952). — SMADEL, J. E.: Atypical pneumonia and psittacosis. J. Clin. Invest. **22**, 57 (1943). — SMADEL, J. E., M. J. SNYDER and F. C. ROBBINS: Vaccination against Q fever. Amer. J. Hyg. **47**, 71 (1948). — SMITH, W.: The complement-fixation reaction of influenza. Lancet **1936 II**, 1256. — SMITH, W., C. H. ANDREWES and P. P. LAIDLAW: A virus obtained from influenza patients. Lancet **1933 II**, 66. — STECK, W.: Persönliche Mitteilung. STERNBERG, G. M.: Practical results of bacteriological researches. Trans. Assoc. Amer. Physicians **7**, 68 (1892). — STOKER, M. G. P.: Q Fever in Britain. Brit. Med. Bull. **9**, 231 (1953). — STOKER, M. G. P., R. R. A. COOMBS and S. P. BEDSON: The application of the conglutinating complement absorption test to virus systems. Brit. J. Exper. Path. **31**, 217 (1950). — STOKES jr., J., A. S. KENNEY and D. R. SHAW: New filterable agent associated with respiratory infections. Trans. Stud. Coll. Physicians Philadelphia **6**, 329 (1939). — STUART-HARRIS, C. H., and M. H. MILLER: Vagaries of the agglutination inhibition reaction with newly-isolated strains of influenza virus. Brit. J. Exper. Path. **28**, 394 (1947). — SUGG, J. Y., and T. P. MAGILL: Susceptibility of convalescent ferrets to reinfection with influenza virus in absence of specific antibodies. Proc. Soc. Exper. Biol. a. Med. **65**, 233 (1947).

TAYLOR, R. M.: Studies on survival of influenza virus between epidemics and antigenic variants of the virus. Amer. J. Publ. Health **39**, 171 (1949). — THOMAS, L., G. S. MIRICK, E. C. CURNEN, J. E. ZIEGLER jr. and F. L. HORSFALL jr.: Serological reactions with an indifferent streptococcus in primary atypical pneumonia. Science (Lancaster, Pa.) **98**, 566 (1943). — Studies on primary atypical pneumonia. II. Observations concerning the relationship of a non hemolytic streptococcus to the disease. J. Clin. Invest. **24**, 227 (1945). — TOPPING, N. H., and C. C. SHEPARD: The preparation of antigens from yolk sacs infected with rickettsiae. Publ. Health Rep. **61**, 701 (1946). — TURNER, J. C.: Development of cold-agglutinins in atypical pneumonia. Nature (Lond.) **151**, 419 (1943).

VEEN, J. VAN DER, and J. MULDER: Studies on the antigenic composition of human influenza virus A strains. Leiden: Stenfert Kroese 1953.

WAGNER, J. C., G. MEIKLEJOHN, L. C. KINGSLAND and H. W. HICKISH: Psittacosis vaccines prepared from chick embryo tissues. J. of Immun. **54**, 35 (1946). — WEGMANN, T.: Über eine Q-Fever-Epidemie in Graubünden. Schweiz. med. Wschr. **1948**, 529. — WEIR, J. M., and F. L. HORSFALL, jr.: The recovery from patients with acute pneumonitis of a virus causing pneumonia in the mongoose. J. of Exper. Med. **72**, 595 (1940). — WEISS, E.: The extracellular development of agents of the psittacosis-lymphogranuloma group (Chlamydozoaceae). J. Inf. Dis. **84**, 125 (1949). — WIENER, M., W. HENLE and G. HENLE: Studies on the complement fixation antigens of influenza viruses types A and B. J. of Exper. Med. **83**, 259 (1946). — WIESMANN, E.: Zur Diagnose des Q-fever (Rickettsia burneti). Schweiz. Z. Path. u. Bakter. **11**, 522 (1948). — WOLFE, D. M., and L. KORNFELD: Conglutinating complement absorption test compared with hemolytic complement fixation reactions using Q fever immune bovine serum. Proc. Soc. Exper. Biol. a. Med. **69**, 251 (1948). — WOLFE, D. M., L. KORNFELD and F. S. MARKHAM: Simplified indirect complement-fixation test applied to Newcastle disease immune avian serum. Proc. Soc. Exper. Biol. a. Med. **70**, 490 (1949). — WOODRUFF, A. M., and E. W. GOODPASTURE: The susceptibility of the chorioallantoic membrane of chick embryo to infection with the fowl-pox virus. Amer. J. Path. **7**, 209 (1931).

YANAMURA, H. Y., and K. F. MEYER: Studies on the virus of psittacosis cultivated in vitro. J. Inf. Dis. **68**, 1 (1941).

ZIA, S.: Cultivation of Mexican and European typhus rickettsiae in chorioallantoic membrane of chick embryo. Amer. J. Path. **10**, 211 (1934).

C. Bronchoskopie.

Von

F. Escher.

Mit 7 Abbildungen.

I. Einleitung.

In der letzten Auflage des Handbuches für innere Medizin wird die Bronchoskopie nur summarisch erwähnt, indem auf die umfassende Darstellung von M. MANN im Handbuch der Speziellen Chirurgie des Ohres und der oberen Luftwege von L. KATZ und F. BLUMENFELD (1922) hingewiesen wird. Seither hat sich die Situation grundlegend geändert. Früher war die Bronchoskopie, die anläßlich der Extraktion eines Knochenstückes aus dem rechten Hauptbronchus durch KILLIAN 1897 zum erstenmal ihre Bewährungsprobe bestand, in erster Linie eine therapeutische Intervention zur Entfernung von Fremdkörpern aus den unteren Luftwegen. Auch in der klassischen Monographie von W. BRUENINGS und W. ALBRECHT (Direkte Endoskopie der Luft- und Speisewege 1915, Ferdinand Enke), in der die grundlegenden Beobachtungen über die tracheobronchialen respiratorischen Lumenschwankungen und die anatomischen Längenverhältnisse des Tracheobronchialbaumes festgehalten sind, liegt das Schwergewicht noch eindeutig auf dem Fremdkörperproblem. Immerhin zeigten schon damals die übrigen Beobachtungen, daß mit dieser Methodik wertvolle Einblicke in pathologische Zustände des Tracheobronchialsystems gewonnen werden können. Es ist vor allem das Verdienst von Chevalier JACKSON und Chevalier L. JACKSON, Philadelphia, die Bronchoskopie immer mehr als diagnostische Methode ausgebaut zu haben, und damit wurde eine bedeutende Erweiterung der Indikation angebahnt. Durch Verfeinerung der Instrumente und der Technik wurde dieser Untersuchungsmethode mehr und mehr Vertrauen geschenkt. Seit der Einführung der Bronchographie, die in vielen Fällen eine ideale Ergänzung der diagnostischen Mittel brachte, wurde die systematische, zielgerichtete Bronchoskopie erst recht ermöglicht.

Heute haben sich die Methoden zur Exploration der unteren Luftwege in einem Maße ausgebreitet, wie dies noch vor einem Dezennium kaum für wahrscheinlich gehalten wurde. Das findet seinen Niederschlag auch darin, daß die

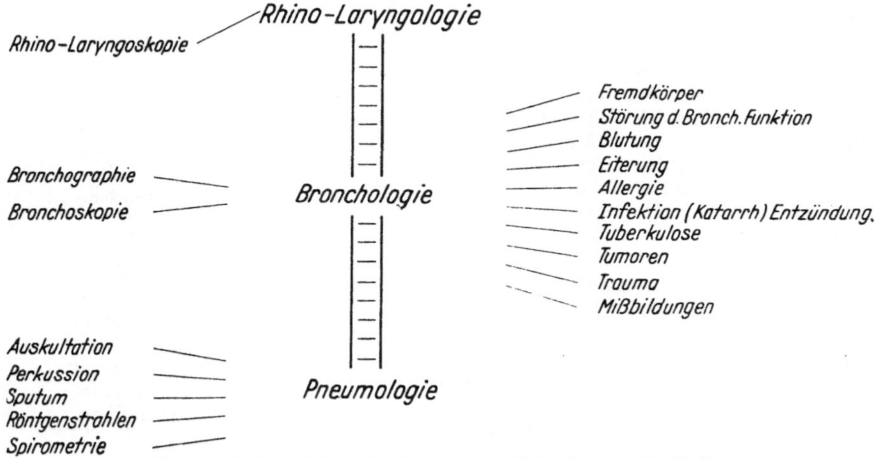

Abb. 1. Die Bronchologie im Rahmen der Erkrankungen der Luftwege.

Bronchologie stellenweise bereits als Spezialfach abgezweigt wurde und daß natiodale und internationale Gesellschaften für Bronchologie gegründet wurden. An niesem fast stürmischen Aufschwung der Bronchoskopie sind verschiedene Faktoren maßgebend beteiligt. Die Differentialdiagnose unabgeklärter Lungenerkrankungen ist heute ohne Bronchoskopie nicht mehr denkbar. Ganz besonders gilt dies für Fälle, die das von den französischen Bronchologen besonders ausdifferenzierte Bronchialsyndrom aufweisen. Es geht vor allem um die frühzeitige Erfassung der Bronchialcarcinome, da die operativen Möglichkeiten weitgehend von der Frühdiagnose abhängen. Weiterhin ist bei der Lungentuberkulose, vor allem im Hinblick auf eine chirurgische Intervention, die Abklärung des Bronchialzustandes unumgänglich. Die Bronchoskopie hat deshalb zur Beurteilung der Lungentuberkulose stark an Bedeutung gewonnen; ihr verdanken wir die bessere Kenntnis des Verlaufes der Bronchialtuberkulose.

Im folgenden liegt das Schwergewicht der Ausführungen über die Bronchoskopie weniger auf der Technik, sondern es geht viel mehr darum, das Prinzipielle, die Leistungsfähigkeit, die Möglichkeiten und Grenzen der Methodik zu präzisieren und die Indikationen zu diesem Eingriff aufzuzeigen.

Von ganz besonderer Bedeutung ist der stetige Hinweis, daß die Bronchoskopie nur einen Ausschnitt der Untersuchung im Bereiche des gesamten Respirationstractus darstellt, wie das die schematische Aufstellung von L. RÜEDI deutlich veranschaulicht. Es überschneiden sich im Abschnitt der Bronchologie die

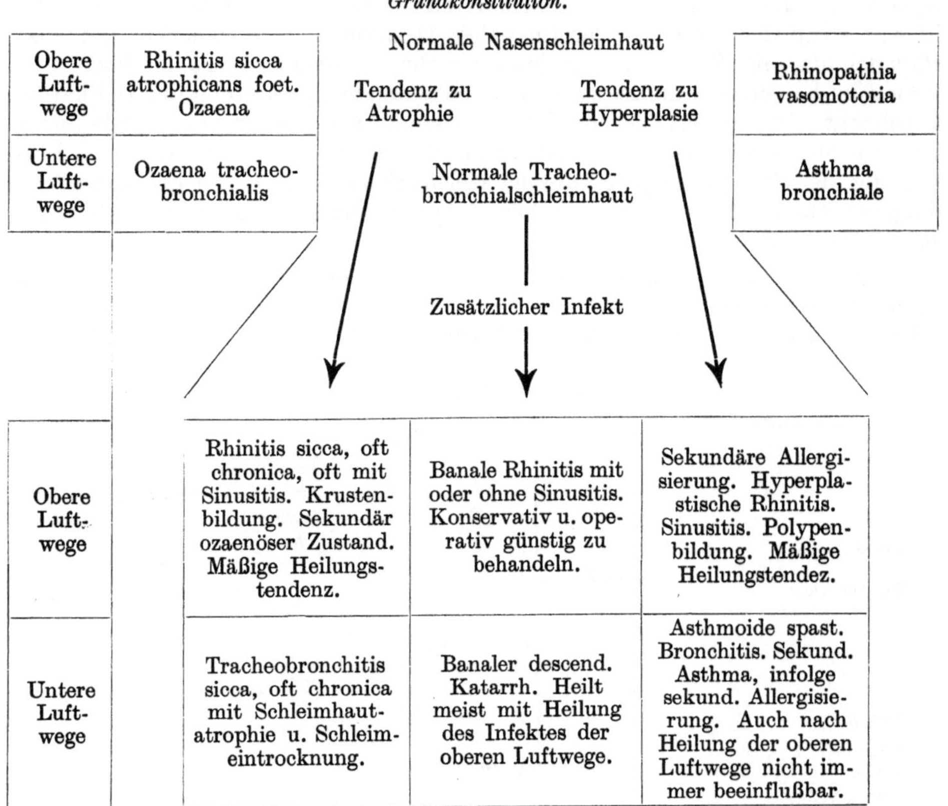

rhinolaryngologischen, pneumologischen und lungenchirurgischen Belange. Die Bronchologie ist die vertikal verbindende Disziplin des Respirationstractus.

Es kann nicht genug betont werden, daß eine Bronchologie ohne Untersuchung der oberen Luftwege ungenügend ist. Die Grundkonstitution der Schleimhäute im Bereich der Nase und der Nasennebenhöhlen stimmt häufig überein mit derjenigen der Tracheobronchialschleimhäute. Die Extreme dieser Grundkonstitution sind einerseits die maximale Atrophie und die Austrocknung bei der Ozaena, die oft primär dominant vererbt auftritt, andererseits die hyperplastische vasomotorische Rhinopathie, die ebenfalls oft familiär gehäuft vorkommt. Die Ozaena breitet sich nicht selten auf das Bronchialsystem aus, und die Rhinopathia vasomotoria ist oft mit Asthma bronchiale kombiniert. Die oberen und die unteren Luftwege sind also am gleichen Krankheitsprozeß beteiligt. Zwischen diesen beiden extremen Nasenveränderungen gruppiert sich die normale Nasenschleimhaut, die aber bald mehr Tendenz zu Austrocknung, bald mehr Tendenz zu Hyperplasie zeigt. Dieser konstitutionelle Grundzustand ist oft ausschlaggebend für den Verlauf und die Reaktionsweise des Respirationstractus auf zusätzliche exogene Einflüsse, besonders bei Entzündungen, wie das mit obigem Schema, welches der Versuch einer Synthese ist, wohl am besten gezeigt werden kann.

In diese Überlegungen ist das Problem der Bronchiektasien miteinzubeziehen. Auf die Häufigkeit chronischer Pansinusitiden mit Bronchiektasien wurde erstmals von KARTHAGENER und ULRICH hingewiesen. Auch hier überschneiden sich primär konstitutionelle mit sekundär erworbenen Faktoren, die immer die Gesamtbeurteilung der oberen und unteren Luftwege verlangen.

Bei dieser Betrachtungsweise führt die moderne Bronchoskopie nicht zur röhrenförmigen oder horizontalen, etagemäßigen Anschauung des Tracheobronchialbaumes, sondern sie bringt mit dem Blick auf die Gesamtheit des Respirationstractus eine erweiterte Kenntnis und ein besseres Verstehen der Erkrankungen der Atmungsorgane überhaupt. Die anatomische und physiologische Einheit des gesamten Respirationstractus, die sich bis in das feinste Reflexspiel von der Nase bis zum Bronchialtonus dokumentiert (SERZER, STEINMANN, O. A. M. WYSS), ist vielleicht allzu lange zu wenig respektiert worden.

II. Die Bedeutung der normalen Anatomie des Tracheobronchialbaumes für die Bronchoskopie.

Die systematische Bronchoskopie verlangt vom Untersucher eine dreidimensionale räumliche Vorstellung des Tracheobronchialbaumes und der Lungen. Es ist deshalb schon vor dem Eingriff eine möglichst genaue topographische Lokalisation eines pathologischen Befundes anzustreben. Neben der üblichen Röntgenaufnahme des Thorax sind Schräg- und besonders Queraufnahmen häufiger zu benutzen. Durch Tomographie und Bronchographie — letztere wenn möglich in drei Ebenen — erfolgt die wertvolle Ergänzung.

Bei der Bronchoskopie selbst ist die räumliche Orientierung und die gezielte systematische Exploration von innen her die Voraussetzung für die bestmögliche Auswertung. Die Beschreibung und Lokalisation eines Befundes wird aber erst dokumentarisch wertvoll, wenn diese jedem bronchologisch Interessierten verständlich ist. Das war leider bisher wegen der sehr verwirrenden Nomenklatur der Bronchialaufzweigungen sehr schwierig. Im Anschluß an die klassische Arbeit von CH. AEBY (Der Bronchialbaum der Säugetiere und des Menschen) entstanden eine ganze Reihe von schematischen Darstellungen der Bronchialaufzweigungen in die zugehörigen Lungenlappen mit ihren Hauptsegmenten (KRAMER und GLASS, LUCIEN und WEBER, NELSON, CHURCHILL und BELSEY, HERRNHEISER, FORSTER-CARTER, JACKSON und HUBER, SOULAS, BROCK, BOYDEN, RAP, CORDIER). So standen schlußendlich angelsächsische, französische, holländische und deutsche Schemata im Gebrauch, die sich in der Nomenklatur zum Teil recht deutlich unterschieden. Es ist deshalb sehr verdienstvoll (HUIZINGA, NEGUS), daß am Internationalen Laryngologenkongreß im Jahre 1949 eine Einigung in der Nomenklatur und der entsprechenden Numerierung der Segmentbronchi erzielt wurde, die heute allgemein anerkannt wird. Für die moderne, differenzierte Lungenchirurgie ist die Segmentlehre besonders bedeutungsvoll geworden. Die gemeinsame, über Sprach- und Landesgrenzen reichende Nomenklatur der Lungensegmente erleichtert heute ganz erheblich das Verständnis und das Vergleichen verschiedener Arbeiten. Schematisch gezeichnet präsentiert sich heute der Bronchialbaum entsprechend der Abb. 2.

Dieses Schema wird sehr zweckmäßig als Berichtsformular für die durchgeführte Bronchoskopie verwendet. Mit der richtigen Annahme, daß auf der linken Seite die Lingula mit dem superioren und inferioren Segment dem rechten Mittellappen mit dem lateralen und medialen Segment entspricht, erfolgt auch eine symmetrische Betrachtungsweise der Lungen. Es fehlt lediglich auf der linken Seite das 7., das kardiale Segment.

Die Segmente bilden mit ihrer Belüftung durch den Segmentbronchus und ihrer Blutversorgung durch die entsprechende Segmentarterie eine anatomische Einheit. Bindegewebige Septen und die intersegmentär gelegenen Venen ermöglichen die anatomische Abgrenzung und die chirurgische Trennung der einzelnen Segmente.

Die endoskopische Orientierung nach den einzelnen Segmentostien, welche systematisch einzusehen sind, ermöglicht zusammen mit den Lungenröntgenaufnahmen und der Bronchographie eine genaue gezielte Lokalisation. In der

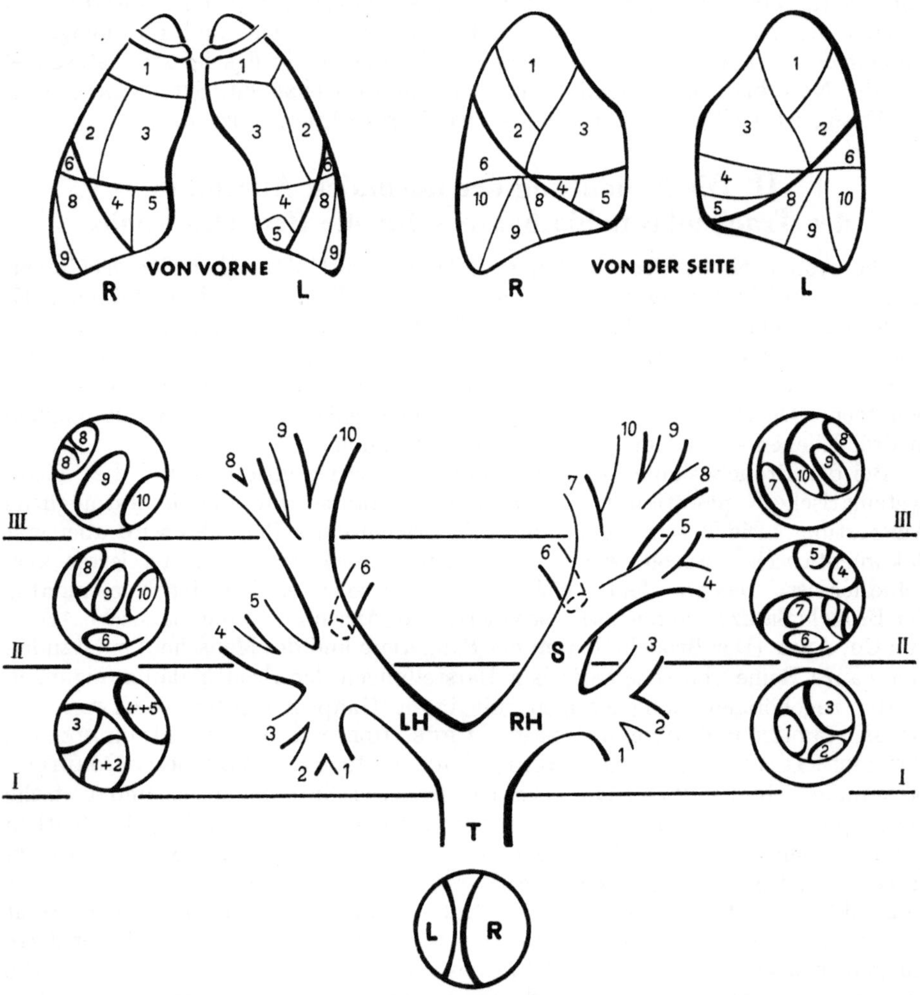

Abb. 2. Bronchialbaumschema und Nomenklatur (London Juli 1949).
T Trachea

	LH linker Hauptbronchus	*RH* rechter Hauptbronchus; *S* Stammbronchus	
OL-Br.	*1* apikaler	*1* apikaler	OL-Br..
	2 posteriorer (-dorsaler)	*2* posteriorer (-dorsaler)	
	3 anteriorer (-pectoraler)	*3* anteriorer (-pectoraler)	
Lingula-Br.	*4* superiorcr	*4* lateraler	ML-Br.
	5 inferiorer	*5* medialer	
UL-Br.	*6* apikaler	*6* apika'er	UL-Br
	—	*7* kardialer	
	8 antero-basaler	*8* antero-basaler	
	9 latero-basaler	*9* latero-basaler	
	10 postero-basaler	*10* postero-basaler	

Projektion von vorne und seitlich läßt sich die Ausbreitung der Segmente der Abb. 3 darstellen.

Die Ausdehnung und Größe der schematisch dargestellten Segmentbezirke ist im pathologischen Geschehen nur zu finden, wenn der pleurale Anteil eines Segmentes adhärent ist. Sonst zeigen atelektatische Bezirke oft beträchtliche

Schrumpfungen zu schmalen Keilen. Das gleiche gilt auch für kollabierte oder geschrumpfte, fibrosierte Segmente oder Lungenlappen. Durch kompensatorische Ausweitung benachbarter Segmente oder Lappen kommt es zu auch broncho-

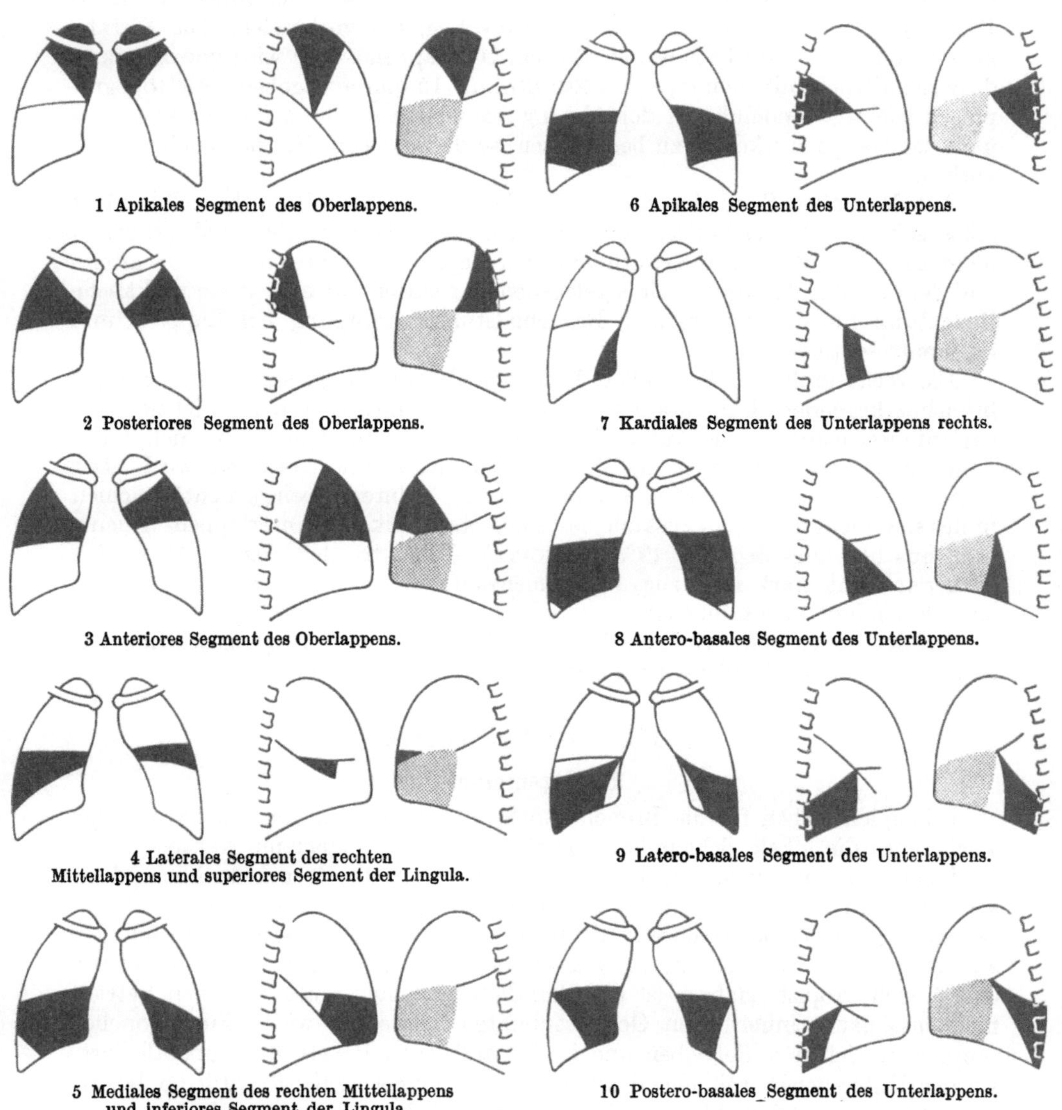

1 Apikales Segment des Oberlappens.

6 Apikales Segment des Unterlappens.

2 Posteriores Segment des Oberlappens.

7 Kardiales Segment des Unterlappens rechts.

3 Anteriores Segment des Oberlappens.

8 Antero-basales Segment des Unterlappens.

4 Laterales Segment des rechten Mittellappens und superiores Segment der Lingula.

9 Latero-basales Segment des Unterlappens.

5 Mediales Segment des rechten Mittellappens und inferiores Segment der Lingula.

10 Postero-basales Segment des Unterlappens.

Abb. 3/1—10. Schemata der Lungensegmente von vorne und seitlich. (Nach PARCHET, MEAN, SPRENGER.)

skopisch deutlich feststellbaren Veränderungen der Abzweigungswinkel der Bronchialäste. Am deutlichsten zeigt sich das beim Kollaps des Oberlappens, wo die direkte Einsicht in die Segmentostien ohne Zuhilfenahme der Winkeloptik möglich wird. Deshalb wird gelegentlich ein Pneumothorax zur therapeutischen Intervention im Oberlappenbronchialbereich angelegt.

Für die Bronchoskopie ist auch die *Kenntnis der wichtigsten anatomischen Varietäten* von Bedeutung, da nicht selten andere Segmentaufzweigungen angetroffen werden, als sie im Schema Abb. 2 gezeigt wurden. In etwa 2‰ aller Fälle wird schon oberhalb der Trachealbifurkation der Abgang des rechten Oberlappenbronchus aus der Trachea beobachtet. Manchmal zweigt hier isoliert nur ein apikales Oberlappensegment ab. Im ersten Falle fehlt dann das Oberlappenostium an der typischen Stelle; im zweiten Fall ist das Oberlappenostium als Bifurkation für das anteriore und posteriore Segment vorhanden. Die Distanz zwischen Trachealbifurkation und rechtem Oberlappenostium wird von RIECKER durchschnittlich mit 30 mm, von LEMOINE mit 15 mm angegeben. Als topographisch wichtige Anomalie ist der Abgang des Oberlappenbronchus direkt gegenüber der Hauptbifurkation zu beobachten, so daß gar kein Hauptbronchus mehr vorliegt.

Auf der linken Seite sind die für Trachea und rechten Hauptbronchus nicht allzu seltenen Abweichungen von der Norm große Raritäten und praktisch nicht zu beobachten. Die Kenntnis der vorwiegend an der rechten Trachealseite und dem rechten Hauptbronchus gelegenen Varietäten hat eine große praktische Bedeutung für die chirurgische Bronchialstumpfversorgung bei Lappen- und Segmentresektionen.

Die recht großen individuellen Unterschiede für die außerhalb des Hauptbronchus liegenden Segmentaufzweigungen sind praktisch weniger wichtig. Am variantenreichsten ist die Aufzweigung des rechten Oberlappens, wo neben der üblichen Trifurkation auch die Bi- und Quadrifurkation gesehen wird. Der Mittellappenbronchus ist sehr konstant. Zu den 5 Unterlappensegmentbronchien findet sich nicht selten ein zusätzliches, unter dem apikalen Unterlappensegmentbronchus liegendes Segment (9%, LEMOINE). Die 3 basalen Segmentbronchien variieren recht stark in bezug auf Lumenweite und Abgangswinkel, was aber ohne besondere Bedeutung ist.

Auf der linken Seite wird in seltenen Fällen der isolierte Abgang des Lingulasegmentes, entsprechend dem rechten Mittellappen, beobachtet.

III. Die Anästhesie.

1. Allgemeines.

Prinzipiell stehen für die Bronchoskopie 2 Anästhesierungsmöglichkeiten zur Verfügung: die lokale Schleimhautanästhesie und die allgemeine Narkose.

Bisher war allgemein die lokale Schleimhautanästhesie gebräuchlich, doch scheint in Bronchoskopiezentren vermehrt die Allgemeinnarkose Anhänger zu gewinnen. Es ist sicher falsch, die beiden Anästhesieverfahren gegeneinander auszuspielen. Wesentlich ist, daß eine Anästhesie angewendet wird, mit welcher der Bronchoskopist erfahren ist und daß diese für einen routinemäßigen Betrieb möglichst nach einheitlichen Gesichtspunkten verwendet wird. Für Bronchoskopien in kleineren Betrieben und in der ärztlichen Praxis, d. h. überall dort, wo der Untersucher weitgehend auf sich allein angewiesen ist, wird die Lokalanästhesie unersetzlich bleiben. Die Vollnarkose, besonders wenn Curare angewendet wird, verlangt die Mitwirkung eines Anästhesisten und vermehrt geschultes Personal für die Überwachung des Patienten nach dem Eingriff.

Damit ist skizziert, daß die Bronchoskopie in Narkose in schwierigen Fällen, wo eine vollständige Erschlaffung der Muskulatur erwünscht und wegen therapeutischer Maßnahmen eine längere Dauer zu erwarten ist, heute hauptsächlich für einen entsprechend organisierten klinischen Betrieb reserviert bleibt.

Weiterhin ist vorwegzunehmen, daß in allen Fällen von verlegten Luftwegen mit einer bestehenden Anoxämie (postoperative Sekretanschoppung, Aspiration, Fremdkörper, stenosierende, entzündliche Prozesse, Bronchoplegie nach Thoraxtrauma, Status asthmaticus u. dgl.) eine allgemeine Narkose nicht in Betracht kommt, und daß in der Regel außer einer leichten Oberflächenanästhesie des Pharynx und Kehlkopfeinganges die schnellste, oft notfallmäßige Einführung des Bronchoskopes manchmal beim im Krankenbett liegenden Patienten notwendig ist. Der nicht völlig ausgeschaltete Hustenreflex ist hier oft ein wertvoller Helfer zur Expektoration.

2. Prämedikation.

Vor jeder Bronchoskopie soll ein allgemein sedativ wirkendes Medikament verwendet werden.

Die Schule von JACKSON hält am bewährten Morphium 0,01 g mit Atropin 0,0005 g fest; SOULAS und MOUNIER-KUHN verabreichen folgende Kombination:

Camphosulfonate de di-hydroxycodéinone . 0,02
Camphosulfonate de scopolamine 0,0005
Camphosulfonate d'ephedrine 0,02
Camphosulfonate de spartéine 0,05
Serum physiologique Q.S.P. 2 cm³.

RIECKER empfiehlt Scophedal (Eucodal-Scopolamin-Ephedrin) subcutan, GRUNZE eine Kombination von Luminal-Dicodid-Atropin.

Da Barbiturpräparate (Phenobarbital, Luminal, Nembutal) eine sedative und zugleich antitoxische Wirkung gegen Cocain und cocainähnliche Substanzen haben, werden diese Medikamente von verschiedenen Autoren etwa 1 Std vor dem Eingriff gegeben.

TAILLENS verwendet folgende Prämedikation:
1 Std vor der Bronchoskopie 0,1 g Nembutal per os,
$^1/_2$ Std vor der Bronchoskopie 0,002 g Dilaudid subcutan 0,0005 g Atropin.

Der erfahrene Bronchoskopist wird mit Vorteil eine Art der Vorbereitung festlegen. Barbitursäurepräparate fallen außer Betracht, wenn nachher keine Lokal-, sondern eine Allgemeinnarkose mit einem intravenös verabreichten Medikament aus der Barbitursäurereihe nachfolgt.

3. Lokalanästhesie.

Das früher sehr gebräuchliche Cocain wird wegen seiner erhöhten Toxicität heute kaum mehr verwendet. Es ist durch das Pantocain und ähnliche Präparate, wie Novesin, Mucaesthin, Bronchocain, Salicain u. ä. verdrängt worden. Das Pantocain wird in 2%- und 1%-Lösung verwendet. Über die Zweckmäßigkeit eines Zusatzes von Adrenalin oder einer anderen vasokonstringierenden Substanz wird immer wieder diskutiert. Wir haben bisher auf 2 cm³ Anaestheticum etwa 1 Tropfen 1‰iger Adrenalinlösung oder Privin zugesetzt, wie das auch von RIECKER, SOULAS und MOUNIER-KUHN gefordert wird. Nach den Untersuchungen von KEIL und VIETEN sollen diese Medikamente die Toxizität des Anaestheticums eher steigern, und die Autoren halten dementsprechend die Zusätze für kontraindiziert. Ob man das Anaestheticum mit Pinseln (SEIFFERT) oder mit Spray auf die Schleimhaut verteilen will, ist nicht von prinzipieller Bedeutung; die Dosierung kann aber mit graduiertem Spray und mit der Larynxspritze viel besser erfolgen (HUIZINGA), weshalb diesem Vorgehen der Vorzug zu geben ist.

Für die Praxis hat sich folgendes Verfahren bei uns bestens bewährt:

Mit Spray Anästhesie des Pharynx (1 cm³ Pantocain 1%, Novesin 1% oder analoges Medikament).

Nach 2 min Anästhesie des Hypopharynx (etwa 1 cm³).

Nach 1 min bei Phonation 1 cm³ des Anaestheticums mit Larynxspritze auf die Stimmbänder eintropfen.

Anschließend Eintropfen von 1—2 cm³ unter Inspiration in Trachea. Der erfolgende Hustenstoß bewirkt die tröpfchenartige Verteilung.

Bei diesem Vorgehen wird die Maximaldosis des Pantocains [2 cm³ einer 1%igen Lösung (RIECKER), 4 cm³ einer 1%igen Lösung (KEIL und VIETEN)] leicht überschritten. Es ist aber immer daran festzuhalten, daß ein Teil des Medikamentes ausgehustet oder mit Schleim herausgegeben wird.

Es geht aber aus diesen Ausführungen hervor, daß noch weniger toxische Medikamente erwünscht sind, um im Rahmen der Maximaldosen zu bleiben. Wir geben im folgenden eine Zusammenstellung der gebräuchlichsten Lokalanaesthetica und ihre Dosierung (KEIL und VIETEN, RUPP):

Pantocain: p-Butylaminobenzoesäuredimethylaminoäthylester 40 mg.
Salicain: p-Butylaminosalicylsäuredimethylaminoäthylester 120 mg.
Novesin: Diäthylaminoäthylester der p-Amino-m-butoxabenzoesäure 100 mg.
Bronchocain: p-Butylaminosalicylsäurediäthylaminoäthylester 80 mg.

Es ist aber auch hier wieder zu betonen, daß die Anästhesie sehr eine Sache der Erfahrung ist. Je sorgfältiger anästhesiert und je rascher anschließend der Eingriff durchgeführt wird, um so weniger Anaestheticum muß verwendet werden.

4. Allgemeine Betäubung.

Als Narkotica kommen fast ausnahmslos intravenös zu spritzende Präparate aus der Barbitursäurereihe, wie Evipannatrium, Narconumal oder Penthotal in Betracht. Die Muskelerschlaffung ist dabei aber ungenügend, so daß sich in bronchologischen Zentren die Anwendung von Curare immer mehr durchsetzt. RIECKER hat sich ganz besonders um das kombinierte Anästhesieverfahren bemüht, wobei er in der Regel folgendes Vorgehen anwendet:

1. Mindestens $^1/_2$ Std vor dem geplanten Eingriff erhält der Patient ein Analgetikum (Scophedal, Morphium-Atropin usw.) subcutan eingespritzt.
2. Pinseln des Rachens und des Kehlkopfes mit 2%iger Pantocainlösung (Maximaldosis 1 cm³ oder 20 Tropfen).
3. Nach Lagerung auf dem Untersuchungstisch intravenöse Injektion von Evipannatrium, bis Patient eben nicht mehr ansprechbar ist (Anhaltsdosis 3—4 cm³ Injektionsgeschwindigkeit 1 cm³ in 30 sec).
4. Langsame intravenöse Injektion von Curarin (1 E/kg Körpergewicht). Nach etwa 1 min setzt die Wirkung ein; volle Wirkung nach 2—4 min Wirkungsdauer etwa 20 min.
5. Nach Beendigung des Eingriffes wird bei noch liegendem Rohr die Curarewirkung durch intravenöse Injektion von 0,5 mg Prostigmin aufgehoben. Falls das Rohr schon vorher entfernt wird, muß bei Fortdauer der Curarewirkung mit einer Verlegung der Atemwege durch Zungenrückfall gerechnet werden.
6. Die Curare- und Prostigmindosis müssen gut aufeinander abgestimmt werden. Wirkt Prostigmin nicht sofort, so darf die übliche Dosis (1 cm³ = 0,5 mg) höchstens verdoppelt werden.

Noch höhere Dosen des Cholinesteraseblockers führen zu einem Überschuß an Acetylcholin, das dann selbst curareartig wirkt. Deshalb ist es besser, falls 2 Ampullen Prostigmin nicht wirken, die künstliche Beatmung so lange beizubehalten, bis das Curare eliminiert ist (KILLIAN und WEESE). Sehr gebräuchlich ist das Curarepräparat Succenyl geworden (GRUNZE).

Es ist schon in der Einleitung betont worden, daß für dieses Verfahren unbedingt in Anästhesiologie erfahrenes Ärzte- und Pflegepersonal und die entsprechenden Einrichtungen zur Verfügung stehen müssen, damit die Überwachung des Patienten, vor allem auch die künstliche Beatmung durch das Bronchoskop, absolut gewährleistet ist.

5. Anästhesie bei Kindern.

Im Kleinkindesalter unter 3 Jahren wird praktisch keine Lokalanästhesie durchgeführt, da die Kinder auf die Oberflächenanaesthetica empfindlich reagieren. Es ist höchstens das Aufsprayen einer ganz geringen Anästhesiemenge auf die Rachenwand und den Hypopharynx gestattet. Wir geben dafür heute dem Novesin den Vorzug. Sowohl die Schule von JACKSON, als auch diejenigen von LEMOINE, SOULAS und MOUNIER-KUHN bronchoskopieren die Kleinkinder praktisch ohne Lokalanästhesie. Dagegen wird der Prämedikation Bedeutung zugemessen. RIECKER bevorzugt als Sedativum Adalin 0,5 g vom 1., 1,0 g vom 2. Lebensjahre an. Außerdem wird zur Hemmung der Speichelsekretion je nach

Alter 0,2—0,5 mg Atropin gegeben. Wir haben meistens Phenobarbital 0,03 bis 0,1 g (2.—10. Lebensjahr) als Suppositorium 1 Std vor dem Eingriff und zudem $^1/_2$ Std vor der Bronchoskopie Atropin, wie RIECKER, gegeben. HOEHN empfiehlt Scophedal als Prämedikation 0,2 cm³ im 2., 0,3 im 3., 0,5 cm³ im 7. Lebensjahr; RIECKER macht mit Recht darauf aufmerksam, daß die individuelle Ansprechbarkeit auf Scopolamin bei Jugendlichen stark wechselt, und daß dieses Medikament nicht ungefährlich sei. Im Alter zwischen 5 und 12 Jahren ist eine vorsichtige Oberflächenanästhesie, zum mindesten der Hypopharynxregion und des Larynxeinganges, notwendig, wobei mit dem Anaestheticum sehr sparsam umzugehen ist. In schwierigen Fällen ist ein leichter Ätherrausch nur gerade zur Einführung des Endoskopes unumgänglich. Auf keinen Fall soll aber eine Allgemeinanästhesie in Fällen von Anoxämie (stenosierende Laryngo-Tracheobronchitis, stenosierende Fremdkörper, ausgedehnte Atelektasen) angewendet werden. HUDCHISON bronchoskopiert Kinder in Stickoxydulnarkose, kombiniert mit Curare (0,35—0,45 mg/kg Körpergewicht).

IV. Das Instrumentarium.

Die moderne Bronchoskopie verlangt, daß das Bronchialsystem systematisch soweit wie möglich der direkten Besichtigung durch das Auge zugeführt werden

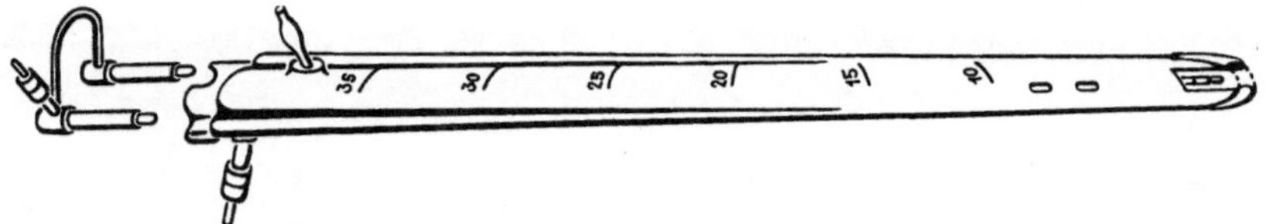

Abb. 4. Bronchoskop System Negus mit proximaler und distaler Beleuchtung. (Nach RIECKER.)

kann. In der Regel kann das Rohr im Mittel- und Unterlappenbereich maximal bis zu den Segmentostien geschoben werden, bei den Oberlappen nur bis zu den Oberlappenostien. Die weitere Exploration ist durch moderne Teleskope mit verschiedenen Abwinkelungen gewährleistet. Mit diesen technischen Verbesserungen ist es möglich, die Oberlappenbronchusaufzweigungen einzusehen, in Mittel- und Unterlappen bis in die Segmentostien vorzudringen und zudem feinere Schleimhautveränderungen vermittelst der Vergrößerung besser zu erkennen.

Die von BRUENINGS, HASLINGER u. a. entwickelten Elektroskope mit proximaler Beleuchtung wurden früher in Deutschland fast ausschließlich verwendet. In Frankreich und in den angelsächsischen Ländern wurde dem distalen Beleuchtungsprinzip der Vorzug gegeben.

Die distale Beleuchtung ergibt besseres Licht direkt in der Umgebung der Rohrmündung, die proximale bessere Tiefenwirkung, hat aber den Nachteil, daß bei instrumentellen Arbeiten durch das Rohr Licht verloren geht und unangenehme Schattenwirkungen entstehen. Die Kombination beider Beleuchtungsprinzipien, wie sie von NEGUS schon für das Ösophagoskop verwendet wurde, hat sich für die Bronchoskopie ebenfalls bewährt.

Das Bronchoskopieinstrumentarium muß außerdem durch eine reiche Auswahl von Probeexcisionszangen, Bronchuscuretten, Oberlappenbronchushobeln, starren und flexiblen Aspirationskathetern, Punktionsnadeln, Elektrokautern, Diathermiekautern und kleinen Glass'phons zum Aufsaugen von Sekreten zur cytologischen und bakteriologischen Untersuchung ergänzt sein, um alle diagnostischen und therapeutischen Ansprüche erfüllen zu können.

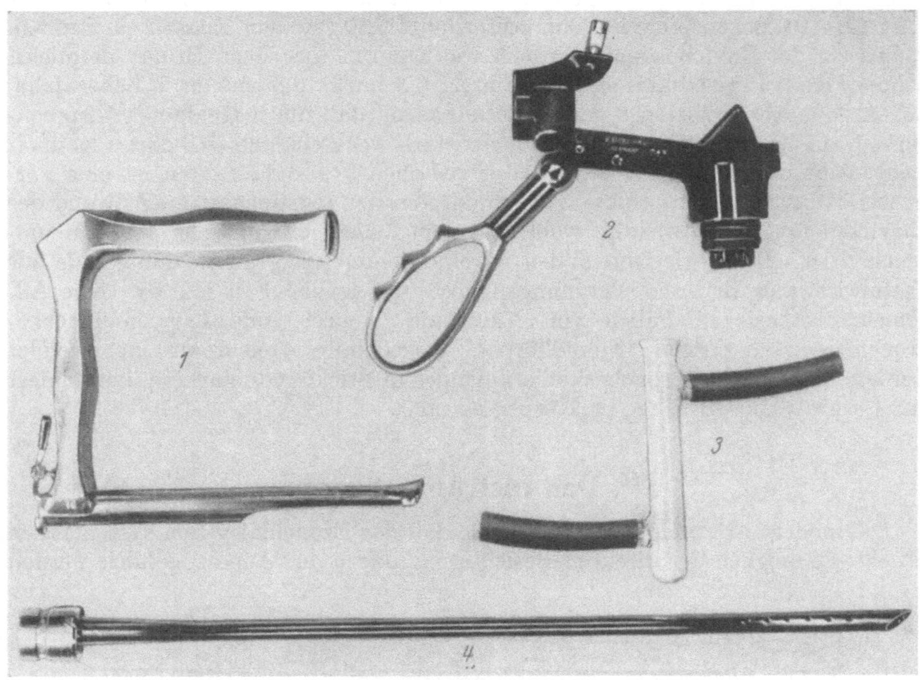

Abb. 5. Bronchoskopisches Instrumentarium. *1* Laryngoskop nach Jackson. *2* Handgriff für Elektroskop nach Haslinger mit proximaler Beleuchtung. *3* Glastubus zum Auffangen von aspiriertem cytologischem und bakteriologischem Untersuchungsmaterial. *4* Bronchoskoprohr für Haslinger-Griff.

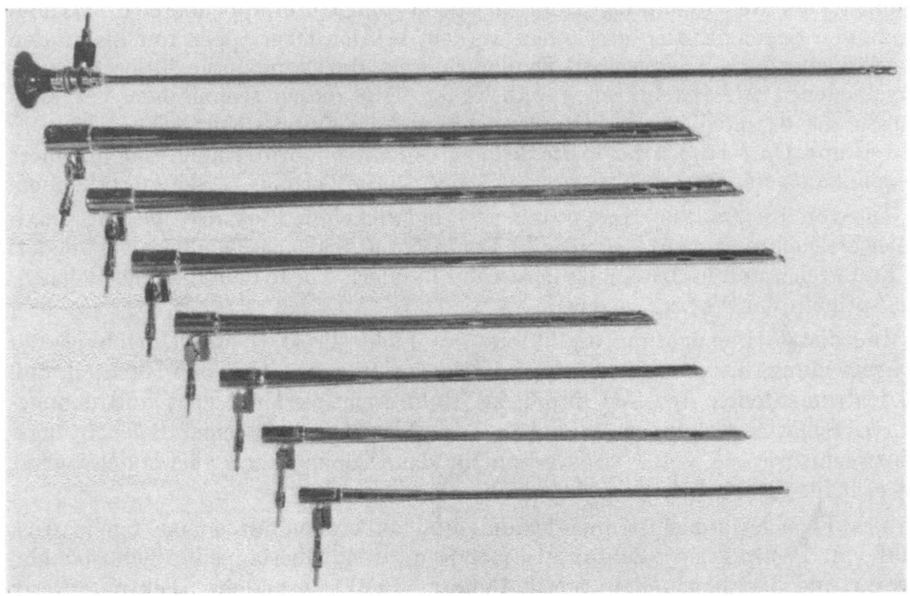

Abb. 6. Bronchoskopisches Instrumentarium. Optik 90° speziell für Untersuchung des Oberlappenbronchus. Satz von Bronchoskopierohren 3—8 mm mit distaler Beleuchtung.

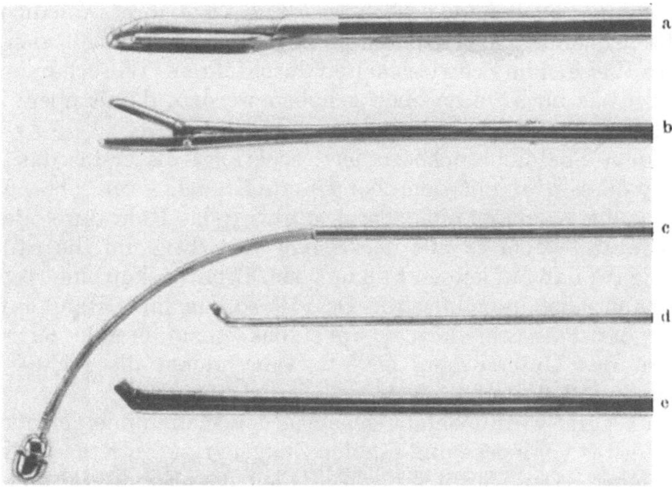

Abb. 7. Bronchoskopisches Instrumentarium. a Probeexcisionszange mit Optik. b Probeexcisionszange mit einfachem Löffel. c Flexibler Bronchushobel für Oberlappen. d Bronchuscurette. e Winkelstanze.

V. Die Technik und Auswertung der Bronchoskopie.

1. Lagerung des Patienten.

Die moderne bronchoskopische Untersuchung wird heute fast ausnahmslos beim liegenden Patienten durchgeführt, im Gegensatz zu der früheren KILLIANschen Technik im Sitzen. Die liegende Lage ist zweckmäßig, weil dabei der Patient viel besser fixiert werden kann und auch therapeutische Eingriffe und länger dauernde Bronchoskopien viel sicherer und mit geringerer Ermüdung des Patienten ausgeführt werden können. Die Schule von JACKSON hat schon immer die Untersuchungstechnik am liegenden Patienten vorgezogen. Zudem kommt bei der Bronchoskopie in Narkose keine andere Lage in Frage. CLAOUE hat schon früher — im Gegensatz zu KILLIAN — den Beginn der Bronchoskopie, d. h. die Einführung des Rohres bis in den Larynx bei etwas nach vorne gebeugtem Kopfe empfohlen, was sich heute allgemein durchgesetzt hat.

Der Patient muß vor der Bronchoskopie flach-entspannt auf dem Operationstisch liegen; die Schultern befinden sich am oberen Ende des Tisches und werden mit Vorteil von einer Hilfsperson von der Seite her auf die Unterlage gedrückt, da bei der Bronchoskopie selbst die Schultern sich nicht verlagern sollen. Der über das Tischende ragende Kopf des Patienten wird entweder von einer nach allen Seiten verschiebbaren Kopfstütze getragen (MOUNIER-KUHN, LEMOINE) oder von einem seitlich sitzenden Assistenten in der Weise gehalten, daß die eine Hand von unten an der Nacken-Hinterhauptsgrenze stützt und die andere den Kopf mehr von hinten und oben hält (JACKSON, RIECKER). Auch wir geben dieser Technik den Vorzug.

2. Einführung des Bronchoskopes.

Das Wesentliche an der Einführung des Bronchoskopes liegt an der möglichst eleganten und schmerzfreien Überwindung der Larynxenge. Es sind zur Zeit 2 Techniken sehr gebräuchlich; die eine verwendet zur Einstellung des Kehlkopfes einen Leuchtspatel (JACKSON, McINTOSH, RIECKER). Dieses Vorgehen ist allgemein üblich in der Anästhesiologie, wo auf diese Weise die Narkosetubus eingeführt werden.

Die französische und holländische Schule und viele ihrer Anhänger arbeiten beim Erwachsenen ohne Larynxspatel. Die Bronchoskopie läßt sich vom Geübten auf diese Weise ohne Schwierigkeiten durchführen. Wie schon beschrieben, muß der Kopf etwas nach vorne oben gehoben werden, damit obere Zahnreihe, Kehlkopf und Trachea möglichst in einer Achse liegen.

Wird mit dem Spatel bronchoskopiert, so erfolgt als erstes das Aufsuchen der Epiglottis; diese wird mit dem Zungengrund nach vorne oben angehoben, so daß sich jetzt der Kehlkopf einstellt. Dann wird das Rohr durch den Larynxspatel eingeschoben, wobei es mit der Spitze vorsichtig um die Stimmbänder rotiert. Wichtig ist, daß auf keinen Fall mit dem Bronchoskop eine Hebelwirkung auf die obere Zahnreihe ausgeübt wird. Deshalb soll die linke Hand auf der Höhe der Zahnreihe des Patienten liegen, wobei das einzuführende Rohr auf dem linken Daumen des Untersuchers gleitet, währenddem die rechte Hand das proximale Rohrende hält und ohne jeden Druck nachschiebt.

Ohne Larynxspatel wird ebenfalls genau in der Medianlinie der oberen Zahnreihe das Rohr etwas von vorne und um den Zungengrund rotierend in den Hypopharynx eingeführt. Dann erfolgt das Aufladen der Epiglottis, und nun wird mit dem Daumen der linken Hand das Rohr möglichst nach oben gedrückt, um, ähnlich wie mit dem Larynxspatel, den Zungengrund etwas anzuheben. Dann kommt meistens die Epiglottis sofort zu Gesicht und mit einer feinen, rotierenden Bewegung wird zuerst das eine, dann das andere Stimmband zur Seite gedrückt und die Larynxenge passiert. Die eigene Erfahrung zeigt, daß bei sehr stark prominenten Schneidezähnen oder bei nicht gut zu öffnendem Munde die Einführung des Rohres gut geht, wenn der Kopf etwas aus der geraden Achse gegen eine Schulter gewendet und dann das Rohr kontralateral seitlich eingeführt wird.

3. Die eigentliche Tracheobronchoskopie.

Jetzt beginnt die eigentliche tracheobronchoskopische Untersuchung [systematisches Durchblättern (BRUENINGS), systematische Bronchoskopie (HUIZINGA)]. Sehr leicht wird der subglottische Raum beim Passieren übersehen, weshalb sofort nach Durchgleiten durch die Kehlkopfenge der Kopf etwas nach vorne zu heben ist, damit der hintere Umfang eingesehen werden kann. Hier liegt der typische Sitz für endotracheale Strumen, Chondrome und Chordome der Trachea. Bei distaler Beleuchtung des Bronchoskopes ist das Rohr sehr langsam vorzuschieben, da einige Zentimeter von der Lichtquelle entfernt die Beleuchtungsstärke stark abnimmt, während, wie schon früher gezeigt, die proximale Beleuchtung für die Übersichtsbetrachtung ein weiter reichendes Licht bietet. Im Verlaufe der Trachea sind Wandeinbuchtungen (komprimierende Strumen, Mediastinaltumoren), das Verhalten des Paries membranaceus bei In- und Exspiration, und der Zustand der Schleimhaut zu beachten. Prominente Knorpelringe mit dazwischen liegenden Ausbuchtungen sprechen für atrophische Schleimhautzustände, welche oft mit Krustenbildung oder zähen Schleimauflagerungen vergesellschaftet sind.

Nach etwa 12 cm wird beim Erwachsenen die Hauptcarina erreicht; sie zeigt sich normalerweise als ganz scharfer, messerschneidenartiger Kamm. Nach HELLER und SCHROETER soll die Carina nur in nicht ganz der Hälfte aller Fälle genau median liegen, sonst etwas links gerückt sein. Die genaue Beobachtung der Carinae läßt schon Rückschlüsse auf pathologische Zustände im Thoraxinnern zu. Normalerweise ist nur eine geringe mitgeteilte Pulsation von seiten des Herzens und der großen Gefäße vorhanden. Starke Pulsation, besonders wenn sie sich auf die Trachea überträgt, ist verdächtig auf ein Aneurysma; sattelförmige Verbreiterungen sprechen für das Vorhandensein von Mediastinaltumoren, vor allem von Mediastinaldrüsen. Verziehungen und Rotation der Carina aus der üblichen — verglichen mit einem Zifferblatt — 12/6-Uhr-Lage sind immer der Ausdruck eines krankhaften Prozesses, wie Narbenschrumpfungen, Fixation durch Neubildungen oder entzündliche Adhäsivprozesse.

Von besonderer Bedeutung ist die Beurteilung der Carina bei der Respiration. Beim Normalen bewegt sich die Carina in tiefer Inspiration mit der Lungenwurzel in vertikaler Richtung in kaum zu beobachtendem Maße von 8—10 mm (Huizinga und Weingartner); während der In- und Exspiration weicht sie aber weder nach rechts noch nach links ab, sondern bleibt genau in der Medianlinie stehen. Steinmann hat kürzlich in seiner Monographie die pathologischen Carinaebewegungen eingehend analysiert. Im ganzen kann gesagt werden, daß bei Atelektasen, Lungenschrumpfungen und Bronchialstenosen eine *inspiratorische* Abweichung der Carina zur kranken Seite erfolgt, vorausgesetzt, daß keine pleuralen Verwachsungen vorliegen. Bei der Ventilstenose, wo es zur Überblähung der Lungen auf der kranken Seite kommt, wird das gesamte Mediastinum zur kontralateralen Seite gedrängt, was endoskopisch mangels eines Fixpunktes schwierig zu beurteilen ist. Während des Inspiriums erfolgt auch jetzt noch eine leichte Bewegung zur kranken Seite. Beim Pneumothorax wird die Carina bei mäßiger Füllung homolateral, bei starker Füllung nach kontralateral verschoben. Flüssigkeitsansammlung im Pleuraraum führt ebenfalls zu Verlagerung nach der kranken Seite, wogegen Pleuralverwachsungen und Zwerchfellähmungen eine kontralaterale inspiratorische Carinabewegung verursachen.

Nach der Beurteilung der Carina erfolgt die weitere Exploration des Bronchialsystems, wobei wir in der Regel immer zuerst die gesunde oder weniger affizierte Seite des Bronchialbaumes untersuchen, um eine mögliche Übertragung von Krankheitskeimen, vor allem bei der Tuberkulose, zu verhindern. Weiterhin ist eine Bronchoskopie nach erfolgter Biopsie, wo immer auch mit der Möglichkeit einer Blutung gerechnet werden muß, möglichst rasch zu beenden. Es wird vorerst ohne Optik der Reihe nach jedes Segmentostium aufgesucht. Für die Exploration der rechten Seite wird der Kopf des Patienten gegen die kontralaterale linke Schulter und bei Exploration der linken Seite entsprechend auf die rechte Seite geneigt, damit Hauptbronchus und Trachea möglichst in eine Achse zu liegen kommen.

Auf der rechten Seite stößt man nach 15—20 mm auf die Lippe des Oberlappenbronchus, der bei 2—3 Uhr abgeht. Gelegentlich ist es möglich, bei gut beweglichem Halse oder bei Tiefstand der Oberlappenbronchusaufzweigung (Pneumothorax oder Schrumpfung im Mittel- und Unterlappengebiet) direkt in den Oberlappenbronchus einzusehen. In der Regel muß für die Untersuchung die Rechtwinkeloptik zu Hilfe genommen werden. 20—30 mm unterhalb des Oberlappenbronchusostiums liegt bei 12 Uhr ventral abzweigend das Mittellappenostium; bei 6 Uhr dorsal, fast gegenüber, oder etwas tiefer stehend, findet sich das apikale Unterlappenostium. Für dessen Besichtigung muß der Kopf des Patienten etwas nach vorne gehoben werden. Noch besser wird mit der nach rückwärts gewendeten Rechtwinkeloptik das Ostium besichtigt. Nach medial, bei 9 Uhr, entspringt 8—10 mm distal des apikalen Segmentostiums der kardiale Bronchus. Wieder 5—8 mm weiter peripher teilt sich der Unterlappenbronchus in die 3 basalen Äste, nach vorne zwischen 10 und 2 Uhr in den antero-basalen, nach lateral zwischen 3 und 5 Uhr in den latero-basalen und nach hinten zwischen 4 und 8 Uhr in den postero-basalen Ast.

Auf der linken Seite zweigt der Oberlappenbronchus fast lateral, 45—50 mm von der Carina entfernt, ab. Er ist ebenfalls, wie der rechte Oberlappenbronchus, nur mit Hilfe der Rechtwinkeloptik einzusehen. Nur der Abgang des Lingulabronchus kann noch recht häufig bei gut zur rechten Seite zu verlagerndem Halse eingesehen werden. Die Aufzweigung des Unterlappenbronchus in den apikalen und die basalen Äste erfolgt in der Regel fast in gleicher Weise wie auf der rechten Seite.

Bei dieser systematischen Betrachtungsweise können im sichtbaren Bronchialbereich kaum Veränderungen übersehen werden. Es sind dabei immer der Zustand der besichtigten Schleimhaut, das Vorliegen von Sekret oder Blutspuren, die Knorpelringzeichnung, die Form der Segmentostien, der Zustand der Carinae zwischen den Segmentostien und funktionell die Lumenschwankungen im proximalen und distalen Anteil des Bronchialbaumes festzuhalten. Können im überblickbaren Bereich keine manifesten Störungen gefunden werden, so sind klinisch sonst verdächtige Segmentpartien durch Kochsalzspülung, eventuell durch Bronchuscurettement (HUIZINGA) aufzusuchen, um hier auf diese Weise durch Aspiration Material zur bakteriologischen und cytologischen Untersuchung zu gewinnen. Ganz besondere Bedeutung hat heute die endoskopische Beurteilung der Lumenschwankungen im Tracheobronchialbaum erlangt, seit LEMOINE das Syndrom der hypotonen tracheobronchialen Dyskinesien beschrieben hat. Dabei handelt es sich bei den größeren Bronchien meistens um anatomische Strukturveränderungen der Bronchialwand, z.B. Chondromalacie, in den kleinen Subsegmentbronchi mehr um funktionelle Störungen des Bronchialwandtonus, wobei es im Exspirium zum Bronchialwandkollaps und damit zu einem Zustand schweren Emphysems, wie bei einer Ventilstenose, kommt. Mit der Schrägwinkeloptik ist das feine Lumenspiel im Mittellappen und vor allem in den basalen Unterlappenteilen gut zu beobachten.

Probeexcisionen sind bei frei ins Bronchiallumen wachsenden Tumoren meistens ohne Schwierigkeiten vorzunehmen. Größte Vorsicht ist bei Adenomen geboten, welche durch die kugelige, meist glatte, rotviolette Form und Farbe vermutet werden müssen. Beim Verdacht auf Bronchialadenom führen wir wegen der Blutungsgefahr die Probeexcision nie auf Anhieb durch, sondern es wird versucht, den sehr stark vascularisierten Tumor durch Injektion eines sklerosierenden Medikamentes (Varsyl, Chinin-Urethan) oder durch Diathermiestichelung vorerst zu veröden. Bei peribronchialen, die Schleimhaut nicht durchwachsenden, sondern nur komprimierenden Tumoren ist eine Probeexcision meistens nicht möglich; die Vermutungsdiagnose ist dann aus der Wandstarre, den verdickten Aufzweigungsstellen und der Kompression von außen zu stellen. Über die Zweckmäßigkeit der Probepunktion ist von Fall zu Fall zu entscheiden.

Es wird immer wieder die Frage diskutiert, ob eine Bronchographie vor oder nach der Bronchoskopie durchgeführt werden soll. HUIZINGA empfiehlt in der Regel die vorgängige Bronchographie, um ganz zielsicher erst nachher die Bronchoskopie anzuschließen. In der Praxis wird man mit Vorteil von Fall zu Fall individuell vorgehen. In Fällen mit reichlich Sekretabsonderung, vor allem bei der Vermutungsdiagnose von Bronchiektasien oder Lungenabscessen, ist die vorherige eingehende Bronchialtoilette sicher von Vorteil. Muß dagegen ein krankhafter Prozeß ohne weiteres im überblickbaren Bereich des Bronchialsystems vermutet werden, so ist die primäre Bronchoskopie angezeigt. Wird primär bronchoskopiert und kein sicherer Befund erhoben, kann dann im verdächtigen Bezirk eine gezielte Bronchographie nach METRAS ausgeführt werden. Ist das Bronchogramm pathologisch, so muß unter Umständen eine weitere Bronchoskopie durchgeführt werden; gelegentlich bringt die Kombination von Bronchographie und Bronchoskopie auf dem Röntgentisch, wobei ein verdächtiger Bezirk direkt eingestellt wird, die beste Abklärung. Es wird durch das Bronchoskop ein Katheter unter Leitung des Auges direkt in das entsprechende Ostium eingeführt und dann das Kontrastmittel eingespritzt, wobei sofort die Röntgenaufnahmen anzuschließen sind.

4. Die Bronchoskopie beim Kinde.

Wie schon bei der Anästhesie betont wurde, sind die Voraussetzungen für die Bronchoskopie im Kleinkindesalter weniger günstig als beim Erwachsenen, da unter 3 Jahren, mit Ausnahme der Prämedikation, praktisch ohne Anästhesierung gearbeitet wird. Es ist deshalb mit äußerster Präzision vorzugehen. Ganz besonders ist man auf die zuverlässige Assistenz der Hilfspersonen angewiesen. Die Kinder werden dabei zweckmäßig vollständig mit einem Tuch umwickelt. Die feinen Spezialbronchoskope von 3, 4 und 5 mm Lumenweite werden meistens entsprechend der JACKSON-Schule durch den vermittelst eines Larynxspatels eingestellten Kehlkopf vorgeschoben. Es ist immer mit krampfartigen, spastischen Larynxschlüssen zu rechnen, besonders bei Kindern, die zu Spasmophilie neigen. Zudem führt das Berühren des Zungengrundes mit dem Larynxspatel oft zu einer kurzdauernden Apnoe. Es muß auf jeden Fall wieder die normale Atmung abgewartet werden, und es ist am besten, wenn das Rohr in der inspiratorischen Phase vorgeschoben wird. In seltenen Fällen wurde ein reflektorischer, irreversibler Herzstillstand beschrieben. Das Gewebe beim Kleinkinde, vor allem auch die subglottische Region, ist verletzlicher als beim Erwachsenen. Infolge der geringen Lumenweite verlangt die Beurteilung des Tracheobronchialbaumes große Erfahrung. Fremdkörperextraktionen müssen sehr schnell durchgeführt werden. Es gilt als Regel, daß das Bronchoskop nie länger als 10 min liegen bleiben sollte, da die postoperative Schwellung der subglottischen Region so beträchtlich werden kann, daß eine Tracheotomie unumgänglich wird. Von ganz besonderer Bedeutung ist die postoperative Überwachung des Kleinkindes nach dem Eingriff. Jede stark zunehmende Dsypnoe und Stenoseatmung verlangt, daß dem Kind zusätzlich Sauerstoff zugeführt wird. Wird der Zustand bedrohlich, darf mit der Tracheotomie nicht zugewartet werden. Nach schweren Fremdkörperextraktionen mit Schleimhautverletzung ist die sofort an den Eingriff anzuschließende Tracheotomie, die auf dem liegenden Rohr durchgeführt wird, vorzuziehen.

5. Die untere Bronchoskopie.

Diese Methode dürfte nur noch in recht seltenen Fällen verwendet werden. Die Bronchoskopie wird dabei nicht translaryngeal, sondern durch ein Tracheostoma hindurch ausgeführt. Es muß also vorher die Tracheotomie durchgeführt werden. Dieses Ereignis dürfte bei schweren Fremdkörperextraktionen, die translaryngeal nicht gelingen, in Betracht kommen. Weiterhin ist die bronchoskopische Reinigung des Bronchialbaumes nach Nottracheotomien, vor allem bei der perakuten Laryngo-Tracheobronchitis gripposa beim Kleinkinde oder bei Diphtherie relativ häufig. Schließlich ist erst letzthin von ZANDER und GRAF auf die Zweckmäßigkeit der Tracheotomie bei langanhaltender Bewußtlosigkeit, nach Schädelunfällen, bei Hirntumoren und Poliomyelitis hingewiesen worden. Zum Absaugen und Befreien der Bronchien von den Sekreten kann eine untere Bronchoskopie ohne Schwierigkeiten nach Belieben durchgeführt werden. In vielen Fällen dürfte das einfache Absaugen mit Bronchialkathetern durch das Tracheostoma genügen.

VI. Die Indikation zur Bronchoskopie.

Bei den im speziellen Teil näher behandelten Erkrankungen der Luftwege sind auch die diagnostischen und therapeutischen bronchoskopischen Maßnahmen erwähnt. Es soll aber hier doch zusammenfassend eine orientierende Übersicht über die Indikationsgebiete gegeben werden, weil auf diese Weise am besten die heutigen Richtlinien vom Standpunkt des Bronchologen vermittelt werden können.

1. Die Notfallbronchoskopie.

Die katastrophalen Folgen einer Verlegung der unteren Luftwege bringen es mit sich, daß notfallmäßig immer wieder Zustände drohender Erstickung so rasch wie möglich behoben werden müssen, wobei die Bronchoskopie oft überhaupt die einzige Möglichkeit einer Rettung des gefährdeten Patienten bietet. Wir fassen deshalb in diesem Kapitel diejenigen Zustände zusammen, welche dringlich die sofortige Befreiung von einer drohenden Asphyxie erfordern.

a) Die Fremdkörperaspiration führt nur dann zu einer akuten Gefährdung, wenn es sich um die Trachea oder die Bronchiallumina völlig ausfüllende, weiche Fremdkörper oder um massive Flüssigkeitsaspiration handelt. Diese Situation ist kürzlich drastisch in einem Aufruf der Gerichtsmedizinischen Institute beleuchtet worden. Danach sollen ganz besonders bei Verkehrsunfällen der größere Teil der Bewußtlosen nicht wegen des Unfalles selbst, sondern wegen der Aspiration von Blut, Schleim oder Mageninhalt in bewußtlosem Zustande ad exitum gekommen sein (E. Läuppi, Die Aspiration bei Opfern des Straßenverkehrs). Die Reanimation sollte bei solchen Patienten, wie auch bei Ertrunkenen, wenn immer möglich von einer Bronchoaspiration eingeleitet werden, denn eine künstliche Beatmung bei aufgefülltem Tracheobronchialsystem ist aussichtslos.

Eine eigene dramatische Beobachtung hat uns das letzthin bei einem in eine Jauchegrube gefallenen Patienten gezeigt, wobei erst nach einer eingehenden Reinigung der massiv verschmutzten Bronchiallumina eine Reanimation möglich wurde.

Sonst ist in der Regel die Bronchoskopie bei Fremdkörperaspiration, besonders bei festen Fremdkörpern, selten extrem dringlich; meistens hat man Zeit zu einer klinischen und radiologischen Abklärung und zur ruhigen Vorbereitung der Extraktion.

b) Die Bronchialanschoppung, das innere Ertrinken. Im Gegensatz zur translaryngealen Aspiration, die auch beim Eindringen von Mundschleim und Mageninhalt als Fremdkörperaspiration anzusehen ist, steht die innere Bronchialanschoppung, das innere Ertrinken — „l'innondation bronchique" von Soulas.

Eine typische Situation dieser Art ist die schwere *Schlafmittelvergiftung durch Barbitursäurepräparate.* Im Koma fällt der Hustenreflex aus, die Flimmerbewegung der Cilien ist erloschen und der Bronchialtonus ist aufgehoben; man spricht direkt von einer Bronchoplegie. In den schlaffen Endbronchien bleiben die vermehrt ausgeschiedenen Sekrete liegen. Der Kranke kommt in einen Circulus vitiosus. Infolge beginnender Bronchialanschoppung kommt es zu einem erhöhten Atemwiderstand und damit auch zu einer Rückstauung im kleinen Kreislauf. Die nächste Folge ist zusätzlich ein Lungenödem, welches die völlige innere Überschwemmung der Lungen fördert. Jetzt muß Hilfe einsetzen, sonst wird die Situation irreversibel. Wir haben in mehreren Fällen bei völlig reflexlosen Patienten durch Bronchoaspiration die rasche Progression der inneren Erstickung unterbrechen können.

Ähnliche Situationen können sich bei der bulbären Poliomyelitis ergeben; hier ist dann zusätzlich die Tracheotomie und Bronchoaspiration durch das Tracheostoma oft günstiger als die wiederholte translaryngeale Bronchoskopie. Außerdem kann auch die künstliche Beatmung durch das Tracheostoma besser erfolgen, besonders dann, wenn keine eiserne Lunge zur Verfügung steht. Der direkt an der Kanüle angeschlossene Respirator nach Engström hat sich speziell bei der bulbären Poliomyelitis in hoffnungslosen Situationen oft entscheidend bewährt.

Als *paralytisches Bronchialsyndrom* beschreibt SOULAS die postoperative Atonie im Bronchialbaum, d. h. eine reflektorische Veränderung des Bronchialtonus, vor allem in der Peripherie. Dieser Zustand wird ganz besonders angetroffen nach Abdominaloperationen, wo zum Teil wegen Schmerzen, zum Teil reflektorisch die abdominale und die Zwerchfellatmung möglichst gebremst wird, wobei auch der Husten stark unterdrückt wird. Die normale Belüftung reduziert sich; es dicken sich die Sekrete in den feinen Bronchialverzweigungen ein. Wenn ausgedehnte Bezirke des Bronchialbaumes angeschoppt werden, erfüllt sich auch hier der schon beschriebene Circulus vitiosus. Es muß deshalb vor dem Entstehen einer atelektatischen Pneumonie oder vor dem Versagen des Kreislaufs die Bronchoaspiration durchgeführt werden.

Von ganz besonderer Bedeutung ist die peinliche Überwachung von *thoraxtraumatisierten* oder *thoraxoperierten* Patienten. Es soll dabei nach SOULAS in erster Linie ein funktioneller Bronchuskollaps auftreten, der durch die gebremste Atmung infolge der Operation begünstigt wird. Auch hier wirkt sich die Sekretanschoppung deletär aus, um so mehr, als nach partiellen Lappen- und Lungenresektionen das funktionstüchtige Atemgewebe reduziert ist. Beim Thoraxoperierten ist deshalb heute die Bronchoskopie ein ganz geläufiger Eingriff geworden. Er wird mit einem Minimum von Prämedikation und Anästhesie ausgeführt, da eine ausgedehnte Anästhesie die Schwierigkeiten der Expektoration und die reaktive Sekretverhaltung nur steigern würde. Es bedarf hier der großen Geschicklichkeit des Endoskopikers, um im Krankenbett bei den dyspnoischen Patienten die Bronchialreinigung durchzuführen. Die enge Zusammenarbeit im Gebiete der Thoraxchirurgie und der Bronchoskopie ist nirgends so fruchtbar wie gerade in solchen Situationen.

Die Zeichen der Bronchialanschoppung sind keineswegs immer so dramatisch, wie das hier dargestellt wurde. Bei Thoraxoperierten sind erfahrungsgemäß schon bei einer relativ geringen Zunahme einer Dyspnoe Thoraxaufnahmen zu empfehlen. Das Vorliegen von atelektatischen Bezirken ist eine Indikation zur Bronchoskopie; gelegentlich genügen schon geringe, aber zähe, zapfenartige Sekrete, um ausgedehnte Bronchialverschlüsse herbeizuführen.

c) Der Status asthmaticus. Über die Nützlichkeit der Bronchoskopie beim Asthma bronchiale wird in der Literatur sehr diskutiert (STEINMANN). Es können aber Zustände auftreten, die eine ganz wesentliche Anschoppung des Tracheobronchialsystems zur Folge haben. Diese Hyperkrinie beim Bronchialasthma führt zu einer Umwandlung der Schleimkonsistenz in die schon von KURSCHMANN beschriebenen zähen Spiralen, deren Struktur kürzlich von RIVA und PROBST näher untersucht worden ist. Hypersekretion beim Bronchialasthma und die anschließende Sekreteindickung bestimmen weitgehend den Verlauf schwerer Anfälle, indem es auch hier zu einem Circulus vitiosus kommt. Nicht der primäre Bronchospasmus, sondern die liegenbleibenden, zähhaftenden, sich bis in die feinsten Bronchien erstreckenden Sekrete — in den durch Schleimhautschwellung ohnehin verengerten Bronchiallumina — führen zur prolongierten Anoxämie. Die Bronchoaspiration, welche manchmal notfallmäßig durchgeführt werden muß, kann deshalb bei schwerer asthmatischer Dyspnoe, besonders bei sich nicht lösendem Status asthmaticus, lebensrettend sein. Die äußerst komplizierten Vorgänge des Asthma bronchiale sind damit keineswegs erklärt, sondern es wird nur gezeigt, daß mit der Bronchoskopie in schweren Fällen die Summierung ungünstiger Faktoren verhindert und der Circulus vitiosus unterbrochen werden kann.

d) Die perakute Laryngo-Tracheo-Bronchitis gripposa des Kleinkindes. Diese schwere Form entzündlicher Stenosierung im Bereiche des Laryngo-Tracheobronchialtractus hat zur Zeit sicher größere Bedeutung als die laryngotracheale

Form der Diphtherie. Eigene Beobachtungen (Escher) an einem großen Krankengut haben gezeigt, daß in diesen Fällen, welche oft foudroyant verlaufen, die notfallmäßige Bronchoskopie bei den extrem gefährdeten, dyspnoischen Kleinkindern oft die einzige Rettung ist. Die fibrinösen Sekrete werden aus dem Tracheobronchialbaum abgesogen, unter gleichzeitiger massiver Sauerstoffzufuhr. Anschließend wird bei liegendem Bronchoskop die Tracheotomie, die so sicher und präzis vor sich gehen kann, ausgeführt. Entsprechend den Querschnittsverhältnissen im Tracheobronchialbaum ist die Gefahr umgekehrt proportional zum Alter des erkrankten Kindes. Entzündliche Verlegungen im Tracheobronchialsystem über dem 5. Altersjahr sind sehr selten.

Die seltene laryngo-tracheale Diphtherie ist in gleicher Weise zu behandeln.

e) Die Ozaena laryngo-tracheo-bronchialis. Dieses relativ seltene Krankheitsbild verlangt gelegentlich die sofortige Bronchoskopie, um die Trachea und den Bronchialbaum von der vollständigen Verkrustung und damit verbundenen Asphyxie zu befreien.

Auf diese Weise konnte ein Patient unserer Klinik aus schwerer Lebensgefahr gerettet werden. Der enge Zusammenhang der Erkrankung der oberen und unteren Luftwege konnte in diesem Falle gezeigt werden, indem die operative Behandlung der gleichzeitigen schweren Ozaena im Nasenbereich zu einer wesentlichen Besserung der Ozaena laryngo-trachealis führte.

2. Die diagnostische Bronchoskopie.

Die diagnostische Bronchoskopie ist immer dort angezeigt, wo Zeichen einer Erkrankung im Tracheobronchialsystem vorliegen, die aber mit den üblichen klinischen Untersuchungsmethoden differentialdiagnostisch nicht abzuklären sind und dort, wo eine klinisch-radiologische Diagnose bestätigt und durch auf diesem Wege gewonnenes Material vermittelst histologischer, cytologischer oder bakteriologischer Untersuchung untermauert werden muß. Die Summe der einzelnen physiopathologischen Zeichen von seiten des Tracheobronchialsystems werden von den Franzosen als „*Syndrome bronchique*" zusammengefaßt. Dieses Bronchialsyndrom ist auf einen relativ einfachen Nenner zu bringen, indem die verschiedensten pathologischen Zustände an Ort und Stelle immer wieder eine ähnliche, durch reflektorische, sekretorische und respiratorische Störungen bedingte Symptomatologie hervorrufen. Man hat sich deshalb bei der Bronchoskopie immer das ganze differentialdiagnostische Spektrum der einzelnen Krankheitszeichen vorzustellen, um treffsichere Befunde zu erheben.

Die wichtigsten zu analysierenden Erscheinungen von seiten des Tracheobronchialsystems sind:

Husten,
Störungen des Atemgeräusches,
Auswurf,
Blutung.

Diese Zeichen können völlig isoliert, ohne weitere physikalische oder radiologische Lungensymptome auftreten; häufiger sind sie aber kombiniert mit perkutorisch, auskultatorisch und radiologisch faßbaren Erscheinungen, wie:

Atelektase,
Blähungsemphysem,
Infiltrate,
Verziehungen,
Adhäsionen,
Ergüsse.

Wann soll nun bronchoskopiert werden?

Der unbeeinflußbare, sich über längere Zeit erstreckende *Husten* ist allein schon eine Indikation zur Bronchoskopie. Dabei ist aber eine Untersuchung der oberen Luftwege, vor allem der Nasennebenhöhlen und der Tonsillen, vorwegzunehmen; denn oft sind es chronische Infekte dieser Region, die einen Husten ständig unterhalten. Die Beurteilung des Schleimhautzustandes gibt ebenfalls wichtige Hinweise. Träger trockener Schleimhäute sind oft chronische Huster. Im Tracheobronchialbaum liegen die Reflexzonen des Hustens an den Teilungsstellen der Bronchialäste. Es sind diese Carinae deshalb ganz besonders zu beachten. Beginnende Bronchialtumoren mit Sitz an den Bronchialspornen führen ganz besonders zu frühzeitigem und intensivem Hustenreiz. Fremdkörper und zähe Schleimauflagerungen lösen an diesen Stellen immer wieder massive Hustenanfälle aus. Der chronische anfallsweise Husten als alleiniges Symptom verlangt deshalb die bronchoskopische Abklärung; vor allem geht es um die mögliche Früherfassung eines Bronchialtumors.

Störungen des Atemgeräusches, besonders über Trachea und Hauptbronchus, sind meistens Zeichen einer Lumenverlegung. Infolge der physiologischen Lumenverengung im Exspirium entstehen vor allem in dieser Phase fauchende Stenosegeräusche (Wheezing); seltener sind flatternde Geräusche bei gestielten Polypen, Fibromen oder ähnlichen meist gutartigen Tumoren. Bewegliche Fremdkörper lösen durch Abschluß eines Bronchiallumens plötzlich hörbare Verschlußgeräusche aus. Bei Bronchial- oder Trachealwandschwäche kann es im forcierten Exspirium zu völligem Zusammenfallen des Lumens und dadurch zur plötzlichen Atemblockade kommen, die sich im nächsten Inspirium wieder löst.

Die Bronchoskopie wird also bei pathologischen Atemgeräuschen die Ursachen einer intra- oder extracanaliculären Lumeneinengung oder funktionell-pathologischen Lumenschwankung abzuklären haben. Ganz besonders wichtig ist die Beachtung von Stenosegeräuschen im Verlaufe einer Tuberkulose, die bei Drüsendurchbrüchen oder stenosierender, schrumpfender Tracheobronchialtuberkulose auftreten können.

Lang dauernder eitriger Auswurf verlangt immer eine bronchologische Abklärung. Die Bronchographie ist gegenüber der Bronchoskopie meistens im Vorrang, da die Bronchiektasie als häufigste Erkrankung mit eitrigem Sputum damit besser zu erfassen ist als durch die Bronchoskopie. Trotzdem ist auch hier die Bronchoskopie meistens angezeigt. Einmal kann die Bronchialsekretanschoppung so erheblich sein, daß eine endoskopische Entleerung vorgängig der Bronchographie notwendig ist. Weiterhin ist sehr darauf hinzuweisen, daß der eitrige Auswurf auch hier Ausdruck einer Sekretanschoppung mit Superinfektion hinter einer Bronchialstenose sein kann. Neben den weiten Bronchiallumina der Bronchiektasien sind deshalb auch Befunde, wie *okkulte* Fremdkörper, Narbenstenosen, Bronchialtuberkulose und Bronchialtumoren zu erheben.

Gelegentlich ist das Sputum so zäh und viscös, daß es kaum ausgehustet werden kann. Dieser Zustand findet sich in indurierten, fibrosierten Lungenpartien mit Bronchialwandstarre, die oft erst bei der Bronchographie erfaßt werden (branches cassées; l'arbre nu).

Fötide Eiterungen bei Abscessen, Wabenlunge und Cysten, bröckliger, eitriger Auswurf bei tuberkulösen Drüsendurchbrüchen sind wohl selten das einzige Symptom, sondern meistens die Begleiterscheinung eines gesamten Krankheitsbildes und deshalb hier nicht im einzelnen zu erörtern.

Blutiger Auswurf ist für Arzt und Patient immer alarmierend. Dabei ist zu unterscheiden zwischen reiner Blutung und vereinzelter Blutbeimengung im Sputum.

Größere Blutungen bei sonst *negativem* klinischem und radiologischem Befund sind immer eine absolute Indikation zur Bronchoskopie. Dabei ist die Inspektion von Zungengrund und Larynxeingang nicht zu vergessen, da hier gelegentlich blutende Venektasien beobachtet werden können.

Tracheobronchialblutungen als Kardinalsymptom finden sich am häufigsten bei *Bronchiektasen*, gerade oft bei trockenen, erst bei der Bronchographie erfaßbaren, sonst inapperzepten Formen; dann beim Bronchialadenom, wo die Blutung nicht selten das führende Frühsymptom ist.

Die seltene Tracheobronchitis haemorrhagica, bei der blutende Venektasien beobachtet werden, ist ätiologisch noch nicht genau abzugrenzen (Garmier, Mounier-Kuhn). Selbständige Formen sind möglich, andere gehören zum Formenkreis der Tuberkulose, z. B. bei beginnender Drüsenperforation.

Sonst dürfte der Blutauswurf bei der Tuberkulose wohl selten das einzige Symptom sein; bei einer diagnostizierten Lungentuberkulose mit frischer, akuter Blutung ist die Bronchoskopie in dieser Phase in der Regel kontraindiziert.

Im Gegensatz zum Bronchusadenom ist die Blutung beim Bronchuscarcinom im Frühstadium selten und zeigt sich nur in Form kleiner Blutbeimengungen; diese sind aber sehr wichtig. Werden bei der Bronchoskopie in einem Segment- oder Subsegmentostium Blutspuren entdeckt, so ist diese Gegend durch gezielte Bronchographie und gezielte Sekretgewinnung, eventuell vermittelst Curettage zur Gewinnung von cytologischem und histologischem Untersuchungsmaterial, zu explorieren.

Die Indikation zur Bronchoskopie auf Grund weiterer Symptome, vor allem beim Vorliegen *radiologischer Veränderungen*, ergibt sich immer dann, wenn die Lungenveränderungen der Ausdruck einer Bronchialerkrankung sind. Das gilt in erster Linie für die Atelektase und das Blähungsemphysem. Ventilstenose und Bronchialverschluß können ätiologisch so viele Möglichkeiten aufweisen, daß die endoskopische Untersuchung unerläßlich ist.

Nichttuberkulöse, persistierende Infiltrate nach „Pneumonien“ sind bei Erwachsenen malignomverdächtig und deshalb zu bronchoskopieren. Chronische Pneumonien und Lungenindurationen können als Atelektasen imponieren; die Feststellung offener Segmentostien ist hier differentialdiagnostisch wichtig.

Über die Bedeutung und Indikation der *Bronchoskopie bei der Tuberkulose* ist im Kapitel der Bronchialtuberkulose besonders hingewiesen. Es ist aber zusammenfassend hier zu betonen, daß nach heutiger Auffassung die Bronchoskopie indiziert ist:

1. vor allen lungenchirurgischen Interventionen zur Beurteilung des gesamten Bronchialbaumes;
2. vor Anlage eines Pneumothorax bei geringstem Verdacht auf bronchiale Miterkrankung;
3. bei positivem Sputum ohne andere klinische und radiologische Zeichen;
4. bei unstillbarem, anderweitig nicht zu erklärendem Reizhusten;
5. bei Auftreten von Atelektasen oder Blähungsemphysem;
6. bei Blutung ohne Nachweis von Zerfallsherden.

Es kommt also auch hier im Prinzip auf die Differenzierung des Bronchialsyndroms heraus, das bei der Lungentuberkulose im letzten Jahrzehnt sehr an Bedeutung gewonnen hat.

3. Die therapeutische Bronchoskopie.

Die therapeutische Bronchoskopie hat im Prinzip immer wieder zum Ziel, teilweise oder ganz verlegte Abschnitte im Tracheobronchialsystem zu befreien, wobei es sich um Fremdkörper, eitrige Sekrete, eingedickte Sekretkrusten, Granulationsgewebe, Drüsendurchbrüche, benigne und maligne Geschwülste handeln kann. Unter diesen Aspekten ist die Notfallbronchoskopie als eine hochdringliche therapeutische Intervention hervorzuheben, und sie ist wegen ihrer vitalen Bedeutung als etwas besonders Wichtiges vorangestellt worden.

An erster Stelle der endobronchialen Therapie steht die Entfernung von Fremdkörpern, was in einem speziellen Kapitel behandelt wird. Es ist aber schon hier zu betonen, daß infolge der vermehrten Verwendung von Kunstharzen für Werkstoffe und Spielzeuge diese im Röntgenbild nicht sichtbaren Stoffe immer mehr als Bronchialfremdkörper beobachtet werden. Man darf sich im Zweifelsfalle nie allein auf das Röntgenbild verlassen. Unabgeklärte Lungeninfiltrate, Atelektasen, Lungenabscesse oder Stenoseatmung sind besonders im Kindesalter immer verdächtig auf einen Fremdkörper, und es muß dementsprechend die Bronchoskopie ausgeführt werden.

Bei Lungenabscessen kann die ein- oder mehrmalige Bronchoskopie mit Absaugen der Abceßhöhle zu schlagartiger Besserung führen. Das hat zur Voraussetzung, daß der Drainagebronchus aufgefunden werden kann. Nach METRAS können etwa 70% der Lungenabscesse auf diese Weise entleert werden. Besonders günstig ist die Situation, wenn die Absceßhöhle mit einer Lösung eines Antibioticums ausgespült werden kann. Am meisten wird Penicillin/Streptomycin verwendet. Aureomycin und Terramycin dürfen nur in einer gepufferten Lösung instilliert werden, da sonst Epithelschäden entstehen.

Bronchiektatische Eiterungen werden vermittelst der endoskopischen Behandlung oft ganz erheblich gebessert. Es wird dabei die sog. Bronchialtoilette, d.h. die Auswaschung mit physiologischer Kochsalzlösung und die nachherige Instillation eines geeigneten Antibioticums ausgeführt. Bei multiplen Bronchiektasien, wo eine lungenchirurgische Intervention nicht in Frage kommt, ist diese Bronchialtoilette oft mit Abstand die wirksamste Therapie. Andererseits sollen isolierte Bronchiektasien, welche einer operativen Therapie zugeführt werden, vorher immer peinlich endoskopisch gereinigt werden; die postoperative Phase wird anschließend wesentlich weniger gefährdet.

Bei *Asthma und asthmoider Bronchitis* ist die therapeutische Bronchoaspiration dann zu empfehlen, wenn die zähe Schleimansammlung so zunimmt, daß sich die Dyspnoe und der Husten eines Patienten stetig steigern. Es müssen also keineswegs immer so schwere Zustände vorliegen, wie das beim Status asthmaticus schon geschildert wurde.

Bei der *Tuberkulose* waren die therapeutischen Erwartungen der Endobronchialbehandlung anfänglich zu optimistisch. Lokale Schleimhautverätzungen, Instillation von antibiotischen und bakteriostatischen Medikamenten, Stenosedilatationen u. ä. sind recht seltene Maßnahmen geworden. Die Bedeutung der Bronchoskopie liegt eindeutig auf dem diagnostischen Sektor. In besonderen Fällen kann die Befreiung des Bronchiallumens von tuberkulösem Granulationsgewebe, das Ausräumen von Käsemassen aus durchgebrochenen Drüsen oder die Entfernung von Broncholithen aus alten, verkalkten Tuberkulosedrüsen eine wesentliche Besserung des Zustandes bringen. Es wird also auch hier wieder die Bronchialtoilette durchgeführt.

Die endobronchiale Therapie der *Bronchialtumoren*, wie Abtragung, Elektrokoagulation und Verätzung, ist in der Regel auf die nicht echten, entzündlichen Geschwülste und die echten benignen Bronchialgeschwülste, wie Fibrome, Lipome, Neurinome und aberrierte Strumen beschränkt.

Besonders zu erwähnen ist an dieser Stelle auch das *Bronchialadenom*, welches nur als eine bedingt benigne Geschwulst zu bezeichnen ist. Für eine endoskopische Therapie sind nur diejenigen Fälle geeignet, welche frei in das Bronchiallumen einwachsen; infiltrative und kragenknopfartig durch die Bronchialwand wachsende Adenome sind lungenchirurgisch anzugehen. Am eigenen Material waren ungefähr die Hälfte aller Fälle endobronchial zu behandeln (13 eigene Beobachtungen), was mit den Beobachtungen von Holinger übereinstimmt.

Bei der diagnostischen Bronchoskopie wurde schon die große Blutungsgefahr der Adenome erwähnt, weshalb es empfehlenswert ist, die Adenome erst nach Verödung, d. h. nach Injektion eines Varicenverödungsmittels oder Diathermiestichelung abzutragen.

Ganz ähnlich sind die seltenen *Cylindrome* zu beurteilen, welche immer als potentiell maligne anzusehen sind. Es gilt als Regel, daß Patienten, bei welchen Adenome und Cylindrome endoskopisch entfernt wurden, immer regelmäßig nachzukontrollieren sind.

Die endobronchiale Therapie maligner Bronchialtumoren dürfte praktisch kaum mehr in Frage kommen. Für diese Erkrankung ist die Bronchoskopie eine diagnostische Intervention. In seltenen Ausnahmen ist die mehrfache Befreiung des Tracheobronchiallumens bei malignen Tumoren, mit Sitz an der Trachea oder der Bifurkation, als palliative Maßnahme ausgeführt worden. Maligne Bronchialtumoren sind so früh wie möglich dem Lungenchirurgen zuzuweisen.

Literatur.

Aeby, C.: Der Bronchialbaum der Säugetiere und des Menschen. 1880.

Boyden, E. A.: The intrahilar and related segmental anatomy of the lungs. Surgery **18** (1945). — A synthesis of the prevailing patterns of the bronchopulmonary segments in the lieght of their variations. Dis. Chest **6** (1949). — Boyden, E. A., and C. J. Hamre: An analysis of variations in the bronchovascular patterns of the middle lobe in fifthy dissected and twenty injected lungs. J. Thorac. Surg. **21**, (1951). — Boyden, E. A., and E. F. Hartmann: An analysis of variations in the bronchopulmonary segments of the left uper lobes of fifthy lungs. Amer J. of Anat. **79**, 3 (1946). — Boyden, E. A., and F. R. Smith: An analysis of variations of the segmental bronchi of the right lower lobes of fifthy injectes lungs. J. Thorac. Surg. **18** (1949). — Brock, R. C.: The anatomy of the bronchial tree. London: Oxford University Press 1947. — Bruenings, W., u. W. Albrecht: Direkte Endoskopie der Luft- und Speiseröhre. Stuttgart: Ferdinand Enke 1915.

Churchill and Belsey: Ann. Surg. **109**, 481 (1939).—Cordier et Cabrol: Les pédicules segmentaires du poumon. Tome I, Poumon droit. Paris 1952.

Escher, F.: Die heutige Stellung der Endoskopie innerhalb der Oto-Rhino-Laryngologie. Z. Laryng. usw. **31**, 428 (1952). — Die perakute Laryngo-Tracheo-Bronchitis maligna des Kleinkindes. Schweiz. med. Wschr. **1954**, 67.

Forster-Carter: Brit. J. Tbc. **36**, 19 (1942).

Garaix, J. P.: Les diskinésies trachéobronchiques. Les bronches, Bd. 2, S. 241. 1952.— Grunze, H.: Klinische Zytologie der Thoraxkrankheiten. Stuttgart: Ferdinand Enke 1955.

Heller u. Schrotter: Zit. nach Steinmann. — Herrnheiser: Die Topik der Versorgungsgebiete der Lungenarterien und Bronchien 1. Ordnung. Fortschr. Röntgenstr. **53**, 251 (1936). — Holinger, P.: Über die Klinik der Bronchialtumoren. Pract. Oto-rhino-laryng. **12**, 236 (1950). — Hudchison: Bronchoscopic studies in prim. tuberc. in childhood. Quart. J. Med. 18, 21 (1949). — Huizinga, E.: Das Bronchuscurettement. Pract. Oto-rhino-laryng. **10**, 234 (1948). — La motilité de la«»paroi bronchique. Les bronches, Bd. 2, S. 26. 1952. — Huizinga, E., u. G. J. Smelt: Bronchographie. Van Gorkum 1950.

Jackson and Huber: Dis. of Chest. **1943**. — Jackson, Ch., and Ch. L. Jackson: Diseases of the nose, throat and ear. London: W. B. Saunders Company 1946. — Bronchooesophagolog. Philadelphia u. London 1950.

Keil u. Vieten: Neue Gesichtspunkte für die Anästhesie des Tracheobronchialsystems, insbesondere zur Bronchographie. Fortschr. Röntgenstr. **77**, H. 4 (1952). — Killian u. Weeze: Narkose. 1953. — Kramer u. Glass: Bronchoscopic localization of lung abscess. Ann. of Otol. **41**, 1210 (1932).

Läuppi, E.: Die Aspiration bei Opfern des Straßenverkehrs. Schweiz. med. Wschr. **1954**, 335. — Lemoine, J. M.: Principaux modes de divisions et anomalies anatomiques de la trachée et des bronches. Les bronches, Bd. 2, S. 409. 1952. — Lucien u. Weber: Archives d'Anat. **21**, 109 (1936).

Mann, M.: Tracheobronchoskopie. In Handbuch der speziellen Chirurgie des Ohres und der oberen Luftwege von L. Katz u. F. Blumenfeld, Bd. IV, S. 632. 1922.

Nelson: Collapse therapy in Bronchiectasis. Brit. Med. J. **1934**, 251.

Parchet, Sprenger u. Méan: Über die Segmentanatomie der Lungen. Arch. Ohr- usw. Heilk. u. Z. Hals- usw. Heilk. **157**, 365 (1951). — Piguet, P.: L'anesthésie en bronchologie. Pract. oto-rhino-laryng. **15**, 161 (1953).

Rap, A. A., u. G. J. Smelt: Anatomie en lipiodolonderzoek van de Bronchiaalboom. 1947.— Riecker, O. E.: Die Bronchologie, ihre Arbeitsmethoden und Möglichkeiten. Arch. Ohr- usw. Heilk. u. Z. Hals- usw. Heilk. **161**, 1—72 (1952). — Riva, G., u. R. Probst: Der Tod an Asthma bronchiale. Schweiz. med. Wschr. **1950**, 1325. — Ruedi, L.: Bemerkungen zur modernen Bronchoskopie. Bronchus et pulmo., S. 117. Basel: S. Karger 1950. — Rupp, F.: Erfahrungen mit einem neuen Schleimhautanaestheticum in der Oto-rhinolaryngologie. Schweiz. med. Wschr. **1953**, 133.

Seiffert, A.: Zur Entfernung von Fremdkörpern aus peripheren Bronchien. Acta oto-laryng. (Stockh.) **19**, 99 (1934). — Serzer, A.: Über die Beeinflussung der Bronchien von der Nase aus. Arch. Ohr- usw. Heilk. u. Z. Hals- usw Heilk. **161**, 264 (1952). — Soulas, A., u. Mounier-Kuhn: Bronchologie. Paris: Masson & Cie. 1949. — Steinmann, E.: Die Pathophysiologie des Bronchialbaumes. Habil.-Schr. Zürich 1953.

Taillens, J. P.: Notions générales de bronchologie. Pract. oto-rhino-laryng. **15**, 130 (1953).

Weingaertner: Zit. nach Steinmann. Arch. f. Laryng. **32**, 1 (1920). — Wyss, O. A. M.: La motilité de la paroi bronchique. Les bronches, Bd. 2, S. 101. 1952.

Zander, E., u. K. Graf: Die Tracheotomie in der Behandlung von bewußtlosen Patienten. Schweiz. med. Wschr. **1954**, 342.

D. Röntgenuntersuchung.

Von

A. Zuppinger.

Mit 4 Abbildungen.

1. Allgemeine Bemerkungen.

Wir kennen zwei grundlegend verschiedene Anwendungen dieser Methode: die Abklärung des Einzelfalles und die Massenuntersuchungen. Im *Individualverfahren* ist heute eine Abklärung der Thoraxorgane ohne die entsprechende Röntgenuntersuchung als unvollständig zu bezeichnen. Unter der Vielzahl der Möglichkeiten ist die dem einzelnen Fall adäquate anzuwenden. Die Art des besonderen Verfahrens ist abhängig von der klinischen Fragestellung und von der Leistungsfähigkeit und Grenze desselben. Die heutige Röntgenuntersuchung ist eine *gezielte*, weil man beim einzelnen Patienten weder sämtliche Verfahren anwenden kann noch darf. Der die Röntgenuntersuchung durchführende Arzt, gleichgültig ob Internist oder Röntgenologe, hat zu prüfen, mit welchen radiologischen Methoden die Frage beantwortet werden kann. Anschließend muß er untersuchen, ob seine technischen Hilfsmittel ausreichen und seine fachlichen Kenntnisse genügen, um ein den heutigen Möglichkeiten entsprechendes Untersuchungsergebnis zu erzielen. Mit dem Erwerb eines Röntgenapparates sind die Voraussetzungen einer fachgemäßen Anwendung der Methode noch nicht erfüllt. Der röntgenologisch Tätige bedient sich eines physikalischen Werkzeuges, dessen Wechselwirkungen mit dem Untersuchungsobjekt nur indirekt zu erfassen sind; ferner sind Gedankengänge notwendig die sich von den üblichen medizinischen Überlegungen wesentlich unterscheiden. Erst wenn der die Röntgenuntersuchung durchführende Arzt diese Tatsache erkannt und sich in diese Methoden eingearbeitet hat, wird die diagnostische Leistung so gut werden, daß sie die Ergebnisse der routinemäßigen empirischen Diagnostik übertrifft. Ganz besonders gilt dies von der geläufigsten Untersuchung, die jeder Internist beherrschen sollte, der Thoraxdurchleuchtung.

Bei der Massenuntersuchung haben wir die Wahl zwischen Schirmbild und Durchleuchtung.

Auch das unbestreitbare Faktum, daß jede Röntgenuntersuchung einer kleinen Bestrahlung gleichkommt, wird meistens verkannt oder unrichtig bewertet. Wir verlangen deswegen für jede Röntgenuntersuchung eine Anzeigestellung. Wir dürfen diese Methode nicht kritiklos anwenden, nur damit alles untersucht sei. Andererseits soll aber mit dieser Äußerung keiner Überängstlichkeit Vorschub geleistet werden, so daß aus Furcht vor einer Schädigung eine notwendige Röntgenuntersuchung unterbleibt. Den richtigen Mittelweg weiß derjenige einzuschlagen, der über die Gefahren orientiert ist.

2. Die Gefahren der Röntgenuntersuchung.

Die Empfindlichkeit gegenüber kurzwelliger elektromagnetischer Bestrahlung ist eine allgemeine Eigenschaft der lebenden Substanz. Die den Körper durchsetzende Strahlung wird einerseits absorbiert und andererseits gestreut. Die im Körper des Untersuchten absorbierte Strahlung führt aber über die β-Strahlung zu einer Schädigung. Soweit die gestreute Strahlung nicht selbst wieder absorbiert wird, gefährdet sie Personen, die sich im Untersuchungsraum oder auch in Nebenräumen befinden, sofern die Wände nicht genügend schützend konstruiert sind. Die Strahlung führt zu einer Schädigung der Zelle, wobei der Zellkern viel empfindlicher ist als das Protoplasma und die Zellmembran. Die Genmutationen und Chromosomenbrüche weisen nach MULLER keinen Zeitfaktor auf, d. h. es kommt zu einer absoluten Kumulation der einwirkenden Strahlung, da ein Erholungsfaktor fehlt. Bei Schädigung der Keimdrüsen werden die Genmutationen auf die folgenden Generationen übertragen und eventuelle neue Mutationen zu den bereits bestehenden addiert. Die Chromosomenbrüche führen in der Regel zum Tod der betreffenden Zelle, und zwar entweder unmittelbar oder bei den nächsten Teilungen. Die Strahlen beeinflussen aber auch die übrigen Zellfunktionen, nur zeigt es sich hier, daß eine teilweise Erholung stattfinden kann. Diese Erholung ist um so vollständiger, je kleiner die Einzeldosis und je größer das Intervall zwischen den einzelnen Einwirkungen ist. Bei den somatischen Zellen wirkt sich die Kumulation dahin aus, daß immer, auch bei kleinsten Röntgenbestrahlungen, ein gewisser Schaden zurückbleibt.

In bezug auf die Einwirkung der Strahlung unterscheidet man zwischen einer lokalen und einer allgemeinen Schädigung, d. h. wenn die Strahlung entweder in einem umschriebenen Bereich sich auswirkt oder den ganzen Organismus trifft.

Dosen, die bei lokaler Applikation zu keiner manifesten Dauerwirkung führen, können bei totaler Durchstrahlung schon den Tod des Individuums herbeiführen. Am gefährlichsten ist die Einwirkung der *direkten Strahlung*. Bei korrekter Durchführung der Untersuchung ist sie für den Patienten gefahrlos. Wenn aber das Bedienungspersonal sich häufig der Strahlung aussetzt, können schwerste Schädigungen entstehen. Man hüte sich deshalb, mit den Händen in die direkte Strahlung zu gelangen. Auch die durch die Lunge durchtretende Strahlung hat wegen der relativ geringen Schwächung durch die lufthaltige Lunge noch eine hohe Intensität. Wenn man beispielsweise bei der Durchleuchtung die Mamma beiseite schieben muß, dann soll dies die Patientin selber tun, weil es für sie gefahrlos ist, oder der Untersucher muß seine Hände durch einen Bleihandschuh schützen. Unvorsichtige Manipulation führt ausnahmsweise einmal zur akuten Röntgenreaktion oder dann zu chronischen Hautschädigungen, die sich unter Umständen erst nach vielen Jahren oder Dezennien manifestieren. Auch Keimschäden lassen sich bei vorsichtigem Arbeiten sicher verhüten. Die *Allgemeinschäden* erfolgen in der Regel durch Einwirkung der Streustrahlen. Sie manifestieren sich in unbestimmten Allgemeinsymptomen wie Müdigkeit, erhöhtes Schlafbedürfnis, Schlaflosigkeit und sind objektiv schwer erfaßbar, wenn sie nicht hohe Grade erreichen. Die erste Auswirkung läßt sich im Blutbild erkennen. Es kommt zu vorübergehender Leukopenie, dann zu einer relativen Lymphocytose, der sich später eine Lymphopenie anschließt. Weiterhin können Anämien auftreten, die sich bis zur aplastischen Anämie steigern können. Schließlich können auch Leukämien auftreten. Es ist bekannt, daß die Zahl der Leukämien bei Radiologen ungefähr 3mal so hoch ist wie bei der Normalbevölkerung. Auch die chronische Einwirkung kleinerer Dosen, die noch unter der Toleranzdosis (s. S. 590) liegen, sind nicht absolut harmlos. Der Genetiker MULLER schätzt, daß bei der Einwirkung von nur 30 r je Jahr, also größenordnungsgemäß der Toleranzdosis von 1950 entsprechend, die Lebensverkürzung durchschnittlich 3 Jahre beträgt. 15 r je Jahr führen nach dessen Annahmen zu einer Verkürzung von $1^1/_2$ Jahren. Weniger ängstlich drückt sich STONE auf Grund der neuesten tierexperimentellen Ergebnisse aus. Er kommt zum Schluß, daß bei der Einwirkung der Toleranzdosis 1950 die Lebenserwartung nicht beeinflußt wird. Es ist aber einwandfrei nachgewiesen, daß auch diese neue Toleranzdosis die Zahl der Genmutation, wenn auch nicht stark so doch einwandfrei erhöht. Wenn auch gegen die Übertragung der Ergebnisse der Tierexperimente auf den Menschen Einwände erhoben werden können und bei den diagnostischen Leistungen nur selten das Gesamtindividuum der Einwirkung der direkten Strahlung (Patient) oder der Streustrahlen (Untersucher) ausgesetzt ist, so mahnen diese Feststellungen doch zu großer Vorsicht.

Um die Gefahren des Patienten, des Arztes und des übrigen im Röntgenbetrieb tätigen Personals abschätzen zu können, ist es notwendig, größenordnungsgemäß die zur Wirkung kommenden Dosen zu kennen. Bei einer Thoraxaufnahmen die aus 1,50 m Abstand hergestellt wird, erhält der Patient 0,1—0,2 r bei 70 kVs (BRAUN, HASE und KÜSTNER). Bei der Schirmbilduntersuchung sind die Dosen 3—4mal höher. Erheblich größere Dosen gelangen bei der Durchleuchtung zur Einwirkung. Je Minute werden an der der Röhre zugewandten Seite des Patienten unter normalen Durchleuchtungsbedingungen 5—20 r in der Haut absorbiert. Diese Dosen sind weitgehend von der Filterung abhängig. Wir verlangen heute ein Filteräquivalent von 1 mm Aluminium. Die neuesten deutschen Vorschriften gehen sogar auf 2 mm Aluminium (ERNST) und erlauben nur Ausnahmen, wenn mit weicher Strahlung gearbeitet werden muß, wie z. B. bei der Lungendurchleuchtung kleiner Kinder. Die Innehaltung dieser strengen Vorschrift führt nur zu einem geringen Verlust der Helligkeit des Leuchtschirmes, hingegen wird die langwellige Strahlung, die in verhältnismäßig viel größerem Prozentsatz im Patienten zur Absorption gelangt und nur wenig zur Bildeinwirkung beiträgt, zum weitaus größten Teil abgefangen. Wenn infolge der Erhöhung des Filters die Durchleuchtungsstromstärke etwas erhöht werden muß, resultiert trotzdem noch eine erhebliche Schonung des Patienten. Im weiteren ist die zur Wirkung gelangende Dosis abhängig vom Focusabstand als Folge der quadratischen Abnahme der Intensität. Es ist vorgeschrieben, daß zwischen dem Focus der Röntgenröhre und der nächst möglichen Stelle des Patienten eine feste Wand eingebaut wird mit einem minimalen Abstand von 40 cm. Die Dosis ist selbstverständlich auch abhängig von der Durchleuchtungsdauer. 100 r werden als höchstzulässige Dosis einer Durchleuchtung allgemein anerkannt. Eine gewöhnliche Thoraxdurchleuchtung wird, wenn sie nach den auf S. 592—597 angeführten Regeln durchgeführt wird und nicht eine außergewöhnlich schwierige Situation vorliegt, die einzelne Hautstelle kaum mit mehr als 10 r belasten. Da heute im allgemeinen sehr viel durchleuchtet wird, ist es empfehlenswert, sich zu erkundigen, ob und wie häufig der Patient vorher durchleuchtet worden ist. Bei der Thoraxdurchleuchtung ist es wenig wahrscheinlich, daß ein direkter Schaden gesetzt wird, wir wissen aber nie, ob frühere Durchleuchtungen korrekt durchgeführt worden sind. Vorsicht ist vor allem bei „interessanten Fällen" geboten. Der nicht faßbare Schaden an den Keimorganen wird auf ein durchaus verantwortbares Maß herabgesetzt, wenn man sich an die Regel hält, mit kleinen Feldern zu durchleuchten.

Der Arzt kann einen direkten Schaden erleiden, wenn er mit ungenügendem Bleischutz durchleuchtet. Man beachte vor allem die Stelle der Blendenbedienung. Durchleuchtet man ohne Schutzkanzel, so überzeuge man sich, ob die Bleischürze — die nur gegen die Streustrahlung genügend schützt — den heutigen Anforderungen entspricht. Größeren Gefahren ist das technische Hilfspersonal ausgesetzt. Es darf niemals ungeschützt neben dem Patienten stehen. Es sei besonders betont, daß bei Aufnahmen von Kindern, die häufig gehalten werden müssen, das Hilfspersonal nur im Aufnahmeraum sich aufhalten darf, wenn die notwendigen Schutzmaßnahmen beachtet werden. Entweder muß ein Bleischutz an der Aufnahmeapparatur angebracht werden oder es ist der entsprechende Bleischutz zu tragen. Man beachte aber auch dann, daß die „normale" Bleischürze gegenüber der Einwirkung der direkten Strahlung nur einen ungenügenden Schutz bietet.

Währenddem die Einwirkung der direkten Strahlung — deren Gefahren offensichtlich sind — leicht vermieden werden kann, ist die vollständige Ausschaltung der *Streustrahleneinwirkung* viel schwieriger. Jeder Körper, der im Strahlenweg liegt, wird zum Streuer. Die Gefahr ist um so größer, je härter gearbeitet wird. Der Patient selbst ist der wichtigste Ausgang für die gestreute Strahlung. Die Intensität der Streustrahlung nimmt in erster Annäherung quadratisch mit dem Abstande vom Streukörper ab. Die günstigsten Bedingungen ergeben sich, wenn der Schaltraum getrennt vom Untersuchungsraum angebracht ist. Ist dies aus räumlichen Bedingungen nicht möglich, so muß eine Schutzwand eingebaut werden, die nicht nur die Generationsorgane, sondern den ganzen Körper schützt.

Da es praktisch nicht möglich ist, immer alle im Untersuchungsgang eingeschalteten Personen vor der Einwirkung der Streustrahlung zu schützen, hat man durch langwierige und ausgedehnte Untersuchungen versucht, diejenigen Dosen festzustellen, die ohne Schaden ertragen werden. Die erste derartige Dosis wurde als MUTSCHELLERsche Toleranzdosis (1,25 r je Woche) bezeichnet. Wir wissen heute, daß diese Dosis erheblich zu hoch ist. Die neuen vom internationalen Radiologenkongreß 1950 in London anerkannte *Toleranzdosis* beläuft sich auf 0,3 r je Woche in Luft gemessen oder 0,5 r an der Oberfläche. Jeder Röntgenbetrieb ist daraufhin zu untersuchen, ob den Strahlenbedingungen Genüge geleistet wird. Zusätzlich sollen dort, wo viel geröntgt wird, Strahlenmessungen durchgeführt werden, indem das Personal z. B. über eine Woche lang ein registrierendes Instrument (Pencil) trägt, das von einer hierfür eingerichteten Stelle gemietet und ausgewertet werden kann. Es sind auch Verfahren ausgearbeitet, die es erlauben mit einem Film befriedigende Auskunft zu erhalten, ob der Strahlenschutz genügend ist. Diese Messungen, sei es mit dem Pencil oder dem Film, sind viel aufschlußreicher als Blutuntersuchungen. Letztere sollen trotzdem in halbjährlichen oder jährlichen Intervallen gemacht werden, um eventuell trotz aller Vorsicht eintretende schwerere Schädigungen feststellen zu können. Diesen Ausführungen, die absichtlich etwas ausführlicher an dieser Stelle gehalten wurde, dürfen nicht zu Überängstlichkeit Anlaß geben. *Wer die Gefahren kennt, kann sie für Patient, Arzt und Hilfspersonal heute sicher vermeiden.*

3. Die Thoraxdurchleuchtung.

Sie stellt einen unerläßlichen Bestandteil der Röntgenuntersuchung des Thorax dar und ist in der Regel vor der Aufnahme durchzuführen. Bei bereits hergestellter Aufnahme soll sie, wenn irgendwie möglich, derselben angeschlossen werden, selbst wenn die Thoraxaufnahme einen anscheinend normalen Befund ergibt oder der pathologische Befund durch die Aufnahmen schon festgehalten scheint. Sie läßt häufig bedeutsame ergänzende Feststellungen erheben.

Die Thoraxdurchleuchtung hat vor der Aufnahme verschiedene *Vorteile.* Sie stellt eine besondere Funktionsprüfung der verschiedenen Thoraxorgane dar (Lunge, Zwerchfell, Herz und übriges Mediastinum). Bei der Durchleuchtung kann man durch Drehung des Patienten Thoraxabschnitte zur Darstellung bringen, die auf der gewöhnlichen dorsoventralen Aufnahme durch intensiv schattengebende Abschnitte verdeckt werden. Einzelne pathologische Gebilde stellen sich in einer anderen Projektionsrichtung besser dar als auf der üblichen Aufnahme. Die Durchleuchtung erlaubt, die günstigste Projektionsrichtung zu bestimmen. Die Durchleuchtung gestattet ferner pathologische Gebilde zu lokalisieren, und zwar nicht nur bezüglich ihrer Nachbarbeziehungen zu den verschiedenen Thoraxwandabschnitten, sondern häufig auch in bezug auf die Lappenzugehörigkeit. Wichtig ist die Durchleuchtung besonders für den Nachweis von kleinen Ergüssen und für die Unterscheidung von Ergüssen und Schwarten. Bei der Durchleuchtung haben wir ferner die Möglichkeit durch Variation der Spannung die Kontrastdichte der individuellen Momentansituation anzupassen. So kann man nicht selten bei einer intensiven Verschattung, die bei gewöhnlicher Spannung homogen zu sein scheint, durch Erhöhung der Spannung weitere Einzelheiten feststellen und z. B. eine Einschmelzung nachweisen (s. auch S. 598/9). Die Durchleuchtung hat aber den *Nachteil,* daß die Detailschärfe derjenigen der Aufnahme erheblich nachsteht. So kann leicht eine Miliartuberkulose oder eine Staublunge übersehen werden. Die Größe des kleinsten noch bei der Durchleuchtung nachweisbaren Gebildes ist von dessen Absorption, von seiner Lage zum Schirm und dessen Auflösungsvermögen sowie von der Focusgröße abhängig, um nur die wesentlichen Faktoren anzuführen. Ein kalkdichter Schatten im Lungenparenchym kann unter optimalen Bedingungen noch in Reiskorngröße erkannt werden. Ein weichteildichter, plattennahe liegender Schatten wird erst von Linsengröße an sichtbar. Liegt er in Thoraxmitte, so muß er gut kirschkerngroß sein, bis er bei der Durchleuchtung sichtbar wird. Symmetrisch gelegene, nicht stark absorbierende Verschattungen sind schwer zu erkennen. So können doppelseitige Spitzenherde selbst bei subtilster Technik auch einem sehr geübten Durchleuchter entgehen. Dies ist eine Grenze der Durchleuchtung, der sich jeder Untersucher bewußt sein muß. Endlich fehlt bei der Durchleuchtung das Dokument, das zu Vergleichszwecken sehr wertvoll ist.

Aus diesen Gründen ist die Thoraxdurchleuchtung immer durch eine Aufnahme zu ergänzen, wenn ein pathologischer Befund zum erstenmal bei der Durchleuchtung festgestellt wird, wenn der Durchleuchtungsbefund zweifelhaft ist und wenn der klinische Verdacht auf eine pathologische Veränderung hinweist, die bei der Durchleuchtung dem Nachweis entgehen kann.

a) Die Methodik der Durchleuchtung.

Ein gutes Durchleuchtungsergebnis kann nur mit einer Röntgenröhre erzielt werden, die einen kleinen Brennfleck hat, der für die Thoraxdurchleuchtung wenn möglich nicht größer als 1 mm^2 sein soll. Ferner benötigen wir einen scharf zeichnenden Leuchtschirm, der kein Nachleuchten aufweist. Eine allzu große Empfindlichkeit entsprechend einer großen Helligkeit des Leuchtschirmes wird in der Regel mit einer Einbuße an Zeichenschärfe erkauft.

Die Thoraxdurchleuchtung beginnt mit einer kurzdauernden Übersichtsdurchleuchtung (Abb. 1a) mit weitgeöffneten Blenden, um sich zu überzeugen, ob irgendein auffälliger pathologischer Befund vorliegt. Man sorge schon zum eigenen Schutz dafür, daß die Blendenränder auf dem Schirm sichtbar bleiben. Anschließend hat, auch wenn ein pathologischer Befund schon bei dieser Übersichtsdurchleuchtung festgestellt wird, eine *systematische Untersuchung mit kleinem Feld* zu erfolgen. Die Durchleuchtung mit kleinem Feld gibt wegen der Herabsetzung des Streustrahlenzusatzes einen viel besseren Kontrast, wovon man sich am besten durch Vergleich des Hilusbildes bei weitgeöffnetem Feld und auf den Hilus selbst eingeschränktem Feld jederzeit leicht überzeugen kann. Es ist die Durchleuchtung mit kleinem Feld zudem viel weniger gefährlich und erlaubt die Durchleuchtungszeit, wenn das Feld gewechselt wird, im Bedarfsfall auch über die 5 min-Grenze hinaus zu verlängern. Das weitere Vorgehen kann nach persönlicher Lust und Laune gestaltet werden unter der Bedingung, daß sämtliche Thoraxpartien abgesucht werden. Es sei das folgende Vorgehen (Abb. 1), das sich bei uns seit Jahren gut bewährt hat, empfohlen.

An die Orientierung schließt sich die systematische *Schmalfelddurchleuchtung* an. Erscheint eine Stelle verdächtig, so stellt man ein eingeengtes Strahlenbündel darauf ein. Am Schluß wird ein anfänglich erhobener pathologischer Befund gesondert betrachtet. Die Durchleuchtung erfolgt mit kleinen Feldern von kranial nach caudal. Durch dauerndes Spiel mit der Blende wird das Feld derart eingestellt, daß es eine Höhe von 8—10 cm einnimmt. Die Breite variiert nach dem Querdurchmesser der Lungenfelder. Wie bei der übrigen physikalischen Untersuchung *vergleichen wir symmetrische Stellen.* Zuerst werden die Spitzenfelder in aufrechter Stellung des Patienten durchleuchtet. Sie sollen unter normalen Bedingungen gleiche Helligkeit aufweisen (Abb. 1b). Jetzt faßt man am besten den zu Untersuchenden an den Ellbogen, die man nach innen rotiert, womit man erreicht, daß die Schulterblätter aus den Lungenfeldern herausgedreht werden. Gleichzeitig fordert man den Patienten auf, die Schultern zu senken (Abb. 1c). In der Folge hebt man die Ellbogen in dieser Stellung (Abb. 1d), womit die infraclaviculären Lungenfelder besser zur Darstellung gelangen. Anschließend fordern wir den Patienten auf, den Oberkörper etwas nach vorn zu neigen (Abb. 1e). In dieser Stellung werden die Spitzenfelder in größerer Ausdehnung sichtbar. Unter Umständen läßt man den Patienten sich nach hinten beugen (Abb. 1e), wobei es bei beweglichen Patienten gelingt, die Claviculae außerhalb der Spitzenfelder zu projizieren. Bei verdächtigem Befund lasse man den Patienten sich um 180° drehen bei ventrodorsaler Projektion. *Husten läßt man nur in zweifelhaften Fällen, wenn die initiale Übersichtsdurchleuchtung ergeben hat, daß kein gröberer pathologischer Befund vorliegt.* Diese Einschränkung ist wichtig, weil die Aufforderung zum Husten beim deutlichen pathologischen Befund diagnostisch nicht weiterführt, aber wahrscheinlich häufig zur Infektionsquelle des Untersuchers wird. Aufschlußreich sind Husten und Schlucken für den Nachweis einer substernalen oder substernal reichenden Struma. Ist der Trachealbefund verdächtig, so stellt man ein vertikales Durchleuchtungsfeld ein und untersucht unmittelbar anschließend noch im frontalen Strahlengang, wobei man mit Vorteil im 1. schrägen Durchmesser den linken Arm heben läßt. Nach dieser Abklärung der Spitzen- und Infraclavicularfelder bewegt man mit dem abgeblendeten Feld den Schirm abwärts und betrachtet in gleicher Weise die

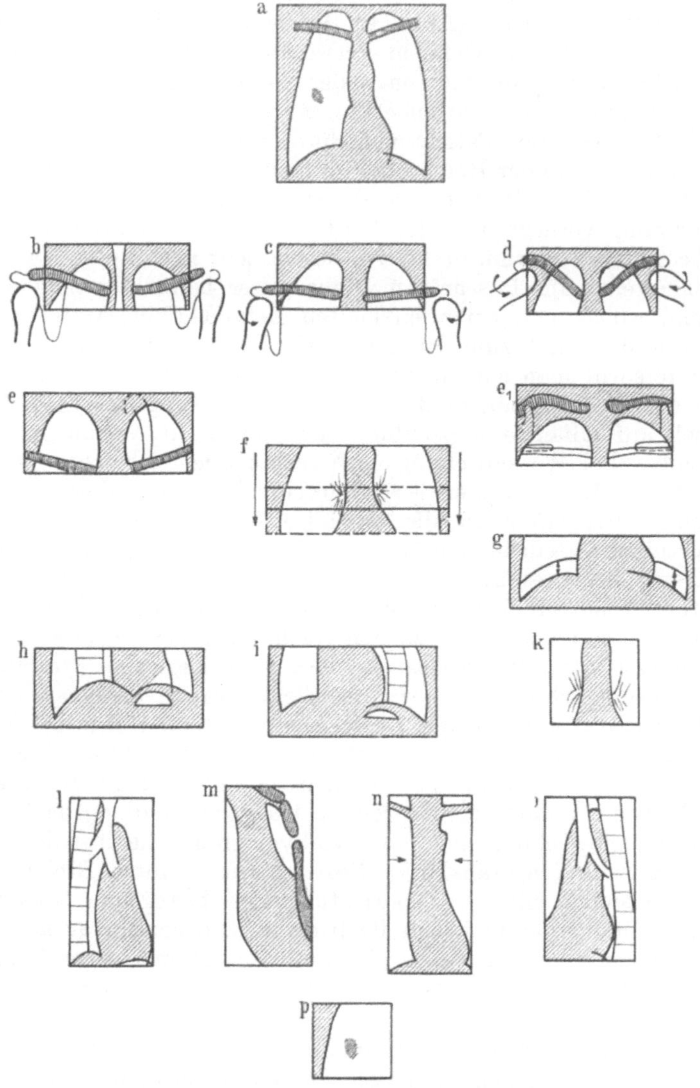

Abb. 1. Schema des Ganges der Thoraxdurchleuchtung.

Lungenfelder (Abb. 1f). Ist man auf der Basis angelangt, prüft man die Zwerchfellbeweglichkeit und die Entfaltbarkeit des Sinus phrenicocostalis im dorsoventralen Strahlengang (Abb. 1g). Bei Verdacht auf eine Zwerchfelläsion führe man den Schnupfversuch (Hitzenberger) durch. Die Beurteilung der Sinus phrenicocostales wird gelegentlich erschwert sein durch eine große Mamma. Man lasse die Patientin selbst die Mamma heben (s. S. 588). Kleine Mammae können andererseits paravertebrale Verschattungen hervorrufen, die man leicht durch Drehung in die vordere Thoraxwand lokalisiert. Dann fordert man den

Patienten auf, sich nach links zu drehen bei gleichzeitiger tiefer Atmung (Abb. 1h). In dieser Stellung untersucht man die Komplementärräume rechts hinten und links vorn. In gleicher Weise werden durch Drehung im 2. schrägen Durchmesser die Komplementärräume rechts vorn und links hinten untersucht (Abb. 1i). Anschließend läßt man den Patienten wieder die ursprüngliche Stellung einnehmen und blendet auf die Hili ein (Abb. 1k). Verkalkungen im Hilus können leicht mit orthograd getroffenen Gefäßen verwechselt werden. Währenddem Verkalkungen sich nicht oder nur minimal in der Konfiguration ändern, verschwinden bei leichter Drehung die Schatten orthograd getroffener Gefäße. Bei zweifelhaften Befunden wird der Patient aufgefordert zu pressen. Man erkennt sehr leicht an der Abnahme der Herzgröße, ob er der Aufforderung richtig nachgekommen ist oder nicht. Verboten ist dieser Versuch nur, wenn eine erhebliche Herzvergrößerung vorliegt oder der Verdacht auf eine schwere Herzkrankheit (Infarkt) besteht. Wiederum dreht sich der Patient nach links. Das Feld wird vertikal eingestellt. Im 1. schrägen Durchmesser betrachtet man das hintere Mediastinum, wobei man bei zweifelhaften Befunden die Arme hintern dem Kopf kreuzen läßt und zum Pressen auffordert. In vollständiger seitlicher Drehung untersucht man noch das vordere Mediastinum. Durch Zurückdrehen stellt man das Mediastinum in dorsoventraler Richtung dar (Abb. 1n), wobei man speziell auf allfällige horizontale Bewegungen in Abhängigkeit von der Atmung achte. Bei Weiterdrehung nach rechts zeigt sich das hintere Mediastinum im 2. schrägen Durchmesser (Abb. 1o). Erst wenn diese systematische Untersuchung durchgeführt ist, die bei einiger Übung nicht mehr als 2—3 min in Anspruch nimmt, stellt man auf den *krankhaften Herd* ein und bestimmt seine Lage im Thorax, seine respiratorische Verschieblichkeit, Schattendichte, Grenzen und Struktureinzelheiten; bei multiplen Herden werden die Beziehungen der einzelnen Herde untereinander und zu den Nachbarorganen festgestellt.

Die *respiratorische Verschieblichkeit* eines pathologischen Prozesses erfolgt im Unterlappen synchron mit der Zwerchfellbewegung im Ober- und Mittellappen mit der Rippenbewegung. Abweichungen finden sich bei Verschwartungen im schrägen Interlobärspalt und ausgedehntem schrumpfenden Prozeß im Oberlappengebiet, der den Hilus hochzieht. Die Abklärung dieser Frage ist besonders bedeutsam, wenn eine chirurgische Kollapsbehandlung beabsichtigt ist. Im Zweifelsfalle empfiehlt es sich ein Atemkymogramm herzustellen (s. S. 601).

Die *Tiefenlokalisation* krankhafter Prozesse erfolgt durch Drehung vor dem Schirm. Gleichsinnig mit der Drehrichtung sich bewegende Schatten liegen zwischen dem Drehpunkt und dem Beobachter, also bei dorsoventraler Untersuchung mehr im vorderen Thoraxabschnitt, solche mit gegensinniger Lageveränderung befinden sich hinter dem Drehpunkt, also näher der hinteren Thoraxwand.

Manchmal interessiert die Bestimmung des *kürzesten Abstandes von der Thoraxwand.* Man dreht den Patienten vor dem Schirm, bis der Abstand des Herdes von der Thoraxwand ein Minimum erreicht, wobei man zur genaueren Bestimmung zunächst weiterdreht, bis der Abstand von der Thoraxwand wieder größer wird und die kürzeste Distanz im Zurückdrehen festlegt. Der tangierende Strahl wird an der Thoraxwand eingezeichnet. Schwierigkeiten der Lagebestimmungen ergeben sich vor allem in den paravertebralen Regionen. Bestehen Zweifel, so muß man zur Herstellung einer stereoskopischen Aufnahme schreiten oder man führt die tomographische Untersuchung durch, bei dieser Fragestellung am besten das Transversalschichtbild. Die Lagebestimmung ist nicht nur bei einschmelzenden Prozessen im Lungenparenchym wichtig, sondern auch für die Unterscheidung von intrapulmonalen Prozessen von solchen des lateralen Pleuraraumes oder der Thoraxwand. Die geläufigste, fast alltägliche Lokalisation ist die mediale infraclaviculäre Verkalkung, bei der man durch Drehung feststellt, ob es sich um einen verkalkten 1. Rippenknorpel oder um eine intrapulmonale Verkalkung handelt.

An dieser Stelle sei noch auf das zwar nicht häufige, aber doch sehr bedeutsame Frühsymptom des Bronchuscarcinoms, die *exspiratorische Ventilstenosierung* hingewiesen. Der Lungenlappen, in dessen Bronchus der Tumor sitzt, erscheint heller als die Vergleichsseite. Der Unterschied wird besonders in der Exspiration deutlich. Im Zweifelsfall sind Aufnahmen in In- und Exspiration herzustellen.

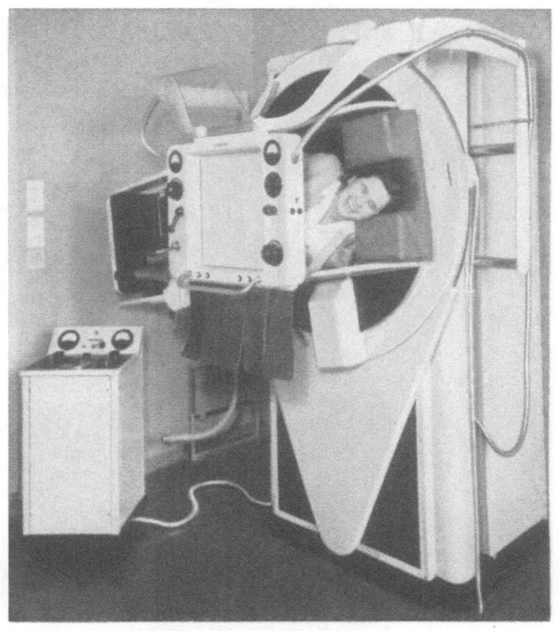

Abb. 2. Kippgerät für die Durchleuchtung und Aufnahme im dorsoventralen Strahlengang in beliebiger Seitenlage von vertikaler Stellung bis über die Horizontale.

Besteht Verdacht auf das Vorliegen eines Interlobärprozesses, so durchleuchte man in *Kreuzhohlstellung*. Es läßt sich dies leicht durchführen, indem man den Schirm soweit als möglich auszieht, den Patienten mit der Hand im Kreuz hält und ihn sich möglichst weit rückwärts neigen läßt.

Nach durchgeführter Durchleuchtung empfiehlt es sich dringend eine *Durchleuchtungsskizze* anzulegen. Man kann das Thoraxskelet durch einen Stempel auf dem Patientenblatt abbilden oder sich eines der käuflichen Durchleuchtungsschemata bedienen, in das man nur den pathologischen Befund einzeichnet. Besser ist es, man skizziert das Durchleuchtungsbild. Man zwingt sich hierdurch zu einer genaueren Beobachtung, was man leicht daran erkennt, daß man beim Einzeichnen immer wieder feststellt, daß man den Befund nicht nach allen Kriterien untersucht hat. Eine kurze Nachdurchleuchtung klärt die Situation sofort ab. Eine Skizze des Durchleuchtungsbefundes auf dem Schirm kann man sich in der Regel ersparen, sofern man nicht ein spezielles Augenmerk auf die Herzgröße zu richten hat.

Schon seit langer Zeit weiß man, daß durch *Aufnahmen bei seitlich gelagertem Patienten* und dorsoventralem oder ventrodorsalem Strahlengang noch *Pleuraergüsse* nachgewiesen werden können, die bei der üblichen Untersuchung nicht festzustellen sind. Diese Untersuchung wurde bisher nur sehr wenig angewandt, weil es sehr umständlich ist, die Aufnahme in dieser Richtung herzustellen. Für die Durchleuchtung in dieser Richtung fehlte die entsprechende Apparatur. Heute jedoch stehen Apparaturen zur Verfügung, die eine Untersuchung in einer beliebigen Seitenlage ermöglichen (Abb. 2). Bei der Thoraxuntersuchung ist diese Lageveränderung des Patienten viel bedeutsamer als die für die Magenuntersuchung wichtige Drehbarkeit des Untersuchungsgerätes in sagittaler Richtung. Auch bei der Magenuntersuchung ist oft ein seitliches Kippen diagnostisch entscheidend.

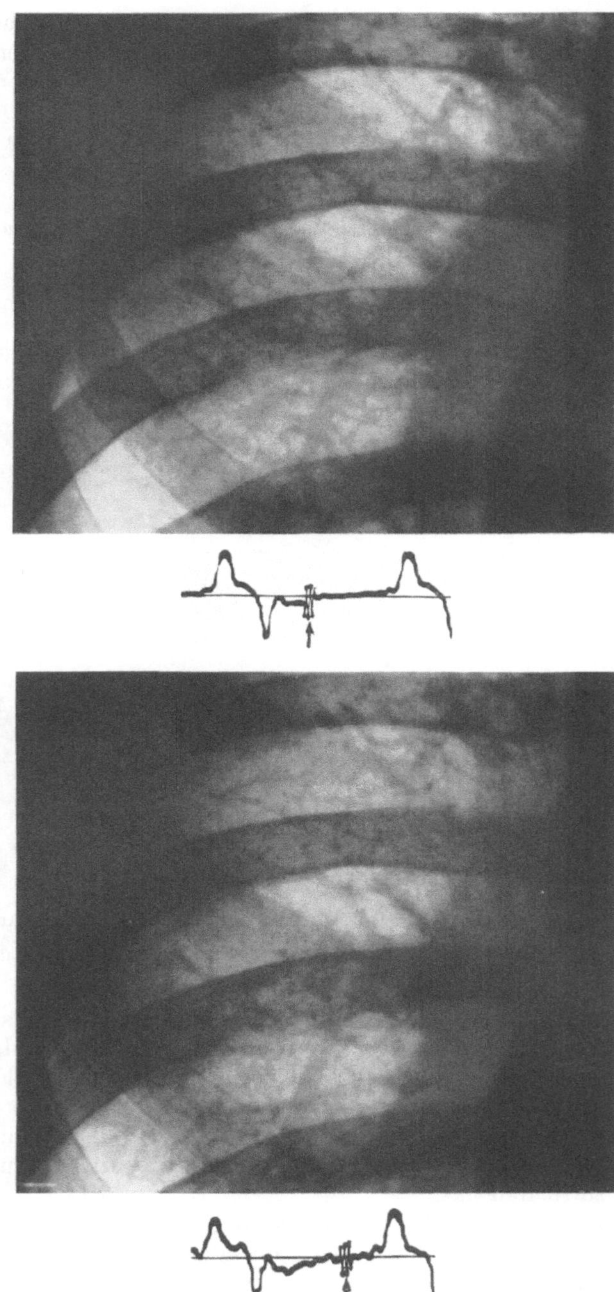

Abb. 3. Einfluß der Herzphase auf die Schärfe der Hiluszeichnung. Oben Aufnahme im ungünstigen Zeitpunkt, unscharf begrenzter Hilus. Unten Aufnahme im günstigen Zeitpunkt, scharfe Zeichnung des Hilus und der perihilären Zeichnung. Die Kurve unterhalb des Bildes entspricht dem Carotispuls. Der Aufnahmezeitpunkt (↑) ist erkenntlich an den Ausschlägen des Wechselstroms, wobei man gleichzeitig auch die Expositionsdauer ablesen kann.

Wer häufig Thoraxdurchleuchtungen durchzuführen hat, wird mit Vorteil sich ein Gerät anschaffen, das diese seitliche Untersuchung erlaubt. Es gelingt mit dieser Methode kleine pleurale Ergüsse — und diese bieten ja gerade besondere diagnostische Schwierigkeiten — viel leichter zu erkennen als bei der gewöhnlichen Untersuchung. Es ist bekannt, daß ein pleuraler Erguß von 300—400 cm^3 vorliegen muß, bis er röntgenologisch mit der üblichen Technik nachweisbar wird. RIGLER hat durch Aufnahmen in Seitenlage bei Affen festgestellt, daß man einen pleuralen Erguß von 100 cm^3 unter diesen Bedingungen schon darstellen kann. Es zeigt sich bei dieser Untersuchung, daß pleurale Ergüsse am besten in einer seitlichen Stellung von 50—60^0 sichtbar werden und nicht erst in horizontaler Seitenlage (Abb. 4). Auch wenn man nicht die Möglichkeit hat, Patienten seitlich zu kippen, wird man sich dieser Tatsache erinnern und den Patienten sich neigen lassen, indem ein fraglicher Erguß dann unter Umständen so deutlich wird, daß man ihn sicher diagnostizieren kann. Die keineswegs immer leichte Unterscheidung zwischen pleuraler Adhäsion und pleuralem Erguß kann mit dieser Untersuchungstechnik oft in zweifelhaften Fällen noch sicher erfolgen. Viel häufiger als wir es annehmen, sind pleurale Ergüsse atypisch gelegen, entweder interlobär, mediastinal oder diaphragmal. Sie weisen gewöhnlich auf eine Atelektase hin, kommen aber auch bei Stauung und ausnahmsweise ohne erkennbaren anderen Grund vor. Der diaphragmale Erguß täuscht außerdem öfters einen Zwerchfellhochstand vor. Bei der meist vorhandenen Beweglichkeit läßt er sich von diesem nur in Seitenlage unterscheiden, weil er dann teilweise oder sogar ganz ausfließt. Diese Methodik läßt auch unterscheiden, ob bei einem Erguß irgendwelcher Lage schon Verwachsungen vorliegen oder nicht. Weiterhin können intrapulmonale Veränderungen durch Verlagerung des Ergusses zur Darstellung gebracht werden, wenn sie vorher von diesem überschattet waren. Auch die Prüfung der Zwerchfellfunktion erfährt eine weitere Verbesserung. Das in Seitenlage tiefergelegene Zwerchfell bewegt sich normalerweise intensiver. Oft kann man erkennen, daß ein Zwerchfell, das im Stehen sich kaum bewegt, in Seitenlage noch gute Exkursionen durchführt, eine Aussage, der beim Emphysem prognostische Bedeutung zukommen kann. Erhebliche diagnostische Bedeutung erfährt neuerdings die Beurteilung der Verschieblichkeit des Mediastinums. Das normale Mediastinum verschiebt sich in Seitenlage um etwa 2 cm. Liegt ein Tumor vor, so wird der Nachweis eines starren Mediastinums die Operationsindikation entscheidend beeinflussen. Die Prüfung hat aber in beiden Seitenlagen zu erfolgen.

b) Die typischen Röntgenaufnahmen des Thorax.

Die Durchleuchtung ist in vielen Fällen, immer aber bei der erstmaligen Feststellung eines pathologischen Befundes, durch eine dorsoventrale Aufnahme zu ergänzen. Diese beiden Darstellungen vermögen aber nicht in allen Fällen erschöpfenden Aufschluß zu erteilen. Es ist praktisch wichtig zu wissen, unter welchen Bedingungen die einzelnen normalen und pathologischen Gebilde im Bereiche des Thorax am günstigsten zur Abbildung gelangen. Eine Reihe von typischen Aufnahmen hat sich als sehr leistungsfähig erwiesen. Neben der dorsoventralen Übersichtsaufnahme verwenden wir seltener die ventrodorsale Aufnahme, die Aufnahme im 1. und 2. schrägen Durchmesser, die streng seitliche Aufnahme des hinteren und des vorderen Mediastinums und die Spezialaufnahmen der Lungenspitzen. Je nach der bei der Durchleuchtung festgestellten Sichtbarkeit des krankhaften Geschehens schließen sich unter Umständen gezielte Aufnahmen in einem atypischen schrägen Durchmesser an, tomographische Aufnahmen oder eine kymographische Untersuchung.

Die dorsoventrale Aufnahme. Diese kurz Übersichtsaufnahme genannte Abbildung ist die wichtigste bildmäßige Darstellung der Thoraxorgane. Sie soll prinzipiell auch dann hergestellt werden, wenn eine andere Projektionsrichtung eine bessere Darstellung eines

a
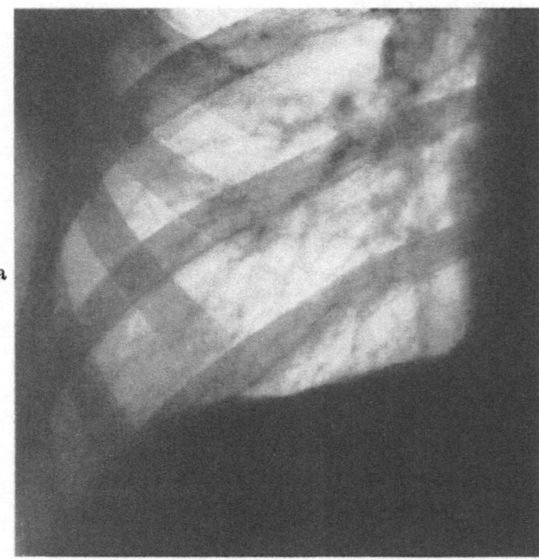

b
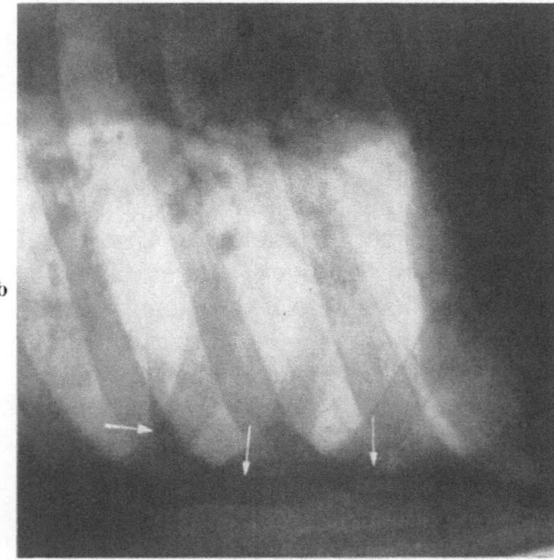

c
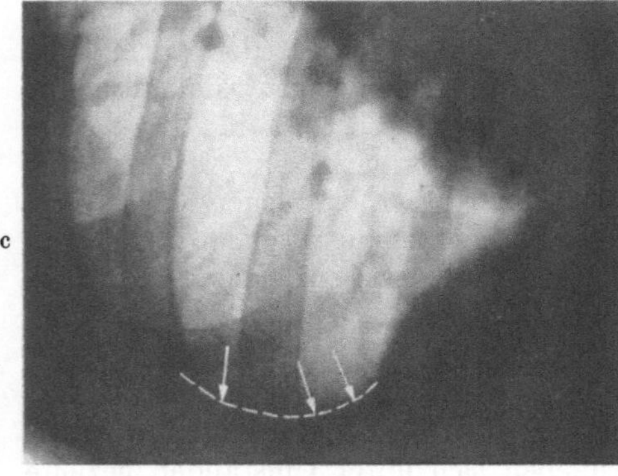

Abb. 4a—c. Pleuraler Erguß. a Aufnahme und Durchleuchtung im Stehen lassen keinen Erguß feststellen. b Aufnahme in rechter horizontaler Seitenlage zeigt einen schmalen lamellären Erguß, der auch in den horizontalen Interlobärspalt einfließt. c In 60° Seitenkipplage ist der Erguß am deutlichsten sichtbar und füllt den Sinus phrenicocostalis aus.

pathologischen Geschehens ergibt, weil ihre Interpretation am geläufigsten und die Herstellung einer Kontrolle am zuverlässigsten und am einfachsten möglich ist.

Wir stellen 3 Hauptbedingungen, die im Prinzip auch bei den übrigen Untersuchungen Gültigkeit haben: Guten Kontrast, hohe Bildschärfe und Vergleichbarkeit von Aufnahmen, die zu verschiedenen Zeitpunkten hergestellt werden. Einige Überlegungen, die auch für den Nichtradiologen wertvoll sein dürften, seien im folgenden aufgeführt.

Guten Kontrast erzielen wir durch Anwendung einer niedrigen Spannung und durch die Ausschaltung der Streustrahlung. Allzu weiche Strahlen belasten den Patienten sehr stark und erschweren die Unterscheidung der normalen Lungenzeichnung von geringfügigen, aber doch oft sehr wichtigen pathologischen Prozessen. Da der Kontrast auch vom Film, der Folie und dem Entwicklungsprozeß abhängig ist, kann eine allgemein gültige exakte Angabe über die technischen Aufnahmebedingungen nicht gemacht werden. Im allgemeinen ist es empfehlenswert, die dorsoventralen Thoraxaufnahmen mit einer Spannung von 60—70 kVs herzustellen. Als Kriterium der Härte darf gelten, daß man die Wirbelsäule im normalen Herzschatten gerade noch erkennen kann. Auch eine weichere Aufnahme kann durchaus brauchbar sein. Wesentlich ist, daß man sich immer der gleichen Aufnahmetechnik bedient, besonders wenn man Vergleichsaufnahmen herstellt. Eine Herabsetzung des Streuzusatzes würde sich auch bei den gewöhnlichen Aufnahmen lohnen, da dieser von der Größenordnung der bildgebenden Strahlung ist und den Kontrast etwa auf die Hälfte herabzusetzen vermag. Die heutigen technischen Mittel sind aber noch nicht befriedigend, weil man bei deren Anwendung andere, die Bildqualität herabsetzende Faktoren in Kauf nehmen muß. Wenn man aber *Hartstrahlaufnahmen* mit Spannungen von 110—130 kV herstellt, ist es unumgänglich notwendig, eine die Streustrahlen herabsetzende Maßnahme zu ergreifen. Bis heute hat sich diese noch in Ausarbeitung befindende Aufnahmetechnik für die Thoraxuntersuchung der bisherigen Technik noch nicht überlegen, meistens aber als weniger leistungsfähig erwiesen. Bei der Bronchographie ist aber die Hartstrahlaufnahme sehr zu empfehlen.

Die Wahl einer harten Strahlung mit Streustrahlblende wird aber bisher in bestimmten Fällen sicher zu Unrecht vernachlässigt. Wenn die gewöhnliche Aufnahme eine massive Verschattung ergibt, mit keinen oder nur angedeuteten Schattendifferenzen, so wird heute in der Regel tomographiert. Wer aber diesen Apparat nicht besitzt, kann durch eine Aufnahme mit stark erhöhter Spannung (mindestens 80 bis 90 kVs) unter Verwendung eines Streustrahlgitters oft Einschmelzungen relativ leicht und sicher nachweisen.

Eine *gute Bildschärfe* erzielt man durch eine kurze Expositionszeit und großen Abstand von 1,5—2 m sowie durch eine Röhre mit kleinem Brennfleck. Wenn irgendmöglich, soll eine Belichtungszeit unter 0,1 sec gewählt werden. Auch wenn dieser Forderung Genüge geleistet wird, sieht man immer noch, daß mindestens $^1/_3$ der Aufnahmen Unschärfen aufweisen. Am leichtesten sind diese bei der Betrachtung der Herzkontur zu erkennen. Wenn diese unscharf ist, wissen wir nicht, ob es sich um ein aufnahmetechnisches Phänomen oder um einen pathologischen Prozeß an der mediastinalen Pleura handelt. Unschärfen im Hilusgebiet fallen weniger auf, sind aber sehr häufig und werden, wie eingehende kymographische Untersuchungen erwiesen haben (Stumpf), durch die Herzpulsation und die Mit- und Eigenbewegung der Gefäße hervorgerufen. Andererseits kann ein entzündlicher Prozeß im Hilusgebiet effektiv zu einer unscharfen Hiluszeichnung führen.

Die Erkenntnis, daß die Thoraxaufnahme herzphasengezielt hergestellt werden sollte, ist schon sehr alt. Die Bemühungen, eine entsprechende Apparatur zu konstruieren, stoßen aber auf große Schwierigkeiten. Der naheliegendste Weg, das EKG zur Steuerung der Röntgenaufnahme zu benutzen, führte bisher leider nur zu unregelmäßig arbeitenden Apparaturen. Wir haben neuerdings den Carotispuls zur Steuerung benutzt. Das Verfahren ist seit 4 Jahren in Gebrauch und wird bei jeder Thorax- und Herzfernaufnahme verwendet. Als Beispiel sei die Hiluszeichnung in richtiger und falscher Phase dargestellt (Abb. 3). Das Verfahren wird sich, da das Problem technisch gelöst ist, einbürgern, sobald die herzphasengezielte Aufnahme von dem die Thorax- und Herzaufnahme verlangenden Arzt angefordert wird.

Die *Vergleichbarkeit* der Aufnahme ist in erster Linie bedeutsam, wenn zu verschiedenen Zeitpunkten hergestellte Aufnahmen desselben Patienten verglichen werden müssen. Gleichmäßig exponierte Aufnahmen mit gleicher oder ähnlicher Strahlenqualität sichern aber auch unser Urteil bei Bildern verschiedener Individuen. Selbst wenn wir die gleichen aufnahmetechnischen Daten reproduzieren, zeigt sich doch immer wieder, daß erhebliche Unterschiede in der Bildqualität vorliegen, die häufig eine Aussage über die Tendenz eines pathologischen Prozesses unmöglich machen. Wenn wir die gleiche Aufnahmespannung innehalten, so haben wir heute die Möglichkeit mit dem Phototimer bei gleicher Härte eine gleichmäßige Schwärzung zu erzielen. Es handelt sich auch hierbei wieder um eine nicht nur berechtigte, sondern auch notwendige Forderung, der man mit den heutigen technischen Mitteln ohne weiteres nachkommen kann.

Mit der gewöhnlichen Aufnahmetechnik bei der dorsoventralen Aufnahme können Infiltrate bis zu etwa Hirsekorngröße dargestellt werden. Vereinzelte hämatogene Streuherde sind oft schwierig von orthograd getroffenen Gefäßen zu differenzieren. Plattennahe Gebilde kleiner Dimension gelangen viel besser zur Abbildung als die plattenfernen. Es wird aus diesem Grunde von verschiedenen Stellen, speziell im angelsächsischen Gebiet verlangt, daß bei einem zweifelhaften Spitzenbefund neben der dorsoventralen noch eine **ventrodorsale** Aufnahme hergestellt wird. Die ventrodorsale Aufnahme wird sonst nur bei schwerkranken Patienten im Bett vorgenommen. Das Zwerchfell steht dann um 1—2 Intercostalräume höher, das Herz nimmt mehr liegende Form an, das Mediastinum sieht gedrungen und verbreitert aus.

Die Lungenspitzenaufnahmen. Mit dieser Aufnahme sollen vor allem die infraclaviculär gelegenen Gebiete zur Darstellung gebracht werden. Man wendet diese Aufnahme dann an, wenn der Verdacht auf hämatogene Spitzenherde vorliegt. Es können auf diese Weise noch so kleine Herde zur Darstellung gelangen, die bei tomographischen Aufnahmen dem Nachweis entgehen.

Die Aufnahme im 1. schrägen Durchmesser. Mit dieser Aufnahme, die auch als Aufnahme in *Fechterstellung* bezeichnet wird, gelangt vor allem das hintere Mediastinum zur Darstellung. Es kommen die thorakalen Abschnitte der Trachea, die Hilusregion und die hintere Herzbegrenzung zur Abbildung. Vergrößerte Drüsen sieht man oft deutlicher, wenn diese Aufnahme im Pressen (Valsalvaversuch) hergestellt wird. Es gelangen ferner die hinteren Partien der rechten Lunge und des rechten Sinus phrenicocostalis sowie die vorderen Partien der linken Lungenfelder und des linken Sinus phrenicocostalis zur Darstellung. Hat man den Verdacht auf einen costomediastinalen pleuralen Erguß links, so wird die Aufnahme im 1. schrägen Durchmesser in ventrodorsaler Projektion hergestellt. Ergänzend sei bemerkt, daß der linke Vorhof im 1. schrägen Durchmesser am besten beurteilbar ist.

Die Thoraxaufnahme im 2. schrägen Durchmesser. Diese Aufnahmerichtung wird auch als *Boxerstellung* bezeichnet. Vergrößerte Hilusdrüsen sind gelegentlich nur in dieser Projektion sichtbar. Von den Lungenfelder sieht man die linken hinteren Partien und die rechten vorderen besser als bei der gewöhnlichen Übersichtsaufnahme. Vor allem benutzt man diese Projektion zur Beurteilung der linken Herzkammer.

Die Thoraxaufnahme in seitlicher Richtung. Je nach der Fragestellung wird auf das vordere oder hintere Mediastinum zentriert. Es sei nur daran erinnert, daß das Lymphogranulom oft seine erste Manifestation hinter dem Manubrium sterni aufweist. Ferner können wir bei der Untersuchung des vorderen Mediastinums durch die Bestimmung der respiratorischen Tiefendifferenz Anfangsstadien des Emphysems erkennen, die anderweitig dem Nachweis entgehen. Bei der Untersuchung beachte man, daß der Patient die Arme hinter dem Kopf kreuzt und den Kopf aufrecht hält. Die Darstellung des hinteren Mediastinums in seitlicher Richtung wird besonders empfohlen für die Abbildung vergrößerter Hilusdrüsen bei Kindern eventuell mit leichter Drehung nach Czernecki sowie zur Tiefenlokalisation von Mediastinaltumoren.

Seltenere Aufnahmen. Interlobäre und mediastinointerlobäre Prozesse gelangen häufig erst in *Kreuzhohlstellung* günstig zur Darstellung. In gleicher Weise kann oft eine Mittellappenatelektase erst in dieser Projektionsrichtung erkannt werden. Diese Aufnahme ist oft entscheidend zur Unterscheidung dieser Zustände von Lappenrandinfiltraten.

Diese typischen Aufnahmen werden je nach dem Ergebnis der Durchleuchtung noch durch Aufnahmen in besonderen Projektionsrichtungen oder durch Zielaufnahmen ergänzt. Da die Zielaufnahmen aus apparatetechnischen Gründen aus kürzerem Abstand hergestellt werden, sind sie bezüglich der Bildschärfe den Fernaufnahmen in der Regel unterlegen.

4. Die Tomographie.

Beim gewöhnlichen Schichtbildverfahren, auch Tomographie, Planigraphie oder Stratigraphie genannt, wird eine in der Längsachse des Körpers gelegene Schicht dargestellt. Die Untersuchung erfolgt in der Regel in horizontaler Lage, seltener bei vertikaler oder auch in einer beliebigen schrägen Stellung des Patienten, sofern die Spezialapparaturen zur Verfügung stehen. Die horizontale Untersuchung ist zu bevorzugen, besonders weil die Tiefenbestimmung exakter möglich und besser reproduzierbar ist. Das Verfahren erlaubt, hintereinander gelegene Körperschichten zu trennen. Die vor und hinter der abgebildeten Schicht liegenden Gewebspartien fallen nicht vollständig weg, sondern werden nur verwischt. Stark absorbierende Körper führen daher zu unangenehmen Störschatten, die aber, wenn sie als solche erkannt werden, durch Änderung der Abbildungsrichtung größtenteils zum Verschwinden gebracht werden können. Heute wird die Schichtbilduntersuchung neben der gewöhnlichen Durchleuchtung und der Thoraxübersichtsaufnahme am meisten verwendet. Eine sichere Diagnostik und Therapie der Lungentuberkulose ist ohne dieses Verfahren kaum mehr denkbar. Andererseits wird unzweifelhaft zu viel tomographiert, vor allem weil man die Leistungsgrenzen des Verfahrens überschätzt. Diese liegen im begrenzten Auflösungsvermögen des Schichtbildes. Das Aufnahmeverfahren ist für die Abbildung kleiner Verschattungen ungünstig. Es läßt sich leicht zeigen, daß kleine bronchogene und hämatogene Herde im Schichtbild gar nicht sichtbar werden. Andererseits können kleinste Verschattungen nach Franke nur durch Summation zur Abbildung gelangen. So entsteht das Bild der Miliartuberkulose. Es können deswegen einzelne Tuberkel und auch noch etwas größere Herde aus diesem Grunde bei einem Verfahren, das an und für sich keine ideale Zeichenschäre ergibt, gar nicht sichtbar werden. Es ist vielfach auch versucht worden, Broncfhusstenosen mit dem tomographischen Verfahren zur Abbildung zu bringen. Es kann kein Zweifel bestehen, daß es gelegentlich gelingt, Bronchialwandveränderungen tomographisch sichtbar zu machen, wenn der Bronchus über längere Strecken in der Schicht verläuft. Schon geringe Abweichungen vom normalen Verlauf, die unter pathologischen Umständen immer wieder eintreten, können aber zu Täuschungen führen. Wenn es gilt, auf Grund von Bronchialwandveränderungen eine Indikation zu operativem Vorgehen zu stellen, so ist der tomographische Nachweis derselben in der Regel ungenügend. Hier muß bronchoskopiert oder bronchographiert werden. Andererseits hat aber das Schichtbild vor den gewöhnlichen Aufnahmen den großen Vorteil, daß Einschmelzungen leichter erkannt werden können. Auch die Aussage, ob ein Prozeß exsudativ oder produktiv ist, wird sicherer, weil die einzelnen Herde getrennt zur Abbildung kommen und durch Superposition vorgetäuschte unscharfe Begrenzungen auf dem Schichtbild öfters zum Verschwinden kommen.

Durch Koppelung von Patienten und Film in einer drehenden Bewegung bei schiefer Projektion gelingt es, einen röntgenologischen Querschnitt durch den Körper anzulegen *(Transversalschichtbild)*. Aus geometrischen Gründen muß die Forderung nach einer scharfen Abbildung unbefriedigend bleiben. Die Tiefenbestimmung bestimmter pathologischer Veränderungen ist mit diesem Verfahren relativ einfach möglich. In der Regel aber wird man mit den üblichen Verfahren die Tiefenlokalisation durchführen. Bei Zweifelsfällen wird man gerne auf diese originelle Methode zurückgreifen.

5. Die stereoskopische Thoraxaufnahme.

Obwohl in der ganzen Röntgendiagnostik eine wohlbegründete Tendenz besteht, sich ein räumliches Bild vom abzubildenden Objekt zu verschaffen, hat sich die stereoskopische Aufnahme nicht richtig einzubürgern vermocht. In der Regel gewinnt man schon allein mit der Durchleuchtung einen befriedigenden räumlichen Eindruck der Thoraxorgane, so daß sich der Mehraufwand der Herstellung der stereoskopischen Aufnahmen in der Regel nicht lohnt. Auch ist die Betrachtung umständlich und bedarf besonderer Übung. Mit der *Stereogrammetrie* läßt sich eine genaue Auswertung erzielen (HASSELWANDER). Da auch das gewöhnliche Schichtbild und das Transversalschichtbildverfahren eine räumliche Vorstellung ergeben, sind die Indikationen für die stereoskopischen Thoraxuntersuchungen seltener geworden. Bei der Lokalisation von Briden hingegen gibt es kaum eine Methode, die bessere Ergebnisse gibt als das Raumbild. Man muß aber bedenken, daß mehr als 5% aller Leute nicht oder nur ungenügend stereoskopisch sehen.

6. Die Kymographie.

Dieses elegante Verfahren, das eine Bewegungsanalyse unverhältnismäßig besser gestattet als die Durchleuchtung, wird sicher zu wenig zur Abklärung zweifelhafter Befunde verwendet. Beim *Stufenkymogramm* bewegt sich der Film hinter einer Schlitzblende, bei der die einzelnen zur Abbildung gelangenden Objektpartien bei der üblichen Apparatur einen Abstand von 12 mm aufweisen. Wir analysieren beim Stufenkymogramm die Bewegung immer des gleichen Objektpunktes; die zwischen den einzelnen Schlitzen gelegenen Objektpartien erfahren keine Abbildung. Beim *Flächenkymogramm* bewegt sich während der Aufnahme das Raster. Man analysiert die Bewegung benachbarter Punkte. Bei der Thoraxuntersuchung im Atemkymogramm wird die Bewegung intrapulmonaler Objekte mit derjenigen der Zwerchfelle und der Rippen verglichen. Das Raster wird vertikal gestellt. Der Patient führt während der Expositionszeit am besten 2 Atemzüge durch. Die Hauptindikation ergibt sich aus der Fragestellung, ob sich die Zwerchfellbewegungen auf einen sichtbaren pathologischen Prozeß übertragen. Im Unterlappen entspricht dies der Regel, im Mittel- und Oberlappen ist dies pathologisch (s. S. 594). Die strenge Indikation für eine Phrenicusexairese fordert heute die Herstellung einer kymographischen Aufnahme. Auch bei plastischen Operationen sollte bei Obergeschoßprozessen zuerst kymographisch festgestellt werden, ob die Zwerchfellbewegung sich auf das Obergeschoß überträgt oder nicht. Nach durchgeführter Operation ist die Aussage viel schwieriger, oft unmöglich.

Zur Analyse von Mediastinalbewegungen in Abhängigkeit von der Atmung oder von Husten und Schnupfen wird das Raster quergestellt.

7. Die Bronchographie.

Sie ist dann *indiziert*, wenn die übrige Thoraxuntersuchung und die Bronchoskopie keinen genügenden Aufschluß ergeben hat oder wenn von der Bronchoskopie keine befriedigende Abklärung zu erwarten ist. Die Bronchographie ergibt einen besseren Aufschluß über den Zustand der peripheren Bronchuspartien als die Bronchoskopie. So ist die Bronchographie die souveräne Methode zur Bestimmung der Lage und Ausdehnung von Bronchiektasien. Der Eingriff wird in der Regel ähnlich wie die Bronchoskopie vom Patienten unangenehm empfunden. Kontraindiziert ist diese Untersuchung bei Marasmus, Kachexie, Kreislaufinsuffizienz und akut entzündlichen Prozessen und im allgemeinen auch bei frischer Hämoptoe. Eine relative Gegenanzeige bildet die Tuberkulose.

Bevor die Bronchographie durchgeführt wird, muß neben den übrigen Untersuchungen *eine Thoraxübersichtsaufnahme* hergestellt werden. Wir verlangen heute eine präzise Fragestellung mit zumindest topographischer Lokalisation der vermuteten oder sicheren Erkrankung, weil bei der Gesamtdarstellung des Bronchialbaumes sich verschiedene Teile übereinander projizieren, so daß die Analyse unsicher werden kann. Es wird deswegen heute zuerst jene Lunge dargestellt, in welcher die Läsion vorliegt oder vermutet wird. Eventuell kann man in der gleichen Sitzung noch eine Darstellung der anderen Lunge anschließen.

Voraussetzung für eine korrekte Bronchographie ist eine gute Anästhesie. Diese muß je nach der Art des angewandten Kontrastmittels verschieden tief sein. Zur Injektion des Kontrastmittels benutzen wir heute einen Schlauch, der durch Nase und Larynx in die Trachea eingeführt wird. Die Spitze schiebt man unter Durchleuchtungskontrolle bis in den Hauptbronchus der zu untersuchenden Lunge vor. Bei Erkrankung im Oberlappen verwendet man mit Vorteil einen Métraskatheter.

Viel ist in den letzten Jahren über das *Kontrastmittel* diskutiert worden. Das früher ausschließlich verwendete Lipiodol wird sehr gut ertragen, reizt wenig und führt zu ausgesprochen guten Bildern, hat aber den Nachteil, daß es öfters schlecht expektoriert wird. Lipiodolreste können Monate und Jahre zurückbleiben. Sie erschweren die spätere Deutung des Lungenbildes und können über Granulationen zu lokalisierter Fibrose, äußerst selten sogar zur manifesten Erkrankung führen. Die Folgen der Lipiodolinjektion sind in den letzten Jahren stark überwertet worden. Jedermann ist sich einig, daß das Lipiodol kein ideales Kontrastmittel ist, doch ist ein anderes, allen Anforderungen genügendes, bisher noch nicht gefunden worden. Von Morales und Heiwinkel ist empfohlen worden, ein Kontrastmittel, das man bei der Ausscheidungspyelographie verwendet mit einem kolloidalen Träger (acetat- oder carboxylierte Cellulose) in den Bronchialbaum zu injizieren. Auf diesem Prinzip beruht auch das Joduron B. Die Anästhesie muß sehr tief sein, die Füllung ist kompliziert, ungenügende Füllungen sind recht häufig und können Füllungsdefekte vortäuschen. Wegen der raschen Resorption muß sehr schnell gearbeitet werden. Eine korrekte Durchführung ist schwierig, weswegen diese Methode heute vielerorts abgelehnt wird. Während man mit Lipiodol und Joduron B eine Auffüllung der fraglichen Bronchialpartien mit dem Kontrastmittel durchführt, kann man die Darstellung auch nach dem Prinzip des Benetzungsbronchogrammes durchführen. Es gelingt dies auch schon ganz gut mit Lipiodol, besser geht es aber mit Dionosil, das nach einem ähnlichen Prinzip wie Joduron B aufgebaut ist. Das Kontrastmittel selbst ist wasserunlöslich, so daß die Untersuchungszeit weniger beschränkt ist als mit Joduron B. Die Anästhesie muß beim Dionosil nicht so tief sein wie bei Joduron B. Das Kontrastmittel wird im allgemeinen auf Körpertemperatur aufgewärmt. Beim Lipiodol und Dionosil ist es besser etwas tiefer zu bleiben, weil sie sonst zu flüssig werden und rasch in die Bronchiolen und Alveolen abfließen, womit eine unerwünschte „Parenchymfüllung" eintritt.

Die blinde Einführung des Kontrastmittels ist heute verlassen. Huizinga hat eine gute Technik entwickelt, bei welcher in verschiedenen Stellungen, die einander rasch folgen müssen, das Kontrastmittel injiziert wird, so daß schließlich eine Darstellung des ganzen Bronchialbaumes erfolgt. Das Resultat ist meist recht zuverlässig. Immer ereignen sich aber wieder Fälle mit zweifelhaftem Ergebnis, weil trotz der verschiedenen Lagerungen einzelne Bronchialäste sich nicht darstellen. Die Entscheidung, ob dies technisch bedingt ist oder einem pathologischen Ausfall entspricht, ist dann nicht möglich. Wir bevorzugen aus diesem Grunde, gleichgültig welches Kontrastmittel injiziert wird, die *Einführung unter Leuchtschirmkontrolle*, die an und für sich schon korrekterweise erfolgen muß, um die Lage der Katheterspitze festzustellen. Bei der Injektion mit Durchleuchtungskontrollen muß man aber ein Röntgengerät zur Verfügung haben, bei dem der Patient nicht nur in die Horizontale, sondern auch in die Trendlenburg-Lage verbracht werden kann. Am besten ist ein Gerät, das auch seitliche Lagerungen (s. S. 595) ermöglicht und gleichzeitig erlaubt in jedem beliebigen Zeitpunkt Zielaufnahmen anzufertigen.

Die Röntgenaufnahmen müssen sehr rasch an die Injektion des Kontrastmittels angeschlossen werden. Die Injektion des Kontrastmittels muß dort vorgenommen werden, wo gleichzeitig geröntgt werden kann. Für die Darstellung der rechten Lunge wird zuerst die Aufnahme im 2. schrägen Durchmesser, für diejenige der linken Lunge im 1. schrägen Durchmesser hergestellt, anschließend die Aufnahme in seitlicher Richtung. Jetzt kann, wenn man noch die Untersuchung der anderen Lunge wünscht, die Injektion in den anderen Hauptbronchus erfolgen mit anschließenden Aufnahmen in den entsprechenden schrägen Durchmessern. Am Schluß wird die dorsoventrale Aufnahme gemacht. Es ist unsinnig, weniger Aufnahmen herzustellen, wenn man schon eine zeitraubende und den Patienten erheblich belastende Untersuchung vornimmt, da es immer wieder vorkommt, daß man einen pathologischen Befund nur auf einer dieser Aufnahmen feststellen kann. Es ist unmöglich, von vornherein zu wissen, welche Aufnahme die richtige ist.

Lesen und Deuten des Befundes sind im allgemeinen nicht schwierig. Man kennt die typische Aufteilung des Bronchialbaumes (s. Abschnitt Bronchoskopie). Hüten muß man sich nur einen eventuell umschriebenen Kontrastmittelausfall schon sicher als Füllungsdefekt zu bezeichnen. Da auch die Darstellung der Bronchien 3. und 4. Ordnung diagnostisch mitberücksichtigt werden müssen und es einige Zeit braucht, bis das Kontrastmittel dort nachweisbar wird, ist es sehr wertvoll, sich die zeitliche Folge der einzelnen Aufnahmen genau zu merken und den Film entsprechend zu beschriften.

8. Die Schirmbilduntersuchung.

Zur Untersuchung von größeren Bevölkerungsgruppen, speziell zur Auffindung und Abklärung von Tuberkulosefällen, hat man früher ausschließlich durchleuchtet. Heute wird die Schirmbilduntersuchung in erster Linie für diese Aufgabe herangezogen. Sie hat vor der Durchleuchtung den Vorteil, daß 3—4mal soviel Leute in der gleichen Zeit untersucht werden können, daß die Untersuchung selbst ohne die Anwesenheit eines Arztes gemacht werden kann, daß man ein Dokument hat und einzelne wenig auffallende Befunde doch noch sicherer erfaßt werden können als bei der Durchleuchtung. Andererseits erkennen wir bei der Durchleuchtung Veränderungen, die beim Schirmbild verdeckt sind (paramediastinal, hinteres Mediastinum, retroclaviculär und hinter der Zwerchfellkuppe). Wir können pleurale Veränderungen viel sicherer erfassen, ferner können wir alle Vorteile der Funktionsprüfung anwenden. Es ist deshalb auch heute noch statthaft, bei der Untersuchung von größeren Bevölkerungsgruppen zur Siebung die Durchleuchtung durchzuführen. Die Schirmbilduntersuchung hat 3 Aufgaben zu lösen, nämlich organisatorische, technische und diagnostische. Ohne gute Organisation und entsprechende Aufklärung der Bevölkerung sind diese Aktionen zum Mißerfolg verurteilt. Die technische Seite der Aktion ist heute befriedigend gelöst. Man ist sich einig darüber, daß ein möglichst großes Kleinbildformat von mindestens 45×45 mm, besser noch von 70×70 mm zur Verwendung gelangen soll. Unbedingt erforderlich ist eine gute Optik, ferner eine leistungsfähige Röntgenapparatur. Die diagnostischen Probleme werden durch die Wahl der größeren Formate erheblich vereinfacht. Die früher große Zahl zweifelhafter Befunde läßt sich auf einen kleineren Bruchteil herabsetzen. Es müssen weniger Fälle nachträglich abgeklärt werden, womit sich die Mehrausgaben des großen Formates mehrfach bezahlt machen. Die Leistungsgrenze des Schirmbildverfahrens ist in erster Linie von der technischen Seite aus bedingt. Auch bei Wahl eines Formates von 70×70 mm wird das Schirmbild der Thoraxübersichtsaufnahme aus großer Distanz in der Mehrzahl der Fälle unterlegen sein. Es ist uns gelungen, den Nachweis zu erbringen, daß distinkte hämatogene Spitzenstreuungen, die auf der Großaufnahme gut sichtbar waren, auf dem Schirmbild nur entweder in dorsoventraler oder ventrodorsaler Projektion erkennbar sind. Diese Begrenzung der Leistungsfähigkeit ist aufnahmetechnisch bedingt, weil der Focusabstand beim Schirmbild kleiner gewählt werden muß als bei der Großaufnahme, womit die plattenferneren Objekte schlechter abgebildet, unter Umständen überhaupt nicht mehr sichtbar werden. Aus diesem Grunde muß man bei der Schirmbildaufnahme auch bei der Aussage, ob es sich um frische oder alte Herde handelt, vorsichtiger sein als bei der an und für sich schon mit großer Kritik aufzufassenden Bestimmung der Aktivität des Herdes bei der Großaufnahme. Die gleichen Überlegungen besagen auch, daß es im allgemeinen nicht richtig ist, wenn man zur Kontrolle des Verlaufes eines tuberkulösen Prozesses aus Ersparnisgründen ein Schirmbild an Stelle einer Großaufnahme herstellt. Bei der Deutung des Befundes muß man, weil es sich um Massenuntersuchungen handelt, auf einen ausführlichen Befund verzichten und möglichst kurz die Abweichung von der Norm zu charakterisieren versuchen. Gut bewährt hat sich in dieser Beziehung ein Schirmbildschlüssel. Im schweizerischen Schirmbildschlüssel wird das beanstandete Organ mit den Initialen seiner lateinischen Bezeichnung angeführt, der Dringlichkeitsgrad seiner Abklärung in arabischer Zahl (1 belanglos, 2 nicht dringliche, 3 dringliche Abklärung) beigefügt. Mit kleinen arabischen Buchstaben wird der vereinbarte pathologische Prozeß charakterisiert. So bedeutet z. B. Pu 3a weiche Herde in der Lunge (Tuberkulose, andere Infiltrationen, Atelektase, Stauungen usw.), Pu 2c behandelte Tuberkulosen (Pneumothorax, Thorakoplastik usw.). Der deutsche Schirmbildschlüssel berücksichtigt mehr einzelne Erkrankungen, die durch bestimmte Abkürzungen gekennzeichnet werden. Bei der Umgebungsuntersuchung ist es im allgemeinen besser, die Durchleuchtung durchzuführen. Handelt es sich um ein größeres Kollektiv, so kann man ebenfalls die Schirmbilduntersuchung anwenden.

9. Die Deutung des Röntgenbildes.

Für die Deutung der einzelnen pathologischen Befunde sei auf die entsprechenden Kapitel oder auf röntgenologische Lehrbücher verwiesen, doch seien im folgenden einige prinzipielle Bemerkungen zur Deutung des Röntgenbildes angeführt.

Die Deutung beginnt schon mit der klinischen Fragestellung, weil die heutige Röntgenuntersuchung eine gezielte ist. Entsprechend der Frage muß diejenige Röntgenuntersuchung durchgeführt werden, die das beste Ergebnis zu erwarten gestattet. Es muß dementsprechend der die Röntgenuntersuchung durchführende Arzt mit den Grundlagen der Röntgenphysik, Röntgenoptik usw., d. h. mit allen Problemen, die eine optimale Darstellung gewährleisten, vertraut sein. Die *Bildanalyse,* die man auch als Beschreibung der Befunde bezeichnet, ist in zwei verschiedenen Formen möglich. Der einfachste Weg beschreibt nur die sichtbare Abweichung von der Norm. Die Erfahrung hat aber gezeigt, daß man damit sehr häufig wenig auffällige, aber vielfach diagnostisch wichtige, oft entscheidende Abweichungen von der Norm übersieht. Es ist methodisch deswegen viel besser, das Normalanatomische zu suchen und dann die Abweichung von der Norm festzustellen. Auch bei der Betrachtung des Bildes muß man systematisch vorgehen, wobei man sich am besten angewöhnt, das Bild von oben nach unten zu betrachten. Hat man eine Abweichung von der Norm festgestellt, so braucht diese nicht pathologisch zu sein. Zuerst sind aufnahmetechnische Ursachen mit Einschluß von Filmfehlern auszuschalten. Superpositions- und Summationseffekte sind in zweiter Linie zu berücksichtigen. Anschließend denke man immer daran, daß es viele Varietäten gibt, die zu einem von der Norm abweichenden Bild führen. Das normale Bild selbst zeigt auch eine erhebliche Variabilität, so daß es sich lohnt, von den verschiedenen typischen Aufnahmen eine Sammlung normaler Fälle bereit zu halten, die man im Zweifelsfall zur Beurteilung verwendet. Hat man alle diese Möglichkeiten einer falschen Interpretation des Bildes selbst ausgeschlossen, so erfolgt die Beschreibung des pathologischen Befundes, nach der Schattendichte, Größe, Form und Grenze der Strukturelemente und den Nachbarbeziehungen des krankhaften Geschehens und der räumlichen Lokalisation. Man bedenke immer, daß das Röntgenverfahren ein makroskopisches Verfahren ist. Man sei sich auch bewußt, daß es einen Zeitfaktor gibt, womit gesagt sein soll, daß man sich überlegen muß, ob die klinisch vermutete Erkrankung schon sichtbar sein kann. Ist der Befund beschrieben, dann muß seine Deutung folgen. Im allgemeinen geht man so vor, daß man sich eine Reihe von typischen pathologischen Befunden merkt und auf Grund von Ähnlichkeiten oder Kongruenzen eine Diagnose stellt. Es ist dies der empirische Weg der Deutung, den man auch als *induktiven Weg* bezeichnen kann.

Beim deduktiven Wege der Deutung versuchen wir auf Grund der vorliegenden Schwärzungen auf dem Film ein geometrisches-physikalisches Substrat zu suchen, das dieser Schwärzung zugrunde liegt. Wir unterscheiden luft-, fett-, weichteil-, kalk-, knochen- oder metalldichte Schatten. Meistens liegt ein weichteildichter Schatten vor, den wir interpretieren sollen. Fast immer läßt sich feststellen — und dies ist gerade beim Thorax wichtig — ob es sich um eine Flüssigkeit handelt oder um einen dichten, konsistenten Parenchymprozeß. Nicht selten werden wir, wenn wir diese Überlegung machen, feststellen müssen, daß wir ungenügend untersucht haben. Sind wir zum Schluß gekommen, daß wir diese Frage mit Sicherheit beantworten können, so versuchen wir, die Veränderung in größere Krankheitsgruppen einzugliedern, wie z. B. entzündliche, degenerative, neoplastische, dystrophische oder solche traumatischer Ätiologie. Wir überlegen uns, ob wir eine pathologisch-anatomische Form einer Erkrankung kennen, die zu den beobachteten Erscheinungen im Röntgenbild führt. Erst wenn uns eine Zuordnung entweder mit Sicherheit oder Wahrscheinlichkeit gelungen ist, gehen wir in unseren diagnostischen Überlegungen weiter und versuchen eine einzelne Krankheit zu diagnostizieren. Der Schluß, zu dem wir mit einer solchen Bildanalyse kommen, ist gelegentlich eine sichere Diagnose, häufig aber nur eine Wahrscheinlichkeitsdiagnose, oft bleiben verschiedene Möglichkeiten offen. Jetzt gilt es die Verbindung mit dem übrigen klinischen Befund herzustellen. Wir legen uns die Frage vor, ob sich der Schluß, den wir aus dem Röntgenbild gezogen haben, mit den Angaben der übrigen Untersuchung deckt. Häufig erlaubt die Berücksichtigung der übrigen Befunde eine Wahrscheinlichkeitsdiagnose in eine Sicherheitsdiagnose überzuführen. Gar nicht selten jedoch werden wir einer Situation begegnen, bei der unsere röntgenologischen Feststellungen mit dem übrigen Befund in Widerspruch stehen. Wir haben dann entweder falsch gedeutet oder wir haben einen anderen Befund erhoben, der nicht zu den die Röntgenuntersuchung veranlassenden klinischen Erscheinungen geführt hat oder es ist der übrige erhobene Befund falsch oder zweifelhaft. Der ganze Prozeß muß neuerdings kritisch bewertet werden, wodurch wir sicher vielfach den richtigen Weg finden werden.

In vielen Fällen werden wir einen negativen Röntgenbefund erhalten. Dieser negative Befund besagt, daß die röntgenologisch vermutete Erkrankung entweder noch nicht nachweisbar ist, oder daß ein Prozeß vorliegt, der auf radiologischem Weg nicht nachgewiesen werden kann.

Diese deduktive Methode der Deutung des Röntgenbefundes erscheint zunächst wohl etwas umständlich, nach einiger gedanklicher Schulung ist der Weg aber rasch durchlaufen und leistet sicher unverhältnismäßig mehr als der übliche empirische Weg.

Literatur.

BRAUN, R., H. HASE u. KÜSTNER: Über die in der Diagnostik verabfolgten Dosen in R-Einheiten. Fortschr. Röntgenstr. **38**, 385 (1928). — BROUKHORST, W.: Kontrast und Schärfe im Röntgenbild. Leipzig: Georg Thieme 1917.

ERNST, W.: Strahlenschutz und sonstiger Arbeitsschutz bei der medizinischen Anwendung von Röntgenstrahlen. Stuttgart: Georg Thieme 1953.

FRANKE, H.: Theorie des Röntgenbildes. In SCHINZ-BAENSCH-FRIEDL, Lehrbuch der Röntgendiagnostik, 4. Aufl. Stuttgart: Georg Thieme 1936.

HASSELWANDER, A.: Steckschuß und Röntgenstrahlen. Leipzig: Georg Thieme 1940. — HUIZINGA, E., u. G. J. SMELT: Bronchography. Assen (Netherland): Van Gorcum 1949.

MULLER, H. J.: Radioation damage to the genetic material. Amer. Scientist **38**, 399 (1950).

RIGLER, L. G.: Röntgenologic observations on the movement of pleural effusions. Amer. J. Roentgenol. **25**, 220 (1931).

STONE, R. S.: The concept of a maximum permissible Exposure. Radiology **58**, 639 (1952). — STUMPF, PL., H. H. WEBER u. G. A. WELTZ: Röntgenkymographische Bewegungslehre innerer Organe. Leipzig: Georg Thieme 1937.

ZUPPINGER, A.: Die Deutung des Röntgenbildes. Praxis (Bern) **1936**, Nr 34. — Probleme der Röntgenuntersuchung des Thorax. Helvet. med. Acta **17**, 13 (1950). — ZUPPINGER, A., u. E. SEEMANN: Zur Technik der Thorax- und Herzaufnahme. Fortschr. Röntgenstr. **75**, 183 (1951).

Indikationen zur chirurgischen Behandlung der Lungenkrankheiten.

Von

A. Brunner, Zürich.

Mit 99 Abbildungen.

A. Bronchektasien und Lungenfehlbildungen.

I. Bronchektasien.

Im Abschnitt *Bronchektasien*, Band IV, Teil 2, ist die konservative Behandlung eingehend besprochen. Man muß sich darüber klar sein, daß bei schweren anatomischen Veränderungen dadurch in der Regel nur vorübergehende Besserungen erzielt werden können. Die Erfahrung zeigt, daß Rückfälle mit zunehmendem Alter immer häufiger auftreten und die Auswurfmenge sich in der Regel vergrößert. Sobald der Erfolg der internen Behandlung nicht mehr voll befriedigt, wird man sich deshalb die Frage vorlegen, ob man nicht durch operative Maßnahmen eine wesentliche Änderung herbeiführen kann. Unter chirurgischer Behandlung kann man heute nur noch Lungenresektion verstehen, da die *Kollapstherapie* in ihren verschiedenen Formen versagt hat. Die vereinzelten Erfolge, die durch künstlichen Pneumothorax, Zwerchfellähmung, Thorakoplastik und Plombierung erreicht worden sind, müssen als Zufallstreffer gewertet werden. Da auch die erweiterten Bronchen durch die Knorpelringe immer noch eine gewisse Festigkeit behalten, kann man nicht erwarten, daß die chronische eitrige Bronchitis, die sich im Innern der Luftwege abspielt, durch eine beschränkte Entspannung der Wand wesentlich beeinflußt werden wird.

Die *Resektionsbehandlung* der Bronchektasien ist nicht neu. GLUCK konnte schon 1907 einen Mann vorstellen, bei dem er vor 9 Jahren den linken Unterlappen wegen Lungenbrand entfernt hatte. Ein Kranker mit schweren Bronchektasien der linken Lunge hatte eine Teilresektion des linken Oberlappens und die Lobektomie des Unterlappens überstanden, starb aber 6 Monate später an Herzversagen wegen chronischer Myokarditis; es bestand noch eine zum Teil epithelisierte Wundhöhle. LENHARTZ berichtete im gleichen Jahr über mehrere Kranke, bei denen er zuerst den Lappenstiel unterbunden und dann einige Tage später den Lappen mit Erfolg entfernt hatte. Dieses zweizeitige Vorgehen wurde dann später zur Verhütung der schweren Infektion und der Bronchusfisteln namentlich von SAUERBRUCH ausgebaut, so daß er 1934 über 58 Lungenlappenexstirpationen berichten konnte einschließlich 2 Entfernungen einer ganzen Lunge mit 6 Todesfällen.

Die entscheidende Wendung trat aber ein, als HAROLD BRUNN 1929 gezeigt hatte, daß eine ernste Pleurainfektion bei einzeitigem Vorgehen nicht eintritt, wenn die zurückbleibende Lunge durch entsprechende Saugdrainage zu frühzeitiger Ausdehnung gebracht wird, so daß kein Hohlraum zurückbleibt. Eine weitere Verbesserung wurde erreicht durch die getrennte Versorgung der Gefäße und Bronchen nach Rienhoff (1933) und vor allem durch die Einführung der Antibiotica, die die Gefahr der Wundinfektion und dadurch der Insuffizienz der Bronchusnaht praktisch fast ganz ausschalteten. Zusammen mit der intratrachealen Narkose in Verbindung mit Curare konnte die Lungenresektion zu einem typischen Eingriff mit primärer Mortalität unter 5% ausgebaut werden. Ein neuer Fortschritt wurde dadurch erreicht, daß Churchill und Belsey 1939 zeigten, daß man nicht unbedingt immer einen ganzen Lappen wegnehmen müsse, sondern daß man auch einzelne Teile resezieren kann. An dem Ausbau der Segmentresektion haben sich Blades und namentlich Overholt große Verdienste erworben.

Wichtig ist die Erkenntnis, daß die Bronchialerweiterungen sich in der Regel nicht auf einen Lappen beschränken. Schon Churchill hat seinerzeit feststellen können, daß in 80% seiner Beobachtungen mehrere Lappen befallen waren. Sobald man aber anfing, wegen Bronchektasien in größerem Ausmaß Lobektomien auszuführen, konnte man bei der Untersuchung der Operationspräparate sehen, daß in vielen Fällen nicht alle Bronchen in gleicher Weise befallen waren, sondern daß im gleichen Lappen neben hochgradig veränderten auch vollkommen normale Bronchen vorhanden sein können. Auch nach unseren eigenen Beobachtungen beschränken sich die Erweiterungen in den Unterlappen in den meisten Fällen auf die basalen Segmente, während das apikale Segment nicht verändert ist. Man muß sich aber darüber klar sein, daß daneben auf der linken Seite die Lingula und rechts der Mittellappen auch betroffen sein können.

Bei der *Indikationsstellung* zur chirurgischen Behandlung der Bronchektasien muß man deshalb vor Aufstellung des Operationsplanes genauen Aufschluß bekommen über Ausdehnung und Grad der pathologischen Erweiterungen der Bronchen. Einwandfreie Bronchogramme in sagittaler und querer Richtung sind unerläßlich. Es müssen grundsätzlich beide Lungen untersucht werden. Die Bronchogramme müssen eine zuverlässige Beurteilung des apikalen Unterlappensegmentes (Nr. 6, Nelson), der Lingulasegmente und des rechten Mittellappens erlauben, damit die Resektion auf die einwandfrei erkrankten Lungenteile beschränkt werden kann. Namentlich bei doppelseitigen Resektionen ist im Interesse einer genügenden Funktion der Restlunge die Erhaltung der apikalen Segmente erwünscht.

Als Beispiel dienen die Bronchogramme einer 26jährigen Frau M. B. mit einer charakteristischen Vorgeschichte, die auf eine Lungenentzündung im 5. Lebensjahr zurückging. Bei häufigen Fieberschüben war die Auswurfmenge im Laufe der Jahre auf 200 cm³ angestiegen.

Das Bronchogramm der rechten Lunge ergab in der dorsoventralen Aufnahme (Abb. 1) zylindrische Bronchektasien in den basalen Segmenten des rechten Unterlappens. Eine sichere Abgrenzung des Mittellappens ist auf dieser Aufnahme nicht möglich; dagegen sieht man medial die feinen Äste des apikalen Segmentbronchus (Nr. 6), die nicht erweitert sind. Sie kommen auf der seitlichen Aufnahme (Abb. 2) nicht so schön zur Darstellung. Dagegen läßt sich auf dieser Aufnahme der vorn gelegene Mittellappen von den basalen Segmenten des Unterlappens deutlich abgrenzen; er weist ebenfalls zylindrische Bronchektasien (Nr. 4 und 5) auf.

Wenige Tage später wurde auch die linke Seite bronchographiert. Auf der dorsoventralen Aufnahme (Abb. 3) erkennt man wieder schwere zylindrische Erweiterungen in den basalen Segmenten des Unterlappens. Auch der untere Segmentbronchus der Lingula (Nr. 5) ist erweitert, während das apikale Segment des Unterlappens (Nr. 6) nicht richtig beurteilt werden kann. Es kommt aber auf der seitlichen Aufnahme (Abb. 4) sehr gut zur Darstellung. Die Verzweigungen seiner Bronchen sind nicht erweitert; dagegen sieht man auch hier die Bronchektasien im unteren Teil der Lingula.

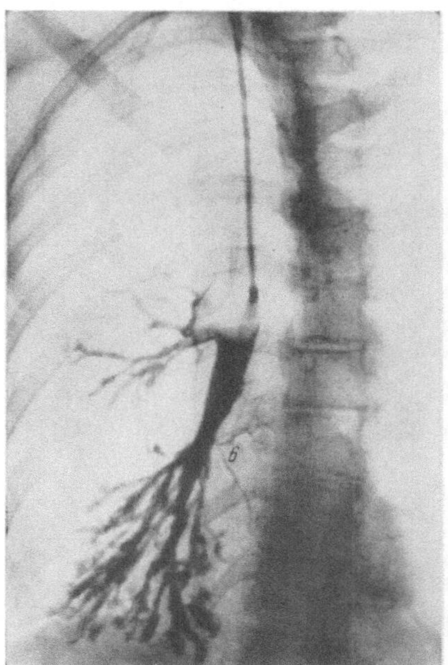

Abb. 1.

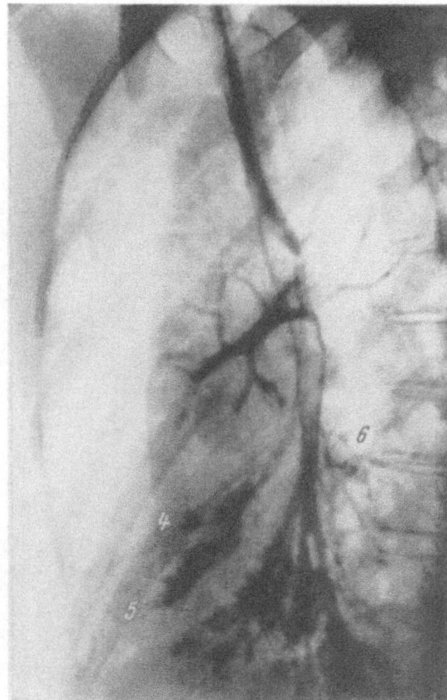

Abb. 2.

Abb. 1. Bronchogramm der rechten Lunge bei dorsoventraler Aufnahme. Der apikale Segmentbronchus Nr. 6 ist nicht erweitert.

Abb. 2. Auf der Queraufnahme läßt sich der erkrankte Mittellappen (*4*, *5*) von den ebenfalls erkrankten basalen Segmenten unterscheiden.

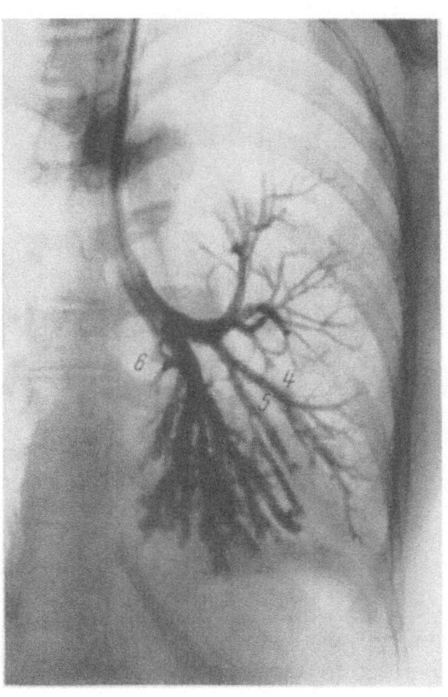

Abb. 3.

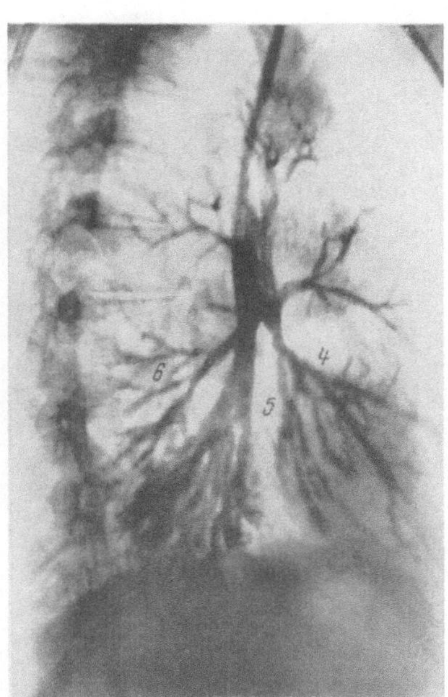

Abb. 4.

Abb. 3. Bronchogramm der linken Lunge bei dorsoventraler Aufnahme. Neben den basalen Segmenten ist der untere Segmentbronchus der Lingula (Nr. 5) auch deutlich erweitert.

Abb. 4. Auf der Queraufnahme sieht man, daß die Verzweigungen des apikalen Segmentbronchus (Nr. 6) nicht erweitert sind.

Nach diesen Untersuchungen war der Behandlungsplan gegeben. Am 7. 10. 49 wurden die basalen Segmente des rechten Unterlappens und der Mittellappen

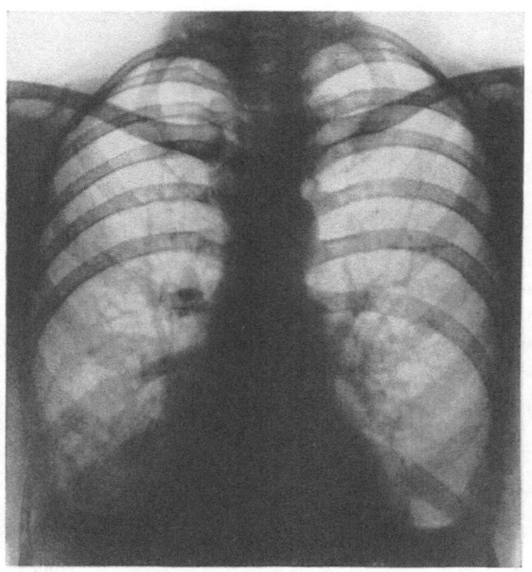

Abb. 5. Thoraxaufnahme nach doppelseitiger Segmentresektion.

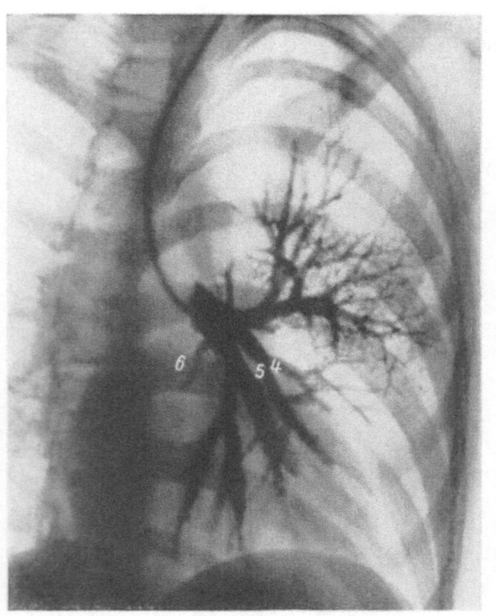

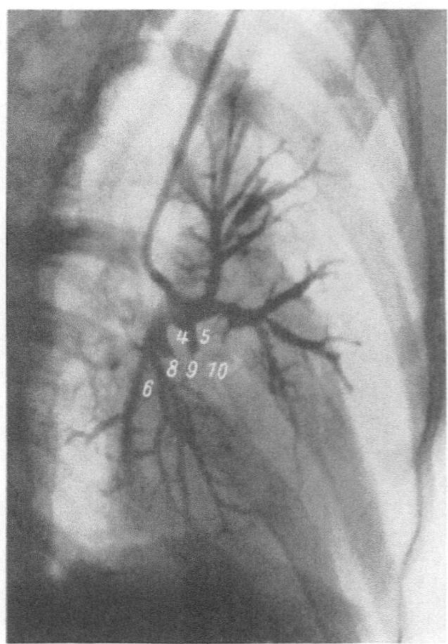

Abb. 6. Abb. 7.

Abb. 6. Zylindrische Erweiterungen in den basalen Segmenten des linken Unterlappens und in der Lingula.

Abb. 7. Zustand 8 Monate nach der Resektion. Apikales Segment des Unterlappens (Nr. 6) und anteriores Segment des Oberlappens sind nach unten verlagert.

weggenommen. Nach vorübergehender Entlassung wurden am 29. 11. 49 links die basalen Segmente des Unterlappens und der untere Teil der Lingula, der atelektatisch war, ebenfalls reseziert. Wie aus der Thoraxaufnahme nach den

Operationen hervorgeht, hat sich die Lunge auf beiden Seiten gut ausgedehnt (Abb. 5). Die Patientin hat kaum noch Auswurf und klagt nur über geringe Kurzatmigkeit.

Wenn man sich zur Resektion entschließt, muß man womöglich alle krankhaft veränderten Segmente resezieren. Die Gefahr des Rezidivs ist sehr groß, wenn in unberührten Segmenten Bronchektasien zurückbleiben. Die unvermeidliche Überdehnung der Restlappen wird sich ungünstig auswirken. Auf der anderen Seite kann man auf Grund der Erfahrung sagen, daß im allgemeinen die Überdehnung gesunder Lungenabschnitte wohl zu Emphysem, aber nicht zu erneuten Bronchektasien führt.

Das Bronchogramm (Abb. 6) eines 21jährigen Hilfsarbeiters K. B. zeigt vor der Operation zylindrische Erweiterungen in den basalen Segmenten des linken Unterlappens und in der Lingula. Acht Monate nach der Resektion (Abb. 7) sieht man, daß apikales Segment des Unterlappens und anteriores Segment des Oberlappens nach unten verlagert worden sind, ohne daß die Bronchen sich erweitert hätten. Die Stümpfe des Lingulabronchus (Nr. 4 und 5) und der gemeinsame Stamm der basalen Bronchen (Nr. 8, 9, 10) sind etwas zu lang geblieben. Man sollte so große Blindsäcke vermeiden, da sie zu Stumpfabscessen Veranlassung geben können.

Der sonst gute Befund hat aber zur Voraussetzung, daß die Restlunge sofort nach der Operation vollkommen zur Entfaltung gebracht worden und dauernd lufthaltig geblieben ist. Die Nachbehandlung nach einer Lungenresektion ist deshalb von größter Bedeutung. Atelektasen in der Restlunge sollten nach Möglichkeit verhütet oder zum mindesten rechtzeitig erkannt und behoben werden. Wenn Fieberanstieg, erschwerte Atmung und Zurückbleiben der operierten Seite den Erfahrenen schon auf die unerwünschte Komplikation hinweisen und die Röntgenkontrolle die ominöse Verschattung der Restlunge zeigt, muß sofort durch sachgemäßes Absaugen die Sekretverhaltung behoben und die Lüftung der Lunge wieder erreicht werden. Wenn die Atelektase nicht in den ersten Tagen beseitigt wird, wirkt sie sich katastrophal aus, wie eine eigene Beobachtung nach Lobektomie des linken Unterlappens zeigt.

Das allerdings etwas mangelhafte Bronchogramm vor der Operation (Abb. 8) beweist, daß damals die Bronchen des Oberlappens praktisch nicht erweitert waren. Es kam nach der Lobektomie zur Atelektase des Oberlappens, die damals im Jahre 1947 in ihrer Bedeutung nicht voll erkannt und nicht wirksam genug behandelt wurde. Im Laufe von 13 Monaten entstanden Bronchektasien (Abb. 9), die schließlich zur Pneumonektomie zwangen.

Bei doppelseitigen Bronchektasien operieren wir zuerst die schwerer erkrankte Seite. In Übereinstimmung mit Bérard konnten auch wir feststellen, daß gar nicht selten damit auch die Auswurfmenge aus der Gegenseite so zurückgeht, daß eine zweite Operation nicht mehr notwendig wird. Auch Burnett empfiehlt bei ausgedehnten Bronchektasien die Resektion des Hauptbefundes im Sinne einer palliativen Resektion.

Bei 32 doppelseitigen Befunden bei 84 Kranken haben wir 11mal beidseitig reseziert. Siebenmal war eine Resektion der anderen Lunge nicht möglich wegen ungenügender Atemfunktion oder weil die Kranken aus anderer Ursache gestorben sind. Vierzehnmal trat eine so erhebliche Besserung zum Teil mit vollständigem Verschwinden des eitrigen Auswurfes ein, daß eine weitere Behandlung sich erübrigte.

Wenn der Befund auf beiden Seiten etwa gleich schwer ist, so daß eine doppelseitige Resektion unvermeidlich erscheint, ist der Vorschlag von Kergin beachtenswert, zuerst die kleinere Resektion zu machen, damit bei der kritischen zweiten Operation möglichst viel funktionierendes Lungengewebe zur Verfügung steht. Es empfiehlt sich auch, die Abstände zwischen den beiden Operationen auszudehnen, bis wieder eine möglichst gute Funktion der operierten Lunge erreicht ist. Man muß mit einem Abstand von mindestens 6 Monaten rechnen. Wir haben nur ein einziges Mal die zweite Resektion schon nach 7 Wochen ausgeführt.

Die Erfolge der Resektionsbehandlung der Bronchektasien sind recht erfreulich. Wir haben am 4. Kongreß der Association internationale pour l'étude des bronches in Genf 1954 eingehend über unsere eigenen Erfahrungen berichtet. Wir konnten zeigen, daß von 84 Operierten, die zum Teil noch unter ungünstigen Bedingungen

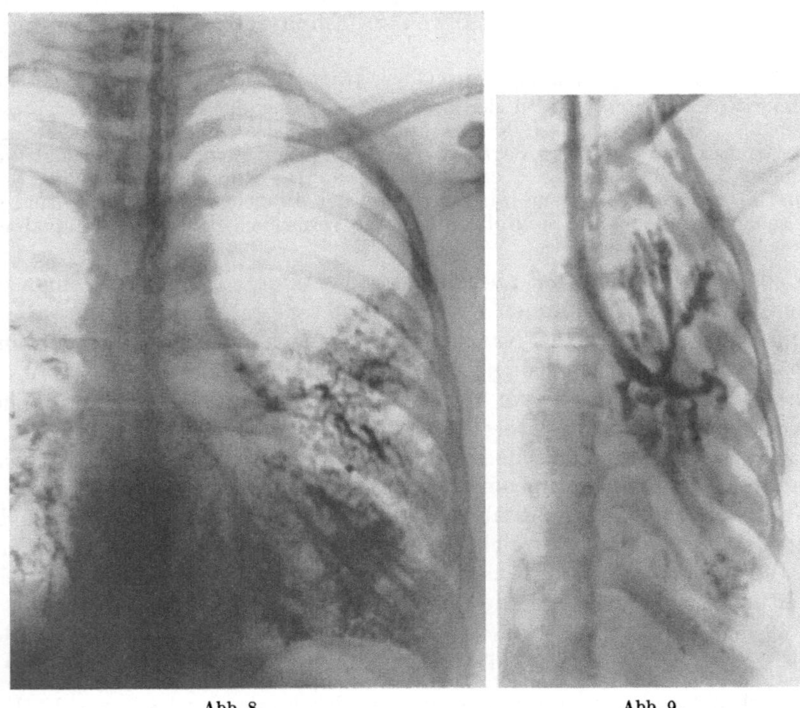

Abb. 8. Abb. 9.

Abb. 8. Bronchogramm zeigt Bronchektasien im Unterlappen bei normalen Verhältnissen im Oberlappen.

Abb. 9. Sekundäre Bronchektasien im Oberlappen 13 Monate nach Lobektomie des Unterlappens.

operiert worden sind, 72 = 86% zum mindesten eine wesentliche Besserung mit erheblicher Verminderung des Auswurfes zu verzeichnen hatten, wobei mehr als die Hälfte den Auswurf praktisch vollkommen verloren hat. Dieses Ziel wurde allerdings nur dadurch erreicht, daß 11 Kranke doppelseitig und zwei 2mal auf der gleichen Seite reseziert werden mußten.

Unsere Ergebnisse stimmen überein mit den Erfahrungen anderer Autoren mit noch größerem Krankengut. SWIERENGA konnte bei mehr als 500 Operationen in 87% einen sehr guten bis guten Erfolg, in 10% keine Änderung und in 3% eine Verschlechterung nachweisen bei einer Sterblichkeit von 2%. Ganz ähnlich sind die Erfolgsziffern von HOLMES SELLORS; er rechnet bei umschriebenen Erkrankungen mit 85—90% gutem Erfolg mit Verschwinden des Auswurfes.

Wenn durch die Operation die erweiterten Bronchen mit ihrem chronischen Katarrh beseitigt sind, besteht Aussicht auf wirkliche Heilung. Die Gefahr, daß vorher gesunde Lungenteile nachträglich auch erkranken, ist auch nach unseren Feststellungen bei jahrelanger Überwachung der Operierten ganz gering; es sind uns keine solchen Beobachtungen bekannt geworden. Man darf deshalb auch bei doppelseitiger Erkrankung zur Operation raten, sofern nach den Voruntersuchungen etwa die Hälfte der gesamten Atmungsoberfläche erhalten bleiben kann. Der Eingriff kann schon bei Kindern vorgenommen werden; die jüngste unserer Operierten war 6 Jahre alt. Bei Kranken jenseits des 3. Jahrzehnts verschlechtert sich aber die Vorhersage. Man muß sich darüber klar sein, daß durch jahrelange Eiterung namentlich der Herzmuskel toxisch geschädigt sein kann.

II. Cystenlunge.

Es ist klar, daß die guten Erfolge der Resektionsbehandlung der Bronchektasien Veranlassung gaben, sie auch auf die pathologisch-anatomisch verwandten

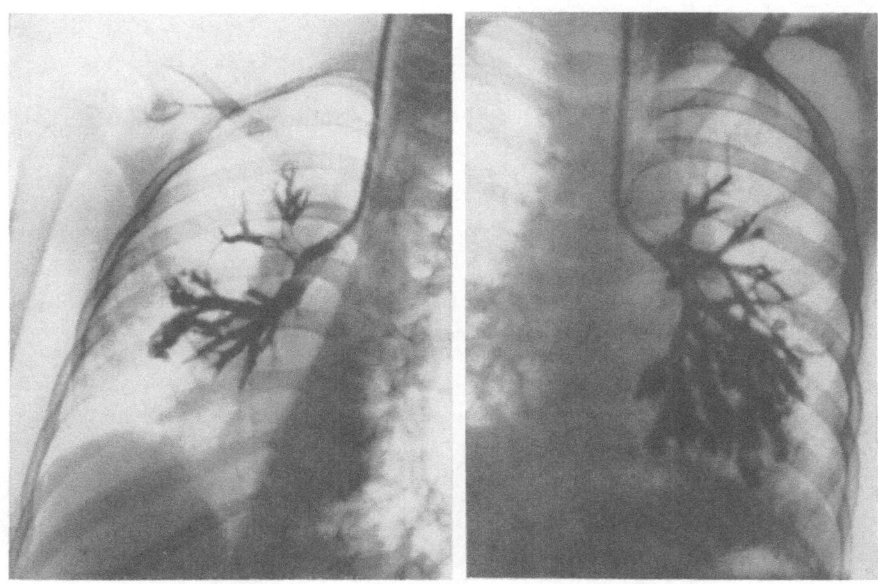

Abb. 10. Abb. 11.

Abb. 10. Bronchogramm der rechten Lunge zeigt starke Erweiterung der Bronchen des Mittellappens. Der Unterlappen ist unvollständig gefüllt; man sieht aber, daß die Bronchen eng sind. Man beachte auf der linken Seite, soweit sie sichtbar ist, die cystischen Veränderungen.

Abb. 11. Bronchogramm links mit sackförmigen Bronchektasien in den basalen Segmenten des Unterlappens. Das apikale Segment ist nur mangelhaft gefüllt. Die Lingulabronchen sind namentlich im unteren Segment ebenfalls erweitert. Rechts erkennt man die cystischen Erweiterungen im Mittellappen.

Zustände der *Cystenlunge* zu übertragen. Wenn größere Cysten einmal infiziert sind, so sind aus rein mechanischen Gründen die Aussichten auf Heilung bei konservativer Behandlung nicht gut. Es wird immer wieder zu einer gewissen Sekretstauung kommen, die die wirksame Bekämpfung der Infektion erschwert. Durch radikale Entfernung der cystisch veränderten Lungenteile kann man wirkliche Heilung erzielen. Da die Veränderungen auch hier sich auf einzelne Lappen oder Segmente beschränken können, muß man durch sorgfältige Voruntersuchungen mittelst Tomographie, Bronchoskopie und namentlich Bronchographie genau abklären, welche Lungenteile erkrankt sind.

Die Bronchogramme (Abb. 10 und 11) stammen von einem 6jährigen Mädchen E. St., das mit 18 Monaten einen Keuchhusten durchgemacht hatte und seither immer hustete. Auf der linken Seite fanden sich sackförmige Bronchektasien in den basalen Segmenten und im unteren Lingulasegment, während rechts nur der Mittellappen entsprechende Veränderungen aufwies. Es wurden zuerst links die erkrankten Segmente reseziert. Sie waren bei

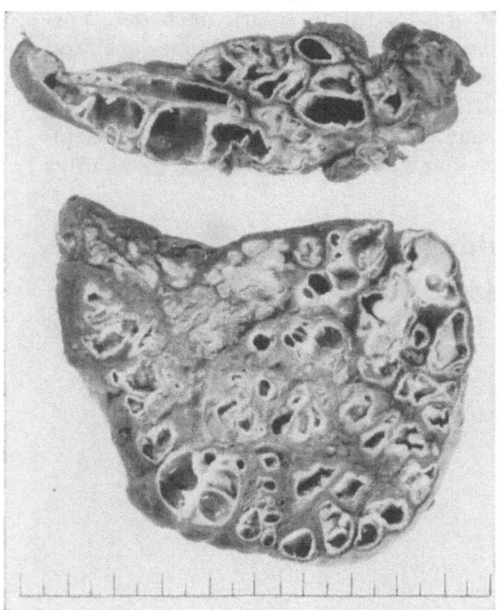

Abb. 12.

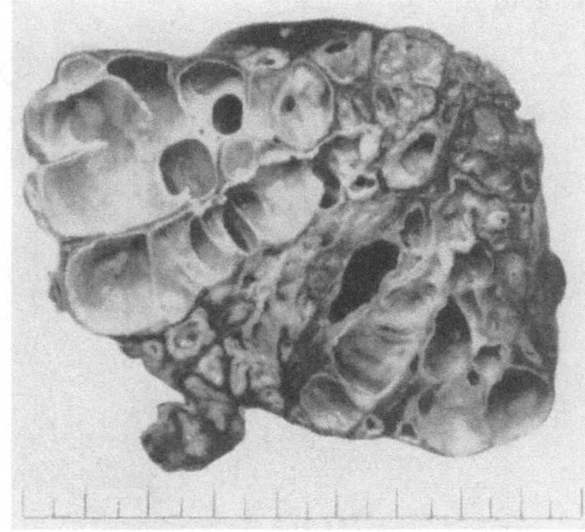

Abb. 13.

Abb. 12. Operationspräparat der linken Seite: Unteres Lingulasegment und basale Segmente des Unterlappens.

Abb. 13. Schwer veränderter rechter Mittellappen.

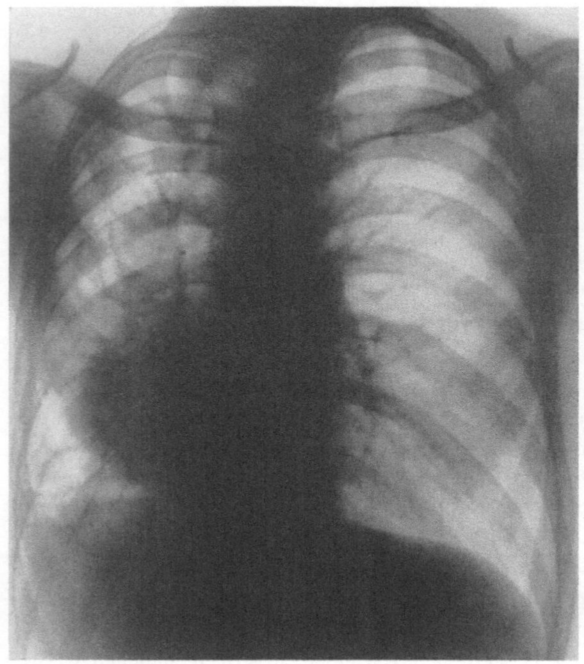

Abb. 14.

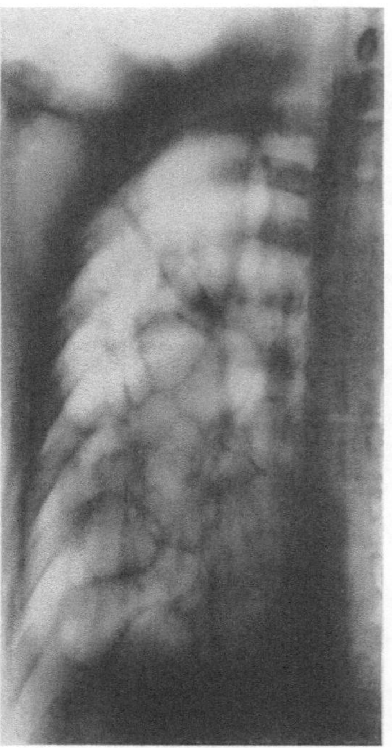

Abb. 15.

Abb. 14. Cystenlunge rechts mit starker Verziehung des Herzens.

Abb. 15. Tomogramm zeigt in 4 cm die großen, dünnwandigen Cysten.

der Operation weitgehend atelektatisch, während die übrigen Lungenteile normalen Luftgehalt zeigten. Nach 1 Jahr wurde auch noch der rechte Mittellappen entfernt. Die Präparate (Abb. 12 und 13) lassen erkennen, daß an verschiedenen Stellen Cyste an Cyste liegt; dieser Befund spricht für kongenitale Mißbildung. Das Kind wurde durch die doppelseitige Resektion klinisch geheilt.

Wenn die cystischen Veränderungen einen ganzen Lungenflügel betreffen, kann nur durch Pneumonektomie die chronische Eiterung wirksam bekämpft

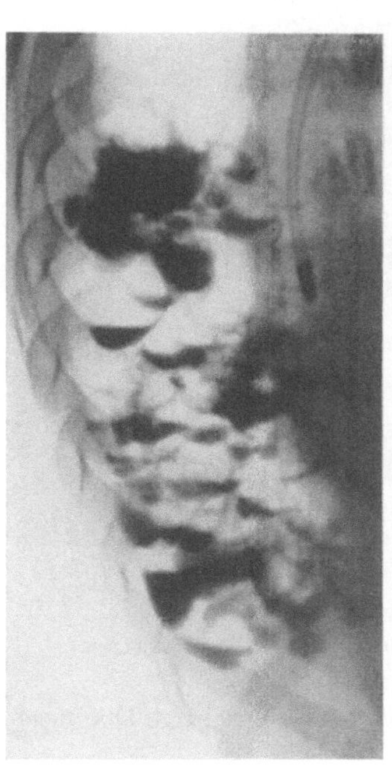

Abb. 16.

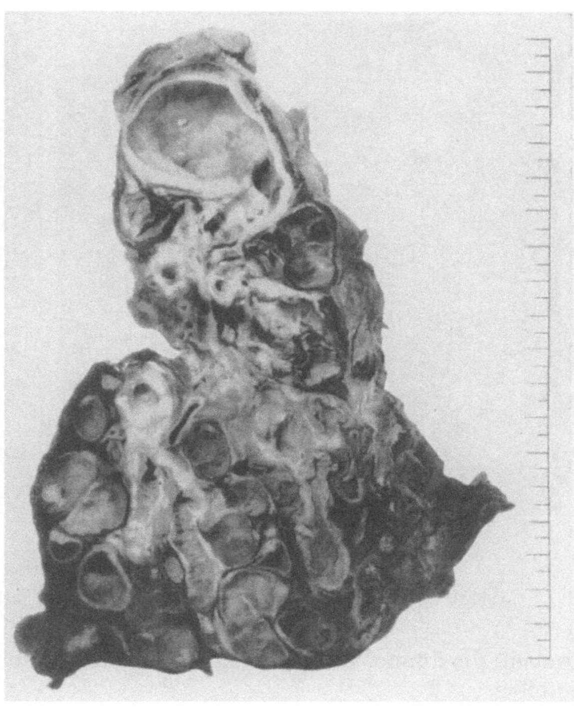

Abb. 17.

Abb. 16. Bronchographie bringt die Cysten gut zur Darstellung.
Abb. 17. Operationspräparat der Cystenlunge.

werden. Man muß sich aber darüber klar sein, daß solche angeborenen Fehlbildungen doppelseitig vorhanden sein können. Bevor man sich zu einer ausgedehnten Resektion entschließt, muß man sicher sein, daß die andere Lunge gesund ist; dann sind die Ergebnisse der Pneumonektomie aber sehr erfreulich. Wir haben wegen infizierter Cystenlunge 7mal die Pneumonektomie ausgeführt; der jüngste Kranke war 11 Jahre, die älteste 43 Jahre alt.

Der 32jährige Schneider J. R. hatte mit 7 Jahren erstmals eine Lungenentzündung. Er war immer etwas schwächlich. Vor 11, 5 und 3 Jahren hatte er wieder Lungenentzündungen. Der Auswurf wurde langsam immer reichlicher und übelriechend und betrug zuletzt 20—50 cm³ trotz Lagerungsdrainage. Der Mann klagte seit 1 Jahr über zunehmende Atemnot und Nachtschweiße. Schon die Übersichtsaufnahme (Abb. 14) ließ neben dem verzogenen Herzen dünnwandige Cysten erkennen, die auf der Schichtaufnahme (Abb. 15) sehr schön zur Darstellung kamen. Das Bronchogramm (Abb. 16) bestätigte die klassische Cystenlunge. Am 22. 7. 48 wurde die Pneumonektomie ausgeführt. Im Präparat (Abb. 17) sieht man die großen dünnwandigen Cysten. Es ist fast kein atmendes Lungengewebe mehr vorhanden. Wegen der starken Verziehung des Mittelfelles wurde nach 6 Wochen noch eine Thorakoplastik unter Resektion von 10 Rippen ausgeführt. Der Mann ist seither gesund und voll arbeitsfähig.

III. Lungencysten.

Zu den Lungenfehlbildungen gehören auch die *solitären Cysten*, die in zwei Formen beobachtet werden. Die seltenen primär lufthaltigen Cysten liegen meist im Obergeschoß und machen sich klinisch erst bemerkbar, wenn sie sich im Anschluß an eine Bronchitis oder Pneumonie infizieren. Im Röntgenbild kann dann der Ringschatten mit Sekretspiegel zu Verwechslung mit Lungenabsceß Veranlassung

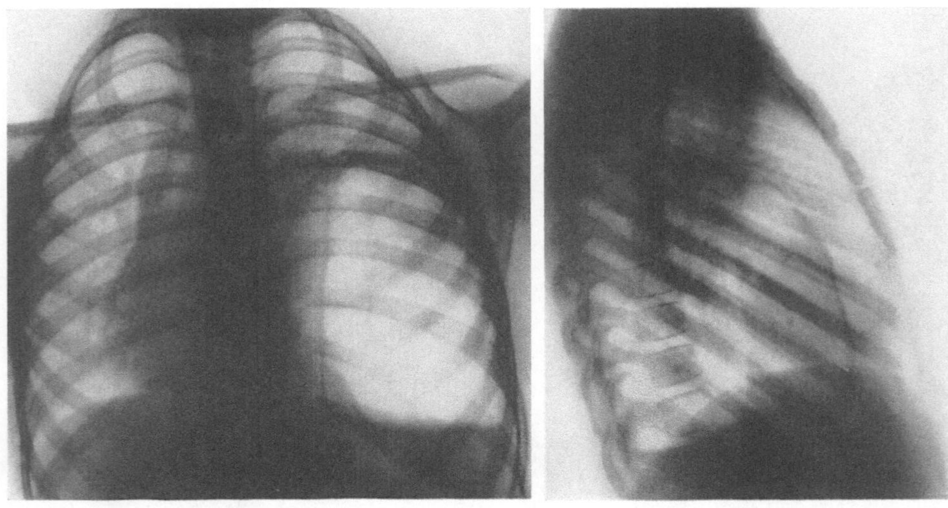

Abb. 18. Abb. 19.

Abb. 18. Große infizierte angeborene Lungencyste.

Abb. 19. Seitliche Aufnahme läßt die dünne Wand der mehr hinten gelegenen Cyste erkennen.

geben; die dünne, vollkommen gleichmäßige Wand läßt aber die richtige Diagnose stellen.

Häufiger sind die mit Flüssigkeit gefüllten Cysten, die mit ihrer kreisrunden, scharf begrenzten Verschattung als Zufallsbefund bei Durchleuchtungen auffallen. Die Abgrenzung gegenüber gutartigen Lungengeschwülsten kann sehr schwierig sein. Wenn sie bei regelmäßig wiederholten Untersuchungen sich nicht verändern und die Größe etwa einer Mandarine nicht überschreiten, kann man ruhig zuwarten. Bei größeren Cysten besteht aber die Gefahr, daß sie eines Tages in die Luftwege einbrechen und zu Sekretaspiration führen können. Die Frage, ob man sie nicht grundsätzlich beseitigen soll, ist deshalb berechtigt. Chirurgische Behandlung ist selbstverständlich angezeigt, wenn die Cyste infiziert ist. Es kommt dann immer zu einem Durchbruch des durch die zusätzliche Exsudation unter Druck gesetzten Cysteninhaltes in die Luftwege. Das klinische Bild unterscheidet sich nicht mehr von der sekundär infizierten lufthaltigen Cyste.

Die infizierte Lungencyste bildet immer eine Indikation zu operativem Vorgehen. Auch wenn sie sich nach spontaner Entleerung verkleinert, kann man keine Obliteration des mit Epithel ausgekleideten Hohlraumes erwarten. Die einfache breite Eröffnung gibt keine Gewähr für Heilung; sie tritt nur ausnahmsweise ein, wenn durch die chronische Entzündung der Epithelbelag ganz zerstört und durch Granulationsgewebe ersetzt ist. Man wird heute die Heilung nicht mehr dem Zufall überlassen, sondern sich zur Resektionsbehandlung entschließen, die bei der Entwicklung der Operationstechnik in kurzer Zeit zuverlässige Heilung verspricht. Kleinere Cysten lassen sich heute in intratrachealer Narkose unter Anwendung von Curare ohne Gefahr der Luftembolie aus der Lunge ausschälen. Bei größeren Cysten wird man je nach Lage und Größe eine Segmentresektion oder Lobektomie vornehmen. Die Erfolge dieser Behandlung sind sehr überzeugend.

Große, wandständige Lungencysten, die vereiterten, werden immer wieder irrtümlicherweise als Empyeme eröffnet; wir kennen drei solcher Beobachtungen.

Die in Abb. 18 dargestellte *Riesencyste* stammt von einem 8jährigen Mädchen V. M., das wegen chronischem Empyem zur operativen Behandlung in die Klinik eingewiesen wurde. Aus der Vorgeschichte ist zu erwähnen, daß vor 6 Jahren durch Thorakotomie unter Resektion der 10. Rippe reichlich Eiter entleert worden war. Jedes Jahr traten Fieberschübe auf, die zurückgingen, sobald durch die alte Narbe der Eiter wieder sich Abfluß verschafft hatte. Bei genauer Betrachtung läßt die Röntgenaufnahme eine ovale Begrenzung der Aufhellung namentlich auch innerhalb der lateralen Brustwand erkennen. Der Sinus ist im Gegensatz zu einem Empyem an der Veränderung nicht beteiligt und nicht verschattet. Die seitliche Aufnahme (Abb. 19) läßt an der Diagnose einer großen Cyste keinen Zweifel.

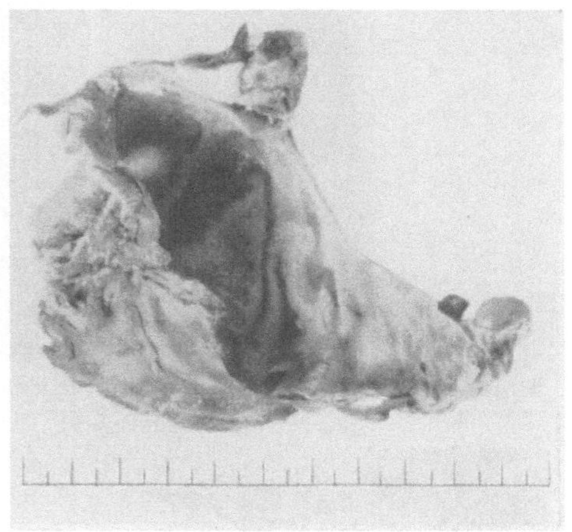

Abb. 20. Operationspräparat der dickwandigen Cyste.

Die dickwandige Cyste (Abb. 20) konnte aus dem Unterlappen ausgeschält werden, so daß reichlich atmendes Lungengewebe zurückblieb. Das Kind wurde geheilt. Eine Röntgenaufnahme 3 Jahre nach der Operation (Abb. 21) läßt nur geringe narbige Veränderungen erkennen.

Wenn die Infektion einer Lungencyste seit vielen Jahren besteht, können sich im Innern harmlose *Pilze* ansiedeln, die schließlich zu eigentümlichen Zustandsbildern führen. Wir sahen mehrfach im Innern der Cysten kugelige Gebilde, die sich bei der Eröffnung als Schimmelpilzmassen entpuppten. Wenn Lungenblutungen im Vordergrund stehen, kann man einen blutenden Tumor vermuten, wie folgende Beobachtung zeigt.

Ein 36jähriger Mann E. E. kam in unsere Behandlung mit der Angabe, daß er seit 14 Jahren an rezidivierenden Blutungen leide, die seine Arbeitsfähigkeit stark beeinträchtigten. Es konnten nie Tuberkelbacillen nachgewiesen werden. Die Röntgenaufnahme ließ im linken Oberfeld medial eine birnenförmige, etwas unregelmäßige Verschattung erkennen. Bei genauem Zusehen konnte man nachträglich auf der Schichtaufnahme (Abb. 22) eine eigentümliche Doppelkonturierung erkennen. Wir vermuteten ein Angiom und rieten zur Operation. Da während der Operation keine weitere Abklärung möglich war, wurde die Lobektomie des Oberlappens ausgeführt. Es handelte sich um eine längliche, mit Flimmerepithel ausgekleidete Cyste (Abb. 23), die mit einer bräunlichen Masse angefüllt war. Sie bestand neben Detritus aus Schimmelpilzen.

So einzigartig der Befund erscheint, haben wir doch kurze Zeit später eine Kranke mit ganz gleicher Vorgeschichte und übereinstimmendem Röntgenbefund gesehen. Da die Röntgenaufnahme wieder die gleiche Doppelkonturierung erkennen ließ, haben wir schon vor der Operation die Diagnose auf Lungencyste mit Schimmelpilzen gestellt, die dann bei der Lobektomie bestätigt wurde. Die Pilze stellen nur einen harmlosen Nebenbefund dar. Die Cysten sind wohl angeboren; es haben sich dann von den Luftwegen aus die Pilze als an und für sich harmlose Schmarotzer angesiedelt. Nachdem sie aber die ganze Höhle ausgefüllt hatten, hat der Fremdkörper die Schleimhaut zeitweise gereizt, wodurch die Blutungen entstanden sind.

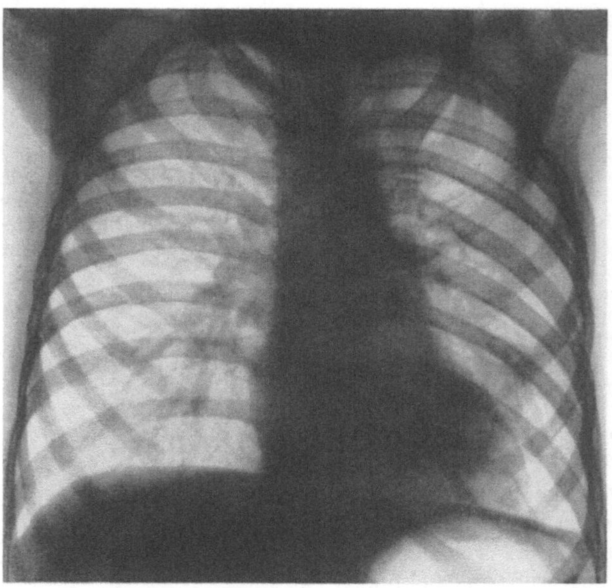

Abb. 21. Zustand 3 Jahre nach der Exstirpation der Cyste.

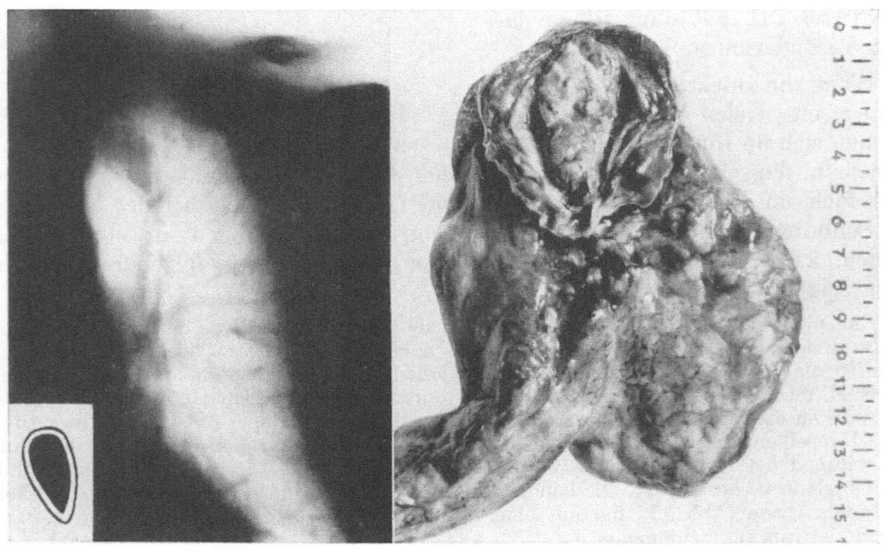

Abb. 22. Abb. 23.

Abb. 22. Schichtaufnahme einer mit Pilzrasen gefüllten Lungencyste.

Abb. 23. Schimmelpilze in der geöffneten Cyste.

Wir sind uns darüber klar, daß man die Befunde auch in anderer Weise erklären kann. Wenn man annimmt, daß es durch Infektion mit Schimmelpilzen zu Lungenabscessen kommen kann, so kann man sich vorstellen, daß ein chronischer Absceß allmählich von den eröffneten Bronchen aus epithelisiert wird, so daß die Wand sich anatomisch nicht mehr von der Wand einer sog. Bronchuscyste unterscheidet. Wir haben 6mal in Lungencysten Schimmelpilze gefunden. Solche Beobachtungen unterstützen die Forderung, infizierte Lungencysten grundsätzlich zu entfernen, um Spätkomplikationen mannigfacher Art zu verhüten.

B. Lungenabsceß und -gangrän.

Die medikamentöse Behandlung ist im Kapitel „*Lungenabsceß und -gangrän*", Band IV, Teil 2, eingehend besprochen. Es kann kein Zweifel darüber bestehen, daß mit der Einführung der Antibiotica die Erfolge der internen Behandlung sehr viel besser geworden sind, so daß Operation immer seltener notwendig wird. Man muß sich aber darüber klar sein, daß auch heute noch auf konservativem Wege Heilung nicht in jedem Fall erzwungen werden kann. Es spielen dabei die Art der Infektionserreger, ihre Empfindlichkeit gegenüber den Antibioticis und wohl namentlich die allgemeine Abwehrlage des Kranken eine Rolle. Zu den konservativen Maßnahmen rechnen wir auch die Absaugung der Abscesse auf endoskopischem Wege mit Instillation geeigneter Medikamente in die Höhle selbst. Bei günstiger Lage einheitlicher Höhlenbildungen und kurzem Bronchusweg kann man damit Erfolge erzielen.

D. I. Smith gab 1948 eine Zusammenstellung von 906 konservativ behandelten Lungenabscessen. Er errechnete eine Mortalität von 34,7%. Weitere 34% wurden durch die Behandlung vom akuten Stadium in ein chronisches übergeführt, während 31,3% geheilt wurden. Nach diesen Zahlen kommt deshalb etwa ein Drittel der Beobachtungen für chirurgische Behandlung in Frage.

Im allgemeinen gilt als Regel, daß man die interne Behandlung nicht länger als 6—8 Wochen durchführen soll. Man darf diese Vorschrift aber nicht starr befolgen, sondern muß immer die besonderen Verhältnisse des einzelnen Falles berücksichtigen. Wenn namentlich bei Gangrän der Allgemeinzustand des Kranken immer schlechter wird und hohes Fieber auf den Ernst der Lage hinweist, wird man nicht schematisch zuwarten, sondern die Frage chirurgischen Eingreifens prüfen. Man muß aber wissen, daß unter diesen Bedingungen eine größere Operation dem Schwerkranken nicht zugemutet werden kann. Man wird sich damit begnügen, dem Eiter auf schonendste Weise nach außen Abfluß zu verschaffen. Mit der einfachen *Absceßpunktion* haben wir uns nicht befreunden können, obwohl Starck bei vielen Punktionen nie eine vom Stichkanal ausgehende Infektion der Lunge und nie eine Pleurainfektion gesehen haben will. Tal punktierte nicht nur die Abscesse, sondern spülte sie auch mit 0,1%iger Rivanollösung. Das Verfahren wurde in letzter Zeit wieder in Verbindung mit Penicillinbehandlung aufgenommen. Wir geben der Saugdrainage, wie sie Monaldi zur Behandlung der tuberkulösen Kaverne angegeben hat, den Vorzug.

Sofortiges Vorgehen ist gegeben, wenn man als Ursache einer Lungeneiterung einen aspirierten Fremdkörper annimmt oder durch Röntgenuntersuchung nachgewiesen hat. Bei der heutigen Entwicklung der bronchoskopischen Technik ist es dem Geübten möglich, auch verhältnismäßig kleine Fremdkörper aus tiefliegenden Luftwegen zu entfernen. In der Regel wird der Absceß unter antibiotischer Nachbehandlung in Verbindung mit Lagerungsdrainage zur Ausheilung kommen. Kann der Fremdkörper aber endoskopisch nicht gefaßt werden, so ist operative Entfernung angezeigt. Unter dem Schutze der Antibiotica wird sich der Chirurg nicht scheuen, durch Thorakotomie die Lunge freizulegen. Wenn die Pleura nicht stärker verwachsen ist, fühlt man in der Lunge meist ohne Schwierigkeit den Eiterherd und sogar den Fremdkörper, so daß man mit dem elektrischen Messer darauf einschneiden kann. Wenn der Absceßinhalt sorgfältig abgesaugt und die kleine Höhle mit einem entsprechenden Desinfektionsmittel ausgetupft wird, kann man die Lungenwunde mit einigen Nähten verschließen. Wird die Lunge durch Saugbehandlung sofort zur vollen Entfaltung gebracht, darf man ungestörte Heilung erwarten.

Ist der Fremdkörperabsceß aber schon sehr groß, wird man ihn zweckmäßig durch primäre Lungenresektion radikal beseitigen.

Bei der Anzeigestellung für die chirurgische Behandlung muß man unterscheiden zwischen den mehr oder weniger akuten Eiterungen und den chronischen Abscessen. Bei den akuten Einschmelzungen wird man auch heute noch, wie bei jeder anderen Absceßbildung, in erster Linie dem Eiter nach außen Abfluß verschaffen müssen; bei den chronischen Eiterungen erreicht man aber erfahrungsgemäß mit der einfachen Eröffnung keine wirkliche Heilung. Der eitrige Auswurf hört zwar auf und die Absonderung geht zurück; es bleibt aber meist eine fistelnde Höhle zurück, die auch mit komplizierten Nachoperationen nicht immer zuverlässig zum Verschwinden gebracht werden kann. Man wird sich deshalb beim chronischen Absceß zur primären Resektionsbehandlung entschließen.

Es ist verständlich, daß man wegen der guten Erfolge der Lungenresektion bei den chronischen Eiterungen die Frage diskutiert, ob man nicht auch beim akuten Absceß primär resezieren soll. Dazu ist zu sagen, daß Schwerkranken trotz aller Verbesserungen der Narkose und der Schockbekämpfung eine so große Operation nicht zugemutet werden kann. Namentlich Kranke mit fortschreitender Lungengangrän haben früher schon eine schonende Thorakotomie oft nicht überstanden. Hier geben wir deshalb dem einfachsten Eingriff, der Saugdrainage nach Monaldi den Vorzug. Sie kann aber naturgemäß nur bei deutlich sichtbaren, also verhältnismäßig großen, einheitlichen Höhlen in Frage kommen. Wenn diese Vorbedingung nicht erfüllt ist, müssen die Eiterherde durch Pneumotomie eröffnet werden. Wenn die Eiterung aber schon in ein subakutes Stadium eingetreten ist, wird man heute auch die Frage der Resektion prüfen, die sonst in erster Linie bei den chronischen Abscessen in Anwendung kommt.

I. Die Saugdrainage des Lungenabscesses.

Das schonendste Verfahren, um bei einer Lungeneiterung dem Sekret Abfluß nach außen zu verschaffen, ist die Saugdrainage.

Sie wird in gleicher Weise ausgeführt wie bei der tuberkulösen Kaverne. Wenn nach dem klinischen Befund und der Röntgenkontrolle der Herd in der Lunge verhältnismäßig oberflächlich gelegen ist, kann man annehmen, daß der Pleuraspalt verklebt oder verwachsen ist. Man wird aber auf alle Fälle mit der Pneumothoraxnadel prüfen, ob dies der Fall ist. Sollte negativer Druck zeigen, daß der Pleuraspalt noch frei ist, so muß man zuerst eine künstliche Verödung herbeiführen, wozu wir eine Aufschwemmung von 0,3 g Kaolin in 1—2 cm^3 Wasser benützen. Das Einlegen des Gummischlauches kann dann nach einer Woche erfolgen.

Da die Einführung des Troikarts in der Regel hinter dem Röntgenschirm vorgenommen wird, damit man auf kürzestem Wege mit einem einmaligen Stich ohne unnötige Verletzung des Lungengewebes den Schlauch einlegen kann, kommt die Behandlung nur in Frage bei einheitlichen, mindestens nußgroßen, zum Teil luftgefüllten Höhlen, die sich bei der Durchleuchtung leicht erkennen lassen. Da der Eiter meist dickflüssig ist, empfiehlt es sich, einen Katheter von mindestens 10 Charrières zu verwenden. Die Behandlung wird in gleicher Weise durchgeführt, wie bei der tuberkulösen Kaverne. Da die Zerfallshöhle meist in offener Verbindung mit einem Bronchus steht, wird man nur ausnahmsweise Saugflaschen gebrauchen können, weil das Wasser zu rasch abläuft. Man verwendet deshalb eine elektrische oder Wasserstrahlpumpe. Man wird die Aspiration aber nur alle 3—4 Std für kurze Zeit einschalten, da es keinen Sinn hat, stundenlang Luft aus dem Bronchialbaum durch die Höhle durchzusaugen.

Wie man von der Behandlung der tuberkulösen Kaverne her weiß, kann man nicht erwarten, daß man durch Saugbehandlung jeden Lungenabsceß zur Ausheilung bringen kann. Wenn durch die nekrotisierende Entzündung Lungengewebe in großer Ausdehnung zerstört ist, ist eine Vernarbung der Höhle aus rein mechanischen Gründen nicht möglich, da das umgebende gesunde Lungenparenchym nicht beliebig sich ausdehnen kann. Bei frischeren Abscessen haben wir aber doch mehrfach Heilung durch die Drainage allein beobachtet.

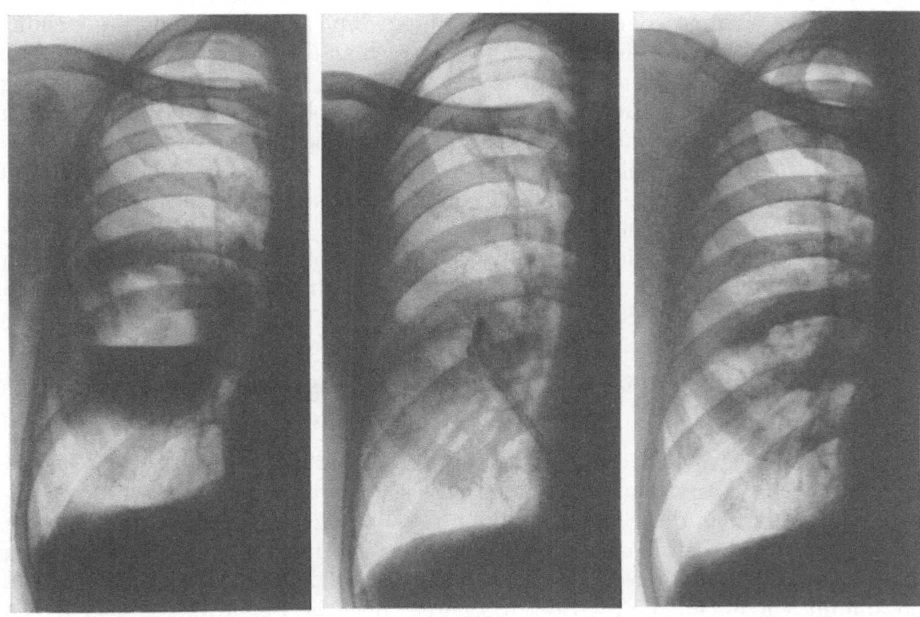

Abb. 24. Abb. 25. Abb. 26.

Abb. 24. Apfelgroßer Lungenabsceß im rechten Mittelfeld.

Abb. 25. Fünf Wochen nach Beginn der Saugdrainage ist der Absceß sehr klein geworden.

Abb. 26. Ein halbes Jahr nach Abschluß der Behandlung erinnert nur geringe Narbenbildung an den früheren Absceß.

Als Beispiel diene die Krankengeschichte eines 46jährigen Kinooperateurs J. B., der Ende September 1945 an einer Lungenentzündung erkrankt war. Schon nach einigen Tagen trat reichlicher Auswurf auf, der Blut enthielt. Da auf Cibazolbehandlung keine Besserung eintrat, erfolgte Einweisung in ein Krankenhaus. Man stellte dort schon am 11. 10. einen über eigroßen Lungenabsceß fest. Es wurden täglich bis 500 cm³ fötider Eiter ausgehustet. Da trotz weiterer Chemotherapie der Zustand sich nicht besserte, wurde der Kranke am 7. 11. 45 der Klinik überwiesen. Die Röntgenuntersuchung ergab nun eine über apfelgroße Absceßhöhle im rechten Mittelfeld (Abb. 24), die ganz nahe der hinteren Brustwand wohl in der Spitze des Unterlappens gelegen war. Der Kranke hatte hohes Fieber, war in schlechtem Allgemeinzustand und litt außerdem an einer progressiven Muskelatrophie. Man wollte ihm deshalb einen größeren Eingriff nicht zumuten, sondern legte am 10. 11. 45 eine Saugdrainage nach Monaldi an. Das Fieber ging sofort herunter, der Auswurf verminderte sich in einigen Tagen auf 20—40 cm³ und der Kranke erholte sich auffallend. Wie eine Kontrolle vom 17. 12. (Abb. 25) zeigt, verkleinerte sich die Absceßhöhle sehr rasch. Der Kranke wurde am 2. 6. 46 in ambulante Nachbehandlung entlassen. Da noch eine kleine Höhle nachweisbar war, wurde die Saugbehandlung noch fortgesetzt, obwohl fast kein Sekret mehr vorhanden war. Der Schlauch wurde erst nach 3 Monaten entfernt. Eine spätere Röntgenkontrolle vom 16. 10. 46 (Abb. 26) zeigt im alten Absceßgebiet nur geringe streifige Verschattung. Erkundigung nach 9 Jahren ergibt, daß von seiten der Lunge nie mehr Erscheinungen aufgetreten sind.

Die Krankengeschichte beweist, daß durch einfache Saugbehandlung auch große, frisch entstandene Abscesse zur endgültigen Heilung gebracht werden können. Die Nachbehandlung dauerte allerdings 6 Monate. Der Kranke konnte aber nach 3 Monaten seine berufliche Tätigkeit wieder wenigstens teilweise aufnehmen.

Bevor man das Gummirohr endgültig herauszieht, wird man, wie bei der tuberkulösen Kaverne, durch Einspritzen eines Kontrastmittels den Beweis zu erbringen haben, daß keine Höhle und namentlich keine Verbindung zum Bronchus mehr vorhanden ist. Aber auch diese Vorsichtsmaßregel gibt keine absolute Gewähr, daß kein Rezidiv auftreten kann. Wenn der Kranke nach kürzerer oder längerer Zeit wieder zu husten anfängt und die Röntgenuntersuchung wieder eine eindeutige Höhle zeigt, muß man sich zu eingreifenderen Maßnahmen entschließen. Ein weiterer Eingriff ist auch geboten, wenn die Saugbehandlung durch die dadurch bewirkte Entgiftung des Körpers wohl eine erhebliche Besserung des Allgemeinzustandes herbeigeführt hat, wenn man aber wegen der Größe der Lungenzerstörung Heilung nicht erwarten kann. In beiden Fällen wird man heute nach Möglichkeit eine sekundäre Lungenresektion anstreben, da nur sie Aussicht auf fistellose Heilung gibt. Man wird sich zur breiten Eröffnung des Herdes durch Pneumotomie entschließen, wenn ein größerer Eingriff dem Kranken noch nicht zugemutet werden kann, die Sekretverhaltung mit ihren ungünstigen Folgen aber zu raschem Handeln zwingt.

II. Die breite Eröffnung des Lungenabscesses durch Pneumotomie.

Sie ist angezeigt, wenn durch konservative Behandlung während 6—8 Wochen keine deutliche Besserung erzielt worden ist, sofern nicht aus den oben besprochenen Gründen der Saugbehandlung der Vorzug gegeben werden muß. Sie ist namentlich geboten bei mehrkammerigen, größtenteils mit Gewebssequestern und Sekret gefüllten Höhlen, die sich röntgenologisch schlecht lokalisieren lassen. Sie kommt vor allem in Frage bei frischeren, noch in Demarkation begriffenen Einschmelzungen, während bei älteren, weitgehend gereinigten Höhlen aus den später besprochenen Gründen die Lungenresektion in Erwägung gezogen wird. Die Pneumotomie ist namentlich indiziert, wenn das Allgemeinbefinden durch die schwere Eiterung stark in Mitleidenschaft gezogen ist. Durch die breite Eröffnung wird am sichersten eine rasche Entgiftung des ganzen Organismus herbeigeführt. Man wird sich aber darüber klar sein, daß man damit nur ausnahmsweise eine wirkliche Heilung erreicht. In der Regel bleibt eine Absceßresthöhle zurück, die man dann später, allerdings unter wesentlich günstigeren Voraussetzungen, durch Lobektomie beseitigen muß.

Vorbedingung für erfolgreiche Eröffnung einer Lungeneiterung ist selbstverständlich eine möglichst genaue Lagebestimmung. Bei der physikalischen Untersuchung darf man keine klassischen Höhlenzeichen erwarten. Neben Dämpfung wird man sich namentlich durch genau lokalisierten *Druckschmerz* leiten lassen, der bei oberflächlichen Lungeneiterungen durch Übergreifen der Entzündung auf das Brustfell fast regelmäßig beobachtet wird. Bei der *Röntgenuntersuchung* wird man sich nicht mit den klassischen Aufnahmen in sagittaler und querer Richtung begnügen, sondern wird nach Möglichkeit den Kranken selbst durchleuchten, wobei er nach allen Richtungen gedreht werden muß, um abzuklären, an welcher Stelle die Verschattung der Brustwand am meisten genähert ist. Bei der Tomographie darf man keine einwandfreien Höhlen erwarten, solange das Einschmelzungsgebiet noch mit Detritus und Eiter gefüllt und keine Luftblase vorhanden ist. Die Bronchographie ist bei Lungenabsceß und -gangrän besser zu unterlassen. Bei großer Auswurfmenge ist sie wegen

Aspirationsgefahr sicher nicht gefahrlos. Die Erfahrung zeigt immer wieder, daß die Zerfallshöhlen sich vom Bronchus her meist nicht darstellen lassen, weil die Verbindung zu eng ist. Ist sie ausnahmsweise einmal weit, so entleert sich der Absceßinhalt von selbst und wird durch Luft ersetzt; dann werden sich die Höhlen schon mit Durchleuchtung oder Schichtaufnahmen lokalisieren lassen. Die beste Vorstellung von den räumlichen Beziehungen erhält man durch stereoskopische Aufnahmen.

Probepunktion durch die intakte Brustwand von außen ist abzulehnen. Die Gefahr, bei nicht verwachsener Pleura Keime in den Brustfellspalt zu verschleppen oder sogar einen Pneumothorax zu erzeugen, darf nicht unterschätzt werden.

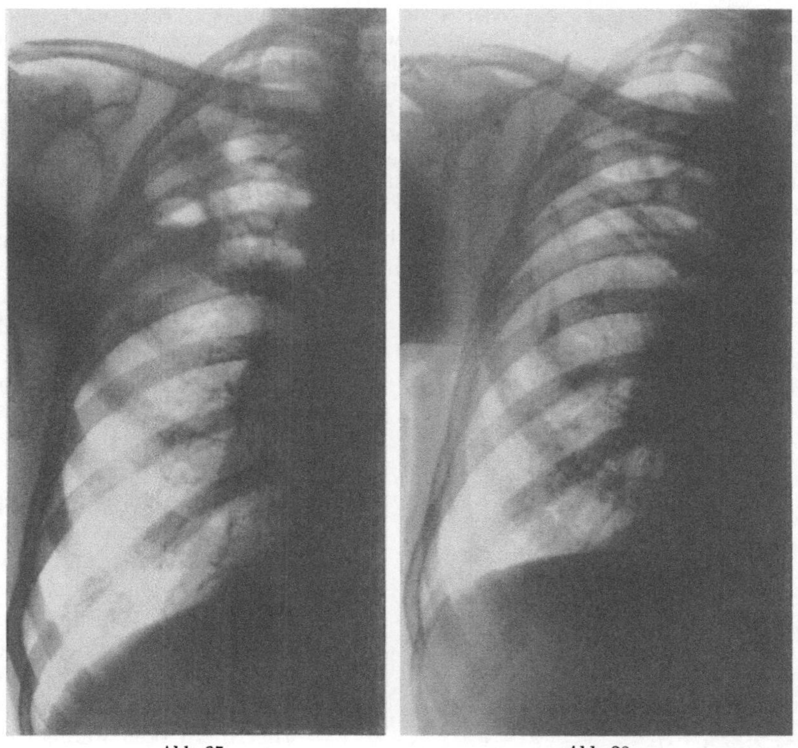

Abb. 27. Abb. 28.

Abb. 27. Pflaumengroßer Lungenabsceß im rechten Oberlappen. (Aufnahme Dr. K. LÄMMLI-Schaffhausen.
Abb. 28. Heilung 9 Wochen nach der Pneumotomie.

Für die *Pneumotomie* müssen über dem Absceß 2—3 Rippen auf 8—10 cm Länge reseziert werden. Wenn der Brustfellspalt verwachsen ist, wird die Eiterhöhle in der gleichen Sitzung mit dem elektrischen Messer eröffnet. Bei freier Pleura müssen aber zuerst durch chemische Reizung Verwachsungen erzeugt werden; die Eröffnung kann dann erst in einer zweiten Sitzung nach etwa einer Woche erfolgen.

Der 45jährige Hilfsarbeiter E. L. erkrankte Anfang August 1949 mit Schüttelfrost und Fieber bis 40° an einer Pneumonie im rechten Oberlappen. Auf Sulfonamide trat Entfieberung ein. Nach etwa 10 Tagen trat übelriechender Auswurf auf in einer Menge von 200 cm³ täglich. Vorübergehende Besserung nach Penicillin. Dann verschlechterte sich der Zustand trotz weiterer Behandlung. Die Röntgenaufnahme vom 19. 11. 49 (Abb. 27) ergab eine mehr wandständige Verschattung im rechten Oberfeld mit eigroßer Aufhellung mit Flüssigkeitsspiegel. Da die konservative Behandlung während 3 Monaten zu keiner Heilung geführt hatte, war chirurgische Behandlung angezeigt. Von der Achselhöhle aus wurden am 6. 12. 49 in örtlicher Betäubung die 2. und 3. Rippe auf 10 cm reseziert und die dazwischen gelegene Intercostalmuskulatur abgetragen. Da die Pleurablätter nicht verwachsen waren, wurden sie mit Jodtinktur bestrichen und darüber ein flaches Gazepolster eingelegt. Nach 8 Tagen wurde die Wunde wieder geöffnet. Der Pleuraspalt war nun verklebt. Nachdem durch Punktion die Lage des Abscesses festgestellt war, wurde entlang der Nadel die pflaumengroße Absceßhöhle mit dem elektrischen Messer breit eröffnet. Um den Abfluß des Eiters zu erleichtern, wurde auch noch ein Stück aus der 4. Rippe weggenommen. Eiter und gangränöse Lungenfetzen wurden sorgfältig ausgetupft und die Höhle locker tamponiert. Nach 6 Wochen konnte der Kranke mit einem Gummirohr im engen Wundkanal bei bestem Befinden ohne Auswurf nach Hause entlassen werden. Eine Röntgenkontrolle vom 20. 2. 50 (Abb. 28) zeigt, daß der Absceß ausgeheilt ist. Die Fistel schloß sich Anfang Februar. Der Mann konnte Mitte März seine Arbeit wieder aufnehmen und ist gesund geblieben.

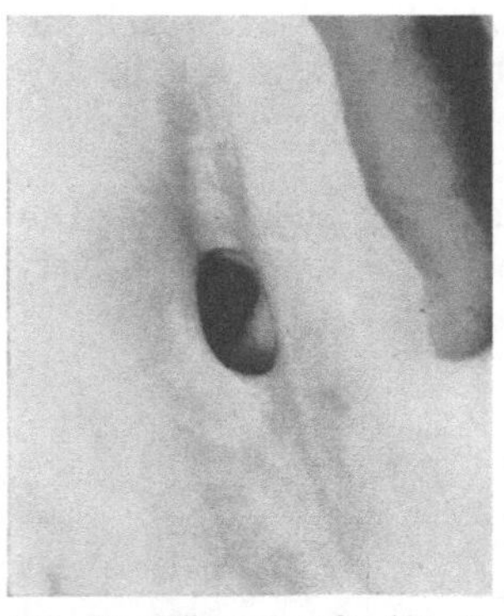

Abb. 29. Pflaumengroße Absceßresthöhle mit Bronchialfisteln.

Diese Beobachtung zeigt, daß man bei relativ frischen Lungeneiterungen durch die Pneumotomie Heilung erzielen kann. Je länger die Eiterung aber besteht, um so schlechter werden die Aussichten. Wenn durch Demarkation des nekrotisch gewordenen Lungengewebes größere Höhlen entstanden sind, tritt von den eröffneten Bronchen aus fortschreitende Epithelisierung des Granulationsgewebes ein. Die Höhlen zeigen dann schließlich eine glatte, glänzende Oberfläche. Werden solche Höhlen durch Pneumotomie eröffnet, so verschwindet wohl der eitrige Auswurf, es bleiben aber mehr oder weniger große Fistelöffnungen zurück, die in die entsprechenden Höhlen führen. Da die Wand der Höhlen meist durch ein Gitterwerk von verschieden dicken Strängen, die Gefäße enthalten und entsprechend zum Teil pulsieren, ein eigenartiges Aussehen bekommt, sprachen SAUERBRUCH und NISSEN von *Gitterlunge*. Uns schien — in Anlehnung an die Empyemresthöhle — die Bezeichnung *Absceßresthöhle* zweckmäßiger zu sein.

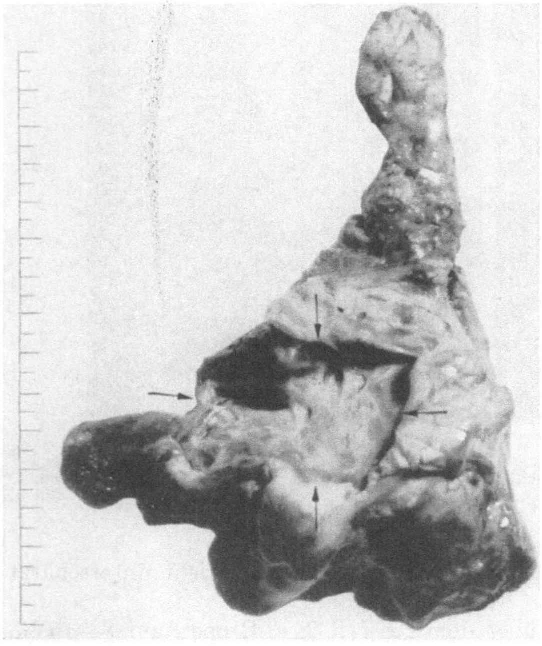

Abb. 30. Exstirpierter Unterlappen läßt die große epithelisierte Höhle (Pfeile) mit den verschiedenen Bronchialfisteln erkennen.

Selbstverständlich können die Wandungen einer solchen Höhle auch bei vollkommener Entspannung der Umgebung wegen ihres Epithelbelages nicht mehr miteinander verkleben. Bei oberflächlicher Lage gewinnt das Höhlenepithel früher oder später auch Anschluß an die von der Haut abstammende

Oberhaut der äußeren Wunde. Es entsteht eine richtige Lippenfistel, die wohl mit der Zeit durch Narbenschrumpfung sich verkleinert, aber in der Regel ohne chirurgische Hilfe sich nicht mehr schließt. Solche Höhlen können durch eine Muskelplastik nach NISSEN zum Verschluß gebracht werden. Wir bevorzugen die Entfernung des erkrankten Lungenlappens, die nach eigenen Beobachtungen technisch keine besonderen Schwierigkeiten bereitet.

Abb. 29 zeigt eine solche pflaumengroße Absceßresthöhle mit mehreren Bronchialfisteln. Vor 5 Jahren hatte sich im Anschluß an eine Pneumonie ein Lungenabsceß entwickelt, der durch Pneumotomie eröffnet wurde. Da immer wieder Rückfälle auftraten, wurden in den folgenden 2 Jahren zweimal weitere Abscesse freigelegt. Versuche, die Bronchialfisteln zu verschließen, hatten fehlgeschlagen. Da die Kranke durch die Fistel nicht stark belästigt wurde, hat sie immer wieder gearbeitet. Weil die Absonderung aber allmählich zunahm, wurde die Lobektomie des Unterlappens ausgeführt; nach 2 Monaten war Heilung eingetreten. Das Operationspräparat (Abb. 30) läßt die große, vollkommen epithelisierte Höhle mit mehreren Bronchialfisteln erkennen.

Solche Befunde machen es verständlich, daß bei länger bestehenden Absceßhöhlen weder durch Saugdrainage noch durch breite Eröffnung Heilung erzielt werden kann. Die günstigen Erfahrungen mit der Lobektomie bei solchen Absceßresthöhlen legen den Gedanken nahe, die Lungenresektion schon bei nicht vorbehandelten Abscessen in Anwendung zu bringen.

III. Lungenresektion.

Wie aus den Ausführungen hervorgeht, ist beim Lungenabsceß die Resektion meist in Form der Lobektomie angezeigt, wenn es sich um ausgesprochen chronische Eiterungen handelt, bei denen bereits eine weitgehende Epithelisierung der Höhlen erwartet werden muß. Sie ist besonders geboten, wenn es sich um mehrere Zerfallshöhlen handelt, die einen wesentlichen Teil des Lappens einnehmen.

Man darf nicht übersehen, daß die Lungenresektion als chirurgischer Eingriff nicht nur vom technischen Standpunkt aus schwieriger, sondern auch in seinen Rückwirkungen auf den Organismus belastender ist als eine einfache Pneumotomie. Wenn reichlich eitriger Auswurf vorhanden ist, soll die Aspirationsgefahr nicht unterschätzt werden. Man wird durch entsprechende Vorbehandlung namentlich mit Lagerungsdrainage die Sekretmenge zu vermindern trachten. Wenn durch die chronische Eiterung und lange dauerndes Fieber das Allgemeinbefinden stark beeinträchtigt ist, muten wir den Kranken auch nicht gerne eine Lobektomie zu. Wenn es nicht gelingt, durch konservative Maßnahmen die toxischen Rückwirkungen zu beheben, ist es vorsichtiger, zuerst durch einfache Drainage oder Pneumotomie dem Eiter nach außen Abfluß zu verschaffen und dann erst sekundär die Lobektomie vorzunehmen, um endgültige Heilung herbeizuführen.

Folgende Beobachtung zeigt, daß man durch Resektion schwere, lange bestehende Lungeneiterungen in kurzer Zeit zur vollen Ausheilung bringen kann.

Der 45jährige Kaufmann P. I. war vor 3 Monaten erkrankt mit Seitenstechen am Rippenbogen links und Reizhusten; Fieber soll nicht bestanden haben. Der Hausarzt stellte links hinten unten eine massive Dämpfung fest. Wegen Verdacht auf Tumor wurde nach 2 Monaten eine Bronchoskopie ausgeführt, bei der Eiter aus dem Unterlappen abgesaugt werden konnte. Seither hatte der Kranke reichlich fötiden eitrigen Auswurf. Wegen Verdacht auf Pleuraempyem mit Durchbruch in die Lunge wurde hinten punktiert; es konnten größere Mengen Eiter entleert werden. Bei der Punktion fiel aber auf, daß man den Eiter nicht sofort nach Durchstechen der Brustwand aspirieren konnte. Man mußte die Nadel jeweils noch 1—2 cm vorschieben. Man stellte deshalb die Diagnose auf großen Lungenabsceß, der nach den Übersichtsaufnahmen (Abb. 31 und 32) gekammert und hinten gelegen war. Eine infizierte Lungencyste konnte ausgeschlossen werden, da eine Schirmbildaufnahme vor 3 Jahren keinen Anhaltspunkt für eine vorbestandene Veränderung ergeben hatte.

Bei der am 26. 2. 52 unter Blockierung des linken Hauptbronchus ausgeführten Operation zeigte es sich, daß es sich tatsächlich um eine intrapulmonale Eiterung handelte. Der stark verwachsene Unterlappen ließ sich vom Oberlappen abtrennen und durch typische Lobektomie

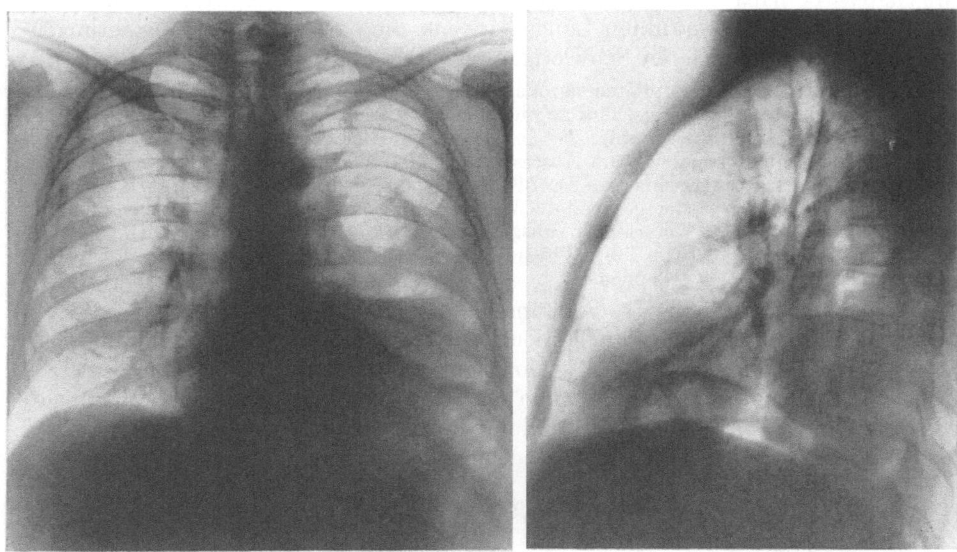

Abb. 31. Abb. 32.

Abb. 31. Großer gekammerter Absceß im linken Unterlappen.

Abb. 32. Seitliche Aufnahme zeigt, daß die scharf begrenzte Verschattung hinten gelegen ist.

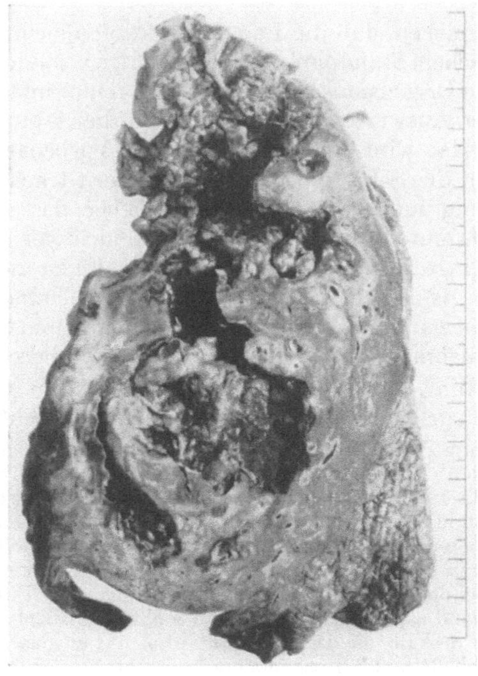

Abb. 33. Exstirpierter Unterlappen mit mehrkammerigen schlecht demarkierten Höhlen und xanthomatöser Pneumonie der Umgebung.

entfernen. Nach ungestörter Wundheilung konnte der Mann am 13. 3. nach Hause entlassen werden. Er hat nach 6 Wochen seine Arbeit wieder aufgenommen.

Das aufgeschnittene Präparat (Abb. 33) läßt ein vielkammeriges Höhlensystem erkennen, das den ganzen Unterlappen durchsetzt. Es ist schmierig grüngelb, an anderen Stellen graurot belegt. Die histologische Untersuchung ergab in der Umgebung chronisch-interstitielle und xanthomatöse perifokale Pneumonie ohne Anhaltspunkt für Tumorbildung oder Pilzerkrankung (Dozent Dr. HEDINGER).

Eine seit 3 Monaten bestehende Abszedierung des ganzen linken Unterlappens konnte durch Lobektomie in 15 Tagen fistellos geheilt werden. Die Röntgen-

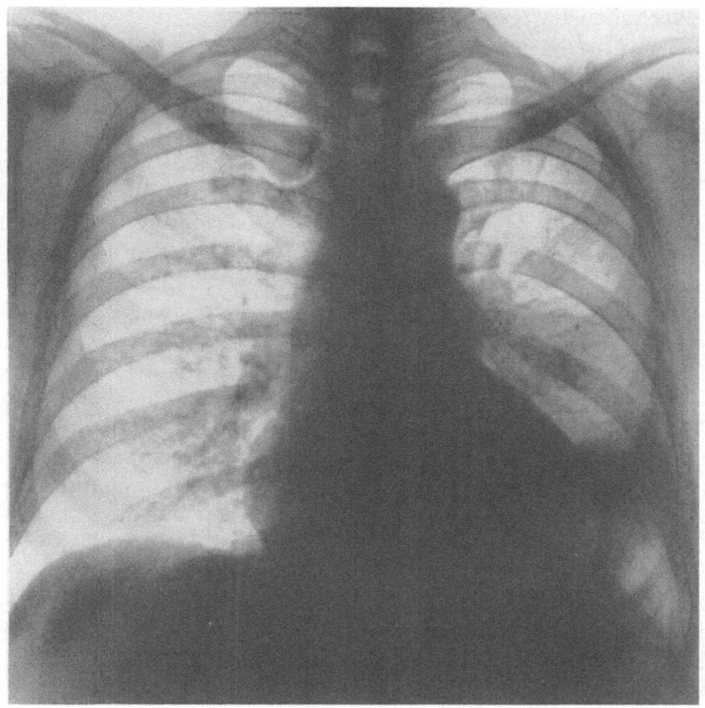

Abb. 34. Zustand 15 Tage nach Lobektomie des Unterlappens.

aufnahme am Tag der Entlassung (Abb. 34) zeigt, daß der Oberlappen die linke Brusthöhle fast ganz ausfüllt. Im Sinus ist nur ein kleines Restexsudat zu erkennen. Bei der Ausdehnung des eitrigen Zerfalls hätte man durch Pneumotomie sicher keinen befriedigenden Zustand erreichen können. Patient ist seither gesund geblieben.

Wenn ein Lungenabsceß aber schon viele Monate oder sogar jahrelang besteht, kann heute kein Zweifel mehr darüber bestehen, daß nur die Lungenresektion Aussicht auf Heilung in absehbarer Zeit bietet. Die Ergebnisse sind ebenso gut wie bei der Resektionsbehandlung der tuberkulösen Kaverne. Auf die Erfolge der Resektionsbehandlung der Absceßresthöhlen wurde oben schon hingewiesen.

C. Lungentuberkulose.

Die chirurgische Behandlung der Lungentuberkulose hat in den letzten Jahren eine große Wandlung erfahren. Es kann kein Zweifel darüber bestehen, daß durch die Entdeckung der Tuberkulostatica die Zahl der Kavernen, die durch konservative Maßnahmen allein zur Ausheilung kommt, ganz erheblich zugenommen hat. Auf der anderen Seite können heute schwere, oft doppelseitige Erkrankungen so gebessert werden, daß chirurgische Behandlung überhaupt möglich wird bei Fällen, die früher rettungslos verloren gewesen wären. Während noch vor einigen Jahren die Anzeigestellung für die verschiedenen Verfahren der *Kollapstherapie* eine gewisse Abgrenzung erfahren hatte, ist jetzt alles wieder im Fluß, weil sie durch die Lungenresektion immer mehr eingeengt wird. Von dieser Einschränkung wird nicht einmal der klassische Pneumothorax Forlaninis verschont, der während eines halben Jahrhunderts ungezählten Kranken zur Gesundung verholfen hat.

Die wichtigste Indikation zur chirurgischen Behandlung stellt die tuberkulöse Kaverne dar. Wenn man die Kaverne auch nicht mehr ganz so pessimistisch beurteilt, wie seinerzeit Gräff, der 1921 darin noch ein Todesurteil gesehen hat, „welches oft genug schon innerhalb weniger Jahre vollstreckt wird", so weiß man doch, daß ohne Kavernenvernichtung keine Heilung zu erwarten ist. Aus den sorgfältigen Untersuchungen von Düggeli am Krankengut der Thurgauisch-Schaffhausischen Heilstätte in Davos (Chefarzt Dr. H. Stöcklin †) geht hervor, daß das Schicksal des Offentuberkulösen, dessen Erkrankung durch eine Kur nicht in die geschlossene Form übergeführt werden kann, außerordentlich schlecht ist.

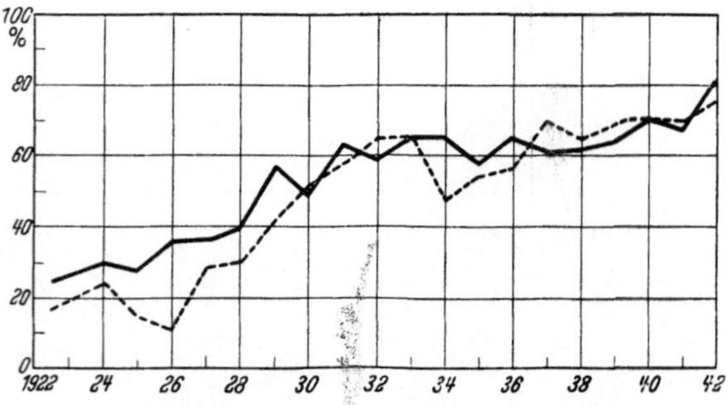

Abb. 35. Die während der Kur in die geschlossene Form übergeführten Offentuberkulösen im Vergleich zur Entwicklung der Kollapstherapie in den Jahren 1922—1942. (Nach Düggeli.)

Er hat eine durchschnittliche Lebensdauer von 2—3 Jahren. Unvergleichlich günstiger ist die Lebenserwartung der am Ende der Kur als klinisch geschlossen Entlassenen. Nach 10 Jahren leben noch 75,7%. Düggeli konnte zugleich nachweisen, daß in der genannten Heilstätte die Zahl der Offentuberkulösen, die im Verlauf der Beobachtungsjahre in die klinisch geschlossene Form übergeführt werden konnte, von 26% im Jahre 1923 auf 82% im Jahre 1942 angestiegen ist (Abb. 35). Die ausgezogene Kurve zeigt nun aber eine auffallende Übereinstimmung mit der punktierten Linie, die den Prozentsatz der Offentuberkulösen angibt, die während der Beobachtungszeit einer Kollapsbehandlung unterzogen worden sind. Während vor 30 Jahren nur 10—20% der Kranken aktiv behandelt worden sind, stieg der Prozentsatz in 20 Jahren auf 76%.

Das Ziel jeder Kavernenbehandlung muß deshalb in der Vernichtung der Kaverne gesucht werden. Dieses Ziel kann heute auf zwei Wegen erreicht werden, durch Kollapstherapie oder Lungenresektion.

Die *Kollapstherapie* will durch Einengung und Ruhigstellung die natürliche Heilungstendenz der Kavernen fördern. Als Verfahren stehen zur Verfügung der *künstliche Pneumothorax*, die Pneumolyse mit anschließender Luftfüllung *(extrapleuraler Pneumothorax)*, die *Thorakoplastik*, die *Plombierung* und die *künstliche Zwerchfellähmung*. Man muß sich darüber klar sein, daß der klassische Pneumothorax, die Thorakoplastik und die künstliche Zwerchfellähmung nur eine Entspannung der Kavernen bewirken, während man durch den umschriebenen extrapleuralen Pneumothorax bei Steigerung des Innendruckes und durch die Plombierung in gewissem Ausmaß die Höhlen direkt komprimieren kann. Eine gezielte Verkleinerung der Kaverne erreicht man auch in umgekehrtem Sinne durch den bei der *Saugdrainage nach* MONALDI ausgeübten Sog, während die *Kavereneröffnung* direkte medikamentöse Behandlung erlaubt, die aber in gewissem Ausmaß auch schon bei der Saugdrainage möglich ist.

Bei der *Lungenresektion* wird je nach der Ausdehnung der Veränderungen das Erkrankungsgebiet durch Segmentresektion, Lobektomie oder Pneumonektomie radikal herausgenommen. Es ist verständlich, daß das Interesse sich heute in erster Linie der Resektion zuwendet. Der Gedanke, den wichtigen Krankheitsherd durch eine einmalige Operation zuverlässig aus dem Körper zu entfernen, ist sehr bestechend. Die glänzenden Früherfolge namentlich der holländischen Thoraxchirurgen mit einer Operationsmortalität von 2,4%, wie sie EERLAND bei 650 Lungenresektionen beobachtet hat, sprechen ganz in diesem Sinn. Man darf aber nicht übersehen, daß noch keine Spätergebnisse vorliegen.

EERLAND und SEGHERS berichteten zwar vor kurzer Zeit über Nachuntersuchungen von 285 Patienten, bei denen von November 1949 bis August 1953 300 Segmentresektionen ausgeführt worden waren. Die kürzeste Beobachtungszeit betrug also nur 6 Monate, die längste allerdings über 4 Jahre. Für die Beurteilung des Erfolges ist wichtig, daß es sich in der Mehrzahl der Fälle um Tuberkulome (44) und Käseherde (168) und nur um 88 Kavernen gehandelt hat. 92% der Nachuntersuchten dürfen als geheilt bezeichnet werden. Wichtig ist aber die Feststellung, daß 9mal eine Reaktivierung, 24mal eine Ausbreitung der Lungentuberkulose beobachtet wurde, die allerdings zum Teil schon wieder als geheilt bezeichnet werden können.

Wir sind selbst enttäuscht darüber, daß wir namentlich nach schonenden Segmentresektionen in mehreren Fällen Kavernenrezidive in der Restlunge nach verhältnismäßig kurzer Zeit beobachten konnten. Die Tuberkulose ist eben keine lokale Erkrankung, die sich wie ein Tumor durch Resektion im Gesunden zuverlässig heilen läßt. Wir stehen deshalb auf dem Standpunkt, daß sowohl Kollapstherapie als Resektionsbehandlung ihre Berechtigung haben, wenn auch zugegeben werden muß, daß die Anzeige sich in den letzten Jahren immer mehr zugunsten der Resektion verschoben hat und sich sicher noch weiter verschieben wird. Wir bemühen uns, die Anzeige für die einzelnen Verfahren entsprechend unserer heutigen Auffassung abzugrenzen und ihre Leistungsfähigkeit aufzuzeigen.

I. Die Kollapstherapie der Lungentuberkulose.

Man weiß aus jahrelanger Erfahrung, was der künstliche Pneumothorax und die Pneumolyse mit anschließender Luftfüllung zu leisten vermögen. Sie haben sich namentlich auch bei doppelseitigen Erkrankungen so bewährt, daß wir sie nicht aufgeben möchten. Wenn die Behandlung kunstgerecht durchgeführt wird, kann man den Kranken in Aussicht stellen, daß nach frühestens 3 Jahren mit den Nachfüllungen aufgehört werden kann in der Überzeugung, daß die früher kranke Lunge wieder vollständig zur Entfaltung kommt. Die Lungenfunktion ist so wenig beeinträchtigt, daß man namentlich auch bei Erkrankung der Gegenseite bei der Anzeigestellung wieder vollkommen freie Hand hat.

Wir sind deshalb der Ansicht, daß bei womöglich nicht über nußgroßen Frühkavernen der *intrapleurale Pneumothorax* immer noch seine Berechtigung hat, wenn er sachgemäß durchgeführt wird. Wir gehen nicht näher darauf ein, da er im Abschnitt „Lungentuberkulose" (2. Teilband) erschöpfend besprochen wird.

1. Extrapleuraler Pneumothorax.

Ist die Anlegung eines Pneumothorax wegen Verwachsungen nicht möglich, so ist bei höchstens nußgroßen, nicht oberflächlich gelegenen Frühkavernen die Anzeige für einen *extrapleuralen Pneumothorax* gegeben. Die Ergebnisse sind bei dieser „idealen“ Indikation recht erfreulich. Die früher gefürchteten Komplikationen der Blutung und der Ergußbildung lassen sich heute viel besser bekämpfen als noch vor einigen Jahren. Blutergüsse, die sich nicht punktieren lassen, können mit Streptokinase verflüssigt werden. Infektion wird durch prophylaktische Anwendung der Antibiotica weitgehend verhütet oder bei ihrem seltenen Auftreten wirksam durch gezielte Therapie bekämpft.

Namentlich bei doppelseitigen Erkrankungen wird man Kollapstherapie in einer der reversiblen Formen immer noch in Erwägung ziehen. Auch der extrapleurale Pneumothorax erfordert nur einen kleinen operativen Eingriff, der den Kranken kaum belastet und deshalb gelegentlich auch bei noch progredienten, fieberhaften exsudativen Formen verantwortet werden kann. Über die Ergebnisse finden sich Angaben im Abschnitt „Lungentuberkulose“ von HAEFLIGER und MARK.

Die reversible Kollapsbehandlung hat aber den Nachteil, daß sowohl beim intra-, wie beim extrapleuralen Pneumothorax während mindestens 3 Jahren regelmäßige Nachfüllungen vorgenommen werden müssen. Sie lassen sich nicht durch Ölfüllung (Oleothorax) ersetzen, weil dann erfahrungsgemäß die Lungenoberfläche unter dem Fremdkörperreiz sich verdickt, so daß spätere volle Entfaltung nicht mehr möglich ist. Man verzichtet also dabei auf den großen Vorteil des reversiblen Verfahrens und riskiert außerdem noch Spätinfektionen mit all ihren üblen Folgen der Perforation, Fistel- und Empyembildung. Auf der anderen Seite darf man aber auch nicht vergessen, daß erfahrungsgemäß die regelmäßigen Luftfüllungen die Kranken kaum belasten, da sie trotzdem ihrem Beruf nachgehen können, wenn durch die notwendige Heilstättenkur eine genügende Stabilisierung erreicht ist.

Man wird aber heute bei der Indikation zum intra- oder extrapleuralen Pneumothorax in jedem Einzelfall die Frage prüfen, ob nicht dem Kranken mit einer Resektion besser gedient wäre. Wir denken namentlich auch bei Frühkavernen an eng umschriebene Befunde, bei denen keine Streuherde in anderen Lappen nachgewiesen werden können und bei denen wirklich Aussicht besteht, daß man durch Resektion das ganze Krankheitsgebiet erfassen kann.

2. Thorakoplastik.

Wenn die Zerstörung des Lappens so groß ist, daß schon wegen des Substanzverlustes nach der Vernarbung der Kavernen eine vollständige Entfaltung der Lunge später nicht mehr möglich sein wird, hat es keinen Sinn, einen Pneumothorax 3 Jahre zu unterhalten, um dann nachher eine zusätzliche Thorakoplastik ausführen zu müssen. Auch bei oberflächlicher Lage der Kavernen wird man wegen der Perforationsgefahr keinen Pneumothorax mehr erzwingen wollen.

Vor der Einführung der Resektionsbehandlung hätte man in einem solchen Fall die Anzeige zur *Thorakoplastik* gestellt. Jeder Chirurg, der über eine größere Erfahrung mit der Thorakoplastik verfügt, wird aber zugeben müssen, daß diese Operation verhältnismäßig häufig enttäuscht hat, indem Restkavernen zu Nachresektionen und anderen zusätzlichen Maßnahmen, wie Saugdrainage und Kaverneneröffnung zwangen. Leider haben manche technische Verbesserungen die Zahl der Versager nicht in dem erhofften Maße einschränken können. Während die ursprüngliche paravertebrale Thorakoplastik SAUERBRUCHs die Kavernen durch eine gleichmäßige Verkleinerung der ganzen Lunge entspannen sollte, versuchte man später dieses Ziel durch immer ausgedehntere Entknochung des Spitzenbereiches, wo die Höhlen vorwiegend gelegen sind, zu erreichen. Als auch diese mehr oder weniger ausgedehnte *Obergeschoßplastik* enttäuschte, kombinierte man sie mit der Apikolyse. Die *extrafasciale Apikolysenplastik* nach SEMB hat wohl die größte Verbreitung gefunden. Einzelne Autoren erreichten damit schöne Ergebnisse. BIANCALANA berichtete 1948 über 350 solcher Operationen mit einer Mortalität von 3%. In 79% der Beobachtungen erwies sich die Operation als wirksam, indem die Kavernen zum Kollaps gebracht und die Tuberkulose stabilisiert wurde. Andere Chirurgen sahen aber auch bei diesem Vorgehen Restkavernen. Man versuchte sie durch vorübergehende Luftfüllung der Apikolysenhöhle (JANAUSCHEK), durch Einstülpung der Lungenspitze durch Tabaksbeutelnähte (PAULINO) und in letzter Zeit durch zusätzliche Plombierung (LUCAS und CLELAND, ANSTETT, JOLY und VILLEMIN und ADELBERGER) zu verhüten. Die Tatsache, daß immer neue Verfahren zur Verbesserung der Thorakoplastik angegeben werden, beweist zur Genüge, daß eine ideale Lösung noch nicht gefunden ist. Es ist deshalb gegeben, daß man die Anzeige zur Thorakoplastik weitgehend einschränkt.

Es muß noch einmal darauf hingewiesen werden, daß diese Operation durch die Entknochung der Brustwand im Prinzip nur eine Entspannung der Kavernen bewirkt. Bei anschließender Luftfüllung oder Plombierung der Pneumolysenhöhle kann man in umschriebenem Sinne noch eine zusätzliche Kompression erwarten. Der Erfolg der Thorakoplastik hängt noch weitgehend von der Beschaffenheit der Kavernenwand ab. Bei alten, starrwandigen Höhlen, die früher vorwiegend mit diesem Verfahren behandelt wurden, darf man aus rein mechanischen Gründen keinen zuverlässigen Erfolg erwarten. Er ist auch ganz unsicher bei Kavernen, die eine gewisse Größe erreicht haben. Bei allen diesen Formen wird man heute der Resektion den Vorzug geben. An einigen Beispielen soll gezeigt werden, was sie zu leisten vermag.

Abb. 36 ist die Thoraxaufnahme eines 24jährigen Kanzlisten W. W., der im April 1951 an einer Lungenentzündung erkrankt war. Einige Wochen später konnten im Auswurf Tuberkelbacillen nachgewiesen werden. Es fand sich ein ausgedehntes Infiltrat im rechten Oberfeld mit schweren Streuungen ins Unterfeld und nach der linken Seite. Auf 45 g Streptomycin bildete sich der Prozeß schön zurück, so daß der Kranke im September zur Kur nach Davos geschickt werden konnte. Dort wurde rechts ohne Erfolg ein Pneumothorax versucht, während er links in partieller Form sich anlegen ließ. Unter PAS trat eine weitere Stabilisierung der Erkrankung ein. Da sich rechts aber eine große Kaverne gebildet hatte, wurde der Kranke im März 1952 zur operativen Behandlung in die Chirurgische Klinik Zürich verlegt.

Schon auf der Übersichtsaufnahme erkennt man im rechten Oberfeld eine mandarinengroße Kaverne, die nach unten durch eine verstärkte Interlobärlinie begrenzt ist. Im linken Mittelfeld kommen immer noch ausgedehnte Streuherde zur Darstellung, die sich aber gegenüber früher wesentlich zurückgebildet haben. Der mantelförmige Pneumothorax namentlich über der Spitze ist schlecht zu erkennen. Auf der Schichtaufnahme in 11 cm Tiefe sieht man, daß die große Kaverne bis nahe an die Brustwand heranreicht. Medial kommt aber noch eine zweite nußgroße Höhle zur Darstellung.

Nach der Vorgeschichte handelte es sich um eine rasch verlaufende Tuberkulose. Noch im August 1951 bestand ein großes, wohl zum Teil käsiges Infiltrat, während im März 1952 ausgedehnte Kavernisierung erfolgt war. Die Rückbildung der Streuherde bewies aber, daß unter der Wirkung der Tuberkulostatica doch eine Stabilisierung erfolgt war. Man war deshalb berechtigt, jetzt die Frage der chirurgischen Behandlung zu diskutieren. Ein intrapleuraler Pneumothorax kam nicht mehr in Frage. Für einen extrapleuralen Pneumothorax war die eine Kaverne zu groß und namentlich zu oberflächlich gelegen. Eine Thorakoplastik hätte sehr wohl in Erwägung gezogen werden können, da bronchoskopisch keine Stenose, sondern nur eine diffuse Bronchitis nachweisbar war. Da aber andererseits bei so ausgedehnter Kavernisierung Mißerfolge der Thorakoplastik nicht selten sind, wurde dem Kranken die Lobektomie des rechten Oberlappens vorgeschlagen, die am 8. 4. 52 ausgeführt wurde. Das aufgeschnittene Operationspräparat (Abb. 38) zeigt die schweren Veränderungen. Über der unregelmäßigen großen Kaverne ist die kleinere zu erkennen. Man sieht, daß die Wände sklerosiert waren. Die Aussichten wären bei einer Plastik sicher nicht gut gewesen. So konnte der Kranke 4 Wochen nach der Operation nach ungestörter Wund-

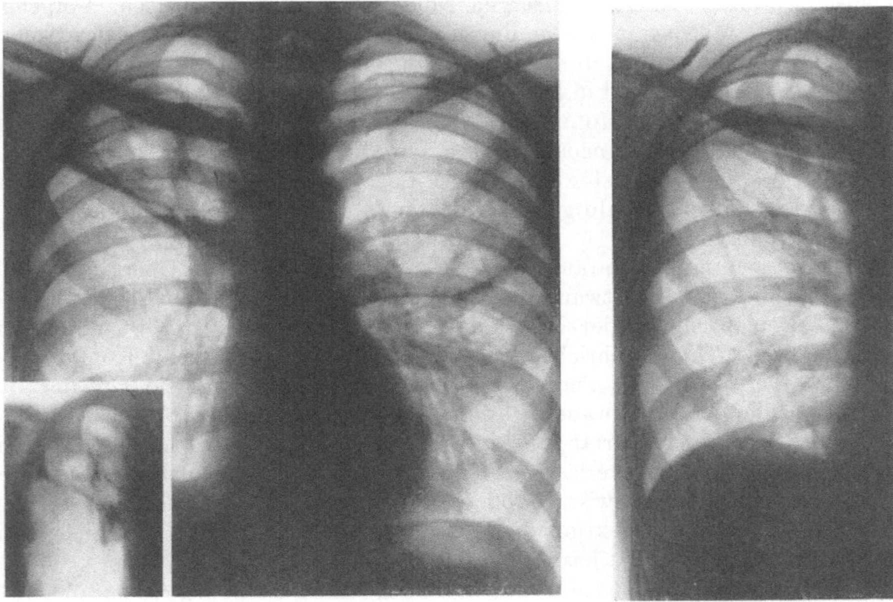

Abb. 36. Abb. 37.

Abb. 36. Apfelgroße Kaverne im rechten Oberlappen mit Streuung im linken Mittelfeld. Links Mantelpneumothorax. Tomogramm in 11 cm läßt dünne Wand und oberflächliche Lage der großen und medial kleineren Kavernen erkennen.

Abb. 37. Zustand 17 Tage nach der Lobektomie mit guter Ausdehnung der Restlunge bei mäßigem Zwerchfellhochstand.

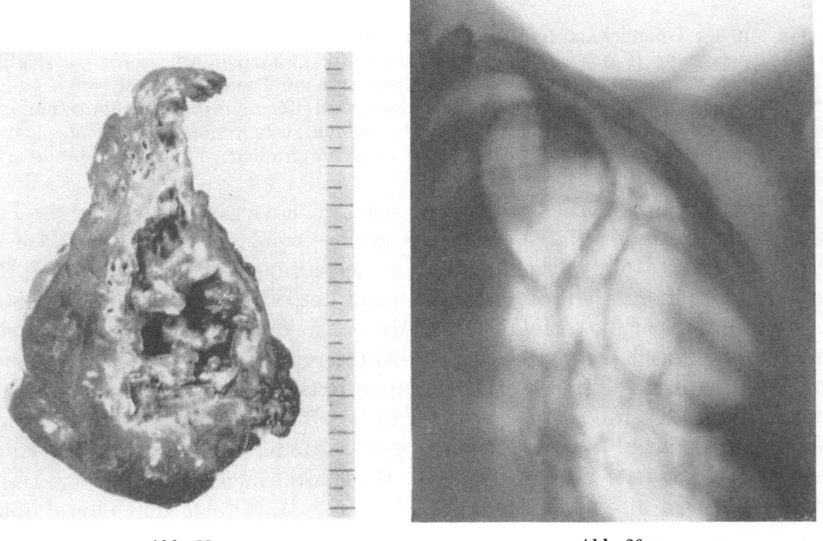

Abb. 38. Abb. 39.

Abb. 38. Operationspräparat mit einer großen und einer kleineren Kaverne.

Abb. 39. Tomogramm zeigt zwei große dünnwandige Kavernen im linken Oberlappen.

heilung mit negativem Bacillenbefund zur Nachkur entlassen werden. Die Röntgenaufnahme vom 25. 4. 52 (Abb. 37) zeigte die gute Ausdehnung der Restlunge. Da sie sich schon bei der Operation sehr schön blähen ließ, wurde auf eine zusätzliche partielle Thorakoplastik verzichtet.

Noch überzeugender ist wohl der Befund bei einer 27jährigen Angestellten U. K.

Sie war vor 2 Jahren an einer linksseitigen kavernösen Tuberkulose erkrankt. Da ein Pneumothorax nicht möglich war, wurde der Phrenicus gequetscht und ein Pneumoperitonaeum angelegt, worauf die Kranke negativ wurde. Nach einer Hepatitis Verschlechterung vor 1 Jahr. Tomogramme (Abb. 39) ergaben zwei große Kavernen im linken Oberlappen.

Bei den großen, dünnwandigen Kavernen konnte aus den oben erwähnten Überlegungen ein extrapleuraler Pneumothorax nicht in Frage kommen, ganz abgesehen davon, daß bei dem großen Substanzverlust eine später vollständige

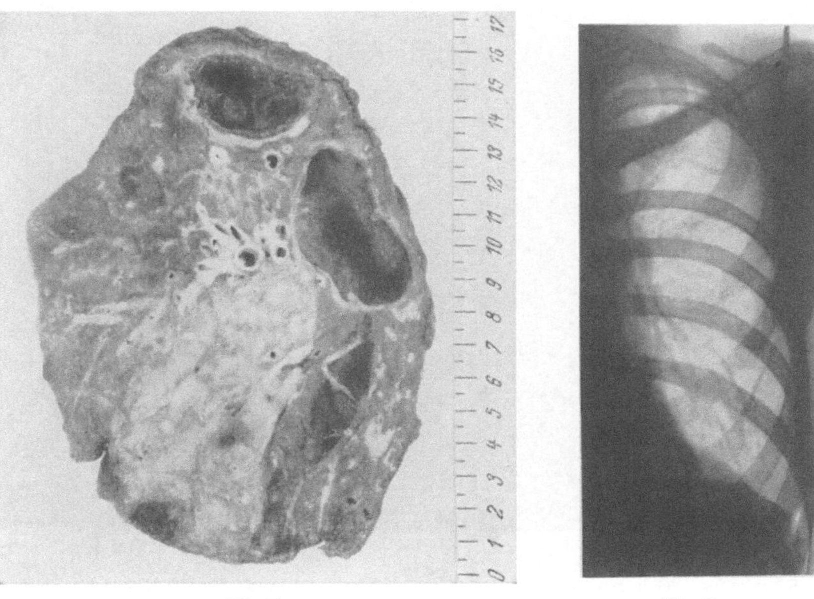

Abb. 40. Abb. 41.

Abb. 40. Operationspräparat mit zwei großen und einer kleinen Kaverne.

Abb. 41. Röntgenaufnahme 8 Monate nach der Lobektomie mit guter Ausdehnung des Unterlappens. (Aufnahme Sanatorium Valbella-Davos.)

Wiederausdehnung der Lunge kaum noch zu erwarten war. So große Kavernen kollabieren unter einer Thorakoplastik aber oft nur unvollständig. Man kann sie durch sekundäre Saugdrainage unter Umständen zum Zusammenfallen bringen. Damit ist aber noch keine Gewähr geleistet, daß sie in absehbarer Zeit wirklich obliterieren. Wir entschlossen uns deshalb zur Lobektomie, die am 19. 5. 51 ausgeführt wurde. Nach ungestörter Heilung konnte die Kranke 5 Wochen später zur Nachkur wieder ins Sanatorium entlassen werden. Das Operationspräparat (Abb. 40) mit den zwei großen und einer kleinen Kaverne spricht auch wieder für die richtige Indikation. Eine Röntgenaufnahme vom 1. 2. 52 (Abb. 41) zeigt, daß sich die Restlunge ohne Thorakoplastik sehr schön ausgedehnt hat.

Je älter eine Kaverne, je starrer ihre Wände und je größer der Gewebsdefekt, um so ungünstiger sind erfahrungsgemäß die Aussichten einer Thorakoplastik.

Abb. 42 stammt von einem 27jährigen Kaufmann J. B., bei dem schon vor 8 Jahren eine Kaverne in der linken Spitze festgestellt worden war. Ein Pneumothorax ist nach 1 Jahr unter Ergußbildung eingegangen. Der Mann machte nur vorübergehend Kur, da er sich nicht krank fühlte. Die Kaverne hat offenbar immer weiter bestanden. Wie die Übersichtsaufnahme zeigt, kam er zur Aufnahme mit einer stark geschrumpften linken Thoraxhälfte mit einer länglichen, über eigroßen Kaverne unter dem linken Schlüsselbein. Das Lungenfeld war weitgehend verschattet. Da bei der Bronchoskopie die Luftwege weit waren, konnte eine Atelektase wenigstens des Unterlappens ausgeschlossen werden. Die Verschattung mußte zum Teil auf Verschwartung der Pleura zurückgeführt werden. Die Tomogramme ließen in dem teilweise luftleeren Oberlappen die große längliche Kaverne erkennen.

Früher hätte man bei einem solchen Befund selbstverständlich die Anzeige für eine Thorakoplastik gestellt. Der Mann, der bis dahin wiederholt die vor-

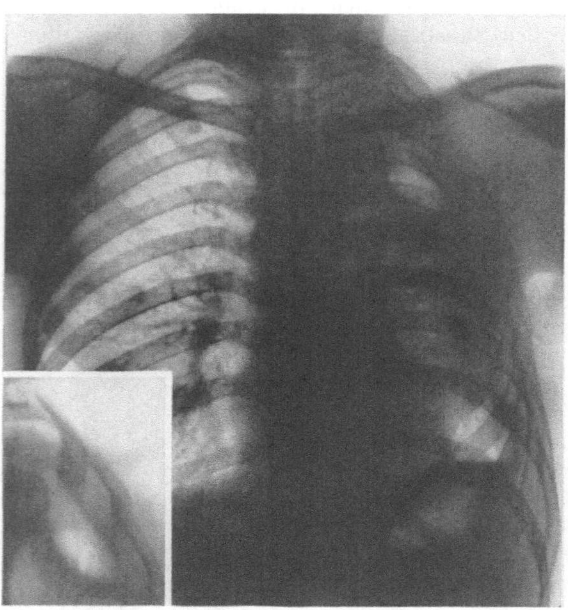

Abb. 42.

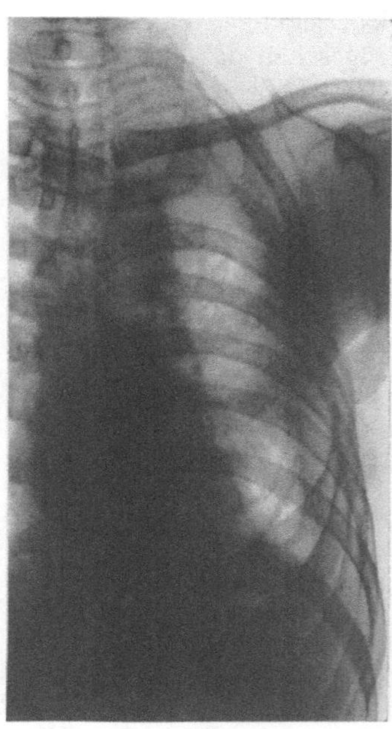

Abb. 43.

Abb. 42. Schrumpfung der linken Thoraxhälfte unter verschwarteter Pleura. Eigroße Kaverne in Spitze, die in der Schichtaufnahme gut zur Darstellung kommt.

Abb. 43. Befund 6 Monate nach der Lobektomie des Oberlappens. (Aufnahme Sanatorium Braunwald.)

geschlagene Operation abgelehnt hatte, wollte seine Einwilligung zur Operation nur geben, wenn man ihm einen sicheren Erfolg in Aussicht stellen konnte. Da man bei dieser seit vielen Jahren bestehenden großen und sicher starrwandigen Kaverne eine Heilung durch Thorakoplastik in absehbarer Zeit nicht garantieren konnte, wurde am 7. 3. 52 die Lobektomie ausgeführt. Sie war technisch allerdings nicht einfach, weil die Pleura bis 1 cm dick und namentlich der weitgehend luftleere Oberlappen sehr stark verwachsen war. Die mandarinengroße Kaverne wurde beim Ablösen der Lunge eröffnet. Der Rest ihrer parietalen Wand mußte mit dem elektrischen Messer von der Brustwand abgelöst werden. Der Unterlappen konnte nicht vollständig zur Entfaltung gebracht werden, obwohl er nach allen Seiten nach Möglichkeit aus den Verwachsungen ausgelöst wurde. Nach $3^1/_2$ Wochen konnte der Kranke zur Nachkur in die Heilstätte entlassen werden, wo er bis Ende Juli blieb. Er wurde mit aus dem Magensaft negativem Tierversuch entlassen. Die letzte Röntgenaufnahme vom 10. 9. 52 (Abb. 43) läßt immer noch eine starke Verschattung des linken Lungenfeldes erkennen, die auf ausgesprochene Verschwartung zurückgeführt werden muß. Man konnte ja bei der Operation die schon damals stark verdickte Pleura nur in geringem Umfang entfernen. Der Mann klagt nur über leichte Kurzatmigkeit bei Anstrengung.

Stark schrumpfende Tuberkulosen bilden nach den bisherigen Anschauungen eine ideale Indikation für die Thorakoplastik. Man muß sich aber darüber klar sein, was man unter einer schrumpfenden Tuberkulose verstehen soll. Der Ausdruck ist zutreffend bei cirrhotischen Veränderungen des Lungengewebes. Es kann aber kein Zweifel darüber bestehen, daß man früher Zustände als Folge einer Cirrhose gedeutet hat, die wir jetzt als *Atelektasen* infolge Bronchusstenose kennengelernt haben. Wenn wir heute eine Thoraxaufnahme zu beurteilen haben, wie in Abb. 44, mit einer dreieckförmigen Verschattung des rechten Oberfeldes und Verschmälerung der Zwischenrippenräume, so sprechen wir nicht einfach

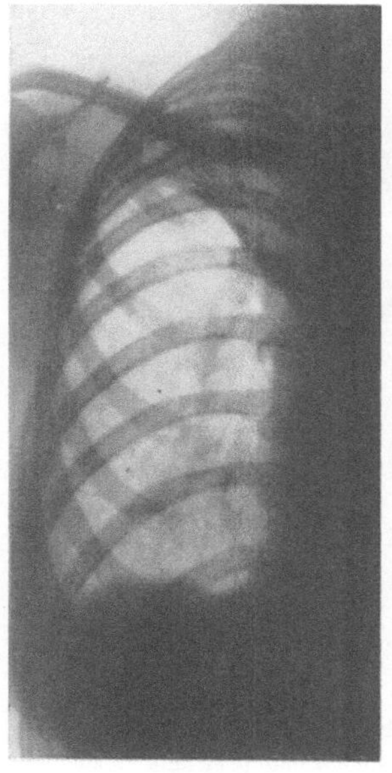

Abb. 44.

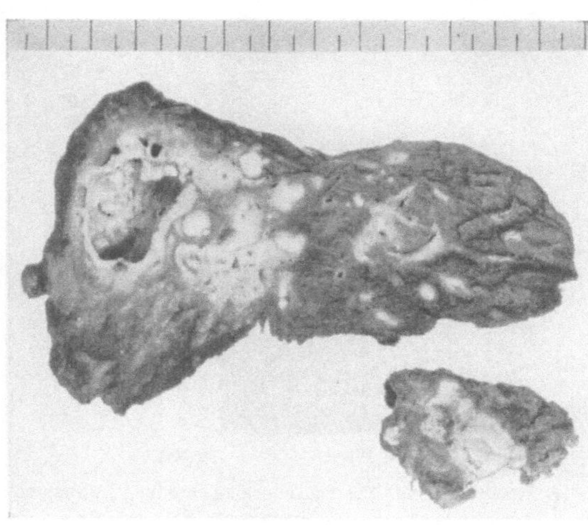

Abb. 45.

Abb. 44. Charakteristische Atelektase des rechten Oberlappens.

Abb. 45. Walnußgroße Kaverne neben Käseherden und erweiterten, mit Käsemassen gefüllten Bronchen im Oberlappen. Käseherde in der Spitze des Unterlappens.

von einer Tuberkulose mit guter Schrumpfungstendenz, sondern stellen die Diagnose auf Atelektase des Oberlappens. Die scharfe, leicht nach oben konvexe Begrenzung des verschatteten Lungenteiles entspricht der Lappengrenze, die nach oben verlagert ist.

Die Aufnahme stammt von einer 42jährigen Schneiderin E. M., bei der schon vor 10 Jahren ein Infiltrat im rechten Oberlappen mit positivem Bacillenbefund nachgewiesen worden war. Nach einer Kur in Davos konnte sie wieder arbeiten. 1950 war sie vorübergehend wieder in Davos; man habe eine Kaverne festgestellt. Der Befund habe sich aber rasch gebessert. Im Juli 1951 trat wieder ein Rückfall auf. Bei einem erneuten Heilstättenaufenthalt wurden tomographisch mehrere Aufhellungen in dem stark verschatteten Oberlappen nachgewiesen. Da im Auswurf wieder Tuberkelbacillen nachgewiesen werden konnten, wurde operative Behandlung vorgeschlagen.

Wegen der für Atelektase charakteristischen Verschattung wurde eine Bronchoskopie durchgeführt, die eine stecknadelkopfgroße Stenose des rechten Oberlappenbronchus ergab, aus der sich bei der Untersuchung reichlich rahmiger Eiter entleerte. Es muß zugegeben werden, daß bei solchen Atelektasen eine

Thorakoplastik auch zur Heilung führen kann. Maßgebend sind die Enge der Stenose einerseits und die Menge der eitrigen Sekretion andererseits. Wenn nur spärlich Sekret entleert wird und der Bronchus nicht so eng ist, daß bald eine Eiterretention mit ihren Folgen erwartet werden muß, kann eine Thorakoplastik nicht nur eine Vernarbung der Krankheitsherde in der Lunge, sondern auch eine Beruhigung der begleitenden spezifischen Bronchitis herbeiführen. Bei unserer Kranken lag aber ein fast vollständiger narbiger Verschluß des Oberlappenbronchus vor. Der hervorquellende Eiter mit Bacillen und die tomographisch

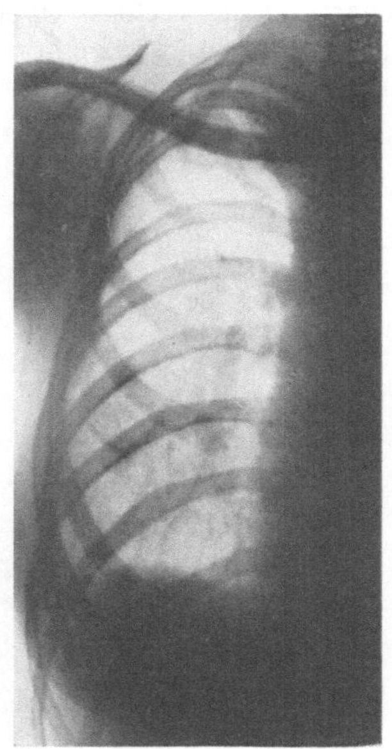

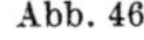

Abb. 46.

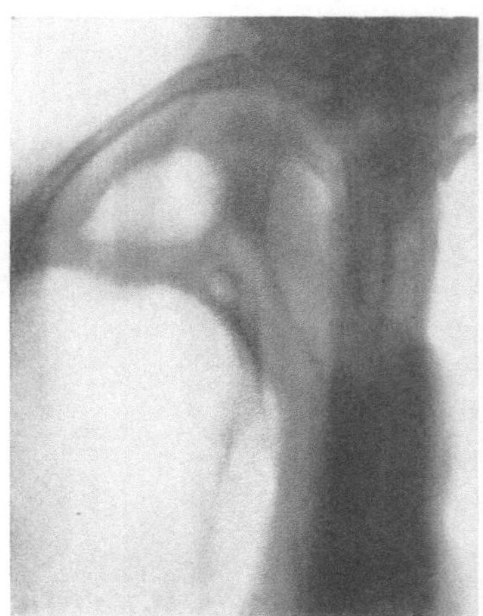

Abb. 47.

Abb. 46. Zustand nach Lobektomie. (Aufnahme Sanatorium Braunwald.)

Abb. 47. Schichtaufnahme mit eigroßer Kaverne im atelektatischen rechten Oberlappen mit Verziehung der Trachea.

nachweisbaren Aufhellungen ließen größeren Zerfall oder bereits sekundäre Bronchektasien annehmen, so daß bei Kollapsbehandlung Sekretretention zu befürchten war. Man entschloß sich deshalb zur Resektion. Bei der am 27. 2. ausgeführten Operation fand sich neben dem ganz atelektatischen Oberlappen noch ein damit verwachsener nußgroßer Herd im apikalen Segment des Unterlappens, der durch eine Keilresektion ohne Schwierigkeit mit dem Oberlappen entfernt werden konnte. Das Operationspräparat (Abb. 45) bestätigt auch hier, daß die Indikation richtig war. Neben einer gut walnußgroßen, vielbuchtigen, käsig ausgelegten Kaverne fanden sich zahlreiche, bis mandelgroße, zerfallende Käseherde im ganzen Lappen. Daneben kann man aber deutlich stark erweiterte, mit Käsemassen gefüllte Bronchen erkennen. Das kleine Resektionsstück aus dem Unterlappen enthält einen großen und einige kleinere Käseherde. Es kann kein Zweifel darüber bestehen, daß sich solche Käseherde und tuberkulöse Bronchektasien nicht für Kollapsbehandlung eignen. Die Kranke konnte 6 Wochen nach der Lobektomie mit fast ausgedehnter Lunge und ohne Auswurf zur Nachkur wieder in die Heilstätte entlassen werden, wo sie bis Mitte August blieb. Die Röntgenaufnahme vom 13. 8. 52 (Abb. 46) zeigt eine gute Ausdehnung der Restlunge bei leichtem Zwerchfellhochstand. Im Spitzengebiet findet sich medial eine schmale dreieckförmige Verschattung, die wohl durch einen verschwarteten Exsudatrest hervorgerufen wird.

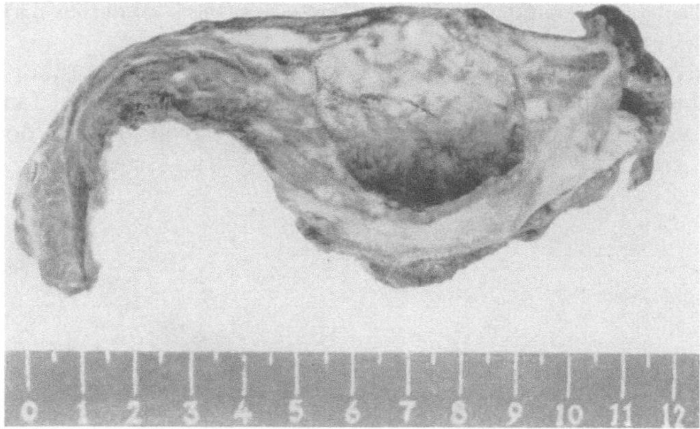

Abb. 48. Aufgeschnittener Oberlappen mit großer ungereinigter Kaverne.

Die Anzeige zur Resektion ist unbestritten, wenn im atelektatischen Lappen eine große Kaverne zu sehen ist, wie in der Schichtaufnahme von Abb. 47.

Sie stammt von einer 49jährigen Hausfrau J. Sch., bei der schon vor 12 Jahren eine große Kaverne im rechten Oberlappen nachgewiesen worden war, die mehrfach zu Streuungen

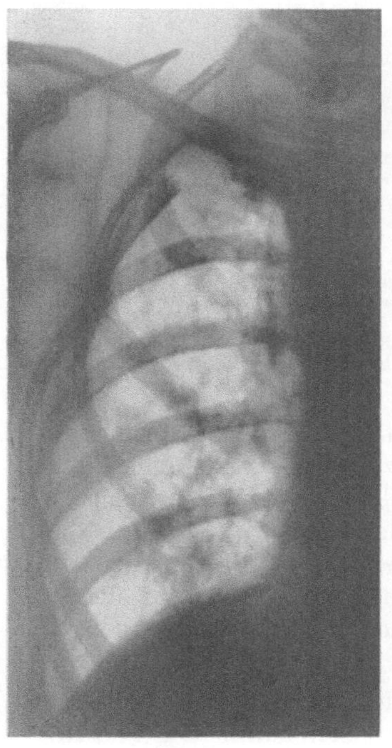

Abb. 49.

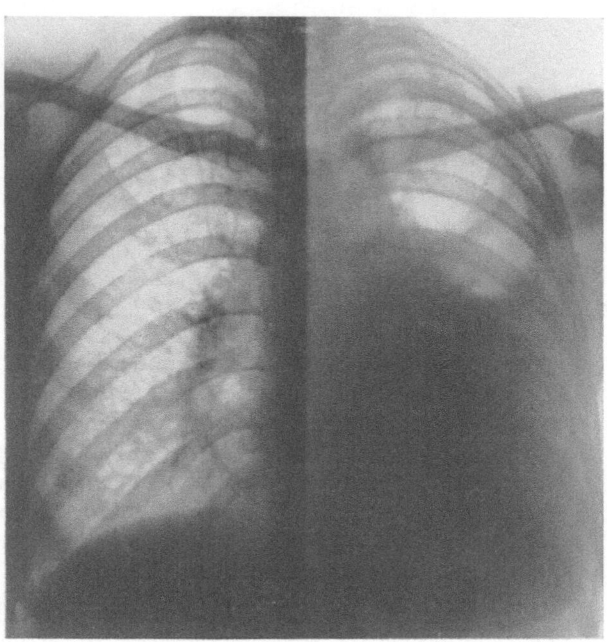

Abb. 50.

Abb. 49. Zustand nach Lobektomie des Oberlappens und gleichzeitiger partieller Thorakoplastik unter Resektion von 5 Rippen.

Abb. 50. Riesenkaverne im linken Oberfeld bei Atelektase der Restlunge. (Aufnahme Solothurnische Heilstätte Allerheiligenberg.)

führte. Durch Liegekuren wurde jeweils wieder eine gewisse Ruhe erreicht. Nach einer erneuten Verschlechterung kam die Kranke im Sommer 1952 nach Arosa. Da der Befund trotz Hebung des Allgemeinzustandes sich nicht änderte, wurde uns die Kranke zur Operation zugewiesen. Die mandarinengroße Kaverne lag in einem vollständig atelektatischen Oberlappen. Bronchoskopisch konnte eine starke Stenose des Oberlappenbronchus nachgewiesen werden.

Bei einem solchen Befund sind die Aussichten einer Thorakoplastik nicht gut. Die Wahrscheinlichkeit, daß die von luftleerem verdichteten Lungengewebe umgebene Kaverne richtig kollabieren kann, ist nicht groß. Infolge der Bronchus-

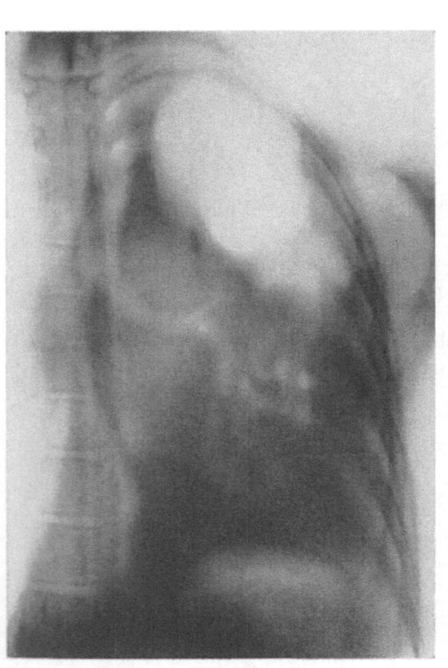

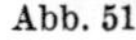

Abb. 51.

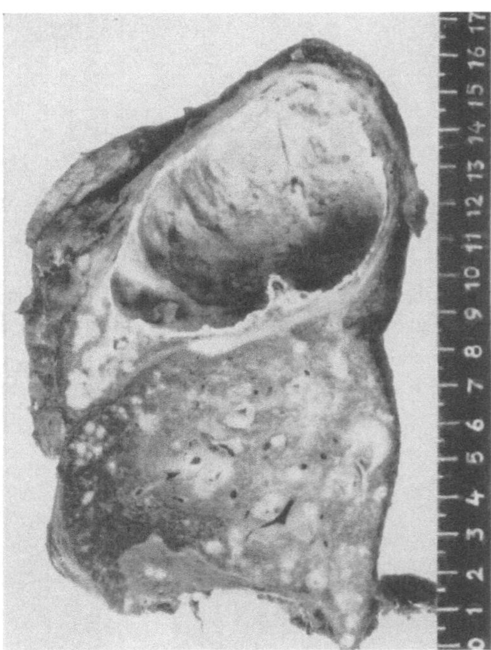

Abb. 52.

Abb. 51. Schichtaufnahme zeigt neben Riesenkaverne Atelektase mit Stenose von Haupt- und Oberlappenbronchus und Bronchektasien im Unterlappen.

Abb. 52. Aufgeschnittenes Operationspräparat mit fast vollständiger Einschmelzung des Oberlappens und zahlreichen Käseherden im atelektatischen Unterlappen.

verengerung kann es außerdem zu einer Sekretverhaltung in der Höhle kommen. Wir sehen deshalb in einem solchen Befund eine Anzeige zur Lobektomie. Das aufgeschnittene Präparat (Abb. 48) läßt die große, dickwandige und sehr schlecht gereinigte Kaverne erkennen. Drei Wochen nach der Lobektomie konnte die Kranke mit primär geheilter Wunde zur Nachkur entlassen werden. Bei der Operation waren neben der ausgedehnten Entfernung der 5. Rippe die oberen 4 Rippen noch paravertebral reseziert worden, um eine Überdehnung der zurückbleibenden Lappen zu vermeiden (Abb. 49).

Je größer die Kaverne, um so weniger besteht Aussicht, daß man sie durch eine Thorakoplastik zur zuverlässigen Ausheilung bringen kann. Die Riesenkavernen bilden deshalb eine besondere Indikation zur Resektion. Wir wissen zwar aus eigener Erfahrung, daß man durch die Kombination von Saugdrainage und Thorakoplastik zum Ziel kommen kann, dürfen aber nicht verschweigen, daß dabei Restkavernen und Fisteln zurückbleiben können. Wenn es der Allgemeinzustand des Kranken und die Verhältnisse der anderen Lunge zulassen, bringt die Lungenresektion eine saubere Lösung.

Abb. 50 stammt von einer 38jährigen Frau A. B., die vor 2 Jahren an einer schweren exsudativen Tuberkulose mit Zerfall erkrankt war. Ausgedehnte Streuherde rechts bildeten sich bei Heilstättenbehandlung unter Wirkung von Streptomycin und PAS zurück. Der Zerfall links schritt aber unaufhaltsam weiter. Schichtaufnahmen (Abb. 51) und Bronchoskopie ergaben Stenose des Hauptbronchus. Im atelektatischen Unterlappen sind Bronchen deutlich erweitert. Die rechte Lunge ist stark überbläht. Es ist klar, daß die linke Lunge

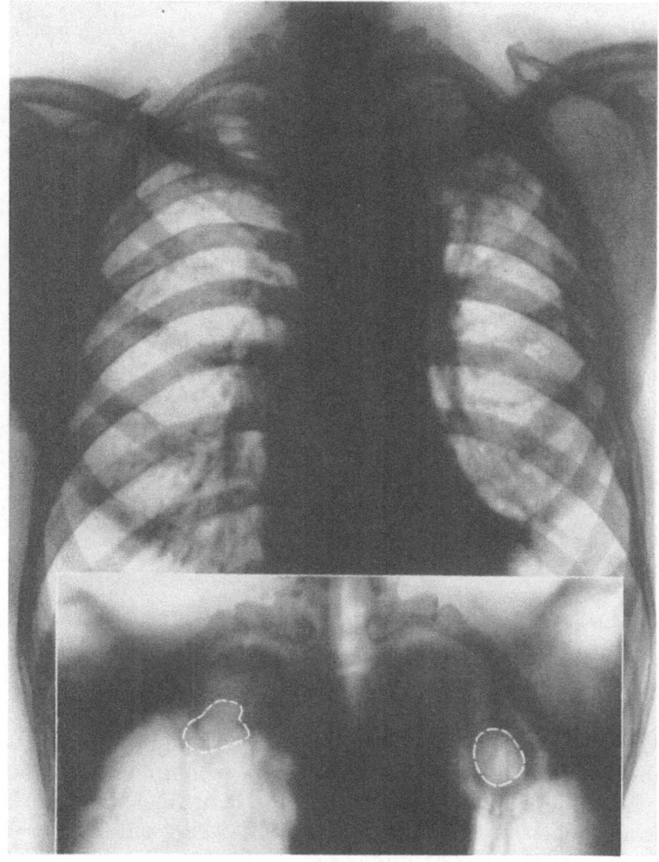

Abb. 53. Doppelseitige Lungentuberkulose mit nußgroßen Kavernen in beiden Spitzenfeldern, die namentlich in der Schichtaufnahme zur Darstellung kommen.

an der Atmung nicht mehr teilgenommen hat. Es wurde deshalb die Pneumonektomie vorgenommen. Das Präparat (Abb. 52) zeigt die praktisch fast vollständige Zerstörung des Oberlappens und zahlreiche Käseherde im luftleeren Unterlappen.

Aus diesen Beispielen geht hervor, daß die Anzeige zur Thorakoplastik ganz erheblich eingeschränkt werden kann. Sie soil nur noch ausgeführt werden, wenn wegen Schwere und namentlich Doppelseitigkeit der Erkrankung, ungenügender Lungenfunktion, schlechtem Allgemeinzustand und vorgerücktem Alter eine Resektion nicht mehr in Frage kommen kann.

Abb. 53 zeigt den Röntgenbefund bei einem 53jährigen Hilfsarbeiter A. F. In beiden Spitzen fanden sich nußgroße Kavernen, die auf der Schichtaufnahme gut zur Darstellung kommen. Da wir bestrebt sind, die Entknochung immer möglichst genau den vorliegenden Verhältnissen anzupassen, wurde in einem Abstand von 17 Wochen links eine Thorakoplastik unter Resektion von 5, rechts von 4 Rippen mit Apikolyse ausgeführt. Abb. 54 läßt den selektiven Kollaps erkennen, der die Bacillen zum Verschwinden brachte. Der Mann wurde wieder arbeitsfähig.

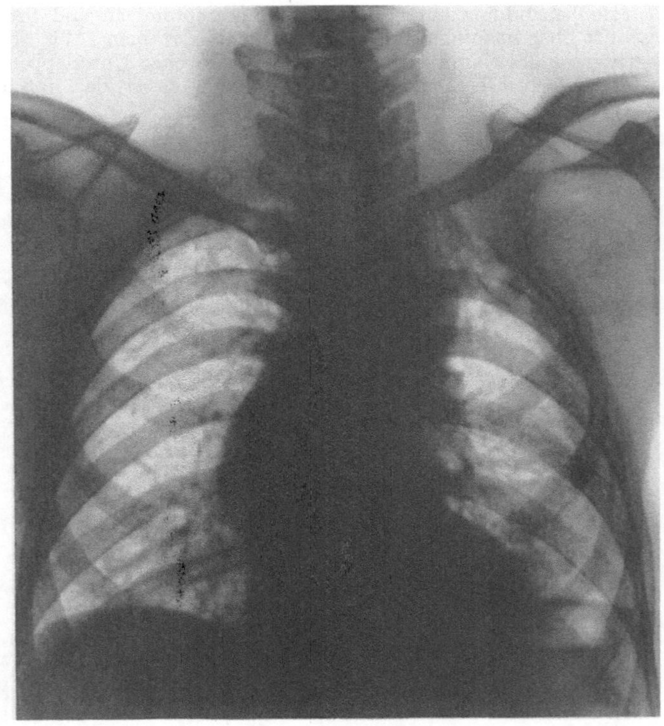

Abb. 54. Doppelseitige selektive Thorakoplastik unter Resektion von 5 Rippen links und 4 Rippen rechts.

3. Saugdrainage nach Monaldi.

Um die Erfolgsicherheit der Thorakoplastik bei größeren Kavernen zu erhöhen, ist die *Kombination* mit *Saugdrainage* zu empfehlen. Als selbständige Behandlung wird die Saugdrainage nach Monaldi höchstens noch bei doppelseitigen Erkrankungen in Erwägung gezogen, wenn eine andere Behandlung wegen stark eingeschränkter Atmung sich verbietet. Die Erfolge der alleinigen Drainage sind so unsicher, daß man sie zu Gunsten zuverlässigerer Verfahren aufgeben sollte. In Verbindung mit Thorakoplastik kann sie aber sehr wirksam sein, sei es, daß sie als Vorbereitung vor der Plastik oder zur Ergänzung nach der Rippenresektion ausgeführt wird. Wenn sie zuerst angewendet wird, werden die Bedingungen für die spätere Plastik meist wesentlich verbessert, weil neben der Verkleinerung der Höhle meist auch eine überraschende Entgiftung eintritt. Die Sekretion nimmt mit der fortschreitenden Reinigung der Zerfallshöhlen rasch ab und die Zahl der Bacillen geht stark zurück. Diese Demarkation der nekrotisierenden Entzündung kann durch Instillation von Streptomycin und anderen Mitteln noch gefördert werden. Die vorausgeschickte Drainage setzt auch die Gefahren der Operation herab, weil durch die Absaugung des Kaverneninhaltes nach außen der Hustenreiz und damit die Gefahr bronchogener Streuung vermindert werden. Da die Kranken nach der Operation kaum mehr husten müssen, ist auch der Wundschmerz geringer. Man ist immer wieder überrascht, wie gut die Thorakoplastik bei liegender Drainage vertragen wird. Sie kann deshalb ohne Bedenken auch älteren Kranken zugemutet werden.

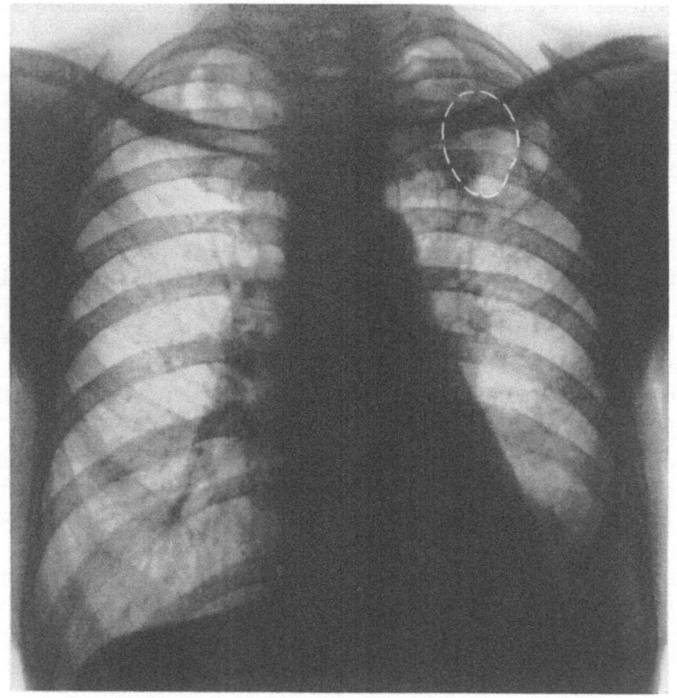

Abb. 55. Mandarinengroße Kaverne im linken Oberfeld einer 61jährigen Frau.

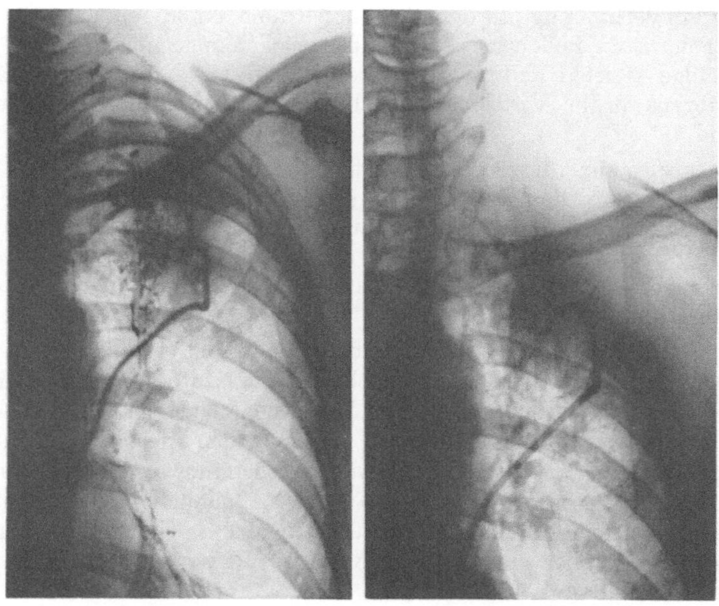

Abb. 56. Abb. 57.

Abb. 56. Nach 3 Monaten Saugdrainage ist auch mit Jodipinfüllung die Kaverne nicht mehr nachweisbar, wohl aber der offene Ableitungsbronchus.

Abb. 57. Kavernengebiet durch 5-Rippenplastik eingeengt.

Die 61jährige Hausfrau R. M. war krank seit Anfang 1942. Die Tuberkulose wurde erst im November erkannt. Sie kam Anfang Dezember 1942 in unsere Behandlung mit einer mandarinengroßen Kaverne links oben und kleinem Zerfall in der rechten Spitze (Abb. 55). Da ein Pneumothorax wegen Verwachsungen unwirksam war, wurde der Brustfellspalt mit Kaolin verödet und die Kaverne am 7. 1. 43 drainiert. Sie verkleinerte sich daraufhin bis auf die Größe eines Dattelkernes; das Sekret wurde bacillenfrei. Der Drainagebronchus blieb aber offen, wie durch Jodipineinspritzung nachgewiesen werden konnte (Abb. 56). Es wurde deshalb am 3. 4. 43 eine Thorakoplastik unter Resektion von 5 Rippen ausgeführt. (Abb. 57). Ungestörte Heilung. Nach einer Nachkur in einer Heilstätte wurde der Monaldi-Schlauch entfernt. Eine tomographische Kontrolle hatte vorher am 7. 2. 44 einwandfrei die Vernarbung der Kaverne ergeben.

4. Plombierung.

Bei älteren Kranken oder bei schweren doppelseitigen Befunden kann unter Umständen die Thorakoplastik durch *Plombierung* ersetzt werden. Die Paraffinplombe von Baer hat sich in 40 Jahren bei der klassischen Indikation und Beschränkung auf kleine Spitzenkavernen so bewährt, daß sie weiter verwendet werden kann. Sie wird namentlich in Erwägung zu ziehen sein bei alten Kranken, bei denen ein anderer Eingriff nicht in Frage kommt.

Die Erfahrung hat gezeigt, daß man Paraffinplomben von höchstens 200 cm^3 Größe einlegen sollte. Größere Fremdkörper werden oft schlecht vertragen und führen zu Perforationen in die Lunge. Wenn man ausnahmsweise bei ausgedehnteren Erkrankungen doch die Anzeige zur Plombierung stellt, kann man diese Gefahr herabsetzen, indem man die Lunge extraperiostal ablöst und leichteres Plombenmaterial in Form von Lucitkugeln oder Polystan verwendet.

5. Künstliche Zwerchfellähmung.

Unter den verschiedenen Verfahren der Kollapstherapie erfreut sich die *künstliche Zwerchfellähmung* in Form der Phrenicusquetschung oder -alkoholisation namentlich in Verbindung mit dem Pneumoperitonaeum an manchen Orten immer noch einer gewissen Beliebtheit. Es muß natürlich zugegeben werden, daß man damit Erfolge erzielen kann. Wenn man aber kritisch die Leistungsfähigkeit des Verfahrens prüft, wird man feststellen, daß Mißerfolge verhältnismäßig häufig sind.

In einer zusammenfassenden Arbeit von Mitchell werden 292 Fälle besprochen, bei denen die Phrenicuslähmung mindestens 3 Jahre zurücklag. Er fand bei 33% der Dauerlähmungen ein gutes Anfangsergebnis; von diesen hielten sich aber nur 21% über 3 Jahre. 51% der temporären Phrenicusunterbrechungen hatten ein gutes Anfangsresultat, von denen aber auch nur 33% den guten Effekt über 3 Jahre hielten.

Einige Zufallstreffer bei Zerfall im Obergeschoß und die nach unserer persönlichen Erfahrung recht dürftigen Ergebnisse bei Unterlappenkavernen geben nicht die Berechtigung, immer wieder Versuche anzustellen in der Annahme, daß man zum mindesten nichts schade. Dieser irrigen Ansicht muß entschieden entgegengetreten werden. Auch bei der vermeintlich nur vorübergehenden Unterbrechung des N. phrenicus durch die genannten Maßnahmen bleiben in mindestens 15% der Fälle dauernde Lähmungen zurück (Hardy). Jeder Ausfall der Zwerchfelltätigkeit bringt aber eine erhebliche Beeinträchtigung der Lungenfunktion mit sich.

Gaubatz hat schon 1938 auf Grund eingehender Untersuchungen darauf hingewiesen, daß die Phrenicusexairese vom funktionellen Standpunkt aus und insbesondere bei Berücksichtigung einer genügenden Arterialisierung ungünstig zu beurteilen ist. Sie bedingt eine zusätzliche Verminderung des Atemgrenzwertes um 20—30%, die immer mit peripherem Sauerstoffdefizit verbunden ist.

Nach den Untersuchungen von ASCHOFF, LOESCHKE und des englischen Physiologen KEITH, die namentlich von WEBER durch sorgfältige kymographische Aufnahmen bestätigt worden sind, weiß man, daß der Oberlappen durch die kostosternale, der Unterlappen aber durch die diaphragmale Atmung gelüftet wird. Da die tuberkulösen Kavernen in der großen Mehrzahl im Oberlappen gelegen sind, ist es sinnwidrig, den Unterlappen aus seiner Funktion auszuschalten. Dadurch, daß man den Zwerchfellhochstand durch Pneumoperitonaeum noch steigert, macht man die Sache nicht logischer. Wir haben mehrere Kranke gesehen, die infolge der sinnlosen Luftfüllung des Bauches jede Eßlust verloren und unter ihrer Kurzatmigkeit so gelitten haben, daß sie richtig krank geworden sind. Sie blühten auf, als man diese Pseudotherapie absetzte. Die Akten sind auch noch keineswegs darüber geschlossen, ob durch diese Luftfüllungen im Bauch nicht schädliche Adhäsionen erzeugt werden können. Nach COHEN hat sich bei 223 Kranken mit 5800 Nachfüllungen in 4% der Fälle Exsudat in der Peritonealhöhle gebildet. Da der Erguß sich in den tiefsten Teilen der Bauchhöhle sammeln wird, sind beim weiblichen Geschlecht Verwachsungen in der Umgebung der Adnexe möglich, die die Fruchtbarkeit beeinflussen können, worauf auch BÖHM auf Grund von 3 Sektionsbefunden hingewiesen hat.

Daß die Zwerchfellähmung in Kombination mit anderen chirurgischen Kollapsverfahren einen Nachteil bedeutet, wurde schon vor vielen Jahren bestätigt. Neuerdings wird diese Tatsache wieder unterstrichen durch eine größere Arbeit von MITCHELL mit 103 Fällen, bei denen vor der Thorakoplastik eine Phrenicuslähmung der gleichen Seite bestanden hatte. Neben einer geringen Vermehrung der Streuungsgefahr war das Auftreten von postoperativen Atelektasen 10mal häufiger als bei einer Kontrollgruppe ohne Zwerchfellausschaltung (10:1,2%).

Daß sich die Zwerchfellähmung aber namentlich bei der Resektionsbehandlung ungünstig auswirkt, ist jedem Thoraxchirurgen bekannt. Abgesehen von der Einschränkung der Vitalkapazität um $^1/_4$—$^1/_2$, so daß sie eine Resektion auf der anderen Seite unter Umständen von vornherein ausschließt, wirkt sie sich auch auf der Seite der Resektion ungünstig aus. Bei der Lobektomie des Oberlappens hemmt sie die notwendige Atmung des Unterlappens und fördert die Atelektasenbildung. Wir vermeiden auch bei der Resektion des Unterlappens die zusätzliche Lähmung, weil sie die Lüftung des Oberlappens erschwert und oft das Auftreten von Atelektasen in der Restlunge begünstigt. Aber selbst nach der Pneumonektomie kann sich die Zwerchfellähmung ungünstig auswirken, indem sie indirekt Mediastinalflattern mit seinen ungünstigen Folgen auf die atmende Lunge entstehen läßt, weil inspiratorisch der Druck in der entsprechenden Brusthöhle nicht mehr erniedrigt werden kann.

Wenn man alle diese Nachteile sich vor Augen hält, wird man mit der Indikation immer zurückhaltender und wird sich auch bei Unterlappenkavernen mit ihrer an und für sich schlechten Prognose lieber von vornherein für die Resektion entschließen. Auf alle Fälle soll man bei der Anzeigestellung zur Phrenicusunterbrechung immer zuerst gewissenhaft prüfen, ob der dadurch in bezug auf die Lungenfunktion angerichtete Schaden nicht größer ist als ein möglicher kleiner Gewinn in bezug auf den pathologischen Befund.

6. Kaverneneröffnung.

So wie die Saugdrainage seit der Einführung der Lungenresektion nur noch ganz selten zur Anwendung kommt, gilt dies noch in vermehrtem Maße von der Kaverneneröffnung. Wenn bei Behandlung von Restkavernen die zusätzliche

Saugdrainage nicht zum Ziel führte, haben wir früher öfter die Kaverneneröffnung (Speleotomie) vorgenommen. In Übereinstimmung mit Carboulec haben wir damit recht befriedigende Ergebnisse erzielt, über die Rossi berichtet hat.

Das gleiche Ziel suchte Maurer zu erreichen, indem er mit einem entsprechenden Troikart einen Laminariastift in die Kaverne einführte und nachher den Gang mit dickeren Stiften erweiterte, bis schließlich ein Schlauch von 16—18 mm Durchmesser eingelegt werden konnte. Durch diese „Speleostomie" läßt sich ein mit PAS-Lösung getränkter Gazestreifen einführen, so daß eine direkte Behandlung der Kavernenwand möglich wird. Das Verfahren hat sicher nicht gehalten, was man von ihm erwartet hat. Wie bei der Monaldi-Drainage gelingt es wohl meist die Bacillen im Kavernensekret in verhältnismäßig kurzer Zeit zum Verschwinden zu bringen. Trotz monatelanger Behandlung bleiben aber meist Höhlen und Fisteln zurück. Sehr oft werden auch wieder Bacillen nachweisbar, sobald man mit der direkten Behandlung der Kaverne aussetzt. Wenn es die Verhältnisse irgendwie erlauben, wird man bei solchen Kavernen lieber eine Resektion ausführen. Läßt die allgemeine Lage einen größeren Eingriff nicht zu, so wird man einen ähnlichen Erfolg schon mit der Saugdrainage erreichen.

II. Die Lungenresektion.

Aus unseren Ausführungen geht hervor, daß die Lungenresektion die Indikation zur Kollapstherapie ganz wesentlich eingeengt hat.

1943 berichteten Churchill und Klopstock über 21 gelungene Lobektomien bei Tuberkulose. Damit war der Stein ins Rollen gekommen. Die Erfolge der kommenden Jahre waren aber keineswegs ermutigend, weil man fast ausschließlich schwere Formen resezierte, bei denen vorwiegend Pneumonektomien ausgeführt werden mußten. Die Entdeckung der Tuberkulostatica brachte 1947 den großen Umschwung. Seither hat unter dem Schutz von Streptomycin die Zahl der Resektionen bei Tuberkulose überall stark zugenommen. Die zunehmende Erfahrung verbesserte nicht nur die Operationstechnik, sondern macht sich naturgemäß auch bei der Auswahl der Kranken und vor allem bei der Nachbehandlung günstig bemerkbar. Mit der Verbesserung der Ergebnisse geht in der Chirurgie aber immer eine Erweiterung der Anzeigestellung einher.

Es ist klar, daß heute die Frage der Resektion geprüft wird, wenn von einer anderen Behandlung kein Erfolg erwartet werden kann. Die sog. *absolute Indikation* ist dort gegeben, wo einzelne Lappen oder ein ganzer Lungenflügel durch die Krankheit so verändert oder zerstört sind, daß sie für die Atemfunktion nie mehr in Frage kommen können, durch ihr Fortbestehen namentlich durch Eiterverhaltung und Toxinresorption für den Organismus aber eine große Gefahr bedeuten.

Hierher gehören in erster Linie die *Folgezustände der Bronchustuberkulose* mit Atelektase eines Lappens oder eines ganzen Lungenflügels. Wenn es einmal hinter der Stenose durch die Stagnation der Sekrete zu sekundären Bronchektasien gekommen ist, so weisen in mehr oder weniger großen Zwischenräumen sich wiederholende Fieberschübe auf den Ernst der Sachlage hin. Hier kann man von der Kollapstherapie in irgendeiner Form keinen Erfolg erwarten, weil durch die konzentrische Verkleinerung der Lunge die vorher ausgespannten Bronchen noch stärker verengt oder abgeknickt werden können, so daß die Entleerung der Sekrete erst recht erschwert wird.

Als typisches Beispiel diene die Krankengeschichte einer 40jährigen Hausfrau F. B. Sie hatte schon seit mehr als 10 Jahren an Husten und Atemnot gelitten. Vor 5 Jahren traten Bacillen im Auswurf auf. Sie kam in eine Heilstätte, wo man wegen kleinen Zerfalls links (Abb. 58) einen Pneumothorax anlegte, obwohl man schon damals die Diagnose auf Bronchustuberkulose gestellt und eine endoskopische Behandlung durchgeführt hatte. Schon nach kurzer Zeit entwickelte sich eine Atelektase des Oberlappens, dem einige Monate später auch der Unterlappen folgte. Zunächst traten in größeren Abständen Fieberschübe auf, die die Kranke jeweils erheblich schwächten. Schließlich bekam sie nach jeder Pneumothoraxfüllung für einige Tage Fieber; wenn nicht gefüllt wurde, machte sich unangenehmes Druckgefühl infolge des stark negativen Druckes bemerkbar. Es war der klassische Pneumothorax, den man nicht mehr eingehen lassen kann (Abb. 59). Das Tomogramm ließ als Ursache der totalen Atelektase die Stenose des linken Hauptbronchus erkennen, die bis an die Bifurkation heranreichte. Die Indikation zur Pneumonektomie war gegeben. Da aber bei der Bronchoskopie noch eine floride Schleimhauttuberkulose bis an die Trachea nachgewiesen werden konnte, wurde zunächst Streptomycinbehandlung eingeleitet und am 1. 11. 49 eine Thorakoplastik unter Resektion von 9 Rippen ausgeführt. Am 22. 12. 49 erfolgte dann die Pneumonektomie, die zu ungestörter Heilung führte, so daß die Kranke nach 4 Wochen zur Erholung nach Davos entlassen werden konnte. Abb. 60 zeigt den Röntgenbefund bei der Entlassung. Trotz der hochgradigen Einengung des Brustkorbes

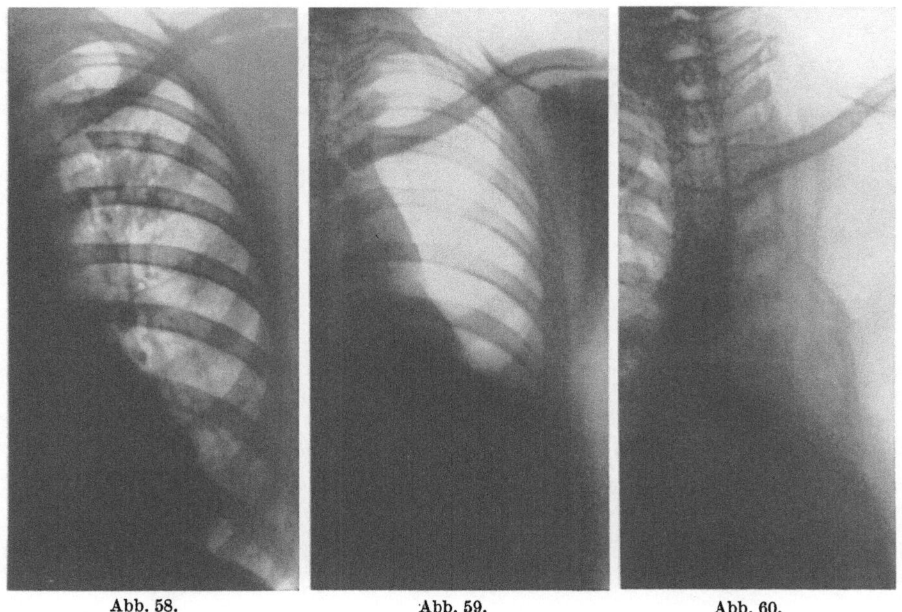

Abb. 58. Abb. 59. Abb. 60.

Abb. 58. Bronchustuberkulose mit Infiltraten und kleinem Zerfall im linken Oberfeld.

Abb. 59. Seit 5 Jahren bestehender Pneumothorax, der wegen Atelektase infolge Bronchusstenose nicht mehr eingeht.

Abb. 60. Zustand nach Thorakoplastik und Pneumonektomie.

auf der linken Seite ist die Kranke nicht entstellt, wie das Lichtbild (Abb. 61) beweist. Die Operierte fühlt sich heute so wohl und leistungsfähig wie seit vielen Jahren nicht mehr

Bei der Operation war die Stenose im Hauptbronchus nahe der Bifurkation. Der Bronchus mußte in tuberkulös verändertem Gebiet durchtrennt und versorgt werden. Auf dem Operationspräparat (Abb. 62) ist der Bronchus abgetrennt. Man sieht aber die hochgradigen Bronchektasien namentlich im Unterlappen, die ganz mit eingedicktem Sekret gefüllt sind.

Es handelt sich um eine klassische Bronchustuberkulose, die beweist, daß durch Kollapstherapie der Prozeß nicht beeinflußt werden konnte. Der Pneumothorax hat aber die Entstehung der Atelektase gefördert. Es entstand dann das bekannte Bild der unexpandable lung, der Lunge, die sich nicht mehr ausdehnt. Wird dieser Zustand bei einer Pneumothoraxbehandlung beobachtet, muß man immer an Bronchusstenose denken und daraufhin untersuchen.

Über die chirurgische Behandlung der Bronchustuberkulose hat A. Brunner schon 1949 eingehend berichtet.

Wir stehen mit anderen Autoren auf dem Standpunkt, daß man bei der Tuberkulose nach Resektion eine Überdehnung der funktionierenden Restlunge nach Möglichkeit vermeiden soll, um eine Reaktivierung latenter Herde zu verhüten. In der Regel wird eine entsprechende Thorakoplastik 4—6 Wochen nach der Pneumonektomie vorgenommen. Ausnahmsweise kann man die Einengung aber auch vor der Resektion ausführen, wie es bei der erwähnten Beobachtung der Fall war. Wir verzichten nach der Pneumonektomie auf die sekundäre Thorakoplastik, wenn schon vor der Lungenresektion eine starke Verlagerung des Mittelfelles bestanden hatte, die dem Kranken keine Beschwerden machte.

Abb. 63 stammt von einem 33jährigen Beamten E. K., bei dem schon vor 7 Jahren eine rechtsseitige Lungentuberkulose mit Pneumothorax und Phrenicusquetschung behandelt worden war. Er kam vor 1 Jahr nach Davos mit einer hochgradigen Verziehung der Luftröhre und des Herzens nach rechts, die als Folgen einer stenosierenden Bronchustuberkulose

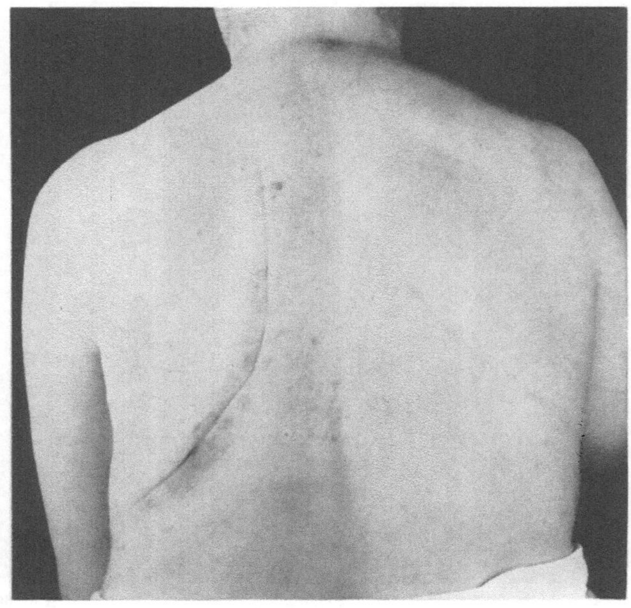

Abb. 61. Lichtbild der Kranken nach Abschluß der operativen Behandlung.

gedeutet werden mußten. Nach längerer Vorbereitung wegen tuberkulöser Larynxstenose konnte am 10. 6. 52 die Pneumonektomie rechts ausgeführt werden, die ohne Störung verlief mit Entlassung ins Sanatorium nach 4 Wochen.

Hier wurde auf die Thorakoplastik verzichtet, weil schon vor der Operation eine starke Überblähung der linken Lunge bestanden hatte, die durch die Pneumonektomie nicht merklich zugenommen hat. Der Kranke atmete sogar in Davos besser als vor der Operation und fühlte sich vollkommen wohl. Nur beim Bergsteigen bemerkte er etwas Kurzatmigkeit. Die Verziehung des Mittelfelles hat sich hier offenbar im Laufe mehrerer Jahre ganz langsam entwickelt. Es ist deshalb eine weitgehende Anpassung an den abnormen Zustand eingetreten, an dem die Lungenresektion nicht mehr viel geändert hat.

Bei Segmentresektionen ist eine zusätzliche Einengung in der Regel nicht notwendig, wenn die Restlunge schon während der Operation so gebläht werden kann, daß sie voraussichtlich die ganze Brusthöhle ausfüllen kann.

Bei Lobektomien führen wir gerne in der gleichen Sitzung eine dosierte Resektion aus, wie an einzelnen Beispielen gezeigt wird.

Wenn ein ganzer Lungenflügel von großen Kavernen durchsetzt ist, so sind erfahrungsgemäß die Aussichten auf Heilung bei Kollapstherapie nicht gut.

Diese „destroyed lung“, die *zerstörte Lunge* der Amerikaner bildet deshalb mit Recht eine Anzeige zur Resektion.

Es kann auch kein Zweifel darüber bestehen, daß beim Versagen der Kollapstherapie die Lungenresektion oft in verhältnismäßig kurzer Zeit wirkliche Heilung herbeiführen kann. Zu den kollapstherapieresistenten Kavernen gehören in erster Linie die *Restkavernen nach Thorakoplastik.* Jeder Chirurg, der sich mit der operativen Behandlung der Tuberkulose beschäftigt, weiß, daß die Thorakoplastik trotz aller Verbesserung des technischen Vorgehens immer noch in einem

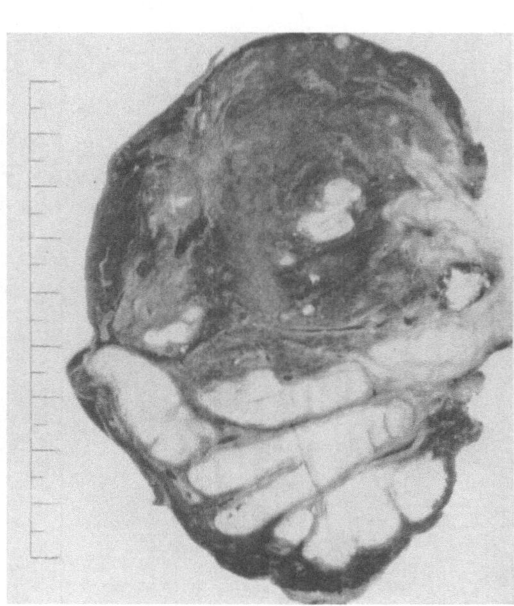

Abb. 62.

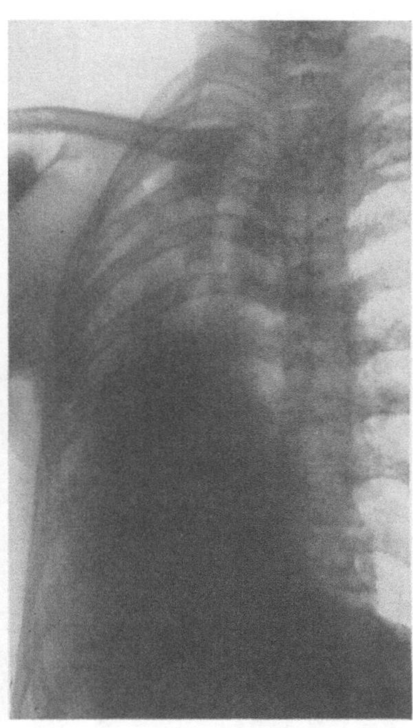

Abb. 63.

Abb. 62. Schnitt durch den entfernten Lungenflügel zeigt Atelektase und hochgradige, mit Sekret gefüllte Bronchektasien.

Abb. 63. Hochgradige Atelektase der rechten Lunge mit Verziehung des Mittelfelles infolge tuberkulöser Bronchusstenose.

nicht ganz geringen Prozentsatz mit Mißerfolgen belastet ist. Er weiß aber auch, daß Korrekturoperationen, sekundäre Saugdrainage und Kaverneneröffnung keineswegs immer die Bacillen im Auswurf zum Verschwinden bringen. Hier bringt die Lungenresektion oft die entscheidende Wendung.

Der Eingriff kann technisch sehr schwierig sein, weil meistens starke Verwachsungen mit der Brustwand bestehen. Gar nicht so selten finden sich äußere Fisteln nach Saugdrainage oder Speleostomie. Die größte Schwierigkeit liegt aber meist darin, daß die Kranken schon alle möglichen Tuberkulostatica erhalten haben, so daß weitgehende Resistenz besteht. Es ist deshalb nicht verwunderlich, daß gerade nach solchen Operationen Bronchusfisteln und lästige Empyeme auftreten können. Man wird unter solchen Umständen mit der Prognose zurückhaltend sein.

Es bricht sich immer mehr die Überzeugung durch, daß unter die sog. absolute Indikation zur Resektion auch das *Tuberkulom* gehört, diese eigentümlichen

Rundherde, die erfahrungsgemäß jahrelang im Röntgenbild unverändert bleiben können, bis die Käsemassen eines Tages in den Bronchialbaum einbrechen und zu unliebsamen Streuungen führen können. Man darf für die Harmlosigkeit solcher Rundherde nicht Beobachtungen anführen, bei denen der Röntgenbefund jahrelang unverändert geblieben ist. Wir kennen einen Befund, der 10 Jahre verfolgt wurde und der dann ganz unerwartet zur Einschmelzung kam und zu Bacillen im Auswurf führte. Wir stehen deshalb auf dem Standpunkt, daß man jeden *Rundherd* etwa von Kirschgröße an operativ entfernen soll. Da es sich in

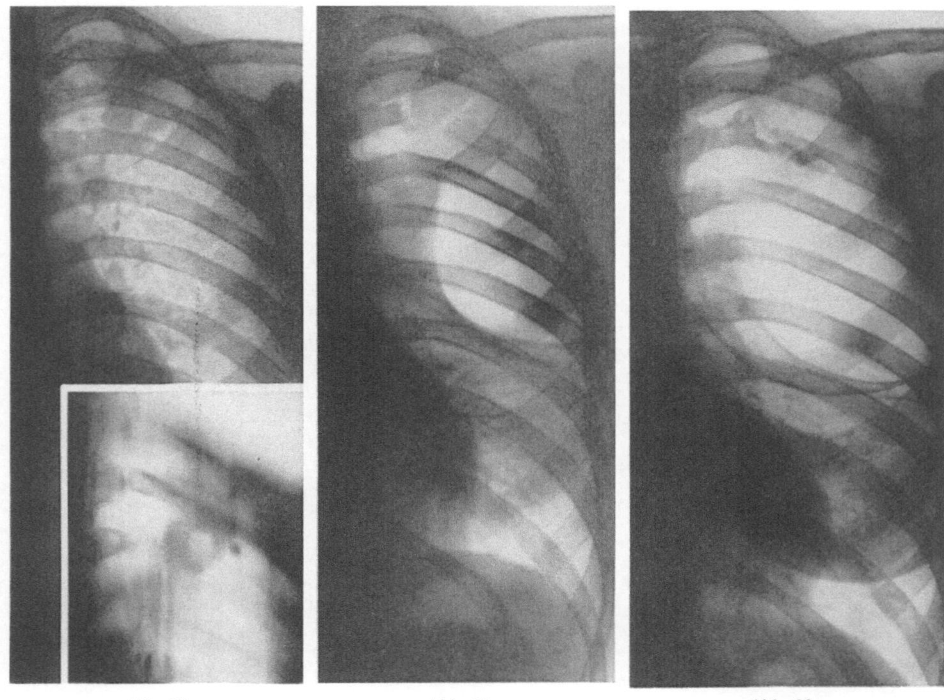

Abb. 64. Abb. 65. Abb. 66.

Abb. 64. Dezember 1944: Eingeschmolzener Rundherd im linken Oberlappen.

Abb. 65. Januar 1945: Herd unter extrapleuralem Pneumothorax nicht kollabiert.

Abb. 66. Februar 1948: Herd weitgehend verkleinert.

der Regel um ganz abgeschlossene Krankheitsherde handelt, kommt man oft mit Segmentresektion aus.

Die Erfahrung zeigt immer wieder, daß man von Kollapstherapie keinen zuverlässigen Erfolg erwarten kann. Eine eigene Beobachtung beweist diese Tatsache eindeutig.

Bei der damals 15jährigen H. M., war 1944 eine Kaverne im linken Oberfeld (Abb. 64) festgestellt und von uns wegen positivem Sputumbefund ein extrapleuraler Pneumothorax angelegt worden. Wenn man das damalige Tomogramm betrachtet, das eine auffallend dickwandige Kaverne zeigt, muß man nachträglich zur Auffassung kommen, daß es sich um ein teilweise eingeschmolzenes Tuberkulom gehandelt hat, das wohl aus dem Primärherd entstanden ist. Der extrapleurale Pneumothorax wurde 4 Jahre unterhalten. Während der große Herd 1945 unter dem Pneumothorax noch gut sichtbar war (Abb. 65), schien er im Februar 1948 (Abb. 66) fast verschwunden zu sein, wurde aber bei der Wiederausdehnung der Lunge im Juli 1948 (Abb. 67) wieder sichtbar. Das Tomogramm vom 16. 6. 48 zeigte, daß er teilweise verkalkt war. Der Pneumothorax wurde während einer Nachkur ganz aufgelassen, da der Auswurf immer negativ war. Patientin arbeitete in einem Büro bis März 1952. Zunehmende Müdigkeit und Bacillen im Auswurf veranlaßten einen neuen Heilstättenaufent-

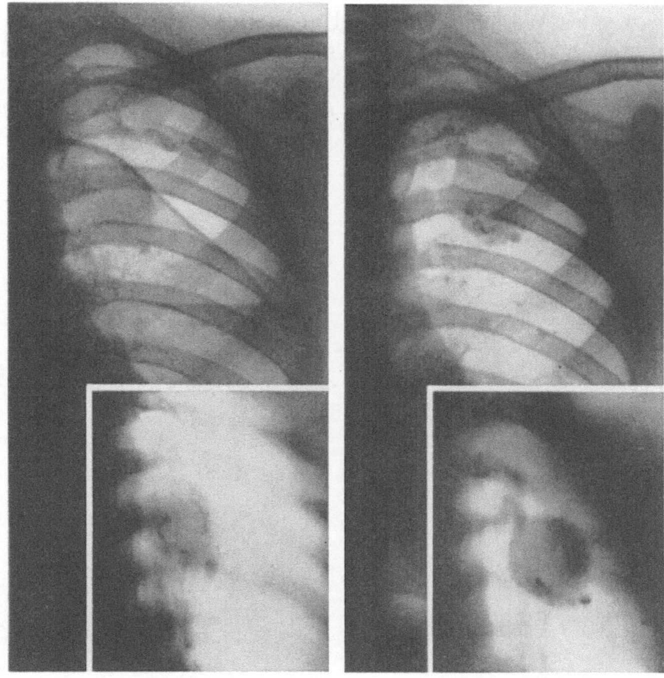

Abb. 67. Abb. 68.

Abb. 67. Juli 1948 bei Wiederausdehnung der Lunge wird Herd wieder sichtbar. Tomogramm läßt Verkalkung erkennen.

Abb. 68. September 1952: Großer massiver Rundherd mit teilweiser Verkalkung (Tomogramm).

halt. Die Schichtaufnahme zeigte einen großen massiven Rundherd, der auch auf der Übersichtsaufnahme zur Darstellung kam (Abb. 68). Unter der Annahme eines Tuberkuloms wurde am 30. 10. 52 eine Resektion des posterioren Segmentes des linken Oberlappens vorgenommen.

Das Operationspräparat (Abb. 69) zeigt den großen, durch eine bindegewebige Kapsel abgegrenzten Käseherd. Die Kranke konnte nach $3^1/_2$ Wochen mit gut entfalteter Lunge zur Nachkur wieder in die Heilstätte entlassen werden. Sie ist seither geheilt geblieben.

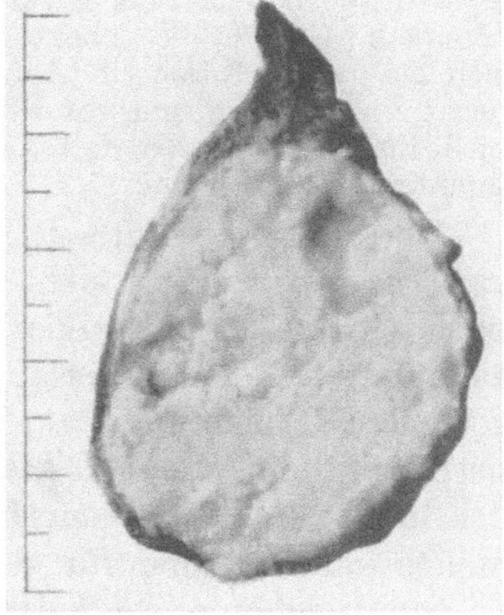

Abb. 69. Tuberkulom durch Resektion des posterioren Segmentes exstirpiert.

Obwohl der extrapleurale Pneumothorax 4 Jahre in gehöriger Ausdehnung und mit richtiger Kompressionswirkung unterhalten wurde, wie Abb. 66 zeigt, kam es zu keiner Ausheilung. Vier Jahre nach Eingehenlassen des Pneumothorax und 8 Jahre nach Beginn der Kollapsbehandlung traten wieder Bacillen auf. Das Operationspräparat mit dem großen Käseherd läßt die schlechte Heilungstendenz verstehen.

Man darf auch nicht übersehen, daß es nicht immer leicht ist zu beweisen, daß ein Rundherd sicher tuberkulöser Natur ist. Wir haben mehrfach Kranke zur Operation zugewiesen erhalten, bei denen man nach dem klinischen Bild nicht an der Diagnose eines Tuberkuloms zweifelte: Einmal handelte es sich um ein Chondrom, einmal um ein Neurofibrom, einmal um ein fragliches Plasmacytom, einmal um ein Adenocarcinom. Dank des frühzeitigen Eingriffes konnten auch die letzteren Kranken geheilt werden. Hätte man zugewartet, bis mehr oder weniger rasches Wachstum Zweifel an der tuberkulösen Natur der Herde hätte aufkommen lassen, so wäre die schonende Resektionsbehandlung nicht mehr möglich gewesen (A. Brunner).

Ausnahmsweise wird aber auch die Anzeige zur Operation wegen Verdacht auf Neubildung gestellt, und der Herd erweist sich dann als Tuberkulom.

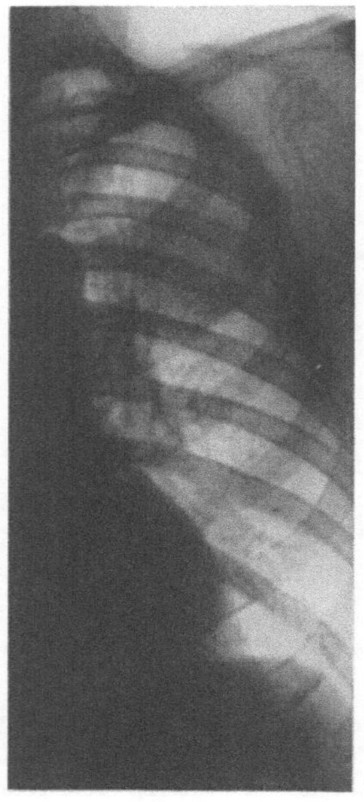

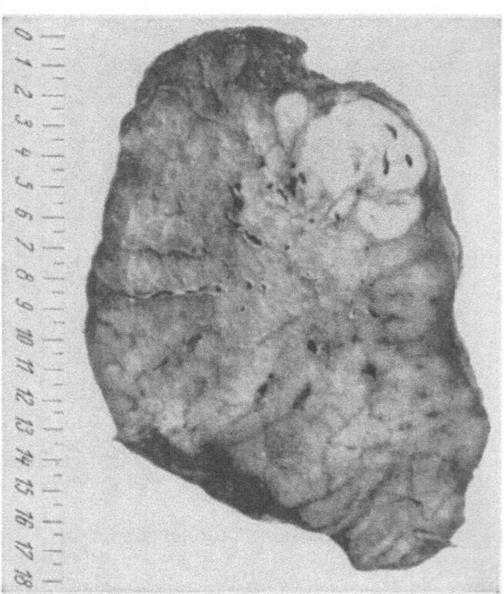

Abb. 70. Abb. 71.

Abb. 70. Verschattung im linken Oberfeld durch Tuberkulom.

Abb. 71. Oberlappen mit pflaumengroßem Käseherd.

Wir haben einmal bei einem 39jährigen Architekten R. K. unter Verdacht auf Bronchuscarcinom (Abb. 70) die Lobektomie des linken Oberlappens ausgeführt. Der „Tumor“ erwies sich als großer Käseherd (Abb. 71). Da noch vor einigen Monaten die Tuberkulinprobe negativ ausgefallen und vor 1 Jahr ein Erythema nodosum aufgetreten war, halten wir es nicht für ausgeschlossen, daß es sich um einen ungewöhnlich großen Herd einer späten Primärinfektion gehandelt hat.

Unter die absolute Indikation fallen unseres Erachtens auch *tuberkulöse Broncheklasien*. Man sieht sie namentlich nach *Atelektasen* entstehen, wie sie nach Obergeschoßplastiken auftreten können, bei denen es zu einer Sekretaspiration in den Unterlappen gekommen ist. Wenn es nicht gelingt, durch geeignete Maßnahmen bald wieder eine Lüftung der entsprechenden Lungenteile herbeizuführen, bleiben Atelektasen zurück, die sekundär durch Schrumpfung des luftleeren Lungengewebes zu Bronchektasien führen. Die große Auswurfmenge kann an und für sich schon die Anzeige zur Resektion geben. Sie ist besonders geboten, wenn dauernd Tuberkelbacillen nachgewiesen werden können. Diese tuberkulösen Bronchektasien bilden deshalb auch eine absolute Indikation zur Resektion. Man kann sie ausnahmsweise auch einmal sehen, ohne daß daneben sichtbare Atelektase vorhanden ist, wie Abb. 72 zeigt.

Sie stammt von einer 50jährigen Hausfrau M. Sch., die vor 10 Jahren eine Brustfellentzündung durchgemacht hatte. Sie stand nicht in ärztlicher Behandlung, obwohl sie immer etwas Husten hatte. Im Auswurf konnten 1951 Bacillen nachgewiesen werden, die auf Streptomycin wieder verschwanden. Verschlechterung 1952 mit reichlich Husten und positivem Auswurf. Sie meldete sich im Anschluß an eine Radioreportage, bei der auf die Operationsmöglichkeiten bei der Tuberkulose hingewiesen worden war, selbst zur Resektion, um zuverlässig von ihren Bacillen befreit zu werden. Die Schichtaufnahme in 14 cm Tiefe (Abb. 73) beweist mit der starken Überblähung der rechten Seite (Pfeile), daß links trotz des hellen Lungenfeldes eine starke Verkleinerung der Lunge vorliegt. Das Bronchogramm (Abb. 74) zeigt Erweiterungen in der ganzen Lunge. Die Engstellung der Bronchen namentlich in den oberen Segmenten des Oberlappens und der hochgezogene Hauptbronchus beweisen, daß namentlich der obere Teil des Oberlappens geschrumpft ist. Auch das Operationspräparat (Abb. 75) läßt die starke Veränderung der Bronchen namentlich oben erkennen. Entlassung nach Hause nach 6 Wochen.

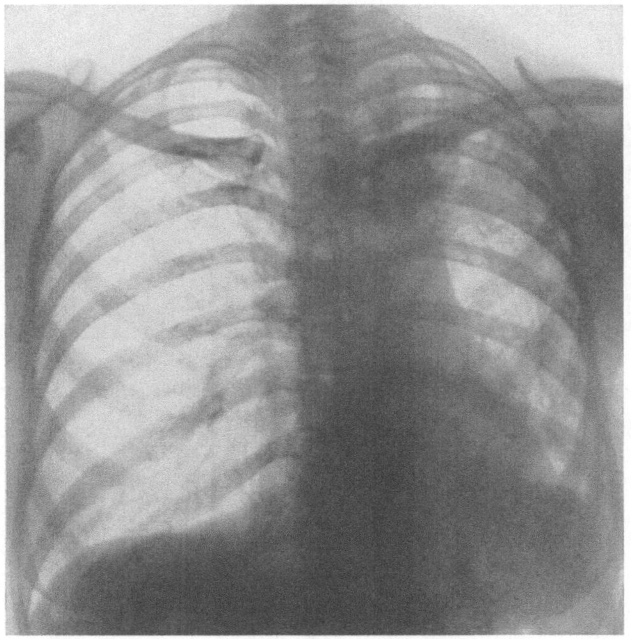

Abb. 72. Verziehung des Mittelfelles nach links bei mäßiger Verschattung des linken Lungenfeldes.

Ab und zu beobachtet man Verschattungen eines ganzen Lungenfeldes ohne die auffallenden Schrumpfungszeichen, wie sie für die Resorptionsatelektase nach Bronchusstenose kennzeichnend sind. Französische Autoren sprechen von der *dunklen Lunge* (poumon opaque). Es liegen ihr zum Teil „totale chronische Verdichtungen" (DUFOURT und BÉRARD) der Lunge zugrunde, die sich anatomisch wenigstens teilweise als käsige Pneumonien erweisen können.

Abb. 76 stammt von einem 25jährigen Kaufmann P. L., dessen Erkrankung auf 4 Jahre zurückgeht und schubweise verlief. Im Oktober 1952 wurde Atelektase des linken Oberlappens nachgewiesen. Die Schichtaufnahme vom 16. 3. 53 (Abb. 77) zeigt weitgehende Verschattung des Oberlappens mit multiplen Zerfallshöhlen und Stenose des Lappenbronchus. Da das Bronchogramm engstehende und zugleich erweiterte Bronchen des Unterlappens erkennen ließ (Abb. 78), wurde die Pneumonektomie vorgeschlagen. Nach der Entfernung der schwer käsig veränderten Lunge erholte sich der Kranke in einigen Wochen in überraschender Weise.

Unter die *relative Indikation* zur Resektion fallen Befunde, bei denen eine konsequent durchgeführte Kollapstherapie gegebenenfalls in Verbindung mit Saugdrainage und Kaverneneröffnung auch zur Heilung führen kann, bei denen das Ziel aber durch Lungenresektion meist rascher und namentlich zuverlässiger

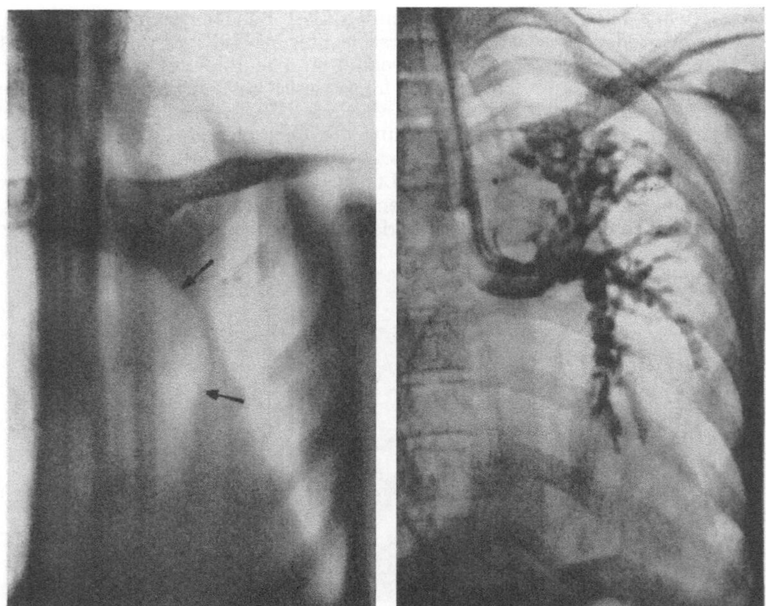

Abb. 73. Abb. 74.

Abb. 73. Schichtaufnahme in 14 cm Tiefe läßt ausgesprochene vordere Überblähung der rechten Lunge (Pfeile) erkennen.

Abb. 74. Zylindrische Bronchektasien links mit Schrumpfung im Oberlappen.

Abb. 75. Operationspräparat mit tuberkulösen Bronchektasien namentlich im Oberlappen.

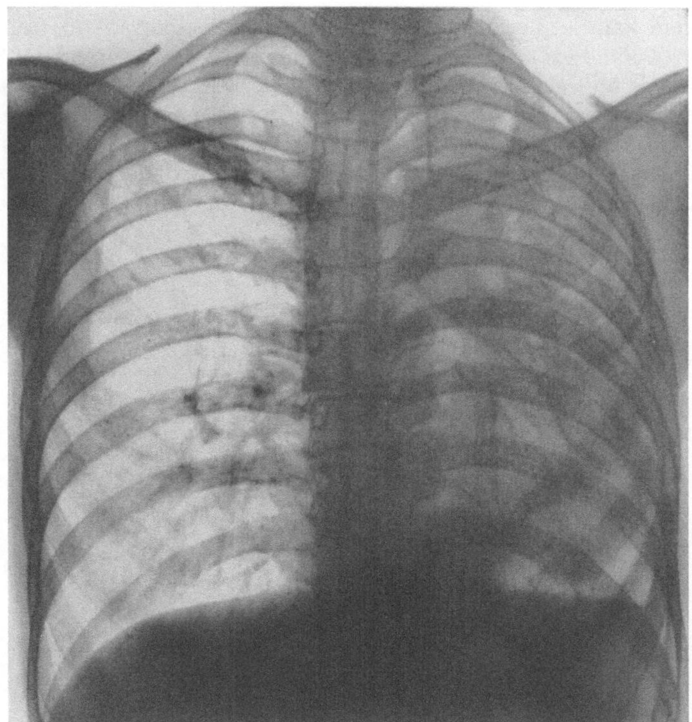

Abb. 76. Unregelmäßige Verschattung der linken Seite. (Aufnahme Dr. H. FREY, Aarau.)

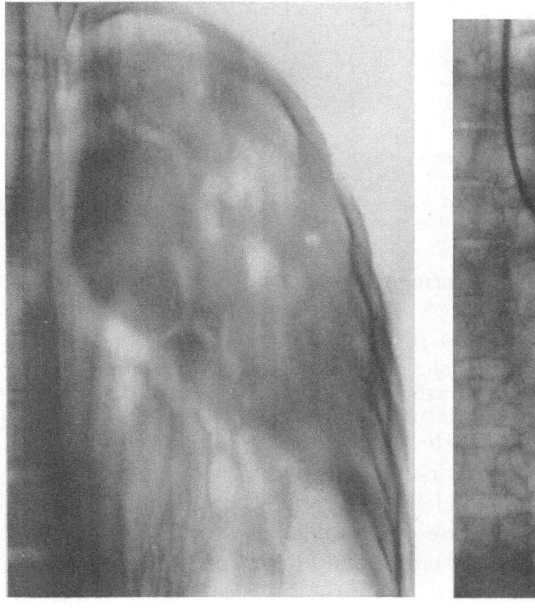

Abb. 77.

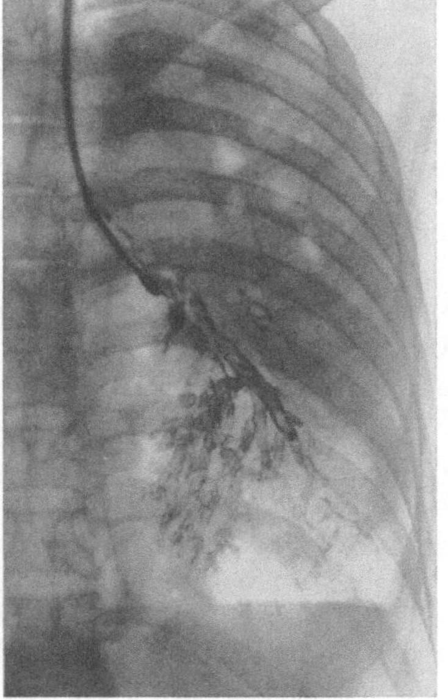

Abb. 78.

Abb. 77. Tomogramm in 6 cm Tiefe zeigt Verschattung des Oberlappens mit unregelmäßigem Zerfall und Stenose des Oberlappenbronchus.

Abb. 78. Bronchographie ergibt engstehende erweiterte Bronchen im Unterlappen. (Aufnahme Zürcher Heilstätte Wald.)

erreicht werden kann. Hierher gehören in erster Linie ältere, starrwandige und namentlich große und größte Kavernen, wie sie bei der Besprechung der Thorakoplastik bereits als ungeeignet für Kollapstherapie erwähnt worden sind (s. S. 631).

Die Resektion kommt aber auch in Frage, wenn ein anderes Verfahren der Kollapstherapie angewendet worden ist, aber aus irgendeinem Grunde nicht zum Ziel führen konnte. Jeder Phthisiologe kennt Beobachtungen, bei denen ein an und für sich vollständiger Pneumothorax ohne irgendwelche Verwachsungen

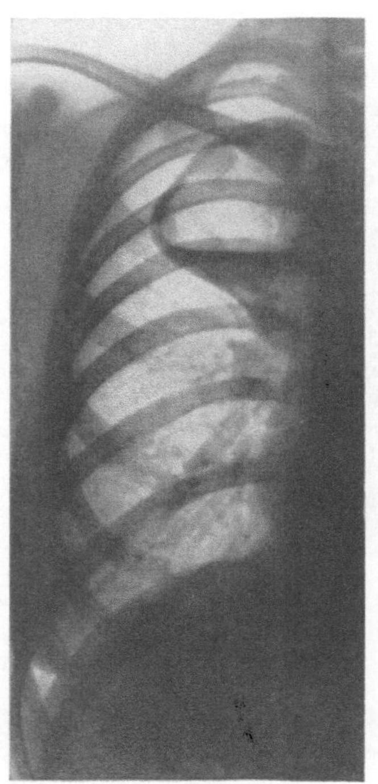

Abb. 79.

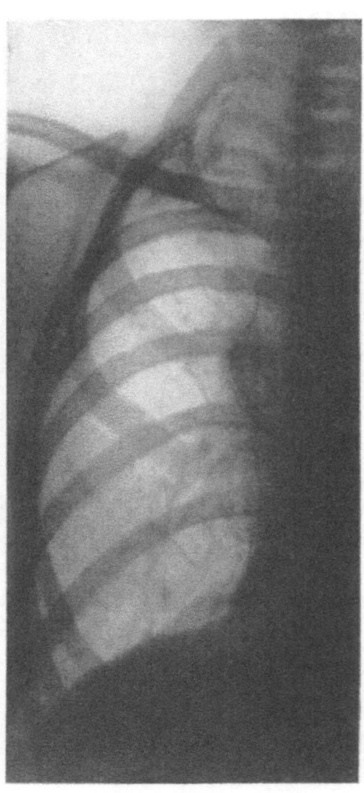

Abb. 80.

Abb. 79. Apfelgroße geblähte Kaverne im atelektatischen rechten Oberlappen. (Aufnahme Zürcher Heilstätte Wald.)

Abb. 80. Zustand 2 Jahre nach Bilobektomie von Ober- und Mittellappen. Der Unterlappen hat die durch eine teilweise Entknochung oben eingeengte Brustkorbhälfte ganz ausgefüllt. (Aufnahme Zürcher Heilstätte Wald.)

eine Kaverne nicht zum Kollabieren bringen konnte, wie es bei der Beobachtung von Abb. 79 der Fall war.

Die 22jährige Hausfrau R. B. war vor $1^1/_2$ Jahren an Tuberkulose erkrankt und mit Streptomycin behandelt worden. Vor $^1/_2$ Jahr wurde eine große Kaverne im rechten Oberlappen nachgewiesen. Unter Pneumothoraxbehandlung wurde sie zunächst kleiner, vergrößerte sich dann aber wieder zusehends unter deutlicher Atelektase des Oberlappens. Die Bronchoskopie ergab eine Stenose des Oberlappenbronchus.

Man konnte auch bei dieser Kranken beobachten, daß die Kaverne ihre Größe wechselte. Wie man es bei solchen Kavernen gar nicht so selten sieht, wurde sie bei starker Füllung größer, um bei Nachlassen des Druckes im Pneumothorax sich zu verkleinern. Dieses scheinbar paradoxe Verhalten weist auf einen gewissen Ventilmechanismus im Bronchus hin. Die bei unserer Kranken vorhandene Stenose des Oberlappenbronchus bestätigte diesen Verdacht. Es ist klar, daß man bei solchen *geblähten Kavernen* mit operativer Kollapstherapie auch nicht mehr erreicht als mit dem gewöhnlichen Pneumothorax, es sei denn, daß man die Thorakoplastik mit Saugdrainage kombiniert. Wenn die Kavernen aber so groß sind wie bei unserer Beobachtung, können hartnäckige Fisteln und sogar Restkavernen zurückbleiben. Es wurde deshalb am 18. 8. 50 die Lobektomie ausgeführt. Da der Mittellappen auch atelektatisch war und reichlich tuberkulöse Herde aufwies, wurde er auch weggenommen. Das Präparat (Abb. 81) mit der apfelgroßen, schlecht gereinigten Kaverne bestätigt die Annahme, daß die Aussichten auf baldige Heilung bei einer Thorakoplastik auch in Verbindung mit Saugdrainage wohl nicht günstig gewesen wären. Patientin konnte erst 3 Monate nach der Operation zur Nachkur entlassen werden, da die Heilung durch eine Beinthrombose gestört war.

Die Aufnahme vom 3. 10. 52 (Abb. 80) läßt erkennen, daß der Unterlappen die durch eine teilweise Entknochung oben etwas eingeengte Brustkorbhälfte gut ausgefüllt hat.

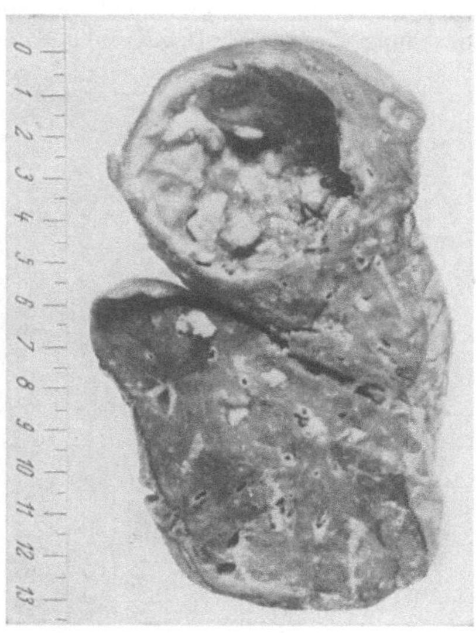

Abb. 81. Präparat mit ungereinigter großer Kaverne.

Solche Kavernen, die auf Kollapsbehandlung mit Pneumothorax oder künstlicher Zwerchfellähmung nicht ansprechen, finden sich besonders häufig im Unterlappen, wobei die Frage offen bleiben kann, ob es sich immer um einen solchen Blähungsmechanismus handelt. Man kennt die schlechte Prognose der *Unterlappenkavernen* seit langer Zeit. Die Frage ist berechtigt, ob man sie heute grundsätzlich nicht der Resektionsbehandlung unterwerfen soll. Es bedeutet unseres Erachtens aber keinen großen Zeitverlust, wenn man zuerst einen künstlichen Pneumothorax anlegt. Man wird dann in einigen Tagen schon sehen, ob die Kaverne durch die Entspannung beeinflußt wird oder nicht. Wenn dies nicht der Fall ist, so befürworten wir die sofortige Resektion.

Man kann schon eher diskutieren, ob man beim Nichtgelingen des Pneumothorax wegen Verwachsungen nun noch eine künstliche Zwerchfellähmung vornehmen will. Nach unseren persönlichen Erfahrungen bringt sie nur selten Unterlappenkavernen zur zuverlässigen Ausheilung. Wenn man dann aber doch resezieren muß, hat der Ausfall der Zwerchfellatmung ohne Zweifel den Nachteil, daß er die Belüftung der Restlunge erschwert und nachteilige Atelektasen fördert. Wir geben deshalb heute bei Unterlappenkavernen mit obliterierter Pleura der primären Resektion den Vorzug.

Man ist vielfach der Meinung, daß die Kavernen im Unterlappen vorzugsweise im apikalen Segment gelegen sind, so daß man dem Kranken eine schonende Segmentresektion in Aussicht stellt. Es empfiehlt sich, bei der Tuberkulose im allgemeinen mit solchen Versprechungen zurückhaltend zu sein. Bei eröffnetem Thorax ist der Befund oft doch ausgedehnter, als man auch nach technisch einwandfreien Schichtaufnahmen annehmen konnte, wie man dies ja aus der oben mitgeteilten Krankengeschichte ersieht. Nach unseren Erfahrungen überschreiten die Kavernen im Unterlappen oft die Grenze des apikalen Segmentes. Wir haben bei 35 Resektionen wegen Unterlappenkavernen nur 3mal eine Resektion des apikalen Segmentes ausführen können. Viermal wurden basale Segmente reseziert unter Erhaltung des sehr großen apikalen Segmentes. Bei einem dieser Kranken hat sich nachträglich in dem erhaltenen Segment eine kleine Kaverne entwickelt, die aber auf Rimifonbehandlung und Pneumoperitonaeum wieder verschwand, so daß er wieder bacillenfrei wurde.

Die Vorgeschichten unserer Kranken mit Unterlappenkavernen beweisen alle übereinstimmend die schlechte Prognose dieser hartnäckigen Veränderungen, die sich durch Kollaps wohl nur selten zuverlässig zur Ausheilung bringen lassen.

Bei dem 31jährigen Mechaniker H. F. war schon vor 3 Jahren eine nußgroße Kaverne im rechten Mittelfeld festgestellt worden. Behandlung in Heilstätten mit Conteben. Vor 2 Jahren wurde eine Phrenicusquetschung vorgenommen, worauf sich die Kaverne verkleinerte und der Auswurf negativ wurde. Später wurde auch noch ein Pneumoperitonaeum angelegt. Da die Kaverne nicht verschwinden wollte, wurde nach 1 Jahr die Phrenicusquetschung wiederholt. Der Kranke erhielt auch noch PAS. Die jetzt kirschgroße Kaverne

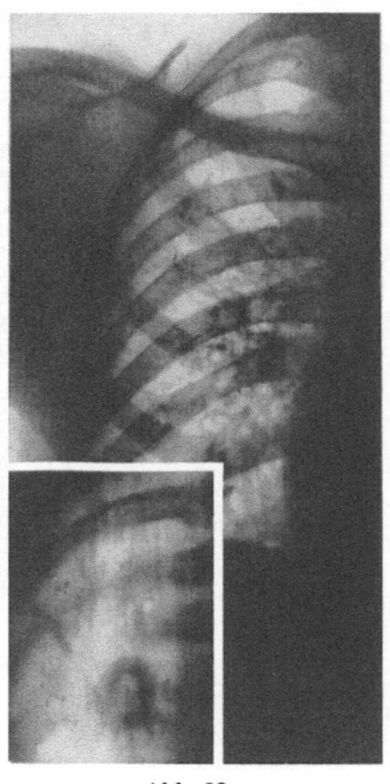

Abb. 82.

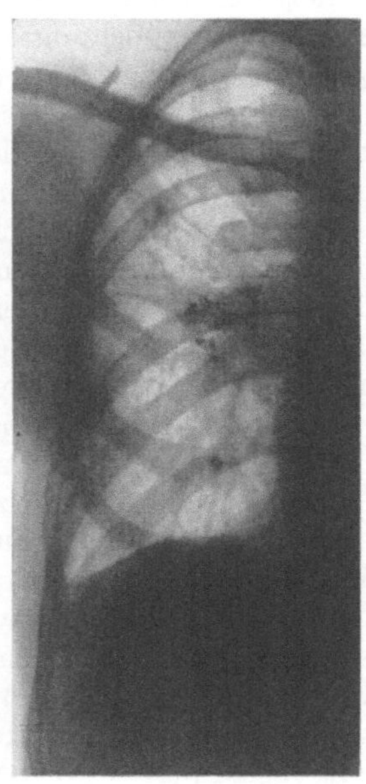

Abb. 83.

Abb. 82. Kaverne hinter 7. Rippe rechts schlecht zu erkennen. Tomogramm zeigt kirschgroße, dickwandige Höhle.

Abb. 83. Zustand nach Resektion des apikalen Segmentes des rechten Unterlappens. (Aufnahme Sanatorium National-Davos.)

blieb bestehen. Obwohl längere Zeit keine Tuberkelbacillen mehr nachgewiesen werden konnten, wurde dem Kranken operative Behandlung vorgeschlagen. Auf der Übersichtsaufnahme (Abb. 82) war neben alten Kalkflecken im ganzen rechten Lungenfeld vor dem hinteren Teil der 7. Rippe eine kirschgroße Aufhellung eben zu erkennen. Das Tomogramm in 5 cm Tiefe brachte unmittelbar vor der hinteren Brustwand die dickwandige Kaverne sehr gut zur Darstellung.

Da die kirschgroße Kaverne seit 3 Jahren nachweisbar war und trotz zweimaliger Zwerchfellähmung mit einwandfreiem Zwerchfellhochstand sich kaum hatte beeinflussen lassen, war die Anzeige zur Resektion gegeben. Von weiterer Kollaps- oder Chemotherapie war bei der dicken Wand der Kaverne kein Erfolg mehr zu erwarten. Da die Kaverne tomographisch in die Spitze des Unterlappens lokalisiert werden konnte und verhältnismäßig klein war, konnte man annehmen, daß eine Segmentresektion des apikalen Segmentes zum Ziel führen würde. Bei der am 14. 5. 52 durchgeführten Operation bestätigte sich diese Annahme. Das Operationspräparat (Abb. 84) zeigte die auffallend dickwandige Kaverne und läßt verstehen, daß man von Kollapstherapie wenig Erfolg erwarten konnte. Nach 5 Wochen konnte der Kranke nach glatter Heilung zur Nachkur in die Heilstätte entlassen werden. Eine Röntgenaufnahme vom 28. 7. 52 (Abb. 83) läßt noch eine dreieckförmige Verschattung in der Hilusgegend erkennen, die durch Exsudatreste im Operationsgebiet bedingt ist. In dem spärlichen Auswurf konnten keine Tuberkelbacillen mehr nachgewiesen werden.

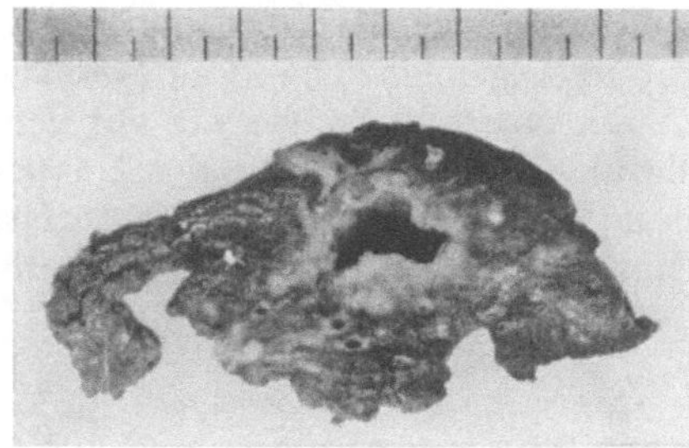

Abb. 84. Apikales Segment des Unterlappens mit dickwandiger Kaverne.

Meistens bleiben die Kavernen im Unterlappen aber nicht so klein. Abb. 85 stammt von einem 21jährigen Berufsfußballspieler G. H., bei dem vor 8 Monaten anläßlich der Musterung die kavernöse Tuberkulose links festgestellt worden war. Während der sofort angeschlossenen Heilstättenkur wurde der Phrenicus gequetscht und ein Pneumoperitonaeum angelegt. Wie die Abbildung zeigt, wurde die dickwandige Kaverne dadurch nicht beeinflußt. Am 23. 2. 52 wurde deshalb die Lobektomie ausgeführt. Am aufgeschnittenen Operationspräparat (Abb. 87) erkennt man wieder die auffallend dicke käsige Wand der Kaverne. In der gleichen Höhe sind noch kleinere Käseherde vorhanden,

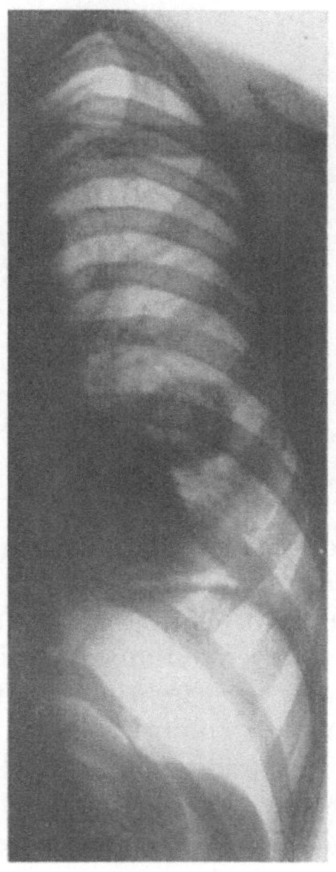

Abb. 85.

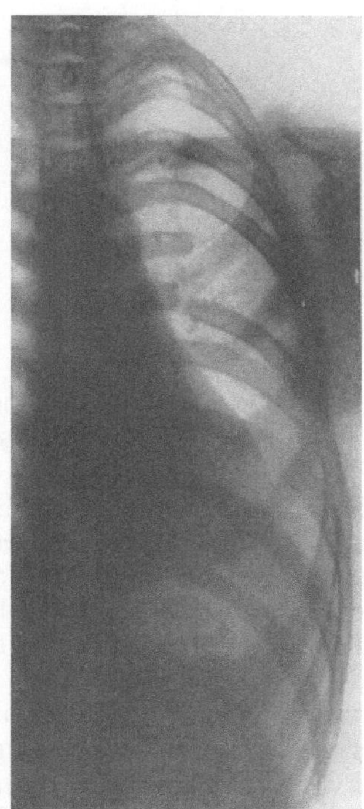

Abb. 86.

Abb. 85. Kaverne im linken Unterlappen durch Phrenicusquetschung und Pneumoperitonaeum nicht beeinflußt. (Aufnahme Sanatorium Wolfgang-Davos.)

Abb. 86. Zustand nach Lobektomie des linken Unterlappens.

die erklären, daß eine Segmentresektion hier nicht in Frage kommen konnte. Aus Abb. 86 ist zu ersehen, daß der Oberlappen die ganze Brusthöhle ausgefüllt hat.

Ein weiteres Operationspräparat (Abb. 88) einer 25jährigen Lehrerin F. S., bei der schon vor $4^1/_2$ Jahren die Kaverne festgestellt und auch mit zweimaliger

Zwerchfellähmung und schließlich mit einem extrapleuralen Pneumothorax ohne Erfolg behandelt worden war, beweist auch wieder, daß nur durch eine Lobektomie der große Krankheitsherd radikal beseitigt werden konnte. Die Kranke konnte 4 Wochen nach der Operation mit voll entfalteter Restlunge bacillenfrei und in gutem Allgemeinzustand entlassen werden.

Die Operationspräparate mit den auffallend dickwandigen Kavernen machen die ungünstige Prognose der Unterlappenkavernen bei Kollapsbehandlung verständlich und unterstützen die Auffassung, daß abgesehen von ganz dünnwandigen Höhlen, hier die Resektionsbehandlung das Verfahren der Wahl darstellt. Die

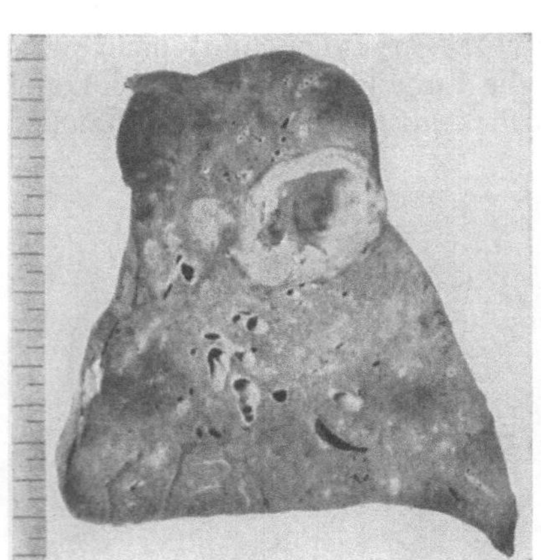
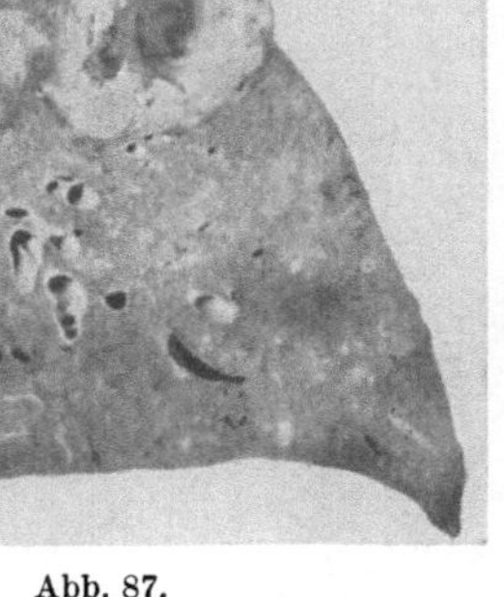

Abb. 87.

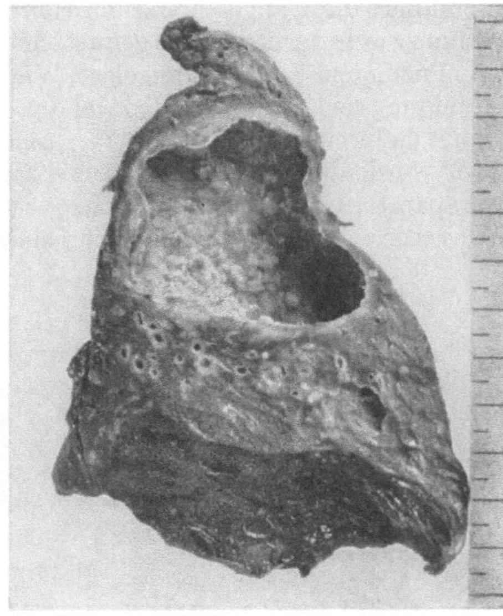

Abb. 88.

Abb. 87. Präparat mit dickwandiger Kaverne.

Abb. 88. Unterlappen mit Riesenkaverne.

Beispiele zeigen in eindrucksvoller Weise, daß bei dieser Behandlung in wenigen Wochen praktische Heilung der Tuberkulose erreicht werden kann.

Die günstigen Erfahrungen mit der Lungenresektion lassen die Indikation auch erweitern auf die während der Pneumothoraxbehandlung oder bei einem extrapleuralen Pneumothorax akut infolge *Kavernenperforation* auftretenden inneren Fisteln. Je nach Lage und Ausdehnung der ursprünglichen Lungenerkrankung wird man sich auf eine Lobektomie beschränken oder die Pneumonektomie vornehmen, wenn infolge lange bestehender Atelektase keine Aussicht besteht, daß der Unterlappen nach entsprechender Dekortikation wieder funktionstüchtig gemacht werden kann. Wenn man nach dem ganzen Verlauf annehmen muß, daß eine tuberkulöse Erkrankung der Pleura vorgelegen hat oder sogar noch in florider Form vorhanden ist, muß die ganze Pleuraauskleidung der Höhle, also auch die Pleura parietalis entfernt werden. Man ist immer wieder erstaunt, daß auch bei lange bestehender Eiterung die dicke Schwarte sich meist ohne unüberwindliche Schwierigkeit entfernen läßt, sobald man in die richtige Durchtrennungsschicht gekommen ist. Die Krankengeschichte einer 31jährigen Hausfrau H. K. beweist die Leistungsfähigkeit dieses Vorgehens.

Die Frau war vor $1^1/_2$ Jahren im Anschluß an eine 2. Geburt an einer kavernösen Tuberkulose im rechten Oberlappen erkrankt. In einer Heilstätte wurde nach 3 Monaten ein extrapleuraler Pneumothorax angelegt, der durch eine Nachblutung kompliziert war. Trotz starker Fibrinbildung ließ sich die Höhle durch Luftfüllungen unterhalten. Nach 1 Jahr konnte die Kranke nach Hause entlassen werden, nachdem schon $^1/_2$ Jahr im Auswurf keine Tuberkelbacillen mehr nachgewiesen werden konnten. Wohlbefinden bei regelmäßigen Nachfüllungen. Nach $^1/_4$ Jahr trat nach einem vorübergehenden Fieberschub etwas rötlicher Auswurf auf, der sich unvermittelt stark vermehrte. Durch Einspritzen von Methylenblau in die Höhle ließ sich die innere Fistel nachweisen. Es erfolgte deshalb Einweisung in die Klinik.

Aus der Höhle wurden durch Punktion 100 cm³ Eiter entleert, in dem keine Eitererreger, nur 1mal spärlich Tuberkelbacillen nachgewiesen werden konnten. Man verzichtete deshalb auf die vorgesehene Bülau-Drainage und entleerte den Erguß in mehrtägigen Zwischenräumen mit anschließender Spülung und Instillation von Penicillin und Streptomycin. Der

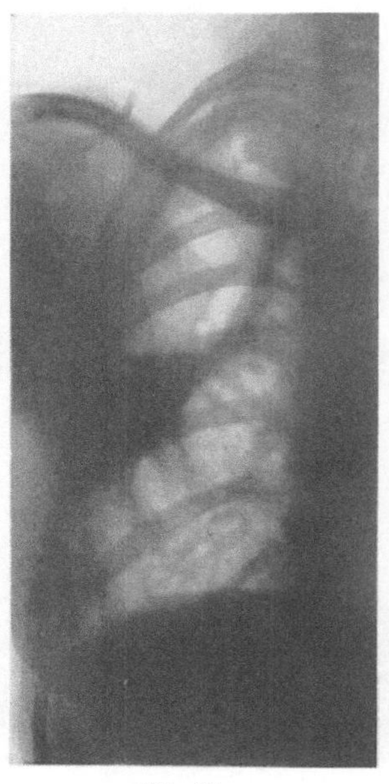

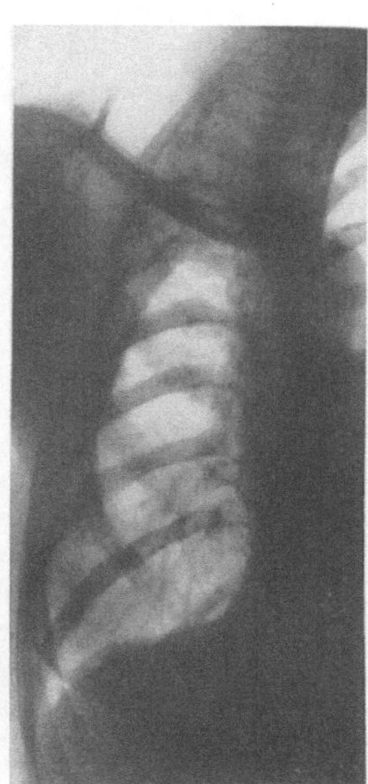

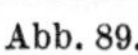

Abb. 89. Abb. 90.

Abb. 89. Extrapleuraler Pneumothorax mit Empyem nach Kavernenperforation.

Abb. 90. Zustand nach Lobektomie des Oberlappens und teilweiser Entknochung des Obergeschosses mit Schwartenbildung im Spitzenbereich. (Aufnahme Sanatorium Altein-Arosa.)

Auswurf, der zeitweise auch Bacillen enthielt, hörte damit fast vollständig auf. Die Röntgenaufnahme (Abb. 89) zeigt die extrapleurale Höhle, die bis zur 9. Rippe hinunterreicht. An der Innenseite der Rippe ist eine 2 cm dicke Schwarte zu erkennen; man sieht, daß auch die Pleura über der kollabierten Lunge stark verdickt ist. In den Schichtaufnahmen konnte man in dem kollabierten Oberlappen Zerfall nachweisen. Am 19. 3. 52 wurde der stark geschrumpfte Oberlappen mit der perforierten Kaverne reseziert. Die schmierig belegte parietale Schwarte wurde auch weggenommen. Unter- und Mittellappen wurden aus den Verwachsungen befreit, so daß sie sich wieder gut blähen ließen. Da man aber feststellen mußte, daß sie nicht in der Lage waren, die ganze Brusthöhle auszufüllen, wurden außer der ausgedehnten Resektion der 6. Rippe die oberen Rippen einschließlich der 2. paravertebral auf kurze Entfernung weggenommen. Nach 5 Wochen konnte die Kranke nach ungestörter Heilung wieder ins Sanatorium entlassen werden. Eine Röntgenaufnahme vom 3. 7. 52 (Abb. 90) zeigt, daß durch die Teilplastik eine genügende Einengung des Oberfeldes erreicht worden ist. Es findet sich wohl oben eine dickere Schwarte. Mittel- und Unterlappen sind aber genügend gelüftet, um eine befriedigende Atmung zu ermöglichen. Es geht der Kranken ausgezeichnet, so daß sie bald ihre Tätigkeit als Hausfrau wieder aufnehmen konnte.

Je rascher man sich zur Operation entschließt, um so einfacher ist in der Regel der operative Eingriff und seine Nachbehandlung, wie folgende Krankengeschichte zeigt.

Der 25jährige Maler A. S. war im Mai 1953 an einer Tuberkulose erkrankt. Wegen einer nußgroßen Kaverne im linken Oberlappen wurde im Oktober ein künstlicher Pneumothorax angelegt und einen Monat später durch Strangdurchbrennung verbessert. Nach einigen Monaten Heilstättenkur konnte der Mann nach Hause entlassen werden. Die Füllungen wurden ambulant vorgenommen. Vor 4 Wochen traten bei der Arbeit plötzlich heftige Schmerzen auf der linken Seite und Engigkeitsgefühl auf. Es wurde ein Spannungspneumothorax nachgewiesen. Erneute Heilstättenbehandlung mit Druckentlastung. Nach 2 Wochen trat ein Erguß auf, in dem zuerst reichlich Tuberkelbacillen nachgewiesen werden konnten. Nach brieflicher Verständigung erfolgte Aufnahme in die Klinik zur Operation.

Die Röntgenaufnahme (Abb. 91) zeigte einen totalen Pneumothorax links mit erheblicher Verdrängung des Mittelfelles nach rechts. Durch Absaugen von Luft konnte die innere

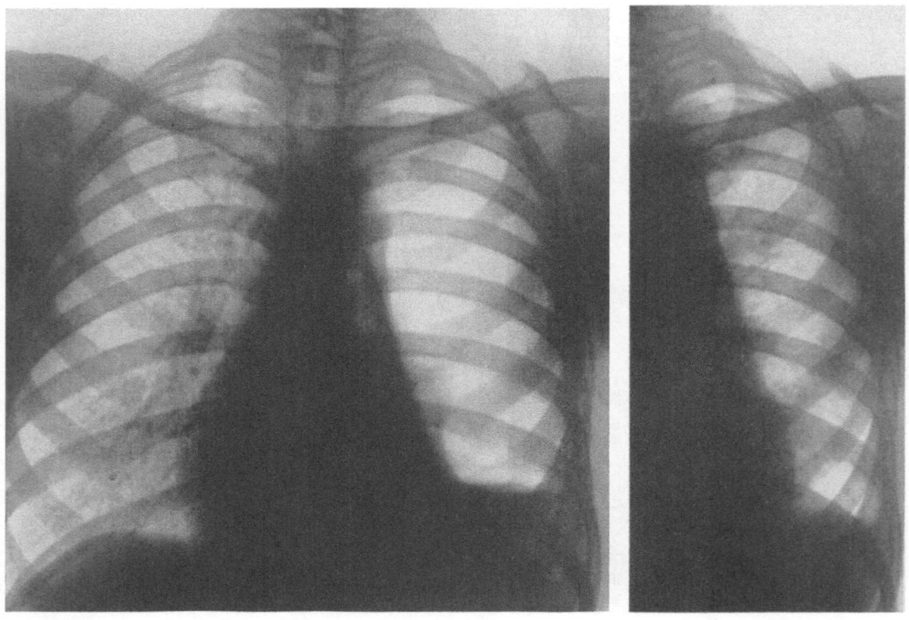

Abb. 91. Abb. 92.

Abb. 91. Totaler Pneumothorax links mit Verdrängung des Mittelfelles infolge Kavernenperforation.

Abb. 92. Zustand nach Resektion des apiko-posterioren Segmentes und Dekortikation der Restlunge.

Fistel nachgewiesen werden, in dem der Druck immer wieder anstieg. Bei der am 29. 7. 54 vorgenommenen Operation wurde der Thorax im 5. Zwischenrippenraum eröffnet. Die Pleura parietalis war auf 2—3 mm verdickt, die Lunge ganz kollabiert und mit dicker fibrinös eitrig verschmierter Pleura bedeckt. Im hinteren Teil des Oberlappens konnten 2 Perforationen festgestellt werden. Das atelektatische apiko-posteriore Segment wurde reseziert, die übrige Lunge durch Dekortikation vollkommen befreit, so daß sie sich gut blähen ließ. Einlegen von 2 Gummischläuchen zur Saugdrainage. Ungestörte Heilung und Entlassung zur Nachkur am 19. 8. 54.

Die Röntgenaufnahme vom 13. 8. 54 (Abb. 92) läßt erkennen, daß die linke Lunge 2 Wochen nach der Operation vollkommen entfaltet war. Wenn man den Befund mit dem Zustand vor der Operation vergleicht, muß man zugeben, daß die Leistungsfähigkeit der modernen chirurgischen Behandlung nicht besser vor Augen geführt werden könnte. Die Kombination von Segmentresektion und Dekortikation hat dem jungen Mann einen langen Leidensweg erspart. Hätte man das tuberkulöse Empyem konservativ weiter behandelt, so hätte man es im günstigsten Fall keimfrei gebracht; die unvermeidliche Verschwartung der Pleura pulmonalis hätte aber eine spätere befriedigende Funktion der Lunge unmöglich gemacht. So konnte der junge Mann 3 Wochen nach der großen

Operation bacillenfrei und mit weitgehend atmender Lunge entlassen werden. Selbstverständlich wurde eine klimatische Nachkur von mindestens 3 Monaten unter weiterer tuberkulostatischer Behandlung angeordnet.

Die Erfolge der Resektionsbehandlung sind aber auch überzeugend bei Zuständen, die früher den Chirurgen zur Verzweiflung bringen konnten. Wir denken an Restempyeme nach Pneumothorax, bei denen es infolge Kavernenperforation zu innerer Fistel und zu schwerer Mischinfektion gekommen war. Trotz ausgedehnter Thorakoplastik versiegt die Eiterung meist nicht. Wir haben mehrfach durch *Pleuro-Pneumonektomie* fistellose Heilung erzielt. Hier zeigen sich die

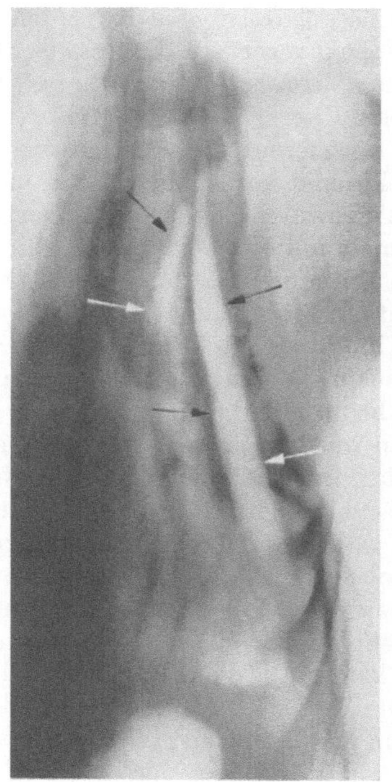

Abb. 93.

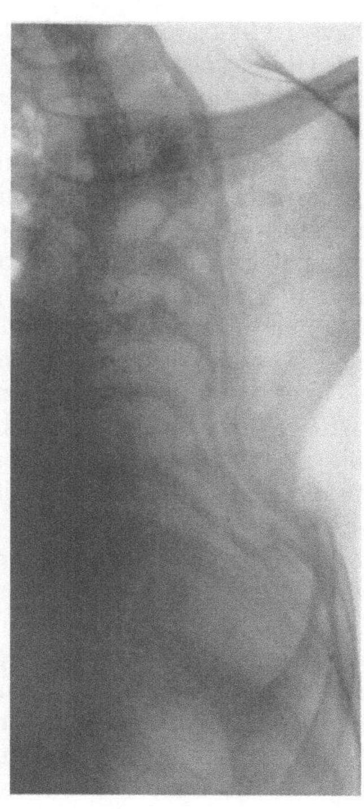

Abb. 94.

Abb. 93. Tomogramm läßt spaltförmige Resthöhle, Restkaverne (Pfeile) und Bronchektasien in der atelektatischen Lunge erkennen.

Abb. 94. Zustand nach Pleuro-Pneumonektomie.

großen Fortschritte, die durch die Einführung der Antibiotica erreicht worden sind, und die noch eine Heilung per primam intentionem erreichen lassen, auch wenn vorher eine mischinfizierte Empyemresthöhle mit innerer und äußerer Fistel vorhanden war.

Bei dem 34jährigen Hilfsarbeiter M. B. war vor $2^1/_4$ Jahren im Anschluß an eine Magenresektion wegen Geschwürs eine linksseitige kavernöse Lungentuberkulose festgestellt worden. Pneumothoraxbehandlung, die wegen Verwachsungen durch Kaustik ergänzt werden mußte. Im Anschluß an eine 2. Thorakoskopie trat Kavernenperforation auf mit mischinfiziertem spezifischem Empyem. Nach vorerst konservativer Behandlung wurde schließlich vor einem Jahr eine BÜLAU-Drainage angelegt und eine Thorakoplastik unter Resektion von 10 Rippen ausgeführt. Wegen Fortbestehens einer großen Empyemresthöhle mit Bronchialfistel wurde uns der Kranke zur weiteren operativen Behandlung zugewiesen. Die Röntgenaufnahme ließ namentlich im Tomogramm (Abb. 93) nicht nur die 2—3 cm breite Resthöhle, sondern medial davon auch die erhebliche Restkaverne erkennen. In der atelektatischen Lunge fielen ausgesprochene Bronchektasien auf. Es war klar, daß man mit einer Resthöhlenoperation im Sinne einer SCHEDE-Plastik nicht zum Ziele kommen wird. Der Zustand der Lunge verlangte die Pneumonektomie. Nach Vorbehandlung der Höhle durch Spülungen und Instillation von Penicillin und Streptomycin wurde am 2. 2. 50 die Lunge herausgenommen, zugleich aber auch die verdickte und tuberkulös veränderte Pleura nach Möglichkeit mitexstirpiert. Die Röntgenaufnahme in Abb. 94 gibt den Zustand 4 Wochen nach dem Eingriff nach fistelloser Heilung wieder.

Man kann die Indikationen zur Resektionsbehandlung der Lungentuberkulose in folgender Weise zusammenfassen:

a) Absolute Indikation: 1. stenosierende Bronchustuberkulose, 2. zerstörte Lunge, 3. Restkavernen nach Thorakoplastik, 4. Tuberkulom, 5. tuberkulöse Bronchektasien und „dunkle Lunge“.

b) Relative Indikation: 6. alle kollapstherapieresistenten Kavernen, 7. ältere, starrwandige Oberlappenkavernen, 8. Riesenkavernen, 9. Unterlappenkavernen, 10. Kavernenperforation bei intra- oder extrapleuralem Pneumothorax, 11. mischinfizierte tuberkulöse Empyeme mit innerer Fistel.

Es hat praktisch keinen Sinn, von vornherein die Anzeige für Segmentresektion, Lobektomie oder Pneumonektomie auseinanderhalten zu wollen. Jeder Erfahrene weiß, daß man bei der Tuberkulose trotz sorgfältiger Voruntersuchungen mit Tomographie, Bronchoskopie und Bronchographie immer wieder Überraschungen erleben kann, indem die Kaverne über das vermutete Segment hinaus auf andere Lungenteile übergegriffen hat. Man wird selbstverständlich auch bei der Resektion bestrebt sein, nur krankes Gewebe zu entfernen, atmende Lungenteile aber nach Möglichkeit zu schonen. Im allgemeinen kann gesagt werden, daß Segmentresektion namentlich beim Tuberkulom als scharf begrenzten, bindegewebig abgeschlossenen Käseherden möglich ist. In besonders günstigen Fällen kann man sich hier sogar mit der Enucleation des Herdes begnügen. Segmentresektionen lassen sich am ehesten auch noch bei verhältnismäßig frischen solitären Kavernen vornehmen, während z. B. bei Restkavernen nach Thorakoplastik in der Regel nur die Lobektomie klare Verhältnisse schaffen kann. Es wurde oben schon darauf hingewiesen, daß die Unterlappenkavernen keineswegs regelmäßig im apikalen Segment gelegen sind, so daß man sie durch Segmentresektion im Gesunden entfernen kann. Aus den Beispielen und namentlich aus den Operationspräparaten kann man ersehen, unter welchen Bedingungen bei der Tuberkulose Segmentresektionen erlaubt sind. „Atypische Lungenresektionen“, wie sie LEZIUS beschrieben hat, sind bei der Tuberkulose nach Möglichkeit zu vermeiden. Sie kommen nur in Frage bei Kavernen, die über die Lappengrenze hinaus in einen zweiten Lappen, z. B. in die Spitze des Unterlappens eingebrochen sind; wenn nicht das ganze apikale Segment weggenommen werden muß, kann man sich mit der Ausschneidung der veränderten Teile begnügen.

Wenn man die Anzeige zur Resektionsbehandlung in der besprochenen Weise erweitert, muß betont werden, daß es aber auch *Gegenanzeigen* gibt. Ein größerer Eingriff verbietet sich von selbst bei schweren doppelseitigen Erkrankungen. Man muß bedenken, daß auch nach einer Teilresektion vorübergehend eine Atelektase der ganzen Seite auftreten kann. Die gegenseitige Lunge muß deshalb in der Lage sein, wenigstens vorübergehend die ganze Atemfunktion zu übernehmen. Ist der Unterlappen durch künstliche Zwerchfellähmung mit paradoxer Bewegung außer Tätigkeit gesetzt, ist eine Resektion auf der anderen Seite sehr gefährlich. Sonstige vorausgegangene Kollapstherapie ist weniger schwerwiegend, sofern die Restlunge genügend atmet. Wir haben mehrfach nach umschriebener Thorakoplastik auf der anderen Seite reseziert. Auch ein kleinerer Pneumothorax der Gegenseite bildet keine Gegenanzeige, sofern er sich bei Bedarf durch Absaugen der Luft entsprechend verkleinern oder sogar ganz beseitigen läßt.

Abb. 95 zeigt den Zustand nach ausgedehnter Thorakoplastik rechts mit Restkavernen und einem Entspannungspneumothorax auf der linken Seite. Die Lobektomie des schon lange aus der Funktion ausgeschalteten rechten Oberlappens wurde gut überstanden. Der Pneumothorax links mußte nicht abgesaugt werden. Er wurde nur während der ersten 3 Wochen nicht gefüllt.

Es wurden noch dreimal Lobektomien ausgeführt bei Pneumothorax der Gegenseite. Die eine Beobachtung ist in Abb. 36 wiedergegeben. Auch ausgedehnte Pleuraverwachsungen können sich ungünstig auswirken. Sorgfältige spirometrische Untersuchungen gegebenenfalls unter Zuhilfenahme der getrennten

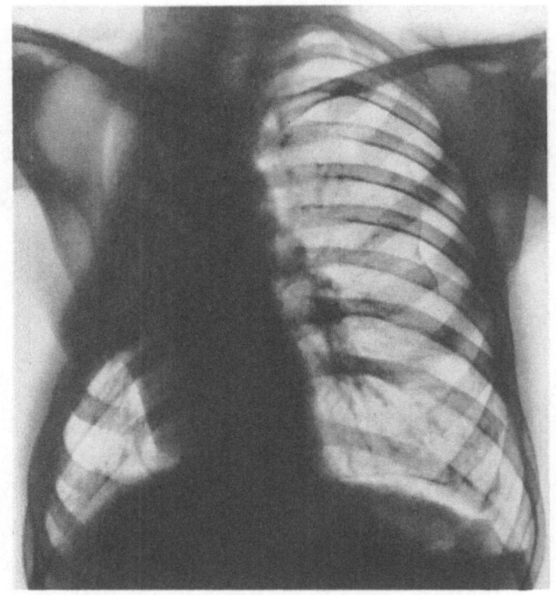

Abb. 95. Zustand nach ausgedehnter Thorakoplastik rechts mit Restkaverne und mantelförmiger Pneumothorax links.

Bronchospirometrie können die Lage klären. Höheres Alter allein bildet bei der heutigen Narkosetechnik kaum mehr eine Gegenanzeige. Wir haben mehrfach Kranke über 60 Jahre operiert.

Bei der Indikation zur Lungenresektion wird namentlich vom Kranken selbst und von seiner Umgebung immer wieder die Frage aufgeworfen, ob durch Wegfall des kranken Lungenteiles kein Schaden entstehe. Diese Frage kann nach der heutigen Erfahrung verneint werden. Wenn man auch bei der Resektionsbehandlung nach dem Grundsatz handelt, funktionstüchtiges Lungengewebe nach Möglichkeit zu schonen und die Resektion unter Heranziehung der Segmentresektion auf die erkrankten Teile zu beschränken, wird die Verminderung der Atmungsleistung gering sein. Wenn man aus absoluter Indikation Lappen oder Lungenflügel wegnimmt, die für die Arterialisation des Blutes nicht mehr in Frage kommen, stellen die Kranken meist mit Erstaunen fest, daß sie infolge der Aufhebung des Kurzschlusses subjektiv leichter atmen.

Man ist immer wieder überrascht, wie gut die Kranken in der Regel auch an den Ausfall eines ganzen Lungenflügels sich gewöhnen. Daß sie auch im praktischen Leben sich wieder bewähren können, zeigte die Krankengeschichte einer damals 26jährigen Hausfrau Ch. O., die im Jahre 1951 in unsere Behandlung kam mit einer faustgroßen Kaverne im linken Oberlappen, die seit 10 Monaten ohne Erfolg mit Speleostomie nach MAURER behandelt worden war.

Sie wurde uns zugewiesen, nachdem auch noch im Mittelfeld eine eigroße Kaverne sichtbar geworden war (Abb. 96). Die Schichtaufnahme ließ daneben weitgehende Atelektase des Unterlappens erkennen. Damit war die Anzeige zur Pneumonektomie gegeben, die am 15. 2. 51 ausgeführt wurde. Bei der Operation wurde die ganz hinten gelegene untere Kaverne eröffnet; sie ist deshalb auf dem aufgeschnittenen Präparat (Abb. 97) nicht zu sehen. Bei der Operation wurde gleichzeitig eine Teilplastik der oberen 7 Rippen ausgeführt (Abb. 98). Nach 6 Wochen konnte die Kranke praktisch geheilt zur Nachkur entlassen werden.

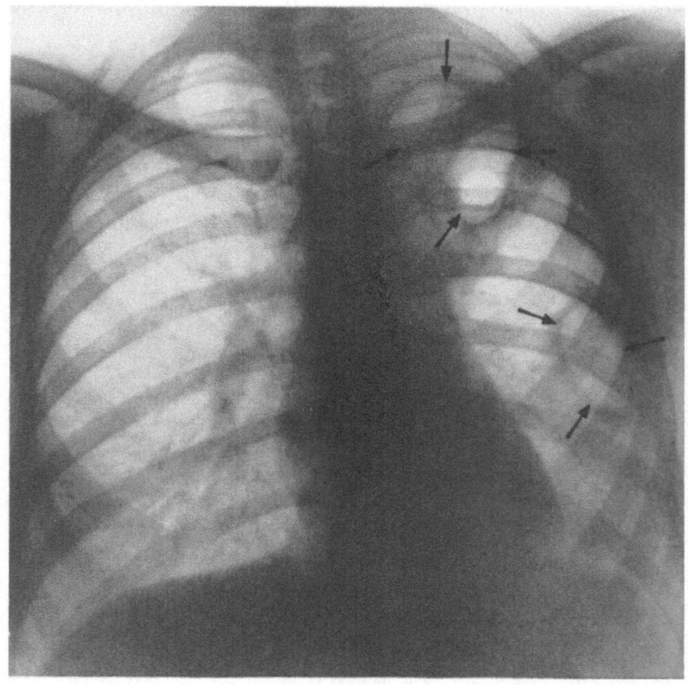

Abb. 96. Faustgroße Kaverne im linken Oberlappen (Pfeile) durch Speleostomie nicht beeinflußt. Eigroße Kaverne im Mittelfeld (Pfeile). (Aufnahme Heilstätte Kutzenberg.)

Nach einem Jahr wurde uns mitgeteilt, daß die sich vollkommen gesund fühlende Frau gravid geworden sei. Wir sollten Stellung nehmen zur Frage, ob die Schwangerschaft bei einer Pneumonektomierten keine Gefahr bedeute. Wir wußten nur, daß eine Frau nach Lobektomie des rechten Oberlappens die Schwangerschaft gut überstanden hatte; sie war dann durch Kaiserschnitt entbunden worden. Da hier die kleinere linke Lunge fehlte, glaubten wir die Gravidität auch verantworten zu können. Auch hier erfolgte am 30. 12. 52 die Entbindung durch Sectio caesarea. Wir haben später gehört, daß Mutter und Kind sich wohl fühlen.

Man stellt natürlich mit Recht die Frage, wie nach einer Lungenresektion bei einer neuen Erkrankung die Aussichten sich gestalten. Die Prognose hängt selbstverständlich in erster Linie davon ab, in welchem Maße die Lungenfunktion durch die Resektion eingeschränkt worden ist. Es liegen schon genügend Untersuchungen vor, um sagen zu können, daß durch eine Segmentresektion oder Lobektomie die Atemleistung weniger beeinträchtigt wird als durch eine ausgedehnte Thorakoplastik oder namentlich durch eine Zwerchfellähmung. Bei Erkrankung der Restlunge entscheidet der Zustand der Gegenseite, ob die

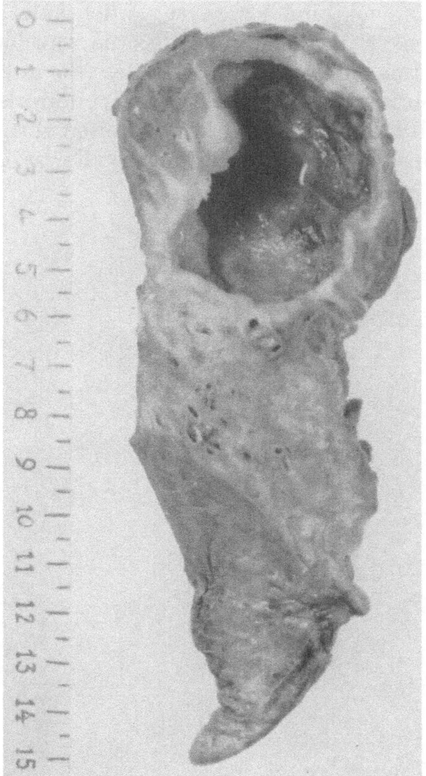

Abb. 97. Operationspräparat mit großer Oberlappenkaverne.

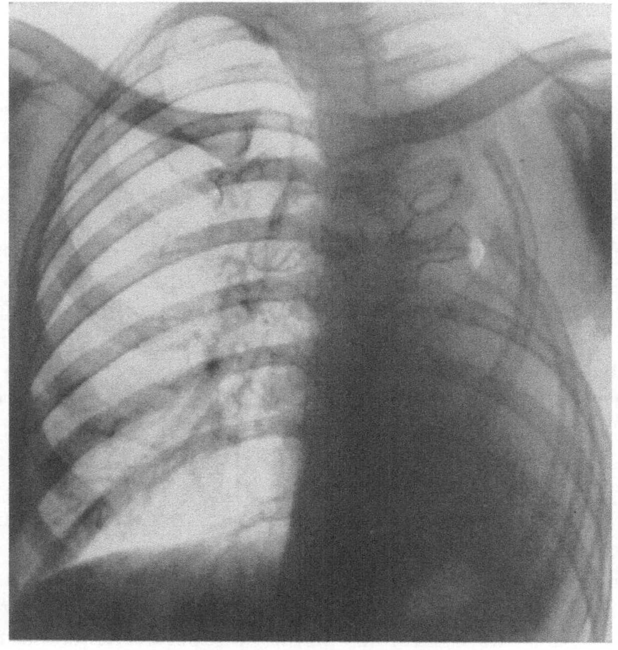

Abb. 98. Zustand nach Pneumonektomie und gleichzeitiger Thorakoplastik unter Resektion von 7 Rippen.

Resektion bis zur Pneumonektomie erweitert werden kann. Bei Erkrankung der Gegenseite kommen je nach der Lage des Falles die verschiedenen Verfahren der Kollapstherapie oder Lungenresektion in Frage. So gut wie Pneumothorax, Pneumolyse, Thorakoplastik und Plombe bei Bedarf doppelseitig angelegt werden können, kann man auch Resektionen auf beiden Seiten vornehmen. Wir verfügen selbst über mehrere einschlägige Beobachtungen. Es ist klar, daß man vorher

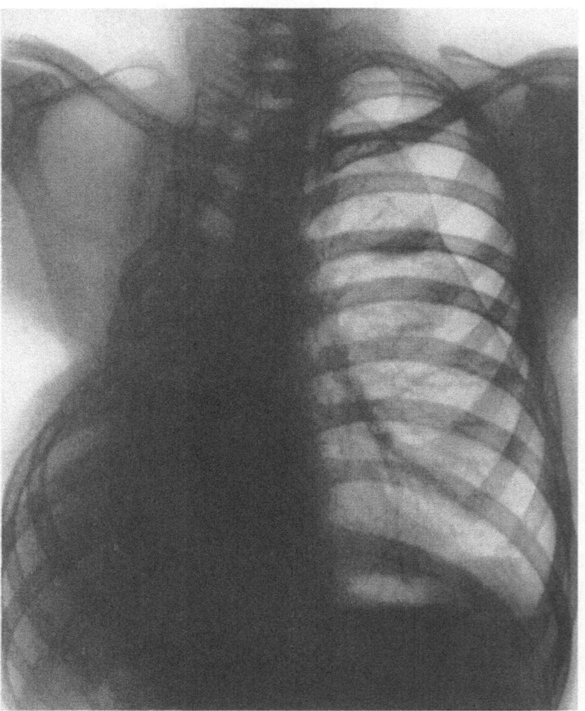

Abb. 99. Zustand nach Pneumonektomie, Thorakoplastik und Phrenicusexairese rechts wegen zerstörter Lunge mit nachträglichem Pneumothorax links wegen Kaverne im Oberlappen.

durch sorgfältige Lungenfunktionsprüfung abklärt, wieweit noch eine weitere Einschränkung tragbar ist.

Wenn nach einer Pneumonektomie die andere Seite erkrankt, wird die Sachlage kritischer. Immerhin darf man hoffen, daß durch tuberkulostatische Behandlung der Prozeß sich wieder beherrschen läßt, wie wir es mehrfach gesehen haben. Unter günstigen Bedingungen ist sogar vorsichtig dosierte Kollapstherapie möglich.

Bei einem 19jährigen Kranken H. L., bei dem wir wegen zerstörter Lunge im Juli 1950 rechts eine Pneumonektomie ausgeführt hatten, trat während der Nachkur eine kleinere Kaverne im linken Oberlappen auf. Es wurde ein Pneumothorax angelegt, mit dem er in beschränktem Maße als Kaufmann wieder arbeiten konnte. Die Röntgenaufnahme (Abb. 99) zeigt, mit welch reduzierter Atemoberfläche man noch auskommen kann.

Was die Ergebnisse der Resektionsbehandlung anbetrifft, kann man heute schon sagen, daß sie eher besser sind als diejenigen der Kollapstherapie, ganz abgesehen davon, daß häufig Kranke operiert werden, bei denen man mit einfacher Einengung nichts hätte erreichen können. Es wurde oben schon erwähnt, daß die Operationsmortalität unter 5% gesunken ist, und daß EERLAND über 90% Heilungen feststellen kann. Die Sterblichkeit ist naturgemäß höher, wenn man dem Chirurgen nur die Fälle zuweist, bei denen man schon Kollapstherapie in allen möglichen Formen versucht und Tuberkulostatica so ausgiebig angewendet hat, daß Resistenz entstanden ist. Wenn man konservative Behandlung zeitlich beschränkt und rechtzeitig die Indikation zur Resektion stellt, darf man mit erheblicher Abkürzung des Heilverlaufes rechnen. Die bisherige Entwicklung zeigt aber deutlich, daß die Lungenresektion die Kollapstherapie vor allem in Form der verstümmelnden Thorakoplastik weitgehend verdrängen wird.

Literatur.

Bronchektasien und Lungenfehlbildungen.

BÉRARD, M., u. J. DE BEAUJEU: Le traitement chirurgical des bronchectasies bilatérales. Helvet. chir. Acta **21**, 245 (1954). — BLADES, B.: Conservation of Lung tissue by partial Lobectomy. Ann. Surg. **118**, 353 (1943). — BRUNN, H.: Surgical principles underlying one stage lobectomy. Arch. Surg. **18**, 490 (1929). — BURNETT, E.: Diskussionsbemerkung zu G. P. ROSEMOND, W. E. BURNETT u. J. HUMPHREY-LONG, The prognosis of residual bronchectasis after incomplete resection. J. Thorac. Surg. **22**, 439 (1951).

CHURCHILL, E. D., and R. BELSEY: Segmental pneumonectomy in bronchiectasis. Ann. Surg. **109**, 481 (1939).

GLUCK, TH.: Die Entwicklung der Lungenchirurgie. Verh. dtsch. Ges. Chir. **1907** (II), 261.

KERGIN, F. G.: The surgical treatment of bilateral bronchiectasis. J. Thorac. Surg. **19**, 257 (1950).

LENHARTZ, H.: Diskussion zur Lungenchirurgie. Verh. dtsch. Ges. Chir. **1907** (I), 60; **1907** (II), 52.

OVERHOLT, R. H., and L. LANGER: The technique of pulmonary resection. Oxford: Blackwell Scientific Publ. 1949.

RIENHOFF, W. F.: Pneumonectomy. A preliminary report of the operative technique in two successful cases. Bull. Johns Hopkins Hosp. **53**, 390 (1933).

SAUERBRUCH, F.: Die operative Behandlung der kongenitalen Bronchiektasen. Arch. klin. Chir. **180**, 312 (1934). — SELLORS, HOLMES, T.: Les indications et les résultats du traitement chirurgical des dilatations bronchiques. Méd. et Hyg. **12**, Nr 267 (1954). — SWIERENGA, J.: Indications et résultats des traitements chirurgicaux des dilatations bronchiques. Méd. et Hyg. **12**, Nr 267 (1954).

Lungenabsceß und -gangrän.

NISSEN, R.: Der operative Verschluß von großen Bronchialfisteln, „Gitterlungen" und durchgebrochenen tuberkulösen Kavernen. Dtsch. Z. Chir. **236**, 573 (1932).

SMITH, D. T.: Medical treatment of acute and chronic pulmonary abscesses. J. Thorac. Surg. **17**, 72 (1948). — STARCK, H.: Der Lungenabsceß. Dtsch. med. Wschr. **1934** I, 857.

TAL, E.: Versuch der Behandlung der Lungenabscesse und abgekapselter Brustfellempyeme mittels wiederholter Punktionen und Spülungen. Nov. chir. Arch. (russ.) **30**, 390 (1934). Ref. Z. org. **74**, 89.

Lungentuberkulose.

ADELBERGER, L., u. H. SERDARNSITZ: Die Pneumolysen-Prothesen-Plastik. Thoraxchirurgie **1**, 101 (1953). — ANSTETT, FRITZ: Die Polyamidplombe. Ergebnisse und Erfahrungen. Tuberkulosearzt **8**, 145 (1954). — ASCHOFF, L.: Über gewisse Gesetzmäßigkeiten der Pleuraverwachsungen. Jena: Gustav Fischer 1923.

BIANCALANA, L.: La toracoplastica di SEMB. Arch. „E. Maragliano" Pat. **3**, 1073 (1948). — BÖHM, F.: Bemerkungen zur Arbeit von H. BÖHME, Ist die Zurückhaltung gegenüber der Anwendung des Pneumoperitoneums berechtigt? Tuberkulosearzt **1952**, H. 6, 351. — BRUNNER, A.: Die chirurgische Behandlung der Bronchustuberkulose. Z. Tbk. **93**, 72 (1949).

CARBOULEC, G. LE: La spéléotomie. Paris: G. Doin & Co. 1945. — CHURCHILL, E. D. and R. KLOPSTOCK: Lobectomy for pulmonary tuberculosis. Ann. Surg. **117**, 641 (1943). — COHEN, R. C.: Peritoneal effusion as a complication of artificial pneumoperitoneum. Lancet **1948**, 1006.

DÜGGELI, O.: Erfahrungen mit dem extrapleuralen Pneumothorax. Schweiz. Z. Tbk. **1**, 102 (1944/45). — DUFOURT, A., M. BÉRARD, CH. OLLAGNIER et R. TOURRAINE: L'exérèse dans le traitement des condensations totales chroniques du poumon tuberculeux. Poumon **7**, 1 (1951).

EERLAND, L. D.: Die Resektionstherapie der Lungentuberkulose. Beitr. Klin. Tbk. **111**, 191 (1954). — EERLAND, L. D., u. K. K. M. F. SEGHERS: Segmentalresektion bei Lungentuberkulose. Beitr. Klin. Tbk. **111**, 586 (1954).

GAUBATZ, E.: Über Funktionsprüfungen vor und nach operativer Kollapstherapie. II. Mitt. Funktionsprüfungen zur Pneumolyse. Beitr. Klin. Tbk. **91**, 201 (1938). — GRÄFF, S.: Pathologische Anatomie und klinische Forschung der Lungenphthise. Z. Tbk. **34**, 174 (1921).

HARDY, J. T., W. H. BERGSTROM and R. H. BROWNING: Percentage of permanent diaphragmatic paralysis following phrenicotripsy. Amer. Rev. Tbc. **58**, 646 (1948).

JANAUSCHEK, K.: Zur Verbesserung der Obergeschoßplastik. Beitr. Klin. Tbk. **109**, 187 (1953). — JOLY, H., et J. VILLEMIN: Utilisation des plombages permanents en collapsothérapie chirurgicale. Poumon **1954**, 237.

LEZIUS, A.: Die Lungenresektionen. Stuttgart: Georg Thieme 1953. — LOESCHKE, H.: Über Wechselbeziehungen zwischen Lunge und Thorax beim Emphysem. Dtsch. med. Wschr. **1911**, 916. — LUCAS, B. G. B., and W. P. CLELAND: Thoracoplasty with plombage. Thorax (Lond.) **5**, 248 (1950).

MAURER, G.: Die chemotherapeutische Tamponade der Lungenkavernen. Stuttgart: Georg Thieme 1950. — MITCHELL, R. S.: Phrenic nerve interruption in the treatment of pulmonary tuberculosis. Amer. Rev. Tbc. **58**, 619 (1948); **60**, 168, 183 (1949).

PAULINO, F.: Thoracoplastie avec apicolyse totale et ligature du sommet du poumon. Fracastoro **42**, 132 (1949).

ROSSI, B.: Il trattamento delle caverne tubercolari con speleotomia. Giorn. ital. Svizz. Chir. Toracica **1**, 17 (1948).

WEBER, H. H.: In P. STUMPF, H. H. WEBER u. G. A. WELTZ, Röntgenkymographische Bewegungslehre innerer Organe. Leipzig: Georg Thieme 1936.